民族药成方制剂处方药材
——品种、基源与标准

主　编　钟国跃　宋民宪
副主编　周华蓉　杨　明　朱继孝　杜小浪
编写人员　钟国跃　宋民宪　周华蓉　杨　明　朱继孝
　　　　　杜小浪　曾金祥　何军伟　蒋　伟　张亚梅
　　　　　曹　岚　李　敏　慕泽泾　梁　健　王洪玲
　　　　　高燕萍　任　刚　张寿文　朱玉野　王晓云
　　　　　姚鹏程　钟卫红　喜　杰　秦松云　刘　翔
　　　　　王昌华　赵纪峰　银福军　张植伟　瞿显友

人民卫生出版社

图书在版编目（CIP）数据

民族药成方制剂处方药材：品种、基源与标准 / 钟国跃，宋民宪主编. —北京：人民卫生出版社，2020
ISBN 978-7-117-25161-7

Ⅰ.①民… Ⅱ.①钟… ②宋… Ⅲ.①民族医学-中药材-研究 Ⅳ.①R282

中国版本图书馆CIP数据核字（2017）第224639号

| 人卫智网 | www.ipmph.com | 医学教育、学术、考试、健康，购书智慧智能综合服务平台 |
| 人卫官网 | www.pmph.com | 人卫官方资讯发布平台 |

版权所有，侵权必究！

民族药成方制剂处方药材
——品种、基源与标准

主　　编：钟国跃　宋民宪
出版发行：人民卫生出版社（中继线 010-59780011）
地　　址：北京市朝阳区潘家园南里19号
邮　　编：100021
E - mail：pmph @ pmph.com
购书热线：010-59787592　010-59787584　010-65264830
印　　刷：保定市中画美凯印刷有限公司
经　　销：新华书店
开　　本：787×1092　1/16　印张：73
字　　数：1777千字
版　　次：2020年4月第1版　2020年4月第1版第1次印刷
标准书号：ISBN 978-7-117-25161-7
定　　价：199.00元

打击盗版举报电话：010-59787491　E-mail：WQ @ pmph.com
质量问题联系电话：010-59787234　E-mail：zhiliang @ pmph.com

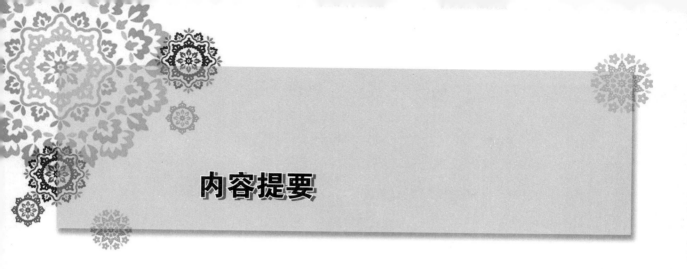

内容提要

本书是关于民族药药材品种、名称、基源、标准、资源等的专著,收录了《民族药成方制剂》(人民卫生出版社,2014)中收录的834个藏、蒙、维、苗、傣、彝民族药成方制剂(695个处方,截至2016年新增1个藏药制剂)中使用的原料药材品种共计887个(经整理后)。内容包括品种的名称(含民族药名称)、基源、标准收载状况、不同民族医药的功能主治、有关化学成分与药理研究现状,并对药材品种的"同名异物""同物异名"、混淆品、药材生产与使用现状、基源物种资源状况及其存在的问题等进行了梳理和介绍。本书可供有关民族药制药企业药品生产中的原料药材采购与投料、质量标准制定及质量控制、民族药科研与教学、民族药资源开发利用、药品监管部门市场监管等工作从业人员参考。

序

　　我国是世界上传统医药最为丰富多样的国家之一。数千年传承至今的中医药（汉族传统医药）和民族医药（各少数民族传统医药）为各族人民的繁衍昌盛做出了不可磨灭的贡献；不同民族医药在医药理论、疾病诊疗技术、使用的药物资源等方面具有显著的特色，蕴含着对人的生命、健康与疾病的深刻认识和疾病防治、健康养生的实践经验，开展民族医药比较研究，可为现代生命科学与传统药物产业的创新发展提供重要的科技和药用资源。

　　在党和政府的大力扶持下，我国民族医药事业和产业得到了长足的发展，具有显著民族医药文化与资源特色，且疗效确切的民族药和民族药成方制剂已走出民族地区，惠及更多人群。但民族药多数来源于民族聚居区域特有的动物、植物与矿物，由于民族地区地域辽阔，地形地貌复杂，不同地区分布的药用资源差异较大，使得同一民族不同地区使用的药材品种及其基源常存在较大的差异，"同名异物""同物异名""地方代用品"较多，成方制剂中也存在"同方异物"的情况。另一方面，受民族文化背景和语言、地理区位等诸多因素的影响，非民族医师的专业人员或普通社会公众对民族药的认识有限。同时，目前民族药的质量标准体系尚不完善，这种状况客观上给民族药（药材、成方制剂）的规范生产、正确使用和市场监管带来了一定的困难，也不利于民族医药文化的传播以及医疗产业的发展。

　　钟国跃研究员及其团队长期从事中药与民族药资源调查和质量研究，先后百余次赴青藏高原，数次深入新疆、内蒙古、西南山区等民族地区基层，开展有关民族药的资源、生产、市场、临床使用等调查，收集了大量有关民族药的标本、样品、文史资料等，并结合其参与国家药典委员会民族药质量标准增修订的研究工作，编著了《民族药成方制剂处方药材——品种、基源与标准》一书。该书面向民族医药临床医疗、药品生产与市场监管实际，对目前国家批准上市的800余个藏、蒙、维、苗、傣、彝民族药成方制剂处方中使用的药材品种进行了整理，对共计887个药材品种的民族药名称，有关药品标准收载的基源，"同名异物""同物异名""代用品"或混淆品情况，不同民族药临床使用的功能主治、化学及药理研究现状等作了较为翔实的介绍。该书的内容不仅是对民族医药文献的挖掘整理，更反映了著者实地调查、开展民族药品种整理和质量研究的成果与观点，以及著者对民族药的孜孜探索和严谨治学的精神。相信本书对从事民族医药教学、科研、临床使用的专业人士或社会公众了解民族医药都有裨益，同时本书也定会为中医药的现代化作出有益的贡献！

有感于此，乐为之序。

肖培根

中国工程院院士

中国医学科学院药用植物研究所名誉所长

2017年9月

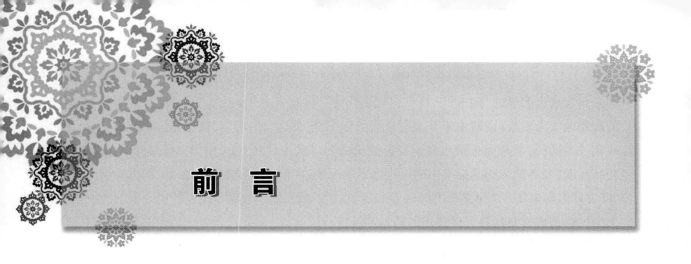

前　言

　　我国是一个多民族的国家，也是世界上传统医药文化较为丰富，传统药物资源使用人群较为广泛的国家之一。据统计，在我国的55个少数民族中，52个民族拥有完整而系统的民族医药理论和疾病诊疗技术方法体系，或拥有在民族与民间长期传承使用的医药知识，这些医药宝藏至今在各民族人民的疾病防治与养身保健中仍发挥着重要的作用，部分已成为民族地区现代医疗体系的不可替代的重要组成部分。民族医药是中华民族优秀的卫生、经济、科技、生态和文化资源，民族医药事业和产业的发展一直受到党和政府的高度重视和大力扶持。近20年来，国家"中医药现代化"战略的实施有力地推动了民族药产业的发展，国家批准上市的民族药成方制剂品种已达800余个，全国涉及专业化民族药制剂生产的企业达300余家，藏、蒙、维、苗等民族药产业已初具规模，正在逐步成为民族地区具有特色和发展潜力的支柱产业，国家"一带一路"战略的实施更为民族医药提供了广阔的发展空间。

　　民族医药事业和产业的发展推动着民族医药走出民族地区，进入全国乃至世界医药市场，服务于更多的人群。各民族医药具有显著的民族文化特色和临床用药特点，鉴于不同民族间存在的语言、文字等文化的差异，民族药成为各民族社会公众认识和体验不同民族医药及其文化的桥梁和载体。笔者在《民族药成方制剂》（人民卫生出版社，2014）中收录了截至2013年年底国家批准上市的834个涉及藏、蒙、维、苗、傣、彝民族药的成方制剂，着重介绍了制剂处方、药味剂量、功能主治、用法用量及其有关的药理、毒理和临床研究成果，为社会公众了解民族医药文化及其药物特色、指导民族药制剂生产和临床正确使用民族药（制剂）提供了参考。

　　随着医药科技的进步，药品的安全性、有效性受到了社会和公众的普遍重视和关注，政府对药品生产及市场监管也日趋严格，而用药准确、质量稳定可控是保证药品安全有效的基本前提。但就现状而言，一方面，与各民族聚居区域的生态、生物多样性密切相关，各民族医药使用的药用资源具有显著的特色。据统计分析，上述800余个成方制剂（含695个独立处方，截至2016年新增1个藏药制剂）中使用的药材品种，以"药材名称"计有1100余种，其中不同民族的特色品种即占17%~75%；另一方面，据笔者等的实地调查，由于各民族特色品种药材绝大多数来自于民族地区野生药用资源采集，不同区域使用的药材品种及

前言

其基源表现出明显的"地域性"特点,"同名异物""同物异名"及地方"习用品""代用品"多的现象也较为普遍;同时由于有关这些特色药材的资源学、生药学、化学、药理学等的基础研究较为薄弱,其质量标准也尚不完善甚或缺失,在《中国药典》《中华人民共和国卫生部药品标准》及各地方药品标准中的规定也不尽一致,在制剂生产中也存在着"同方异名"或"同方同名异基源(物种或药用部位)"的现象。鉴于此,笔者等对《民族药成方制剂》中收录的民族药成方制剂处方中使用的药材品种进行了整理,对共计887个品种的名称(含民族药名称)、基源、标准收载状况以及有关化学成分与药理研究成果等进行了汇总整理,并结合笔者等的研究工作,参考有关标准、专著文献的记载,在"附注"中对药材品种的"同名异物""同物异名"、混淆品、药材生产与使用现状、基源物种资源状况及其存在的问题等进行了梳理和介绍,为有关民族药制药企业药品生产中的原料药材采购与投料、质量标准制订及质量控制、民族药科研与教学、民族药资源开发利用、药品监管部门市场监管等提供参考。

本书的编著基于江西中医药大学中药资源与民族药研究中心、重庆市中药研究院长期开展民族药资源与使用现状调查、品种整理和质量标准研究、资源开发利用等研究的部分成果。相关的研究工作得到了国家"十一五"科技支撑计划、国家自然科学基金、国家中医药管理局科技专项、"江西民族传统药现代科技与产业发展协同创新中心建设"等项目的资助;在编撰过程中也得到了西藏藏医药大学、内蒙古民族大学、新疆医科大学、西藏自治区藏医院、奇正藏药股份有限公司、西藏藏医学院藏药有限公司、内蒙古天奇中蒙制药股份有限公司、贵州百灵企业集团制药股份有限公司等有关专家的咨询指导,在此一并致以衷心的感谢。

鉴于民族药的特殊性和复杂性,也限于笔者等的研究水平和收集资料的不完整,书中难免有疏漏和不妥之处,敬请读者批评指正。

钟国跃

2019年12月

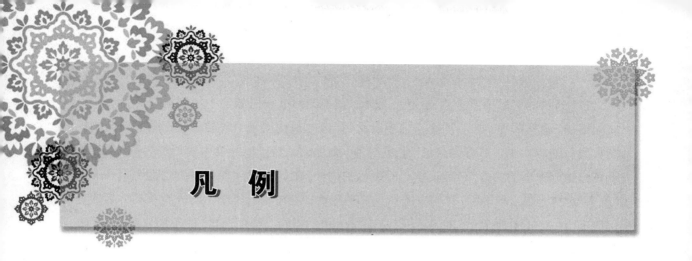

凡 例

1. 本书中使用的民族医药及习用药材简称如下　藏族医药及习用药材：藏医药（学），藏药；蒙古族医药及习用药材：蒙医药（学），蒙药；维吾尔族医药及习用药材：维医药（学），维药；苗族医药及习用药材：苗医药，苗药；傣族医药及习用药材：傣医药（学），傣药；彝族医药及习用药材：彝医药（学），彝药。书中分别叙述各民族医药的有关内容时排名不分先后。

2. 药材品种　本书收录了《民族药成药制剂》中收载的各民族药成方制剂处方中使用的药材品种，涉及截至2013年年底国家批准上市的藏、蒙、维、苗、傣、彝药成方制剂834个（含不同处方695个，截至2016年新增1个藏药制剂），各处方中使用的药材品种计887个（不包括单纯的化学药品、辅料等，如次碳酸铋、硬脂酸、食用菜籽油、羊脂等）。药材品种按"植物类药材""动物类药材""矿物类药材"分类，各类下的品种按药材名称拼音字母顺序递增排序。

3. 药材名　以现行有关药材（药品）标准中收载的常用药材名称为条目名称，并在括号内附上不同标准中收载的同一药材但使用的不同的药材名称（包括部分标准中使用的"民族文字音译汉文名"）。制剂处方中使用的药材名称与标准中收载的名称有差异的在"附注"中说明。

4. 民族药名　分别列出药用该药材的各民族药的"民族语言的音译汉文名"。名称来源参考有关标准、专著等文献中记载的名称，对于同一植物、动物的不同部位作为不同的药材使用时，使用与药材（药用部位）对应的名称；若部分专著文献中并未明确区分记载不同药用部位的民族药名称时，则使用"总名称"，即来源于该植物、动物的各药材的统称。由于民族药材的"民族文字音译汉文名"的用字尚无规范，不同标准、专著中记载不同，仅供参考。未查阅到民族药材的民族语言名称者则空缺。若仅为中药材的品种，该项不列出。

5. 来源　根据《中华人民共和国药典》《中华人民共和国卫生部药品标准》以及各省、自治区、直辖市地方标准中收载的基源植物及药用部位收录。由于不同民族医药间使用的"同一或类似"药材的基源、药用部位常有不同，则主要根据各标准中的规定，按照"药材名称相同""基源动植物矿物学名相同或交叉（指"同一药材名下的基源植物不同""同一基源物种作为不同药材的基源"）且"药用部位相同或相近，功能主治相同或相似"的原则确定基

凡 例

源，同一药材的基源原则上为同属动、植物；若不同标准或民族药中使用的基源为不同科属的植物、动物物种，则在"附注"中予以说明，以方便使用者了解和比较不同民族药的标准收载和基源状况。基源物种的"中文学名"和"拉丁学名"以标准中使用的名称为准，对于在植物分类学上的分类处理、学名有变化的物种，在"附注"中参照《中国植物志》、*Flora of China* 的记载给予说明，以便查阅和了解基源物种在植物分类学上的分类及其学名的变化情况（注：在【来源】项下列出不同标准中收载的"相同或类似药材"的不同来源，系反映基源物种及其药用部位的"法定药用"情况，以为读者了解不同民族医药、不同地区使用的"相同或类似药材"的基源物种、药用部位及其药用资源等信息提供参考，但并不表示在制剂的实际生产中可相互替代投料，实际使用时应按制剂批文规定使用）。

6. 标准　列出收载该药材的标准和版本。首先列出《中国药典》，继之列出民族药有关标准，其他中药或药品标准（鉴于尚无国家批准上市的壮药成方制剂，壮药标准归入该类标准中）按年代递增列出。标准名称使用简称，根据我国药品标准名称的特点和有关规定，使用如下形式简称。

《中华人民共和国药典》：中国药典。

《中华人民共和国卫生部药品标准》（包括中药材标准、成方制剂标准、进口药材标准、民族药分册）：部标中药、部标成方、部标进药、部标藏药（藏药分册）、部标蒙药（蒙药分册）、部标维药（维吾尔药分册）。

地方标准：以"各省、自治区、直辖市名称 + 药品（类别）+ 标"形式简称，如西藏藏标（《西藏自治区藏药材标准》）、内蒙中标（《内蒙古自治区中药材标准》）、新疆药标（《新疆维吾尔自治区药品标准》）、江西中标（《江西省中药材标准》）、云南中标（傣药）（《云南省中药材标准·傣族药》）等。

地方颁布的单行标准：如未成册标准。

标准简称后括号内注明版本，《中国药典》除部分药材品种仅有 1~2 个版本收载的注明版本外，其余版本不标注；其他标准均注明版本。部分药材仅收载于标准的"附录"中的，在版本前注明"附录"，如"部标藏药（附录，95）"（2015 年版《中国药典》将之前历版的"附录"内容列入了"通则"中，为反映历版《中国药典》及其他标准中的附录收载情况，本书仍注明"附录"）。

各标准完整名称、版本等信息请参考《中国药材标准名录》（林瑞超主编，北京：科学出版社，2011）。

7. 功能主治　参考有关标准、专著的记载，按"民族药、中药"顺序分别简单列出药用该药材品种的各民族药的功能主治。对多药用部位者，仅列出与【来源】项相对应的部位的功能主治；对多部位入药，但有关专著文献中未明确区别不同部位功能主治的，给予注明药用部位。对不同标准、专著中记载的功能主治有差异者，原则上收录标准中收载的功能主治；仅收载于标准附录中而无功能主治记载的，则参考有关专著中记载的功能主治。民族药的功能主治部分采用民族医药术语描述，供临床应用参考。

8. 用法与用量　用药剂量参考有关标准、专著中记载的剂量。由于不同民族药的使用剂量可能不同（或同一民族药在不同文献中记载的剂量不同），相差不大的以"最小剂量～最大剂量"列出；若差别较大的分别列出，仅供参考。不同民族药有使用注意事项、特殊炮制、配伍要求的给予简要说明。

9. 化学成分　根据有关标准、专著、文献的报道列出主要化学成分，各成分尽可能注明英文名称，并列出部分成分的化学结构式。若标准中规定有【含量测定】项，列出指标成分的含量限量规定。未见有关研究报道文献的品种条目，该项不列出。

10. 药理作用　根据有关标准、专著、文献的报道简要收录主要药理作用。未见有关研究报道文献的品种条目，该项不列出。

11. 制剂　分别列出处方中配伍使用该药材品种的各民族药成方制剂名称。其中，藏药制剂的排序根据藏药制剂常"注明处方组成药味数"的命名特点，为便于查询，首先按处方组成药味数升序（+拼音字母顺序）列出"明确表明处方药味数的制剂"（如二十五味珍珠丸），再按制剂名称的拼音字母顺序列出其他制剂。其他民族药制剂按制剂名称的拼音字母顺序列出，包括不同剂型制剂。

12. 附注　主要说明与该条药材相关的品种及其基源考证、药用部位、标准中收载的"名称""基源（包括药用部位）"、功能主治差异、使用地区、资源简况等综合信息，以方便使用者了解和比较不同民族药使用的药用资源状况、"同名异物""同物异名"、临床应用等。若无相关内容，该项不列出。

13. 书末附上药材名称的"民族药中文名称索引"和"基源拉丁名与英文名称索引"。

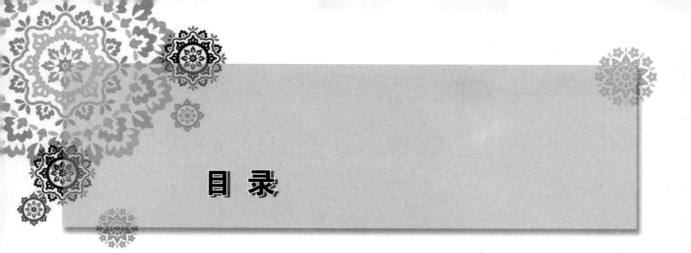

目 录

植物类药材

阿拉伯胶……… 1	白花丹……… 31	荜茇……… 64
阿里红……… 1	白花龙胆……… 33	荜澄茄……… 66
阿纳其根……… 2	白花蛇舌草……… 34	蓖麻子……… 67
阿魏……… 3	白及……… 36	扁刺蔷薇……… 68
阿育魏果……… 5	败酱草……… 38	扁蕾……… 69
阿月浑子……… 6	白巨胜……… 39	槟榔……… 70
矮地茶……… 6	白蜡树子……… 40	冰片……… 71
艾纳香……… 7	白敛……… 41	薄荷……… 73
艾纳香油……… 9	白茅根……… 42	波棱瓜子……… 74
艾叶……… 9	白皮松子仁……… 43	博落回……… 76
矮紫堇……… 11	白芍……… 44	补骨脂……… 77
安息香……… 12	白头翁……… 45	苍耳草……… 78
桉油……… 13	白薇……… 47	苍耳子……… 80
巴旦杏……… 14	百尾参……… 49	苍术……… 81
巴戟天……… 15	白鲜皮……… 50	草果……… 82
八角枫……… 17	白杨……… 51	草莓……… 83
芭蕉根……… 18	白英……… 52	草乌……… 84
八角茴香……… 19	白芷……… 54	草乌叶……… 86
八角莲……… 20	白术……… 55	草血竭……… 87
菝葜……… 21	柏子仁……… 56	草玉梅……… 88
白扁豆……… 23	半枫荷……… 58	侧柏叶……… 89
百部……… 24	板蓝根……… 59	叉分蓼……… 90
白沉香……… 26	半夏……… 59	柴胡……… 91
白附子……… 27	半枝莲……… 61	车前草……… 92
白果……… 29	北豆根……… 62	车前子……… 93
百合……… 30	北沙参……… 63	陈皮……… 95

13

目录

沉香 …… 96	大黄药 …… 139	冬葵果 …… 182
赤包子 …… 98	大戟 …… 140	冬青叶 …… 183
赤胫散 …… 98	大戟脂 …… 141	冬青油 …… 184
赤芍 …… 99	打箭菊 …… 142	豆蔻 …… 185
赤小豆 …… 101	大麻药 …… 143	杜鹃花 …… 186
重楼 …… 102	大米 …… 143	杜仲 …… 188
茺蔚子 …… 104	大青叶 …… 144	短穗兔儿草 …… 189
臭灵丹草 …… 105	大蜀季花 …… 145	对坐叶 …… 190
臭梧桐根 …… 107	大蒜 …… 146	多刺绿绒蒿 …… 191
川贝母 …… 108	大托叶云实 …… 147	多叶棘豆 …… 192
川楝子 …… 110	大血藤 …… 148	鹅不食草 …… 193
川木通 …… 111	大叶补血草 …… 149	莪术 …… 194
川木香 …… 113	大枣 …… 151	儿茶 …… 195
川牛膝 …… 114	大追风 …… 152	翻白草 …… 197
川射干 …… 116	大籽蒿 …… 152	番泻叶 …… 198
川乌 …… 117	胆南星 …… 154	防风 …… 199
穿心莲 …… 118	丹参 …… 155	防己 …… 200
川芎 …… 120	淡竹叶 …… 156	飞龙掌血 …… 201
垂盆草 …… 121	当归 …… 157	榧子 …… 203
垂头菊 …… 122	党参 …… 159	风毛菊 …… 203
刺柏叶 …… 123	刀豆 …… 161	凤尾草 …… 204
刺梨 …… 124	倒提壶 …… 162	枫香脂 …… 205
刺梨叶 …… 125	灯心草 …… 163	茯苓 …… 206
刺玫瑰花 …… 126	灯盏细辛 …… 164	附子 …… 208
刺五加 …… 127	地柏枝 …… 165	甘草 …… 209
丛菔 …… 128	地不容 …… 166	干姜 …… 212
楤木 …… 128	地胆草 …… 167	甘青青兰 …… 214
粗糙黄堇 …… 129	地耳草 …… 169	甘松 …… 215
酢浆草 …… 130	地肤子 …… 170	甘松油 …… 216
大百解 …… 131	地瓜藤 …… 171	甘肃棘豆 …… 217
大发表 …… 132	地黄 …… 171	杠板归 …… 218
大发汗 …… 132	地锦草 …… 173	岗梅 …… 219
大风藤 …… 132	地蜈蚣 …… 175	藁本 …… 220
大风子 …… 134	地乌泡 …… 175	高良姜 …… 221
大果木姜子 …… 134	地榆 …… 176	高山辣根菜 …… 223
大红袍 …… 135	滇草乌 …… 177	膏桐 …… 224
大黄 …… 136	滇丹参 …… 178	葛根 …… 225
大黄藤 …… 138	丁香 …… 180	隔山消 …… 226

功劳木	227	红参	277	吉祥草	328
狗脊	228	红升麻	278	积雪草	330
枸杞子	229	厚朴	280	鸡血藤	331
构树叶	231	虎耳草	281	鸡眼睛	332
钩藤	232	胡黄连	282	家独行菜子	333
固公果根	233	胡椒	284	箭根薯	335
骨碎补	234	胡芦巴	286	姜黄	335
瓜蒌皮	236	葫芦子仁	287	降香	337
管仲	237	胡萝卜	288	绞股蓝	339
广防己	239	胡萝卜子	289	角蒿	341
广藿香	240	虎尾草	290	角茴香	342
广枣	241	虎杖	291	桔梗	343
鬼箭锦鸡儿	242	虎掌草	292	芥子	345
桂枝	244	虎杖叶	294	金果榄	346
海风藤	244	花椒	295	金莲花	347
海金沙	246	花锚	297	金钱草	348
海金沙叶	247	花苜蓿	299	金荞麦	349
海桐皮	248	槐花	299	金丝梅	350
蕹菜	250	槐角	300	金铁锁	351
汉桃叶	250	黄柏	301	金腰草	352
盒果藤	252	黄瓜子	304	金叶子	353
合欢皮	253	黄花柳花	305	金银花	354
褐毛风毛菊	254	黄精	306	金樱子	355
何首乌	256	黄葵子	308	京大戟	356
核桃仁	257	黄连	309	荆芥	358
荷叶	258	黄芪	312	京墨	359
诃子	259	黄芩	314	韭菜子	359
黑骨藤	262	黄藤素	316	九头狮子草	361
黑牛膝	263	黄药子	316	菊花	362
黑芸香	264	茴芹果	318	菊苣根	363
黑种草子	265	茴香根皮	319	菊苣子	364
红豆杉	267	回心草	319	卷柏	365
红管药	268	火把花根	320	爵床	366
红花	269	荠菜	322	蕨麻	367
红花龙胆	272	棘豆	323	决明子	368
红禾麻	273	鸡根	325	苦艾	370
红景天	273	蒺藜	326	苦菜子	370
洪连	275	鸡矢藤	327	苦地丁	371

目 录

苦丁茶	372	芦荟	419	梅花草	463
苦豆子	374	露水草	421	猕猴桃	464
苦蒿子	375	鹿仙草	422	密蒙花	465
苦荬菜	375	鹿衔草	423	蜜桶花	466
苦参	377	轮环藤根	425	绵萆薢	467
苦石莲	378	萝卜	426	绵马贯众	468
苦树皮	379	萝蒂	427	棉子	470
苦杏仁	380	罗勒子	428	墨旱莲	471
款冬花	381	骆驼蓬子	429	没食子	472
宽筋藤	383	绿包藤	429	没药	473
腊肠果	384	绿绒蒿	430	木鳖子	475
辣椒	386	马鞭草	432	牡丹皮	476
辣蓼	387	麻布袋	433	木芙蓉叶	477
蓝布正	389	马齿苋	434	木瓜	478
蓝花参	391	马齿苋子	436	木姜子	480
蓝盆花	392	麻罕	436	木棉花	481
狼毒	393	麻黄	437	木通	482
老鹳草	394	马兰草	439	木香	483
肋柱花	396	马蔺子	440	木香马兜铃	486
冷水花	397	马尿泡	441	苜蓿子	487
藜芦	397	马钱子	442	木贼	488
连钱草	399	马蹄金	443	奶桃	489
连翘	400	麻油	444	南板蓝根	489
莲子	402	麦冬	445	南瓜	490
两面针	403	麦芽	447	南五味子	491
烈香杜鹃	404	蔓菁	447	闹羊花	492
菱角	405	蔓荆子	448	牛蒡子	493
灵芝	407	满山香	450	牛舌草	494
柳寄生	408	曼陀罗子	451	牛舌草花	495
六神曲	409	芒果核	452	牛尾蒿	496
六月雪	410	毛大丁草	453	牛膝	497
柳枝	411	猫儿眼	454	牛至	499
龙胆	412	茅膏菜	455	糯米藤根	500
龙葵	414	毛诃子	456	女贞子	501
龙眼肉	416	毛罗勒	458	欧菝葜根	502
漏芦	417	茅莓	459	欧李	503
漏芦花	418	毛子草	460	欧矢车菊根	504
芦根	418	玫瑰花	461	欧细辛	504

目录

欧缬草	505	秋水仙	548	山矾叶	595
欧亚水龙骨	507	驱虫斑鸠菊	549	珊瑚姜	596
欧玉竹	507	瞿麦	551	山柰	597
欧榛	508	拳参	552	山药	598
盘龙参	508	全缘马先蒿	553	山楂	599
螃蟹甲	510	忍冬藤	554	山栀茶	601
枇杷叶	511	人参	556	山茱萸	602
苹果	513	肉苁蓉	557	少花延胡索	604
破布木果	513	肉豆蔻	560	苕叶细辛	604
婆婆纳	514	肉豆蔻衣	562	蛇床子	605
蒲公英	515	肉根黄芪胶	562	射干	607
葡萄	517	肉桂	563	蛇莓	608
蒲桃	519	肉桂子	564	肾茶	610
七叶莲	520	肉果草	565	伸筋草	611
茜草	521	乳香	566	神香草	613
前胡	523	赛北紫堇	568	生葱	614
千斤坠	524	三叉苦	569	生姜	615
千金子霜	525	三分三	570	蓍草	616
千里光	526	三角风	571	石菖蒲	618
荨麻子	528	三颗针	572	柿蒂	620
千年健	529	三棱	573	石吊兰	621
芡实	530	三七	575	石斛	622
千只眼	531	三七叶	576	石花	624
羌活	531	三七总皂苷	577	石椒草	626
蔷薇花	532	三条筋	578	使君子	626
芹菜根	533	三月泡	579	石榴	627
芹菜子	534	桑白皮	580	石榴花	629
秦艽	535	桑寄生	581	石榴皮	630
秦艽花	537	桑椹	582	石榴子	631
秦皮	538	桑叶	583	莳萝子	633
青风藤	539	桑枝	585	石韦	634
青蒿	540	沙棘	586	柿叶	635
青稞	542	砂仁	588	柿子	636
苘麻子	543	沙参	589	手参	637
青皮	544	沙糖木	590	首乌藤	639
青葙子	545	山茶花	591	熟地黄	640
青叶胆	546	山慈菇	592	薯莨	641
青鱼胆草	547	山豆根	594	束花报春	642

目 录

蜀葵花	642	铁棒锤	688	午香草	732
双花千里光	643	铁棒锤幼苗	690	五香血藤	732
水柏枝	644	铁包金	690	乌药	733
水菖蒲	646	铁角蕨	691	吴茱萸	735
水冬瓜	648	铁筷子（苗药）	692	西黄蓍胶	736
水金凤	649	铁筷子（维药）	693	喜马拉雅紫茉莉	737
睡莲花	649	铁力木	694	菥蓂子	738
水三七	650	铁线草	694	西南黄芩	739
水蜈蚣	651	铁线蕨	695	豨莶草	740
水杨梅根	652	葶苈子	697	西青果	741
司卡摩尼亚脂	653	通关藤	699	洗碗叶	742
四块瓦	654	通经草	700	细辛	743
松节	655	透骨草	701	细叶铁线莲	745
松萝	656	透骨香	703	西藏棱子芹	746
松香	658	头花蓼	704	夏枯草	747
苏合香	659	土贝母	705	仙鹤草	749
苏木	660	土大黄	706	仙茅	751
酸浆	661	土当归	708	仙人掌	752
酸梨干	663	土茯苓	709	藓生马先蒿	753
酸藤果	664	土荆芥	710	香附子	754
酸枣仁	665	土荆皮	711	香旱芹	756
太子参	667	土牛膝	712	香加皮	756
檀香	668	菟丝草	714	香茅	757
唐古特乌头	670	菟丝子	715	香没药树子	759
桃仁	671	豌豆花	717	香没药树子油	759
桃枝	673	万丈深	717	香青兰	760
甜茶	673	王不留行	718	香青兰子	761
甜瓜蒂	675	委陵菜	719	香桃木果	762
甜瓜子	676	威灵仙	721	香樟	762
天胡荽	676	榅桲子	722	香樟根	763
天花粉	678	文冠木	723	橡子	764
天麻	679	无花果叶	724	小白蒿	765
天门冬	680	芜菁子	725	小檗果	766
天南星	682	乌梅	726	小檗皮	766
天山堇菜	684	乌奴龙胆	727	小豆蔻	768
天仙藤	685	五匹风	728	小儿腹痛草	768
天仙子	686	梧桐根	730	小红参	769
天竺黄	687	五味子	730	小花清风藤	770

目　录

小茴香	771	野菊花	816	藏茜草	861
小蓟	772	野蔷薇	817	藏紫草	862
小绿芨	773	野山楂	819	皂角刺	864
小米辣	774	叶下花	820	蚤缀	865
小伞虎耳草	775	叶下珠	820	泽泻	866
小叶莲	776	野烟叶	822	樟脑	867
新疆酸李	778	一点红	823	獐牙菜	868
新塔花	778	益母草	824	浙贝母	871
辛夷	779	翼首草	826	柘树根	872
杏叶防风	780	异叶青兰	828	珍珠杆	873
徐长卿	781	薏苡仁	829	芝麻	875
续断	782	一枝蒿	830	知母	876
萱草	784	一枝黄花	832	枳壳	877
旋覆花	785	一支箭	833	枳实	879
悬钩子木	787	益智	833	止泻木子	880
玄参	788	茵陈	835	蜘蛛香	882
雪胆	789	印度多榔菊根	836	栀子	883
血竭	791	印度獐牙菜	836	肿节风	885
雪莲花	793	银杏叶	837	中亚白及	887
血满草	795	淫羊藿	839	皱叶香薷	888
血人参	796	硬毛棘豆	840	竹根七	889
雪上一枝蒿	797	罂粟壳	841	竹节参	890
熏倒牛	799	余甘子	843	朱砂根	891
薰陆香	800	郁金	845	朱砂连	894
薰衣草	801	玉葡萄根	846	猪殃殃	895
亚大黄	802	鱼腥草	847	竹叶柴胡	896
鸭嘴花	803	玉簪花	848	竹叶兰	897
岩白菜	805	榆枝	849	珠子草	899
延胡索	806	玉竹	850	珠子参	900
岩参	808	圆柏枝	851	追风伞	901
芫荽果	808	远志	853	紫草	902
岩陀	809	月桂子	854	紫丹参	904
洋葱子	811	云实皮	854	紫地榆	906
羊耳菊	812	云威灵	855	紫花地丁	907
洋甘菊	813	藏党参	856	紫金龙	909
洋甘菊子	814	藏红花	857	紫铆	910
药喇叭根	815	藏茴香	859	紫茉莉根	911
药西瓜	815	藏木香	860	紫萁贯众	912

19

目录

紫色姜……914	紫檀香……918	紫珠叶……922
紫苏……915	紫菀……919	钻地风……923
紫苏子……916	紫菀花……920	

动物类药材

斑蝥……925	鸡内金……947	蛇肉……969
豹骨……926	鸡子白……948	麝香……970
鳖甲……927	家鸡……949	石决明……972
菜花蛇……928	僵蚕……950	鼠妇虫……973
蚕茧……928	金钱白花蛇……951	水牛角……973
蟾酥……929	鹫粪……952	酥油……974
蝉蜕……930	羚牛角……953	酸马奶……975
刺猬皮……931	龙涎香……953	田螺……975
地龙……932	蝼蛄……954	兔心……976
冬虫夏草……933	鹿鞭……955	蜗牛……976
阿胶……935	鹿角……955	五倍子……977
蚌蠊……935	鹿角霜……957	乌梢蛇……978
蜂花粉……936	鹿颅骨……957	喜山鼹蜥……979
凤凰衣……937	鹿茸……958	熊胆……980
蜂胶……937	驴鞭……960	羊鞭……981
蜂蜜……938	驴血……960	夜明砂……982
蛤蚧……940	马宝……960	野牛心……982
龟甲……941	马睾丸……961	野牛血……983
海狸香……941	麻雀……961	渣驯膏……983
海马……942	牛鞭……962	珍珠……985
海螵蛸……943	牛胆汁……963	珍珠母……986
黑冰片……944	牛黄……965	猪心粉……987
黑蚂蚁……944	螃蟹……967	猪血粉……988
狐肺……946	全蝎……967	紫草茸……989
湖蛙……946	珊瑚……968	紫河车……990
鸡蛋壳……947	鳝鱼……969	

矿物类药材

白矾……992	赤石脂……995	光明盐……997
白石脂……993	磁石……995	海浮石……998
北寒水石……993	胆矾……996	褐铁矿……998

目 录

红宝石 …………… 999	芒硝 …………… 1006	亚美尼亚红土 ……… 1014
琥珀 …………… 999	硇砂 …………… 1007	阳起石 …………… 1015
火硝 …………… 1000	脑石 …………… 1008	银箔 …………… 1015
碱花 …………… 1001	欧曲 …………… 1008	银朱 …………… 1016
金精石 …………… 1002	膨润土 …………… 1009	禹粮土 …………… 1017
金礞石 …………… 1002	硼砂 …………… 1010	赭石 …………… 1017
九眼石 …………… 1003	石膏 …………… 1011	针铁矿 …………… 1018
硫黄 …………… 1003	石灰华 …………… 1011	朱砂 …………… 1019
龙骨 …………… 1004	松石 …………… 1012	紫硇砂 …………… 1020
炉甘石 …………… 1005	铁粉 …………… 1013	
玛瑙 …………… 1006	雄黄 …………… 1013	

民族药中文名称索引 …………………………………………………………………… 1022

基源拉丁名与英文名称索引 …………………………………………………………… 1090

植物类药材

阿 拉 伯 胶

【民族药名】维药（艾热比依力蜜，阿拉伯伊米力，撒额，撒阿因，三额，三额阿刺必，赛蜜格艾热比，赛蜜格拜布里）。

【来源】豆科植物阿拉伯胶树 Acacia senegal（L.）Willd. 及其同属他种植物枝干渗出自然凝结成的干燥树胶。

【标准】中国药典（63），部标维药（99），新疆维标（93）。

【功能主治】维药：开音利咽，阻止乃孜来，调和泻药，化痰开胸，清利异常胆液汁。用于咽喉燥痛，声嘶，咳嗽咳痰，胸痛，气管炎。

【用法与用量】1~3g。维医认为本品可引起便秘，若出现便秘、腹部剧痛，应及时服用西黄芪胶等解之。

【化学成分】含有不含 N 或少量 N 的多糖（约 70%）、蛋白质（含量差异较大）、糖蛋白。与蛋白质相连的多糖主要为由 D- 半乳糖（44%）、L- 阿拉伯糖（24%）、D- 葡萄糖醛酸（14.5%）、L- 鼠李糖（13%）等组成的高度分支的酸性多糖。另还含有钙、镁、钾盐等。

【药理作用】阿拉伯胶能机械防护胃、肠、气管及其他脏器黏膜发炎，减轻药物刺激，缓和药物吸收而使药物持续性发挥作用。还具有降胆固醇作用。

【制剂】维药：复方巴旦仁颗粒，解毒苏甫皮赛尔塔尼胶囊，克比热提片，尿通卡克乃其片，热感赛比斯坦颗粒，糖宁孜牙比土斯片，镇痛艾比西帕丸，止血开日瓦片。

附注：阿拉伯胶树 A. senegal 在我国无分布，药材为进口，产于非洲苏丹、塞内加尔等地，其树胶也称"金合欢胶"。

阿 里 红

【民族药名】维药（哈日混，阿里公，阿里浑，阿儿公，麻西芒）。

【来源】多孔菌科真菌药用层孔菌 Fomes officinalis（Vill. ex Fr.）Ames. 的干燥菌核。

【标准】部标维药（99），新疆维标（93），新疆药标（80）。

【功能主治】维药：清泻复合性异常黏液质、黑胆质及胆液质，软化黏稠体液，清散寒气，解毒，通滞。用于各种复合性异常黑胆质、黏液质、胆液质所致的黄疸，肝脾大，尿闭，闭经,咳喘,咳痰不爽,吐血,肠疾。

【用法与用量】 3~9g。

【化学成分】 含三萜酸类化合物:阿里红酸 A~G(fomefficinic acids A~G),阿里红醇 A、B(fomefficinols A、B),去氢齿孔酸(dehydroeburicoic acid),齿孔酸(eburicoic acid),去氢齿孔酸,落叶松蕈酸(agaric acid),硫色多孔菌酸(sulphurenic acid),齿孔二醇(eburicodiol)等;倍半萜类化合物:albicanic acid,落叶松脂酸(laricinolic acid),阿里红酸(officinalic acid),fomannosin,7,8,11-trihydroxydrimane 等;异香豆素类:fomajorin S,fomajorin D;甾类化合物:麦角甾醇(ergosterol),麦角甾-7,22-二烯-3β-醇(ergosta-7,22-dien-3β-ol),麦角甾-5(ergosta-5),22-烯-3β-醇(22-dien-3β-ol)等;其他:正十二烷(dodecane),阿里红多糖,角鲨烯等。

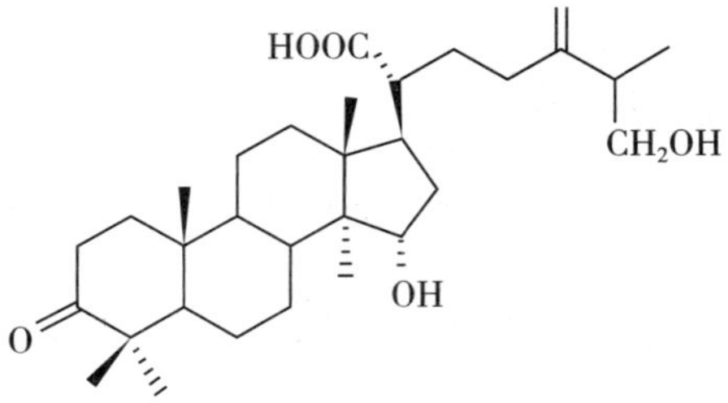

阿里红酸

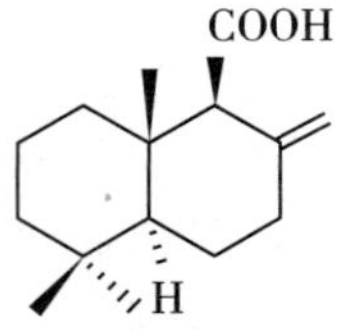

eburicoic acid

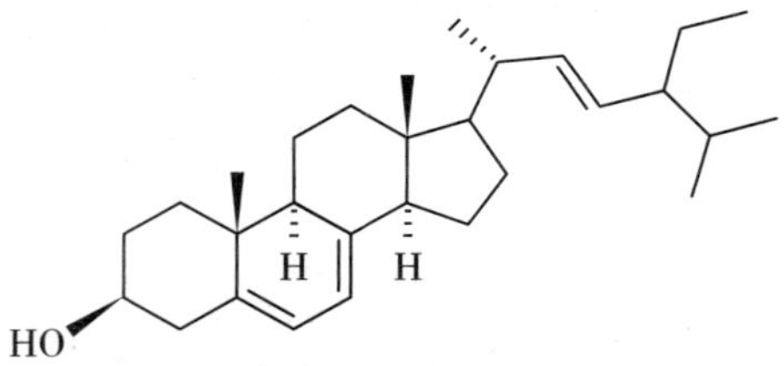

麦角甾醇

【药理作用】 三萜酸可使动物汗腺周围的血管收缩而止汗,但不影响汗腺分泌。多糖部位具有清除氧自由基、增强免疫、抗肿瘤、抗衰老等作用。

【制剂】 维药:阿里红咳喘口服液,复方阿里红片,驱白派甫云片,舒肢巴亚待都司片,行滞罗哈尼孜牙片,止痛努加蜜膏。

阿 纳 其 根

【民族药名】 维药(阿克尔开尔哈,阿吉而哈而哈,欧都里开日合,比合台尔混库依)。

【来源】 菊科植物罗马除虫菊 *Anacyclus pyrethrum* (L.)DC. 的干燥根。

【标准】 部标维药(99),新疆维标(93)。

【功能主治】 维药:清除异常黏液质,开滞止痛。用于异常黏液质所致的瘫痪、面瘫、震颤、麻痹、舌重久咳;调油外搽肌肤,用于发汗退热;外搽颊项,用于暖脑,阻止乃孜来;外搽阴部,用于寒性阳弱、射精困难。

【用法与用量】1g。

【化学成分】含挥发油类：除虫菊酯Ⅰ、Ⅱ（pyrethrins Ⅰ、Ⅱ），瓜叶菊酯Ⅰ（cinerin Ⅰ），茉莉菊酯Ⅰ（jasmolin Ⅰ）等；三萜类：羽扇豆醇（lupeol）等；生物碱类：墙草碱（pellitorine）；脂肪酸类：亚油酸（linoleic acid），棕榈酸（palmitic acid），油酸（oleic acid），亚麻酸（linolenic acid）等；其他：十四-2E,4E-二烯-8,10-二烯酸酪胺，十二-2E,4E-二烯酸-4-羟基苯乙胺，6-甲氧基-7-羟基-2-氧代喹啉，十-2E,4E-二烯酸-4-羟基苯乙胺，6,8-二甲氧基-7-羟基-2-氧代喹啉，菊糖、黄酮类、挥发油、鞣质、氨基酸等。

除虫菊酯Ⅰ　　　　　　　羽扇豆醇

【药理作用】所含的脂肪酸对蛋白酪氨酸磷酸酯酶1B具有抑制作用。

【制剂】维药：固精麦斯哈片，克比热提片，平溃加瓦日西麦尔瓦依特蜜膏，普鲁尼亚丸，清浊曲比亲艾拉片，驱白马日白热斯丸。

附注：维医药古籍文献《拜地依药书》言"阿纳其根即除虫菊根，是罗马除虫菊的根"；《药物之园》记载"原植物枝长，叶、花大，似白花洋甘菊，但枝有毛绒，匍地而生，由单根发枝，枝头开花，花为圆穹，白色"。罗马除虫菊 *A. pyrethrum* 分布于北非、欧洲南部，文献记载在我国新疆有分布，但《中国植物志》未记载。据对和田市维吾尔药材市场的调查，市售药材多从国外进口。

阿魏（波斯阿魏）

【民族药名】藏药（香更，相更，兴棍，兴棍玛，兴更，孜噢气，贝亲），蒙药（乌木黑-达布日海，吾莫黑-达布日海，兴棍），维药（英依力蜜，安古丹，安古当，安吉丹，黑黎提提，依力特提，赛蜜格安主当），傣药（分因，醒贺）。

【来源】伞形科植物新疆阿魏 *Ferula sinkiangensis* K. M. Shen、阜康阿魏 *Ferula fukanensis* K. M. Shen、臭阿魏 *Ferula teterrima* Kar. et Kir.、波斯阿魏 *Ferula persica* Willd.、阿魏 *Ferula asafetida* L.、里海阿魏 *Ferula caspica* M. Bieb. 的树脂。

【标准】中国药典，部标藏药（附录，95），部标维药（附录，99），部标进药（77），藏标（79），青海藏标（附录，92），内蒙蒙标（86），新疆维标（93），新疆药标（80），台湾中药典范（85）。

【功能主治】藏药：祛风除湿，杀虫，化食，生"赤巴"，止痛。用于寒症，虫病，消化不良，胃腹胀痛，"培根"及"宁龙"病，麻疹。

蒙药：开欲，温中，消食，杀虫，镇"赫依"，除"巴达干"，止刺痛。用于心"赫依"，"赫依"刺痛，"巴达干赫依"引起的头痛，恶心，虫牙，消化不良，阴道虫病，肠寄生虫，蛲虫，胃肠

"赫依"病，癫狂。

维药：清除多余黏液质，祛风止痛，活血祛瘀，强筋健肌，消食健胃，退伤寒热。用于湿寒性或黏液质性疾病，如湿寒偏盛，关节疼痛，手指震颤，跌打损伤，瘫痪，面瘫，胃虚纳差，胃痛腹胀，伤寒低热。

傣药：清火解毒，开窍醒神，解痉止痛，消积杀虫。用于"害埋拢很"（高热惊厥），"接崩"（胃脘痛），"多短"（肠道寄生虫）。

中药：消积，散痞，杀虫。用于肉食积滞，瘀血癥瘕，腹中痞块，虫积腹痛。

【用法与用量】1~1.5g。孕妇禁用（中医、维医），"赫日"病者禁用（蒙医）。维医认为过量服用对脑、肝脏有害，可与阿拉伯胶、甜石榴、酸石榴、洋茴香等配合使用；对热性气质者有害，需配天山堇菜、苹果汁、檀香糖浆使用。

【化学成分】含酚类：阿魏酸（ferulic acid），7-羟基香豆素（7-hydroxycoumarin），香草醛（vanillin），松柏醛（coniferyl aldehyde）等；挥发油类：(R)-仲丁基-1-丙烯基二硫醚[(R)-2-butyl-1-propenyl disulfide，为特殊蒜臭味的主要成分]，1-(1-甲硫基丙基)-1-丙烯基二硫醚[1-(1-methylthiopropyl)-1-propenyl disulfide]，仲丁基-3-甲硫基烯丙基二硫醚（2-butyl-3-methylthio-allyl disulfide），1,2-二硫戊烷（1,2-dithiolane），正丁基亚砜（n-butyl sulfoxide），水芹烯（phelladrene），蒎烯（pinene），喇叭茶醇（ledol）等；香豆素类：法呢斯泄醇A~C（farnesiferol A~C），巴德拉克明（badrakemin），柯拉多宁（coladonin），萨玛坎亭乙酸酯（samarcadin acetate），左旋-波利安替宁（polyanthinin），卡茅洛醇（kamdonol），阿魏种素（assafoetidin），多胶阿魏素（gummosin），ferocolicin等；其他：β-谷甾醇（β-sitosterol），β-谷甾醇-3-O-β-葡萄糖苷，豆甾醇（stigmasterol），豆甾醇-3-O-β-葡萄糖苷等。《中国药典》规定含挥发油不得少于10.0%（ml/g）。

阿魏酸　　　　　　β-谷甾醇　　　　　　正丁基亚砜

【药理作用】挥发油具有抗过敏、抗炎和免疫抑制作用。提取物可防治胃溃疡、抑制小肠收缩，降低离体蛙心脏心跳振幅、增加心率。煎剂对人型结核杆菌等多种致病菌和虫蛀具有一定的抑制甚至杀灭作用，提取物在动物妊娠早期有明显的抗着床作用，在妊娠早期和中期有终止妊娠作用，能抑制肝微粒体自发和多种自由基发生系统所致的脂质过氧化从而保护肝细胞。阿魏酸乙酯对腺苷二磷酸诱导的血小板聚集有抑制作用。

【制剂】藏药：七味酸藤果丸，十一味维命散，二十味肉豆蔻散，二十五味阿魏胶囊，二十五味阿魏散，二十九味能消散，安神丸，流感丸。

蒙药：阿魏八味丸，阿魏五味散，手掌参三十七味丸，顺气补心十一味丸。

维药：驱白派甫云片，行滞罗哈尼孜牙片。

附注："阿魏"药材历史上依赖于进口，其基源可能包括了国外（阿富汗、伊朗、印度、巴基斯坦等)分布的阿魏属(*Ferula*)的多种植物。波斯阿魏 *F. persica* 即为进口药材,《部标进药》中收载的阿魏 *Ferula asafetida* L. 也未见《中国植物志》中记载。

《藏药标准》收载阿魏的基源为"臭阿魏 *Ferula teterrima* Kar. et Kir. 及其具有蒜样特臭的同属植物"。文献记载,维医所用的"阿魏"的原植物除新疆阿魏 *F. sinkiangensis* 和阜康阿魏 *F. fukanensis* 外,尚有圆锥茎阿魏 *F. conocaula* Korov.、托里阿魏 *F. krylovii* Korov.、多伞阿魏 *F. ferulaeoides* (Steud.) Korov.、大果阿魏 *F. lehmannii* Boiss. 等。我国产的阿魏属植物多生长于荒漠或高山草原生境,野生资源易受破坏,由于长期采挖,现阿魏资源已出现紧缺,传统药材应为树脂,但据调查,现市售阿魏中常见有直接以根及根茎作药材的情况,即是受其资源紧缺状况的影响,应按制剂批文规定使用。目前在新疆部分地区已开始有少量栽培生产。

《部标维药》中还收载有"格蓬脂",为格蓬阿魏 *F. galbaniflora* Boissier et Buhse. 的胶树脂,功能为消散寒气、祛涤黏痰、开通闭阻、去除异常体液,用于肝大、胃胀、湿寒肢痛、半身不遂、咳喘浮肿、月经不调,与"阿魏"不同,应注意区别。

阿育魏果(阿育魏实)

【民族药名】蒙药(敦尼德),维药(居维那,居维纳儿,九维纳,阿育瓦音,难花,可木你,开木尼木鲁克,那尼华,艾吉瓦引)。

【来源】伞形科植物糙果芹 *Trachyspermum ammi* (L.) Sprague 的干燥成熟果实。

【标准】部标维药(99)。

【功能主治】蒙药:用于气滞,心阳虚,胃寒腹胀,消化不良,痛经,疝气。

维药:燥寒湿,散寒气,消积食,排结石,疗肤疾。用于寒性瘫痪,筋脉软弱,胃寒作痛,呃逆,呕恶食少,小便不利,结石,皮肤瘙痒,白癜风,湿疹。

【用法与用量】3~5g。外用适量。热性头痛患者禁服。

【化学成分】含挥发油类(2%~11%):百里香酚(thymol,麝香草酚),香荆芥酚(carracol),β-水芹烯(β-phellandrene),α-蒎烯(pinene),对-聚伞花素(*p*-cymene),萜品烯(terpinene),α-崖柏烯(α-thujene),β-月桂烯(β-myrcene),香芹酚(carvacrol)等;黄酮类:槲皮素(quercetin),山柰酚(kaempferol),山柰酚-3-*O*-芸香糖苷(kaempferol-3-*O*-rutinoside)等;香豆素类:东莨菪内酯(scopoletin),对香豆酸(*p*-coumaric acid)等;其他:百里香酚-4-*O*-β-D-葡萄糖苷(thymol-4-*O*-β-D-glucopyranoside),4-羟基薄荷-1-烯-7-酸(4-hydroxymenth-1-en-7-oic acid),*E*-3-(3,4-二羟基苯基)-丙烯酸-3-(3,4-二羟基苯基)-丙酯[*E*-3-(3,4-dihydroxyphenyl)-propyl-3-(3,4-dihydroxyphenyl)acrylate],6-羟基麝香草酚 6-*O*-β-D-葡萄糖苷(6-hydroxythymol-6-*O*-β-D-glucopyranoside),麝香草氢醌 6-*O*-6'-乙酰基-β-D-葡萄糖苷(thymohydroquinone 6-*O*-6'-acetyl-β-D-glucopyranoside),对羟基桂皮酸(4-hydroxycinnamic acid),脂肪油(约30%),蛋白质等。

百里香酚　　　　香荆芥酚　　　　东莨菪内酯

【药理作用】挥发油具有抗氧化活性。从阿米糙果芹中提取的精油可有效减少储藏食品的真菌污染。麝香草酚对口腔、咽喉黏膜细菌和真菌有抑制作用，对龋齿有防腐、局麻作用，还可用于皮肤化脓性感染及真菌和放线菌病，此外还有驱钩虫作用。阿育魏果油可毒害蚯蚓，醇提取物对葡萄糖球菌、大肠埃希菌有抑制作用，稀释后可作祛痰剂。阿育魏果总黄酮具有很好的体外抗氧化活性。阿育魏果乙酸乙酯提取物具有较好的体外酪氨酸酶激活及促进黑色素生成作用。此外，阿育魏果还具有抗肿瘤、降血脂、抗血小板凝聚等活性。

【制剂】维药：行气那尼花颗粒。

附注：《中国植物志》中，*Trachyspermum ammi* 的中文名使用"阿米糙果芹"，系糙果芹属（*Trachyspermum*）的模式种，该种我国无分布；"糙果芹"的学名为 *T. scaberulum* (Franch.) Wolff ex Hand.-Mazz.，分布于广西、贵州、四川、云南等地。

阿月浑子（阿育浑子皮）

【民族药名】维药（比斯塔，皮斯台，歪西他，普斯吐克，必思塔，比思的，福斯土克）。

【来源】漆树科植物阿月浑子 *Pistacia vera* L. 的干燥成熟种子。

【标准】部标维药（附录，99）。

【功能主治】维药：用于脾胃虚弱，心力衰竭，失眠，痢疾腹泻，阳痿，腰膝酸痛，食欲缺乏，消化不良，燥渴，感冒，头癣，虫蜇咬，白发。

【用法与用量】5~7g。维医认为本品单用时，过量服用对消化有影响，可引起丹毒症，故用于胃病时需加杏干、酸石榴等，以防止出现丹毒症。

【化学成分】含蛋白质、脂肪油、糖、胡萝卜素、维生素 E、维生素 C、烟酸、矿物质等；尚有具有抗氧化作用的成分。

【制剂】维药：强身萝菠甫赛河里蜜膏。

附注：阿月浑子 *P. vera* 产于叙利亚、伊拉克、伊朗、南欧等地，我国不产。据考证，约唐代时从伊朗传入我国，现在新疆南部喀什地区等地有引种栽培。其果实俗称"开心果"，为著名干果。

维医药古籍文献《药物之园》记载："（本品）分为野生和家生两种，药用家生的果实。核果卵形，果皮成熟时开裂，果皮灰色，果仁淡红色或暗紫色，味甜，可食。"

矮地茶（矮茶风，紫金牛）

【民族药名】苗药（加比利吉，蒙中，杨出，短婆茶），傣药（芽冷三）。

【来源】紫金牛科植物紫金牛 *Ardisia japonica* (Thunb.) Bl. 的干燥全草。

【标准】中国药典，部标中药（92），四川中标（87，92），贵州中标（附录，88），湖南中标（93），贵州中民标（03），广东中标（04），广西壮标（08）。

【功能主治】苗药：化痰止咳，利湿，活血。用于新久咳嗽，痰中带血，慢性支气管炎，小儿哮喘，湿热黄疸，肝炎，水肿，急、慢性肾炎，淋症，白带，经闭痛经，风湿痹痛，跌打损伤。

傣药：用于支气管炎，大叶性肺炎，小儿肺炎，肝炎，漆疮。

中药：化痰止咳，清利湿热，活血化瘀。用于新久咳嗽，喘满痰多，湿热黄疸，经闭瘀阻，风湿痹痛，跌打损伤。

【用法与用量】15~30g。

【化学成分】含黄酮类：槲皮素（quercetin），槲皮苷（quercitrin），杨梅苷（myricitrin）等；挥发油：龙脑（borneol），β-桉叶醇（β-eudesmol），4-松油烯醇（terpinen-4-ol）等；其他：岩白菜素（bergenin），冬青醇（ilexol），紫金牛酚Ⅰ、Ⅱ（ardisinolⅠ、Ⅱ），2-甲基腰果酚（2-methylcardol），紫金牛醌（rapanone），2-羟基-5-甲氧基-3-十五烯基苯醌。《中国药典》规定含岩白菜素（$C_{14}H_{16}O_9$）不得少于0.50%。

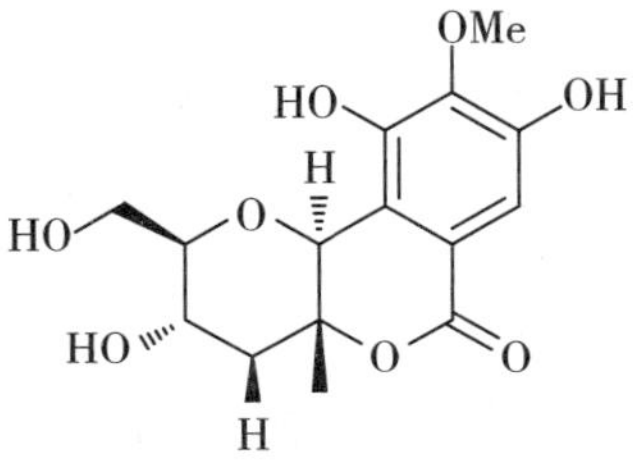

岩白菜素

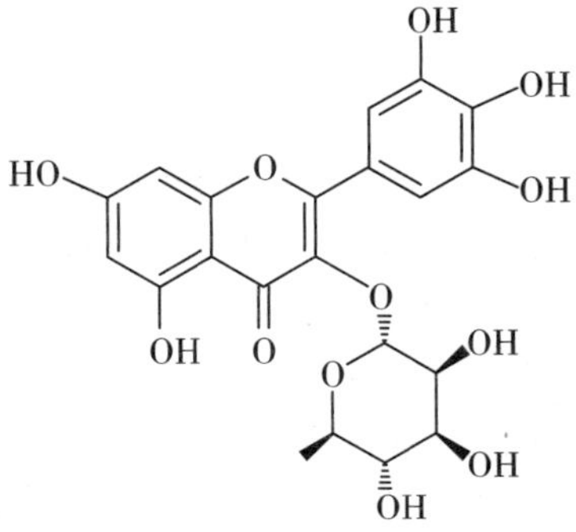

杨梅苷

【药理作用】煎剂有明显的镇咳祛痰作用，可通过降低咳嗽中枢的兴奋性而呈现止咳效应；也可通过保护发炎的咽部黏膜，减少刺激而呈现镇咳效应。可减少实验性气管炎杯状细胞的增生程度，使痰液减少，并可加速炎症细胞浸润的恢复，从而促进肺气肿的恢复，减轻肺萎陷的程度。矮地茶具有较好的抗乙肝病毒作用。水煎剂对金黄色葡萄球菌、肺炎链球菌有抑制作用，并对接种于鸡胚的流感病毒有一定的抑制作用。水提物及醇提物灌胃给药对二甲苯所致的小鼠耳郭肿胀和醋酸所致的小鼠扭体反应有明显的抑制作用。

【制剂】苗药：咳清胶囊。

附注：据考证，矮地茶药用始见于《李氏草秘》以"平地木"之名记载，而其原植物名称"紫金牛"之名始见于宋《本草图经》，但并非 *Ardisia japonica*，而系同属植物红凉伞 *A. crenata* Sims var. *bicolor*（Walker）C. Y. Wu et C. Chen（紫背朱砂根），*Ardisia japonica* 的中文名"紫金牛"系植物分类学上的误用。红凉伞 *A. crenata* var. *bicolor* 的根及根茎作"朱砂根"的基源之一药用，其功能主治与矮地茶不同，应注意区别（参见"朱砂根"条）。

艾纳香（滇桂艾纳香，真金草，大风艾）

【民族药名】苗药（档窝凯），傣药（娜聋，歪哪，大金美丹），彝药（赊者诗）。

【来源】菊科植物艾纳香 *Blumea balsamifera*（L.）DC. 或假东风草 *Blumea riparia*（Bl.）DC. 的新鲜或干燥叶及嫩枝。

【标准】云南中标（彝药，05），广西中标（90，96），贵州中民标（03），重庆未成册标准（05），广西壮标（08），湖南中标（09），广东中标（11）。

【功能主治】苗药：祛风除湿，温中止泻，活血解毒。用于风寒感冒，头风痛，风湿痹痛，寒湿泻痢，跌扑伤痛。

傣药：用于消化不良，腹胀，全身皮疹。

彝药：行气开窍，舒筋通络，驱风解表。用于中风昏迷，中暑，风热感冒，腹胀，风湿痹痛，皮肤瘙痒。

中药：祛风除湿，温中止泻，活血解毒。用于风寒感冒，头风痛，风湿痹痛，寒湿泻痢，跌扑伤痛。

【用法与用量】9~15g；彝药 10~30g；鲜品加倍。外用适量，煎水洗，或捣烂敷，或浸酒搽患处。

【化学成分】含黄酮类：艾纳香素（blumeatin），（2R，3R）-二氢槲皮素 4′-甲基醚 [（2R，3R）-dihydroquercetin 4′-methyl ether]，（2R，3R）-二氢槲皮素 4′，7-二甲基醚 [（2R，3R）-dihydroquercetin 4′,7-dimethyl ether]，（2R，3R）-7,5′-二甲氧基-3,5,2′-三羟基黄烷酮 [（2R，3R）-7-5′-dimethoxy-3,5,2′-trihydroxy flavanone]，（2R，3R）-5′-甲氧基-3,5,7,2′-四羟基黄烷酮 [（2R，3R）-5′-methoxy-3,5,7,2′-tetrahydroxy flavanone]，3,5,3′-三羟基-7,4′-二甲氧基黄酮，3,5,3′,4′-四羟基-7-甲氧基黄酮等；挥发油类：左旋龙脑（L-borneol），石竹烯（caryophyllene），樟脑（camphor），蒎烯（pinene）等；其他：艾纳香内酯 A~C（blumealactones A~C），柳杉二醇（cryptomeridiol）。

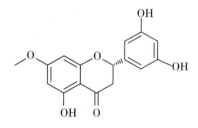

艾纳香素

【药理作用】艾纳香素对花生四烯酸、5-羟色胺及肾上腺素诱导的大鼠及人血小板聚集活性有明显的促进作用。艾纳香二氢黄酮对 CCl_4 及 $FeSO_4$+Cys 造成的大鼠过氧化肝损伤细胞有保护作用，可抑制 MDA 的减少，降低 GSH 的耗竭，保护肝细胞膜的稳定性。甲醇提取物能降低萝卜蚜体内的 CAT 酶活性，升高 SOD 酶活性，具有杀虫作用。艾纳香内酯 A~C 在 5~10μg/ml 时可抑制 Yoshida 肉瘤细胞的生长。体外抗菌实验表明艾粉、艾片、艾油对金黄色葡萄球菌、白念珠菌、大肠埃希菌、铜绿假单胞菌均有显著的抑菌作用。

【制剂】苗药：复方一枝黄花喷雾剂。

附注：艾纳香 *B. balsamifera* 亦为"艾片（左旋龙脑）"的制备原料。《贵州中民标》记载其基源尚有假东风草 *B. riparia*，但据调查，该种分布于云南东南部、广西西南部及广东西南部，贵州省未见有分布，在贵州也未见有来源于该种的"艾纳香"药材。

艾 纳 香 油

【来源】菊科植物艾纳香 Blumea balsamifera(L.)DC. 的叶的粗升华物经压榨分离而得的油。

【标准】贵州中标(94),贵州中民标(03)。

【功能主治】中药:清热解毒,消肿止痛,止痒。用于咽喉肿痛,口疮,烧伤,烫伤,皮肤损伤,蚊虫叮咬。

【用法与用量】0.5~1.5g。外用适量,涂患处。

【化学成分】含挥发油类:左旋龙脑(L-borneol),石竹烯(caryophyllene),樟脑(camphor),蒎烯(pinene)等。《贵州省中药材、民族药材质量标准》规定含左旋龙脑以龙脑($C_{10}H_{18}O$)计不得少于20.0%(g/g)。

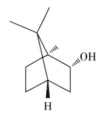

左旋龙脑

【药理作用】对大鼠深Ⅱ度烫伤具有良好的治疗效果。

【制剂】苗药:金喉健喷雾剂,万金香气雾剂,咽立爽口含滴丸。

附注:艾纳香 B. balsamifera 的鲜叶经提取加工制得的结晶即《中国药典》收载的"艾片"(含左旋龙脑85%以上),与"艾纳香油"的功效不同,应注意区别(参见"冰片"条)。

艾　　叶

【民族药名】蒙药(索依赫,索依赫-乌布斯,砍玛尔,菱哈),维药(艾满,海速木,改松,白然加斯非,布依马代然,干达尔),苗药(黑淫崴),傣药(芽敏,艾较,哈牙敏)。

【来源】菊科植物艾 Artemisia argyi Lévl. et Vant. 的干燥叶。

【标准】中国药典,台湾中药典范(85),新疆药标(80),台湾中药典(04),广西壮标(08)。

【功能主治】蒙药:止血,消肿,制伏痛疽。用于各种出血,肉痛。

维药:生干生热,调节异常黏液质,祛寒止痛,消除伤寒,利尿退肿,发汗,通经,止泻补胃,驱虫杀虫,固发生发。用于湿寒性或黏液质性疾病,如关节疼痛,气喘胸痛,各种伤寒,小便不利,各种水肿,闭经,难产,腹泻胃虚,肠内外生虫,毛发稀少。

苗药:用于痛经,崩漏,胎动不安;外用治关节酸痛,腹中冷痛,皮肤瘙痒。

傣药:通气止痛,止血。用于"接崩短嘎,鲁短,儿来,端混列哈"(脘腹胀痛,腹泻,嗳气,恶心,呕吐),"纳勒接短"(痛经),"割鲁了多温多约"(产后体弱多病)。

中药:温经止血,散寒止痛;外用祛湿止痒。用于吐血,衄血,崩漏,月经过多,胎漏下血，少腹冷痛，经寒不调，宫冷不孕；外用治皮肤瘙痒。醋艾炭温经止血，用于虚寒性出血。

【用法与用量】3~9g。外用适量，供灸治或熏洗用。维医认为本品用量过多可导致身体干燥，引起头痛，并对肾脏有害，可以洋茴香、洋乳香矫正。

【化学成分】含挥发油类：桉油精（eucalyptol），侧柏酮（thujone），樟脑（camphor），龙脑（borneol），2-甲基丁醇（2-methylbutanol），α-蒎烯（α-pinene），α-、γ-松油烯（α-、γ-terpinene），4-松油烯醇（terpinene-4-ol），辣薄荷酮（piperitone），羽毛柏烯（widdrene），葛缕酮（carvone），蒿属醇（artemisia alcohol）等；黄酮类：槲皮素（quercetin），5,7-二羟基-6,7,3',4'-四甲氧基黄酮（5,7-dihydroxy-6,7,3',4'-tetramethoxyflavone），5-羟基-6,7,3',4'-四甲氧基黄酮（5-hydroxy-6,7,3',4'-tetramethoxyflavone），柚皮素（naringenin）等；三萜类：黏霉酮（glutinone），羊齿烯酮（fernenone），24-亚甲基环木凤梨烷酮（24-methylene cycloartanone），α-香树脂醇（α-amyrin），β-香树脂醇（β-amyrin），无羁萜（friedelin）等，其他：柳杉二醇（cryptomeridiol），魁蒿内酯（yomogin），β-谷甾醇（β-sitosterol），豆甾醇苷（stigmasterol），clemaphenol，aurantiamide acetate 等。《中国药典》规定含桉油精（$C_{10}H_8O$）不得少于0.050%。

桉油精　　　　　槲皮素　　　　　β-香树脂醇

【药理作用】艾叶油、艾叶水浸剂、艾叶熏蒸有抗病毒、支原体、细菌、真菌的作用。艾叶油还有平喘、祛痰、镇咳的功效，有镇静和镇痛的作用；对离体蟾蜍心脏和兔心的收缩力有抑制作用；十二指肠给药可使正常小鼠的胆汁流量增加，具有明显的利胆功效。艾叶油灌胃对小鼠有抗乳腺癌、抗肠癌的作用。艾叶煎剂能明显延长兔血浆高岭土部分凝血活酶时间（KPTT）、凝血酶原时间（PT）及凝血酶时间（TT），或使其不凝；高浓度时能明显抑制ADP、胶原和肾上腺素所致的血小板凝聚；能使家兔的离体子宫产生兴奋效果，可以导致强直性宫缩。用艾叶燃烧物进行熏蒸疗法对鼻病毒、疱疹病毒、腮腺炎病毒、流感病毒、副流感病毒均有很好的抑制作用；对乙肝病毒有一定程度的灭活作用；对口腔支原体病原、肺炎支原体病原的灭活作用较为显著。燃烧物也对皮肤的部分真菌有抑制作用。燃烧物组分提取物具有强抗氧化活性和清除自由基的能力。

【制剂】苗药：重楼解毒酊，复方重楼酊，抗妇炎胶囊。

彝药：康肾颗粒。

附注：《中国药典》1977年版曾收载有"艾叶油"，由艾 A. argyi 的叶经蒸馏得到。

"艾叶"以产于湖北蕲春者最为著名，又称"蕲艾"，《本草衍义》名"蕲州艾"，为艾 A. argyi 的栽培变种艾 A. argyi Lévl. et Vant. cv. Qiai。全国各地作"艾叶"入药的种类较多，主要为蒿属（Artemisia）植物，常见的有五月艾 A. indica Willd.（《名医别录》名"艾叶"）、蒙古艾 A. mongolica (Fisch. ex Bess.) Nakai、宽叶山蒿 A. stolonifera (Maxim.) Komar.、红足蒿 A. rubripes Nakai、野艾 A. lavandulaefolia DC. 等。

矮 紫 堇

【民族药名】藏药（日官孜玛，日衮孜玛，热衮巴，孜玛刚吉巴，普认孜玛思巴，加日额布）。

【来源】罂粟科植物矮紫堇 Corydalis hendersonii Hemsl.（Corydalis nepalensis Kitamura）和扁柄黄堇 Corydalis mucronifera Maxim. 的干燥全草。

【标准】部标藏药（95），藏标（92），青海藏标（92）。

【功能主治】藏药：清热消炎。用于高山多血症，溃疡疼痛，脉管炎，肠炎。

【用法与用量】5~9g。

【化学成分】含异喹啉生物碱类：原阿片碱（protopine），金罂粟碱（stylopine），小檗碱（berberine），四氢小檗碱（tetrahydroberberine），四氢巴马汀（tetrahydropalmatine），碎叶紫堇碱（cheilan thifoline），β-隐品碱（β-allocryplopine），四氢唐松草分定（tetrahydrothalifendine），四氢小檗红碱（tetrahydroberberrubine），四氢非洲防己碱（tetrahydrocolumbamine），金黄紫堇碱（scoulerine），亨脱灵碱（henderine），二氢血根碱（dihydrosanguinarine），奥柯紫堇明碱（ochotenimine），蓝堇灵（fumariline）等。

金罂粟碱　　　　金黄紫堇碱　　　　碎叶紫堇碱

【药理作用】总生物碱具有明显的抗炎活性。

【制剂】藏药：七味熊胆散，十三味青兰散，十八味降香丸，十八味牛黄散，二十五味鬼臼丸，智托洁白丸。

附注：《中国植物志》中，C. hendersonii 的中文名使用"尼泊尔黄堇"，C. nepalensis 作为其异名；C. mucionifera 的中文名使用"尖突黄堇"。

"热衮巴"最早见于《月王药诊》记载，《晶珠本草》记载有上品和下品两种。近代文献中记载的藏药"热衮巴"的基源较为复杂，涉及紫堇属（Corydalis）多种、蔷薇科羽叶花属（Acomastylis）植物羽叶花 A. elata (Royle) F. Bolle、无尾果属（Coluria）植物无尾果 C. longifolia Maxim.、委陵菜属（Potentilla）植物钉柱委陵菜 P. saundersiana Royle、点地梅属（Pomatosace）植物羽叶点地梅 P. filicula Maxim. 等。《青海藏标》在"羽叶点地梅/热衮巴"条下收载的基源即包括羽叶点地梅 Pomatosace filicula Maxim. 和扁柄黄堇（尖突黄堇）C.

mucionifera。据考证,"热衮巴"的上品(日官孜玛)应为尼泊尔黄堇 *Corydalis hendersonii*、扁柄黄堇 *C. mucronifera* 和金球黄堇 *C. boweri* Hemsl.,下品(热功曼巴)应为羽叶点地梅 *Pomatosace filicula*。据调查,目前多以尼泊尔黄堇 *Corydalis hendersonii* 和扁柄黄堇 *C. mucronifera* 为正品,而市场上作为"下品"销售的则主要为无尾果 *C. longifolia*。这些不同科属的植物是否可相互替代使用尚有待于研究。

维医药用尼泊尔黄堇 *Corydalis hendersonii* 的根和种子,用于外伤、腹泻、头痛、中耳炎、眼疾等。

安息香(泰国安息香)

【民族药名】藏药(苟归,格格勒,拉母间真,扎给坠,江那,泽吉掐多尔,斋介唐曲,苯巴建,折都鲁都),蒙药(安息香/阿麻日乐图-呼吉),维药(罗邦,鲁不纳,沙拉吉特,艾斯罗巴奴里加维,艾散罗白)。

【来源】安息香科植物白花树 *Styrax tonkinensis* (Pierre) Craib ex Hart.、苏门答腊安息香 *Styrax benzoin* Dryand.、粉背安息香 *Styrax hypoglaucus* Perk. 或同属其他数种植物的干燥树脂。

【标准】中国药典,部标藏药(附录),部颁药标(63),部标进药(77),局标进药(04),青海藏标(附录),内蒙蒙标(86),新疆药标(80),台湾中药典范(85),台湾中药典(80,06),贵州中标(附录,88)。

【功能主治】藏药:清热解毒,除疫疠,镇痛,愈疮。用于皮肤炭疽,瘟疫,肢体僵直麻痹,新旧肝病,各种炎症及炎症引起的发热,麻风,中风,化脓性扁桃体炎。

蒙药:杀"黏",消肿,止痛,愈伤。用于麻疹,天花,猩红热,发症,中风,肝热,金伤,骨折,脑刺痛。

维药:生干生热,温肺止咳,祛寒平喘,利尿排石,除脓愈疮,燥湿,止血,热身壮阳,防腐生肌。用于湿寒性或黏液质性疾病,如寒性感冒,短咳,哮喘,支气管扩张,肾结石,肾盂肾炎,尿液带脓,湿性各种出血,阳痿,恶性疮疡。

中药:开窍清神,行气活血,止痛。用于中风痰厥,气郁暴厥,中恶昏迷,心腹疼痛,产后血晕,小儿惊风。

【用法与用量】0.6~1.5g;维药7g。多入丸、散用。维医认为本品对热性气质者有害,可以罂粟、天山堇菜矫正。

【化学成分】含香脂酸类:苯甲酸(benzoic acid),苏合香素(styracin cinnamyl cinnamate),苯甲酸苄酯(benzyl benzoate),香草醛(vanillin),肉桂酸苄酯(benzyl cinnamate)等;三萜类:6β-羟基-3-氧代-11α,12α-环氧齐墩果-28,13β-内酯(6β-hydroxy-3-oxo-11α,12α-epoxyolean-28,13β-olide),齐墩果酸(oleanolic acid),3-苯甲酰泰国树脂酸酯(3-benzoyl siaresinolic acid),苏门答腊树脂酸(sumaresinolic acid),苯甲酸松柏醇酯(coniferyl benzoate),松柏醇桂皮酸酯(coniferyl cinnamate),苯甲酸桂皮醇酯(cinnamyl benzoate),桂皮酸苯丙醇酯(phenylpropyl cinnamate)等。《中国药典》规定(白花树)含总香脂酸以苯甲酸计不得少于27.0%。

苯甲酸　　　　　　　　齐墩果酸　　　　　　　　肉桂酸苄酯

【药理作用】安息香能增加妊娠大鼠血清中的雌性激素水平,抑制子宫平滑肌运动。醇提物具有解热、抗炎作用。安息香置入热水中,吸入其蒸气,能直接刺激呼吸道黏膜而增加分泌,可用于支气管炎促进痰液的排出。体外试验具有修复内皮细胞损伤的作用。

【制剂】藏药:六锐散,八味野牛血散,九味青鹏散,九味藏紫菀花散,十二味翼首散,十三味马钱子丸,十五味乳鹏丸,十五味止泻木散,十七味大鹏丸,十八味党参丸,十八味欧曲丸,十八味欧曲珍宝丸,二十味金汤散,二十五味阿魏胶囊,二十五味阿魏散,二十九味羌活散,三十五味沉香丸,达斯玛保丸,大月晶丸,肺热普清散,黄药解毒散,棘豆消痒洗剂,流感丸,茜草丸,青鹏膏剂,青鹏软膏,萨热大鹏丸,月光宝鹏丸。

蒙药:十八味欧曲丸。

彝药:天香酊。

附注:《中国植物志》中,*Styrax tonkinensis* 的中文名使用"越南安息香";将青山安息香树 *S. macrothyrsus* 和粉背安息香树 *S. subniveus* 并入了越南安息香 *S. tonkinensis*(Pierre) Craib ex Hartw,*Styrax hypoglaucus* Merr. et Chun 也为该种的异名。

安息香商品药材根据其来源和产地分为3种,即"苏门答腊安息香",原植物为安息香 *Styrax benzoin* Dryand.,产于印度尼西亚的苏门答腊、爪哇、泰国、老挝;"暹罗安息香",又称"越南安息香",其原植物为越南安息香 *S. tonkinensis*.,产于越南、泰国、柬埔寨;"青山安息香"(即国产安息香),原植物为青山安息香树 *S. macrothyrsus* Perk.、粉背安息香树 *S. subniveus*,产于我国的广东、广西、云南。

藏医药古籍文献《晶珠本草》记载:"本品产于印度、尼泊尔、克什米尔地区等地,常分为两种,上品黄色或白色,半透明;下品(为麦拉虫吃了安息香树脂后排出的粪便)黑色,黏有土砂,状如鼠粪。"《中国藏药》认为上品为安息香,下品为没药。《中华本草:藏药卷》也文献记载了不同地区的藏医所用的安息香有多种,昌都等地用西亚所产的没药(今称之为"贝纳");西藏、青海等地使用白花树 *Styrax tonkinensis*,为古籍文献记载的正品;而云南部分藏区还以当地产的臭椿科植物刺臭椿 *Ailanthus vilmoriniana* Dode 的胶作"苟归"。可能系因为安息香古时多进口,药材不易得而寻找的当地的代用品。

桉油(桉叶油)

【来源】桃金娘科植物蓝桉 *Eucalyptus globulus* Labill.、樟科植物樟 *Cinnamomum camphora*(L.)Presl 或上述两科同属其他植物的叶或小枝条经水蒸气蒸馏得到的挥发油。

【标准】中国药典。

【功能主治】苗药：用于神经痛。

中药：健胃，祛风止痛。用于神经痛，扭伤，风湿疼痛。

【用法与用量】适量。多用作制剂辅料、防腐剂、香料等。

【化学成分】蓝桉的叶含油0.92%；樟含樟脑和樟油。《中国药典》规定相对密度应为0.895~0.920，折光率应为1.458~1.468；含桉油精（$C_{10}H_{18}O$）不得少于70.0%（g/g）。

【药理作用】桉油可通过抑制NF-κB核转位变化而使其调节的相关炎症反应基因的转录、表达下降，从而起到抗炎作用。对脂多糖引起的大鼠慢性支气管炎具有一定的抑制作用，并能抑制其气道黏蛋白高分泌。对LPS致大鼠急性肺损伤有治疗作用。

【制剂】苗药：花粉祛痒止痛酊。

附注：樟 C. camphora 的木材、根、枝、叶均可提取樟脑和樟油，根据其樟油的成分组成不同可分为3个类型：本樟主要含有樟脑，芳樟主要含芳樟醇，油樟主要含松油醇（参见"冰片"条）。

巴旦杏（巴旦仁，甜巴旦杏）

【民族药名】维药（巴达木，塔提里克巴达木，把耽，巴达木西仁，来维孜里吾鲁）。

【来源】蔷薇科植物甜巴旦 *Amygdalus communis* L.、巴旦杏 *Amygdalus communis* L. var. *dulcis* Borkh. 的干燥成熟种子。

【标准】部标维药(99)，新疆维标(93)，新疆药标(80)。

【功能主治】维药：《部标维药》助护营养力，强身健脑，明目，养颜，润肠，止咳。用于身体虚弱，咳嗽多痰，胸闷，便秘，视弱，面暗。《新疆维标》强壮，健脑，润肠，宣肺，生辉，明目。用于胸闷，便秘，体虚，干咳，膀胱炎。

【用法与用量】30~50g。维医认为本品对肠有害，并有增加胆液质的副作用，可以乳香、砂糖矫正。

【化学成分】苦巴旦杏含苦巴旦苷（amygdalin），苦杏仁酶[emulsin，系混合物，主要为苦巴旦酶（amygdalase）]；甜巴旦杏中不含苦巴旦苷或含量极低（约0.1%），但含苦杏仁酶较多。甜巴旦杏含挥发油：油酸（oleic acid），亚油酸（9, 12-linoleic acid），9-十六碳烯酸（9-hexadecenoic acid），硬脂酸（stearic acid）等；黄酮类：槲皮素（quercetin），山奈酚（kaempferol）；氨基酸：谷氨酸（glutamic acid），天冬氨酸，脯氨酸，丙氨酸等；其他类：水苏糖（stachyose），苦杏仁苷酸，杏仁球蛋白（amandin），K、Na、Zn等无机元素。

油酸

槲皮素

谷氨酸

【药理作用】 巴旦杏醇提物可有效改善 $AlCl_3$ 所致的老年痴呆性大鼠的学习记忆能力。甜巴旦杏仁能明显降低小鼠肝、脑组织中的过氧化脂质（LPO）含量，使肝、脑组织中的超氧化物歧化酶（SOD）活性增强。小鼠喂饲巴旦杏仁，能增强对羊红细胞（SRBC）诱发的迟发性变态反应；可促进刀豆球蛋白A（ConA）刺激的淋巴细胞增殖，对抗环磷酰胺引起的免疫功能低下。苦巴旦杏仁油具有驱虫和杀菌作用。苦巴旦杏仁内服可水解产生氢氰酸和苯甲醛，1g 生药约产生 2.5mg 氢氰酸（氢氰酸对人的致死量为 50mg）。

【制剂】 维药：复方巴旦仁颗粒，和胃依提尔菲力开比尔蜜膏，罗补甫克比日丸，尿通卡克乃其片，强身菠萝甫赛河里蜜膏，驱白艾力勒思亚散，热感赛比斯坦颗粒，通滞苏润江胶囊，通阻合牙日仙拜尔片。

附注：《中国植物志》中，*Amygdalus communis* L. 的中文名使用"扁桃"。

巴旦仁为新疆著名干果，主产于喀什，又称"喀什巴旦木"。因长期栽培，形成了一些变种、品系或类型，根据种仁苦或甜，又分为苦巴旦杏和甜巴旦杏两类。《中国植物志》也分别记载了苦味扁桃 *Amygdalus communis* L. var. *amara* Ludwig、甜味扁桃 *Amygdalus communis* L. var. *dulcis* Borkh.，并言种仁味苦者供药用及制油、味甜者供食用。

《中华本草：维吾尔药卷》分别收载了"苦巴旦杏"（阿其克巴达木、苦里瓦知）和"甜巴旦杏"（塔提里克巴达木、巴达木西仁）。苦巴旦杏的功能主治为"生干生热，散寒止痛，消炎退肿，化痰平喘，除斑生辉，杀虫。用于湿寒性或黏液质性疾病，如湿寒头痛，关节肿痛，筋肌抽紧，寒性咳嗽，哮喘，蝴蝶斑，雀斑，各种皮肤病"。甜巴旦杏来源于甜味扁桃 *A. communis* var. *dulcis*，其功能主治为"生湿生热，润肺止咳，肥体强身，湿脑增智，润肠软便，祛寒壮腰，热肤生辉，热身壮阳，提高视力，填精固精。用于干寒性或黑胆质性疾病，如干性肺虚咳嗽，身瘦体弱，记忆减退，大便不通，寒性腰膝酸软，面色苍白，阳痿不举，视力下降，精液稀少，早泄遗精"。两者的功能主治有较大差异。同时记载苦巴旦杏仁内服可水解产生氢氰酸和苯甲醛，1g 生药约产生 2.5mg 氢氰酸（氢氰酸对人的致死量为 50mg），故一般外用，内服应与矫正药（甜巴旦杏、罂粟壳等）同用，用量为 3~9g；而甜巴旦杏无毒，可能与其不含苦巴旦苷或含量极低有关。

《部标维药》中分别收载了"巴旦仁"和"苦巴旦仁"，巴旦仁的基源植物学名使用"甜巴旦 *A. communis*"，当系指"甜味扁桃 *A. communis* L. var. *dulcis* Borkh."；苦巴旦仁的基源植物学名使用"苦巴旦 *A. communis* var. *amara* L."。《新疆维标》也分别收载了"甜巴旦杏"（巴旦杏 *A. communis* var. *dulcis*）和"苦巴旦杏"（苦巴旦 *A. communis* var. *amara*）。制剂处方中常使用名称"巴丹杏"或"巴旦仁"，应是指甜巴旦杏，应注意区别。

巴 戟 天

【民族药名】 蒙药（赫勒埃斯图-温都苏），维药（巴戟天伊力地孜）。

【来源】 茜草科植物巴戟天 *Morinda officinalis* How 的干燥根。

【标准】 中国药典，新疆药标（80），台湾中药典范（85），台湾中药典（04），广西壮标（11），香港中标（第5期）。

【功能主治】 蒙药：用于腰膝无力，关节酸痛，少腹冷痛，阳痿，遗精。

维药：壮筋骨，补肾阳，祛风湿。用于风寒湿痹，腰膝酸痛，阳痿不举，少腹冷痛，小便失禁,子宫虚寒。

中药:补肾阳,强筋骨,祛风湿。用于阳痿遗精,宫冷不孕,月经不调,少腹冷痛,风湿痹痛,筋骨痿软。

【用法与用量】 3~10g。

【化学成分】 含蒽醌类:甲基异茜草素(rubiadin),甲基异茜草素-1-甲醚(rubiadin-1-methyl ether),rubiasin A、B,大黄素甲醚(physcion),1-羟基蒽醌(1-hydroxyanthraquinone),1,6-二羟基-2-甲氧基蒽醌(1,6-dihydroxy-2-methoxyanthraquinone),1,6-二羟基-2,4-二甲氧基蒽醌(1,6-dihydroxy-2,4-dimethoxyanthraquinone),2-羟基-3-羟甲基蒽醌(2-hydroxy-3-hydroxymethylanthraquinone)等;环烯醚萜类:水晶兰苷(monotropein),车叶草苷(asperuloside),四乙酰车叶草苷(asperuloside tetraacetate),车叶草苷酸(asperuloside acid),去乙酰基车叶草苷酸(desacetylasperuloside acid),morindolide,morofficianloside 等;糖类:甘露糖,巴戟甲素,耐斯糖(nystose),1F-果呋喃糖基耐斯糖(1F-fructofiranosylnystose),菊淀粉型六聚寡糖(inulin-typehexasaccharide, HIS),七聚糖等;其他:熊果酸(ursolic acid),琥珀酸(succinic acid),棕榈酸(palmitic acid),十四酸,丁二酸,officinalisin,oxositosterol,rotungenic acid,(4R,5S)-5-hydroxyhexan-4-olide,5-羟基-2,4-二丁基苯基戊酸甲酯等。《中国药典》和《广西壮标》规定含耐斯糖($C_{24}H_{42}O_{21}$)不得少于 2.0%;《香港中标》规定含耐斯糖($C_{24}H_{42}O_{21}$)不得少于 2.3%。

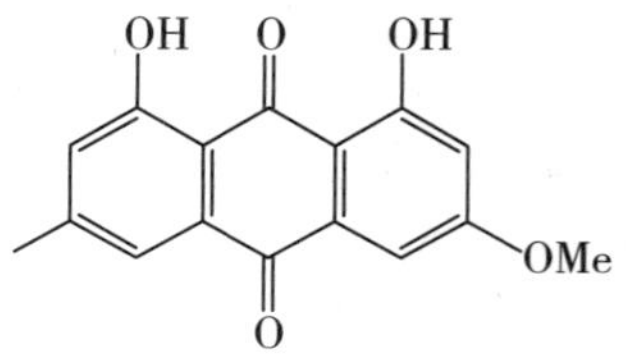

大黄素甲醚

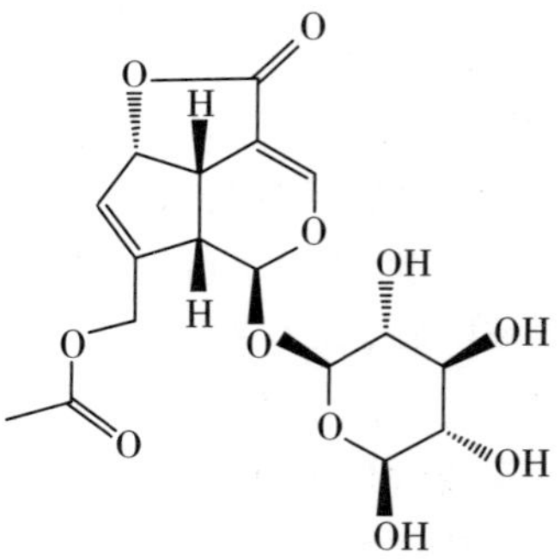

车叶草苷

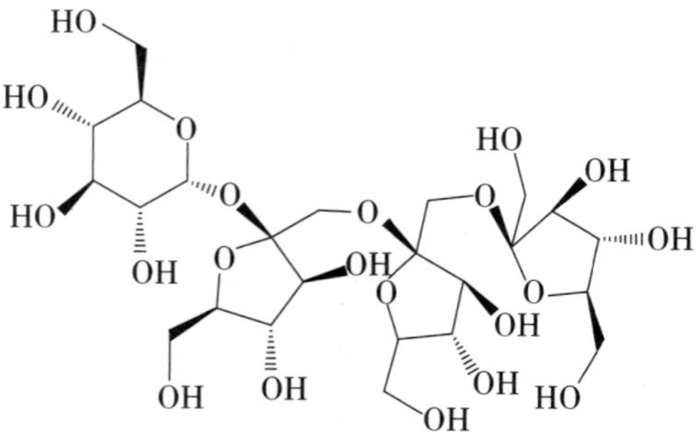

耐斯糖

【药理作用】 巴戟天具有多个方面的药理作用,醇提取物可通过抗氧化作用抑制心肌细胞过度凋亡,发挥心肌保护作用;体外可抗血小板聚集,具有明显的活血化瘀作用;能促进骨髓基质细胞增殖。巴戟天多糖能改善红细胞免疫功能，同时可增强老年小鼠的脾淋巴细胞增殖能力，调节并改善机体免疫功能，发挥抗衰老作用；能够有效改善去卵巢骨质疏松大鼠的骨密度，预防或减缓骨质疏松的发生及病情进展，发挥抗骨质疏松作用；对羟自由基及超氧阴离子自由基均有良好的清除作用，对实验性高血糖小鼠有降血糖作用。巴戟天寡糖口服给药对获得性无助大鼠具有抗抑郁作用，显著减少小鼠在强迫性游泳期间的不动时间，能明显减少大鼠在获得性无助后的躲避失败次数；能显著提高微波辐射损伤雄鼠的睾丸指数、精子活性及精子密度，对微波损伤的雄鼠睾丸生精功能有修复作用；可促进急性心肌梗死后大鼠缺血心肌的血管生成，改善缺血心肌局部的侧支循环；可促进鸡胚绒毛尿囊膜血管生成。

【制剂】傣药：益肾健骨片。

附注：巴戟天始载于《神农本草经》，但据考证当时使用的并非现使用的巴戟天 *M. officinalis*，现使用的巴戟天见于《药物出产辨》记载。全国各地使用的"巴戟天"尚有来源于不同植物的地方习用品：羊角藤 *Morinda umbellata* L.(=*Morinda umbellata* L. ssp. *obovata* Y. Z. Ruan)（华南地区习用，商品又称"建巴戟"）、双华巴戟 *Morinda shunghuaensis* C. Y. Chen et M. S. Huang（假巴戟）（福建称"光叶巴戟""巴戟公"）、茜草科植物四川虎刺 *Damnacanthus officinarum* Huang（湖北称"恩施巴戟"）、木兰科植物铁箍散 *Schisandra propinqua* (Wall.) Hook f. et Thoms. var. *sinensis* Oliv.（四川成都称"香巴戟"），均非历代本草之正品巴戟，应按制剂批文规定使用。

《中华本草：傣药卷》记载有"狭叶巴戟"，为同属植物狭叶巴戟 *M. angustifolia* Roxb.（黄木巴戟）的根皮和叶，功能为"清火解毒，利胆退黄，杀虫止痒，敛疮生肌"，与中药"巴戟天"的补益作用不同，应注意区别，不得混用。

八角枫（白龙须，白金条，滇八角枫）

【民族药名】苗药（嘎龚倒丢劳读，写利崩），彝药（海起帕）。

【来源】八角枫科植物八角枫 *Alangium chinense* (Lour.) Harms、瓜木 *Alangium platanifolium* (Sieb. et Zucc.) Harms、云南八角枫 *Alangium yunnanense* C. Y. Wu ex Fang 的干燥细须根或支根。

【标准】中国药典（附录），云南中标（彝药，05），云南药标（74，96），贵州中标（88），贵州中民标（03），湖南中标（09），湖北中标（09）。

【功能主治】苗药：祛风除湿，舒筋活络，散瘀止痛。用于风湿痹痛，四肢麻木，跌打损伤。

彝药：祛风除湿，散寒止痛，化瘀通络。用于风湿痹痛，四肢麻木，半身不遂，跌打损伤。

中药：祛风除湿，舒筋活络，散瘀止痛。用于风湿痹痛，四肢麻木，跌扑损伤。

【用法与用量】白龙须：1~30g；白金条：3~6g；彝药：细根1.5~3g，须根0.3~0.6g。泡酒服。毒性较大，不宜与肉共煮，不宜过量服用和长期服用；孕妇、儿童禁服，老、弱、幼及心肺功能不全者慎用。

【化学成分】含生物碱类：八角枫碱（anabasine），喜树次碱（venoterpine），消旋毒藜碱

（*dl*-anabasine）等；挥发油类：1,8-桉叶素（1,8-cineole），β-侧柏烯（β-thujene），丁香酚甲醚（methyleugenol），α-松油醇（α-terpineol）等；其他类：6'-O-β-D-吡喃木糖基水杨苷（6'-O-β-D-xylopyranosyl salicin），6'-O-反式-咖啡酰基水杨苷（6'-O-*trans*-coffee acyl salicin），白杨苷（salicin），鄂西香茶菜苷（henryoside）等。

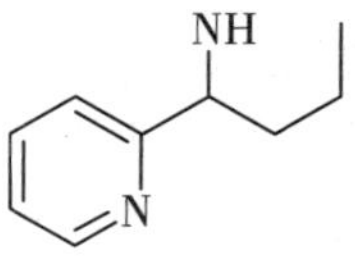

八角枫碱 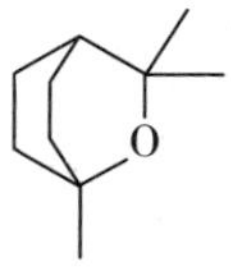　　　　　　　　　　　1,8-桉叶素

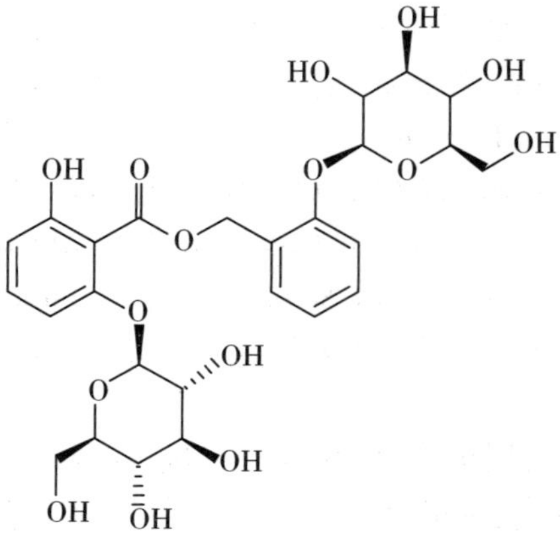

鄂西香茶菜苷 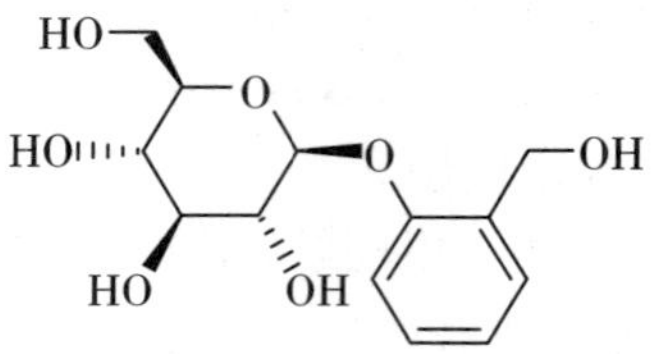　　　　　　　　　白杨苷

【药理作用】八角枫提取物可提高热板小鼠的痛阈时间,减少醋酸所致的小鼠扭体次数并抑制二甲苯导致的小鼠耳郭肿胀,具有较好的抗炎、镇痛作用；对佐剂性关节炎有较好的治疗作用。煎剂 1.25~1.5g/kg 或总生物碱 1.0~1.8mg/kg 家兔静脉注射均可引起呼吸兴奋,剂量加大时出现呼吸停止。总生物碱可对动物产生显著的肌肉松弛作用,对心脏呈抑制作用,但不引起房室传导阻滞；可使离体兔肠平滑肌痉挛性收缩。煎剂可增强离体兔子宫平滑肌收缩；对小鼠腹腔注射有抗早孕及抗着床的作用；对大鼠实验性脚肿与棉球肉芽肿有明显的抑制作用。

【制剂】苗药：骨康胶囊,金骨莲胶囊,肿痛舒喷雾剂。

附注：药材为细须根者称"白龙须",支根者称"白金条"。

芭　蕉　根

【民族药名】苗药（都就,嘎脑修,斗修,斗卡修,走）。

【来源】芭蕉科植物芭蕉 *Musa basjoo* Sied. et Zucc. 的干燥根茎。

【标准】贵州中标（94）,贵州中民标（03）。

【功能主治】苗药：清热解毒,止渴,利尿。用于天行热病,烦闷,消渴,黄疸,水肿,脚气,血崩,血淋,中耳炎,骨折,痈肿,疔疮,丹毒。

中药:清热解毒,止渴利尿。用于风热头痛,水肿脚气,血淋,肌肤肿痛,丹毒。

【用法与用量】15~30g;鲜品 30~60g。外用适量,捣烂外敷,或捣汁涂搽,或煎水含漱。

【化学成分】含三萜类:羽扇豆酮(lupeone);黄酮类:2′,3,4′-三羟基黄酮(2′,3,4′-trihydroxyflavone);甾体类:β-谷甾醇(β-sitosterol);挥发油:十五烷醛(pentadecanal),角鲨烯(squalene),正庚醛(heptanal)等;氨基酸类:苏氨酸(threonine),缬氨酸(valine),蛋氨酸(methionine),异亮氨酸(isoleucine)等;其他:bis-hydroxyanigorufone,irenolone,2,4-dihydroxy-9-(4′-hydroxyphenyl)-phenalenone,棕榈酸(palmitic acid)等。

羽扇豆酮　　　　2′,3,4′-三羟基黄酮　　　　β-谷甾醇

【药理作用】芭蕉根的石油醚提取物和正丁醇提取物显示出较好的抗炎活性。80%乙醇提取物和水提取物相对具有较好的镇痛活性。其有效部位可以改善四氧嘧啶模型小鼠的糖代谢,增加四氧嘧啶模型小鼠及正常小鼠的糖负荷。芭蕉根不同提取部位均具有较强的抑菌作用;能抑制α-葡糖苷酶活性,具有体外抗氧化活性,以石油醚部位作用最强。

【制剂】苗药:骨康胶囊,肿痛舒喷雾剂。

八角茴香(八角,大茴香)

【民族药名】蒙药(巴达-玛嘎),维药(沙卡里巴地洋,八的羊,热孜亚乃朱思斯尼,巴地洋其尼,阿那斯排里)。

【来源】木兰科植物八角茴香 *Illicium verum* Hook. f. 的干燥成熟果实。

【标准】中国药典,云南药标(74),新疆药标(80),广西壮标(08)。

【功能主治】蒙药:用于呕吐,腹胀,腹痛,疝气痛。

维药:生干生热,温中补胃,祛寒止吐,散气止痛。用于湿寒性或黏液质性疾病,如寒性胃虚呕吐,腹痛,肾虚腰痛。

中药:温阳散寒,理气止痛。用于寒疝腹痛,肾虚腰痛,胃寒呕吐,脘腹冷痛。

【用法与用量】3~6g。维医认为本品可引起筋肌松弛,导致头痛,可以荜茇矫正或炒后使用。

【化学成分】含挥发油类:反式茴香脑(*trans*-anethole),茴香醛(anisaldehyde),茴香酮(fenchone),对-丙烯基苯基异戊烯醚(foeniculin),α-、β-蒎烯(α-、β-pinene),樟烯(camphene),月桂烯(myrcene),α-水芹烯(α-phellandrene),δ-、γ-荜澄茄烯(δ-、γ-cadinene),甲基异丁香油酚(methylisoeugenol),甲基胡椒酚(methylchavicol)等;黄酮类:槲皮素(quercetin),山柰酚(kaempferol),槲皮素-3-*O*-鼠李糖苷(quercetin-3-*O*-rhamnoside),

槲皮素-3-O-葡萄糖苷（quercetin-3-O-glucoside）、槲皮素-3-O-半乳糖苷（quercetin-3-O-galactoside）、槲皮素-3-O-木糖苷（quercetin-3-O-xyloside）、山奈酚-3-O-葡萄糖苷（kaempferol-3-O-glucoside）、山奈酚-3-O-半乳糖苷（kaempferol-3-O-galactoside）、山奈酚-3-芸香糖苷（kaempferol-3-rutinoside）等；有机酸类：3-、4-、5-咖啡酰奎宁酸（3-、4-、5-caffeoylquinic acid）、3-、4-、5-阿魏酰奎宁酸（3-、4-、5-feruloylquinic acid）、4-(β-D-吡喃葡萄糖氧基)-苯甲酸[4-(β-D-glucopyranosyloxy)benzoic acid]、羟基桂皮酸（hydroxycinnamic acid）、羟基苯甲酸（hydroxybenzoic acid）、莽草酸（shikimic acid）等。《中国药典》规定含挥发油不得少于4.0%（ml/g），含反式茴香脑（$C_{10}H_{12}O$）不得少于4.0%。

反式茴香脑　　　　　茴香醛　　　　　茴香酮

【药理作用】 八角茴香油具有广谱抗菌性，对金黄色葡萄球菌、大肠埃希菌、枯草杆菌、黑曲霉、黄曲霉和桔青霉、酵母菌及痢疾杆菌、白喉杆菌、伤寒杆菌等有抑制作用。莽草酸能减少小鼠扭体的次数，明显延长痛阈潜伏期，对小鼠具有明显的镇痛作用。八角茴香油可作用于不同的阿昔洛韦敏感性和阿昔洛韦耐药性的单纯疱疹病毒1型株。从八角茴香的根中分离得到的化合物具有抗人类免疫缺陷病毒活性。

【制剂】 彝药：舒胃药酒。

附注：《中国植物志》中，*Illicium verum* 的中文名使用"八角"。

八角茴香药材在秋、冬两季果实由绿变黄时采摘，置沸水中略烫后干燥或直接干燥，也为常用的食用调料。市场上八角茴香商品中曾见混入同属植物假地枫皮 *I. jiadifengpi* B. N. Chang、大八角 *I. majus* Hook. f. et Thoms. 的果实，其果实和树皮有毒，不得混用。八角茴香 *I. verum* 的果实（聚合果）有8枚蓇葖果，而假地枫皮 *I. jiadifengpi* 有12~14枚蓇葖果，大八角 *I. majus* 有10~13枚蓇葖果，易于鉴别。维医药古籍文献《药物之园》记载"八角茴香是一种树的果实，颜色与肉豆蔻相似，有7~8个角，每角由两壳结合而形成，八角状，其味稍与小茴香相似，芳香。主产于中国和尼泊尔等国"，明确区分了八角 *I. verum* 与其他种。

八　角　莲

【民族药名】 苗药（锐奈尿，乌培棘），彝药（亥利之）。

【来源】 小檗科植物八角莲 *Dysosma versipellis* (Hance) M. Cheng ex T. S. Ying、六角莲 *Dysosma pleiantha* (Hance) Wood. 或川八角莲 *Dysosma delavayi* (Frach.) Hu 的干燥根茎及根。

【标准】 江苏中标（增补，89），广西中标（90），上海中标（94），江西中标（96），浙江中标（00），贵州中民标（03），云南中标（05），广西壮标（08），湖南中标（09），湖北中标（09）。

【功能主治】 苗药：化痰散结，祛瘀止痛，清热解毒。用于肺热咳嗽，咽喉肿痛，瘰疬，瘰疬，毒蛇咬伤，无名肿毒，疔疮，跌打损伤，痹症。

彝药：用于胃痛。

中药：化痰散结，祛瘀止痛，清热解毒。用于咳嗽，咽喉肿痛，瘰疬，瘿瘤，痈肿，疔疮，毒蛇咬伤，跌扑损伤，痹证。

【用法与用量】3~12g。外用适量，磨汁或浸醋、酒涂搽，捣烂敷或研末调敷患处。有毒，孕妇禁用；体质虚弱者慎用。

【化学成分】含木脂素类：鬼臼毒素（podophyllotoxin），4′-去甲基鬼臼毒素（4′-demethyl podophyllotoxin），山荷叶素（diphyllin），鬼臼毒酮（podophyllotoxone）等；黄酮类：山柰酚（kaempferol），槲皮素（quercetin），山柰黄素-3-O-β-D-吡喃葡萄糖苷（kaempferol-3-O-β-D-glucoside），槲皮素-3-O-β-呋喃葡萄糖苷（quercetin-3-O-β-glucofuranoside）等；挥发油类：桉油烯醇（spathulenol），β-萜品烯（β-terpinene），柠檬烯（limonene），(1S)-α-蒎烯[(1S)-α-pinene]等；其他：胡萝卜苷（daucosterol），β-谷甾醇（β-sitosterol）等。

鬼臼毒素　　　　　槲皮素　　　　　桉油烯醇

【药理作用】八角莲所含的鬼臼毒素类化合物具有抗肿瘤、抗免疫的作用。煎剂体外对金黄色葡萄球菌有一定的抑菌作用；外用或内服对多种毒蛇咬伤具有解毒作用。分离得到的结晶性成分对离体蛙心有兴奋作用，可使心律不齐而停止于收缩状态。从八角莲根中分离得到的结晶性成分对兔耳血管有扩张作用；对蛙后肢血管、家兔小肠及肾血管有轻度收缩作用；对兔和豚鼠离体子宫有兴奋作用；对兔离体小肠平滑肌有明显的抑制作用。

【制剂】苗药：消乳癖胶囊，肿痛气雾剂。

附注：《中国植物志》中，川八角莲的学名使用 *Dysosma veitchii*（Hemsl. et Wils）Fu ex Ying。

苗族还使用小八角莲 *D. difformis*（Hemsl. et Wils.）T. H. Wang ex Ying 的根及根茎，称"加模酿梭"，其功能主治基本相同。

八角莲 *D. versipellis* 为我国特有种，已被列入《中国物种红色名录》，属易危物种。据市场调查，由于八角莲属（*Dysosma*）植物资源较为稀少，八角莲药材商品和民间使用的种类包括了该属的多种植物。

菝葜（金刚刺，金刚头，红土茯苓，土茯苓）

【民族药名】维药（求比芹齐尼，确比其尼，艾斯鲁思斯尼，比合其尼），苗药（锐拉老，窝梭说收，蛙努夯，金刚藤）。

【来源】 百合科植物菝葜 Smilax china L. 的干燥根茎。

【标准】 中国药典，部标维药（99），部标成方（八册，附录，93），新疆维标（93），江苏中标（89），广西中标（90），河南中标（93），湖南中标（93），上海中标（94），山东中标（95，02），江西中标（96），浙江中标（2000），贵州中民标（03）。

【功能主治】 维药：清理血液，增强支配器官（心、脑、肝）的功能，助阳利尿。用于血液质紊乱之头痛，偏头痛，阳事不举，小便不利，皮肤疮疡，瘫痪肢残，关节骨痛。

苗药：祛风除湿，利小便，活血祛瘀，解毒散结。用于风湿痹证，外关节风湿痛，骨痛，筋骨麻木，四肢疼痛，跌扑肿痛，疔疮瘰疬。

中药：利湿去浊，祛风除痹，解毒散瘀。用于小便淋漓，带下量多，风湿痹痛，疔疮痈肿。

【用法与用量】 10~30g。维医认为本品对热性体质者有害，应酌情配伍其他药物使用。

【化学成分】 含黄酮类：落新妇苷（astilbin），黄杞苷（engeletin），山奈酚（kaempferol），山奈素（kaempferide），二氢山奈素（dihydrokaempferide），芦丁（rutin）等；皂苷类：洋菝葜皂苷（parillin），薯蓣皂苷（dioscin），薯蓣皂苷元（diosgenin），菝葜皂苷 A~C（smilaxsaponins A~C），菝葜皂苷元（sarsasapogenin），甲基源薯蓣皂苷（methylprotodioscin），纤细薯蓣皂苷（gracillin），甲基源纤细薯蓣皂苷（methylprotogracillin），新替告皂苷元 -3-O-α-L- 吡喃鼠李糖 -（1→6）-β-D- 吡喃葡萄糖苷 [neotigogenin-3-O-α-L-rhamnopyranosyl-（1→6）-β-D-glucopyranoside]，新替告皂苷元 -3-O-β-D- 吡喃葡萄糖 -（1→4）-O-[α-L- 吡喃鼠李糖 -（1→6）]-β-D- 吡喃葡萄糖苷 {neotigogenin-3-O-β-D-glucopyranosyl-（1→4）-O-[α-L-rhamnopyranosyl-（1→6）]-β-D-glucopyranoside}，伪原薯蓣皂苷（pseudoprotodioscin），异娜草皂苷元 -3-O-α-L- 吡喃鼠李糖 -（1→2）-O-[α-L- 吡喃鼠李糖 -（1→4）]-β-D- 吡喃葡萄糖苷 {isonarthogenin-3-O-α-L-rhamnopyranosyl-（1→2）-O-[α-L-rhamnopyranosyl-（1→4）]-β-D-glucopyranoside}；芪类：3，5，4'- 三羟基芪（3，5，4'-trihydroxystibene），3，5，2'，4'- 四羟基芪（3，5，2'，4'-tetrahydroxstilbene），氧化白藜芦醇（oxyresveratrol），β- 谷甾醇葡萄糖苷（β-sitosteroylglucoside），齐墩果酸（oleanolic acid），白藜芦醇（resveratrol）等；其他：β- 谷甾醇（β-sitosterol），麦角甾醇（ergosterol），没食子酸（gallic acid），原儿茶酸（protocatechuic acid），胡萝卜苷（daucosterol），糖类等。《中国药典》（2010 年版）规定含落新妇苷（$C_{21}H_{22}O_{11}$）和黄杞苷（$C_{21}H_{22}O_{10}$）的总量不得少于 0.10%。

落新妇苷　　　氧化白藜芦醇　　　菝葜皂苷元

【药理作用】 菝葜所含的黄酮、皂苷部分具有较强的抗炎作用,可以通过调节细胞免疫减轻 AA 小鼠继发性足肿胀,但并不影响体液免疫。提取物(含甾体皂苷)具有抗菌、抗癌、抑制血小板聚集和延长内源性凝血时间等作用;对三硝基苯磺酸诱导的溃疡性结肠炎大鼠具有治疗作用;对良性前列腺增生具有抑制作用;能显著增强大鼠胃肠道平滑肌的收缩活动;可抑制小鼠体内脂肪沉积和减少体重增加。乙醇提取物对金黄色葡萄球菌、苏云金芽孢杆菌、大肠埃希菌和枯草芽孢杆菌具有抑菌作用,抑菌浓度在 0.14~0.46g/12ml 培养基。有效部位对特发性血小板减少性紫癜小鼠有明显的治疗作用。水煎剂平板法试验对炭疽杆菌有抑菌作用。25% 和 50% 浓度的水煎剂灌胃或腹腔注射,均能暂时性抑制马疫锥虫的繁殖,延缓小鼠的死亡时间,但不能清除血液中的锥虫。醇提取物小鼠灌胃 90μg/d,连续 7 天,对小鼠肉瘤 S_{180}、宫颈癌(U14)增殖有抑制作用。此外,菝葜还具有抗氧化、抗衰老等作用。

【制剂】 维药:肛宁巴瓦斯尔软膏,疗癣卡西甫散,清浊曲比亲艾拉片。

苗药(红土茯苓):黄萱益肝散,通络骨质宁膏。

附注:《部标维药》中还收载有"欧菝葜根",为马兜铃叶菝葜 Smilax aristolochiaefolia Miller. 的根茎,其功能主治与菝葜不尽相同,但文献记载两者可相互替代,应按制剂批文规定使用(参见"欧菝葜根"条)。

菝葜 S. china 常与"土茯苓""萆薢"等药材相混,《四川中标》(84,87)将菝葜 S. china 作为"萆薢"(红萆薢)的基源之一;《湖南中标》(93)和《贵州中民标》(03)将其作"红土茯苓"收载;《贵州中标》(88)作"土茯苓"的基源之一。在有关标准中,"土茯苓"的基源植物有百合科菝葜属(Smilax)和肖菝葜属(Heterosmilax)的多种植物,现《中国药典》在"土茯苓"条下仅收载了光叶菝葜(土茯苓)Smilax glabra Roxb. 的根茎;"萆薢"类药材涉及百合科菝葜属和薯蓣科薯蓣属(Dioscorea)植物,现《中国药典》仅收载了"粉萆薢",为粉背薯蓣 Dioscorea hypoglauca Palibin [=D. collettii Hook. f. var. hypoglauca(Palibin)Péi et C. T. Ting] 的根茎,与菝葜为不同的药材,应注意区别。

文献记载,本品在苗族民间还用于肠炎、腹泻、感冒发热、食管癌、鼻咽癌、胃癌、直肠癌、宫颈癌、银屑病、糖尿病、蜈蚣咬伤等。

白 扁 豆

【民族药名】 藏药(门山米毛嘎保,扣善来莫嘎保),蒙药(哈布塔盖 - 查干 - 宝日其其格),维药(akemaxi),傣药(嘿麻别蒿)。

【来源】 豆科植物扁豆 Dolichos lablab L. 的干燥成熟种子。

【标准】 中国药典,新疆维标(93),贵州中标规(65),新疆药标(80),台湾中药典范(85),湖南中标(93),台湾中药典(04)。

【功能主治】 藏药:清热,止泻,补肾。用于"培根"病,脉管瘀塞,肾热,肾脏病,腹泻,痘疹毒,丹毒。

蒙药:用于脾胃虚弱,暑湿泄泻,白带。

维药:消肿,理血,利尿,通经,疏肝脾阻滞,杀虫。用于腰痛淋巴结核,关节炎,痔疮,脱肛,视力减退,顽固性头痛,咳嗽,哮喘,小便不利,皮肤病。

傣药：祛风除湿，消肿，解毒。

中药：健脾化湿，和中消暑。用于脾胃虚弱，食欲缺乏，大便溏泄，白带过多，暑湿吐泻，胸闷腹胀。炒白扁豆健脾化湿。用于脾虚泄泻，白带过多。

【用法与用量】 9~15g。

【化学成分】 主要含碳水化合物，占57%左右。此外，还含有脂肪、蛋白质、糖类、甾体（豆甾醇）、苷类、维生素A、维生素B、维生素C、烟酸、矿物质等。

豆甾醇

【药理作用】 白扁豆具有抗菌、抗病毒作用，对痢疾杆菌有抑制作用，对小鼠Columbia SK 病毒有抑制作用，对食物中毒引起的呕吐、急性胃肠炎等也有解毒作用。对机体防御功能降低有促进其恢复的作用，可显著提高正常小鼠腹腔巨噬细胞的吞噬百分率和吞噬指数，可促进溶血素形成，对活性E玫瑰花结的形成有促进作用，增强T淋巴细胞的活性，提高细胞的免疫功能。白扁豆所含的植物血细胞凝集素体外可使恶性肿瘤细胞发生凝集，从而使肿瘤细胞的表面结构发生变化，此外，白扁豆还可促进淋巴细胞转化，从而增强对肿瘤的免疫能力。多糖对超氧阴离子自由基和羟基自由基有不同程度的清除作用，可阻断由缺氧诱导的神经细胞凋亡，保护神经细胞。

【制剂】 苗药：儿脾醒颗粒。

附注：《中国植物志》中，扁豆的学名使用"*Lablab purpureus*(Linn.) Sweet"，*Dolichos lablab* 作为其异名。该种的花有白色和红色两种，白花品种的种子为白色，药用；红花（或紫花）品种的种子为红色或紫黑色，不作药用。

百　　部

【民族药名】 苗药（锐败呆，窝嘎得里，窝嘎单里），傣药（芽南光，帕安来）。

【来源】 百部科植物直立百部 *Stemona sessilifolia*(Miq.) Miq.、蔓生百部 *Stemona japonica*(Bl.) Miq. 或对叶百部 *Stemona tuberosa* Lour. 的干燥块根。

【标准】 中国药典，贵州中标规（65），新疆药标（80），台湾中药典范（85），贵州中民标（副篇，03），台湾中药典（04）。

【功能主治】 苗药：退虚热，润肺止咳，杀虫灭虱。用于退虚热，肺结核，百日咳，杀蛔虫、蛲虫、绦虫。

傣药：补水润肺，化痰止咳。用于"唉习火，拢拨响"（咳喘、肺结核），"拢贺习哈习毫"（头癣），"兵洞飞暖龙"（疔疮、痈疖脓肿），"拢麻想多烘"（皮肤红疹瘙痒），"丁哦丁兰"（脚癣、脚气）。

中药：润肺下气止咳，杀虫灭虱。用于新久咳嗽，肺痨咳嗽，顿咳；外用于头虱，体虱，蛲虫病，阴痒。蜜百部润肺止咳，用于阴虚劳嗽。

【用法与用量】 3~9g；傣药10~15g。外用适量，水煎或酒浸。

【化学成分】 含生物碱类：对叶百部烯酮（tuberostemoenone），对叶百部酮（tuberostemonone），脱氢对叶百部碱（didehydrotuberostemonine），对叶百部碱（tuberostemonine），异对叶百部碱，氧化对叶百部碱（oxotuberostemonine），百部碱（stemonine），次百部碱（stemonidine），次对叶百部碱（hypotuberostemonine），滇百部碱（stemotinine），异滇百部碱，对叶百部醇碱（tuberostemonol），对叶百部酰胺（stemoamide），对叶百部螺碱（tuberostemospironine）等；蒽醌类：1, 8- 二羟基 -3- 甲基蒽醌（1, 8-dihydroxy-3-methylanthraquinone），1, 8- 二羟基 -6- 甲氧基 -3- 甲基蒽醌（1, 8-dihydroxy-6-methoxy-3-methylanthraquinone）等；挥发油类：1- 辛烯 -3- 醇（1-octen-3-ol），6, 10, 14- 三甲基 -2- 十五烷酮（6, 10, 14-trimethyl-2-pentadecanone），酞酸丁酯（dibutyl phthalate）等；其他：β- 谷甾醇（β-sitosterol），豆甾醇（stigmasterol），苹果酸（malic acid），琥珀酸（succinic acid），5, 11- 豆甾二烯 -3β- 醇 [stigmasta-5, 11（12）-dien-3β-ol]，苯甲酸（benzoic acid）等。

对叶百部烯酮

1, 8- 二羟基 -3- 甲基蒽醌

对叶百部碱

【药理作用】 百部煎剂对霍乱弧菌、痢疾杆菌、副伤寒杆菌、伤寒杆菌、大肠埃希菌、变形杆菌、铜绿假单胞菌、白喉杆菌、肺炎链球菌等有抑制作用。生物碱对组胺所致的离体豚鼠支气管平滑肌痉挛有松弛作用。此外，百部还具有驱虫、杀虫、镇咳、平喘、抗肿瘤、抗菌、抗结核等作用。

【制剂】 苗药：百仙妇炎清栓，肺力咳合剂，肺力咳胶囊，日舒安洗液。

彝药：百贝益肺胶囊，石椒草咳喘颗粒。

附注：《中国植物志》中，"*S. japonica*" 的中文名为 "百部"，"*S. tuberosa*" 的中文名为 "大百部"。

《云南中标》（彝药，05）中收载有"山百部/醋期诗"，为百合科植物短梗天门冬 *Asparagus lycopodineus* Wall. ex Baker 的去皮块根，系彝族用药，功能为养阴生津、润肺止咳，用于燥热咳嗽、咽喉不利、肺痨骨蒸，为百部的同名异物品，不得相混淆。

白沉香（山沉香）

【民族药名】藏药（阿尔加，阿加嘎布），蒙药（阿拉善 - 阿嘎如，阿拉嘎 - 阿嘎如）。

【来源】木犀科植物贺兰山丁香 *Syringa pinnatifolia* Hemsl. var. *alashanensis* Ma et S. Q. Zhou（羽叶丁香 *Syringa pinnatifolia* Hemsl.）除去栓皮的干燥根。

【标准】中国药典（附录），部标蒙药（98），内蒙蒙标（86），内蒙中标（88）。

【功能主治】藏药：清心热，通脉。用于心脏病，轻型精神病，神经衰弱，头痛，失眠，健忘。
蒙药：镇"赫依"，清热，止痛，平喘。用于心"赫依"热，气喘，失眠，心跳，心绞痛。

【用法与用量】2~6g。

【化学成分】含木脂素类：syripinnalignans A、B，($8R,8R',9S$)-3,3',9- 三甲氧基 -4,4'- 二羟基 -9,9'- 环氧木脂素，荜澄茄素（cubebin），蛇苏宁（balanophonin），落叶松酯素，开环异落叶松树脂酚（secoisolariciresinol）等；黄酮类：粗毛淫羊藿苷（acuminatin）等；环烯醚萜类：山沉香萜苷 A（alashanidoid A），($8E$)- 女贞苷，异女贞苷，3'-O-β-D- 葡萄糖女贞苷，10- 羟基女贞苷，木犀榄苷二甲酯等；挥发油类：白菖烯 [(+)-calarene]，β- 古芸烯（β-gurjunene），䓬草烯（humulene），α- 雪松烯（α-cedrene），香橙烯（aromadendrene），α- 依兰油烯（α-muurolene），β- 愈创烯（β-guaiene），花姜酮（zerumbone），α- 古巴烯（α-copaene）等；其他：pinnatifones A、B，异水菖蒲二醇（isocalamendiol），guai-9-en-4β-ol，14,15-dinorguai-1,10-dione，咖啡酸（caffeic acid），肉桂酸（cinnamic acid），阿魏酸（ferulic acid）等。

荜澄茄素

粗毛淫羊藿苷

异水昌蒲二醇

花姜酮

【药理作用】山沉香挥发油能提高冠状动脉流量、降低心肌耗氧量,并可减少大鼠心电图 ST 段的偏移,降低心肌缺血的程度;还可降低造模后血清肌酸激酶和乳酸脱氢酶的水平,减少心肌损伤标志物心肌肌钙蛋白 T 的含量,升高 SOD 活性;还能保持心肌细胞存活率,使其明显上升($P < 0.01$),低、中和高剂量组呈现较好的剂量依赖性,高剂量的保护率接近 50%;同时还减低 LDH 的漏出,提高 SOD 活性,表明对心肌细胞有直接而显著的保护作用。此外,山沉香挥发油含有的萜类具有很强的广谱抗菌活性。

【制剂】藏药:三十五味沉香丸。

附注:《中国植物志》中,将 S. pinnatifolia var. alashanensis 作为"羽叶丁香 S. pinnatifolia Hemsl." 的异名。

《晶珠本草》记载"阿卡如"(沉香类)分为白、黑、红 3 类,"白"者称"阿尔加"。《藏药志》记载现藏医所用的"阿卡如"有瑞香科植物沉香 Aquilaria agallocha Roxb.、土沉香 Aquilaria sinensis (Lour.) Gilg. [=A. sinensis (Lour.) Spreng.](阿尔纳合)、橙黄瑞香(橙花瑞香)Daphne aurantiaca Diels,木犀科植物白花洋丁香 S. vulgaris L. f. alba (Weston) Voss(阿尔加)(白花欧丁香),樟科植物云南樟 Cinnamomum glanduliferum (Wall.) Nees(阿卡如玛尔保)等数种,以枝、干及带膏脂的木材入药,"白"者即白花洋丁香 S. vulgaris var. alba,可作代用品。《中华本草:藏药卷》《中国藏药》则以"白沉香/阿尔加"之名记载了该种的根及茎枝。"三十五味沉香丸"处方中即同时配伍有"沉香""香樟""白沉香"。但未见有标准收载有白花洋丁香 S. vulgaris var. alba。《部标蒙药》和《内蒙蒙标》以称"阿拉善 - 阿嘎如/山沉香"之名收载了贺兰山丁香 S. pinnatifolia var. alashanensis,据其"阿嘎如"名称看,当与藏药的"白沉香/阿尔加"相似,暂记载在此(参见"沉香"条)。

白附子(独角莲,禹白附)

【民族药名】蒙药(哲格森 - 莲花,巴布 - 嘎日布,查干 - 巴特尔,查干 - 泵瓦,额布日图 - 菱华)。

【来源】天南星科植物独角莲 Typhonium giganteum Engl. 的干燥块茎。

【标准】中国药典,新疆药标(80),辽宁中标(80,87)。

【功能主治】蒙药:清热,解毒。用于中毒,毒蛇咬伤,感冒头痛,关节疼痛,咳嗽。

中药:祛风痰,定惊搐,解毒散结,止痛。用于中风痰壅,口眼㖞斜,语言謇涩,惊风癫痫,破伤风,痰厥头痛,偏正头痛,喉痹咽痛,毒蛇咬伤。

【用法与用量】3~6g。有毒,一般炮制后用,生品内服宜慎。外用生品适量捣烂,熬膏或研末以酒调敷患处。孕妇慎用。

【化学成分】含苷类:白附子脑苷 A~D(typhonosides A~D),β- 胡萝卜苷(β-daucosterol),松柏苷(coniferin),乙基松柏苷,β- 谷甾醇 -D- 葡萄糖苷(β-sitosterol-D-glucoside),芸苔甾醇苷,松脂素 -4-O-β-D- 葡萄糖苷等;有机酸及脂类:辛烷酸,桂皮酸(cinnamic acid),琥珀酸(succinic acid),天师酸(tianshic acid),油酸(oleic acid),亚油酸(linoleic acid),三亚油酸甘油酯(linolein),二棕榈酸甘油酯(dipalmitin),油酸十六烷二酸等;挥发油类:己醛,2- 庚醇,樟脑(camphor),1- 辛烯 -3- 醇,2- 正戊基呋喃,乙酸龙脑酯(bornyl acetate),芫荽

醇（linalool，芳樟醇）等；其他：白附子凝聚素（typhonium giganteum lectin），胆碱（choline），脲嘧啶（uracil），内消旋肌醇（*meso*-inositol），尿苷，腺苷，胸苷，黄嘌呤，胆碱，维生素 B_2 等。

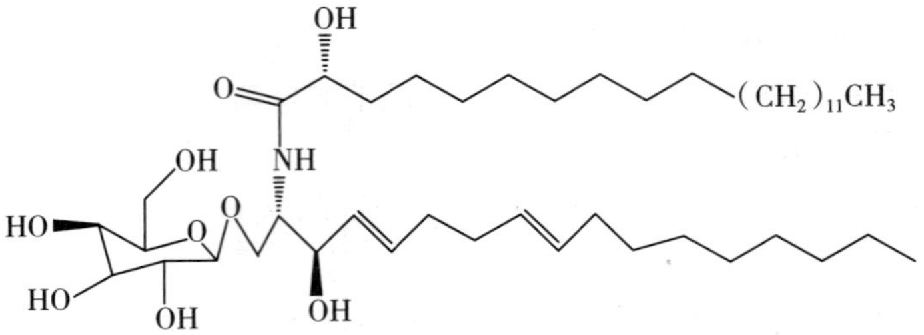

白附子脑苷 A

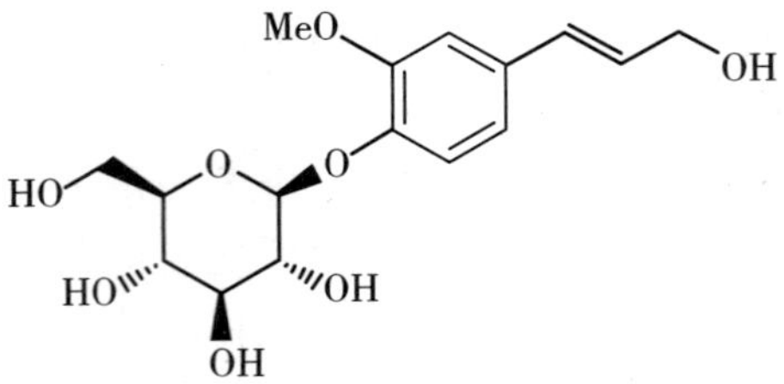

松柏苷

【药理作用】白附子水煎液具有显著的抗肿瘤活性，能够降低肿瘤细胞增殖率，减低肿瘤细胞的侵袭性，恢复机体免疫功能，对肿瘤细胞有细胞毒性作用。白附子生品混悬液和煎剂对大鼠蛋清性、酵母性关节肿及甲醛性关节肿具有不同程度的抑制作用，且对棉球肉芽肿增生和渗出亦有明显的抑制作用。水提物对奶牛乳房炎中的嗜热链球菌、乳房链球菌、产气荚膜梭菌表现为中度敏感，对金黄色葡萄球菌、大肠埃希菌、铜绿假单胞菌有明显的抑菌作用。水浸液口服给药未显示镇静作用，腹腔注射给药则表现出明显的镇静作用。具有免疫调节作用，水提取物可显著刺激小鼠脾和人淋巴细胞增殖，增强其功能如 T 细胞的细胞毒活性和 NK 细胞活性，刺激单核细胞产生细胞因子如肿瘤坏死因子和 IL-1 等，并增强单核细胞对肿瘤细胞的吞噬功能。此外，白附子还具有祛痰、美容等作用。

【制剂】蒙药：透骨灵橡胶膏。

附注：《台湾中药典范》（85）在"白附子"条下收载的基源植物为毛茛科植物黄花乌头 *Aconitum coreanum* (Lévl.) Rap. 的块根，该种的植物别名也称"白附子""关白附"。该种与独角莲 *T. giganteum* 为不同科属的植物，均有毒，不宜混用，应注意区别。

《晶珠本草》中记载有"达唯扎哇"，分"山生"和"田生"两类。文献记载不同藏医使用的分别有独角莲 *T. giganteum* 和天南星属（*Arisaema*）的多种植物，用于虫病、疔疮、去骨瘤，当为不同地方习用的"天南星"，与"白附子"不同，应注意区别。

白果(银杏)

【民族药名】 蒙药(孟根-归勒素,哈木嘎尔),苗药(都麻,真巴沟豆,姜巴沟豆)。

【来源】 银杏科植物银杏 *Ginkgo biloba* L.的干燥成熟种子。

【标准】 中国药典,贵州中标规(65),新疆药标(80),台湾中药典范(85),台湾中药典(04)。

【功能主治】 蒙药:用于肺虚咳喘,遗尿,白带。

苗药:用于月经不调,白带过多,体虚咳嗽。

中药:敛肺定喘,止带浊,缩小便。用于痰多喘咳,带下白浊,遗尿尿频。

【用法与用量】 5~10g。生食有毒。

【化学成分】 含黄酮类:银杏双黄酮(ginkgetin,银杏黄素),异银杏双黄酮(isoginkgetin),7-去甲基银杏双黄酮(bilobetin,白果素),穗花双黄酮(amentoflavone),山奈酚(kaempferol),槲皮素(quercetin),芦丁(rutin)等;萜类内酯:银杏内酯 A、B、C、M、J(ginkgolides A、B、C、M、J),银杏新内酯,白果内酯(bilobalide)等;酚酸类:银杏酸(ginkgolic acid),银杏酚(bilobol),氢化白果酸,银杏毒素(ginkgotoxin),儿茶酚(catechol),原儿茶酸(protocatechuic acid),胡萝卜苷(daucosterol)等。

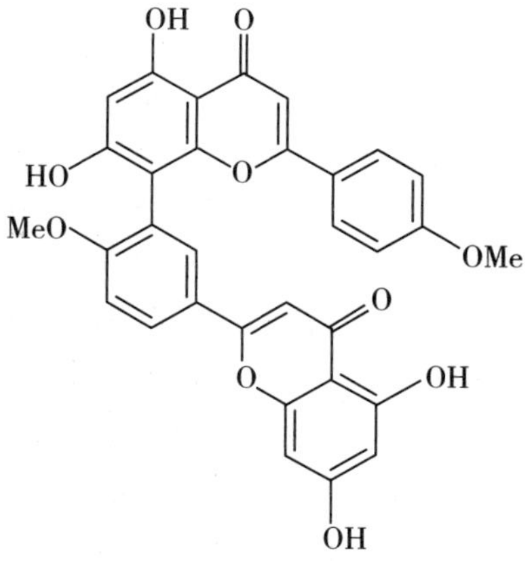

异银杏双黄酮

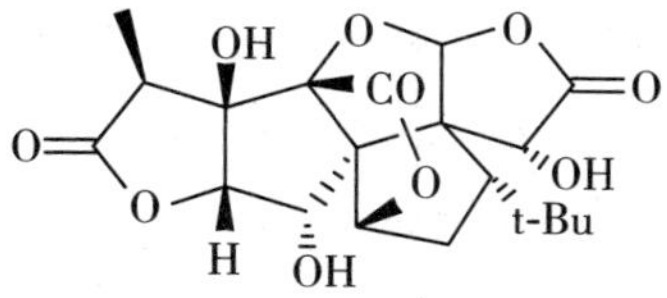

银杏内酯 B

【药理作用】 白果清蛋白具有较好的抗氧化及延缓衰老的活性,能够促进血清溶血素的形成,提高造血能力及体内免疫功能。白果抗真菌蛋白对金黄色葡萄球菌、铜绿假单胞菌和大肠埃希菌表现出温和的抗菌作用,其活性可以抑制 HIV-1 逆转录酶和小鼠脾细胞的增殖。白果油具有抗氧化、清除自由基、保护细胞膜和延长循环系统中的血红细胞寿命的作用。此外,白果还具有通畅血管、保护肝脏、改善大脑功能、治疗老年痴呆症和脑供血不足等功效。

【制剂】 苗药:银冰消痤酊。

附注:银杏 *G. biloba* 为我国特有的中生代孑遗物种,也具有悠久的栽培历史,已选育出有多个优良品种。除种子供药用和食用外,近代从其银杏叶中发现了具有良好心脑血管活性的银杏内酯等成分,已开发有诸多制剂上市。白果多食易中毒。

百合（兰州百合，药百合，北百合，山百合）

【民族药名】 藏药（夏泡泽，阿），蒙药（萨日娜，朝哈日-萨日娜，阿必哈），苗药（波嘎梯，找巴里努过，敢坦，薄给抓）。

【来源】 百合科植物卷丹 *Lilium lancifolium* Thunb.、百合 *Lilium brownii* F. E. Brown var. *viridulum* Baker（*Lilium brownie* F. E. Brown var. *colchesteri* Wils.）、山丹 *Lilium pumilum* DC.、淡黄花百合 *Lilium sulphureum* Baker、渥丹 *Lilium concolor* Salisb.、麝香百合 *Lilium longiflorum* Thunb.、山百合 *Lilium davidii* Duch.、兰州百合 *Lilium davidii* Duchartre var. *unicolor* Cotton.、毛百合 *L. dauricum* Ker.-Gawl.、轮叶百合 *Lilium distichum* Nakai、湖北百合 *Lilium henryi* Baker、南川百合 *Lilium rosthornii* Diels 的干燥肉质鳞叶。

【标准】 中国药典，内蒙蒙标（86），贵州中标规（65），新疆药标（80），台湾中药典范（85），贵州中标（88），台湾中药典（04），甘肃中标（09）。

【功能主治】 藏药：用于月经病，淋病。

蒙药：清热，解毒，接骨，愈伤，止血，清"协日乌素"，止咳。用于毒热，创伤，筋骨损伤，肺热咳嗽，肺"宝日"，月经过多，虚热。

苗药：养阴润肺，清心安神。用于阴虚久咳，痰中带血，热病后期，余热未清，惊悸，失眠多梦，精神恍惚，痈肿，湿疮。

中药：养阴润肺，清心安神。用于阴虚久咳，劳嗽咳血，虚烦惊悸，失眠多梦，精神恍惚。

【用法与用量】 6~12g。

【化学成分】 含甾体皂苷类：薯蓣皂苷元（diosgenin），岷江百合苷 A、D（regalosides A、D），百合皂苷（brownioside），去酰百合苷（deacylbrownioside），奴阿皂苷元（nuatigenin），异呐索皂苷元（isonarthogenin），（25R, 26R）-26-甲氧基螺甾烷-5-烯-3β-O-α-L-吡喃鼠李糖-（1-2）-[β-D-吡喃葡萄糖-（1-6）]-β-D-吡喃葡萄糖苷 {（25R, 26R）-26-methoxyspirost-5-ene-3β-yl-O-α-L-rhamnopyranosyl-（1-2）-[β-D-glucopyranosyl-（1-6）]-β-D-glucopyranoside）}，（25R）-螺甾烷-5-烯-3β-O-α-L-吡喃鼠李糖-（1-2）-[β-D-吡喃葡萄糖-（1-6）]-β-D-吡喃葡萄糖苷 {（25R）-spirost-5-ene-3β-yl-O-α-L-rhamnopyranosyl-（1-2）-[β-D-glucopyranosyl-（1-6）]-β-D-glucopyranoside）}，（25R, 26R）-17α-羟基-26-甲氧基螺甾烷-5-烯-3β-O-α-L-吡喃鼠李糖-（1-2）-[β-D-吡喃葡萄糖-（1-6）]-β-D-吡喃葡萄糖苷 {（25R, 26R）-17α-hydroxy-26-methoxyspirost-5-ene-3β-yl-O-α-L-rhamnopyranosyl-（1-2）-[β-D-glucopyranosyl-（1-6）]-β-D-glucopyranoside）} 等；生物碱类：β-澳洲茄边碱（β-solamargine），澳洲茄胺（solasodine）；酚类：顺-1-O-对香豆酰基甘油酯（*cis*-1-O-*p*-coumaroylglycerol），反-1-O-对香豆酰基甘油酯（*trans*-1-O-*p*-coumaroylglycerol），咖啡酰基甘油酯（caffeoyl glyceride），3,4-二羟基苯甲醛（3,4-dihydroxybenzaldehyde）等；糖类：β-D-葡萄糖基-（1-4）-β-D-吡喃葡萄糖基 [β-D-glucopyranosyl-（1-4）-β-D-glucopyranosid]，β-D-果呋喃葡萄糖基-（1-4）-α-D-吡喃葡萄糖基 [β-D-fructosel-（1-4）-α-D-glucopyranosid]，甲基-α-D-吡喃甘露糖基（methyl-α-D-glucopyranoside），甲基-α-D-吡喃葡萄糖基（methyl-α-D-mannopyranoside）等；挥发

油类：正癸酸（capric acid），二十三烷（tricosane），新植二烯（neophytadiene），正碳十九酸（nonadecanoic acid）等；其他：豆甾醇（stigmasterol），二十一烷酸（heneicosanoic acid），胡萝卜苷（daucosterol）等。

薯蓣皂苷元　　3,4-二羟基苯甲醛　　澳洲茄胺

【药理作用】百合具有明显的镇咳、祛痰和镇静作用。对迟发性过敏反应有显著的抑制作用。提取物具有耐缺氧与抗疲劳作用。多糖对小鼠免疫功能具有明显的调理作用。分离得到的结晶秋水仙碱能抑制癌细胞增殖。

【制剂】苗药：复方草玉梅含片，蓝芷安脑胶囊。

彝药：百贝益肺胶囊。

附注：《中国植物志》中，*Lilium davidii* 的中文名使用"川百合"；兰州百合 *L. davidii* var. *unicolor* 未见记载；*Lilium distichum* 的中文名使用"东北百合"。《中国药典》1963年版在"百合"条下还收载有细叶百合 *L. tenuifolium* Fisch.，《中国植物志》将该学名作为山丹 *L. pumilum* 的异名。

文献记载，蒙医药用的百合尚有有斑百合 *L. concolor* var. *pulchellum*（Fisch.）Regel 的鳞叶。

藏医药古籍文献《祖先口述》《晶珠本草》记载有"夏泡泽"，用于月经病和淋病。《中国藏药》（第三卷）记载南、北派藏医使用的"夏泡泽"的基源不同，南派藏医以卷丹 *L. lancifolium* 作"夏泡泽"（亦称"阿魏卡"）；而北派藏医认为"夏泡泽"应为豆科植物豌豆 *Pisum sativum* L.，其形态与《祖先口述》记载的"树细小，花蓝色"相符。

《藏药志》记载藏医还有以山丹 *L. pumilum* 的鳞茎作贝母（阿毕卡）代用品使用的情况，应注意区别（参见"贝母"条）。

白　花　丹

【民族药名】维药（谢提然吉，谢提然吉印地，比合白然德，其台，夏特然吉印地），苗药（安那糯娃，安那娃），傣药（柄比蒿，比比蒿，毕别早，柄碧拍，毕别排，毕比撒），彝药（维鲁浪酿，依次拿呢滋，郁疏）。

【来源】白花丹科植物白花丹 *Plumbago zeylanica* L. 不带叶的干燥茎枝。

【标准】部标维药（99），云南中标（彝药，05）。

【功能主治】维药：清除异常体液，开通湿寒气阻，清音利咽止痛，消食，助阳，疗肤。用于白癜风，银屑病，疖疮，死胎，腰背痛，阳痿，食少，咽痛，关节疼痛。

苗药（全草或根）：祛风除湿，散瘀消肿，解毒。用于风湿痹痛，血瘀经闭，跌扑损伤，痈肿瘰疬，疥癣瘙痒，毒蛇咬伤，睾丸炎，癫子，麻风。

傣药（根，叶）：除风，通血止痛，补火强身，接骨续筋，消肿。用于"拢梅兰申"（风寒湿痹证、肢体关节酸痛、屈伸不利）、"拢呆坟"（中风偏瘫、半身不遂、肢体麻木疼痛），"阻伤、路哈"（跌打损伤、骨折），"拢匹勒"（产后诸疾），"贺接贺办"（头痛头昏），"拢旧先哈"（肢体痉挛剧痛），"杆郎软"（腰膝冷痛、周身乏力、性欲冷淡、阳痿、遗精、早泄），"拢泵"（水肿），"纳勒冒沙么"（月经失调、痛经、闭经），"拢旧嘎栽"（胸痹）。

彝药：舒筋活血，消肿止痛，明目。用于风湿关节疼痛，跌打损伤，目障畏光。

【用法与用量】维药 1~3g；苗药 3~15g；彝药 5~10g；傣药 3~6g。维医认为本品过量服用对肺有害，可以阿拉伯胶、洋乳香矫正。

【化学成分】含萘醌类：白花丹素（plumbagin，矶松素），3-氯白花丹素（3-chloroplumbagin），3,3′-双白花丹素，四氢双白花丹素 [9,1,2(3)tetrahydro-3,3′-biplumbagin]，白花丹酮（zeylanone），白花丹醌（plumbazeylanone），异白花丹酮（isozeylanone）等；香豆素类：花椒内酯（xanthyletin），栓花椒素（suberosin），邪蒿素（seselin），5-甲氧基邪蒿素（5-methoxyseselin）等；有机酸类：白花丹酸（plumbagic acid），香草酸（vanillic acid）；甾类：β-谷甾醇（β-sitosterol），β-sitosteryl-3β-glucopyranoside，β-sitosteryl-3β-glucopyranoside-6′-O-palmitate 等；其他：氢化白花丹苷（hydroplumbaginglucoside），毛鱼藤酮（elliptone），羽扇烯酮（lupenone），羽扇豆醇酯（lupeol acetate）等。

白花丹素

花椒内酯

白花丹酸

β-谷甾醇

【药理作用】白花丹素是白花丹的重要活性成分之一，具有抗菌、抗炎、抗凝血、抗氧化、抗癌等作用；白花丹素 2mg/kg 瘤内注射或口服，对甲基胆蒽诱发的大鼠纤维肉瘤的抑制率分别为 70% 和 60%；体内抑瘤实验表明，4mg/kg 对 P388 淋巴细胞白血病有抗癌活性；1mg/kg 口服 12~24 小时后，其凝血酶原时间明显延长。醇提液能抑制血液中的己糖激酶、磷酸果糖激酶、丙酮酸激酶、乳酸脱氢酶活性,对中枢神经系统有兴奋作用。水煎剂对 CCl_4 导致的小鼠急、慢性化学性肝损害有治疗作用。此外,百花丹还具有抗生育、杀螨、杀卵作用以及对昆虫的拒食作用等。

【制剂】 维药:平溃加瓦日西麦尔瓦依特蜜膏,强力玛得土力阿亚特蜜膏,驱白巴布期片。

傣药:丹绿补肾胶囊。

附注:《广西中标》(96)和《广西壮标》(08)中收载的"白花丹"为白花丹 P. zeylanica 的干燥全草;《云南中标》(彝药,05)收载的"白花丹茎叶"为该种的茎和叶,与维医所用的部位有所不同。

维医药用的白花丹 P. zeylanica 一直由巴基斯坦进口,价格较贵,也有药用紫花丹 P. indica L. 的。苗、彝、傣族多用全株。

白花丹 P. zeylanica 现常作为观赏花卉栽培。

白花龙胆(龙胆花)

【民族药名】 藏药(榜间嘎保,邦见嘎保,邦见嘎布)。

【来源】 龙胆科植物高山龙胆 *Gentiana algida* Pall.、黄花龙胆 *Gentiana algida* Pall. var. *przewalskii* Maxim.、大花龙胆 *Gentiana szechenyii* Kantiz.、岷县龙胆 *Gentiana purdomii* Marq. 的干燥花。

【标准】 部标藏药(附录,95),藏标(79),西藏未成册标准(07),西藏藏标(12),青海藏标(附录,92)。

【功能主治】 藏药:清热解毒,泻肝胆实火,镇咳,利喉,健胃。用于感冒发热,目赤眼痛,肺热咳嗽,胃热,脑痧,尿道炎,阴痒,阴囊湿疹,天花。

【用法与用量】 3~5g。

【化学成分】 含环烯醚萜苷类:乌奴龙胆苷(gentioumoside)A,龙胆苦苷(gentiopicroside);黄酮类化合物:异荭草苷(isoorientin),芒果苷(mangiferin);三萜类:齐墩果酸(oleanolic acid),熊果酸(ursolic acid),β-香树脂醇(β-amyrin),24-羟基-β-香树脂醇(24-hydroxyl-β-amyrin)等;甾体化合物:β-谷甾醇(β-sitosterol)等。

龙胆苦苷　　　　　　异荭草苷　　　　　　齐墩果酸

【药理作用】 白花龙胆具有抗炎作用,提取物对二甲苯所致的小鼠急性耳郭肿胀和小鼠腹部毛细血管通透性均有显著的抑制作用。

【制剂】藏药：三味龙胆花丸，六味丁香丸，十五味龙胆花丸，二十五味肺病散，二十五味肺病丸，二十五味狐肺散（龙胆花）。

蒙药：地锦草四味汤散。

附注：《中国植物志》中，将"*G. algida* var. *przewalskii*"作为"云雾龙胆 *Gentiana nubigena* Edgew."的异名。

藏语"榜间"为龙胆属（*Gentiana*）龙胆组植物的统称，藏医药用龙胆花的基源极为复杂，《晶珠本草》记载龙胆花（榜间）按花色分为白、蓝、黑3类，《蓝琉璃》按花色分为白、蓝、杂色3类，均以白者为上品。"白花龙胆"即为白者，但不同文献中记载的基源植物的种类较为复杂，除上述3种外，尚有条纹龙胆 *G. striata* Maxim.、短柄龙胆 *G. stipitata* Edgew.、云雾龙胆 *G. nubigera* Edgew.、云南龙胆 *G. yunnanensis* Franch.、瘦华丽龙胆 *G. sino-ornata* Balf. var. *gloriosa* Marq. 等，药用部位也有"花"或"带花全草"的不同。据调查，现市售、藏医医疗机构使用的龙胆花以大花龙胆 *G. szechenyii* 为主。另《西藏藏标》（12）中以"双花龙胆/邦杰差沃"之名收载了蓝玉簪龙胆 *G. veitchiorum* Hemsl.（花冠上部深蓝色、下部黄绿色，具深蓝色条纹和斑点）和云雾龙胆 *G. nubigena* Edgew.（花冠上部蓝色、下部黄白色，具深蓝色条纹）的花，据其花冠颜色和"邦杰差沃"的名称看，应为龙胆花的蓝色或杂色的品种，但《西藏藏标》中收载的功能主治为"清湿热，泻肝胆实火，镇咳，利喉。用于感冒发热，目赤眼痛，肺热咳嗽，尿道炎，阴痒及阴部湿疹等"，与上述的"白花龙胆"几乎相同。据《中国植物志》记载，龙胆属的一些种类在不同的生境、海拔中，其花色、植株大小等形态常存在较大变异，在植物分类上也存在争议，尚有待于进一步从资源与使用现状调查、成分、遗传等方面进行研究。

蒙医也药用条叶龙胆 *G. manshurica* Kitag.（少布给日-主力根-其木格）、龙胆 *G. scabra* Bunge（呼和-基立吉、哈日-基立吉）、三花龙胆 *G. triflora* Pall.（古日本-其格特-主力根-其木格）等的花。《中国药典》等以"龙胆"之名收载有条叶龙胆 *G. manshurica*、三花龙胆 *G. triflora* 等，以根及根茎入药，但未见有标准收载蒙药的"龙胆花"。蒙药制剂"地锦草四味汤散"处方中的"白花龙胆"当为藏药"白花龙胆"。

据调查，藏医和蒙医中均存在有"龙胆花"与"秦艽花"相混淆的情况，应注意区别（参见"秦艽花"条）。

白花蛇舌草

【民族药名】苗药（窝冲岗，屙赖嫩，安那糯娃，安那娃），傣药（牙灵俄，芽零哦，令灵俄，牙淋喔，芽令乌，牙蒿旺），彝药（郁疏）。

【来源】茜草科植物白花蛇舌草 *Hedyotis diffusa* Willd. 的干燥全草。

【标准】中国药典（附录），新疆药标（80），四川中标（84，87），山西中标（附录，87），内蒙中标（88），贵州中标（88），江苏中标（89），湖南中标（93，09），河南中标（93），上海中标（94），山东中标（95，02），江西中标（96），广西中标（96），北京中标（98），山东中标（02），贵州中民标（03），台湾中药典（04），广东中标（04），福建中标（06），广西壮标（08），湖北中标（09）。

【功能主治】苗药：清热解毒，利湿消痈。用于肺热喘咳，咽喉肿痛，肠痈，湿热黄疸，小便不利，小儿疳积，头痛，肾炎，阑尾炎，肝硬化，早期淋巴结核；外用于毒蛇咬伤，痈疮。

傣药：清火解毒，消肿止痛，利胆退黄，涩肠止泻。用于"唉火接"（咳嗽咽痛），"说凤令兰"（口舌生疮），"拢案答勒"（黄疸），"拢牛"（小便热涩疼痛），"兵洞飞暖龙"（疔疮、痈疖脓肿），"阻伤"（跌打损伤），"吾多"（蛇咬伤），"农杆农暖"（乳房胀痛），"乃短兵内"（腹部包块）。

彝药：用于咽喉肿痛，肺热喘咳，肝胆湿热，赤白痢疾，白浊湿淋，梅毒，湿疹，痈疽，痞块，毒蛇咬伤。

中药：清热解毒，利湿消肿。用于肠痈，咽喉肿痛，湿热黄疸，小便不利，疮疖肿毒，毒蛇咬伤。

【用法与用量】 15~60g。外用适量，捣烂外敷患处。

【化学成分】 含蒽醌类：2-甲基-3-羟基蒽醌（2-methyl-3-hydroxyanthraquinone），2-甲基-3-甲氧基蒽醌（2-methyl-3-methoxyanthraquinone），2-甲基-3-羟基-4-甲氧基蒽醌（2-methyl-3-hydroxy-4-methoxyanthraquinone），2,3-二甲氧基-6-甲基蒽醌（2,3-dimethoxy-6-methylanthraquinone）；环烯醚萜类：车叶草苷（asperuloside），去乙酰车叶草苷（deacetyl aspemloside），(E)-6-O-香豆酰鸡屎藤次苷甲酯[(E)-6-O-p-coumaroyl scandoside methyl ester]，鸡屎藤次苷甲酯（scandoside methyl ester）；三萜类：齐墩果酸（oleanolic acid），熊果酸（ursolic acid）；甾体类：β-谷甾醇（β-sitosterol），胡萝卜苷（daucosterol），豆甾醇，豆甾醇-5,22-二烯-3β,7α-二醇；黄酮类：山奈酚（kaempferol），槲皮素（quercetin），芦丁（rutin），山奈酚-3-O-β-D-吡喃葡萄糖苷（kaempferol-3-O-β-D-glucopyranoside）等；酚类：香豆酸（coumaric acid），对羟基桂皮酸十八酯（trans-p-hydroxy benzoic acid-18-ester），7-羟基-6-甲氧基香豆素（7-hydroxy-6-methoxycoumarin），东莨菪内酯（scopolin）等；挥发油类：己醛，2-戊基-呋喃，柠檬烯，龙脑，长叶薄荷酮等；多糖类：白花蛇舌草多糖等。

2-甲基-3-羟基蒽醌　　齐墩果酸　　槲皮素

β-谷甾醇　　车叶草苷

【药理作用】白花蛇舌草中含有多种抗肿瘤有效成分,对前列腺癌、肺癌、肝癌、结肠癌、骨瘤癌等多种肿瘤细胞有抑制作用。水提取物对白血病有治疗作用;对胶原诱导性关节炎大鼠的关节具有保护作用。醇提物的各萃取部位和粗多糖提取物均具有较强的抗氧化活性。多糖具有体内外的免疫调节、抗疲劳、抗氧化作用。总黄酮有明显的抗小鼠溃疡性结肠炎的作用。煎剂(1:4)对金黄色葡萄球菌、福氏痢疾杆菌,煎剂(1:2)对伤寒杆菌、铜绿假单胞菌有抑制作用。冲剂对大鼠急性肾盂肾炎模型有治疗作用。

【制剂】苗药:肺力咳合剂,肺力咳胶囊,咳平胶囊。

彝药:龙金通淋胶囊。

附注:白花蛇舌草商品药材中有时可见混入同属植物伞房花耳草 *H. corymbosa*(L.)Lam.(该种上海、广东地方标准中以"水线草"之名收载)、纤花耳草 *H. tenellifloa* Bl. 等,其功效有一定差异,应注意鉴别。

白及(白芨,黔白及,小白及)

【民族药名】藏药(巴多拉,加苦尔芒嘎,加尔苦),蒙药(霍鲁森-切和日麻,莫赫儿-查干,尼兴),维药(betile, suyilaipuqini),苗药(比狗,乌旧,思钩),傣药(牙合介),彝药(他尼莫白里,聂苏诺期,阿图罗波)。

【来源】兰科植物白及 *Bletilla striata*(Thunb.)Reichb. f.、黄花白及 *Bletilla ochracea* Schltr. 的干燥块茎。

【标准】中国药典,内蒙蒙标(86),新疆维标(93),贵州中标规(65),云南药标(74),新疆药标(80),四川中标(79,87),台湾中药典范(85),贵州中标(88),贵州中民标(03),台湾中药典(04),甘肃中标(09)。

【功能主治】藏药:消炎解毒,开胃。用于虫病,时疫感冒,热病,消化不良,胆病,"赤巴"病。

蒙药:强壮,生津,温中开胃,燥"协日乌素",燥脓,祛"巴达干"。用于身体虚弱,胃寒,腰腿痛,消化不良,"巴达干"病,滑精,阳痿。

维药:强身,开通阻滞,止血消肿,生肌。用于肺出血,吐血,痈肿,各种创伤,手足皲裂。

苗药:用于肺结核咳血,溃疡病出血,外伤出血,手足皲裂。

傣药:用于肺结核,气管炎,咳血,胃溃疡出血,烧烫伤,跌打损伤,肿痛。

彝药:用于肺痨咯血,肺结核,百日咳,支气管扩张,硅沉着病,胃及十二指肠溃疡急性穿孔,结核性瘘管,创伤出血,烫伤灼伤,手脚皲裂,骨折,肛裂。

中药:收敛止血,消肿生肌。用于咯血,吐血,外伤出血,疮疡肿毒,皮肤皲裂。

【用法与用量】3~15g;研末吞服 3~6g。外用适量。按中医配伍理论,本品不宜与川乌、制川乌、草乌、制草乌、附子同用。

【化学成分】含菲类:白及联菲 A~C(blestriarenes A~C),白及联菲醇 A~C(blestrianols A~C),2,3,4,7-tetramethoxyphenanthrene,白及双菲醚 A~D(blestrins A~D),2,4,7-trimethoxyphenanthrene,2,7-dihydroxy-3,4-dimethoxyphenanthren,3,7-dihydroxy-2,4-dimethoxyphenanthren,4,4′-dimethoxy-9,10-dihydro-[1,1′-biphenanthrene]-2,2′,7,

7′-tetrol,4,4′-dimethoxy-[1,1′-biphenanthrene]-2,2′,7,7′-tetrol 等;联苄类:bulbocol,3,5-dimethoxybibenzyl,3,3′,5-trimethoxybibenzyl,3′-O-methylbatatasin Ⅲ 等;其他:山药素Ⅲ(batatasin Ⅲ),五味子醇甲(schisandrol A),咖啡酸(caffeic acid),大黄素甲醚(physcion),cylcloneolitsol,对羟基苯甲酸,原儿茶酸,白及甘露聚糖(bletilla mannan)等。

2,3,4,7-tetramethoxyphenanthrene   白及双菲醚 A   3,5-dimethoxybibenzyl

【药理作用】本品具有体外广谱抑菌活性,乙酸乙酯部位是其主要的活性部位。水提取物具有止血作用。多糖能促进伤口愈合,可治疗小鼠糖尿病溃疡,促进胃肠道黏膜损伤的修复;可促进小鼠骨髓细胞增殖以及 IL-2 的分泌,促进骨髓造血。白及葡萄糖注射液对二甲氨基偶氮苯(DAB)诱发的大鼠肝癌有明显的抑制作用。此外,白及还具有抗菌、防龋及修复牙槽骨缺损作用。

【制剂】苗药:貂胰防裂软膏,双金胃疡胶囊,雪胆胃肠丸。

彝药:百贝益肺胶囊,绿及咳喘颗粒,伤益气雾剂,延胡胃安胶囊,肿痛气雾剂。

附注:《中国植物志》中记载的白及的学名为 *Bletilla striata*(Thunb. ex A. Murray) Rchb. f.。

不同藏医药古籍文献记载的"巴多拉"的形态有多种,《妙音本草》云"根状如让巴草而甘甜,叶却如苦尔芒(蒲公英)类,花黄色具光泽";《宇妥认药典集》言"巴多拉状如大象的蹄背,叶扁平,状如宝剑,生于高山平川交界处";《宝堆》云"根状如黄精或姜,叶如香薷";《晶珠本草》云"生长在河川、山滩交界处。挖取根。在一般庭园中栽培的,称为曲达巴,叶剑状,根如黄精,更像多块连生的姜,分枝和根毛多"。《藏药志》《中华本草:藏药卷》等记载,不同地区的藏医所用的"巴多拉"的基源也不同,西藏藏医使用白及 *Bletilla striata*,云南藏医使用鸢尾科植物射干 *Belamcanda chinensis*(L.)DC.,而青海藏医使用菊科植物鸦葱 *Scorzonera austriaca* Willd.,从形态看应以白及和射干为正品,而青海所用应视为地方习用品,还有待于研究。

《部标维药》收载有"中亚白及",为兰科植物盔红门兰(绿萼红门兰)*Orchis morio* L.、雄红门兰 *Orchis mascula* L.、斑叶红门兰 *Orchis maculata* L.、绿花舌唇兰 *Orchis chlorantha* Gust.(二叶舌唇兰 *Platanthera chlorantha* Cust ex Rchb.)等的干燥块茎;文献记载还有使用广布红门兰 *Orchis chusua* D. Don、二叶舌唇兰 *Platanthera chlorantha* Cust ex Rchb. 块茎的,又称"欧白及",功能为壮阳生精、养心生血,临床用于阳弱早泄、神倦血少、精少不孕、肢体抽搐、瘫痪、痴呆、脱发、寐差,《新疆维标》言"本品(白及)与欧白及有较大差异"。

败酱草（败酱）

【民族药名】 苗药（加姜勒），傣药（帕哄）。

【来源】 败酱科植物败酱 *Patrinia scabiosaefolia* Fisch. ex Trev. 或攀倒甑 *Patrinia villosa* (Thunb.) Juss. 的干燥全草。

【标准】 中国药典(77)，吉林药标(77)，新疆药标(80)，台湾中药典范(85)，四川中标(87)，山西中标（附录，87），贵州中标(88)，宁夏中标(93)，河南中标(93)，山东中标(95，02)，黑龙江中标(01)，山东中标(02)，贵州中民标(03)，湖南中标(09)，辽宁中标(09)。

【功能主治】 苗药：清热解毒，活血排脓。用于肠痈，肺痈，痈肿，痢疾，肠炎，肝炎，结膜炎，产后瘀滞腹痛。

傣药：用于小儿头癣，小儿抽风。

中药：清热解毒，祛瘀排脓，活血止痛。用于阑尾炎，痢疾，肠炎，肝炎，眼结膜炎，产后瘀血腹痛，痈肿疔疮。

【用法与用量】 9~15g。外用适量，鲜品捣烂敷患处。

【化学成分】 含三萜及其苷类：黄花败酱皂苷 A~G（scabiosides A~G），败酱皂苷 A~L（patrinosides A~L），白花败酱苷（villoside），马钱子苷（loganin），莫罗忍冬苷（morroniside），常春藤皂苷元（hederagenin），常春藤皂苷元-3-O-α-L-吡喃阿拉伯糖苷（3-O-α-L-arabinopyranosylhederagenin），常春藤皂苷元-2′-O-乙酰基-3-O-α-L-吡喃阿拉伯糖苷（2′-O-acetyl-3-O-α-L-arabinopyranosylhederagenin），齐墩果酸（oleanolic acid），齐墩果酸-3-O-α-L-吡喃阿拉伯糖苷（3-O-α-L-arabinopyranosyloleanolic acid）等；黄酮类：异鼠李素（isorhamnetin），芦丁（rutin）等；香豆素类：香豆素苷元（interoside），东莨菪内酯（scopoletin），3(或4)-methyl-7-hydroxy-3, 4-dihydrocoumariesculetin，七叶苷元（esculetin）等；挥发油：α-、β-蒎烯（α-, β-pinene），δ-榄香烯（δ-elemene），胡椒烯酮（piperitenone）等；其他：白花败酱醇（villosol），白花败酱醇苷（villosolside），豆甾醇（stigmasterol），麦角甾-6, 22-二烯-3β, 5α, 8α-三醇（ergost-6, 22-dien-3β, 5α, 8α-triol），棕榈油酸（palmitoleic acid），油酸（oleic acid）等。

齐墩果酸

异鼠李素

东莨菪内酯

α-蒎烯

【药理作用】 败酱乙醇或甲醇浸出物（30g生药/kg）、挥发油0.2g/kg口服可使小鼠活动减少，并显著延长戊巴比妥钠或环己巴比妥钠引起的睡眠时间。甲醇提取物可致血清氨基转移酶升高和肝组织病理改变。挥发油0.13g/kg口服可使戊巴比妥钠阈下剂量的小鼠翻正反射消失，具有中枢抑制作用。煎剂（浓度10%）具有广谱抗菌作用。败酱具有保肝护胆功效，可促进肝细胞再生、防止肝细胞变性、改善肝功能、抗肝炎病毒。提取物具有抗肿瘤、耐缺氧等作用。多糖具有抗病毒作用。

【制剂】 苗药：妇炎消胶囊，金马肝泰颗粒。

附注：全国各地使用的"败酱草"的同名异物品较多，《台湾中药典范》在"败酱"条下收载的基源还有菊科植物苣荬菜 *Sonchus brachyotus* DC. 的带根全草，应系地方习用品种。东北、华北、西北及山东等地也常以苣荬菜 *S. brachyotus*、苦苣菜 *S. oleraceus* L. 以及苦荬菜属（*Ixeris*）植物山苦荬 *I. chinensis*（Thunb.）Nakai、变色山苦荬 *I. chinensis*（Thunb.）Nakai ssp. *versicolor*（Fisch. ex Link）Kitam.、苦荬菜 *I. denticulate*（Houtt.）Kitamura、抱茎苦荬菜 *I. sonchifolia*（Bunge）Hance 等混充败酱草，又称"北败酱"；华东、华南地区及四川等地则习用十字花科植物菥蓂 *Thlaspi arvense* L.（习称"南败酱""苏败酱"）、菊科植物山莴苣 *Lactuca indica* L.、台湾山莴苣 *L. morii* Hayata、紫花山莴苣 *L. tatarica*（L.）C. A. Mey. 等混作败酱草，这些地方习用品与败酱 *P. scabiosaefolia* 是否能同样使用还有待研究。

白巨胜（白苣子，白巨胜子，白苣胜子，巨胜子，莴苣子，生菜子）

【民族药名】 蒙药（旭乐黑-淖高音-乌热，查干舍拉，舍拉-嘎布日，舒勒黑-淖嘎，舒鲁黑-淖高音-乌热，西路黑-诺高干-乌日），维药（欧松欧如合，百子如力海斯，吐胡米卡欧，吐合米卡胡，卡欧克比及）。

【来源】 菊科植物莴苣 *Lactuca sativa* L.、莴苣（生菜）*Lactuca sativa* L. var. *ramosa* Hort. 的干燥成熟种子。

【标准】 中国药典（77），内蒙蒙标（86），吉林药标（77），部标中药（92），山西中标（87），内蒙中标（88），北京中标（附录，98）。

【功能主治】 蒙药：消食，开胃。用于肺热咳嗽，咯血，失眠，肺脓肿，消化不良，恶心。

维药：生干生寒，调节异常血液质，凉血退热，清热止痛，除烦催眠，清热解郁，稀化精液，固精固发。用于湿热性或血液质性疾病，如血液质性发热，热性头痛，心烦失眠，热性忧郁症，精液过浓，湿热遗精，毛发脱落。

中药：通乳，利尿，活血，益肝肾。用于乳汁不通，小便不利，伤损作痛，肾亏遗精，筋骨痿软。

【用法与用量】 5~10g；维药3~5g。维医认为本品可降低性欲，引起阳痿、健忘，可用乳香、蜂蜜矫正。

【化学成分】 含挥发油类：亚油酸（linoleic acid），油酸（oleic acid），棕榈酸（palmitic acid），14,17-十八碳二烯酸（14,17-octadecadienoic acid），己醇（hexanol），2-戊基呋喃（2-pentylfuran），草蒿脑（estragol），反式-2-辛烯醇（*trans*-2-octenol），对-聚伞花素（*p*-cymene），丁香油酚（eugenol）等；其他：黄酮，氨基酸，蛋白质等。

植物类药材

对-聚伞花素　　　　　　丁香油酚

【药理作用】白巨胜的挥发油的 0.2% 水溶液 0.1ml/10g、0.15ml/10g 腹腔注射给予小鼠，具有明显的利尿作用。乙酸乙酯提取物具有抗实验性心肌缺血和抗心律失常作用。总黄酮能延长小鼠的耐缺氧时间；明显减少由三氯甲烷引起的室颤。

【制剂】蒙药：羚牛角二十五味丸，清热二十五味丸，石膏二十五味散，顺气十三味散，珍宝丸，珍珠活络二十九味丸，珍珠通络丸。

附注：维医药古籍文献《拜地依药书》记载："原植物分为家生和野生两种，一般药用家生的种子，以个大、色黑者为佳品。"

《北京中标》(98)以"生菜子"之名收载了莴苣 *L. sativa* var. *ramosa*，《中国植物志》记载其为莴苣 *L. sativa* 的栽培变种；而收载的"巨胜子"的基源植物为川续断科植物日本续断 *Dipsacus japonicus* Miq. 的果实，是否可同等入药尚有待于研究，应注意区别。

蒙医还使用有"黑巨胜"，为毛茛科植物瘤果黑种草 *Nigella glandulifera* Freyn 的种子，为不同的药物（参见"黑种草子"条）。

白 蜡 树 子

【民族药名】维药（阿拉米都打拉克乌拉盖，艾日米盾欧如谷，里撒奴阿撒飞儿，力萨努里艾撒非尔）。

【来源】木犀科植物白蜡树 *Fraxinus chinensis* Roxb.、苦枥白蜡树 *Fraxinus rhynchophylla* Hance.、大叶白蜡树 *Fraxinus americana* L. var. *juglandifolia* Rehd. 及其同属多种植物的干燥种子。

【标准】部标维药(99)，新疆维标(93)。

【功能主治】维药：散气止痛，益心止咳，利尿排石。用于胸胁疼痛，神经衰弱，心悸气短，咳嗽气喘，小便不利，阳事不举；局部使用可治不孕症。

【用法与用量】6~9g。维医认为本品对热性气质者可引起头痛，可以芫荽子矫正。

【化学成分】含脂肪油约 16%。

【制剂】维药：和胃依提尔菲力开比尔蜜膏，强身萝菠甫赛河里蜜膏，清浊曲比亲艾拉片，壮益加瓦日西再尔吾尼片。

附注：《中国植物志》中，*F. rhynchophylla* 的中文名使用"花曲柳"。

本品为维药特色药材，在维医药古籍文献《药物之园》《古希腊生药》等中均有记载。《新疆维标》收载的大叶白蜡树 *F. americana* var. *juglandifolia* 在《中国植物志》中未见记载，但记载美国白梣 *F. americana* L. 在我国有实验性引种种植。文献记载维医也药用尖叶白蜡树 *F. szaboana* Lingelsh. 的种子。

白 蔹

【民族药名】蒙药（嘎西贡 - 乌珠玛）。

【来源】葡萄科植物白蔹 *Ampelopsis japonica* (Thunb.) Makino 的干燥块根。

【标准】中国药典，贵州中标规（65），新疆药标（80），台湾中药典范（85），台湾中药典（04），香港中标（第7期）。

【功能主治】蒙药：用于痈肿疮疡，淋巴结结核，支气管炎，赤白带下，痔漏。

中药：清热解毒，消痈散结，敛疮生肌。用于痈疽发背，疔疮，瘰疬，烧烫伤。

【用法与用量】5~10g。外用适量，煎汤洗或研极细粉敷患处。按中医药理论，本品不宜与川乌、制川乌、草乌、制草乌、附子同用。

【化学成分】含三萜类：齐墩果酸（oleanolic acid），羽扇豆醇（lupeol）等；蒽醌类：大黄素（emodin），大黄素甲醚（physcion），大黄酚（chrysophanol）等；有机酸类：二十八烷酸（*n*-octacosanoic acid），龙胆酸（2,5-dihydroxybenzoic acid），原儿茶酸（protocatechuic acid）等；甾醇类：β-谷甾醇（β-sitosterol），豆甾醇（stigmasterol），α-菠甾醇（α-spinasterol），豆甾醇-β-D-葡萄糖苷（stigmasterol-β-D-glucoside）等；其他：儿茶素（catechin），表儿茶素，没食子酸（gallic acid），1,2,6-三氧-没食子酰基-β-D-吡喃葡萄糖苷，1,2,4,6-四氧-没食子酰基-β-D-吡喃葡萄糖苷，1,2,3,4,6-五氧-没食子酰基-β-D-吡喃葡萄糖苷，槲皮素-3-*O*-α-L-吡喃鼠李糖等（quercetin-3-*O*-α-L-rhamnopyranoside），五味子素（schizandrin）等。《香港中标》规定含儿茶素（$C_{15}H_{14}O_6$）和表儿茶素（$C_{15}H_{14}O_6$）的总量不得少于 0.044%，含没食子酸（$C_7H_6O_5$）不得少于 0.014%。

大黄素　　　　　　　　　　羽扇豆醇

儿茶素　　　　　　　　　　没食子酸

【药理作用】抗菌是白蔹的主要活性，体外对同心性毛癣菌、奥杜盎小芽孢癣菌、腹肌沟表皮癣菌、红色表皮癣菌等皮肤真菌以及金黄色葡萄球菌、大肠埃希菌、铜绿假单胞菌等均有不同程度的抑制作用。具有抗肿瘤作用,乙醚和醋酸乙酯部位是其抗肿瘤的活性部位,并能引起人肝癌细胞株 $HepG_2$ 细胞的凋亡。3 种不同剂量的白蔹提取物对小鼠外周血淋巴细胞 ANAE 阳性率、T 细胞增殖力及巨噬细胞功能均有促进作用,并随剂量增强,呈正相关关系。白蔹煎剂可显著增强黑附片和炙川乌的镇痛作用,拮抗黑附片及炙川乌、炙草乌对离体蛙心的收缩作用。

【制剂】苗药:痹克颗粒。

白 茅 根

【民族药名】藏药(然巴,土娃,次巴加娃,女巴东丹),蒙药(乌勒吉图-乌布斯,杜日瓦,然巴,匝然巴,乌拉拉吉),苗药(乌毛根),彝药(尼日)。

【来源】禾本科植物白茅(丝茅) *Imperata cylindrica* Beauv. var. *major* (Nees) C. E. Hubb. 或白茅 *Imperata cylindrica* (Linn.) Beauv. 的干燥根茎。

【标准】中国药典,贵州中标规(65),新疆药标(80),台湾中药典范(85),广西壮标(11)。

【功能主治】藏药:利尿,解毒,止血,滋补。用于体虚,水肿,蚊虫、蝎等动物引起的中毒及硫黄等化学中毒,小便不通,尿血,鼻出血,血崩,吐血,咯血。

蒙药:利尿,解毒,止血,补阳。用于尿频,尿闭,水肿,内出血,衄血,外伤出血,中毒,体虚。

苗药:用于内热烦渴,衄血,咯血,吐血,尿血,急性肾炎水肿,腰痛,黄疸。

彝药:用于失眠,鼻血,尿血,刀伤出血,久咳,热咳,急性肾炎,急性肝炎。

中药:凉血止血,清热利尿。用于血热吐血,衄血,尿血,热病烦渴,湿热黄疸,水肿尿少,热淋涩痛。

【用法与用量】9~30g;藏药 1.5~2g;蒙药 3~5g。外用适量,煎液浓缩外敷。

【化学成分】含三萜类:芦竹素(arundoin),白茅素(cylindrin),羊齿烯醇(fernenol),西米杜鹃醇(simiarenol)等;苯丙素类:graminone A,graminone B,4,7-二甲氧基-5-甲基香豆素(4,7-dimethoxy-5-methyl-coumarin),1-*O*-对香豆酰基甘油酯(1-*O*-*p*-coumaroylglycerol)等;甾醇类:β-谷甾醇(β-sitosterol),豆甾醇(stigmasterol)等;色原酮类:8-hydroxy-2-(2-phenylethyl)chromone,2-(2-phenylethyl)chromone-8-*O*-β-D-glucopyranoside,flidersiachromone,5-hydroxy-2-(2-phenylethyl)chromone 等;黄酮类:4'-methoxyflavone-6-*O*-β-D-glucopyranoside,4'-hydroxy-5-methoxyflavone,5-hydroxyflavone 等;有机酸类:香草酸(vanillic acid),棕榈酸(palmitic acid),咖啡酸(caffeic acid)等;挥发油类:十四酸(myristic acid),十五烷酸(pentadecanoic),油酸(oleic acid)等;其他:水杨苷(salicin),白头翁素(anemonin),薏苡素(coixol),多糖等。

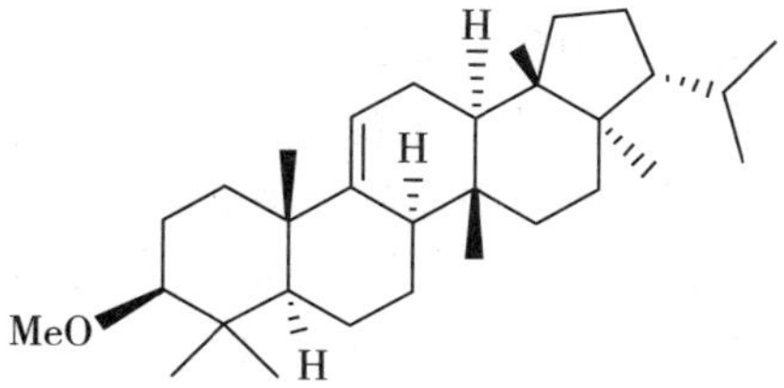

芦竹素

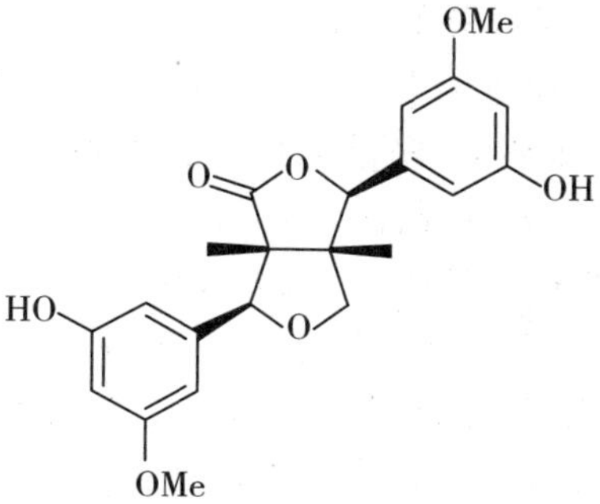

graminone A

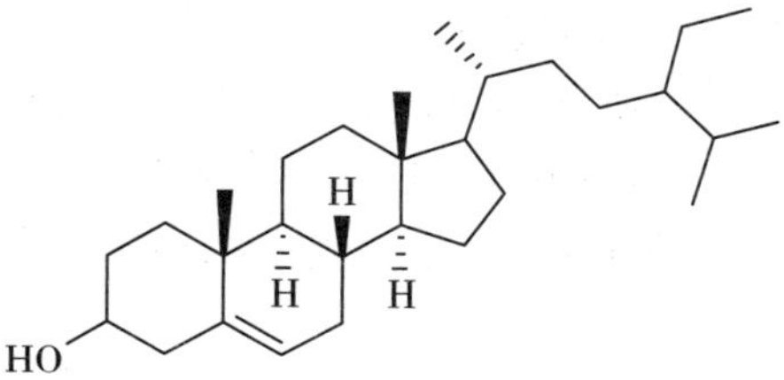

β-谷甾醇

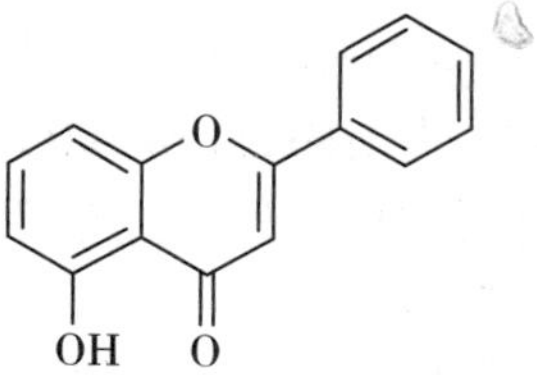

5-hydroxyflavone

【药理作用】 白茅根水煎剂具有显著的降压和利尿作用,对慢性肾炎亦有较好的疗效。多糖可有效改善糖尿病小鼠的血糖调节能力,对血糖代谢紊乱引发的血脂代谢异常有一定的改善作用。醇提物能抑制四氯化碳所致的肝损伤;能明显缩短小鼠的出血时间、凝血时间和血浆的复钙时间;可以抑制肝病出血倾向并治疗先天性Ⅰ、Ⅴ、Ⅶ、Ⅹ因子缺乏性疾病。白茅根煎剂具有广谱抗菌作用。水煎剂灌胃对小鼠腹腔巨噬细胞的吞噬功能有加强效应,可增强整体免疫功能,对提高乙型肝炎表面抗原阳性的转阴率有显著效果。此外,白茅根还具有体内抗炎、镇痛、抗肿瘤、降低氧自由基及抗氧化作用。

【制剂】 苗药:泌淋清胶囊,宁泌泰胶囊。

彝药:康肾颗粒,肾安胶囊。

傣药:血尿安胶囊。

附注:《中国植物志》中,白茅的学名为 *I. cylindrica*(Linn.)Beauv.,而将 *I. cylindrica* var. *major* 作为丝茅 *I. koenigii*(Retz.)Beauv. 的异名;但在 *Flora of China* 中,*I. cylindrica* var. *major* 则作为"大白茅"的学名。

白皮松子仁(白皮松子)

【民族药名】 维药(其勒哦札欧如合,切里胡则)。

【来源】 松科植物喜山白皮松 *Pinus gerardiana* Wall. 的干燥成熟种仁。

【标准】 部标维药(附录,99),新疆维吾尔自治区食药监局单行标准(14)。

【功能主治】 维药:生湿生热,热身强筋,填精壮阳,补身壮腰,止咳平喘。用于干寒性或黑胆质性疾病,如寒性瘫痪,面瘫,干性精少阳痿,体虚腰痛,咳嗽,哮喘。

【用法与用量】 7~8g。维医认为松仁类较难消化,可以酸石榴、各种醋酸糖浆矫正。

【化学成分】 含脂肪油，主要有油酸酯、亚油酸酯等。

【药理作用】 未见有白皮松子仁的药理研究报道，类似品红松子油能抑制家兔实验性动脉粥样硬化，防治因喂饲胆固醇导致的主动脉病变。红松子粗提物在体外对胆固醇及含胆固醇较多的混合型胆石有较好的溶解作用，但不能溶解胆色素类胆石。

【制剂】 维药：强身萝菠甫赛河里蜜膏，强力玛得土力阿亚特蜜膏。

附注：《中国植物志》中，*P. gerardiana* 的中文名使用"西藏白皮松"，其种仁也食用。

除《部标维药》附录外，未见有其他标准中收载有"白皮松子仁"（喜山白皮松 *P. gerardiana*），但有其他同属植物的种仁也药用：《部标中药》（92）以"海松子"之名收载有红松 *P. koraiensis* Sieb. et Zucc. 的成熟种仁；该种《中华本草：维吾尔药卷》记载为"红松子/卡日哈衣欧如合"，并附注说明油松 *P. tabulaeformis* Carr.、云南松 *P. yunanensis* Franch. 的种仁也同样药用，同时尚有进口的基源不明的松子仁（《维吾尔药志》言进口的松子很似喜山白皮松 *P. gerardiana*，还有待于进一步研究）。《新疆药标》以"松子仁"之名收载了红松 *P. koraiensis*、华山松 *P. armandii* Franch. 和马尾松 *P. massoniana* Lamb. 的种仁。从上述记载看，实际使用的松子仁可能包括上述多种的种仁。据调查，目前市场上的白皮松子仁主要来自于巴基斯坦。

《中国药典》（77）、《新疆药标》（80）及《广西中标》（90）以"松塔"之名收载了白皮松 *P. bungeana* Zucc.、马尾松 *P. massoniana* 和油松 *P. tabulaeformis* 的成熟果实（球果），为不同的药物。

白芍（白芍药，云白芍）

【民族药名】 藏药（拉豆玛保，匝日堵，匝日登），蒙药（查那-其其格）。

【来源】 毛茛科植物芍药 *Paeonia lactiflora* Pall.（*Paeonia albiflora* Pall.）、紫牡丹 *Paeonia delavayi* Franch.、黄牡丹 *Paeonia lutea* Franch.、窄叶牡丹 *Paeonia potanini* Komarov 的干燥根。采挖后置沸水中煮后除去外皮或除去外皮后再煮，晒干。

【标准】 中国药典，贵州中标规（65），云南药标（74），新疆药标（80），台湾中药典范（85），台湾中药典（04），香港中标（第2期，08）。

【功能主治】 藏药：清热解毒。用于虫病，疫疠。

蒙药：清血热，祛瘀血，止痛。用于瘀血性疼痛，闭经，月经不调，子宫痞，关节肿胀。

苗药：用于头痛眩晕，胸胁疼痛，胃肠痉挛性疼痛，腓肠肌痉挛，泻痢腹痛，手足拘挛疼痛，月经不调，崩漏，痛经。

中药：养血调经，敛阴止汗，柔肝止痛，平抑肝阳。用于血虚萎黄，月经不调，自汗，盗汗，胁痛，腹痛，四肢挛痛，头痛眩晕。

【用法与用量】 6~15g。按中医药理论，本品不宜与藜芦同用。

【化学成分】 含单萜苷类：芍药苷（paeniflorin），芍药内酯苷（albiflorin），羟基芍药苷（oxypaeoniflorin），苯甲酰芍药苷（benzoylpaeoniflorin）等；三萜类：常春藤苷元（hederagenin），桦木酸（betulinic acid），齐墩果酸（oleanolic acid），30-norhederagenin 等；黄酮类：山奈酚-3-O-β-D-葡萄糖苷（kaempferol-3-O-β-D-glucoside，山奈素），kaempferol-3,7-di-O-β-D-glucoside 等；其他：没食子酸（gallic acid），苯甲酸（benzoic acid），芍药醇（paeonol），胡萝卜

苷(daucosterol)等。《中国药典》规定含芍药苷($C_{23}H_{28}O_{11}$)不得少于1.6%；《香港中标》规定含芍药苷($C_{23}H_{28}O_{11}$)不得少于1.9%。

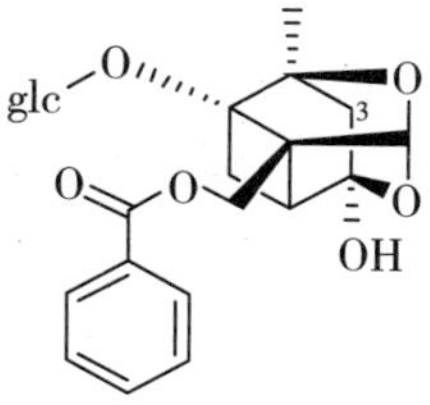

芍药苷 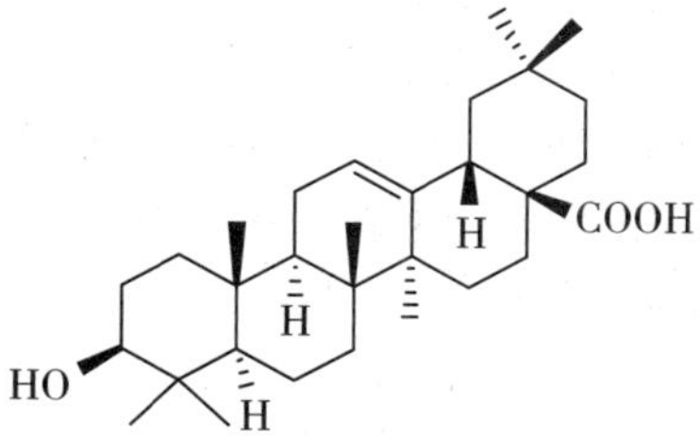　　　　　　　　齐墩果酸

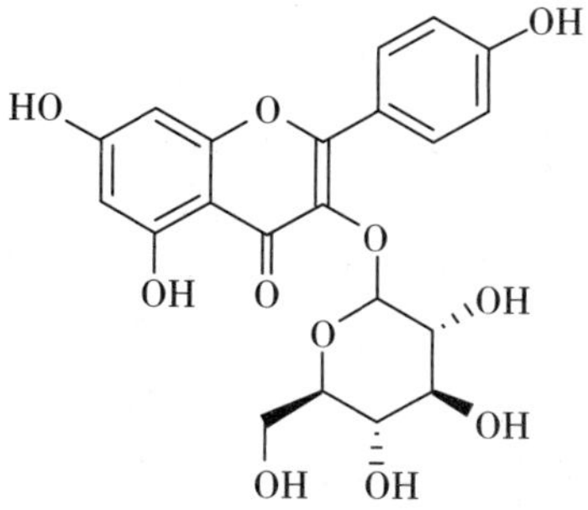

山柰酚-3-O-β-D-葡萄糖苷

【药理作用】白芍具有血管扩张作用,能增加冠状动脉血流量和心肌供氧量。水提醇沉粗制剂具有较强的抑制血小板凝聚的作用。芍药对离体豚鼠、大鼠的肠管,在体大鼠的子宫平滑肌有抑制作用；具有镇静、镇痛和抗惊厥作用。煎剂对志贺痢疾杆菌有抑制作用,并具有抗炎作用。

【制剂】维药：益脑吾斯提库都斯糖浆。

彝药：胆胃康胶囊,利胆解毒胶囊,沙梅消渴胶囊。

附注：《中国植物志》中,P. delavayi 的中文名使用"野牡丹",并将黄牡丹 P. lutea 和窄叶牡丹 P. potanini 分别作为作为野牡丹 P. delavayi 的变种,即"黄牡丹 P. delavayi var. lutea (Franch.)Finet et Gagnep." 和"狭叶牡丹 P. delavayi var. angustiloba Rehd. et Wils."。

藏医将同属植物川赤芍 P. veitchii Lynch.、牡丹 P. suffruticosa Andt. 的根也作"芍药"同样使用,但川赤芍 P. veitchii 为《中国药典》收载的"赤芍"的基源之一（另一基源植物即芍药 P. lactiflora,但药材不除去外皮）；牡丹 P. suffruticosa 的根皮为《中国药典》收载的"牡丹皮",两者的功效与"白芍"均不同,应注意区别（参见"赤芍""牡丹皮"条）。

白　头　翁

【民族药名】蒙药(高勒贵-花儿,高勒贵-花日,阿吉格-斯日-敖恩,伊日贵-其其格),维药(阿克巴西欧提,沙卡依困努曼,拉乐库依)。

【来源】毛茛科植物白头翁 Pulsatilla chinensis (Bge.)Regel 的干燥根。

【标准】中国药典,贵州中标规(65),新疆药标(80),台湾中药典范(85),台湾中药典(04),香港中标(第6期)。

【功能主治】蒙药:破痞,拔毒,温胃,止腐,杀虫,止痛。用于不消化病,胃火衰败,剑突痞,虫痞,寒性"协日乌素",毒蛇咬伤,痈疖,下肢溃疡。

维药(全草和果实):生干生热,软散异常体液,除斑生辉,乌发,通尿,通经,燥湿止泻,血脓创伤,杀虫。用于湿寒性或黏液质性疾病,如白癜风,白内障,毛发早白,尿闭,经闭,感染性痢疾,除脓血,愈创伤,虫病。

中药:清热解毒,凉血止痢。用于热毒血痢,阴痒带下。

【用法与用量】9~15g(维药:全草、果实为2~3g)。

【化学成分】含三萜类(三萜皂苷、三萜酸等):白头翁皂苷A~D、A_3、B_4(pulchinenosides A~D、A_3、B_4),白桦脂酸(betulinic acid),白桦脂酸-3-O-α-L-阿拉伯吡喃糖苷(betulinic acid-3-O-α-L-arabinopyranoside),3-O-α-L-吡喃鼠李糖基(1→2)-α-L-吡喃阿拉伯糖-3β-,23-二羟基羽扇豆烯-28-酸[3-O-α-L-rhamnopyranosyl-(1→2)-α-L-arabinopyranosyl-3β-,23-dihydroxylupen-28-oic acid],3β,23-二羟基羽扇豆-$\Delta^{20(29)}$-烯-28-O-α-L-吡喃鼠李糖基-(1→4)-β-D-吡喃葡萄糖苷,齐墩果酸3-O-[O-α-L-吡喃鼠李糖基-(1→2)-α-L-吡喃阿拉伯糖苷,常春藤苷基3-O-[O-α-L-吡喃鼠李糖基-(1→2)-α-L-吡喃阿拉伯糖苷,3-氧白桦脂酸(3-oxo-betulonic acid),白头翁酸(pulsatillic acid)等;木脂素类:(+)-松脂素[(+)-pinoresinol],β-足叶草酯素(β-peltatin)等;其他:白头翁素(anemonin),原白头翁素(protoanemonin),胡萝卜苷(daucosterol),糖蛋白PCG-A等。《中国药典》规定含白头翁皂苷B_4($C_{59}H_{96}O_{26}$)不得少于4.6%;《香港中标》规定含白头翁皂苷B_4($C_{59}H_{95}O_{26}$)不得少于6.2%。

白头翁皂苷B_4　　　　　白头翁素

【药理作用】白头翁具有抗炎作用,提取物对大鼠腹腔巨噬细胞产生的白三烯B_4与羟基二十碳四烯酸有明显的抑制作用;可通过对大鼠结肠炎肠上皮细胞紧密连接蛋白的调控,起到对肠黏膜屏障的保护作用,达到治疗溃疡性结肠炎的目的;可明显抑制内毒素细胞脂多糖刺激巨噬细胞分泌白介素-6,从而避免集体过度炎症反应,保护脏器,降低全身性脏器损伤。白头翁对正常小鼠的免疫功能具有增强作用。白头翁皂苷能显著增强卵白蛋白诱导的小鼠血清中的 IgG、IgG1 和 IgG2a，以及 IL-2、TNF-α 水平。醇提物能明显抑制小鼠 S_{180} 肉瘤、HepA 肝癌的生长；对 EAC 腹水癌小鼠的生命延长率为 12.5%。白头翁皂苷能显著抑制人肝肿瘤细胞 7420 在体外和小鼠体内的增殖；在小鼠体内的抑瘤率可达 41.01%，并且对组织器官没有特别的损伤作用；对 HT29 细胞增殖的抑制率达到 97.6%。白头翁对 H_2O_2 有清除作用，其相对抗氧化值（AOV）为 −0.836，比维生素 C 更强。白头翁水提物能够提高小鼠血清超氧化物歧化酶的活性。总皂苷提取物体外对日本血吸虫具有较强的杀伤作用，6μg/ml 白头翁总皂苷作用 30 分钟后尾蚴的死亡率可达 100%。

【制剂】蒙药：沉香安神散。

附注：蒙医使用白头翁 P. chinensis 全草，维医使用全草、果实（种子）。

"白头翁"最早见于《神农本草经》，据考证为白头翁 Pulsatilla chinensis 的根。但各地习用的基源有所不同，《黑龙江中标》(01) 收载有"北白头翁"，为兴安白头翁 Pulsatilla dahurica (Fisch.) Spreng.、朝鲜白头翁 P. cernua (Thunb.) Bercht. et Opiz.、细叶白头翁 P. turczaninovii Kryl et Serg. 的根。文献记载，蒙医还用兴安白头翁 P. dahurica、黄花白头翁 P. sukaczevii Juz.、蒙古白头翁（新疆白头翁）P. ambigua Turcz. ex Pritz.（=Pulsatilla ambigua Turcz.），以全草入药。此外，全国各地使用的白头翁还有同属的细裂白头翁 P. turczaninovii Kryl.（细叶白头翁）、阿尔泰白头翁 P. campanella Fisch.（钟萼白头翁）、掌叶白头翁 P. patens Mill.（肾叶白头翁）、黄花白头翁 P. sukaczevii Tuz. 等，应按制剂批文规定使用。

《甘肃中标》(08) 收载有"甘肃白头翁"，为毛茛科植物大火草 Anemone tomentosa (Maxim.) Pei. 的根，功能主治为"清热解毒，凉血止痢。用于热毒血痢，湿热带下，鼻出血，血痔"；《云南中标》（彝药，07）收载有"毛丁白头翁"，为菊科植物毛花大丁草 Piloselloides hirsute (Forsk.) C. Jeffery 的全草，功能主治为"宣肺止咳，清热利湿，活血止带。用于伤风咳嗽，哮喘，产后腹痛，恶露不尽，带下，阴痒，痢疾，腹泻，痄腮，荨麻疹"，应按制剂批文规定使用。

白　薇

【民族药名】蒙药（敖 - 杜格莫宁），苗药（挂桂俄，妥江萨）。

【来源】萝藦科植物白薇 Cynanchum atratum Bge. 或蔓生白薇 Cynanchum versicolor Bge. 的干燥根和根茎。

【标准】中国药典，贵州中标规(65)，新疆药标(80)，台湾中药典范(85)，台湾中药典(04)。

【功能主治】蒙药：用于阴虚潮热，肺热咳血，热病后期低热不退，血虚昏厥，热淋，小便涩痛，风湿关节疼痛，瘰疬。

苗药：清热益阴，利尿通淋，解毒疗疮。用于温热病发热，身热斑疹，潮热骨蒸，肺热咳嗽，产后虚烦，热淋，血淋，咽喉肿痛，疮痈肿毒，毒蛇咬伤。

中药：清热凉血，利尿通淋，解毒疗疮。用于温邪伤营发热，阴虚发热，骨蒸劳热，产后血虚发热,热淋,血淋,痈疽肿毒。

【用法与用量】 5~10g。外用适量,研末贴或鲜品捣烂敷患处。

【化学成分】 白薇含皂苷类成分,但两种基源植物中所含的皂苷类成分相差较大。白薇:直立白薇苷 A~F(cynatratosides A~F),芫花叶白前苷 A、C、H(glaucosides A、C、H),芫花叶白前苷元 A(glaucogenin A),白薇苷 A~D(atratosides A~D),白薇正苷 A($3\beta,20\alpha$-dihudroxy-s-pregnene-3-O-α-D-glucoside),白薇正苷 B、C,atratoglaucosides A、B,cynanosides A~J 等;蔓生白薇:蔓生白薇苷 A~E(cynanversicosides A~E),新白薇苷,芫花叶白前苷(glaucoside)H 等。白薇含芳香类成分:对羟基苯乙酮,3,4-二羟基苯乙酮(3,4-dihudroxyacetophenone),3-甲氧基-4-羟基苯乙酮(acetovanillone),biphenylneolignan,2,6,2,6'-tetramethoxy-4,4'-bis(2,3-epoxy-1-hydroxypropyl)biphenyl 等;脂肪酸:琥珀酸(succinic acid),壬二酸(azelaic acid),申二酸(suberic acid),丁香酸(syringic acid)等。

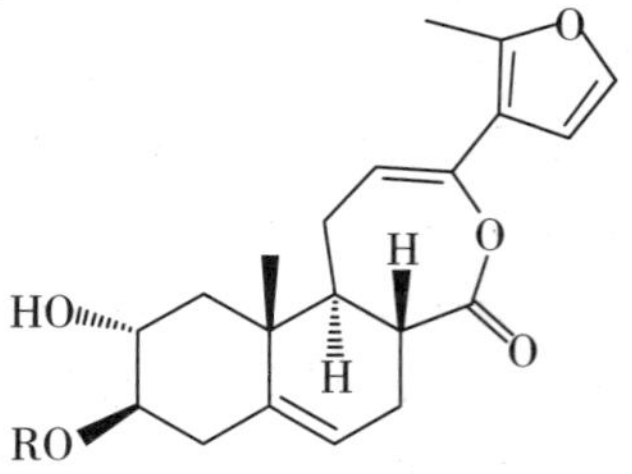

cynanoside D 的苷元

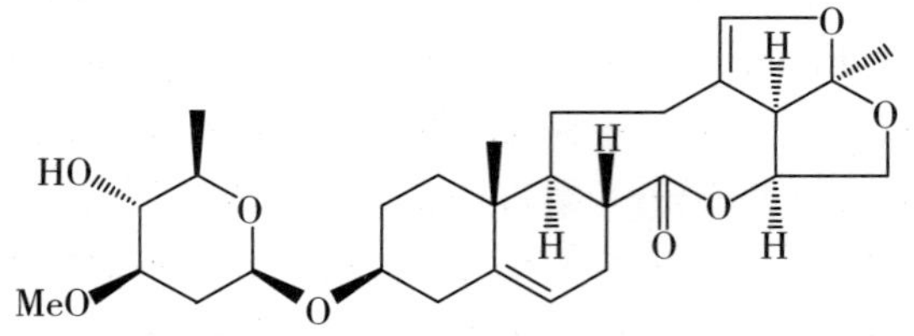

直立白薇苷 A

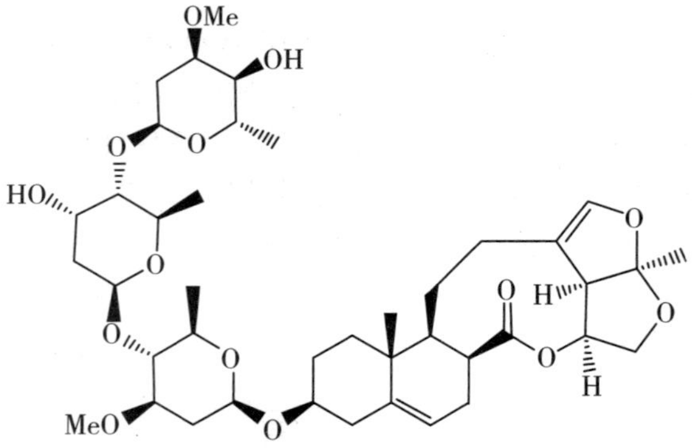

直立白薇苷 B

【药理作用】 白薇水煎液对酵母致热大鼠有较明显的退热作用,其醇提取物和醚提取物的退热效果不明显。水提物腹腔注射对巴豆油致炎剂所致的小鼠耳郭渗出性炎症具有非常显著的抗炎作用。蔓生白薇的水提物有一定的平喘作用,但无镇咳和祛痰作用;白薇的水提物有一定的祛痰作用,但无镇咳和平喘作用;而两种白薇的醇提物均无镇咳和祛痰作用。蔓生白薇苷 A 具有良好的肿瘤抑制活性。白薇皂苷能够使心肌收缩作用增强、心率变慢,可用于治疗充血性心力衰竭。

【制剂】 彝药:参七心疏胶囊。

附注:在全国不同地区鹅绒藤属(*Cynanchum*)植物的不同种类常混作"白薇"或"白

前",在《中国植物志》中将蔓生白薇 C. versicolor(变色白薇)的中文名使用"变色白前"即系误用,应使用"变色白薇"更符合实际情况;常见的混称"白薇"的种类有黄绿花合掌消(合掌消)C. amplexicaule(Sieb. et Ucc.)Hemsl.(黑龙江、江西)、合掌消(紫花合掌消)C. amplexicaule(Sieb. et Ucc.)Hemsl. var. castaneum Makino(黑龙江、辽宁、湖北)、潮风草 C. ascyrifolium(Franch. et Sav.)Matsum.(东北)、群虎草(大理白前)C. forrestii Schltr.(云南称"小白薇")、竹灵消 C. inamoenum(Maxim.)Loes.(四川称"川白薇");此外,云南还称同科植物卵叶娃儿藤(娃儿藤)Tylophora ovata(Lind.)Hook. ex Steud.、云南娃儿藤 T. yunnanensis Schltr. 的根为"小白薇"[《云南中标》(彝药,05)以"小白薇/阿科牛"之名收载了后者,功能为清热、活血、散瘀止痛,用于跌打损伤、瘀血肿痛、阴虚发热];四川混称百合科植物长蕊万寿竹 Disporum bodnieri(Lévl. et Vant)Wang et Tang、宝铎草 D. sessile(Thunb.)D. Don 的根及根茎为"白薇",均系混伪品,应注意鉴别。

"白前"为鹅绒藤属植物柳叶白前 C. stauntonii(Decne.)Schhr. ex Lévl. 或芫花叶白前(白前)C. glaucescens(Decne.)Hand.-Mazz. 的干燥根茎及根,与"白薇"的功能主治不同,两者不得混用,应注意鉴别。

百尾参(万寿竹,白龙须)

【民族药名】苗药(锐绿罗,败泥八,摇边竹),彝药(抗奢莫,辰善亩欠,社文罗社吃)。

【来源】百合科植物万寿竹 Disporum cantoniense(Lour.)Merr.、宝铎草 Disporum sessile(Thunb.)D. Don、长蕊万寿竹 Disporum bodinieri(Lévl. et Vnt.)Wang et Tang 的根及根茎。

【标准】贵州中民标(03),云南中标(彝药,05),湖北中标(09)。

【功能主治】苗药:润肺止咳,健脾消积,舒筋活血。用于肺热咳嗽,痰中带血,肠风下血,食积腹胀,手足麻痹,风湿痹痛,腰腿痛。

彝药:益气养阴,润肺止咳,养血活络。用于肺燥咳嗽,阴虚潮热,盗汗,痛经,产后体虚,风湿疼痛。

中药:润肺止咳,健脾消积。用于虚损咳喘,痰中带血,肠风下血,食积胀满。

【用法与用量】10~15g;苗药、彝药 10~30g。外用适量,捣烂外敷或煎膏涂患处。

【化学成分】含黄酮类:槲皮素(quercetin),槲皮素-3-O-β-D-吡喃葡萄糖苷(quercetin-3-O-β-D-glucoside),木犀草素(luteolin),芹菜素(apigenin),金圣草黄素(chrysoeriol),苦参酮(kurarinone),麦黄酮(tricin),芦丁(rutin),5,7,3′-三羟基-6,2′,5′-三甲氧基异黄酮等;蒽醌类:大黄素(emodin)、大黄素甲醚(physcion)等;挥发油类:反-11-十六烯酸,2-己基-1-癸醇,邻苯二甲酸二异辛酯,2-烯丙基-1,4-二甲氧基-3-乙烯基氧甲基苯,正十七烷(heptadecane),正二十五烷(pentacosane),正十九烷醇(1-dodecanol),二十二烷酸(docosanoic acid)等;生物碱类:苦参碱(matrine),脲嘧啶(uracil)等;其他:黄柏酮(obacunone),钝叶扁柏氨基甲酸酯 A、B(obtucarbamate A、B),齐墩果酸(oleanolic acid),新替告皂苷元(neotigogenin),棕榈酸(palmitic acid),硬脂酸(stearic acid),豆甾醇(stigmasterol),豆甾-22-烯-3β,6α-二醇,豆甾-4-烯-3-酮,β-谷甾醇(β-sitosterol),β-胡萝卜苷(β-daucosterol),麦角甾-5,7,22-三烯-3β-醇,偶氮-2,2-双[Z-(2,3-二羟基-4-甲基-5-甲氧基)苯基乙烯等。

槲皮素　　　　　　　大黄素　　　　　　　黄柏酮

【药理作用】 百尾参对二甲苯所致的小鼠耳郭肿胀、醋酸所致的小鼠腹腔毛细血管通透性、棉球所致的肉芽肿具有很好的抑制作用。对物理性、化学性致痛因子所致的疼痛都有明显的镇痛作用。水提取物、乙酸乙酯提取物、丙酮提取物均有明显的镇咳、祛痰和平喘作用。4种不同方法提取的制剂（Ⅰ～Ⅳ）皮下注射给药,对麻醉蛙、Ⅱ～Ⅳ静脉注射对麻醉兔、Ⅲ和Ⅳ对犬均有明显的强心作用。

【制剂】 苗药：咳速停胶囊。

附注：《中国植物志》中,宝铎草的学名为"*Disporum sessile* D. Don"。

宝铎草 *Disporum sessile* 的根及根茎在四川又混称"白薇","白薇"为萝藦科植物白薇 *Cynanchum atratum* Bge. 或蔓生白薇 *Cynanchum versicolor* Bge. 的干燥根和根茎,两者为不同的药物,不得混用（参见"白薇"条）。

傣医药用同属植物距花万寿竹 *D. calcaratum* D. Don 的根茎,功能为清火解毒、润肺止咳、杀虫止痒,用于"唉列习特冒来"（咳嗽痰少）、"兵洞飞暖龙"（疔痈、疖脓肿疮）、"拢麻想多烘"（皮肤红疹瘙痒）。

白鲜皮（白藓皮）

【民族药名】 维药（沙皮拉奥特衣力替孜普斯）。

【来源】 芸香科植物白鲜 *Dictamnus dasycarpus* Turcz.、狭叶白鲜 *D. angustifolius* G. Don. 的干燥根皮。

【标准】 中国药典,新疆药标（80, 87）,台湾中药典范（85）,台湾中药典（04）。

【功能主治】 维药：燥湿,祛风,止痒,祛斑。用于白癜风,皮肤瘙痒,湿疹,疮疖。

中药：清热燥湿,祛风解毒。用于湿热疮毒,黄水淋漓,湿疹,风疹,疥癣疮癞,风湿热痹,黄疸尿赤。

【用法与用量】 4~10g。外用适量,煎汤洗或研末敷患处。

【化学成分】 含生物碱类：白鲜碱（dictamnine）,异白鲜碱（isodictamnine）,γ-花椒碱（γ-fagarine）,茵芋碱（skimmianine）等；柠檬苦素类：黄柏酮（obacunone）,梣酮（fraxinellone）,黄柏内酯（obaculactone）,黄柏酮酸（obacunonic acid）等；甾体类：吴茱萸苦素（rutaevin）,豆甾醇（stigmasterol）, α-hydroxylsitosterol 等；黄酮类：槲皮素（quercetin）,异槲皮素（isoquercitrin）,木犀草素（luteolin）,芦丁（rutin）等；香豆素类：补骨脂内酯（psoralen）,花椒毒素（xanthotoxin）,东莨菪素（scopoletin）等；其他：白鲜苷,绿原酸（chlorogenic acid）

等。《中国药典》规定含梣酮($C_{14}H_{16}O_3$)不得少于0.050%,含黄柏酮($C_{26}H_{34}O_7$)不得少于0.15%。

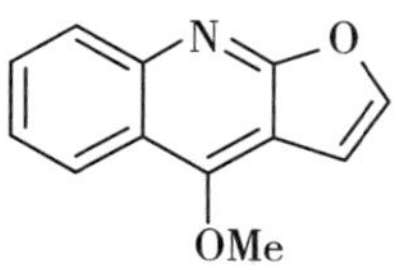

白鲜碱 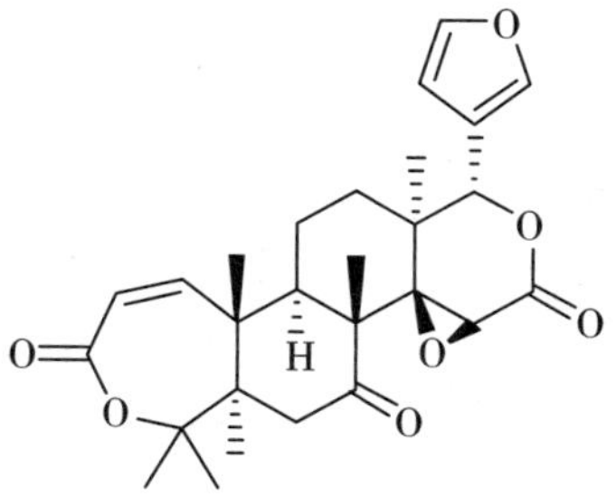　　　　　黄柏酮 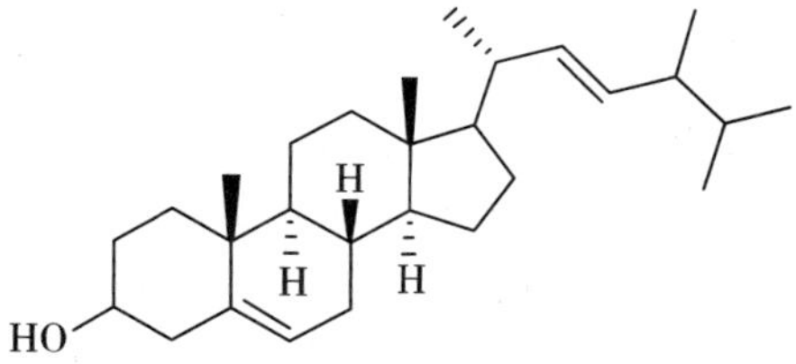　　　　　豆甾醇

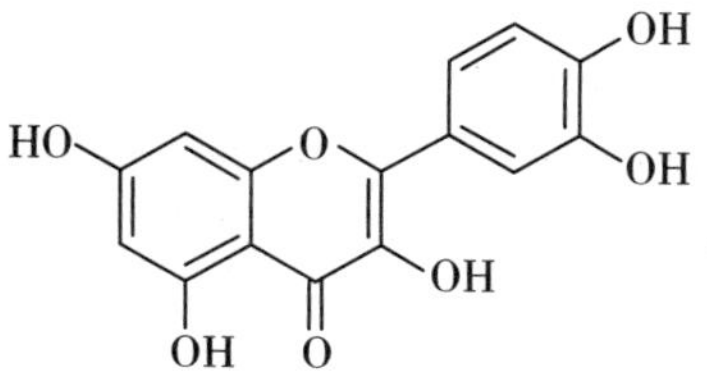

槲皮素 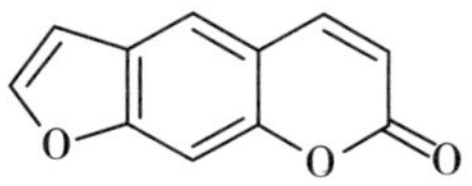　　　　　补骨脂内酯

【药理作用】白鲜皮水浸剂具有广谱抗菌活性。水提物及醇提物具有抗炎活性。柠檬苦素类成分对 HepG₂ 细胞有保护作用；梣酮可选择性地促进刀豆蛋白 A 诱导的活化的 CD4+ T 细胞凋亡,抑制其渗透到肝脏,改善肝损伤。水提物对细胞免疫、体液免疫反应均具有抑制作用,可明显地抑制二甲苯及鸡蛋清所致的炎症。含有多种有效的杀虫成分并对多种害虫表现出杀虫活性。所含的柠檬苦素类化合物具有较强的抗癌活性,并具有显著的神经保护活性。水提物对 ApoE-/- 小鼠动脉粥样硬化早期病变形成具有显著的抑制作用,对大鼠心肌缺血再灌注损伤具有保护作用。

【制剂】维药：复方卡力孜然酊。

苗药：清肤止痒酊。

附注：但在植物分类学上曾将"狭叶白鲜 *D. angustifolius* G. Don."作为白花白鲜 *D. albus* L. 的异名处理,《中国植物志》又将白花白鲜并入白鲜 *D. dasycarpus*,故我国该属植物仅有该种1种。

白　　杨

【民族药名】藏药(玛更,玛尕,玛格,玛卡),蒙药(奥力雅森-那布其,奥力雅森-道日苏,奥力雅苏)。

【来源】杨柳科植物山杨 *Populus davidiana* Dode 或响叶杨 *Populus adenopoda* Maxim. 的干燥茎枝。

【标准】贵州中民标(03)。

【功能主治】藏药：用于脉病,肺病,肺脓肿,温病时疫,天花,痘疹,荨麻疹,风湿痹痛,

植物类药材

跌打瘀痛。

蒙药：燥脓，燥"协日乌素"。用于肺热，天花。

中药：祛风活血，清热解毒，祛痰。用于风痹，脚气，扑损瘀血，痢疾，肺热咳嗽，口疮，小便淋漓。

【用法与用量】9~30g。

【化学成分】（树皮）含酚苷类：7-水杨酰颤杨苷（salicyloyltremuloidin），颤杨苷（tremuloidin），特里杨苷（tremulacin），匍匐柳苷（salireposide），柳皮苷（salicortin），水杨苷（salicin），水杨酰水杨苷（salicyloylsalicin），水杨酰基白杨苷（salicyl-populin），大齿杨苷（grandidentatin）等；黄酮类：樱花素（sakuranetin），樱花苷（sakuranin），芫花素（genkwanin），7-甲氧基-2R,3R-二氢山柰酚（2R,3R-dihydro-7-methoxykaempferol），反式-3-乙酰乔松素（$trans$-3-acetoxy-5,7-dihydroxyflavanone），白杨素（chrysin），7-甲氧基白杨素（tectochrysin），高良姜素（galangin），乔松素（pinocembrin）等；香豆素类：东莨菪素（scopoletin）；三萜类：3β-乙酰氧基-12-乌苏烯-28-酸（3β-acetoxy-urs-12-en-28-oic acid）；其他：对甲氧基苯酚（4-methoxyphenol），间甲氧基苯酚（3-methoxyphenol），β-胡萝卜苷（β-daucosterol），水杨酶（salicylase），β-谷甾醇（β-sitosterol），水杨胡萝卜素（salicarotene），商陆黄素（ombuin）等。

樱花素　　　　　水杨苷　　　　　白杨素

【药理作用】白杨醇提取物具有显著的抗肿瘤活性，白杨素对人胃癌SGC-7901细胞具有体内抑制作用；白杨素可抑制人类髓细胞性白血病细胞的增殖；白杨素能诱导食管癌细胞（鳞腺KYSE-510、腺癌OE33）凋亡，并能提高肿瘤坏死因子-α诱导肝癌细胞HepG2凋亡。白杨素能有效抑制小鼠T细胞的体外活化和增殖，具有免疫抑制作用。白杨素在体外能显著抑制鼠脑单胺氧化酶（MAO-A，MAO-B）的活性。白杨素体外对HIV-1的感染和复制有一定抑制作用。白杨素可通过抑制鼠单核巨噬细胞（RAW264-7）诱导型一氧化氮合酶（iNOS）和COX-2作用而发挥抗炎作用。

【制剂】苗药：白沙糖浆。

附注：藏医药古籍文献《晶珠本草》记载"玛卡状如柳，高大，皮像柳皮，叶背面灰色，有蜡质"；近代文献记载藏医的玛卡有山杨 *P. davidiana*、清溪杨 *P. rotundifolia* Griff. var. *duclouxiana*（Dode）Gomb.、银白杨 *P. alba* L. 3种杨柳科植物，以清溪杨的形态与《晶珠本草》的记载较为接近，以树皮入药，嫩枝和叶也药用。蒙医以嫩枝叶入药。

白英（白毛藤，蜀羊泉，排风藤）

【民族药名】苗药（加丢欧里，锐鼠勾，蛙关拎）。

【来源】茄科植物白英 *Solanum lyratum* Thunb.、青杞 *Solanum septemlobum* Bunge、排风

藤 Solanum cathayanum Wu et Huang 的干燥全草。

【标准】 中国药典（77），四川中标（87，增补），贵州中标（88），河南中标（91，93），上海中标（94），山东中标（附录，95，02），北京中标（98），贵州中民标（03），广西壮标（96，08），湖北中标（09），湖南中标（09），甘肃中标（09）。

【功能主治】 苗药：清热利湿，祛风解毒。用于风湿关节疼痛，黄疸型肝炎，水肿，风热感冒，发热，咳嗽，丹毒，疔疮。

中药：清热利湿，解毒消肿。用于疟疾，黄疸，水肿，淋病，风湿关节痛，胆囊炎，癌症，子宫糜烂，白带，丹毒，疔疮。

【用法与用量】 15~30g；鲜品 30~60g。外用适量，煎水熏洗，或捣烂敷、捣烂取汁涂患处。有小毒。

【化学成分】 含非生物碱型甾体类：薯蓣皂苷元（diosgenin），过氧麦角甾醇（ergosterol peroxide），9,11- 去氢过氧麦角甾醇（9,11-dehydroergosterol peroxide），替告皂苷元酮（tigogenone），雅姆皂苷元（yamogenin），4- 甲基胆甾醇 -7- 烯 -3β- 醇，薯蓣皂苷元 -3-O-α-L- 吡喃鼠李糖基 -（1-2）-β-D- 葡萄糖苷醛酸等；生物碱型甾体类：白英素 A~C（solalyratines A~C），澳洲茄胺（solasodine），澳洲茄 -3,5- 二烯（$\triangle^{3,5}$-solasodiene），蜀羊泉碱（soladulcidine），澳洲茄碱（solasonine）等；生物碱类：胸苷（thymidine），尿苷（uridine），尿嘧啶（uracil），腺苷（adenosine），β- 吲哚羧基酸，番木鳖碱（strychnine），大豆脑苷 I（soyacerebroside I）等；黄酮类：大豆素（daidzein），芹菜素（apigenin），柚皮素（naringenin），槲皮素（quercetin），芦丁（rutin），染料木素（genistein），芹菜素 -7-O-β-D- 葡萄糖（apigenin-7-O-β-D-glucuronide）等；其他：绿原酸（chlorogenic acid），咖啡酸（caffeic acid），白藜芦醇（resveratrol），香草酸（vanillic acid），对羟基苯甲醛（p-hydroxybenzaldehyde），丁香醛（4-hydroxy-3,5-dimethoxybenzaldehyde），原儿茶酸（protocatechuic acid）等。

薯蓣皂苷元

染料木素

澳洲茄碱

【药理作用】 白英水提物、乙醇提取物和总苷在体内对小鼠 S_{180} 肉瘤及 H22 肝癌肿瘤的生长均有明显的抑制作用，且具有良好的剂量 - 效应关系；水提液对 HL-60 细胞既具有短时间作用后的细胞杀伤性，也具有药物持续作用后的增殖抑制作用；水提物能诱导人胃癌 SGC-7901 细胞凋亡和抑制增殖；醇提物可通过上调 fas 和 caspase-3 基因表达，诱导细胞凋亡，从而抑制 SPC-A-1 细胞增殖；甾体皂苷组分在体外对人类卵巢癌细胞 SKVO3 及人宫颈癌细胞 ME180 的增殖具有抑制作用。热水提取液和酸性乙醇提取液对链球菌和葡萄球菌等多种细菌具有较强的抑菌作用。此外，白英还有抗氧化和抗过敏等作用。

【制剂】苗药：艾愈胶囊。

附注：《中国植物志》中，*Solanum cathayanum* 的中文名使用"千年不烂心"。

白　芷

【民族药名】蒙药（朝高日根）。

【来源】伞形科植物白芷 *Angelica dahurica*(Fisch. ex Hoffm.)Benth. et Hook. f.、川白芷 *Angelica anomala* Lall.、杭白芷 *Angelica dahurica*(Fisch. ex Hoffm.)Benth. et Hook. f. var. *formosana*(Boiss.)Shan et Yuan、滇白芷 *Angelica scabridium* Franch. 的干燥根。

【标准】中国药典，内蒙蒙标（86），新疆药标（80），台湾中药典范（85），吉林中标（97），黑龙江中标（01），台湾中药典（04）。

【功能主治】蒙药：通关开窍，止痛，排脓。用于头痛，牙痛，鼻炎，鼻窦炎，耳聋，痈肿，疮疡。

中药：解表散寒，祛风止痛，宣通鼻窍，燥湿止带，消肿排脓。用于感冒头痛，眉棱骨痛，鼻塞流涕，鼻衄，鼻渊，牙痛，带下，疮疡肿痛。

【用法与用量】3~10g。

【化学成分】含香豆素类：白当归素（byakangelicin），欧前胡素（imperatorin），异欧前胡素（isoimperatorin），珊瑚菜内酯（phellopterin）等；挥发油类：3-蒈烯（3-carene），β-榄香烯（β-elemene），β-萜品烯（β-terpinene），β-月桂烯（β-myrcene）等；其他：豆甾醇（stigmasterol），胡萝卜苷（daucosterol），硬脂酸（stearic acid），棕榈酸（palmitic acid），白芷多糖（angelica dahurica polysaccharide，ADP）等。《中国药典》规定含欧前胡素（$C_{16}H_{14}O_4$）不得少于 0.080%。

白当归素　　　　　欧前胡素

【药理作用】白芷的 70% 乙醇提取物可诱导黑色素细胞黏附和迁移，对白癜风产生治疗作用。香豆素具有解热、镇痛、抗炎、抗高血压、抗凝血、抗微生物、抗病毒、抗癌、抗氧化等多种药理活性。挥发油具有确切的镇痛、镇静作用，且对小鼠无身体依赖性作用。白芷多糖对体外培养的仓鼠肺细胞（CHL）的细胞增殖具有促进作用。

【制剂】蒙药：舒筋十二味丸。

维药：苍辛气雾剂。

苗药：花粉祛痒止痛酊，蓝芷安脑胶囊，痛可舒酊。

傣药：润伊容胶囊。

彝药：肿痛气雾剂。

附注：《中国植物志》中，白芷的学名为 A. dahurica (Fisch. ex Hoffm.) Benth. et Hook. f. ex Franch. et Sav.；"A. anomala Lall." 被作为"狭叶当归 A. anomala Ave-Lall." 的异名；"A. dahurica var. formosana" 的中文名使用"台湾独活"；A. scabridium 的中文名使用"糙独活"。

白芷药材主要来自于栽培，浙江杭州、四川遂宁为道地产区，商品上将前者称"杭白芷"，后者称"川白芷"。《台湾中药典范》(85) 收载的滇白芷 A. scabridium 为云南的地方习用品，又称"香白芷"。

《中国药典》等以白芷 A. dahurica 为白芷，该种在日本称"和白芷"，但据谢宗万考证，我国古代使用的白芷是否为该种的野生种尚有待于探讨。《中国药典》以"A. dahurica var. formosana" 作为杭州栽培的白芷的基源。《中国植物志》认为，浙江栽培白芷已有长期历史，鉴于在浙江等省并未发现有野生分布的"台湾白芷"，故将"杭白芷"作为白芷的栽培变种处理，其学名为 A. dahurica (Fisch. ex Hoffm.) Benth. et Hook. f. ex Franch. et Sav. cv. Hangbaizhi；台湾的地方标准中作为白芷的基源收载的"白芷 A. dahurica Benth. et Hook. f. var. pai-chi Kimura, Hata et Yen" 也作为"杭白芷"的异名；《中国药典》1963 年版收载的"川白芷 A. anomala Lall." 也应为 A. dahurica cv. Hangbaizhi。

吉林药标（77）和黑龙江中标（01）将 A. dahurica 作"北独活"收载，虽为白芷的基源植物，但并不作白芷的商品药材，而系独活的地方习用品，又称"大活"。

《广东中标》(04) 收载有"山白芷"，为菊科植物羊耳菊 Inula cappa (Buch.-Ham.) DC. 的根及根茎，功能主治与白芷不同，不得混用。

白　术

【民族药名】苗药。

【来源】菊科植物白术 Atractylodes macrocephala Koidz. 的干燥根茎。

【标准】中国药典，新疆药标（80），台湾中药典范（85），台湾中药典（04），香港中标（第3期，10）。

【功能主治】苗药：用于脾虚食少，腹泻，痰饮，眩晕，水肿，胎动不安。

中药：健脾益气，燥湿利水，止汗，安胎。用于脾虚食少，腹胀泄泻，痰饮眩悸，水肿，自汗，胎动不安。

【用法与用量】6~12g。

【化学成分】含挥发油类：苍术酮（atractylone），石竹烯（caryophyllene），7-榄香烯（7-elemene）等；内酯类：白术内酯Ⅰ~Ⅳ（atrcatylenolides Ⅰ~Ⅳ）等；苷类：苍术苷 A、B（atractylosides A、B），10-表苍术苷 A（10-epiatractyloside A）等；其他：β-谷甾醇（β-sitosterol）， γ-菠甾醇（γ-spinasterol），尿苷（uridine）等。《香港中标》规定含白术内酯Ⅲ（$C_{15}H_{20}O_3$）不得少于0.019%。

| 苍术酮 | 白术内酯Ⅰ | 苍术苷A |

【药理作用】 煎剂有明显的促进小鼠胃排空及小肠推进功能的作用；可促进胃肠黏膜的修复。精制提取物能有效调节高脂大鼠的血脂紊乱。水提物能明显减轻高脂饮食动物的体重，抑制脂肪形成。多糖具有抗氧化、减轻病毒性肝损伤的功效，对肝脏缺血再灌注损伤大鼠有保护作用；能有效降低自发性2型糖尿病小鼠的空腹血糖。挥发油具有抗肿瘤作用。白术内酯及其衍生物具有芳香酶抑制剂作用。此外，白术还具有抗炎、镇咳祛痰、镇痛、抗凝血、提高机体免疫力、抗老年痴呆、抗衰老等作用。

【制剂】 苗药：艾愈胶囊，雪胆胃肠丸。

彝药：肾安胶囊。

傣药：惠血生胶囊，益肾健骨片。

附注：白术 A. macrocephala 为我国特有种，药用历史悠久。据考证，《神农本草经》以"术"之名记载，但并未分"白术"与"苍术"；至梁·陶弘景时始又有"白术"和"赤术"（苍术）之分。《中国药典》分别收载了"白术"和"苍术" [茅苍术 Atractylodes lancea (Thunb.) DC. 或北苍术 Atractylodes chinensis (DC.) Koidz. 的根茎]。而韩国、日本、朝鲜均以关苍术 Atractylodes japonica Koidz. ex Kitam. 作白术。关苍术 A. japonica 的根为东北地方习用的"苍术"（参见"苍术"条）。

白术商品药材主要来自于栽培，传统以浙江於潜、新昌等为道地产区，但全国华东、华中、西南等地多有栽培，根据产地又有"浙白术"（浙江）、"平术"（湖南）、"种术""徽术"（安徽）等。

柏 子 仁

【民族药名】 藏药（阿休），苗药（都见秀，斗鸡盖，豆枪，加谷鸟），蒙药（阿拉格-斑布）。

【来源】 柏科植物侧柏 Platycladus orientalis (L.) Franco 的干燥成熟种仁。

【标准】 中国药典，新疆药标（80），云南药标（74, 96），台湾中药典范（85）。

【功能主治】 藏药：解热，利肺、肝、胆。用于惊悸，失眠，遗精，盗汗，便秘。

苗药（枝叶、果实）：凉血止血，止咳祛痰，祛风湿，散肿毒。用于咯血，吐血，衄血，尿血，血痢，肠风下血，崩漏不止，咳嗽痰多，风湿痹痛，丹毒，痄腮，烫伤。

中药：养心安神，润肠通便，止汗。用于阴虚补足，虚烦失眠，心悸怔忡，肠燥便秘，阴虚盗汗。

【用法与用量】 3~10g。

【化学成分】 含二萜类：红松内酯(pinusolide)，14(R)，15-dihudroxy-8(17)，12E-labdidien-19-oic acid，13(14)-labdidien-19-oic acid，16-methyl-12(S)-15-epoxy-8(17)，13(14)-labdidien-19-oic acid，15，16-双去甲-13-氧代-半日花-8(17)-烯19酸[15，16-bisnor-13-oxo-8(1→7)-abden-19-oci acid]，15，16-双去甲-13-氧代-半日花-8-(17)-11E-二烯19酸[15，16-bisnor-13-oxo-8(17)，11E-labdadien-19-oic acid]，14，15，16-三去甲半日花-8(17)-烯-13，19-二酸[14，15，16-trisnor-8(17)-labden-19-oic acid]，15，16-双去甲13-氧代-半日花-8(17)，11E-二烯-19-酸[15，16-bisnor-13-oxo-8(17)，11E-labdien-19-oic acid]，二羟基半日花三烯酸(12R，13-dihydroxy communic acid)，柏子仁双醇(platydiol)等；黄酮类：(+)-儿茶素[(+)-cateehin]，(-)-表儿茶素[(-)-epicatechin]等；苷类：胡萝卜苷(daucosterol)，柏子仁皂苷(semen platycladi saponins)；甾体类：β-谷甾醇(β-sitosterol)等；脂肪油类：棕榈酸(palmitic acid)，亚油酸(linoleic acid)，α-亚麻酸(α-linolenic acid)等；其他：α-雪松醇(α-cedrol)等。《中国药典》规定酸值不得过40.0，羰基值不得过30.0，过氧化值不得过0.26。

α-雪松醇

胡萝卜苷

(+)-儿茶素

【药理作用】 柏子仁醇提物20mg/kg腹腔给药，能明显延长小鼠巴比妥阈下睡眠时间；醇提物250mg/kg和500mg/kg腹腔给药出现明显的镇静，但不影响脑内乙酰胆碱转移酶的活性。柏子仁脂肪油、挥发油以及柏子仁苷均有改善动物睡眠的作用。柏子仁水及其醇提物对东莨菪碱所致的学习记忆获得、巩固障碍，电惊厥所致的记忆巩固障碍，乙醇导致的学习再现障碍等均有改善作用。醇提物的石油醚萃取部分能促进鸡胚背根神经节的生长，具有一定的神经保护作用。

【制剂】 苗药：安神足液。

附注:《中国药典》1985年版前的各版中,侧柏的学名曾使用 *Biota orientalis*(L.)Endl.,《中国植物志》中将其作为 *Platycladus orientalis* 的异名。

藏医也药用侧柏的球果,称"热秀",用于肝病、脾病、骨蒸、淋病、热毒。

半 枫 荷

【民族药名】苗药(加幼,都敏培,锐绿罗,败泥八,摇边竹)。

【来源】金缕梅科植物半枫荷 *Semiliquidambar cathayensis* Chang 的干燥树皮。

【标准】贵州地标(94),贵州中民标(03)。

【功能主治】苗药:祛风除湿,行气通络。用于风湿骨痛,腹痛,腹泻,半身瘫痪,脊髓灰质炎后遗症。

中药:祛风除湿,行气通络。用于风寒湿痹,风疹,皮肤瘙痒。

【用法与用量】15~30g。外用适量,煎水熏洗患处。

【化学成分】含五环三萜类:齐墩果酸(oleanolic acid)、3-羰基齐墩果酸(3-keto oleanolic acid),$2\alpha,3\beta$-二羟基齐墩果酸($2\alpha,3\beta$-dihydroxyolean-12-en-28-oic acid),阿江榄仁酸(arjunolic acid);鞣酸类:鞣酸-3,3′-二甲醚(ellagic acid-3,3′-dimethyl ether),鞣酸-3,3′,4-三甲醚(ellagic acid-3,3′,4-trimethyl ether),鞣酸-3,3′-二甲醚-4′-O-β-D-木糖苷(3,3′-di-O-methylellagic acid-4′-O-β-D-xylopyranoside);其他:β-谷甾醇(β-sitosterol),硬脂酸(octadecanoic acid)。

齐墩果酸　　　　　　鞣酸-3,3′-二甲醚

【药理作用】半枫荷的不同极性的提取物均能显著改善大鼠的血瘀状态、血液流变学及凝血相关指标,具有显著的活血化瘀作用,以水提取部位的作用最强。

【制剂】苗药:枫荷除痹酊。

附注:《上海中标》(94)、《广东中标》(04)收载的"半枫荷"的基源为梧桐科植物翻白叶树 *Pterospermum heterophyllum* Hance,功能主治为"祛风除湿,活血通络。用于风湿痹痛,腰肌劳损,跌打瘀积肿痛,产后风瘫";《广西中标》(附录,90)收载的"半枫荷"为桑科植物二色菠萝蜜 *Artocarpus styracifolius* Pierre;《广东中标》(11)收载的"白半枫荷"为五加科植物树参 *Dendropanax dentigerus*(Harms)Merr. 或变叶树参 *D. proteum*(Champ.)Benth.,功能主治为"祛风除湿,活血消肿。用于风湿痹痛,中风偏瘫,腰膝酸痛,产后风痛,头痛,月经不调,跌打损伤,疮肿"。二者均以根茎或入药,为地方习用的同名异物品,应注意区别。

板蓝根（北板蓝根）

【民族药名】蒙药（德瓦）。

【来源】十字花科植物菘蓝 *Isatis indigotica* Fort. 或欧洲菘蓝 *Isatis tinctoria* L. 的干燥根。

【标准】中国药典，新疆药标（80），台湾中药典（04）。

【功能主治】蒙药：用于温病发斑，风热感冒，咽喉肿烂，流行性乙型脑炎，肝炎，腮腺炎。

中药：清热解毒，凉血利咽。用于瘟疫时毒，发热咽痛，温毒发斑，痄腮，烂喉丹痧，大头瘟疫，丹毒，痈肿。

【用法与用量】9~15g。

【化学成分】含生物碱类：靛玉红（indipurin），表告依春（epigoitrin），1-甲氧基-3-乙腈基吲哚（caulilexin C），deoxyvascinone 等；木脂素类：（−）-落叶松脂素 [（−）-lariciresinol]，（+）-异落叶松树脂醇 [（+）-isolariciresinol]，（+）-丁香树脂醇 [（+）-syringaresinol]，（−）-皮树脂醇 [（−）-medioresinol] 等；黄酮类：4′-羟基-7-甲氧基异黄酮（isoformononetein），毛蕊异黄酮（calycosin），异荭草苷-3″-O-吡喃葡萄糖苷（isoorientin-3″-O-glu-copyranoside），异牡荆素（isovitexin）等；其他：棕榈酸甲酯（methyl palmitate），水杨酸（salicylic acid），远志醇（polygalitol），腺苷（adenosine）等。《中国药典》规定含（R,S）-告依春（C_5H_7NOS）不得少于 0.020%。

靛玉红　　　　　（−）-落叶松脂素　　　　　毛蕊异黄酮

【药理作用】板蓝根具有抗菌、抗炎、抗病毒、抗内毒素、抗癌、免疫调节、降血糖等作用。

【制剂】维药：柴银感冒颗粒，复方一枝蒿颗粒。

附注：《中国药典》还另收载有"南板蓝根"，为爵床科植物马蓝 *Baphicacanthus cusia* (Nees) Bremek. [《中国植物志》中，该种的中文名使用"板蓝"，曾用学名 *Strobilanthes cusia* (Nees) O. Kuntze] 的根茎及根，功能为清热解毒、凉血消斑，用于瘟疫时毒、发热咽痛、温病发斑、丹毒，与板蓝根不尽相同，应注意区别。

半　　夏

【民族药名】蒙药（半萨，昭吉日-额布斯），苗药（科辣，夸败，三包跳）。

【来源】天南星科植物半夏 *Pinellia ternata* (Thunb.) Breit. 的干燥块茎。

【标准】中国药典，贵州中标规（65），新疆药标（80），台湾中药典范（85），台湾中药典（04）。

【功能主治】蒙药：用于咳嗽痰多，胸脘痞痛闷，恶心呕吐，眩晕，不眠，梅核气，瘿瘤瘰病，痰核；鲜品外用于痈肿。

苗药：燥湿化痰，降逆止呕，消痞散结。用于咳嗽痰多，呕吐反胃，胸脘痞满，头痛眩晕，夜卧不安，瘿瘤痰核，痈疽肿毒。

中药：燥湿化痰，降逆止呕，消痞散结。用于湿痰寒痰，咳喘痰多，痰饮眩悸，风痰眩晕，痰厥头痛，呕吐反胃，胸脘痞闷，梅核气；外治痈肿痰核。

【用法与用量】3~9g。有毒，内服一般炮制后使用。外用适量，磨汁涂或研末以酒调敷患处。按中医药理论，本品不宜与川乌、制川乌、草乌、制草乌、附子同用。

【化学成分】含生物碱类：麻黄碱（ephedrine），胆碱（choline），鸟苷（guanosine），胸苷（thymidine），次黄嘌呤核苷（inosine）；挥发油类：茴香脑（anethole），3-乙酰氨基-5-甲基异噁唑（3-amino-5-methyl isoxazole），丁基乙烯基醚（butyl vinyl ether），3-甲基-二十烷（3-methyl eicosane），十六碳烯二酸（hexadecenedioic acid），辣烯酮（shogaol），姜辣醇（gingerol）等；芳香化合物类：尿黑酸（homogentisic acid），原儿茶醛（3,4-dihydroxybenzaldehyde），对羟基桂皮酸（p-hydroxycinnamic acid），阿魏酸（ferulic acid），咖啡酸（caffeic acid），香草酸（vanillic acid）等；氨基酸类：精氨酸，谷氨酸，鸟氨酸，甘氨酸，丝氨酸（L-serine）等；甾醇类：β-谷甾醇（β-sitosterol），β-谷甾醇-3-O-β-D-葡萄糖苷-6′-O-二十烷酸酯（β-sitosterol-3-O-β-D-glucoside-6′-O-eicosanate），胡萝卜苷（daucosterol），豆甾-4-烯-3-酮（stigmast-4-en-3-one）$5\alpha,8\alpha$-桥二氧麦角甾-6,22-双烯-3-醇（$5\alpha,8\alpha$-epidioxyergosta-6,22-dien-3-ol）；脂肪酸类：棕榈酸（palmitic acid），α-单棕榈酸甘油酯（α-monopalmitin），硬脂酸（stearic acid），油酸（oleic acid），亚油酸（linoleic acid）等；其他：黄芩苷（baicalin），黄芩苷元（baicalein），大黄酚（chrysophanol），草酸钙等。

麻黄碱　　　　茴香脑

【药理作用】半夏对治疗食管癌、胃癌、舌癌、上颌窦癌及皮肤癌、恶性淋巴癌具有较好的疗效，体外试验也表明半夏提取物对腹水型肉瘤、肉瘤 S_{180}、实验性小鼠宫颈癌 U14、肝癌实体型及 HeLa 细胞、JTC-26 均有一定的抑制作用，而对正常细胞完全没有抑制作用；总蛋白能抑制卵巢癌细胞，且对人脐带血干细胞没有明显的毒副作用，对电刺激猫喉上神经或胸腔注射碘液引起的咳嗽具有明显的抑制作用；生半夏和清半夏的混悬液给氨熏所致的咳嗽小鼠灌胃，有明显的止咳效果；姜矾半夏和姜煮半夏均可减缓大鼠的肠胃运动，而生半夏能明显抑制大鼠胃液中前列腺素 PGE_2 的含量，从而导致胃黏膜有较大程度的损伤，明显促进肠胃运动；总生物碱对二甲苯致小鼠耳郭肿胀、醋酸致小鼠毛细血管通透性增加以及大鼠棉球肉芽肿形成等炎症模型均有明显的拮抗作用；半夏具有较强的刺激作用，现研究证明系半夏的草酸钙结晶中含有蛋白类成分，在晶体刺激黏膜细胞导致细胞壁破损后由蛋白引起炎症介质释放，从而引起刺痛感。

【制剂】苗药：通络骨质宁膏。

附注：同属植物滴水珠 *P. cordata* N. E. Brown 的块茎民间称"石半夏""水半夏"，曾作半夏同样使用，20世纪80年代后明确不能作半夏用，现仅部分成药制剂中使用，江西信丰县有大量栽培。商品半夏中还见混有天南星科植物犁头尖 Typhonium divaricatum (L.) Decne 的块茎，称"狗半夏""土半夏"等；广西还误称鞭檐犁头尖 Typhonium flagelliforme (Lodd.) Blume 的块茎为"半夏""土半夏"，该2种均有毒，不能混用，应注意鉴别。

半枝莲（半支莲）

【民族药名】苗药（冒郎当金，四方马兰）。
【来源】唇形科植物半枝莲 Scutellaria barbata D. Don 的干燥全草。
【标准】中国药典，新疆药标（80），贵州中民标（副篇，03），广西壮标（08）。
【功能主治】苗药：用于阑尾炎，肝炎；外用于痈疖疔肿，跌扑肿痛，毒蛇咬伤。
  中药：清热解毒，化瘀利尿，抗癌。用于疔疮肿毒，咽喉肿痛，水肿，黄疸，跌扑伤痛，蛇虫咬伤。
【用法与用量】15~30g。
【化学成分】含黄酮类：野黄芩苷（scutellarin），木犀草素（luteolin），芹菜素（apigenin），汉黄芩素（wogonin），半枝莲素（scutervulin）等；二萜类：半枝莲二萜 A（scutellone A），半枝莲内酯 A（scuterivulactone A），半枝莲生物碱 A（scutebarbatine A）等；挥发油：六氢法尼基丙酮（hexahydrofarnesylacetone），3,7,11,15-四甲基-2-十六烯-1-醇（3,7,11,15-tetramethyl-2-hexadecen-1-ol），薄荷醇（menthol），1-辛烯-3-醇（1-octen-3-ol）等；其他：β-谷甾醇（β-sitosterol），硬脂酸（stearic acid），原儿茶酸（protocatechuate），熊果酸（ursolic acid）等。《中国药典》规定含总黄酮以野黄芩苷（$C_{21}H_{18}O_{12}$）计不得少于1.50%，含野黄芩苷（$C_{21}H_{18}O_{12}$）不得少于0.20%。

半枝莲生物碱 A 木犀草素

【药理作用】半枝莲具有抗肿瘤、抗菌、抗氧化、抗病毒作用。对糖尿病合并泌尿系统感染有治疗作用。
【制剂】苗药：白沙糖浆，半枝莲片，欣力康颗粒，玉兰降糖胶囊。
  附注：各地使用的"半枝莲"有较多的同名异物品，常见的有同属植物直萼黄芩

S. orthocalyx Hand.-Mazz.、韩信草 *S. indica* L.、并头黄芩 *S. scordifolia* Fisch. ex Fchrank，尚见有景天科植物佛甲草 *Sedum lineare* Thunb.、垂盆草 *S. sarmentosum* Bunge、珠芽景天 *S. bulbiferum* Makino 等，应注意鉴别，按制剂批文规定使用。

文献记载，江苏省民间以半枝莲 *Scutellaria barbata* 全草煎水服治妇科病，以代替益母草。

北豆根（山豆根）

【民族药名】藏药（奴木巴，尼木巴），蒙药（哈日-敖日秧古，哈日-敖日映古，尼莫巴，阿古拉-布日其格）。

【来源】防己科植物蝙蝠葛 *Menispermum dauricum* DC. 的干燥根茎。

【标准】中国药典，部标藏药（附录，95），青海藏标（附录，92），内蒙蒙标（86），台湾中药典范（85）。

【功能主治】藏药：用于咽喉肿痛，牙龈肿痛，腹痛，腹泻，咳嗽气喘，虫蛇咬伤，热病，血病，皮肤病。

蒙药：清热，清"协日"，止渴，祛"协日乌素"。用于骨热，恶心，丹毒，口渴，皮肤病，热性"协日乌素"，血热，"协日"热，咽喉肿痛，齿龈肿痛，肺热咳嗽，痈疮，肿瘤，便秘。

中药：清热解毒，祛风止痛。用于咽喉肿痛，肠炎痢疾，风湿痹痛。

【用法与用量】3~9g。有小毒。

【化学成分】主要含生物碱类，另外还含有挥发油类、多糖类、醌类、强心苷类、内酯类、皂苷类等。生物碱：蝙蝠葛碱（dauricine），蝙蝠葛醇灵（daurinoline），阿克吐明（acutumine），阿克吐米定（acutumidine），阿克吐明宁（acutuminine），华月碱（sinomenine），二华月碱（disinomenine），千斤藤灵（stepharine），蝙蝠葛柯灵（dauricoline），车里叶灵（chelilanthifoline），千斤藤醇里定（stepholidine），青藤明（acutumine），蝙蝠葛辛（bianfugecine），尖防己碱（acutumine），*N*-去甲尖防己碱（acutumidine）等。

蝙蝠葛碱

【药理作用】蝙蝠葛酚性碱能改善心肌缺血时血流动力学的紊乱，对心肌缺血具有保护作用。北豆根总碱、蝙蝠葛酚性碱具有良好的抗实验性心律失常作用。总碱静脉滴注对麻醉动物（猫、犬、大鼠）有迅速而明显的降压作用。蝙蝠葛酚性碱有剂量依赖性地抗血栓形成和抗血小板聚集的作用。蝙蝠葛酚性碱及蝙蝠葛碱均对泌尿系统主要的肿瘤有体外显著的增殖抑制作用，具有广谱的抗肿瘤作用。此外，北豆根还有免疫调节和抑菌作用。

【制剂】藏药：二十九味羌活散。

附注：蝙蝠葛 *M. dauricum* 的根茎《内蒙蒙标》也称"山豆根"，《中国药典》收载的"山豆根"的基源为豆科植物越南槐 *Sophora tonkinensis* Gapnep. 的根及根茎，功能为清热解毒、消肿利咽，用于火毒蕴结、乳蛾喉痹、咽喉肿痛、齿龈肿痛、口舌生疮，与北豆根不同。全国各地使用的"山豆根"的基源较为复杂，不同地方标准中收载的"山豆根"的基源植物还有同科植物柔枝槐 *Sophora subprostrata* Chun et T. Chen（《中国植物志》将该种与越南槐合并）（新疆）、多叶越南槐 *Sophora tonkinensis* Gapnep. var. *polyphylla* S. Z. Huang et Z. C. Zhou（广西）、苏木蓝 *Indigofera carlesii* Craib、宜昌木蓝 *Indigofera ichangensis* Craib [=*Indigofera decora* Lindl. var. *ichangensis*（Craib）Y. Y. Fang et C. Z. Zheng]（河南），应注意区别，按制剂批文规定使用（参见"山豆根"条）。

北 沙 参

【民族药名】藏药（芦堆多杰曼巴），蒙药（查干-扫日劳，扫那拉）。
【来源】伞形科植物珊瑚菜 *Glehnia littoralis* Fr. Schmidt ex Miq. 的干燥根。
【标准】中国药典，内蒙蒙标（86），新疆药标（80），香港中标（第3期，10）。
【功能主治】藏药：干黄水，消肿。用于风湿痹痛，麻风病，皮肤病，黄水病。

蒙药：清肺止咳，锁脉，止血。用于肺热咳嗽，慢性气管炎，肺脓肿。

中药：养阴清肺，益胃生津。用于肺热燥咳，劳嗽痰血，胃阴不足，热病伤津，咽干口渴。
【用法与用量】5~12g；蒙医 3~5g。按中医药配伍理论，本品不宜与藜芦同用。
【化学成分】含香豆素类：补骨脂素（psoralen），佛手柑内酯（bergapten），异欧前胡素（isoimperatorin），别异欧前胡内酯（alloisoimperatorin），欧前胡素（imperatorin），香柑素（bergaptin），花椒毒素（xanthotoxin），花椒毒酚（xanthotoxol），8-甲氧基异欧前胡内酯（cnidilin），东茛菪素（scopoletin）等；聚炔类：法卡林醇（falcarinol），法卡林二醇（falcarindiol）、人参醇（panaxynol），（8*E*）-十七碳-1,8-二烯-4,6-二炔-3,10-二醇[（8*E*）-1,8-heptadecadiene-4,6-diyne-3,10-diol] 等；木脂素类：（-）-secoisolariciresinol 4-*O*-β-D-glucopyranoside, glehlinosides A、B，（-）-secoisolariciresinol 等；黄酮类：槲皮素（quercetin），异槲皮素（isoquercetin），芦丁（rutin）；单萜类：（+）-angelicoidenol[（2*S*,5*R*）bornane-2,5-diol]2-*O*-β-D-glucopyranoside，（-）-angeli coidenol [（2*R*,5*S*）bornane-2,5-diol]2-*O*-β-D-glucopyranoside 等；其他：豆甾醇（stigmasterol），豆甾醇-3-*O*-β-D-吡喃葡萄糖苷（stigmasterol-3-*O*-β-D-glucopyranoside），北沙参多糖（GLP），腺苷（adenosine），尿苷（uridine）等。《香港中标》规定含法卡林醇（$C_{17}H_{24}O$）不得少于0.023%。

补骨酯素　　　　法卡林二醇　　　　（-）-secoisolariciresinol

【药理作用】多糖可增强特异性免疫和非特异性免疫功能。提取物具有镇咳祛痰、解热镇痛、抗氧化、抗肿瘤、抗突变、抗菌等作用;对肺纤维化有治疗作用,能增强肺组织的抗氧化能力,治疗肺炎,对 CCl_4 所致的大鼠急性肝损伤有一定的保护作用。

【制剂】藏药:八味清心沉香散。

蒙药:玉簪清咽十五味丸,七味沙参汤散,八味檀香散,小儿清肺八味丸,石膏二十五味散,沉香安神散,沙参止咳汤散,顺气安神丸,凉血十味散,清心沉香八味丸,清肺十八味丸,清肺十三味散,清感九味丸。

苗药:砂连和胃胶囊。

傣药:参贝止咳颗粒。

附注:北沙参也为常用的药膳原料,现大量栽培,以内蒙古赤峰、山东莱阳产量大。

文献记载藏医将珊瑚菜 Glehnia littoralis 作党参的下品(参见"党参"条)。

荜茇(荜拔,长果荜茇)

【民族药名】藏药(布布浪,荜荜灵,毕毕林),蒙药(荜荜灵,荜毕灵,布力顺-额莫,希日古勒金-杜日斯图),维药(皮里皮力,皮力皮力,非里非力,飞飞的,达日非里非力,非里非力达热孜),傣药(里逼,补牙)。

【来源】胡椒科植物荜茇 Piper longum L.、假荜茇 Piper retrofractum Vahl 的干燥近成熟或成熟果穗。

【标准】中国药典,部标藏药(附录,95),藏标(79),内蒙蒙标(86),部标维药(附录,99),新疆维标(93),云南药标(74),部标进药(77),新疆药标(80),台湾中药典范(85),局标进药(04),香港中标(第6期)。

【功能主治】藏药:温中散寒,下气消食。用于寒性"隆"病,心腹冷痛,反胃呕吐,肠鸣泄泻。

蒙药:调元,滋补,强壮,生津,平喘,祛痰,温中,祛"巴达干赫依",止痛。用于胃腹冷痛,食欲缺乏,消化不良,肾寒,寒泻,呕吐,失眠。

维药:生干生热,补胃消食,通气除胀,填精壮阳,通尿通经,止咳化痰,散寒止痛。用于湿寒性或黏液质性疾病,胃虚纳差,腹胀腹痛,精少阳痿,小便不通,月经不调,咳嗽痰多,大小关节疼痛,牙痛。

傣药:祛风除湿,活血止痛,通利水血。用于"拢栽线栽歪"(心慌心悸),"拢梅兰申,先哈嘎兰"(风寒湿痹证、肢体关节酸痛、屈伸不利、肢体麻木),"纳勒冒沙么"(月经失调、痛经、闭经)。

中药:温中散寒,下气止痛。用于脘腹冷痛,呕吐,泄泻,寒凝气滞,胸痹心痛,头痛,牙痛。

【用法与用量】3~5g,多配方用。外用适量。维医认为本品可引起头痛,可用檀香、阿拉伯胶矫正。

【化学成分】含生物碱及酰胺类:aristolactam AⅡ,胡椒碱(piperine),荜茇明宁碱(piperlonguminine),二氢荜茇明宁碱(dihydropiperlonguminine),荜茇明碱(piperlongumine),长柄胡椒碱(sylvatine),胡椒内酰胺 A(piperolactam A),几内亚胡椒酰胺(guineensine),

金线吊乌龟二酮碱 A(cepharadione A)等；木脂素类：(+)-asarinin，芝麻素(sesamin)；萜类：姜黄酮[R-(−)-turmerone]，octahydro-4-hydroy-3α-methyl-7-methylene-α-(1-methylethyl)-1H-indene-1-methano，(+)-aphanamol Ⅰ等；其他：四氢胡椒酸(tetrahydropiperic acid)，β-谷甾醇(β-sitosterol)，二去甲氧基姜黄素(bisdeme-thoxycurcumin)，去甲氧基姜黄素(demethoxycurcumin)，苯丙酸(phenylpropionic acid)等。《中国药典》规定含胡椒碱($C_{17}H_{19}NO_3$)不得少于2.5%；《香港中标》规定(长果荜茇)含胡椒碱($C_{17}H_{19}NO_3$)不得少于2.5%，含挥发油不得少于0.60%(V/W)。

胡椒碱　　　　　　　芝麻素

【药理作用】具有广泛的抗菌消炎活性。醇提物具有抗肿瘤活性。对体内代谢具有调节作用：可止泻、抗胃肠道痉挛、降血脂和抗血小板聚集、调节胆固醇代谢。此外，荜茇还具有免疫调节、抗氧化、护肝、抗抑郁、抗菌杀虫等作用。

【制剂】藏药：四味光明盐汤散，五味石榴丸，六味大托叶云实散，六味寒水石散，六味木香丸，七味槟榔散，七味酸藤果丸，七味胃痛胶囊，八味石灰华丸，八味石榴散，八味小檗皮散，八味野牛血散，九味石榴丸，十味豆蔻丸，十味黑冰片丸，十味手参散，十味铁粉散，十味消食散，十一味草果丸，十一味寒水石散，十二味石榴散，十三味草果散，十三味青兰散，十五味雏凤散，十五味黑药丸，十五味铁粉散，十五味止泻木散，十六味杜鹃花丸，十七味寒水石丸，二十一味寒水石散，二十五味阿魏胶囊，二十五味阿魏散，二十五味儿茶丸，二十五味寒水石散，二十五味绿绒蒿胶囊，二十五味绿绒蒿丸，二十五味獐牙菜散，二十五味珍珠丸，二十八味槟榔丸，二十九味能消散，安神丸，大月晶丸，秘诀清凉胶囊，秘诀清凉散，能安均宁散，帕朱丸，如意珍宝丸，石榴健胃散，石榴健胃丸，石榴莲花散，石榴普安散，石榴日轮丸，竺黄安宁丸。

蒙药：阿那日十四味散，阿那日五味散，阿如健脾散，槟榔十三味丸，补肾健胃二十一味丸，豆蔻五味散，寒水石二十一味散，寒水石小灰散，黄柏八味散，健胃十味丸，健胃止疼五味胶囊，利肝和胃丸，六味木香散，那如八味丸，那如三味丸，肉蔻五味丸，十六味冬青丸，升阳十一味丸，顺气十三味散，五根油丸，五味清浊散，消食十味丸，益智温肾十味丸，珍宝丸，珍珠活络二十九味丸，珍珠通络丸，止痢十五味散，壮西六味丸。

维药：安胃加瓦日西吾地吐如西片，和胃依提尔菲力开比尔蜜膏，罗补甫克比丸，普鲁尼亚丸，强力玛得土力阿亚特蜜膏，清浊曲比亲艾拉片，散寒药茶，舒肢巴亚待都司片，温散加瓦日西加里奴司片，行滞罗哈尼孜牙片，镇静艾比洁德瓦尔丸，壮益加瓦日西再尔吾尼片。

附注：《中国植物志》中，*Piper longum* 的中文名使用"荜拔"。

不同的藏医药本草中将"荜荜灵"分为上、下2品，或特品、上品、佳品、次品、劣品

5类。近代文献记载的基源也涉及同属的多种，以荜茇 Piper longum 为上品。其他尚有具柄胡椒 P. petiolatum Hook. f.、小荜茇 P. poepuloides、大荜茇（假荜茇）P. retrofractum Vahl，这些种类均产自于印度、泰国、印度尼西亚等国，我国仅广东引种栽培有荜茇 P. longum。

荜澄茄（豆豉姜）

【民族药名】苗药（比杠，枳恶，者姜），彝药（西沙搜，则沙）。
【来源】樟科植物山鸡椒 Litsea cubeba（Lour.）Pers. 的干燥成熟果实。
【标准】中国药典，贵州中标（88），新疆药标（80），广西中标（96）。
【功能主治】苗药：温中止痛，行气活血，平喘，利尿。用于脘腹冷痛，食积气胀，反胃呕吐，暑湿吐泻，寒疝腹痛，哮喘，寒湿水臌，小便不利，小便混浊，牙痛，寒湿痹痛，跌打损伤。

彝药：用于风寒头痛，胃脘冷痛，水蛊食积，腹鼓气胀，小儿惊风。

中药：温中散寒，行气止痛。用于胃寒呕逆，脘腹冷痛，寒疝腹痛，寒湿瘀滞，小便浑浊。

【用法与用量】1~3g。苗药 3~10g，煎汤；1~2g，研末。外用适量，研末撒或调敷患处。

【化学成分】含挥发油类：橙花醛（neral），牻牛儿醛（geranial），柠檬烯（limonene），香茅醛（citronellal），α-蒎烯（α-pinene），樟烯（camphene），对-聚伞花素（p-cymene），甲基庚烯酮（methylheptenone），乙酸牻牛儿醇酯（geranyl acetate），牻牛儿醇（geraniol），α-松油醇（α-terpineol），α-葎草烯（α-humulene）等；甾体类：β-谷甾醇（β-sitosterol）；脂肪酸：月桂酸（lauric acid），顺式-十二碳-4-烯酸（cis-4-dodecenoic acid），癸酸（capric acid），油酸（oleic acid），棕榈酸（palmitic acid），肉豆蔻酸（myristic acid）等。

橙花醛　　　　β-谷甾醇

【药理作用】荜澄茄的超临界萃取物具有显著的抑菌、抗过敏、镇痛、镇静等药理作用。水提物对内毒素、干酵母和2,4-二硝基苯酚所致的大鼠发热均有良好的解热作用。水提物、醚提物、醇提物都有促进大鼠胆汁分泌的作用；在利胆的同时降低胆汁中的总胆固醇、胆红素、黏液含量，喂饲其生药粉末还可抑制小鼠胆囊结石的形成；醚提物体外可溶解人混合型胆石。从山鸡椒提取的油 0.3mg/kg 灌胃，对注射异丙肾上腺素引起的兔急性心肌缺血有保护作用；对结扎冠状动脉前降支造成的急性心肌梗死模型，能降低硝基四氧唑蓝染色显示的心肌梗死百分率；能增加兔离体心冠状动脉流量；对正常猪离体冠状动脉有舒张作用，并能拮抗肾上腺素、去甲肾上腺素引起的冠状动脉收缩。此外，荜澄茄还具有溶石、抗阴道滴虫、抗氧化等作用。

【制剂】彝药：胃复舒胶囊。

附注："荜澄茄"始见于《雷公炮炙论》记载，据考证其正品应为胡椒科植物荜澄茄 Piper cubeba L. 的果实，该种主要分布于印度尼西亚、马来西亚、印度等地，药材为进口，《海药本草》称"澄茄"。现所用的主流品种为山鸡椒 L. cubeba 的果实。

苗族所称的"比杠""枳恶"还有同属的毛叶木姜子 Litsea mollis Hemsl.、清香木姜子 Litsea euosma W. W. Smith、木姜子 Litsea pungens Hemsl. 的果实。《贵州中民标》(03)以"木姜子"之名收载，其功能主治与"荜澄茄"有较大差异，应注意区别(参见"木姜子"条)。

傣医药用山鸡椒 Litsea cubeba 的根和树皮，称"沙海藤""麻层"，功能为健胃消食、祛风散寒、止痛，与果实不同。

蓖 麻 子

【民族药名】藏药(谈饶合，丹饶合，丹查)，维药(衣乃克皮提欧如合，艾布里合如，吐胡米比旦吉尔)，苗药(正关胜了，大堆欲，真冈涉罗)，傣药(麻烘嘿亮，麻贡娘)。

【来源】大戟科植物蓖麻 Ricinus communis L. 的干燥成熟种子。

【标准】中国药典，内蒙蒙标(86)，新疆维标(93)，新疆药标(80)，台湾中药典范(85)，贵州中标(附录，88)。

【功能主治】藏药：滑肠通便，止吐。用于食物积滞不化，消化不良。

维药：生干生热，清除寒性异常体液(黏液质或黑胆质)，软筋松肌，散气止痛，通利大便，燥湿利尿，开通血脉，抗孕。用于黏液质和黑胆质性疾病，如面瘫，瘫痪，关节炎，寒性咳喘，头痛，肠源性腹痛，便秘，腹水，脑出血。

苗药：消肿拔毒，泻下导滞，通络利窍。用于痈疽肿毒，瘫痪，乳痈，喉痹，疥癫癣疮，烫伤，水肿胀满，大便燥结，口眼㖞斜，跌扑损伤。

傣药：清火解毒，定心安神，收敛止泻，凉血止血，解痉止痛，润肠通便。用于"拢贺贺办，暖冒拉方来"(头昏目眩、失眠多梦)，"接短鲁短，习哦勒"(腹痛腹泻、便血)，"杆火接梅"(颈项酸痛)，"拢胖腊里"(便秘)。

中药：泻下通滞，消肿拔毒。用于大便燥结，痈疽肿毒，喉痹，瘰疬，疥癫癣疮，水肿腹满。

【用法与用量】1~5g。外用适量。有毒，孕妇及便滑者禁服。维医认为本品服用过量可会减弱消化功能，并引起恶心、心烦、呕吐等不良反应，可以西黄芪胶、乳香、藿香矫正。

【化学成分】含脂肪油类：蓖麻油酸甘油酯(glyceryl monoricinoleate)，顺蓖麻酸(ricinoleic acid)，油酸甘油酯(glyceryl monooleate)，亚油酸(linoleic acid)，α-亚麻酸(α-linolenic acid)等；蛋白质类：蓖麻毒蛋白(ricin)，蓖麻碱(ricinine)，蓖麻毒 D，酸性蓖麻毒蛋白(acidic ricin)，碱性蓖麻毒蛋白(basic ricin)，蓖麻毒蛋白 E、T，解脂酶(lipase)，凝集素(aqqlulinin)，植物凝血素(lectin)；其他：芹菜苷元(apigenin)，绿原酸(chlorogenic acid)，芦丁(lutin)，磷脂酰胆碱(phosphatidyl choline)，卵磷脂酰乙醇胺(phosphatidyl ethanolamine)，30-去甲羽扇豆-3β-醇-20-酮(30-norlupan-3β-ol-20-one)等。

蓖麻油酸甘油酯

【药理作用】蓖麻油具有导泻作用；能促进子宫收缩，达到引产的目的。蓖麻毒素具有广谱抗癌活性，但在杀肿瘤细胞的同时，对正常细胞也有破坏作用。石油醚提取物具有明显的抗生育作用，蓖麻毒蛋白和蓖麻油对小鼠的抗着床效果达 100%。此外，蓖麻子还有抗病毒、中枢神经兴奋等作用。

【制剂】藏药：棘豆消痒洗剂。

附注：蓖麻子经榨取并精制得到的脂肪油称"蓖麻油"，《中国药典》以"蓖麻油"之名收载作缓泻剂或作制剂辅料等使用。蓖麻中含有的蓖麻毒蛋白、蓖麻碱具有毒性，使用过量（儿童 2~7 粒，成人约 20 粒）可导致中毒死亡，但加热后可使其破坏。

据《晶珠本草》记载，藏药"谈饶合"分为 3 种，即"谈饶合（丹饶合）""谈查（丹查）"和"如巴玛"，西藏藏医认为"谈饶合"即蓖麻，"谈查"为巴豆（大戟科植物巴豆 Croton tiglium L. 的种子），而青海、云南藏医则认为相反；"如巴玛"不详。该 2 种均有毒性，不宜混用，应注意区别。

扁 刺 蔷 薇

【民族药名】藏药（色瓦，塞果）。

【来源】蔷薇科植物扁刺蔷薇 Rosa sweginzowii Koehne 的干燥茎内皮及成熟果实。

【标准】西藏未成册藏标（06），西藏藏标（12）。

【功能主治】藏药：解毒，退热，敛黄水。用于中毒性发热，肝热症，肾病，关节积黄水。

【用法与用量】3~9g。外用适量，研末，撒或调敷患处。

【化学成分】含氨基酸类、维生素类、矿物质和其他营养成分。

【制剂】藏药：二十五味儿茶丸。

附注：《中华本草·藏药卷》记载的"塞多"的基源为扁刺蔷薇 R. sweginzowii 和虎耳草科植物糖茶藨 Ribes himalense Royle ex Decne，以茎内皮入药。《西藏藏标》（12）分别以"扁刺蔷薇/色瓦"和"糖茶藨/色归"之名收载了该 2 种，后者的功能为清热解毒、干黄水，用于中毒证、肝热证、肾病、风湿等，两者的功能主治有相似之处，但以作为不同的药物使用为宜。

扁蕾(湿生扁蕾,沼生扁蕾)

【民族药名】藏药(加蒂那布,甲蒂,甲蒂嘎博,吉蒂那保,吉蒂嘎保,机合率,地达加布玛),蒙药(哈日-特木日-地格达)。

【来源】龙胆科植物扁蕾 Gentianopsis barbata (Fröel.) Ma 或湿生扁蕾 Gentianopsis paludosa (Mum.) Ma 的新鲜或干燥全草。

【标准】部标藏药(95),青海藏标(92),部标蒙药(98),内蒙蒙标(86),青海药标(76,86,92)。

【功能主治】藏药:清瘟热,利胆,止泻。用于黄疸型肝炎,肝胆病引起的发热,感冒,乙脑,小儿腹泻,阴囊肿痛。

蒙药:平息"协日",清热,愈伤。用于"协日"引起的头痛,"协日"热,中暑,黄疸,肝热,伤热。

中药:清热解毒,消肿。用于传染性热病,外伤肿痛,肝胆湿热。

【用法与用量】鲜品30g;干品3~15g。

【化学成分】含㕷酮类:1,7-二羟基-3,8-二甲氧基㕷酮(1,7-dihydroxy-3,8-dimethoxyxanthone),1-羟基-3,7,8-三甲氧基㕷酮(1-hydroxy-3,7,8-trimethoxyxanthone),1,8-二羟基-3,7-二甲氧基㕷酮(1,8-dihydroxy-3,7-dimethoxyxanthone),1-羟基-3,7-二甲氧基㕷酮(1-hydroxy-3,7-dimethoxyxanthone),7,8-二羟基-3-甲氧基㕷酮-1-O-β-D-葡萄糖苷(7,8-dihydroxy-3-methoxyxanthone-1-O-β-D-glucoside),5-羟基-3-甲氧基㕷酮-1-O-β-D-吡喃葡萄糖苷(5-hydroxy-3-methoxyxanthone-1-O-β-D-glucopyranoside),7,8-二羟基-3-甲氧基㕷酮-1-O-[β-D-吡喃木糖-(1→6)-β-吡喃葡萄糖苷]{7,8-dihydroxy-3-methoxyxanthone-1-O-[β-D-xylopyranosyl-(1→6)-β-D-glucopyranoside];三萜类:齐墩果酸(oleanolic acid),熊果酸(ursolic acid),1-羟基齐墩果酸(1-hydroxy oleanolic acid),1,3-β-二羟基齐墩果酸(1,3-β-dihydroxy oleanolic acid);黄酮类:木犀草素(luteolin),木犀草素-7-O-β-D-葡萄糖苷(luteolin-7-O-β-D-glucoside),芹菜素(apigenin);有机酸类:苯甲酸(benzoic acid),琥珀酸(butanedioic acid);其他类:胡萝卜苷(daucosterol),三十烷醇(triacontanol),β-谷甾醇(β-sitosterol), gentianopfluorenone。

1,7-二羟基-3,8-二甲氧基㕷酮

齐墩果酸

木犀草素

【药理作用】扁蕾80%乙醇提取物有明显降低四氯化碳致小鼠急性肝损伤模型血清谷丙转氨酶(GPT)、谷草转氨酶(GOT)的作用,同时能提高超氧化物歧化酶(SOD)活性、清除氧自由基而降低组织匀浆丙二醛(MDA)的作用;能够稳定抑制动物体内S_{180}肉瘤及其他瘤株的生长。乙醇提取物对小鼠溃疡性结肠炎有较好的改善作用;能减轻结肠局部的病理性损伤,进一步对乙醇提取物的石油醚、三氯甲烷、乙酸乙酯、正丁醇萃取部位进行比较,表明其活性部位主要是三氯甲烷部位和乙酸乙酯部位。

【制剂】蒙药:扁蕾颗粒。

附注:本品为藏药"蒂达"的品种之一。藏医使用的为湿生扁蕾 *G. paludosa*,蒙医使用的为扁蕾 *G. barbata*,与该2种的分布区域有关(参见"印度獐牙菜""川西獐牙菜""花锚"条)。

槟　榔

【民族药名】藏药(果玉,开玛果玉,巴扎朱,果斋),蒙药(高优,高幽,巴塔),维药(福排力,乞失伯儿乞失,苏帕日,素帕日,斯巴力,普皮力)。

【来源】棕榈科植物槟榔 *Areca catechu* L. 的干燥成熟种子。

【标准】中国药典,部标藏药(附录,95),藏标(79),青海藏标(92),内蒙蒙标(86),部标维药(附录,99),云南药标(74),部标进药(77,86),台湾中药典范(85),新疆药标(80),局标进药(04),台湾中药典(04),广西壮标(08)。

【功能主治】藏药:消积,驱虫,下气,行水。用于肾脏疾病,食积腹胀,驱绦虫,痢疾,疟疾。

蒙药:祛寒补肾,利尿,固齿,驱虫。用于睾丸坠痛,腰膝关节酸痛,肾寒,肾"赫依",慢性肾病,蛔虫病,绦虫病。

维药:清热燥湿,收敛止泻,消炎退肿,止带固精,杀虫驱虫。用于湿热性或血液质性疾病,腹泻,牙周炎肿,白带过多,早泄遗精,肠道生虫。

中药:杀虫,消积,行气,利水,截疟。用于绦虫病、蛔虫病、姜片虫病,虫积腹痛,积滞泻痢,里急后重,水肿脚气,疟疾。

【用法与用量】3~10g;驱绦虫、姜片虫:30~60g。维医认为本品可引起胸肺干燥,导致肾结石、膀胱结石,可以西黄芪胶矫正。

【化学成分】含生物碱类(0.3%~0.6%,以与鞣酸结合的形式存在):槟榔碱(arecoline),

槟榔次碱（arecaidine），去甲基槟榔碱（guavacoline），去甲基槟榔次碱（guavacine），异去甲基槟榔次碱（isoguavacine），槟榔副碱（arecolidine），高槟榔碱（homoarecoline）等；挥发油类：棕榈酸（palmitic acid），油酸（oleic acid），肉豆蔻酸（myristic acid），月桂酸（lauric acid），亚油酸（linoleic acid）等；鞣质（约 15%）：右旋儿茶素（catechin），表儿茶素 [(−)-epcatechin)]，槟榔鞣质 A、B（arecatannins A、B），原花青素 A_1、B_1、B_2（procyanidins A_1、B_1、B_2）等；其他：金色酰胺醇酯（aurantiamide acetate），aurantiamide 等。《中国药典》规定含槟榔碱（$C_8H_{13}NO_2$）不得少于 0.20%。

棕榈酸　　　　槟榔次碱

【药理作用】槟榔碱具有驱虫作用，对猪肉绦虫有麻痹作用，使其瘫痪；对牛肉绦虫仅能麻痹头节；对钩口绦虫、无钩口绦虫及短小绦虫也有较强的麻痹作用。槟榔碱刺激副交感神经的作用与乙酰胆碱相似；可引起大脑皮质惊醒反应；尚有中枢抑制作用；可抑制小鼠的自主活动；具有一定的醒酒作用；能改善 2 型糖尿病大鼠肝脏的胰岛素抵抗。槟榔水提取物可以显著改善小鼠的胃肠功能，促进小鼠胃肠蠕动及增强其小肠吸收功能；嚼食槟榔可升高胃肠道平滑肌张力，增加肠蠕动，促进消化液分泌，增加食欲。槟榔对小鼠移植性艾氏腹水癌有显著的抑制作用。此外，槟榔还具有抑菌和杀精作用。

【制剂】藏药：七味槟榔散，二十五味马宝丸，二十八味槟榔丸，安神丸。

蒙药：槟榔十三味丸，那仁明目汤散，苏木六味汤丸。

彝药：胃复舒胶囊。

附注：槟榔 *A. catechu* 原产马来西亚，我国云南及福建、海南、广东、广西、台湾等地也有广泛栽培。维医药古籍《注医典》《药物之园》均记载多产于印度、孟加拉国等地，推测维医最早使用的槟榔药材可能系进口。槟榔 *A. catechu* 的未成熟果实也药用，称"枣槟榔"（贵州、山东、四川等地方标准中收载），果皮入药称"大腹皮"（《中国药典》等收载），均为不同的药物，应注意区别。

傣医、彝医药用果实，傣药（哥麻补、戈吗）用于驱虫、泄泻、痢疾、食积腹痛、疟疾、脚气水肿、脘腹胀满、小便不利；彝药用于食积不化、胃脘胀痛、泄泻赤痢、直肠下血、肠虫积聚等。

冰片 [天然冰片，天然右旋龙脑，艾片（左旋龙脑）]

【民族药名】藏药（嘎布），蒙药（锡乐嘎布日，艾片嘎布尔，达格希勒-嘎布尔）。

【来源】天然冰片（右旋龙脑）：樟科植物樟 *Cinnamomum camphora*(L.)Presl 的新鲜枝、叶经提取加工制成的结晶；龙脑香科植物龙脑香 *Dryobalanops aromatica* Gaertner 的树干经水蒸气蒸馏所得的结晶。呈白色结晶性粉末或片状结晶。

冰片（合成龙脑）：人工合成的无色透明或白色半透明的片状松脆结晶。

艾片(左旋龙脑):菊科植物艾纳香 Blumea balsamifera (L.)DC.的新鲜茎叶经提取加工制成的结晶。呈白色透明片状、块状或颗粒状结晶。

【标准】中国药典,部标藏药(附录,95),青海藏标(附录,92),内蒙蒙标(86),部标维药(附录,99),贵州中标规(65),部标进药(77),台湾中药典范(85),新疆药标(80),贵州中标(88),江西中标(96),贵州中民标(03),广东中标(10)。

【功能主治】蒙药:清热,消肿,止痛。用于炽热,陈热,讧热,毒热,丹毒,瘟热,牙肿痛,目赤。

中药:开窍醒神,清热止痛。用于热病神昏、惊厥,中风痰厥,气郁暴厥,中恶昏迷,胸痹心痛,目赤,口疮,咽喉肿痛,耳道流脓。

【用法与用量】天然冰片(右旋龙脑):0.3~0.9g;冰片(合成龙脑)、艾片(左旋龙脑):0.15~0.3g。入丸、散用。外用适量,研粉点敷患处。孕妇慎用。蒙医临床上"赫依"病者禁用。

【化学成分】《中国药典》规定含龙脑(borneol, $C_{10}H_{18}O$):天然冰片(右旋龙脑)不得少于96.0%;冰片(合成龙脑)不得少于55.0%;艾片(左旋龙脑)不得少于85.0%。

【药理作用】对中枢神经兴奋性有较强的双向调节作用,既有镇静安神作用,又有醒脑作用。以冰片制成酒剂涂搽癌症放射治疗疼痛处,对食管癌、胃癌、骨转移癌等引起的疼痛有较好效果。对金黄色葡萄球菌、白色葡萄球菌、绿色链球菌、溶血性链球菌、肺炎链球菌有抑制作用;能抑制猪霍乱弧菌、大肠埃希菌的生长。有利于冠状动脉痉挛的防治,并可减轻缺血引起的心肌损伤。

【制剂】藏药(冰片):十二味冰片散,二十五味冰片散,风湿止痛丸,松石散,小檗眼药膏,芎香通脉丸。

蒙药(冰片):溃疡软膏,清热二十五味丸,透骨灵橡胶膏,外用溃疡散,消肿橡胶膏。

维药(冰片):阿娜尔妇洁液,肛宁巴瓦斯尔软膏。

苗药:

天然冰片:复方金凤搽剂,复方透骨香乳膏,复方栀子气雾剂,洁阴灵洗剂,痛可舒酊,心胃止痛胶囊,咽立爽口含滴丸,银冰消痤酊,银丹心脑通软胶囊,银丹心泰滴丸,银盏心脉滴丸。冰片:百仙妇炎清栓,复方吉祥草含片,复方木芙蓉涂鼻膏,复方伤复宁膏,肤舒止痒膏,肝乐欣胶囊,花粉祛痒止痛酊,金果榄凝胶,清肤止痒酊,消痔洁肤软膏。

傣药(冰片):舒心通脉胶囊。

彝药(冰片):伤益气雾剂,肿痛气雾剂,肿痛外擦酊。

附注:《中国药典》分别收载了"天然冰片(右旋龙脑)""冰片(合成龙脑,消旋体)"和"艾片(左旋龙脑)",其功能主治相同,但对龙脑含量的规定不同,剂量也有差异,应按制剂批文规定使用。

樟 C. camphora 在植物分类上为1个物种,其木材、根、枝、叶均含樟油。在应用上,根据樟油的组成不同可分为本樟(主要含有樟脑)、芳樟(主要含有芳樟醇)和油樟(主要含有松油醇)3类,作为提取天然冰片(右旋龙脑)的原料主要使用以含樟脑为主的本樟(C. camphora),现已大量栽培。我国药用的冰片过去多为进口,系由分布于南亚热带地区的龙脑香科植物龙脑香(*Dryobalanops aromatica*)的树干或树脂经蒸馏冷却而得,故又称"龙脑樟",《部标进药》收载的即为此。该种我国无分布,现国产天然冰片多从本樟(*C. camphora*)中提取。

山东中标(95,02)在"冰片(天然冰片)"条下收载的基源为唇形科植物五脉地椒 *Thymus quinquecostatus* Celak.(地椒)的全草经提取得到的结晶。

薄荷 [薄荷油(薄荷素油),薄荷脑]

【民族药名】藏药(苟尔滴),蒙药(巴达拉希),维药(亚利普孜,纳亦纳亦,乃那,艾扎日帕),苗药(锐叉务,窝壳欧,弯国歺),傣药(荒嫩,麻章那)。

【来源】薄荷:唇形科植物薄荷 *Mentha haplocalyx* Briq. 的干燥地上部分。

薄荷油:唇形科植物薄荷 *Mentha haplocalyx* Briq. 的新鲜茎和叶经水蒸气蒸馏,再冷冻,部分脱脑加工得到的挥发油。

薄荷脑:唇形科植物薄荷 *Mentha haplocalyx* Briq. 的新鲜茎和叶经水蒸气蒸馏、冷冻、重结晶得到的一种饱和的环状醇,为 l-1-甲基-4-异丙基环己醇-3。

【标准】中国药典,部标维药(附录,99),新疆药标(80),台湾中药典范(85),台湾中药典(80,04,06)。

【功能主治】藏药:活血,祛瘀。用于一切血脉病,胆病,疱块,创伤。

蒙药:清血热、肝热、疮热,止痛,止痒。用于血热、肝热,感冒头痛,鼻塞,皮肤瘙痒。

维药:生干生热,痛经,利尿,散气除胀,温中,止痛,燥湿,补虚,驱除肠虫。用于寒湿性或黏液质性疾病,如寒性闭经,小便不利,腹胀腹痛,湿性体虚,肠内生虫。

苗药:散风热,清头目,利咽喉,透疹。用于风热表证,头痛,目赤,咽喉肿痛,麻疹不透,瘾疹瘙痒。

傣药:清火解毒,杀虫止痒。用于"鲁旺害埋拢很"(小儿高热惊厥),"害埋拢很"(高热惊厥),"兵洞烘洞飞暖,习亨习毫"(皮肤瘙痒、斑疹、疥癣、湿疹),"拢沙龙接火"(咽喉肿痛)。

中药(薄荷):疏散风热,清利头目,利咽,透疹,疏肝行气。用于风热感冒,风温初起,头痛,目赤,喉痹,口疮,风疹,麻疹,胸胁胀闷。

【用法与用量】薄荷:3~6g;鲜品15~30g。后下。外用适量,捣烂敷患处。

【化学成分】薄荷:含挥发油类:薄荷脑(menthol),胡薄荷酮(menthone),异薄荷酮(isomenthone),胡椒酮(piperitone),胡椒烯酮(piperitenone),乙酸薄荷酯(menthyl acetate),二氢香芹酮(dihydrocarvone),反式乙酸香芹酯(*trans*-carvyl acetate),L-柠檬烯(L-cinene),乙酸松油酯(terpinyl acetate),顺式罗勒烯(*cis*-ocimene)等;黄酮类:异瑞福灵(isoraifolin),薄荷异黄酮苷(menthoside),3'-甲氧基木犀草素(chryseoriol),5,6-二羟基-7,8,3',4'-四甲氧基黄酮(5,6-dihydroxy-7,8,3',4'-tetramethoxyflavone),5,6,7,4'-四羟基-3'-甲氧基黄酮(nodifloretin),5-羟基-6,7,8,4'-四甲氧基黄酮(5-hydroxy-6,7,8,4'-tetramethoxyflavone)等;有机酸类:迷迭香酸(rosmarinic acid),咖啡酸(caffeic acid)等;其他:原儿茶醛(protocatechuic aldehyde),原儿茶酸(protocatechuic acid),齐

墩果酸(oleanolic acid),天冬氨酸,谷氨酸等。《中国药典》规定含挥发油不得少于0.80%(ml/g)。

薄荷油:《中国药典》规定含薄荷脑($C_{10}H_{20}O$)应为28.0%~40.0%。

薄荷脑:《中国药典》规定含薄荷脑($C_{10}H_{20}O$)应为95.0%~105.0%。

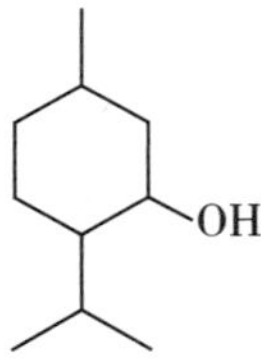

薄荷脑 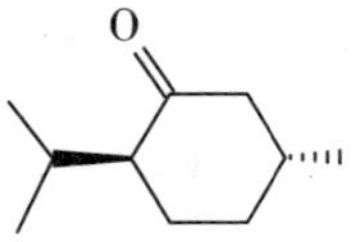　　　　胡薄荷酮 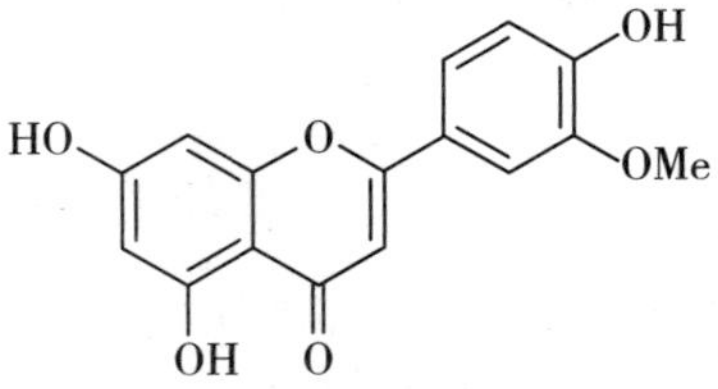　　　　3′-甲氧基木犀草素

【药理作用】 薄荷油外用能麻醉神经末梢,刺激皮肤的冷感受器而产生冷感,清凉止痒;少量内服可通过兴奋人中枢神经,发汗解热;对小鼠和家兔均有抗早孕和抗着床的作用;具有抗真菌、抗病毒、祛痰、利胆、解痉、抗炎镇痛、促渗透等作用。薄荷中的非挥发性成分具有保肝利胆、抗肿瘤、乌发、抗氧化等作用。

【制剂】 蒙药:

薄荷油:祛痛橡胶膏;薄荷脑:透骨灵橡胶膏,消肿橡胶膏。

维药(薄荷):行滞罗哈尼孜牙片,行气那尼花颗粒,祖卡木颗粒。

苗药:

薄荷:复方一枝黄花喷雾剂,口鼻清喷雾剂,咽喉清喉片;薄荷油:复方草玉梅含片,复方吉祥草含片,咽立爽口含滴丸,花粉祛痒止痛酊;薄荷脑:复方草玉梅含片,复方木芙蓉涂鼻膏,复方伤复宁膏,金喉健喷雾剂,筋骨伤喷雾剂,开喉剑喷雾剂(儿童型),痛可舒酊,消痔洁肤软膏,咽喉清喉片,咽立爽口含滴丸,养阴口香合剂。

傣药(薄荷脑):七味解毒活血膏。

彝药(薄荷脑):伤益气雾剂,肿痛气雾剂。

附注:《中国药典》1953年版和1963年版收载的薄荷的基源植物曾使用学名"*Mentha arvensis* L.",《中国植物志》中将该学名作为 *M. haplocalyx* 的异名。

《中国药典》分别收载了"薄荷""薄荷脑""薄荷素油(薄荷油)"。在制剂中,为避免挥发油损失,也有直接使用薄荷油的工艺。

维医还使用亚洲薄荷 *M. asiatica* Boriss(假薄荷)、留兰香 *M. spicata* L.(绿薄荷)、欧洲薄荷 *M. longifolia*(L.)Huds.。《贵州中民标》中以"留兰香"之名收载了留兰香 *M. spicata*,其功能主治为疏风清热、解表和中、理气止痛,用于感冒头痛、胃痛、咳嗽、腹胀、吐泻、痛经、肢体麻木、跌扑肿痛,与薄荷不尽一致。

波 棱 瓜 子

【民族药名】 藏药(色吉美多,塞吉美多,塞季美朵,塞拉美朵,塞美塞古),蒙药(巴嘎-阿拉坦-其其格音-乌热,斯日古莫德格,斯日古莫德格-冲瓦)。

【来源】 葫芦科植物波棱瓜 *Herpetospermum pedunculosum*(Sex.)Baill. 的干燥成熟种子。

【标准】 中国药典(附录),部标藏药(95),藏标(79),青海藏标(92),内蒙蒙标(86),云南药标(74,96)。

【功能主治】 藏药:平肝,泻火,解毒。用于六腑热症,"赤巴"热,"赤巴"外散所致的眼黄、肤黄、小便黄,肝病,胆病,消化不良。

蒙药:清"协日",清热解毒。用于胃肠"协日",脾热,黄疸,消化不良,腹胀,肝胆热症。

中药:清热解毒,柔肝。主治黄疸型传染性肝炎,胆囊炎,消化不良。

【用法与用量】 1.5~6g。

【化学成分】 含木脂素类:波棱酮(herpetone),波棱芴酮(herpetfluorenone),波棱内酯 A、B(herpetolide A、B),去氢双松柏醇(dehydroconiferyl alcohol),松柏醇(coniferyl alcohol),波棱三醇(herpetriol),波棱四醇(herpetetrol),波棱醛(herpetal),波棱酚(herpetenol)等;脂肪酸类:亚麻酸(linolenic acid),棕榈酸(palmitic acid),油酸(oleic acid)等;其他:波棱醛(herpetal),豆甾醇(stigmasterol),尿嘧啶(uracil),菠甾醇葡萄糖苷(spinasterol glycoside)等。

波棱酮

【药理作用】 波棱瓜子的石油醚、三氯甲烷、乙醇、60%乙醇和水提取物均有体外清除 DPPH 自由基的作用,其中三氯甲烷提取物的自由基清除活性最强。乙醇提取物能显著提高小鼠抗疲劳、耐缺氧的能力。波棱瓜子三氯甲烷提取液能明显抑制四氯化碳引起的小鼠血清中谷丙转氨酶(GPT)的升高、甘油三酯(TG)的降低以及肝糖原的降低。对于硫代乙酰胺引起的急性肝损伤,三氯甲烷提取液和高剂量水提取液都能抑制血清中甘油三酯(TG)和谷草转氨酶(GOT)的升高以及肝糖原的降低。波棱瓜子乙酸乙酯提取物组能不同程度地降低四氯化碳导致肝损伤小鼠血清中的 GPT 和 GOT 活性以及肝脏中丙二醛(MDA)的含量,对化学性肝损伤具有明显的保护作用。

【制剂】 藏药:三味蔷薇散,五味金色丸,七味诃子散,七味消肿丸,七味熊胆散,八味西红花止血散,八味獐牙菜丸,九味牛黄丸,九味獐牙菜胶囊,九味獐牙菜丸,十味黑冰片丸,十一味草果丸,十一味金色散,十一味金色丸,十三味榜嘎散,十三味草果散,十三味蒺藜丸,十五味赛尔斗丸,十五味止泻木散,十六味马蔺子丸,十八味牛黄散,十九味草果散,二十一味寒水石散,二十五味大汤散,二十五味大汤丸,二十五味绿绒蒿胶囊,二十五味绿绒蒿丸,二十五味余甘子散,二十五味余甘子丸,二十五味獐牙菜散,二十八味槟榔丸,二十九味羌活散,大月晶丸,甘露灵丸,秘诀清凉胶囊,秘诀清凉散,石榴莲花散,松石散。

附注:《中国植物志》中波棱瓜的学名为 *H. pedunculosum*(Ser.)C. B. Clarke,《中国药典》(附录)和《内蒙蒙标》中使用的学名为 *H. caudigerum* Wall., 该学名《中国植物志》中作为 *H. pedunculosum* 的异名。

藏医药古籍文献《如意宝瓶》云"塞季美朵可分内蒙产、西藏产、尼泊尔产 3 种"。据《中国植物志》记载波棱瓜 *H. pedunculosum* 我国仅产于西藏、云南,内蒙古无分布,国外分布于印度和尼泊尔。藏医多用西藏产者,市场商品也有部分从尼泊尔进口。文献记载,藏医还以南赤瓟 *Thladiantha harmsii* Lévl.(=*T. nudiflora* Hemsl. ex Forbes et Hemsl.)、王瓜(刚毛赤瓟)*Thladiantha setispina* A. M. Lu et Z. Y. Zhang、三尖栝楼(马干铃栝楼)*Trichosanthes lepiniana*(Naud.)Cogn. 等的种子作波棱瓜子的代用品,是否合理还有待于研究。波棱瓜子现在四川康定等地已有栽培生产,但该植物系雌雄异株植物,栽培中尚难以有效控制雄、雌株的比例以提高产量,还有待于研究。

蒙医药古籍《无误蒙药鉴》记载有"陶木-阿拉坦-其其格音-乌热",应为波棱瓜 *H. pedunculosum*,但大部分地区蒙医将木鳖子 *Momordica cochinchinensis*(Lour.)Spreng. 的种子与波棱瓜 *H. pedunculosum* 相同使用。《迪庆藏药》记载,甘肃夏河藏医院以木鳖子 *M. cochinchinensis* 的种子作波棱瓜子的代用品系受蒙医用法的影响(参见"木鳖子"条)。

博 落 回

【民族药名】苗药(救命王,夺红,锐偏连,窝良巴,窝良根,官龚弯样巩)。

【来源】罂粟科植物博落回 *Macleaya cordata*(Willd.)R. Br. 的干燥全草。

【标准】贵州中民标(03)。

【功能主治】苗药:活血散瘀,清热解毒,杀虫止痒。用于痈疮疔肿,痔疮,湿疹,蛇虫咬伤,跌打肿痛,风湿关节痛,滴虫性阴道炎,烧烫伤。

中药:清热解毒,活血散瘀,杀虫止痒。用于痈肿疮毒,下肢溃疡,烧烫伤,湿疹,顽癣,跌扑损伤,风湿痹痛,阴痒。

【用法与用量】有大毒,不可内服。外用适量,捣烂敷、煎水熏洗或乙醇浸渍液涂搽患处。

【化学成分】含生物碱类:博落回碱(bocconine,白屈菜玉红碱),博落回醇碱(bocconoline),血根碱(sanguinarine),氧化血根碱(oxy-sanguinarine),二氢血根碱(13,14-dihydrosanguinarine),6-丙酮基二氢血根碱(6-aceronyldihydrosanguinarine),6-乙氧基血根碱,sanguidimerine,白屈菜红碱(chelerythrine),二氢白屈菜红碱(dihydrochelerythrine),6-甲氧基二氢白屈菜红碱,原阿片碱(protopine),α-、β-别隐品碱(α-、β-allocryptopine),去氢碎叶紫堇碱(dehydrocheilanthlanthifoline),刻叶紫堇明碱(corysamine),黄连碱(coptisine),小檗碱(berberine),spallidamine,pancorine 等;挥发油类:糠醛,(*E*)-2-二甲基-环戊烷,2-苯丙烯醛,辛酸,α,α,4-三甲基苯甲醇,4-亚硝基苯甲酸乙酯,2-氢-1-苯并呋喃,雪松醇(cedrol),十四烷酸等;苯丙素类:阿魏酸(ferulic acid),4-羟基-3-甲氧基桂皮醛(4-hydroxy-

3-methoxycinnamaldehyde），3-O-feruloylquinic acid，methyl-3-O-feruloylquinate；萜类：齐墩果酸（oleanolic acid），oxohop-2，22（30）-dien-29-oic acid 等；其他：β- 谷甾醇（β-sitosterol），豆甾醇（stigmasterol），β- 胡萝卜苷（β-daucosterol），N- 甲基 -4，5- 亚甲二氧基琥珀亚胺，4- 羟基 -3- 甲氧基苯甲醛，黄酮类，香豆素类，强心苷类等。

盐酸血根碱

二氢白屈菜红碱

【药理作用】博落回含有的血根碱、小檗碱等异喹啉衍生物类生物碱具有很强的抗炎抑菌作用。总生物碱在体外有明显的细胞毒性作用，可抑制 Hep3B、H22 细胞增殖；在体内抑制小鼠 H22 肝癌皮下移植瘤的生长和延长 S_{180} 腹水瘤小鼠的存活时间，且注射比口服效果好；对 KB、P388、W256 型肿瘤细胞也有较好的抑制作用；血根碱对胰腺癌、肝癌有治疗作用。博落回根的细粉灌胃给药对四氯化碳和半乳糖胺所致的急、慢性肝损伤均有显著改善肝功能的作用。此外，博落回还有杀虫等作用。

【制剂】苗药：博落回肿痒酊。

附注：博落回 M. cordata 中含有杀虫成分，现提取物也作为生物农药使用，但据研究不同产地的博落回的成分组成及含量差异较大。

补骨脂（破故纸，黑故子）

【民族药名】蒙药（西莫都拉），维药（进克维孜欧如合，金克吾孜乌拉盖，巴克其，巴比其，巴皮其）。

【来源】豆科植物补骨脂 Psoralea corylifolia L. 的干燥成熟果实。

【标准】中国药典，部标维药（附录，99），贵州中标规（65），新疆药标（80），台湾中药典范（05），贵州中民标（副篇，03），台湾中药典（04）。

【功能主治】蒙药：用于腰膝冷痛，老人尿频，遗尿，黎明泄泻；外用于白癜风，鸡眼，银屑病，秃发。

维药：生干生热，清除异常黏液质，赤肤发疱，增加色素，净血解毒，祛风止痒，燥湿除疹，杀驱肠虫。用于湿寒性或黏液质性疾病，如白癜风，麻风，皮肤瘙痒，各类湿疹，肠道寄生虫。

中药：温肾助阳，纳气平喘，温脾止泻；外用消风祛斑。用于肾阳不足，阳痿遗精，遗尿尿频，腰膝冷痛，肾虚作喘，五更泄泻；外用治白癜风，斑秃。

【用法与用量】6~9g；维药 1~3g。外用制成 20%~30% 酊剂涂患处。阴虚火旺者忌服。

【化学成分】含香豆素类：补骨脂素（psoralen），异补骨脂素（isopsoralen），补骨脂定（psoralidin），异补骨脂定（isopsoralidin），双氢异补骨脂定（corylidin），8- 甲氧基补骨脂素（8-methoxypsoralen），白芷素（angelicin）等；黄酮类：紫云英苷（astragalin），补骨脂二氢黄酮甲醚（bavachinin），异补骨脂二氢黄酮（isobavachin），新补骨脂异黄酮（neobavaisoflavone），补骨脂查耳酮（bavachalcone），异补骨脂查耳酮，补骨脂色酚酮（bavachromanol），补骨脂双氢黄酮（bavachin），异补骨脂双氢黄酮，补骨脂双氢黄酮甲醚（bavachinin），补骨脂异黄酮醇（psoralenol）等；单萜酚类：补骨脂酚（bakuchiol），2,3-环氧补骨脂酚（2,3-hydroxybakuchiol），$\triangle^{1,3}$-羟基补骨脂酚（$\triangle^{1,3}$-hydroxybakuchiol），$\triangle^{1,2}$-羟基补骨脂酚（$\triangle^{1,2}$-hydroxybakuchiol）等；苯并呋喃类：corylifonol，isocorylifonol 等；挥发油：柠檬烯（limonene），芳樟醇（linalool），萜品醇-4（terpineol-4）等；脂肪类：甘油三酯（triacylglycerols），游离脂肪酸，甘油二酯（diacylglycerols），甘油单酯（monoacylglycerol）等；其他：三十烷（triacontane），棉子糖（raffinose），葡萄糖（glucose），豆甾醇（stigmasterol）等。《中国药典》规定含补骨脂素（$C_{11}H_6O_3$）和异补骨脂素（$C_{11}H_6O_3$）的总量不得少于0.70%。

补骨脂素　　　　　　紫云英苷　　　　　　补骨脂酚

【药理作用】 黄芪有较强的抗肿瘤活性，对艾氏腹水癌、乳腺癌、胃癌、神经母细胞瘤、肺癌、喉癌等细胞有抑制作用。有雌激素样作用，能增加阴道角化。能促进骨形成和抑制骨吸收。能促进皮肤黑色素的合成。异补骨脂查耳酮（$10^{-6}\sim10^{-5}$浓度）对离体蛙心灌流有明显的扩张冠状动脉作用。此外，补骨脂还具有抗氧化、抗疲劳、抗菌、保肝、抗抑郁、抗过敏等作用。

【制剂】 维药：复方卡力孜然酊，驱白巴布期片，驱白白热斯酊。

苗药：骨康胶囊，金乌骨通胶囊。

傣药：鹿仙补肾片。

附注：近代研究报道，补骨脂长期或大剂量服用对肾脏有毒性。

补骨脂药材传统以重庆合川为道地产区，因经济效益较低的原因，现种植很少，市场商品中也有从缅甸等地进口者。

苍耳草（苍耳）

【民族药名】 藏药（齐才，切才尔，齐增，齐松，鹅敦，才玛尖），蒙药（浩您-章古），维药（补都西哈克欧提，来斯克，阿扎奴德都比，卡西），傣药（牙西温，雅其闻，芽希温），彝药（红刺树尖，尼布什）。

【来源】 菊科植物苍耳 *Xanthium sibiricum* Patrn ex Widder 的干燥地上部分。

【标准】 江苏中标（86,89），广西中标（90），四川中标（92），部标成方（九册，附录，94），上海中标（94），贵州地标（94），江西中标（96），贵州中民标（03），广西壮标（08），甘肃中标（09），广东中标（10）。

【功能主治】 藏药：清热解毒，除风平胃，利尿。用于瘟病时疫，脏腑热症，风热，菌痢腹泻,腹痛,肾炎,郁热,风湿痹痛,风疹。

蒙药:愈伤。用于疮疡,外伤。

维药:生干生热,温肺止咳,开通鼻窍,消炎退肿,祛风止痛,赤肤生辉。用于湿寒性或黏液质性疾病,如久咳不愈,鼻塞不畅,慢性鼻炎,肛门炎肿,关节疼痛,面色苍白。

傣药:用于肾炎,睾丸炎,尿中夹砂,尿痛。

彝药:用于风寒湿痹,关节肿痛,伤风头痛,喉痛声嘶,麻风,疮痒,鼻痛,风湿,风丹。

中药:祛风散热,除湿解毒,健脾消食,和胃止痛。用于感冒,头风,胃炎及胃、十二指肠溃疡,风湿痹痛,疔疮,疥癣,皮肤瘙痒。

【用法与用量】 6~12g;藏药 3~4g。外用适量,煎汤熏洗或捣汁涂敷患处。有小毒,内服不宜过量,气虚血亏者慎用。

【化学成分】 挥发油类:α-乙基-呋喃(α-ethyl-furan),β-侧柏烯(β-thujene),月桂烯(myreene),β-蒎烯(β-pinene),d-柠檬烯(d-limonene),龙脑,莰烯(camphene),β-石竹烯(β-caryophyllene),β-广藿香烯(β-patchoulene),伞花烃(p-cymene),1-α-紫罗兰酮(1-α-lonone),d-高萜醇(d-carveol),萜品油烯(terpinolene),(6S,9R)-vomifoliol, dehydrovomifoliol 等;倍半萜内酯:苍耳醇(xanthanol),异苍耳醇(isoxanthanol), xantholide A,苍耳亭(xanthatin),4β,5β-epoxy xanthatin-1α,4α-endoperoxide,苍耳内酯(xanthumin),黄质宁(xanthinin,隐苍耳内酯), tomentosin, sibiriolide A、B 等;黄酮类:8-(Δ^3-异戊烯基)-5,7,3′,4′-四羟基黄酮[8-(Δ^3-isopentenyl)-5,7,3′,4′-tetrahydroxyflavone],槲皮素(quercetin);香豆素类:东莨菪内酯(scopolin);酚酸类:绿原酸(chlorogenic acid),新绿原酸,隐绿原酸,3,4-二咖啡酰奎宁酸(3,4-dicaffeoylquinic acid),3,5-二咖啡酰奎宁酸,4,5-二咖啡酰奎宁酸,原儿茶醛,原儿茶酸,棕榈酸(palmitic acid),香草酸(vanillic acid),咖啡酸(caffeic acid),咖啡酸乙酯等;蒽醌类:芦荟大黄素(aloe-emodin),大黄素(emodin),大黄酚(chrysophanol);其他:lasidiol p-methoxybenzoat,苍耳苷(strumaroside),羽扇豆酮(luteone),胆碱(choline),β-胡萝卜苷(β-daucosterol)等。

龙脑　　　　　苍耳亭

【药理作用】 苍耳叶的醇提物体内外试验均显示抗锥体虫病活性。苍耳叶浸剂能抑制蛙心的兴奋传导,导致心脏阻滞;并能扩张离体兔耳血管;在蛙后肢灌流中,引起血管先扩张后收缩。苍耳叶的酊剂对猫静脉注射可引起短暂的血压下降,并抑制脊髓反射的兴奋性。粗提取物及苍耳素对小鼠淋巴细胞白血病 P-388、L-1210 细胞株及人支气管表皮样瘤 NSCL-N6 细胞株呈现较高的体外细胞毒活性,而体内的细胞毒活性较弱。水提取物具有利尿作用和电解质平衡作用。苍耳亭具显著的抗金黄色葡萄球菌群特性,苍耳明(即苍耳内酯)有中枢神经系统抑制作用。

【制剂】 苗药:制酸止痛胶囊。

附注：苍耳 X. sibiricum 的果实为中药"苍耳子"，其功能主治与地上部分不同（参见"苍耳子"条）。

苍 耳 子

【民族药名】维药（补都西哈克欧如合，吾都西嘎可乌拉盖，百子如力来斯克，卡西卡比及），苗药（比广棍，加欧，正家修，挑嘎摆），傣药（雅西温）。

【来源】菊科植物苍耳 *Xanthium sibiricum* Patr. 或蒙古苍耳 *Xanthium mongolicum* Kitagawa 的干燥成熟带总苞的果实。

【标准】中国药典，贵州中标规（65），新疆药标（80），台湾中药典范（85），浙江中标（2000），湖南中标（93，09），贵州地标（94），台湾中药典（04）。

【功能主治】维药：生干生热，温肺止咳，消炎退肿，增强性欲，赤肤生辉。用于湿寒性或黏液质性疾病，如久咳不愈，慢性鼻炎，肛门肿痛，关节炎肿，性欲减退，面色苍白。

苗药：祛风散热，除湿解毒，消食止痛。用于鼻渊，风寒头痛，风湿痹痛，风疹，湿疹，疥癣，皮肤瘙痒。

傣药（根、果实）：清火解毒，杀虫止痒利水化石。用于"拢洞烘"（全身皮肤瘙痒），"拢牛哈占波"（小便热涩疼痛、尿路结石）。

中药：散风寒，通鼻窍，祛风湿。用于风寒头痛，鼻塞流涕，鼻衄，鼻渊，风疹瘙痒，湿痹拘挛。

【用法与用量】3~10g。有小毒。

【化学成分】含挥发油类：壬醛，十六烷，月桂烯等；脂肪酸类：棕榈酸（palmitic acid），硬脂酸（stearic acid），油酸（oleic acid），亚油酸（linoleic acid）等；有机酸：酒石酸（tartaric acid），苹果酸（malic acid），琥珀酸（succinic acid），延胡索酸（fumaric acid）等；倍半萜内酯类：苍耳醇（xanthanol），苍耳皂素，苍耳内酯（xanthumin）等；苷类：苍术苷（atractyloside），苍耳苷（strumaroside，β-谷甾醇-β-D-葡萄糖苷）等；其他：1,3,5-三-*O*-咖啡酰奎宁酸（1,3,5-tri-*O*-caffeoylquinic acid），3,5-二-*O*-咖啡酰奎宁酸（3,5-di-*O*-caffeoylquinic acid），β-胡萝卜苷（β-daucosterol），卵磷脂（lecithin），脑磷脂（cephalin），β-、γ-、δ-谷甾醇（β-、γ-、δ-sitosterol），果糖，蔗糖，生物碱，鞣质，黄酮，氨基酸等。

月桂烯　　　　　苍耳醇

【药理作用】苍耳子提取物具有抑菌活性，煎剂体外对金黄色葡萄球菌、炭疽杆菌有较强的抗菌作用，对乙型肝炎病毒DNA多聚糖（DNAP）的直接抑制率为25%~50%，提示其有抗肝炎病毒作用。甲醇粗提物对绿色木霉菌、黄瓜灰霉菌、黑曲霉、终极腐霉、尖镰孢菌黄瓜转化型5种病原真菌均有一定的抑制作用。煎剂对离体蛙心、豚鼠心脏有抑制作用，可使心率减慢、心收缩力减弱,并能扩张兔耳血管。水提取物 0.2g(生药)/ml 能显著延长牛凝血酶凝聚人纤维蛋白原的时间,有明显的抗凝血作用。煎剂 0.5g(生药)/只灌胃对 C57/BL 纯种小鼠的细胞免疫和体液免疫功能有明显的抑制作用。苍耳具有抗炎作用,表现出显著的清除自由基和降低活性功能,其抗炎作用主要表现为抗鼻炎、中耳炎、关节炎等。水提物中含有 α-葡糖苷酶抑制剂的活性成分,可提高正常小鼠的耐糖量,降低糖尿病小鼠的血糖。所含的苍耳亭成分对多种肿瘤细胞具有抑制增殖和诱导细胞凋亡的作用,包括非小细胞肺癌细胞、人胃癌 MKN-45 细胞、人乳腺癌 MDA-MB-231 细胞等。此外,苍耳子还有镇咳作用。

【制剂】维药:苍辛气雾剂。

附注:苍耳子的基源植物的学名,《中国药典》1963 年版曾使用 *X. strumarium* L.,《中国植物志》记载为 *X. sibiricum* 的异名。苍耳 *X. sibiricum* 的地上部分,贵州、上海、广西、四川、江苏、江西等地区的地方标准中以"苍耳草"之名收载,功能为祛风散热、除湿解毒、健脾消食、和胃止痛,用于感冒、头风、胃炎及胃、十二指肠溃疡、风湿痹痛、疔疮、疥癣、皮肤瘙痒,与苍耳子不同(参见"苍耳草"条)。

苍　术

【民族药名】蒙药(呼和-胡吉)。

【来源】菊科植物茅苍术 *Atractylodes lancea*(Thunb.)DC. 或北苍术 *Atractylodes chinensis*(DC.)Koidz. 的干燥根茎。

【标准】中国药典,新疆药标(80),台湾中药典范(85)。

【功能主治】蒙药:用于脘腹胀满,吐泻,水肿,痰饮,肢体及关节酸痛,夜盲症。

中药:燥湿健脾,祛风散寒,明目。用于湿阻中焦,脘腹胀满,泄泻,水肿,脚气痿躄,风湿痹痛,风寒感冒,夜盲,眼目昏涩。

【用法与用量】3~9g。

【化学成分】含挥发油类:β-桉叶油醇(β-eudesmol),苍术酮(atractylon),茅苍术醇(hinesol),苍术素(atractylodin)等;糖苷类:苍术苷 A(atractyloside A),14-O-beta-D-fructofuranoside,(1*S*,4*S*,5*S*,7*R*,10*S*)-10,11,14-trihydroxyguai-3-one 11-O-beta-D-glucopyranoside,(5*R*,7*R*,10*S*)-isopterocarpolone-beta-D-glucopyranoside 等;其他:香草酸(vanillic acid),3,5-二甲氧基-4-羟基-苯甲酸(3,5-dimethoxy-4-hydroxybenzoic acid),谷甾醇(sitosterol),胡萝卜苷(daucosterol)等。《中国药典》规定含苍术素($C_{13}H_{10}O$)不得少于 0.30%。

苍术素　　　　　苍术酮　　　　　苍术苷 A

【药理作用】苍术对胃肠道功能具有双向调节作用:在胃肠运动功能正常或低下时促进胃肠运动,而在脾虚泄泻或胃肠功能呈现亢进时则显示出明显的抑制作用。对胃溃疡有抑制作用。能保护大鼠心肌缺血再灌注损伤。对大鼠子宫平滑肌有抑制作用。此外,苍术还具有镇痛、抗炎、降血糖、抗缺氧、保肝、抑菌等作用。

【制剂】苗药:妇炎消胶囊。

傣药:益康补元颗粒。

彝药:藿香万应散。

附注:《中国植物志》中,将茅苍术 *Atractylodes lancea*(Thunb.)DC. 和北苍术 *Atractylodes chinensis*(DC.)Koidz. 合并为"苍术 *Atractylodes lancea*(Thunb.)DC."。

《黑龙江中标》(2001)中收载有"关苍术",为关苍术 *A. japonica* Koidz. ex Kitam. 的根,东北地区还使用有朝鲜苍术 *A. koreana* Nakai 的根,该 2 种仅分布于东北三省,为地方习用品。

草　果

【民族药名】藏药(嘎高拉,嘎果拉,噶果拉,噶高拉,高拉),蒙药(嘎古拉,德伦乃赛音,勃布来占,操格色利德),维药(充卡克尔,卡克勒,卡克乐克巴尔,黑里开兰,阿拉依其卡朗),傣药(麻号),彝药(德黑)。

【来源】姜科植物草果 *Amomum tsao-ko* Crevost et Lemaire 的干燥成熟果实。

【标准】中国药典,部标藏药(附录,95),藏标(79),内蒙蒙标(86),部标维药(附录,99),新疆维标(93),云南药标(74),新疆药标(80),广西壮标(11),香港中标(第5期)。

【功能主治】藏药:燥湿,祛寒,除痰,消食。用于心腹冷痛,食积不消,痰饮痞满,反胃,呕吐,泄泻,疟疾。

蒙药:祛胃、脾寒"赫依",温中消食。用于脾寒腹胀,消化不良,胃"赫依",腹胀,呕吐下泻,"赫依"引起的头痛。

维药:燥湿生热,调节异常黏液质,温胃消食,降逆止呕,除湿止泻。用于湿寒性或黏液质性肠胃疾病,如胃寒食滞,食欲缺乏,腹胀欲吐,湿性腹泻,大便溏薄,寒性肝痛。

傣药:用于腹胀,胸闷,发冷发热,小儿便结。

彝药:用于头晕头痛,心口痛,身弱体虚,寒湿内结,膈食,脘腹胀痛,呕吐泻痢,酒醉伤胃,小儿疳积,风湿骨痛,杨梅疮,水肿肤痒,瘰疬,蛇虫咬伤。

中药:燥湿温中,截疟除痰。用于寒湿内阻,脘腹胀痛,痞满呕吐,疟疾寒热,瘟疫发热。

【用法与用量】2.4~6g;维药2~8g。维医认为本品对肺有害,可以放糖矫正。

【化学成分】含挥发油类:1,8-桉油精(1,8-cineole),α-水芹烯(α-phellandrene),2-异丙基苯甲醛(2-propylbenzaldehyde),(*E*)-柠檬醛[(*E*)-citral],橙花醛(neral),α-松油醇(α-terpineol),牻牛儿醇(geraniol)等;黄酮类:芦丁(rutin),槲皮素-3-*O*-β-D-吡喃葡萄糖(quercetin-3-*O*-β-D-glucopyranoside);其他:邻苯三酚(pyrogallic acid),邻苯二酚(catechol),对羟基苯甲酸(*p*-hydroxybenzoic acid),原儿茶酸(protocatechuic acid)等。《中国药典》规定种子团含挥发油不得少于1.4%(ml/g);《香港中标》规定含1,8-桉油精($C_{10}H_{18}O$)不得少于0.23%,种子团含挥发油不得少于1.4%(*V/W*)。

1,8-桉油精　　　　　　　　　　　　　芦丁

【药理作用】 草果煎剂对离体兔十二指肠的自发活动有升高紧张性、加大振幅的作用，可拮抗肾上腺素对回肠的抑制作用；可减少醋酸引起的小鼠扭体次数。此外，草果还具有降脂减肥、降血糖、抗氧化、抗肿瘤、防霉和抗炎镇痛等作用。

【制剂】 藏药：六味锦鸡儿汤散，七味诃子散，八味石榴散，九味石榴丸，十味丛蕧散，十一味草果丸，十二味石榴散，十三味草果散，十八味杜鹃丸，十八味降香丸，十八味欧曲丸，十八味欧曲珍宝丸，十九味草果散，二十味肉豆蔻散，二十五味冰片散，二十五味寒水石散，二十五味鹿角丸，二十五味驴血丸，二十五味獐牙菜散，二十五味珍珠丸，二十五味竺黄散，二十九味能消散，三十五味沉香丸，大月晶丸，风湿止痛丸，洁白丸，秘诀清凉散，能安均宁散，如意珍宝丸，月光宝鹏丸，坐珠达西。

蒙药：阿那日十四味散，阿如健脾散，补肾健胃二十一味丸，草果健脾散，草果四味汤散，沉香安神散，风湿二十五味丸，羚牛角二十五味丸，那仁明目汤散，清肝二十七味丸，清热二十三味散，清热二十五味丸，十八味欧曲丸，石膏二十五味散，手掌参三十七味丸，顺气十三味散，苏木六味汤丸，珍宝丸，珍珠活络二十九味丸，珍珠通络丸。

维药：安胃加瓦日西吾地吐如西片，固精麦斯哈片，平溃加瓦日西麦尔瓦依特蜜膏，清浊曲比亲艾拉片，散寒药茶，温散加瓦日西加里奴司片，消食阿米勒努西颗粒。

彝药：肠胃舒胶囊，清肠通便胶囊，舒胃药酒。

附注：《中国植物志》中，"草果"的学名为 *Amomum tsaoko* Crevost et Lemarie。

部分制剂处方中也使用"草果仁"名称。藏医药古籍文献记载藏医药用的"嘎高拉"有3种，以草果 *Amomum tsaoko* 为正品，以香豆蔻 *Amomum subulatum* Roxb.(产于墨脱县)、红豆蔻 *Alpinia galangal* (L.)Willd.(大高良姜)作草果的代用品。

维医药古籍文献中将草果分为大、小两种，《中华本草：维吾尔药卷》认为大者为草果 *A. tsaoko* 和红草果 *A. hongtsaoko* C. F. Liang et D. Fang 的果实，小者为小豆蔻 *Elettaria cardamomum* White et Maton 的果实。虽然大、小者在补胃作用上基本相同，但各有偏性，草果偏重于补胃消食，小豆蔻偏重于补胃爽心，现代维医将两者分别使用(参见"小豆蔻"条)。

草　莓

【民族药名】 藏药(志达萨增，孜孜洒曾，孜孜萨增，知达沙增窍，扎洛嘎，孜玛局玛，

萨增）。

【来源】蔷薇科植物东方草莓 *Fragaria orientalis* Lozinsk.、草莓 *Fragaria nilgerrensis* Schtr. 及同属多种植物的干燥全草。

【标准】部标藏药(95)，藏标(79)，青海藏标(92)。

【功能主治】藏药：引吐肺痰，托引脑腔脓血。用于热性化脓症，肺胃瘀血，"黄水病"脓疡。

【用法与用量】5~9g。

【化学成分】含黄酮类：(+)-儿茶素[(+)-catechin]，山柰酚-3-*O*-(6″-反式-对-香豆酰基)-*β*-D-葡萄吡喃糖苷{kaempferol-3-*O*-[6″-*O*-(*E*)-*p*-coumaroyl-*β*-D-glucopyranoside]}，芹菜素(apigenin)，槲皮素(quercetin)等；其他：对羟基苯乙醇(*p*-hydroxyphenethyl alcohol)，3-羟基-4-甲氧基苯乙醇(3-hydroxy-4-methoxy-phenyl-ethanol)，*β*-谷甾醇(*β*-sitosterol)等。

槲皮素

【药理作用】草莓汁对砷诱导的人支气管上皮细胞损伤具有保护作用。酚类成分具有抗肿瘤和抗氧化作用。

【制剂】藏药：八味秦皮胶囊，八味秦皮丸，二十六味通经散。

附注：《中国植物志》中，*F. nilgerrensis* Schlecht. ex Gay 的中文名使用"黄毛草莓"。

关于本品的形态，藏医药古籍文献《度母本草》云"枝红色匍匐地面，叶绿色，小，花白色，小，果实球形"；《蓝琉璃》云"横走根红色，细长"。不同文献中记载的"志达萨增"的形态不同，涉及多种基源植物。近代文献及各标准中收载的也不一致，《部标藏药》在"志达萨增"条下收载了东方草莓 *F. orientalis*；《藏标》收载的"孜孜洒曾"的基源植物为草莓 *F. nilgeerensis*，"直打洒曾"的基源为玄参科植物短穗兔耳草 *Lagotis brachystachya* Maxim.，且2种的功能主治相同；《青海藏标》收载的"孜孜萨曾"为东方草莓 *F. orientalis*，"志达萨增"为短穗兔耳草 *L. brachystachya*。草莓属(*Fragaria*)植物和具匍匐茎的短穗兔耳草 *Lagotis brachystachya* 可能系因具有古籍文献中记载的"匍匐茎"的形态相似而引起的混用。文献记载，各地藏医多使用草莓属(*Fragaria*)植物，除上述2种外，尚有同属植物西藏草莓 *F. nubicola* (Hook. f.)Lindl. ex Lacaita、西南草莓 *F. moupinensis* (Franch.)Card.；西藏藏医还使用蓼科植物多穗蓼 *Polygonum polystachyum* Wall. ex Meisn.，应注意区别，按制剂批文规定使用(参见"短穗兔儿草"条)。

制剂处方中也见有使用"草莓苗"的名称。

草乌（草乌头）

【民族药名】蒙药(泵阿，哈日-泵阿，毕卡，曼钦，哈拉，泵那格，浩热素，哈日-浩热素），苗药（包家利幼，弯考喽，夫郎，嘎更）。

【来源】毛茛科植物乌头 Aconitum carmichaelii Debx.、北乌头 Aconitum kusnezoffii Reichb.、华乌头 Aconitum sinense Paxt.、瓜叶乌头 Aconitum hemsleyanum Pritz. 的干燥块根。

【标准】中国药典，内蒙蒙标（86），贵州中标规（65），云南药标（74，96），四川中标（80，87），新疆药标（80），台湾中药典范（85），贵州中标（88），上海中标（94），香港中标（第7期）。

【功能主治】蒙药：杀"黏"，止痛，燥"协日乌素"。用于瘟疫，肠刺痛，阵刺痛，"粘奇哈"，丹毒，疹症，结喉，发症，痛风，游痛症，关节痛风，中风，心"赫依"，牙痛。

苗药：祛风除湿，温经，散寒止痛。用于风寒湿痹，关节疼痛，肢体麻木，半身不遂，头风头痛，心腹冷痛，寒疝腹痛，跌打瘀痛，阴疽肿毒。

中药：祛风除湿，温经止痛。用于风寒湿痹，关节疼痛，心腹冷痛，寒疝作痛，麻醉止痛。

【用法与用量】0.3~0.9g；苗药3~9g（煎），1~2g（研末）。本品有大毒，一般炮制后使用，生品宜慎用；孕妇禁用；年老体弱者慎用。按中医配伍理论，本品不宜与半夏、瓜蒌、瓜蒌皮、瓜蒌子、天花粉、贝母类（川贝、浙贝、平贝、伊贝、湖北贝母）、白蔹、白及同用。

【化学成分】含生物碱类：乌头碱（aconitine），次乌头碱（hypaconitine），新乌头碱（mesaconitine），异乌头碱（isoaconitine），新乌宁碱（neoline），准噶尔乌头碱（songorine），附子宁碱（fuziline），素馨乌头碱（jesaconitine），多根乌头碱（karakoline），北草乌碱（beiwutine），塔拉胺（talatisamine），异塔拉定（isotalatizidine），去甲猪毛菜碱（salsolinol），去甲基衡州乌药碱（demethylcoclaurine），异飞燕草碱（isodelphinine）等；其他：脲嘧啶（uracil），乌头多糖A~D（aconitans A~D）等。《中国药典》规定含乌头碱（$C_{34}H_{47}NO_{11}$）、次乌头碱（$C_{33}H_{45}NO_{10}$）和新乌头碱（$C_{33}H_{45}NO_{11}$）的总量应为0.10%~0.50%；《香港中标》规定含乌头碱（$C_{34}H_{47}NO_{11}$）、次乌头碱（$C_{33}H_{45}NO_{10}$）和新乌头碱（$C_{33}H_{45}NO_{11}$）的总量应为0.39%~0.77%。

乌头碱

次乌头碱

新乌头碱

【药理作用】乌头碱等生物碱是草乌的主要活性成分,对用电刺激鼠尾法或热板法引起的疼痛反应均有镇痛作用且不成瘾;具有明显的抗炎作用,可抑制角叉菜胶性足肿胀。乌头碱外用对皮肤黏膜的感觉神经末梢能够产生刺激作用,然后抑制而发挥局部麻醉作用。总乌头碱能增强肾上腺素对心肌的作用,对抗垂体后叶素所致的初期 ST 段上升和继之发生的 ST 段下降。注射液有抑制癌瘤生长和抑制癌细胞自发转移的作用,可用于晚期胃癌等消化系统恶性肿瘤的治疗;多糖具有显著的降血糖作用;亚油酸类对冠心病患者可起到食疗作用;高级脂肪酸及其衍生物具有润肠、致泻作用。

【制剂】藏药:甘露灵丸,流感丸,茜草丸,然降多吉胶囊,萨热大鹏丸。

蒙药(生草乌):祛痛橡胶膏,消肿九味散,消肿橡胶膏。

苗药:重楼解毒酊,复方重楼酊,十二味痹通搽剂,通络骨质宁膏。

彝药:天香酊。

附注:青藏高原分布的乌头属(*Aconitum*)植物种类丰富,藏医药用的该属植物涉及多个物种和药材品种。《晶珠本草》记载按其颜色划分有白、黄、红、蓝、黑 5 种,若以根的颜色也可概括为白、黄、黑 3 种。但近代有关藏药的文献和标准中均未记载有北乌头 *A. kusnezoffii*,可能与该种分布于河北、山西以北的东北地区有关,推测藏药制剂处方中的"草乌"当是指中药草乌的种类。藏医使用较多的主要为"榜嘎"[船盔乌头 *A. naviculare* (Brühl.) Stapf、唐古特乌头 *A. tanguticum*(Maxim.)Stapf]和"榜那"(铁棒锤 *A. pendulum* Busch、伏毛铁棒锤 *A. flavum* Hand.-Mazz.)(参见"唐古特乌头""铁棒锤"条)。

蒙医药古籍文献《无误蒙药鉴》云:"据其花的颜色分为 5 种,开黑色花者称为哈拉",所指的"黑色花"应是指深紫蓝色。《中华本草:蒙药卷》记载,历代蒙医药文献中常将"泵阿"分为有毒和无毒两大类,有毒的泵阿又分为 5 种,草乌为有毒的泵阿之一。各地蒙医自采的药材中,除北乌头 *A. kusnezoffii* 外,开紫蓝色花、据块根的种类均作为泵阿药用。

《云南中标》(彝药,05)中收载有"小草乌/昂期浪",为毛茛科植物滇川翠雀花 *Delphinium delavayi* Franch. 的根,功能为除湿散寒、通络止痛,用于寒湿痹痛、胃痛、跌打损伤,有大毒,系彝族习用药材,与草乌不同,不得混用。

草 乌 叶

【民族药名】蒙药(泵-阿音-那布其)。

【来源】毛茛科植物北乌头 *Aconitum kusnezoffii* Reichb. 的干燥叶。

【标准】中国药典,内蒙蒙标(86)。

【功能主治】蒙药:杀"黏",消炎,清热,止痛。用于肠刺痛,流感,瘟疫,丹毒,结喉,发症,头痛,喉感,淋巴结肿,肺感。有小毒。

中药:清热,解毒,止痛。用于热病发热,泄泻腹痛,头痛,牙痛。

【用法与用量】1~1.2g。多入丸、散用。孕妇慎用。

【化学成分】含生物碱类成分:乌头碱(aconitine),次乌头碱(hypaconitine),新乌头碱(mesaconitine)等。

【药理作用】生物碱类对甲醛所致的大鼠后爪炎症反应有明显的抗炎作用;有较强的镇痛作用;可显著降低发热大鼠的体温,具有解热作用;具有增强体液免疫功能的作用。

乌头碱具有镇痛、麻醉、消炎、降压、抗癌等作用。

【制剂】蒙药：巴特日七味丸，哈敦海鲁木勒十三味丸，清肺十八味丸，清肝二十七味丸，清瘟利胆十三味丸，清瘟十二味丸，顺气安神丸，止痢十五味散，镇刺六味丸。

附注：本品《中国药典》作为"蒙古族习用药材"收载。

草血竭（拳参）

【民族药名】苗药（杠扭达，杠柳答，蛙肝溜，枳稿倒），彝药（多都莫，乌嘎背起，尼契，维莫兵拉）。

【来源】蓼科植物草血竭 *Polygonum paleaceum* Wall. ex Hook. f. 的干燥根茎。

【标准】中国药典（77），青海藏标（附录，02），云南中标（彝药，05），云南药标（74，96），贵州中标（88），贵州中民标（03）。

【功能主治】苗药：止血，止痛，止泻。用于痢疾，胃痛，跌扑损伤，外伤出血。

彝药：行气活血，止痛止泻。用于气滞食积，胃脘疼痛，泄泻痢疾，骨节疼痛，屈伸不利，闭经痛经，疮疡肿毒，外伤出血。

中药：清热解毒，消肿止血。用于赤痢，热泻，肺热咳嗽，痈肿，瘰疬，口舌生疮，吐血，衄血，痔疮出血，毒蛇咬伤。

【用法与用量】3~15g。外用适量，研粉敷患处。脾胃虚弱者及孕妇慎用。

【化学成分】含挥发油类：萘（naphthalene），反油酸乙酯[(*E*)-9-octadecenoic acid]，棕榈酸（palmitic acid），13, 27-cycloursan-3-one；黄酮类：儿茶素内酯（catechinlactone），山柰酚 3-*O*-α-L 吡喃鼠李糖苷（kaempferol 3-*O*-α-L - rhamno-pyranoside），异槲皮苷（isoquercitrin），槲皮素（quercetin）等；其他：绿原酸乙酯（ethyl chlorogenate），原儿茶酸（protocatechuic acid），没食子酸（gallic acid），6-没食子酰葡萄糖（6-galloyl glucose），3, 6-二没食子酰葡萄糖（3, 6-digalloyl glucose）等。

萘　　　　　　槲皮素　　　　　　没食子酸

【药理作用】提取物有明显的抗炎镇痛作用，能显著抑制小鼠耳郭肿胀、大鼠足爪肿胀；能延长正常小鼠的排便反射时间，延缓胃排空，增加胃内的酚红残留量，抑制小鼠肠内容物推进。醇提取物体外具有抗脂质过氧化作用；体内外均有抗肿瘤作用。水提醇沉浸膏可通过直接灭活作用发挥抗流感病毒作用。

【制剂】苗药：小儿功劳止泻颗粒。

彝药：肠胃舒胶囊，饿求齐胶囊。

附注：贵州也以草血竭 *P. paleaceum* 作拳参（《中国药典》收载的"拳参"为同属植物拳参 *P. bistorta* L. 的根茎）。

草玉梅(虎掌草)

【民族药名】苗药(真溜朗收,盘羊鼓),彝药(罗浪诗,日恶补此,阿肚遮,哈都罗火,拉莫西勾,痨利矢,唉母列施)。

【来源】毛茛科植物草玉梅 Anemone rivularis Buch.-Ham. ex DC. 的干燥根。

【标准】中国药典(77),云南中标(彝药,07),云南药标(74,96),贵州药标(94),贵州中民标(03)。

【功能主治】苗药:清热解毒,活血舒筋,消肿,止痛。用于咽喉肿痛,痄腮,瘰疬结核,痈疽肿毒,疟疾,咳嗽痰多,淋巴结炎,风湿疼痛,胃痛,牙痛,跌扑损伤。

彝药:清热解毒,止咳祛痰,利湿消黄,消痞散结。用于咽喉肿痛,咳嗽痰多,湿热黄疸,胃痛,泄泻,痄腮,疟疾,瘰疬结核,疮痈肿毒。

中药:清热解毒,消肿止痛,止咳化痰,舒筋活血。用于咽喉肿痛,咳嗽痰多,牙痛,痄腮,跌扑损伤。

【用法与用量】9~15g。外用适量,煎水含漱或研磨调敷患处。有小毒。对皮肤的刺激性大,接触时间过长可致发疱,外敷时不宜久敷。

【化学成分】三萜类:齐墩果酸(oleanolic acid),熊果酸(ursolic acid),白桦脂酸(betulinic acid),草玉梅皂苷(rivularinin),虎掌草皂苷 A~D(huzhangosides A~D),皂苷 AR-1、AR-3(saponin AR-1、AR-3),齐墩果酸-3-O-A-L-吡喃阿拉伯糖苷等;有机酸类:咖啡酸(caffeic acid),香豆酸(coumaric acid),4-羟基苯甲酸,3-羟基-4-甲氧基苯甲酸等。《云南中标》(彝药)规定含齐墩果酸($C_{30}H_{48}O_3$)不得少于4.5%。

白桦脂酸

【药理作用】草玉梅粗提物对小鼠有明显的镇咳、祛痰作用。总皂苷体外对金黄色葡萄球菌、草绿色链球菌、卡他球菌、大肠埃希菌、福氏痢疾杆菌、伤寒杆菌有一定的抑制作用。醇提物在体外对人 HepG$_2$、K562、A549 和 PC-3 细胞株具有明显的增殖抑制活性,体内可明显抑制小鼠肝癌 H22 的生长,同时对小鼠体重无明显的影响,可明显提升小鼠的胸腺指数和脾脏指数。乙醇提取物的石油醚萃取物、乙酸乙酯萃取物、正丁醇萃取物对人肝癌细胞株(QGY-7703)、人结肠癌细胞(Colo-205)和人肺癌细胞(A549)具有不同程度的抑制作用。

【制剂】苗药:复方草玉梅含片。

附注:《部标藏药》《藏药标准》中收载有"苏嘎/草玉梅""速嘎/虎掌草子",其基源为草玉梅 A. rivularis、钝裂银莲花 Anemone obtusiloba D. Don,以成熟瘦果入药,功能为去腐、提升胃温、引流黄水,用于胃虫、痞块、刺痛、蛇咬伤、寒性肿瘤、淋病、关节积黄水等,与根不同,不得混用。

侧 柏 叶

【民族药名】 藏药（热秀，阿休，秀巴，甲秀，代瓦德如，拉兴，吉拉，苏如赞檀），蒙药（阿日查，哈布塔盖-阿日查，浩宁-阿日查，鲁格树格），苗药（都见香，斗鸡盖，豆枪），傣药（加谷鸟）。

【来源】 柏科植物侧柏 *Platycladus orientalis* (L.) Franco [=*Biota orientalis* (L.) Endl.、*Thuja orientalis* Linn.] 的干燥枝梢和叶。

【标准】 中国药典，内蒙蒙标(86)，新疆药标(80)，台湾中药典范(85)，香港中标(第5期)。

【功能主治】 藏药：解热，利肺、肝和胆。用于肾、脾病，尿涩，膀胱病，关节炎，月经不调。

蒙药：清热，利尿，消肿，止痛，燥"协日乌素"。用于肾热，膀胱热，尿闭，淋病，肺热咳嗽，肺脓痈，炭疽，"陶赖""赫如虎""协日乌素"病，刃伤。

苗药：凉血止血，止咳祛痰，祛风湿，散肿毒。用于咯血，吐血，衄血，尿血，血痢，肠风下血，崩漏不止，咳嗽痰多，风湿痹痛，丹毒，痄腮，烫伤。

傣药：用于月经过多。

中药：凉血止血，化痰止咳，生发乌发。用于吐血，衄血，咯血，便血，崩漏下血，肺热咳嗽，血热脱发，须发早白。

【用法与用量】 3~12g；苗药 15~45g，鲜品加倍。外用适量。

【化学成分】 含挥发油类：α-侧柏酮(α-thujone)，侧柏烯(thujene)，小茴香酮(fenchone)，樟脑(camphor)，乙酸龙脑酯(bornyl acetate)，蒎烯(pinene)，丁香烯(caryophyllene)，β-甜没药烯(β-bisabolene)，金合欢烯(farnesene)等；脂肪酸：棕榈酸(palmitic acid)，硬脂酸(stearic acid)，月桂酸(lauric acid)，肉豆蔻酸(myristic acid)，油酸(oleic acid)，亚油酸(linoleic acid)，癸酸(capric acid)等；黄酮类：柏木双黄酮(cupressuflavone)，扁柏双黄酮(hinokiflavone)，穗花杉双黄酮(amentoflavone)，芹菜素(apigenin)，槲皮苷(quercitrin)，山奈酚(kaempferol)，山奈酚-7-O-葡萄糖苷(kaempferol-7-O-glucoside)，槲皮素 7-O-葡萄糖苷(quercetin-7-O-glucoside)，槲皮素-7-O-鼠李糖苷(quercetin-7-O-rhamnoside)，杨梅素(myricetin)，杨梅素-3-O-鼠李糖苷(myricetin-3-O-rhamnoside)等；其他：去氧鬼臼毒素(deoxypodophyllotoxin)，异海松酸(isopimaric acid)，β-谷甾醇(β-sitosterol)，10-二十九烷醇，鞣质等。《中国药典》规定含槲皮苷($C_{21}H_{20}O_{11}$)不得少于 0.10%；《香港中标》规定含穗花杉双黄酮($C_{30}H_{18}O_{10}$)不得少于 0.079%，含槲皮苷($C_{21}H_{20}O_{11}$)不得少于 0.33%。

α-侧柏酮　　　　穗花杉双黄酮　　　　槲皮苷

【药理作用】以小鼠剪尾法实验,侧柏叶腹腔注射给药具有明显的止血作用;炒炭火闷煅侧柏叶的止血效果更佳。煎剂在试管内对金黄色葡萄球菌、卡他球菌、痢疾杆菌、伤寒杆菌、白喉杆菌等有抑制作用;煎剂(1:40)对流感病毒京科68-1型、疱疹病毒均有抑制作用。小鼠酚红法实验证实侧柏叶所含的黄酮具有明显的祛痰作用,其石油醚提取部分能增加兔呼吸道的酚红排泄量。煎剂醇沉后的部分对小鼠、豚鼠的离体气管平滑肌均有松弛作用,具有平喘效果。煎剂醇沉部分、醇提取液及所含的黄酮腹腔注射给药,对小鼠二氧化硫诱发的咳嗽有镇咳作用;石油醚提取物、乙醚析出物对小鼠氨熏所致的咳嗽有镇咳作用。煎剂能显著减少小鼠自发活动、延长巴比妥钠所致的睡眠时间,具有镇静作用。

【制剂】苗药:蓝芷安脑胶囊。

傣药:润伊容胶囊。

附注:各标准中侧柏的学名曾使用 *Biota orientalis*(L.)Endl.、*Thuja orientalis* Linn.,《中国植物志》中作为 *Platycladus orientalis* 的异名。

云南、安徽、山东、浙江、河南、湖北等地药用的侧柏药材商品中也见有来源于千头柏 *Platycladus orientalis*(L.)Franco cv.'Sieboldii' 的叶。

藏医果和叶均药用,其基源植物尚有大果圆柏 *Sabina tibetica* Kom.、方枝柏 *Sabina saltuaria*(Rehd. et Wils.)Cheng er W. T. Wang、高山柏 *Sabina squamata*(Buch.-Ham.)Antoine。

叉分蓼(酸不溜根)

【民族药名】藏药(尼阿洛,逆落,尼罗,尼亚罗,毕立渴,尼扎,咖差玛,凉洛)。

【来源】蓼科植物叉分蓼 *Polygonum divaricatum* L.、叉枝蓼 *Polygonum tortuosum* D. Don 的干燥根或地上部分。

【标准】部标藏药(附录,95),西藏未成册标准(04),西藏藏标(12),青海藏标(附录,92),四川藏标(14),吉林中标(77)。

【功能主治】藏药:清腑热。用于大、小肠积热,腹泻,产后腰痛,下腹痛。

中药:固涩收敛。用于外伤出血,烧烫伤。

【用法与用量】2~3g。外用适量。研末调敷患处。

【化学成分】含蒽醌、氨基酸、有机酸、鞣质等。

【药理作用】对金黄色葡萄球菌,伤寒杆菌,甲、乙型副伤寒杆菌,大肠埃希菌 $O_{36}B_7$,宋内痢疾杆菌等有中度敏感性。

【制剂】藏药:八味红花清腑热散,甘露灵丸。

附注:关于本品的药用部位,《部标藏药》和《青海藏标》记载为地上部分,而《西藏未成册标准》记载为根。藏医药用的"尼阿洛"尚有同属植物叉枝蓼 *P. tortuosum* D. Don,但未见标准收载。

叉分蓼 *P. divaricatum* 的根,吉林称"酸不溜根"。

柴　胡

【民族药名】蒙药（宝日查-额布斯，宝日车-额布斯，宝日查-额布苏，沙日-色依拉）。

【来源】伞形科植物柴胡 *Bupleurum chinense* DC.、狭叶柴胡 *Bupleurum scorzonerifolium* Willd. 的干燥根。

【标准】中国药典，四川中标（79），新疆药标（80），台湾中药典范（85），台湾中药典（04），香港中标（第2期，08）。

【功能主治】蒙药：清肺，止咳。用于肺热咳嗽，寒性肺病。

中药：疏散退热，疏肝解郁，升举阳气。用于感冒发热，寒热往来，胸胁胀痛，月经不调，子宫脱垂，脱肛。

【用法与用量】3~10g。

【化学成分】含三萜皂苷类：柴胡皂苷 a、b_2、d（saikosaponins a、b_2、d）；挥发油：戊酸，醋酸，庚酸，苯酚（phenol），γ-辛内酯（γ-octalactone），丁香油酚（eugenol），百里香酚（thymol），柠檬烯（limonene），右旋香荆芥酮（carvacrone），桃金娘醇（myrtenol），葎草烯（humulene）等；其他：侧金盏花醇（adonitol），山奈苷（kaempferitrin），山奈酚-7-鼠李糖苷（kaempferol-7-rhamnoside），柴胡多糖等。《中国药典》规定含柴胡皂苷 a（$C_{42}H_{68}O_{13}$）和柴胡皂苷 d（$C_{42}H_{68}O_{13}$）的总量不得少于0.30%；《香港中标》规定含柴胡皂苷 a（$C_{42}H_{68}O_{13}$）不得少于0.16%。

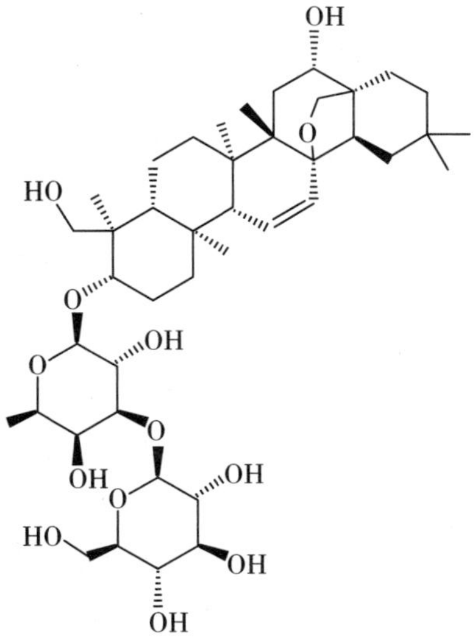

柴胡皂苷 a

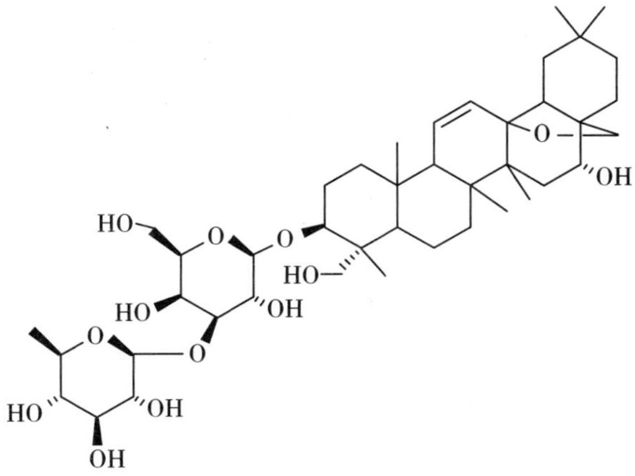

柴胡皂苷 d

【药理作用】柴胡煎剂具有抗惊厥、解热、镇痛及消炎作用；能促进胆汁排泄，具有保肝和促进肝脏中的脂质代谢的作用。柴胡总皂苷具有显著的镇静、降压及溶血作用。柴胡挥发油对流感病毒具有显著的抑制作用和拮抗结核杆菌作用。

【制剂】维药：柴银感冒颗粒。

彝药：消乳癖胶囊。

傣药：表热清颗粒，乳癖清胶囊。

附注:《中国植物志》中,*B. chinense* 的中文名使用"北柴胡",*B. scorzonerifolium* 的中文名使用"红柴胡"。

全国各地药用的"柴胡"药材的基源较为复杂,各标准中收载的品种按药用部位分有如下两类,但各类中的基源植物存在交叉。

(1)以根及(或)根茎入药:《中国药典》及台湾、新疆地方标准以"柴胡"之名收载的主要为柴胡 *B. chinense* 和狭叶柴胡 *B. scorzonerifolium*;此外,《四川中标》(79,87)以"柴首"之名收载了柴首 *B. chaishoui* Shan et Sheh;《甘肃中标》(09)以"红柴胡"之名收载了银州柴胡 *B. yinchowense* Shan et Y. Li;《内蒙中标》(88)以"兴安柴胡"之名收载了兴安柴胡 *B. sibiricum* Vest;《山西中标》(87)、《宁夏中标》(93)、《甘肃中标》(09)以"黑柴胡"之名收载了黑柴胡 *B. smithii* Wolff、小叶黑柴胡(黄花鸭跖柴胡) *B. smithii* Wolff var. *parvifolium* Shan et Y. Li。

(2)以全草(或幼苗全草)入药:《中国药典》(附录)及北京、云南、贵州、湖南、湖北等的地方标准中以"竹叶柴胡"之名收载(参见"竹叶柴胡"条)。

商品柴胡中尚见混有同属植物大叶柴胡 *B. longiradiatum* Turcz. 的根茎的情况,该种有毒,不得作柴胡用。

车前草(大车前草)

【民族药名】藏药(塔然姆,娜让姆,纳然姆,硼纳瓦,皮苦,帝苦,帝苦浪亚,吉辛苦仍巴,赞木玉将落尖),蒙药(乌合日,乌热各纳),苗药(窝乃八降,窝匿巴亮,锐打脉,蛙乃盖,茹只八,凹内别,奥内别),傣药(芽英热),彝药(吾莫迭补,塔任木)。

【来源】车前科植物车前 *Plantago asiatica* L.、平车前 *Plantago depressa* Willd.、大车前 *Plantago major* L. 的干燥全草。

【标准】中国药典,四川藏标(14),贵州中标规(65),贵州中民标(副篇,03),广西壮标(08)。

【功能主治】藏药:清热利尿,止泻,止血,引黄水,愈伤口。用于腹泻,水肿少尿,肺炎,痈疮毒,吐血、衄血、外伤出血。

苗药:利尿利湿,清肝明目,凉血解毒。用于小便不利,淋浊带下,目赤肿痛,湿热下痢,衄血,尿血,创伤出血,咽喉肿痛,痈肿疮毒。

傣药(种子和全草):利水退黄,解毒消肿。用于"拢泵"(水肿),"拢案答勒"(黄疸),"拢牛"(小便热涩疼痛),"拢沙龙接火"(咽喉肿痛),"阻伤、路哈"(跌扑损伤、骨折)。

中药:清热利尿通淋,祛痰,凉血,解毒。用于热淋涩痛,水肿尿少,暑湿泻泄,痰热咳嗽,吐血衄血,痈肿疮毒。

【用法与用量】9~30g;藏药 5~10g。

【化学成分】车前和大叶车前含苯乙醇苷类:大车前苷(plantamajoside),毛蕊花糖苷(acteoside),去鼠李糖洋丁香酚苷(desrhamnosylacteoside),异洋丁香酚苷(iso-acteoside),洋丁香酚苷(acteoside),cistanoside F 等;黄酮及其苷类:芹菜素(apigenin),芹菜素-7-葡萄糖苷(apigenin-7-glucoside),木犀草素(luteolin),木犀草素-7-葡萄糖苷(luteolin-7-glucoside)等;环烯醚萜类:梓醇(catalpol),京尼平苷酸(geniposidic acid),桃叶珊瑚苷(aucubin)等;

挥发油：2，6-二叔丁基对甲酚（2,6-di-tert-butyl-4-methylphenol），3-叔丁基-4-羟基茴香醚（2-tert-butyl-4-methoxyphenol），6，10，14-三甲基-2-十五烷酮（6,10,14-trimethylpentadecan-2-one），1-壬烯-3-醇（non-1-en-3-ol）等；其他：β-谷甾醇（β-sitosterol），β-谷甾醇棕榈酸酯（β-sitosteryl palmitate），胡萝卜苷（daucosterol），熊果酸（ursolic acid），齐墩果酸（oleanolic acid）等。平车前含车前苷（plantagin）、车前子酸（plantenolic acid）、桃叶珊瑚苷等。《中国药典》规定含大车前苷（$C_{29}H_{36}O_{16}$）不得少于0.10%。

大车前苷　　　　　　　　木犀草素　　　　　　　京尼平苷酸

【药理作用】车前草煎剂可松弛支气管平滑肌，具有平喘作用。不同的有机溶剂提取物均具有一定的抗菌作用。乙醇提取物能增加大鼠排尿量和尿中的Na^+、K^+、Cl^-离子含量，具有利尿作用，而水溶性成分不具有利尿作用。水煎剂（1∶4）对同心性毛癣菌、星状奴卡菌、羊毛状小芽孢癣菌等多种皮肤真菌有不同程度的抑制作用。醇提物（15mg/ml）对钩端螺旋体有杀灭作用。多糖在体外条件下有较强的自由基清除能力。此外，车前草还具有抗炎、修复受损细胞、减肥、保肝、降血尿酸、降血糖、调血脂、抗消化性溃疡等作用。

【制剂】苗药：泌淋胶囊，泌淋清胶囊，泌宁胶囊，通淋舒颗粒。

彝药：咳痰合剂，尿路康颗粒，尿清舒颗粒。

附注：车前子药材既有野生也有栽培生产，栽培以江西产量最大，为道地产区。

车前属（Plantago）植物我国有13种，全国各地广布，除上述3种外，疏花车前 P. erosa Wall.（云南）、台湾车前 P. formosana Tateishi et Masam.（台湾）、草车前 P. stepposa Kupr.（新疆）的全草也在各地药用。

车前子（蚤状车前子）

【民族药名】藏药（塔任木），蒙药（乌和日-乌日根讷，塔日莫），维药（帕卡优普日密克欧如合，帕卡有夫尔马克乌拉盖，百子如力里萨尼力艾买力，吐胡米巴日唐），傣药（芽英热）。

【来源】车前科植物车前 Plantago asiatica L.、平车前 Plantago depressa Willd.、大车前 Plantago major L.、蚤状车前 Plantago psyllium L. 的干燥成熟种子。

【标准】中国药典，藏标（79），内蒙蒙标（86），部标维药（99），新疆维标（93），贵州中标规（65），新疆药标（80），贵州中民标（副篇，03）。

【功能主治】藏药：利尿通淋，清热明目。用于湿热阻滞，小便短少、淋沥，寒性痢疾。

蒙药：止泻，利尿，燥"协日乌素"，止血，愈伤。用于肠刺痛，腹泻，尿闭，尿血，水肿，鼻出血，小便淋痛，创伤。

维药：降热，利尿，止泻，止痛，消肿利咽。用于异常胆液质引起的头痛，咽喉痛，关节骨痛，尿频，尿痛，尿血，泻痢，口舌生疮。

傣药(种子和全草):利水退黄,解毒消肿。用于"拢泵"(水肿),"拢案答勒"(黄疸),"拢牛"(小便热涩疼痛),"拢沙龙接火"(咽喉肿痛),"阻伤、路哈"(跌扑损伤、骨折)。

中药:清热利尿通淋,渗湿止泻,明目,祛痰。用于水肿胀满,热淋涩痛,暑湿泄泻,目赤肿痛,痰热咳嗽。

【用法与用量】9~15g;蒙药 3~5g;傣药 10~20g。包煎。维医认为本品对肺脏和脾脏有害,可以蜂蜜矫正。

【化学成分】含苯乙醇苷类:大车前苷(plantamajoside),毛蕊花糖苷(acteoside),异毛蕊花糖苷(isoacteoside);黄酮类:野漆树苷(rhoifolin),芹菜素-7-葡萄糖苷(apigenin-7-glucoside),车前子苷(plantagoside),木犀草素(luteolin)等;环烯醚萜类:京尼平苷酸(geniposidic acid),桃叶珊瑚苷(aucubin)等;多糖类:车前子含大量黏液质(车前子胶),属多糖类成分,其中含有 L-阿拉伯糖(20%)、D-半乳糖(28%)、D-葡萄糖(6%)、D-甘露糖(2%)、L-鼠李糖(4%)、D-葡萄糖酸(31%)及少量 D-木糖和炭藻糖,主要以 p-1,4 连接为主链,2 和 3 位含侧链;其他:β-谷甾醇-3-O-β-D-吡喃葡萄糖苷(β-sitosteryl-3-O-β-D-glucopyranoside),plantagoguanidinic acid。《中国药典》规定含京尼平苷酸($C_{16}H_{22}O_{10}$)不得少于 0.50%,含毛蕊花糖苷($C_{29}H_{36}O_{15}$)不得少于 0.40%。

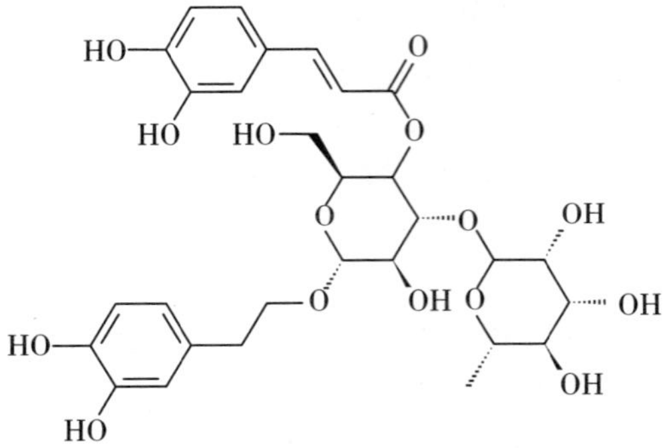

毛蕊花糖苷 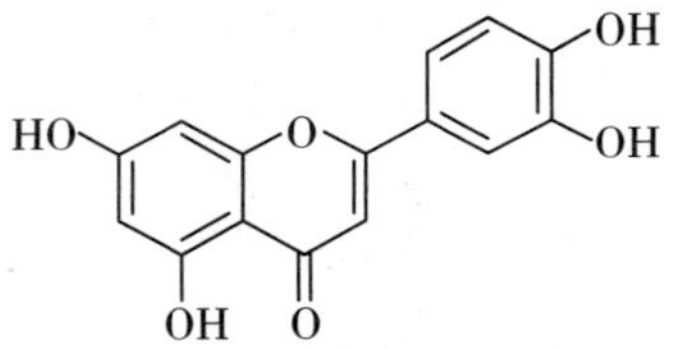　　木犀草素

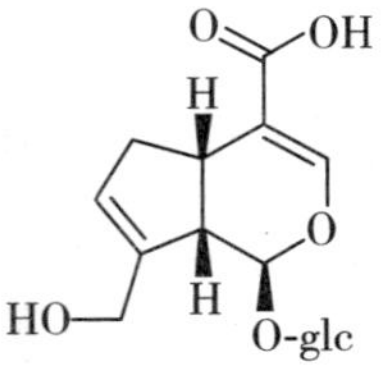

京尼平苷酸

【药理作用】车前子乙醇提取物有明显的利尿作用。车前子具有调节血脂和保护高脂血症血管内皮细胞损伤的作用。煎剂及车前子苷有一定的镇咳作用。水提液对眼损伤的恢复有一定的作用;醇提物能降低急性高尿酸血症小鼠的血尿酸水平。多糖、黄酮和麦角皂苷均具有抗氧化作用;多糖对阴道菌群失调有调整作用。

【制剂】蒙药:明目二十五味丸。

维药:解毒苏甫皮赛尔塔尼胶囊。

附注:《中国植物志》中,蚤状车前 *P. psyllium* 被作为对叶车前 *P. arenaria* Waldst. et Kit. 的异名处理。

维医药古籍文献《药物之园》记载:"车前草高 1~2 尺,绿色,叶椭圆形,茎细长,穗状花序,种子圆形,黑褐色。根据叶的大小分两种,即大车前草和车前草,一般药用后者。"现维医主要药用的为车前 *P. asiatica* 和大车前 *P. major* 的种子,同时还使用有两种进口的车前子,为腺毛车前 *P. psyllium* L.(分布于印度、阿塞拜疆、希腊、埃及等地)和卵形车前 *P. ovata* Försk.(分布于埃及、阿拉伯半岛、中东各地),该 2 种我国均不产。

车前属(*Plantago*)植物我国有 13 种,全国各地广布,除上述标准中收载的种类外,各地还有北车前 *P. medica* L.、台湾大车前 *P. macro-nipponica* Yamamoto、毛车前 *P. jehohlensis* Koidz.、长叶车前 *P. lanceolata* L.(广西)、深波大车前 *P. major* L. var. *sinuata*(Lam.)Decne.(广西、云南)、草车前 *P. stepposa* Kupr. 等多种的种子作车前子药用,应按制剂批文规定使用。

藏医主要药用全草"车前草"。傣医临床应用上一般不严格区分种子和全草。苗族一般使用全草,其功能主治与车前子相似(参见"车前草"条)。

陈　皮

【民族药名】维药(postiturunji)。
【来源】芸香科植物橘 *Citrus reticulata* Blanco、甜橙 *Citrus sinensis*(L.)Osbeck 及其栽培变种的干燥成熟果皮。
【标准】中国药典,部标维药(附录,99),新疆维标(93),新疆药标(80),台湾中药典范(85),台湾中药典(04),广西壮标(11)。
【功能主治】维药:降低胆液质的烈性,调和平衡人体的 4 种体液,悦志,改善消化功能。用于热性心悸,胆液质性泄泻,食欲缺乏,呕吐,肝胃虚弱,口渴。

中药:理气健脾,燥湿化痰。用于胸脘胀满,食少吐泻,咳嗽痰多。
【用法与用量】3~10g;维药 10~15g。
【化学成分】含黄酮类:橙皮苷(hesperidin),苏达齐黄酮(su-dachi flavone),甜橙素(sinensetin),福橘素(tangeritin);挥发油类:柠檬烯(limonene),β-月桂烯(β-myrcene),香桧烯(sabiene),α-松油烯(α-terpinene)等;氨基酸类:谷氨酸(glutamic acid),门冬氨酸(aspartic acid),脯氨酸(proline),丙氨酸(alanine)等;其他:左旋辛弗林乙酸盐(synephrine acetate)等。《中国药典》和《广西壮标》规定含橙皮苷($C_{28}H_{34}O_{15}$)不得少于 3.5%。

橙皮苷(hesperidin)

【药理作用】陈皮挥发油能松弛气管平滑肌,对豚鼠药物性哮喘有保护作用。醇提物可完全对抗组胺所致的支气管平滑肌痉挛性收缩,镇咳作用显著。提取液有较好的抗菌能力。陈皮还具有对肠平滑肌的双向调节作用,以及强心、升高血压等心血管系统作用,并具有抗癌、免疫调节和抗过敏等作用。橙皮苷对糖尿病的预防及由此引起的肾脏和神经系统并发症方面具有明显的抑制作用;还能调节雌激素水平,用于因雌激素不平衡引起的疼痛、炎症和肿胀。

【制剂】维药:安胃加瓦日西吾地吐如西片,宝心艾维西木口服液,柴银感冒颗粒,开胃加瓦日西阿米勒蜜膏,安胃加瓦日西吾地吐如西蜜膏,开胃加瓦日西阿米勒片,止痛努加蜜膏。

苗药:儿脾醒颗粒,砂连和胃胶囊,仙人掌胃康胶囊。

彝药:藿香万应散,康肾颗粒,石椒草咳喘颗粒,咽舒口服液。

附注:陈皮药材均来自于栽培。橘为著名水果,各地栽培品种(变种)极多,作陈皮用的栽培变种主要茶枝柑 *C. reticulata* 'Chachiensis'(商品称"广陈皮")、大红袍 *C. reticulata* 'Dahongpao'、温州蜜柑 *C. reticulata* 'Unshiu'、福橘 *C. reticulata* 'Tangerina'。

沉香(白木香)

【民族药名】藏药(阿卡如,阿嘎,阿嘎尔,阿嘎纳保,阿尔纳,阿尔纳合),蒙药(哈日-阿嘎如,阿嘎如),维药(印地亚合其,欧地印地,奥迪印地,欧地海日克,兀提,艾格尔)。

【来源】瑞香科植物白木香 *Aquilaria sinensis*(Lour.)Spreng.、沉香 *Aquilaria agallocha* Roxb. 含有树脂的木材。

【标准】中国药典,部标藏药(附录,95),藏标(79),青海藏标(附录,92),内蒙蒙标(86),部标维药(附录,99),新疆维标(93),部标进药(77,86),新疆药标(80),台湾中药典范(85),广西中标(96),局标进药(04)。

【功能主治】藏药:降气,温中,暖胃。用于心脏病,脉热病,气逆喘急,吐泻,呃逆,心腹疼痛,腰膝虚冷,大便虚秘。

蒙药:镇"赫依",清热,止刺痛。用于命脉,心"赫依"热,气喘,失眠,心跳,心悸,心绞痛。

维药:生干生热,燥湿补脑,祛寒补心,温中开胃,散气止痛,香口固牙,止咳平喘,祛寒解毒。用于湿寒性或黏液质性脑、心疾病,加湿性脑虚及寒性心虚,胃虚纳差,关节疼痛,口臭牙松,咳嗽气喘,黑胆质性腹泻痢疾,小儿呕吐,寒药中毒。

中药:行气止痛,温中止呕,纳气平喘。用于胸腹胀闷疼痛,胃寒呕吐呃逆,肾虚气逆喘急。

【用法与用量】3~6g。维医认为本品对热性气质者有害,可以桂枝、丁香、西红花等矫正。

【化学成分】含挥发油类:白木香酸(baimuxinic acid),白木香醛(baimuxinal),沉香螺旋醇(agarospirol),氧代沉香螺醇(oxo-agarospirol),沉香螺旋醛(oxoagarospirol),α-、β-沉香呋喃(α-、β-agarofuran),石梓呋喃(gmelofuran),(-)-10-表-γ-桉叶醇[(-)-10-epi-γ-eudesmol],沉香醇(agarol),沉香雅槛蓝醇(jinkoheremol),枯树醇(kusunol),二氢卡拉酮

(didrokaranone)，氢化桂皮酸（hydrocinnamic acid）等；2-(2-苯乙基)色酮类：6-羟基-2-(2-苯乙基)色酮 [6-hydroxy-2-(2-phenylethyl)chromone]，6-甲氧基-2-(2-苯乙基)色酮 [6-methoxy-2-(2-phenylethyl)chromone]，5-hydroxy-6-methoxy-2-(2-phenylethyl)chromone 等；其他：羰基何帕酮（3-oxo-22-hydroxyhopane），常春藤皂苷元（hederagenin），沉香木质素（aquillochin），鹅掌楸碱（lirodenine）等。

沉香螺旋醇　　　　　　　　6-羟基-2-(2-苯乙基)色酮

【药理作用】 沉香能抑制离体豚鼠回肠的自主收缩，对抗组胺、乙酰胆碱引起的收缩；可减慢新斯的明引起的小鼠肠推进运动；减小乙酰胆碱所致的猫肠管收缩幅度，减慢蠕动；可降低大鼠离体胃窦环行肌收缩波的平均振幅。沉香提取物能使环己巴比妥引起的小鼠睡眠时间延长，减少小鼠自发运动，提高脑内的 5-羟色胺含量。α-2-檀香醇与沉香螺旋醇均具有氯丙嗪样的安定作用。白木香酸对小鼠有一定的麻醉作用；热板法实验对小鼠有良好的镇痛作用。挥发油吸入具有抗焦虑作用。醇提取物能促进体外豚鼠气管的抗组胺作用，从而发挥止喘效果。沉香还具有抗胃溃疡、抗炎、抗菌等活性。

【制剂】 藏药：七味马钱子丸，八味沉香散，八味沉香丸，八味清心沉香散，常松八味沉香散，十一味斑蝥丸，十一味甘露丸，十一味维命散，十三味马钱子丸，十五味沉香丸，十五味龙胆花丸，十六味杜鹃花丸，十八味杜鹃丸，十八味牛黄散，二十味沉香丸，二十味金汤散，二十味肉豆蔻散，二十五味阿魏胶囊，二十五味阿魏散，二十五味冰片散，二十五味鬼臼丸，二十五味绿绒蒿胶囊，二十五味珊瑚丸，二十九味羌活散，三十五味沉香丸，安神丸，风湿止痛丸，洁白丸，秘诀清凉胶囊，秘诀清凉散，仁青常觉，如意珍宝丸，萨热十三味鹏鸟丸，香菊活血丸，仲泽八味沉香散。

蒙药：阿魏八味丸，安神镇惊二十味丸，槟榔十三味丸，补肾健胃二十一味丸，八味三香散，沉香安神散，沉香十七味丸，暖宫七味丸，七味广枣丸，清肺十八味丸，清肝二十七味丸，清热二十三味散，清热二十五味丸，清心沉香八味丸，十六味冬青丸，手掌参三十七味丸，顺气安神丸，顺气补心十一味丸，行气止痛丸，玉簪清咽十五味丸，云香十五味丸，扎冲十三味丸，镇刺六味丸，珍宝丸，珍珠活络二十九味丸，珍珠通络丸。

维药：安胃加瓦日西吾地吐如西片，宝心艾维西木口服液，养心达瓦依米西克蜜膏，镇静艾比洁德瓦尔丸。

附注：《中国植物志》中，*A. sinensis* 的中文名使用"土沉香"。

沉香属（*Aquilaria*）植物我国仅有白木香 *A. sinensis* 和云南沉香 *A. yunnanensis* S. C. Huang 2 种。沉香药材多为进口，商品药材按产地分为印尼沉香、越南沉香、柬埔寨沉香，进口沉香的基源较为复杂，主要有东印度沉香 *Aquilaria agallocha* Roxb.(《中国药典》1963 年版及进口药材标准中收载)、马来沉香 *A. malaccensis* Lamk.、印度沉香 *A. secundaria*

DC.(= 马来沉香 *A. malaccensis* Lamk.)、卵叶沉香 *A. ovate*、台湾沉香 *A. pentandrum* Bianco 等;还见有来源于大戟科植物海漆 *Excoecaria agallocha* L. 的沉香。天然沉香往往"结香"较少,产量有限,现我国已发明"通体结香"技术,海南等地已在大面积种植白木香。

藏医所用"沉香"的品种和基源较为复杂,《晶珠本草》统称"阿卡如"(沉香类),记载分白、黑、红 3 类。近代文献认为黑者称"阿尔纳合",为进口沉香为 *A. agallocha* 及国产的土沉香 *A. sinensis*、瑞香科植物橙黄瑞香 *Daphne aurantiaca* Diels,木材呈黑紫色,为沉香之正品;白者称"阿尔加",为木犀科植物白花洋丁香 *Syringa vulgaris* L. var. *alba* West.,其木材呈白色或黄白色,可为代用品;红者称"阿卡如木保",为樟科植物云南樟 *Cinnamomum glanduliferum*(Wall.)Nees,其木材呈深红色,有香气,《西藏藏标》(12)中以"云南樟/阿卡苦拗"之名收载了该种的"带膏脂的干燥木材"。这些不同科属来源的植物是否可同样使用尚有待于研究,应按制剂批文规定使用。

《部标蒙药》《内蒙蒙标》中还收载有"阿拉善-阿嘎如/山沉香",为木犀科植物贺兰山丁香 *Syringa pinnatifolia* Hemsl. var. *alashanensis* Ma et S. Q. Zhou(羽叶丁香),《中国药典》附录中以"山沉香"之名收载)的除去栓皮的根,其功能主治与沉香相同,为蒙医使用的沉香的代用品,与藏医所用的"白沉香"类似(参见"白沉香"条)。

赤包子(赤包,赤雹)

【民族药名】蒙药(奥勒木色,敖乐木色,敖勒毛色,阿勒敦木,诺海音-浩哈,赫热音-赫木赫)。

【来源】葫芦科植物赤包 *Thladiantha dubia* Bunge 的干燥成熟果实。

【标准】部标蒙药(98),内蒙蒙标(86),吉林药标(77),北京中标(98)。

【功能主治】蒙药:活血,化瘀,调经。用于阴道疾病,血瘀宫中,血痞,经闭,血脉病,皮肤病,死胎,胎衣不下。

中药:理气,活血,祛痰,利湿。用于跌打损伤,嗳气吐酸,黄疸,泄泻,痢疾,肺痨咯血。

【用法与用量】3~6g;中药 10~15g。

【化学成分】含挥发油:5-甲基糠醛(6.24%)。

【制剂】蒙药:给喜古纳丸,吉祥安神丸。

附注:《中国植物志》中,*T. dubia* 的中文名使用"赤瓟"。

上述 2 处方中使用的药材名称为"赤瓟子",但各标准中未使用该名称。现标准中使用的"赤包""赤雹"等名称应以使用"赤瓟"为宜。

文献记载,"赤包"的商品药材中还见有同属植物南赤瓟 *T. nudiflora* Hemsl. ex Forbes et Hemsl. 的果实;彝族也药用该种和川赤瓟 *T. davidii* Franch.,称"阿及阿黑",果实和块根用于产后气虚、骨折、热病伤阴、头昏晕、热咳、疮肿,但未见有标准收载。

赤 胫 散

【民族药名】苗药(加格巴姐,锐怪买,弯九柳社,嘎都),彝药(金拖火,拖火,血当归,哈败)。

【来源】蓼科植物赤胫散 *Polygonum runcinatum* Buch.-Ham. ex D. Don 的干燥根茎。

【标准】贵州中民标(03)。

【功能主治】苗药:清热解毒,活血舒筋。用于经闭,痛经,乳痈,疮疖,无名肿毒,毒蛇咬伤,跌打损伤,风湿热痹,瘰疬。

彝药:用于乳腺炎,月经不调,跌打损伤,痢疾,腹泻,胃痛,头昏晕,痈疖肿毒。

中药:清热解毒,活血舒筋。用于跌扑损伤,风湿痹痛,瘰疬,痈疖肿毒,肺痨咳嗽,经闭。

【用法与用量】9~15g。外用适量,研末与醋调敷,或煎水洗患处。孕妇忌服。

【化学成分】酚酸及其苷类:3,3′-二甲基鞣花酸(3,3′-di-*O*-methyl ellagic acid),3,3′-二甲基鞣花酸-4′-*O*-β-D-葡萄糖苷(3,3′-di-*O*-methyl ellagic acid-4′-*O*-β-D-glucopyranoside),3,3′-二甲基鞣花酸-4′-*O*-(6″-没食子酰基)-β-D-葡萄糖苷[3,3′-dimethyl ellagic acid-4′-*O*-(6″-galloyl)-β-D-glucopyranoside],3-甲基鞣花酸-4′-*O*-α-L-吡喃鼠李糖苷(3-*O*-methyl ellagic acid-4′-*O*-α-L-rhamnopyranoside),3,3′,4′-三甲基鞣花酸(3,3′,4′-tri-*O*-methyl ellagic acid),没食子酸(gallic acid),没食子酸乙酯(ethyl-3,4,5-trihydroxybenzoate),短叶苏木酚(brevifolin),短叶苏木酚酸乙酯(ethyl brevifolin-carboxylate)等;挥发油类:月桂酸(lauric acid),棕榈酸(palmitic acid),棉子油酸,壬酸等;其他:β-谷甾醇(β-sitosterol),β-胡萝卜苷(β-daucosterol),二十四烷酸(tetracosanoic acid)等。

3,3′-二甲基鞣花酸　　　没食子酸乙酯

【药理作用】赤胫散醇提物对志贺痢疾杆菌具有明显的抑菌作用,对大肠埃希菌、金黄色葡萄球菌无抑菌作用。此外,赤胫散还具有体外抗氧化作用。

【制剂】苗药:筋骨伤喷雾剂。

附注:《中国植物志》中,*P. runcinatum* 的中文名使用"羽叶蓼"。

赤芍(川赤芍,赤芍药,新疆赤芍,单花芍药,白芍,狗头赤芍,毛叶赤芍)

【民族药名】藏药(拉豆玛保,斑玛,匝日登),蒙药(查那-其其格,查干-查那),维药(克孜力出胡鲁克,欧都斯赛力比,法瓦尼亚)。

【来源】毛茛科植物芍药 *Paeonia lactiflora* Pall.、川赤芍 *Paeonia veitchii* Lynch、单花赤芍 *Paeonia veitchii* Lynch var. *uniflora* K. Y. Pan、毛赤芍 *Paeonia veitchii* Lynch var. *woodwardii* (Stapf ex Cox) Stern、草芍药 *Paeonia obovata* Maxim.、毛叶草芍药 *Paeonia obovata* Maxim. var. *willmottiae* (Stapf) Stern、美丽芍药 *Paeonia mairei* Lévl.、紫牡丹 *Paeonia delavayi* Franch.、黄牡丹 *Paeonia lutea* Franch.、杂芍药 *Paeonia hybrida* Pall.(块根赤芍)、阿尔泰赤芍 *Paeonia anomala* L. 的干燥根及根茎。

植物类药材

【标准】中国药典,新疆维标(93),贵州中标规(65),台湾中药典范(85),四川中标(84,87),云南药标(74,96),新疆药标(80,87),贵州中标(88),宁夏中标(93),甘肃中标(试行,96),贵州中民标(03),台湾中药典(04),甘肃中标(09)。

【功能主治】藏药:用于突发高热,梅毒性鼻炎,炭疽等。

蒙药:清血热,祛瘀血,止痛。用于瘀血性疼痛,闭经,月经不调,子宫痞满,关节肿胀。

维药:通阻滞,散气,祛湿,止血,强壮各器官。用于胃病,肝虚,黑胆质性疾病,月经不调,各种出血。

苗药:用于头痛眩晕,胸胁疼痛,胃肠痉挛性疼痛,腓肠肌痉挛,泻痢腹痛,手足拘挛疼痛,月经不调,崩漏,痛经。

中药:清热凉血,散瘀止痛。用于热入营血,温毒发斑,吐血衄血,目赤肿痛,肝郁胁痛,经闭痛经,癥瘕腹痛,跌扑损伤,痈肿疮疡。

【用法与用量】6~12g;维药 1~3g。按中医药理论,本品不宜与藜芦同用。

【化学成分】含单萜苷类:芍药苷(paeoniflorin),氧化芍药苷(oxypaeoniflorin),芍药内酯苷(albiflorin),芍药内酯(paeonilactone),苯甲酰芍药苷(benzoylpaeoniflorin)等;三萜类:paeonenolide H, oplopanxogenin,($3\beta,4\beta,11\alpha,12\alpha,13\beta$)-11,12-epoxy-4,13-dihydroxy-3,23-(isopropylidenedioxy)-24,30-dinorolean-20,en-28-onicacid,28,13-lactone 等;黄酮类:儿茶素(catechin),kaempferol-3-O-β-D-glucoside,kaempferol-3,7-di-O-β-D-glucoside 等;其他:没食子酸(gallic acid),苯甲酸(benzoic acid),芍药醇(paeonol),胡萝卜苷(daucosterol)等。《中国药典》规定含芍药苷($C_{23}H_{28}O_{11}$)不得少于1.8%。

芍药苷　　　　　paeonenolide H　　　　　kaempferol-3-O-β-D-glucoside

【药理作用】芍药具有明显的保肝作用。可通过多种途径抑制肿瘤细胞的生长和转移,产生抗肿瘤作用。对心脏具有保护作用,具有抗凝血、抗血栓作用,抗氧化作用强。芍药及所含的芍药苷能抑制豚鼠离体小肠的自发性收缩和氯化钡引起的收缩;对酵母、角叉菜胶、右旋糖酐所致的足肿胀有不同程度的抑制作用。芍药苷具有保护神经细胞、抗抑郁、改善学习记忆的作用。此外,赤芍还具有抗内毒素、镇静、解热等作用。

【制剂】苗药:筋骨伤喷雾剂。

彝药:乌金活血止痛胶囊。

傣药:益康补元颗粒。

附注:《中国植物志》中,*P. delavayi* 的中文名使用"野牡丹",并将黄牡丹 *P. lutea* 作为野牡丹 P. delavayi 的变种处理,即"黄牡丹 P. delavayi var. lutea(Franch.)Finet et Gagnep.";P. anomala 的中文名使用"窄叶芍药",而 P. hybrida 作为窄叶芍药 P. anomala 的变种"块根芍药 P. anomala L. var. intermedia(C. A. Mey.)O. et B. Fedtsch."。

《中国植物志》记载,芍药属(Paeonia)植物我国有11种,主要分布于西南、西北地区,来源于该属植物的药材有"芍药"(白芍)、"赤芍"和"牡丹皮"3个品种。中医临床使用"白芍"和"赤芍"的功能主治有明显的不同,而各民族医药中并无严格的区分,不同地区药用的"白芍"和"赤芍"的基源植物种类常有交叉。《中国药典》在"赤芍"条下仅收载了芍药 P. lactiflora 和川赤芍 P. veitchii 2种,四川、云南、新疆等省区地方标准中收载的基源植物种类较多,应按制剂批文规定使用(参见"白芍"条)。

藏医药古籍文献《晶珠本草》云:"拉豆玛保生于宽谷林中,根红色,又似叉分蓼(蓼科植物叉分蓼 Polygonum divaricatum L.),茎紫红色,油亮,又似竹筷,叶油绿,深裂,花大型,红色,又似山罂粟,果片若山羊头,三四个聚合,果喙向上,种子若麝粪。"《藏药志》记载不同藏区使用有川赤芍 P. veitchuii 和牡丹 P. suffuruticosa,以川赤芍 P. veitchuii 为正品。牡丹 P. suffuruticosa 的根皮为中药"牡丹皮",与"白芍"和"赤芍"的功效不同,两者是否可同用还有待于研究(参见"牡丹皮"条)。

维医所用的"赤芍"药材过去多从巴基斯坦或印度进口,现也使用新疆产的杂芍药 P. hybrida 的块根。

赤芍药材主要来自于野生,传统上以内蒙古多伦产者为道地(商品称"多伦赤芍"),但由于长期采挖,对野生资源已产生较大影响,上述各标准中收载的基源植物中,芍药 P. lactiflora、川赤芍 P. veitchii、草芍药 P. obovata、毛叶草芍药 P. obovata var. willmottiae、美丽芍药 P. mairei、紫牡丹 P. delavayi 均已被列入《中国物种红色名录》,存在着资源危机,应加强资源保护并发展种植生产。

赤小豆(赤豆)

【民族药名】蒙药(乌兰-布日其格,达聚),傣药(兔丙眼)。

【来源】豆科植物赤小豆 Vigna umbellata Ohwi et Ohashi 或赤豆 Vigna angularis Ohwi et Ohashi 的干燥成熟种子。

【标准】中国药典,新疆药标(80),台湾中药典范(85),台湾中药典(04)。

【功能主治】蒙药:用于肾炎,水肿,脚气,小便不利,下肢肿胀,黄疸,泻痢,便血,热毒痈肿。

傣药:用于水肿胀满,脚气浮肿,黄疸尿赤,风湿热痹,疮痈腹痛,痈疮肿毒。

中药:利水消肿,解毒排脓。用于水肿胀满,脚气肢肿,黄疸尿赤,风湿热痹,痈肿疮毒,肠痈腹痛。

【用法与用量】9~30g。外用适量,研末调敷患处。

【化学成分】含齐墩果酸(oleanolic acid)及齐墩果烯低聚糖苷(oleanene-oligoglycosides)类:赤豆皂苷Ⅰ(azukisaponin Ⅰ,即 3-O-[β-D-吡喃葡萄糖基(1→2)-β-D-吡喃葡萄糖醛酸基]槐花二醇{3-O-[β-D-glucopyranosyl(1→2)-β-D-glucuronopyranosyl]sophoradiol}),赤豆皂苷Ⅱ([3-O-[β-D-吡喃葡萄糖基(1→2)-β-D-吡喃葡萄糖醛酸基]大豆甾醇 B{3-O-[β-D-glucopyranosyl(1→2)-β-D-glucuronopyranosyl]soyasapogenol B}），赤豆皂苷Ⅲ（[3-O-[β-D-吡喃葡萄糖基（1→2）-β-D-吡喃葡萄糖醛酸基]赤豆皂醇 {3-O-[β-D-glucopyranosyl(1→2)-β-D-glucuronopyranosyl]azukisapogenol}），赤豆皂苷Ⅳ（[3-O-[β-D-吡喃葡萄糖基-28-O-吡喃葡萄糖基（1→6）-β-D-吡喃葡萄糖基]刺叶丝石竹酸 {3-O-[β-D-glucopyranosyl-28-D-glucopyranosyl(1→6)-β-D-glucopyranosyl]gypsogenic acid}），赤豆皂苷V（[3-O-[α-L-吡喃鼠李糖基（1→2）-β-D-吡喃葡萄糖基（1→2）-β-D-吡喃葡萄糖醛酸基]大豆皂醇 B{3-O-[α-L-rhamnopyranosyl(1→2)-β-D-glucopyranosyl(1→2)-β-D-glucuronopyranosyl]soyasapogenol B}），赤豆皂苷Ⅵ（[3-O-[β-D-吡喃葡萄糖基（1→2）-β-D-吡喃葡萄糖醋酸基]-29-O-[β-D-吡喃葡萄糖基（1→6）-β-D-吡喃葡萄糖基]赤豆皂醇 {3-O-[β-D-glucopyranosyl(1→2)-β-D-glucuropyranosyl]-29-O-[β-D-glucopyranosyl(1→6)-β-D-glucopyranosyl]azukisapogenol}）；黄烷醇鞣质类：D-儿茶素（D-catechin），D-表儿茶素（D-epicatechin），表没食子儿茶素（epigallocatechin），右旋儿茶素-7-O-β-D-吡喃葡萄糖苷（catechin-7-O-β-D-glucopyranoside）；其他：维生素 B$_1$，维生素 B$_2$，烟酸（nicotinic acid），刺五加苷 D（elentheroside D），白藜芦醇（resveratrol），麦芽酚（maltol），3-呋喃甲醇-β-D-吡喃葡萄糖苷（3-furanmethanol-β-D-glucopyranoside），1D-5-O-（α-D-吡喃半乳糖）-4-O-甲基肌醇 [1D-5-O-（α-D-galactopyranosyl）-4-O-methyl-myoinositol]，芦丁（rutin），蛋白质，脂肪，无机元素等。

齐墩果酸　　　　　　　芦丁

【药理作用】赤小豆的三氯甲烷及正丁醇萃取部位对水负荷小鼠具有显著的利尿作用。
【制剂】苗药：抗妇炎胶囊。
附注：《中国植物志》中，赤豆的学名为"*Vigna angularis*（Willd.）Ohwi et Ohashi"。既往的标准中，赤小豆曾使用学名 *Phaseolus calacratus* Roxb.，赤豆曾使用学名 *Phaseolus angularis* Wight，现《中国植物志》中将其分别作为2种的异名。

重楼（灯台七，球药隔重楼，黑籽重楼）

【民族药名】蒙药（嘎都尔，阿拉坦-阿斯日图-其其格），苗药（加格略，锐界义，弯购乃，嘎若），傣药（牙赶壮，芽赶庄）。
【来源】百合科植物云南重楼 *Paris polyphylla* Smith var. *yunnanensis*（Franch.）Hand.-Mazz.、七叶一枝花 *Paris polyphylla* Smith var. *chinensis*（Franch.）Hara、狭叶重楼 *Paris*

polyphylla Smith var. *stenophylla* Franch.、宽叶重楼 *Paris polyphylla* Smith var. *stenophylla* Franch. f. *latifolia*（Wang et Chang）H. Li、球药隔重楼 *Paris fargesii* Franch.、黑籽重楼 *Paris thibetica* Franch. 的干燥根茎。

【标准】中国药典，四川藏标（14），云南药标（74），甘肃中标（96），浙江中标（2000），广西壮标（11）。

【功能主治】蒙药：用于瘟热，肺热咳嗽，流行性乙型脑炎，扁桃体炎，乳腺炎，阑尾炎，淋巴结核，毒蛇、毒虫咬伤，疮疡肿毒。

苗药：清热解毒，息风定惊。用于痈肿疮毒，咽肿喉痹，乳痈，蛇虫咬伤，跌扑损伤，惊风抽搐。

傣药：清火解毒，消肿止痛，补气调血。用于"拢匹勒"（产后诸疾），"纳勒冒沙么"（月经不调、痛经、闭经），"拢沙龙接火"（咽喉肿痛），"拢达儿"（腮腺、颌下淋巴结肿痛），"农杆农暖"（乳痈），"乃短兵内"（腹部包块），"兵洞飞暖龙"（疔疮痈疖脓肿），"阻伤"（跌打损伤），"菲埋喃皇罗"（水、火烫伤），"吾多，缅白贺"（毒蛇、毒虫咬伤）。

彝药：用于疮痈、癣、肿等各种皮肤病，毒蛇咬伤，腮腺炎，疟疾，咽喉炎，风湿性关节炎，类风湿关节炎，外伤瘀肿流血，胃病。

中药：清热解毒，消肿止痛，凉肝定惊。用于疔疮痈肿，咽喉肿痛，蛇虫咬伤，跌扑伤痛，惊风抽搐。

【用法与用量】3~9g。有小毒，过量可致恶心呕吐、头目昏胀。

【化学成分】含甾体皂苷类：重楼皂苷Ⅰ、Ⅱ、Ⅵ、Ⅶ（polyphyllins Ⅰ、Ⅱ、Ⅵ、Ⅶ），甲基源薯蓣皂苷（methylprotodioscin）等；黄酮类：槲皮素（quercetin），山奈酚（kaempferol）等；核苷类：尿嘧啶（uracil），胞苷（cytidine），鸟嘌呤（guanosine）等；甾醇类：β-谷甾醇（β-sitosterol），胡萝卜苷（daucosterol），豆甾醇（stigmasterol）等；植物蜕皮激素类：20-羟基蜕皮激素（20-hydroxyecdysone），pinnasterone等。《中国药典》和《广西壮标》规定含重楼皂苷Ⅰ（$C_{44}H_{70}O_{16}$）、重楼皂苷Ⅱ（$C_{51}H_{82}O_{20}$）、重楼皂苷Ⅵ（$C_{39}H_{62}O_{13}$）和重楼皂苷Ⅶ（$C_{51}H_{82}O_{21}$）的总量不得少于0.60%。

重楼皂苷Ⅰ　　　　　　20-羟基蜕皮激素

【药理作用】重楼的醇提物对恶性胸腔积液、腹水中的原代肿瘤细胞，尤其是对化疗药物耐药的肿瘤细胞仍有一定的抗肿瘤作用；水提液能抑制小鼠动脉粥样硬化晚期斑块的进一步发展。重楼所含的皂苷类成分能引起在体和离体子宫的收缩；能够增强ADP诱导的血小板聚集,体外也能直接诱导血小板聚集,并呈剂量-效应关系。水煎液对豚鼠组胺喷雾诱发的哮喘有明显的平喘作用;口服对二氧化硫诱发的小鼠咳嗽有明显的止咳作用,但不能祛痰。此外,重楼还具有抗菌、抗炎、清除活性氧及抗氧化作用。

【制剂】蒙药:安神镇惊二十味丸。

苗药:博落回肿痒酊,重楼解毒酊,复方重楼酊,姜黄消痤搽剂,消痔洁肤软膏,雪胆胃肠丸,银冰消痤酊。

傣药:乳癖清胶囊。

彝药:骨风宁胶囊,尿清舒颗粒,伤益气雾剂,肿痛气雾剂,痛舒胶囊。

附注:《中国植物志》中,*P. polyphylla* var. *yunnanensis* 的中文名使用"宽瓣重楼";*P. polyphylla* var. *chinensis* 的中文名使用"华重楼";宽叶重楼的学名为 *Paris polyphylla* Smith var. *latifolia* Wang et Chang;*Paris thibetica* 被作为长药隔重楼 *P. polyphylla* Sm. var. *thibetica*(Franch.)Hara 的异名。《中国药典》1977 和 1985 年版、《云南药标》(74)中收载的重楼的基源植物曾使用"云南重楼 *Paris yunnanensis* Franch."和"七叶一枝花 *P. chinensis* Franch."的学名,《中国植物志》分别将其作为"宽瓣重楼 *P. polyphylla* var. *yunnanensis*"和"华重楼 *P. polyphylla* var. *chinensis*"的异名。

《四川藏标》分别收载了"球药隔重楼"和"黑籽重楼",但两者的功能主治、用法用量相同。

重楼属(*Paris*)植物我国约 10 种,各地使用的重楼还包括长柄重楼 *P. fargesii* Franch. var. *petiolata*(Baker ex C. H. Wright)Wang et Tang(具柄重楼)、短梗重楼 *P. polyphylla* Sm. var. *appendiculata* Hara 等的根茎。由于重楼属植物的地下部分生长缓慢,长期的采挖已导致资源锐减,现云南、四川、重庆等地已开始开展人工种植生产,但目前尚未形成商品药材。

茺 蔚 子

【民族药名】藏药(幸头勒,兴托里那保),蒙药(都日布乐吉-乌热,杜日布勒吉-乌热)。

【来源】唇形科植物大花益母草 *Leonurus japonicus* Houtt.、细叶益母草 *Leonurus sibiricus* Linn. 或益母草 *Leonurus heterophyllus* Sweet 的干燥成熟果实。

【标准】中国药典,藏标(79),内蒙蒙标(86),贵州中标规(65),新疆药标(80),台湾中药典范(85)。

【功能主治】藏药:活血调经,清肝明目。用于月经不调,经闭,经痛,浮肿包块,产后瘀滞作痛,目赤肿痛,目生翳膜,高血压。

蒙药:明目,退翳。用于肝热,目赤肿痛,眼白斑,云翳,结膜炎。

中药:活血调经,清肝明目。用于月经不调,经闭痛经,目赤翳障,头晕胀痛。

【用法与用量】4.5~10g。瞳孔散大者慎用。

【化学成分】含生物碱类:水苏碱(stachydrine),益母草碱(leonurine),益母草定(leonuridine),益母草宁(leonurinine)等;黄酮类:汉黄芩素(wogonin),大豆素(daidzein),槲皮素(quercetin),洋芹素(celereoin),洋芹素-7-*O*-葡萄糖苷,芫花素(genkwanin),山柰素(kaempferol),芦丁(rutin)等;二萜类:前益母草素(prehispanolone),益母草素(hispanolone),leoheteronins A~E 等;脂肪酸类:延胡索酸(fumaric acid),月桂酸(lauric acid),油酸(oleic acid),亚油酸(linoleic acid),花生酸(arachidic acid),硬脂酸(stearic acid)等;苯丙醇苷类:薰衣草叶苷(lavandulifolioside),毛蕊花糖苷(acteoside),益母草苷 A、B(ajugol A、B)等;挥发油类:1-辛烯-3-醇,反式石竹烯(β-caryophyllene),β-葎草烯(β-humulene),(E)-6-甲基十一烯,2-丁基-1-辛醇(2-butyl-1-octanol),吉玛烯(germacrene)等;环型多肽:环益母草多肽 A~C,cycloleonuripeptide E、F 等;其他:益母草酮 A,β-谷甾醇(β-sitosterol),胡萝卜苷(daucosterol),megastigmane 等。

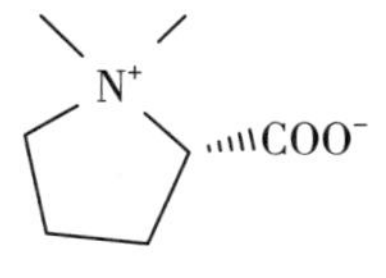

水苏碱

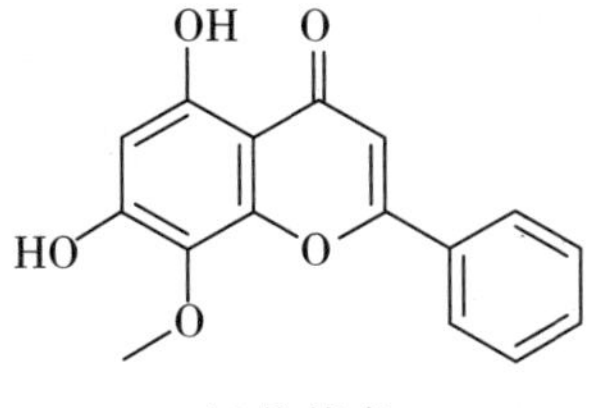

汉黄芩素

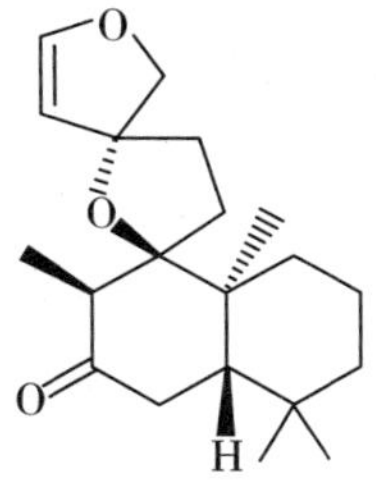

前益母草素

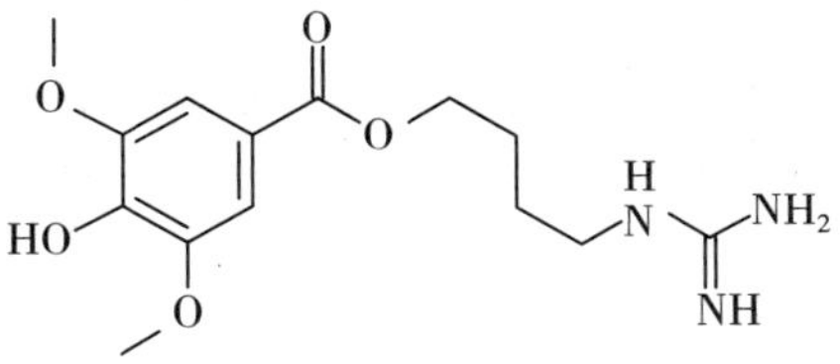

益母草碱

【药理作用】茺蔚子总碱对离体小鼠子宫具有兴奋作用,表现为张力增加、收缩力增强、频率加快。醇提液的水层对正常大鼠有明显的降压作用,正丁醇层、乙酸乙酯层、乙醚层均可使正常大鼠的收缩压降低,对舒张压无明显影响。茺蔚子黄酮具有降低 LDL、TG,而升高 HDL 的作用,并具有减少 LDL 颗粒体积和防止 LDL 过度氧化的作用,可减少 LDL 颗粒在冠状动脉壁上的沉积,从而降低粥样硬化的发生率。油脂提取物具有体外抗氧化作用。

【制剂】蒙药:明目二十五味丸。

附注:《中国植物志》中,"益母草"的学名为"*L. artemisia*(Lour.)S. Y. Hu",将 *L. heterophyllus* 作为其异名;"大花益母草"的学名为"*L. macranthus* Maxim.",将 *L. japonicus* 作为其异名。

蒙医及东北地区主要使用细叶益母草 *L. sibiricus*。

藏医药古籍文献《晶珠本草》中记载有"兴托里那保",文献记载其基源包括唇形科香茶菜属(*Rabdosia*)植物和大花益母草 *Leonurus japonicus*,应注意区别。

上述 3 种的地上部分也入药,称"益母草",其功能主治与果实有一定差异,应注意区别(参见"益母草"条)。

臭 灵 丹 草

【民族药名】傣药(娜妞,娜溜,腊溜,牙郎艳,啦六娜油),彝药(帕乃贝,松那薄)。

【来源】菊科植物翼齿六棱菊 *Laggera pterodonta*(DC.)Benth. 的干燥地上部分。

【标准】中国药典,云南药标(74,96),云南中标(彝药,05),湖南中标(09)。

【功能主治】傣药:清火解毒,止咳平喘,消肿排脓,通气止痛。用于"兵哇唉、拢习火"(感冒咳嗽、哮喘),"拢达儿"(腮腺、颌下、淋巴结肿痛),"兵洞飞暖龙"(疔疮、痈疖脓肿),"杆火接梅"(颈项酸痛),"短接"(腹内痉挛剧痛)。

彝药:清热解毒,止咳祛痰。用于风热感冒,咽喉肿痛,肺热咳嗽,风火牙痛。

中药:清热解毒,止咳祛痰。用于风热感冒,咽喉肿痛,肺热咳嗽。

【用法与用量】9~15g;傣药10~30g。外用鲜叶适量,捣烂敷或煎水洗患处。

【化学成分】倍半萜类:臭灵丹二醇(pterodondiol),臭灵丹三醇甲、乙(pterodontriols A、B),臭灵丹酸(pterodonta acid)等;黄酮类:橙皮苷(hesperidin),槲皮素(quercetin),金腰素乙(chrysosplenetin B),3,5-二羟基-6,7,3′,4′-四甲氧基黄酮,5,6,4′-三羟基-3,7-二甲氧基黄酮,槲皮素-3-O-β-D-半乳吡喃糖苷,4,5,7-三羟基-6-甲氧基黄酮-3-O-β-D-芸香糖苷(4,5,7-trihydroxy-6-methoxyflavone-3-O-β-D-rutinoside),山奈酚-3-O-β-D-吡喃葡萄糖苷(kaempferol-3-O-β-D-glucopyranoside),万寿菊素(patuletin, queretagetin),万寿菊素-3-O-(6-p-香豆酰基)-β-D-吡喃葡萄糖苷,柽柳素(tamarixetin)等;挥发油类:α-杜松醇(α-cadinol),蓝桉醇(globulol),桃金娘烯醇(myrtenol),洋艾素(absinthiin)等;其他:冬青酸(ilicic acid),豆甾醇-3-O-β-D-吡喃葡萄糖苷,邻羟基苯甲酸(2-hydroxy-benzoic acid),β-谷甾醇(β-sitosterol),豆甾醇(stigmasterol),氨基丁酸。《中国药典》规定含洋艾素($C_{20}H_{20}O_8$)不得少于0.10%。

臭灵丹二醇

槲皮素

桃金娘烯醇

洋艾素

【药理作用】臭灵丹提取物能显著减少上呼吸道黏液分泌,所含的挥发油部分由呼吸道黏膜排泄,对其有温和刺激,改善局部血液循环,促进炎症痊愈,减少过多的痰量。口服臭灵丹提取物能延迟动物因呼吸道窒息而死亡的生存时间。臭灵丹三醇甲、臭灵丹酸、冬青酸对口腔上皮鳞癌细胞株、人恶性黑色素瘤细胞株、人肺腺癌细胞株有抑制作用。水提取物具有一定的外周镇痛作用,对上下移动法、醋酸扭体法、热板法、甲醛致痛实验有一定的效果。此外,臭灵丹草还有抑菌、保肝、抗病毒等作用。

【制剂】彝药:灵丹草合剂,石椒草咳喘颗粒。

臭梧桐根(白花臭牡丹根)

【民族药名】傣药(哈宾蒿,肺膝盖拍)。

【来源】马鞭草科植物海州常山 *Clerodendrun trichotomum* Thunb.、赪桐 *Clerodendrum japonicum*(Thunb.)Sweet 的干燥根。

【标准】云南中标(傣药,07),上海中标(94)。

【功能主治】傣药:清火解毒,活血止血,调经通乳,除风止痛,补土健胃。用于月经不调,痛经,赤白带下,产后缺乳,六淋证出现的小便热涩疼痛、尿黄、尿血,睾丸肿痛,脘腹胀痛,不思饮食,四肢乏力,风湿病关节肌肉肿痛。

中药:祛风,止痛,降血压。用于风湿痛,高血压。

【用法与用量】9~15g;傣药 15~30g。外用适量,煎水洗或鲜品捣烂敷患处。

【化学成分】未见有关根的成分报道。全株含挥发油类(叶,花):伽罗木醇(linalool),2,6,10,15-四甲基-十七烷,(E,E,E)-9,12,15-十八碳三烯酸甲酯,(E,E,E)-9,12,15-十八碳三烯醇,1-己醛,正己醛,2,6,6-三甲基-环己酮,5-甲基-3-庚酮(5-methyl-3-heptanone),2,6,10,14-四甲基十六烷,棕榈醛(palmital)等;黄酮类:芹菜素(apigenin),芹菜素-7-葡萄糖醛酸(apigenin-7-glucuronide),车前草苷(plantainoside),臭梧桐素甲、乙(clerodendronins A、B),海州常山素(clerodendrin),刺槐素-7-二葡萄糖醛酸[acacetin-7-glueurono-(1→2)-glucuronide]等;苯丙素类:异麦角甾苷(isoacteoside),去咖啡酰毛蕊花糖苷(decaffeoylacteoside),3,4-二羟基苯乙醇,咖啡酸甲酯(caffeic acid methyl ester),去鼠李糖洋丁香酚苷(desrhamnosyl-acteoside),洋丁香酚苷(acteoside),异洋丁香酚苷(isoverbascoside),米团花苷(leucosceptoside),地黄苷(rehmannioside),异地黄苷(isorehmannioside)等;生物碱类:常山碱(febrifugine),黄常山定碱(dichroidine),异常山碱(isofebrifugine)等。其他:海州常山苦素 A、B(clerodendrins A、B),β-谷甾醇(β-sitosterol),胡萝卜苷(daucosterol),硬脂酸(stearic acid),棕榈酸(palmitic acid),臭梧桐糖苷[2-(3-羟基-4-甲氧基苯丙酮)乙基-3-O-(2,3-二-O-乙酰基-α-L-吡喃鼠李糖基)-4-O-[(2E)-3-(3-羟基-4-甲基苯基丙酮)prop-2-烯酰]-β-D-吡喃葡萄糖],肌醇(inositol)。

海州常山素

【药理作用】热水浸剂和水煎剂具有降压作用,其降压机制与直接扩张体血管、内脏血管和阻断自主神经节有密切关系。60% 甲醇提取物对角叉菜胶所致的大鼠后足趾肿胀具有抗炎作用,其抗炎活性强于吲哚美辛,同时能抑制细胞中的 PGE_2 产生。臭梧桐糖苷、异洋丁香酚苷和焦地黄苯乙醇苷均具有 DPPH 自由基清除活性,可抑制脂质过氧化。此外,臭梧桐根还具有镇痛、镇静、抗细胞增殖、抗人类免疫缺陷病毒等作用。

【制剂】苗药:肺力咳合剂,肺力咳胶囊,咳平胶囊。

附注:《云南中标》(傣药,07)中还另条收载有"白花臭牡丹根/哈宾蒿、肺膝盖拍",为同属植物臭茉莉 *Clerodendrum philippinum* Schau. var. *simplex* Moldenke 的根,功能主治为"解药,清火解毒,消肿止痛,通乳下乳,止咳化痰,行气消胀。用于食物中毒引起的心悸气短,恶心呕吐,周身乏力,产后水血不足引起的缺乳,体弱多病,脘腹胀痛,月经不调,痛经,闭经,热风感冒咽痛,咳嗽痰多,口舌生疮,目赤肿痛,视物不清",与红花臭牡丹根有所不同,应按制剂批文规定使用。

川贝母(川贝,西贝母)

【民族药名】藏药(阿布卡,阿贝卡,阿毕卡,阿皮卡,热莎比热,堆紫瓦玛曾,岗给果钦),蒙药(奴格图如-乌布斯,尼比莎瓦,吉吉格-诺格图茹-乌布斯,尼比萨瓦,尼瓦)。

【来源】百合科植物川贝母 *Fritillaria cirrhosa* D. Don、暗紫贝母 *Fritillaria unibracteata* Hsiao et K. C. Hsia、甘肃贝母 *Fritillaria przewalskii* Maxim.、梭砂贝母 *Fritillaria delavayi* Franch.、太白贝母 *Fritillaria taipaiensis* P. Y. Li 或瓦布贝母 *Fritillaria unibracteata* Hsiao et K. C. Hsiao var. *wabuensis*(S. Y. Tang et S. C. Yue)Z. D. Liu, S. Wang et S. C. Chen 的干燥鳞茎。

【标准】中国药典,部标藏药(附录,95),内蒙蒙标(86),青海药标(76),台湾中药典范(85),四川中标(87,92),甘肃中标(09)。

【功能主治】藏药:滋补,清虚热。用于毒病,黄水病,头部疾病,气管炎,肺热咳嗽,月经过多。

蒙药:清热,止咳,祛痰,开欲。用于肺热,咳嗽,肺刺痛,慢性支气管炎,气喘,感冒喉痛,鼻塞,不思饮食。

中药:清热润肺,化痰止咳,散结消痈。用于肺热燥咳,干咳少痰,阴虚劳嗽,痰中带血,瘰疬,乳痈,肺痈。

【用法与用量】3~10g;研粉冲服 1~2g/次。按中医药理论,本品不宜与川乌、制川乌、草乌、制草乌、附子同用。

【化学成分】含生物碱类:川贝碱(fritimine),川贝甲素(verticine,贝母碱),白炉贝碱(beilupeimine),炉贝碱(fritiminine),贝母辛(peimissine),贝母乙素(peiminine),西贝母碱(sipeimine),岷贝碱(minpeimine),岷贝分碱(minpeiminine),青贝碱(chinpeimine),松贝碱(sonpeimine),松贝辛(songbeisine),松贝甲素(sonbeinine),梭砂贝母碱(delavine),梭砂贝母酮碱(delavinone),鄂贝啶碱(ebeiedine)等;其他:硬脂酸(stearic acid),棕榈酸(palmitic acid),β-谷甾醇(β-sitosterol)等。《中国药典》规定含总生物碱以西母贝碱($C_{27}H_{43}NO_3$)计不得少于0.050%。

西贝母碱　　　　　　　贝母辛

【药理作用】 川贝母的镇咳、祛痰、平喘作用确切,其总碱部分具有显著的镇咳作用,总皂苷部分具有非常显著的祛痰作用。水提取物能保证大鼠血管组织中 NO 的生成和血浆中 NO 代谢产物的浓度,不改变 NOS 蛋白的表达,而使由亚硝基左旋精氨酸甲酯引起的大鼠收缩期高血压恢复正常,具有降血压作用。去氢贝母碱(贝母乙素)能抑制人骨髓白血病细胞株 HL-60、NB4、U937 的增殖,但均未引起细胞凋亡。贝母碱、去氢贝母碱(贝母乙素)和鄂贝啶碱对革兰氏阳性的金黄色葡萄球菌和革兰氏阴性的卡他球菌具有抗菌活性。

【制剂】 藏药:十八味党参丸。

附注:贝母属(*Fritillaria*)植物我国有 20 种 2 变种,全国除南部外均有分布,在各地多药用,其药材品种、基源与产地有关。贝母类药材大致分为如下几类:①川贝母(即本品):"川贝母"之名始见于《滇南本草》,《本草纲目拾遗》名"川贝",各标准中收载的基源有上述 5 种 1 变种,文献记载尚有冲松贝母 *F. cirrhosa* D. Don var. *paohsinensis* S. C. Chen,除太白贝母 *F. taipaensis* 产自于秦岭-大巴山一带外,其他种类均产自于青藏高原;②浙贝母:"浙贝母"之名始见于《本草纲目拾遗》,《中国药典》收载其基源为浙贝母 *F. thunbergii* Miq.,其类似品种有东贝母 *F. thunbergii* Miq. var. *chekiangensis* Hsiao et K. C. Hsia(称"东贝")、天目贝母(彭泽贝母)*F. monantha* Migo(称"彭贝"),主产于浙江、江西;③平贝母:为近代使用的新兴品种,《中国药典》收载其基源为平贝母 *F. ussuriensis* Maxim.,主产于东北,而湖北贝母 *F. hupehensis* Hsiao et K. C. Hsiao 在湖北也称"平贝";④伊贝母:为近代使用的新兴品种,《中国药典》收载其基源为新疆贝母 *F. walujewii* Regel,主产于新疆,但其基源较为复杂,在新疆各地作"伊贝"的基源植物尚有伊犁贝母 *F. pallidiflora* Schrenk、重瓣伊贝母 *F. pallidiflora* Schrenk var. *plena* X. Z. Duan et X. J. Zheng 等 10 余种或变种;⑤皖贝母:该品种收载于《部颁药标》中,基源为安徽贝母 *F. anhuiensis* S. C. Chen et S. F. Yin。贝母从其功能主治方面看,主要分为川贝母和浙贝母两大类,其他类贝母在功效上是否和该两类相似或相近还有待于研究,制剂生产中应按制剂批文规定使用。川贝母和浙贝母是临床和成药生产中使用量最大的贝母,商品药材中,川贝主要来自于野生,近年在四川康定、松潘以及重庆(太白贝母)等地已有栽培,但产量尚小;浙贝母均为人工栽培生产。

此外,《中国药典》还收载有"土贝母",为葫芦科植物土贝母 *Bolbostemma paniculatum* (Maxim.) Franquet 的假鳞茎,始见于《本草从新》记载,《证类本草》中也称"贝母",其功能与贝母不同,不得混用。

川楝子（苦楝子）

【民族药名】 蒙药（巴如拉，布和-查干-毛敦乃-乌热），苗药（比豆，豆正衣，官令整豆桠，补翁唉）。

【来源】 楝科植物川楝 Melia toosendan Sieb. et Zuee.、楝 Melia azedarach L. 的干燥成熟果实。

【标准】 中国药典，内蒙蒙标（86），云南药标（74,96），新疆药标（80），台湾中药典范（85），内蒙中标（88），台湾中药典（04）。

【功能主治】 蒙药：清"巴达干协日"，燥"协日乌素"，止痛，杀虫，明目。用于热性"协日乌素"病，浊热，"巴达干""协日乌素"合并症，脱发，皮肤瘙痒，黄水疮，痘疹，湿疹，白癜风，秃疮，疥癣，游痛症，痛风。

苗药（果实、茎皮）：杀虫，疗癣。用于蛔虫病，钩虫病，蛲虫病，阴道滴虫病，疥疮，头癣。

中药：疏肝泄热，行气止痛，杀虫。用于肝郁化火，胸胁、脘腹胀痛，疝气疼痛，虫积腹痛。

【用法与用量】 蒙药 3~5g；中药 5~10g。外用适量。

【化学成分】 含柠檬苦素类：1-去乙酰基尼泊里宁 B（limonoids B），尼泊里宁 A、B（nimbolinins A、B），川楝素（toosendanin）等；黄酮类：芦丁（rutin），桑色素（morin）；其他：苦楝子酮（melianone），脂苦楝子醇（lipomelianol），21-O-乙酰川楝子三醇（21-O-acetyltoosendantriol），21-O-甲基川楝子五醇（21-O-methyltoosendanpentaol），三十烷-15-醇（15-triacontanol），豆甾醇（stigmasterol），β-谷甾醇（β-sitosterol）等。《中国药典》规定含川楝素（$C_{30}H_{38}O_{11}$）应为 0.060%~0.20%。

川楝素　　　　　　　芦丁

【药理作用】 川楝素具有明显的驱蛔杀虫作用；对小鼠神经肌肉接头的亚显微结构有明显的作用，可有效阻滞神经肌肉接头传递；对膈神经和膈肌有放电作用，对呼吸中枢有抑制作用；具有显著的抗肉毒作用；对肌肠有组胺样和/或组胺释放作用。川楝子还具有抗菌、消炎、镇痛、抗病毒、抗肿瘤、抗氧化、抑制破骨细胞等作用。

【制剂】 蒙药：沉香安神散，沉香十七味丸，风湿二十五味丸，枫香脂十味丸，哈日十二味散，黑云香四味汤散，红花清肝十三味丸，克感额日敦片，羚牛角二十五味丸，明目二十五味丸，明目六味汤散，明目十六味丸，七味沙参汤散，清肺十三味散，清肝二十七味丸,清热二十五味丸,清瘟止痛十一味丸,三子颗粒,三子散,森登四味汤散,石膏二十五味散,调元大补二十五味汤散,土茯苓七味汤散,文冠木十味汤散,乌兰十三味汤散,玉簪清咽十五味丸,云香十五味丸,珍宝丸,珍珠活络二十九味丸,珍珠通络丸。

附注：蒙医药古籍文献《无误蒙药鉴》在"巴如拉"条下附注其名为"藏楝",但《格西曲扎藏汉词典》等文献均注释为"川楝子"。藏医药古籍文献《晶珠本草》中记载有"玛合",据杨竞生考证其基源为以棕榈科植物西谷椰子 *Metroxylum sago* Rotth. 或短穗鱼尾葵 *Caryota mitis* (Lour.) Becc. 的茎髓制得的粗制淀粉,称"莎木面",也西东南亚地区制"西谷米"的原粉之一,用于止寒热腹泻痢疾;《中国藏药》言："有些地区亦有习用苦楝子 *Melia azedarach* L. (作"玛合")的记载,是否恰当待考。"此外,未见有其他文献记载藏医药用苦楝子。据调查,现蒙医均以苦楝子作"巴如拉",且中医和蒙医使用苦楝子的功效也与"玛合"不同,《无误蒙药鉴》将"巴如拉"称"藏楝"还有待于考证。

川楝 *M. toosendan* 及楝 *Melia azedarach* 的根皮和树皮也入药,称"苦楝皮",功能为杀虫、疗癣,用于蛔虫病、蛲虫病、虫积腹痛,外用于疥癣瘙痒,与果实有所不同。苗族将果实与树皮同样药用。

川木通（藏木通，山木通，毛柱铁线莲，鱼屋利）

【民族药名】藏药（叶芒嘎保,益蒙嘎保,知母,知相,扎嘎坚,杂给,吉芒,阿色拉）,苗药（觅丁）,傣药（档嘿）,彝药（依抗齐,儿钩阶,二勾于,鱼屋利）。

【来源】毛茛科植物小木通 *Clematis armandii* Franch.、绣球藤 *Clematis montana* Buch.-Ham. ex DC.、西南铁线莲 *Clematis meyeniana* Walp.、扬子铁线莲 *Clematis ganpiniana* (Lévl. et Vant.) Tamura、钝齿铁线莲 *Clematis apiifolia* DC. var. *obtusidentata* Rehd. et Wils. 的干燥藤茎。

【标准】中国药典,部标藏药（95）,藏标（79）,云南中标（彝药,05）,新疆药标（80）,广西中标（90）,湖南中标（03、09）,台湾中药典（04）。

【功能主治】藏药：温胃,散寒,健脾,消食。用于胃部寒性痞块,寒性腹泻,水肿,慢性胃炎。

苗药：用于风寒感冒,胃痛,闭经,风湿麻木,骨痛,腰痛,跌打瘀肿。

傣药：祛风解毒,消肿止痛。用于"拢梅兰申"（风寒湿痹、肢体关节肿痛、屈伸不利）,"拢牛"（小便热涩疼痛）。

彝药：清热利尿,行气通淋。用于尿路感染不利,淋漓不尽,急、慢性膀胱炎,尿道炎,尿急尿痛,牙龈肿痛。

中药：利尿通淋,清心除烦,通经下乳。用于淋证,水肿,心烦尿赤,口舌生疮,经闭乳少,湿热痹痛。

【用法与用量】3~6g；傣药 10~15g；彝药 10~20g。外用适量,煎水洗患处。

【化学成分】含三萜及其苷类：绣球藤皂苷 A、B（clemontanosides A、B）,以常春藤皂苷元（hederagenin）为苷元的六糖皂苷和三糖皂苷,无羁萜（friedelin）,β-香树脂醇（β-amyrin）,hederagenin-3-O-α-L-arabinopyranoside, hederagenin-3-O-α-L-rhamnopyranosyl-(1-2)-α-L-arabinopyranoside, clemontanosides C、F 等；苯丙素类：(−)-丁香脂素 [(−)-syringaresinol],

(+)-guayarol,(-)-牛蒡苷[(-)-arctiin],(-)-落叶松树脂醇[(-)-lariciresinol]等；甾体类：豆甾醇(stigmasterol)，麦角甾醇，β-谷甾醇(β-sitosterol)，3β-羟基豆甾-5,22-二烯-7-酮(3β-hydroxy-stigmast-5,22-dien-7-one)，β-谷甾醇-β-D-葡萄糖苷，5α-豆甾烷-3β,6α-二醇[stigmastane-3,6-diol(3β,5α,6α)]等；黄酮类：金丝桃苷(hyperin)，2,7-二甲氧基-5-甲基色原酮，clematine 等；其他：tachioside，勾儿茶素(berchemolide)，原儿茶醛(protocatechualdehyde)，香草醛(vanillin)，9,12-octadecadienoic acid-(Z,Z)-2,3-dihydroxypropyl ester，正二十五烷，正二十八醇等。

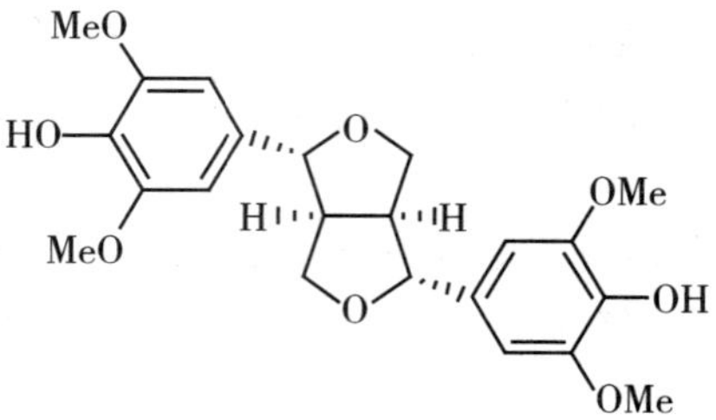

(-)-丁香脂素

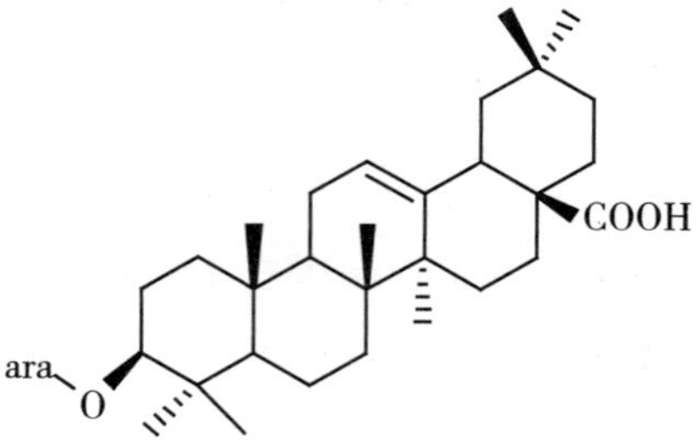

hederagenin-3-O-α-L-arabinopyranoside

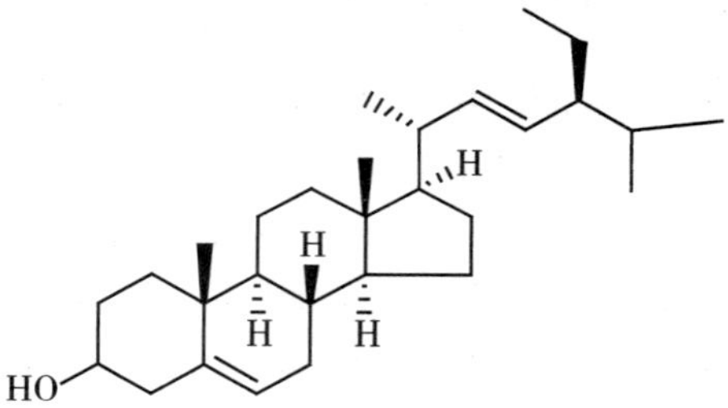

豆甾醇

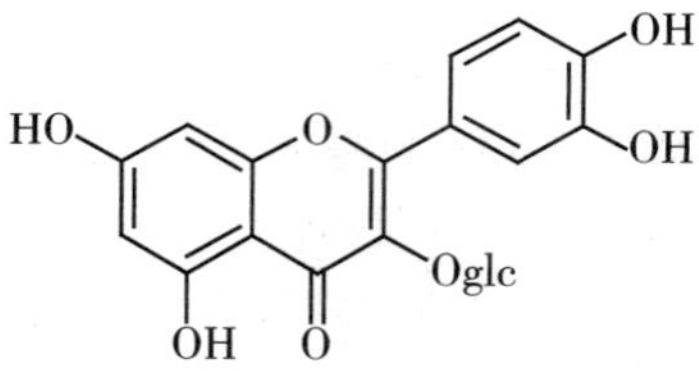

金丝桃苷

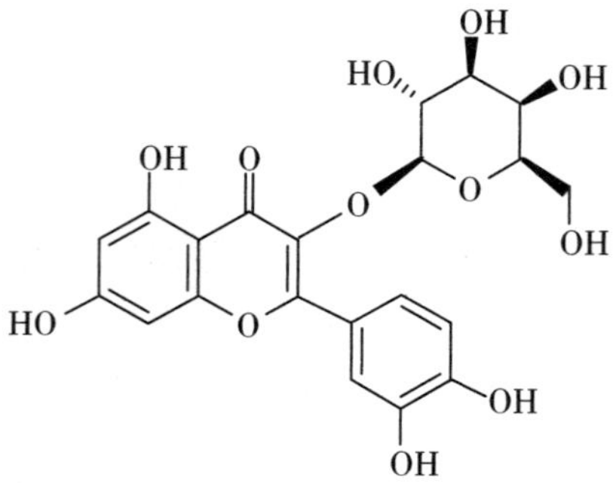

金丝桃苷

【药理作用】家兔静脉注射川木通水提醇沉后的上清液、大鼠灌胃川木通煎剂具有明显的利尿作用，能促进 Na^+、K^+、Cl^- 的排出。

【制剂】藏药：十五味黑药丸(藏木通)。

苗药：复方血藤药酒，清痹通络药酒。

傣药：润伊容胶囊。

彝药：舒泌通胶囊。

附注：《中国植物志》中，*C. meyeniana* 的中文名使用"毛柱铁线莲"。《湖南中标》1993年版以"山木通"之名收载有"钝齿女萎 *Clematis obtusidentata*（Rehd. et Wils.）Hj. Eichler"，在 2009 年版又修订为"钝齿铁线莲 *C. apiifolia* var. *argentilucida*（H. Lévl. & Vaniot）W. T. Wang"。《中国植物志》中将"*Clematis obtusidentata*"作为钝齿铁线莲 *C. apiifolia* var. *obtusidentata* 的异名处理，但未记载有"*C. apiifolia* var. *argentilucida*"，该种未见《中国植物志》记载。

铁线莲属（*Clematis*）植物我国约有 110 种，《中国药典》在"川木通"条下仅收载了小木通 *C. armandii* 和绣球藤 *C. montana*，但各地药用的"川木通"的基源植物种类较多，常见的为粗齿铁线莲 *C. argentilucida*（Lévl et Vant.）W. T. Wang，在河北、四川、贵州、湖南、浙江、广西等地作木通、小木通药用。

藏药"藏木通"为"绣球藤 *Clematis montana* Buch.-Ham. 及开白花的同属植物数种的带叶及花果的二年生枝条"。

《部标蒙药》（86）记载有"细叶铁线莲"，为芹叶铁线莲 *C. aethusifolia* 的带花枝条，称"特木日 - 敖日秧古""叶孟嘎日布"；同时，据《中国大兴安岭蒙中药植物资源志》记载，还同样使用短尾铁线莲 *C. brevicaudata* DC.（邵道嘎日 - 奥日亚木格、查干 - 叶蒙）、黄花铁线莲 *C. intricata* Bunge.（阿拉嘎 - 特木日 - 奥日阳古、叶蒙然布）、大瓣铁线莲 *C. macropetala* Ledeb.（哈日 - 特木日 - 奥日阳古、叶蒙那赫布）、西伯利亚铁线莲 *C. sibirica*（L.）Mill.（沙日 - 特木日 - 奥日阳古、叶蒙那赫布）、紫萼铁线莲 *C. intricata* Bunge. var. *purpurea* Y. Z. Zhao（阿拉噶 - 特木日 - 奥日亚木格、沙日 - 叶梦）等的地上部分。据其蒙文名"叶蒙"推测，应是与"藏木通 / 益蒙嘎保"类似的药物，但其基源以当地分布的芹叶铁线莲 *C. aethusifolia* 等为主（参见"细叶铁线莲"条）。

不同地区常见有"川木通"与"木通"[木通科植物白木通 *Akebia trifoliata*（Thunb.）Koidz. var. *australis*（Diels）Rehd. 等的藤茎]混用的情况，应按制剂批文规定使用（参见"木通"条）。

川 木 香

【民族药名】藏药（毕嘎木拉，布嘎木拉，布嘎莫拉，木嘎，八扎哈玛，姐其杂瓦，白玛尔达间，白玛八扎），蒙药（布斯嘎日 - 木拉，布斯嘎日 - 莫拉），维药（库斯他，kustexelin）。

【来源】菊科植物川木香 *Vladimiria souliei*（Franch.）Ling 或灰毛川木香 *Vladimiria souliei*（Franch.）Ling var. *cinerea* Ling 的干燥根。

【标准】中国药典，部标藏药（附录，95），青海藏标（92），内蒙蒙标（86），新疆维标（93），四川中标（87），内蒙中标（88），贵州中标（88）。

【功能主治】藏药：健胃，驱风，止痛，生肌止痛。用于食欲缺乏，胃溃疡，腹胃胀痛，风湿疼痛，胁痛，体瘦，"培根"热症。

蒙药：清"巴达干"热，补身，止刺痛。用于肋间刺痛，"宝日巴达干"，消化不良，泄泻，痢疾，里急后重，胸灼呕吐酸水，身体虚弱，"巴达干"热。

维药：行气止痛，健胃，强筋骨，止喘咳。用于头痛，偏瘫，中耳炎，感冒，胃、肝、肾等器官虚弱，黄疸，经闭经痛。

中药：行气止痛。用于胸胁，脘腹胀痛，肠鸣腹泻，里急后重。

【用法与用量】 3~9g。

【化学成分】 含挥发油类（约0.8%，倍半萜类）：川木香内酯（mokko lactone），脱氢木香内酯（dehydrocostus lactone），愈创木基-4(15), 10(14), 11(13)-三烯-12,6α-内酯[guaia-4(15), 10(14), 11(13)-triene-12,6α-olide]，愈创木基-1(10)-烯-11-醇[guaia-1(10)-ene-11-alcohol]，3β-羟基-11βH-愈创木基-4(15), 10(14)-二烯-12,6α-内酯[3β-hydroxy-11βH-guaia-4(15), 10(14)-diene-12,6α-olide]等；木脂素类：川木香醇A~F（vladinols A~F）等。

川木香内酯　　　　　　　川木香醇A

【药理作用】 川木香对支气管平滑肌及小肠平滑肌有较好的解痉作用，水提液、挥发油对大鼠离体小肠有轻度兴奋作用，对乙酰胆碱、组胺与氯化钡所致的肠痉挛有阻滞作用。川木香及其煨制品对小鼠的胃肠运动有促进作用，煨制品对不同功能状态的小鼠胃排空有双向调节作用。水提取液具有抑制实验性胃溃疡形成的作用。水提物及醇提物对大鼠均有较强的利胆作用。还有报道川木香具有抗菌、抑制血小板聚集、降血糖等作用。

【制剂】 藏药：十五味赛尔斗丸，然降多吉胶囊。

蒙药：调元大补二十五味汤散。

附注：《中国植物志》中，川木香的学名使用"*Dolomiaea souliei*（Franch.）Shih"，*Vladimiria souliei* 作为其异名；灰毛川木香的学名使用"*Dolomiaea souliei*（Franch.）Shih var. mirabilis*（Anth.）Shih"，*Vladimiria souliei* var. *cinerea* 作为其异名。

维医一般不使用"川木香"，在木香缺时以此作代用品，文献记载其基源涉及川木香属[*Dolomiaea*（=*Vladimiria*）]的多种植物：厚叶木香 *V. berardioides*（Franch.）Ling（厚叶川木香 *D. berardioides*）、菜木香 *V. edulis*（Franch.）Ling（=*D. edulis*）、木里木香 *V. muliensis*（Hand.-Mazz.）Ling（灰毛川木香）、膜缘木香 *V. forrestii*（Diels）Ling（=膜缘川木香 *D. forrestii*）、越西木香 *V. denticulate* Ling（=越隽木香 *D. denticulate*）。

川 牛 膝

【民族药名】 藏药（索路曲孜），蒙药（西日布素-温都苏，奥勒莫斯）。

【来源】 苋科植物川牛膝 *Cyathula officinalis* Kuan 或毛杯苋 *Cyathula tomentosa*（Roth）Moq. 的干燥根。

【标准】 中国药典，云南药标（74），台湾中药典（04），香港中标（第6期）。

【功能主治】藏药：用于风湿性筋骨痛，跌打损伤，吐血，衄血，热淋，痛经。

蒙药：用于经闭，尿血，关节酸痛，跌扑损伤。

中药：逐瘀通经，通利关节，利尿通淋。用于经闭癥瘕，胞衣不下，跌扑损伤，风湿痹痛，足痿筋挛，尿血血淋。

【用法与用量】5~10g。孕妇慎用。

【化学成分】含甾酮类：杯苋甾酮（cyasterone），2,3-isopropylidene cyasterone，isocyasterone，2,3-isopropylidene isocyasterone 等；三萜类：3-O-[α-L-rhamnopyranosyl-(1→3)-(n-butyl-β-D-glucopyranosiduronate)]-28-O-β-D-glucopyranosyl oleanolic acid，3-O-(methyl-β-D-glucopyranosiduronate)-28-O-β-D-glucopyranosyl oleanolic acid，3-O-β-D-glucopyranosyl oleanolic acid，3-O-β-D-glucuronopyranosyl oleanolic acid 等；糖类：果聚糖 $CoPS_1$、$CoPS_2$ 和 $CoPS_3$（平均分子量分别为 5200、3000 和 1400）含有很高支链的（2→1）- 和（2→6）-β-D- 呋喃果糖残基连接的骨架，RCP 是具有（2→1）- 连接的 -β-D- 呋喃果糖骨架并含有 β-D- 呋喃果糖侧链的果聚糖，牛膝多糖（ABP），川牛膝多糖（CP）等；其他：异黄酮苷（daidzin），葛根素（puerarin），betavulgarin，6,7-dimethoxycoumarin 等。《中国药典》规定含杯苋甾酮（$C_{29}H_{44}O_8$）不得少于 0.030%；《香港中标》规定含杯苋甾酮（$C_{29}H_{44}O_8$）不得少于 0.046%。

杯苋甾酮

【药理作用】川牛膝具有明显的降压作用；醇提物可降低自发性高血压大鼠的血压。水煎液具有降低大鼠全血黏度、血细胞比容及红细胞聚积指数的作用，并能延长大鼠的凝血酶原时间和血浆复钙时间。多糖可增强机体免疫功能，增强小鼠淋巴因子激活的杀伤细胞活性，有显著的抑制肿瘤的作用，同时具有显著的抗炎活性。

【制剂】蒙药：舒筋十二味丸。

彝药：骨风宁胶囊。

附注：《中国植物志》中，*C. tomentosa* 的中文名使用"绒毛杯苋"。

《中国药典》1963 年版收载的"川牛膝"的基源为头花杯苋 *C. capitata* Moq. 和毛杯苋 *C. tomentosa*，之后历版修订为毛杯苋 *C. tomentosa* 和川牛膝 *C. officinalis*。《贵州中标规》(65)将头花杯苋 *C. capitata* 作为牛膝（怀牛膝）的原植物之一收载，《四川中标》(79) 将其作为"麻牛膝"收载，在云南又称"白牛膝"，系"牛膝"的同名异物品，但其性味与川牛膝不同，不宜混用（参见"牛膝"条）。

川射干（土知母，铁扁担）

【**民族药名**】苗药（窝达尚），傣药（曼西喃，蹄偕榄），彝药（坡茄，箭药）。

【**来源**】鸢尾科植物鸢尾 *Iris tectorum* Maxim.、蝴蝶花 *Iris japonica* Thunb. 的干燥根茎。

【**标准**】中国药典，四川中标（84，87），贵州地标（94），上海中标（94），贵州中民标（03）。

【**功能主治**】苗药：消积，泻热，利咽，通便。用于食积胀满，咽喉肿痛，热经、快经引起的便秘、腹胀、腹水，牙龈肿痛，跌打损伤，疮疖肿毒，蛇犬咬伤。

傣药：用于跌打，风湿。

彝药：用于肝痛，风湿痛，外伤出血，草药中毒，尿痛。

中药：清热解毒，祛痰，利咽。用于热毒痰火郁结，咽喉肿痛，痰涎壅盛，痰咳气喘。

【**用法与用量**】6~10g。

【**化学成分**】鸢尾含黄酮类：鸢尾苷元（tectorigenin），野鸢尾苷元（irigenin，鸢尾黄色），次鸢尾黄素（irisflorentin），鸢尾黄酮新苷元 A、B（iristectorigenins A、B），去甲基鸢尾黄酮新苷元 A、B（demethyliristectorigenins A、B），射干苷（tectoridin，鸢尾苷），鸢尾新苷（iristectorin B），野鸢尾苷（iridin），鸢尾黄酮新苷 A、B（iristectorins A、B），鸢尾苷元 -7-O- 葡萄糖 -β-O- 葡萄糖苷，樱黄素（prunetin），5，7，3'- 三羟基 -6，2'，5'- 三甲氧基异黄酮（5，7，3'-trihydroxy-6，2'，5'-trimethoxyisoflavone），5，6，7，4'- 四羟基 -8- 甲氧基异黄酮（5，6，7，4'-tetrahydroxy-8-methoxyisoflavone），染料木苷（genistin），染料木素（genistein）等；挥发油类：十四酸，5- 庚基 - 二氢呋喃酮，其他：belameandones A~D。

蝴蝶花含 despirotriterpenes A、B，spirioiridotectals A~F。《中国药典》规定含射干苷（$C_{22}H_{24}O_{11}$）不得少于 3.6%。

射干苷

【**药理作用**】70% 乙醇提取物对组胺、醋酸所致的小鼠皮肤或腹腔毛细血管通透性增高，巴豆油所致的炎性渗出，大鼠透明质酸酶性足浮肿，大鼠甲醛性脚肿胀及棉球肉芽组织增生均有明显的抑制作用。鸢尾总黄酮能显著减少醋酸致小鼠的扭体次数，延长小鼠的热板痛阈时间；总黄酮提取物对角叉菜胶致大鼠体温升高有明显的降低作用；对干酵母致大鼠体温升高有显著的降低作用；对浓氨水引咳小鼠和枸橼酸诱导豚鼠咳嗽均有显著的抑制作用。乙醇提取物 8g/kg 灌胃，对大鼠皮下注射 15% 啤酒酵母所致的发热具有一定的解热作用；25g/kg 灌胃，能显著增加小鼠呼吸道的排痰量。鸢尾苷和鸢尾苷元对人胃癌细胞株 SGC-7901 的生长有一定的抑制作用；鸢尾苷元在 1.0~1.8μg/ml 的质量浓度内，对人肝癌细胞 SMMC-7721 的生长具有呈明显量效关系的抑制作用。鸢尾苷元、野鸢尾苷元对上皮细胞人肺腺癌细胞 A549 和人克隆结肠癌细胞系 Caco-2 的生长有抑制作用。

【制剂】苗药：消积通便胶囊。

附注：《上海中标》以"铁扁担"之名收载了上述 2 种，其药用部位为"新鲜或半干燥带叶根茎"，应为地方用药习惯。

《贵州中民标》记载本品亦为民族用药，功能为消积、泻热、利咽、通便，用于食积饱胀、便秘、喉痛、牙龈肿痛。有小毒，体虚便溏者及孕妇忌服。

《中国药典》尚收载有"射干"，为同科植物射干 *Belamcanda chinensis*(L.)DC. 的干燥根茎，其功能主治与川射干相同。《上海中标》(94)以"铁扁担"之名收载了鸢尾 *Iris tectorum* 和蝴蝶花 *Iris japonica* Thunb.，以新鲜或半干燥带叶根茎入药，应注意区别。

川乌（乌头）

【民族药名】蒙药（乌兰-泵瓦，乌兰-曼钦），苗药（包家利幼，弯考喽，夫郎，嘎更）。

【来源】毛茛科植物乌头 *Aconitum carmichaeli* Debx. 的干燥母根。

【标准】中国药典，新疆药标(80)，台湾中药典范(85)，贵州中民标(03)，台湾中药典(04)，香港中标（第 7 期）。

【功能主治】蒙药：用于风寒湿痹，偏头痛，关节冷痛，坐骨神经痛，腹中寒痛，跌扑剧痛。

苗药：祛风除湿，温经散寒，止痛。用于风湿痹痛，关节疼痛，肢体麻木，半身不遂，头风头痛，心腹冷痛，寒疝腹痛，跌打瘀痛，阴疽肿毒；可用于麻醉止痛。

中药：祛风除湿，温经止痛。用于风寒湿痹，关节疼痛，心腹冷痛，寒疝作痛及麻醉止痛。

【用法与用量】有大毒，一般炮制后用，生品内服宜慎。孕妇禁用；阴虚阳盛、热症疼痛禁用。按中医药理论，不宜与半夏、瓜蒌、瓜蒌子、瓜蒌皮、天花粉、川贝母、浙贝母、平贝母、伊贝母、湖北贝母、白蔹、白及同用。

【化学成分】含生物碱类：乌头碱（aconitine），3-去氧乌头碱（3-deoxyaconitine），次乌头碱（hypaconitine），新乌头碱（mesaconitine），苯甲酰新乌头碱（benzoylmesaconitine），塔拉乌头胺（talatisamine），14-乙酰塔拉胺（14-acetyltalatisamine），新乌宁碱（neoline），准噶尔乌头碱（songorine），脂乌头碱（lipoaconitine），脂次乌头碱（lipohypaconitine），附子宁碱（fuziline），异塔拉定（isotalatizidine），多根乌头碱（karakoline），北草乌碱（beiwutine），消旋去甲衡州乌药碱（demethylcoclaurine），去甲猪毛菜碱（salsolinol），异飞燕草碱（isodelphinine），森布星 A、B（senbusines A、B），hokbusines A、B，ignavine 等；其他：乌头多糖 A~D（aconitans A~D），2-羟基苯甲酸-2′-氨基甲酰基-4′-羟基苯酯（2′-carbamoyl-4′-hydroxy benzyl-2-hydroxy benzoate），*N*(*N*-苯甲酰基-*S*-苯丙胺酰基)-*S*-苯丙胺醇醋酸酯 [*O*-acetate of *N*(*N*-benzoyl-*S*-phenylalaninyl)-*S*-phenylalaminol]，单棕榈酸甘油酯（monopalmitin）等。《中国药典》规定含乌头碱（$C_{34}H_{47}NO_{11}$）、次乌头碱（$C_{33}H_{45}NO_{10}$）和新乌头碱（$C_{33}H_{45}NO_{11}$）的总量应为 0.050%~0.17%；《香港中标》规定含乌头碱（$C_{34}H_{47}NO_{11}$）、次乌头碱（$C_{33}H_{45}NO_{10}$）和新乌头碱（$C_{33}H_{45}NO_{11}$）的总量应为 0.050%~0.12%。

乌头碱

【药理作用】川乌对二甲苯所致的小鼠耳郭肿胀有明显的抑制作用。水煎液对小鼠 S_{180} 实体瘤的生长有明显的抑制作用,对肿瘤细胞 LoVo、MGC-803 的增殖有显著的抑制作用;能显著减少冰醋酸所致的小鼠扭体次数,并延长小鼠扭体潜伏期,明显提高小鼠的热板痛阈值,并且其镇痛作用与川乌的煎煮时间和给药量呈显著的相关性。蜜煮川乌能促进 H22 荷瘤小鼠的 T 细胞增殖、抑制 B 细胞增殖、增强腹腔巨噬细胞的吞噬活性,提示其具有增强免疫调节的作用。川乌生品及炮制品水煎剂对离体蛙心有强心作用,但大剂量则引起心律失常直至心脏抑制。家兔静脉注射小量乌头碱可增强肾上腺素产生异位心律的作用,对抗氯化钙引起的 T 波倒置和垂体后叶素制剂引起的初期 ST 段上升和继之发生的 ST 段下降。乌头多糖 A 100mg/kg 腹腔注射对小鼠有显著的降低正常血糖的作用;30mg/kg 即能降低葡萄糖负荷小鼠的血糖水平,能显著增强磷酸果糖激酶活性,但不能改变正常小鼠、葡萄糖负荷小鼠或尿嘌呤所致的高血糖小鼠的血浆胰岛素水平,也不影响胰岛素与游离脂细胞的结合。

【制剂】蒙药:舒筋十二味丸,透骨灵橡胶膏。

附注:川乌的入药部位,《中国药典》1963 年版曾规定为卡氏乌头(乌头)*A. carmichaeli* Debx.、北乌头 *A. kusnezoffii* 和展毛乌头 *Aconitum carmichaeli* var. *truppelianum* (Ulbr.) W. T. Wang et Hsiao(= 华乌头 *A. chinense*)的"块根",又称"草乌",自 1977 年版起将乌头 *A. carmichaeli* 的母根作"川乌"、北乌头 *A. kusnezoffii* 的块根作"草乌"分别收载,而四川、云南、贵州等在"草乌"条下仍收载有乌头 *A. carmichaeli*,应按制剂批文规定使用(参见"草乌"条)。

川乌为剧毒药材,临床多使用炮制品,《中国药典》分别收载了"川乌"和"制川乌",制剂处方中也须注明。

穿心莲(穿心莲叶)

【来源】爵床科植物穿心莲 *Andrographis paniculata* (Burm. f.) Nees 的干燥地上部分。

【标准】中国药典,新疆药标(80),广西壮标(08),湖南中标(09),广东中标(10),香港中标(第 3 期,10)。

【功能主治】苗药:用于风热感冒,扁桃体炎,咽喉炎,支气管炎,肺炎,肠炎,痢疾,尿路感染,化脓性中耳炎。

中药:清热解毒,凉血,消肿。用于感冒发热,咽喉肿痛,口舌生疮,顿咳劳嗽,泄泻痢疾,热淋涩痛,痈肿疮疡,毒蛇咬伤。

【用法与用量】 6~9g。外用适量。

【化学成分】 含二萜内酯类:穿心莲内酯(andrographolide),异穿心莲内酯(isoandrographolide),脱水穿心莲内酯,去氧穿心莲内酯(deoxyandrographolide),14-去氧穿心莲内酯(14-deoxyandrographolide),新穿心莲内酯(neoandrographolide),3-脱氢脱氧穿心莲内酯(3-dehydrodeoxyandrographolide),高穿心莲内酯(homoandrographolide),3,14-去氧-穿心莲内酯(3,14-di-de-oxyandrographolide),14-去氧-11-氧化穿心莲内酯(14-deoxy-11-oxoandrographolide),14-去氧-11,12-二去氢穿心莲内酯(14-deoxy-11,12-didehydroandrographolide),穿心莲内酯苷(andrographiside),去氧穿心莲内酯苷(deoxyandrographiside),新穿心莲内酯苷元(andrograpanin),潘尼内酯(panicolide),8-甲基新穿心莲内酯苷元(8-methylandrograpanin),8(17),13-ent-labdadiert-15→16-lactone-19-oic acid,19-hydroxy-8(17),13-labdadien-15,16-olide 等;其他:穿心莲烷(andrographan),穿心莲甾醇(andrographon),β-谷甾醇(β-sitosterol),β-谷甾醇-D-葡萄糖苷(β-sitosterol-D-glucoside),胡萝卜苷(daucosterol)。《中国药典》规定含穿心莲内酯($C_{20}H_{30}O_5$)和脱水穿心莲内酯($C_{20}H_{28}O_4$)的总量不得少于0.80%。

穿心莲内酯　　　　　　　脱水穿心莲内酯

【药理作用】 穿心莲甲、乙、丙、丁素均有不同程度的抗炎作用;去氧穿心莲内酯或脱水穿心莲内酯均能减少二甲苯、醋酸所致的小鼠皮肤或腹腔毛细血管通透性增高;去氧穿心莲内酯能抑制巴豆油所致的大鼠出血性坏死性渗出。穿心莲对肠癌细胞株HT29、SW620和LS180均有不同程度的增殖抑制作用。小鼠腹腔注射穿心莲醇提物能非常显著地延长眼镜蛇毒中毒所致的小鼠呼吸衰竭和死亡时间。穿心莲注射液静脉注射可使麻醉狗产生快速而持久的降压作用,但对肾上腺素的升压作用没有明显的影响。穿心莲还具有减轻心肌缺血再灌注损伤的作用,其作用与抗氧自由基的有害作用有关。水提醇沉后的乙酸乙酯提取物部位具有抗血小板聚集作用。

【制剂】 苗药:胆炎康胶囊。

附注:穿心莲内酯是穿心莲的主要活性成分,《中国药典》收载有"穿心莲内酯",目前已有"穿心莲内酯片"等成药上市。该成分在叶中的含量较高,而穿心莲的叶在干燥期间易脱落,影响药材的质量,故《中国药典》还规定药材中叶不得少于30%。《湖南中标》和《广东中标》则以"穿心莲叶"之名收载其叶。市场上也见有将叶用于提取生产穿心莲内酯,而将剩余茎枝作药材出售,质量低劣,应注意鉴别。

穿心莲原产于南亚,《印度药典》有收载。我国药用历史较晚,始见于《岭南采药录》(1932)记载。我国约在20世纪20年代引种,现福建、广东、广西、海南、云南等地有引种栽培。

川芎(西芎)

【来源】伞形科植物川芎 *Ligusticum chuanxiong* Hort. 的干燥根茎。

【标准】中国药典,贵州中标规(65),新疆药标(80),贵州中民标(副篇,03),甘肃中标(试行,96),甘肃中标(09)。

【功能主治】中药:活血行气,祛风止痛。用于胸痹心痛,胸胁刺痛,跌扑肿痛,月经不调,经闭痛经,癥瘕腹痛,头痛,风湿痹痛。

【用法与用量】3~10g。

【化学成分】酚酞类衍生物:川芎酚(chuanxiongol),丁基酞内酯(butylphthalide),丁烯基酞内酯(butylidene phthalide),川芎酞内酯(senkyunolide A)等;二聚苯酞衍生物:senkyunolide O, senkyunolide P, levistolide A, tokinolide B 等;有机酸类:阿魏酸(ferulic acid),瑟丹酸(sedanic acid),棕榈酸(palmitic acid)等;生物碱:川芎嗪(tetramethylpyrazine),川芎哚(perlolyrine),L-异亮氨酰-L-缬氨酸酐(L-isobutyl-L-valine anhydride),尿嘧啶(uridine)等;其他:augustic acid, 川芎三萜(xiongterpene),孕(甾)烯醇酮(pregnenolone),镰叶芹二醇[3(*R*),8(*S*),9(*Z*)-falcarindiol] 等。《中国药典》规定含阿魏酸($C_{10}H_{10}O_4$)不得少于0.10%。

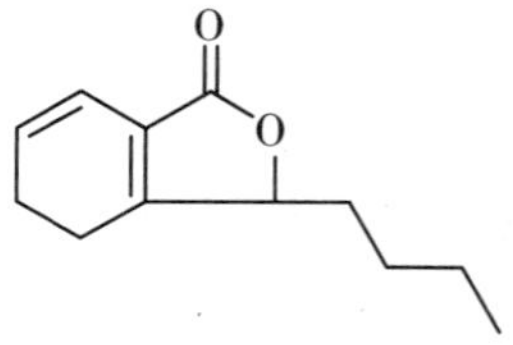

川芎酞内酯

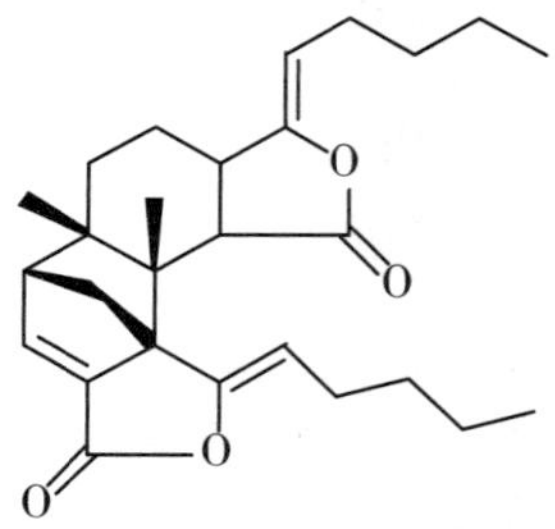

levistolide A

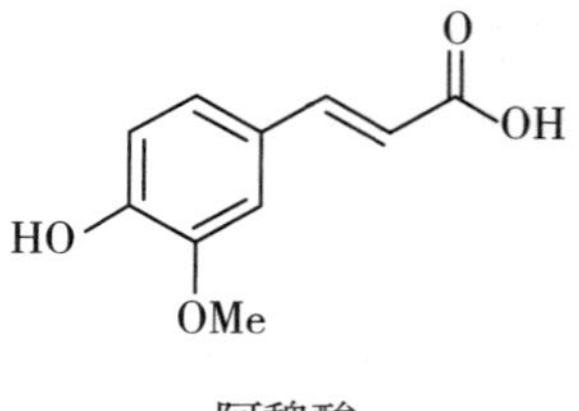

阿魏酸

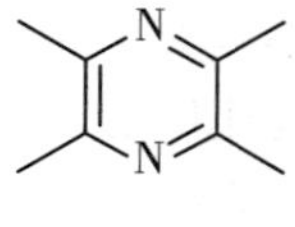

川芎嗪

【药理作用】川芎可减少心肌细胞内蛋白,特别是异常蛋白质的增多,防止心肌细胞肥大,改善心肌缺血,抑制血管收缩。川芎嗪可对抗中枢神经缺血性损伤、改善学习记忆、抑制癫痫发作有一定的效果,对以糖尿病为代表的代谢性疾病并发中枢神经系统、周围神经系统和眼底视神经病变均具有一定的保护作用。挥发油及水煎剂有镇静作用。川芎嗪能通过抑制氧自由基的释放保护细胞膜,减轻肺损伤。内酯类具有平滑肌解痉作用,可用于哮喘持续状态的治疗。

【制剂】藏药:双红活血胶囊,芎香通脉丸。

蒙药:舒筋十二味丸。

苗药:复方透骨香乳膏,蓝芷安脑胶囊,痛可舒酊。

傣药:舒心通脉胶囊,益康补元颗粒,益肾健骨片。

彝药:丹灯通脑滴丸,丹灯通脑软胶囊,参七心疏胶囊,止眩安神颗粒。

附注:《中国药典》1963年版和《贵州中标》中收载的川芎的学名为 *Ligusticum wallichii* Franch.,《中国植物志》中未见记载有该学名。

川芎药材均来自于栽培,为四川道地药材,主产于都江堰市、彭州一带,至今未发现其野生种。

垂盆草(狭叶垂盆草)

【民族药名】苗药(蛙米你,锐先勾,蛙米凝,嘎给谷),彝药(尔嘎色)。

【来源】景天科植物垂盆草 *Sedum sarmentosum* Bunge 或狭叶垂盆草 *Sedum angustifolium* Z. B. Hu et X. L. Huang 的新鲜或干燥全草。

【标准】中国药典,内蒙中标(88),上海中标(94),广西壮标(08)。

【功能主治】苗药:清热解毒,消肿。用于各种疮毒,痈肿,黄疸。

彝药:用于痔疮,牙疼,风疹,疮疡,肿痛。

中药:利湿退黄,清热解毒。用于湿热黄疸,小便不利,痈肿疮疡。

【用法与用量】15~30g;鲜品50~100g。外用适量,捣烂敷,或研末调搽,或取汁外涂,或煎水湿敷患处。

【化学成分】含黄酮类:槲皮素(quercetin),山奈素(kaempferide),异鼠李素(isorhamnetin),异鼠李糖-7-葡萄糖苷(isorhamnetin-7-glucopyranoside),苜蓿素(3′,5′-dimethoxy-4′,5,7-trihydroxyflavone),苜蓿苷(tricin-7-*O*-β-D-glucopyranoside),木犀草素(luteolin),木犀草素-7-葡萄糖苷(luteolin-7-glucopyranoside),甘草素(liquiritigenin),异甘草素(isoliquiritigenin),甘草苷(liquiritin),异甘草苷(isoliquiritin),橙皮苷(hesperidin)等;氰苷类:垂盆草苷(2-氰基-4-*O*-β-D-葡萄糖反丁烯-2-醇,sarmentosine);三萜类:δ-香树脂酮(δ-amyrone);生物碱类:消旋甲基异石榴皮碱(methylisopelletierine),二氢异石榴皮碱(dihydroisopelletierine),3-甲酰-1,4-二羟基二氢吡喃(3-formyl-1,4-dihydroxy-dihydropyran),*N*-甲基-2β-羟丙基哌啶等;其他:β-谷甾醇(β-sitosterol),胡萝卜苷(daucosterol),3β,6β-豆甾-4-烯-3,6-二醇,3β,4α,14α,20R,24R-4,14-二甲基麦角甾-9(11)-烯-3-醇,丁香酸(syringic acid),多种氨基酸,Zn、Cu、Mn等无机元素。《中国药典》规定含槲皮素($C_{15}H_{16}O_7$)、山奈素($C_{15}H_{10}O_6$)、异鼠李素($C_{16}H_{12}O_7$)的总量不得少于0.10%。

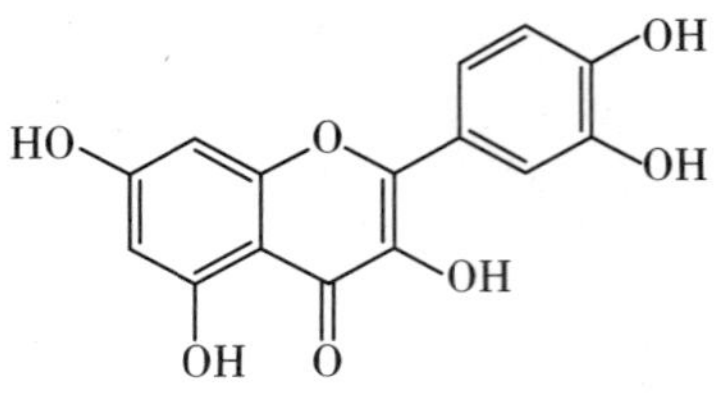

槲皮素 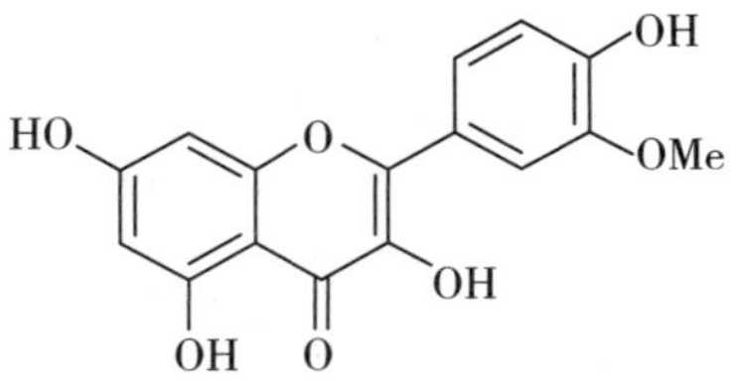　　　　　　　　　　　　　异鼠李素

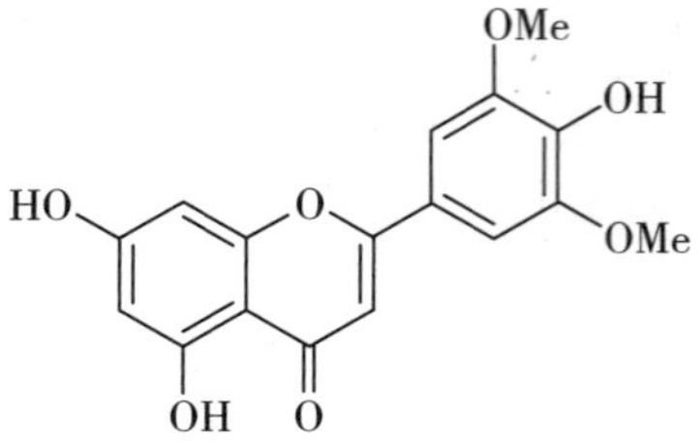

苜蓿素 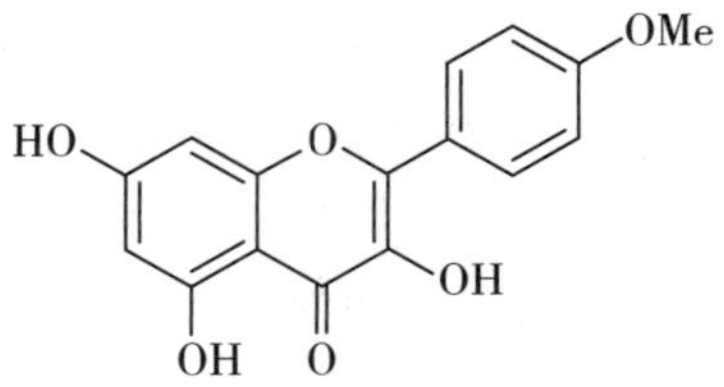　　　　　　　　　　　　　山柰素

【药理作用】垂盆草具有保肝作用,水提物与大鼠肝微粒体体外温孵,对 NADPH-Vic 所致的微粒体脂质过氧化和 Fe^{2+} 半胱氨酸所致的大鼠肝细胞的脂质过氧化损伤也有明显的保护作用;垂盆草苷对小鼠四氯化碳所致的肝损伤有明显的保护作用。垂盆草在免疫抑制方面也有重要的作用,垂盆草苷可使小鼠胸腺内的胸腺细胞数量明显降低,抑制 T 细胞依赖抗原-SRBC 的抗体形成细胞数和 T 细胞介导的移植物抗宿主反应,使外周血中的白细胞计数和中性粒细胞比例增高;黄酮化合物的苷类物对小鼠免疫具有较高的抑制作用。垂盆草 50mg/ml 可显著降低 GalN 5×10^{-3}mol/L 肝细胞培养液中 GPT 的活性。

【制剂】苗药:日晒防治膏。

附注:《中国植物志》中,将狭叶垂盆草 *S. angustifolium* 与垂盆草 *S. sarmentosum* 合并为垂盆草 *S. sarmentosum*,将 *S. angustifolium* 作为异名。部分地区还见有将垂盆草 *S. sarmentosum* 作半枝莲(唇形科植物半枝莲 *Scutellaria barbata* D. Don 的全草)药用,两者的功能主治不同,不宜混用。

垂头菊(矮垂头菊)

【民族药名】藏药(芒间色保,芒涧色尔保,明间那布,明涧色博)。

【来源】菊科植物条叶垂头菊 *Cremanthodium lineare* Maxim.、矮垂头菊 *Cremanthodium humile* Maxim. 的干燥花序。

【标准】部标藏药(95),藏标(79),青海藏标(附录,92)。

【功能主治】藏药:清热,消肿,止痛。用于"荷花"病,风湿引起的疼痛,感染性发热,血热,痈疽,疔疮,热性炭疽。

【用法与用量】9~12g。

【药理作用】垂头菊具有抗高原缺氧作用,其正丁醇部位对模拟高原环境下缺氧的大鼠和小鼠均有保护作用。垂头菊的抗缺氧作用并非通过提高血液中的氧含量而实现,而与提高机体的自由基清除能力、抗氧化应激相关。垂头菊能够保护三羧酸循环和线粒体呼吸链中的关键酶,改善线粒体的抗氧化能力,减少线粒体的凋亡,促进线粒体的融合和裂分。

【制剂】藏药:三十五味沉香丸,流感丸。

附注:《藏药标准》中使用的 C. humile 的中文名为"小垂头菊",《中国植物志》中使用的 C. humile 的中文名为"矮垂头菊",而"小垂头菊"的学名为 C. nanum(Decne.) W. W. Smith。

《晶珠本草》记载"芒间色保"分为黑、黄2种;《新修晶珠本草》认为"黑"者为牻牛儿苗科植物熏倒牛 Biebersteinia heterostemon Maxim.,"黄"者不详;《中华本草:藏药卷》和《藏药志》记载"芒间色保"为矮垂头菊 C. humile。垂头菊属(Cremanthodium)植物我国有40余种,青藏高原分布较广、种类也较多,文献中记载藏医药用的该属植物有18种,涉及多个药材品种,应注意区别。

《西藏藏标》(12)以"莪嘎"之名收载了车前状垂头菊 Cremanthodium pantagineum Maxim.,以全草入药,功能为清热、止痛,用于胆热、瘟疫、头痛症、"培根"病、伤口发炎。

熏倒牛 B. heterostemon《青海藏标》以"熏倒牛/芒间那保"之名收载,功能为清热解毒、制疬除瘟,用于瘟病、热病、痈疽、疔疮等,与垂头菊不同,不宜混用。

刺柏叶(刺柏,刺柏膏,刺柏叶膏)

【民族药名】藏药(秀才,秀才砍扎,秀才尔,徐巴才尖,巴朱木,巴达热,找孜俄保,玉珠赛哇),蒙药(乌日格斯图-阿日查,乌日格苏图-阿日查,树格刺儿,哈担-阿日查)。

【来源】柏科植物刺柏 Juniperus formosana Hayata、杜松 Juniperus rigida Sieb. et Zucc.、高山柏 Sabina squmata(Buch.-Ham.)Antoine 的干燥嫩枝叶、果实。

【标准】部标藏药(附录,95),西藏藏标(12),青海藏标(附录,92),部标蒙药(98),内蒙蒙标(86)。

【功能主治】藏药:清热解毒。用于"赤巴"病扩散,疔疮,炭疽,皮肤瘙痒,痔疮(《西藏藏标》:清热,补肾。用于肾热症,遗尿,积水,疔毒,炭疽)。

蒙药:清肾热,利尿,燥"协日乌素",愈伤,止血。用于尿血,尿道疼痛,尿闭,发症,痛风,游痛症,肾"达日干",膀胱热,淋病,"协日乌素"病。

【用法与用量】2~6g。外用作药浴料(《西藏藏标》:膏 10~15g)。

【化学成分】含黄酮类:杜松叶含穗花杉双黄酮(阿曼托黄素,amentoflavone),竹柏双黄酮 A(podocarpusflavone A),扁柏双黄酮(桧黄素,hinokiflavone),槲皮素(quercetin),槲皮素 -3-O-β-D- 芸香糖苷(quercetin-3-O-β-D-rutinoside)等;挥发油类:β- 蒎烯(β-pinene,36.6%),β- 月桂烯(β-myrcene,12.9%),β- 榄香烯(β-elemene,2.0%),β- 柠檬烯(β-limonene,1.6%),对 - 聚伞花素(p-cymene,0.9%),石竹烯(caryophyllene),葎草烯(humulene),γ- 荜澄茄烯(γ-cadinene),松油烯醇(terpinenol),龙脑(borneol),香茅醇(citronellol)等;木脂素类:juniperigiside,去氧鬼臼毒素(desoxypodophyllotoxin),羊藿苷 E_4(icariside E_4),massoniaside A 等;苯丙素苷类:柑属苷 D(citrusin D),松香琳(rosarin),juniperoside 等;香豆素类:茵芋苷(skimmin)等。

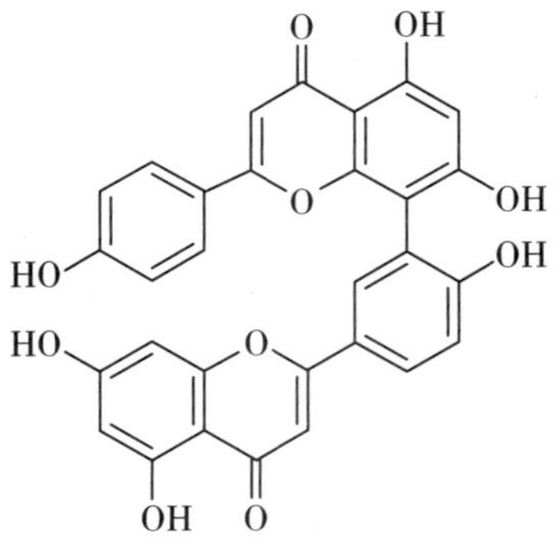

穗花杉双黄酮

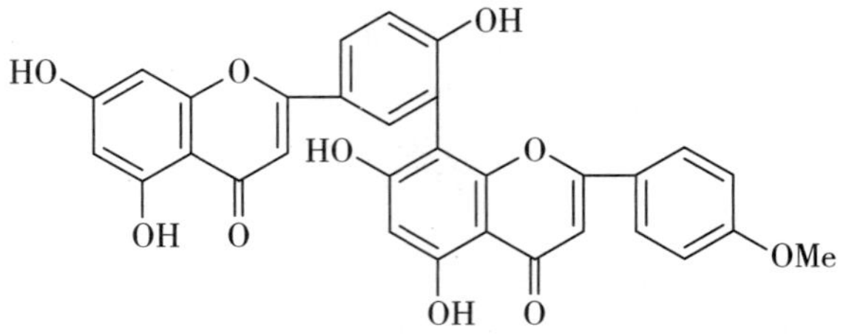

竹柏双黄酮 A

【药理作用】穗花杉双黄酮具有很强的抗病毒活性；木脂素类具有抗炎、抗癌、抗病毒等多种生物活性；苯丙素苷类具有抗氧化、抗癌、酶抑制、抗病毒、抗炎、护肝、免疫抑制和保护神经系统等多种药理作用。

【制剂】藏药：十八味诃子利尿丸。

蒙药：吉祥安神丸，藜芦十二味丸，清肾热十味散，清瘟消肿九味丸。

附注：本品常熬膏备用，西藏未成册标准（04）、《青海藏标》（附录）中以"刺柏叶膏"之名收载。

文献记载，藏药"徐巴才尖"还有同科圆柏属（*Sabina*）植物昆仑多子柏 *Sabina vulgaris* Ant. var. *jarkendensis*（Kom.）C. Y. Yang、垂枝柏 *S. recurva*（Buch.-Ham.）Antoine，其果实也药用，常熬成膏入药；蒙药"阿日查"的基源植物还有西伯利亚刺柏 *J. sibirica* Burgsd.（西伯日-阿日查）、侧柏 *Platycladus orientalis*（L.）Franco（哈布塔盖-阿日查）、兴安圆柏 *Sabina davurica*（Pall.）Ant.（兴安-阿日查）、圆柏 *S. chinensis*（L.）Ant.（阿日查）。上述基源植物涉及同科的 3 个属，其功效是否一致还有待于进一步研究，应按制剂批文规定使用。

刺梨（刺梨果，鲜刺梨果）

【民族药名】苗药（龚笑多，龚嘎豆不脱），彝药（斯匹，人苦玛玛，楚麻麻，斯达吉，摆都宰）。

【来源】蔷薇科植物缫丝花 *Rosa roxburghii* Tratt.、单瓣缫丝花 *Rosa roxburghii* Tratt. f. *normalis* Rehd. et Wils. 的干燥成熟果实或鲜果。

【标准】四川中标（79，80），贵州中标（94），贵州中民标（03）。

【功能主治】苗药：消食健脾，收敛止泻。用于积食腹胀，泄泻。

彝药：用于饮食积滞，腹泻，痢疾，经血过多，遗精，中暑。

中药：收敛止泻，健胃消食，清热解暑。用于胃阴不足，食欲减退，饮食积滞，饱胀满闷，腹泻便溏，热病或暑热伤津，口干口渴，心烦发热，小便赤短。

【用法与用量】10~20g；鲜品 40~100g。

【化学成分】富含维生素、氨基酸、无机元素。含黄酮类：杨梅素（myricetin），槲皮素

(quercetin),山奈素(kaempferide)等;三萜类:刺梨苷(kajiichigoside F_1),euscaphic acid,委陵菜酸(tormentic acid),刺梨酸(roxburic acid),野蔷薇苷(rosamultin)等;其他:超氧化物歧化酶(superoxide dismutase,SOD),原儿茶酸(protocatechuate),有机酸,多糖等。

刺梨苷　　　　　　　　　刺梨酸

【药理作用】刺梨具有提高免疫、延缓衰老、抗氧化、抗动脉粥样硬化、降血脂、降糖等作用。刺梨汁能升高 SOD、降低脂质过氧化物(LPD)含量,显著增强大鼠、小鼠的免疫功能。刺梨 SOD 口服液能缩短失眠患者的入睡时间,具有镇静作用。刺梨能增加血浆中抗氧化剂的含量,提高机体抗氧化能力,减轻自由基引起的毛细管内皮、动脉、脑部的损伤。刺梨所含黄酮成分能清除各种活性氧,显著抑制红细胞氧化溶血以及肝组织脂质过氧化物的形成。刺梨汁能延长小鼠的平均寿命、半数存活时间;能提高金黄地鼠血浆中的抗氧化剂水平,增强 LDL 抗氧化性,发挥抗鼠襖㤾作用。体外试验表明,刺梨汁对人白血病 K562 细胞增殖具有明显抑制作用;对卵巢癌细胞株 COC_2 的生长也有抑制作用。刺梨所含黄酮能极显著地降低小鼠血清葡萄糖和甘油三酯水平,升高血清胰岛素、胰脏 SOD 和过氧化氢酶活性,降低 MDA,具有保护胰脏、预防糖尿病的作用。刺梨多糖具有降血糖及体外抗氧化作用。此外,尚具有利胆、保护胃黏膜损伤、促进重金属排泄等作用。

【制剂】苗药:康艾扶正胶囊,仙人掌胃康胶囊,血脂平胶囊。

附注:《贵州中民标》中还收载有该 2 种植物的叶(刺梨叶)和根(刺梨根),叶与果实的功能主治相似,但根的功能主治有一定差异,为"健胃消食,止痛涩精,止血;用于食积腹痛,牙痛,久咳,泄泻,带下,崩漏,遗精,痔疮"(参见"刺梨叶"条)。

刺 梨 叶

【民族药名】苗药(龚笑多,嘎龚豆不脱),彝药(斯匹,人苦玛玛,楚麻麻,斯达吉,摆都宰)。

【来源】蔷薇科植物单瓣缫丝花 *Rosa roxburghii* Tratt. f. *normalis* Rehd. et Wils. 及缫丝花 *Rosa roxburghii* Tratt. 的干燥叶。

【标准】贵州中标(94),贵州中民标(03)。

【功能主治】苗药:健胃消食。用于积食饱胀。

【用法与用量】5~30g;或研末,2~3g/次。

【化学成分】三萜类：刺梨苷（kajiichigosie），野蔷薇苷（rosamultin）等；甾体类：β-谷甾醇（β-sitosterol），β-胡萝卜苷（β-daucosterol）；其他：大黄素甲醚（physcion），棓酸乙酯（ethyl gallate），硬脂酸（stearic acid）。

野蔷薇苷　　　　　　　β-谷甾醇

【药理作用】刺梨叶水提物对 STZ 腹腔注射造模 2 型糖尿病大鼠有一定治疗作用，并对大脑、心脏和胰腺等器官有一定保护作用；对 2 型糖尿病大鼠的脂代谢有一定的调节作用。

【制剂】苗药：小儿消食开胃颗粒，消痞和胃胶囊。

附注：缫丝花 *R. roxburghii* 及单瓣缫丝花 *R. roxburghii* f. *normalis* 的果实也入药，其功能主治与叶相似（参见"刺梨"条）。

刺 玫 瑰 花

【民族药名】蒙药（扎木日-其其格，哲日力格-扎木日）。

【来源】蔷薇科植物山刺玫 *Rosa davurica* Pall. 的干燥花蕾。

【标准】未见标准收载。

【功能主治】蒙药：清"协日"，消食，镇"赫依"。用于"赫依协日症"，"巴达干协日症"，消化不良，脉病，咳嗽，胃"协日症"。

中药：止血活血，健胃理气，调经，止咳祛痰，止痢止血。用于月经过多，吐血，血崩，肋间作痛，痛经。

【用法与用量】6~15g。

【化学成分】含挥发油。

【制剂】蒙药：西红花十六味散。

附注：《内蒙蒙标》和《中国药典》中仅收载有"玫瑰花"，为玫瑰 *Rosa rugosa* Thunb. 的干燥花蕾；《中国药典》（附录，10）、《部标蒙药》和《内蒙蒙标》等收载有"刺玫果"，为山刺玫 *Rosa davurica* Pall. 的成熟果实；《吉林中标》（77）以"野玫瑰根"之名收载了山刺玫 *R. davurica* 的根及根茎；另有文献记载其花叶入药，但未见有标准以"刺玫瑰花"之名收载。

刺五加(甘肃刺五加)

【来源】 五加科植物刺五加 Acanthopanax senticosus (Rupr. et Maxim.) Harms、短柄五加 Acanthopanax brachypus Harms、藤五加 Acanthopanax leucorrhizus (Oliv.) Harms 的干燥根及根茎或茎。

【标准】 中国药典,甘肃中标(09)。

【功能主治】 蒙药:用于风湿痹痛,腰膝酸软,气虚无力,神疲体倦,食欲缺乏,神经衰弱,冠心病,糖尿病,水肿,小便不利,寒湿脚气。

中药:益气健脾,补肾安神,祛风湿,强筋骨。用于脾肾阳虚,体虚乏力,食欲缺乏,肺肾两虚,久咳虚喘,肾虚腰膝酸痛,心脾补足,失眠多梦,风湿疼痛,筋骨痿软,四肢拘挛。

【用法与用量】 9~27g。

【化学成分】 含木脂素类:紫丁香苷(syringoside),紫丁香树脂酚二葡萄糖苷,刺五加苷 D(eleutheroside D),刺五加苷 E(eleutheroside E),芝麻脂素等;三萜类:熊果酸(ursolic acid),齐墩果酸(oleanolic acid),刺五加皂苷 B(ciwujianoside B),原报春花素 A(protoprimulagenin A)的糖苷等;香豆素类:异秦皮啶(isofraxidin),刺五加苷 B_1(eleutherosides B_1),新香豆素(eleutheroside B_2),7-羟基-6,8-二甲基香豆素葡萄糖苷等;其他:β-谷甾醇葡萄糖苷,多糖等。《中国药典》规定含紫丁香苷($C_{17}H_{24}O_9$)不得少于 0.050%。

紫丁香苷　　　　熊果酸　　　　异秦皮啶

【药理作用】 刺五加多糖具有多种生物活性,能促进 T 淋巴细胞、B 淋巴细胞、自然杀伤细胞等的功能,还能诱导白介素、干扰素、肿瘤坏死因子等产生,能引起小鼠的免疫功能增强,改善正常及免疫抑制小鼠免疫器官的细胞数目;刺五加所含苷类化合物和多糖具有抗癌作用,能显著降低肿瘤细胞的增殖能力,促进肿瘤细胞凋亡,并能延缓细胞癌变;能影响中枢神经的兴奋及抑制过程,皂苷在体内外可以上调缺氧损伤性运动神经元的细胞活性,明显降低缺氧引起的运动神经元细胞损伤,明显保护和改善大鼠的心肌缺血再灌注损伤和心律失常。此外,刺五加还有抗衰老和抗辐射等作用。

【制剂】 苗药:心脑联通胶囊。

附注:短柄五加 A. brachypus、藤五加 A. leucorrhizus 为甘肃地方习用品。

刺五加 Acanthopanax senticosus 的根皮在东北地区也作"五加皮",《吉林中标》(77)以"东五加皮"之名收载;但《中国药典》在"五加皮"条下收载的基源为同属植物五加 P. gracilistylus W. W. Smith 的根皮。

丛菔（宽果丛菔）

【民族药名】 藏药（索罗嘎布，索罗木保，索罗木宝，索洛莫保）。

【来源】 十字花科宽果丛菔 Solms-Laubachia eurycarpa (Maxim.) Botsch. 的干燥根或全草。

【标准】 部标藏药（95），青海藏标（92）。

【功能主治】 藏药：清肺热，退热。用于肺炎上胸部发热。

【用法与用量】 2~3g。

【化学成分】 甾体类：β-谷甾醇（β-sitosterol），β-谷甾醇硬脂酸酯（β-sitosteryl stearate）；脂肪类：正二十八烷醇（octacosanol），花生酸（arachidic acid），亚麻酸（linolenic acid），白芥酸（erucic acid）等。

β-谷甾醇　　　　　　　　　　花生酸

【制剂】 藏药：七味螃蟹甲丸，八味檀香丸，九味青鹏散，九味竺黄散，十味丛菔散，十二味奇效汤散，二十五味竺黄散，三十五味沉香丸，常松八味沉香散，肺热普清散。

附注：藏医药用的丛菔除宽果丛菔 S. eurycarpa 外，文献记载还有以十字花科植物藏芥 Phaeonychium parryoides (Kurz ex Hook. f. et T. Anders.) O. E. Schulz 作代用品的情况，应按制剂批文规定使用。

藏医药古籍文献《神奇金穗》记载："索罗分4种，即高山辣根菜、红景天、宽果丛菔、桂竹香。"据各文献记载看，"索罗"为一类藏药材的统称，包括有"索罗嘎保""索罗木保""索罗玛保"（索罗玛布）等多个品种，各品种的功能主治有所不同，"丛菔"是其品种之一，应注意区别（参见"高山辣根菜"条）。

楤木（刺老包）

【民族药名】 苗药（都当，嘎龚令豆朴木，蛙抱捅），彝药（吾机，阿普俄惹，俄楚，文罗白）。

【来源】 五加科植物楤木 Aralia chinensis L. 的干燥茎皮、根或根皮。

【标准】 云南药标（96），贵州地标（94），贵州中民标（03），湖南中标（09），湖北中标（09）。

【功能主治】 苗药：祛寒，止痛。用于风湿性关节炎，跌打损伤，骨折，内痔。

彝药：用于风湿痛，跌打损伤，骨折，骨髓炎，瘀血肿痛，肾虚水肿，肝痛肝硬，白浊湿淋，红崩，痔疮，疟疾瘴疠。

中药：祛风除湿，利水，和中，活血，解毒。用于风湿关节痛，腰腿酸痛，水肿，胃脘痛，吐血，衄血，跌扑损伤，骨折，漆疮，骨髓炎。

【用法与用量】15~30g；或泡酒。外用适量，捣烂敷，或浸酒外涂，或煎水洗患处。孕妇慎用。

【化学成分】含三萜类：elatoside K methyl ester，araloside A methyl ester，齐墩果酸（oleanolic acid），太白楤木皂苷Ⅰ（taibaienoside Ⅰ）等。《贵州中民标》规定含齐墩果酸（$C_{30}H_{48}O_3$）不得少于1.0%。

齐墩果酸

【药理作用】楤木总皂苷有一定的镇痛作用；可有效降低实验性糖尿病大鼠的血糖浓度；能显著提高小鼠的抗应激能力，具有明显的抗病毒作用；对四氯化碳引起的大鼠急性肝损伤有明显的保护作用，可用于治疗急性黄疸型肝炎；可明显提高小鼠巨噬细胞的吞噬功能而发挥抗肿瘤效应。齐墩果酸对醋酸及角叉菜胶所致的大鼠实验性关节炎有明显的抗炎作用。

【制剂】苗药：保胃胶囊。

彝药：平眩胶囊。

附注：《中国植物志》中，*A. chinensis* L. 的学名为"*A. chinensis* Linn."。

楤木 *A. chinensis* 的茎在《云南中标》（彝药，05）以"楤木／鲁纳其"之名收载，功能主治为"补肝益肾，祛风除湿，活血止痛。用于肾虚腰痛，水肿，消渴，胃脘痛，风湿痹痛，风疹疮疡，跌打损伤"；《上海中标》（94）以"鸟不宿"之名收载，功能主治为"祛风，活血。用于风湿痹痛，跌扑损伤，胃痛"，似与茎皮、根及根皮有所不同。

粗糙黄堇（黄堇）

【民族药名】藏药（东日丝巴，东日丝哇，贾大丝哇，当日丝哇，加达丝哇）。

【来源】罂粟科植物粗糙黄堇 *Corydalis scaberula* Maxim. 的干燥全草。

【标准】部标藏药（95），青海藏标（92）。

【功能主治】藏药：清热解毒，止血镇痛，活血散瘀，祛风利气。用于热性病，肝病，脉病，肝炎，血热，高血压，瘫痪，跌打损伤。

【用法与用量】5~9g。

【化学成分】含黄酮类：槲皮素（quercetin），槲皮素-3-*O*-β-D-葡萄糖苷（isoquercitrin），槲皮素-3-*O*-β-D-葡萄糖（6→1）-β-D-葡萄糖苷，山奈酚（kaempferol），山奈酚-3-*O*-β-D-葡萄糖苷，芦丁（rutin），异鼠李素（isorhamnetin），异鼠李素-3-*O*-β-D-葡萄糖苷等；甾

体类：β-谷甾醇（β-sitosterol），β-谷甾醇-3-O-β-D-葡萄糖苷（theophylline），β-胡萝卜苷（β-daucosterol）等。同属植物中含有生物碱。

槲皮素　　　　　　　　　β-谷甾醇

【制剂】藏药：九味藏紫菀花散，十八味党参丸。

附注：紫堇属（Corydalis）植物我国约200种，西南部分布种类最多，藏医药用该属植物的种类也较多，涉及多个药材品种。《晶珠本草》中记载有多种来源于紫堇属的药材品种，其中"当日丝哇"（指"丝哇"类药材的总称）药材按花色、形态和生境不同主要分为7种，其基源极为复杂。《藏药志》中记载的7种"丝哇"类药材的基源植物即包括紫堇属的16种，其中"当日丝哇"为尖突黄堇 C. mucronifera Maxim. 和糙果紫堇（糙果黄堇）C. trachycarpa Maxim.，"桑格丝哇"为黑顶黄堇 C. nigro-apiculata C. Y. Wu，"加达丝哇"为粗糙紫堇（粗糙黄堇）C. scaberula，"木琼丝哇"为西藏高山紫堇 C. tibeto-alpina C. Y. Wu et T. Y. Shu，"玉珠丝哇"为暗绿紫堇 C. melanochlora Maxim.，"木纳合丝哇"为钩状黄堇（钩距黄堇）C. hamata Franch.，"抓桑丝哇"为拟锥花黄堇 C. hookeri Prain 等。《青海藏标》在"粗糙黄堇/东日丝哇"条下"附注"中说明各种"当日丝哇"仅是药效程度之差异，均可作"当日丝哇"入药，包括杂多紫堇 C. zadoiensis L. H. Chou、变色紫堇 C. variicolor C. Y. Wu（=C. nigro-apiculata）、高山紫堇 C. alpigena C. Y. Wu et H. Chung [= 白穗紫堇 C. trachycarpa Maxim. var. leucostachya（C. Y. Wu et H. Chung）C. Y. Wu]（当日丝哇）、黑顶黄堇 C. nigro-apiculata（格周丝哇）、无毛粗糙黄堇 C. scaberula Maxim. var. glabra Z. C. Zuo et L. H. Zhou（东日丝哇）（该种《中国植物志》中未见记载）、粗毛黄堇 C. pseudoschlechteriana Fedde（= 阿墩紫堇 C. atuntsuensis W. W. Smith）、条裂黄堇 C. linearioides Maxim.（贾大丝哇）、洛隆紫堇 C. lhorongensis C. Y. Wu et H. Huang（木琼丝哇）、密花黄堇（斑花黄堇）C. conspersa Maxim.（《中国植物志》中记载的密花黄堇的学名为 C. formosana Hayata）、毛茎紫堇 C. pubicaula C. Y. Wu et H. Chung（玉周丝哇）、曲花紫堇 C. curviflora Maxim.（东纳丝哇），但《部标藏药》（东日丝巴）和《青海藏标》（东日丝哇）在正文中仅收载了粗糙黄堇 C. scaberula（粗糙紫堇），应按制剂批文规定使用。

酢 浆 草

【民族药名】苗药（秋咪咪，董枕密，马汉酸，屙薯该），傣药（宋香嘎，耸香嘎，向搅校），彝药（夏末斋嘟，黑布背，阿渣吉吉，阿渣俄吉，维塞肉白）。

【来源】酢浆草科植物酢浆草 Oxalis corniculata Linnaeus 的干燥全草。

【标准】云南中标（彝药，07），上海中标（94），云南药标（96），江西中标（96），贵州中民标（03），广西壮标（11），湖南中标（09）。

【功能主治】苗药：清热利湿，凉血散瘀，消肿解毒。用于泄泻，痢疾，肝炎，恶疮，带状疱疹，脓疱疮，痔漏，痔痛脱肛，小便诸淋，尿闭，赤白带下，妇人血结二便不通，难产，胎衣不下，癣疮作痒，牙齿肿痛，发热，咳嗽，心胃气痛，烫火伤，蛇蝎伤。

傣药：清火解毒，凉血消肿，解痉止痛。用于"拢沙龙接火"（咽喉肿痛），"接短鲁短，拢蒙沙嘿"（腹痛腹泻、赤白下痢），"拢牛"（小便热涩疼痛），"阻伤"（跌打损伤），"拢梅兰申"（风寒湿痹、肢体关节酸痛、屈伸不利）。

彝药：利水止泻，消食和胃，活血止痛。用于肝胆湿热，水泻，饮食积滞，膀胱湿热，砂石热淋，风湿痹痛，跌打损伤，瘀血肿痛。

中药：清热利湿，凉血消肿，解毒散瘀。用于湿热泄泻，淋症，赤白带下，咽喉肿痛，疔疮，痈肿，麻疹，跌扑损伤，烫伤，蚊虫咬伤。

【用法与用量】9~15g；彝药 15~30g；鲜品 30~60g；或捣汁饮。外用适量，煎水洗、捣烂敷或捣汁涂搽患处。孕妇及体虚者慎用。

【化学成分】含黄酮类：槲皮素（quercetin），牡荆素（vitexin），异牡荆苷（isovitexin），牡荆素-2″-O-β-D-吡喃葡萄糖苷（vitexin-2″-O-β-D-glucopyranoside）；有机酸类：草酸（oxalic acid），苹果酸（malic acid），酒石酸（tartaric acid），枸橼酸（citric acid），丙酮酸（pyruvic acid），乙醛酸（glyoxalic acid）等；其他：甾体：β-谷甾醇（β-sitosterol），胡萝卜苷（daucosterol），维生素E，维生素C等。

异牡荆苷

【药理作用】酢浆草煎剂对金黄色葡萄球菌、福氏痢疾杆菌、伤寒杆菌、铜绿假单胞菌、大肠埃希菌均有抑制作用。酢浆草能显著降低前列腺炎造模大鼠腺体内白介素-1β的水平，抑制ECM分泌，降低成纤维细胞增殖，减少腺体间质内细胞外基质（ECM）的沉积，具有较好的抗纤维化作用，可控制腺体的病理状态，促进腺体功能恢复。

【制剂】苗药：复方伤复宁膏，妇炎消胶囊，骨康胶囊，六味伤复宁酊，泌淋胶囊，泌宁胶囊，肿痛舒喷雾剂。

彝药：天胡荽愈肝片。

大 百 解

【民族药名】傣药（嘿毫空）。
【来源】马兜铃科植物云南土木香 *Aristolochia chuii* Wu 的干燥根。
【标准】云南药标（74，96）。

【功能主治】傣药：用于胃痛，急性肠胃炎。

【用法与用量】2~4g。

【制剂】傣药：雅解片。

附注：《中国植物志》中未记载有云南土木香 *Aristolochia chuii*。

大 发 表

【民族药名】彝药（松漏争，肌肤马利）。

【来源】豆科植物三棱枝菝子梢 *Campylotropis trigonoclada*（Franch.）A. K. Schindl. 的干燥地上部分。

【标准】云南药标（96），云南中标（05）。

【功能主治】彝药：奚补奚奴，希弗色诺（用于淋病，血尿，腰痛，浮肿，小儿惊风，高热，肺炎，跌打损伤）。

中药：解表清热，利湿通淋，止痛，止痢。用于外感发热，水肿，淋证，癃闭，下痢赤白，关节痹痛，跌打外伤。

【用法与用量】30~60g。

【化学成分】理化鉴别显示可能含鞣质、黄酮类成分。

【制剂】彝药：大发表胶囊。

附注：《中国植物志》中，三棱枝菝子梢的学名使用"*Campylotropis trigonoclada*（Franch.）Schindl."。

大 发 汗

【来源】豆科植物滇桂崖豆藤 *Millettia bonatiana* Pamp. 的干燥根。

【标准】云南药标（96），云南中标（05）。

【功能主治】中药：发汗解表，祛风除湿。用于风寒感冒，头痛鼻塞，风湿疼痛，跌打损伤。

【用法与用量】0.3~0.6g。本品有毒，服用过量可导致出汗不止。体虚、经期及孕妇忌服。

【化学成分】含原白头翁素水化物葡萄糖苷（protoanemonin hydrate glucoside）。

【制剂】彝药：虎杖伤痛酊。

附注：滇桂崖豆藤 *Millettia bonatiana* 为我国特有的植物，分布于云南、广西等地，《中华本草》以"白藤"之名记载，以全株入药。

大风藤（木防己）

【民族药名】苗药（锐比勾，孟脑辽，冒交）。

【来源】防己科植物木防己 *Cocculus orbiculatus* C. K. Schneid. 的干燥根及茎。

【标准】台湾中药典范（85），贵州地标（94），贵州中民标（03），湖南中标（09）。

【功能主治】 苗药：祛风止痛，利水消肿。用于风湿痹痛，神经痛，肾炎水肿，毒蛇咬伤，跌打损伤。

中药：祛风止痛，利水消肿。用于风湿痹痛，神经痛，肾炎水肿，毒蛇咬伤，跌扑损伤。

【用法与用量】 3~10g。外用适量，煎水熏洗，或捣烂、磨汁搽敷患处。

【化学成分】 含生物碱类：木兰碱（magnoflorine），木防己碱（trilobine），异木防己碱（isotrilobine），毛木防己碱（menisarine），去甲毛木防己碱（normenisarine），木防己胺（trilobamine），木防己宾碱（coclobine），衡州乌药里定碱（cocculolidine），衡州乌药新碱（coccutrine），二氢刺桐文碱（dihydroerysovine），去甲木防己碱，N-氧化异木防己碱，新木防己碱（neotrilobine），表千金藤碱（epistephanine），1,2-去氢阿巴特灵（1,2-dehydroapatelinge），异华衡州乌药灵（isosinocculine）等；其他类：β-谷甾醇（β-sitosterol），胡萝卜苷（daucosterol）等。

木兰碱　　　　　　　　　　β-谷甾醇

【药理作用】 木防己碱等生物碱具有多个方面的药理作用。小鼠热板法和醋酸扭体法、大鼠光热甩尾法实验均证实木防己碱具有镇痛作用。木防己碱 80mg/kg 和 10mg/kg 腹腔注射给药，对酵母发热大鼠有明显的退热作用；10~40mg/kg 腹腔或皮下注射给药，能明显抑制蛋清、甲醛、角叉菜胶所致的大鼠足趾肿胀、棉球肉芽肿增生、小鼠腹腔毛细血管通透性增加和耳郭肿胀；可明显降低大鼠的炎性组织释放前列腺素 E（PGE），升高血浆皮质醇浓度，使胸腺萎缩、肾上腺重量增加；木防己碱（1.25~20mg/kg）、碘化二甲木防己碱（0.00625~1.0mg/kg）静脉注射，可显著降低麻醉犬、猫、兔、大鼠的血压。碘化二甲木防己碱（DTI）对大鼠、家兔、猫均有明显的肌肉松弛作用。此外，木防己碱还有抗心律失常、抗凝血、降脂等作用。

【制剂】 苗药：宁泌泰胶囊。

附注：《贵州地标》(94)收载的"大风藤"的基源为"木防己 *Cocculus trilobus* (Thunb.) DC."，《中国植物志》中将其作为木防己 *Cocculus orbiculatus* C. K. Schneid. 的异名。

各地称"大风藤"药用的种类较为复杂，涉及不同科属的植物。《江西中标》(96)收载的"大风藤"的基源为葡萄科植物爬山虎（地锦）*Parthenocissus tricuspidata* (Sieb. et Zucc.) Planch. 的茎及根，应注意区别，不宜混用。《广西壮标》(08)和《中国药典》(附录)收载有"广西海风藤"，为木兰科植物异型南五味子 *Kadsura heteroclita* (Roxb.) Craib 的藤茎，系广西地方习用的"大风藤"，系同名异物品，不宜混用，应按制剂批文规定使用。

木防己 *Cocculus orbiculatus* 常与"防己"相混淆，《台湾中药典范》(85)以"木防己"之名收载了木防己 *C. trilobus* (Thunb.) DC.(*=C. orbiculatus*)的根。《中国药典》以"防己"之名收载有防己科植物粉防己 *Stephania tetrandra* S. Moore 的根，在 1963 年版至 2000 年版中以

"广防己"之名收载了马兜铃科植物广防己 Aristolochia fangchi Y. C. Wu ex L. D. Chow et S. M. Hwang 的根。此外，各地作为"防己""粉防己"收载的基源还有马兜铃属（Aristolochia）的多种植物，功能为祛风止痛、利水消肿，用于风湿痹痛、水肿脚气、小便不利、湿疹疮毒等，为不同的药物，应注意区别。

大风子（大枫子，大风子仁）

【民族药名】傣药（麻补罗勐泰，麻补罗，吗补罗）。

【来源】大风子科植物泰国大风子 Hydnocarpus anthelminthica Pierre. ex Gagnep.、海南大风子 Hydnocarpus hainanensis (Merr.) Sleum. 的干燥成熟种子。

【标准】中国药典（附录），部标进药（77），新疆药标（80），台湾中药典范（85），内蒙中标（88），上海中标（94），山东中标（95，02），广西中标（96），贵州中民标（03），局标进药（04）。

【功能主治】傣药：祛风解毒，杀虫止痒。用于"麻想兰"（缠腰火丹），"拢梦曼，拢麻想多烘"（荨麻疹、皮肤红疹瘙痒），"拢习都"（麻风病），"兵洞飞暖龙"（疔疮、痈疖脓肿）。

中药：祛风燥湿，解毒杀虫。用于麻风，疥癣，梅毒，疮疡肿毒，痤疮，风湿痛。

【用法与用量】1~3g（入丸、散）。有毒，内服宜慎，一般只作外用，适量捣烂敷或煅存性研末调敷患处，不得过量或久用。阴虚血热者忌服。

【化学成分】含有乙基-β-D-呋喃果糖苷（ethyl-β-D-fructofuranoside），异叶大风子腈苷（taraktophyllin），表异叶大风子腈苷（epivolkenin），环戊烯基甘氨酸（cyclopentenylglycine），环戊烯基脂肪酸（cyclopentenyl fatty acid），阿立普里斯酸（aleprestic acid），果糖，葡萄糖，蔗糖等。

乙基-D-呋喃果糖苷　　　　　　　　异叶大风子腈苷

【药理作用】大风子油有抗麻风杆菌、皮肤致病真菌等作用。大风子油及其脂肪酸钠盐在体外对结核杆菌及其他抗酸杆菌均有抑制作用，水浸液体外对奥杜盎氏小孢子菌也有抑制作用。

【制剂】苗药：清肤止痒酊。

附注：泰国大风子 H. anthelmintica 原产于印度、泰国、越南，我国不产，现我国广西、云南、海南、台湾有引种栽培。

大果木姜子

【民族药名】苗药（米稿，麻告）。

【来源】樟科植物米稿 Cinnamomum migao H. W. Li 的干燥果实。

【标准】贵州地标(94),贵州中民标(03)。

【功能主治】苗药:散寒祛湿,行气止痛。用于呕吐,胃寒食滞,胃痛,腹痛,胸闷腹胀,风湿关节痛。

中药:温中散寒,理气止痛。用于胃痛,腹痛,胸痛,呕吐,胸闷;外用于驱除蚊蝇。

【用法与用量】3~9g;苗药9~15g。外用适量。

【化学成分】含挥发油类:桉树脑(eucalyptol),古巴烯(copaene),香桧烯(sabinene),斯巴醇(spathulenol),柠檬烯(limonene),α-松油醇(α-terpineol)等;多酚类:(+)-儿茶素[(+)-catechin]等;黄酮类:5,7,4'-三羟基二氢黄酮(5,7,4'-trihydroxyflavanone)等;其他:脂肪油,Zn、Cu、Fe、Co、Ni 等微量元素。

桉树脑　　　　　α-松油醇　　　　　(+)-儿茶素

【药理作用】各提取部位对醋酸诱发的小鼠扭体反应有显著的镇痛作用。大果木姜子油具有广泛的药理作用:能对抗实验性心律失常作用;能对抗 K^+ 及 NE 所致的家兔主动脉收缩;对猫急性心肌缺血具有保护作用,能对抗垂体后叶素所致的豚鼠心肌缺血心电图的变化,使ΣST、N-ST、ST 段心肌缺血阳性率均较 NS 组明显减少;能减少心肌耗氧量,提高小鼠的耐缺氧能力,延长存活时间;能松弛豚鼠离体正常器官平滑肌及组胺或乙酰胆碱所致的气管平滑肌痉挛;能对抗乙酰胆碱、组胺及 $BaCl_2$ 等对肠平滑肌的兴奋作用。

【制剂】苗药:心胃止痛胶囊,助消膏。

附注:《贵州中民标》中还收载有"大果木姜子油",为米槁 *C. migao* 的干燥果实经水蒸气蒸馏得到的挥发油,其功能主治与果实相同。

大红袍(锈钉根)

【民族药名】彝药(醒争生,尾能能薄若,阿努古莫)。

【来源】豆科植物毛杭子梢 *Campylotropis hirtella* (Franchet) Schindler 的干燥根。

【标准】中国药典(77,10 附录),云南药标(74,96),云南中标(彝药,05),湖南中标(09)。

【功能主治】彝药:活血止血,调经止痛。用于月经不调,痛经,崩漏,带下,胃脘痛,外伤出血,烧烫伤,皮肤瘙痒。

中药:调经活血,止痛,收敛。用于闭经,痛经,白带,胃痛;外用治黄水疮,烧烫伤。

【用法与用量】15~45g。外用研末敷患处。

【化学成分】含黄酮类:槲皮素(quercetin),山奈酚(kaempferol),柚皮素(naringenin),

2,7,4′-三羟基二氢黄酮-5-O-β-D-葡萄糖苷（2,7,4′-trihydroxyflavanone-5-O-β-D-glucopyranoside），7,2′-二甲氧基-5,4′-二羟基二氢异黄酮（cajanol），染料木素（genistein），5,7,4′,6′-四羟基-5′-[7″-羟基-3″,7″-二甲基-2″(E)-辛烯基]-异黄酮等；多酚类：原花青素B-2（oligomeric proantho cyanidins B-2），原花青素C（oligomeric proantho cyanidins C）；其他：(3S,5R,8R)-3,5-二羟基-megastigman-6,7-亚烯-9-酮-O-β-D-吡喃葡萄糖苷，开环异落叶松脂素-9′-O-β-D-吡喃葡萄糖苷，2,6-二甲氧基-4-羟基苯酚-1-O-β-D-葡萄糖苷，丁香醛（3,5-dimethoxy-4-hydroxybenzaldehyde），3,5-二甲氧基-4-羟基苯酚1-O-β-D-芹糖基-(1→6)-O-β-D-葡萄糖苷，2-(5′-甲氧基-2′,2′-二甲氧基-2H-苯并吡喃-7′)-3,6-二羟基-1-苯并呋喃，对苯甲酸-4-O-β-芹糖基-(1→6)-O-β-D-葡萄糖苷，胡萝卜苷（daucosterol）。

柚皮素

【**药理作用**】本品所含的黄酮苷元具有不同强度的抑制前列腺癌细胞（LNCaP细胞）分泌前列腺特异性抗原的活性。毛茛子梢根总提物（150g/ml）对H_5N_1病毒有一定的抑制活性，乙酸乙酯部位和正丁醇部位表现出比总提物有更好的抑制病毒活性。2-(5′-甲氧基-2′,2′-二甲氧基-2H-苯并吡喃-7′)-3,6-二羟基-1-苯并呋喃、5,7,4′,6′-四羟基-5′-[7″-羟基-3″,7″-二甲基-2″(E)-辛烯基]-异黄酮、对苯甲酸-4-O-β-芹糖基-(1→6)-O-β-D-葡萄糖苷对流感病毒株的神经氨酸酶（NA）具有抑制作用。

【**制剂**】彝药：复方大红袍止血胶囊，和胃止痛胶囊，消乳癖胶囊。

大 黄

【**民族药名**】藏药（京杂，君扎，君木扎，金木扎，君只），蒙药（格西古纳，格秀讷，朱木萨，西莫兴），维药（热万，列丸的，热万德，比合日巴斯）。

【**来源**】蓼科植物掌叶大黄 *Rheum palmatum* L.、唐古特大黄 *Rheum tanguticum* Maxim. ex Balf. 或药用大黄 *Rheum officinale* Baill. 的干燥根和根茎。

【**标准**】中国药典，部标藏药（附录，95），藏标（79），青海藏标（附录，92），内蒙蒙标（86），部标维药（附录，99），云南药标（74），青海药标（76），新疆药标（80），台湾中药典范（85），台湾中药典（80，04，06），贵州中民标（副篇，03），香港中标（第2期，08）。

【**功能主治**】藏药：泻热攻下，行瘀化积，抗菌消炎。用于实热便秘，谵语发狂，食积痞满，里急后重，湿热黄疸，血瘀经闭，痈肿疔毒。

蒙药：缓泻，清热，解毒，消食，收敛疮疡。用于腑热，"协日"热，便秘。经闭，消化不良，闭经，胎衣不下，疮疡疔肿。

维药：生干生热，通便，止泻，通气止痛，调节寒热，退热消肿，利水燥湿，通经，利尿。用于湿寒性或黏液质性疾病，如大便秘结，腹胀泄泻，气阻疼痛，寒热来往，肾虚浮肿，肝虚腹水，闭经，闭尿。

中药：泻热攻积，清热泻火，凉血解毒，逐瘀通经，利湿退黄。用于实热积滞便秘，血热吐衄，目赤咽肿，痈肿疔疮，肠痈腹痛，瘀血经闭，产后瘀阻，跌打损伤，湿热痢疾，黄疸尿赤，淋证，水肿；外治烧烫伤。酒大黄善清上焦血分热毒，用于目赤咽肿，齿龈肿痛。熟大黄泻下力缓，泻火解毒，用于火毒疮疡。大黄炭凉血化瘀止血，用于血热有瘀出血症。

【用法与用量】3~12g，用于泻下不宜久煎。外用适量，研粉敷患处。孕妇慎用。

【化学成分】含蒽醌类：芦荟大黄素（aloeemodin），大黄酸（rhein），大黄素（emodin），大黄酚（chrysophanol），大黄素甲醚（physcion），大黄素甲醚-8-葡萄糖苷（physcion-8-O-glucoside），芦荟大黄素-8-葡萄糖苷（aloeemodin-8-glucoside），大黄酚-1-葡萄糖苷（chrysophanol-1-O-glucoside），大黄酚-8-葡萄糖苷（chrysophanol-8-O-glucoside），大黄素-6-葡萄糖苷（emodin-6-O-glucoside），大黄酸-8-葡萄糖苷（rhein-8-glucoside）等；蒽酮类：掌叶大黄二蒽酮A~C（palmidins A~C），番泻苷A~D（sennosides A~D）等；苯丁酮类：莲花掌苷（lindleyin），异莲花掌苷（isolindleyin）；二苯乙烯苷类：4，3′，5′-三羟基芪-4-葡萄糖苷，3，4，3′，5′-四羟基芪-3-葡萄糖苷，4，3′，5′-三羟基芪-4-(6″-没食子酰)-葡萄糖苷等；其他：酸模素-8-葡萄糖苷，决明黄素-8-葡萄糖苷，右旋儿茶素（catechin），左旋表儿茶素没食子酸酯（elucogallin），没食子酸（gallic aicd，五棓子酸），没食子酰葡萄糖等。《中国药典》和《香港中标》规定含芦荟大黄素（$C_{15}H_{10}O_5$）、大黄酸（$C_{15}H_8O_6$）、大黄素（$C_{15}H_{10}O_5$）、大黄酚（$C_{15}H_{10}O_4$）和大黄素甲醚（$C_{16}H_{12}O_5$）的总量不得少于1.5%。

芦荟大黄素

大黄酸

大黄素甲醚

大黄酚

【药理作用】大黄具有显著的泻下作用，其有效成分主要是蒽醌苷，主要作用于大肠部位，可使大肠内的水分增加、蠕动亢进而致泻。煎剂十二指肠给药可促进麻醉犬的胆汁分泌，并增加胆红素、胆汁酸含量。大黄能显著逆转四氯化碳所致的肝组织脂肪浸润及纤维化，减轻肝脏的病理改变，具有保肝作用。生大黄、酒大黄及大黄炭能明显缩小大鼠应激性和幽门结扎胃溃疡模型的胃出血面积，减少病灶数，降低胃液量、胃液游离酸及胃蛋白酶活性。煎剂对乙醇引起的大鼠胃黏膜损伤有保护作用，能提高胃壁 PGE_2 的含量，防止乙醇对胃黏膜的损伤。大黄具有广谱抗菌性，对葡萄球菌、溶血性链球菌、分枝杆菌、痢疾杆菌等均有抑制作用；对许兰黄癣菌等真菌、流感病毒及乙型肝炎病毒等也有抗真菌和抗病毒作用。大黄素和大黄酸对小鼠黑色素瘤、艾氏腹水癌有抑制作用。此外，大黄还具有抗炎、止血、降血脂、增强免疫、利尿等作用。

【制剂】藏药：四味雪莲花颗粒，六味安消散，六味能消胶囊，九味藏紫菀花散，十味诃子汤散，十一味能消丸，二十九味能消散，黄香颗粒，藏降脂胶囊。

蒙药：六味安消散，大黄三味片，活血六味散，给喜古纳丸，消肿九味散，消肿橡胶膏。

维药：炎消迪娜儿糖浆，镇痛艾比西帕丸，止痛努加蜜膏，祖卡木颗粒。

苗药：胆清胶囊，复方栀子气雾剂，妇炎消胶囊，九味痔疮胶囊，排毒降脂胶囊。

彝药：肝胆清胶囊，通舒口爽胶囊，肿痛外擦酊。

附注：藏医药用的大黄的基源较为复杂，《晶珠本草》记载大黄分为上、中、下3品，上品即"君杂"，主要来源于上述3种，西藏也用印边大黄 R. emodii Wall.(藏边大黄)，甘南、青海东部也用波叶大黄 R. hotaoense C. Y. Cheng et C. T. Kao(河套大黄)；中品称"曲杂"(曲扎、曲什扎、亚大黄)，来源于"穗序大黄 R. spiciforme Royle 及同属多种"(《藏标》)、长穗大黄(卵果大黄)R. moorcroftianum Royle、网脉大黄 R. reticulatum A. Los 等；下品称"曲玛孜"，为同属的小大黄 R. pumilum Maxim.、水黄(苞叶大黄)R. alexandrae Batal.、塔黄 R. nobile Hook. f. et Thoms. 及西伯利亚蓼 Polygonum sibiricum Laxm.。维医药用的大黄中还见有同属植物天山大黄 R. wittrockii Lundstr. 的根及根茎，但未见有关标准收载，应按制剂批文规定使用(参见"亚大黄"条)。

《甘肃中标》(09)以"水根"之名收载了掌叶大黄 R. palmatum、唐古特大黄 R. tanguticum 和药用大黄 R. officinale 的支根。

各地药用的尚有所谓的"土大黄""山大黄"，常见的还有同属植物华北大黄 R. franzenbachii Munt. 等。研究表明，这些波叶组的种类泻下作用较弱，不能混用。

大黄藤（黄藤，藤黄连）

【民族药名】傣药(解烘罕，涛罕)。

【来源】防己科植物黄藤 Fibraurea recisa Pierre. 的干燥藤茎。

【标准】中国药典(77)，云南药标(74)，上海中标(94)，广东中标(05)。

【功能主治】傣药：清火解毒，利胆退黄，利尿。用于"斤档斤匹，习哈，贺办答来"(食物中毒、腹泻呕吐、头昏目眩)，"兵洞飞暖龙"(疔疮、痈疖脓肿)，"拢案答勒"(黄疸)，"拢牛"(小便热涩疼痛)。

中药：清热利湿，解毒。用于预防流行性脑脊髓膜炎，发热头痛，急性扁桃体炎，咽喉炎，眼结膜炎，急性胃肠炎，痢疾，黄疸；外用于疮疖，烧烫伤。

【用法与用量】10~30g。有小毒。

【化学成分】含生物碱类：巴马汀(palmatine，黄藤素)，药根碱(jatrorrhizine)，伪非洲防己碱(pseudocolumbamine)，小檗碱(berberine)等；其他：黄藤内酯(fibralactone)，黄藤甲素(fibranine)，黄藤乙素(fibraminine)，甾醇，挥发油等。

巴马汀

【药理作用】 黄藤生物碱体外对柯氏表皮癣菌等 12 种真菌有不同程度的抑菌作用；动物实验中，对白念珠菌浅部或深部感染均有良好的疗效。掌叶防己碱有广泛的抗菌作用，经氢化得四氢掌叶防己碱，有镇痛、镇痉作用。药根碱对中枢神经有麻醉和降压作用。

【制剂】 彝药：复方青蒿喷雾剂。

附注：《中国植物志》中，*F. recisa* 的中文名使用"天仙藤"，天仙藤属（*Fibraurea*）植物我国仅 1 种。

《中国药典》收载有"天仙藤"，为马兜铃科植物马兜铃 *Aristolochia debilis* Sieb. et Zucc. 或北马兜铃 *Aristolochia contorta* Bge. 的干燥地上部分，功能为行气活血、通络止痛，用于脘腹刺痛、风湿痹痛，与"大黄藤"不同，应注意区别（参见"天仙藤"条）。

《云南药标》（74）在"大黄藤"条下收载的基源植物为"黄藤 *Fibraurea tinctoria* Lour."，据《中国植物志》记载，该种我国不产，因在植物分类上曾将该种与我国产的黄藤 *Fibraurea recisa* Pierre 合并，可能系由此引起的误定。

巴马汀（黄藤素）为大黄藤的主要成分，《中国药典》另条收载有"黄藤素"（参见"黄藤素"条）。

大 黄 药

【民族药名】 苗药（黄藤素）。

【来源】 唇形科植物大黄药 *Elsholtzia penduliflora* W. W. Sm. 的干燥地上部分。

【标准】 中国药典（77），云南药标（74）。

【功能主治】 苗药：清热解毒，止咳。用于炭疽病，流感，肺炎，支气管炎，扁桃体炎，乳腺炎，尿路感染，外伤感染。

中药：清热解毒，消炎止痛，止咳，截疟。用于炭疽病，时行感冒，风热咳喘，咳嗽痰喘，乳蛾，乳痈，流行性脑脊髓膜炎，咽喉痛，疟疾，小便淋痛，外伤感染。

【用法与用量】 15~30g。外用适量，煎汤洗或鲜品捣烂敷患处。

【化学成分】 含黄酮类：木犀草素（luteolin），7-甲氧基白杨素（7-methoxylchrysin），5,7,8-三甲氧基二氢黄酮（5,7,8-trimethoxyflavanone）等；三萜类：白桦酸（betulinic acid），蔷薇酸（euscaphic acid）等；其他类：山香二烯酸（hyptadienic acid），阿魏酸（ferulic acid），咖啡酸（caffeic acid）等。

木犀草素 白桦酸

【药理作用】挥发油能完全抑制鸡新城疫病毒在鸡胚中的增殖。
【制剂】苗药：金红止痛消肿酊。
附注：本品《中国药典》1977年版作为"苗族习用药材"收载。文献记载苗族药用全株。

大戟（大戟膏）

【民族药名】藏药（塔奴，塔奴砍扎，嘎木捏，吾玛咱，吾玛，思追其）。
【来源】大戟科植物疣果大戟 *Euphorbia micractina* Boiss. 除去外皮的干燥块根（大戟），经加辅料煎煮成浸膏（大戟膏）。
【标准】西藏未成册标（05），西藏藏标（12）。
【功能主治】藏药：大戟消炎，利尿，泻下，驱肠虫。用于疮，皮癣，皮肤炭疽，畜癫病，下泻寒、热两性引起的胃肠道疾病及长虫病。

大戟膏清热解毒，消肿促泄，驱虫。用于寒热两性引起的胃肠道疾病，胃腹胀痛，肠虫病，皮癣，皮肤炭疽，痈肿疮毒等。
【用法与用量】药材 0.2~0.5g；膏 0.3~0.6g。入丸、散服。有毒，内服慎用。临床使用常经炮制制成膏（大戟膏）后使用。
【化学成分】含萜类：疣果大戟四环萜 A~E（euphoractins A~E），疣果大戟三环萜 A~D（euphactins A~D），续随子醇 A、D（jolkinols A、D），环氧续随子醇（epoxylathyrol），泽漆内酯 A、B、D、E（helioscopinolides A、B、D、E），3-O-乙酰基泽漆内酯 B，黑麦草内酯肉豆蔻酸酯，24-甲烯基甘遂烷-8-烯-3β,11α-二醇-7-酮，黑麦草内酯（loliolide），岩大戟醇（jolkinol），20-O-乙酰基巨大戟萜醇-3-O-(2″E,4″Z)-葵二烯酸酯[20-O-acetylingenol-3-O-(2″E,4″Z)-decadienate]，15β-O-苯甲酰-5α-羟基异千金二萜醇（15β-O-benzoyl-5α-hydroxyisolathyrol），3β-hydroxy-5α,6α-epoxy-7-megastigmene-9-one，高根二醇（erythrodiol），白桦脂酸（betulinic acid）等；甾体类：豆甾-5-烯-3β,7α-二醇，豆甾-5-烯-3β-醇-7-酮，豆甾-3,6-二酮等；香豆素类：东莨菪素（scopoletin），七叶内酯（esculetin），6-羟基-5,7-二甲氧基-香豆素等；其他：槲皮素（quercetin），3,3,4-三甲基鞣花酸，桂皮酸（cinnamic acid），阿魏酸（ferulic acid），香草酸（vanillic acid），熊果酸（ursolic acid），没食子酸乙酯（ethyl gallate）等。

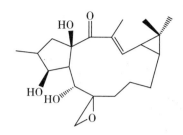

环氧续随子醇

【制剂】藏药：十味诃子汤散。

附注：《中国植物志》中，E. micractina 的中文名使用"甘青大戟"。

大戟膏因经过加辅料炮制，与大戟的功效和用量有所不同。

藏医药古籍文献《蓝琉璃》云"塔奴根据形状大小分大戟、小戟两种"；《晶珠本草》记载"生于阴阳两坡，根、茎、叶折断后有白色乳汁，茎红色，长如箭杆，叶厚，枝顶开花，花与叶同色，果二枚聚生"（有文献记载为"果三枚聚生"）。据调查，各地藏医使用有多种大戟属（Euphorbia）植物，应以疣果大戟（甘青大戟）E. micractina 为正品，西藏也使用大果大戟 E. wallichii Hook. f.，而青海主要使用青藏大戟 E. altotibetica O. Pauls.，一般认为可作代用品。另《西藏藏标》（12）以"喜马拉雅大戟/独其"之名收载了喜马拉雅大戟 Euphorbia himalayensis Boiss 的根，功能主治为"催吐，下泻，止痛，生肌。用于消化不良引起的胃痛，便秘，伤口腐烂"，与上述大戟不同，应注意区别。

蒙医使用有"塔日奴（塔日努）"，涉及大戟属（Euphorbia）的多种植物（"塔日奴"之名为该属植物的统称）。《内蒙蒙标》（86）以"京大戟/巴嘎-塔日努"之名收载了大戟 E. pekinensis Rupr. 的根，从其名称"塔奴"（藏药）、"塔日奴"（蒙药）看，两者应有一定关系。据《中国植物志》记载，大戟 E. pekinensis 在我国分布广泛，但云南、西藏、新疆等地不产；而疣果大戟 E. micractina 主要分布于我国西半部，在内蒙古等东北部地区并未分布，推测藏医、蒙医所用大戟的基源不同可能系受资源分布的影响（参见"京大戟"条）。

大 戟 脂

【民族药名】维药（帕尔批云，排日非云，法而非荣，派尔非云）。

【来源】大戟科植物多脂大戟 Euphorbia resinifera Berger.（白角麒麟）的树脂状分泌物。

【标准】部标维药（99），新疆维标（93）。

【功能主治】维药：泻下祛湿，清泻黏液质。用于黏液质性瘫痪，面瘫，昏迷，震颤，腹水。

【用法与用量】0.2~0.4g。调油外敷用于上述疾病的外治。本品有毒，维医认为本品不宜用于血液质性气质者，并对子宫有害，可以穆库没药、甘草膏、肉桂、阿拉伯胶、欧缬草、巴旦油等矫正。

【化学成分】含大戟脑（euphol），大戟醇（euphorbol），大戟脂醇（resiniferol），大戟酸（phorbinic acid），大戟双酮酸（dilactophorbinic acid），蒲公英赛醇（taraxerol），β-榄香烯（β-amyrin）等。

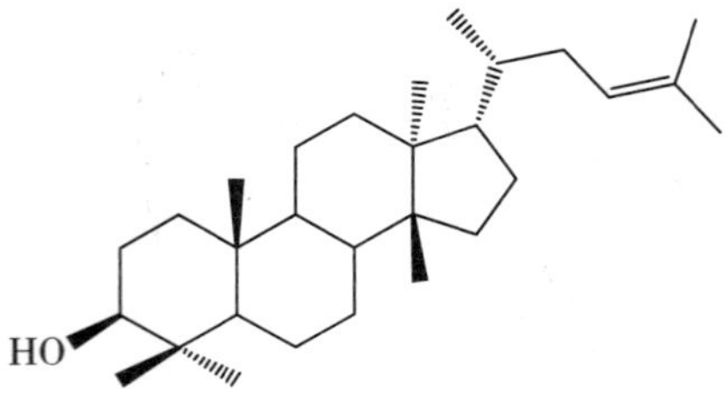

大戟醇

【药理作用】大戟醇 60~250mg/kg 对小鼠白血病 P388 有抑制作用。
【制剂】维药:普鲁尼亚丸,驱白派甫云片,舒肢巴亚待都司片,行滞罗哈尼孜牙片。
附注:多脂大戟 *E. resinifera* 原产于欧洲,我国不产,药材系进口。

打箭菊(川西小黄菊)

【民族药名】藏药(阿恰,阿夏塞儿卷,阿夏塞儿郡,阿恰塞俊,阿恰赛尔保,阿夏合塞尔郡,美朵阿恰,美朵苟日苟木)。
【来源】菊科植物打箭菊(川西小黄菊)*Pyrethrum tatsienense*(Bur. et Franch.)Ling ex Shih 带花梗的花序。
【标准】部标藏药(95),藏标(79),青海藏标(92)。
【功能主治】藏药:散瘀,止痛,敛"黄水"。用于"黄水病",脑震荡,瘟疫病,太阳穴痛,跌打损伤,瘟热疮疡。
【用法与用量】3~9g。
【化学成分】含黄酮类:异鼠李素(isorhamnetin),木犀草素(luteolin),槲皮素(quercetin)等;三萜类:α-香树脂醇(α-amyrin),β-香树脂醇(β-amyrin),蒲公英甾醇(taraxasterol)等;其他:甾体,酚类,氨基酸,有机酸等。

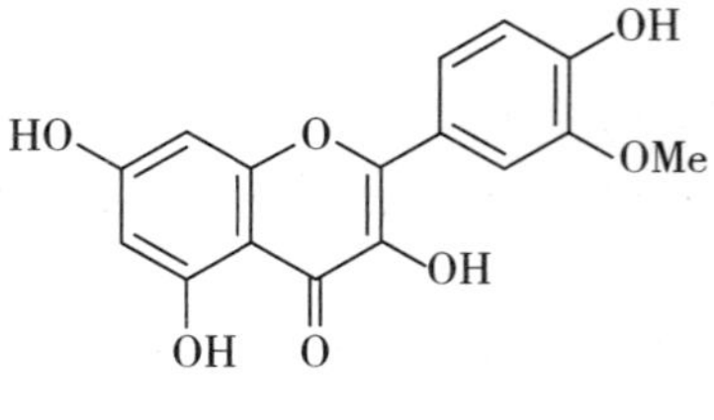

异鼠李素 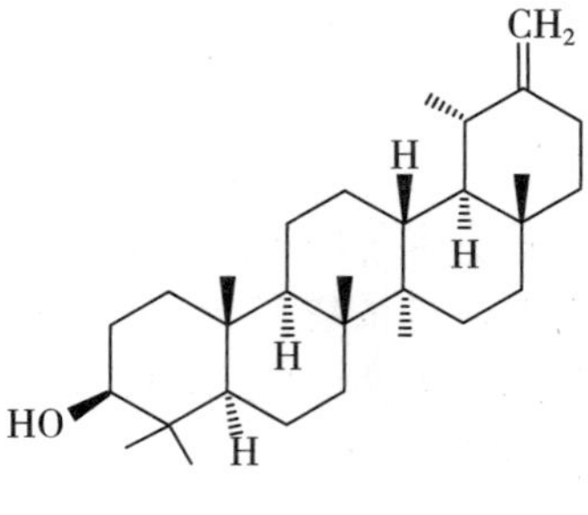　　　　　　蒲公英甾醇

【药理作用】本品对 D-Gal 所致的大鼠急性肝损伤有保护作用。本品具有抗炎镇痛作用,能显著抑制二甲苯引起的小鼠耳郭肿胀,对小鼠热板法和扭体法所致的疼痛反应有明显的抑制作用。
【制剂】藏药:二十五味珊瑚丸,三十五味沉香丸,二十九味羌活散,甘露灵丸,秘诀十三味红花散,香菊活血丸,仲泽八味沉香散。

附注:《晶珠本草》记载本品分上、下两品,"上品叶粗糙、尖锐,状如刺柏也;下品叶如蒲公英"。各地藏医均以川西小黄菊 P. tatsienense 为上品("叶状如刺柏叶"应是指叶一至二回篦齿状分裂),下品可能也为菊科植物,部分地区也用红舌千里光 Senecio rufus Hand.-Mazz.[= 橙舌狗舌草 Tephroseris rufa(Hand.-Mazz.)B. Nord.]、狗舌草 S. kirilowii[=Tephroseris kirilowii(Turcz. ex DC.)Holub] 等的头状花序,应注意区别。

大 麻 药

【民族药名】傣药(黑托闷,赫图,散兜莨,托也腾),彝药(麻藤根)。
【来源】豆科植物镰果扁豆 Dolichos falcate Klein. 的干燥根。
【标准】云南药标(74,96)。
【功能主治】傣药:通气活血,消肿止痛,接骨生肌。用于"阻伤、路哈"(跌打损伤、骨折)(也有文献记载用于咽喉肿痛,吞咽困难,胃痛,乳腺炎,风湿筋骨痛,外伤出血)。

彝药:用于子宫脱垂,创伤出血,骨折疼痛。
【用法与用量】3~5g。有小毒。
【化学成分】含皂苷类:大麻药皂苷 A(doliroside A),苜蓿酸 -3-O-β- 葡萄糖苷(medicagenic acid-3-O-β-D-glucopyranoside)等;脂肪酸类:棕榈酸(palmitic acid),二十五烷酸(pentacosanoic acid)等。
【药理作用】大麻药水提物 20mg/ml 体外试验能明显抑制小鼠艾氏腹水癌、肉瘤 S_{37}、子宫颈癌 U14 等细胞呼吸;醇提取物 40mg/ml 能显著抑制艾氏腹水癌、肉瘤 S_{180}。总皂苷对小鼠的多种移植性肿瘤有显著的抑制作用,腹腔注射可显著抑制肉瘤 S_{37} 组织的耗氧量。大麻药煎剂 250mg/kg 或皂苷 10mg/kg 皮下注射,或皂苷 10mg/kg 麻醉犬静脉注射具有显著的利尿作用。皂苷对小鼠有镇痛作用。大麻药苷 A 具有抗免疫性炎症的作用。
【制剂】苗药:金红止痛消肿酊。

彝药:虎杖伤痛酊。

附注:《中国植物志》中,"镰果扁豆 Dolichos falcate Klein."(=Dolichos falcatus Wild.)被作为"镰扁豆 Dolichos trilobus L."的异名处理。

大米(糯米,粳米,梗米)

【民族药名】藏药(摘叶,折)。
【来源】禾本科植物稻 Oryza sativa L.、糯稻 Oryza sativa L. var. glutinosa Matsum. 的干燥种子。
【标准】中国药典(附录),部标藏药(附录,95),青海藏标(附录,92),部标成方(五册,附录,92),吉林未成册标准(01)。
【功能主治】藏药:壮阳润色,轻身舒心,止吐泻,健脾和胃。用于"龙""培根""赤巴"病,脾胃虚弱,血气亏损,呕吐,泄泻,肾亏。

中药:温中和胃,益气止泄。主治烦躁口渴,赤痢热躁,伤暑发热。
【用法与用量】适量,炒用。

【制剂】藏药:六味甘草丸。

附注:《中国植物志》中未记载有糯稻 O. sativa var. glutinosa。

大 青 叶

【民族药名】蒙药(呼和-那布其,德瓦),维药(乌斯玛,欧斯玛,吾斯买,开台米,外热困尼力)。

【来源】十字花科植物菘蓝 Isatis indigotica Fort. 或欧洲菘蓝 Isatis tinctoria L. 的干燥叶。

【标准】中国药典,内蒙蒙标(86),新疆维标(93),新疆药标(80),台湾中药典(04)。

【功能主治】蒙药:杀"黏",清热,解毒。用于流感,瘟热。

维药:生干生热,祛寒燥湿,乌发,固齿,生发,止痛,收敛,散结。用于湿寒性或黏液质性疾病,如毛细根弱,毛发脱落,毛发早白,湿寒性头痛,肛疾,痔疮。

中药:清热解毒,凉血消斑。用于温病高热,神昏,发斑发疹,痄腮,喉痹,丹毒,痈肿。

【用法与用量】9~15g;维药 3g。

【化学成分】含吲哚类:靛蓝(indigo),靛玉红(indirubin),吲哚醇(indolol);芥子苷类:芸苔葡萄糖硫苷(glucobrassicin),新芸苔葡萄糖硫苷(neoglucobrassicin),1-磺基芸苔葡萄糖硫苷(1-supho-3-indolylmethylglucosinolate)等;其他:4(3H)-喹唑酮[4(3H)-quinazolinedione],大黄素 B(emodin B)等。《中国药典》规定含靛玉红($C_{16}H_{10}N_2O_2$)不得少于 0.020%。

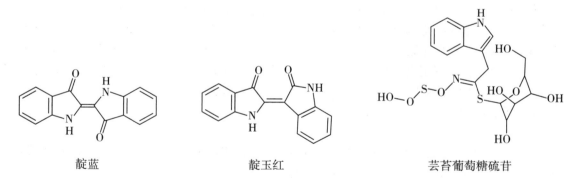

靛蓝　　　　　　　靛玉红　　　　　　芸苔葡萄糖硫苷

【药理作用】大青叶具有广谱抗菌作用。煎剂对甲型流感病毒、乙型脑炎病毒、腮腺炎病毒、流感病毒有抑制感染并有抑制增殖的作用。大青叶通过直接灭活细菌内毒素,抑制其毒性生物效应或者增强机体免疫功能抵御毒素侵袭从而发挥持久的抗内毒素作用。水煎剂对小鼠脾淋巴细胞的增殖反应具有上调作用。靛玉红具有抗肿瘤作用,对动物移植性肿瘤有较强的抑制作用,对慢性粒细胞白血病有较好的疗效。此外,大青叶还有抗炎、增强免疫、抗氧化等作用。

【制剂】维药:柴银感冒颗粒,复方一枝蒿颗粒。

附注:欧洲菘蓝 I. tinctoria 原产于欧洲,我国有引种栽培。

维医药古籍《注医典》记载:大青叶,原植物分为家生和野生两种,叶片为上等而合格的燃料,挤出之液或浸膏称之为"尼来吉"。可知自古即作染料用。

全国各地使用的"大青叶"有来源于十字花科、蓼科、马鞭草科、爵床科等的多种。《中国药典》另条收载有"蓼大青叶",为蓼科植物蓼蓝 Polygonum tinctorium Ait. 的叶[《香港中标》(第7期)也收载了该种];《湖南中标》(93,09)在"大青叶(马大青)"条下收载了马鞭草科植物大青 Clerodendrum cyrtophyllum Turcz.;《四川中标》(79,87)收载了爵床科植物马蓝 Strobilanthes cusia (Ness) O. Kuntze[= 板蓝 Baphicacanthus cusia (Ness) Bremek.] 的干燥叶。各种"大青叶"的功能主治较为相似,应按制剂批文规定使用。

大蜀季花(蜀季花,蜀葵花,江巴)

【民族药名】藏药(江巴,多丹,玛宁江巴,玛能尖木巴,加木巴),蒙药(额日-占巴,额热-占巴,哈老其其格,哈楼-其其格,哈老莫德格,扎布吉拉哈-苏荣-达日雅干,道格担,炮札木),维药(阿克来里古丽,阿克来力古力,古丽合提密,古丽海如)。

【来源】锦葵科植物蜀葵 Althaea rosea (L.) Cavan. 的干燥花。

【标准】部标藏药(95),西藏藏标(12),青海藏标(92),部标蒙药(附录,98),内蒙蒙标(86),部标维药(99),新疆维标(93),山东中标(95,02)。

【功能主治】藏药:利尿,干脓,养肾。用于浮肿,遗精,寒性带下。

蒙药:清热,利尿,消肿,涩精,止血。用于肾热,膀胱热,尿闭,水肿,滑精,赤白带下。

维药:润肺止咳,发汗平喘,消肿透疹,安神益心。用于咳喘不止,咳痰不爽,小儿麻疹,便秘,痔疮,失眠健忘,汗出不畅。

中药:活血,润燥,通利二便。用于痢疾,吐血,血崩,带下,二便不利,疟疾,小儿风疹;外用于痈肿疮疡。

【用法与用量】3~15g;藏药 2~3g;维药 2~4g。外用适量,研末调敷或鲜品捣敷患处。维医认为本品对胃有害,可以蜂蜜、洋茴香矫正。

【化学成分】含黄酮类:银椴苷(tiliroside),紫云英苷(astragalin),槲皮素(quercetin),异槲皮素(isoquercetin),山奈酚(kaempferol),黄芪苷(astragalin),芦丁(rutin),二氢山奈酚葡萄糖苷(dihydro-kaempferol glucoside),桃金娘宁(mytillin)等;其他:胡萝卜苷(daucosterol),水杨酸(salicylic acid),茴香酸(dichloropropylphosphine),1-对羟基苯基-2-羟基-3-(2,4,6)-三羟基苯基-1,3-丙二酮 [1-p-hydroxyphenyl-2-hydroxy-3-(2,4,6)-trihydroxyphenyl-1,3-propandione],蜀葵苷(herbacin)。

银椴苷

紫云英苷

【药理作用】蜀葵花挥发油具有较强的抗氧化活性,对枯草芽孢杆菌、大肠埃希菌、金黄色葡萄球菌、巨大芽孢杆菌等具有很明显的抑菌效果。乙醇提取物能显著增加离体豚鼠心脏冠状动脉流量和离体大鼠后肢血管流量。20%乙醇提取液对腺苷二磷酸(ADP)诱导的血小板聚集有显著的抑制作用,也能显著抑制实验性大鼠的血栓形成。乙醇提取物对猫具有一过性降压作用。乙醇提取物对小鼠醋酸性扭体反应及大鼠光辐射热甩尾反应均有显著的抑制作用,对醋酸刺激腹部毛细血管通透性增加、角叉菜胶及右旋糖酐性足浮肿均有明显的抑制作用。

【制剂】蒙药:益肾十七味丸。

附注:《藏药标准》收载的药用部位为"花和果实",但文献记载藏医以花和果实分别入药,果实用于尿闭、淋病、水肿、口渴、肾热、膀胱热。《部标藏药》在"江巴"条下收载的原植物还有冬葵 *Malva verticillata* L.(=*Malva crispa* Linn.)和锦葵 *Malva sylvestris* L.(=*Malva sinensis* Cavan.)。《青海藏标》又以"冬葵"之名收载了上述3种,以"花和果实"入药。

锦葵 *M. sylvestris* 的花蒙医称"小蜀季花"药用,其功效与大蜀季花相似,但蒙药标准中未收载。

大蒜(陈大蒜)

【民族药名】藏药(果巴,果巴,拉民查,加合高,阿苏热),蒙药(赛日木斯各,萨日木斯格,高格札),维药(萨木萨克,索木,来合三),彝药(呷丝)。

【来源】百合科植物蒜 *Allium sativum* L.的干燥鳞茎。

【标准】中国药典,藏标(79),部标蒙药(98),内蒙蒙标(86),河南中标(93),上海中标(附录,94),山东中标(95,02),北京中标(98),贵州中民标(03),广东中标(10)。

【功能主治】藏药:解毒,开胃,止泻。用于"龙"病,肉斑,麻风,痈疖肿毒,痔疮,感冒,尿潴留,菌痢及阿米巴痢疾,肠炎。

蒙药:镇"赫依",平喘,祛痰,杀虫,解毒,清"协日乌素",温中,开欲,除痞。用于"赫依"热,心及主脉"赫依"病,支气管炎,百日咳,喘息,蛲虫病,阴道虫,"赫依"痞,蛇咬伤,配制毒,狂犬病,慢性铅中毒。

维药:散气行滞,燥湿补胃,止泻止痢,防腐除疮,消炎止咳,强筋,壮阳,杀虫,生发。用于腹胀腹痛,痢疾腹泻,痈疖脓疮,肺结核,百日咳,瘫痪,阳痿,各种虫病,毛发脱落。

苗药:用于防治感冒,菌痢,肠炎,阿米巴痢疾,痈肿疮疡。

彝药:避时疫,解瘟毒,止泻痢,疗肺、脑疾病。用于脑炎,咳喘,疮肿,腹泻,肺病,冻疮,预防流行性脑脊髓膜炎,疟疾。

中药:解毒消肿,杀虫,止痢。用于痈肿疮疡,疥癣,肺痨,顿咳,泄泻,痢疾。

【用法与用量】9~15g;维药2~4g。维医认为本品对孕妇有害,可以巴旦杏仁油、芫荽同用矫正。

【化学成分】含硫挥发性化合物:大蒜素(allitridin,二烯丙基三硫醚),二烯丙基硫醚(diallylsulfide),甲基烯丙基二硫醚(methylallyldisulfide),二烯丙基二硫醚(diallyldisulfide),甲基烯丙基三硫醚(methylallyltrisulfide)等;硫代亚磺酸酯类:蒜辣素(allicin),烯丙基硫代亚磺酸-1-丙烯酯(1-propeny-allylthiosulfinate),甲基硫代亚磺酸烯丙酯（allylmethyliosulfinate）等；S-烷（烯）-L-半胱氨酸衍生物：蒜氨酸（alliin），环蒜氨酸（cycloalliin），S-甲基半胱氨酸亚砜（S-methylcysteinsulfoxide）等；γ-L-谷氨酸多肽类：γ-L-谷氨酰-S-烯丙基-L-半胱氨酸（γ-L-glutamyl-S-allyl-L-cystein），γ-L-谷氨酰-L-苯丙氨酸（γ-L-glutamyl-L-phenylalanine）等；苷类：槲皮素（quercetin）、山柰酚（kaempferol）的糖苷，胡蒜素 A_1~A_3、B_1~B_3（scordinin A_1~A_3, B_1~B_3）；其他：多糖，亚油酸（linoleic acid），棕榈酸（palmitic acid），原紫蒜甾醇苷 B（protoeruboside B），大蒜甾醇苷 B_1（sativoside B_1），蒜氨酸酶（allinase），大蒜吡喃酮（allixin）等。《中国药典》规定含大蒜素（$C_6H_{10}S_3$）不得少于 0.15%。

大蒜素　　　　　　　蒜氨酸

【药理作用】蒜氨酸可通过改善心肌细胞线粒体功能及抗氧化作用，有效减轻异丙肾上腺素诱导引起的大鼠心肌损伤。大蒜油对实验性高胆固醇血症动物有明显的降脂作用，可降低血清、肝、肾及主动脉中的血胆固醇、甘油三酯、低密度脂蛋白，增加高密度脂蛋白与总胆固醇比值，防止血浆 β-脂蛋白升高及 α-脂蛋白降低，有效地防治主动脉壁上的脂质沉积，促进动脉粥样斑块消退，延缓动脉粥样硬化的发生与发展。大蒜精油、甲基烯丙基三硫化物（MATS）、大蒜烯能明显降低 ADP、肾上腺素、胶原诱导的血小板聚集作用。蒜氨酸酶和蒜氨酸混合产生的大蒜辣素具有较强的清除氧自由基的作用，可明显抑制四氯化碳所致的大鼠肝损伤引起的血清 GPT 和丙二醛升高。大蒜提取物的活性成分具有抗多种肿瘤的作用，以及明显的抗菌、抗病毒、免疫增强作用。

【制剂】苗药：重楼解毒酊，银丹心脑通软胶囊。

附注：维医药古籍《注医典》《拜地依药书》《药物之园》等均记载：大蒜有 3 种。据考证维医古时所用的大蒜包括蒜 A. sativum、薤白（小根蒜）A. macrostemon Bge. 和石蒜科的石蒜 Lycoris radiate（L. Herit）Herb. 3 种，但主要使用的为大蒜 A. sativum。石蒜 Lycoris radiate 的鳞茎彝医也药用，《云南中标》（彝药，05）中以"老鸦蒜/阿金栽"之名收载，功能为温中散寒、理气止痛，用于脘腹胀痛、寒疝坠痛、中寒吐泻、食积不化。

大蒜为常用的食用调味品，全国各地广泛种植，目前已有多种保健品上市。

大托叶云实

【民族药名】藏药（甲木哲，江木寨，尖木哲，甲木摘，哲纹，甲白哲布，参目赤瓦），蒙药（卓愣-乌热）。

【来源】豆科植物刺果苏木 Caesalpinia crista L. 的干燥成熟种子。

【标准】部标藏药（95），藏标（79），青海藏标（92），内蒙蒙标（86）。

【功能主治】藏药：温肾，逐寒。用于肾寒病，胃寒。

蒙药：暖胃，温肾，补肾。用于肾寒，腰腿痛，尿频，尿闭，遗精，石痞，胃寒症。

【用法与用量】1~3g。

【化学成分】含二萜类：caesalpinins C、D、E；苦味素：α-、β-、γ-、δ-、ε-云实苦味素（α-、β-、γ-、δ-、ε-caesalpin）；脂肪酸类：棕榈酸（palmitic acid），油酸（oleic acid），亚油酸（linoleic acid），硬脂酸；氨基酸类：赖氨酸，亮氨酸，异亮氨酸，蛋氨酸，羟丁氨酸（threonine），L-γ-亚乙基谷氨酸（L-γ-ethylideneglutamic acid）等。

【药理作用】苦味成分、醇提取物有轻度降血压、抑制蛙心作用，具有体外抗疟活性。

【制剂】藏药：六味大托叶云实散，六味石榴散，十味豆蔻丸，十三味红花丸，十三味马蔺散，十三味蒺藜丸，十八味诃子丸，十九味草果散，二十五味马宝丸，十六味马蔺子丸，二十八味槟榔丸，石榴普安散。

附注：《中国植物志》中，"刺果苏木"的学名使用 *Caesalpinia bonduc*（Linn.）Roxb.；"*C. crista*"的中文名使用"华南云实"。

印度传统医学以刺果苏木（大托叶云实）*Caesalpinia bonduc*（Linn.）作补益、抗疟、解热、止血药。

大血藤（红藤）

【民族药名】苗药（芒果榄，忙过懒，那嘎青，嘎郎冒昌，孟达），傣药（半考，嘿亮聋，喝勒，荷勒）。

【来源】木通科植物大血藤 *Sargentodoxa cuneata*（Oliv.）Rehd. et Wils. 的干燥藤茎。

【标准】中国药典，新疆药标（80），贵州中民标（副篇，03），广西壮标（08）。

【功能主治】苗药：解毒消痈，活血止痛，祛风除湿，杀虫。用于肠痈，痢疾，乳痈，痛经，经闭，跌扑损伤，风湿痹痛，虫积腹痛。

傣药：用于风湿筋骨疼痛，手足拘挛，风湿性关节炎，贫血，月经不调，痢疾，骨折。

中药：清热解毒，活血，祛风止痛。用于肠痈腹痛，热毒疮疡，经闭，痛经，跌扑肿痛，风湿痹痛。

【用法与用量】9~15g；苗药 10~30g。

【化学成分】含三萜类：刺梨苷 F_1（kajiichigoside F_1），野蔷薇苷（rosamultin），崩大碗酸（madasiatic acid）；木脂素类：鹅掌楸苷（liriodendrin），无梗五加苷 D（acanthoside D），右旋丁香树脂酚二葡萄糖苷（syringaresional diglucoside）；蒽醌类：大黄素（emodin），大黄素甲醚（physcion），大黄酚（chrysophanol）等；酚酸类：香草酸（vanillic acid），原儿茶酸（protocatechuic acid），丁香酸（syringic acid），对香豆酸-对羟基苯乙醇酯（*p*-hydroxyphenylcoumarate）等；其他：β-谷甾醇（β-sitosterol），β-胡萝卜苷（β-daucosterol），右旋二氢愈创木脂酸（dihydroguaiaretic acid），毛柳苷（salidroside），古巴烯（copaene），硬脂酸（stearic acid），罗汉柏烯，雪松烯（cedrene）等。

大黄酚　　　雪松烯　　　野蔷薇苷

【药理作用】具有广谱抗菌活性,25%煎剂对金黄色葡萄球菌、乙型链球菌、大肠埃希菌、铜绿假单胞菌、甲型链球菌、卡他球菌等有极为敏感的抑菌作用。大血藤中的酚酸类成分对人慢性髓性白血病 K562 细胞有抑制作用。具有广泛的体内抗炎作用,水煎剂可显著减轻二硝基氯苯致敏的小鼠耳部炎症反应的发生。水提取液 2g/kg 腹腔注射给药,能明显提高小鼠的耐缺氧能力。大血藤对离体蟾蜍心脏、离体家兔主动脉血管有一定的抑制作用;水溶性提取液 5mg/kg 注射给药,对异丙肾上腺素诱导的大鼠心肌缺血、心肌坏死有显著的保护作用。三萜皂苷类有较强的溶血功能和抗病毒活性。

【制剂】苗药:复方伸筋胶囊,复方血藤药酒,金骨莲胶囊,金红止痛消肿酊,清痹通络药酒,双金胃疡胶囊。

傣药:润伊容胶囊。

附注:大血藤属(Sargentodoxa)植物仅大血藤 S. cuneata 1 种,但民间常将具有祛风除湿、活血通络的药材统称之为"血藤""红藤"等,基源也比较复杂,如豆科植物大果油麻藤 Mucuna macrocarpa Wall.(血藤)、密花豆 Spatholobus suberectus Dunn(鸡血藤、红藤、血节藤等),木兰科植物五味子 Schisandra chinensis(Turcz.)Baill.(血藤)、异形南五味子 Kadsura heteroclite(Roxb.)Craib(血藤),葡萄科植物三叶地锦 Parthenocissus semicordata(Wall.)Planch.(大血藤)等民间多称"血藤",茜草科茜草属(Rubia)的茜草 R. cordifolia L.(红藤)、卵叶茜草 R. ovatifolia Z. Y. Zhang(小红藤)、葡萄科植物崖爬藤 Tetrastigma obtectum(Wall. ex Laws.)Planch.[《云南中标》(彝药,05)以"小红藤/放达蛸"之名收载]等多种,应注意区别。

大叶补血草

【民族药名】维药(克孜力拜赫曼,奥力特白哈曼朗力克,克迷克,拜赫曼艾合买尔,红八哈麦你)。

【来源】白花丹科植物大叶补血草 Limonium gmelinii(Willd.)Kuntze 的干燥根茎。

【标准】部标维药(附录,99)。

【功能主治】维药:生干生热,补心,壮阳,肥体,填精,固精,爽心悦志,燥湿,消除黄疸,温宫生辉。用于湿寒性或黏液质性疾病,如心悸,心烦意乱,羸瘦,阳痿,精少,早泄,遗精滑精,黄疸,宫寒面暗。

【用法与用量】 4~6g。维医认为本品对肠道有害,可以洋茴香、西黄芪胶、大枣矫正。

【化学成分】 含黄酮类:杨梅苷(myricetrin),杨梅素(myricetin),杨梅素鼠李糖葡萄糖苷(myricetin rhamnoglucoside),杨梅素甲醚(myricetin monomethyl),异鼠李素(isorhamnetin),芦丁(rutin),槲皮素(quercetin),四羟基黄酮(tetrahydroxyflavone)。酚酸类:五倍子酸(gallic acid),丁香酸(syringic acid),鞣花酸(ellagic acid)等。花色素缩合鞣质:花色素(cyanidol),花色素鼠李糖苷(cyanidol rhamnoside),伪花色素鼠李糖苷(pseudocyanidol rhamnoside),飞燕草素(delphinidol)。

丁香酸　　　　杨梅素

【药理作用】 文献报道同属植物二色补血草(*L. bicolor*)醇提取物灌胃可明显促进动脉血栓形成;水煎液灌胃能缩短大鼠的出血时间,但对凝血时间无明显的影响。

【制剂】 维药:复方高滋斑片,和胃依提尔菲力开比尔蜜膏,罗补甫克比日丸,平溃加瓦日西麦尔瓦依特蜜膏,强身萝波甫赛河里蜜膏,养心达瓦依米西克蜜膏,镇静艾比洁德瓦尔丸,壮益加瓦日西再尔吾尼片。

附注: 维医药古籍《注医典》《拜地依药书》《药物之园》等记载本品为名为"拜赫曼"植物的干燥木质根的碎块,该根又分红、白两种。《维吾尔药材真伪鉴别》记载:前苏联学者将红者的学名定为 *Statice limonium* L.,经考证该学名为欧洲补血草 *Limonium vulgare* Mill. 的异名;而维医自古所用为大叶补血草 *L. gmelinii*。《维吾尔药志》记载,同属植物金色补血草(黄花补血草)*L. aureum*(L.)Hill. 的花也药用,并长期作为进口维药材"洋甘菊"[菊科植物洋甘菊 *Matricaria chamomilla* L.(= 母菊 *Matricaria recutita* L.)的干燥全草(参见"洋甘菊"条)] 的替代品。金色补血草(黄花补血草)*L. aureum* 在南疆分布广泛,资源丰富,但并不作"补血草"使用。

文献记载蒙医也药用黄花补血草 *L. aureum*(沙日-伊拉干-花日)、二色补血草 *L. bicolor*(Bunge)Kuntze(伊拉干-花日),以花、全草入药,花用于感冒发热、头痛、耳鸣、月经量少、乳汁不足,外用于牙痛、痈疮肿毒;全草用于月经不调、崩漏出血、淋病、尿血、身体虚弱、食欲缺乏、胃脘痛。

据《中国植物志》记载和资源调查,大叶补血草 *L. gmelinii* 分布于西伯利亚至中欧东南部,我国仅分布于新疆北部;而黄花补血草 *L. aureum* 分布较为广泛,东北(西部)、华北(北部)和西北各省均产;二色补血草 *L. bicolor* 分布于东北、内蒙古(中、北、东部)、黄河流域各省区,资源较为丰富。

大枣(胶枣,小枣)

【民族药名】藏药(齐比喀,奇比卡,查国门巴,死林辛多,查国玛布),蒙药(查巴嘎,察巴嘎),维药(其郎,温那比,赛拉乃),苗药(比代,真给该,正万宁)。

【来源】鼠李科植物枣 Ziziphus jujuba Mill. 的干燥成熟果实。

【标准】中国药典,新疆药标(80),台湾中药典范(85),北京中标(98),台湾中药典(04)。

【功能主治】藏药:补脾和胃,清热,消炎。用于"培根木布",诸胃病,"龙"病,腰肾疼痛。

蒙药:用于脾虚食少,营养不良,泄泻,心悸,失眠,盗汗,体倦乏力,血小板减少性紫癜。

维药:开音利咽,阻止乃孜来,调和泻药,化痰开胸,清利异常胆液汁。用于咽喉燥痛,声嘶,咳嗽咳痰,胸痛,气管炎。

苗药:补脾胃,益气血,安心神,调营卫,和药性。用于脾胃虚弱,气血不足,食少便溏,倦怠乏力,心悸失眠,妇人脏燥,营卫不和。

中药:补中益气,养血安神。用于脾虚食少,乏力便溏,妇人脏燥。

【用法与用量】6~15g;藏药 1.5~3g;维药 10~15 枚。维医认为本品对胃有害,并能降低性欲,可以白砂糖、蜂蜜等矫正。

【化学成分】含皂苷类:大枣皂苷 I~III(zizyphus saponins I~III),酸枣仁皂苷 B(jujuboside B)等;生物碱类:光千金藤碱(stepharine),N-去甲荷叶碱(N-nornuciferine),巴婆碱(asimilobine)等;三萜酸类:白桦脂酮酸(betulonic acid),白桦脂酸(betulinic acid),齐墩果酮酸(oleanonic aicd),马斯里酸(maslinic acid),3-O-反式对香豆酰马斯里酸(3-O-trans-p-coumaroyl maslinic acid),麦珠子酸(alphitolic acid),3-O-反式对香豆酰麦珠子酸(3-O-trans-p-coumaroyl alphitolic acid)等;黄酮类:芦丁(rutin),黄酮-双葡萄糖苷 A 等;其他:环磷腺苷(cyclic adenosine 3′-,5′-monophosphate,cAMP),环磷鸟苷(cyclic guanosine 3′-,5′-monophosphate,cGMP),蛋白质,脂肪,糖类(阿拉伯糖、葡萄糖、半乳糖醛酸聚糖),谷甾醇(sitosterol),豆甾醇(stigmasterol),维生素(维生素 A、维生素 B、维生素 C、维生素 P、胡萝卜素、烟酸等),氨基酸(赖氨酸、缬氨酸、亮氨酸等),无机元素(Ca、Fe 等)等。

酸枣仁皂苷 B   白桦脂酸

【药理作用】大枣具有增强免疫功能的作用,大枣多糖能显著提高免疫抑制小鼠的免疫功能,能显著促进气血双虚大、小鼠模型血象的恢复,升高血清中促进造血及兴奋免疫的相关细胞因子的水平,改善胸腺、脾脏的组织形态、超微结构和能量代谢水平,显著促进白细胞生成,提高血清白蛋白等。大枣对 N-甲基-N-硝基-N-亚硝基胍(MNNG)诱发的大鼠胃腺癌有一定的抑制作用;桦木酸、山楂酸对 S_{180} 肉瘤有抑制作用。煎剂对四氯化碳所致的肝损伤有保护作用。水提取物小鼠口服可显著升高红细胞内的超氧化物歧化酶活性,降低血浆 MDA,具有清除自由基和增强机体抗脂质过氧化作用的能力。此外,大枣还具有降低血清胆固醇、安神(降低自发运动及刺激反射、强直木僵等中枢抑制作用)、抗过敏、抗疲劳、降压等作用。

【制剂】维药:复方巴旦仁颗粒,解毒苏甫皮赛尔塔尼胶囊,克比热提片,尿通卡克乃其片,热感赛比斯坦颗粒,糖宁孜牙比土斯片,镇痛艾比西帕丸,止血开日瓦片。

附注:《中国药典》1963 年版中使用的枣的学名为 *Ziziphus sativa* Gaertn.,该学名《中国植物志》中作为枣 *Z. jujuba* 的异名处理。

大枣为原产于我国的著名水果,在我国的分布极为广泛,各地广泛栽培,具有多数栽培品种和品牌名称(水果)。维药处方中使用有"卡西卡甫枣"的药材名称,未查阅到标准和文献中使用该名称,是否系某种栽培品种的名称还有待于考证。

《北京中标》(98)在正文中以"胶枣"之名收载了枣 *Ziziphus jujuba*(成熟果实),而在附录中又以"小枣"之名收载了枣 *Z. jujuba* 和无刺枣 *Z. jujuba* Mill. var. *inemmis*(Bge.)Rehd. 的成熟果实,可能系指枣 *Z. jujuba* 的栽培品种或变种。

大追风(彝大追风)

【民族药名】彝药(勒娃基皿,盘将托,大木比替力,乃替没)。
【来源】忍冬科植物梅叶竹 *Leycesteria formosa* Wall.、狭萼鬼吹箫 *Leycesteria formosa* Wall. var. *stenosepala* Rehd. 的干燥地上部分或全草。
【标准】云南中标(彝药,05),云南药标(74,96)。
【功能主治】彝药:清热利湿,活血祛瘀,平喘止咳。用于风热感冒,咳嗽痰喘,热淋,关节痹痛,痔疮,跌打损伤,瘀血肿痛。

中药:利湿清热,活血止血。用于湿热黄疸,风湿痹痛,哮喘,月经不调,外伤出血,膀胱炎,骨折损伤。
【用法与用量】9~15g。外用适量,捣烂敷、煎水洗患处。
【化学成分】含黄酮类:木犀草素-5-O-葡萄糖苷(luteolin-5-O-glucoside)等。
【制剂】彝药:香藤胶囊。
附注:《中国植物志》中,*L. formosa* 的中文名使用"鬼吹萧"。

大籽蒿(小白蒿,冷蒿)

【民族药名】藏药(坎甲,侃甲,坎巴,坎巴嘎布,沙玛木理,参巴珠玛,索巴),蒙药(阿给,勘巴,查干-勘巴阿荣,勘札)。

【来源】菊科植物大籽蒿 Artemisia sieversiana Ehrhart ex Willd.、冷蒿 Artemisia frigida Willd. 的干燥地上部分。

【标准】部标藏药(95),青海藏标(92),部标蒙药(附录,98),内蒙蒙标(86)。

【功能主治】藏药:清热解毒,散肿止血,利肾。用于四肢关节肿胀,痈疖,肉瘤,肺病,肾病,咯血,衄血。

蒙药:止血,消肿,消"奇哈"。用于吐血,鼻出血,月经不调,外伤出血,疮疡,"奇哈"症,肾病,恶疮,痈疖。

【用法与用量】6~9g;鲜品 12~15g;浸膏 2~3g。

【化学成分】含黄酮类:异槲皮苷(isoquercitrin),芦丁(rutin),艾黄素(artemisetin),马栗树皮素(esculetin),猫眼草黄素(chrysosplenetin)等;木脂素类:芝麻素(sesamin),鹅掌楸树脂醇 B 二甲醚(yangambin),鹅掌楸树脂醇 A 二甲醚(epiyangambin),4-表阿斯汉亭(4-epiashantin),蒿脂麻木脂体(sesartemin),表辛夷脂素(epifargesin)等;倍半萜类:白蒿素(sieversin),白蒿宁(sieversinin),洋艾内酯(artabsin),洋艾素(sbsinthin),11-表洋艾内酯(11-epi-sbsinthin),$11\alpha,13$-二氢汉菲林[$11\alpha,13$-dihydro-4(2)-hanphyllin], achillin 等;挥发油类:桉油精(cineol),丁酸香叶酯(geranyl butyrate),龙脑(camphol),樟脑(bornan-2-one),兰香油薁(chamazulene),石竹烯(caryophyllene)等;其他类:β-谷甾醇(β-sitosterol),豆甾醇(stigmasterol),胡萝卜苷(daucosterol),6,7-二羟基香豆素(esculetin),咖啡酸(caffeic acid)等。

异槲皮苷　　　　芝麻素　　　　白蒿素

猫眼草黄素　　　　洋艾素

【药理作用】大籽蒿能显著抑制肾上腺素诱发的小鼠肺水肿。醇提浸膏腹腔注射能显著抑制大鼠皮肤烫伤的炎症渗出;可显著减轻大鼠蛋清性踝关节肿和甲醛性关节肿。大籽蒿提取的精油具有体外抗菌活性。醇提取物腹腔注射或灌胃可激活肾上腺皮质,增加皮质酮分泌量,并促进其大量释放到外周血液中,而对去垂体大鼠无该作用;提取物腹腔注射可显著升高间脑 5-羟色胺（5-HT）水平，明显增加脑谷氨酰胺含量，显著降低 γ-氨基丁酸（GABA）含量。大籽蒿能显著拮抗肾上腺素、去甲肾上腺素和异肾上腺素导致的小鼠减压缺氧耐受力降低的作用。皮下注射能显著延长戊巴比妥钠所致的小鼠睡眠时间。洋艾素和 achillin 对人肝癌细胞（SMMC-7721）的生长有较明显的抑制作用。水煎剂可极显著地缩短小鼠的出血和凝血时间，具有止血作用。倍半萜内酯化合物对人子宫颈肿瘤细胞、人脑神经胶质瘤细胞、人肝癌细胞（SMMC-7721）、人乳腺癌细胞和人黑色素瘤细胞的增殖均有明显的抑制作用。

【制剂】藏药：五味甘露药浴颗粒，五味甘露药浴汤散，五味甘露药浴洗剂，诃子吉祥丸。

附注：《晶珠本草》记载：坎甲分为灰、白、红、黑 4 种，各地藏区使用的"坎甲"基源较为复杂，涉及多种蒿属（*Artemisia*）植物。《青海藏标》在"侃嘎尔/冷蒿"条下附注中记载，菊科植物细叶亚菊 *Ajania renuifolia*（Jacq.）Tzvel. 也同样使用，为不同属的植物，是否具有同样的功效还有待于研究，应按制剂批文规定使用。

蒙医仅使用冷蒿 *A. frigida*，名"小白蒿"。

胆 南 星

【来源】制天南星的细粉与牛、羊或猪胆汁经加工而成，或为生天南星细粉与牛、羊或猪胆汁经发酵加工而成。

【标准】中国药典，新疆药标（80）。

【功能主治】中药：清热化痰，息风定惊。用于痰热咳嗽，咳痰黄稠，中风痰迷，癫狂惊痫。

【用法与用量】3~6g。

【化学成分】含生物碱、苷类、甾醇类、有机酸等成分（参见"天南星"条）；尚含有炮制辅料的成分：胆酸、猪脱氧胆酸、脱氧胆酸、胆红素等。

【药理作用】胆南星对昆明种小鼠的中枢系统有抑制作用，可增强戊巴比妥钠的催眠作用。5% 胆南星水溶液的镇痛率为 90.91%。

【制剂】藏药：双红活血胶囊。

附注：《中国药典》分别收载有"天南星"（习称"生天南星"）、"制天南星"和"胆南星"，三者的功能主治与临床应用有所不同。"天南星"来源于天南星科植物一把伞南星（天南星）*Arisaema erubescens*（Wall.）Schott、天南星（异叶天南星）*Arisaema heterophyllum* Bl. 或东北天南星 *Arisaema amurense* Maxim. 的干燥块茎，功能主治为"散结消肿。外用外治痈肿、蛇虫咬伤"，主要供外用；"制天南星"为生天南星加生姜、白矾炮制的加工品，功能主治为"燥湿化痰，祛风止痉，散结消肿。外用顽痰咳嗽，风痰眩晕，中风痰壅，口眼㖞斜，半身不遂，癫痫，惊风，破伤风；外用治痈肿，蛇虫咬伤"。

"胆南星"为中医的特殊炮制品，其炮制方法在宋代时创制，最初辅料多用牛胆汁，现也使用猪、羊等的胆汁。蒙医、苗医使用的为生南星。

丹　参

【民族药名】蒙药（乌兰 - 温都苏，乌兰 - 温都素，热贡，热贡巴，乌兰 - 宝都格图）。
【来源】唇形科植物丹参 Salvia miltiorrhiza Bge. 的干燥根及根茎。
【标准】中国药典，内蒙蒙标（86），香港中标（第1期，05）。
【功能主治】蒙药：清血热，燥恶血，止泻。用于"宝日"热，脉热，肝瘀血热，乳腺肿胀，经血不调，宫血不止，热泻，讧热。

中药：活血祛瘀，调经止痛，清心除烦，凉血消痈。用于胸痹心痛，脘腹胁痛，癥瘕积聚，热痹疼痛，心烦不眠，月经不调，痛经经闭，疮疡肿痛。
【用法与用量】10~15g。按中药配伍理论，本品不宜与藜芦同用。
【化学成分】菲醌类：丹参酮Ⅰ（tanshinone Ⅰ），丹参酮ⅡA（tanshinone ⅡA），丹参酮ⅡB、Ⅴ、Ⅵ（tanshinones ⅡB、Ⅴ、Ⅵ），隐丹参酮（cryptotanshinone），二氢丹参酮Ⅰ（dihydrotanshinone Ⅰ），异丹参酮Ⅰ（isotanshinone Ⅰ），异丹参酮Ⅱ（isotanshinone Ⅱ），异隐丹参酮Ⅰ、Ⅱ（isocryptotanshinones Ⅰ、Ⅱ），丹参新酮（miltirone），羟基丹参酮ⅡA（hydroxytanshinone ⅡA）等；多聚酚酸类：原儿茶醛（3,4-dihydroxybenzaldehyde），丹参素（danshensu），咖啡酸（caffeic acid），丹酚酸B（salvianolic acid B），丹参酸A~C（salvianic acids A~C），鼠尾草酚（salviol）等；其他：黄芩苷（baicalin），胡萝卜苷（daucosterol），维生素E等。《中国药典》规定含丹参酮ⅡA（$C_{19}H_{18}O_3$）、隐丹参酮（$C_{19}H_{20}O_3$）、丹参酮Ⅰ（$C_{18}H_{12}O_3$）的总量不得少于0.25%，含丹酚酸B（$C_{36}H_{30}O_{16}$）不得少于3.0%；《香港中标》规定含迷迭香酸（$C_{18}H_{16}O_8$）不得少于0.18%，含丹酚酸B（$C_{36}H_{30}O_{16}$）不得少于4.4%。

丹参酮ⅡA　　　　　　　丹酚酸B

【药理作用】丹参对脑缺血再灌注损伤具有保护作用，可清除或减少自由基产生、抑制过氧化反应、减轻线粒体损伤、促进热休克蛋白HSP 20的表达、抗炎症介质、调节氨基酸类神经递质、保护神经元、抑制细胞凋亡、提高脑血流量。可有效改善血液流变学指标、降低血液黏稠度、改善红细胞变形性、增强红细胞膜的机械强度、降低血浆纤维蛋白原、抑制血小板聚集、防止血小板活化、阻止血栓形成、扩张微血管、改善微循环。水煎剂灌胃可降低动脉粥样硬化家兔血和肝脏的甘油三酯；能抑制家兔实验性冠状动脉大分支粥样斑块的形成；可增强小鼠巨噬细胞的吞噬功能，促进小鼠抗体生成。丹参注射液可抑制ADP诱导的家兔血小板聚集，降低血小板黏附；能延长小鼠同种异体移植心肌组织的存活期，减轻移植的毛细血管损伤，保护心肌细胞，减轻免疫细胞浸润。丹参具有改善微循环、促进血管新生、抗肿瘤、抗肝纤维化、调节免疫、抗菌消炎等作用。丹参还可以增大耳蜗蜗轴,促进外侧壁血流,增加对螺旋器的血氧供应,改善听力损伤。此外,还具有改善学习、记忆的作用。

【制剂】藏药:芎香通脉丸。

蒙药:冠心七味片,檀香清肺二十味丸,止痢七味散。

苗药:痹克颗粒,貂胰防裂软膏,肝复颗粒,黄萱益肝散,金鳝消渴颗粒,欣力康颗粒,心脑联通胶囊,血脉通胶囊,银丹心脑通软胶囊,银盏心脉滴丸。

傣药:舒心通脉胶囊,益肾健骨片。

彝药:丹灯通脑滴丸,丹灯通脑软胶囊,参七心疏胶囊。

附注:丹参 S. miltiorrhiza 在华中、华东、华北及西南(四川)等地均有分布,药材商品以栽培品为主,以四川(中江)、陕西(商洛)等地为道地产区。

各地习用或称"丹参"药用的种类涉及鼠尾草属(Salvia)的多种植物,常见的有甘西鼠尾草 S. przewalskii Maxim.、褐毛甘西鼠尾草 S. przewalskii Maxim. var. mandarinorum (Diels.)Stib.、云南鼠尾草 S. yunnanensis C. H. Wright,云南、贵州地方标准中以"紫丹参""丹参""甘肃丹参""大紫丹参"等名称收载,其功能主治与丹参不尽一致;此外尚有南丹参 S. bowleyana Dunn,《浙江中标》以"丹参"之名、《江西中标》以"南丹参"之名收载;《山东中标》(02)以"白花丹参"之名收载了白花丹参 S. miltiorrhiza Bunge var. alba C. Y. Wu et H. W. Li,以其根治疗血栓闭塞性脉管炎。应按制剂批文规定使用(参见"紫丹参"条)。

《西藏藏标》(12)中收载有"藏丹参/吉孜木布",为鼠尾草属植物绒毛鼠尾草 S. castanea Diels f. tomenttosa Stib. 的根及根茎,功能为清热、解毒、通经、活血化瘀、止痛、养心安神、清肝利肺、凉血消痈,用于"查龙"病引起的胸痹心痛、头昏脑涨、心烦不眠、脘腹胁痛、癥瘕积聚、热痹疼痛、胃出血、口腔溃疡、月经不调、痛经闭经、疮疡肿毒等。此外,部分地区藏医也以甘西鼠尾草 S. przewalskii 等作"藏丹参",其功能主治与"丹参"不同。

淡 竹 叶

【民族药名】苗药(仰格陇给,门冬蜜,锐路罗,弯努给右),傣药(埋恶)。

【来源】禾本科植物淡竹叶 Lophatherum gracile Brongn. 的干燥茎叶。

【标准】中国药典,新疆药标(80),台湾中药典范(85),广西壮标(11),香港中标(第5期)。

【功能主治】苗药:去烦热,利小便,清心,生津止渴。用于小儿发热,腰痛水肿,眼睑浮肿,小便少。

傣药:用于心慌。

彝药:用于热病口渴,烦躁不安,齿龈肿痛,口舌糜烂,小便赤涩,白浊湿淋。

中药:清热泻火,除烦止渴,利尿通淋。用于热病烦渴,小便短赤涩痛,口舌生疮。

【用法与用量】6~10g。

【化学成分】含黄酮类:木犀草素(luteolin),苜蓿素(tricin),牡荆苷(vitexin),异荭草苷(isoorientin)等;三萜类:白茅素(cylindrin),羊齿烯醇(fernenol)等;其他:胸腺嘧啶(thymine),香草酸(vanillic acid),胡萝卜苷(daucosterol)等。《香港中标》(第5期)规定含异荭草苷($C_{21}H_{20}O_{11}$)不得少于0.022%。

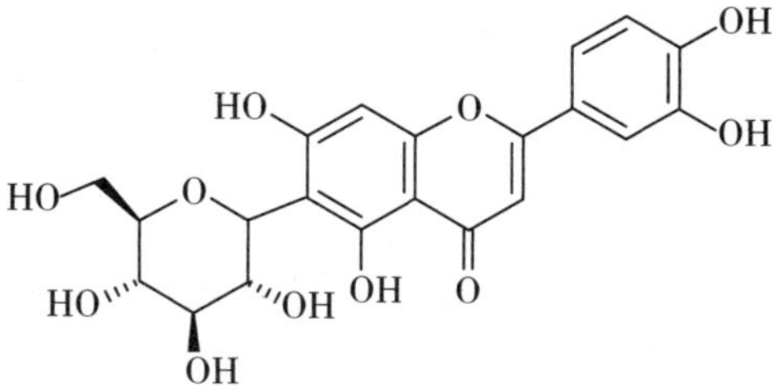

异荭草苷

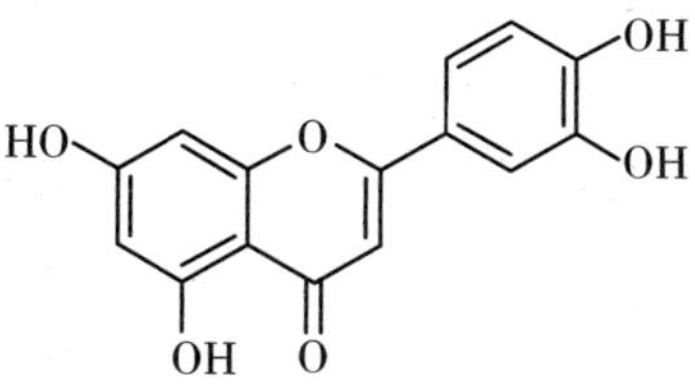

木犀草素

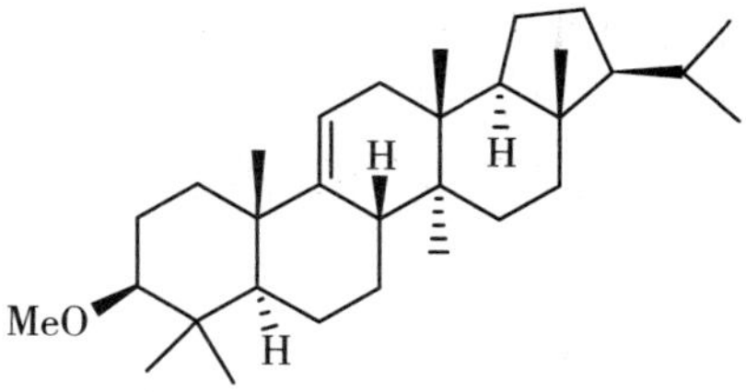

白茅素

【药理作用】醇提物对金黄色葡萄球菌、溶血性链球菌、铜绿假单胞菌、大肠埃希菌有一定的抑制作用,而对于黑霉菌和常见青霉菌的抑制效果不明显。30%醇浸膏可显著降低高脂血症大鼠的血清总胆固醇。多糖在体外具有直接清除自由基的抗氧化活性。总黄酮对拘束应激负荷小鼠的肝损伤具有保护作用;对小鼠腹主动脉有收缩作用;对大鼠心肌缺血再灌注损伤具有保护作用。

【制剂】彝药:胆胃康胶囊,肾安胶囊。

附注:文献记载,部分地区也以同属植物中华淡竹叶 *L. sinense* Rendle 的全草、禾本科植物淡竹 *Phyllostachys nigra* (Lodd.) Munro var. *henonis* (Mitf.) Stapf ex Rendle 的叶作淡竹叶使用,但未见有标准作"淡竹叶"收载。此外,江苏、浙江、陕西等地有以鸭跖草科植物的全草混充淡竹叶用的情况,两者为不同的药物,不应混用。

当　归

【民族药名】藏药(当更,当庚那保,尺悄加布,加归,斋毒),蒙药(当棍,查干当棍,额日当棍)。

【来源】伞形科植物当归 *Angelica sinensis* (Oliv.) Diels 的干燥根。

【标准】中国药典,部标藏药(附录,95),藏标(79),内蒙蒙标(86),部标维药(附录,99),云南药标(74),新疆药标(80),台湾中药典范(85),贵州中民标(副篇,03),台湾中药典(04),香港中标(第1期,05)。

【功能主治】藏药:补血活血,调经止痛,润燥滑肠。用于月经不调,经痛,心腹诸痛,大便燥结,痈疽疮疡,跌打损伤(《中华本草:藏药卷》:清心热,解毒。用于"培根"和"龙"的并发症。西藏藏医用于妇女"龙察"病)。

蒙药:清心,解毒,活血调经,止痛,祛"赫依"。用于心热,主脉"赫依"病,闭经,痛经,月经不调,外伤。

中药：补血活血，调经止痛，润肠通便。用于血虚萎黄，眩晕心悸，月经不调，经闭痛经，虚寒腹痛，风湿痹痛，跌扑损伤，痈疽疮疡，肠燥便秘。酒当归活血通经。用于经闭痛经，风湿痹痛，跌扑损伤。

【用法与用量】 4.5~12g。外用适量。

【化学成分】 含挥发油类：Z-藁本内酯（ligustilide），丁烯基酞内酯（butylidene phthalide），新当归内酯（angelicide），香荆芥酚（carvacrol），蒎烯（pinene）等；有机酸类：阿魏酸（ferulic acid），丁二酸（succinic acid），烟酸（nicotinic acid）等；多糖类：葡萄糖，阿拉伯糖，鼠李糖等；其他：β-谷甾醇（β-sitosterol），胡萝卜苷（daucosterol），氨基酸，布雷菲德菌素A（brefeldin A），溶血磷脂酰胆碱（lysophosphatidylcholine），鞘磷脂（sphingomyelin），蔗糖，微量元素，当归多糖等。《中国药典》规定含挥发油不得少于0.4%（ml/g），含阿魏酸（$C_{10}H_{10}O_4$）不得少于0.050%；《香港中标》规定含Z-藁本内酯（$C_{12}H_{14}O_2$）不得少于0.60%。

阿魏酸　　　　　　Z-藁本内酯

【药理作用】 当归的药理作用非常广泛。多糖是当归造血的主要活性成分之一，主要通过刺激与造血相关的细胞、分子等来修复造血功能。多糖对特异性免疫和非特异性免疫均有较强的促进作用，体内外均显示抗肿瘤活性。当归及其挥发油具有调节血管生成、抑制心肌细胞肥大和抗心律失常的作用。阿魏酸能对抗血栓素 A_2 的生物活性，增加前列腺素的生物活性，从而抑制血小板凝聚。当归及阿魏酸均具有抗动脉粥样硬化的作用。阿魏酸的钠盐可减轻缺氧时神经元的变性，在保护损伤神经及促进神经再生方面具有重要作用。挥发油可抑制子宫平滑肌收缩，水提物则可兴奋子宫。挥发油可松弛支气管平滑肌、舒张胃肠平滑肌、抑制主动脉平滑肌的收缩。当归还具有防治肾缺血再灌注损伤的作用，提取物具有镇痛、抗炎作用。

【制剂】 藏药：十一味黄精颗粒，双红活血胶囊。

蒙药：阿魏八味丸，槟榔十三味丸，明目二十五味丸，明目十六味丸，珊瑚七十味丸，舒筋十二味丸。

维药：复方卡力孜然酊，驱白白热斯酊，温散加瓦日西加里奴司片。

苗药：艾愈胶囊，安神足液，貂胰防裂软膏，复方透骨香乳膏，康妇灵胶囊，抗妇炎胶囊，芪胶升白胶囊，欣力康颗粒，雪胆胃肠丸。

傣药：姜竭补血合剂，惠血生胶囊，鹿仙补肾片，乳癖清胶囊，益康补元颗粒，益肾健骨片。

彝药：丹莪妇康煎膏，茯蚁参酒，止眩安神颗粒。

附注：藏医还习用有"藏当归"（巴木保、知尕儿巧），但各地所用的基源不同。西藏、四川（阿坝）使用的为伞形科裂叶独活 *Heracleum millefolium* Diels，又称"阿坝当归"，功能为消散肿胀、破除瘀结痞块,用于创伤、麻风病等;云南和川西用高山芹 *Coelopleurum alpinum* Kitag [=*C. saxatile*(Turcz.)Drude]、青海当归 *Angelica chinghaiensis* Shan(=*A. ntida* Wolff);《晶珠本草》汉译本认为系棱子芹属(*Pleurospermum*)植物;据调查,青海等地使用的"藏当归"尚有伞形科的其他植物,但种类不详。其功能主治与"当归"不同,应注意区别。

《吉林药标》(77)收载有"东当归",为伞形科植物日本当归 *Ligusticum acutilobum* Sieb. et Zucc. 的根,为朝鲜族用药,又习称"延边当归",不宜混用。

《西藏藏标》(12)收载有"土当归",为五加科植物西藏土当归 *Aralia tibetana* Hoo. 的根及根茎,功能主治为"健胃,祛寒,干黄水。用于胃寒,消化不良,肾病,腰病,身虚,'龙'病,黄水病等"。此外,全国各地称"土当归"药用的种类尚涉及五加科楤木属(*Aralia*)、伞形科当归属(*Angelica*)、峨参属(*Anthriscus*)、菊科菊三七属(*Gynura*)的多种植物,均"当归"不同,应注意区别(参见"土当归"条)。

党参(川党参)

【民族药名】藏药(陆得多吉),蒙药(荪-敖日浩代,宋-敖日浩岱,鲁杜德道尔吉,鲁杜德道尔吉-朝格,希日-敖日浩岱)。

【来源】桔梗科植物党参 *Codonopsis pilosula*(Franch.)Nannf.、素花党参 *Codonopsis pilosula* Nannf. var. *modesta*(Nannf.)L. T. Shen(*Codonopsis modesta* Nannf.)、川党参 *Codonopsis tangshen* Oliv.、管花党参 *Codonopsis tubulosa*(Franch.)Kom.、球花党参 *Codonopsis subglobosa* W. W. Sm. 的干燥根。

【标准】中国药典,青海藏标(附录,92),内蒙蒙标(86),贵州中标规(65),云南药标(74),青海药标(76),新疆药标(80),台湾中药典范(85),四川中标(80,87),贵州中标(88),贵州中民标(03)。

【功能主治】藏药:消炎散肿,滋补壮阳,健脾胃,补气。用于风湿性关节炎,神经痛,神经麻痹,疮疖痈肿,麻风,脚气病,癔症。

蒙药:消肿,清"协日乌素",解痉。用于"巴木"病,痛风,游痛症,关节炎,"黏"肿,银屑病,"吾雅曼"病。

中药:健脾益肺,养血生津。用于脾肺气虚,食少倦怠,咳嗽虚喘,气血不足,面色萎黄,气短心悸,津伤口渴,内热消渴。

【用法与用量】9~30g。按中医药理论,本品不宜与藜芦同用。

【化学成分】含聚炔类:党参炔苷(lobetyolin),党参炔醇(lobetyol)等;苯丙素类:党参苷 1~5(tangshenosides 1~5),丁香苷(syringin)等;三萜类:蒲公英萜醇(taraxerol),乙酰蒲公英萜醇(taraxeryl acetate),无羁萜(friedelin),苍术内酯(atractylenolide)等;生物碱类:黑麦草碱(perlolyrine)等;挥发油:棕榈酸甲酯,α-蒎烯(α-pinene),2,4-壬二烯醛(nona-2,4-dienal),龙脑(borneol),δ-愈创木烯(δ-guaiene),α-姜黄烯(α-curcumene)等;其他:苏氨酸,赖氨酸,多糖,杂多糖。

党参炔苷

【药理作用】党参水提液和醇提液可扩张周围血管,提高心排血量和脑、下肢及内脏的血液量从而降低血压。醇浸液、水浸液口服或皮下注射可使小鼠的血红蛋白及红细胞增加,对环磷酰胺等化疗药物及放射疗法所致的白细胞下降亦有治疗作用,同时有抑制血小板聚集的作用。提取物能明显提高小鼠的游泳能力,减缓疲劳。对由化学药品所造成的记忆障碍和空间障碍有明显的改善作用。可明显增强小鼠巨噬细胞的吞噬活性,从而增强整个机体的免疫反应。提取物体外试验能提高人血的超氧化物歧化酶(SOD)活性,增强清除自由基的能力。党参煎剂和醇提取物灌胃,对无水乙醇、强酸、强碱引起的大鼠胃黏膜损伤均有明显的保护作用;煎剂、水煎醇沉液、正丁醇提取物、多糖灌胃给药,对大鼠应激型、幽门结扎型、吲哚美辛型、阿司匹林型、慢性醋酸型胃溃疡分别具有明显的保护作用和促进溃疡愈合的作用。党参注射液及水、醇提取物腹腔给药,能显著减少小鼠的自发活动,延长戊巴比妥钠或环己巴比妥引起的睡眠时间。水煎醇提液 20g/kg 腹腔注射给药,能显著延长士的宁、戊四氮诱发的小鼠惊厥潜伏期及死亡时间,并有抗电惊厥作用。多糖能降低糖尿病小鼠的血糖,改善小鼠的胰岛素抵抗;降低正常小鼠及实验性大鼠的体温,抑制醋酸诱发的小鼠扭体反应。此外,党参尚具有降血压、辅助抗肿瘤、保肝等作用。

【制剂】蒙药:舒筋十二味丸。

傣药:惠血生胶囊。

彝药:茯蚁参酒。

附注:《中国植物志》中,管花党参的学名为"*Codonopsis tubulosa* Kom."。

文献记载,藏医将珊瑚菜 *Glehnia littoralis* Fr. Schmidt ex Miq. 作党参的下品。该种的根为中药"北沙参",系不同的药物,不宜混用。《藏药志》认为藏药"陆堆多吉"应以脉花党参 *C. nervosa*(Chipp)Nannf. 为正品,党参 *C. pilosula* 和球花党参 *C. subglobosa* 等可作为代用品。但《部标藏药》(附录)和《藏标》收载的"藏党参"(鲁堆多吉)为长花党参 *Codonopsis mollis* Chipp. 的全草,与党参不同,应注意区别。从功能主治看,藏医药用的与中药党参相似的品种有"大萼党参/苏罗尼哇",为大萼党参 *C. macrocalyx* Diels 的根,功能为壮体、开胃,用于身体虚弱、倦怠无力、感冒咳嗽、食欲缺乏、营养不良性浮肿,但未见有标准收载(参见"北沙参""藏党参"条)。

《新疆药标》(80,87)还另收载有"新疆党参",为新疆党参 *Codonopsis clematidea*(Schrenk)Clarke 的根,与党参不同。

刀 豆

【民族药名】 藏药(卡肖,卡玛肖夏,夏龙朵,旅朵帕拉),蒙药(薄仁-芍沙,勃仁-芍沙,斯力玛-宝日楚克,哈拉玛-芍沙,色勒莫-宝日朝格),傣药(拖法)。

【来源】 豆科植物刀豆 Canavalia gladiata(Jacq.)DC. 的干燥成熟种子。

【标准】 部标藏药(附录,95),藏标(79),青海藏标(92),内蒙蒙标(86),广西壮标(08)。

【功能主治】 藏药:补肾,散寒,下气,利肠胃,止呕吐。用于肾脏疾病,肾气虚损,肠胃不和,呕逆,腹痛吐泻。

蒙药:益肾,清肾热。用于肾震荡,肾虚腰痛,肾寒,肾热,肾游痛症。

苗药:用于虚寒呃逆,呕吐,肾虚腰痛。

傣药:调补四塔,清火解毒,杀虫止痒。用于"多温多约帕雅来,冒米想"(体质虚弱多病、乏力),"冒开亚毫"(不思饮食),"暖冒拉"(失眠),"兵洞飞暖龙"(疗疮、痈疖脓肿),"兵洞烘洞飞暖"(皮肤瘙痒、斑疹、疥癣、湿疹),"麻想兰"(缠腰火丹)。

中药:温中,下气,止呃。用于虚寒呃逆,呕吐。

【用法与用量】 4.5~9g。生刀豆有小毒,宜煮熟后使用。

【化学成分】 含蛋白质和氨基酸类:刀豆氨酸(l-canavanine),刀豆四胺(canavalmine),γ-胍氧基丙胺(γ-guanidinooxypropylamine),氨丙基刀豆四胺(aminopropylcanavalmine),氨丁基刀豆四胺(aminobutylcanavalmine),刀豆球蛋白A(concanavaline A),凝聚素(agglutinin)等;黄酮类:刺槐素(acacetin,金合欢素),芹菜素(apigenin),异鼠李素(isorhamnetin),山奈酚(kaempferol),木犀草素(luteolin),槲皮素(quercetin)等;酚酸类:没食子酸(gallic acid),没食子酸甲酯(methyl gallate)等;脂肪酸:油酸(oleic acid),亚油酸(linoleic acid),亚麻酸(linolenic acid);其他:羽扇豆醇-3-O-β-D-吡喃木精基(1→4)-O-β-D-吡喃葡萄糖苷[lupeol-3-O-β-D-xylopyranosyl(1→4)-O-β-D-glucopyranoside],刀豆毒素(canatoxin)等。

没食子酸甲酯　　　　刺槐素

【药理作用】 刀豆球蛋白A(ConA)有促进缺血后心功能不全恢复的作用,可明显抑制SiO_2粉尘致大鼠红细胞溶血,能诱导脾抑制性白细胞的生成;对5株杜氏利什曼原虫有凝集作用。刀豆及其成分对肿瘤生长有一定的影响。刀豆毒素可诱导大鼠剂量依赖性的足趾肿胀,具有致炎作用。左旋刀豆氨酸在鸡胚中对Lee流感病毒的繁殖有抑制作用,在组织培养中作用更强,但不能直接杀灭病毒。

【制剂】 藏药:十味诃子丸,十味手参散,十三味马蔺散,十三味蒺藜丸,十六味马蔺子丸,十七味大鹏丸,十八味诃子利尿胶囊,十八味诃子利尿丸,十八味诃子丸,二十五味马宝丸,二十八味槟榔丸,风湿止痛丸,萨热大鹏丸。

蒙药:沉香十七味丸,清肾热十味散,清瘟止痛十四味丸,益肾十七味丸。

附注：刀豆为蔬菜，有2个栽培品种，即蔓生刀豆和矮生刀豆，前者的种子呈红色或褐色，后者的种子呈白色，最常见的为蔓生刀豆。

藏医药用刀豆始见于《四部医典》记载，后书《图谱》记载"分为白、红、黑3种"。现市售刀豆药材多为红色者。

文献记载，蒙医还使用洋刀豆 *C. ensiformis*(L.)DC. 的种子，其种子表面呈白色或类白色。该种原产于中美洲及西印度群岛，现热带、亚热带地区普遍栽培，我国广东、海南、广西、四川、云南等地也常见栽培。

《中华本草：傣药卷》记载，傣医药用的为野刀豆 *C. virrosa*(Roxb.)Wight et Arn. 的种子，其根也药用。《中国植物志》中，将 *C. virrosa* 作为尖萼刀豆 *C. gladiolata* Sauer 的异名，并记载："据 Piper & Dunn(1922)，Sauer(1964)称，刀豆 *C. gladiata* 迄今未见真正的野生种，可能系从 *C. virrosa* 演变而来的。"

倒 提 壶

【民族药名】维药(都拉高孜弯)。

【来源】紫草科植物倒提壶 *Cynoglossum officinale* L. 的干燥根。

【标准】部标维药(附录,99)。

【功能主治】维药(地上部分)：清热解毒，降压醒脑。用于头痛头晕，高血压，记忆力差，痰喘咳嗽，神经衰弱等。

【用法与用量】6~12g。

【化学成分】含生物碱类：倒提壶碱(cynoglossine)，倒提壶次碱(cynoglossein)，绿花倒提壶碱(viridiflorine)，consolidin，天芥菜品碱(heliosupine)，N-氧化天芥菜品碱(heliosupine N-oxide)，天芥菜碱(heliotrine)，毛果天芥菜碱(lasiocarpine)，阔叶千里光碱(platyphylline)，刺凌德草碱(echinatine)，N-氧化刺凌德草碱(echinatine N-oxide)等；其他：胆碱，尿囊素(allantoin)，树脂，鞣质等。

刺凌德草碱

【药理作用】倒提壶水溶性浸出物具有一定的抗炎活性。提取物对部分真菌具有促进生长的作用。天芥菜碱对腺癌755(CA)、肉瘤180(SA)、大鼠皮下型瓦克癌(WM)、大鼠肌肉型瓦克癌(WA)等均有抗肿瘤作用。刺凌德草碱具有神经节阻滞作用，能增强肾上腺素的升压作用。

【制剂】维药：理血奇朗糖浆，止痛努加蜜膏。

附注：《维吾尔药志》记载以地上部分入药，与《部标维药》收载的药用部位不同，应按制剂批文规定使用。

《中国植物志》中，倒提壶 *C. officinale* 的中文名使用"红花琉璃草"，分布于新疆北部(阿尔泰、伊犁、昭苏、巩留等地，其根直伸而上部粗大)；而"倒提壶"的学名为"*C. amabile*

Stapf et Drumm",分布于云南、贵州西部、西藏西南部至东南部、四川西部及甘肃南部,从其分布看,维医使用的"倒提壶"(根部)应为红花琉璃草 C. officinale。倒提壶 C. amabile 在《滇南本草》中有记载,有利尿消肿及治疗黄疸的功效。该种《中华本草:藏药卷》以"蓝布裙/乃玛加尔玛"之名记载,以全草入药,功能为"排脓消肿,散瘀止血。用于创伤化脓,骨折,四肢肿痛",与维医所用的"倒提壶"(红花琉璃草)不同。

《贵州中标》(88)和《贵州中民标》(03)在"倒提壶"条下收载的基源为毛茛科植物云南翠雀 Delphinium yunnanense Franch. 的干燥根,功能为祛风除湿、散寒止痛、补阴敛汗,用于风湿关节痛、胃寒疼痛、盗汗、跌扑损伤,系"同名异物",应为不同的药物,应注意区别。

琉璃草属(Cynoglossum)植物我国有10种2变种,全国各地广布,各地也药用多种。《云南中标》(彝药,05)以"土玄参"之名收载了同属植物琉璃草 C. furcatum Wallich [= 琉璃草 C. zeylanicum (Vahl)Thunb.] 的根;《四川中标》(80)以"蓝布裙"之名收载了同属植物琉璃草 C. zeylanicum 和小花琉璃草 C. lanceoflatum Forsk. 的全草,均应作为不同的药物使用。

灯 心 草

【民族药名】苗药(仰松迷,锐灯草,蛙蹲曹)。
【来源】灯心草科植物灯心草 Juncus effusus Linn. 的干燥茎髓。
【标准】中国药典,台湾中药典范(85),上海中标(94),广西壮标(11)。
【功能主治】苗药:利水通淋,清心降火。用于淋病,水肿,小便不利,湿热黄疸,心烦不寐,小儿夜啼,喉痹,口疮,创伤,高热不退。

中药:清心火,利小便。用于心烦失眠,尿少涩痛,口舌生疮。
【用法与用量】1~3g。
【化学成分】含菲类:灯心草二酚(effusos),灯心草酚(juncunol),6-甲基灯心草二酚(juncusol)等;黄酮类:川陈皮素(nobiletin),槲皮素(quercetin),异高山黄芩素五甲基醚(isoscutellarein pentamethyl),木犀草素(luteolin),木犀草素-7-葡萄糖苷(luteolin-7-glucoside)等;挥发油类:芳樟醇(linalool),苯酚(phenol),香草醛(vanillin),月桂酸(lauric acid),2-十一烷酮(2-undecanone)等;氨基酸:苯丙氨酸(phenylalanine),正缬氨酸(norvaline),蛋氨酸(methionine),β-丙氨酸(β-alanine)等;其他:甲基戊聚糖(methylpentosan),葡萄糖,半乳糖,阿拉伯聚糖(araban),2,8-二羟基-1,7-二甲基-6-乙烯基-10,11-二氢二苯并[b, f]氧杂庚烷(2,8-dihydroxy-1,7-dimethyl-6-ethenyl-10,11-dihydrodibenz[b, f]-ox-epin),α-单-对-香豆酸甘油酯(mono-p-coumaroyl glyceride),β-谷甾醇(β-sitosterol),β-谷甾醇葡萄糖苷(β-sitosterol glucoside)等。

香草醛

川陈皮素

【药理作用】95%乙醇提取物有确切的镇静和催眠作用;乙酸乙酯部位具有抗焦虑、抗氧化和抗微生物作用。

【制剂】彝药:胆胃康胶囊,尿路康颗粒,肾安胶囊。

附注:上述彝药制剂处方中使用"灯心草"的名称,但《云南中标》(彝药,05)以"秧草根"之名收载的基源为野灯心草 *J. setchuensis* Buchen. 的根及根茎。

"灯心草"之名始见于《开宝本草》,《雷公炮炙论》以"赤须"之名记载。《中国药典》1963年版收载的"灯心草"的基源植物的学名为 *J. decipiens*(Buch.)Nakai,《台湾中药典范》(85)使用的灯心草的学名为 *J. effusus* L. var. *decipiens* Buchen.。据《中国植物志》记载,Fr. Buchenau(1890)年曾将果实顶端钝的标本定名为 *J. effusus* L. var. *decipiens* Buchen.,但据国产标本形态,认为以不区分为宜,仍定名为灯心草 *J. effusus*,将另2个学名作为其异名。

《上海中标》(1994)、《江苏中标》(1989)以"龙须草"之名分别收载了假灯心草 *J. setchuensis* Buchen. var. *effusoides* Buchen.(拟灯心草)和野灯心草 *J. setchuensis*;《四川中标》(87,增补)和《湖南中标》(09)以"水灯心"之名、《湖北中标》(09)以"川灯心草"之名收载了野灯心草 *J. setchuensis*,均以地上部分或全草入药;《云南中标》(彝药,05)"秧草根/铺且景"之名收载了野灯心草 *J. setchuensis* 的根及根茎,与灯心草(茎髓)不同,应注意区别。

灯心草属(*Juncus*)植物我国有77种、2亚种、10变种,各地还作"灯心草"使用的还有石龙刍 *J. effuses* L. var. *decipiens* Buch. f. *utilis* Makino(河北、江西)、笄石菖 *J. prismatocarpus* R. Br. var. *leschenaultia*(Gay)Buch.(=*J. prismatocarpus* R. Br. subsp. *prismatocarpus*)(江南地区),但均未见有标准收载。这些种类是否与灯心草 *J. effusus* 有相同的功效还有待于研究,应按制剂批文规定使用。

灯盏细辛(灯盏花)

【民族药名】苗药(锐改外,盘共超),彝药(矢翁波驰,灯盏花)。

【来源】菊科植物短葶飞蓬 *Erigeron breviscapus*(Vant.)Hand.-Mazz.、长茎飞蓬 *Erigeron elongatus* Ledeb. 的新鲜或干燥全草。

【标准】中国药典,云南药标(74,96),北京中标(附录,98),贵州中民标(03)。

【功能主治】苗药:散寒解表,祛风除湿,活络止痛。用于胸痹,中风后遗症,高血压,风湿痹痛,胃痛,牙痛,小儿疳积,复发性口疮,感冒,跌扑损伤。

彝药(根):用于龋齿牙痛,脑神经衰弱。

中药:活血通络止痛,祛风散寒。用于中风瘫痪,胸痹心痛,风湿痹痛,头痛,牙痛。

【用法与用量】9~15g。外用适量,鲜品捣烂敷患处。

【化学成分】含黄酮类:灯盏乙素(scutellarin,野黄芩苷),灯盏甲素(apigenin-7-*O*-glucuronide,芹菜素-7-*O*-葡萄糖醛酸苷),飞蓬苷(erigeroside,灯盏细辛苷Ⅲ),黄芩素(baicalein),4′,5,6,7-四羟基黄酮-7-*O*-β-D-吡喃葡萄糖醛酸甲酯苷(4′,5,6,7-tetrahydroxyflavone-7-*O*-β-D-glucuronopyranoside methyl ester),芹菜素(apigenin),高山黄芩素(scutellarein),大波斯菊苷(cosmosiin)等;咖啡酰类:1,5-二咖啡酰奎宁酸(1,5-dicaffeoylquinic acid),4,5-二咖啡酰奎宁酸(4,5-dicaffeoylquinic acid),咖啡酸乙酯(ethyl caffeate)等;芳香酸酯类:3,4-二羟基肉桂酸(3,4-dihydroxycinnamic acid),α-甲氧基-γ-吡

喃酮,3,5-二甲氧基-4-羟基苯甲酸等;挥发油类:3-甲基丁酸,2-庚醛,柠檬烯(limonene)等;其他:焦迈康酸(pyromeconic acid)。《中国药典》规定含野黄芩苷($C_{21}H_{18}O_{12}$)不得少于0.30%。

灯盏乙素

【**药理作用**】灯盏细辛可使脑缺血再灌注损伤大鼠的血清神经元烯醇化酶明显减少、梗死面积大大缩小,显著改善神经功能评分,起到对抗脑缺血再灌注损伤的作用。总黄酮能减轻异丙肾上腺素诱发的大鼠心肌缺血性损伤。注射液有减慢麻醉犬心率、降低心肌收缩力、减少心肌耗氧和做功等作用。灯盏花素对氯化钡所致的大鼠心律失常有较好的预防作用;对高血压大鼠的肾脏有保护作用,同时对高血压所致的心肌肥厚有一定的防治作用。浸膏能扩张脑血管,显著降低外周血管阻力和外周血压。灯盏细辛能提高痴呆大鼠的学习记忆能力,促进胆碱酯酶活性趋于正常;能显著延长凝血时间,具有抗凝血作用;灯盏细辛胶囊对冠心病心绞痛患者的血小板聚集率、体外血栓形成有抑制作用。灯盏细辛注射液对实验性青光眼有很好的保护作用。

【**制剂**】苗药:十二味痹通搽剂,心脑联通胶囊,银丹心脑通软胶囊,银盏心脉滴丸。

傣药:灯盏生脉胶囊。

彝药:丹灯通脑滴丸,丹灯通脑软胶囊,灯银脑通胶囊,痛舒胶囊,彝心康胶囊,肿痛气雾剂,紫灯胶囊。

附注:短葶飞蓬在《滇南本草》中以"灯盏花""细辛草"之名记载。其野生资源较为丰富,但因上市成药生产的原料药材需求量大,现已有人工种植生产。彝族药用该种的根,用于龋齿牙痛、脑神经衰弱。长茎飞蓬 Erigeron elongatus 为北京地方习用品。

《藏药志》记载,藏医将短葶飞蓬 Erigeron breviscapus 的花序作"紫菀花"(藏紫菀/美多罗米)使用,功能为清热解毒,用于温病时疫、头痛、眼痛(参见"紫菀花"条)。

地 柏 枝

【**民族药名**】藏药(敦布热惹),苗药(乌纠)。

【**来源**】铁角蕨科植物变异铁角蕨 Asplenium varians Wall. ex Hook. et Grev. 的干燥或新鲜全草。

【**标准**】贵州地标(94),贵州中民标(03)。

【**功能主治**】藏药:清热,解毒,止血,愈伤。用于食物中毒,斑疹毒,子宫出血,衄血,便血,外伤出血。

苗药:清热解毒,利湿消肿,止血。用于刀伤,疮疡溃烂,烧烫伤,胃肠出血。

中药:清热解毒,利湿消肿,止血。用于肠胃出血,烫伤,挫伤血肿,疮疡。

【用法与用量】15~30g;鲜品加倍。外用适量,捣烂敷或煎水洗患处。

【化学成分】含原儿茶醛(protocatechuic aldehyde)。

【制剂】苗药:伤痛克酊。

附注:文献记载,藏医所用的"敦布热惹"尚有同属的胎生铁角蕨 *A. planicaule* Wall.(=*Asplenium indicum* Sledge)及鳞毛蕨科耳蕨属(*Polystichum*)的密鳞刺叶耳蕨 *P. squarrosum*(D. Don)Fée、刺叶耳蕨 *P. acanthophyllum*(Franch.)Christ 等多种,但未见有标准收载,应按制剂批文规定使用。

中国蕨科植物野雉尾金粉蕨 *Onychium japonicum*(Thunb.)Kunze 的叶在湖北、四川、贵州也称"地柏枝"药用,功能为清热解毒,用于砷中毒、野菰和木薯中毒、沙门菌引起的食物中毒、肠炎、痢疾、肝炎。

地不容(山乌龟,金不换,白药子)

【民族药名】苗药(加菲裂,锐保地,蛙掠半,茹戛粗),傣药(抹汉,波摸硬,帮令,波波罕,莫吃罕),彝药(申拍,益乌挤)。

【来源】防己科植物地不容(山乌龟)*Stephania epigaea* H. S. Lo、一文钱 *Stephania delavayi* Diels、广西地不容 *Stephania kwangsiensis* H. S. Lo、荷包地不容 *Stephania dicentrinifera* H. S. Lo et M. Yang、黄叶地不容 *Stephania viridiflavens* H. S. Lo et M. Yang、金线吊乌龟 *Stephania cepharantha* Hayata、汝兰 *Stephania sinica* Diels、血散薯 *Stephania dielsiana* Y. C. Wu、桂南地不容 *Stephania kuinanensis* H. S. Lo et M. Yang、小花地不容 *Stephania micrantha* H. S. Lo et M. Yang 的干燥块根。

【标准】云南药标(74,96),新疆药标(80),四川中标(增补,87),内蒙中标(88),贵州中标(88),部颁中标(92),广西中标(96),贵州中民标(03),云南中标(05)。

【功能主治】苗药:清热解毒,祛风止痛,凉血止血。用于咽喉肿痛,热毒痈肿,风湿痹痛,腹痛,泻痢,吐血,衄血,外伤出血。

傣药:清火解毒,消肿止痛,祛风除湿,镇静安神。用于"拢达尔"(腮腺、颌下淋巴结肿痛),"接崩,乃短兵内"(胃脘痛、腹部包块),"拢梅兰申"(风寒湿痹证、肢体关节酸痛、屈伸不利),"暖冒拉方来"(失眠多梦)。

彝药:用于胃痛,气胀腹痛,胃脘疼痛,痈疮肿毒,跌打疼痛。

中药:清热解毒,散瘀止痛。用于胃痛,神经痛,牙痛,跌扑损伤,毒蛇咬伤,疮疖痈肿,放疗引起的白细胞减少症。

【用法与用量】3~6g;苗药9~15g;傣药5~10g。外用适量,捣烂或研末醋调敷患处。有小毒,孕妇慎服。

【化学成分】生物碱类:巴马汀(palmatine),二氢巴马汀(dihydropalmatine),左旋四氢巴马汀(tetrahydropalmatine,罗通定),荷包牡丹碱(dicentrine),去氢荷包牡丹碱(dehydrodicentrine),千金藤碱(stephanine),去氢千金藤碱(dehydrostephanine),千金藤

松宾碱(stephasubine)，3′,4′-二氢千金藤松宾碱(3′,4′-dihydrostephasubine)，汝兰醇碱(hernandolinol)，汝兰酮碱(hernandoline)，汝兰叶碱(hernandifoline)，左旋咖坡任碱(capaurine)，紫堇定(corydine)，异紫堇定碱(isocorydine)，斑点亚洲罂粟碱(roemerine)，去氢斑点亚洲罂粟碱(dehydroroemerine)，头花千金藤碱(cepharanthine)，轮环藤宁碱(cycleanine)，小檗胺(berbamine)，青藤碱(sinomenine)，青风藤碱(sinoacutine)，异粉防己碱(isotetrandrine)，去氢异月桂碱(dehydroisolaureline)，紫堇杷明碱(corypalmine)，番荔枝宁(xylopinine)，药根碱(jatrorrhizine)等。

巴马汀(palmatine)　　　　　　千金藤碱

【**药理作用**】生物碱是地不容的主要生物活性成分，四氢巴马汀具有显著的镇痛作用；头花千金藤碱具有解蛇毒、抗结核、抗麻风、抗变态反应等作用，并具有能刺激网状内皮系统、活化造血组织、促进骨髓组织增生等作用，并能保护辐射损伤引起的犬白细胞减少，显著提高小鼠急性放射病的存活率。地不容对褐飞虱有触杀活性。地不容提取物及其化合物对梨褐斑病菌、梨黑斑病菌、柑橘疮痂病菌和柑橘溃疡病菌4种病原菌均有明显的抑制作用。

【**制剂**】傣药：双姜胃痛丸。

附注：《中国植物志》中，S. delavayi 的中文名使用"一文钱"。

"地不容"之名出自于《新修本草》，记载产于山西，据考证并非地不容（山乌龟）S. epigaea。各地俗称"山乌龟"的异物同名品较多，千金藤属（Stephania）植物我国约有30种，药用的种类也较多，其中不少种类具硕大的块根，而在广西将有块根者多称为"山乌龟"，应注意鉴别。

千金藤属（Stephania）的黄叶地不容 S. viridiflavens 等多种的块根也用作提取罗通定(rotundine)的原料，该成分作为镇痛药，已有硫酸罗通定注射液制剂上市，用于胃溃疡及十二指肠溃疡的疼痛、月经痛、分娩后宫缩痛、紧张性失眠、痉挛性咳嗽等。

《广西壮标》（12）收载有"大金不换"，为远志科植物华南远志 Polygala chinensis Linn. 的全草，功能为祛痰、消积、散瘀、解毒，与"金不换"不同。

地 胆 草

【**民族药名**】苗药（九糅泡，鸣金黑，酿摸密），傣药（牙桑西双哈，牙三西双哈，牙三十双哈，亚息医，牙三习哈，牙三维，牙刁玉），彝药（迷考基，突起，卡基诗）。

【**来源**】菊科植物地胆草 Elephantopus scaber Linnaeus 的干燥全草。

【标准】 中国药典(77),云南中标(彝药,05),上海中标(附录,94),广西壮标(11),湖南中标(09),广东中标(10)。

【功能主治】 苗药:清热利湿,凉血,解毒。用于感冒,扁桃体炎,咽喉炎,眼结膜炎,急性黄疸型肝炎,肾炎水肿,白带,疮疖,湿疹,虫蛇咬伤,蜈蚣咬伤。

傣药:清火解毒,消肿止痛,止咳化痰。用于"兵哇皇,贺接"(风热感冒、头痛),"兵哇皇,唉"(风热感冒、咳嗽),"拢沙龙接火"(咽喉肿痛),"鲁旺唉"(小儿咳嗽)。

彝药:疏风清热,化痰止咳,解毒利湿,消积。用于风热感冒,咽喉肿痛,咳嗽,赤白下利,水肿,黄疸,小儿疳积,疮疡肿毒。

中药:清热解毒,利尿消肿。用于感冒,痢疾,吐泻,乳蛾,咽喉痛,水肿,目赤红痛,疖肿。

【用法与用量】 苗药 6~15g;傣药 15~20g;鲜品加倍。外用适量,捣烂外敷或煎水熏洗。

【化学成分】 含倍半萜内酯类:去氧地胆草素(deoxydlephantopin),异去氧地胆草素(isodeoxydlephantopin),地胆草内酯(elephantopin),去氧地胆草内酯(deoxyelephantopin),异去氧地胆草内酯(isodeoxyelephantopin),11,13-二氢去氧地胆草内酯(11,13-dihydro-deoxyele-phantopin),去酰洋蓟苦素(deacylcynaropicrin),葡萄糖中美菊素 C(glucozaluzanin C)等;三萜类:羽扇豆醇(lupeol),羽扇豆醇醋酸酯(lupeol acetate),表无羁萜醇(epifriedlinol)等;其他类:豆甾醇(stigmasterol),豆甾醇-3-β-吡喃葡萄糖苷(stigmasterol-3-β-glucopyranoside),4,5-二咖啡酰奎宁酸(4,5-dicaffeoylquinic acid),还阳参属苷 E(crepiside E),3,5-二咖啡酰奎宁酸(3,5-dicaffeoylquinic acid)等。

去氧地胆草素　　　　　羽扇豆醇

【药理作用】 地胆草多种溶剂提取物及其中的单体成分均显示出不同程度的保肝活性,具有保肝作用。地胆草所含倍萜类成分对多种肿瘤细胞如乳头瘤、SMMC-7721、HeLa 和 Caco-2 等细胞的增殖具有抑制作用。具有多种抗菌活性,地胆草根茎的乙醇提取物对金黄色葡萄球菌、大肠埃希菌和铜绿假单胞菌具有较强的抑制作用;其叶的乙醇提取物对肠球菌的抑制作用更强,三氯甲烷提取物对芽孢杆菌的抑制作用最强;水提物对变异链球菌均有较强的抑制作用,对抗酸性草分枝杆菌、石膏样小孢子菌以及须癣毛癣菌等真菌也具有较强的抑制作用;脂溶性成分对耐甲氧西林金黄色葡萄球菌和金黄色葡萄球菌均有抑制活性。此外,地胆草还具有镇咳平喘、抗炎、抗病毒等药理作用。

【制剂】 彝药:尿清舒颗粒。

地耳草(田基黄)

【民族药名】 苗药(锐缪嫩,仰得着,奥罗能,屙根夜,白松,百宋),傣药(牙布旺,亚不忘),彝药(小兵打)。

【来源】 藤黄科植物地耳草 *Hypericum japonicum* Thunb. ex Murray 的新鲜或干燥全草。

【标准】 中国药典(附录),四川中标(增补,87),贵州中标(88),部颁中标(92),湖南中标(93),贵州中民标(03),广东中标(04),广西壮标(11)。

【功能主治】 苗药:清热解毒,利湿消肿,散瘀止痛,活血。用于湿热黄疸,泄泻,痢疾,肠痈,痈疖肿毒,乳蛾,口疮,目赤肿痛,跌打损伤,鼻塞。

彝药:用于目赤肿痛,口舌糜烂,肝胆湿热,肠痈腹痛,蛇伤虫咬,水火烫伤。

傣药:用于肝炎,早期肝硬化,肺痈,乳痈,疳积,小儿贫血,痢疾,跌打损伤,蛇虫咬伤。

中药:清热解毒,利湿消肿,散瘀止痛。用于湿热黄疸,泄泻,痢疾,肠痈,痈疖肿毒,乳蛾,口疮,目赤肿痛,跌扑损伤。

【用法与用量】 10~30g;鲜品30~60g,或捣汁服。外用适量,捣烂敷或煎水洗患处。

【化学成分】 含黄酮类:槲皮素(quercetin),金丝桃苷(hyperin),芦丁(rutin),槲皮苷(quercitrin),异槲皮苷(isoquercitrin),三叶豆苷(trifolin),($2R,3R$)-双氢槲皮素[($2R,3R$)-dehydroquercetin],槲皮素-7-鼠李糖苷(quercetin-7-rhamnoside),山柰酚(kaempferol),田基黄醇(sarothranol)等;呫酮类:1,5-二羟基-呫酮-3-葡萄糖苷(1,5-dihydroxy-3-methoxyxanthone),1,5,6-三羟基呫酮(1,5,6-trihydroxyxanthone),6-脱氧异巴西红厚壳素(6-deoxyisojacareubin);间苯三酚类:地耳草素A~D(japonicines A~D)等;挥发油:十一碳烷(hendecane),壬烷(*n*-nonane)等;其他类:田基黄棱素A、B(sarothralens A、B),湿生金丝桃素B(uliginosin B),田基黄灵素(sarothralin),紫金牛醌(rapainone),绵马酸BBB(filixic acid BBB),白桦酸(betulinic acid),齐墩果酸(oleanolic acid),β-谷甾醇(β-sitosterol)等。

槲皮素

1,5-二羟基-呫酮-3-葡萄糖苷

地耳草素A

【药理作用】 由地耳草制备的注射液对小鼠醋氨酚和四氯化碳所致的肝脏损伤有保护作用；对小鼠细胞免疫和体液免疫及非特异性细胞免疫都有较显著的影响，能提高外周血淋巴细胞酸性 α-醋酸萘酯酶阳性细胞的百分比，又可明显增加特异性抗体形成的细胞数；对人喉癌 Hep-2 和人宫颈癌 HeLa 细胞株生长具有抑制作用。总黄酮能改善慢性肾衰竭大鼠的肾功能，对 5/6 肾切除慢性肾衰竭大鼠有一定的治疗作用。地耳草素 A、B 对鼠疟原虫具有显著的抑制作用。此外，地耳草还有抗菌、降压等作用。

【制剂】 苗药：益肝解毒茶。

地 肤 子

【民族药名】 蒙药（熟古日-额布素）。
【来源】 藜科植物地肤 *Kochia scoparia*(L.)Schrad. 的干燥成熟果实。
【标准】 中国药典，贵州中标规（65），新疆药标（80），台湾中药典范（85）。
【功能主治】 蒙药：用于尿痛，尿急，小便不利，荨麻疹；外用于皮癣，阴囊湿疹。
苗药：用于皮肤瘙痒，荨麻疹，小便不利。
中药：清热利湿，祛风止痒。用于小便涩痛，阴痒带下，风疹，湿疹，皮肤瘙痒。
【用法与用量】 9~15g。外用适量，煎汤熏洗。
【化学成分】 含三萜皂苷类：地肤子皂苷Ⅰc（momordin Ⅰc），齐墩果酸（oleanolic acid），齐墩果-3-*O*-β-D-吡喃葡萄糖醛酸苷（oleanolic acid-3-*O*-β-D-glucuronopyranoside）等；黄酮类：槲皮素（quercetin），5, 7, 4'-三羟基-6-甲氧基黄酮（5, 7, 4'-trihydroxy-6-methoxyflavone），异鼠李素（isorhamnetin）等；其他：20-羟基蜕皮素（20-hydroxyecdysone），β-谷甾醇（β-sitosterol），正十八烷酸（stearic acid），脂肪酸等。《中国药典》规定含地肤子皂苷Ⅰc（$C_{41}H_{64}O_{13}$）不得少于1.8%。

地肤子皂苷Ⅰc

槲皮素

【药理作用】 地肤子水煎剂及醇提物对许兰黄癣菌、奥杜盎小芽孢癣菌、铁锈色小芽孢癣菌、羊毛状小芽孢癣菌等皮肤真菌均有不同程度的抑菌作用；地肤子油对金黄色葡萄球菌、表皮葡萄球菌、石膏样毛癣菌、红色毛癣菌、羊毛状小孢子菌均有较好的抑菌活性。水提物可降低小鼠单核巨噬系统的吞噬功能，70% 醇提物可抑制炎症和Ⅰ、Ⅲ、Ⅳ型变态反应，并对 compound 48/80 诱导的小鼠搔抓反应有显著的抑制作用。总皂苷灌胃给药对正常小鼠的血糖无明显影响，但能降低四氧嘧啶所致的高血糖小鼠的血糖水平；可明显抑制灌胃葡萄糖引起的小鼠血糖升高，而对腹腔注射葡萄糖所致的小鼠血糖上升无显著影响，并可抑制正常小鼠的胃排空。

【制剂】苗药：清肤止痒酊。

附注：文献记载，尚有同属植物碱地肤 K. scoparia(L.)Schrad. var. sieversiana (Pall.) Ulbr. ex Aschers. et Graebn.、扫帚菜子 K. scoparia(L.)Schrad. f. trichophylla(Hourt.)Schinz et Thell. 的果实也作地肤子，但未见有标准收载。

地瓜藤（地板藤，地拥根）

【民族药名】苗药（榜拉梯，真巴苦，地枇杷），彝药（基留区作，赤斯，绍杰买拜日）。

【来源】桑科植物地果 Ficus tikoua Bureau 或藤榕 Ficus hederacea Roxb. 的新鲜或干燥地上部分。

【标准】贵州地标（94），广西中标（96），云南药标（96），贵州中民标（03），云南中标（05），湖南中标（09）。

【功能主治】苗药：清热利湿，活血通络，解毒消肿。用于咳嗽，痢疾，泄泻，水肿，黄疸，小儿消化不良，风湿疼痛，经闭，带下，淋巴结炎，跌打损伤，腰肌劳损，痔疮肿毒。

彝药：用于膀胱结石，风寒湿痹，风湿关节痛，肝胆湿热，泄泻痢疾，小儿消化不良，痔疮出血，痔漏，梦遗滑精，瘰疬消渴。

中药：清热利湿，活血解毒。用于风热咳嗽，痢疾，经闭，带下，水肿，遗精，滑精。

【用法与用量】10~30g。外用适量，煎水洗或鲜品捣烂敷患处。

【化学成分】含黄酮类：hydroxyalpinum isoflavone 等；香豆素类：佛手柑内酯（bergapten）等；三萜类：齐墩果酸（oleanolic acid）等；其他：β- 豆甾醇（β-stigmasterol），β- 谷甾醇（β-sitosterol），香草酸（vanillic acid），2,6- 二甲氧基 -1,4- 苯醌（2,6-demethoxy-1,4-benzoquinone）。

佛手柑内酯　　齐墩果酸

【药理作用】地瓜藤 75% 乙醇提取物在体外对酪氨酸酶活性有显著的激活作用。

【制剂】苗药：鳖甲消痔胶囊，泻停胶囊，痔疾栓，痔疾洗液。

附注：地果 F. tikoua（地瓜、地石榴）的果实苗族民间也药用，用于肺虚咳嗽、痰中带血，与其藤茎不同。

地黄（生地黄，生地）

【民族药名】蒙药（浩如古博钦 - 其其格），傣药（大生地）。

【来源】玄参科植物地黄 Rehmannia glutinosa Libosch. 的新鲜或干燥块根。

【标准】中国药典,贵州中标规(65),新疆药标(80),台湾中药典范(85),台湾中药典(04),香港中标(第3期,10)。

【功能主治】蒙药:

鲜生地:用于热病热盛,烦躁口渴,发斑发疹,吐血,衄血,尿血,咽喉肿痛;生地黄:用于热病烦躁,发斑发疹,阴虚低热,消渴,吐血,衄血,尿血,崩漏;熟地黄:用于阴虚血少,目昏耳鸣,腰膝酸软,消渴,遗精,经闭,崩漏。

苗药:用于热病热盛,烦躁口渴,发斑发疹,吐血,衄血,尿血,咽喉肿痛。

傣药:用于阴虚发热,尿血,便血,便秘。

中药:

鲜地黄:清热生津,凉血,止血。用于热病伤阴,舌绛烦渴,发斑发疹,吐血,衄血,咽喉肿痛。生地黄:清热凉血,养阴生津。用于热入营血,温毒发斑,吐血衄血,热病伤阴,舌绛烦渴,津伤便秘,阴虚发热,骨蒸劳热,内热消渴。

【用法与用量】鲜地黄 12~30g;生地黄 10~15g。

【化学成分】含环烯醚萜类:梓醇(catalpol),桃叶珊瑚苷(aucubin),京尼平苷(geniposide),益母草苷A(ajugol)等;苯乙醇苷类:地黄苷(martynoside),毛蕊花糖苷(acteoside),异地黄苷(isomartynoside),红景天苷(salidroside)等;黄酮类:香叶木素(diosmetin),芹菜素(apigenin),木犀草素(luteolin);酚酸及其苷类:对羟基苯甲酸(p-hydroxybenzoic acid),龙胆酸(2,5-dihydroxybenzoic acid),原儿茶酸(3,4-dihydroxybenzoic acid)等;紫罗兰酮类:frehmaglutins A~D 等。《中国药典》规定含梓醇($C_{15}H_{22}O_{10}$)不得少于0.20%,含毛蕊花糖苷($C_{29}H_{36}O_{15}$)不得少于0.020%;《香港中标》规定含梓醇($C_{15}H_{22}O_{10}$)不得少于0.20%。

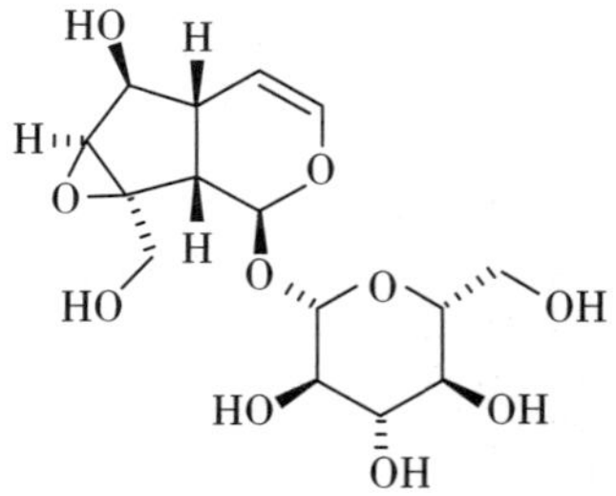

梓醇

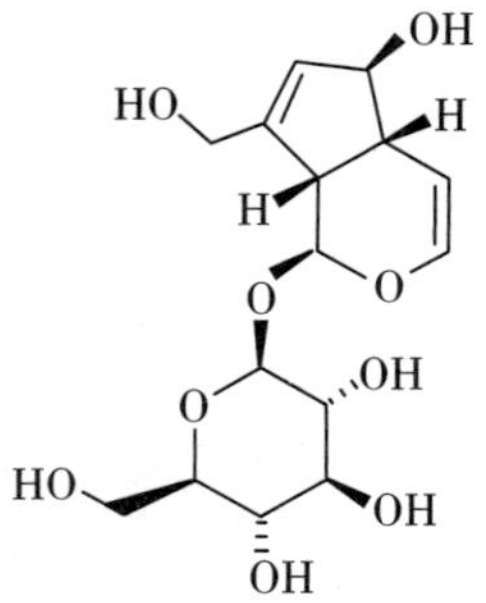

桃叶珊瑚苷

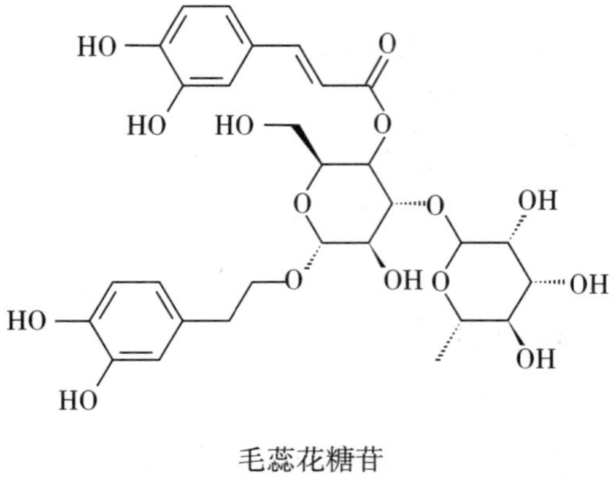

毛蕊花糖苷

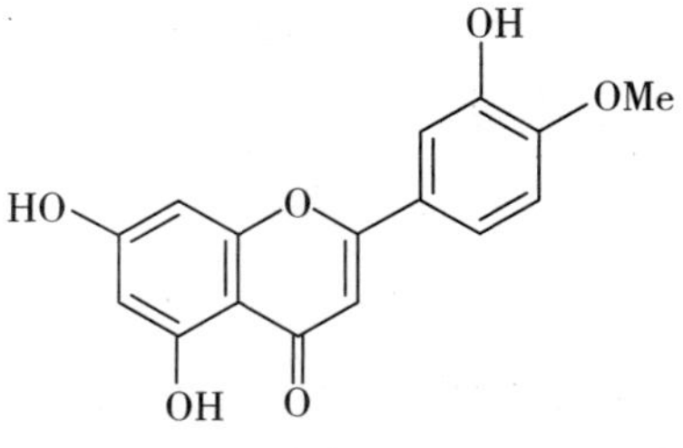

香叶木素

【药理作用】地黄具有广泛的生理活性,具有止血和促进造血细胞功能、增加小鼠心肌血流量及降压作用;能显著改善心肌缺血再灌注损伤的心脏功能,降低心肌梗死、心肌细胞凋亡和心肌坏死;对脑缺血、神经衰老和脑损伤均有保护作用。梓醇能增强链脲佐菌素诱导的糖尿病大鼠比目鱼肌对葡萄糖的摄取,促进肝糖原合成,增加葡萄糖的利用,从而降低血糖;具有增强细胞免疫功能,促进网状内皮系统的吞噬功能和增加外周血 T 淋巴细胞的作用。此外,地黄还具有细胞毒活性、抗骨质疏松、抗炎、抗电离辐射等药理作用。

【制剂】苗药:复方草玉梅含片,金鳝消渴颗粒,润燥止痒胶囊,养阴口香合剂。

彝药:龙金通淋胶囊。

附注:《中国植物志》中,地黄的学名为"*Rehmannia glutinosa*(Gaetn.)Libosch. ex Fisch. et Mey."。

地黄 *R. glutinosa* 为我国特有种,分布于华中、华北等地,《尔雅》中名"芐"。其药用历史悠久,《神农本草经》名"地髓","地黄"之名始见于《千金翼方》。现药材主要来自于栽培,以河南怀庆为道地产区,药材又称"怀地黄";山西、陕西、辽宁等地也有使用野生者,称"野地黄""野生地"。

地黄 *R. glutinosa* 的新鲜块根称"鲜地黄",缓缓烘至八成干者称"生地黄",照《中国药典》"酒炖法"或"蒸法"炮制者称"熟地黄",后者《中国药典》以"熟地黄"之名独立收载,功能为补血滋阴、益精填髓,与前两者的功效及临床应用不同。

地锦草(地锦,斑鸠窝)

【民族药名】蒙药(马拉根-扎拉-乌布斯,马拉盖音-扎拉-额布斯,马拉干-札拉-乌布斯,毕日达萨金,乌兰-乌塔素-乌布斯),维药(夏塔热,牙勒曼库拉克),苗药(嘎羊厂,锐朴克,锐朴克了,窝给干枪)。

【来源】大戟科植物地锦 *Euphorbia humifusa* Willd.、毛地锦 *Euphorbia humifusa* Willd. var. *pilosa* Thell. 或斑地锦 *Euphorbia maculata* L.(*Euphorbia supine* Raf.)的干燥全草。

【标准】中国药典,内蒙蒙标(86),部标维药(附录,99),新疆维标(93),辽宁中标(80,87,09),山西中标(87),贵州中标(88),内蒙中标(88),福建中标(90),河南中标(91)。

【功能主治】蒙药:止血,燥"协日乌素",愈伤,清脑,清脉热。用于便血,创伤出血,衄血,吐血,鼻出血,肺脓溃疡,咳脓血痰,"白脉"病,中风,结喉,发症,"吾雅曼"病。

维药:清热解毒,凉血,增强肝脾功能。用于各种皮肤病,瘙痒,牙齿松动。

苗药:清热解毒,利湿退黄,活血止血。用于痢疾,泄泻,黄疸,咳血,吐血,尿血,便血,崩漏,乳汁不下,跌扑肿痛,热毒疮疡。

中药:清热解毒,凉血止血,利湿退黄。用于痢疾,泄泻,咯血,尿血,便血,崩漏,乳汁不下,湿热黄疸,跌扑肿痛,热毒疮疡。

【用法与用量】9~20g;维药 6~10g。外用适量,鲜品捣烂外敷或干品研末撒患处。

【化学成分】含黄酮类:槲皮素(quercetin),槲皮苷(quercetin),山奈酚(kaempferol),紫云英苷(astragalin),斑叶地锦素 A(eumaculin A),芹菜素-7-*O*-葡萄糖苷(apigenin-7-*O*-glucoside),木犀草素-7-*O*-葡萄糖苷(luteolin-7-*O*-glucoside),槲皮素-3-*O*-阿拉伯糖苷(quercetin-3-*O*-arabinoside)等;萜类:羽扇豆醇(lupeol),乙酰羽扇烯醇酯(lupenyl acetate),

乙酰蒲公英赛萜醇(taraxeryl acetate)等；酚类：短叶苏木酚(brevifolin)，短叶苏木酚酸(brevifolincarboxylic acid)，短叶苏木酚酸甲酯(methylbrevifolincarboxylate)等；香豆素类：东莨菪素(scopoletin)，伞形花内酯(umbelliferone)，阿牙潘泽兰内酯(ayapin)等；其他：棕榈酸(palmitic acid)，没食子酸(gallic acid)，没食子酸甲酯(methyl gallate)，老鹳草鞣质(geraniin)，β-谷甾醇(β-sitosterol)等。《中国药典》规定含槲皮素($C_{15}H_{10}O_7$)不得少于0.10%。

紫云英苷　　　　　羽扇豆醇　　　　　短叶苏木酚

【药理作用】 乙醇提取物及斑叶地锦素体外对金黄色葡萄球菌、痢疾杆菌、伤寒和副伤寒杆菌、变形杆菌、大肠埃希菌等具有不同程度的抗菌作用。乙醇提取液、水提取液及总黄酮具有强的抑制自由基的作用；可明显提高小鼠血液超氧化物歧化酶(SOD)活性，降低丙二醇(MDA)含量。水煎剂可显著降低 D-半乳糖胺所致的 SGPT 升高，降低 α-萘异硫氰酸酯所致的 SGPT、SGOT 及血清胆红素升高，具有保肝作用。此外，地锦草尚有止血、抗寄生虫、降血脂、解毒作用。

【制剂】 蒙药：地锦草四味汤散，珍宝丸，珍珠活络二十九味丸，珍珠通络丸，止血八味散。

维药：百癣夏塔热片。

附注：《中国植物志》中，地锦的学名使用 E. humifusa Willd. ex Schlecht.，但未记载有毛地锦 E. humifusa var. pilosa；上述标准中使用的斑地锦有"E. maculata"和"E. supine"2 个学名，《中国植物志》将其合并为"斑地锦 E. maculata Linn."。

据《新疆维标》(93)"地锦草起草说明"中记载，维医药古籍文献《药物大全》中最早记载的"xiatare"(夏塔热)为罂粟科植物药用紫堇 Fumaria officinalis L. 的全草，但长期未见使用，而习惯以地锦草 E. humifusa 代用。

维医药古籍文献《药物之园》记载："欧烟堇分两种，第一种的叶小，与芫荽叶相似，灰色，花紫色；第二种的叶稍宽，绿色，花白色。"《中华本草：维吾尔药卷》认为应系欧烟堇 Fumaria officinalis L. 的全草，称"欧烟堇/夏塔热印度"，其功能主治与《新疆维标》记载的地锦草相似。据"叶与芫荽叶相似，花紫色"的形态看，确与欧烟堇 F. officinalis 更为相似，而与地锦草 E. humifusa 不符。欧烟堇 F. officinalis 分布于欧洲，我国不产，是否是因为药材进口不便，故而使用地锦草替代还有待于研究。

维医用地锦草 E. humifusa 治疗白癜风效果良好。

地 蜈 蚣

【民族药名】彝药（我背诺）。
【来源】水龙骨科植物多羽节肢蕨 *Arthromeris mairei*（Brause）Ching 的干燥根茎。
【标准】云南中标（彝药，05）。
【功能主治】中药：消积滞，通便，降火，活络。用于食积胃痛，腹胀，便秘，风湿筋骨疼痛，坐骨神经疼痛。
【用法与用量】3~9g。年老、体虚及孕妇慎用。
【化学成分】成分预实验表明含挥发油、黄酮、树胶、蛋白质等。
【制剂】彝药：清肠通便胶囊。

地 乌 泡

【民族药名】苗药（比坚豆，李国卿，马仰翁）。
【来源】蔷薇科植物灰毛泡 *Rubus irenaeus* Focke 的干燥全株。
【标准】贵州地标（94），贵州中民标（03）。
【功能主治】苗药：理气止痛，散毒生肌。用于气滞腹痛，口角生疮。

中药：理气止痛，散毒生肌。用于气滞腹痛，口角炎。
【用法与用量】5~10g。外用适量，研末调敷患处。
【化学成分】含三萜类：1,3β,19α-三羟基熊果-2-羰基-12-烯-28-酸（1,3β,19α-trihydroxy-2-oxo-ursen-12-en-28-oic acid），3β,16,19α-三羟基熊果-2-羰基-12-烯-28-酸（3β,16,19α-dihydroxy-2-oxo-ursen-12-en-28-oic acid），2α,19α-二羟基-3-羰基熊果-12-烯-28-酸（2α,19α-dihydroxy-3-oxo-ursen-12-en-28-oic acid），坡模醇酸（pomolic acid），2-羰基坡模醇酸（2-oxo-pomolic acid），覆盆子酸（fupenzic acid），蔷薇酸（euscaphic acid），2,3-O-异丙叉蔷薇酸，2α,3α,19α-三羟基齐墩果-12-烯-28-酸（2α,3α,19α-trihydroxy-ole-12-en-28-oic acid），2α,3β-二羟基羽扇豆烷-20(29)-烯-28-酸等；其他：儿茶素（catechin），胡萝卜苷（daucosterol）。

覆盆子酸 坡模醇酸

【制剂】苗药：良姜胃疡胶囊。

地榆(绵地榆)

【民族药名】蒙药(胡仍-图茹,呼仍-图如,楚冲瓦,苏敦柴),苗药(窝俄俄,紫朵苗子)。

【来源】蔷薇科植物地榆 *Sanguisorba officinalis* L.或长叶地榆 *Sanguisorba officinalis* L. var. *longifolia*(Bert.)Yü et Li 的干燥根,后者习称"绵地榆"。

【标准】中国药典,贵州中标规(65),新疆药标(80),台湾中药典范(85),宁夏中标(93),贵州中民标(副篇,03),台湾中药典(04)。

【功能主治】蒙药:清热,止泻,止血。用于血热,肺结核咳血、咯血、尿血、便血、外伤性出血等各种出血,月经不调,烫伤等。

苗药:凉血止血,清热解毒,消肿敛疮。用于吐血,咯血,衄血,尿血,便血,痔血,血痢,崩漏,赤白带下,疮痈肿痛,湿疹,阴痒,水火烫伤,蛇虫咬伤。

中药:凉血止血,解毒敛疮。用于便血,痔血,血痢,崩漏,水火烫伤,痈肿疮毒。

【用法与用量】6~15g;蒙药3~5g。外用适量,研末调敷患处。用于出血症时多炒炭用。

【化学成分】含鞣质(多酚类):地榆素(sanguiin),地榆酸双内酯(sanguisorbic acid dilactone),没食子酸(gallic acid),1,2,6-三没食子酰-β-D-葡萄糖(1,2,6-trigalloyl-β-D-glucose),1,2,3,6-四没食子酰-β-D-葡萄糖(1,2,3,6-tetragalloyl-β-D-glucose),2,3,4,6-四没食子酰-D-葡萄糖(2,3,4,6-tetragalloyl-D-glucose),1,2,3,4,6-五没食子酰甲基-β-D-葡萄糖(methyl-1,2,3,4,6-pentagalloyl-β-D-glucose),6-O-没食子酰甲基-β-D-吡喃葡萄糖苷(methyl-6-O-galloyl-β-D-glucopyranoside),没食子酸-3-O-β-D-($6'$-O-没食子酰)-吡喃葡萄糖苷[gallic acid-3-O-β-D-($6'$-O-galloyl)-glucopyranoside]等;皂苷类:地榆皂苷Ⅰ、Ⅱ(ziyuglucosides Ⅰ、Ⅱ),甜茶皂苷(sauvissimoside),地榆皂苷 A~E(sanguisorbins A~E),地榆皂苷元(sanguisorbigenin);三萜类:坡模醇酸(pomolic acid),2-羰基坡模醇酸(2-oxo-pomolic acid),3-羰基坡模醇酸,熊果酸(ursolic acid),委陵菜酸(tormentic acid),$3\alpha,19\alpha,24$-三羟基熊果酸($3\alpha,19\alpha,24$-trihydroxy ursolic acid),野蔷薇苷(rosamultin)等;黄酮类:槲皮素(quercetin),山奈酚(kaempferol)等;黄烷-3-醇衍生物:右旋儿茶素(catechin),右旋没食子儿茶素(gallocatechin)等;蒽醌类:大黄酚(chrysophanol),大黄素甲醚(physcion),其他:β-谷甾醇(β-sitosterol),胡萝卜苷(daucosterol),阿魏酸(ferulic acid)等。《中国药典》规定含鞣质不得少于8.0%,含没食子酸($C_7H_6O_5$)不得少于1.0%。

没食子酸

地榆皂苷Ⅰ

【药理作用】地榆总皂苷能显著增强细胞因子刺激的小鼠骨髓细胞体外增殖,能单独或协同细胞因子促进血细胞增殖,具有促造血作用;地榆鞣质及多元酚对纤维蛋白溶酶有强的抑制作用;小鼠灌胃给予地榆粉或地榆炭粉 5g/kg,可显著缩短出血时间,具有明显的止血作用。地榆炭粉外用,对于热水造成的犬或家兔皮肤Ⅱ~Ⅲ度烫伤具有显著的疗效,可减少渗出,减轻组织水肿,降低死亡率。此外,地榆还具有抗炎、抗氧化、抗过敏、抗肿瘤、抗菌等作用。

【制剂】苗药:鳖甲消痔胶囊,博落回肿痒酊,复方木芙蓉涂鼻膏,九味痔疮胶囊,疗痔胶囊,消痔洁肤软膏,泻停封胶囊。

附注:文献记载,蒙医还使用同属植物细叶地榆 *S. tenuifolia* Fisch. ex Link.、腺地榆 *S. officinalis* L. var. *glandulosa*(Kom.)Worosch.、小白花地榆 *S. tenuifolia* Fisch. ex Link. var. *alba* Trautv. et Mey. 的根,但未见有标准收载。

地榆 *S. officinalis* 在《滇南本草》中名"白地榆",在四川、湖南等地又称"红地榆"。《云南药标》收载有"紫地榆",为牻牛儿苗科植物紫地榆 *Geranium scandens*(Hook. f. et Thoms.) Hutch.(=*Geranium strictipes* R. Knuth)的干燥根,与地榆不同,不得相混淆(参见"紫地榆"条)。

滇草乌(草乌,黄草乌)

【来源】毛茛科植物滇南草乌 *Aconitum austroyunnanense* W. T. Wang、黄草乌 *Aconitum vilmorinianum* Komarov 的干燥块根。

【标准】云南药标(74,96),部标成方(十五册,附录,98),云南中标(05)。

【功能主治】中药:搜风胜湿,活血止痛。用于风寒湿痹,中风瘫痪,心腹痛,跌打损伤;外用于疗疮初起。

【用法与用量】3~9g。有大毒,一般炮制后用,生服宜慎。孕妇禁用。按中医理论,不宜与半夏、瓜蒌、瓜蒌子、瓜蒌皮、天花粉、川贝母、浙贝母、平贝母、伊贝母、湖北贝母、白蔹、白及同用。

【化学成分】含生物碱:南乌碱甲(austroconitine A),黄草乌碱甲(vilmorrianine C),黄草乌碱丙(vilmorrianine C),滇乌碱(yunaconitine),黄草乌碱 A~D(vilmorrianines A~D),黄乌宁(vilmorinine),黄乌亭(vilmoritine),黄乌定(vilmoridine),草乌甲素(bulleyaconitine),talatisamine,1-*O*-去甲基塔拉萨敏(isotalatizidine),acoforine,columbidine,14-*O*-acetylsachaconition。

南乌碱甲

【药理作用】滇乌碱具有抗炎、镇痛作用,皮下注射 10~80μg/kg 或灌服 50~100μg/kg 可显著抑制大鼠和小鼠醋酸、组胺等所致的腹腔毛细血管通透性增高;可抑制二甲苯所致的小鼠耳郭肿胀,角叉菜胶、蛋清、甲醛所致的大鼠足趾肿胀;对角叉菜胶所致的大鼠胸腔白细胞游走、棉球所致的足趾增生也有显著的抑制作用。碳粒廓清实验表明,滇乌碱腹腔注射50μg/kg,连续给药4天,可明显提高小鼠的吞噬指数和吞噬系数,明显升高小鼠的血清总补体。滇草乌灌胃50μg/kg对酵母所致的大鼠发热有显著的解热作用。

【制剂】彝药:肿痛气雾剂。

附注:滇南草乌 *A. austroyunnanense* 仅分布于云南中南部的景东和新平,《云南药标》以"草乌"之名收载;《部标成方》称"黄草乌",为云南地方习用的"草乌"。《中国药典》收载的"草乌"的基源为同属植物北乌头 *A. kusnezoffii* Reichb. 的块根。各地所用的草乌基源较为复杂,《中国药典》1963年版及四川、贵州、内蒙古等地方标准中在"草乌"条下还收载有乌头 *A. carmichaeli* Debx.、瓜叶乌头 *A. hemsleyanum* Pritz.、华乌头 *A. chinense* [= 展毛乌头 *A. carmichaeli* Debx. var. *truppelianum*(Ulbr.)W. T. Wang]等。

草乌为剧毒药材,而乌头属(*Aconitum*)植物不同种的成分组成和毒性差异也较大。《中国药典》规定"草乌"(北乌头 *A. kusnezoffii*)中含乌头碱($C_{34}H_{47}NO_{11}$)、次乌头碱($C_{33}H_{45}NO_{10}$)和新乌头碱($C_{33}H_{45}NO_{11}$)的总量应为0.10%~0.50%,"川乌"(乌头 *Aconitum carmichaeli* Debx)中含该3种生物碱的总量应为0.050%~0.17%;但研究表明,黄草乌 *A. vilmorinianum* 中并不含乌头碱、次乌头碱、新乌头碱这些乌头属植物中常见的生物碱,提示"滇草乌"与"草乌"或"川乌"之间存在差异,应按制剂批文规定使用。

滇丹参(丹参,紫丹参)

【民族药名】藏药(吉子恩保,吉子木保,左木奴奴,阿奴达奴,阿妈巴,吉青),苗药(红根),彝药(资姻,鲁婆,能豪松若鲁,赫扑火,小丹参)。

【来源】唇形科植物滇丹参 *Salvia yunnanensis* C. H. Wright、甘西鼠尾草 *Salvia przewalskii* Maxim.、褐毛甘西鼠尾草 *Salvia przewalskii* Maxim. var. *darinorum*(Diels)Stib. 的干燥根及根茎。

【标准】云南药标(74,96),贵州中标(88),贵州中民标(03),甘肃中标(09)。

【功能主治】藏药:消炎止痛,祛瘀生新,活血,清心除烦。用于心情烦躁引起的胸痹心痛,血虚引起的头昏,肝病,口腔溃疡。

苗药:祛瘀生新,凉血止血,活血调经,清心除烦,解毒消肿。用于月经不调,痛经,闭经,恶露腹痛,癥瘕,胸痹绞痛,心烦内热,关节痛,疝痛,痈肿丹毒,崩漏,吐血,咳血,衄血,血虚肢麻,失眠,健忘,惊悸,怔忡,乳痈,疮肿,跌打瘀肿。

彝药:用于月经不调,经闭腹痛,血崩,癥瘕痞块,乳痈,产后高热,血瘀肿痛,腹中肿块,头昏神衰,迁延性、慢性肝炎,血栓闭塞性脉管炎,晚期血吸虫病肝脾大,冠心病,鼻出血,外伤出血,痈疮肿毒。

中药:活血祛瘀,凉血止血,养心安神,解毒消肿。用于月经不调,痛经,经闭,恶露腹痛,胸痹,热痹,肢体麻木,心烦不眠,乳痈,疮肿,跌扑肿痛。

【用法与用量】3~9g。外用适量,研磨调敷患处。孕妇慎服。

【化学成分】含二萜类:丹参酮Ⅰ、Ⅱ$_A$、Ⅱ$_B$(tanshinones Ⅰ、Ⅱ$_A$、Ⅱ$_B$),隐丹参酮(cryptotanshinone),羟基丹参酮(hydroxytanshinone),去甲丹参酮(nortanshinone),亚甲基

丹参醌（methylenetanshiquinone），丹参酸甲酯（methyl tanshinonate）等；三萜类：3-oxo-12-ursen-28-oic acid，3β-hydroxy-12-ursene，β-香树脂醇（β-amyrin）等；生物碱类：salviamines A、B、C 等；酚酸类：丹酚酸 B（salvianolic acid B），丹酚酸 C（salvianolic acid C），咖啡酸（caffeic acid）等；其他：紫丹参甲素、乙素（przewaquinones A、B），丹参新酮（miltirone），丹参醇（tanshinol），β-谷甾醇（β-sitosterol），原儿茶醛（protocatechuic aldehyde），维生素 E 等。

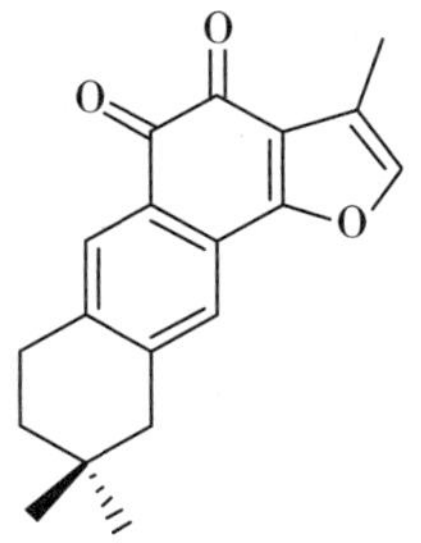

丹参酮 II$_A$

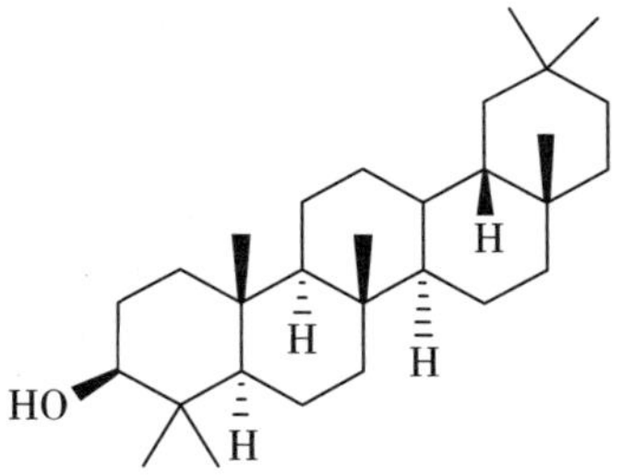

β-香树脂醇

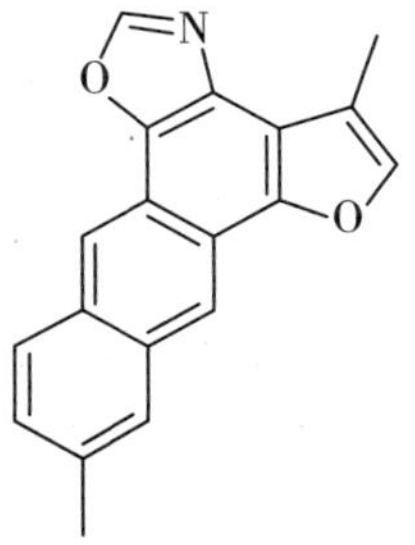

salviamine A

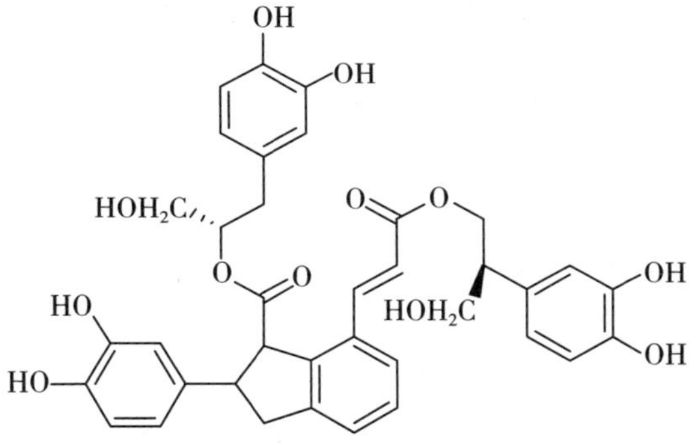

丹酚酸 B

【药理作用】滇丹参具有防治冠心病的作用，可明显增加正常离体豚鼠心脏的冠状动脉流量，降低心肌收缩力，减慢心率，能对抗垂体后叶素致冠状动脉流量减少和心肌收缩力减弱；能明显延长闭塞性血栓形成时间，有效抑制胶原和肾上腺素复合液所致的小鼠肺血栓形成，显著改善微动脉、微静脉痉挛和血液流态，增加毛细血管开放数量，加快血流速度，防止血栓形成，改善微循环障碍；能显著降低全血黏度及纤维蛋白原含量，能预防冠状动脉结扎所引起的血细胞比容升高。对心肌缺血有保护作用，静脉注射滇丹参醇提液能明显改善微量异丙肾上腺素恒速静脉滴注大鼠急性心肌缺血的心电图改变。甲醇提取物可通过抑制磷酸二酯酶的活性，增加血小板中的环核苷酸浓度，从而抑制血小板聚集。

【制剂】苗药：银丹心泰滴丸。

附注：《中国植物志》中，*S. yunnanensis* 的中文名使用"云南鼠尾草"。据考证，该种即为《滇南本草》记载的"丹参"、《植物名实图考》记载的"小丹参"。

藏医药古籍文献《晶珠本草》记载："茎方形，紫色，叶状如狗舌，花状如知羊故（唇形科植物甘青青兰 *Dracocephalum tanguticum* Maxim.），但略大，分白、青两色"。藏医多以甘西鼠尾草 Salvia przewalskii 作"吉子木保",四川、青海藏医则以异叶青兰 D. heterophyllum Benth.、黄花鼠尾草 Salvia flava Forrest ex Diels 作"吉子木保",花和根均入药。

《中国药典》收载的"丹参"的基源植物为丹参 Salvia miltiorrhiza Bge.,但部分地区尚有地方习用品,滇丹参 S. yunnanensis、甘西鼠尾草 S. przewalskii 为云南、贵州、青海等地的地方习用品。此外,浙江的地方标准中收载的"丹参"的基源植物尚有南丹参 S. bowleyana Dunn,在临床应用上也不尽相同,应按制剂批文规定使用(参见"丹参"条)。

丁香(公丁香)

【民族药名】藏药(里西,列西,拉巴扎,巴肯名间,德哇固苏玛,拉益麦朵),蒙药(高乐图-宝日,高勒都-宝茹,利西桑斯,额日-高勒都-宝茹),维药(开兰甫尔,卡兰普尔,开然尼皮力,密海克),傣药(罗尖)。

【来源】桃金娘科植物丁香 *Eugenia caryophyllata* Thunb. 的干燥花蕾。

【标准】中国药典,部标藏药(附录,95),藏标(79),内蒙蒙标(86),新疆维标(93),部标进药(77,86),新疆药标(80),台湾中药典(80,04,06),台湾中药典范(85),局标进药(04)。

【功能主治】藏药:祛风寒,温胃,消食,镇痛。用于寒性"龙"病,寒证,脉病,胃病,食欲缺乏,脾病,心痛,呼吸困难。

蒙药:镇"赫依",散寒,温中,消食,开欲,解毒,利咽喉。用于命脉"赫依"病,心"赫依"病,失眠,精神病,喑哑,痘疹。

维药:生干生热,燥湿补胃,增强消化,散寒温筋,补脑增智,增强性欲,乌发。用于湿寒性或黏液质性疾病,如胃寒纳差,消化不良,瘫痪,面瘫,关节炎,脑虚健忘,阳事不举,头发早白。

傣药:暖土暖胃,降气止痛。用于"拢儿赶栽接"(心悸、胸闷、胸痛),"短嘎"(腹胀),"拢匹把母"(突然昏倒、不省人事、四肢抽搐、口吐白沫),"拢习哈双龙"(上吐下泻)。

中药:温中降逆,补肾助阳。用于脾胃虚寒,呃逆呕吐,食少吐泻,心腹冷痛,肾虚阳痿。

【用法与用量】1~4g。维医认为本品对热性气质者及肾、肠有害,可以阿拉伯胶矫正。

【化学成分】含挥发油类(16%~18%):丁香酚(eugenol),乙酰丁香油酚(acetyleugenol),β-丁香烯(β-caryophyllene),葎草烯(humulene),甲基正戊基酮(methyl-*n*-pentyl ketone),水杨酸甲酯(methyl salicylate),胡椒酚(chavicol),α-依兰烯(α-ylangene)等;黄酮类:槲皮素(quercetin),木犀草素(luteolin),杨梅素(myricetin),山奈酚(kaempferol),番樱桃素(eugenin)等;三萜类:2α-羟基齐墩果酸甲酯(2α-hydroxy oleanolic acid ethyl ester),齐墩果酸(oleanolic acid),maslinic acid,白桦酸(betulinic acid)等;其他:丁香色酮苷Ⅰ、Ⅱ(eugenosides Ⅰ、Ⅱ),鼠李素(rhamnetin),β-谷甾醇(β-sitosterol)、豆甾醇(stigmasterol)、菜油甾醇(campesterol)等的葡萄糖苷,阿魏醛(feruladehyde),香草酸(4-hydroxy-3-methoxybenzoic acid),丁香鞣质(eugeniin)等。《中国药典》规定含丁香酚($C_{10}H_{12}O_2$)不得少于11.0%。

丁香酚　　　　　　木犀草素

【药理作用】 丁香抗菌活性明显，抑菌谱广，其抑菌活性成分包括水溶性和脂溶性成分。丁香对水浸应激性溃疡、吲哚美辛诱发的溃疡、盐酸所致的胃黏膜损伤均有保护作用；浸出液可显著增加胃酸排出量和胃蛋白酶活力。醚提取物灌胃对蓖麻油所致的小肠性腹泻、水提取物对番泻叶引起的大肠性腹泻有抑制作用。丁香煎液、丁香挥发油、丁香煎液配伍郁金煎液的混合液均有抑制小鼠胃排空的作用；醚提物和水提物均能对抗醋酸提高的小鼠腹腔毛细血管通透性，抑制二甲苯性小鼠耳壳肿胀和角叉菜胶性大鼠足趾肿胀。总多酚、总黄酮、丁香酚具有抗氧化和消除大鼠炎症的作用，从而可保护肝脏组织。此外，丁香还具有抗缺氧、驱虫杀螨、治疗腹痛腹泻、治疗食管炎、健脾胃、调节血糖和血脂等作用。

【制剂】 藏药：六味丁香丸，七味诃子散，八味檀香丸，九味藏紫菀花散，十味丛蓆散，十一味草果丸，十一味维命散，十二味冰片散，十三味草果散，十三味红花丸，十五味龙胆花丸，十五味萝蒂明目丸，十六味杜鹃花丸，十八味杜鹃丸，十八味降香丸，十八味欧曲丸，十八味欧曲珍宝丸，二十味沉香丸，二十味金汤散，二十味肉豆蔻散，二十五味阿魏胶囊，二十五味阿魏散，二十五味冰片散，二十五味寒水石散，二十五味鹿角丸，二十五味绿绒蒿胶囊，二十五味绿绒蒿丸，二十五味驴血丸，二十五味马宝丸，二十五味珊瑚丸，二十五味松石丸，二十五味獐牙菜散，二十五味珍珠丸，二十五味竺黄散，二十九味羌活散，三十五味沉香丸，安神丸，大月晶丸，肺热普清散，风湿止痛丸，诃子吉祥丸，洁白丸，流感丸，能安均宁散，萨热十三味鹏鸟丸，松石散，香菊活血丸，月光宝鹏丸，仲泽八味沉香散，竺黄安宁丸。

蒙药：阿如健脾散，阿魏八味丸，安神补心六味丸，安神镇惊二十味丸，八味檀香散，槟榔十三味丸，草果四味汤散，沉香安神散，沉香十七味丸，风湿二十五味丸，红花清肝十三味丸，吉祥安神丸，羚牛角二十五味丸，暖宫七味丸，七味广枣丸，清肝二十七味丸，清热二十三味散，清热二十五味丸，清咽六味散，十八味欧曲丸，石膏二十五味散，十六味冬青丸，手掌参三十七味丸，顺气安神丸，顺气补心十一味丸，五根油丸，玉簪清咽十五味丸，扎冲十三味丸，珍宝丸，珍珠活络二十九味丸，珍珠通络丸。

维药：爱维心口服液，安胃加瓦日西吾地吐如西片，复方卡力孜然酊，固精麦斯哈片，罗补甫克比日丸，清浊曲比亲艾拉片，散寒药茶，温散加瓦日西加里奴司片，消白软膏，消食阿米勒努西颗粒，伊木萨克片，镇静艾比洁德瓦尔丸。

彝药：藿香万应散。

附注：《中国植物志》中，*Eugenia caryophyllata* Thunb. 被作为"丁子香 *Syzygium aromaticum*(L.)Merr. & L. M. Perry"的异名。该种原产于马来群岛及非洲，药材多为进口，现广东、海南、广西、云南（西双版纳）等地有引种栽培。

丁香 E. caryophyllata 的果实也药用,称"母丁香",与丁香(花蕾)不同,也有将花蕾习称为"公丁香"。

《云南中标》(彝药,07)收载有"滇丁香",为茜草科植物滇丁香 Luculia pinciana Hook. 的茎、叶,功能主治为"解表散寒,止咳化痰,调经止痛。用于风寒感冒,咳嗽痰多,月经不调,痛经",为不同的药物。

冬葵果(冬葵,冬葵子,江巴)

【民族药名】藏药(江巴,玛宁江巴,江朱,玛能尖木巴,加木巴,尼嘎,阿杂嘎,江巴拉母),蒙药(占巴,额莫-占巴,玛宁占巴,札占巴,毛占巴),维药(胡巴孜,忽八咱,艾布土里胡巴孜,土胡米古丽海日)。

【来源】锦葵科植物冬葵 Malva verticillata L.、锦葵 Malva sylvestris L.、中华野葵 Malva verticillata L. var. chinensis (Miller) S. Y. Hu、蜀葵 Althaea rosea (L.) Cavan、圆叶锦葵 Malva rotundifolia L. 的干燥成熟果实(带宿存花萼的果实)。

【标准】中国药典,部标藏药(95),藏标(79),西藏藏标(12),青海藏标(92),内蒙蒙标(86),新疆维标(93),台湾中药典(04)。

【功能主治】藏药:利尿通淋,清热消肿,强肾,止渴。果实用于尿闭,淋病,水肿,口渴,肾热,膀胱热。

蒙药:通脉,利尿,清"协日",燥脓,消水肿。用于肾热,膀胱热,淋病,尿闭,膀胱结石,口渴,疮疡。

维药:生湿生寒,成熟异常胆液质,润肺止咳,利喉清音,通利小便。用于干热性或胆液质性疾病,如干热性感冒,咳嗽,喉干失声,小便涩痛。

【用法与用量】3~9g。维医认为本品对胃有害,可以新鲜水果汁矫正。

【化学成分】含多糖类:中性多糖,酸性多糖,肽聚糖(peptidoglycan);黄酮类:芦丁(rutin);挥发油类:(1S)-1,7,7-三甲基-双环[2.2.1]庚-2-酮(占17.1%);其他:N-(2-羟乙基)-癸酰胺(decanamide),己酸(hexanoic acid),辛酸(octanoic acid),十七烷酸(heptadecanoic acid),8-十八碳烯酸(8-octadecanoic acid),胡萝卜苷(daucosterol),单糖,蔗糖,麦芽糖,脂肪油(主要为不饱和脂肪酸),蛋白质等。《中国药典》规定含总酚以咖啡酸($C_9H_8O_4$)计不得少于0.15%。

【药理作用】冬葵果石油醚提取物及乙酸乙酯提取物有显著的促进排尿的作用;多糖具有对氧自由基的清除作用及对脂质过氧化的抑制作用、免疫抗补体作用;乙酸乙酯提取物具有显著的抑菌作用。

【制剂】藏药:三味蒺藜散,六味余甘子汤散,八味金礞石散,十味豆蔻丸,十五味铁粉散,十七味大鹏丸,十八味诃子丸,二十五味马宝丸,二十五味珍珠丸,二十六味通经散,二十八味槟榔丸,石榴日轮丸。

蒙药:利尿八味散,三味蒺藜散,升阳十一味丸,手掌参三十七味丸,益智温肾十味丸,珍珠通络丸。

附注:《中国植物志》中,M. verticillata 的中文名为"野葵";锦葵的学名使用 M. sinensis Cavan., M. sylvestris 作为其异名。

《中国药典》在"冬葵果"条下,作为"蒙古族习用药材"收载了冬葵 Malva verticillata 的成熟果实。《中华本草·蒙药卷》中以"锦葵果"之名记载了锦葵 M. sylvestris 的果实。

《藏标》(冬葵果)规定以"带宿萼的果实"入药;《部标藏药》(江巴/江巴)和《青海藏标》(加木巴/冬葵)规定以"花和果实"入药(其中花用于遗精)。

《部标维药》和《内蒙蒙标》以"蜀葵花"之名收载了蜀葵 Althaea rosea 的花,其功能主治与果实不同(参见"蜀葵花"条)。

冬青叶(照山白,满山红)

【民族药名】蒙药(哈日布日,查干-阿拉腾-哈日布尔,阿拉坦-哈拉布尔,查干-特日乐吉,达丽,苏日嘎日,瓦鲁嘎日,特日乐吉,孟根-哈日布日)。

【来源】杜鹃花科植物兴安杜鹃 *Rhododendron dauricum* L.、照山白 *Rhododendron micranthum* Turcz. 的干燥叶。

【标准】中国药典(77,15),部标蒙药(98),内蒙蒙标(86),山西中标(87),山东中标(95,02),辽宁中标(09)。

【功能主治】蒙药:温中,开胃,祛"巴达干",止咳祛痰,调元,滋补。用于消化不良,"铁垢巴达干",脘痞,胃刺痛,不思饮食,阵咳,气喘,肺气肿,营养不良,身体发僵,"奇哈"病。

中药(满山红):止咳祛痰。用于咳嗽气喘痰多。

【用法与用量】蒙药 1.5~3g。有毒。中药(满山红):25~50g;40% 乙醇浸服:6~12g。

【化学成分】含黄酮类:杜鹃素(farrerol),槲皮素(quercetin),山奈酚(kaempferol),金丝桃苷(hyperoside),杨梅素(myricetin),二氢槲皮素(dihydroquercetin),棉花皮素(gossypetin),紫云英苷(astragalin)等;香豆素类:莨菪亭(scopoletin),伞形酮(umbelliferone)等;挥发油:愈创木烯(guaiene),牻牛儿酮(germacrone),桉油素(eucalyptol),β-丁香烯(β-caryophyllene),芹子烯(selinene)等;其他:杜鹃醇(rhododendrol),香草酸(vanillic acid),齐墩果酸(oleanolic acid),β-谷甾醇(β-sitosterol)等。《中国药典》规定兴安杜鹃含杜鹃素($C_{17}H_{16}O_5$)不得少于 0.080%。

杜鹃素　　　　　　莨菪亭　　　　　　愈创木烯

【药理作用】冬青叶水提取液及挥发油灌胃或腹腔注射对小鼠浓氨喷雾所致的咳嗽,电刺激豚鼠、麻醉猫、去大脑猫喉上神经引起的咳嗽均有明显的镇咳作用。煎剂及乙醇提取液对白色葡萄球菌、金黄色葡萄球菌、甲型链球菌、铜绿假单胞菌等有抑制作用。总黄酮对正常雄性小鼠丙酸睾酮引起的前列腺增生有显著的抑制作用;能显著抑制冰醋酸所致的小鼠腹腔毛细血管通透性增加；减轻二甲苯诱发的小鼠耳郭肿胀；显著抑制醋酸所致的小鼠扭体反应，减少扭体次数。乙醇提物可以改变大鼠缺血心肌的理化参数，具有较明显的保护作用。

【制剂】蒙药：十六味冬青丸，消肿橡胶膏（处方中使用"冬青油"）。

附注：蒙医药古籍文献《认药白晶鉴》记载"生于高山阴坡，茎灰白色，叶深绿色，开白花"；《无误蒙药鉴》记载："分黑、白两种，黑者开红花……白者生于山岩，茎灰白色，叶褐绿色，花小，白色，气芳香。"兴安杜鹃 R. dauricum 与其黑者相似，而照山白 R. micranthum 与白者相似。

《中国药典》1977年版曾以"照山白"之名收载了照山白 R. micranthum，2015年版仅以"满山红"之名收载了兴安杜鹃 R. dauricum，以叶入药。蒙医也将冬青叶经水蒸气蒸馏提取挥发油备用，但未见有标准收载。《中国药典》以"满山红油"之名收载了兴安杜鹃 R. dauricum 的叶经水蒸气蒸馏提取的挥发油（参见"冬青油"条）。

《中国药典》以"冬青叶"之名收载的为冬青科植物冬青 Ilex chinensis Sims 的叶，为不同的药物，应注意区别。

《广西壮标》(11)收载的"满山红（楤强根）"为忍冬科植物南方荚蒾 Viburnum fordiae Hance 的根，功能为祛风清热、散瘀活血，为同名异物品，应注意区别。

冬青油（满山红油）

【来源】杜鹃花科植物兴安杜鹃 R. dauricum L. 的叶经水蒸气蒸馏提取的挥发油。为制剂"满山红油胶丸"的原料药。

【标准】中国药典。

【功能主治】中药（满山红油胶丸）：止咳祛痰。用于寒痰犯肺所致的咳嗽、咳痰色白；急、慢性支气管炎见上述症候者。

【用法与用量】9~15g。

【化学成分】挥发油类：牻牛儿酮（germacrone），杜松脑（juniper camphor），薄荷醇（menthol）等。《中国药典》规定含牻牛儿酮（$C_{15}H_{22}O$）不得少于20.0%。

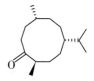

牻牛儿酮

【药理作用】冬青油对淡色库蚊幼虫具有较强的毒杀作用，同时对淡色库蚊雌成虫表现出较好的驱避和熏杀活性；体外还具有良好的抗蠕形螨的作用。

【制剂】蒙药：消肿橡胶膏。

附注：未见有标准收载有"冬青油"。《中国药典》在"满山红"条下收载了兴安杜鹃 R. dauricum 的干燥叶，功能为止咳祛痰，用于咳嗽气喘痰多；并另条收载有"满山红油"，为该种的叶经水蒸气蒸馏得到的挥发油。《内蒙蒙药》在"冬青叶"条下收载了杜鹃花科植物照山白 R. micranthum Turcz. 和兴安杜鹃 R. dauricum L. 的干燥叶。据此判断,蒙药"冬青油"应与中药"满山红油"相同,故在此暂作"满山红油"收录(参见"冬青叶"条)。

豆蔻(白豆蔻,原豆蔻)

【民族药名】 藏药(苏麦,叟买,苏买嘎布,加那素门,衰拉孜,思达尔日),蒙药(查干-苏格木勒,额拉-帕拉木,勃仁乃赛音,苏格莫勒),维药(阿克刻勒)。

【来源】 姜科植物白豆蔻 Amomum kravanh Pierre ex Gagnep. 或爪哇白豆蔻 Amomum compactum Soland ex Maton 的干燥成熟果实。按产地不同分为"原豆蔻"和"印尼白蔻"。

【标准】 中国药典,部标藏药(附录,95),藏标(79),内蒙蒙标(86),部标维药(附录,99),部标进药(77,86),新疆药标(80),台湾中药典(80,04,06),局标进药(86,04)。

【功能主治】 藏药:行气,暖胃,消食,解酒毒,壮阳。用于胃寒腹痛,吐逆反胃,气滞腹胀,宿食不消,酒醉不醒,尿频或尿闭,肾衰竭,肾寒引起的腰腿痛。

蒙药:祛肾寒,镇"赫依",温中,消食,开欲,止吐。用于肾"赫依",慢性肾病,肾"达日干",气郁宫中,失眠,消化不良,尿闭,游痛症,肾虚腰痛。

维药:去风寒,健脾胃,止咳喘,补心脑。用于风寒引起的腹胃胀痛,食欲缺乏,喘咳,胸闷气短,精神不振,健忘。

中药:化湿行气,温中止呕,开胃消食。用于湿浊中阻,不思饮食,湿温初起,胸闷不饥,寒湿呕逆,胸腹胀痛,食积不消。

【用法与用量】 1.5~6g;维药 3~10g。后下。

【化学成分】 含挥发油类:1,8-桉叶素(1,8-cineole,66%),α-、β-蒎烯(α-、β-pinene,14%),枸橼酸(citric acid),松油烯(terpinene),α-松油醇(α-terpineol),α-葎草烯(α-caryophyllene),乙酸龙脑酯(bornyl acetate),月桂烯(myrcene),芳樟醇(linalool),葛缕酮(carvone),金合欢醇(farnesol),桃金娘醛(myrtenal),对-聚伞花素(p-cymene)等;其他:皂苷,色素等。《中国药典》规定原豆蔻仁含挥发油不得少于 5.0%(ml/g),印尼白蔻仁不得少于 4.0%(ml/g);豆蔻仁含桉油精($C_{10}H_{18}O$)不得少于 3.0%。

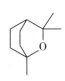
1,8-桉叶素

α-蒎烯

【药理作用】 白豆蔻精油具有良好的抗氧化作用;能促进胃液分泌,兴奋肠管蠕动,驱除肠内的积气,抑制肠内异常发酵。爪哇白豆蔻挥发油对豚鼠实验性结核能增强小剂量双氢链霉素的治疗作用。

【制剂】 藏药:三味干姜散,五味石榴丸,六味大托叶云实散,六味寒水石散,六味锦鸡儿汤散,六味木香丸,七味槟榔散,八味金礞石散,八味石榴散,九味石榴丸,九味渣驯丸,十味丛菔散,十味豆蔻丸,十味诃子丸,十味黑冰片丸,十味手参散,十味消食散,十一味草果丸,十二味石榴散,十三味草果散,十三味青兰散,十三味薪蒉丸,十四味羚牛角丸,十五味铁粉散,十六味杜鹃花丸,十六味马蔺子丸,十七味大鹏丸,十七味寒水石丸,十八味杜鹃丸,十八味诃子利尿胶囊,十八味诃子利尿丸,十八味诃子丸,十八味降香丸,十八味欧曲散,十八味欧曲珍宝丸,十九味草果散,二十味肉豆蔻散,二十一味寒水石散,二十五味阿魏胶囊,二十五味阿魏散,二十五味冰片散,二十五味大汤散,二十五味大汤丸,二十五味寒水石散,二十五味鹿角丸,二十五味驴血丸,二十五味马宝丸,二十五味珍珠丸,二十五味竺黄散,二十八味槟榔丸,二十九味能消散,三十五味沉香丸,大月晶丸,风湿止痛丸,流感丸,秘诀清凉胶囊,秘诀清凉散,能安均宁散,帕朱丸,如意珍宝丸,萨热大鹏丸,石榴健胃散,石榴健胃丸,石榴莲花散,石榴普安散,石榴日轮丸,月光宝鹏丸。

蒙药:阿那日十四味散,巴特日六味汤散,补肾健胃二十一味丸,草果健脾散,沉香安神散,风湿二十五味丸,哈敦海鲁木勒九味丸,哈敦海鲁木勒十三味丸,健胃十味丸,利尿八味散,六味木香散,那如八味丸,暖宫七味丸,清肝二十七味丸,清热二十三味散,清肾热十味散,十八味欧曲丸,石膏二十五味散,十六味冬青丸,苏木六味汤丸,调元大补二十五味汤散,五根油丸,五味清浊散,消食十味丸,益肾十七味丸,珍宝丸,珍珠活络二十九味丸,珍珠通络丸,壮西六味丸。

维药:养心达瓦依米西克蜜膏,止痛努加蜜膏。

附注:《中国药典》1963 年版、《台湾中药典》和《藏标》等中收载的"豆蔻"的基源为"白豆蔻 A. cardamomum L.",《中国植物志》中将该学名作为白豆蔻 A. kravanh 的异名;1953 年版中收载的"豆蔻"的基源为小豆蔻 Elettaria cardamomum Maton 的种子,该种系的基源,《部标维药》中作"小豆蔻"收载,为不同的药物,不宜与豆蔻混用(参见"小豆蔻"条)。

白豆蔻 A. kravanh 原产于柬埔寨和泰国,爪哇白豆蔻 A. compactum 原产于印度尼西亚,药材曾主要依赖进口,商品又称"印尼豆蔻",现我国海南、广西和云南等地有引种栽培。

杜鹃花(大坂山杜鹃)

【民族药名】藏药(达玛,达合玛,安钦,德玛美多)。

【来源】杜鹃花科植物大坂山杜鹃 Rhododendron dabanshanense Fang et Wang、凝花杜鹃 Rhododendron agglutinatum Balf. f. et Forrest.、陇蜀杜鹃 Rhododendron przewalskii Maxim.、杜鹃 Rhododendron simsii Planchon 的干燥花。

【标准】部标藏药(95),藏标(79),青海藏标(92),浙江中标(2000),湖南中标(09)。

【功能主治】藏药:清热解毒,利肺,镇咳止痛。用于肺脓肿,肺部疾病,咽喉疾病,气管炎,咳嗽痰喘,梅毒炎症。

中药:和血,调经,止咳,祛风湿,解疮毒。用于吐血,衄血,崩漏,月经不调,咳嗽,风湿痹痛,痈疖疮毒。

【用法与用量】藏药 1~6g;中药 9~15g。外用适量,捣烂敷患处。

【化学成分】含酚类:凝毛杜鹃素(phaeochrysin),桦木脂醇(betulinol),桦木苷(betuloside),(+)-异落叶松脂素[(+)-isolariciresinol],白色杜鹃素(rhododendrin),(-)-

南烛木树脂酚 [(-)-lyoniresinol] 等；黄酮类：槲皮素（quercetin），槲皮素-3-阿拉伯糖苷（quercetin-3-*O*-arabinoside），金丝桃苷（hyperoside），儿茶素（catechin）等。

桦木脂醇　　　　　　　　　金丝桃苷

【药理作用】 水煎剂有稳定的镇咳、祛痰、平喘作用。总黄酮对心肌缺血损伤有明显的保护作用，可显著抑制缺血再灌注所致的冠状动脉流量减少，并能显著改善缺血再灌注损伤所致的心肌组织的病理学变化。总黄酮还具有明显的镇痛作用。

【制剂】 藏药：十一味斑蝥丸。

附注：《中国植物志》中，*R. dabanshanense* Fang et Wang 作为"陇蜀杜鹃 *R. przewalskii* Maxim." 的异名；*R. agglutinatum* Balf. f. et Forrest. 作为"凝毛杜鹃 *R. phaeochrysum* Balf. f. et W. W. Smith var. *agglutinatum*（Balf. f. et Forrest）Chamb. ex Cullen et Chamb." 的异名；*R. simsii* 作为"海南杜鹃 *R. hainanense* Merr." 的异名。

藏医药古籍文献《度母本草》云："达玛生于阳坡；茎坚硬，叶背面被浓密的绒毛，花白、红色，大而美丽。"近代的《甘露本草明镜》记载："为小灌木，茎表皮灰白色，坚硬而具多分枝；叶绿褐色，革质，箭形或卵形，全缘，叶背面有黄褐色或红褐色的绒毛密被，叶表面较凹下，主脉明突出，侧脉羽状，叶柄短，腋生。花多，白色而显红色，具五个花瓣，生于茎与枝的顶端。"《中华本草：藏药卷》记载藏医所用的"达玛"确为杜鹃属（*Rhododendron*）植物，其形态也与上述记载基本一致；《藏药志》记载的"达玛"系对杜鹃花科杜鹃花属植物中大叶型常绿类杜鹃的统称，多数种类与上述形态记载基本一致，大都可药用。各文献中记载的"达玛"的基源植物除上述标准中收载的种类外，尚有粉红树形杜鹃 *R. arboretum* Smith var. *roseum* Lindl.、海绵杜鹃 *R. pingianum* Fang、软雪杜鹃 *R. aganniphum* Balf. f.（裂毛雪山杜鹃）、白毛杜鹃 *R. principis* Bur. et Franch. var. *vellereum*（Hutch. ex Tagg）T. L. Ming（=*R. vellereum* Hutch. ex Tagg）等，应按制剂批文规定使用。

浙江、湖南地方标准中收载的为杜鹃 *R. simsii* 的花，该种分布于海南和广西南部，应为华南地区习用的品种，与藏医使用的高原产杜鹃不同。

蒙医还另使用有同属植物闹羊花 *R. molle*（Bl.）G. Don 的花，系与"杜鹃花"不同的药物，且该花有大毒，应注意区别。

杜鹃属植物我国有 650 余种，青藏高原分布的种类极为丰富，藏医药用该属植物的种类也较多。有关藏药标准中还另收载有"达里/烈香杜鹃"，基源为同属植物烈香杜鹃 *R. anthopogonoides* Maxim.，药用部位也包括花，但其功能及临床功效与"达玛"不尽相同，应注意区别（参见"烈香杜鹃"条）。

杜 仲

【民族药名】 蒙药(浩日图-宝日),苗药(都顿,都嘴都索,豆蛙五番)。

【来源】 杜仲科植物杜仲 *Eucommia ulmoides* Oliv. 的干燥树皮。

【标准】 中国药典,内蒙蒙标(86),贵州中标规(65),新疆药标(80),台湾中药典(04),贵州中民标(副篇,03),香港中标(第3期,10)。

【功能主治】 蒙药:接骨,清热。用于骨热,骨折,肌腱裂伤。

苗药:补肝肾,强筋骨,保胎。用于虚劳腰痛,头晕,胎动不安。

中药:补肝肾,强筋骨,安胎。用于肝肾不足,腰膝酸痛,筋骨无力,头晕目眩,妊娠漏血,胎动不安。

【用法与用量】 6~9g。

【化学成分】 含木脂素类:松脂醇(terpinol),松脂醇二葡萄糖苷(pinoresinol diglucoside),松脂酚(pinoresinol),杜仲素(eucommin),右旋丁香树脂酚(syringaresinol),右旋树脂酚葡萄糖苷(syringaresinol-O-α-D-glucopyranoside),丁香丙三醇-β-丁香树脂酚醚-4″,4″-双葡萄糖苷(syringylglycerol-β-syringaresinol ether-4″,4″-di-O-β-D-glucopyranoside)等;环烯醚萜类:杜仲醇Ⅰ、Ⅱ(eucommiols Ⅰ,Ⅱ),杜仲醇苷(eucommioside),梓醇(catalpol),京尼平(genipin),京尼平苷(geniposide),京尼平苷酸(geniposidic acid),桃叶珊瑚苷(aucubin),筋骨草苷(ajugoside)等;黄酮类:紫云英苷(astragalin),黄芩素(baicalein),金丝桃苷(hyperoside)等;苯丙素类:绿原酸(chlorogenic acid),咖啡酸(caffeic acid),异绿原酸A(isochlorogenic acid A)等;其他:杜仲胶(eucommis ulmoides gum,EU gum,6%~10%),维生素C,硒等15种微量元素。《中国药典》和《香港中标》规定含松脂醇二葡萄糖苷($C_{32}H_{42}O_{16}$)不得少于0.10%。

松脂醇二葡萄糖苷　　　　紫云英苷　　　　黄芩素

【药理作用】杜仲煎剂静脉注射给予麻醉犬、煎剂或醇提取液静脉注射给予麻醉猫均具有快速而持久的降压作用。水煎剂醇提取液可减少大鼠外周血嗜酸性粒细胞及淋巴细胞,增加肝糖原及血浆中的皮质醇含量,升高血糖,萎缩胸腺,具有兴奋垂体-肾上腺皮质系统的作用。煎剂或醇提取液静脉注射对麻醉犬有利尿作用。松脂醇二葡萄糖苷和丁香脂素二葡萄糖苷对血压有双向调节作用。杜仲所含绿原酸能够降低血浆甘油三酯、胆固醇、游离脂肪酸和低密度脂蛋白。杜仲总黄酮及所含绿原酸可通过抑制 α-葡糖苷酶和淀粉酶的活性、增强糖酵解酶的活性、抑制糖基化以及提高血浆中的胰岛素水平等多个方面发挥降血糖作用。杜仲总黄酮和总多糖可通过增强宿主免疫力、促进肿瘤细胞凋亡发挥抗肿瘤作用。此外,杜仲还具有抗菌、抗病毒、抗炎、镇痛、抗氧化、保肝护肾、抗骨质疏松等作用。

【制剂】蒙药:风湿二十五味丸。

傣药:益肾健骨片。

彝药:参七心疏胶囊。

附注:杜仲 *E. ulmoides* 为我国特有种,药用历史悠久,《神农本草经》中即以"杜仲"之名记载。由于杜仲药用树皮,生长周期长,野生资源较为紧缺,全国各地出现有多种类似品,称"土杜仲""白杜仲""红杜仲"等,常见的有卫矛科植物白杜 *Euonymus maackii* Rupr.(华北、湖北、湖南)、夹竹桃科植物毛叶杜仲 *Chonemorpha valvata* Chatt.(云南思茅)、花皮胶藤 *Ecdysanthera utilis* Hay. et Kaw.、紫花络石 *Trachelospermum axillare* Hook. f.(华南、河北)、红杜仲藤 *Parabarium chunianum* Tsiang、毛杜仲藤 *Parabarium huaitingii* Chun et Tsiang、白杜仲藤 *Parabarium micranthum* (A. DC.) Pierre ex Spire(广西),这些种类多数有毒,不应混用。《云南中标》(彝药,05)中收载有"金丝杜仲/奢其景",基源为卫矛科植物云南卫矛 *Euonymus ynnanensis* Franch. 的枝和叶;《云南中标》(傣药,09)中收载有"金丝藤仲/嘿当社",为夹竹桃科植物长节珠 *Parameria laevigata* (Juss.) Moldenke 的藤茎,均为不同的药物。自20世纪80年代起,全国各地大力发展人工种植,现资源已完全得到缓解,目前杜仲药材商品也以栽培品为主。

文献记载,部分藏医师以杜仲作秦皮(木犀科植物苦枥白蜡树 *Fraxinus rhynchophylla* Hance 的树皮)使用,系误用。

短穗兔儿草

【民族药名】藏药(直打洒曾,志达萨增,直打萨曾)。

【来源】玄参科植物短穗兔耳草 *Lagotis brachystachya* Maxim. 的干燥全草。

【标准】藏标(79),青海藏标(92)。

【功能主治】藏药:散瘀,排脓。用于血热性化脓症,肺胃瘀血,黄水病,脓疡。

【用法与用量】5~9g。

【化学成分】含黄酮类:木犀草素(luteolin),木犀草素-7-O-β-葡萄糖苷(cynaroside),3,5,7-三羟基-3′,5′-二甲氧基黄酮(3,5,7-trihydroxy-3′,5′-dimethoxyflavone)等;有机酸类:肉桂酸(cinnamic acid),正二十四烷酸(lignoceric acid)等;甾体类:β-谷甾醇(β-sitosterol),胡萝卜苷(daucosterol)等。

木犀草素　　　　　　　　　肉桂酸

【药理作用】本品具有较广的体外抑菌活性。

【制剂】藏药：七味兔耳草散，八味西红花止血散，二十味沉香丸，回生甘露丸，如意珍宝丸。

附注：藏医药古籍文献《晶珠本草》记载"直打萨曾生长于平滩和潮湿地方，茎红色，铺于地面，叶似切柔（香薷），花为白红色，少光泽，果实成熟后状如密集的珊瑚小粒团"；《蓝琉璃》云"茎红色，遍铺于地面，叶如香薷叶而小，花小，白黄色，果实似荞麦果，或如那任木（海韭菜）的果"。《藏药志》认为，不同藏医药古籍中记载的"直打萨曾"的基源差异较大，《晶珠本草》中记载的"直打萨曾"和《甘露滴注解》中记载的"子子萨曾"为蔷薇科草莓属（*Fragaria*）的多种植物；《甘露滴注解》中记载的"直打萨曾"为短穗兔儿草 *L. brachystachys*；《蓝琉璃》中记载的"直打萨增"为蓼科植物萹蓄 *Polygonum aviculare* L.；而西藏藏医还以蓼科植物多穗蓼 *Polygonum polystachyum* Wall. ex Meisn. 作"直打萨增"。从其形态上看，以草莓属和短穗兔儿草 *L. brachystachya* 的形态与《晶珠本草》《甘露滴注解》等记载的"茎红色，铺于地面，果实成熟后如密集的珊瑚小粒团"形态较为相符，但其叶宽条形至披针形，全缘，并不似香薷（该属植物的叶缘粗齿或钝齿状）；而草莓属的植物的形态似与上述记载更为相符。《部标藏药》以"草莓/志达萨增"之名收载了"东方草莓 *F. orientalis* Lozinsk. 及同属多种植物的干燥全草"，《藏标》以"草莓/孜孜洒曾"之名收载了"草莓 *F. nilgeerensis* Schlecht.（黄毛草莓）及同属多种植物"，其记载的功能主治与"短穗兔儿草/直打洒曾"相同。但短穗兔儿草与草莓为不同科属的植物，作为同一药材使用是否合理尚有待于研究。在处方给付时应符合制剂批文的规定（参见"草莓"条）。

对　坐　叶

【民族药名】苗药（夏加溜，屙脚跟，八月麻）。

【来源】茜草科植物对坐叶 *Hedyotis uncinella* Hook. et Arn. 的干燥全草。

【标准】贵州地标（94），贵州中民标（03）。

【功能主治】苗药：祛风除湿，健脾消积。用于风湿性关节疼痛，小儿疳积，泄泻，痢疾，牙疳，皮肤瘙痒；外用捣烂调洗米水洗患处治疮疡久不收口。

中药：清热解毒，调中止泻。用于腹泻，腹胀，里急后重，痢疾，急性肠胃炎。

【用法与用量】3~9g；或研末吞服，或入丸、散。

【化学成分】含三萜类：齐墩果酸（oleanolic acid），熊果酸（ursolic acid），白桦酸（betulinic acid），3-表白桦酸，3β-羟基齐墩果-11，13（18）-二烯-29-酸 [3β-hydroxy-oleana-11, 13(18)-dien-29-oic acid] 等；黄酮类：槲皮素（quercetin）；其他：β-谷甾醇（β-sitosterol），胡

萝卜苷(daucosterol)等。《贵州中民标》规定含齐墩果酸($C_{30}H_{48}O_3$)不得少于0.40%。

齐墩果酸　　　　　　槲皮素

【药理作用】白桦酸具有抗肿瘤、抗病毒及抗炎作用。
【制剂】苗药：解毒止泻胶囊。
附注：《中国植物志》中，*H. uncinella* 的中文名使用"长节耳草"。

多刺绿绒蒿

【民族药名】藏药(刺儿恩，才儿恩，才温，阿恰才温，温保尔达亚干，温保德吉，才玛达尔都木，阿札拉洛合斋)。
【来源】罂粟科植物多刺绿绒蒿 *Meconopsis horridula* Hook. f. et Thoms.、总状绿绒蒿 *Meconopsis horridula* Hook. f. et Thoms. var. *racemosa* (Maxim.) Prain 的干燥花或全草。
【标准】部标藏药(95)，藏标(79)，青海藏标(92)。
【功能主治】藏药：接骨，清热，止痛，活血化瘀。用于头伤，骨折，骨裂，胸背疼痛，关节热痛。
【用法与用量】3~5g。
【化学成分】含黄酮类：槲皮素(quercetin)，木犀草素(luteolin)，芹菜素(apigenin)，大风子素(hydnocarpin)，山奈酚(kaempferol)，山奈酚-4′-甲醚(kaempferide)，小麦黄素-7-*O*-β-D-葡萄糖苷(tricin-7-*O*-β-D-glucopyranoside)等；生物碱类：原荷包牡丹碱(prodicentrine)，原阿片碱(protopine)，别隐品碱(allocryptopine)，黄连碱(coptisine)，*N*-马齿苋酰胺(oleracein E)，罂粟红碱(papaverrubine)等；挥发油：亚麻酸甲酯[(9*E*, 12*E*, 15*E*)-methyl octadeca-9, 12, 15-trienoate]，苯乙酸甲酯(methyl 2-phenylacetate)，亚油酸甲酯等；其他：黑水罂粟碱甲醚(amurensinine)，袂康酸(meconic acid)等。

大风子素　　　　　　原阿片碱

【药理作用】本品醇提物具有改善因心肌缺血导致心功能下降的作用,且对心肌细胞损伤、心肌缺血导致的血脂紊乱有一定的改善作用。醇提取液体外对流感病毒有一定的抗病毒活性。N-马齿苋酰胺对人肝癌细胞系 HepG$_2$ 具有显著的细胞毒活性。小麦黄素-7-O-β-D-葡萄糖苷对小鼠脾细胞具有明显细胞毒作用。

【制剂】藏药:八味秦皮胶囊,八味秦皮丸,二十味金汤散,二十六味通经散,二十九味羌活散,三十五味沉香丸,达斯玛保丸,甘露灵丸。

附注:《中国植物志》中,总状绿绒蒿的学名为 *M. racemosa* Maxim.,*Meconopsis horridula* Hook. f. et Thoms. var. *racemosa*(Maxim.)Prain 作为其异名。

《晶珠本草》云:"本品叶、茎、花、果荚均被刺,形状像黄绿绒蒿,特别是本品的花呈翠蓝色。本品虽有 3 种,但功效和形状基本相同。一种茎中空,粗壮,枝多者,即上述一种;一种叶比上述的一种大,茎紫色,状如荨麻茎,如树分枝,枝头开花;一种根单一,分茎多而无较大的总茎,状如藏金盏。3 种均被刺。"《藏药志》记载,各地藏医均使用多刺绿绒蒿 *M. horridula* 和总状绿绒蒿 *Meconopsis horridula* var. *racemosa*,但后者茎具多花,与《晶珠本草》记载的"枝头开花"不符,应为代用品。

藏医药用的绿绒蒿属(*Meconopsis*)植物种类较多,大致涉及 3 个药材品种(参见"绿绒蒿"条)。

《云南药标》(74,96)以"红毛阳参"之名收载了总状绿绒蒿 *M. horridula* var. *racemosa* 的根,为不同的药物。

多 叶 棘 豆

【民族药名】藏药(莪大夏,曲达毛,得吉巴,堆孜巴多,那保拉巴尔毒,洛合毒合),蒙药(那布其日哈嘎-奥日都扎,那布其日哈格-奥日道扎,纳布其日哈嘎-奥日图哲,查干-达格沙,达格沙-嘎日布,宝玛音-浩日,粘乃-浩日,奥兰其-奥日道扎)。

【来源】豆科植物多叶棘豆 *Oxytropis myriophylla*(Pall.)DC. 的干燥全草。

【标准】中国药典(附录),部标蒙药(98),内蒙蒙标(86)。

【功能主治】藏药:清热解毒,生肌愈疮,涩脉止血。用于瘟疫,咽喉肿痛,大便秘结;外敷治疮疖肿痛。

蒙药:杀"黏",清热,燥"协日乌素",愈伤,生肌,止血,锁脉,消肿,通便。用于瘟疫,发症,丹毒,腮腺炎,阵刺痛,肠刺痛,脑刺痛,麻疹,颈强病,痛风,游痛症,创伤,抽搐,鼻出血,月经过多,吐血,咳痰。

【用法与用量】3~6g。

【化学成分】挥发油类:1-甲氧基-4-[1-丙烯基]-苯(*p*-propenyl anisole),6,10,14-三甲基-2-十五烷酮(6,10,14-trimethylpentadecan-2-one),己醛(caproaldehyde)等;黄酮类:异鼠李素(isorhamnetin),山奈酚(kaempferol),5-羟基-7,4'-二甲氧基黄酮(5-hydroxyl-7,4'-dimethoxyflavone),狐尾藻苷(oxymyrioside),乙酰狐尾藻苷(acetyloxymyrioside),香豆酰异狐尾藻苷(coumaroylisomyrioside)等。

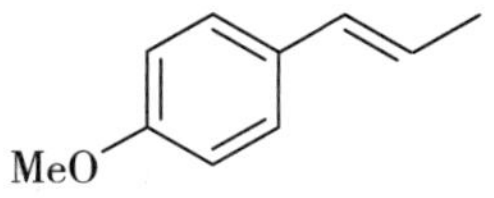

1-甲氧基-4-[1-丙烯基]-苯 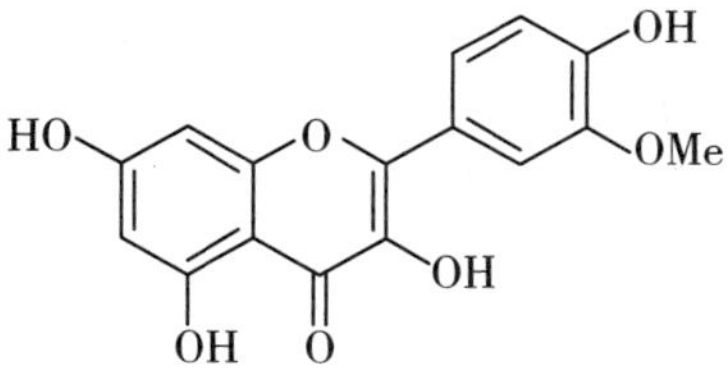　　　　　　　　异鼠李素

【药理作用】总黄酮在维生素 B_2-Met-NBT 体系中对氧自由基，在维生素 C-copper-CytC 体系中对羟自由基，在 Fe^{2+}/H_2O_2 体系中对脂质过氧化物均有抑制和清除作用。

【制剂】蒙药：清瘟十二味丸，清瘟止痛十一味丸。

附注：本品与藏药"莪大夏"（棘豆）类似，藏医所用的为分布于藏区的镰形棘豆 *O. falcata* Bunge、轮叶棘豆 *O. chiliophylla* Royle.，据《藏药志》《中华本草：藏药卷》记载，多叶棘豆 *Oxytropis myriophylla* 也为藏药"莪大夏"的基源植物之一，但该种分布于宁夏至黑龙江的华北和东北地区，藏区无分布，推测藏医药用的可能性较小。藏医、蒙医药用棘豆属（*Oxytropis*）植物基源种类的差异与各地分布的资源有关（参见"棘豆"条）。

文献记载，蒙医还将海拉尔棘豆 *O. hailarensis* Kitag.、砂珍棘豆 *O. psammocharis* Hance 的地上部分同样药用，但未见有标准收载，应按制剂批文规定使用。

鹅 不 食 草

【民族药名】苗药（锐鸡片），傣药（牙西汗，亚习汗，亚稀汉）。

【来源】菊科植物鹅不食草 *Centipeda minima* (L.) A. Br. et Aschers. 的干燥全草。

【标准】中国药典，贵州中标规（65），新疆药标（80），广西壮标（08），福建中标（90），贵州中民标（副篇，03）。

【功能主治】苗药：用于鼻塞不通，头痛，小儿疳积，百日咳，慢性支气管炎，疟疾；外用于肥厚性鼻炎，跌打扭伤肿痛。

傣药：用于过敏性鼻炎，慢性鼻炎，感冒鼻塞，高血压，慢性支气管炎，百日咳，跌打损伤，风湿性关节炎，蛔虫病，银屑病。

中药：发散风寒，通鼻窍，止咳。用于风寒头痛，咳嗽痰多，鼻塞不通，鼻渊流涕。

【用法与用量】6~9g。外用适量。

【化学成分】含木脂素类：短叶老鹳草素（brevifoliol），堆心菊灵（helenalin），山金车内酯 C（arnicolide C）等；黄酮类：芹菜素（apigenin），蜜橘黄素（nobiletin）等；挥发油：桉油精（1,8-oxido-p-menthane），樟脑（camphor），马鞭草烯酮 [(1*S*)-verbenone] 等。

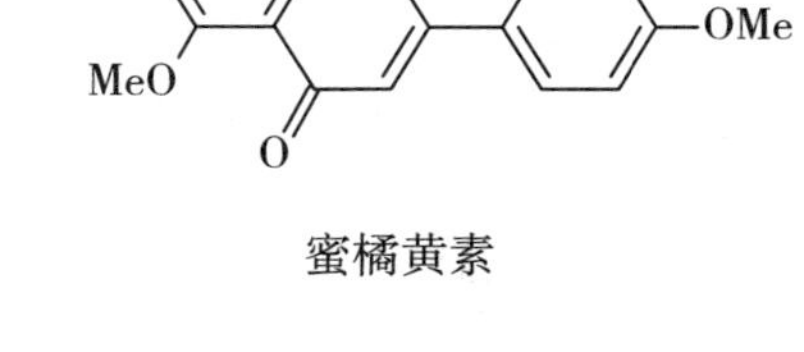

蜜橘黄素

【药理作用】 鹅不食草能减轻过敏性鼻炎豚鼠打喷嚏、流鼻涕的症状,改善鼻黏膜上皮组织充血、水肿,炎症细胞浸润。挥发油对小鼠棉球肉芽肿和蛋清致大鼠足肿胀均有明显的抑制作用,能明显减少大鼠炎症组织中组胺的含量,对急、慢性炎症有明显的抑制作用。鹅不食草还具有抗肿瘤、护肝、抑菌等作用。

【制剂】 苗药:鼻宁喷雾剂,结石清胶囊,口鼻清喷雾剂。

附注:《中国植物志》中,*C. minima* 的中文名使用"石胡荽"。

在民间称"鹅不食草"的植物甚多,在广西还药用一种"大鹅不食草",为菊科植物拳头菊(球菊)*Epates australis* Less. 的全草,为地方习用品。浙江、山东、湖南、贵州等地还以石竹科植物小无心菜(无心菜)*Arenaria serpyllifolia* L. 误作鹅不食草(在江苏等地民间习称"鹅不食草"),应注意鉴别。

莪术(莪茂,黄莪术)

【民族药名】 蒙药(诺古干-嘎,札日古德伯),维药(布祖哈,欧如库里卡甫尔,乃日开曲尔),傣药(晚勒,贺莫毫卵,晚害闹,好命嘟,毫命拉,望贺龙)。

【来源】 姜科植物蓬莪术 *Curcuma phaeocaulis* Val.、广西莪术 *Curcuma kwangsiensis* S. G. Lee et C. F. Liang、温郁金 *Curcuma wenyujin* Y. H. Chen et C. Ling、莪术 *Curcuma zedoaria* Rosc.、郁金 *Curcuma aromatica* Salisb. 的干燥根茎。

【标准】 中国药典,新疆药标(80),台湾中药典范(85),台湾中药典(04),贵州中民标(副篇,03),广西壮标(08),云南中标(傣药,09)。

【功能主治】 蒙药:用于腹部肿块,积滞腹胀,血瘀经闭,跌扑损伤。

维药:生干生热,开通阻滞,温经消肿,温肺化痰,散气止痛,补脑强心,健胃消食,温肾壮阳,利尿通经,降逆止呕,健肌,固齿。用于湿寒性或黏液质性疾病,如阻滞引起的各种炎肿和疼痛,咳嗽,哮喘,小腹胀痛,关节肿痛,脑痛,心痛,胃痛纳差,腰痛阳痿,经少不畅,恶心呕吐,牙齿松动,慢性牙龈炎。

苗药:用于腹部肿块,积滞腹胀,血瘀经闭,跌扑损伤。

傣药:健脾益胃,行气消肿,活血止痛。用于胸闷胁痛,脘腹胀痛,食欲缺乏,胆汁病(黄胆病、白胆病、黑胆病),月经不调,痛经经,闭经,产后瘀血疼痛,风湿痹痛。

中药:行气破血,消积止痛。用于癥瘕痞块,瘀血经闭,胸痹心痛,食积胀痛。

【用法与用量】 3~10g;维药 1~3g;傣药 10~15g。孕妇禁用。维医认为本品过量对心脏有害,并可引起头痛,可以天山堇菜矫正。

【化学成分】 含挥发油类:莪术酮(curzerenone),莪术二酮(curdione),去氢莪术酮(anhydrocurzerenone),莪术烯醇(curcurmenol),异莪术烯醇,二呋喃莪术烯酮(difurocumenone),莪术二醇(aerugidiol),姜黄酮(turmerone),芳姜黄酮(*ar*-turmerone),姜黄烯(curcumene),榄香烯(elemene),龙脑(borneol),异龙脑(isoborneol),大牻牛儿酮(germacrone),α-、β-蒎烯(α-、β-pinene),樟烯(camphene),柠檬烯(limonene),松油烯(terpinene),丁香烯(caryophyllene),1,8-桉叶素(1,8-cineole)等。《中国药典》规定含挥发油不得少于 1.5%(ml/g)。

莪术酮

【药理作用】 莪术中的倍半萜类物质榄香烯具有抗肿瘤作用,对宫颈癌、肺癌、白血病、胃癌、肝癌等均具有治疗作用。其中 β-榄香烯具有广谱抗肿瘤活性,对多部位肿瘤具有治疗作用,能有效抑制卵巢癌细胞的活性,将人卵巢癌 SKOV3 细胞阻滞于 G_0/G_1 期,从而明显抑制 SKOV3 细胞的增殖。煎剂可对抗肾上腺素的小鼠肠内膜微动脉收缩,减轻管径收缩程度,改善微循环。莪术油、莪术醇腹腔注射可明显对抗环磷酰胺引起的小鼠白细胞减少,并促进白细胞回升,具有一定的升白细胞作用。醇提物及挥发油能明显降低四氯化碳、硫代乙酰胺引起的小鼠丙氨酸氨基转移酶升高,减少磺溴酞钠潴留量,使相应的肝组织病变减轻。此外,莪术还具有抗早孕、抗菌、抗炎、抗凝血、抗银屑病等作用。

【制剂】 苗药:十二味痹通搽剂。

彝药:丹莪妇康煎膏。

附注:《FOC》中,"*Curcuma phaeocaulis* Val." 的中文名使用"莪术";而《中国植物志》中,"莪术"的学名为"*Curcuma zedoaria*(Christm.)Rosc.";温郁金 *C. wenyujin* 被作为郁金 *C. aromatica* 的栽培变种,学名为 *C. aromatica* cv. Wenyujin。"温郁金"的学名为"*Curcuma aromatica* Salisb. cv. *Wenyujin*"。有文献记载莪术的学名为"*C. aeruginosa* Roxb.",该学名在《中国植物志》中未见有记载。

来源于温郁金 *C. wenyujin* 的莪术习称"温莪术",其挥发油为《中国药典》收载的"莪术油"。莪术在冬季植株茎叶枯萎后采挖,洗净,蒸或煮至透心后晒干或低温干燥。《中国药典》还另收载有"片姜黄",为温郁金 *C. wenyujin* 和郁金 *Curcuma aromatica* Salisb. 的根茎,但采挖后趁鲜纵切成厚片,晒干,其功能主治与莪术有所不同,应注意区别。

儿茶(孩儿茶)

【民族药名】 藏药(多甲,堆甲,哆甲,桑当加保,生等勘扎,洁拉瓦日),蒙药(道扎,干巴-茶),维药(卡提印地,卡替印地,卡提,开提),傣药(锅西泻)。

【来源】 豆科植物儿茶 *Acacia catechu*(L. f.)Willd. 的去皮枝、干的干燥煎膏。

【标准】 中国药典,部标藏药(附录,95),藏标(79),青海藏标(附录,92),内蒙蒙标(86),部标维药(附录,99),新疆维标(93),云南药标(74),部标进药(77,86),新疆药标(80),台湾中药典范(85),局标进药(04)。

【功能主治】 藏药:清热,生津,化痰,引黄水,止血敛疮,生肌定痛。用于痰热,咳嗽,口渴;外用于黄水病,湿疮,牙疳,口疮,下疳,痔肿。

蒙药:燥"协日乌素",生肌,敛疮。用于"协日乌素"病,黄水疮,疥,外伤。

维药:生干生热,驱除肠虫,燥湿止泻,凉血止血,固齿,消炎,净血解毒,消除黄疸,清热固精,通利小便。用于湿热性或血液质性疾病,肠道寄生虫,湿性腹泻,热性牙周炎,牙龈出血,口腔疼痛,麻风,黄疸,滑精,遗精,小便赤烧。

傣药:清火解毒,杀虫止痒,敛疮,止泻,止血。用于"兵洞烘洞飞暖"(皮肤瘙痒、斑疹、疥癣、湿疹),"拢蒙沙嘿"(腹痛腹泻、赤白下痢),"把办哦勒"(外伤出血),"拢拨响"(肺结核),"兵洞烂"(疮疡久不收口),"说兵洞令兰"(口舌生疮、溃烂)。

中药:活血止痛,止血生肌,收湿敛疮,清肺化痰。用于跌扑伤痛,外伤出血,吐血衄血,溃疡不敛,湿疹,湿疮,肺热咳嗽。

【用法与用量】1~3g;蒙药 3~6g;傣药 5~10g。包煎,多入丸、散服。外用适量,煎水洗或研末撒伤处。藏医临床忌用于寒湿证。维医认为本品对肾脏有害,可引起肾结石,并降低性欲,可以麝香、龙涎香矫正。

【化学成分】含酚类:儿茶素(catechin),表儿茶素(l-epicatechin),阿福豆素(afzelin),右旋阿福儿茶素(afzelechin),儿茶鞣酸,表儿茶酚(epicatechol),儿茶鞣红(cetechu-red)等;黄酮类:山奈酚(kaempferol),二氢山奈酚(dihydro-kaempferol),槲皮素(quercetin),二氢槲皮素(taxifolin,花旗松素),双聚原矢车菊素(dimeric procyanidin),异鼠李素(isorhamnetin),3,4′,7- 三羟基 -3′,5- 二甲氧基黄酮等;其他:紫铆素(butin),脂肪油,树胶等。《中国药典》规定含儿茶素($C_{15}H_{14}O_6$)和表儿茶素($C_{15}H_{14}O_6$)的总量不得少于 21.0%。

表儿茶素　　　　　　阿福豆素

【药理作用】儿茶水溶液能抑制家兔十二指肠及小肠蠕动,并促进盲肠的逆蠕动,因而具有止泻作用,但对大肠几乎无作用。离体实验表明儿茶煎剂具有较强的杀死腹水癌细胞的作用。儿茶煎剂对金黄色葡萄球菌、白喉杆菌、福氏痢疾杆菌、伤寒杆菌、常见的致病性皮肤真菌等有抑制作用。儿茶在体外对腹水癌细胞有显著的抑制作用,可直接杀死癌细胞。左旋儿茶素和表儿茶素均有显著的保肝、利胆作用,灌胃给予左旋儿茶素对四氯化碳所致的肝损伤有保肝作用,可明显降低谷丙转氨酶(GPT),逆转倒置的清蛋白/球蛋白(A/G)。儿茶素对 ADP、花生四烯酸(AA)和胶原诱导的兔血小板聚集有抑制作用,还可抑制大鼠血栓的形成。表儿茶素能促进大鼠胰岛素分泌,增加大鼠胰岛中的胰岛素含量,促进胰岛中 DNA 的合成,具有降血糖作用。此外,儿茶尚有增强免疫、抗放射、镇痛作用。

【制剂】藏药:十五味乳鹏丸,十八味党参丸,十八味欧曲丸,十八味欧曲珍宝丸,二十五味儿茶丸,棘豆消痒洗剂。

蒙药:十八味欧曲丸。

维药:清涩比黑马尔江散。

傣药:七味解毒活血膏。

附注:儿茶 *A. catechu* 原产于印度,我国云南西双版纳、临沧有野生,广东、广西、台湾等地有引种栽培，现儿茶药材也有进口和国产两类。

《中国药典》1963年版、《部标进药》及《新疆维标》在"儿茶"条下还收载有茜草科植物儿茶钩藤 *Uncaria gambier* Roxb.（干巴儿茶树），为带叶嫩枝的干燥水煎膏，习称"钩藤儿茶""方儿茶"或"棕儿茶"。该种原产于东印度群岛、斯里兰卡等地，印度尼西亚、印度有栽培，我国在广西、海南等地有引种，药材系进口，含有儿茶素、儿茶鞣酸、槲皮素、儿茶荧光素（gambir fluorescein）、棕儿茶碱（gambirine），罗克斯伯氏碱 A~E（roxburghines A~E）等成分，与来源于儿茶 *A. catechu* 的"儿茶"同样使用。

维医药古籍《药物之园》记载："儿茶是一种树的胶质或乳汁；树高大，树皮棕色，木质较硬，树枝带刺，树叶羽状，二回。用刀划破树皮表面，使其树汁自行流出，干化时采收备用。儿茶为白色、红色两种。"从其采集方式、色泽看，似乎系某种树脂类药材，而非由"去皮枝、干的干燥煎膏"的儿茶。

翻 白 草

【民族药名】蒙药（沙扎盖-萨布日）。

【来源】蔷薇科植物翻白草 *Potentilla discolor* Bge. 的干燥全草。

【标准】中国药典，新疆药标（80），山西中标（87），北京中标（附录，88），内蒙中标（88），福建中标（90，06），河南中标（93），上海中标（94），山东中标（95，02），福建中标（09）。

【功能主治】蒙药：杀"黏"，清热，燥"协日乌素"，愈伤，生肌，止血，消肿。用于"黏"疫，脉伤，新旧创伤，"陶赖""赫如虎""协日乌素"症，各种出血。

中药：清热解毒，止痢，止血。用于湿热泻痢，痈肿疮毒，血热吐衄，便血，崩漏。

【用法与用量】9~15g。外用适量，煎水熏洗或鲜品捣烂敷患处。

【化学成分】含黄酮类：槲皮素（quercetin），柚皮素（naringenin），山奈酚（kaempferol），木犀草素（luteolin）等；鞣质类：鞣花酸（ellagic acid），鞣花酸-3-甲醚，鞣花酸-3-甲醚-4′-O-α-L-吡喃鼠李糖苷等；有机酸类：延胡索酸（fumaric acid），没食子酸（gallic acid），原儿茶酸（protocatechuic acid），间苯二酸等。

柚皮素   原儿茶酸

【药理作用】翻白草对福氏和志贺痢疾杆菌均有不同程度的抑制作用。

【制剂】蒙药：巴特日七味丸，清感九味丸，清瘟止痛十四味丸，消肿九味散，消肿橡胶膏。

附注：文献记载蒙医还用委陵菜 *P. chinensis* Ser.，称"陶赖音-唐奈"，功能为清热、止血、止泻，用于感冒、血热、脉热、肺热、包如病、咳血、血痢、痈肿。该种为《中国药典》收载之"委陵菜"，功能为清热解毒、凉血止痢，用于赤痢腹痛、久痢不止、痔疮出血、痈肿疮毒，与翻百草不尽相同,应按制剂批文规定使用。藏医民间药用委陵菜 P. chinensis 的全草,称"鞠赤雅巴",用于痢疾、肠炎,但未见藏医药古籍文献中记载(参见"委陵菜"条)。

番 泻 叶

【民族药名】 维药(萨那,沙纳,撒纳,撒那亦麦乞,撒纳亦马其,萨那衣买克)。

【来源】 豆科植物狭叶番泻 Cassia angustifolia Vahl.、尖叶番泻 Cassia acutifolia Delile、亚历山大里亚番泻叶 Cassia senna Linné 的干燥小叶。

【标准】 中国药典,部标进药(77,86),新疆药标(80),局标进药(04),台湾中药典(04),香港中标(第6期)。

【功能主治】 维药:生干生热,清除异常黏液质,通利大便,爽心悦志,开通阻塞,散气止痛,祛风止痒。用于黏液质性或黏液质中渗入黑胆质性疾病,如习惯性便秘,癔症,偏头痛,疯狂,神经病,肠道梗阻,腹痛腹胀,类风湿关节炎,坐骨神经痛,皮毛脱落,皮肤瘙痒,痤疮。

中药:泻热行滞,通便,利水。用于热结积滞,便秘腹痛,水肿胀满。

【用法与用量】 2~6g;维药 3~9g。外用适量。后下,或开水泡服。孕妇慎用。维医认为本品可引起肠鸣、腹痛、恶心,可以玫瑰花、巴旦杏仁油、食盐矫正。

【化学成分】 含蒽醌类:番泻苷 A~D(sennosides A~D),大黄酸(rhein),芦荟大黄素(aloeemodin),大黄酚(chrysophanol)等;黄酮类:异鼠李素(isorhamnetin),山奈酚(kaempferol),山奈苷(kaempferitrin)等。《中国药典》和《香港中标》规定含番泻苷 A($C_{42}H_{38}O_{20}$)番泻苷 B($C_{42}H_{38}O_{20}$)的总量不得少于 1.1%。

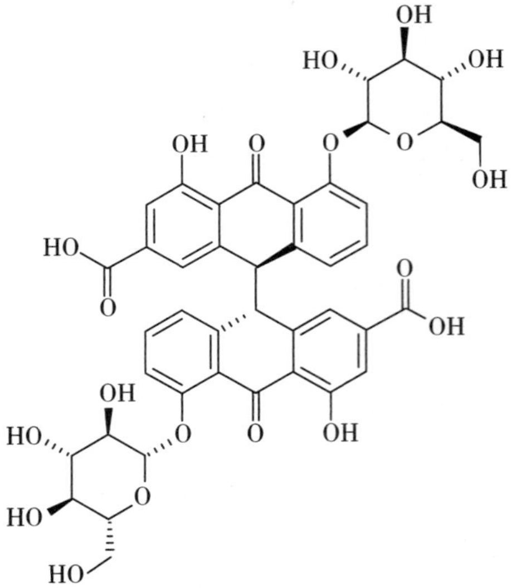

番泻苷 B

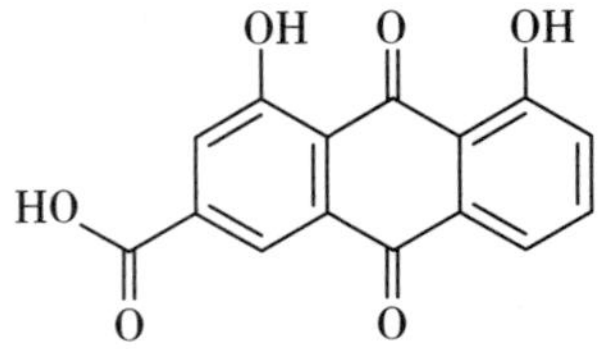

大黄酸

【药理作用】 番泻叶水、醇提取液对大肠埃希菌、变形杆菌、痢疾杆菌、甲型链球菌和白念珠菌均有明显的抑制作用。番泻叶粉口服后可增加血小板和纤维蛋白原,能缩短凝血时间、复钙时间、凝血活酶时间与血块收缩时间,有助于止血。番泻叶可通过刺激前列腺素合成对胃黏膜产生保护作用,同时产生致泻作用。

【制剂】维药:清浊曲比亲艾拉片,通滞苏润江胶囊,通滞依提尔菲力沙那片。

附注:维医药古籍文献《药物之园》记载:"番泻叶是一种植物的叶,多产于阿拉伯半岛麦加、非洲埃及等地。药用树叶,绿者为上品,变黑或变黄者为次品。"狭叶番泻 C. angustifolia 产于东非的近海及其岛屿、阿拉伯南部、印度西北和南部等,尖叶番泻 C. acutifolia 产于热带非洲尼罗河流域,我国均不产,药材为进口,多从印度进口,《印度药典》有收载。在进口的番泻叶中曾发现有耳叶番泻 C. auriculata L.,其叶片中仅含极微量的蒽苷类成分,未检出泻下成分,不能供药用。

现广东、海南、云南等地有引种栽培,但并无药材生产。

防　风

【民族药名】蒙药(舒古日根)。

【来源】伞形科植物防风 Saposhnikovia divaricata (Turcz.) Schischk. 的干燥根。

【标准】中国药典,四川中标(84,87),新疆药标(80),台湾中药典范(85),台湾中药典(04),香港中标(第2期,08)。

【功能主治】蒙药:镇"赫依",燥"协日乌素",止痛。用于风寒感冒,无汗头痛,关节酸痛,半身不遂,神经痛,破伤风。

中药:解表祛风,胜湿止痛,止痉。用于感冒头痛,风湿痹痛,风疹瘙痒,破伤风。

【用法与用量】5~10g。

【化学成分】含色酮类:防风色酮醇(ledebouriellol),5-O-甲基维斯阿米醇苷(4'-O-beta-glucopyranosyl-5-O-methylvisamminol),亥茅酚(hamaudol),升麻素(cimifugin),升麻素苷(prim-O-glucosylcimifugin);香豆素类:香柑内酯(bergapten),补骨脂素(psoralen),欧前胡内酯(imperatorin),珊瑚菜素(phellopterin),川白芷内酯(anomalin),东莨菪素(scopoletin)等;挥发油类:辛醛(octanal),β-甜没药烯(β-bisabolene),侧柏烯(thujene),β-桉叶醇(β-eudesmol)等;其他:人参炔醇(panaxynol),镰叶芹二醇(falcarindiol),β-谷甾醇(β-sitosterol),香草酸(vanillic acid),防风酸性多糖A、C(saposhnikovans A、C)等。《中国药典》和《香港中标》规定含升麻素苷($C_{22}H_{28}O_{11}$)和5-O-甲基维斯阿米醇苷($C_{22}H_{28}O_{10}$)的总量不得少于0.24%。

防风色酮醇　　　　香柑内酯

【药理作用】防风的95%乙醇提取物腹腔注射给药,能显著降低伤寒、副伤寒甲乙三联菌苗致热大鼠的体温;水煎液对酵母、蛋白胨及伤寒、副伤寒甲菌苗精制破伤风类毒素混合制剂致热大鼠有解热作用。对三联疫苗(百日咳、白喉、破伤风疫苗)致热家兔腹腔注射防风水煎液,在1~2小时内解热作用明显。水煎剂对于热刺激、化学刺激引起疼痛的小鼠均有镇痛作用,能明显提高小鼠的痛阈值。水煎液可以协同戊巴比妥钠的催眠作用,同时可以减少小鼠的自主活动次数,具有镇静作用;甲醇提取物可以延长戊巴比妥催眠小鼠的睡眠时间。此外,防风还具有抗炎、抗肿瘤、抗过敏、抗菌、抗病毒、抗凝血、止血、抗惊厥等多种药理活性。

【制剂】蒙药:明目十六味丸。

维药:复方卡力孜然酊。

附注:《中国药典》1963年版和1985年版收载的防风的学名曾使用 *Ledebouriella divaricata*(Tircz.)Hiroe、*Siler divaricatum* Benth. et Hook. f.,《中国植物志》中将其均作为防风 *Saposhnikovia divaricata* 的异名。

全国各地习用或产出的"防风"基源较为复杂,《四川中标》(77)在"防风"条下收载了伞形科植物短裂藁本 *Ligusticum brachylobum* Franch.(短片藁本)、松叶防风(松叶西风芹)*Seseli yunnanense* Franch.(习称"竹叶防风")、竹叶防风(竹叶西风芹)*Seseli mairei* Wolff(习称"西防风"),为地方习用品。此外,四川地方使用的"竹节防风"中还有伞形科植物竹节前胡 *Peucedanum dielsianum* Fedde ex Wolff、"川防风"(又称"西风")为粗糙邪蒿 *Seseli squarrulosum* Shan et Sheh;陕西、甘肃部分地区习用的"石防风"为伞形科植物亚洲岩风 *Libanotis sibirica*(L.)C. A. Mey., 均不宜混用。西北地区的所谓"小防风"为田葛缕子 *Carum buriaticum* Turcz. 或葛缕子 *C. carvi* L. 的根,系混淆品,应注意鉴别。

防己(粉防己)

【来源】防己科植物粉防己 *Stephania tetrandra* S. Moore 的干燥根。

【标准】中国药典,贵州中标规(65),新疆药标(80),香港中标(第4期,10)。

【功能主治】中药:祛风止痛,利水消肿。用于风湿痹痛,水肿脚气,小便不利,湿疹疮毒。

【用法与用量】5~10g。

【化学成分】含生物碱类:粉防己碱(tetrandrine,汉防己甲素),去甲基粉防己碱(demethyltetrandrine,汉防己乙素),防己诺林碱(fangchinoline),轮环藤酚碱(cyclanoline),木兰花碱(magnoflorine),马兜铃内酰胺(aristololactam)等;其他:马兜铃酸。《中国药典》和《香港中标》规定含粉防己碱($C_{38}H_{42}N_2O_6$)和防己诺林碱($C_{37}H_{40}N_2O_6$)的总量不得少于1.6%。

粉防己碱

【药理作用】粉防己碱具有良好的抗肿瘤作用,对结肠癌 HT29 细胞、结肠癌 CT-26 细胞、人膀胱癌 5637 和 T24 细胞、肝癌细胞、神经胶质瘤细胞、食管癌细胞等均有较好的抑制作用;防己诺林碱对前列腺癌 PC3 细胞、乳腺癌细胞 MDA-MB-231、肝癌细胞 $HepG_2$ 和 PLC/PRF/5 等有抑制作用。静脉应用粉防己碱可以降低小肠因缺血再灌注所造成的黏膜损伤的严重性;防己诺林碱可以抑制氧自由基的产生并增强其清除,减轻脂质过氧化作用,对肝脏缺血后的再灌注损伤具有保护作用。防己诺林碱可显著降低氰化钠诱导的神经元细胞死亡,具有抗神经毒性作用。此外,防己还具有抗抑郁、抗老年痴呆、抗细菌、抗真菌、抗病毒等作用。

【制剂】维药:强力玛得土力阿亚特蜜膏。

苗药:金马肝泰颗粒。

附注:"防己"类药材的品种和基源较为复杂,大致有 4 类,即"防己""木防己""汉防己""广防己",各品种的基源与产地有关,主要有防己科和马兜铃科植物。"防己"来源于粉防己 S. tetrandra,习称"粉防己"(《本草原始》名"瓜防己");"木防己"为防己科植物木防己 Cocculus orbiculatus(L.)DC.;"汉防己"为马兜铃科植物异叶马兜铃 A. heterophylla Hemsl. [=Aristolochia kaempferi Willd. f. heterophylla(Hemsl.)S. M. Hwang](《神农本草经》名"防己");"广防己"为马兜铃科植物广防己 Aristolochia westlandii Hemsl.(=Aristolochia fangchi Y. C. Wu ex L. D. Chow et S. M. Hwang)和防己 A. fangchi Wu。据考证防己自古分为"汉防己"和"木防己"两大类,而古籍中记载的"汉防己"应为"粉防己",均为防己科植物。

不同地区习用或产出的"防己"的基源常有交叉。《中国药典》2000 年版及之前各版中另条收载有"广防己"(广防己 Aristolochia westlandii、防己 A. fangchi);而四川、贵州地方标准中则以"防己"之名收载了异叶马兜铃 A. heterophylla(甘肃又称"汉防己")、川南马兜铃 A. austroszechuanica Chien et C. Y. Cheng(= 广西马兜铃 A. kwangsiensis Chun et How ex C. F. Liang)、穆坪马兜铃 A. moupinensis Franch.(宝兴马兜铃)(贵州称"木防己")、卵叶马兜铃 A. ovatifatia S. M. Huang(贵州称"木防己")、木防己 C. trilobus(Thunb.)DC. [=C. orbiculatus(L.)DC.](《台湾中药典范》称"木防己");《台湾中药典范》以"汉防己"之名收载了异叶马兜铃 A. heterophylla 和粉防己 S. tetrandra。应注意区别,并按制剂批文规定使用。

《维吾尔药志》记载,维医使用有"非洲防己根"(木嘎斯),为非洲防己 Jateorhiza Columba Miers,功能为健胃、消炎、止痛,与中药"防己"不同。该种分布于非洲东海岸,莫桑比克、马达加斯加等地有栽培,我国无分布,药材系进口。

飞龙掌血(见血飞,飞龙掌血根皮,三百棒)

【民族药名】苗药(嘎龚布梭学嘎八,郎昌,正象有,薄指,阿散青),傣药(嘿麻柳糯,吗亚藤),彝药(奢载,诺娜,出列,称木鲁帕)。

【来源】芸香科植物飞龙掌血 Toddalia asiatica(Linnaeus)Lamarck 的干燥根或根皮或茎。

【标准】云南中标(彝药,05),贵州中标(88,09),湖南中标(93,09),贵州地标(94),广西中标(96),云南药标(96),贵州中民标(03),广西壮标(11),湖北中标(09)。

【功能主治】苗药:散瘀止血,祛风除湿,消肿解毒,止痛,接骨,解表。用于感冒,胃气痛，胸胁痛，牙痛，风湿性关节炎，腰腿痛，骨折，跌打损伤，劳伤吐血，外伤出血，月经不调，痢疾，疟疾，疗疮肿毒，毒蛇咬伤。

傣药：除风，通血止痛。用于"拢梅兰申"（风寒湿痹证、肢体关节肿痛、屈伸不利），刀伤出血，骨折扭伤，跌打损伤，胃痛，腰腿痛。

彝药（茎）：活血止痛，祛风散寒。用于脘腹疼痛，腰痛，寒湿痹痛，跌打损伤，皮肤瘙痒。

中药：祛风止痛，散瘀止血，消肿解毒。用于风湿痹痛，胃痛，跌扑损伤，吐血，刀伤出血，痛经，闭经，牙龈出血，口舌生疮。

【用法与用量】6~15g。外用适量，研末调敷患处；煎水含漱。孕妇禁用。

【化学成分】含香豆素类：飞龙掌血素（toddanol），飞龙掌血内酯（toddaculine），飞龙掌血内酯酮（toddanone），飞龙掌血内酯烯酮（toddalenone），飞龙掌血香豆喹啉酮（toddacoumalone），飞龙掌血双香豆素（toddasin），飞龙掌血香豆醌（toddacoumaquinone），飞龙掌血新双香豆素（toddalosin），异茴芹香豆素（isopimpinellin），九里香内酯（coumurrayin）等；生物碱类：光叶花椒碱（nitidine），二氢光叶花椒碱（dihydronitidine），勒党碱（avicine），二氢勒党碱（dihydroavicine），飞龙掌血默碱（toddalidimerine），白屈菜红碱（chelerythrine，别名：thoddaline），二氢白屈菜红碱（dihydrochelerythrine），茵芋碱（skimmianine），小檗碱（berberine），全缘喹诺酮（integriquinolone），N-甲基芸香碱（N-methyl flindersine）等；三萜类：蔷薇酸（euscaphic acid），阿江榄仁酸（arjunic acid）等；挥发油类：丁香油酚（eugenol），香茅醇（citronellol）等；其他：树脂类成分，β-谷甾醇（β-sitosterol）等。

异茴芹香豆素　　　二氢白屈菜红碱　　　蔷薇酸

【药理作用】飞龙掌血具有强烈的体外抗甲型 H_1N_1 流感病毒的活性。乙醇提取物对热板法、醋酸致小鼠扭体法、琼脂致小鼠足肿胀法模型小鼠均有较好的镇痛抗炎作用。水提物可显著减少急性缺血心肌的做功和耗氧量，通过纠正心脏对氧的供需平衡失调，改善心脏收缩、舒张功能和泵血功能，从而发挥对缺血心肌的保护作用。飞龙掌血双香豆素对大鼠有利尿作用，对豚鼠回肠有解痉作用。此外，飞龙掌血还有止血、抑菌、抗氧化等活性。

【制剂】苗药：复方伤复宁膏，复方伸筋胶囊，复方血藤药酒，六味伤复宁酊，清痹通络药酒，十二味痹通搽剂，痛可舒酊，通络骨质宁膏。

傣药：关通舒胶囊，关通舒口服液。

附注：关于本品的药用部位，不同标准中收载有所不同，有根、根及根茎、根皮、根及茎等，应按制剂批文规定使用。《贵州中民标》分别收载了"飞龙掌血根皮（见血飞）"和"飞龙掌血叶（见血飞叶）"，两者的功能相近，但后者的用量较大（干品30~50g，鲜品加倍）。

榧子（木榧子）

【民族药名】 蒙药（霍日根-伯日，胡日干-布格日），维药（比恩都克，批恩都克）。

【来源】 红豆杉科植物榧 *Torreya grandis* Fort. et Lindl. 或云南榧子 *Torreya yunnanensis* Cheng et L. K. Fu 的干燥成熟种子。

【标准】 中国药典，内蒙蒙标（86），新疆药标（80），云南药标（74，96）。

【功能主治】 蒙药：补肾，杀虫。用于肾虚，小儿疳积，蛔虫病，绦虫，虫痞。

维药：健脾胃，消积，杀虫，润肠滑便，补脑，强心，助阳，止咳。用于脾胃虚弱，虫积腹痛，便秘，咳嗽，体倦，阳痿，心悸，烦渴。

中药：杀虫消积，润燥止咳，润肠通便。用于钩虫病、蛔虫病、绦虫病，虫积腹痛，小儿疳积，肺热咳嗽，大便秘结。

【用法与用量】 4~15g。

【化学成分】 含脂肪油类：棕榈酸（palmitic acid）、油酸（oleic acid）、亚油酸（linoleic acid）及其甘油酯，甾醇，葡萄糖，多糖等。

【药理作用】 榧子粗提物对赤拟谷盗成虫有一定的忌避作用，对玉米象成虫具有一定的致死作用，但对驱除大鼠体内的巴西日本圆线虫无效。

【制剂】 蒙药：益智温肾十味丸。

附注：《中国植物志》中，*T. grandis* 的中文名使用"榧树"，*T. yunnanensis* 的中文名使用"云南榧树"。

文献记载，四川、云南也药用同属的巴山榧树 *T. fargesii* Franch.；内蒙古还使用日本榧树 *T. nucifera*（L.）Sieb. et Zucc. 的种子，但未见有标准收载。

风毛菊（长毛风毛菊）

【民族药名】 藏药（莪吉秀，俄吉秀，俄吉秀尔，桑瓦门吉，乌木曲真，贝珠牙扎，贝治牙扎，贝者朵尖，俄朵布桑）。

【来源】 菊科植物长毛风毛菊 *Saussurea hieracioides* Hook. f. 或美丽风毛菊 *Saussurea superba* Anthony 的干燥地上部分或全草。

【标准】 部标藏药（95），藏标（79）。

【功能主治】 藏药：渗湿利尿，清热。用于水肿，腹水，膀胱炎，小便不利。

【用法与用量】 2~5g。

【化学成分】 含苯丙素类：伞形花内酯（umbelliferone），东莨菪内酯（scopoletin），咖啡酸（caffeic acid），七叶内酯（esculetin），茵芋苷（skimmin），东莨菪苷（scopolin），绿原酸（chlorogenic acid）；黄酮类：木犀草素（luteolin），柯伊利素（chrysoeriol），木犀草素-7-*O*-β-D-葡萄糖苷（luteolin-7-*O*-β-D-glucoside）等。

　　　　　伞形花内酯　　　　　东莨菪内酯　　　　　柯伊利素

【药理作用】 风毛菊煎剂有抗炎和抗诱变作用,能降低醋酸和二甲苯所致的小鼠腹腔和皮肤毛细血管通透性增高;对二甲苯引起的小鼠耳郭肿胀及蛋清性大鼠足肿胀有显著的抑制作用。

【制剂】 藏药:八味秦皮胶囊,八味秦皮丸,二十六味通经散。

附注:《中国植物中》中,*S. superba* 被作为长毛风毛菊 *S. hieracioides* 的异名,而"美丽风毛菊"的学名为 *S. pulchra* Lipsch.,未见有药用记载。

藏医药古籍文献《药物鉴别明镜》云:"生于山岩与高山草地的分界处。叶似莲叶,分三尖,被毛,铺在地面。茎短。花紫黑色,朵小。种子黑,扁小,坚硬。叶捣碎浸入水中,水变成绿色。"《甘露本草明镜》记载:"根圆锥或柱状,具多数须根。叶青色,卵圆形,质厚,先端尖,叶柄短,互生,两面均被白色长毛。茎短,有一指之长,具分枝。瘦果前端有冠毛。"青藏高原分布的风毛菊属(*Saussurea*)植物种类丰富,藏医药用的该属植物药物和种类也较多,上述文献中记载的与该属植物的形态相似,但确定具体种类较难。《藏药志》《中国藏药》《中华本草:藏药卷》记载西藏、青海、四川、云南藏医均用长毛风毛菊 *S. hieracioides*,但也指出其形态特征与上述记载仅有部分相似,为代用品。

藏医药用风毛菊属(*Saussurea*)的植物种类较多,包括有多种药材。《西藏藏标》(12)中收载有"公巴嘎吉",为松潘风毛菊 *S. sungpanensis* Hand.-Mazz. 的全草。文献记载各地藏医所用的"公巴嘎吉"尚有拉萨风毛菊 *S. kingii* Fisch.、羽裂风毛菊 *S. bodinieri* Lévl.、丽江风毛菊 *S. likiangensis* Franch.、大通风毛菊 *S. katochaete* Maxim. 等,功能为止血、解毒,用于脉热证、新旧疮伤、伤口流血不止、肉食中毒等,系不同的药物。

凤 尾 草

【民族药名】 苗药(咪大专,窝鼾嘎玛,下驾梦,拿滚,嘎说沙),傣药(芽康盖,芽当)。

【来源】 凤尾蕨科植物井栏边草 *Pteris multifida* Poir.、凤尾草 *Pteris cretica* L.、溪边凤尾蕨 *Pteris excelsa* Gaud. 或蜈蚣草 *Pteris vittata* L. 的新鲜或干燥全草。

【标准】 中国药典,部标中药(92),贵州中民标(03)。

【功能主治】 苗药:清热利湿,凉血止血,解毒消肿。用于黄疸型肝炎,肝癌,肠胃炎,痢疾,淋浊,带下,吐血,衄血,便血,尿血,扁桃体炎,咽喉肿痛,腮腺炎,痈肿疮毒,湿疹。

傣药:清热利湿,凉血止血,消肿,解毒,湿疹。

中药:清热利湿,凉血止血,消肿解毒。用于黄疸型肝炎,肠炎,菌痢,淋浊,带下,吐血,尿血,扁桃体炎,腮腺炎,痈肿疮毒,湿疹。

【用法与用量】15~30g。外用适量,鲜品捣烂敷患处。

【化学成分】含黄酮类:木犀草素(luteolin),芹菜素(apigenin),野漆树苷(rhoifolin)等;倍半萜类:蕨素 A~C、F、S(pterosins A~C、F、S),乙酰蕨素 B(acetyl-pterosin B),去羟基蕨素 B(dehydropterosin B)等;甾醇类:β-谷甾醇(β-sitosterol),扶桑甾醇(β-rosasterol)等;其他类:大叶凤尾蕨苷 A~D(creticosides A~D),异蕨苷 C(isopteroside C),异香草酸(isovanillic acid),阿魏酸(ferulic acid),$2\beta,6\beta,16\alpha$-三羟基-左旋-贝壳杉烷[$2\beta,6\beta,16\alpha$-trihydroxy-(−)-kaurane]等。

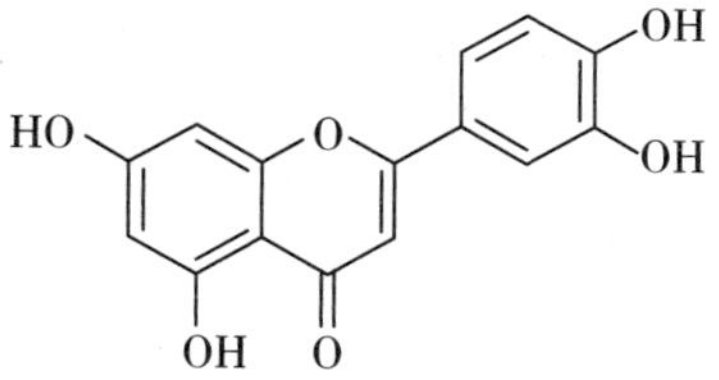

木犀草素

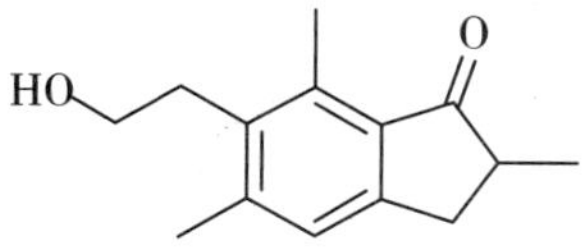

蕨素 B

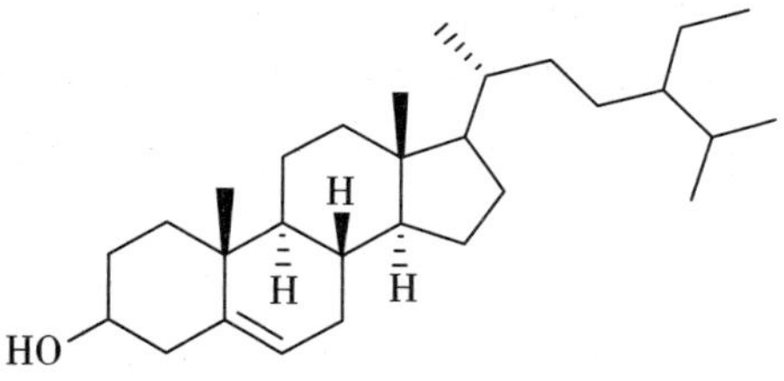

β-谷甾醇

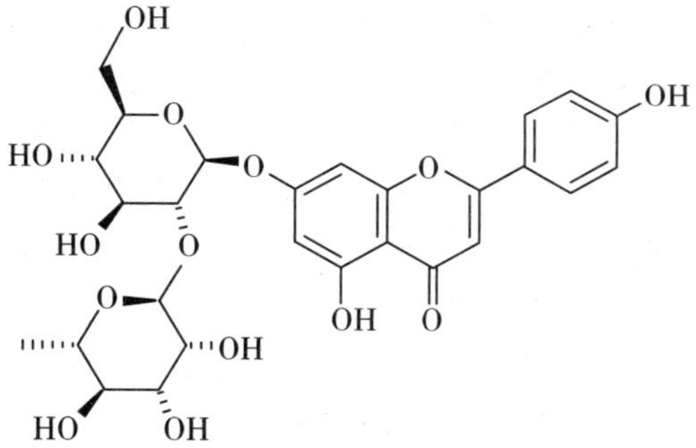

野漆树苷

【药理作用】凤尾草具有广谱抗菌作用,对金黄色葡萄球菌、枯草杆菌、黑曲霉菌均有很强的抑菌作用,对大肠埃希菌、青霉菌均有不同程度的抑菌作用,对黄曲霉菌基本上没有抑制作用。具有抗肿瘤作用,全草或根醇浸出液经腹腔注射,对小鼠肉瘤 S_{180} 有抑制作用;对白血病细胞、肝癌细胞等有抑制作用。对雷公藤甲素致小鼠急性肝损伤具有保护作用。

【制剂】苗药:胆清胶囊,胆炎康胶囊。

附注:《中国植物志》中,*Pteris cretica* 的中文名使用"欧洲凤尾蕨"。

枫香脂(白云香,白芸香,白胶香)

【民族药名】蒙药(查干-古古勒,伯依嘎尔)。

【来源】金缕梅科植物枫香树 *Liquidambar formosana* Hance 的干燥树脂。

【标准】中国药典,内蒙蒙标(86),新疆药标(80),北京中标(附录,98),贵州中民标(附录,03)。

【功能主治】蒙药:燥"协日乌素",消肿,愈伤,止痛,解毒。用于"协日乌素"病,痛风,游痛症,浊热,"巴木"病,发症,皮肤瘙痒,疥癣,秃疮,金伤。

中药:活血止痛,解毒生肌,凉血止血。用于跌扑损伤,痈疽肿痛,吐血,衄血,外伤出血。

【用法与用量】1~3g,宜入丸、散。外用适量。

【化学成分】含萜类:齐墩果酮醇,齐墩果酮酸(oleanonic acid),阿姆布醇酸(ambrolic acid),路路通酮酸(liquidambronic acid),枫香脂熊果酸(forucosolic acid),枫香脂诺维酸(liquidambronovic acid),羽扇豆酮酸等;挥发油类:α-、β-蒎烯(α-、β-pinene),莰烯(camphene),异松油烯(terpinolene),石竹烯(caryophyllene),乙酸龙脑酯(bornyl acetate)等。《中国药典》规定含挥发油不得少于1.0%(ml/g)。

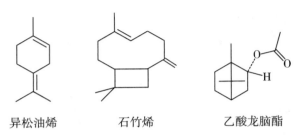

异松油烯　　　石竹烯　　　乙酸龙脑酯

【药理作用】枫香脂能提高小鼠常压下的心肌耐缺氧能力,显著降低三氯甲烷诱导的小鼠室颤发生率,提高冠状动脉流量。挥发油对大鼠离体血管有舒张作用。

【制剂】蒙药:安神补心六味丸,安神镇惊二十味丸,八味三香散,沉香安神散,风湿二十五味丸,枫香脂十味丸,七味广枣丸,清瘟止痛十四味丸,祛痛橡胶膏,顺气安神丸,顺气补心十一味丸,檀香清肺二十味丸,文冠木十味汤散,行气止痛丸,云香十五味丸,珍宝丸,珍珠活络二十九味丸。

附注:文献记载,藏医临床上"乳香"和"白芸香"曾相互替代使用,并以"白芸香"为上品,20世纪60年代前以使用"白芸香"为主,之后则主要使用"乳香"。蒙药处方中也使用"白云香"之名,文献中又称"白胶香"(参见"乳香"条)。

茯苓(茯苓块)

【民族药名】藏药(普林),蒙药(那日森-希莫,那日松-西莫,玛格),苗药(比都独,病都独)。

【来源】多孔菌科真菌茯苓 *Poria cocos* (Schw.) Wolf 的干燥菌核。

【标准】中国药典,内蒙蒙标(86),部标维药(附录,99),云南药标(74),新疆药标(80),台湾中药典(04)。

【功能主治】藏药:用于水肿,腹胀,心悸,失眠,呕吐,出血。

蒙药:清热,止泻,利尿,消食。用于"协日"病,寒热性腹泻,毒症。

苗药:利水渗湿,健脾和胃,宁心安神。用于小便不利,水肿胀满,痰饮咳逆,呕吐,脾虚少食,泄泻,心悸不安,失眠健忘,遗精白浊。

彝药:用于水肿尿少,脾虚泄泻,心神不宁,四肢厥冷,痰饮咳逆,遗精,淋浊。

中药:利水渗湿,健脾,宁心。用于水肿尿少,痰饮眩悸,脾虚食少,便溏泄泻,心神不安,惊悸失眠。

【用法与用量】10~15g;蒙药 3~5g。

【化学成分】 含多糖类：β-茯苓聚糖（β-pachyman），茯苓次聚糖（pachymaran），β-D-葡聚糖 H_{11}（glucan H_{11}），果糖、半乳糖等杂多糖；三萜类：茯苓酸（pachymic acid），茯苓新酸 A~D（poricoic acids A~D），茯苓酸甲酯（pachymic acid methyl ester），7,9(11)-去氢茯苓酸 [7,9(11)-dehydropachymic acid]，7,9(11)-去氢茯苓酸甲酯 [7,9(11)-dehydropachymic acid methyl ester]，β-香树脂醇乙酸酯（β-amyrin acetate），16α-羟基齿孔酸（16α-tumulosic acid），16α-羟基齿孔酸甲酯（16α-tumulosic acid methyl ester），齿孔酸（eburicoic acid），去氢齿孔酸（dehydroeburicoic acid），羊毛甾-8-烯型三萜（lanosta-8-enetypetriterpenes），3β-羟基-7,9(11),24羊毛甾三烯-21-酸 [3β-hydroxylanosta-7,9(11),24-trien-21-oic acid]，多孔菌酸 C 甲酯（polyporenic acid C methyl ester）；脂肪酸类：辛酸（caprylic acid），辛酸酯（caprylate），月桂酸（lauric acid），棕榈酸（palmitic acid），十二碳烯酸（dodecenoic acid）等；其他：麦角甾醇（ergosterol）等。

茯苓酸　　　　　　　　齿孔酸

【药理作用】 茯苓多糖具有增强免疫的生物活性，可以促进小鼠淋巴细胞的增殖，而三萜类物质具有免疫双向调节功能；对小鼠肝脂质过氧化产生的丙二醛有较好的清除效果，对 CCl_4 所致的小鼠肝损伤有明显的治疗作用。中性多糖在体外试验中能够抑制人类白血病细胞 U937 和 HL-60 的扩散；修饰后的多糖对肿瘤细胞有着直接作用，可以通过影响肿瘤细胞的信号内转导、抑制肿瘤细胞 RNA 和 DNA 合成、改变肿瘤细胞生长周期等方式抑制肿瘤；羧甲基茯苓多糖可增强淋巴细胞和巨噬细胞的功能，调节 Th1/Th2 细胞因子分泌，从而提高机体的免疫功能。粗提物以及三萜类化合物可以通过加强胰岛素的作用而起到降血糖的功效。茯苓甲醇提取物中分得的三萜成分对于各种不同的炎症均有较好的抗炎效果。醇提物对生理盐水负荷的水潴留大鼠模型有明显的利尿作用。三萜类和多糖均具有抗氧化作用。多糖可抑制小鼠的肾小球性肾炎，具有利尿作用。茯苓新酸 A 具有细胞毒活性。此外，茯苓还具有抗衰老、抗炎、降血脂、催眠等作用。

【制剂】 维药：克比热提片。

苗药：儿脾醒颗粒，复方伸筋胶囊，玉苓消渴茶。

彝药：胆胃康胶囊，茯蚁参酒，龙金通淋胶囊，肾安胶囊。

傣药：姜竭补血合剂。

附注：茯苓寄生于马尾松、赤松等的根部，时见有其真菌菌核中穿有细的松根者，即菌核抱寄主的细根而生，称之为"茯神"，《本草纲目》名"茯神木"，也药用于心悸、失眠。现湖北罗田等地已建立茯苓的人工培植基地。

附子（生附子）

【民族药名】 维药（节得瓦尔其尼，节得瓦尔斯尼，再地瓦尔其尼，那日比斯其尼，怕勒怕）。

【来源】 毛茛科植物乌头 *Aconitum carmichaelii* Debx. 的子根（侧根）的加工品。

【标准】 中国药典，四川藏标（14），新疆维标（93），新疆药标（80），台湾中药典范（85），湖南中标（09），香港中标（第7期）。

【功能主治】 维药：燥湿祛寒，强补全身，恢复性功能，强筋健肌，祛风镇惊，补脑，补心，补肝，开胃。用于湿寒性或黏液质性疾病，如湿寒偏盛，全身虚弱，性欲降低，肌肉松弛，小儿抽风，脑虚，心虚，肝虚，肝阳黄疸，食欲缺乏。

中药：回阳救逆，补火助阳，散寒止痛。用于亡阳虚脱，肢冷脉微，心阳不足，胸痹心痛，虚寒吐泻，脘腹冷痛，肾阳虚衰，阳痿宫冷，阴寒水肿，阳虚外感，寒湿痹痛。

【用法与用量】 3~15g。宜先煎、久煎。按中医药理论，本品不宜与半夏、瓜蒌、瓜蒌子、瓜蒌皮、天花粉、川贝母、浙贝母、平贝母、伊贝母、湖北贝母、白蔹、白及同用。维医认为本品对热性气质者有害，并可引起头痛、肠溃疡，可以新鲜牛乳或大麦汁矫正。

【化学成分】 含生物碱类：苯甲酰新乌头原碱（benzoylmesaconine），苯甲酰乌头原碱（benzoylaconitine），次乌头碱（hypaconitine），次乌头原碱（hypaconine），苯甲酰次乌头原碱（benzoylhypaconine），新乌头碱（mesaconitine，中乌头碱），苯甲酰中乌头原碱（benzoylmesaconine），乌头碱（aconitine），塔拉乌头胺（talatisamine），和乌胺（higenamine），甲基多巴胺盐酸盐（methyldopa hydrochloride），异飞燕草碱（isodelphinine），附子宁碱（fuziline），附子亭碱（fuzitine），江油乌头碱（jiangyouaconitine），新乌宁碱（neoline），15α-羟基新乌宁碱（15α-hydroxyneoline），去甲猪毛菜碱（salsolinol），多根乌头碱（karakoline），北草乌碱（beiwutine）等。《中国药典》规定含苯甲酰新乌头原碱（$C_{31}H_{43}NO_{10}$）、苯甲酰乌头原碱（$C_{32}H_{45}NO_{10}$）和苯甲酰次乌头原碱（$C_{31}H_{43}NO_9$）（单酯型生物碱）的总量不得少于0.010%，含双酯型生物碱以新乌头碱（$C_{33}H_{45}NO_{11}$）、次乌头碱（$C_{33}H_{45}NO_{10}$）和乌头碱（$C_{34}H_{47}NO_{11}$）（双酯型生物碱）的总量不得过0.020%；《四川藏标》规定含乌头碱（$C_{34}H_{47}NO_{11}$）、次乌头碱（$C_{33}H_{45}NO_{10}$）和新乌头碱（$C_{33}H_{45}NO_{11}$）的总量应为0.10%~0.25%。

苯甲酰新乌头原碱　　　　　次乌头碱

乌头碱

【药理作用】 附子不同制剂在不同的动物模型上均证明具有强心作用,乌头碱类化合物表现出明显的强心作用,同时也具有很强的毒性,且有效剂量接近致毒剂量。对心律的影响具有双重性,其中生物碱可以诱导心律失常,但非生物碱的水溶性成分可以对抗生物碱引起的心律失常。对多种因素造成的心肌损伤具有保护作用,总生物碱可调节缺血心肌的能量代谢、信号传导功能、细胞修复和抗氧化酶等相关蛋白的表达,对缺血心肌产生保护作用。附子水煎剂及其配伍的复方对血管微循环影响明显,能明显扩张小鼠耳郭微血管,增加血流量,加快血流速度,对抗肾上腺素所致的小鼠耳郭微循环障碍。此外,附子还具有抗炎、镇痛、免疫调节、抗肿瘤、抗衰老、护肾、降糖等作用。

【制剂】 维药:清浊曲比亲艾拉片,温肾苏拉甫片,镇静艾比洁德瓦尔丸。

蒙药:透骨灵橡胶膏。

附注:本品有大毒,双酯型生物碱为其主要毒性成分。临床多用炮制品,也有多种炮制方法,按炮制方法不同主要炮制品有"盐附子""黑顺片""白附片",各炮制品的成分及其组成也有所不同,应按制剂批文规定使用。《湖南中标》(09)收载的为"生附子"。

乌头 *A. carmichaelii* 的块根称"草乌""川乌",与"附子"为不同的药物,不得混用。

甘　草

【民族药名】 藏药(相安,向安儿,信俄尔,兴额,象额尔,兴额尔,兴阿尔,卡都,色桑旧玛),蒙药(希和日 - 乌布斯,兴阿日,苏达勒杜 - 归格其,毛敦乃 - 希莫,希和日 - 宝雅),维药(曲曲克布牙,曲曲克布亚,速回,艾斯鲁思苏斯,比合苏斯),傣药(沙莫,沙美,沙英)。

【来源】 豆科植物甘草 *Glycyrrhiza uralensis* Fisch.、胀果甘草 *Glycyrrhiza inflata* Bat. 或光果甘草 *Glycyrrhiza glabra* L. 的干燥根及根茎。

【标准】 中国药典,部标藏药(附录,95),藏标(79),内蒙蒙标(86),部标维药(附录,99),青海药标(76),新疆药标(80),台湾中药典范(85),台湾中药典(06),香港中标(第2期,08)。

【功能主治】 藏药:清热,止咳祛痰,壮阳,止渴,止吐。用于各种肺病,气管炎,脉病,恶心呕吐。

蒙药:止咳润肺,滋补,止吐,止泻,解毒。用于肺痨肺热咳嗽,吐血,口渴,各种中毒,

"白脉"病，咽喉肿痛，胃肠"宝日"，血液病。

维药：生湿生热，调节脓性体液，滋补胸肺，润肺化痰，定喘止咳，散风退热，调和药性。用于干寒性或黑胆质性疾病，如咳嗽胸痛，气短哮喘，顽痰不化，喉干失声，感冒发热，肾及膀胱疮疡。

傣药：和中，缓急，润肺，解毒，调和诸药。用于头重眩晕，恶心呕吐，食物中毒，咽喉肿痛，久咳不愈。

中药：补脾益气，清热解毒，祛痰止咳，缓急止痛，调和诸药。用于脾胃虚弱，倦怠乏力，心悸气短，咳嗽痰多，脘腹、四肢挛急疼痛，痈肿疮毒，缓解药物毒性、烈性。

【用法与用量】1.5~9g。按中医配伍禁忌，甘草不宜与海藻、京大戟、红大戟、甘遂、芫花同用。维医认为本品对肾脏和脾脏有害，用于肾病时需配西黄芪胶，用于脾脏疾病时需配玫瑰花。

【化学成分】含黄酮类：甘草苷（liquiritin），异甘草苷（isoliquiritin），甘草素（liquiritigenin），异甘草素（isoliquiritigenin），新甘草苷（neoliquiritin），甘草黄酮（licoflavone），异甘草黄酮醇（isolicoflavonol），新西兰牡荆苷Ⅱ（vicenin-2），甘草查耳酮乙（licochalcone B），甘草苷元-4′-芹糖基（1→2）葡萄糖苷，甘草苷元-7,4′-二葡萄糖苷，甘草利酮（licoricone），甘草西定（licoricidin），光果甘草酮（glabrone），光果甘草定（glabridin）等；三萜类：甘草酸（glycyrrhizic acid），甘草次酸（glycyrrhetic acid），18α-羟基甘草次酸，24-羟基-11-去氧甘草次酸，甘草甜素（glycyrrhizin），甘草内酯（gabrolide），甘草皂苷 A_3、B_2、C_2、D_3、F_3、G_2、H_2、J_2、K_2（licoricesaponins A_3、B_2、C_2、D_3、F_3、G_2、H_2、J_2、K_2），21α-羟基异光果甘草内酯，甘草环氧酸（liquoric acid），乌拉尔甘草皂苷 B（uralsaponin B）等；香豆素类：甘草香豆素（glycycoumarin），甘草酚（glycyrol），异甘草酚（isoglycyrol）等；生物碱类：5,6,7,8-四氢-4-甲基喹啉（5,6,7,8-tetrahydro-4-methyl quinoline），5,6,7,8-四氢-2-4-二甲基喹啉等；其他：甘草新木脂素（liconeolignan），甘草多糖 UA、UB、UC（glycyrrigans UA、UB、UC），多糖 GR-2-Ⅱa、GR-2-Ⅱb、GR-2-Ⅱc 等。3 种不同基源植物的成分组成有一定差异。《中国药典》规定含甘草苷（$C_{21}H_{22}O_9$）不得少于 0.50%，含甘草酸（$C_{42}H_{62}O_{16}$）不得少于 2.0%；《香港中标》规定含甘草酸（$C_{42}H_{62}O_{16}$）不得少于 2.0%，含甘草苷（$C_{21}H_{22}O_9$）不得少于 1.0%。

甘草苷

异甘草素

甘草酸

【药理作用】甘草具有广泛的药理活性。甘草及其提取物具有抗菌与抗病毒、抗炎、抗癌、增强记忆力及神经保护活性,以及降糖、降胆固醇等作用。甘草酸对多种肝损伤均有明显的保护作用;可有效降低HIV、甲型流感病毒和水疱性口膜炎病毒的感染,降低SARS病毒的增殖,但并不能降低脊髓灰质炎病毒的感染;还具有抗辐射、神经保护、防紫外线、抑制线粒体通透性变化、防缺血再灌注损伤等多种活性。甘草次酸具有抗氧化、抗炎、抗癌等多种活性,体外可抑制白血病细胞、肝癌细胞、结肠癌细胞、胃癌细胞、宫颈癌细胞的增殖。甘草黄酮具有抗氧化、抗炎、抗菌、保肝、激素样作用、降糖、降脂、抗癌、解痉、抗抑郁等多种药理作用。

【制剂】藏药:三味龙胆花丸,四味辣根菜汤散,六味丁香丸,六味甘草丸,六味余甘子汤散,七味血病丸,八味檀香丸,八味小檗皮散,九味竺黄散,十五味龙胆花丸,十五味萝蒂明目丸,十六味杜鹃花丸,二十五味肺病散,二十五味肺病丸,二十五味狐肺散,二十五味绿绒蒿胶囊,二十五味绿绒蒿丸,二十五味珊瑚丸,二十五味獐牙菜散,二十五味竺黄散,白脉软膏,补肾丸,肺热普清散,回生甘露丸,利舒康胶囊,血骚普清散。

蒙药:巴特日六味汤散,八味檀香散,黄柏八味散,桔梗八味片,凉血十味散,七味葡萄散,清肺十八味丸,清血八味散,清咽六味散,沙参止咳汤散,石膏二十五味散,十六味冬青丸,檀香清肺二十味丸,五味沙棘含片,五味沙棘散,玉簪清咽十五味丸,扎冲十三味丸,珍宝丸,珍珠活络二十九味丸,止吐六味散。

维药:阿里红咳喘口服液,柴银感冒颗粒,复方木尼孜其颗粒,降热比那甫西糖浆,六味西红花口服液,热感赛比斯坦颗粒,通阻合牙日仙拜尔片,益脑吾斯提库都斯糖浆,祖卡木颗粒。

苗药:复方草玉梅含片,黄萱益肝散,金鳝消渴颗粒,口鼻清喷雾剂,胃可安胶囊,雪胆胃肠丸。

傣药:表热清颗粒,回心康片,惠血生胶囊,姜竭补血合剂,雅解片,益肾健骨片,珠子肝泰胶囊。

彝药:百贝益肺胶囊,肠舒止泻胶囊,喘络通胶囊,嗨诺惸秋齐胶囊,尿路康颗粒,溶栓脑通胶囊,伤益气雾剂,肾安胶囊,参七心疏胶囊,舒胃药酒,痛舒胶囊,胃复舒胶囊,延胡胃安胶囊,咽舒口服液,止眩安神颗粒,肿痛气雾剂,紫灯胶囊。

附注:《中国药典》1953年版收载的甘草的基源植物的学名为 *G. glabra* Linné var. *glandulifera* Regel et Herder,《中国植物志》中未见有该学名,但记载有甘草 *G. uralensis* 的异名"*G. glandulifera* Ledeb.",推测 *G. glabra* var. *glandulifera* 应是甘草的异名之一。

维医使用的甘草中,也见有同属植物粗毛甘草 *G. aspera* Pall. 形成的商品药材,但未见有标准收载,应注意鉴别。

《宁夏中标》(93)中收载有"铁心甘草",药用部位为根中心质地坚硬呈黑色的部分,系地方用药习惯。

《云南中标》(傣药,09)分别收载有2种傣医药用的"土甘草/嘿涛弯"[豆科植物毛果鱼藤 *Derris eriocarpa* How 的藤茎,功能主治为"清火解毒,止咳化痰,利水消肿,通经活血。用于肺热喘咳,肺痨咳嗽,咯血,六淋证(脓尿、血尿、尿血、沙尿、石尿、白尿),月经不调,痛经,脚气水肿"]和"大树甘草/当娜"[茜草科植物裂果金花 *Schizomussaenda dehiscens* (Craib) H. L. Li 的茎,功能主治为"清热解毒,止咳化痰,利尿消肿。用于肺热咳嗽,咳痰咯血,咽喉肿痛,水肿,尿急尿频,赤白下痢"],均与甘草不同,应注意区别。

干姜(姜,干姜片)

【民族药名】藏药(嘎甲,嘎加,加嘎,曼嘎,尕架,嘎木,俗萨下俗),蒙药(宝日-嘎,嘎,札嘎,曼嘎,哈伦-淖告),维药(赞吉维力,赞吉比力,夏塔热,赞者必厘,苏尼提),苗药(山,凯),彝药(查皮,拢底土,姜棵脚土,齐匹),傣药(辛,杏,万,辛讲,肯梗,喝逮坑,喝心)。

【来源】姜科植物姜 *Zingiber officinale* Rosc. 的干燥根茎。

【标准】中国药典,部标藏药(附录,95),藏标(79),青海藏标(92),内蒙蒙标(86),部标维药(附录,99),新疆药标(80),台湾中药典范(85),四川中标(87,92),贵州中民标(副篇,03)。

【功能主治】藏药:解表散寒,化痰止咳,行气活血。用于风寒感冒,寒痰咳嗽,血液凝滞,"培根"病,"龙"病,中寒腹痛,吐泻,肢冷脉微,风寒湿痹。

蒙药:温中,开胃,消食,强壮,祛"巴达干赫依",排脓。用于清浊不分,恶心,消化不良,胃火不足,"巴达干赫依",肺脓肿,阳痿。

维药:温胃消食,温中止泻,发散风寒,热身壮阳,祛寒止带。用于湿寒胃痛,胃纳不佳,大便稀薄,风寒感冒,腰冷阳痿,白带增多。

苗药:散寒解表,降逆止呕,化痰止咳。用于风寒感冒,恶寒发热,头痛鼻塞,恶心呕吐,痰饮喘咳,胀满,泄泻。

傣药:祛风除湿,理气止痛,降逆止呕,散瘀消肿。用于"拢害埋冒龙"(高热不退),"接崩"(胃脘疼痛),"短嘎儿接,列哈"(心腹冷痛、呕吐),"纳勒接短"(痛经),"拢梅兰申"(风寒湿痹、肢体关节酸痛、屈伸不利),"阻伤"(跌打损伤)。

彝药:用于风寒外感,痰饮咳嗽,哮喘,冷寒腹痛,胃及十二指肠溃疡,急性菌痢,风湿痛,腰腿痛,月经不调,蛔虫性肠梗阻,急性阑尾炎,白癜风,鹅掌风,甲癣,杨梅疮,半夏、乌头、闹羊花、木薯、百部等中毒。

中药：温中散寒，回阳通脉，燥湿消痰。用于脘腹冷痛，呕吐泄泻，肢冷脉微，寒饮喘咳。

【用法与用量】3~10g；傣药 10~15g。维医认为本品对咽喉有害，需配伍甜巴旦杏油或蜂蜜。

【化学成分】含挥发油类：α- 姜烯（α-zingiberene），牻牛儿醛（geranial），牻牛儿醇（geraniol），反 -β- 金合欢烯（β-farnesene），α- 金合欢烯（α-farnesene），β- 甜没药烯（β-bisabolene），β- 水芹烯（β-phellandrene），α- 姜黄烯（α-curcumene），β- 罗勒烯（β-ocimene）等；姜辣素类：4- 姜辣醇（4-gingerol），6- 姜酚（6- 姜辣素、6- 姜辣醇），8- 姜酚（8- 姜辣醇），10- 姜辣醇，12- 姜辣醇，6- 姜烯酚（6-shogaol、6- 姜烯酮），6- 姜辣二酮（6-gingerdione）等；二芳基庚烷类：姜烯酮 A~C（gingerenones A~C），异姜烯酮 B（isogingerenone B），六氢姜黄素（hexahydrocurcumin）等；其他类：6- 姜辣醇 5- 磺酸（6-gingesulfonic acid），5- 羟基龙脑 -2-O-β-D- 吡喃葡萄糖苷（angelicoidenol-2-O-β-D-glupyranoside），姜糖酯 A~C（gingerglycolipids A~C），2- 哌啶酸（pipecolic acid），天冬氨酸，谷氨酸，维生素等。《中国药典》规定含挥发油不得少于 0.8%（ml/g），含 6- 姜辣素（$C_{17}H_{26}O_4$）不得少于 0.60%。

6- 姜酚　　　　　　　姜烯酮 A

【药理作用】干姜可阻断并清除自由基，具有抗氧化作用。姜酚类化合物有明显的镇痛消炎效果，其脂溶性成分包括挥发油与姜辣素类具有解热作用。姜辣素有很好的改善心脑血管系统的功能，可降低室颤发生率，提高引起室性期前收缩、心搏停止的药物用量。醇提物对水浸束缚应激致胃溃疡模型、无水乙醇致胃损伤模型和幽门结扎致胃溃疡模型的胃黏膜损伤均有良好的保护作用，可使实验动物的溃疡指数显著降低；但对幽门结扎型大鼠的胃液量、胃酸浓度、胃蛋白酶活性无抑制作用。此外，干姜还有抗癌、抗血小板聚集、抗血吸虫等作用。

【制剂】藏药：三味干姜散，四味光明盐汤散，四味藏木香汤散，五味石榴丸，六味能消胶囊，六味能消丸，七味酸藤果丸，七珍汤散，八味石榴散，十味血热汤散，十三味马钱子丸，十三味青兰散，十五味雏凤散，十五味黑药丸，二十五味寒水石散，二十五味狐肺散，二十五味绿绒蒿胶囊，二十五味绿绒蒿丸，二十八味槟榔丸，催汤丸，加味白药丸，帕朱丸，石榴普安散，藏降脂胶囊。

蒙药：阿那日十四味散，阿那日五味散，阿魏五味散，槟榔十三味丸，给喜古纳丸，光明盐四味胶囊，健胃止疼五味胶囊，手掌参三十七味丸，顺气十三味散，土木香十味汤散，土木香五味汤散，益智温肾十味丸。

维药：安胃加瓦日西吾地吐如西片，和胃依提尔菲力开比尔蜜膏，金锁昆都尔片，罗补甫克比日丸，平溃加瓦日西麦尔瓦依特蜜膏，强力玛得土力阿亚特蜜膏，清浊曲比亲艾拉片，温散加瓦日西加里奴司片，行气那尼花颗粒，行滞罗哈尼孜牙片，镇静艾比洁德瓦尔丸,镇痛艾比西帕丸,壮益加瓦日西再尔吾尼片。

苗药:貂胰防裂软膏。

傣药:丹绿补肾胶囊。

彝药:藿香万应散,胃复舒胶囊,止眩安神颗粒。

附注:不同文献中收载的部分藏药成方制剂中,可见干姜和山奈(姜科植物山奈 *Kaempferia galanga* L. 的干燥根茎)相互替代使用,两者的功效虽有相似之处,但相互替代是否合理还有待于研究,应按制剂批文规定使用。

姜 *Zingiber officinale* 的新鲜根茎也入药,称"生姜",其功能主治与干姜有所不同,应注意区别(参见"生姜"条)。

甘青青兰(甘青青蓝)

【民族药名】藏药(知杨故,知羊故,志杨故,钦门,绿母苦尔古,几乌泽,几乌泽那保,钦门乌泽)。

【来源】唇形科植物甘青青蓝 *Dracocephalum tanguticum* Maxim. 的干燥地上部分,幼苗期或花初开时采收。

【标准】中国药典(77),部标藏药(95),藏标(79),青海藏标(92)。

【功能主治】藏药:清肝热,止血,愈疮,干黄水。用于肝、胃热,时疫感冒,神疲,头晕,关节炎,黄水类病,血症,疮口不愈。幼苗用于腹水,浮肿。

中药:和胃疏肝。用于胃炎,胃溃疡,肝炎,肝肿大。

【用法与用量】9~15g。

【化学成分】含黄酮类:芹菜素-7-*O*-β-D-葡萄糖苷(apigenin-7-*O*-β-D-glucopyranoside),胡麻黄酮(pedalitin);有机酸类:苯甲酸(benzoic acid),迷迭香酸(rosmarinic acid),香草酸(vanillic acid)等;三萜类:白桦脂醇(betulin),白桦脂酸(betulinic acid),乌发醇(uvaol)等。

胡麻黄酮　　　　　　　白桦脂酸

【药理作用】本品水提取物和乙醇提取物对金黄色葡萄球菌和铜绿假单胞菌有确切的抑菌作用,对大肠埃希菌和粪肠杆菌无抑菌作用。水提液10g/kg灌胃或6.6g/kg腹腔注射,可极显著地降低小鼠的整体耗氧量。水提液3g/kg腹腔注射给药10天,对模拟海拔6500m缺氧10天所致的大鼠血浆黏度比、血细胞比容等指标升高,血小板减少,右心室肥厚倾向均有一定的抑制作用;对缺氧造成的大鼠肺、肝、肾组织损伤有一定的保护作用。水提液可延长异丙肾上腺素所致的心肌损害小鼠的存活时间。

【制剂】藏药：五味甘露丸，五味渣驯丸，七味消肿丸，八味安宁散，八味西红花清肝热散，十一味甘露丸，十一味寒水石散，十三味青兰散，十八味降香丸，十八味牛黄散，二十一味寒水石散，二十五味大汤散，二十五味大汤丸，二十五味绿绒蒿胶囊，二十五味绿绒蒿丸，二十五味余甘子散，二十五味余甘子丸，二十六味通经散，二十八味槟榔丸，大月晶丸，利舒康胶囊，秘诀清凉胶囊，秘诀清凉散，藏降脂胶囊。

附注：《部标藏药》还另收载有"异叶青兰/吉孜青保"，为异叶青兰 *D. heterophyllum* Benth. 的地上部分，其功能主治与甘青青兰不同。

蒙医、维医也使用有青兰属（*Dracocephalum*）植物，但有关标准或专著中收载的基源植物种类不同：《中国药典》（77）和《部标中药》收载有"全叶青兰"，《新疆药标》（80）以"青兰"之名收载，为全叶青兰 *D. integrifolium* Bge. 的地上部分；《中国药典》（77）、《内蒙蒙标》（86）和《部标维药》还收载有"香青兰"，为香青兰 *D. moldovica* L. 的地上部分，其功能主治也各不相同，应注意区别，不宜混用。

甘松（毛甘松）

【民族药名】藏药（榜贝，帮贝，邦贝，赤青，推马尔，赤青推玛尔，玖布伟热巴，咱帝热问），蒙药（乌奴日图-呼吉），维药（松布力，松布力奇尼，松布力印地，笋卜黎，孙布力节比里）。

【来源】败酱科植物甘松 *Nardostachys chinensis* Batal. 或匙叶甘松 *Nardostachys jatamansi*（D. Don）DC. 的干燥根及根茎。

【标准】中国药典，部标藏药（附录，95），藏标（79），青海藏标（附录，92），内蒙蒙标（86），部标维药（附录，99），青海药标（76），新疆药标（80），四川中标（87），山西中标（附录，87），贵州中标（附录，88），内蒙中标（88），香港中标（第6期）。

【功能主治】藏药：理气，醒脾，散寒，燥湿。用于寒湿内阻，心腹胀痛，瘟疫；外治牙疳，龋齿，脚气浮肿。

蒙药：清热，解毒，镇静，消肿止痛。用于毒热，陈热，心跳，失眠，心神不安，癫痫。

维药：生干生热，补脑养心，安神除癫，健胃，补肝，祛风除湿，强筋健肌，利尿通经，活血祛瘀。用于寒性或黑胆质性和黏液质性疾病，如心神不安，癫痫，心悸失眠，胃纳不佳，腹部胀满，肝脏虚弱，消化不良，风湿疼痛，尿少水肿，月经不调，各种瘀斑。

中药：理气止痛，开郁醒脾；外用于祛湿消肿。用于脘腹胀满，食欲缺乏，呕吐；外治牙痛，脚气肿毒。

【用法与用量】2.5~6g，多入复方用。外用适量，泡汤漱口或煎汤洗脚，或研末敷患处。维医认为本品对肾脏有害，使用时需配西黄芪胶、玫瑰花油。

【化学成分】含倍半萜类：马兜铃内酰胺（aristololactam），异甘松新酮（isonardosinone），甘松酮（nardostachone），甘松新酮（nardosinone），甘松新酮二醇（nardoinonediol），缬草萜酮（valerenone），青木香酮（debilone），9-马兜铃烯-1α-醇（9-aristolen-1α-ol），1(10)-马兜铃烯[1(10)-aristolene]，9-马兜铃烯，1(10)-马兜铃烯-α-酮，甘松香醇 A（narchinol A），甘松根酮（gansongone），甘松根醇（gansongol），9β-马兜铃烷醇（aristolene-9β-ol），广藿香醇（patchouli alcohol），β-广藿香烯（β-patchoulene），β-橄榄烯（β-maaliene）等；环烯

醚萜类：甘松二酯（diacylglycerol），缬草三酯（valepotriate），异缬草三酯（isovalepotriate）等；单萜类：α-、β-蒎烯（α-、β-pinene），α-紫罗兰酮（α-ionone）等；三萜类：熊果酸（ursolic acid），齐墩果酸（oleanolic acid）等。《中国药典》规定含挥发油不得少于2.0%（ml/g），含甘松新酮（$C_{15}H_{22}O_3$）不得少于0.10%；《香港中标》规定含挥发油不得少于2.0%（V/W），含甘松新酮（$C_{15}H_{22}O_3$）不得少于0.29%。

缬草三酯　　　　甘松新酮

【药理作用】甘松挥发油可浓度依赖性地抑制大鼠心肌细胞膜的L型钙通道电流，具有抗心律失常作用。甘松对青蛙、家兔、小鼠有与缬草相似的镇静作用；有机溶媒提取物口服或腹腔注射，对小鼠、大鼠、猫有镇静、升压作用。醇提取物体外能拮抗5-羟组胺及乙酰胆碱对离体小肠、大肠、子宫、支气管等平滑肌的作用。醇提取物静脉注射对氯化钡诱发的大鼠心律失常及三氯甲烷-肾上腺素诱发的家兔心律失常均有拮抗作用。甘松静脉注射可显著减慢家兔的心率，对静脉注射垂体后叶素所致的急性心肌缺血有显著的保护作用，并能显著增强小鼠的常压耐缺氧能力。甘松所含的多糖具有体外抗氧化作用。甘松新酮具有一定的镇静趋势和抗抑郁作用，能促进原代培养的神经细胞增殖，抵抗缺糖、缺氧损伤。此外，甘松还有抗菌、降压等作用。

【制剂】藏药：七味诃子散，十三味草果散，十九味草果散，二十五味冰片散，白脉软膏，风湿止痛丸。

蒙药：阿如健脾散，胡日查六味丸，哈敦海鲁木勒九味丸，哈敦海鲁木勒十三味丸，哈日十二味散，藜芦十二味丸，清热二十五味丸，清瘟消肿九味丸。

维药：爱维心口服液，安胃加瓦日西吾地吐如西片，复方西红花口服液，固精麦斯哈片，普鲁尼亚丸，舒肢巴亚待都司片，松补力口服液，温散加瓦日西加里奴司片，通窍阿亚然及派克日片，消食阿米勒努西颗粒，行滞罗哈尼孜牙片。

附注：文献记载，藏医也有以全草入药的情况。

维医还以败酱科植物宽叶缬草 *Valeriana officinalis* L. var. *latifolia* Miq.（又称"欧缬草"）、心叶缬草 *V. jatamansii* Jones 作甘松同等药用。

甘松油（松根油）

【民族药名】无。

【来源】败酱科植物甘松 *Nardostachys chinensis* Batal. 或匙叶甘松 *Nardostachys sjatamansi*(D. Don)DC. 的干燥根及根茎经水蒸气蒸馏得到的挥发油。

【标准】贵州中民标(03)。

【功能主治】中药：镇静安神，醒脾健胃。用于失眠，脘腹胀痛。

【用法与用量】供制剂用。

【化学成分】含挥发油(参见"甘松"条)。

【药理作用】挥发油可浓度依赖性地抑制大鼠心肌细胞膜的 L 型钙通道电流，具有抗心律失常作用。

【制剂】苗药：松根油吸入剂。

附注："松根油吸入剂"处方包括"松根油和维生素 E"，作为失眠的辅助用药。

甘肃棘豆（甘肃棘豆膏）

【民族药名】藏药(赛嘎尔，塞嘎尔，塞嘎，塞玛，萨嘎尔，其玛甲吉，塞嘎砍扎)。

【来源】豆科植物甘肃棘豆 *Oxytropis kansuensis* Bunge、黄花棘豆 *Oxytropis ochrocephala* Bunge 的干燥花。

【标准】青海藏标(附录，92)，西藏未成册标准(06)，西藏藏标(12)。

【功能主治】藏药：利水消肿。用于肾性水肿，营养性水肿，浮肿，脾病，肺热症，肠痧，疫疠。

【用法与用量】1~2g(《中华本草：藏药卷》记载药材的用量为 1~2g；但《西藏藏标》以"甘肃棘豆膏"之名收载，其用量也为 1~2g，应以标准规定为准)。

【化学成分】含黄酮类：甘肃棘豆苷 A(kansuensisoside A)，鼠李柠檬素(rhamnocitrin)，鼠李柠檬素 3-*O*-β-D 半乳糖苷(rhamnocitrin3-*O*-β-D-galactopyranoside)等；甾体类：7α-羟基-β-谷甾醇(7α-hydroxy-β-sitosterol)，5, 11-豆甾二烯-3-醇(5, 11-stigmastadien-3β-ol)，β-谷甾醇(β-sitosterol)等；三萜类：大豆苷元 B(soyasapogenol B)，大豆皂苷Ⅰ{(3-*O*-[(β-D-glucopyranosyl(1-2)-β-D-glucopyranosyl] soyasapogenol B}，大豆皂苷Ⅱ{3-*O*-[α-L-rhamnopyranosyl(1-2)-β-D-glucopyranosyl(1-2)-β-D-glucopyranosyl] soyasapogenol B} 等；生物碱类：苦马豆素(swainsonine)；其他类：顺-金合欢醇(cis-farnesol)，月桂酸(lauric acid)，12-甲基月桂酸(12-methyl lauric acid)，肉豆蔻酸(myristic acid)，6, 10, 14-三甲基-2-十五烷酮，壬-二烯醛等。

鼠李柠檬素

5, 11-豆甾二烯-3-醇

大豆苷元 B

【药理作用】甘肃棘豆生物碱对 S_{180} 肿瘤细胞具有直接杀伤作用,乙酸乙酯部位和水相部位对 S_{180} 和 H_{22} 细胞均有一定的抑制作用;此外,对人胃癌细胞株 BGC-823、人肝癌 $HepG_2$ 细胞等均有抑制作用。苦马豆素还可提高机体的细胞免疫和体液免疫。

【制剂】藏药:二十五味儿茶丸。

附注:藏医药古籍文献《晶珠本草》记载有"塞玛",分紫花、白花、黄花、黑花、蓝花、红花、麝、鼠、毒9种,"生于高山土质坚硬之地方,叶被白毛,花白色";《晶珠本草》汉译本在附录中指出,"塞玛"涉及豆科黄耆属(*Astragalus*)、岩黄耆属(*Hedysarum*)、棘豆属(*Oxytropis*)的多种植物,也即"塞玛"为来源于这些属植物的一大类药物的总称。关于其基源,不同的文献有争议,《中国藏药》《中华本草:藏药卷》认为是白花的一类,名塞嘎尔或塞嘎,应以甘肃棘豆 *O. kansuensis* 和黄花棘豆 *O. ochrocephala* Bunge 为正品,以全草入药。《藏药志》记载青海藏医所用的"萨嘎尔"主要为黄芪属植物乳白花黄芪 *Astragalus galactites* Pall.(乳白黄耆),西藏藏医主要用云南黄耆 *A. yunnanensis* Franch.;而青海、甘肃、四川(德格一带)使用的甘肃棘豆 *O. kansuensis* 和黄花棘豆 *O. ochrocephala* 应为代用品,均以带根全草入药。《青海藏标》附录中以"甘肃棘豆/赛嘎尔"之名收载有甘肃棘豆 *O. kansuensis*,以花入药《西藏未成册标准》(04)收载黄花棘豆 *O. ochrocephala*,以全草入药。这些种类何为正品、是否具有相同的功效或可否替代使用还有待于研究,应按制剂批文规定使用。

杠板归(河白草,扛板归)

【民族药名】藏药(达玛渣窝),蒙药(玛达布巴日布),苗药(坳兔能,绒嘎给,锐歹巴经路,加欧万朗,加欧万囊,蛙米闹,抓供薄),彝药(母衣说,蛇倒退)。

【来源】蓼科植物杠板归 *Polygonum perfoliatum* L. 的干燥地上部分。

【标准】中国药典,贵州中标(88),江苏中标(86,89),湖南中标(93,09),上海中标(94),山东中标(95,02),北京中标(98),贵州中民标(03),广西壮标(11),湖北中标(09),辽宁中标(09)。

【功能主治】藏药:用于感冒,肠炎,腹泻,急性肾炎水肿,痈疖肿毒,湿疹,脓疱疮;外用于毒蛇咬伤。

蒙药:清热解毒,祛痰止咳,利尿消肿。用于感冒,水肿,痈肿,湿疹,脓疱疮,毒蛇咬伤。

苗药:清热解毒,利湿消肿,散瘀止血。用于感冒发热,肠炎,泻痢,水肿,淋浊,带下,吐血,便血,跌扑肿痛,毒蛇咬伤,蜈蚣咬伤,黄水疮,皮肤湿疹。

傣药:用于疮毒,蛇咬伤。

彝药:用于百日咳,肝痛,泻痢,火眼,瘰疬,痔疮,疮肿,干疮,湿疹,毒蛇咬伤。

中药:清热解毒,利水消肿,止咳。用于咽喉肿痛,肺热咳嗽,小儿顿咳,水肿尿少,湿热泻痢,湿疹,疖肿,蛇虫咬伤。

【用法与用量】10~30g。外用适量,煎汤熏洗。

【化学成分】含黄酮类:山柰酚(kaempferol),槲皮素(quercetin),槲皮素-3-β-D-葡萄糖醛酸甲酯(quercetin-3-β-D-glycoside methylester),异鼠李素(isorhamnetin)等;蒽醌类:大黄素(emodin),芦荟大黄素(aloeemodin),大黄素甲醚(physcion)等;酚酸类:鞣花酸(ellagic acid),没食子酸(gallic acid),原儿茶酸(protocatechuic acid),3,3-二甲基并没食子酸(3,3-dimethylellagic acid),3,3′,4,4′-四甲基并没食子酸(3,3′,4,4′-tetramethylellagic acid)等;三萜类:熊果酸(ursolic acid),软木三萜酮[lup-20(29)-en-3,21-dione],白桦脂酸(betulic acid)等;其他:咖啡酸甲酯(caffeic acid methyl ester),咖啡酸(caffeic acid),对-香豆酸(p-coumaric acid),阿魏酸(ferulic acid),香草酸(vanillic acid),靛苷(indican)等。《中国药典》规定含槲皮素($C_{15}H_{10}O_7$)不得少于0.15%。

槲皮素　　　　　　异鼠李素

【药理作用】本品水煎剂对金黄色葡萄球菌、乙型链球菌、炭疽杆菌、白喉杆菌、枯草杆菌、伤寒杆菌、铜绿假单胞菌、流感嗜血杆菌等有抗菌作用;鸡胚外对亚洲甲型流感病毒和副流感Ⅰ型病毒有抗病毒作用,但鸡胚内的抗病毒效果不明显。水煎液能促进创面水肿消退,促进上皮生长。95%乙醇提取物对肾性高血压大鼠有抗高血压作用。杠板归明胶纤维素有止血作用。杠板归体内对实验动物的移植肿瘤有抑制作用。

【制剂】苗药:姜黄消痤搽剂,康妇灵胶囊,抗妇炎胶囊,日晒防治膏,万金香气雾剂。

附注:本品民间也鲜用,用量加倍。

岗梅(岗梅根)

【来源】冬青科植物岗梅 *Ilex asprella* (Hook. et Arn.) Champ. ex Benth. 的干燥根。

【标准】中国药典(附录),贵州地标(94),山东中标(附录,95,02),贵州中民标(03),广东中标(04),广西壮标(11),湖南中标(09)。

【功能主治】中药:清热解毒,生津,利咽,散瘀止痛。用于感冒发热口渴,咽喉肿痛,外伤瘀血肿痛。

【用法与用量】15~30g。外用适量,研末敷患处。

【化学成分】含三萜及皂苷类：冬青苷ⅩⅩⅨ（ilexoside ⅩⅩⅨ），冬青苷 B（ilexoside B），刺参苷 F（monepaloside F）等；酚类化合物：咖啡酸（caffeic acid），咖啡酸甲酯（caffeic acid methyl ester），绿原酸（chlorogenic acid）等；其他类：β-谷甾醇（β-sitosterol），胡萝卜苷（daucosterol）等。

冬青苷 B

【药理作用】本品岗梅水提取物能抑制二甲苯所致的小鼠耳郭肿胀，对急性炎性肿胀具有显著的抑制作用，能明显抑制大鼠棉球肉芽肿的形成。水提取物和乙醇提取物不仅能显著延长醋酸所致小鼠扭体反应的潜伏时间，还明显提高热刺激所致小鼠疼痛的痛阈值，表明其对外周性疼痛有镇痛作用，并对中枢性疼痛有明显的镇痛作用；对氨水引咳法所致的小鼠咳嗽有显著的抑制作用。岗梅对金黄色葡萄球菌及大肠埃希菌均有杀灭作用。水提取物在体外对流感病毒引起的细胞病变有明显的抑制作用。此外，岗梅还有抗肿瘤、免疫调节等作用。

【制剂】苗药：复方草玉梅含片。

附注：《中国植物志》中，*Ilex asprella* 的中文名使用"秤星树"。

藁　本

【民族药名】蒙药（哈日-巴勒其日根，哈日-巴勒其日干那，哈日-巴拉其日嘎纳，哈日布如玛，宝日布如纳格-乌布斯）。

【来源】伞形科植物藁本 *Ligusticum sinense* Oliv. 或辽藁本 *Ligusticum jeholense* Nakai et Kitag. 的干燥根茎和根。

【标准】中国药典，内蒙蒙标（86），新疆药标（80），台湾中药典范（85），香港中标（第6期）。

【功能主治】蒙药：杀"黏"虫，止痛，清瘟，消肿，清"协日乌素"。用于瘟疫，"吾雅曼"病，结喉，发症，痧症，"奇哈"，阵刺痛，麻疹，银屑病。

中药：祛风，散寒，除湿，止痛。用于风寒感冒，巅顶疼痛，风湿痹痛。

【用法与用量】3~10g。

【化学成分】含挥发油类：3-丁基苯酞 [3-butyl-1(3H)-isobenzofuranone]，蛇床酞内酯（cnidilide），新蛇床酞内酯（neocnidilide），藁本内酯（ligustilide），辣薄荷烯酮（piperitenone），β-水芹烯（β-selinene），柠檬烯（limonene），4-松油醇（4-terpineol），肉豆蔻醚（myristicin），棕榈酸（palmitic acid），橙花醇（nerol），α-蒎烯（α-pinene），牻牛儿醇（geraniol）；其他：藁本酚（hgustiphenol），藁本酮（ligustilone），阿魏酸（ferulic acid），佛柑内酯（bergapten）等。《中国药典》和《香港中标》规定含阿魏酸（$C_{10}H_{10}O_4$）不得少于0.050%。

蛇床酞内酯　　　　　阿魏酸　　　　　牦牛儿醇

【**药理作用**】藁本醇提物能明显对抗二甲苯所致的小鼠耳郭肿胀,对小鼠的角叉菜胶性足趾肿胀也有显著的抑制作用。藁本中性油对伤寒-副伤寒甲、乙混合菌苗所致的兔体温升高有显著的解热作用,对大鼠灌胃同样也有解热作用;能显著减少醋酸引起的小鼠扭体反应次数,延长小鼠热痛刺激甩尾反应潜伏期。中性油灌胃对小鼠无催眠作用,但能加强硫喷妥钠对小鼠的催眠作用,并能减少小鼠的自发活动和对抗苯丙胺的中枢兴奋作用,明显减少苯丙胺增加小鼠活动的次数;明显提高小鼠常压耐缺氧的能力,减轻亚硝酸钠、氰化钾所致的小鼠组织细胞缺氧的程度;能延长脑缺血性缺氧小鼠的存活时间。乙醇提取物能明显延长电刺激大鼠的颈动脉血栓形成。挥发油对大鼠胸主动脉环均有不同程度的舒张作用。丙酮提取物对黏虫和小菜蛾三龄幼虫均具有较高的触杀及熏蒸活性,对黄粉虫蛹的生长发育有抑制作用。此外,藁本还具有利胆、抗溃疡、抗腹泻、抗菌等作用。

【**制剂**】蒙药:清瘟利胆十三味丸。

苗药:貂胰防裂软膏。

附注:藁本药材依产地、基源不同又称"川藁本""西藁本"(藁本 L. sinense:四川、湖北、湖南、云南、甘肃、陕西等)、"香藁本"(辽藁本 L. jeholense:吉林、辽宁、内蒙古、河北、山西、山东等)。

《云南中标》(彝药,05)收载有"黄藁本/乌诺齐",为伞形科植物滇芹 Sinodielsia yunnanensis Wolff 的根,功能为祛风止痛、行气消食,用于头风痛、风寒感冒、头痛咳嗽、肩背疼痛、食积腹胀,系彝医所用的地方习用品,应注意区别。

高良姜(良姜)

【**民族药名**】藏药(嘎玛,嘎玛儿),蒙药(乌兰,乌兰-嘎,东拉,宝日-嘎,道格新-嘎,嘎玛尔),维药(胡伦姜,胡林江,黑死绕大如,开力今)。

【**来源**】姜科植物高良姜 Alpinia officinarum Hance 的干燥根茎。

【**标准**】中国药典,部标藏药(附录,95),藏标(79),青海藏标(附录,92),内蒙蒙标(86),部标维药(附录,99),新疆药标(80),贵州中民标(副篇,03),台湾中药典(04)。

【**功能主治**】藏药:温中消食,祛寒止痛。用于脘腹冷痛,中寒吐泻,口淡胃呆。

蒙药:温中,开胃,消食,除"巴达干赫依",强壮,排脓痰。用于胃寒,消化不良,不思饮食,呃逆,泄泻,痰积不利,阳痿,身体虚弱。

维药:祛寒燥湿,温胃消食,散气止痛,开通阻滞,补肾壮腰,填精壮阳。用于寒性体液如黏液质和黑胆质过盛引起的各种疾病,胃脘虚弱,腹脘酸痛,腰腿寒痛,肠道梗阻,精少阳痿。

中药:温胃止呕,散寒止痛。用于脘腹冷痛,胃寒呕吐,嗳气吞酸。

【用法与用量】 2.5~6g。维医认为本品有过度缩尿的副作用,可以洋乳香、洋茴香、檀香、天竺黄矫正。

【化学成分】 含黄酮类:高良姜素(galangin),高良姜素-3-甲醚(galangin-3-methylether),山柰酚(kaempferol),槲皮素(quercetin),山柰素(kaempferide),异鼠李素(isorhamnetin),槲皮素-5-甲醚(quercetin-5-methylether)等;挥发油:1,8-桉叶素(1,8-cineole),桂皮酸甲酯(methyl cinnamylate),丁香油酚(eugenol),蒎烯(pinene),荜澄茄烯(cadinene)等;二苯基庚烷类:姜黄素(curcumin),二氢姜黄素(dihydrocurcumin),六氢姜黄素(hexahydrocurcumin),八氢姜黄素(octahydrocurcumin),(3R,5R)-1-(4-羟苯基)-7-苯基-3,5-庚二醇[(3R,5R)-1-(4-hydroxyphenyl)-7-phenylheptane-3,5-diol],1,7-二苯基-5-醇-3-庚酮(1,7-diphenyl-3,5-heptone),1-苯基-7-(3'-甲氧基-4'-羟基)苯基-5-醇-3-庚酮[1-phenyl-7-(3'-methoxyl-4'-hydroxyl)phenyl-5-ol-3-heptone]等;其他:β-谷甾醇-β-葡萄糖苷(β-sitosterol-β-glucoside),豆甾醇葡萄糖苷(stigmasterol-β-glucoside),菜油甾醇葡萄糖苷(campesterol-β-glucoside)等。《中国药典》规定含高良姜素($C_{15}H_{10}O_5$)不得少于0.70%。

高良姜素

【药理作用】 高良姜甲醇提取液、水提取液有较强的抗脂质过氧化作用和明显的降血糖作用。高良姜素能有效降低甲基亚硝基脲对小鼠肺细胞染色体的致畸作用,且高良姜提取物能抑制7,12-二甲基苯并蒽引起的小鼠细胞畸变作用。各部位均具有镇痛、止呕的双重药理作用,醇提物的活性强于水提物。水提物及醚提物可抑制水浸应激型小鼠胃溃疡和盐酸致大鼠胃溃疡的形成,但对吲哚美辛加乙醇型小鼠胃溃疡和幽门结扎性大鼠胃溃疡无明显的保护;小鼠灌服能延长断头小鼠的张口动作持续时间、氰化钾(KCN)中毒存活时间。水提取物可延迟实验性血栓形成时间,对ADP和胶原诱导的血小板聚集有明显的抑制作用;能提高低氧条件下小鼠的氧利用能力。醚提取物能延长常压密闭缺氧小鼠的存活时间、减慢机体耗氧速度。此外,高良姜还具有保肝利胆、抗腹泻、抗菌、抗炎等作用。

【制剂】 藏药:六味锦鸡儿汤散,七味胃痛胶囊,如意珍宝丸。

蒙药:菖蒲四味丸,那仁明目汤散,苏木六味汤丸,五根油丸。

维药:罗补甫克比日丸,强身菠萝甫赛河里蜜膏,清浊曲比亲艾拉片,驱白巴布期片,散寒药茶,糖宁孜牙比土斯片,温散加瓦日西加里奴司片,温肾苏拉甫片,伊木萨克片,镇静艾比洁德瓦尔丸,壮益加瓦日西再尔吾尼片。

苗药:良姜胃疡胶囊。

附注:据考证,"高良姜"最早见于《神农本草经》以"杜若"之名记载,《证类本草》名"雷州高良姜",《滇南本草》名"良姜",应为高良姜 Alpinia officinarum。现市场商品中有以大高良姜(红豆蔻)Alpinia galanga (L.) Swartz [=Alpinia galanga (L.) Willd.]的根茎作高良姜者,《云南药标》(74,96)以"大高良姜"之名收载,为地方习用品,品质较次。

高山辣根菜（无茎芥）

【民族药名】 藏药（索洛嘎保，索罗嘎布，索罗嘎宝，索罗嘎保，苏罗嘎布，岗给僧琼，岗锥嘎布，达门思巴坚）。

【来源】 十字花科植物无茎芥 *Pegaeophyton scapiflorum*（Hook. f. et Thoms.）Marq. et Shaw 的干燥根及根茎。

【标准】 中国药典，西藏未成册标准（08），青海藏标（92）。

【功能主治】 藏药：清热，养肺，止咳，退热，滋补元气。用于肺热，肺病咯血，咳嗽，背部疼痛，发热，混乱热症。

中药：清热解毒，清肺热，止咳，止血，消肿。用于温病发热，肺热咳嗽，咯血，创伤出血，四肢浮肿。

【用法与用量】 3~6g。外用适量，研末敷患处。

【化学成分】 含黄酮类：木犀草素（luteolin，3′,4′,5,7-四羟基黄酮），4′,5,7-三羟基-3′,5′-二甲氧基黄酮，4′,7-二羟基-3′,5′-二甲氧基-5-*O*-β-D-葡萄糖黄酮苷等；脂肪醇类：二十四烷醇，二十四烷醇-1,3-二醇，二十四碳酸甘油酯等。

木犀草素

【药理作用】 本品水提物对实验动物具有止咳、抗炎作用。

【制剂】 藏药：四味辣根菜汤散，九味石灰华散，二十五味肺病散，二十五味肺病丸，十五味龙胆花丸，清肺止咳丸。

附注：《中国植物志》中，*P. scapiflorum* 的中文名使用"单花荠"。

本品在《中国药典》2010年版之前收载于附录中，以全草入药；2010年版始收载于正文中，以根和根茎入药。《中华本草：藏药卷》中记载以全草入药。

藏医药古籍文献《晶珠本草》记载："索罗嘎保生于高山，根细长，白色，叶小，花白色或红色，有光泽，有白檀香香气，果实扁，种子小。"《藏药志》记载藏医使用的包括无茎芥 *Pegaeophyton scapiflorum* 和同科植物绵毛丛菔 *Solms-Laubachia lanata* Botsch.，该2种的形态与《晶珠本草》的记载均有相符之处，难以确定正品。《神奇金穗》记载："索罗分4种，即高山辣根菜、红景天、宽果丛菔、桂竹香。"据各文献记载看，"索罗"为一类藏药材的统称，包括有"索罗嘎保""索罗木保""索罗玛保"（索罗玛布）等多个品种，《中华本草：藏药卷》分别记载了如下3种：

（1）"高山辣根菜/索罗嘎布"（即本品）。

（2）"宽果丛菔/索罗木保"：宽果丛菔 *Solms-Laubachia eurycarpa*（Maxim.）Botsch. 的带根全草，后者的功能主治为"清肺止咳，消炎，止血，愈创。用于肺炎，气管炎，刀伤"。

（3）"红景天/索罗玛布"：景天科植物唐古特红景天 *Rhodiola aigida*（Ledeb.）Fisch. et

Mey. var. *tangutica*（Maxim.）S. H. Fu、大花红景天 *R. crenulata*（Hook. f. et Thoms.）H. Ohba 等多种同属约 7 种植物的根，并言共有 3 属 10 种，功能主治为"活血消肿，清肺止咳，解热止痛，益气安神。用于水土不服所致恶心呕吐、嘴唇和手心等发紫，全身无力，胸闷难于透气，体虚无力，失眠多梦，肺热，肺痨"。

另《青藏高原药物图鉴》记载有"苏罗苏扎"（"苏罗"可能系"索罗"的用字不同），为十字花科植物拉萨桂竹香 *Cheiranthus younghusbandii* Prain. 的全草，用于肺炎、肺脓肿、气管炎、感冒（该种未见《中国植物志》记载）。

由上可知，各种"索罗"的功能主治在用于"肺部疾病"方面有相似之处，但又有其他的不同功效，应注意区别，按制剂批文规定使用。

膏桐（膏桐木）

【民族药名】傣药（埋烘罕，麻烘罕，哈马洪，马洪罕，戈株混南莽）。
【来源】大戟科植物膏桐 *Jatropha curcas* L. 的干燥根皮及茎皮，或去皮茎木。
【标准】云南中标（傣药，09），云南药标（96），云南中标（05）。
【功能主治】傣药（膏桐木）：清火解毒，利水消肿。用于水肿，六淋证（尿黄、尿血、血尿、脓尿、石尿、白尿）。

中药：平肝，息风。用于肝阳偏亢引起的头痛，眩晕，心悸，耳鸣，腰酸腿软，原发性高血压；外用散瘀消肿，止血消炎。鲜枝叶捣烂敷，用于跌打损伤、癣疥疮毒。

【用法与用量】膏桐 3~9g；膏桐木 15~30g。有小毒，不宜过服。
【化学成分】含倍半萜类：8-氢-4-羟基-3α-甲基-7-亚甲基-α-(1-甲基乙基)-1H-茚-1-甲醇，10α-羟基-15-酮基-α-杜松醇，15-酮基-T-杜松醇，3α,4β,9β-H-10α-甲基异胡萝卜-5-烯-11-醛等；二萜类：麻风树酚酮 A（jatropholone A），麻风树酚酮 B（jatropholone B），麻风树醇（jatrophol）等；三萜类：β-香树脂醇（β-amyrin），蒲公英萜醇（taraxerol），taraxasterol 等；黄酮类：5,3′,4′-三羟基-3,7-二甲氧基黄酮，山奈酚（kaempferol），山奈酚-3-O-α-L-吡喃鼠李糖苷，山奈酚-3-O-α-L-吡喃阿拉伯糖苷等；香豆素类：白腊树内酯（tomentin），东莨菪素（scopoletin），6-甲氧基-7-羟基香豆素（6-methoxy-7-hydroxycoumarin）等；其他：麻风树毒蛋白（curcin），地耳草素 A（japonicine A），β-谷甾醇（β-sitosterol），胡萝卜苷（daucosterol）等。

地耳草素 A　　　β-香树脂醇　　　白腊树内酯

【药理作用】所含的二萜类成分具有明显的抗癌活性。毒蛋白具有抗真菌活性。树枝水提取物具有抗 HIV、HIV-2-PR 病毒活性。

【制剂】彝药：稳压胶囊。

附注：《中国植物志》中，*Jatropha curcas* 的中文名使用"麻风树"。

葛　根

【民族药名】蒙药（珠日勒达玛勒-额布苏）。

【来源】豆科植物野葛 *Pueraria lobata*（Willd.）Ohwi、台湾葛 *Pueraria montana*（L.）Merr.、甘葛藤 *Pueraria thomsonii* Benth. 的干燥根。

【标准】中国药典，贵州中标规（65），新疆药标（80），台湾中药典范（85），台湾中药典（84），香港中标（第3期，10）。

【功能主治】蒙药：用于温病发热，头痛，项背牵强，口渴，泻痢，麻疹初期，早期秃发，耳聋。

彝药：用于肺痨虚热，咽喉肿痛，身热烦渴，颈项强痛。

中药：解肌退热，生津止渴，透疹，升阳止泻，通经活络，解酒毒。用于外感发热头痛、项背强痛，口渴，消渴，麻疹不透，热痢，泄泻，眩晕头痛，中风偏瘫，胸痹心痛，酒毒伤中。

【用法与用量】10~15g。

【化学成分】含黄酮类：葛根素（puerarin），4′-甲氧基葛根素（4′-methoxypuerarin），葛根素木糖苷（puerarinxyloside），大豆苷元（isoflavoues aglycone、daidzein），大豆苷（daidzin），大豆苷元-4′,7-二葡萄糖苷（daidzein-4′,7-diglucoside），大豆苷元-7-(6-O-丙二酰基)-葡萄糖苷 [daidzein-7-(6-O-malonyl)-glucoside]，染料木素（genistein），芒柄花素（formononetin）等；香豆素类：葛香豆雌酚（puerarol），6,7-二甲氧基香豆素（6,7-dimethoxycoumarin）等；三萜类：槐花二醇（sophoradiol），广东相思子三醇（cantoniensistriol），大豆甾醇 A、B（soyasapogenols A、B），葛根甾醇 A、C（kudzusapogenols A、C），葛根甾醇 B 甲酯（kudzusapogenol B methylester）等；其他：二十二烷酸（docosanoic acid），二十四烷酸（tetracosanoic acid），5-甲基海因（5-methylhydantoin），β-谷甾醇（β-sitosterol），尿囊素（allantoin）等。《中国药典》规定含葛根素（$C_{21}H_{20}O_9$）不得少于2.4%；《香港中标》规定含葛根素（$C_{21}H_{20}O_9$）不得少于2.6%。

葛根素　　　　　　　　　大豆苷元

【药理作用】黄酮类成分是葛根的有效部位。葛根素有明显的降压作用，且对正常血压和高血压均有影响。葛根素、大豆苷及大豆苷元对急性心肌缺血及外源性药物如乌头碱、肾上腺素、氯化钙等诱发的心律失常均有良好的改善作用。葛根总黄酮、大豆苷元及葛根素均能对抗心肌缺血、缺氧性损伤。葛根可通过稳定脑血管功能、改善脑循环、提高供氧和供血而保护脑神经，能明显改善糖和脂质代谢，具有较强的还原能力；对超氧阴离子自由基、羟基和二苯基苦基苯肼均有一定的清除作用。葛根素、葛雌素、大豆苷元等葛根异黄酮均具有不等程度的雌激素样作用。葛根煎汤有一定的解酒作用，能提高小鼠对乙醇的耐受阈值和醉酒潜伏期，加速乙醇代谢，降低其肝毒性。

【制剂】苗药：金乌骨通胶囊，心脑联通胶囊，血脉通胶囊。

傣药：雅解片。

彝药：丹灯通脑滴丸，丹灯通脑软胶囊，康肾颗粒，参七心疏胶囊，止眩安神颗粒，紫灯胶囊。

附注：《中国植物志》中，*P. lobata* 的中文名使用"葛"；台湾葛 *P. montana* 被作为葛麻姆 *P. lobata*(Willd.)Ohwi var. *montana*(Lour.)van der Maesen 的异名；甘葛藤 *P. thomsonii* 被作为"粉葛 *P. lobata*(Willd.)Ohwi var. *thomsonii*(Benth.)van der Maesen"的异名。《中国药典》1963 年版中曾收载的葛 *P. pseudohirsuta* Tang et Wang，《中国植物志》中将其作为"葛 *P. lobata*"的异名。

《中国药典》分别收载了"葛根"（野葛 *P. lobata*，习称"野葛"）和"粉葛"（甘葛藤 *Pueraria thomsonii* Benth.），但两者的功能主治相同。

隔山消（隔山撬，牛皮消，牛皮冻）

【民族药名】苗药（窝簸偷，打得连学，山消，妥浆撒，蒙哥鲁）。

【来源】萝藦科植物耳叶牛皮消 *Cynanchum auriculatum* Royle ex Wight 的干燥根。

【标准】四川中标（79，87），贵州中标（88），湖南中标（93，09），贵州中民标（03），湖北中标（09）。

【功能主治】苗药：消食化积，养阴补虚，解毒消肿。用于胃痛，急性胃肠炎，疳积，少乳，虚劳性损伤，痢疾，白带，疮癣。

中药：养阴补虚，健脾消食。用于虚损劳伤，痢疾，疳积，饱胀胃痛，白带，疮癣。

【用法与用量】10~15g；鲜品 25~30g。外用适量，捣烂敷或磨汁涂搽患处。

【化学成分】含甾体类：牛皮消亭（caudatin），凯德苷元（kidjolanin），萝藦米宁等；皂苷类：白首乌苷 A~C（cynauricuosides A~C）；苯乙酮类：香荚兰乙酮（apocynin），2,4-二羟基苯乙酮（2,4-dihydroxyacetophenone），2,5-二羟基苯乙酮（2,5-dihydroxyacetophenone）等。

牛皮消亭

【药理作用】隔山消能明显提高小肠运动受抑小鼠的小肠推进功能，对功能性消化不良大鼠有治疗作用。颗粒剂对大鼠实验性慢性萎缩性胃炎胃黏膜病变有较好的防治作用。

各提取物均具有良好的体外抗菌作用,乙酸乙酯部分的抗菌作用强于丙酮部分。总苷能激活小鼠腹腔巨噬细胞,提高其吞噬消化功能,提高小鼠的非特异性免疫力;也能提高机体的特异性免疫作用。白首乌苷在体外对 B-16、K-562、PC-3 和 HeLa 肿瘤细胞均有较强的细胞毒性作用。

【制剂】苗药:隔山消积颗粒,胃可安胶囊,胃舒欣颗粒,消痞和胃胶囊,小儿消食开胃颗粒。

附注:《中国药典》1977 年版、《山东中标》(95,02)、《辽宁中标》(09)收载有"白首乌",为白首乌 Cynanchum bungei Decne. 的块根。《江苏中标》(89)将耳叶牛皮消 C. auriculatum 作"白首乌"收载,应系地方习用品。

彝药以全草入药,用于头昏眼花、失眠健忘、须发早白、胸胁闷痛、胃脘痞满、食少纳差、筋骨无力、腰膝酸软。

功劳木(十大功劳)

【民族药名】苗药(都阿能,豆批囊,潘豆乃,枳戛走街),傣药(先勒),彝药(虽沙,布绍祖)。

【来源】小檗科植物阔叶十大功劳 Mahonia bealei(Fort.)Carr.、细叶十大功劳 Mahonia fortunei(Lindl.)Fedde、长柱十大功劳 Mahonia duclouxiana Gagnep.、小果十大功劳 Mahonia bodinieri Gagnep.、安坪十大功劳 Mahonia ganpinensis(Lévl.)Fedde、宽苞十大功劳 Mahonia eurybracteata Fedde、华南十大功劳 Mahonia japonica(Thunb.)DC. 的干燥茎或茎及根。

【收载标准】中国药典,贵州中标(88),湖南中标(93,09),贵州中民标(03),广西壮标(11),香港中标(第 7 期)。

【功能主治】苗药:清热燥湿,泻火解毒。用于肺热咳嗽,骨蒸潮热,黄疸,黄疸型肝炎,泄泻,痢疾,目赤肿痛,疮疡,湿疹,烫伤。

傣药:清火解毒,利胆退黄。用于"拢案答勒"(黄疸),"拢牛哈占波"(小便热涩疼痛、尿路结石),"说凤令兰"(口舌生疮),"兵洞飞暖龙"(疔疮、痈疖脓肿),"拢蒙沙嘿"(腹痛腹泻、赤白下痢)。

彝药:用于感冒发热,急性结膜炎,沙眼,目赤肿痛,小儿口腔炎,口舌糜烂,牙龈肿痛,咽喉炎,肺结核咳嗽,咳血,肝胆湿热,胆囊炎,肠炎,痢疾,疮痈肿毒。

中药:清热燥湿,泻火解毒。用于湿热泻痢,黄疸尿赤,目赤肿痛,胃火牙痛,疮疖痈肿。

【用法与用量】5~15g;苗药 10~30g。外用适量。

【化学成分】含生物碱类:小檗碱(berberine),巴马汀(palmatine),药根碱(jatrorrhizine),木兰碱(magnoflorine),异粉防己碱(isotetrandrine)等;有机酸类:富马酸(fumaric acid),壬二酸(azelaic acid)等。《中国药典》规定含非洲防己碱($C_{20}H_{20}NO_4$)、药根碱($C_{20}H_{20}NO_4$)、巴马汀($C_{21}H_{21}NO_4$)和小檗碱($C_{20}H_{17}NO_4$)的总量不得少于 1.50%;《广西壮标》规定含盐酸小檗碱($C_{20}H_{17}NO_4 \cdot HCl$)、盐酸巴马汀($C_{21}H_{21}NO_4 \cdot HCl$)的总量不得少于 0.80%。

植物类药材

小檗碱　　　　　　　巴马汀

【药理作用】功劳木可通过影响某些与肿瘤发生、发展相关的酶，诱导肿瘤细胞凋亡和分化，对多种人及动物肿瘤细胞的生长有明显的抑制作用，且能逆转肿瘤的多药耐药性。对多种革兰氏阳性菌和阴性菌具有抑菌作用。其主要成分小檗碱具有降压、抑制血管中枢、抗心律失常、降血糖等多个方面的药理活性。

【制剂】苗药：小儿功劳止泻颗粒，泻停封胶囊，宜肝乐颗粒。

傣药：关通舒胶囊，关通舒口服液，乳癖安消胶囊。

彝药：百贝益肺胶囊，绿及咳喘颗粒，紫椒癣酊。

附注：《中国植物志》中，安坪十大功劳的学名为"*Mahonia eurybracteata* Fedde subsp. *ganpinensis*(Lévl.) Ying et Boufford"。

十大功劳属（*Mahonia*）植物在西南分布较为广泛，多数种类在民间均药用，应按制剂批文规定使用。《贵州中标》（88）和《广西中标》（96）中还收载有"功劳叶"，为阔叶十大功劳 *M. bealei*、细叶十大功劳 *M. fortunei* 和华南十大功劳 *M. japonica* 的叶。

狗　　脊

【民族药名】蒙药（阿拉坦，乌素图-温都苏），苗药（锐勾扫，窝夏加确，窝有加溜，削修），傣药（古哈，故满贺，顾满活）。

【来源】蚌壳蕨科植物金毛狗脊 *Cibotium barometz*(L.) J. Sm. 的干燥根状茎。

【标准】中国药典，新疆药标（80），台湾中药典范（85）。

【功能主治】蒙药：用于腰肌劳损，腰腿酸痛，下肢无力，肌骨与关节疼痛，遗尿，老人尿频，白带。

苗药：强腰膝，祛风湿，利关节。用于肾虚腰痛脊强，足膝软弱无力，风湿痹痛，小便过多，遗精，白带过多。

傣药：除风解毒，收敛，止痒，通血止痛。用于"兵洞烘洞飞暖"（皮肤瘙痒、斑疹、疥癣、湿疹），"拢梅兰申"（风寒湿痹证、肢体关节肿痛、屈伸不利），"拢习哈习毫"（癣）。

彝药：用于半身不遂，口眼㖞斜，白浊遗精，风疹瘙痒。

中药：补肝肾，强腰膝，祛风湿。用于腰脊酸软，下肢无力，风湿痹痛。

【用法与用量】6~12g；苗药 10~15g；傣药 15~30g。外用适量，鲜品捣烂敷患处。

【化学成分】含 1-茚满酮类：蕨素 R、Y、Z（pterosins R、Y、Z）；黄酮类：金粉蕨素（onitin），金粉蕨素-2'-*O*-β-D-葡萄糖苷（onitin-2'-*O*-β-D-glucoside），金粉蕨素-2'-*O*-β-D-阿洛糖苷（onitin-2'-*O*-β-D-alloside）；脂肪酸类：棕榈酸（palmitic acid），棕榈酸甲酯（methyl hexadecanoate），油酸（oleic acid），亚油酸（linoleic acid）等；其他：欧蕨伊鲁苷（ptaquiloside），

绵马酸 ABA（trisalbaspidin ABA），胡萝卜苷（daucosterol），原儿茶酸（protocatechuate），原儿茶醛（protocatechuic aldehyde），淀粉等。

蕨素 R　　　　　　蕨素 Z　　　　　　金粉蕨素

【药理作用】狗脊具有防治骨质疏松的作用，对去卵巢大鼠的骨量及骨小梁类骨质表面占骨小梁表面的百分比有增加的趋势。金粉蕨素对血小板凝聚具有较强的抑制作用，并对豚鼠回肠收缩有非常强的抑制作用。此外，狗脊还具有抑菌、镇痛、保肝、抗炎、抗氧化、抗癌等药理作用。

【制剂】苗药：金乌骨通胶囊。

附注："狗脊"记载于《神农本草经》，据《本草纲目拾遗》记载"狗脊有黄、黑之分"，明清之后主要使用金毛狗脊 C. barometz，习称"金毛狗"。但不同地区也有使用"黑狗脊"，其基源涉及不同科属的植物：鳞毛蕨科植物美丽鳞毛蕨 Dryopteris laeta（Kom.）C. Chr.（山西、陕西），蹄盖蕨科植物中华蹄盖蕨 Athyrium sinense Rupr.（山西、陕西、河南）、蹄盖蕨 A. subsinensis Ching（山西）；这些种类在湖南、江西、广西等局部地区又作为贯众使用，称"狗脊贯众"，应注意区别。

枸杞子（枸杞，川枸杞）

【民族药名】藏药（摘次玛，旁米摘吾，扎才玛，止才玛），蒙药（朝您 - 哈日莫各，侵瓦音 - 哈日玛格，旁巴来，西润 - 温吉勒嘎，赫日亚齐），维药（阿勒卡特），苗药（锐叉谋，斗蛙播）。

【来源】茄科植物宁夏枸杞 Lycium barbarum L.、枸杞 Lycium chinensis Mill. 的干燥成熟果实。

【标准】中国药典，部标藏药（附录，95），青海藏标（附录，92），内蒙蒙标（86），青海药标（76），四川中标（79），台湾中药典范（85），新疆药标（80），内蒙中标（88），台湾中药典（04）。

【功能主治】藏药：滋肾，补血。用于贫血及贫血引起的头晕眼花，失眠，头痛，健忘，糖尿病，肝肾阴虚，咳嗽。

蒙药：散"恶血"，清热。用于血郁宫中，血痞，闭经，心热，乳腺肿，陈热。

维药：增强性欲，固精填精，补肝增视，补脑养神，消脂净血，消除尿糖。用于性欲减退，遗精少精，肝虚视弱，神经虚弱，血脂升高，尿中带糖。

苗药：清虚热，凉血。用于阴虚发热，盗汗，心烦，偏头痛，口渴，肺热咳嗽，肾虚久咳，肺结核，咯血，吐血，衄血，消渴。

傣药：用于小儿高热，惊厥，抽搐，夜啼，高血压，头晕目眩，神经性头痛，坐骨神经痛，肋间神经痛，风湿性关节炎，跌打损伤。

彝药：用于高热不退，惊悸抽搐，头晕目眩，末梢神经炎，外伤疼痛，麻风。

中药：滋补肝肾，益精明目。用于虚劳精亏，腰膝酸痛，眩晕耳鸣，阳痿遗精，内热消渴，血虚萎黄，目昏不明。

【用法与用量】3~15g。维医认为本品对肠道吸收功能较差、大便溏薄者有害，可以马兜铃矫正。

【化学成分】含多糖类：以枸杞多糖Ⅰ~Ⅳ（LBP Ⅰ~Ⅳ）为主；黄酮类：槲皮素-3-O-芸香糖苷，芦丁（rutin）等；酚酸类：二咖啡酰基奎宁酸（dicaffeoylquinic acid），绿原酸（chlorogenic acid），香草酸（vanillic acid）等；中性挥发性成分：二氢猕猴桃内酯（dihydroactinidiolide），藏红花醛（safranal），β-紫罗兰酮（β-ionone），3-羟基-β-紫罗兰酮（3-hydroxy-β-ionone）等；生物碱类：甜菜碱（betain）；甾醇类：禾木甾醇（gramisterol），柠檬甾二烯醇（citrostadienol），4-甲基-7-胆甾烯醇（lophenol），钝叶甾醇（obtusifoliol）等；其他：亚油酸（linoleic acid），亚麻酸（linolenic acid），维生素B_1，维生素B_2，维生素C，天冬氨酸等。《中国药典》规定含枸杞多糖以葡萄糖（$C_6H_{12}O_6$）计不得少于1.8%，含甜菜碱（$C_5H_{11}NO_2$）不得少于0.30%。

芦丁　　　　　　　　　甜菜碱

【药理作用】枸杞具有多种免疫调节作用，能够增强细胞介入免疫和体液免疫反应；能抑制环磷酰胺引起的白细胞计数减少并促进其恢复，显著延缓白细胞死亡；可增加吞噬速率和吞噬指数，促进淋巴细胞的转移和加快血清溶血素的生成。多糖可减少血管收缩，明显地防止血压升高，能降低大鼠的总胆固醇、血清和肝脏中的甘油三酯和血清低密度脂蛋白水平。枸杞具有明显的抗氧化作用，可有效地防止胶原纤维的损害，改善心脏功能，降低死亡率；改善血清谷草转氨酶和肌酸激酶活性以及心律失常和传导异常。枸杞子冻干粉对大鼠肉瘤W256有一定的抑制作用。枸杞多糖（LBP）可提高淋巴因子激活的杀伤细胞（LAK）活性；可降低正常小鼠的血糖。此外，枸杞还具有抗菌、护眼等作用。

【制剂】藏药：二十五味鬼臼丸，补肾丸。

蒙药：明目十六味丸。

苗药：枫荷除痹酊。

傣药：回心康片。

彝药：虎杖伤痛酊，清肠通便胶囊，舒泌通胶囊。

附注：《中国植物志》中，枸杞使用的学名为"*Lycium chinense* Mill."。

维医还以黑果枸杞 *L. ruthenicum* Murr.、毛蕊枸杞 *L. dasystemum* Pojark.（新疆枸杞）、西

北枸杞 *L. potaninii* Pojark. [= 北方枸杞 *L. chinense* Mill. var. *potaninii*(Pojark.)A. M. Lu] 等的果实作枸杞使用。

构 树 叶

【来源】桑科植物构树 *Broussonetia papyrifera*(L.)L'Hert. ex Vent. 的干燥叶。
【标准】上海中标(附录,94),贵州中民标(03)。
【功能主治】中药:清热凉血,利湿杀虫。用于鼻出血,肠炎,痢疾,顽癣,皮炎,虫咬。
【用法与用量】外用:6~10g。
【化学成分】含黄酮类:broussin, broussinol, demethylbroussin, 芹菜素(apigenin), 芹菜素-7-*O*-β-D-吡喃葡萄糖苷(apigenin-7-*O*-β-D-glucopyranoside), 牡荆素(vitexin), 异牡荆素(isovitexin), 木犀草素(luteolin), 牡荆素-7-*O*-β-D-吡喃葡萄糖苷(vitexin-7-*O*-β-D-glucopyranoside), 5, 7, 4′-三羟基-6-C-[α-L-鼠李糖(1→2)]-β-D-葡萄糖黄酮碳苷, 柯伊利素-7-*O*-β-D-吡喃葡萄糖苷等;生物碱类:两面针碱(nitidine), 氧化勒碱(oxyavicine), 木兰箭毒碱(liriodenine)等;倍半萜类:3β-羟基-5α, 6α-环氧-β-紫罗兰酮-2α-*O*-β-D-葡萄糖苷,(6*S*, 9*S*)-6-羟基-3-酮-α-紫罗兰醇-9-*O*-β-D-葡萄糖苷,(2*R*, 3*R*, 5*R*, 6*S*, 9*R*)-3-羟基-5, 6-环氧-乙酰基-β-紫罗兰醇-2-*O*-β-D-葡萄糖苷, ficustriol, 淫羊藿次苷 B_1(icariside B_1)等;香豆素类:graveolone, 东莨菪素(scopoletin), 7-甲氧基香豆素(7-methoxy-coumarin)等;木脂素苷类:落叶松脂素-9-*O*-β-D-吡喃葡萄糖苷, 左旋丁香树脂酚-4-*O*-β-D-吡喃葡萄糖苷等;其他:黑立脂素苷(liriodendrin), 构树内酯{(4*R*, 5*S*, 10*S*)-8, 9, 10-trihydroxy-4-[3-methoxy-4-hydroxyphenyl]-1, 6-dioxaspiro[4, 5]decan-2-one}, 胡萝卜苷(daucosterol), 麦角甾醇过氧化物(ergosterol peroxide)等。

broussinol

graveolone

【药理作用】构树叶总黄酮在体外对肝癌 $HepG_2$ 细胞有明显的增殖抑制和诱导细胞凋亡的作用。不同溶剂的提取物具有明显的抗真菌作用,对红色毛癣菌、断发毛癣菌、絮状表皮癣菌和白念珠菌有抑菌作用。提取物(含黄酮类成分)具有一定的抗氧化性,对铅、砷染毒的人永生化表皮细胞氧化损伤有防护效果。
【制剂】苗药:清肤止痒酊。
附注:构树 *B. papyrifera* 的各部位均可作药用,功能主治也不同,果实即中药楮实子用于肝肾不足、腰膝酸软、虚劳骨蒸、头晕目昏、目生翳膜、水肿胀满;彝族用其枝条压榨的汁液治疗寒热往来、骨酸体困、胃寒疼痛、元阳虚损;傣族用树汁治疗皮炎,根治疗久病内热、咳嗽,与叶的应用不同。

钩藤(白钩藤)

【民族药名】蒙药(嘎日迪音-浩木斯,冲德日),苗药(孟介能,那勾,加罗略,补都老),傣药(怀免王,浪旧告,阿兴外),彝药(童叠)。

【来源】茜草科植物钩藤 *Uncaria rhynchophylla* (Miq.)Miq. ex Havil、大叶钩藤 *Uncaria macrophylla* Wall.、毛钩藤 *Uncaria hirsuta* Havil.、华钩藤 *Uncaria sinensis* (Oliv.)Havil. 或白钩藤(无柄果钩藤)*Uncaria sessilifructus* Roxb. 的干燥带钩茎枝。

【标准】中国药典,云南中标(傣药,07),贵州中标规(65),云南药标(74,96),新疆药标(80),台湾中药典范(85),贵州中民标(副篇,03),台湾中药典(04),广西壮标(11)。

【功能主治】蒙药:清热,解毒。用于热毒。

苗药:息风止痉,清热平肝。用于风热头痛,烦躁不安,小儿惊风,夜啼,热盛风动,子痫,产后风,高血压,头昏目眩,头痛引起的疾病,关节疼痛。

傣药:清火解毒,消肿止痛,祛风,通气血。用于"拢蒙沙喉"(风湿热痹证、肢体关节红肿热痛、屈伸不利),"拢梅兰申"(风湿湿痹证、肢体关节酸痛、屈伸不利),"拢贺接答泵"(头目胀痛)。

彝药:用于高热不退,惊悸抽搐,头晕目眩,末梢神经炎,外伤疼痛,麻风。

中药:息风定惊,清热平肝。用于肝风内动,惊痫抽搐,高热惊厥,感冒夹惊,小儿惊啼,妊娠子痫,头痛眩晕。

【用法与用量】3~12g;傣药10~30g。后下。苗医认为脾胃虚寒者慎服。

【化学成分】含生物碱类:钩藤碱(rhyncholphylline),异钩藤碱(7-isorhyncophylline),去氢钩藤碱(corynoxeine),异去氢钩藤碱(isocorynoxeine),6-育亨宾(6-yohimbine),柯楠因碱(corynantheine),硬毛钩藤碱(hirsutine),四氢鸭脚木碱(tetrahydroalstonine),长春花苷内酰胺(vincoside lactam),异长春花苷内酰胺(isovincoside lactam、strictosamide),瓦来西亚朝它胺(vallesiachotamine),钩藤酸(rhynchophyllic acid),异钩藤酸,翅柄钩藤酸(pteropodic acid),异翅柄钩藤酸等;黄酮类:山奈酚(kaempferol),槲皮素(quercetin),金丝桃苷(hyperin),三叶豆苷(trifolin)等;三萜类:熊果酸(ursolic acid),$3\beta,6\beta,19\alpha$-三羟基熊果酸,齐墩果酸(oleanolic acid),常春藤苷元(hederagenin),钩藤苷元C(cargenin C)等;其他:地榆素(sanguiin),甲基6-*O*-没食子酰-D-葡萄糖苷(methyl-6-*O*-galloyl-D-glucoside),3-*O*-没食子酰原矢车菊素(3-*O*-galloyl procyanidin),糖脂(glycolipid),丁香酸(syringic acid),绿原酸(chlorogenic acid),胡萝卜苷(daucosterol),东莨菪素(scopoletin)等。不同的基源植物中所含的成分组成有一定差异。

钩藤碱

异钩藤碱

【药理作用】钩藤具有显著的降压作用,涉及神经系统、心血管系统的多个环节。能降低心肌兴奋,并能有效延长心肌功能性的不应期,对乌头碱、氯化钡、氯化钙诱发的大鼠心律失常均有对抗作用,具有抗心律失常的作用。可增加脑血流量,减少小鼠氧消耗,有明显的抗小鼠缺氧的作用。对中枢神经系统的突触传递过程有明显的抑制效应,具有抗癫痫作用。此外,还有抑制血小板聚集、对抗血栓形成、抗炎、镇痛、抗癌等活性。

【制剂】苗药:枫荷除痹酊。

傣药:回心康片。

彝药:虎杖伤痛酊,清肠通便胶囊,舒泌通胶囊。

附注:"钩藤"之名最早见于《本草原始》,《名医别录》名"钓藤",据考证,其基源植物应为钩藤 U. rhynchophylla。

藏医药用的"穷尔代嘎布"为攀茎钩藤 U. scandens(Smith.)Hutch. 的带钩茎枝,用于中毒症、头痛眩晕、小儿高热、惊厥抽搐。该种含有吲哚类生物碱成分翅柄钩藤碱(pteropodine)、异翅柄钩藤碱(isopteropodine)及钩藤属碱 F、D(uncarine F、D),未见有标准收载。

固 公 果 根

【民族药名】苗药(河江,支喘来)。

【来源】蔷薇科植物固公果 *Rosa odorata*(Andr.)Sweet var. *gigantea*(Crép.)Rhed. et Wils. 的干燥根。

【标准】云南药标(74,96)。

【功能主治】苗药:涩肠止泻。用于腹泻,菌痢。

彝药:嗨补色扎诺,斯希(用于大肠湿热蕴结所致的肠炎、痢疾)。

中药:用于不孕,疝气,痢疾,泄泻,咳嗽痰喘,疮毒。

【用法与用量】3~4g。

【化学成分】含三萜类:委陵菜酸(tormentic acid),白桦酸(betulinic acid),野蔷薇苷(rosamultin),$2\alpha,3\beta,19\beta$- 三羟基熊果 -12- 烯 -28- 酸($2\alpha,3\beta,19\beta$-trihydroxyurs-12-en-28-oic acid),kajiichigoside F_1,$2\alpha,3\alpha,19\alpha,23$- 四羟基熊果 -12- 烯 -28- 酸 -3-O-β-D- 吡喃葡萄糖酯($2\alpha,3\alpha,19\alpha,23$-tetrahydroxyurs-12-en-28-oic acid-3-O-β-D-glucopyranosyl ester),$2\alpha,3\alpha,19\alpha,23$- 四羟基熊果 -12- 烯 -28- 酸($2\alpha,3\alpha,19\alpha,23$-tetrahydroxyurs-12-en-28-oic acid),冬青苷(ilexgenin)等;酚酸类:蔷薇酸(rosolic acid),儿茶素(catechin),没食子酸(gallic acid)等;鞣质:由没食子酸(或其聚合物)的葡萄糖(及其他多元醇)酯、黄烷醇及其衍生物的聚合物以及两者混合共同组成的植物多元酚;其他:β- 谷甾醇(β-sitosterol),黄酮。

蔷薇酸　　　　　　　　委陵菜酸

【药理作用】 固公果根提取物的乙酸乙酯萃取层和水饱和正丁醇层对肠产毒性大肠埃希菌、福氏志贺菌、鼠伤寒沙门菌、猪霍乱沙门菌、肠炎沙门菌和肠产毒素金黄色葡萄球菌等有较好的抑菌活性；可迅速杀灭致病菌，保护消化道黏膜，加快肠壁血液循环，促进溃烂肠黏膜愈合。所含的大量鞣质类成分对胃肠道蠕动有抑制作用，可阻碍胃内容物向肠道移行而达到收敛止泻的作用。蔷薇酸具有抗炎、镇痛作用。

【制剂】 彝药：肠舒片。

附注：《中国植物志》中，*R. odorata* var. *gigantea* 的中文名使用"大花香水月季"。

骨碎补（毛姜）

【民族药名】 藏药（然惹，热热，培姜热仁），蒙药（伯芩-苏勒，勃钦-苏勒，莫钦-斯古勒，博吉-若拉勒，勃哲热拉勒，查日森-奥依莫），苗药（相豆炸，大界扁，机烟，里渣，龙跌丹），傣药（呀罕嗯，牙项峨，树蚂蝗）。

【来源】 水龙骨科植物槲蕨 *Drynaria fortunei* (Kunze ex Mett.) J. Sm. (*Drynaria roosii* Nakaike)、中华槲蕨 *Drynaria baronii* (Christ) Diels 的新鲜或干燥根状茎。

【标准】 中国药典，藏标（79），青海藏标（附录，92），内蒙蒙标（86），贵州中标规（65），新疆药标（80），广西壮标（11），台湾中药典范（85），甘肃中标（09），香港中标（第7期）。

【功能主治】 藏药：补肾，愈伤，活血止痛。用于跌扑内挫，筋骨伤损，肾虚，久泻，耳鸣，齿痛，脱发。

蒙药：清热，解毒，止血，愈伤。用于肉毒症，配毒症，肾热，创伤。

苗药：强筋骨，活血止痛。用于腰痛，五劳七伤，风湿，足膝痿弱，风湿骨痛，跌扑骨折，骨疽，伤风感冒，耳鸣耳聋，牙痛，久泻，遗尿，斑秃。

傣药：用于水肿，腹泻，肾虚久泻，跌打损伤，风湿关节痛。

彝药：用于痈疮疔疖，毒蛇咬伤。

中药：滋补肝肾，益精明目。用于虚劳精亏，腰膝酸痛，眩晕耳鸣，阳痿遗精，内热消渴，血虚萎黄，目昏不明。

【用法与用量】 3~9g；苗药10~20g。

【化学成分】 含黄酮类：山奈酚（kaempferol），木犀草素（luteolin），柚皮苷（naringin），儿茶

素（catechin）、表儿茶素（l-epicatechin）、木犀草素 7-O-β-D- 吡喃葡萄糖苷（luteolim 7-O-β-D-glucopyranoside）等；酚酸类：肉桂酸（cinnamic acid）、阿魏酸（ferulic acid）、咖啡酸（caffeic acid）等；木脂素类：落叶松脂素 4'-O-β-D- 吡喃葡萄糖苷（lariciresinol-4'-O-β-D-glucopyranoside）、(−)-secoisolariciresinol-4-O-β-D-glucopyranoside 等；三萜类：环木菠萝甾醇乙酸酯（cycloardenyl acetate）、环水龙骨甾醇乙酸酯（cyclomargenyl acetate）、环鸦片甾烯乙酸酯（cyclolaudenyl acetate）、9,10- 环羊毛甾 -25- 烯醇 -3β- 乙酸酯（9,10-cycloanost-25-en-3β-yl acetate）等；其他：骨碎补烷酸酯 A（12-O-caffeoyl-12-hydroxyldodecanoic acid methyl ester）、3,4- 二羟基 - 苯乙醇 8-O-β-D- 吡喃阿洛糖苷（3,4- 二羟基 - 苯乙醇 8-O-β-D-）、补骨脂素（psoralen）等。《中国药典》《广西壮标》《香港中标》规定含柚皮苷（$C_{27}H_{32}O_{14}$）不得少于 0.50%。

柚皮苷　　　　　　　　儿茶素

【药理作用】骨碎补具有类激素样作用，表现出骨的增殖分化作用，使骨细胞不断加速分化，但较高浓度会出现抑制现象，使细胞发生凋亡。总黄酮可显著提高血钙、血磷水平，拮抗股骨和腰椎骨密度降低，对激素引起的骨质疏松症也有一定的防治作用。骨碎补及所含柚皮苷能够有效促进大鼠实验性骨损伤的愈合，加速骨骼的生长。骨碎补能显著改善豚鼠齿骨密度，增强牙齿坚硬度，促进牙骨细胞的进一步合成。骨碎补及其总黄酮有显著的抗炎、抗肿作用，且止痛作用显著，不仅能治疗骨关节炎患者的红、肿、热、痛症状，还能改善关节活动能力。此外，骨碎补还具有肾保护、降血脂、抑菌、防治药物耳毒性等作用。

【制剂】藏药：十九味能消散，二十五味大汤散，二十五味大汤丸，二十五味马宝丸。

附注：《中国植物志》中，槲蕨的学名使用 *Drynaria roosii* Nakaike，"*D. fortunei*（Kunze ex Mett.）J. Sm.*"* 作为其异名；中华槲蕨记载为秦岭槲蕨 *Drynaria sinica* Diels，"*D. baronii*（Christ）Diels" 作为其异名。

藏医所用的"热惹"分为上、中、下 3 品，除上述 2 种外，各地还使用有鳞毛蕨科耳蕨属（*Polystichum*）、鳞毛蕨属（*Dryopteris*）、铁线蕨科铁线蕨属（*Adiantum*）等属的多种植物。

全国各地所用的骨碎补的基源较为复杂，涉及多科属植物，同属的有栎叶槲蕨 *D. quercifolia*（L.）J. Sm.（称"树骨碎补"）、团叶槲蕨 *D. bonii* Christ、近邻槲蕨 *D. propinqua*（Wall.）J. Sm.；其他尚有大叶骨碎补 *Davallia formosana* Hayata（该种《广西中标》1990 年版以"骨碎补"之名收载，系地方习用品）、海州骨碎补 *Davallia Mariesii* Moore（山东）、崖姜 *Pseudodrynaria coronans*（Wall.）Ching（广东）、光亮密网蕨 *Phymatodes lucida*（Roxb.）Ching

(广西)。这些植物是否与 D. fortunei 等具有相同的功效尚有待于研究,应按制剂批文规定使用。

瓜蒌皮(瓜蒌壳,栝楼皮)

【民族药名】蒙药(巴斯布如 - 滋陶克),苗药(真花休,比多暗,正番小,茹嘎给),彝药(尼能莫绍拜)。

【来源】葫芦科植物栝楼 *Trichosanthes kirilowii* Maxim.、双边栝楼 *Trichosanthes rosthornii* Harms、多裂栝楼 *Trichosanthes multiloba* Miq. 的干燥成熟果皮。

【标准】中国药典,贵州中标规(65),四川中标(80),新疆药标(80)。

【功能主治】蒙药:用于痰热咳嗽,心胸闷痛,乳腺炎。

苗药:清热化痰,宽胸散结,润燥滑肠。用于肺热咳嗽,胸痹,便秘,痈肿疮毒。

彝药:用于痰热咳嗽,咽痛,胸痛,吐血,衄血,消渴,便秘,痈疮肿毒。

中药:清化热痰,利气宽胸。用于痰热咳嗽,胸闷胁痛。

【用法与用量】6~10g。外用适量,捣烂敷患处。按中医药理论,本品不宜与川乌、制川乌、草乌、制草乌、附子同用。

【化学成分】含黄酮类:异槲皮苷,芦丁(rutin),金圣草黄素(chrysoeriol),金圣草黄素 -7-O-β-D- 吡喃葡萄糖苷(chrysoeriol-7-O-β-D-glucopyranoside);甾醇类:3,29- 二苯甲酰基栝楼仁三醇(3,29-dibenzoyl rarounitriol),7,22- 二烯豆甾醇(stigmast-7,22-dien-3α-ol),菠菜甾醇 -7-O-β-D- 吡喃葡萄糖苷(spinasterol-3-O-β-D-glucopyranoside);生物碱类:栝楼酯碱(trichosanatine);挥发性有机酸:棕榈酸甲酯(methyl palmitate),亚麻酸甲酯(methyl linolenate);其他:苏氨酸等 17 种氨基酸,鼠李糖,阿拉伯糖,葡萄糖,K、Na、Ca、Mg、Fe、Cu、Zn、Mn、Sr、Li 等元素。

3,29- 二苯甲酰基栝楼仁三醇　　　　金圣草黄素

【药理作用】瓜蒌皮中提取的总氨基酸有良好的祛痰作用。醇提物可明显降低大鼠的胃酸分泌和胃酸浓度,对结扎幽门引起的溃疡有抑制作用,能对抗 5- 羟色胺诱发的胃黏膜损伤。水煮醇沉提取液经离子交换所得的物质(注射液)具有扩张豚鼠离体心脏冠状动脉、增加冠状动脉血流量的作用。提取物可降低大鼠血清总胆固醇,下调 ICAM-1 的

表达量,对实验性大鼠高脂血症所致的动脉粥样硬化有明显的保护作用。瓜蒌皮有提高免疫抑制小鼠的免疫功能的作用,能提高免疫抑制小鼠的吞噬系数、血清溶血素含量,促进 T 淋巴细胞转化。煎剂对痢疾杆菌、肺炎球菌、溶血性链球菌及白喉杆菌等均有抑制作用。

【制剂】彝药:乳癖清胶囊。

附注:《中国植物志》中,*T. rosthornii* 的中文名使用"中华栝楼";《四川中标》(80)中收载的"川贵栝楼 *T. crenulata* C. Y. Cheng"被作为"中华栝楼 *T. rosthornii*"的异名;"*T. multiloba*"被作为"薄叶栝楼 *T. wallichiana*(Ser.)Wight"的异名。

"瓜蒌皮"最早见于《雷公炮炙论》,以"栝楼皮"之名记载,故《中国植物志》中该属植物的中文名均使用"栝楼"。据考证本草中记载的应为栝楼 *T. kirilowii*,最早以果实入药,称"瓜蒌",记载于我国现存最早的针灸学古籍《针灸甲乙经》中;至《本草经集注》时又出现单以种子入药,称"栝楼仁";至《雷公炮炙论》再以果皮入药。现果实、种子、果皮分别作为不同的药材,其功能主治也有一定差异。

瓜蒌皮药材中还见有糙籽栝楼 *T. rosthornii* Harms var. *scabrella*(Yueh et D. F. Gao)S. K. Chen 的果皮,但未见有标准收载。

管仲(委陵菜根)

【民族药名】苗药(锐加女个,窝哈收),傣药(马丁登介,麻英怜,麻点丁介),彝药(欺补景,哦白滋)。

【来源】蔷薇科植物西南委陵菜(翻白草)*Potentilla fulgens* Wall. ex Hook.、委陵菜 *Potentilla chinensis* Ser. 的干燥根。

【标准】云南中标(彝药,05),云南药标(74,96),贵州中民标(03)。

【功能主治】苗药:凉血止痢,清热解毒。用于赤痢腹痛,久痢不止,痔疮出血,痈肿疮毒。

傣药:用于腹痛,腹泻,菌痢,便血。

彝药:清热止血,收敛止泻。用于食积腹痛,泻痢,痢疾,咯血,吐血,衄血,痔疮出血,崩漏,带下,痛经,烧烫伤。

中药:清热解毒,凉血止痢。用于热毒血痢,细菌性痢疾,阴痒,带下。

【用法与用量】9~15g。外用适量,煎水洗或研末敷患处。

【化学成分】含黄酮类:异牡荆素(isovitexin),木犀草苷(galuteolin),野黄芩苷(scutellarin),槲皮素(quercetin),山奈素(kaempferol),金丝桃苷(hyperin),芹菜素-7-O-β-D-葡萄糖苷酸,紫云英苷(astragalin),翻白叶苷 A(potengriffioside A);鞣质类(9%):没食子酸(gallic acid),3,3′,4′-三-O-甲基并没食子酸(3,3′,4′-三-O-methyl ellagic acid)等;其他:委陵菜酸(tormentic acid),管仲苷,野蔷薇苷(rosamultin)等。

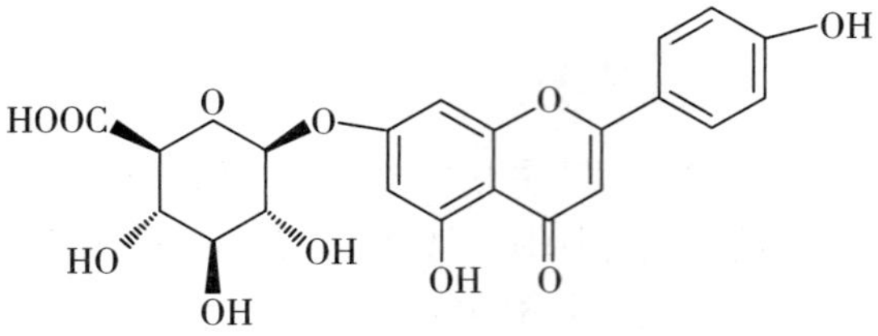

芹菜素-7-*O*-β-D-葡萄糖苷酸

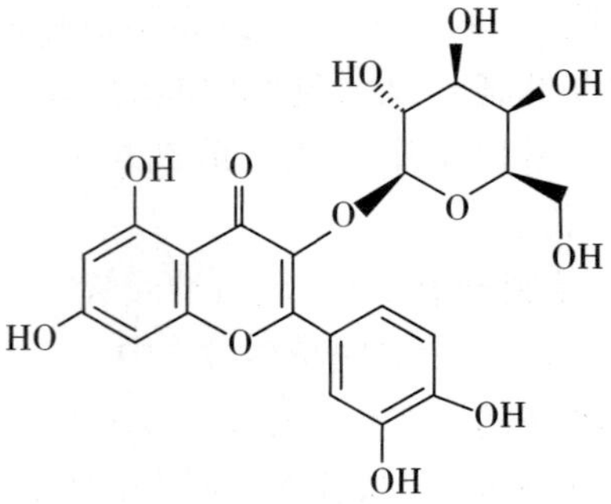

金丝桃苷

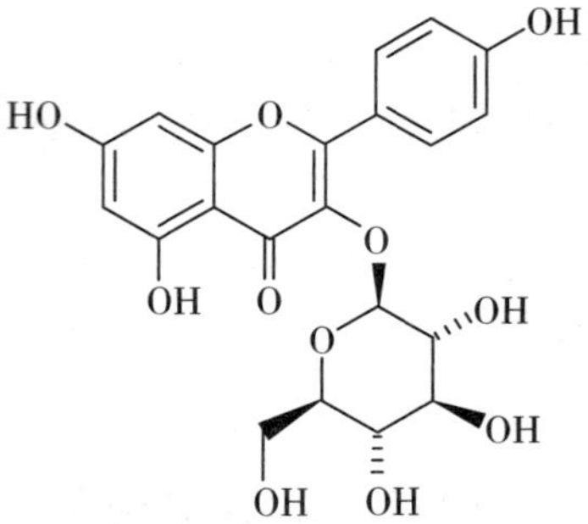

紫云英苷

【药理作用】委陵菜的根煎剂 3g/kg 灌胃给药，对感染阿米巴大鼠的体内溶组织阿米巴原虫有一定的抑制作用，但体外试验无效；根煎剂（1∶5000~1∶25 的浓度）对离体蛙及兔的心脏、兔离体和在体肠管有抑制作用，还能扩张豚鼠离体支气管，对豚鼠离体子宫有兴奋作用。根含有的没食子酸鞣质（gallotannins）的抗癌活性较弱，但鞣质水解后产生的柯里宁（colinin）具有较强的抗癌活性。西南委陵菜（*P. fulgens*）根的甲醇提取物对埃利希腹水瘤和 MCF-7 癌细胞有抗肿瘤活性；提取物可提高携带埃利希腹水瘤细胞的小鼠的存活量，可降低 MCF-7 细胞的细胞活性，且呈剂量依赖性；粗提物灌胃可使正常小鼠、四氧嘧啶诱导的糖尿病小鼠的血糖水平分别降低 31% 和 63%；水煎剂对 G- 大肠埃希菌、G- 志贺氏痢疾杆菌、G- 金黄色葡萄球菌均有抑菌作用。野蔷薇苷对血管内皮细胞（人脐静脉内皮细胞株 EA.hy926 高糖 DMEM 培养液二氧化碳培养箱培养）缺氧损伤具有显著的保护作用，其机制可能与抗氧自由基作用、促进 NO 合成与释放、促进 VEGF 基因高表达有关。

【制剂】彝药：和胃止痛胶囊。

附注：《贵州中民标》以"委陵菜根"之名收载了委陵菜 *P. chinensis* 的根；《中国药典》等收载的"委陵菜"为该种的全草，功能主治为"清热解毒，凉血止痢。用于赤痢腹痛，久痢不止，痔疮出血，痈肿疮毒"，与根有所不同。

贯众类药材在全国各地也常称"管仲"，应注意不得混淆（参见"绵马贯众""紫萁贯众"条）。

广防己(木防己)

【民族药名】 蒙药(呼和娜-乌素胡尔都),维药(孜热万,咱刺顽的,圆咱刺弯,木答哈刺知,孜热万德,孜热万地木德热吉,孜热万地台维里,孜拉万代)。

【来源】 马兜铃科植物广防己 *Aristolochia fangchi* Y. C. Wu ex L. D. Chou et S. M. Hwang 或香港马兜铃 *Aristolochia westlandii* Hemsl. 的干燥根及根茎。

【标准】 中国药典(1963—2000),台湾中药典范(85)。

【功能主治】 蒙药:用于关节红肿热痛,下肢浮肿,小便不利,高血压。

维药:生干生热,燥湿补脑,除癫,养神,补胃,祛寒止痛,解紧,通经堕胎,清理子宫,止咳平喘,除腐生肌,驱除肠虫。用于湿寒性或黏液质性疾病,如湿性脑虚,癫痫,癔症,神经症,胃虚,寒性偏头痛,坐骨神经痛,小关节疼痛,瘫痪,抽搐,经水不下,产后子宫出血,小便不利,咳嗽气喘,湿疮难愈,肠内生虫。

中药:祛风止痛,清热利水。用于湿热身痛,风湿痹痛,下肢水肿,小便不利。

【用法与用量】 4.5~10g。

【化学成分】 含马兜铃酸(aristolochic acid),马兜铃酸 B、C,马兜铃内酰胺 I (aristololactam I),木兰花碱(magnoflorine),尿囊素(allantoin)等。

马兜铃内酰胺 I

【药理作用】 马兜铃酸、马兜铃内酰胺对 P388 淋巴细胞白血病和 NSCLCN6 肺癌细胞有细胞毒性作用。马兜铃酸在体外对多种细菌、真菌和酵母菌均有抑制作用,还具有抗生素作用。广防己对肾组织有迟发性毒性作用,但长期应用《中国药典》剂量(4.5~9g)的广防己不造成明显的肾脏损害,而较大剂量和较长时间应用则可导致明显的肾功能异常。

【制剂】 维药:强力玛得土力阿亚特蜜膏。

附注:《中国药典》1963 年版收载的"广防己"为"广防己 *A. westlandii*"(香港马兜铃),1977 至 2000 年版修订为广防己 *A. fangchi*。研究表明,马兜铃酸具有肾脏毒性,故自 2005 年版始,《中国药典》已不再收载。台湾《中药典范》(85)在"木防己"条下收载了广防己 *A. fangchi* 和同科植物木防己 *Cocculus orbiculatus*(L.)DC.[=*Cocculus trilobus*(Thunb.)DC.];贵州地方标准中收载的"木防己"还涉及马兜铃属(*Aristolochia*)的多种,应注意区别(参见"防己"条)。

维医药古籍文献《注医典》记载:"马兜铃分为雌、雄两种,雌马兜铃的根为球状形,称圆根马兜铃;雄马兜铃的根为长柱形,称长根马兜铃。两者的功效基本相似,故同等入药。"维医原使用的应为圆根马兜铃 *A. rotunga* L.(产于希腊、德国、土耳其、法国等)、长根马兜铃 A. longa L.、印度马兜铃 A. indica L. 及北美马兜铃 A. serpentaria L., 这些种类在我国均无分布, 因药材进口不便, 现也以"广防己"替代。

广藿香(藿香, 土藿香)

【民族药名】藏药(萨齐阿亚, 苏, 阿亚撒翠, 帕都巴, 萨恰木, 卓萨玉毛, 萨扎), 蒙药(阿斯图 - 其其格, 乌努日根纳, 棍都桑布), 维药(品乃, 夫答你知, 夫答那知, 普滴纳, 普地乃, 福地乃吉), 苗药(锐嘎多嘎沙, 给脑先), 傣药(沙勐香, 沙勐拉)。

【来源】唇形科植物广藿香 *Pogostemon cablin* (Blanco) Benth.、藿香 *Agastache rugosa* (Fisch. et Mey.) O. Ktze. 的干燥地上部分。前者称"广藿香", 后者称"藿香"。

【标准】中国药典, 新疆维标(93), 新疆药标(80), 台湾中药典范(85), 四川(87), 贵州中标(88), 河南中标(91), 上海中标(94), 山东中标(95, 02), 北京中标(附录, 98), 贵州中民标(03), 台湾中药典(04), 甘肃中标(09)。

【功能主治】藏药(藿香): 利尿, 愈伤。用于恶性水肿, 各种疮伤。

蒙药(藿香): 助消化, 发汗, 清血热。用于胃肠热症, 呕吐, 腹泻, 感冒头痛。

维药: 生干生热, 降压强心, 安神补脑, 健胃开胃, 行气止痛。用于湿寒性或黏液质性疾病, 如寒性心脏虚弱, 慢性血压偏高, 神经衰弱, 湿寒性肠胃疾病, 胃纳不佳, 腹痛腹胀, 风寒头痛, 耳痛, 牙痛, 疮疡。

苗药(藿香): 止呕吐, 清暑醒脾, 止痛。

傣药(广藿香): 用于脱肛, 不思饮食, 消化不良。

中药: 芳香化浊, 和中止呕, 发表解暑。用于湿浊中阻, 脘痞呕吐, 暑湿表证, 湿温起初, 发热倦怠, 胸闷不舒, 寒湿闭暑, 腹痛吐泻, 鼻渊头痛。

【用法与用量】3~10g。

【化学成分】含挥发油类: 甲基胡椒酚(methylchavicol, 80%), 茴香脑(anethole), 茴香醛(anisaldehyde), 广藿香醇(patchouli alcohol、百秋李醇), 广藿香酮(pogostone), 刺蕊草烯, α- 愈创木烯(α-guaiene), δ- 愈创木烯, α- 广藿香烯(α-patchoulene), β- 广藿香烯, 柠檬烯(limonene), 对 - 甲氧基桂皮醛(*p*-methoxycinnamaldehyde), 蒎烯(pinene), 丁香烯(caryophyllene), γ- 荜澄茄烯(γ-cadinene)等; 黄酮类: 金丝桃苷(hyperoside), 刺槐黄素(acacetin), 椴树素(tilianine), 蒙花苷(linarin), 藿香苷(agastachoside), 异藿香苷(isoagastachoside), 3, 3′, 4′, 7- 四甲氧基 -5- 羟基黄酮和 3, 3′, 7- 三甲氧基 -4′, 5- 二羟基黄酮, 藿香精(agastachin)等。《中国药典》规定含百秋李醇($C_{15}H_{26}O$)不得少于0.10%。

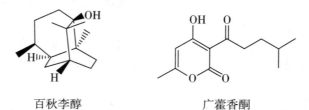

百秋李醇　　　广藿香酮

【药理作用】广藿香具有调节胃肠道的功能, 水提物、去油水提物和挥发油对离体培养的兔肠自发性收缩以及由乙酰胆碱或氯化钡引起的痉挛性收缩均有抑制作用, 其中挥发油对乙酰胆碱或氯化钡引起的收缩抑制作用最强。体内试验表明广藿香水提物和去油水提物与上述广藿香挥发油的作用不一致，前两者均能抑制正常小鼠的胃肠推进运动和新斯的明引起的小鼠胃肠推进运动亢进以及番泻叶引起的小鼠腹泻；此外，水提物、去油水提物和挥发油均可抑制冰醋酸引起的内脏绞痛，其中水提物的作用最强。抗病原微生物相关实验结果表明广藿香具有抗真菌、细菌、病毒等作用。

【制剂】 维药：安胃加瓦日西吾地吐如西片，行气那尼花颗粒。

苗药：良姜胃疡胶囊。

附注： "藿香"之名始见于《嘉祐本草》，其基源为广藿香 *P. cablin*，广东石牌、高要等地的种植历史悠久，为道地产区，商品又称"石牌广藿香"。现海南万宁也有较大种植的面积，但据研究，广东和海南产广藿香在挥发油的成分上有一定差异。藿香 *A. rugosa* 最早见于《滇南本草》，以"土藿香"之名记载。《中国药典》正文中收载了"广藿香"，附录中收载了"藿香"。

挥发油系广藿香的活性组分，在成药生产中，为减少挥发油的损失，常预先提取挥发油供药用，称"广藿香油"，《中国药典》《青海药标》（92）收载。

彝族还药用一种"山藿香"，系唇形科植物鸡骨柴 *Elsholtzia fruticosa*（D. Don）Rehd.，《云南中标》（彝药，05）以"山藿香/东窝萧"之名收载，以地上部分入药，功能为解表除湿、温经通络，用于风寒感冒、头痛身重、风湿痹痛、脚气、疥疮、外伤出血，与广藿香不同，应注意区别。

广　　枣

【民族药名】 藏族（娘肖夏，柠肖夏，阿马厘，帕达，辛朵杰布），蒙古族（居日很-芍沙，珠如很-芍沙，吉如罕-芍沙，宁-芍沙，吉如罕-查布嘎，珠如很-查巴嘎）。

【来源】 漆树科植物南酸枣 *Choerospondias axillaris*（Roxb.）Burtt et Hill 的干燥成熟果实。

【标准】 中国药典，部标藏药（附录，95），藏标（79），内蒙蒙标（86），青海藏标（附录，92）。

【功能主治】 藏药：清热，养心，安神。用于心热病，心脏病，心跳气短，心神不安。

蒙药：清心热，强心。用于心热，心悸，失眠，心刺痛，癫狂，昏厥，心"赫依"，心力衰竭。

中药：行气活血，清心，强心，养心安神。用于气滞血瘀，胸痹作痛，心悸气短，心神不安，疯狂昏厥。

【用法与用量】 1.5~2.5g；藏药、蒙药 3~9g。配方或研末单服。

【化学成分】 含黄酮类：双氢槲皮素 [(+)-axifolin]，柚皮素（naringenin），南酸枣苷（choerospodin），槲皮素（quercetin），山奈酚-7-*O*-葡萄糖苷（kaempferol-7-*O*-glucoside），儿茶素（catechin）等；酚酸类：原儿茶酸（protocatechuate），没食子酸（gallic acid），鞣花酸（ellagic acid），3,3-二甲氧基鞣花酸，水杨酸（salicylic acid）等；其他：胡萝卜苷（daucosterol），枸橼酸（citric acid）等。《中国药典》规定含没食子酸不得低于0.060%。

儿茶素　　　　　没食子酸

【药理作用】广枣总黄酮能拮抗多种实验性心律失常,可使因心肌缺血而发生的心律失常和心率减慢现象得以改善;能明显提高小鼠的耐缺氧能力,对垂体后叶素诱发的心肌缺血具有明显的保护作用;对腺苷二磷酸诱导的家兔体外血小板聚集和大鼠体内血小板聚集均有明显的抑制作用,并能明显抑制大鼠颈动脉血栓形成。30%乙醇提取物体内外均具有抗氧化活性,能对抗阴离子氧和羟自由基对血红蛋白的氧化,并抑制绿色素的生成。广枣总黄酮腹腔注射给药,可明显增强正常和环磷酰胺所致的免疫功能抑制小鼠的细胞免疫和体液免疫功能。此外,广枣还具有抗肿瘤和抗病毒活性。

【制剂】藏药:三味檀香汤散,八味沉香散,八味沉香丸,八味清心沉香散,十一味甘露丸,十一味维命散,十三味马钱子丸,十五味沉香丸,十五味龙胆花丸,十六味杜鹃花丸,二十味沉香丸,二十味肉豆蔻散,三十五味沉香丸,安神丸,常松八味沉香散,香菊活血丸,仲泽八味沉香散。

蒙药:安神补心六味丸,安神镇惊二十味丸,八味三香散,槟榔十三味丸,补肾健胃二十一味丸,沉香安神散,沉香十七味丸,豆蔻五味散,冠心七味片,七味广枣丸,清心沉香八味丸,肉蔻五味丸,参竹精颗粒,十六味冬青丸,手掌参三十七味丸,顺气补心十一味丸,玉簪清咽十五味丸。

附注:"娘肖夏"始见于《四部医典》记载,《度母本草》《晶珠本草》等均记载"生于热带山地的林间,树大,叶厚,花白色而美丽,果实呈心形"。《藏药志》认为,藏医使用的为南酸枣 C. axillaris 的果实,但其花为淡紫色或具褐色条纹,果实呈椭圆形,与上述文献的记载并不相符,应是代用品,但正品不明。

鬼箭锦鸡儿(藏锦鸡儿)

【民族药名】藏药(佐木兴,佐木香,佐毛相,作毛兴,佐刺,佐木热,阿拉卡苏)。

【来源】豆科植物鬼箭锦鸡儿 Caragana jubata (Pall.) Poir.、川青锦鸡儿 Caragana tibetica Kom.、昌都锦鸡儿 Caragana changduensis Liou f. 的干燥(根及茎)木部心材。

【标准】部标藏药(95),藏标(79),青海藏标(92)。

【功能主治】藏药:破血,化瘀,降压。用于高山多血症,高血压,月经不调;外用于疔疮痈疽。

【用法与用量】3~7g。外用适量。

【化学成分】含黄酮类:甘草素(liquiritigenin),异甘草素(isoliquiritigenin),毛蕊异黄酮(calycosin),槲皮素(quercetin),异鼠李素(isorhamnetin),杨梅素(myricetin),槲皮素-3-α-L-

呋喃鼠李糖苷（quercetin-3-α-L-rhamnofuranoside），槲皮素 -3-β-D- 吡喃半乳糖苷（quercetin-3-β-D-galactopyranoside），槲皮素 -3-β-D- 吡喃木糖苷（quercetin-3-β-D-xylopyranoside），异鼠李素 -3-α-L- 呋喃鼠李糖苷（isoliquiritigenin-3-α-L-rhamnofuranoside）等；二苯乙烯类：白藜芦醇（resveratrol），荆三棱素 B（scirpusin B）等；挥发油：雪松醇（cedrol），月桂烯（myrcene），姜烯（zingiberene）等；其他：生物碱，皂苷，鞣质等。

甘草素　　　　　　　白藜芦醇

【药理作用】 鬼箭锦鸡儿的甲醇提取物能明显提高小鼠的痛阈值，明显提高酒石酸锑钾刺激腹膜致痛时的镇痛率。乙醇提取物具有明显的抗炎作用，能明显抑制角叉菜胶引起的大鼠足肿胀；对前列腺素合成、释放或其致炎作用有明显的抑制作用。此外，鬼箭锦鸡儿还有抗肿瘤、预防骨质疏松、预防心血管疾病等作用。

【制剂】 藏药：六味锦鸡儿汤散，二十味金汤散，二十六味通经散，藏降脂胶囊。

附注：《中国植物志》中，C. tibetica 的中文名使用"毛刺锦鸡儿"。

《鲜明注释》云："佐木兴分上、下两个品种，上品称佐木兴，下品称察马兴"；《晶珠本草》记载其形态为"小灌木，叶线形，密集，全株被刺，形如狐尾。花白色，有红色光泽，形似豌豆花；根表皮坚韧，内皮红，状如紫檀香。""佐木兴"的基源除上述标准中收载的 3 种外，云南锦鸡儿 C. franchetiana Kom. 也作代用品药用。《藏药志》认为藏医药用的上述 3 种中，以鬼箭锦鸡儿 C. jubata 花白色，有红色光泽（即粉红色），与《晶珠本草》记载的基本相符，应为正品，其他为代用品。《西藏藏标》(12) 以"渣玛"之名收载了云南锦鸡儿 C. franchetiana Kom.，以茎枝内皮入药，功能为清热解毒，用于脉热、中毒、恶瘤；《中华本草：藏药卷》也另条收载了"云南锦鸡儿 / 渣玛"（基源包括云南锦鸡儿 C. franchetiana、短叶锦鸡儿 C. brevifolia Kom. 等），认为系《度母本草》《蓝琉璃》及《晶珠本草》中记载的"花黄色"的"渣玛"；《四川藏标》(14) 中以"二色锦鸡儿 / 渣玛"之名收载了二色锦鸡儿，以根入药，功效为"排散肌肉热、脉热。成熟瘟疫热；清除隆热症"，与鬼箭锦鸡儿 C. jubata 等不同。另《中国藏药》记载有"佐摸兴"，引《晶珠本草》言"木心红似檀香"，各地藏医使用的有豆科植物苏木 Caesalpinia sappa L. 及上述 4 种锦鸡儿属植物。推测可能系因"木心红"而被作为同一药材使用，苏木所含的成分与鬼箭锦鸡儿等有较大差异，不宜同用，应注意区别（参见"苏木"条）。

本品药材包括茎和根的木部心材，在处方中也见使用"鬼箭锦鸡儿""锦鸡儿"名称，临床也熬膏备用。

《湖南中标》(93, 09) 以"锦鸡儿"之名、《上海中标》(94) 以"金雀根"之名收载有锦鸡儿 C. sinica (Buc'hoz) Rehd. 的根皮或根，功能为补肺健脾、活血祛风，用于虚劳倦怠、肺虚久咳、血崩、白带、乳少、风湿骨痛、痛风、半身不遂、跌打损伤，与藏药不同。

桂　枝

【来源】 樟科植物肉桂 *Cinnamomum cassia* Presl 的干燥嫩枝。

【标准】 中国药典，新疆药标(80)，台湾中药典范(85)，广西壮标(11)，香港中标(第5期)。

【功能主治】 中药：发汗解肌，温通经脉，助阳化气，平冲降气。用于风寒感冒，脘腹冷痛，血寒经闭，关节痹痛，痰饮，水肿，心悸，奔豚。

【用法与用量】 3~10g。孕妇慎用。

【化学成分】 含挥发油类：桂皮醛(cinnamaldehyde)，桂皮醇(cinnamyl alcohol)，甲氧基桂皮醛(cinnamaldehyde)，苯甲醛(benzaldehyde)，3-羟基苯甲醛，2-丙烯-1-醇-3-苯基乙酸酯，莰烯(camphene)，β-榄香烯(β-elemene)，α-胡椒烯等；酚酸类：桂皮酸(cinnamic acid)，反式桂皮酸，2-甲氧基肉桂酸，反式-邻羟基桂皮酸，苯甲酸(benzoic acid)，对羟基苯甲酸，2-甲氧基苯甲酸，原儿茶酸(protocatechuic acid)；其他：香豆素类，β-谷甾醇(β-sitosterol)，硫酸钾结晶，葡萄糖苷等。《中国药典》规定含桂皮醛(C_9H_8O)不得少于1.0%；《香港中标》规定含桂皮醛(C_9H_8O)和肉桂酸($C_9H_8O_2$)的总量不得少于0.63%。

桂皮醛　　　　　　　　　　桂皮醇

【药理作用】 桂皮水浸液及挥发油对金黄色葡萄球菌、白色葡萄球菌、铜绿假单胞菌、变形杆菌、甲型链球菌、乙型链球菌等均有明显的抑菌作用。挥发油对急性、慢性和免疫损伤性炎症均有显著的拮抗作用。乙醇提取物具有显著的抑制透明质酸酶的作用，具有强抗过敏作用。桂皮醛具有良好的体内外抗肿瘤效果，对体外培养的人皮肤黑色素瘤、乳腺癌、食管癌、宫颈癌、肾癌、肝细胞瘤细胞的增殖具有良好的抑制作用，在适当的剂量范围内可以保护和恢复荷瘤小鼠的免疫功能；能有效对抗小鼠 S_{180} 实体瘤，且在一定的剂量范围内具有保护和恢复机体免疫功能的作用。桂枝挥发油、桂皮醛具有良好的抗流感病毒作用。此外，桂枝还具有利尿、降压、解痉、解热、镇痛、镇静、抗惊厥等作用。

【制剂】 苗药：血脉通胶囊。

附注："桂枝"之名始见于《伤寒论》，据考证，古今所用的桂枝不同，古时中医所用的桂枝应为树皮（肉桂）而非嫩枝，《新修本草》即名"肉桂"（参见"肉桂"条）。

海　风　藤

【来源】 胡椒科植物风藤 *Piper kadsura* (Choisy) Ohwi 的干燥藤茎。

【标准】 中国药典，新疆药标(80)。

【功能主治】中药:祛风湿,通经络,止痹痛。用于风寒湿痹,肢节疼痛,筋脉拘挛,屈伸不利。

【用法与用量】6~12g。

【化学成分】含二芳基苯并呋喃类:细叶青蒌藤烯酮(futoenone),细叶青蒌藤醌醇(futoquinol), pipernone, galgravin, (-)-galbelgin, 蔚瑞昆森(veraguensin), 海风藤酮(kadsurenone), 玉兰脂B[(-)-denudatin B], 风藤素M(kadsurenin M), 粗毛淫羊藿苷[(-)-acuminatin], (+)-licarin A, kadsurenins A~L, burchellin等;挥发油类:蒎烯(pinene), 柠檬烯(limonene), 香桧烯(sabinene), 樟烯(camphene), 异细辛醚(isoasarone); β-水芹烯(β-phellandrene), 松油烯-4-醇(terpinen-4-ol), 蛇麻烯(humulene), β-愈创木烯(β-guaiene), 榄香烯(elemene), δ-杜松烯(δ-cadinene), 榄香醇(elemol), β-甜没药烯(β-bisabolene);其他:细叶青风藤素(futoxide), 细叶青蒌藤酰胺(futoamide), β-谷甾醇(β-sitosterol), 豆甾醇(stigmasterol), 8-hydroxy-2,2-p-dimethyl-6-carboxychroman-4-one, 香草酸(vanillic acid), daueosteml。

【药理作用】海风藤醇提取物对血小板活化因子诱导的血小板聚集有剂量依赖性抑制作用;二氯甲烷提取物在浓度为10μg/ml时,对血小板活化因子诱导的兔血小板聚集的抑制率>70%。海风藤酮对肝脏缺血再灌注有保护作用;木脂素类成分对脑缺血再灌注具有保护作用。海风藤酮对妊娠小鼠有抗着床作用,能拮抗血小板活化因子对长白猪精子受体反应差(AR)的促进作用,也能拮抗PAF的促精子活率及运动能力;对急性胰腺炎合并肺损伤大鼠的炎症介质PAF、TNF-α、IL-6均有明显的抑制作用;采用自旋捕捉和自旋标记电子顺磁共振法研究表明海风藤酮具有一定的抗氧化能力,对人红细胞膜的氧化性损伤有较明显的保护作用。此外,海风藤还有抗炎、镇痛活性。

【制剂】蒙药:舒筋十二味丸。

附注:《中国药典》1977年版和1985年版曾使用"风藤 *Piper futokadsura* Sieb. et Zucc.",《中国植物志》中将其作为风藤 *Piper kadsura* 的异名。

据考证,风藤 *Piper kadsura* 为《本草从新》记载之"海风藤",《滇南本草》名"石南藤"。与海风藤类似的还有同属植物毛蒟 *P. puberulum* (Benth.) Maxim.(记载于《全国中草药汇编》)、石南藤 *P. wallichii* (Miq.) Hand.-Mazz.(该种为《本草纲目》记载的"风藤",《开宝本草》名"南藤"),该2种在《中国药典》附录中以"穿壁风"之名收载,以带叶茎枝入药,应注意区别。

《广东中标》(04)收载的"广东海风藤"、《广西中标》(90)收载的"海风藤"的基源为五味子科植物异型南五味子 *Kadsura heteroclita* (Roxb.) Craib 的藤茎;而"贵州中标规"(65)收载的"海风藤"为松萝科植物松萝 *Usnea diffracta* Vain. 的全草,系"同名异物"品,应注意区别。

《云南中标》(傣药,07)以"辣藤/沙干"之名收载了胡椒属(*Piper*)植物黄花胡椒 *P. flaviflorum* C. DC. 的藤茎,功能主治为"温通气血,发汗除寒,活血消肿,除风止痛。用于冷季感冒,胃寒怕冷,周身酸痛,鼻塞流清涕,风湿病肢体关节肿胀疼痛或酸麻冷痛,跌打损伤",与风藤 *P. kadsura* 类似。

海 金 沙

【民族药名】藏药(色其门巴,翁布酒白色其,塞占切玛),蒙药(阿拉藤-额乐斯,阿拉坦-额勒素,斯日吉哲玛),苗药(锐敌西,加枪),傣药(克古喊,黑棍喊),彝药(肚娃鸡,罗别习弱,桂黑燕)。

【来源】海金沙科植物海金沙 *Lygodium japonicum* (Thunb.) Sw. 的干燥成熟孢子。

【标准】中国药典,内蒙蒙标(86),云南药标(74),新疆药标(80),台湾中药典范(85),贵州中标(94),广西壮标(11)。

【功能主治】藏药:利肾,通尿。用于肾病,尿涩,尿闭,淋病。

蒙药:利尿,消肿,破痞。用于尿闭,尿路结石,淋病,水肿,肾热,膀胱热,膀胱结石。

苗药:用于尿路结石,高热不退,"天吊筋",热经引起的各种发热。

傣药:用于热淋,石淋,砂淋,血淋,膏淋,尿道炎,膀胱炎,尿道涩痛。

彝药:用于尿路结石,尿路感染,肾炎水肿,黄疸型肝炎,乳腺炎,肺炎,无名肿毒。

中药:清利湿热,通淋止痛。用于热淋,石淋,血淋,膏淋,尿道涩痛。

【用法与用量】6~15g;藏药、蒙药 2~5g。

【化学成分】含黄酮类:田蓟苷(tilianin),山奈酚及其糖苷类衍生物,金合欢素(acacetin)及其糖苷类衍生物;酚酸类:对香豆酸(*p*-coumaric acid),咖啡酸(caffeic acid),原儿茶酸(protocatechuic acid),苯甲酸(benzoic acid),香草酸(vanillic acid);三萜类:木栓酮(friedelin),22-羟基何柏烷(22-hydroxyhopane),2α-羟基熊果酸(2α-hydroxy ursolic acid);二萜类:赤霉素 A_9 甲酯(gibberellin A_9 methylester),赤霉素 A_{73} 甲酯(gibberellin A_{73} methylester),赤霉素 A_{12} 甲酯(gibberellin A_{12} methylester);其他:甾体化合物,脂肪油,挥发油,海金沙素(lygodin)。

田蓟苷

赤霉素 A_9 甲酯

木栓酮

【药理作用】海金沙可引起输尿管蠕动频率增加和输尿管上段腔内压力增高,压力的变化可表现为蠕动性压力升高、短时紧张性压力升高和长时紧张性压力升高,但对尿量的影响不明显。反式对香豆酸能增加胆汁中水分的分泌,从而增加大鼠胆汁量,但不增加胆汁中胆红素和胆固醇的浓度。根和根状茎水提液和醇提液对四氧嘧啶所致的糖尿病模型小鼠有降血糖作用,而对正常小鼠的血糖无影响。多糖能够清除 DPPH·、超氧阴离子自由基和过氧化氢,能与金属螯合及抑制脂质体过氧化。

【制剂】蒙药:利尿八味散,珍宝丸,珍珠活络二十九味丸,珍珠通络丸。

附注:文献记载,藏药"色其(吉且玛)"分为上、下 2 品,早期的藏医药文献认为两者皆为植物的种子,而现代文献认为上品应为矿物药,称"塞尔吉且玛",为变质岩类矿物蛭石(vermiculite);下品为植物药,称"色其门巴",即海金沙 L. japonicum 的孢子,两者的功效相似。青海、甘肃的藏医将其作上品的代用品,两者替代是否合理还有待于研究。

海金沙叶(海金沙草,金沙藤,海金沙藤,海金沙,洗肝草)

【民族药名】苗药(锐敌西,加枪),傣药(克古喊,黑棍喊,扎毕扎摆,谷喊),彝药(肚娃鸡,罗别习弱)。

【来源】海金沙科植物海金沙 Lygodium japonicum (Thunb.) Sw.、曲轴海金沙 Lygodium flexuosum (L.) Sw.、小叶海金沙 Lygodium microphyllum (Cav.) R. Br.、狭叶海金沙 Lygodium microstachyum Desv. 的干燥藤叶。

【标准】中国药典(附录),广西中标(90),上海中标(94),贵州地标(94),江西中标(96),山东中标(附录,95,02),贵州中民标(03),福建中标(06),湖南中标(09),湖北中标(09),广东中标(10)。

【功能主治】苗药:用于尿路结石,高热不退,"天吊筋",病后体虚。

傣药:用于尿路感染,尿道炎,泌尿系统结石,膀胱炎。

彝药:用于尿路结石,尿路感染,肾炎水肿,黄疸型肝炎,乳腺炎,肺炎,无名肿毒。

中药:清热解毒,利尿通淋,活血化瘀。用于热淋,石淋,血淋,小便不利,水肿,湿热黄疸,泄泻。

【用法与用量】15~30g。

【化学成分】含挥发油类:3-蒈烯,环辛酮(cyclooctanone),(E)-己烯酸,十一炔,反角鲨烯,正二十四烷,油酸甲酯,壬醛,2,6,10,14-四甲基-十六烷,正二十一烷等;黄酮类:山奈酚(kaempferol),山奈酚-7-O-α-L 吡喃鼠李糖苷,山奈酚-3-O-芸香糖苷,山奈酚-3-*O*-β-D-吡喃葡萄糖苷，金合欢素（acacetin），香叶木苷（diosmin），芹菜素（apigenin），蒙花苷（linarin）等；酚酸及苯丙素类：对香豆素，苯甲酸（benzoic acid），原儿茶酸（protocatechuic acid），邻苯二甲酸二异辛酯，3-甲氧基-4-羟基苯甲酸；萜类和甾体类：胡萝卜苷（daucosterol），β-谷甾醇（β-sitosterol），罗汉松甾酮，木栓酮（friedelin），松甾酮苷 A 等；脂肪酸类：油酸（oleic acid），亚油酸（linoleic acid），棕榈酸（palmitic acid），硬脂酸（stearic acid），正十六烷酸甘油酯（hexadecanoic acid，2,3-dihydroxypropyl ester），正二十五烷酸（pentacosanoic acid）等；多糖。

芹菜素　　　　　蒙花苷　　　　　金合欢素

【**药理作用**】多糖对超氧阴离子和羟基氧自由基具有较好的清除作用；对大肠埃希菌等9个菌种均有明显的抑制作用；对小鼠耳郭肿胀及大鼠足趾肿胀具有抑制作用；对热板法小鼠和扭体法小鼠具有镇痛作用。

【**制剂**】苗药：枫荷除痹酊。

附注：贵州还使用海南海金沙 *L. conforme* C. Chr.，但未见有标准收载。

海金沙 *L. japonicum*、曲轴海金沙 *L. flexuosum* 及海南海金沙 *L. conforme* 的孢子也药用，中药名"海金沙"，功能为利湿清热、通淋止痛，用于各种淋症，与其藤叶有相似之处。藏医、蒙医也药用孢子（参见"海金沙"条）。

海 桐 皮

【**民族药名**】傣药（埋短）。

【**来源**】豆科植物刺桐 *Erythrina variegata* L. var. *orientalis*（L.）Merr. 或乔木刺桐 *Erythrina arborescens* Roxb. 的干燥树皮。

【**标准**】中国药典（附录），新疆药标（80），台湾中药典范（85），四川中标（增补，87），内蒙中标（88），贵州中标（88），新疆药标（80），湖南中标（93），山东中标（95，02），黑龙江中标（01）。

【**功能主治**】傣药：清火解毒，除风，消肿止痛。用于"拢沙龙接喉"（牙痛），"拢梅兰申"（风寒湿痹证、肢体关节肿痛、屈伸不利）。

中药：祛风湿，通经络止痛。用于腰膝肩背疼痛；外用于皮肤湿疹。

【用法与用量】 3~9g；傣药 20~50g。外用适量。

【化学成分】 含生物碱类：下箴刺桐碱（hypaphorine），下箴刺桐碱甲酯（hypaphorine methylester），刺桐灵碱（erythraline），刺桐文碱（erysovine），刺桐亭碱（erysotine），刺桐替定碱（erythratidine），刺桐特碱（erysotrine），刺桐平碱（erysopine），刺桐匹亭碱（erysopitine），刺桐二烯酮碱（erysodienone），刺桐宁碱（erysonine），11-羟基表刺桐定碱（11-hydroxyepierythratidine），甜菜碱（betaine）等；黄酮、异黄酮类：eryvarins，2,3-dihydro-7-hydroxy-3-(4-hydroxy-2,5-dimethoxyphenyl)-4H-1-benzopyran-4-one，攀登鱼藤异黄酮（warangalone），5,7,4'-三羟基-6,8-二异戊二烯基异黄酮（5,7,4'-trihydroxy-6,8-diprenylisoflavone），海鸡冠刺桐素（erycrisfagallin），阿比西尼亚刺桐素-Ⅱ（erythrabyssin-Ⅱ），异补骨脂双氢黄酮（isobavachin）等；甾醇类：β-谷甾醇（β-sitosterol），油菜甾醇（campesterol）；其他：氨基酸，有机酸。

下箴刺桐碱

刺桐灵碱

2,3-dihydro-7-hydroxy-3-(4-hydroxy-2,5-dimethoxyphenyl)-4H-1-benzopyran-4-one

【药理作用】 海桐皮提取物的质量浓度为 50μg/ml 时，对肿瘤细胞株 $HepG_2$、BEL-7402、HCT-8、A-549 均有一定程度的抑制作用；体内对 Lewis 肺癌细胞有抑制作用。海桐皮汤熏蒸可显著减少实验性兔膝关节骨性关节炎软骨细胞凋亡，从而延缓关节软骨退变，促进软骨修复。

【制剂】 傣药：关通舒胶囊，关通舒口服液。

附注：《中国植物志》中，刺桐的学名为 *Erythrina variegata* Linn."。

"海桐皮"记载于《开宝本草》，《南方草木状》又称"刺桐"，以其树皮有"皮刺"为特征。全国各地常见以树皮具"皮刺"的植物作海桐皮，其基源也较为复杂。《中国药典》收载了刺桐 *E. variegata* var. *orientalis* 和乔木刺桐 *E. arborescens*，前种即系《开宝本草》记载的"海桐皮"。此外，各地地方标准收载或习用的主要有芸香科植物朵椒 *Zanthoxylum molle* Rehd.（上海、北京、黑龙江）、樗叶花椒（椿叶花椒）*Z. ailanthoides* Sieb. et Zucc.（上海、黑龙江），又称"浙桐皮"；五加科植物刺楸 *Kalopanax septemlobus*（Thunb.）Koida.（湖南）、毛叶刺楸 *K.*

septemlobus（Thunb.）Koida. var. *margnificus*（Zabel）Hand.-Mazz.，又称"川桐皮"；木棉科植物木棉 *Gossampinus malabarica*（DC.）Merr.，均以树皮入药。这些种类的树皮均有皮刺，但功效是否与豆科的海桐皮相同还有待于研究。

《云南中标》（傣药，07）以"木棉树皮/楠牛、冒埋留"之名收载了木棉 *Gossampinus malabarica* 的树皮，功能为清火解毒、凉血止血、止咳化痰、生肌敛疮，用于感冒咳嗽、痰多喘息、呕血吐血、产后流血不止、疔疮脓肿，与海桐皮不同，应注意区别。

蔊菜（野油菜，江剪刀草）

【民族药名】藏药（盖菜），傣药（啪噶搂）。

【来源】十字花科植物蔊菜 *Rorippa indica*（L.）Hiern 或无瓣蔊菜 *Rorippa dubia*（Pers.）Hara 的干燥全草。

【标准】中国药典（77），上海中标（94），贵州中民标（03）。

【功能主治】藏药：用于炭疽；外用于脂肪瘤。

傣药：用于肝炎，感冒发热，结膜炎，泌尿系统感染，痔疮，筋骨疼痛，水肿，身痒。

中药：祛痰止咳，解表散寒，活血解毒，利湿退黄。用于咳嗽痰喘，感冒发热，麻疹透发不畅，湿热黄疸，咽喉肿痛，风湿痹痛，疔疮痈肿，跌扑损伤。

【用法与用量】15~30g。外用适量，捣烂敷患处。

【化学成分】含蔊菜素（rorifone），蔊菜酰胺等。

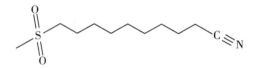

蔊菜素

【药理作用】蔊菜体外研究对金黄色葡萄球菌、大肠埃希菌、铜绿假单胞菌具有抑制作用。

【制剂】苗药：博落回肿痒酊。

附注：藏医还药用蔊菜 *R. indica* 的种子，名"印度蔊菜/盖菜"，用于乳房肿胀、炭疽，与全草不同。

汉桃叶（七叶莲，七叶莲茎叶，牛嗓管）

【民族药名】苗药（焖叉龙，汉桃叶），傣药（当剎，当遁，寒来买），彝药（约巨，丕邹，我米爬，归手）。

【来源】五加科植物广西鹅掌柴 *Schefflera kwangsiensis* Merr. ex Li、白花鹅掌柴 *Schefflera leucantha* R. Viguier、密脉鹅掌柴 *Schefflera venulosa* Wight et Arn.、鹅掌柴 *Schefflera arboricola* Hayata、穗序鹅掌柴 *Schefflera delavayi*（Franch.）Harms ex Diels 的干燥带叶茎枝或地上部分。

【标准】中国药典（附录），云南中标（彝药，05），云南药标（74，96），上海中标（94），贵州中民标(03),广东中标(04),广西壮标(11),湖南中标(09)。

【功能主治】苗药:祛风除湿,活血止痛。用于风湿痹痛,胃痛,头痛,牙痛,脘腹疼痛,痛经,产后腹痛,跌打损伤,骨折,疮肿。

傣药:清火解毒,利胆退黄,除风止痛。用于"拢匹勒"(产后诸疾),"拢案答勒"(黄疸),"拢梅兰申"(风寒湿痹、肢体关节酸痛、屈伸不利),"阻伤"(跌打损伤)。

彝药:用于风湿痹痛,胃痛,胃及十二指肠溃疡,跌打骨折,外伤出血,瘫痪,流感,血滞,血瘀疼痛,平滑肌痉挛。

中药:祛风止痛,舒筋活络。用于风湿痹痛,胃痛,跌扑骨折。

【用法与用量】15~30g。

【化学成分】含三萜及苷类:3-O-[α-L-rhamnopyranosy(1-2)-β-D-arabiopyyranoside]-hederagenin,熊果酸(ursolic acid),3-epi-23-羟基桦木酸,3α-羟基-羽扇-20(29)-烯-23,28-二酸,3α-羟基-羽扇-20(29)-烯-23,28-二酸-O-α-L-鼠李糖基-(1→4)-O-β-D-葡萄糖基-(1→6)-β-D-葡萄糖苷,3α,11α-二羟基-羽扇-20(29)-烯-23,28-二酸,3α-乙酰基-羽扇-20(29)-烯-23,28-二酸等;有机酸类:黏液酸,反丁烯二酸,琥珀酸,苹果酸,酒石酸,枸橼酸,正十六烷酸,正十八烷酸等;挥发油类:4-萜品醇(terpineol),(-)-斯巴醇[(-)-spathulenol],氧化石竹烯(caryophyllene oxide),芳樟醇(linalool)等;甾醇类:β-谷甾醇(β-sitosterol),豆甾醇,菜子甾醇,4,22-二烯-3-酮豆甾烷,β-谷甾醇-3-O-D-葡萄糖苷等;挥发油等。

3-O-[α-L-rhamnopyranosy(1-2)-β-D-arabiopyyranoside]-hederagenin

氧化石竹烯　　　芳樟醇

【药理作用】 汉桃叶乙酸乙酯提取物对小鼠耳郭肿胀的抑制率为 50.10%,对大鼠棉球所致肉芽肿的抑制率为 56.05%,有显著的抗炎作用;对醋酸致小鼠疼痛的扭体抑制率达 50.17%,对热板所致的小鼠疼痛抑制率为 55.01%。汉桃叶注射液可提高小鼠痛阈值 2~3 倍,具有显著的镇痛作用;能对抗由组胺和乙酰胆碱引起的气管收缩;对回肠运动有明显的抑制作用并能阻断乙酰胆碱、组胺和氯化钠对回肠的收缩作用;高浓度时对小鼠离体离体妊娠子宫有兴奋作用;50g/kg 腹腔注射能显著延迟戊四氮所致的小鼠惊厥发生时间,减轻惊厥程度,缩短惊厥时间;腹腔注射可使小鼠活动减少,加大剂量可深度睡眠甚至麻醉死亡,其所含的有机酸对苯巴比妥钠引起的小鼠翻正反射消失有协同作用;兔静脉给药(40g/kg)可使血压下降 0.266kPa(20mmHg),切断迷走神经其降压作用不受影响。汉桃叶醇提液对小鼠电惊厥亦有显著的对抗作用。

【制剂】 苗药:金骨莲胶囊。

附注:*Flora of China* 中,将广西鹅掌柴 *S. kwangsiensis* 和云南鹅掌柴 *S. yunnanensis* H. L. Li. 合并为白花鹅掌柴 *S. leucantha*;而《中国植物志》中未记载有白花鹅掌柴 *S. leucantha*。

各地药用"汉桃叶"或"七叶莲"的药用部位有所不同。《贵州中民标》收载的"七叶莲"为鹅掌藤 *S. arboricola* Hayata 的根,为不同的药物。文献记载傣药"七叶莲"的基源尚有红花鹅掌柴 *S. rubriflora* Tseng et Hoo 的茎叶(参见"七叶莲"条)。

盒果藤(盒果藤根)

【民族药名】 维药(托尔布德,突鲁必的,白突鲁必的,答儿不的,尼苏提)。

【来源】 旋花科植物盒果藤 *Operculina turpethum*(L.)S. Manso 的干燥根茎及藤茎。

【标准】 部标维药(附录,99),新药监注(2001,5 号),湖北中标(09)。

【功能主治】 维药:生干生热,清除异常黏液质,燥湿退肿,祛寒止痛,祛风养筋,止咳平喘,除寒解郁,软坚消痔,开通耳窍。用于湿寒性或黏液质性疾病,如水肿,关节疼痛,小关节疼痛,坐骨神经痛,面瘫,咳嗽,哮喘,抑郁症,痔疮,耳鸣,耳聋。

【用法与用量】 3~5g。维医认为本品对肠和心热者有害,过量可使器官干燥,引起恶心,可以巴旦杏仁、阿月浑子、西黄芪胶矫正。

【化学成分】 含三萜类:白桦脂醇(betulin),羽扇豆醇(lupeol)等;其他:α-,β-印度牵牛苷(α-,β-turpethin),β-谷甾醇(β-sitosterol)。

白桦脂醇　　　　　　　　羽扇豆醇

【制剂】维药：除障则海甫片，复方阿里红片，驱白巴布期片，通滞苏润江胶囊，通阻合牙日仙拜尔片，温胃阿亚然及片，养心达瓦依米西克蜜膏，止痛努加蜜膏。

附注：维医药古籍文献《药物之园》记载："是一种植物的根皮。根皮白色，纤维少者为佳品。"《拜地依药书》记载"以产自中国，白色，带胶质，较易研末，无纤维者为佳品"，表明历史上曾以根皮入药。《中华本草：维吾尔药卷》也以"合果藤根皮"之名记载，但上述标准中收载的均为根茎和藤茎。《中国植物志》记载盒果藤 O. turpethum 分布于热带东非、热带亚洲至热带大西洋等地区，我国分布于广东和海南及其沿海岛屿、广西西部、台湾、云南南部，上述"以产自中国者为佳"，表明历史上即有内地产合果藤药材销往新疆。

关于本品的基源，《维吾尔药志》以"通关藤根/吐尔布特"之名记载了萝藦科植物通关藤 Marsdenia tenacissima (Roxb.) Wight et Arn.（通光散），并言维药"吐尔布特"（托尔布德）应为旋花科植物印度药喇叭 Ipomoea turpethum Linn. [= 盒果藤 Operculina turpethum (L.) S. Manso] 的根；在印度，印度药喇叭 I. turpethum 与通关藤 M. tenacissima 也同等药用，且两者的功效极相似，前者称"黑泻根"，后者称"白泻根"。在植物分类上，现将印度药喇叭 Ipomoea turpethum 独立为旋花科的新属——盒果藤属（Operculina，单种属）植物，命名为"盒果藤 O. turpethum (L.) S. Manso"（《中国植物志》也采用了该分类）。上述维药制剂处方中使用"盒果藤"的名称，当为《部标维药》附录中收载的盒果藤 O. turpethum。另《部标维药》在"药喇叭根"条下收载了旋花科植物泻净番薯 Ipomoea purga Hayne.，以块根入药，在"降糖孜亚比提片"处方中也使用"药喇叭根"之名（参见"药喇叭根"条）。

《中国药典》和《云南药标》(74, 96)以"通关藤"之名收载了通关藤 M. tenacissima，以藤茎入药，功能为止咳平喘、祛痰、通乳、清热解毒，用于喘咳痰多、产后乳汁不通、风湿肿痛、疮痛，与盒果藤不同，应注意区别（参见"通关藤"条）。

合欢皮（山合欢皮，野夜蒿皮）

【民族药名】苗药（都比灭，羊痴炳），彝药（阿可维其，敲塞米鹿）。

【来源】豆科植物合欢 Albizia julibrissin Durazz.、山合欢 Albizia kalkora (Roxb.) Prain、毛叶合欢 Albizia mollis (Wall.) Boiv. 的干燥树皮。

【标准】中国药典，云南中标（彝药，05），新疆药标（80），台湾中药典范（85），四川中标（增补，87），贵州中标（88），河南中标（91），新疆药标（80），贵州中民标（03），香港中标（第6期）。

【功能主治】苗药：安神解郁，活血消肿。用于心神不安，夜梦失眠，抑郁，肺脓疡，痈肿，折伤疼痛。

彝药：清热凉血，解毒明目，解郁安神，活血止痛。用于翳障视物不清，失眠多梦，黄疸胁痛，风湿疼痛，跌打损伤，疮疡。

中药：解郁安神，活血消肿。用于心神不安，忧郁失眠，肺痈，疮肿，跌扑伤痛。

【用法与用量】6~15g；彝药 15~30g。外用适量，研末调敷患处。

【化学成分】含三萜类：合欢皂苷元 B（acacigenin B），合欢三萜内酯甲（julibrotriterpenoidal lactone）等；黄酮类：槲皮素 3-O- 半乳糖苷和槲皮素 3-O- 鼠李糖苷，槲皮素（quercetin），3′，4′，7- 三羟基黄酮（3′，4′，7-trihydroxyflavone）等；木脂素类：左旋丁香树脂醇二葡萄糖苷，左旋丁香树脂酚 -4-O-β-D- 呋喃芹菜糖基 -（1→2）-β-D- 吡喃葡萄糖苷等；其他：21-[4-（亚乙基）-2- 四氢呋喃异丁烯酰] 剑叶莎酸 {21-[4-（ethylidene）-2-tetrahydrofuranmetha-cryloyl]machaerinic acid }，剑叶莎酸甲酯（machaerinic acid methyl ester），金合欢酸内酯（acacic acid lactone），剑叶莎酸内酯（machaerinic acid lactone），α- 菠菜甾醇（α-spinasterol glucoside），脂肪酸甘油酯，鞣质（6.23%），多糖。《中国药典》和《香港中标》规定含（−）- 丁香树脂酚 -4-O-β-D- 呋喃芹糖基 -（1→2）-β-D- 吡喃葡萄糖苷（$C_{33}H_{44}O_{17}$）不得少于 0.030%。

合欢皂苷元 B

【药理作用】合欢皮水提液和正丁醇部位有明显的抗焦虑作用，木脂素类化合物可能为其抗焦虑的有效成分；水提取液能缩短小鼠悬尾试验和强迫游泳试验累计不动时间，并能对抗利血平所致的小鼠体温下降和眼睑下垂。总皂苷可抑制血管新生、增强细胞内脂质过氧化，从而产生抗肿瘤作用。冷水提取物羊膜腔内给药可使中孕大鼠胎仔萎缩、色泽苍白而终止妊娠；总皂苷对雄性小鼠具有抗生育作用，其作用机制主要与影响精子的生成及破坏生精组织有关。遗传提取物对 C57BL/6 小鼠 T 细胞增殖能力和吞噬细胞的吞噬作用、对 EL-4 细胞株所致的荷瘤鼠白细胞介素 -2（IL-2）的生物活性均有明显的增强效应。

【制剂】苗药：安神足液。

附注：《中国植物志》中，A. kalkora 的中文名使用"山槐"。

山合欢 A. kalkora 为贵州、河南、四川、湖北、新疆等地方习用品，《中国药典》1977 年版在"合欢皮"条下也曾收载该种。

褐毛风毛菊（禾叶风毛菊，矮丛风毛菊）

【民族药名】藏药（杂赤哇冒卡，杂赤巴莫卡，杂扯，杂赤）。

【来源】菊科植物褐毛风毛菊 *Saussurea brunneopilosa* Hand.-Mazz. 或禾叶风毛菊

Saussurea graminea Dunn. 的干燥地上部分。

【标准】部标藏药(95),藏标(79),青海藏标(92)。

【功能主治】藏药：清热凉血。用于肝炎,胆囊炎,黄疸,肠胃炎,感冒发热,内脏出血。

【用法与用量】9~15g。

【化学成分】褐毛风毛菊含洋蓟苦素(cynaropicrin),去酰基洋蓟苦素(desacylcynaropicrin),滨蒿内酯(scoparone)。

滨蒿内酯　　洋蓟苦素

【药理作用】95%醇提物对 S_{180} 肉瘤及艾氏腹水癌细胞有细胞毒性作用。

【制剂】藏药：十五味赛尔斗丸。

附注：《中国植物志》中, *S. brunneopilosa* 的中文名使用"异色风毛菊"。

《晶珠本草》记载"杂赤"分为黑、白2类；《藏药志》认为"黑"者为风毛菊属(*Saussurea*)的禾叶风毛菊 *S. graminea*、褐毛风毛菊 *S. brunneopilosa*、沙生风毛菊 *S. arenaria* Maxim.、披针叶风毛菊 *S. minuta* C. Winkl(小风毛菊)、矮丛风毛菊 *S. eopygmea* Hand.-Mazz.,"白"者为菊科植物山苦荬 *Ixeris chinensis*(Thunb.)Nakai[=中华小苦荬 *Ixeridium chinense*(Thunb.)Tzvel.]、细叶苦荬 *Ixeris gracilis* DC.[=细叶小苦荬 *Ixeridium gracile*(DC.)Shih] 和岩参 *Cicerbita macrorhiza*(Royle)Beauv. [=头嘴菊 *Cephalorrhynchus macrorrhizus*(Royle)Tsuil]。《部标藏药》(杂赤巴莫卡)、《藏药标准》(杂扯)仅收载了禾叶风毛菊 *S. graminea* 和褐毛风毛菊 *S. brunneopilosa*；而《青海藏标》在"褐毛风毛菊"条下的"附注"中记载沙生风毛菊 *S. arenaria*、披针叶风毛菊 *S. minuta*、矮丛风毛菊 *S. eopygmea* 等亦可同用；《中华本草：藏药卷》也以"杂赤巴冒卡"之名收载了禾叶风毛菊 *S. graminea*、矮丛风毛菊 *S. eopygmea* 和沙生风毛菊 *S. arenaria*。山苦荬 *Ixeris chinensis*、细叶苦荬 *Ixeris gracilis* 和岩参 *C. macrorhiza* 等在《部标藏药》和《藏药标准》也作为不同的药材收载,其功能主治与风毛菊属植物不同,应注意区别(参见"苦荬菜"条)。

"十五味赛尔斗丸"处方中使用"矮丛风毛菊"的名称,该种见于《青海藏标》在"褐毛风毛菊/杂赤哇毛卡"条"附注"中言"亦可作本品入药"。矮丛风毛菊 *S. eopygmea* Hand.-Mazz. 见于《青海植物志》中记载,《中国植物志》中未见有记载。

何首乌（首乌）

【民族药名】 蒙药（西莫图-西莫力），苗药（西那虽，比谢龚，窝朴翁，比谢龚，蛙郎，高努奶）。

【来源】 蓼科植物何首乌 Polygonum multiflorum Thunb. 的干燥块根。直接干燥者为"生首乌"，以黑豆汁炮制（炖法、蒸法）者称"制首乌"。

【标准】 中国药典，贵州中标规（65），新疆药标（80），台湾中药典范（85），贵州中民标（副篇，03），台湾中药典（05），香港中标（第2期，08），广西壮标（11）。

【功能主治】 蒙药：生首乌用于肠燥便秘，痈疽淋巴结核；制首乌用于头晕耳鸣，头发早白，腰膝酸软，肢体麻木，高脂血症，遗精，白带。

苗药：养血滋阴，润肠通便，截疟，祛风，解毒。用于头晕目眩，心悸，失眠，贫血，须发早白，遗精，肾虚腰痛，白带，便秘，九子疡，疮痈，瘰疬，痔疮。

彝药：用于贫血，体弱。

中药：生首乌解毒，消痈，截疟，润肠通便。用于疮痈，瘰疬，风疹瘙痒，久疟体虚，肠燥便秘。制何首乌补肝肾，益精血，乌须发，强筋骨，化浊降脂。用于血虚萎黄，眩晕耳鸣，须发早白，腰膝酸软，肢体麻木，崩漏带下，高脂血症。

【用法与用量】 3~6g；苗药 10~20g。外用适量，煎水洗或研末撒敷患处。

【化学成分】 含蒽醌类：大黄素甲醚（physcion），大黄酚（chrysophanol），大黄素（emodin），芦荟大黄素（aloeemodin），大黄酸（rhein），大黄酚蒽酮（chrysophanol anthrone），大黄素-8-O-β-D-葡萄糖苷（emodin-8-O-β-D-glucoside）；二苯乙烯苷类：何首乌乙素（1,3-dihydroxy-6,7-dimethyl-xanthone-1-O-β-D-glucoside），何首乌丙素（2,3,5,4′-tetrahydroxystilbene-2,3-O-β-D-glucoside），2,3,5,4′-四羟基二苯乙烯-2-O-β-D-葡萄糖苷，白藜芦醇（resveratrol），2,3,5,4′-四羟基二苯乙烯-2-O-(6″-O-α-D-吡喃葡萄糖)-β-D-吡喃葡萄糖苷，云杉新苷（peceid）；磷脂类：磷脂酰乙醇胺，磷脂酰甘油，双磷脂酰甘油，磷脂酰肌醇，磷脂酸；其他：没食子酸（gallic acid），右旋儿茶素（epicatechin），右旋表儿茶素（epicatechin），3-O-没食子酰(−)-儿茶素 [3-O-galloyl(−)-catechin]，3-O-没食子酰原矢车菊素（3-O-galloyl-procyanidin），决明酮-8-O-β-D-葡萄糖苷（torachrysone-8-O-β-D-glucopyranoside），穆平马兜铃酰胺（N-trans-feruloyltyramine），五味子素（schizandrin）等。《中国药典》规定含 2,3,5,4′-四羟基二苯乙烯-2-O-β-D-葡萄糖苷（$C_{20}H_{22}O_9$）不得少于 1.0%，含结合蒽醌以大黄素（$C_{15}H_{10}O_5$）和大黄素甲醚（$C_{16}H_{12}O_5$）的总量计不得少于 0.10%；《香港中标》规定含 2,3,5,4′-四羟基二苯乙烯-2-O-β-D-葡萄糖苷（$C_{20}H_{22}O_9$）不得少于 2.2%。

大黄素甲醚

大黄酚

2,3,5,4′-tetrahydroxystilbene-2-*O*-glucopyranoside   何首乌乙素

【药理作用】何首乌的不同提取物均能有效降低高脂血症患者的血清总胆固醇、总甘油三酯水平,抑制体内外脂肪酸合酶的活性,具有降脂减肥作用,对乙醇和高脂饲料致肝损伤具有较好的保护作用。何首乌多糖能提高亚急性衰老模型小鼠体内抗氧化酶的活性,清除氧自由基,抑制脂质过氧化。水提物及其蒽醌苷类成分可通过增强机体特异性免疫和非特异性免疫作用而达到整体抗肿瘤作用;能有效预防高脂引起的骨量丢失,对骨质疏松有一定的防治作用。

【制剂】维药:复方卡力孜然酊。

苗药:清肤止痒酊,润燥止痒胶囊,十二味痹通搽剂。

傣药:回心康片。

附注:《中国植物志》中,将何首乌 *Polygonum multiflorum* Thunb. 修订为"何首乌 *Fallopia multiflora*(Thunb.)Harald."(何首乌属)。

据调查,在西藏吉隆产一种"何首乌",经初步鉴定为光叶牛皮消 *Fallopia cynanchoides* (Hemsl.)Harald. var. *glabriuscula*(A. J. Li)A. J. Li Transl. 的块根,《中国植物志》记载该种分布于西藏墨脱,而据当地人言,邻近的尼泊尔也产,其块根重量可达数十千克重,是否与何首乌有相同功效尚有待于研究。

核桃仁(核桃,胡桃,胡桃仁)

【民族药名】藏药(达嘎,达尔嘎),蒙药(霍西嘎,胡西根-楚莫,达日嘎),维药(羊那克米盖孜,洋哈克麦核子,节维孜,古尔地刚,且哈尔买合孜),苗药(比核桃,真挡坝,整挡坝,枳蒌,嘎丢豆浆桑),彝药(斯米,火斯米,绍荵申格)。

【来源】胡桃科植物胡桃 *Juglans regia* L. 的干燥成熟种仁。

【标准】中国药典,藏标(79),内蒙蒙标(86),新疆维标(93),台湾中药典范(85),山西中标(87),贵州中标(88),内蒙中标(88),新疆药标(80),贵州中民标(03),广西壮标(11)。

【功能主治】藏药:温补肺肾,定喘化痰,润肺,固精。用于"龙"病,四肢筋络挛缩,腰膝酸软,大便燥结,遗精阳痿。

蒙药:镇"赫依",舒筋,润肠,定喘,固精。用于"赫依"病,"赫依"性抽搐,黄水疮,癣疥,遗精。

维药:生湿生热,补脑,壮阳,增强性欲,温肾填精,增强智力,增强消化,润肺止咳,润肠通便。用于干寒性或黑胆质性疾病,如干性脑虚,寒性阳痿,性欲减退,精液稀少,智力

下降，消化不良，干性肺虚咳嗽，肠燥便秘。

苗药：补肾益精，温肺定喘，润肠通便。用于腰痛脚弱，尿频，遗尿，阳痿，益精，久咳喘促，肠燥便秘，石淋，疮痈瘰疬。

彝药：用于肾虚喘咳，老人咳嗽，阳痿遗精，小便频数，食积，大便燥结，腰膝酸软，尿路结石，皮炎，湿疹，疮疡痈疽，外耳道疮肿。

中药：补肾，温肺，润肠。用于肾阳不足，腰膝酸软，阳痿遗精，虚寒喘嗽，肠燥便秘。

【用法与用量】3~9g；维药 12~24g。维医认为本品对热性气质者有害，可以石榴汁矫正。

【化学成分】种仁含脂肪 40%~69%（主要为亚油酸甘油酯，少量亚麻酸、油酸的甘油酯），蛋白质 15.4%~19.6%，碳水化合物，无机盐，钙 0.04%~0.12%，磷 0.36%，铁 0.04%，维生素 B_2 0.11%，胡萝卜素（carotene），维生素 B_1，维生素 B，维生素 PP，α-、γ-维生素 E（α-、γ-tocopherol）等。

【药理作用】核桃仁在大鼠、小鼠体内均表现出抗氧化作用，各提取物对 DPPH 自由基均有清除作用，以 95% 乙醇提取物最佳，乙酸乙酯提取物次之；95% 乙醇提取物对亚油酸自氧化体系的抑制作用也强于乙酸乙酯提取物，而正乙烷提取物则表现出促氧化作用；丙酮提取物 4g/kg 剂量灌胃给予小鼠 30 天，能显著提高脑组织中的超氧化物歧化酶（SOD）活性（$P < 0.01$），明显提高过氧化氢酶（CAT）、过氧化物酶（POD）的活性（$P < 0.05$），同时能明显减少脑组织中过氧化脂质（LPO）的形成。核桃仁水提液能显著拮抗环磷酰胺所致的免疫功能低下小鼠的免疫器官重量减轻和白细胞数量减少，明显增加小鼠腹腔巨噬细胞的吞噬百分率及吞噬指数，显著增加血清溶血素含量，且能明显提高 T 淋巴细胞酯酶阳性率，表明核桃仁水提液具有免疫增强作用。核桃仁能显著降低因 CCl_4 所致的急性肝损伤大鼠血清 GPT、GOT 的升高，明显升高大鼠血清 SOD、GSH-Px 的活性，并降低 MDA 的含量，对 CCl_4 所致的大鼠急性肝损伤有保护作用。核桃提取物（保健品）在一定的剂量范围内可以提高发育期小鼠的神经递质如 NO 的水平，调节海马长时程增强效应，具有改善小鼠学习与记忆的作用。

【制剂】苗药：双金胃疡胶囊。

附注：药材的名称，带果核者称"核桃"或"胡桃"。胡桃 *J. regia* 果核内的木质隔膜也药用，称"分心木"，功能为补肾涩精，用于肾虚遗精、滑精、遗尿、淋病、尿血、崩中、带下、泻痢等。外果皮称"青龙衣"，《本草纲目》有记载，功能为消肿、止痒，用于慢性气管炎，外用于头癣、银屑病、痈肿疮疡；维药称"库克洋哈克破斯提"，功能为生干生热、染肤、染发、消炎退肿、健龈固牙、除癣止痒，用于湿寒性或黏液质性疾病，如皮肤白斑、白癜风、寒性扁桃腺炎、牙周炎肿、牙齿松动、湿性银屑病、头癣。

荷　叶

【来源】睡莲科植物莲 *Nelumbo nucifera* Gaertn. 的干燥叶。

【标准】中国药典，贵州中标规（65），新疆药标（80），台湾中药典范（85）。

【功能主治】中药：清热解暑，升发清阳，凉血止血。用于暑热烦渴，暑湿泄泻，脾虚泄泻，血热吐衄，便血崩漏。荷叶炭收涩化瘀止血，用于出血症和产后血晕。

【用法与用量】3~9g；荷叶炭 3~6g。

【化学成分】含生物碱类：单苄基异喹啉型 [亚美罂粟碱（armepavine）、衡州乌药碱（coclaurine）、N-甲基衡州乌药碱（N-methylcoclaurine）、N-甲基异衡州乌药碱（N-methylisococlaurine）、O-去甲基异衡州乌药碱（O-demethylcoclaurine）等]，双苄基异喹啉型（莲心碱、甲基莲心碱等），阿朴啡型 [荷叶碱（nuciferine）、莲碱（roemerine）、N-去甲基荷叶碱（N-nornuciferine）、O-去甲基荷叶碱（O-nornuciferine）、番荔枝碱（anonaine）等]，去氢阿朴啡型 [去氢番荔枝碱（dehydroanonaine）、去氢荷叶碱（dehydronuciferine）、去氢莲碱（dehydroroemerine）] 等；黄酮类：nympholides A、B，槲皮素（quercetin），山柰酚（kaempferol），异鼠李素（isorhamnetin），紫云英苷（astragalin），槲皮苷（quercitrin），异槲皮苷，柯伊利素-7-O-β-D-葡萄糖苷，金丝桃苷（hyperoside），鼠李素苷元及苷，黄芩新素Ⅱ（scullcapflavone Ⅱ），粘毛黄芩素Ⅲ（viscidulin Ⅲ）等；其他：挥发油，有机酸，甾醇，降倍半萜。《中国药典》规定含荷叶碱（$C_{19}H_{21}NO_2$）不得少于 0.10%。

亚美罂粟碱　　衡州乌药碱　　莲心碱　　荷叶碱

【药理作用】荷叶总生物碱类物质具有降脂减肥的作用，能显著降低高血脂大鼠的体重，显著降低血清总胆固醇、甘油三酯、低密度脂蛋白胆固醇含量等。不同溶剂的提取物均具有体外抗氧化活性；总生物碱对细菌和酵母有较强的抑制活性，且在碱性环境中抑菌活性较强。荷叶黄酮提取物喂饲新西兰兔，能降低肝脏 APN 的表达和血清 LAP，改变血脂水平，可预防胆囊胆固醇结石的形成。

【制剂】维药：平纳糖膏。

苗药：排毒降脂胶囊，脂欣康颗粒。

附注：本品临床用于止血时，多用荷叶炭。

诃子（诃黎勒）

【民族药名】藏药（阿如拉，阿肉拉，阿如热，朗巴吉瓦，吉美，其美与堆孜），蒙药（阿如拉，阿拉乌勒，额莫音-芒来，浩日音-达日拉嘎），维药（艾里勒，荷利勒，色日克艾里勒破斯提，哈里剌，克西如力艾里来艾斯排尔，破斯提艾里勒再尔德），傣药（玛蜡，戈麻酣）。

【来源】使君子科植物诃子 Terminalia chebula Retz.、绒毛诃子 Terminalia chebula Retz. var. tomentella Kurz 或小花诃子 Terminalia chebula Retz. var. parviflora Thwaites 的干燥成熟果实。

【标准】中国药典,部标藏药(附录,95),藏标(79),内蒙蒙标(86),部标维药(附录,99),云南药标(74),新疆药标(80),台湾中药典范(85),部标进药(86),局标进药(04),香港中标(第6期)。

【功能主治】藏药:涩肠止泻,敛肺止咳,降火利咽。用于久泻,久痢,脱肛,肠风便血,久咳失声,崩漏带下,遗精盗汗(《中华本草·藏药卷》:滋补养身,升胃火,助消化,舒心,明目。用于"龙""赤巴""培根"诱发的疾病)。

蒙药:调元解毒。用于"赫依""协日""巴达干"郁症,中毒等百病。

维药:生干生寒,清除异常胆液质,调节异常血液质,清热补脑,补胃,增强记忆,提高视力,消热除郁,燥湿养筋,凉血乌发。用于热性和胆液质性或血液质性疾病,如热性脑虚,胃虚,记忆力减退,视力降低,热性抑郁症,湿性面瘫,血热白发。

傣药:鲜果用于心烦,腹胀,消化不良;成熟果实用于久咳失声,久痢,久泻,脱肛,崩漏,便血。

中药:涩肠止泻,敛肺止咳,降火利咽。用于久泻久痢,便血脱肛,肺虚喘咳,久嗽不止,咽痛暗哑。

【用法与用量】藏药2.4~4.5g;维药5~7g;中药3~10g。外用适量。维医认为本品过量服用对脑部有害,并引起肠燥,可以破布木果矫正。

【化学成分】含鞣质和酚酸类:诃子酸(chebulinic acid),诃黎勒酸(chebulagic acid),原诃子酸(terchebin),逆没食子酸,没食子酸(gallic acid),并没食子酸(ellagic acid),黄没食子酸(luteoic acid),鞣云实精(corilagin),新诃黎勒酸(neochebulagic acid),诃子次酸(chebulic acid),诃子次酸三乙酯(chebulic acid triethyl ester),没食子酸甲酯(methyl gallate),没食子酸乙酯(ethyl gallate),诃子鞣酸(luteic acid),新诃子酸甲酯,新诃黎勒酸甲酯,新诃子鞣质甲酯,(S)-flavogallonic acid,莽草酸(shikimic acid),奎宁酸(quinic acid)等;三萜类:阿江榄仁素(arjugenin),阿江榄仁酸(arjunolic acid),粉蕊黄杨醇酸(terminoic acid),arjunglucoside Ⅰ、Ⅱ,arjunetin,bellericoside,arjunic acid,chebuloside Ⅱ等;黄酮类:芦丁(rutin),槲皮素(quercetin)等;其他:番泻苷A(sennoside A),诃子素(chebulin),诃子醇(chebupentol),脂肪酸。《香港中标》规定含没食子酸($C_7H_6O_5$)不得少于1.2%。

诃子鞣酸　　　　诃子次酸　　　　阿江榄仁素

【药理作用】 诃子具有较为显著的体内外抗氧化活性,各部分提取物均有不同程度的抗氧化作用,其抗氧化作用主要与多酚类成分有关,可通过抗氧化反应来减轻细胞的缺血再灌注损伤,改善肝、肾功能和预防心脑血管疾病等。诃子及其含药血清对对乙酰氨基酚和 CCl_4 所致的大鼠肝损伤具有保护作用;水提物、没食子酸可预防叔丁基过氧化氢所致的急性严重性小鼠肝损伤。水提物对草酸所致的肾上皮细胞损伤具有保护作用,可增强细胞活力,减少乳酸脱氢酶释放,并抑制草酸钙结晶的成核与生长。此外,诃子还具有降血糖、调血脂、抗菌、抗炎、镇痛、抗肿瘤、治疗阿尔茨海默病、镇咳等广泛的药理活性。

【制剂】 藏药:三味蔷薇散,三果汤颗粒,四味光明盐汤散,五味甘露丸,五味甘露滋补丸,五味黄连丸,五味金色丸,五鹏丸,六味安消散,六味丁香丸,六味能消胶囊,六味能消丸,七味红花殊胜散,七味宽筋藤汤散,七味螃蟹甲丸,七味兔耳草散,七珍汤散,八味安宁散,八味沉香丸,八味野牛血散,九味藏紫菀花散,十味诃子汤散,十味诃子丸,十味黑冰片丸,十味乳香散,十味乳香丸,十味铁粉散,十味消食散,十味血热汤散,十一味草果丸,十一味甘露丸,十一味金色散,十一味维命散,十二味石榴散,十三味草果散,十三味红花丸,十三味马钱子丸,十三味菥蓂丸,十五味龙胆花丸,十五味萝蒂明目丸,十五味乳鹏丸,十五味赛尔斗丸,十五味铁粉散,十六味马蔺子丸,十七味大鹏丸,十七味寒水石丸,十八味党参丸,十八味杜鹃丸,十八味诃子利尿丸,十八味诃子利尿胶囊,十八味诃子丸,十八味降香丸,十八味牛黄散,十八味欧曲丸,十八味欧曲珍宝丸,二十味沉香丸,二十味金汤散(金色诃子),二十味肉豆蔻散,二十一味寒水石散,二十五味冰片散,二十五味大汤散,二十五味大汤丸,二十五味儿茶丸,二十五味肺病散,二十五味肺病丸,二十五味鬼臼丸,二十五味寒水石散,二十五味鹿角丸,二十五味绿绒蒿丸,二十五味绿绒蒿胶囊,二十五味驴血丸,二十五味珊瑚丸,二十五味余甘子散,二十五味余甘子丸,二十五味珍珠丸,二十五味竺黄散,二十六味通经散,二十八味槟榔丸,二十九味能消散,巴桑母酥油丸,达斯玛保丸,催汤丸,大月晶丸,肺热普清散,甘露灵丸,甘露酥油丸,诃子吉祥丸,流感丸,能安均宁散,青鹏膏剂,驱虫丸,然降多吉胶囊,仁青常觉如意珍宝丸,萨热大鹏丸,石榴莲花散,芎香通脉丸,藏降脂胶囊,智托洁白丸,滋补酥油丸。

蒙药:阿拉坦五味丸,阿那日八味散,阿那日十四味散,阿如健脾散,巴特日六味汤散,巴特日七味丸,八味三香散,草果健脾散,沉香安神散,沉香十七味丸,大黄三味片,德都红花七味丸,风湿二十五味丸,枫香脂十味丸,嘎日迪五味丸,给喜古纳丸,光明盐四味胶囊,哈敦海鲁木勒九味丸,哈敦海鲁木勒十三味丸,哈日十二味散,寒水石二十一味散,诃子五味胶囊,黑云香四味汤散,红花清肝十三味丸,胡日查六味丸,吉祥安神丸,健脾五味丸,健胃十味丸,健胃止疼五味胶囊,克感额日敦片,利肝和胃丸,藜芦十二味丸,羚牛角二十五味丸,六味安消散,明目六味汤散,那如八味丸,那如三味丸,七味沙参汤散,清肺十八味丸,清肺十三味散,清肝二十七味丸,清感九味丸,清热二十三味散,清热二十五味丸,清肾热十味散,清瘟止痛十四味丸,清瘟止痛十一味丸,清咽六味散,三子颗粒,三子散,森登四味汤散,十八味欧曲丸,石膏二十五味散,手掌参三十七味丸,顺气安神丸,顺气补心十一味丸,顺气十三味散,檀香清肺二十味丸,调元大补二十五味汤散,土茯苓七味汤散,土木香十味汤散,文冠木十味汤散,乌兰十三味汤散,消食十味丸,行气止痛丸,益肾十七味丸,玉簪清咽十五味丸,云香十五味丸,扎冲十三味丸,珍宝丸,珍珠活络二十九味丸,珍珠通络丸,痔瘘六味散。

维药:百癣夏塔热片,除障则海甫片,肛康穆库利片,和胃依提尔菲力开比尔蜜膏,开胃加瓦日西阿米勒片,玛木然止泻胶囊,清凉依提尔菲力开西尼孜颗粒,驱白艾力勒思亚散,驱白依提尔菲力阿曼蜜膏,通滞苏润江胶囊,通滞依提尔菲力沙那片,通阻合牙日仙拜尔片,止痛努加蜜膏。

附注:《中国植物志》中,绒毛诃子的学名为 *Terminalia chebula* Retz. var. *tomentella* (Kurz)C. B. Clarke,中文名使用"微毛诃子"。

诃子药材主要依赖进口,《部标进药》中收载的小花诃子 *T. chebula* var. *parviflora* 即为进口诃子的基源之一,该种在我国无分布;此外,文献记载诃子的基源尚有恒河诃子 *T. chebula* Retz. var. *gangetica* Roxb. 的果实。

诃子为极常用的藏药材,古籍文献中对其分类也极为复杂,或根据诃子的颜色分类,或根据诃子在诃子树上着生的方位将其划分为多个品种。处方中也使用"诃子肉"(去核的外果皮和中果皮)、"金色诃子""黄诃子皮"等名称。诃子 *T. chebula* 的幼果也药用,称"西青果"或"藏青果",与"诃子"不同,应注意区别(参见"西青果"条)。

"诃子"之名始见于《新修本草》,《金匮要略》中名"诃黎勒",《台湾中药典范》(85)中也以"诃黎勒"之名收载诃子 *T. chebula* 及同属近缘植物的干燥果实。

黑骨藤(黑骨头,滇杠柳,青蛇藤)

【民族药名】苗药(蛙莽塞,锐松怪,嘎巴又赊,芒萼),彝药(恩纳牛,呼疙诺,咳,延奶)。

【来源】萝藦科植物黑龙骨 *Periploca forrestii* Schltr.、青蛇藤 *Periploca calophylla* (Wight)Falc. 的干燥根或全株、茎叶。

【标准】云南中标(彝药,05),云南药标(74,96),贵州中标(88),贵州中民标(03)。

【功能主治】苗药:舒筋活血,祛风除湿。用于风湿痹痛,闭经,乳痈,跌扑损伤,骨折,口腔炎,胃痛,消化不良,疟疾。

彝药:舒筋活络,散寒除湿。用于寒湿痹痛,四肢麻木,跌打损伤。

中药:调经,活血,解毒祛风。用于风湿关节痛,跌扑损伤,月经不调。

【用法与用量】3~15g;或浸酒用。外用适量,捣烂敷患处。有小毒,勿过量服用。

【化学成分】含强心苷类:杠柳苷(periplocin),杠柳苷元(periplogenin),8-羟基杠柳苷元(8-hydroxy periplogenin),北五加皮苷 E(periplocoside E),滇杠柳苷 I(periforoside I);三萜类:熊果酸(ursolic acid),2α-羟基熊果酸,羽扇豆醇乙酸酯(lupeol acetate),α-香树脂醇乙酸酯(α-amyrin acetate)等;甾体类:β-谷甾醇(β-sitosterol),胡萝卜苷(daucosterol)等;黄酮类:山奈酚(kaempferol),槲皮素(quercetin),山奈酚-3-O-α-D-阿拉伯糖苷、山奈酚-3-O-β-D-葡萄糖苷,山奈酚-3-O-α-D-葡萄糖苷,槲皮素-3-O-β-D-吡喃葡萄糖苷等;蒽醌类:大黄素(emodin),大黄素甲醚(physcion),大黄素甲醚-8-O-β-D-葡萄糖苷等;其他:芥子酸(sinapic acid),香草醛(vanillin),水杨酸(salicylic acid),东莨菪素(scopoletin),正三十醇,糖等。

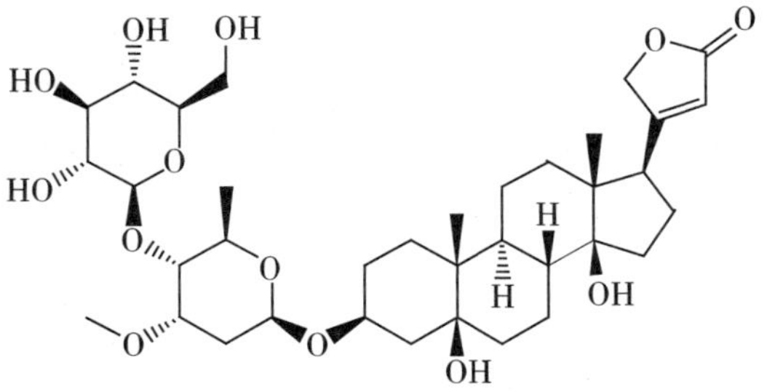

杠柳苷

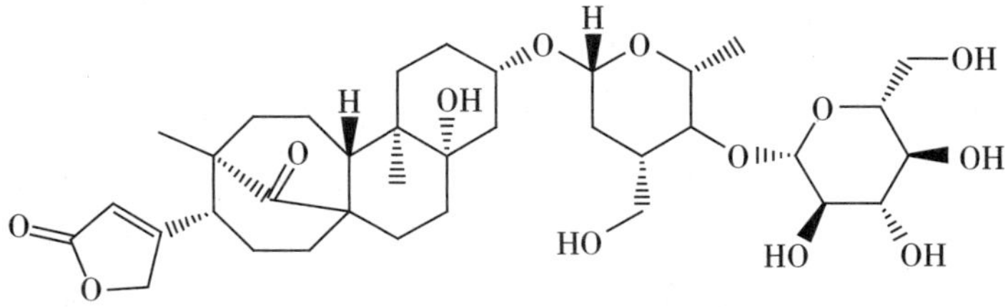

滇杠柳苷 I

【药理作用】醇提物、黑骨藤追风活络胶囊(以黑骨藤为主要原料)具有抗炎镇痛作用,可有效提高小鼠的痛阈值,抑制小鼠醋酸扭体反应率;对二甲苯所致的小鼠耳郭肿胀有显著的抑制作用;对醋酸所致的小鼠腹腔毛细血管通透性增加也有抑制作用。黑骨藤追风活络胶囊能有效抑制佐剂性关节炎大鼠足肿胀,降低胸腺指数,具有抗类风湿关节炎作用。乙酸乙酯部位 25mg/L 对白血病 K562 的抑制率可达到 80.71%。70% 乙醇提取物的乙酸乙酯部位对骨髓细胞向破骨细胞分化具有显著的抑制作用,并具有骨吸收能力。多糖部位可抑制 T 细胞活化增殖,对细胞免疫反应具有抑制作用。

【制剂】苗药:枫荷除痹酊,黑骨藤追风活络胶囊,生龙驱风药酒。

附注:《中国植物志》中,*P. forrestii* 的中文名使用"黑龙骨"。

《云南药标》收载的"黑骨头"的药用部位为根或老茎。

黑牛膝(歪叶蓝根)

【民族药名】傣药(芽帅痒,牙说痒,芦塞藤)。

【来源】胡椒科植物光轴苎叶蒟 *Piper boehmeriaefolium*(Miq.)C. DC. var. *tonkinense* C. DC. 的干燥根和根茎。

【标准】云南药标(96),云南中标(05)。

【功能主治】傣药:除风止痛,活血散瘀,续筋接骨。用于"阻伤、路哈"(跌打损伤、骨折),"拢梅兰申"(风寒湿痹证、肢体关节酸痛、屈伸不利),"多温多约"(肢体麻木)。

中药:祛风散寒,散瘀止痛。用于风湿筋骨痛,跌扑肿痛,胃寒疼痛,毒蛇、蜈蚣咬伤。

【用法与用量】3~9g;傣药 10~20g;或泡酒服。外用适量,研磨调敷或鲜品捣烂敷患处。

【化学成分】含生物碱类:胡椒碱(piperine),胡椒次碱,荜茇明宁碱(piperlonguminine),

几内亚胡椒酰胺(guineensine),金线吊乌龟酮碱 A、B(cepharanones A、B),(2E,4E)-N-isobutyleicosadienamide, N-coumaroyltyramine, stigmalactam, tricholein, brachyamide B, 垂盆草苷(sarmentosine), N-feruloyltyramine 等；其他：β-谷甾醇(β-sitosterol), 4-烯-6β-羟基-3-豆甾烷酮,麦角甾醇过氧化物,α-软脂酸甘油酯,(E)-3,4-亚甲二氧基苯丙烯醛等。

(2E,4E)-N-isobutyleicosadienamide

胡椒碱

【药理作用】乙酸乙酯提取物可使小鼠穿格行走数、扭体数、累计不动时间及耳郭肿胀率均明显减小,有较显著的镇静、镇痛、抗抑郁及抗炎作用；乙醇提取物仅引起小鼠穿格行走数和累计不动时间显著减小,在镇静、抗抑郁作用方面具一定活性。乙醇提取物对血小板活化因子(PAF)、花生四烯酸(AA)和腺苷二磷酸(ADP)所致的兔血小板聚集均有明显的抑制作用。

【制剂】彝药：虎杖伤痛酊。

附注：各标准中收载的光轴苎叶蒟 P. boehmeriaefolium var. tonkinense 的药用部位和名称不同,根及根茎称"黑牛膝"(云南),茎叶称"歪叶蓝"(云南),全株称"十八症"(贵州),似为不同的药物,待考证。

傣药以全株入药。文献记载,云南文山苗族使用的有同属植物山蒟 Piper hancei Maxim. 的干燥根和茎叶,称"抓爪",功能为祛风除湿、活血止痛、止咳化痰,用于风湿痹痛、风寒感冒、咳嗽气喘、月经不调、痛经、扭挫伤、跌打损伤、胃痛,与本品有相似之处。

黑芸香(黑云香,穆库没药)

【民族药名】蒙药(黑芸香,黑云香,黑胶香),维药(木开里,木黑里,木黑黎,艾力木开里艾日再克,果改里)。

【来源】橄榄科植物穆库果没药树 Commiphora mukul (Hook. ex Stocks) Engl. 的干燥树脂。

【标准】部标蒙药(附录,98),内蒙古自治区未成册标准(内食药监注〔2005〕48号),部标维药(附录,99)。

【功能主治】蒙药(没药)：消肿止痛,愈伤。用于麻疹,天花,猩红热,炭疽,半身不遂,肝热,骨折,脑刺痛等。

维药：生干生热,软坚消肿,强筋养肌,润肠通便,止咳化痰,消炎止痛。用于湿寒性或黏液质性疾病,如痔疮肿胀,颈淋巴结核,瘫痪,面瘫,肢颤症,大便不畅,咳嗽,痰多,小关节痛,坐骨神经痛。

【用法与用量】3~10g。外用适量。维医认为本品对肺脏、肝脏有害,可以西黄芪胶、西红花矫正。

【化学成分】含挥发油类：罗勒烯（ocimene），榄香烯（elemene），芹子烯（selinene），4,6,6-三甲基-(1S)-双环[3.1.1]-3-庚烯-2-酮（11.155%），(1S-endo)-1,7,7-三甲基双环[2.2.1]-2-庚醇（8.773%），龙脑（8.773%），(1S)-1,7,7-三甲基双环[2.2.1]-2-庚（4.194%），6,6-二甲-2-亚甲基双环[3.1.1]-3-庚醇（4.033%），p-薄荷-1,5-二烯-8-醇（4.033%）；树脂含：没药酸（myrrholic acid），没药尼酸（commiphorinic acid），罕没药酸（heerabomyrrholic acid）；其他：异落叶松脂素，表木兰脂素（epimagnolin），十八碳酸，stigmast-4-ene-3,6-dione，β-谷甾醇（β-sitosterol），6β-hydroxystigmast-4-en-3-one，$12\beta, 20(S)$-dihydroxydammar-24-ene-3-one，胡萝卜苷（daucosterol）等。

表木兰脂素　　　　　　罗勒烯

【药理作用】黑芸香具有抗前列腺癌、降血脂、抗炎、抗心功能不全和保护心脏的作用等。

【制剂】蒙药：安神镇惊二十味丸，阿魏八味丸，阿魏五味散，巴特日七味丸，沉香安神散，沉香十七味丸，地丁三味汤散，黑云香四味汤散，胡日查六味丸，黄柏八味散，藜芦十二味丸，清肺十八味丸，清感九味丸，清瘟利胆十三味丸，清瘟十二味丸，清瘟止痛十四味丸，文冠木十味汤散，益肾十七味丸，云香十五味丸，止痢十五味散。

维药：肛康穆库利片，驱白派甫云片，温胃阿亚然及片，行滞罗哈尼孜牙片。

附注："木开里"见于《注医典》。《药物之园》记载"是一种名为'果改里'的没药树的脂。味辛，气芳香；颜色淡红者称'木开里艾日再克'，淡黄色者称'木开陆里也胡地'。原植物主产于阿曼、印度等国的海岸"。维医也以"芦荟""没药"代替"穆库没药"。据"行滞罗哈尼孜牙片"中同时配伍使用有"没药"和"穆库没药"的情况看，两者为不同的药物。

蒙医将"黑云香"作为没药的一种，临床常用。《部标蒙药》附录中收载的"黑芸香"的基源为"穆库果没药树 Resin commiphorae Muakulis（Guggulum）的干燥树脂"，该名称为药材名，而非植物学名，但可判断其基源为 Commiphora mukul。《内蒙中标》(88) 收载的"没药"来源于"没药树 Commiphora myrrha Engl. 及同属多种植物树干皮部渗出的油胶树脂"，但未见收载有穆库没药 C. mukul。据调查，部分蒙医也以"没药"作"穆库没药"（参见"没药"条）。

黑种草子（黑香种草子，黑巨胜）

【民族药名】藏药（斯拉那保，司拉那保，那保司拉，斯惹纳保，比卡杂热，嘎拉孜热，那木旦巴），蒙药（哈日-赛拉，赛拉纳赫布，赛拉纳赫布-朝格），维药（斯亚旦，斯亚旦乌如克,少尼子,守尼孜),傣药(景郎,账蒙纳,洗蒙览)。

【来源】毛茛科植物瘤果黑种草 Nigella glandulifera Freyn 或黑香种草 Nigella sativa L. 的干燥成熟种子。

【标准】中国药典,部标藏药(附录,95),内蒙蒙标(86),部标维药(附录,99),新疆维标(93),云南中标(傣药,07),云南药标(74,96)。

【功能主治】藏药:祛肝寒,祛胃湿。用于肝炎,肝大,胃病,"龙"病。

蒙药:温中,消食,健齿。用于肝区痛,肝衰,面部浮肿,胃"巴达干",牙蛀。

维药:生干生热,乌发生发,增强色素,强筋健肌,祛寒止痛,双补肠胃,散气通阻,利尿退肿,通经,催乳,杀虫。用于湿寒性或黏液质性疾病,如毛发早白,白癜风,瘫痪筋弱,颤抖症,脑虚健忘,肠胃虚弱,腹痛腹胀,肠道梗阻,尿闭水肿,经闭乳少,肠虫。

傣药:镇静安神,解痉止痛,凉血止血,祛风除湿,调补水血。用于"拢贺冒贺办"(头昏目眩),"兵比练"(中暑),"接短"(腹痛),"习哦勒"(便血),"割鲁了多温多约"(产后体弱多病)。

中药:通经活血,通乳,利尿。用于耳鸣健忘,经闭乳少,热淋,石淋,白癜风,疮疥。

【用法与用量】2~10g。维医认为本品对肾脏有害,可以西黄芪胶矫正。孕妇及热性病患者禁用。

【化学成分】含三萜及三萜皂苷类:常春藤皂苷元 3-O-α-L- 鼠李糖 -(1→2)-α-L- 吡喃阿糖苷,常春藤皂苷元 3-O-β-D- 吡喃木糖基(1→3)-α-L- 吡喃鼠李糖基(1→2)-α-L- 吡喃阿拉伯糖苷,常春藤皂苷元 -28-O-α-L- 吡喃鼠李糖基代(1→4)-β-D- 吡喃葡萄糖基(1→6)-β-D- 吡喃葡萄糖酯苷;生物碱类:黑种草碱(damascenine),nigellicine,nigellidine,黑种草胺(nigellimine),nigellimine-N-oxide 等;黄酮类:槲皮素(quercetin),山奈酚(kaempferol),山奈酚 -3-O-β-D- 吡喃葡萄糖基(1→2)-β-D- 吡喃半乳糖基(1→2)- 吡喃葡萄糖苷,槲皮素 -3-O-β-D- 吡喃葡萄糖基(1→2)-β-D- 吡喃半乳糖基(1→2)- 吡喃葡萄糖苷,槲皮素 3-O-(6-O- 阿魏酰 -β-D- 吡喃葡萄糖基)(1→2)-β-D- 吡喃半乳糖基(1→2)吡喃葡萄糖苷,山奈酚 -3-O-β-D- 吡喃葡萄糖基(1→2)-β-D- 吡喃葡萄糖基(1→2)- 吡喃葡萄糖苷,山奈酚 -3-O-β-D- 吡喃半乳糖基(1→3)-β-D- 吡喃葡萄糖基(1→3)- 吡喃葡萄糖苷;挥发油类:异长叶烯,桧萜,4- 甲基 -1-(1- 异丙基)-3- 环乙烯 -1- 醇,百里香醌(thymoquinone),黑种草酮(nigellon),α- 长蒎烯,1- 甲基 -2-(1- 异丙基)- 苯;其他:胆甾醇,β- 谷甾醇,亚油酸,豆甾醇,蔗糖等。《中国药典》规定含常春藤皂苷元($C_{30}H_{48}O_4$)不得少于 0.50%。

常春藤皂苷元　　　　　黑种草胺

【药理作用】黑种草子、挥发油、总皂苷及总黄酮能延长小鼠咳嗽潜伏期、减少咳嗽次数,使小鼠气道的酚红分泌量增加,可抑制二甲苯所致的小鼠耳郭肿胀,具有镇咳、祛痰、抗炎作用。黑种草子油能明显抑制大鼠体外的血栓长度,减轻大鼠体外的血栓重量,ADP和胶原诱导的大鼠血小板聚集。黑种草子油具有较好的降低血中总胆固醇、低密度脂蛋白胆固醇、甘油三酯的作用;肥胖妇女服用黑种草子油可改善Ⅱ型糖尿病患者的糖和脂代谢。提取物局部给药可延迟二甲基苯并蒽(DMBA)所致的小鼠皮肤乳头状癌的发生,使癌肿发生数减少。国外研究文献报道黑种草子提取物对人乳腺癌细胞 MDA-MB-231、MCF 和肝癌细胞 $HepG_2$、人肾腺癌细胞 ACHN 等的增殖具有抑制作用。水提物腹腔注射能抑制 20-甲基胆蒽(MCA)所致的软组织肿瘤的发生,并能防止顺铂引起的小鼠血红蛋白、白细胞数减少。水提物灌胃给药可使大鼠血浆中 γ-天冬氨酸氨基转移酶和丙氨酸氨基转移酶增高。

【制剂】维药:复方木尼孜其颗粒,复方斯亚旦生发酊,复方斯亚旦生发油,清涩比黑马尔江散,驱白艾力勒思亚散,消白软膏,行气那尼花颗粒。

藏药:十二味石榴散,二十五味珍珠丸,如意珍宝丸。

蒙药:顺气十三味散,珍宝丸,珍珠活络二十九味丸,珍珠通络丸。

附注:本品《中国药典》作为维药材收载。《中国植物志》中,瘤果黑种草的学名使用"腺毛黑种草 Nigella glandulifera Freyn et Sint.";未记载黑香种草 N. sativa L.。该属植物我国仅栽培有腺毛黑种草 Nigella glandulifera 和黑种草 N. damascema L.。

蒙药又称"黑巨胜"。

文献记载,藏医也以毛茛科植物长柄唐松草 Thalictrum przewalskii Maxim.、短梗箭头唐松草 T. simplex L. var. brevipes Hara 的种子作为代用品,是否具有相同的功效尚有待于研究,应按制剂批文规定使用。

红豆杉(紫杉,南方红豆杉)

【民族药名】维药(扎日纳甫,再尔乃比,咱儿纳不,扎而拿卜,札尔拿卜,咱尔纳不,赛尔维,塔里斯排台尔)。

【来源】红豆杉科植物喜马拉雅红豆杉 Taxus wallichiana Zucc.、紫杉 Taxus cuspidata Sieb. et Zucc.、南方红豆杉 Taxus mairei (Lemee et Lévl.) S. Y. Hu ex Liu 的干燥嫩枝及叶(带叶枝条)。

【标准】部标维药(99),黑龙江中标(01),浙江未成册标准。

【功能主治】维药:清除异常体液,强心,助食,健脑,爽神悦志,温胃益肝。用于神经衰弱,心悸气短,咳嗽气喘,食欲缺乏,消化不良,面神经麻痹,瘫痪。

中药:通经,利尿,对肿瘤有一定的抑制作用。用于癌症,肾病水肿,小便不利。

【用法与用量】维药 3~7g;中药 5~15g。维医认为本品对热性气质者、体质虚弱者有害,可以干芫荽矫正。

【化学成分】含二萜类:紫杉醇(taxol),美丽红豆杉素 A、B、D~H,19-羟基海松烷-8(14),15-二烯-7-酮等,紫杉宁(taxinine,紫杉素),紫杉宁 E、M,$9\alpha,10\beta$-二乙酰氧基-5α,13α-二羟基紫杉烷 4(20),11-二烯,2-去乙酰氧紫杉宁 J、B,$5\alpha,7\beta,9\alpha,10\beta,13\alpha$-五乙酰氧基-$2\alpha$,20-二羟基紫杉烷-11-烯等;木脂素类:D-芝麻素,D-羟基芝麻素,α-铁杉脂素等;其他:甾体类、酚酸类、黄酮类、倍半萜及糖苷类化合物等。

紫杉醇

【药理作用】 醇提取物及紫杉醇具有明显的抗肿瘤活性，对人非小细胞肺癌 A549 细胞、乳腺癌 MDA-MD-231 与 MCF-7 细胞、卵巢癌 A2780 细胞增殖均有明显的抑制作用；对 S_{180} 肉瘤、Lewis 肺癌、HepA 肝癌小鼠模型的肿瘤生长和转移具有抑制作用。多糖可以提高荷瘤小鼠的免疫细胞功能，明显提高环磷酰胺所减低的小鼠 T、B 淋巴细胞转化功能和巨噬细胞吞噬作用，对免疫功能有较好的促进作用。多糖还可降低心肌组织 NADPH 氧化酶的活性，升高 SOD 活性，减少氧自由基对心肌细胞的损伤，从而减轻缺血再灌注导致的心肌损伤。

【制剂】 维药：安胃加瓦日西吾地吐如西片，消食阿米勒努西颗粒。

附注：《中国植物志》中，*T. wallichiana* 的中文名使用"西藏红豆杉"；*T. cuspidata* 的中文名使用"东北红豆杉"；"南方红豆杉"的学名为 *T. chinensis*（Pilger）Rehd. var. *mairei*（Lemée et Lévl.）Cheng et L. K. Fu。

文献记载，维医也用欧洲红豆杉 *T. baccata* L. 以及松科植物西伯利亚冷杉（新疆冷杉）*Abies sibirica* Ledeb. 的枝叶为代用品，但未见有关标准收载，应注意鉴别，按制剂批文规定使用。

红豆杉属（*Taxus*）植物为抗癌药物紫杉醇（paclitaxel、taxol）的提取原料，紫杉醇最早系 1966 年从短叶红豆杉 *T. brevifolia* Nutt. 中发现的。该属全世界共有 10 种，我国产 4 种，全国各地几乎均有分布，但资源量极少，2013 年该属植物全部种类均被《世界自然保护联盟》（IUCN）列入濒危物种红色名录。研究表明，国产红豆杉属植物中以南方红豆杉 *T. chinensis* var. *mairei* 中的紫杉醇含量较高，但同种不同产地及不同种间的成分含量差异较大。现已大量栽培用于提取紫杉醇，国内栽培的种类主要有南方红豆杉，以及从国外引进的曼地亚红豆杉 *T. madia*［系日本红豆杉 *T. cuspidata*（母本）与欧洲红豆杉 *T. baccata*（父本）的杂交品种］，同时也作为园艺植物种植。

红 管 药

【来源】 菊科植物宽序紫菀 *Aster ageratoides* Turcz. var. *laticorymbus* Hand.-Mazz.、异叶紫菀 *Aster ageratoides* Turcz. var. *heterophyllus* Maxim.、毛枝紫菀 *Aster ageratoides* Turcz. var. *lasiocladus*（Hayata）Hand.-Mazz. 的干燥全草。

【标准】 中国药典（77），贵州中民标（03）。

【功能主治】 中药：止咳，祛痰。用于慢性支气管炎。

【用法与用量】 15~30g。

【化学成分】含黄酮类：山柰素（kaempferide），山柰酚（kaempferol），3-甲氧基山柰酚（3-methoxykaempferol）等。

山柰素

【药理作用】红管药的总黄酮具有止咳作用，总皂苷具有祛痰作用，能延长浓氨水所致的小鼠咳嗽潜伏期，减少咳嗽次数，增加小鼠气管的酚红排泌量；两者的不同配比均有止咳祛痰作用，其祛痰作用具有总皂苷比例依赖性，而止咳作用不完全取决于总黄酮的比例，提示两类成分在一定配比下具有协同增效关系。

【制剂】苗药：肺力咳合剂，肺力咳胶囊。

附注：上述3种的原变种三脉紫菀 Aster ageratoides Turcz. 在我国各地均有分布，《全国中草药汇编》等医药专著中记载也药用。该种的形态多变，在植物分类学上将其分为多个多变种或亚种，《中国植物志》记载了我国分布的10个变种，直接使用"宽伞变种""异叶变种""毛枝变种"的中文名，一些文献也记载为"宽伞三脉紫菀 A. ageratoides var. laticorymbus""异叶三脉紫菀 A. ageratoides var. heterophyllus""毛枝三脉紫菀 A. ageratoides var. lasiocladus"。

红　花

【民族药名】藏药（苦空，苦贡，别乌苦空，格更，质桑，青曼皂吾，董热苦空），蒙药（古日古木，额布森-古日古木，额力根乃赛音，杭嘎格其-乌兰），维药（扎让杂切其克，再合如力库日土米，古丽木艾斯排尔），傣药（罗罕）。

【来源】菊科植物红花 Carthamus tinctorius L. 的干燥花。

【标准】中国药典，部标藏药（附录，95），藏标（79），青海藏标（附录，92），内蒙蒙标（86），新疆维标（93），新疆药标（80），台湾中药典范（85），香港中标（第6期）。

【功能主治】藏药：活血，祛瘀，通经。用于闭经，痛经，难产，产后恶露不止，癥瘕，跌打损伤，瘀血作痛，各种肝脏病。

蒙药：凉血，锁脉，调经，清肝，强身，止痛，消肿。用于肝热，血热，月经不调，呕血，鼻出血，创伤出血，血热头痛，心热。

维药：生干生热，活血通经，成熟异常黏液质，利尿，填精壮阳，补血，止咳平喘，热血生辉，收敛除疮。用于湿寒性或黏液质性疾病，如月经不调，小便不利，精少阳痿，咳嗽痰多，气急哮喘，白癜风，白斑症，湿疹。

傣药：通气血，舒筋骨，消肿止痛。用于"阻伤、路哈"（跌打损伤、骨折），"儿赶，拢栽线栽歪"（心胸胀闷、心慌心悸），"纳勒冒沙么"（痛经），"唉习火"（咳喘），"拢牛哈占波"（小便热涩疼痛、尿路结石)。

中药:活血通经,散瘀止痛。用于闭经,恶露不行,癥瘕痞块,胸痹心痛,瘀滞腹痛,胸胁刺痛,跌扑损伤,疮疡肿痛。

【用法与用量】3~10g。多入复方用。维医认为本品对胃病和咽喉疾病有害,并能引起头痛,可以洋茴香、蜂蜜矫正。

【化学成分】含黄酮类:红花黄色素 A、B(safflow yellows A、B),羟基红花黄色素 A(hydroxysafflor yellow A),红花醌苷(cathamone),红花明苷 A(safflomin A),山奈素(kaempferide),木犀草素(luteolin),木犀草素-7-O-β-D-葡萄糖苷;多炔类:1,11-十三碳二烯-3,5,7,9-四炔,1,3,11-十三碳三烯-5,7,9-三炔,1,3,5,11-十三碳四烯-7,9-二炔,1-十三碳烯-3,5,7,9,11-五炔,1,3-十三碳二烯-5,7,9,11-四炔,1,3,5-十三碳三烯-7,9,11-三炔;生物碱类(以5-羟色胺类衍生物为主):N-[2-(5-hydroxy-1H-indol-3-yl)ethyl]ferulamide, moschamindole;亚精胺类:safflospermidine A, safflospermidine B;多酚类:绿原酸(chlorogenic acid),儿茶酚(catechol),咖啡酸(caffeic acid),焦性儿茶酚(pyrocatechol),多巴(dopa)等;其他类:红花苷(carthamin),前红花苷(precarthamin),新红花苷(neocarthamin),甾醇化合物,脂肪酸,木脂素。《中国药典》规定含羟基红花黄色素 A($C_{27}H_{32}O_{16}$)不得少于1.0%,含山奈素($C_{15}H_{10}O_6$)不得少于0.050%;《香港中标》规定含羟基红花黄色素 A($C_{27}H_{32}O_{16}$)不得少于1.2%。

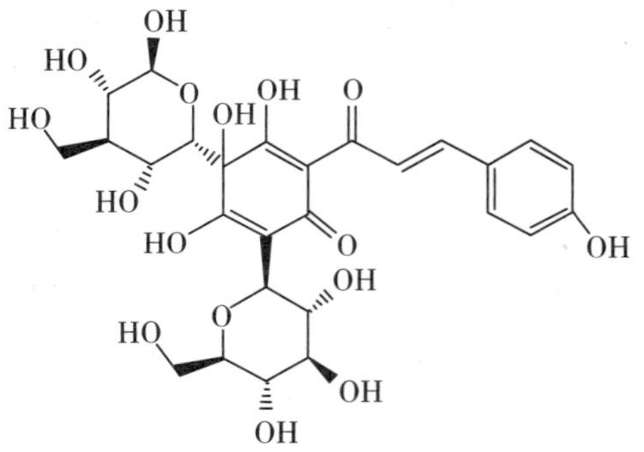

羟基红花黄色素A

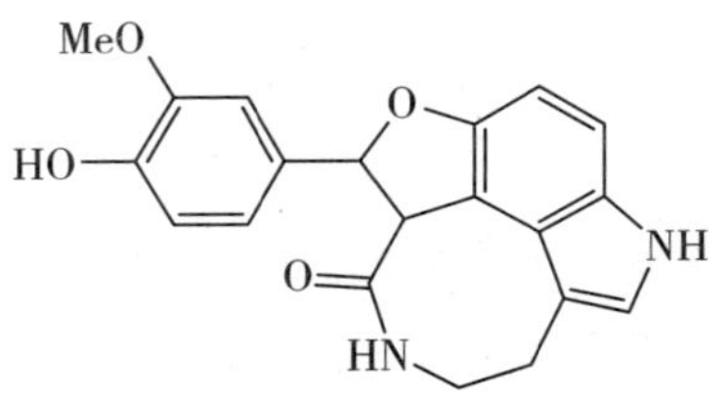

moschamindole

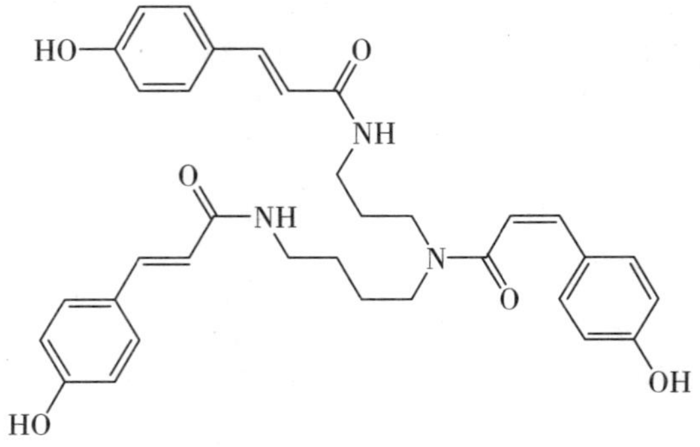

safflospermidine A

【药理作用】 红花能抑制 ADP 和胶原诱导的兔血小板聚集；水提液大鼠灌胃可明显延长血栓形成时间，缩短血栓长度和减轻血栓总量，降低血小板数，延长凝血酶原时间。红花黄色素可以明显改善血管微循环，改善血液流变学特征，对心、脑缺血再灌注损伤具有较好的改善作用；能够通过抑制新生大鼠缺氧缺血后脑海马 APE/Ref-1 蛋白的下降而减少神经细胞凋亡；也能对大鼠脑缺血再灌注损伤有一定的保护作用。水煎液对小鼠的非特异性免疫和细胞免疫功能均有明显的增强作用，可提高血清溶血素浓度及提高植物血凝素刺激下的淋巴细胞转化率。红花多糖能够抑制肿瘤的转移，具有抗肿瘤作用。此外，红花还具有抗炎、抗氧化等作用。

【制剂】 藏药：三臣散，五味黄连丸，五味渣驯汤散，五味渣驯丸，六味大托叶云实散，六味寒水石散，六锐散，六味石榴散，七味红花殊胜散，七味马钱子丸，七味铁屑丸，七味兔耳草散，七味消肿丸，八味红花清腑热散，八味清心沉香散，八味石灰华丸，八味石榴散，八味檀香丸，八味小檗皮散，八味野牛血散，八味主药散，九味牛黄丸，九味石灰华散，九味渣驯丸，九味竺黄散，十味丛菔散，十味诃子丸，十味手参散，十一味斑蝥丸，十一味寒水石散，十二味冰片散，十二味翼首散，十三味榜嘎散，十三味草果散，十三味红花丸，十四味羚牛角丸，十五味沉香丸，十五味萝蒂明目丸，十五味止泻木散，十六味杜鹃花丸，十七味大鹏丸，十七味寒水石丸，十八味杜鹃丸，十八味诃子利尿胶囊，十八味诃子利尿丸，十八味诃子丸，十八味降香丸，十八味牛黄散，十八味欧曲丸，十八味欧曲珍宝丸，十九味草果散，二十味沉香丸，二十味肉豆蔻散，二十五味冰片散，二十五味大汤散，二十五味大汤丸，二十五味肺病散，二十五味肺病丸，二十五味寒水石散，二十五味狐肺散，二十五味鹿角丸，二十五味绿绒蒿胶囊，二十五味绿绒蒿丸，二十五味珊瑚丸，二十五味余甘子散，二十五味余甘子丸，二十五味獐牙菜散，二十五味珍珠丸，二十五味竺黄散，二十六味通经散，二十九味能消散，二十九味羌活散，三十五味沉香丸，常松八味沉香散，大月晶丸，肺热普清散，诃子吉祥丸，回生甘露丸，洁白丸，秘诀清凉胶囊，秘诀清凉散，秘诀十三味红花散，能安均宁散，帕朱丸，如意珍宝丸，萨热大鹏丸，石榴健胃散，石榴健胃丸，石榴普安散，石榴日轮丸，小檗眼药膏，月光宝鹏丸。

蒙药：阿那日十四味散，八味檀香散，补肾健胃二十一味丸，草果健脾散，沉香安神散，德都红花七味丸，哈敦海鲁木勒九味丸，哈敦海鲁木勒十三味丸，哈日十二味散，红花清肝十三味丸，胡日查六味丸，黄柏八味散，吉祥安神丸，菊花七味胶囊，藜芦十二味丸，凉血十味散，羚牛角二十五味丸，麦冬十三味丸，明目二十五味丸，明目十六味丸，牛黄十三味丸，七味葡萄散，清肺十八味丸，清肝二十七味丸，清肝九味散，清热八味散，清热二十三味散，清热二十五味丸，清肾热十味散，清瘟利胆十三味丸，清瘟十二味丸，清瘟消肿九味丸，清瘟止痛十四味丸，清心沉香八味丸，三臣丸（小儿清热三味丸），升阳十一味丸，十八味欧曲丸，石膏二十五味散，十六味冬青丸，顺气十三味散，檀香清肺二十味丸，调元大补二十五味汤散，温肝七味散，五味清浊散，小儿清肺八味丸，行气止痛丸，益肾十七味丸，止痢十五味散，珍宝丸，珍珠通络丸，壮西六味丸。

苗药：复方金凤搽剂，复方透骨香乳膏，金红止痛消肿酊，通络骨质宁膏。

傣药：益康补元颗粒，益肾健骨片。

彝药：骨风宁胶囊，参七心疏胶囊，天香酊。

附注：红花药材均来自于栽培生产，传统道地产区为四川简阳一带，又称"川红花"，现主产地已转移至新疆。《藏药志》等文献记载藏医将苦空（红花）作为卡奇苦空（藏红花）的代用品或下品。但因藏红花价格昂贵，现藏成药制剂中多数使用红花，习称"草红花"。

蒙药称本品为"古日古木"，从其发音看，与番红花的藏文名"苟日苟木"相似。

红花龙胆（青鱼胆草）

【民族药名】苗药（锐定谋，加架山，弯嘎努胸右，明补举姣）。

【来源】龙胆科植物红花龙胆 *Gentiana rhodantha* Franch. ex Hemsl. 的干燥全草。

【标准】中国药典，四川中标（87），贵州中标（88），贵州中民标（03），湖南中标（09）。

【功能主治】苗药：清热燥湿，解毒泻火，止咳。用于急性黄疸型肝炎，急性胃炎，肺热咳嗽，头痛，淋症便血，小便不利，痈疖疮疡。

中药：清热利湿，凉血解毒，止咳。用于热咳痨咳，痰中带血，黄疸，痢疾，胃痛，便血。

【用法与用量】9~15g。外用适量，煎水熏洗。

【化学成分】含黄酮类：槲皮素（quercetin），异荭草素（isoorientin），异牡荆素（isovitexin），大麦黄素（lutonarin）等；叫酮类：芒果苷（mangiferin），1,3,7,8-四羟基叫酮，rhodanthenone D，1,3,6,7-四羟基叫酮（norathyriol），1,3,7-三羟基-4,8-二甲氧基叫酮等；三萜类：α-香树酯醇（α-amyrin），3-O-棕榈酸酯高根二醇，熊果醛（ursolic aldehyde），3-O-乙酰氧基熊果醇，熊果酸（ursolic acid），2α-羟基熊果酸等；环烯醚萜类：獐牙菜苷（sweroside），2′-（2,3-二羟基苯甲酰基）-獐牙菜苷 [2′-（2,3-dihydroxybenzoyl）-sweroside]；其他：没食子酸乙酯，水杨酸，香草酸（vanillic acid），丁香酸（syringic acid），丁香酸-4-O-α-L-鼠李糖苷（syringic acid-4-O-α-L-rhamnoside）等。《中国药典》规定含芒果苷（$C_{19}H_{18}O_{11}$）不得少于2.0%。

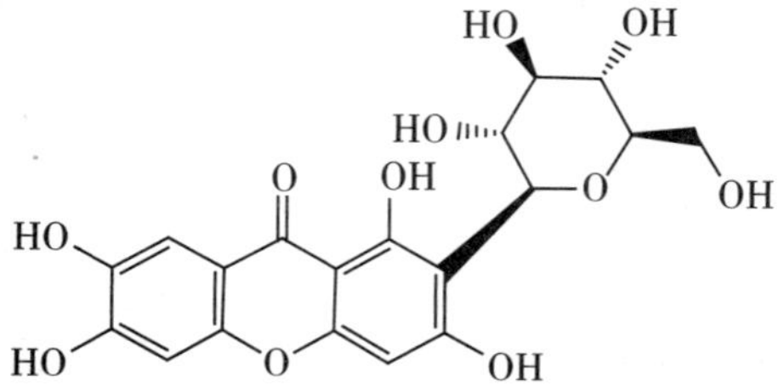

芒果苷

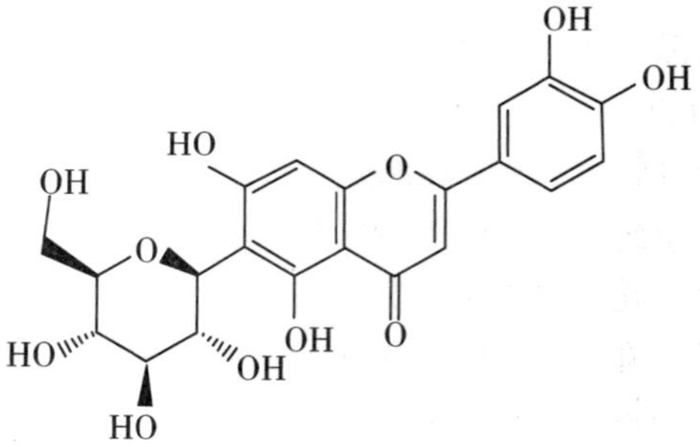

异荭草素

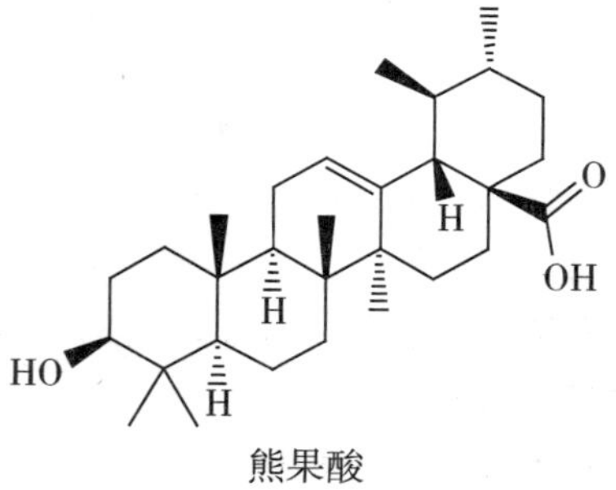

熊果酸

【**药理作用**】红花龙胆对于乙酰胆碱、组胺所致的支气管痉挛性收缩具有抑制作用。具有抗过敏、抑制变态反应、抗菌、抗病毒、抗肿瘤等作用。

【**制剂**】苗药：肺力咳合剂，肺力咳胶囊，康妇灵胶囊。

红禾麻（红活麻）

【**民族药名**】苗药（拿公给，锐达棍，蛙斗等）。

【**来源**】荨麻科植物珠芽艾麻 *Laportea bulbifera*（Sieb. et Zucc.）Wedd. 的新鲜或干燥全草。

【**标准**】贵州中标（88），贵州中民标（03），湖北中标（09）。

【**功能主治**】苗药：祛风除湿，活血化瘀。用于风湿痹痛，肢体麻木，外感发热，小儿肺热，营养不良性水肿，风湿性关节炎，跌扑损伤，骨折疼痛，月经不调，无名肿毒。

中药：祛风除湿，活血化瘀。用于风湿麻木，跌扑损伤，骨折。

【**用法与用量**】9~15g；鲜品加倍。外用适量，煎水洗或捣烂敷患处。

【**化学成分**】含芦丁（lutein），β-谷甾醇（β-sitosterol），β-胡萝卜苷（β-daucosterol），亚油酸甲酯，1，4-二苯基-1，4-丁二酮，没食子儿茶素，表没食子儿茶素，儿茶素（catechin），表儿茶素（epicatechin）；多糖，香豆素等。

儿茶素

【**药理作用**】乙酸乙酯部位对由热板和醋酸引起的物理和化学疼痛均有较好的抑制作用，对二甲苯所致的非特异性炎症也有很好的对抗作用；体外可剂量依赖性地抑制脾T淋巴细胞增殖；对Ⅱ型胶原所致的小鼠关节炎有明显的干预作用。总香豆素通过调节促炎/抗炎细胞因子的水平，发挥抗小鼠结肠炎的作用。

【**制剂**】苗药：润燥止痒胶囊。

红景天（唐古特红景天，狭叶红景天）

【**民族药名**】藏药（索罗玛保，索罗玛布，索洛玛保，索洛玛布，嘎都尔曼巴）。

【**来源**】景天科植物大花红景天 *Rhodiola crenulata*（Hook. f. et Thoms.）H. Ohba、唐古特红景天 *Rhodiola algida*（Ledeb.）Fisch. et C. A. Mey. var. *tangutica*（Maxim.）Fu、狭叶红景天 *Rhodiola kirilowii*（Regel）Regel、小丛红景天 *Rhodiola dumulosa*（Franch.）S. H. Fu、圣地红景天 *Rhodiola sacra*（Prain ex Hamet）S. H. Fu、四裂红景天 *Rhodiola quadrifida*（Pall.）Fisch. et Mey. 的干燥根及根茎。

【标准】 中国药典,部标藏药(95),藏标(79),青海藏标(92),四川藏标(14),青海药标(76),甘肃中标(试行,95),甘肃中标(09),香港中标(第6期)。

【功能主治】 藏药:活血,清肺,止咳,解热,止痛。用于"腊度"(高山反应)的恶心、呕吐、嘴唇和手心等发紫、全身无力、胸闷、难以透气、身体虚弱等。

中药:益气活血,通脉平喘。用于气虚血瘀,胸痹心痛,中风偏瘫,倦怠气喘。

【用法与用量】 3~6g。

【化学成分】 含酪醇及其苷类:红景天苷(rhodioloside、毛柳苷),酪醇(tyrosol),2-phenylethyl-β-D-glucopyranoside等;黄酮类:山奈酚(kaempferol),槲皮素(quercetin),芦丁(rutin),异槲皮苷(isoquercitrin),花色苷(anthocyan),草质素-8-阿拉伯糖苷,小麦黄素-7-O-β-D-葡萄糖苷(tricin-7-O-β-D-glucopyranoside),红景天素(crenulatin),Rhodidin等;氰苷类:crenulatanosides A、B;香豆素类:香豆素(coumarin),伞形花内酯(umbelliferone,7-羟基香豆素),莨菪亭(scopoletin)等;萜类:蒲公英赛醇乙酸酯(taraxerol acetate),异莫替醇(isomotiol);其他:没食子酸(gallic acid),没食子酸乙酯(gallic acid-ethylester),β-谷甾醇(β-sitosterol),胡萝卜苷(daucosterol),咖啡酸(caffeic acid),多糖,甾醇化合物,挥发油。《中国药典》和《香港中标》规定(大花红景天)含红景天苷($C_{14}H_{20}O_7$)不得少于0.50%;《四川藏标》规定狭叶红景天含红景天苷($C_{14}H_{20}O_7$)不得少于0.20%。

红景天苷

红景天素

rhodiolin

【药理作用】 红景天具有抗缺氧、抗疲劳、抗衰老作用。红景天颗粒[4.32/(kg·d)和2.16g/(kg·d)]灌胃给药3天,能明显延长小鼠窒息性缺氧存活时间,明显提高减压缺氧存活率,对小鼠负荷游泳有明显的抗疲劳作用;腹腔注射给药15分钟后腹腔注射异丙肾上腺素,可明显延长增加心悸耗氧的存活时间;能显著提高机体SOD的活性,清除自由基,抑制过氧化脂质的生成;可提高心肌细胞活力,对抗心肌缺氧损伤,保护心肌细胞;可以改善大鼠运动后的整体状况,具有显著的提高大鼠运动耐力的作用;可通过影响相关酶的活性而减少自由基从而发挥其延缓衰老的功效。红景天对神经系统有显著影响,能增加麻醉犬的脑血流量和降低脑血管阻力，缩短全脑缺血再灌注大鼠翻正反射和脑电图恢复时间，减轻脑水肿，对全脑缺血再灌注有明显的保护作用。红景天及其有效成分红景天苷均有明显的促血管新生作用。此外，红景天还有抗抑郁、抗炎、抗肿瘤、抗辐射、抗肝纤维化、免疫调节等多种药理活性。

【制剂】藏药：四味雪莲花颗粒，九味石灰华散，利舒康胶囊，双红活血胶囊。

蒙药：珊瑚七十味丸。

附注：红景天属（Rhodiola）植物我国有73种，多数分布于青藏高原。《晶珠本草》记载藏医药用的红景天属植物分为2品，上品为"嘎都儿"，下品为"索罗玛保"。现有关标准中也分别收载了"红景天/索罗玛保（索罗玛布）"和"红景天/嘎都儿"2个品种，但其基源植物不一致。关于"索罗玛保"的基源，《中国药典》《部标藏药》中收载了大花红景天 R. crenulata，《青海藏标》收载了唐古特红景天 R. algida var. tangutica；关于"嘎都儿（嘎德尔）"的基源，《藏标》收载了大株红景天 R. kirilowii（Regel.）Regel[= 狭叶红景天 R. kirilowii（Regel）Maxim.] 和唐古特红景天 R. algida var. tangutica，《青海藏标》收载了"狭叶红景天 R. kirilowii 及同属多种植物"，功能主治为清热解毒、消肿，用于温病、肺热、脉病、肿毒、四肢肿胀等，各品种的基源尚有待于考证。《藏药志》记载，各地藏医使用的"索罗玛保"的基源极为复杂，涉及景天科的3属10种，除上述标准中收载的种类外，常见的尚有长鞭红景天 R. fastigiata（Hook. f. et Thoms.）S. H. Fu、圆丛红景天 R. juparensis（Frod.）S. H. Fu 等。市场调查也表明，市售的红景天药材也来源于多种红景天属植物，应按制剂批文规定使用。

另《部标藏药》在附录中以"力嘎都"之名收载了"狭叶红景天 R. kirilowii 及同属多种植物"，而《西藏藏标》和《中国藏药》在"力嘎都"条下收载了虎耳草科植物岩白菜 Bergenia purpurascens（Hook. f. et Thoms.）Engl.，可能系因该2种的根及根茎的形态相似而引起的地区用药差异。本书暂将处方中使用"力嘎都"药材名的制剂归入"岩白菜"条中（参见"岩白菜"条）。

《吉林》以"高山红景天"之名收载了库页红景天 Rhodiola sachalinensis A. Bor.，该种分布于长白山地区及黑龙江北部，藏医药用的可能性很小。

洪连（兔耳草）

【民族药名】藏药（洪连，洪连门巴，布泽西，赤德尔姆，亚如巴）。

【来源】玄参科植物短筒兔耳草 Lagotis brevituba Maxim.、全缘兔耳草 Lagotis integra W. W. Smith、兔耳草 Lagotis glauca Gaertn.、革叶兔耳草 Lagotis alutacea W. W. Smith 的干燥全草。

【标准】中国药典，部标藏药（95），藏标（79），青海藏标（92），云南药标（74,96）。

【功能主治】藏药：清热解毒，利湿，平肝，行血，调经。用于发热烦躁，肾炎，肺病，湿热黄疸，高血压，动脉粥样硬化，"龙"病引起的腿僵，绞肠痧，月经不调，"心热"症。

【用法与用量】1~6g。研末内服，或入丸、散。

【化学成分】含苯丙素苷类：松果菊苷（echinacoside），毛蕊花糖苷（verbascoside）；挥发油类：二苯胺（16.47%），邻苯二甲酸丁基-8-甲基壬基酯（6.42%），二十六碳烷（4.76%），十六烷酸(3.66%),二十四碳烷(3.40%),邻苯二甲酸二丁酯(3.38%),二十二碳烷(3.30%),二十碳烷(3.26%),十六烷酸乙酯(2.77%),十八碳烷(2.76%),戊酸(2.48%),3-乙基环辛烯(2.05%);环烯醚萜苷类:桃叶珊瑚苷(aucubin),梓醇(catalpol);黄酮类:木犀草素(luteolin),木犀草素 7-O-β-D-葡萄糖苷(luteolin 7-O-β-D-glucoside);其他:β-谷甾醇(β-sitosterol),半乳糖醇(galactitol),α-、β-葡萄糖苷(glucoside),软脂酸单甘油酯,琥珀酸(succinic acid)。《中国药典》规定含松果菊苷($C_{35}H_{46}O_{20}$)不得少于0.80%。

松果菊苷　　　　　　　桃叶珊瑚苷

【药理作用】具有抗炎作用,水提物对大鼠血清性关节肿有明显的抑制作用;对大鼠头部急性充血性水肿有显著的抑制作用;对大鼠甲醛性关节炎有明显的预防作用;能抑制组胺引起的家兔毛细血管通透性;对大鼠气囊性肉芽肿之囊壁的增生及渗出液均有一定的抑制作用。总提物对感染 P388 癌细胞的小鼠有抑制作用。水提物对大鼠慢性胃溃疡的愈合有明显的促进作用;可显著延长戊巴比妥钠引起的睡眠时间,对小鼠有较好的镇静作用。乙醇粗提物具有抗氧化作用。松果菊苷具有抗氧化、耐缺氧、抗疲劳等作用。从洪连提取的挥发油、正丁醇萃取部分和乙酸乙酯萃取部分体外具有抑菌作用。

【制剂】藏药:八味獐牙菜丸,八味主药散,九味青鹏散,九味石灰华散,九味獐牙菜胶囊,九味獐牙菜丸,九味竺黄散,十味诃子汤散,十二味奇效汤散,十五味赛尔斗丸,十八味降香丸,二十五味大汤散,二十五味大汤丸,二十五味肺病散,二十五味肺病丸,二十五味狐肺散,二十五味余甘子散,二十五味余甘子丸,二十五味獐牙菜散,二十五味竺黄散,二十六味通经散,三十五味沉香丸,达斯玛保丸,大月晶丸,回生甘露丸,九味石灰华散,石榴普安散,藏降脂胶囊,智托洁白丸。

附注:《藏药标准》收载的"洪连"的基源植物为同属植物洪连 Lagotis glauca Gaertn.(兔耳草),该种为兔耳草属(Lagotis)的模式种。据《西藏植物志》言,有文献记载西藏西南、克什米尔地区至不丹尚分布有 L. kunawurensis (Royle ex Benth.) Rupr.(=L. glauca Gaertn.),但未采集到标本,难以确证,《中国植物志》中也未记载该种。

文献记载各地藏医使用的"洪连"的基源涉及该属的多种植物,现各标准中收载了上述 4 种,藏药成药制剂处方中使用"兔耳草"或"洪连"的名称。其他药用的种类尚有狭苞兔耳草 L. angustibracteata Tsoong et Yang、大筒兔耳草 L. macrosiphon Tsoong et Yang、圆穗兔耳草 L. ramalana Batalin 及同科植物胡黄连 Picrorhiza scrophulariiflora Pennell。《藏药志》也记载胡黄连 P. scrophulariiflora 为藏药"洪连"(兔儿草)的品种之一,该种的根茎即《中国药典》收载的"胡黄连",与洪连为不同的药材,应注意区别(参见"胡黄连"条)。

《藏药标准》等中尚收载有"短穗兔儿草 / 直打洒曾",为短穗兔耳草 Lagotis brachystachys Maxim. 的干燥全草,功能为散瘀、排脓,用于血热性化脓症、肺胃瘀血、黄水病、脓疡等,与"洪连"不同,不得混用(参见"短穗兔耳草"条)。

红参(高丽红参,朝鲜人参)

【民族药名】蒙药(奥尔浩代,乌布宋 - 嘎日布其格图布,干查日 - 查达格其 - 查干),维药(阿代木格亚,君萨)。

【来源】五加科植物人参 Panax ginseng C. A. Mey. 的栽培品经蒸制后的干燥根和根茎。

【标准】中国药典,部标进药(77),局标进药(04)。

【功能主治】中药:大补元气,复脉固脱,益气摄血。用于体虚欲脱,肢冷脉微,气不摄血,崩漏下血。

【用法与用量】3~9g,另煎兑服。按中医药理论,本品不宜与藜芦、五灵脂同用。

【化学成分】含皂苷类:人参皂苷(ginsenoside)Rg_1、Re、Rb_1、Rb_2、Rb_3、Rc、Rd、Re、Rf,20-葡萄糖人参皂苷 -Rf,Rg_1、Rh_1、Rg_3、Rh_2(Rg_3 和 Rh_2 是人参加工成红参的过程中产生的成分)等;其他:人参炔醇(panaxynol),β-榄香烯(β-elemene),人参多糖,双糖,三糖,低分子肽,氨基酸,有机酸,维生素 B,维生素 C,果胶等。《中国药典》规定含人参皂苷 Rg_1($C_{42}H_{72}O_{14}$)和人参皂苷 Re($C_{48}H_{82}O_{18}$)的总量不得少于 0.22%,含人参皂苷 Rb_1($C_{54}H_{92}O_{23}$)不得少于 0.18%。

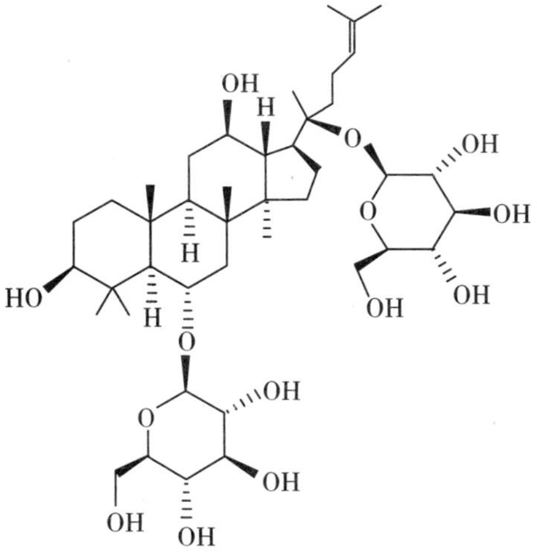

人参皂苷 Rg_1

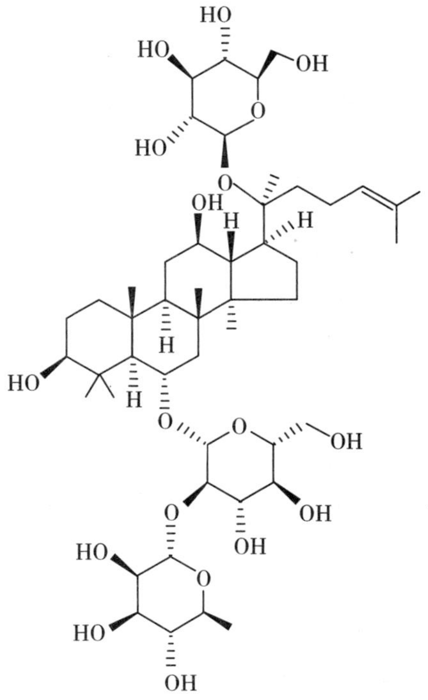

人参皂苷 Re

人参皂苷 Rb_1

【药理作用】 红参(粉末)对糖尿病患者的胰岛素敏感性和分泌具有明显的促进作用；能抑制糖尿病大鼠细胞外基质成分和血管内皮生长因子的过度表达，缓解毛细血管基底膜的病理改变，保护视网膜神经节细胞。人参二醇对梗阻性黄疸型肝损伤有一定的保护作用。人参皂苷 Rg_3、Rh_2 具有显著的抗肿瘤作用，能抗肿瘤新生血管形成以及抑制肿瘤细胞增殖、浸润和黏附。Rg_3 具有抗疲劳、舒张血管、提高机体免疫力、降低糖尿病大鼠尿蛋白、保护肾功能等作用。人参皂苷通过抗氧化、调节免疫、调节神经系统及影响细胞周期调控因子、衰老基因的表达等作用来实现其抗衰老的作用。红参多糖可以明显增加疲劳小鼠的血清尿素氮和肝糖原、肌糖原含量，具有耐缺氧和抗疲劳作用；并具有一定的体外抗氧化能力。

【制剂】 苗药：欣力康颗粒。

附注：人参具有悠久的药用历史，各民族也多药用，但"红参"为中医特有的人参炮制品。《中华本草：蒙药卷》和《中华本草：维吾尔药卷》在"人参"条下均记载了"红参"，但在功能主治项中并未明确区分，似乎同样入药(参见"人参"条)。

《山东中标》(02)、《湖南中标》(09)和《广东中标》(11)收载有"红参须"，为人参按红参加工的支根和须根，功能主治与红参相同。

红升麻(落新妇)

【民族药名】 苗药(锐沙老)，彝药(吉尼补，火烧药)。
【来源】 虎耳草科植物落新妇 *Astilbe chinensis* (Maxim.) Franch. et Sav. 或大落新妇

Astilbe grandis Stapf ex Wils. 的干燥根茎。

【**标准**】贵州中标(88),青海药标(92),贵州中民标(03),湖北中标(09),湖南中标(09)。

【**功能主治**】苗药:祛风,清热,止咳,止痛,活血散瘀。用于风热感冒,跌打损伤,风湿性关节炎,头身疼痛,发热咳嗽,肺痨咳血,盗汗,吐血。

彝药:用于跌打损伤,腹泻,腹痛,烧伤烫伤,感冒,风湿。

中药:活血,散瘀,止痛。用于跌扑损伤,风湿痹痛,筋骨疼痛。

【**用法与用量**】6~9g;鲜品10~20g。

【**化学成分**】含黄酮类:落新妇苷(astilbin),槲皮素(quercetin)等;其他:岩白菜素(bergenin),儿茶素(catechin),β-谷甾醇(β-sitosterol),谷甾醇棕榈酸酯,胡萝卜苷(daucosterol),水杨酸(salicylic acid),2,3-二羟基苯甲酸(2,3-dihydroxy benzoic acid)等。《贵州中民标》规定含岩白菜素($C_{14}H_{16}O_9$)不得少于3.5%。

岩白菜素　　　　　落新妇苷

【**药理作用**】红升麻根水煎液对小鼠热板致痛的痛阈值均有不同程度的提高,可延长热致痛小鼠的痛阈时间;能抑制二甲苯所致的小鼠耳郭肿胀炎症反应,同时对角叉菜胶引起的小鼠足趾肿胀也有较强的抑制作用。岩白菜素能改善四氯化碳导致的小鼠肝脏损伤模型,减少损伤小鼠肝的山梨醇脱氧酶和谷丙转氨酶的释放,并降低谷胱甘肽还原酶含量和提高谷胱甘肽含量。石油醚、正丁醇层萃取物具有较强的抗肿瘤活性;所含的五环三萜对宫颈癌细胞(H08910)、卵巢癌细胞(HeLa)、血癌细胞(HL60)、直肠癌细胞(Colo-205)显示出一定的细胞毒活性。

【**制剂**】苗药:痛可舒酊。

附注:苗族还使用鲜品。

落新妇 *Astilbe chinensis* 在陕西、甘肃、云南等地作"升麻"药用,系混淆品。升麻为毛茛科植物升麻 *Cimicifuga foetida* L.、大三叶升麻 *C. heracleifolia* Kom.、兴安升麻 *C. dahurica* (Turcz.)Maxim. 的根茎,不宜混用。

《云南中标》(彝药,05)收载有"火升麻/恩乃诗",为菊科植物华泽兰 *Eupatorium chinense* Linn. 的全草,为不同的药物,应注意区别。

厚朴(油朴)

【来源】 木兰科植物厚朴 *Magnolia officinalis* Rehd. et Wils. 或凹叶厚朴 *Magnolia offinalis* Rehd. et Wils. var. *biloba* (Rehd. et Wils.) Law [*Magnolia biloba* (Rehd. et Wils.) Cheng] 的干燥干皮、根皮及枝皮。

【标准】 中国药典,贵州中标规(65),云南药标(74),新疆药标(80),台湾中药典范(85),台湾中药典(04),香港中标(第2期,08)。

【功能主治】 中药:燥湿消痰,下气除满。用于湿滞伤中,脘痞吐泻,食积气滞,腹胀便秘,痰饮喘咳。

【用法与用量】 3~10g。

【化学成分】 含酚类:厚朴酚(magnolol),和厚朴酚(honokiol),四氢厚朴酚(tetrahydromagnolol),异厚朴酚(isomagnolol),龙脑基厚朴酚(bornul magnolol),双辣薄荷基厚朴酚(dipiperitylmagnolol),辣薄荷基和厚朴酚(piperitylhonokiol),8,9-二羟基-7-甲氧基二氢和厚朴酚等;生物碱类:厚朴碱(magnocurarine),木兰花碱(magnoflorine),武当木兰碱(magnosprengerine),白兰花碱(michelalbine),木兰箭毒碱(magnocurarine),氧化黄心树宁碱,鹅掌楸碱(liriodenine),isosalsoline,番荔枝碱(anonaine),roemerine,瑞枯灵(reticuline);挥发油类:桉叶醇(eucalyptol)α-、β-蒎烯(α-、β-pinene),对聚伞花烯(p-cymene),1-甲基-4-异丙基酚,γ-松油烯(γ-terpinene),龙脑烯醛,胡椒烯(copaene),邻-异丙基酚,γ-依兰虫烯,乙酸龙脑酯,乙酸芳樟醇酯,石竹烯(caryophyllene);其他:厚朴木脂素 A~I(magnolignans A~I),丁香脂素(syringaresinol),厚朴醛(magnaldehyde)等。《中国药典》和《香港中标》规定含厚朴酚($C_{18}H_{18}O_2$)与和厚朴酚($C_{18}H_{18}O_2$)的总量不得少于2.0%。

厚朴酚　　　　　　　和厚朴酚

【药理作用】 厚朴酚与和厚朴酚均能清除过氧、超氧自由基,具有抗氧化作用。厚朴煎剂具有广谱抗菌作用,在体外对金黄色葡萄球菌、α-溶血性链球菌、白喉杆菌、枯草杆菌、伤寒杆菌、副伤寒杆菌、霍乱弧菌、大肠埃希菌、变形杆菌、铜绿假单胞菌、须发癣菌、肺炎双球菌、痢疾杆菌、百日咳杆菌、炭疽杆菌均有抑制作用。厚朴酚可以明显影响白细胞的功能,具有抗炎作用;和厚朴酚可抑制大鼠的氧化应激和炎症,从而对经过特殊训练模式诱导的大鼠骨骼肌肉损伤有保护作用。厚朴酚与和厚朴酚在体内和体外可通过诱导肿瘤细胞凋亡、促进肿瘤细胞分化、抑制肿瘤细胞增殖、抑制肿瘤转移、抗肿瘤血管形成以及逆转肿瘤的多药耐药性实现抗肿瘤作用。此外,厚朴还有心肌保护、脑缺血保护、保肝护肝、抗焦虑、抗抑郁、抗老年痴呆、神经保护、抗凝血、抗溃疡等多种药理活性。

【制剂】彝药：藿香万应散。

附注：《中国植物志》中，"凹叶厚朴"的学名为 *M. officinalis* Rehd. et Wils. Subsp. *biloba*（Rehd. et Wils.）Law（作为亚种处理）。

云南还以滇缅厚朴 *M. rostrata* W. W. Smith 的树皮作厚朴，为地方习用品。厚朴的伪品较多，常见的有西康木兰（西康玉兰）*Magnolia wilsonii*（Finet et Gagnep.）Rehd. et Wils.、红花木莲（红色木莲）*Manglietia insignis*（Wall.）Blume（四川、云南）、毛桃木莲 *Manglietia moto* Dandy、巴东木莲 *Manglietia patungensis* Hu（湖南），此外尚有非木兰科植物的伪品，应注意鉴别。

虎 耳 草

【民族药名】苗药（锐的党棍，锐计档棍，窝比省，窝比赊，弯功乃小，八抓）。

【来源】虎耳草科植物虎耳草 *Saxifraga stolonifera* Meerb. 的新鲜或干燥全草。

【标准】中国药典（77），上海中标（94），贵州中民标（03），湖北中标（09），湖南中标（09）。

【功能主治】苗药：疏风清热，凉血解毒。用于风热咳嗽，急性中耳炎，大疱性鼓膜炎，风疹瘙痒，外耳道湿疹，颈面部湿疹，慢性下肢溃疡，下肢臁疮，肺热咳嗽，百日咳。

中药：清热凉血，消肿解毒。用于中耳炎，小儿惊风，肺痈，咳嗽，咳血，风火牙痛，瘰疬，冻疮，湿疹，皮肤瘙痒，痈肿疔毒，蜂蝎蜇伤。

【用法与用量】9~15g。

【化学成分】含酚酸类：岩白菜素（bergenin），去甲岩白菜素（norbergenin），没食子酸（gallic acid），原儿茶酸（protocatechuic acid），儿茶酚（catechol），绿原酸（chlorogenic acid），琥珀酸（succinic acid），甲基延胡索酸（mesaconic acid），熊果酚苷（arbutin）；黄酮类：槲皮苷（quercitrin），槲皮素（quercetin），槲皮素-5-*O*-β-D 葡萄糖苷（quercetin-5-*O*-β-D-glucoside）；其他：挥发油，氨基酸等。《贵州中民标》规定含岩白菜素（$C_{14}H_{16}O_9$）不得少于0.080%。

岩白菜素　　　　　绿原酸　　　　　槲皮苷

【药理作用】石油醚提取物对西瓜枯萎病菌具有一定的抑制力，二氯甲烷提取物对西瓜枯萎病菌、玉米小斑病菌、小麦赤霉病菌均有一定的抑制力，甲醇提取物对番茄早疫病菌和玉米小斑病菌的抑制率高。乙醇提取物对金黄色葡萄球菌、苏云金芽孢杆菌、大肠埃希菌、枯草芽孢杆菌有抑制效果,但对产黄青霉菌和啤酒酵母菌的生长无明显的抑制作用;乙醇提取液静脉注射对麻醉犬及清醒家兔具有明显的利尿作用。乙醇提取物的乙酸乙酯萃取部位在体外可抑制前列腺癌细胞增殖,并诱导前列腺癌细胞凋亡。虎耳草鲜汁滤液或1∶1乙醇提取液对离体蛙心有一定的强心作用。岩白菜素具有镇咳、抗炎作用。

【制剂】苗药:咳速停胶囊,胆清胶囊,胆炎康胶囊,经带宁胶囊,咳平胶囊。

附注:《中国植物志》中,虎耳草的学名为"*Saxifraga stolonifera* Curt."。虎耳草 *S. stolonifera* 在我国分布广泛,各地民间多鲜用。

《青海药标》(76)以"虎耳草"之名收载了西南虎耳草 *S. signata* Engl. et Irnsch.,该种分布于青海、川西、滇西北和西藏东部的高海拔地区,应是青海的地方习用品,也作藏药"松蒂"使用(参见"小伞虎耳草"条)。

胡黄连(栽培胡黄连)

【民族药名】藏药(洪连,洪连窍,布泽西,亚如合玛,吉扎嘎得,都孜嘎贝达,甲洪连,洪连木保),蒙药(洪林,洪连,宝日-温都苏,宝日-洪连,布泽西勒),维药(布日布哈尔,哈提里,开提克,再衣比)。

【来源】玄参科植物印度胡黄连 *Picrorhiza kurrooa* Benth. 或胡黄连 *Picrorhiza scrophulariiflora* Pennell 的干燥根茎。

【标准】中国药典,部标维药(附录,99),部标进药(86),内蒙蒙标(86),新疆维标(93),云南药标(74,96),台湾中药典范(85),香港中标(第6期)。

【功能主治】藏药:清热消炎。用于"培根木布病",陈旧性疫病,高血压,脉热,肝热,肺热,肠热,小儿热泻。

蒙药:清热,解毒,燥恶血,解表。用于血、"协日"引起的讧热,炽热,血热,脏热,痧症,伤热,发症,阵刺痛,瘟疫,感冒,反变毒。

维药:生干生寒,清热燥湿,增强消化,通气软便,利水退肿,消炎通淋,驱肠虫,清肝退黄,散气止痛。用于湿热性或血液质性疾病,如热性消化不良,纳差便秘,全身水肿,膀胱炎肿,尿路感染,肠内生虫,肝病黄疸,头痛,偏头痛,牙痛,皮肤疾病。

中药:退虚热,除疳热,清湿热。用于骨蒸潮热,小儿疳热,湿热泻痢,黄疸尿赤,痔疮肿痛。

【用法与用量】中药3~10g;藏药1~2g;蒙药3~5g;维药0.3~1g。有毒。维医认为服用过量可引起呕吐和抽筋,可以巴旦杏仁油、洋乳香矫正。

【化学成分】含环烯醚萜类:胡黄连苷Ⅰ~Ⅳ(picrosides Ⅰ~Ⅳ),桃叶珊瑚苷(aucubin),梓醇(catalpol),地黄素A、D(rehmaglutins A、D),3′-methoxyspecionin,pikuroside,婆婆纳苷(veronicoside)等;葫芦素糖苷类:scrophoside A;苯乙醇糖苷类:藏黄连苷A~I(scrosides A~I),大车前苷(plantamajoside);酚苷类:草夹竹桃苷(androsin),松泊苷(coniferin),云杉苷(picein),藏黄连酚苷A~D(scrophenosides A~D),藏黄连新苷A、B(scroneosides A、B);其他:甘露醇,胡黄连醇(kutkiol),胡黄连甾醇(kutkisterol),桂皮酸(cinnamic acid),阿魏酸(ferulic acid),香草酸(vanillic acid)等。《中国药典》规定含胡黄连

苷Ⅰ($C_{24}H_{28}O_{11}$)与胡黄连苷Ⅱ($C_{23}H_{28}O_{13}$)的总量不得少于9.0%;《香港中标》规定含胡黄连苷Ⅰ($C_{24}H_{28}O_{11}$)与胡黄连苷Ⅱ($C_{23}H_{28}O_{13}$)的总量不得少于4.5%。

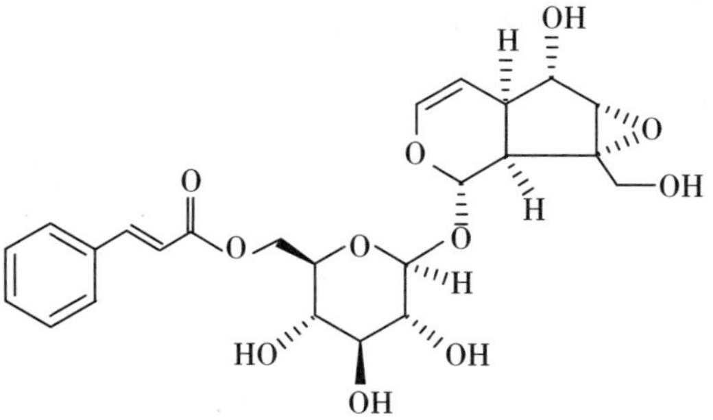

胡黄连苷Ⅰ

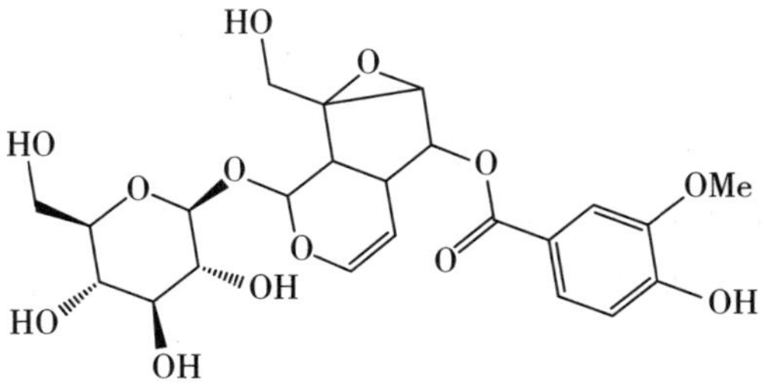

胡黄连苷Ⅱ

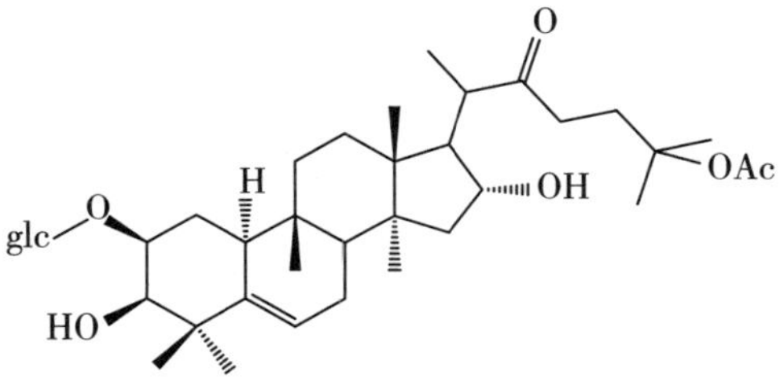

scrophoside A

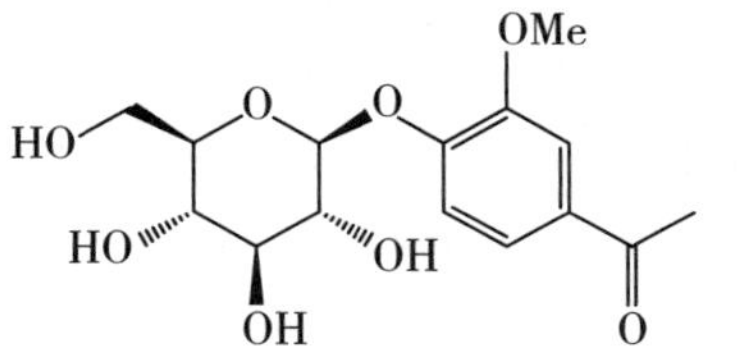

草夹竹桃苷

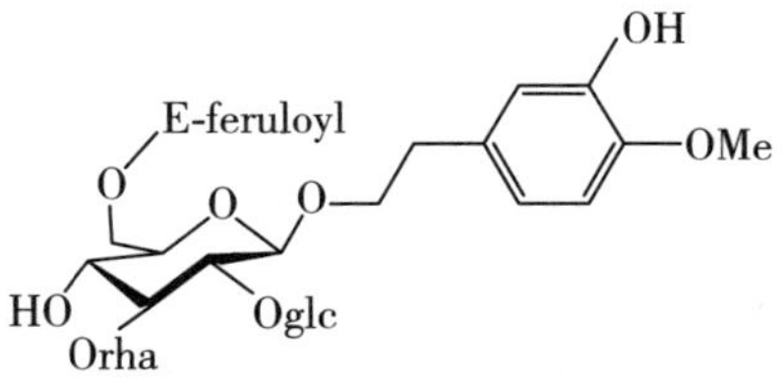

藏黄连苷F

【药理作用】具有保肝利胆作用,胡黄连苷对由乙醇、四氯化碳、对乙酰氨基酚和硫代乙酰胺等所引起的急性小鼠肝损伤均有明显的保护作用。胡黄连苷Ⅱ可通过改善肝功能、抑制脂质过氧化反应和蛋白质的表达而抑制肝纤维化的形成;可减少炎症介质释放,抑制炎症介质对炎症细胞的趋化活性,减轻气道炎症,抑制支气管收缩,提高肺动态的顺应性,且能明显延长诱喘潜伏期,减轻哮喘症状;有明显的抗H_2O_2对L-02细胞的损伤作用,可改善大鼠的神经行为功能,减轻病灶区皮质神经元病变,对脑缺血再灌注神经具有明显的保护作用。提取物可以通过抑制缺血再灌注过程中的氧化应激反应和炎症反应来减轻缺血再灌注肾损伤。水提取物对补体激活的经典途径和旁路途径均有很强的抑制作用,对游走抑制因子(MIF)的产生则有明显的兴奋作用。

【制剂】蒙药:清热八味散,小儿清肺八味丸,石膏二十五味散,麦冬十三味丸,沉香安神散,哈日十二味散,顺气安神丸,洪林五味汤散,健脾五味丸,调元大补二十五味汤散,清肝二十七味丸,清感九味丸,檀香清肺二十味丸,西红花十六味散。

附注：印度胡黄连 P. kurrooa 产于伊朗、印度、巴基斯坦等地，我国不产，在 20 世纪 70 年代前胡黄连药材全部依赖于从印度等地进口，《中国药典》1963 年版在"胡黄连"条目下也仅收载了印度胡黄连 P. kurrooa。20 世纪 70 年代在西藏、滇西北及川西发现胡黄连 P. scrophulariiflora 后，始作胡黄连药用，《中国药典》从 1977 年版起仅收载了该种。《云南药标》(96) 注明为"栽培胡黄连"，据调查，曾有栽培研究，但目前尚少见有栽培品上市。

《藏药志》记载胡黄连 P. scrophulariiflora 为藏药"洪连"(兔儿草)的品种之一，《中国药典》作为藏药材收载的"洪连"的基源为玄参科植物短筒兔耳草 Lagotis brevituba Maxim.，两者的功能主治不同，不应混用。

藏医药古籍文献《鲜明注释》记载："洪连按种分为雌、中、雄 3 种；按性能又分为上、下品；上品产于西藏南方门巴等处，外皮灰白色，内皮褐色；下品产于西藏各地。"《晶珠本草》中记载"质佳"和"质次"的各有两种，云"质佳的两种为产自于上部高原地区旱生草类的根，红紫色，状似腐朽，质松如板蓝，味非常苦。常打成驮包，客商驮运来的即此品。质次的两种在西藏和康木地到处均产，分雌、雄两种。雄洪连生长在高寒石山"。从各文献记载看，"洪连"大致包括了 3 类，一是印度胡黄连 P. kurrooa (称"洪连窍")，二是胡黄连 P. scrophulariiflora (称"洪连窍")，三是玄参科兔耳草属 (Lagotis) 的多种植物 (包括产于国外的种类，称"洪连"或"洪连门巴")。《藏药志》认为"质佳"的两类是来自于印度、尼泊尔等地 (也即上部高原) 的进口药，基源为兔耳草 L. glauca Gaertn.、美丽兔耳草 L. spectabilis Kurz、古那兔耳草 L. kunnawurensis (Royle) Rupr.，该 3 种分布于阿富汗、印度，我国均不产；"质次"的两类中的"雄"者系胡黄连 P. scrophulariiflora，"雌"者系全缘兔耳草 L. integra W. W. Smith，这些种类的形态、生境与古籍文献的记载是相符的。而《中华本草：藏药卷》认为质佳的进口药为"胡黄连"，其中西藏藏医所用的即胡黄连 P. scrophulariiflora (西藏胡黄连)，"质次"的为短筒兔耳草 L. brevituba、兔耳草 L. glauca、全缘兔耳草 L. integra 等 (以"兔耳草/洪连门巴"之名另条记载)。

中医药用"胡黄连"始于唐代，唐代《新修本草》记载其"出波斯国"(今伊朗)，现日本奈良东大寺正仓院中仍保存有唐代时从中国带入的"胡黄连"药材 (笔者曾对该药材进行过鉴定研究，为印度胡黄连 P. kurrooa 的根茎)。维医使用的胡黄连也为"生长在喜马拉雅山山脉"(《药物独有词典》) 的印度胡黄连 P. kurrooa 和胡黄连 P. scrophulariiflora。据市场调查，目前内地和藏区药材市场上销售的"胡黄连"均为印度胡黄连 P. kurrooa 和胡黄连 P. scrophulariiflora。从该 2 种的分布和药用历史看，应是《晶珠本草》记载的"质佳"者的主流品种，藏药"洪连"是否有进口的兔耳草属植物还有待于进一步调查。

蒙药名称为"洪林"，可能系由于短筒兔耳草 L. brevituba 在内蒙古无分布，故使用胡黄连 (参见"洪连"条)。

胡椒（黑胡椒，白胡椒）

【民族药名】藏药（那力先，泡瓦热，坡哇日，黑胡椒），蒙药（查干-胡朱，胡珠，炮瓦日，那勒沙木），维药（木其，木日吉，卡力木其），傣药（麻匹囡，麻品拨，匹囡）。

【来源】胡椒科植物胡椒 Piper nigrum L. 的干燥近成熟或成熟果实。

【标准】中国药典，部标藏药（附录，95），藏标（79），青海藏标（92），内蒙蒙标（86），新疆维标(93),云南药标(74),新疆药标(80),台湾中药典范(85),山西中标(附录,87),内蒙中标(88),上海中标(94)。

【功能主治】藏药:下气,祛痰。用于"培根"病,寒痰食积,冷气上冲,寒吐冷痢,阴寒腹痛。

蒙药:祛"巴达干",温中,散寒,开胃,消食。用于消化不良,腹泻,脘痞,"铁垢巴达干",胃寒冷痛,皮肤瘙痒。

维药:补胃,热温身体,吸收湿性,清除多余黏液质,安神。用于寒性神经衰弱,解寒性药物中毒,小便滴滴不清。

傣药:补土健胃,降逆止呕,散寒止痛。用于"接崩"(胃脘痛),"拢旧短,谢短"(腹绞痛、刺痛),"接短鲁短,列哈"(腹痛腹泻、呕吐),"拢沙龙接喉"(牙痛)。

中药:温中散寒,下气,消痰。用于胃寒呕吐,腹痛泄泻,食欲缺乏,癫痫痰多。

【用法与用量】中药 0.6~1.5g,藏药、维药 1~4g,研末吞服;入丸、散 1~3g。外用适量。维医认为本品对热性气质者可导致头痛,引起肺部和咽喉干燥,可以各种寒性油剂矫正。

【化学成分】含酰胺类生物碱:胡椒碱(piperine),次胡椒酰胺(piperylin),胡椒油碱 A~C(piperoleins A~C),胡椒林碱(piperyline),胡椒新碱(piperanine),二氢胡椒碱(piperanine),辣椒碱(capsaicin);挥发油:胡椒醛(piperonal),二氢香苇醇(dihydrocarveol),氧化丁香烯(caryophyllene oxide),隐品酮(cryptone),丁香酚(eugenol),甲基丁香酚(methyleugenol),反式-石竹烯 *trans*-caryophyllene,*cis-p*-2-menthen-1-ol,反式-松香芹醇(*trans*-pinocarveol),荜澄茄脂素(cubebin)等;其他类:脂肪酸,木脂素。《中国药典》规定含胡椒碱($C_{17}H_{19}NO_3$)不得少于 3.3%。

胡椒碱　　　　　胡椒醛

【药理作用】胡椒碱具有较强的中枢神经药理作用,对电休克及戊四唑、印防己毒素、士的宁、筒箭毒碱和谷氨酸引起的大鼠和小鼠惊厥均有不同程度的对抗作用,并能降低动物的死亡率;有明显的镇静作用,能减少小鼠的自发性活动,对硫喷妥钠有协同作用,延长苯巴比妥钠引起的催眠时间;对脊柱中枢神经系统有中等强度的抑制作用,对于皮质及亚皮质网状的形成有较弱的阻断作用。此外,胡椒还有调节免疫、抗肿瘤、抗氧化、抗抑郁、抗炎、提高药物和营养物质的生物利用度及促进吸收等作用。

【制剂】藏药:六味石榴散,八味野牛血散,九味石榴丸,十味铁粉散,十味消食散,十五味雏凤散,十五味黑药丸,十五味铁粉散,二十五味阿魏胶囊,二十五味阿魏散,二十五味鬼臼丸,二十九味能消散,安神丸,能安均宁散,帕朱丸,石榴普安散。

蒙药:槟榔十三味丸,健胃十味丸,手掌参三十七味丸,顺气十三味散。

维药:和胃依提尔菲力开比尔蜜膏,金锁昆都尔片,普鲁尼亚丸,强力玛得土力阿亚特蜜膏,清浊曲比亲艾拉片,舒肢巴亚待都司片,温散加瓦日西加里奴司片,行气坦尼卡尔胶囊,行滞罗哈尼孜牙片,镇静艾比洁德瓦尔丸,壮益加瓦日西再尔吾尼片。

苗药:血压安巴布膏。

傣药:丹绿补肾胶囊。

彝药:藿香万应散。

附注:胡椒在秋末至次春果实呈暗绿色时采收、晒干者为"黑胡椒";果实变红时采收,以水浸渍数日,擦去果肉晒干者,表面呈灰白色,称"白胡椒",两者同样入药。在制剂处方中,"胡椒""黑胡椒""白胡椒"的名称均有使用。

胡芦巴(葫芦巴,胡卢巴)

【民族药名】藏药(许毛萨,徐木萨,西毛刺,肖木杂,肖木萨),蒙药(昂给鲁莫勒-宝日楚克,淑木萨,札日-乌布斯,札日图-宝日-其其格),维药(暑木夏,树密沙欧如合,欧力白,百子如力,吐胡米西密里提,香豆子)。

【来源】豆科植物胡芦巴 *Trigonella foenum-graecum* L. 的干燥成熟种子。

【标准】中国药典,部标藏药(附录,95),藏标(79),青海藏标(附录,92),新疆维标(93),新疆药标(80),台湾中药典范(85),香港中标(第5期)。

【功能主治】藏药:补肾阳,祛寒湿。用于冷气疝瘕,腹胁胀满,寒湿脚气。

蒙药:燥肺脓,止腹泻,镇"赫依"。用于肺脓疡,腹泻。

维药:生干生热,软坚散结,利喉清音,镇咳化痰,利尿,调经,增强性欲。用于湿寒性或黏液质性疾病,如湿性炎肿,毒疮疹,淋巴结核,声嘶,寒性咳嗽,哮喘,尿少,经闭,性欲低下。

中药:温肾助阳,祛寒止痛。用于肾脏不足,下元虚冷,小腹冷痛,寒疝腹痛,寒湿脚气。

【用法与用量】3~10g。维医认为本品可引起头痛,对热性气质者有害,可以菠菜、马齿苋矫正;对睾丸有害,可以木香油矫正;内服过量可引起恶心、呕吐,可以醋糖浆、洋茴香、酸石榴矫正。

【化学成分】含生物碱类:胡芦巴碱(gynesine),番木瓜碱(carpaine),胆碱(choline);甾体类:胡芦巴皂苷 H~N(graecunins H~N),胡芦巴素 B(fenugrin B),薯蓣皂苷元(diosgenin),雅姆皂苷元(yamogenin),芰脱皂苷元(gitogenin),新芰脱皂苷元(neogitogenin),替告皂苷元(tigogenin),新替告苷元(neotigogenin),异菝葜皂苷元(smilagenin),菝葜皂苷元(sarsasapogenin),丝兰皂苷元(yuccagenin),西托皂苷元(sitogenin),利拉皂苷元(lilagenin);黄酮类:牡荆素(vitexin),异牡荆素(saponaretin),牡荆素-7-葡萄糖苷(vitexin-7-glucoside),荭草素(orientin),异荭草素(isoorientin)的阿拉伯糖苷,胡芦巴苷Ⅰ、Ⅱ(vicenins Ⅰ、Ⅱ),高黄草素(homoorientin),小麦黄素(tricin),柚皮素(naringenin),槲皮素(quercetin),木犀草素(luteolin)等;其他:胡芦巴肽酯(fenugreekine),(2*S*,3*R*,4*R*)-4-羟基异亮氨酸[(2*S*,3*R*,4*R*)-4-hydroxyisoleucine],多糖,半乳甘露聚糖。《中国药典》和《香港中标》规定含胡芦巴碱($C_7H_7O_2$)不得少于0.45%。

荭草素

【**药理作用**】胡芦巴碱对正常动物及化学诱导糖尿病动物具有降血糖作用；所含的半乳甘露聚糖、种子脱脂后的提取物的皂苷成分也具有降血糖作用。甾体成分可明显增加正常大鼠对食物的摄入，稳定链脲佐菌素诱导的糖尿病大鼠的食物消耗，降低血清总胆固醇的含量，而对甘油三酯的含量没有影响；种子脱脂部分的甲醇提取物可显著降低正常狗的血清胆固醇水平，总提取物可降低糖尿病型高血脂狗的血清胆固醇。胡芦巴总皂苷（TFGs）对多种肿瘤细胞，包括乳腺癌细胞、结肠癌细胞、前列腺癌细胞、肺癌细胞、胃癌细胞、成骨肉瘤细胞等均有细胞毒性，可通过抑制肿瘤细胞增殖、诱导肿瘤细胞凋亡、阻断细胞周期和抗肿瘤转移等方式发挥抗肿瘤作用。水提取物可通过提高胃黏膜的抗氧化能力来防止乙醇引起的脂质过氧化反应，从而减轻黏膜损伤，具有明显的抗胃溃疡活性。此外，胡芦巴还有抗氧化应激、补肾壮阳、抗生育等作用。

【**制剂**】藏药：十二味冰片散。

维药：寒喘祖帕颗粒。

附注：《中国植物志》中，*T. foenum-graecum* 的中文名使用"胡卢巴"。《台湾中药典范》（85）也称"葫芦巴"，处方中也有见使用该名称。

《中华本草：藏药卷》记载胡芦巴的功能主治为"温中燥湿。用于'龙'病，肺脓肿，腹泻"。

葫芦子仁（葫芦子，葫芦）

【**民族药名**】藏药（嘎贝哲布），蒙药（嘎布德，霍林-乌热），维药（卡巴克乌拉盖，哈帕克欧如合，黑里亦子，艾布里开日依），彝药（阿拍考）。

【**来源**】葫芦科植物葫芦 *Lagenaria siceraria* (Molina) Standl. 的干燥成熟果实或种子。

【**标准**】部标藏药（95），内蒙蒙标（86）。

【**功能主治**】藏药：止泻，引吐。用于热痢，肺病，皮疹。

蒙药：止泻，愈伤，润肺。用于寒热性腹泻，肠刺痛。

维药：生湿生寒，调节异常胆液质，退热清肝，润燥止咳，利尿降糖。用于干热性或胆液质性疾病，如发热，心烦，口渴，热性肝炎，糖尿病。

傣药：清火解毒，利尿通淋，杀虫止痒，消肿止痛。用于"拢泵"（水肿），"拢牛"（小便热涩疼痛），"麻想兰"（缠腰火丹），"兵洞烘洞飞暖"（皮肤瘙痒、斑疹、疥癣、湿疹），"兵洞飞暖龙"（疔疮、痈疖肿脓），"拢蒙沙喉"（风湿热痹症、肢体关节红肿热痛、屈伸不利）。

彝药：用于黄疸，消渴，癃闭，水肿，腹胀，浊淋，赤痢；外用于恶疮疥癣。

【用法与用量】3~9g；傣药 15~30g。外用适量。维医认为本品对湿寒性或黏液质性气质者有害，可引起腹胀、不易吸收，可以蜂蜜、冰糖矫正；对膀胱有害，可以小茴香矫正。

【化学成分】含甾醇类：24-甲氧基胆甾醇，β-谷甾醇（β-sitosterol），豆甾醇（stigmasterol），异岩藻甾醇（isofucosterol），松藻甾醇（codisterol），菠菜甾醇（spinasterol），赪桐甾醇（clerosterol），22-二氢菠菜甾醇，24-甲基-7-胆甾烯醇；多糖：棉子糖（raffinose），水苏糖（stachyose）；其他：22-脱氧葫芦苦素 D（22-deoxy-cucurbitacin D），22-脱氧异葫芦苦素 D（22-deoxy-isocucurbitacin D），蛋白质，18 种氨基酸，脂肪油，鼠李糖，果糖，葡萄糖，半乳糖。

异岩藻甾醇

【制剂】维药：复方巴旦仁颗粒，降糖孜亚比提片，解毒苏甫皮赛尔塔尼胶囊。

附注：藏医合用果实和种子；蒙医分别使用果皮、种子，还使用瓠瓜 *L. siceraria*（Molina）Standl. var. *depressa*（Ser.）Hara 的果皮和种子；维医分别使用果实、种子；傣医用果实、果汁或叶。

胡 萝 卜

【民族药名】藏药（拉赛，加永），蒙药（囊格-章古），维药（赛维则，葛咱而，节再尔，尕几尔）。

【来源】十字花科植物胡萝卜 *Daucus carota* L. var. *sativus* Hoffm. 或野胡萝卜 *Daucus carota* L. 的干燥根。

【标准】部标藏药（附录，95）。

【功能主治】藏药：祛肾寒，敛"黄水"。用于痹症，肾寒病，"黄水"病。

蒙药：用于脾虚纳呆，消化不良，久痢，咳嗽。

维药：生湿生热，增强性欲，填补精液，补心除烦，润肺平喘，止咳化痰。用于干寒性或黑胆质性疾病，如性欲减退，精液不足，心虚心慌，肺燥哮喘，咳嗽顽痰。

【用法与用量】6~9g。

【化学成分】胡萝卜素：含 α-、β-、γ-、δ-胡萝卜素（carotene），番茄红素（lycopene），六氢番茄烃（phytofluene）等；挥发油：α-、β-蒎烯（pinene），樟烯（camphene），月桂烯（myrcene），α-水芹烯（α-phellandrene），甜没药烯（bisabolene）等；其他：咖啡酸（caffeic acid），绿原酸（chlorogenic acid），没食子酸（gallic acid），对羟基苯甲酸，伞形花内酯（umbelliferone），维生素 B_1，维生素 B_2，蛋白质，糖类，脂肪油等。

胡萝卜素

【药理作用】胡萝卜挥发油对金黄色葡萄球菌、大肠埃希菌有抑制作用。野胡萝卜的正己烷、二氯甲烷、甲醇提取物对蜡样芽孢杆菌的活性有抑制作用。野胡萝卜能抑制瑞士成年雌性白鼠正常的发情周期，并显著减少卵巢的重量，具有抗生育作用。野胡萝卜提取物对四氯化碳导致的肝损伤有明显的保护作用。

【制剂】藏药：十五味雏凤散。

附注：维医药古籍文献《药物之园》记载"胡萝卜是众所周知的一种蔬菜"，可知应是指栽培种胡萝卜 D. carota var. sativus。

藏医药古籍文献《晶珠本草》中记载有"加哇"，按产地（生境）不同分为"加果""加永""哇浪加哇"3种，药用主要为前2种。《部标藏药》《青海藏标》收载的"加哇"为伞形科植物西藏棱子芹 Pleurospermum hookeri C. B. Clarke var. thomsonii C. B. Clarke 和迷果芹 Sphallerocarpus gracillis (Bess) K.-Pol. 的干燥根；但《中国藏药》认为"加果"为迷果芹 S. gracillis，"加永"为野胡萝卜 D. carota，临床使用并无区别，还有待于研究（参见"西藏棱子芹"条）。

胡萝卜子（野胡萝卜子，南鹤虱）

【民族药名】维药（赛维孜欧如合，葛咱而子，节再尔，吐胡米改再尔，亚瓦沙吾孜乌拉盖）。

【来源】伞形科植物野胡萝卜 Daucus carota L.、胡萝卜 Daucus carota L. var. sativa DC. 的干燥成熟果实。

【标准】中国药典，部标维药（附录，99），新疆维标（93）。

【功能主治】维药：生湿生热，利尿通淋，祛寒通经，调理经水，化排结石。用于干寒性或黑胆质性疾病，如尿闭不通，小便淋涩，闭经不通，经水不畅，肾脏结石，膀胱结石。

中药：杀虫消积。用于蛔虫、蛲虫、绦虫病，虫积腹痛，小儿疳积。

【用法与用量】3~5g。外用适量。

【化学成分】含挥发油类（约1.6%）：α-蒎烯，l-柠檬烯（l-limonene），1,8-桉叶素（cineole），牻牛儿醇（geraniol），乙酸牻牛儿醇酯，香草醇（citronellol），柠檬醛（citral），石竹烯（caryophyllene），胡萝卜次醇（carotol），对-聚伞花素（p-cymene）等；脂肪油类（11%~13%）：洋芫荽子酸（petroselinic acid）、棕榈酸、油酸等的甘油酯，胡萝卜甾醇（daucosterol）等；其他：胡萝卜苷（daucosterol），黄酮类。

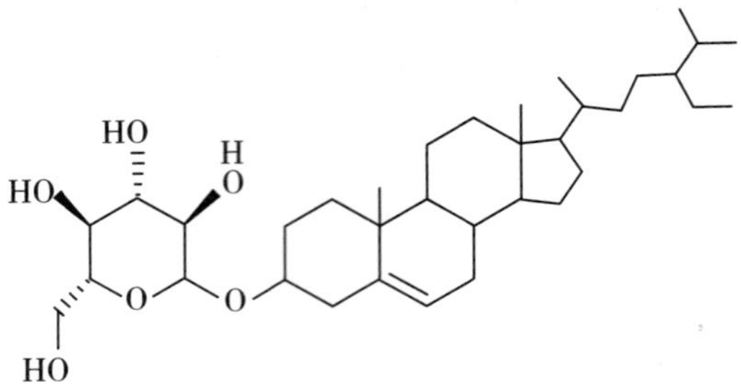

胡萝卜苷 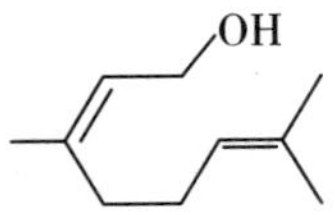　　　　　　　　牻牛儿醇

【药理作用】从胡萝卜籽提取的挥发油可阻止受精卵在子宫内着床,从而防止妊娠,具有节育作用。

【制剂】维药:罗补甫克比日丸。

附注:《中国药典》以"南鹤虱"之名收载了野胡萝卜 *D. carota* 的果实。《部标维药》和《新疆维标》分别记载了胡萝卜 *D. carota* var. *sativa* 和野胡萝卜 *D. carota*,《维吾尔药志》认为两者不同,而《中华本草:维吾尔药卷》记载无胡萝卜子时可用野胡萝卜子替代。

虎 尾 草

【民族药名】苗药(洞泥鳅觅),傣药(麻喊骂)。

【来源】报春花科植物虎尾草 *Lysimachia barystachys* Bunge 或矮桃 *Lysimachia clethroides* Duby 的干燥全草。

【标准】云南药标(96),云南中标(05)。

【功能主治】苗药:用于痢疾,急性肝炎,急性肾炎,小便不利,跌打损伤,月经不调,闭经。

傣药:用于急性肾炎。

中药:调经散瘀,清热消肿,利尿。用于月经不调,痛经血崩,感冒风热,咽喉肿痛,乳痈,小便不利,跌打损伤,痈疮肿毒。

【用法与用量】15~30g。外用适量,鲜品捣烂敷患处。

【化学成分】含黄酮类:山奈酚(kaempferol),槲皮素(quercetin),山奈酚 -3-*O*-β-D-半乳糖苷,槲皮素 -3-*O*-β-D- 葡萄糖苷,异槲皮苷(isoquercitrin),槲皮苷(quercitrin),金丝桃苷(hyperin),异鼠李素(isorhamnetin);甾醇类:β- 谷甾醇(β-sitosterol),β- 胡萝卜苷(β-daucosterol);生物碱等。

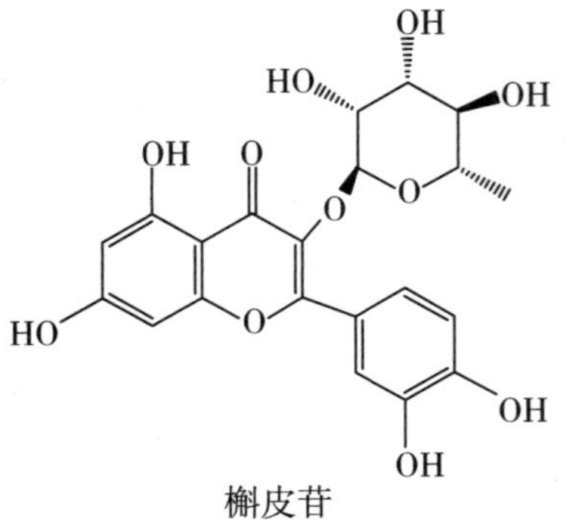

槲皮苷 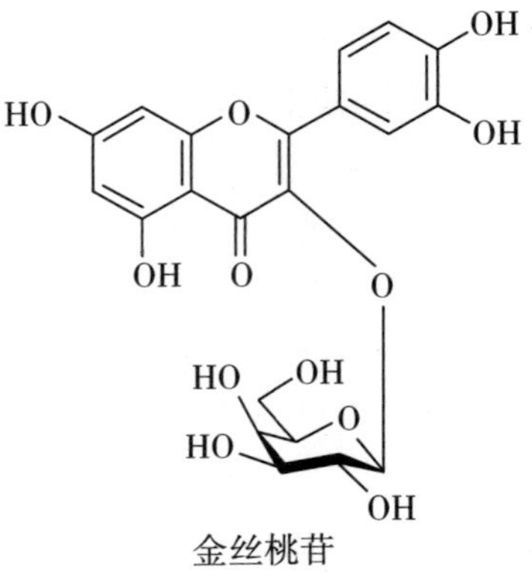　　　　　　　　金丝桃苷

【制剂】彝药：千草脑脉通合剂。

附注：《中华本草》记载有"虎尾草"，为唇形科植物毛萼香茶菜 Rabdosia eriocalyx (Dunn)Hara(=Plectranthus eriocalyx Dunn)的叶或根，功能为祛风除湿、解毒杀虫，用于感冒头痛、风湿痹痛、泻痢腹痛、疝气、脚气、疮痈肿毒、刀伤，为不同的药物，应注意区别。

虎　杖

【民族药名】苗药（蛙龚龙，阿今采，阿金，窝巩料，窝贡留，弓量，古洛，诺哥底），傣药（比比罕，比比喊），彝药（些咩和）。

【来源】蓼科植物虎杖 Polygonum cuspidatum Sieb. et Zucc. 的干燥根茎及根。

【标准】中国药典，上海中标（94），广西壮标（11），香港中标（第4期，12）。

【功能主治】苗药：活血散瘀，祛风通络，清热利湿，解毒。用于经闭，痛经，产后恶露不下，跌扑损伤，风湿痹痛，湿热黄疸，淋浊带下，疮疡肿毒，毒蛇咬伤，水火烫伤。

傣药：清火解毒，消肿止痛。用于"兵洞飞暖龙"（疔疮、痈疖脓肿），"拢达儿"（腮腺、颈下淋巴结肿痛），"阻伤"（跌打损伤），"拢梅兰申"（风寒湿痹证、肢体关节酸痛、屈伸不利）。

彝药：用于吐血，鼻出血，尿血，血痢，牙痛，风湿痛，身痛，跌打损伤，肝癌，月经不调，烧烫伤。

中药：祛风利湿，清热解毒，散瘀定痛，止咳化痰。用于湿热黄疸，淋浊，带下，风湿痹痛，痈肿疮毒，水火烫伤，经闭，癥瘕，跌扑损伤，肺热咳嗽。

【用法与用量】9~15g。外用适量，煎液或制成油膏涂敷患处。孕妇慎用。

【化学成分】含蒽醌类：大黄素（emodin），大黄素甲醚（physcion），大黄酸（rhein），大黄酚（chrysophanol），大黄素 8-O-β-D- 葡萄糖苷（emodin 8-O-β-D-glucoside），大黄素 -8- 单甲醚，大黄素甲醚 8-O-β-D- 葡萄糖苷（physcion 8-O-β-D-glucoside），6- 羟基芦荟大黄素（citreorosein），6- 羟基芦荟大黄素 -8- 甲醚（questinol），迷人醇（fallacinol）等；二苯乙烯类：虎杖苷（polydatin），白藜芦醇（resveratrol）；黄酮类：槲皮素（quercetin），槲皮素 -3-O- 阿拉伯糖苷（quercetin-3-O-arabinoside），槲皮素 -3-O- 半乳糖苷（quercetin-3-O-galactoside），槲皮素 -3-O- 葡萄糖苷（quercetin-3-O-glucoside），芹菜素（apigenin），山奈酚（kaempferol）等；酚性物质：决明蒽酮 -8-O-D- 葡萄糖苷（torachrysone-8-O-D-glucoside），香豆素（coumarin），原儿茶酸（protocatechuic acid），儿茶素（catechin）等；其他：单糖，多糖，氨基酸，鞣质。《中国药典》规定含大黄素（$C_{15}H_{10}O_5$）不得少于 0.60%，含虎杖苷（$C_{20}H_{22}O_8$）不得少于 0.15%。

大黄素　　　　　　　虎杖苷　　　　　　　白藜芦醇

【药理作用】虎杖及其有效成分对多种细菌及病毒具有较强的抗菌、抗病毒活性。醇提物及白藜芦醇具有抗 HIV 的作用，且与现有的抗 HIV 药物具有协同效应；具有降血脂作用。水煎剂（10%）对单纯疱疹病毒、流感亚洲甲型京科 68-Ⅰ病毒、埃可Ⅱ型（ECHO$_{II}$）病毒均有抑制作用；煎剂（3%）对 479 号腺病毒 3 型、72 号脊髓灰质炎病毒Ⅱ型、44 号埃可病毒 9 型、柯萨奇病毒 A9 及 B5 型、乙型脑炎病毒、140 号单纯疱疹病毒株均有较强的抑制作用。白藜芦醇抑制肿瘤细胞活性突出且广泛，对多种肿瘤细胞均有杀伤作用，对肿瘤的起始、促进和发展 3 个阶段均有抑制作用。虎杖及其有效成分具有扩张血管、降低血压、保护受损的心肌细胞、改善血流、抗血栓、改善微循环、拮抗动脉粥样硬化等药理效应。此外，虎杖还具有抗炎镇痛、平喘、抗氧化、保肝、治疗缺血再灌注损伤、抗氧化等作用。

【制剂】苗药：复方吉祥草含片，复方伤复宁膏，复方伸筋胶囊，肝复颗粒，金红止痛，九味痔疮胶囊，排毒降脂胶囊，十二味痹通搽剂，消肿酊，心脑联通胶囊，益肝解毒茶，宜肝乐颗粒。

傣药：虎杖矾石搽剂。

彝药：虎杖伤痛酊，绿及咳喘颗粒，尿清舒颗粒，芪桑益肝丸，石椒草咳喘颗粒，香藤胶囊。

附注：《中国植物志》中，虎杖 P. cuspidatum Sieb. et Zucc. 从蓼属（Polygonum）中独立为虎杖属（Reynoutria），学名修订为"Reynoutria japonica Houtt."。

虎掌草（草玉梅）

【民族药名】苗药（真溜朗收，盘羊鼓），彝药（罗浪诗，日恶补此，阿杜遮，哈都罗火，拉莫西勾，唉姆列施）。

【来源】毛茛科植物草玉梅 Anemone rivularis Buch.-Ham. ex DC. 的干燥根。

【标准】中国药典（77），云南中标（彝族药，05），贵州中民标（03）。

【功能主治】苗药：清热解毒，活血舒筋，消肿，止痛。用于咽喉肿痛，痄腮，瘰疬结核，淋巴结核，痈疽肿毒，疟疾，咳嗽痰多，湿热黄疸，风湿疼痛，胃痛，牙痛，跌扑损伤，痢疾。

彝药：清热解毒，止咳祛痰，利湿消黄，消痞散结。用于咽喉肿痛，咳嗽痰多，湿热黄疸，胃痛，泄泻，牙痛，痄腮，瘰疬，疮疡肿毒。

中药：清热解毒，消肿止痛，止咳化痰，舒筋活血。用于咽喉肿痛，咳嗽痰多，牙痛，痄腮，跌扑损伤。

【用法与用量】9~15g。外用适量，煎水含漱或研末调敷患处。本品对皮肤有刺激性，接触时间过长可致发疱，外敷时不宜久敷。

【化学成分】含三萜类：虎掌草皂苷 A~D（huzhangosides A~D），草玉梅皂苷（rivularinin），皂苷 AR-Ⅰ、AR-Ⅲ，齐墩果酸（oleanolic acid），齐墩果酸 -3-O-α-L- 吡喃阿拉伯糖苷，白桦脂酸（betulinic acid）等；其他：草玉梅内酯等。《云南中标》（彝药）规定含齐墩果酸（$C_{30}H_{48}O_3$）不得少于 4.5%。

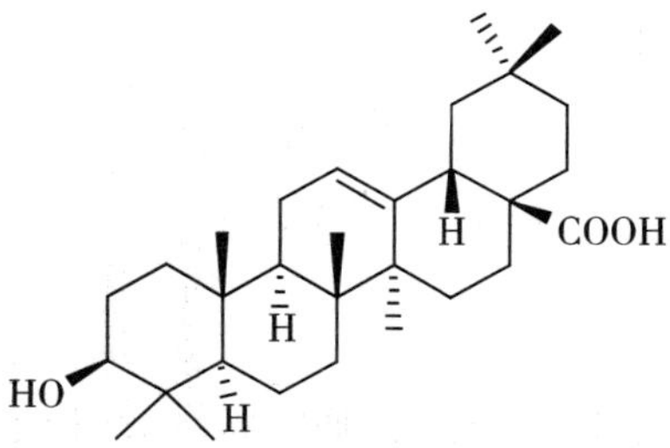

齐墩果酸

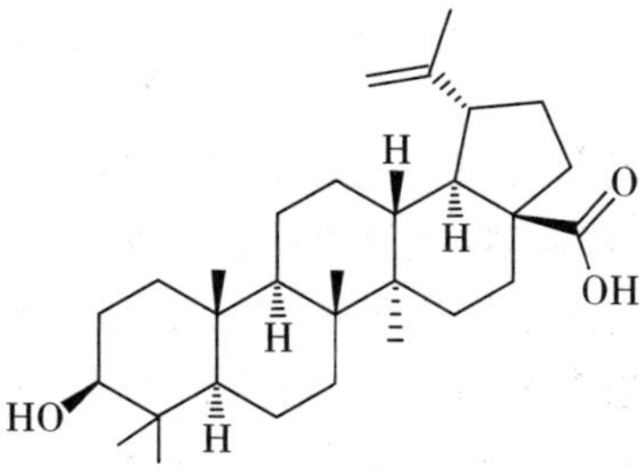

白桦脂酸

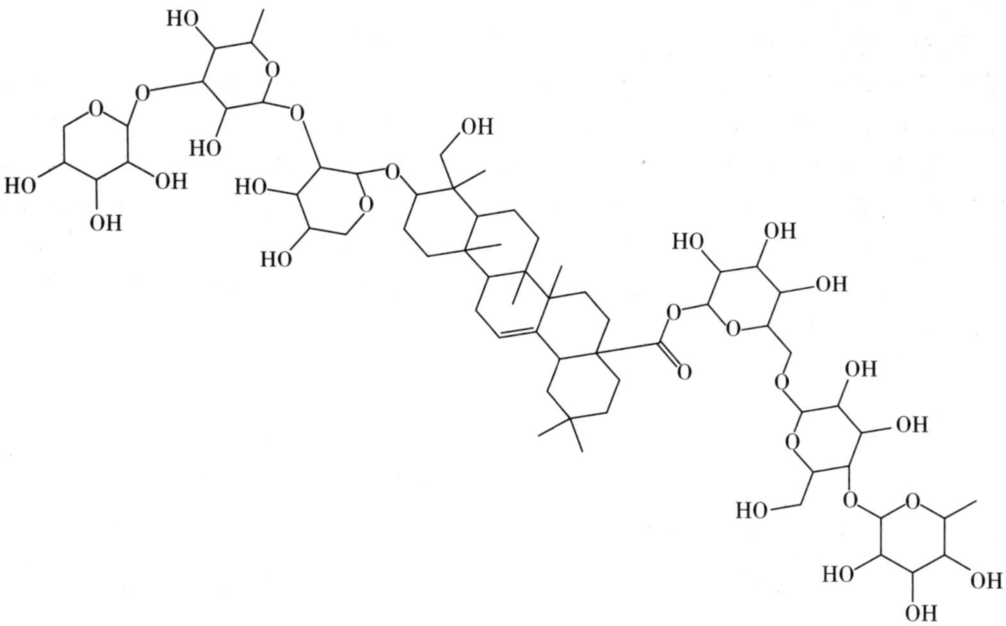

虎掌草皂苷 D

【药理作用】 粗提物对小鼠有明显的镇咳、祛痰作用,但对离体豚鼠气管平滑肌痉挛无松弛作用。醇提物在体外对人 $HepG_2$、K562、A549 和 PC-3 细胞株具有明显的增殖抑制活性,体内可明显抑制小鼠肝癌 H22 的生长,同时对小鼠的体重无明显影响,可明显提升小鼠的胸腺指数和脾脏指数。总皂苷提取物在体外对金黄色葡萄球菌、草绿色链球菌、大肠埃希菌、卡他球菌、福氏痢疾杆菌、伤寒杆菌有一定的抑制作用。

【制剂】 苗药:复方草玉梅含片。

彝药:天胡荽愈肝片,咽舒口服液。

附注:"虎掌草"始见于《滇南本草》记载。

藏医药用草玉梅 A. rivularis 的果实,称"草玉梅"或"虎掌草子",功能为祛腐、提升胃温,用于胃虫、刺痛、蛇咬伤、寒性肿瘤、淋病、关节积黄水等,与本品不同,应注意区别。

虎杖叶（斑庄叶）

【民族药名】 苗药（弓量，古洛），傣药（比比罕，比毕喊），彝药（些咩和）。

【来源】 蓼科植物虎杖 *Polygonum cuspidatum* Sieb. et Zucc. 的干燥叶。

【标准】 云南中标（彝药，05），云南药标（96）。

【功能主治】 苗药：用于肝炎，风湿，跌打内伤。

傣药：清火解毒，消肿止痛，消炎。用于"兵洞飞暖龙"（疔疮、痈疖脓肿），"拢达尔"（腮腺、颌下淋巴结肿痛），"阻伤"（跌打损伤），"拢梅兰申"（风湿痹痛症、肢体关节酸痛、屈伸不利）。

彝药：用于血痢。

【用法与用量】 10~15g。外用适量，鲜叶捣烂包敷患处。

【化学成分】 含蒽醌类：虎杖素（cuspidatumin），大黄素（emodin），大黄酚（chrysophanol），大黄酸（rhein），大黄酸-6-甲醚，蒽苷A（anthraglycoside A），6-羟基芦荟大黄素，大黄素-8-单甲醚，6-羟基芦荟大黄素-8-单甲醚等；蒎类：白藜芦醇（resveratrol），白藜芦醇苷（polydatin，虎杖苷）；酚类：迷人醇（fallacinol），原儿茶酸（protocatechuic acid），儿茶素（catechin），2,5-二甲基-7-羟基色原酮，香豆素（coumarin）等；黄酮类：槲皮素（quercetin），槲皮素-3-*O*-阿拉伯糖苷，槲皮素-3-*O*-鼠李糖苷，槲皮素-3-*O*-半乳糖苷，木犀草素-3-*O*-葡萄糖苷。

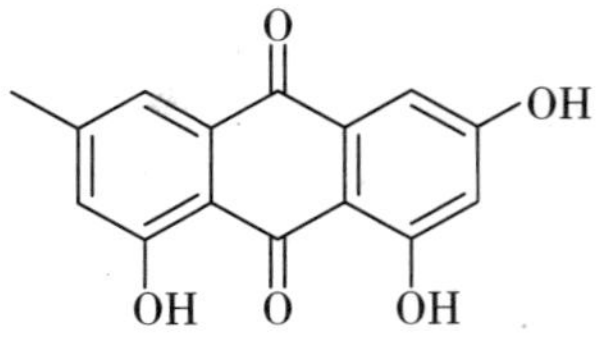

大黄素

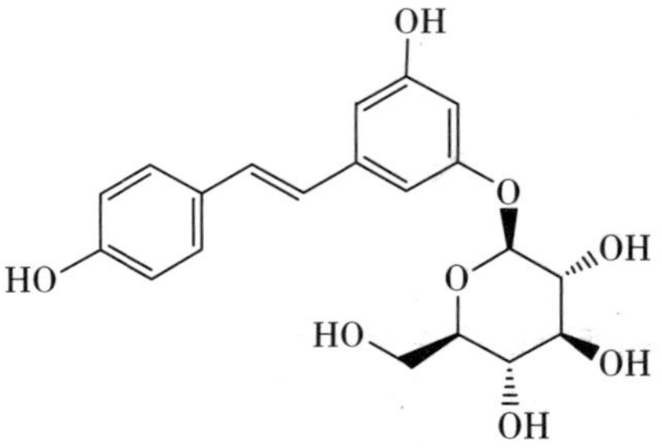

白藜芦醇苷

【药理作用】 浸提物具有较强的清除亚硝酸盐及阻断亚硝胺合成的能力。虎杖苷（PD）具有显著的扩血管作用，对动物的冠状动脉、脑血管、肺血管、肝血管等均具有扩张作用。白藜芦醇和白藜芦醇苷具有降血脂作用；对金黄色葡萄球菌、白色葡萄球菌有抑菌作用；可影响ADP和前列腺素受体功能、抑制Ca^{2+}内流、阻断血小板受体等。

【制剂】 彝药：虎杖叶胶囊。

附注：《中国植物志》中，虎杖的学名为 *Reynoutria japonica* Houtt.，*P. cuspidatum* 作为其异名。本种的根及根茎也入药，称"虎杖"，功能为祛风利湿、散瘀定痛、止咳化痰，用于关节痹痛、湿热黄疸、经闭、癥瘕、咳嗽痰多、水火烫伤、痈肿疮毒，与叶不同，应注意区别。其地下部分现也用作提取白藜芦醇的原料（参见"虎杖"条）。

花椒（野花椒，山花椒，川椒，竹叶花椒）

【民族药名】藏药(叶玛,叶儿玛,叶尔玛,叶儿马,也尔玛,兴阿杂热,杂解),蒙药(花朱,花珠,也日玛),维药(卡巴拜其尼,卡巴拜含达尼,卡哇维琴,法格热,),苗药(正梭,比西,真少,正相,整相,枳腮),傣药(锅干,马嘎,麻嘎),彝药(则玛)。

【来源】芸香科植物青椒 *Zanthoxylum schinifolium* Sieb. et Zucc.、花椒 *Zanthoxylum bungeanum* Maxim.、竹叶花椒 *Zanthoxylum armatum* DC.、野花椒 *Z. simulans* Hance 的干燥成熟果皮。

【标准】中国药典,部标藏药(附录,95),部标维药(附录,99),藏标(79),青海藏标(附录,92),内蒙蒙标(86),贵州中标规(65),台湾中药典范(85),广西中标(90),湖南中标(93,09),贵州中民标(03),台湾中药典(04)。

【功能主治】藏药:温中散寒,驱虫止痒,通经络。用于胃腹冷痛,吐泻,口腔炎,杀蛔虫;外洗治皮肤瘙痒。

蒙药:通脉,驱虫,消食,止痒。用于消化不良,蛔虫病,癣,皮肤瘙痒。

维药:生干生热,健胃,补肝,增强消化,祛风固齿,燥湿固精,除臭爽口,补脑强心,利尿,止带,消炎杀虫。用于湿寒性或黏液质性疾病,如肝胃虚弱,消化不良,牙齿松动,早泄滑精,口臭,脑虚,心虚,尿滴不清,白带过多,阴道滴虫。

苗药:温中止痛,除湿止泻,杀虫止痒。用于脘腹冷痛,蛔虫腹痛,呕吐泄泻,咳嗽,龋齿牙痛,阴痒,带下,湿疹,皮肤瘙痒。

傣药:补土健胃,清火解毒,除风止痒。用于"短嘎儿接,冒开亚毫"(心腹冷痛、不思饮食),"拢案答勒"(黄疸),"拢麻想多烘"(皮肤红疹瘙痒),"兵洞破"(黄水疮)。

彝药:用于咳嗽气逆,胃寒疼痛,呕吐腹泻,食积气滞,黄疸,水肿,风寒湿痹,关节痛,鼻痔梅毒,舌疮,痈疡疔疖,癞疮,酒醉。

中药:温中止痛,杀虫止痒。用于脘腹冷痛,呕吐泄泻,虫积腹痛;外治湿疹,阴痒。

【用法与用量】1~6g;傣药 5~10g。外用适量,煎汤熏洗。

【化学成分】含挥发油类:枸橼烯(limonene),1,8-桉叶素(1,8-eucalyptol),月桂烯(myrcene),牻牛儿醇(geraniol),辣薄荷酮(piperitone),枯醇(cumin alcohol)等;生物碱类:青花椒碱(schinifoline),香草木宁碱(kokusaginine),帕落平碱,茵芋碱(skimmianine),伪茵芋碱,单叶芸香品碱(haplopine),N-甲基金雀花碱(N-methylcytisine),N-甲基四氢金雀花碱(N-methyl tetrahydrocytisine),红豆裂碱(ormosanine),黄花木碱(piptanthine)等;黄酮类:槲皮素(quercetin),槲皮素-3′,4′-二甲醚-7-葡萄糖苷(quercetin 3′,4′-dimethyl ether-7-glucoside),柽柳黄素-3,7-二葡萄糖苷(tamarixetin-3,7-bisglucoside),金丝桃苷(hyperin),槲皮苷(quercitrin),芦丁(rutin),3,5,6-三羟基-7,4′-二甲氧基黄酮,异鼠李素-7-葡萄糖苷(isorhamnetin-7-glucoside)等;酰胺类:α-、β-、γ-山椒素(α-、β-、γ-sanshool),羟基-α-山椒素(hydroxy-α-sanshool),羟基-β-山椒素,羟基-γ-山椒素,N-异丁基-2,4,8,10,12-十四烷五烯酰胺等;香豆素类:脱肠草素(herniarin),滨蒿内酯(scoparone),东莨菪内酯(scopoletin),异东莨菪内酯,香柑内酯(bergapten),伞形花内酯(umbelliferone),花椒内酯(alloxanthoxyletin),异茴芹内酯(isopimpinellin);木脂素类:芝麻素(sesamin),细辛素(sarisan),丁香树脂酚(syringaresinol),丁香树脂酚二甲醚(syringaresinol dimethylether),新

木脂体柄果脂素，胡椒树脂醇-4′-O-β-D-吡喃葡萄糖苷，辛夷脂素（fargesin）等；其他：甾醇化合物，脂肪酸。花椒药材所含的挥发油因种类、产地不同而差异较大，在 0.7%~9%。《中国药典》规定含挥发油不得少于 1.5%（ml/g）。

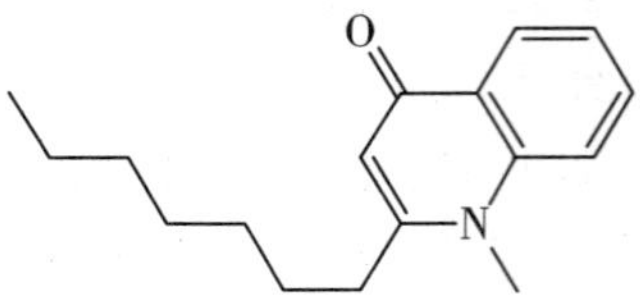

青花椒碱

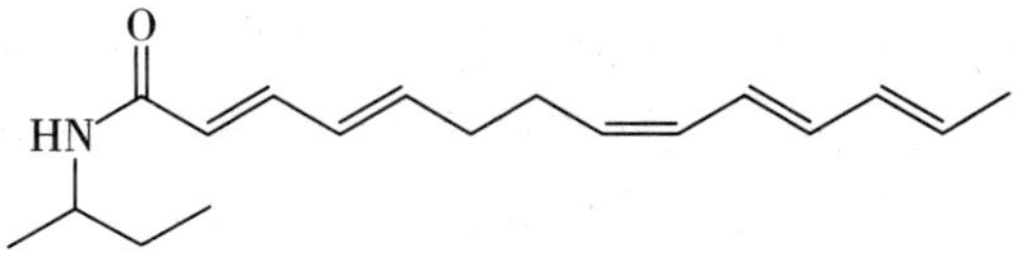

γ-山椒素

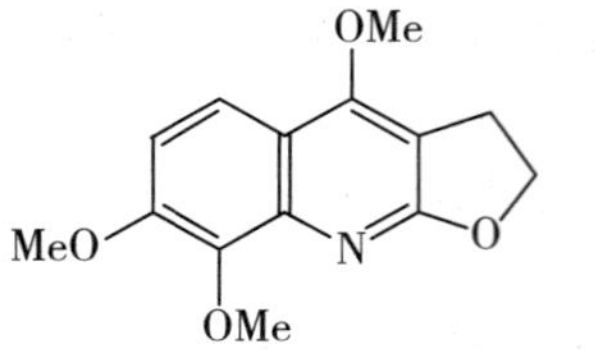

茵芋碱

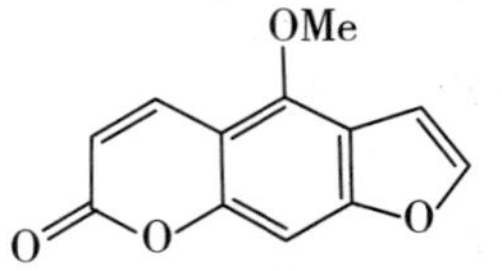

香柑内酯

【药理作用】挥发油对嗜铬细胞瘤细胞在体外有杀伤作用，可抑制 H22 肝癌细胞增殖并激发细胞凋亡，但不能通过提高机体的免疫功能来发挥抗肿瘤作用。高浓度挥发油对人肺癌 A549 细胞株、Caski 肿瘤细胞有杀伤作用，低浓度挥发油具有诱导肿瘤细胞凋亡的作用。挥发油和水溶物对蟾蜍离体坐骨神经冲动传导和兴奋性均有影响，即可逆性地阻断神经干的冲动传导和降低神经干的兴奋性，产生麻醉作用。水提液有镇痛作用；挥发油对腰部扭伤疼痛、风湿性关节炎均有治疗效果。水提取物小鼠灌胃对应激或吲哚美辛加乙醇所致的胃溃疡均有明显的抑制作用；水提液大鼠灌胃能抑制结扎幽门性溃疡的形成。此外，花椒还有抗菌、杀虫、抗动脉粥样硬化、抗腹泻、保肝利胆、抗血栓及凝血等作用。

【制剂】藏药：白脉软膏。

维药：阿娜尔妇洁液，罗补甫克比日丸，镇静艾比洁德瓦尔丸。

苗药：复方栀子气雾剂，洁阴灵洗剂，日舒安洗液，十二味痹通搽剂。

彝药：紫椒癣酊。

附注：花椒为著名香料，野生和栽培品种均较多，各民族药用的种类也较多。维医药用的花椒还有簕挡 Z. avicennae（Lam.）DC.（= 簕欓花椒）；在华北、西北、华南等地还药用有川陕花椒 Z. piasezkii Maxim.、毛竹叶花椒 Z. armatum DC. f. ferrugineum（Rehd. et Wils.）Huang。

《中华本草：苗药卷》记载，苗族分别使用花椒 Z. bungeanum 和竹叶花椒 Z. armatum 的果实，两者的功能主治不同。

彝医还使用竹叶花椒 Z. armatum 的根，《云南中标》（彝药，05）以"竹叶椒根/拉载景"之名收载，功能为温经通络、散寒止痛，用于脘腹冷痛、虫积腹痛、寒湿痹痛、痛经、月经不调，与果实的功效不同。

花　锚

【民族药名】 藏药（甲地然果，吉合斗拉果玛，蒂达，蒂达然果玛），蒙药（希依日 - 地格达，西依热 - 地格达，古日迪克，达格木 - 扎特召尔，昭邦利格 - 章日图 - 地格达，扎格地格 - 拉告）。

【来源】 龙胆科植物椭圆叶花锚 Halenia elliptica D. Don、花锚 Halenia sibirica Borkn. 的干燥地上部分。

【标准】 部标藏药（95），藏标（79），青海藏标（92），内蒙蒙标（87）。

【功能主治】 藏药：清热利湿，平肝利胆。用于急性黄疸型肝炎，胆囊炎，头晕头痛，牙痛。

蒙药：平息"协日"，清热，愈伤。用于目黄，口苦，高热，头痛，尿黄，"协日"热，伤热，脉热，疫热，脏腑热。

【用法与用量】 9~15g；蒙药 3~5g。

【化学成分】 含𠮿酮类：花锚苷（haleniaside），去甲氧基花锚苷（demethoxyhaleniaside），1,2- 二羟基 -3,4,5- 三甲氧基𠮿酮（1,2-dihydroxy-3,4,5-trimethoxyxanthone），1,5- 二羟基 -2,3- 二甲氧基𠮿酮（1,5-dihydroxy-2,3-dimethoxyxanthone），1,5- 二羟基 -2,3,7- 三甲氧基𠮿酮（1,5-dihydroxy-2,3,7-trimethoxyxanthone），1,3- 二羟基 -2,3,4,7- 四甲氧基𠮿酮，1- 羟基 -2,7- 二甲氧基 -3-β-D- 吡喃葡萄糖𠮿酮，1,2,3- 三羟基 -5- 甲氧基𠮿酮，1,6- 二羟基 -2,3,4,8- 四甲氧基𠮿酮，1,7- 二羟基 -2,3- 二甲氧基𠮿酮，1,7- 二羟基 -2,3,4,5- 四甲氧基𠮿酮（1,7-dihydroxy-2,3,4,5-tetramethoxyxanthone），2,3,7- 三甲氧基 -1-O- 樱草糖氧基𠮿酮，2,3,4,7- 四甲氧基 -1-O- 樱草糖甲氧基𠮿酮等；黄酮类：7-O-β-D- 吡喃糖基木犀草素，7-O- 樱草糖基木犀草素（7-O-primeverosylluteolin），7-O- 葡萄糖基木犀草素（cinaroside），芹菜素（apigenin），木犀草素（luteolin）；环烯醚萜类：獐牙菜苦苷（swertiamarin），当药苷（chiratin），獐牙菜苷（sweroside），断马钱子苷半缩醛内酯（vogeloside），表断马钱子苷半缩醛内酯（epivogeloside），corniculoside 等；其他：齐墩果酸（oleanolic acid），谷甾醇 -β-D- 葡萄糖苷（sitosterol-β-D-glucoside）。

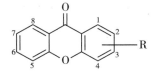

R=OH
　OMe
　β-D-glucose（β-D- 葡萄糖）
　gentiobiose（龙胆二糖）
　premever ose（樱草糖）

gentiobiose=
6-O-β-D-glucopyranosyl-D-glucose

premever ose=
β-D-Xylopyranose-(1-6)-β-D-glucose

𠮿酮母核结构

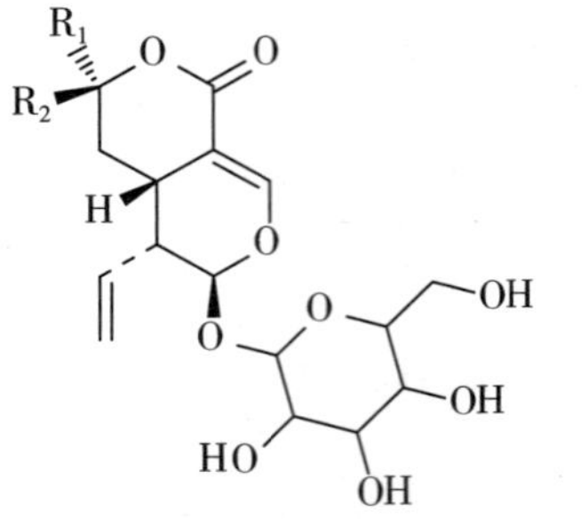

R_1=OMe, R_2=H: 断马钱子苷半缩醛内酯
R_1=H, R_2=OMe: 表断马钱子苷半缩醛内酯

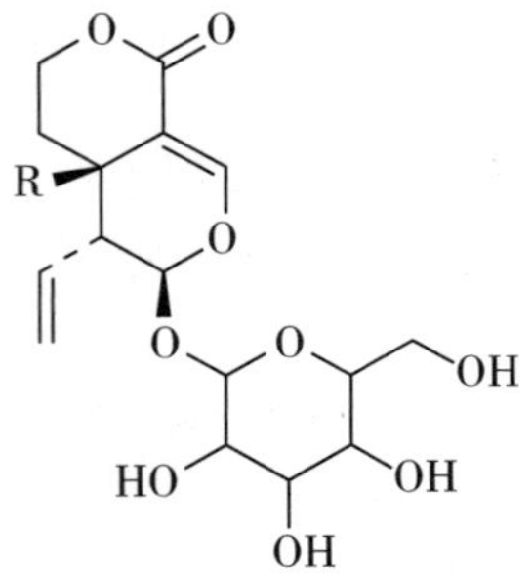

R=H: 獐牙菜苷
R=OH: 獐牙菜苦苷

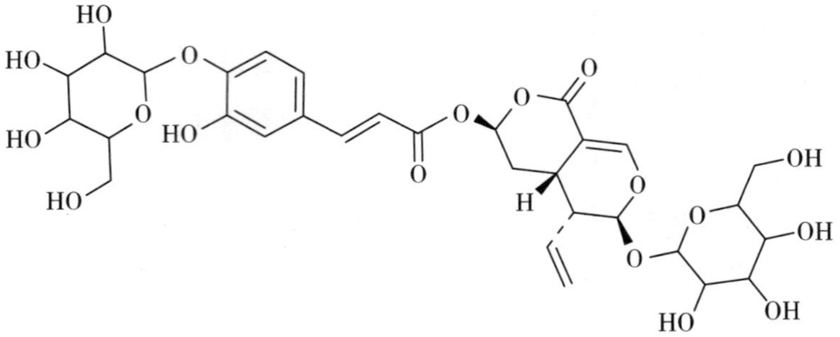

corniculoside

【药理作用】 花锚煎剂及其所含的苷有明显的保肝作用,可增加核糖核酸,增加肝糖原,促进蛋白质的合成,促进肝细胞的再生,加速坏死组织的修复。浸膏具有调节体液免疫的作用,对氢化可的松所致的阳虚模型小鼠均有提高其体液免疫的作用,使降低的血清溶血素及脾细胞免疫溶血活性提高到正常水平。从花锚乙醇水提取物的乙酸乙酯部分获得的部分㕦酮类化合物可使 sTz 诱发的糖尿病大鼠的血糖浓度下降 13.8% 和 20.9%;花锚的㕦酮单体成分和提取部位分别具有保肝、免疫调节、抗氧化、抗病原微生物等作用。齐墩果酸具有清热、消炎、抑菌、保肝、护肝、增加白细胞、降低氨基转移酶等作用。

【制剂】 藏药:二十五味獐牙菜散。

蒙药:蒙花锚肝宁片。

附注:《中国植物志》中,花锚的学名使用 *H. corniculata*(L.)Cornaz., *H. sibirica* 作为其异名。

花锚为藏药"蒂达"类药材的品种之一,蒙药名"地格达"为其音译名。椭圆叶花锚 *H. elliptica* 在西南、青藏高原、新疆、黄土高原至内蒙古等均有分布,藏医多用;花锚 *H. corniculata* 分布于陕西、山西、河北、内蒙古至东北,蒙医多用。《中华本草:蒙药卷》分别收载了椭圆叶花锚 *H. elliptica* 和花锚 *H. sibirica*,但两者的功能主治、用法用量基本相同。

花苜蓿

【民族药名】 藏药（布苏杭，布苏航，布苏夯，尼理日木间，其语烈措），蒙药（布苏夯，昭嘎扎得召尔）。

【来源】 豆科植物花苜蓿 Trigonella ruthenica L. 的干燥全草。

【标准】 部标藏药（95），藏标（79），青海藏标（92）。

【功能主治】 藏药：清热解毒，益肾愈疮。用于疮疹，肺热咳嗽，赤痢；外用于消炎，止血。

蒙药：清肺热，愈伤，止血，解毒。用于肺脓疡，痰带脓血，刃伤，脉伤，毒症。

【用法与用量】 3~10g。外用适量。

【化学成分】 含皂苷、多糖等。

【药理作用】 苜蓿皂苷可与胆固醇形成复合物，有助于降低动物血清胆固醇含量；苜蓿皂苷还能通过改善冠状血管的血液循环而减轻冠心病患者的心绞痛。从苜蓿皂苷中分离出的 medicagenic acid-3-O-glucopyranoside 具有很强的抗 Trichoderma viride 活性。苜蓿多糖具有提高机体淋巴细胞产生抗体的作用。

【制剂】 藏药：二十五味冰片散，风湿止痛丸。

附注：《中国植物志》中，花苜蓿的学名使用 Medicago ruthenica（L.）Trautv.，T. ruthenica 作为其异名。

槐花

【来源】 豆科植物槐 Sophora japonica L. 的干燥花及花蕾。开放的花习称"槐花"，花蕾习称"槐米"。

【标准】 中国药典，新疆药标（80），广西壮标（11）。

【功能主治】 蒙药：用于肠风便血，痔疮出血，尿血，衄血，痢疾，崩漏，风热目赤，高血压，烫火伤。

苗药：用于肠炎下血，痢疾，痔疮出血，子宫出血，高血压，肠出血，小便出血，目赤肿痛，淋巴结核。

中药：凉血止血，清肝泻火。用于便血，痔血，血痢，崩漏，吐血，衄血，肝热目赤，头痛眩晕。

【用法与用量】 5~10g。

【化学成分】 含黄酮类：芦丁（rutin），槲皮素（quercetin），山奈酚（kaempferol），异鼠李素（isorhamnetin），染料木素（genistein），槐花米甲素（sophorin A）等；皂苷类：桦皮醇（betulin），槐花二醇（sophoradiol）；甾醇类：槐花米乙素（sophorin B），槐花米丙素（sophorin C），β-谷甾醇（β-sitosterol）等；其他：葡糖醛酸（glucuronic acid），月桂酸（lauric acid），十二碳烯酸，肉豆蔻酸（myristic acid），十四碳烯酸，十四碳二烯酸，棕榈酸（palmitic acid），十六碳烯酸，硬脂酸（stearic acid），葡萄糖，缩合鞣质等。《中国药典》和《广西壮标》规定槐花含总黄酮以芦丁（$C_{27}H_{30}O_{16}$）计不得少于8.0%，含芦丁不得少于6.0%；槐米含总黄酮不得少于20%，含芦丁不得少于15.0%。

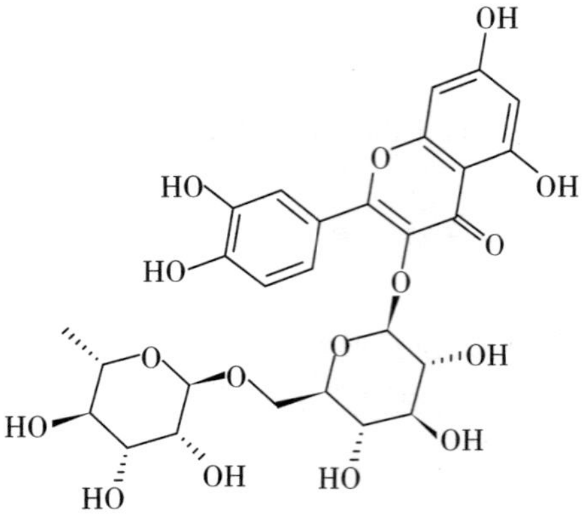

植物类药材

芦丁

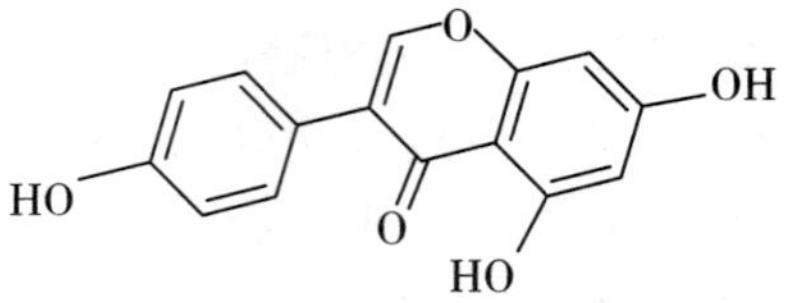

染料木素

【药理作用】槐花中的芦丁及槲皮素对大鼠因组胺、蛋清、5-羟色胺、甲醛、多乙烯吡咯酮引起的脚爪浮肿，以及透明酸酶引起的足踝部浮肿有抑制作用。芦丁能显著抑制大鼠创伤性浮肿，并能阻止结膜炎、耳郭炎、肺水肿的发展；对兔由于芥子油引起的结膜水肿仅有轻微的抑制作用。芦丁在 200μg/ml 浓度时对水疱性口炎病毒有抑制作用；对脂肪浸润的肝有去脂作用，与谷胱甘肽合用去脂效果更明显。染料木素对人体鼻咽癌（KB）细胞有细胞毒性作用。水煎液可显著降低家兔的心肌收缩力，减慢心率，减少心肌耗氧量，有保护心功能的作用，对于心动过速、房性和室性期前收缩、心绞痛等心脏病具有治疗作用。

【制剂】苗药：复方栀子气雾剂，痔痛安搽剂。

附注：槐米现也用作提取芦丁成分的原料。

槐　角

【民族药名】蒙药（洪古日-朝克图）。

【来源】豆科植物槐 *Sophora japonica* L. 的干燥成熟果实。

【标准】中国药典，新疆药标（80），香港中标（第5期）。

【功能主治】蒙药：用于痔疮出血，肠热便血，崩漏，血痢，阴疮湿痒。

苗药：用于肠炎下血，痢疾，痔疮出血，子宫出血，高血压，肠出血，小便出血，目赤肿痛，淋巴结核。

中药：清热泻火，凉血止血。用于肠热便血，痔肿出血，肝热头痛，眩晕目赤。

【用法与用量】6~9g。

【化学成分】含黄酮类：染料木素（genistein），槐角苷（sophoricoside、染料木素-4′-O-葡萄糖苷），染料木苷（genistin），槐属双苷（sophorabioside），染料木素-7,4′-O-双葡萄糖苷，山柰酚-3,7-O-二葡萄糖苷，槲皮素（quercetin），芦丁（rutin），槐属黄酮苷（sophoraflavonoloside）等；生物碱类：金雀花碱（cytisine），槐果宁碱，N-甲基金雀花碱，槐根碱（sophocarpine）等；脂肪酸类：油酸（oleic acid），亚油酸（linoleic acid），亚麻酸（linolenic acid）等；氨基酸类：赖氨酸，天冬酰胺，精氨酸，丝氨酸，天冬氨酸，丙氨酸，脯氨酸，色氨酸等；其他：槐糖（sophorose），半乳甘露聚糖（galactomannan）等。《中国药典》和《香港中标》规定含槐角苷（$C_{21}H_{20}O_{10}$）不得少于 4.0%。

槐角苷　　　　　　　　　金雀花碱

【**药理作用**】槐角所含的异黄酮类化合物具有雌激素样活性,对骨质疏松、癌症等有较好的预防和治疗效果;有降血压、抗生育等药理作用。染料木素能促进通过性腺外的途径合成雌激素,还能抗高血压并对心血管、心脏方面的疾病有治疗作用。黄酮苷、芦丁及槲皮素对大鼠因组胺、蛋清、甲醛等引起的脚爪浮肿以及透明质酸酶引起的足踝部浮肿均有抑制作用;能促进血液凝固、减低血管壁通透性、增强毛细血管抵抗力,并降低血压。槐角提取液能增强心肌收缩力,还有保肝作用。

【**制剂**】苗药:鳖甲消痔胶囊。

黄　　柏

【**民族药名**】蒙药(霞日-毛都,希日-毛都,协日-毛敦-道日素,哲日顺,哲日瓦),苗药(豆嘎脑牛)。

【**来源**】芸香科植物黄皮树 *Phellodendron chinense* Schneid. 或黄檗 *Phellodendron amurense* Rupr. 的干燥树皮。前者习称"川黄柏",后者习称"关黄柏"。

【**标准**】中国药典,内蒙蒙标(86),香港中标(第1期,05)。

【**功能主治**】蒙药:燥"协日乌素",清热,解毒,止泻,止血,明目。用于痛风,游痛症,秃疮,癣,疥,皮肤瘙痒,"吾雅曼"病,毒热,鼻出血,吐血,月经过多,血痢,火眼,眼白斑,肾热,遗精。

苗药:清热燥湿,泻火解毒。用于湿热痢疾,泄泻,黄疸,梦遗,淋浊,带下,骨蒸劳热,口舌生疮,目赤肿痛,痈疖疮毒,皮肤湿疹。

中药:清热燥湿,泻火除蒸,解毒疗疮。用于湿热泻痢,黄疸尿赤,带下阴痒,热淋涩痛,脚气痿躄,骨蒸劳热,盗汗,遗精,疮疡肿毒,湿疹瘙痒。盐黄柏滋阴降火。用于阴虚火旺,盗汗骨蒸。

【**用法与用量**】3~12g。

【**化学成分**】含原小檗碱类生物碱:小檗碱(berberine),药根碱(jatrorrhizine),巴马汀(palmatine),小檗红碱(berberubine),四氢药根碱(tetrahydrojiatrorrhizine)、黄柏碱

(phellodendrine)，四氢小檗碱(tetrahydroberberine)，四氢掌叶防己碱(tetrahydropalmatine)，氧化小檗碱(oxyberberine)；阿朴啡类生物碱：木兰碱(magnoflorine)，蝙蝠葛任碱(menisperine)；喹啉类生物碱：白鲜碱(dictamnine)、γ-崖椒碱(γ-fagarine)，茵芋碱(skimmianine)；单萜吲哚类生物碱：吴茱萸次碱(rutaecarpine)，7-羟吴茱萸次碱(7-hydroxyrutaecarpine)，7,8-去氢吴茱萸次碱(7,8-dehydroxyrutaecarpine)，7,8-二羟吴茱萸次碱(7,8-dihydroxyrutaecarpine)；其他生物碱类：N-甲基大麦芽碱(candicine)、白栝楼碱(Candicine)，N-甲基福林得碱(N-methylflindersine)等；黄酮类：黄柏苷(phellamurin)，去氢黄柏苷(amuresin)，黄柏新苷(phellochinin A)，异黄柏苷(phellavin)，去氢异黄柏苷(phellatin)，金丝桃苷(hyperin)，双氢山柰酚(dihydrokaempferol)等；酚类：丁香苷(syringin)，3-O-阿魏酰奎宁酸(methyl-3-O-feruloylquinic acid)，3-O-阿魏酰奎宁酸甲酯(methyl-3-O-feruloylquinate)，5-O-阿魏酰奎宁酸甲酯(methyl-5-O-feruloylquinate)，关黄柏内酯 A(amurenlaetone A)，关黄柏内酯 B(amurenlaetone B)，关黄柏酰胺 A(amurenamide A)，松柏苷(coniferin)等；萜类：尼洛替星(niloticin)，二氢尼洛替星(dihydroniloticin)，尼洛替星乙酰酯(niloticin acetate)，二氢尼洛替星乙酰酯(dihydroniloticin acetate)，无羁萜(friedelin)，piscidinol A，hispidol B，bourjotinolone A，hispidone 等；内酯类：白鲜交酯(dictamnolide)，诺米林(nomilin)，黄柏酮(obakunone)，黄柏酮酸(obacunonic acid)，黄柏内酯(obaculactone)，kihadanins A、B 等。《中国药典》规定川黄柏含小檗碱以盐酸小檗碱($C_{20}H_{17}NO_4 \cdot HCl$)计不得少于 3.0%，含黄柏碱以盐酸黄柏碱($C_{20}H_{23}NO_4 \cdot HCl$)计不得少于 0.34%；关黄柏含盐酸小檗碱($C_{20}H_{17}NO_4 \cdot HCl$)不得少于 0.60%，含盐酸巴马汀($C_{21}H_{21}NO_4 \cdot HCl$)不得少于 0.30%。《香港中标》规定川黄柏含小檗碱以盐酸小檗碱($C_{20}H_{18}NO_4Cl$)计不得少于 2.5%；关黄柏含小檗碱以盐酸小檗碱($C_{20}H_{18}NO_4Cl$)计不得少于 0.33%，含巴马汀以盐酸巴马汀($C_{21}H_{22}NO_4Cl$)计不得少于 0.18%。

盐酸小檗碱　　　　　盐酸黄柏碱　　　　　盐酸巴马汀

黄柏苷　　　　　无羁萜　　　　　黄柏内酯

黄柏酮　　　　　　　　　　　　　　　尼洛替星

【药理作用】 黄柏有抑制细胞免疫反应的作用,可抑制小鼠局部移植组织的宿主反应,也可抑制苦基氯诱导小鼠迟发型超敏反应的诱导期,但不抑制反应期。丁醇提取物有明显的降血糖作用,可通过激活 ERK2 及 PI_3 激酶促进肝糖原合成,降低血糖浓度。煎剂、水浸出液或乙醇浸出液对化脓性细菌的抑菌作用强,尤其对金黄色葡萄球菌、表皮球菌、化脓性链球菌等阳性球菌有较强的抑菌效果;对铜绿假单胞菌也有抑制作用,但作用较弱。醇提液碱性物腹腔注射对麻醉犬、猫、兔及不麻醉大鼠均有降血压作用。小檗碱、黄柏酮能增强家兔离体肠管的收缩,增加其收缩幅度,但黄柏内酯则能使肠管弛缓。此外,黄柏还有抗炎、抗癌、抗溃疡、抗氧化、中枢抑制、抗血小板聚集等作用。

【制剂】 藏药:利舒康胶囊。

蒙药:黄柏八味散,利胆八味散,麦冬十三味丸,明目六味汤散,那仁明目汤散,文冠木十味汤散,西红花十六味散,协日嘎四味汤散。

苗药:鳖甲消痔胶囊,胆炎康胶囊,复方透骨香乳膏,肝复颗粒,肝乐欣胶囊,洁阴灵洗剂,康妇灵胶囊,抗妇炎胶囊,泌淋清胶囊,消痔洁肤软膏,痔疾栓,痔疾洗液。

彝药:肠舒止泻胶囊,肾安胶囊。

傣药:血尿安胶囊。

附注:《中国植物志》中, *P. chinense* 的中文名为"川黄檗"。

《中国药典》分别以"黄柏"(川黄柏)和"关黄柏"之名收载了黄皮树 *P. chinense* 和黄檗 *P. amurense*,两者的成分组成有差异,但功能主治与临床应用相同。

《广西中标》(90)以"黄柏"之名、《广西壮标》(11)以"秃叶黄柏"之名收载了同属植物秃叶黄皮树 *P. chinense* Schneid. var. *glabriusculum* Schneid.,在陕西、安徽、湖北、广西、四川等地习用。文献记载云南还使用有云南黄皮树 *P. chinense* Schneid. var. *yunnanense* Huang(《中国植物志》将该变种并入秃叶黄皮树中)。

文献记载,宁夏南部山区的"小檗皮"包括黄芦木 *B. amurensis* 等同属多种植物,应药材呈板状、色黄,当地又习称"黄柏皮"或"黄柏",功能主治为"清热燥湿,泻火解毒。用于痢疾,泄泻,黄疸,热淋,咽喉肿痛,口疮;外用于目赤,疮疡,湿疹,水火烫伤",与"黄柏"不同,应注意区别(参见"小檗皮"条)。

黄 瓜 子

【民族药名】 维药(台尔海买克欧如合,黑牙而子,黑撒子,百子如力黑亚尔,吐胡米黑亚尔,塔尔哈麦克乌拉盖),傣药(内滇常,滇常,滇扇)。

【来源】 葫芦科植物黄瓜 *Cucumis sativus* L. 的干燥成熟果实或种子。

【标准】 中国药典(附录),部标维药(99),新疆维标(93),黑龙江中标(01),湖南中标(09),辽宁中标(09)。

【功能主治】 维药:降低机体胆液质的旺盛,止咳,止痛,通便,利尿。用于发热不退,小便灼痛,点滴不畅,中暑口渴,月经不调。

傣药:清火解毒,息风镇惊,止咳平喘,消肿止痛。用于"害埋拢很"(高热惊厥),"唉习火"(咳喘),"拢哈满"(腿部红肿疼痛)。

中药:续筋接骨,祛风,消痰。用于骨折筋伤,骨质疏松,风湿痹痛,老年痰喘。

【用法与用量】 5~15g。维医认为本品对寒性气质者有害,可以小茴香、干姜等药制成的制剂矫正。

【化学成分】 含脂肪油类:油酸(oleic acid, 58.49%),亚油酸(linoleic acid, 22.29%),棕榈酸(palmitic acid, 6.79%),硬脂酸(stearic acid, 3.72%);黄酮类:芦丁(rutin),异槲皮苷(isoquercetrin)等;甾醇类:松藻甾醇(codisterol),25(27)-去氢多孔甾醇[25(27)-dehydroporiferasterol],异岩藻甾醇(isofucosterol),菜油甾醇(campesterol),豆甾醇(stigmasterol),谷甾醇(sitosterol),25(27)-去氢菠菜甾醇[25(27)-dehydrochondrillasterol],24β-乙基-7,25(27)-胆甾二烯醇,燕麦甾醇(avenasterol)等;其他:多种游离氨基酸,维生素,果糖,木糖,胡萝卜素,维生素 B_1,维生素 B_2,钙(898.6mg/kg),磷等。

异槲皮苷　　　　　　菜油甾醇

【药理作用】 黄瓜子生品和炮制品均有抗血栓作用,生品、炮制品和乙酸乙酯层具有明显延长小鼠出血时间和凝血时间的作用。各提取部位的含药培养液及含药血清对成骨细胞均有一定的增殖作用,其中正丁醇及乙酸乙酯提取部位对成骨细胞骨钙素的合成及碱性磷酸酶活性作用明显。黄瓜子提取物可以通过提高钙、磷离子浓度,促进钙、磷向骨折断端转移而对骨折愈合起到促进作用。

【制剂】 维药:解毒苏甫皮赛尔塔尼胶囊,罗补甫克比日丸,尿通卡克乃其片,强身萝菠甫赛河里蜜膏,热感赛比斯坦颗粒。

附注:《中国药典》附录中收载的"黄瓜子"为果实。维医分别使用果实和种子,两者的功能主治有一定差异。彝药使用果实,用于暴发火眼、目赤肿痛、心热烦渴、喉蛾喉肿、口舌糜烂、皮肤过敏。

黄 花 柳 花

【民族药名】维药(比地米西克,黑拉非白里合,古尔白衣比德波)。
【来源】杨柳科植物黄花柳 Salix caprea L. 的干燥花序。
【标准】部标维药(附录,99)。
【功能主治】维药:补脑补心,爽心,止痛,生湿止渴,清热退肿,降逆止吐。用于干热性或胆液质性脑、心肌病,如干性脑虚,口渴,热性心虚,心痛,发热,炎肿,闭尿,呕吐。
【用法与用量】3~9g。维医认为本品对寒性气质者有害,可以艾热克古拉比蒸露矫正。
【化学成分】含黄酮类:槲皮素(quercetin),山奈酚 3-O-β-D- 吡喃葡萄糖苷,芹菜素 -7-O-β-D- 吡喃葡萄糖苷,3'- 甲氧基山奈酚 -7-O-β-D- 吡喃葡萄糖苷,木犀草素 -7-O-β-D- 吡喃葡萄糖苷,异鼠李素 -3-O-α-L- 鼠李糖 -(1→6)-β-D- 吡喃葡萄糖苷,芦丁(rutin)等;其他:β- 谷甾醇(β-sitosterol),($\pm$)- 儿茶素(catechin)等。

异鼠李素 -3-O-α-L- 鼠李糖 -(1→6)-β-D- 吡喃葡萄糖苷

木犀草素 -7-O-β-D- 吡喃葡萄糖苷

【药理作用】本品具有抗炎、镇痛和抗关节炎、抗氧化、抗癌等活性。
【制剂】苗药:爱维心口服液,健心合米尔高滋安比热片。
附注:黄花柳 Salix caprea L. 在我国仅新疆阿尔泰地区有分布,国外主产于伊朗、巴基斯坦等。

黄　精

【民族药名】藏药（拉聂，拉尼，热尼，停赤怕玛，嘎古梨，如咱尼，热木夏）；蒙药（查干-霍日，查干-呼日，查干-浩日，查干-达吉德，日阿尼，日阿毛沙格），苗药（高朗加，凯乌，凯欧）。

【来源】百合科植物滇黄精 *Polygonatum kingianum* Coll. et Hemsl.、黄精 *Polygonatum sibiricum* Red.、多花黄精 *Polygonatum cyrtonema* Hua、卷叶黄精 *Polygonatum cirrhifolium* (Wall.)Royle 或轮叶黄精 *Polygonatum verticillatum* (L.)All. 的干燥根茎。

【标准】中国药典，部标藏药（附录，95），藏标（79），青海藏标（附录，92），内蒙蒙标（86），贵州中标规（65），云南药标（74，96），新疆药标（80），台湾中药典范（85），甘肃中标（试行，92），台湾中药典（04），广西壮标（11）。

【功能主治】藏药：补中益气，润心肺，填精髓。用于诸虚劳损，干咳，口渴，寒热引起的水肿。

蒙药：温中，开胃，排脓，消"协日乌素"，强壮，生津，祛"巴达干"。用于身体虚弱，胃寒，腰腿痛，消化不良，"巴达干"病，滑精，阳痿，"协日乌素"病。

苗药：滋阴润肺，补脾益气，滋肾填精。用于阴虚劳嗽，肺燥咳嗽，脾虚乏力，食少口干，消渴，肾亏腰膝酸软，阳痿遗精，耳鸣，目暗，须发早白，体虚羸瘦。

中药：补气养阴，健脾，润肺，益肾。用于脾胃虚弱，体倦乏力，胃阴不足，口干食少，肺虚燥咳，劳嗽咳血，精血不足，腰膝酸软，须发早白，内热消渴。

【用法与用量】6~15g；蒙药 3~5g；鲜品 30~60g。

【化学成分】含甾体皂苷类（呋甾烯醇型和螺甾烯醇型）：西伯利亚蓼苷 A（sibiricoside A），14α-羟基西伯利亚蓼苷 A（14α-hydroxysibiricoside A），西伯利亚蓼苷 B（sibiricoside B），新巴拉次薯蓣皂苷元 A-3-*O*-β-石蒜四糖苷（neoprazerigenin A-3-*O*-β-lycotetraoside）；多糖类：黄精多糖 A、B、C（三者的相对分子质量均大于 20 万，均由葡萄糖、甘露糖和半乳糖醛酸按照摩尔比 6∶26∶1 缩合而成），黄精低聚糖 A、B、C（相对分子质量分别为 1630、862 和 472，由果糖与葡萄糖按摩尔比 8∶1、4∶1 和 2∶1 缩合而成）；黄酮类：牡荆素木糖苷（vitexin xyloside），5,4'-二羟基黄酮苷，4',5,7-三羟基-6,8-二甲基异黄酮；木脂素类：(+)-syringaresinol，(+)-syringaresinol-*O*-β-D-吡喃糖苷，鹅掌楸苷（liriodendrin），鹅掌楸树脂酚 B（lirioresinol B）；其他类：挥发油，氨基酸。《中国药典》规定含黄精多糖以无水葡萄糖（$C_6H_{12}O_6$）计不得少于 7.0%。

西伯利亚蓼苷 A

牡荆素木糖苷　　　　　鹅掌楸苷

【药理作用】 黄精可增强和调节机体免疫功能、激活内源性防御自由基损伤的物质和抑制衰老动物体内的氧自由基、增强体内保护因素,产生延缓衰老的作用;可延长家蚕、果蝇、大鼠等的寿命。黄精多糖可通过促进胰岛素及 C 肽的分泌而降低血糖水平,对正常小鼠的血糖水平无明显影响,但可显著降低肾上腺素诱发的高血糖小鼠的血糖值,同时降低小鼠肝脏中环磷腺苷的含量;甲醇提取物腹腔注射给药,能降低正常小鼠及链脲霉素诱发的糖尿病小鼠的血糖值。黄精能够明显抑制胆固醇生物合成的限速酶羟甲基戊二酰辅酶 A 还原酶的活性,从而减少内源性胆固醇的生成,有防治动脉血管粥样硬化和肝脂肪浸润的作用。黄精溶液静脉注射给药可增加犬冠状动脉血流量;抑制垂体后叶素引起的家兔心电图 T 波升高,促进 T 波异常的恢复。三氯甲烷提取物能抑制兔肺血管紧张素转化酶(ACE)的活性。醇提物对东莨菪碱所致的小鼠记忆获得障碍有明显的改善作用,使小鼠避暗错误次数明显减少。黄精多糖制成的眼药水(2mg/ml)能减轻兔结合膜、角膜、炎症模型的结膜充血、水肿、分泌物增加、角膜混浊等局部症状。黄精多糖的 0.2% 滴眼液、2mg/ml 注射液、0.5% 口服液对于家兔实验性单纯疱疹病毒性角膜炎均有治疗作用。

【制剂】 藏药:五根散,六味枸杞口服液,六味枸杞糖浆,十一味黄精颗粒,二十五味儿茶丸,巴桑母酥油丸,石榴日轮丸,滋补酥油丸。

蒙药:补肾健胃二十一味丸,暖宫七味丸,升阳十一味丸,珊瑚七十味丸,参竹精颗粒,手掌参三十七味丸,五根油丸。

苗药:咳速停胶囊,养阴口香合剂。

彝药:绿及咳喘颗粒,尿路康颗粒,平眩胶囊。

附注:《中国植物志》中,"黄精"的学名为 *P. sibiricum* Delar. ex Redoute;《中国药典》1963 年版和《藏标》中收载的多花黄精的学名为 "*P. multiflorum* L.";《贵州中标规》中还收载有长叶黄精 *P. multiflorum* L. var. *longifolium* Merr.,该植物学名在《中国植物志》中均作为多花黄精 *P. cyrtonema* Hua 的异名;《甘肃中标》(试行,92)中还收载有"褐花黄精 *P. fuscum* Hua",《中国植物志》中将 *P. fuscum* 作为卷叶黄精 *P. cirrhifolium* 的异名。

藏医药古籍文献《晶珠本草》记载:"本品分为两种,第一种根白色而坚硬,叶色淡绿而薄为鲁尼;第二种根黑色而松软,叶黑绿色而厚,茎紫色,花红色为热尼。"《藏药卷》记载各地藏医使用的有卷叶黄精 P. cirrhifolium、轮叶黄精 P. verticillatum、独花黄精 P. hookeri Baker、棒丝黄精 P. cathcartii Baker、玉竹 P. odoratum（Mill.）Druce，认为《晶珠本草》记载的第一种为轮叶黄精 P. verticillatum，第二种可能为卷叶黄精 P. cirrhifolium（花被淡紫色）。《中华本草：藏药卷》认为应以黄精 P. sibiricum 为正品（热尼），而"鲁尼"一般不用。但黄精 P. sibiricum 的花色为乳白色或淡黄绿色，与其记载不符，还有待于考证。

蒙医药古籍文献《认药白晶鉴》记载："生于山野花园等处，根白色，带黄色光泽，铺满地下，叶青绿色，多层，状如竖起的剑，果实红色，多数。"《无误蒙药鉴》记载有两种"日阿尼"，并附图 2 幅，其中一种与黄精黄精 P. sibiricum 相符，另一种似玉竹 P. odoratum（蒙医作为"札瓦"药用）。从"叶多层，果实红色"的特征看，轮叶黄精 P. verticillatum 和卷叶黄精 P. cirrhifolium 更为相符（黄精 P. sibiricum 的果实黑色）。

黄葵子（秋葵子）

【民族药名】 藏药（索玛拉杂，索玛热杂，索玛惹扎，索玛那保，达瓦哦，达瓦若茂，鲁纳合，达才吉都，如贝斋布），傣药（滑木董，文波，不来俄，水海郎扭日）。

【来源】 锦葵科植物黄蜀葵 Abelmoschus manihot（L.）Medic、麝香黄葵 Abelmoschus moschatus（L.）Medic 的干燥成熟种子。

【标准】 部标藏药（附录，95），西藏未成册标准（03），西藏藏标（12），青海藏标（附录，92），上海中标（94）。

【功能主治】 藏药：祛虫病，敛黄水。用于皮肤病，黄水病，麻风病。

傣药：用于补血，消肿，退热。

中药：清热解毒，润燥滑肠。用于大便秘结，小便不利，水肿，尿路结石，乳汁不通。

【用法与用量】 藏药 2~6g；中药 4.5~9g。外用适量，研末撒或调敷患处。

【化学成分】 含黄酮类：金丝桃苷（hyperoside），芦丁（rutin），异槲皮苷（isoquercitrin），棉皮素 -8-O-β-D- 葡萄糖苷（hibifolin），杨梅素（myricetin），杨梅素 -3-O-β-D- 半乳糖苷（myricetin-3-O-β-D-galactopyranoside），杨梅素 -3-O- 刺槐糖苷（myricetin-3-O-robinoside），槲皮素（quercetin），槲皮素 -3'-O-β-D- 葡萄糖苷（quercetin-3'-O-β-D-glucoside），槲皮素 -3-O-β-D-6'- 乙酰葡萄糖苷（quercetin-3-O-β-D-6'-acetyglucopyranoside），槲皮素 -3-O-β- 芸香糖苷（quercetin-3-O-β-rutinoside），槲皮素 -7-O-β-D- 葡萄糖苷（quercetin-7-O-β-D-glucopyranoside），槲皮素 -3-O-β-D- 木糖基 -（1→2）-β-D- 半乳糖苷 [quercetin-3-O-β-D-xylopyranosyl-（1→2）-β-D-galactopyranoside]，大麻苷（cannabiscitrin）等；挥发油类：十四（烷）酸（tetradecanoic acid），十六烷（hexadecane）等；有机酸类：棕榈酸（palmitic acid），2,4- 二羟基苯甲酸，没食子酸（gallic acid），咖啡酸（caffeic acid），3-O- 咖啡酸奎宁酸（3-O-caffeoylquinic acid），3,5- 二 -O- 咖啡酸奎宁酸（3,5-di-O-caffeoylquinic acid），4,5- 二 -O- 咖啡酸奎宁酸，3,4- 二 -O- 咖啡酸奎宁酸，原儿茶酸（proto-catechuic acid）等；香豆素类：6- 甲氧基 -7- 羟基香豆素（6-methoxyl-7-hydroxyl coumarin）等；其他：α- 脑磷脂（α-cephalin），α- 菠甾醇（α-spinasterol），β- 胡萝卜苷（β-daucosterin），磷脂酰丝氨酸，鸟苷（guanosine），缩醛磷脂（phsmalogen），麝香梨内酯（ambrettolid）。

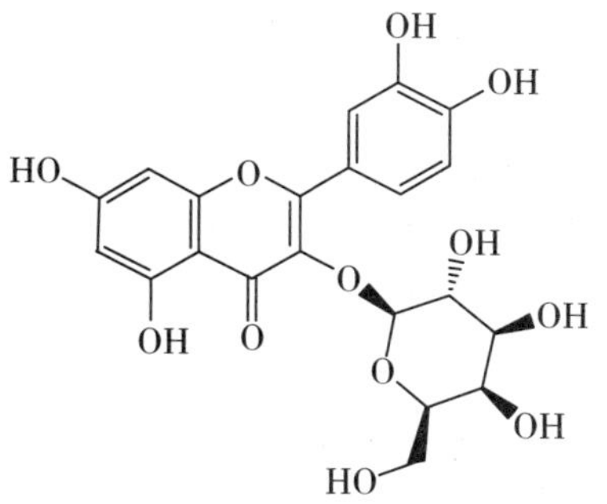

植物类药材

金丝桃苷 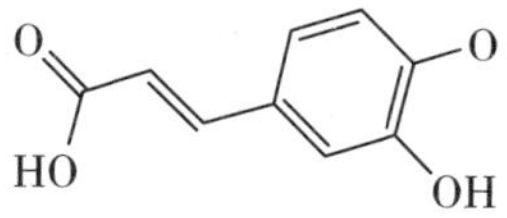　　　　　　　　咖啡酸

【药理作用】本品醇提取物能降低戊四唑引起的小鼠惊厥反应,降低小鼠死亡率,减少小鼠游泳时的不动时间。总黄酮能明显抑制颈总动脉结扎大鼠脑组织中自由基脂质过氧化物(MDA)的增高;对于结扎、再灌注冠状动脉左旋支缺血再灌注损伤模型家兔,不同剂量的总黄酮静脉持续推注,可不同程度地抑制血浆中丙二醛(MDA)的生成,增强超氧化物歧化酶(SOD)和谷胱甘肽过氧化物酶(GSH-Px),产生与心肌缺血预处理(IP)相似的抗氧化效应。总黄酮对二甲苯所致的小鼠耳郭肿胀、棉球所致的肉芽肿形成的慢性炎症模型有明显的抗炎作用;对由皮下注射松节油、静脉注射大肠埃希菌诱发的家兔体温升高有不同程度的解热作用;总黄酮还具有体外抑制单纯疱疹病毒Ⅰ型(HSV-1)、Ⅱ型(HSV-2)的作用。金丝桃苷具有抗乙肝病毒的作用。

【制剂】藏药:十味乳香散,十味乳香丸,十五味乳鹏丸,十八味党参丸,十八味欧曲丸,十八味欧曲珍宝丸,二十五味鹿角丸,二十五味驴血丸,二十五味儿茶丸,二十九味能消散,如意珍宝丸,月光宝鹏丸。

蒙药:十八味欧曲丸。

附注:《中国植物志》中,*A. moschatus*的中文名为"黄葵"。

黄连(云黄连)

【民族药名】藏药(娘孜摘,娘孜折,娘折,娘孜泽,赛尔保车冈,黄连赛保,敦布赛保,赛尔保曲同),蒙药(霞日-温都斯,西日-温都苏,协日-洪连,娘孜巴来,协日拉哈刚,额日-诺高,尼映斯-巴日,乌苏-乌胡-协日),维药(马木兰芹,马米然其尼,马米然斯尼,马米然,马米拉)。

【来源】毛茛科植物黄连 *Coptis chinensis* Franch.(药材习称"味连")、三角叶黄连 *Coptis deltoidea* C. Y. Cheng et Hsiao(药材习称"雅连")、云连 *Coptis teeta* Wall.(药材习称"云连")的干燥根茎。

【标准】中国药典,部标藏药(附录,95),内蒙蒙标(86),部标维药(附录,99),新疆维标(93),云南药标(74),新疆药标(80),台湾中药典范(85),贵州中民标(副篇,03),台湾中药典(06),香港中标(第2期,08)。

【功能主治】藏药:清热燥湿,排脓愈疮。用于一切热症,眼病,喉病,肠炎,肠风便血,黄水疮,脓疮。

蒙药：清瘟，燥脓"协日乌素"，愈伤。用于血"协日"热，瘟疫，发症，肠刺痛，脓肿，伤热，火眼等。

维药：生干生热，消炎明目，止泻止痢。用于湿寒性或黏液质性疾病，如湿性眼肿目糊，热性目赤灼痛，湿寒性眼白内障，腹痛腹泻，痢疾，痔疮，各种皮肤病。

苗药：用于温病热盛心烦，吐血，衄血，湿热痞满呕恶，痢疾，肠炎，目赤肿痛，口舌生疮，中耳炎，痈疖疮疡，黄水疮。

中药：清热燥湿，泻火解毒。用于湿热痞满，呕吐吞酸，泻痢，黄疸，高热神昏，心火亢盛，心烦不寐，心悸不宁，血热吐衄，目赤，牙痛，消渴，痈肿疔疮；外治湿疹，湿疮，耳道流脓。

【用法与用量】 2~5g。外用适量。维医认为本品对肾有害，可以蜂蜜矫正。

【化学成分】 味连：含生物碱类如小檗碱（berberine），黄连碱（coptisine），表小檗碱（epiberberine），小檗红碱（berberrubine），巴马汀（palmatine），非洲防己碱（columbamine），药根碱（jatrorrhizine），甲基黄连碱（worenine），木兰花碱（magnoflorine）；其他如阿魏酸（ferulic acid），黄柏酮（obakunone），黄柏内酯（obakulactone），3,4-二羟基苯乙醇葡萄糖苷（3,4-dihydroxy-phenyl ethylalcohol glucoside）。雅连：含生物碱类如小檗碱，黄连碱，掌叶防己碱，甲基黄连碱，药根碱，木兰花碱。云连：含生物碱类如小檗碱，掌叶防己碱，药根碱，甲基黄连碱，木兰花碱，黄连碱。《中国药典》规定味连含小檗碱（$C_{20}H_{17}NO_4$）以盐酸小檗碱（$C_{20}H_{18}ClNO_4$）计不得少于5.5%，含表小檗碱（$C_{20}H_{17}NO_4$）不得少于0.80%，含黄连碱（$C_{19}H_{13}NO_4$）不得少于1.6%，含巴马汀（$C_{21}H_{21}NO_4$）不得少于1.5%；雅连含小檗碱（$C_{20}H_{17}NO_4$）以盐酸小檗碱（$C_{20}H_{18}ClNO_4$）计不得少于4.5%；云连含小檗碱（$C_{20}H_{17}NO_4$）以盐酸小檗碱（$C_{20}H_{18}ClNO_4$）计不得少于7.0%。《香港中标》规定黄连 C. chinensis 含小檗碱以盐酸小檗碱（$C_{20}H_{18}NO_4Cl$）计不得少于4.1%，含巴马汀以盐酸巴马汀（$C_{21}H_{22}NO_4Cl$）计不得少于0.30%；三角叶黄连 Coptis deltoidea 含小檗碱以盐酸小檗碱（$C_{20}H_{18}NO_4Cl$）计不得少于2.3%，含巴马汀以盐酸巴马汀（$C_{21}H_{22}NO_4Cl$）计不得少于0.30%。

盐酸小檗碱

表小檗碱

盐酸巴马汀

黄连碱

植物类药材

【**药理作用**】黄连、黄连煎剂及小檗碱具有广谱抗菌作用,肺炎双球菌、金黄葡萄球菌等 G^+ 菌,大肠埃希菌、伤寒杆菌等 G^- 菌,以及白念珠菌等真菌均对其敏感。水煎剂、小檗碱对柯萨奇病毒、流感病毒、风疹病毒、单纯疱疹病毒等多种病毒均有抑制作用。黄连、小檗碱对心脑血管的作用广泛,可抗心力衰竭、抗心律失常、治疗心肌炎等。总生物碱对铝过负荷致小鼠神经元退行性病变有明显的防治作用。煎剂和小檗碱灌胃能降低正常或高血糖动物的血糖。生物碱可扩张血管,具有降压作用。此外,黄连还有降血脂、抗炎、抗肿瘤、抗血小板聚集及溶栓等作用。

【**制剂**】藏药:五味黄连丸。

蒙药:肋柱花四味汤散,利胆八味散,土茯苓七味汤散,文冠木软膏。

维药:苍辛气雾剂,肛宁巴瓦斯尔软膏,疗癣卡西甫散,玛木然止泻胶囊。

苗药:复方栀子气雾剂。

彝药:肠舒止泻胶囊,肝胆清胶囊,和胃止痛胶囊,胃复舒胶囊。

附注:《中国植物志》中,*C. teeta* 的中文名为"云南黄连";《云南药标》(74)中收载的"云黄连"的基源为云黄连 *C. teetoides* C. Y. Cheng,《中国植物志》中将该学名作为云南黄连 *C. teeta* 的异名。

藏医药古籍文献《词意太阳》记载"产自珞、门等热带山区,根状似香附子,被毛,黄色",从其产地和生境看,当时藏医所用的应是分布于云南西北部和西藏东南部的云南黄连 *C. teeta*。

维医药古籍文献《拜地依药书》记载"黄连是一种草的根,多产于中国和胡拉桑。中国黄连色为黄,胡拉桑黄连色为墨绿。有节,味苦。"《药物之园》记载:"黄连密生须根,有节,弯曲。产于印度、中国和胡拉桑,印度黄连色黄偏黑,中国黄连色黄,胡拉桑黄连色墨绿,中国黄连为上品。"可知维医自古使用的黄连有国产和进口 2 种,但黄连 *C. chinensis*、三角叶黄连 *C. deltoidea* 和云连 *C. teeta* 均为我国特有种,从其"印度黄连色黄偏黑,胡拉桑黄连色墨绿"看,维医所用的进口"黄连"应系"胡黄连"(玄参科植物印度胡黄连 *Picrorhiza kurrooa* Royle 的根茎)。"胡黄连"之名始见于唐《新修本草》,记载其"出波斯国"。"波斯"即今之伊朗,"胡拉桑"为伊朗"北胡拉桑省",历史上胡黄连药材也多从印度等进口(参见"胡黄连"条)。

《部标进药》(77)还收载有日本黄连 *C. japonica* Makino,该种产自于日本,日本作黄连药用。

现黄连商品药材均为栽培品,以"味连"为主;"雅连"因产量低,现已几乎无栽培;"云连"在近年在发展种植,但产量尚小。此外,尚有野生的峨眉野连 *C. omeiensis*(Chen)C. Y. Chen(四川)、短萼黄连 *C. chinensis* Franch. var. *brevisepala* W. T. Wang et Hsiao(福建、浙江、安徽、广东、广西)、五裂黄连 *C. quinquesecta* W. T. Wang(云南)也药用,但未见有标准收载。

《云南中标》(彝药,05)收载有"马尾黄连/姆前考",为毛茛科植物多叶唐松草 *Thalictrum foliolosum* DC. 的根及根茎,为彝族习用药材,功能为泻火解毒、燥湿止痒,用于咽喉肿痛、赤白痢疾、腹痛腹泻、风火眼疾、耳漏流脓、湿疹疮疡,系黄连的同名异物品,不宜混用。

中医使用的黄连有 3 种炮制品,功能主治有一定差异:酒黄连善清上焦火热,用于目赤、口疮;姜黄连清胃和胃止呕,用于寒热互结、湿热中阻、痞满呕吐;萸黄连舒肝和胃止呕,用于肝胃不和、呕吐吞酸。

黄芪(黄耆,黄蓍,唐古特黄芪)

【民族药名】藏药(萨赛,萨赛尔,萨赛尔达赛,齐乌萨玛,蒺三冈卜涧,赛窝达尔亚干,珠纳介效),蒙药(沙日-萨日德玛,魂其日,混其日,协日-萨日得马,布如拉那格-扎他召尔)。

【来源】豆科植物蒙古黄芪 *Astragalus membranaceus*(Fisch.)Bge. var. *mongholicus*(Bge.)Hsiao、膜荚黄芪 *Astragalus membranaceus*(Fisch.)Bge.、多花黄芪 *Astragalus floridus* Benth.、东俄洛黄芪 *Astragalus tongolensis* Ulbr、金翼黄芪 *Astragalus chrysopterus* Bge.、马河山黄芪 *Astragalus mahoschanicus* Hand.-Mazz.、青海黄耆 *Astragalus tanguticus* Bat.、梭果黄耆 *Astragalus ernestii* Comb. 的干燥根(《部标藏药》规定为全草入药)。

【标准】中国药典,部标藏药(附录,95),四川藏标(14),部标维药(附录,99),青海药标(76,86,92),四川中标(77,87),新疆药标(80),台湾中药典范(85),台湾中药典(04),香港中标(第1期,05)。

【功能主治】藏药:清热,利尿,壮体。用于脉热,疮热,失血,浮肿,呼吸困难。

蒙药:清热,愈伤,止血,生肌。用于内伤,脉热,刀伤,跌打损伤。

中药:补气升阳,固表止汗,利水消肿,生津养血,行滞通痹,托毒排脓,敛疮生肌。用于气虚乏力,食少便溏,中气下陷,久泻脱肛,便血崩漏,表虚自汗,气虚水肿,内热消渴,血虚萎黄,半身不遂,痹痛麻木,痈疽难溃,久溃不敛。

【用法与用量】6~30g;藏药 2~3g;蒙药 3~5g。外用适量。

【化学成分】含皂苷类:有40多种皂苷,主要有黄芪皂苷Ⅰ~Ⅶ(astragalosides Ⅰ~Ⅶ),异黄芪皂苷Ⅰ、Ⅱ、Ⅳ(isoastragalosides Ⅰ、Ⅱ、Ⅳ),大豆皂苷Ⅰ(soyasaponin Ⅰ)等;除大豆皂苷Ⅰ、黄芪皂苷Ⅷ外,其余均以9,19-环羊毛脂烷型的四环三萜皂苷类为苷元,总称为黄芪皂苷或黄芪总皂苷(其中黄芪皂苷Ⅳ即黄芪甲苷);黄酮类:有30余种,主要有槲皮素(quercetin),山奈酚(kaempferol),异鼠李素(isorhamnetin),鼠李异柠檬素,7-羟基异黄酮(7-hydroxyisoflavone),异黄烷(isoflavane),芦丁(rutin),刺芒柄花素(formononetin),毛蕊异黄酮(calycosin),异甘草素(isoliquiritigenin),熊竹素(kumatakenin),红车轴草素(pratensein)等;黄芪多糖(APS):多为水溶性酸性杂多糖,主要由葡萄糖、鼠李糖、阿拉伯糖和半乳糖组成,少量含有糖醛酸(由半乳糖醛酸和葡萄糖醛酸组成),而有些杂多糖仅由葡萄糖和阿拉伯糖组成;其他:叶酸(folic acid),亚油酸(linoleic acid),苏氨酸、天冬氨酸等氨基酸。《中国药典》规定含黄芪甲苷($C_{41}H_{68}O_{14}$)不得少于0.040%,含毛蕊异黄酮葡萄糖苷($C_{22}H_{22}O_{10}$)不得少于0.020%;《香港中标》规定含黄芪皂苷Ⅳ($C_{41}H_{68}O_{14}$)不得少于0.040%。

黄芪甲苷

毛蕊异黄酮

【药理作用】黄芪具有强心作用,对正常心脏有加强收缩的作用,对因中毒或疲劳而衰竭的心脏,其强心作用更显著,表现为可使心脏收缩振幅增大、心排血量增多,对心肌缺血缺氧、缺血再灌注损伤、缺氧缺糖/复氧复糖损伤、感染病毒以及药物中毒的心肌均有明显的保护作用;能改善病毒性心肌炎患者的左心室功能,还有一定的抗心律失常作用;对血压还具有双向调节作用,轻用升血压,重用则降血压。具有提高细胞免疫和体液免疫的功能,并具有增加机体非特异性免疫的功能,不仅对免疫功能低下有增强作用,还具有双向调节作用,能够恢复紊乱的免疫功能。具有抗肿瘤作用,可增强宿主免疫功能、抑制肿瘤细胞增殖、促进肿瘤细胞凋亡。此外,黄芪还具有保肝、抗衰老、抗菌、抗病毒等作用。

【制剂】藏药:双红活血胶囊。

苗药:康艾扶正胶囊,芪胶升白胶囊,欣力康颗粒,雪胆胃肠丸。

傣药:回心康片,惠血生胶囊,益康补元颗粒,珠子肝泰胶囊。

彝药:茯蚁参酒,骨风宁胶囊,龙金通淋胶囊,芪桑益肝丸,肾安胶囊,调经养颜胶囊,止眩安神颗粒。

附注:《中国植物志》中,各种中文名中的"黄芪"均使用"黄耆";"多花黄芪"的学名为"多花黄耆 *A. floridus* Benth. ex Bunge"。

"黄芪"之名始见于《神农本草经》,又名"黄耆",据考证最早使用的应为膜荚黄芪 *A. membranaceus*。黄耆属(*Astragalus*)植物我国有278种、2亚种、35变种及2变型,南北各省区均有分布,但主要分布于西藏(喜马拉雅山区)、东北等地,并延伸分布至亚洲中部。《中国药典》在"黄芪"条下仅收载了蒙古黄芪 *A. membranaceus* var. *mongholicus* 和膜荚黄芪 *A. membranaceus*,但全国各地所产的"黄芪"商品药材中尚见有来源于黄耆属其他种类及岩黄芪属(*Hedysarum*)植物的同名异物品,应注意鉴别。

藏医药用的黄芪属植物涉及的药材品种及基源植物极为复杂,《部标藏药》附录中收载的黄芪(萨赛)的基源为"多花黄芪 *A. floridus* 及同属数种植物的干燥全草";《西藏藏标》(12)中以"塞木"之名收载有松潘黄芪 *A. sungpanensis* Pet.-Stib. 的全草(其藏文名与《部标藏药》不同)。而据《藏药志》《中国藏药》等记载,《晶珠本草》中记载的与黄芪属植物相关的药材包括有"齐乌萨玛""萨嘎尔""萨那合"等9个品种,其基源植物涉及豆科的黄耆属、岩黄芪属、棘豆属(*Oxytropis*)、米口袋属(*Gueldenstaedtia*)、雀儿豆属(*Chesneya*)等属的数十种植物,且各药材品种的基源多有交叉,其功能主治也有较大差异,尚有待于考证、调查澄清,应按制剂批文规定使用。

《四川中标》(77,87)收载的"黄芪"的基源尚有豆科植物岩黄耆 *Hedysarum chinensis* (Fedtsch.)Hand.-Mazz.;《四川藏标》另条收载有"锡金岩黄芪/塞玛尔",为锡金岩黄芪 *H. sikkimense* Benth. et Baker 的根,其功能主治与黄芪不同。《新疆药标》在"黄芪"条下还收载有多序岩黄芪 *H. polybotrys* Hand.-Mazz.(习称"红芪"),现一般不作"黄芪"用。

彝医药用有一种"土黄芪",为锦葵科植物野葵 *Malva verticillata* Linn. 的根,《云南中标》(彝药,05)以"土黄芪/拉纪宗维"之名收载,功能为益气健脾、托脓生肌,用于乏力自汗、痈疮托脓、疮疡溃烂久不收口、产后胞衣不下、乳汁不通,为不同的药物。

黄芩(条芩)

【民族药名】蒙药(洪钦,浑芩,巴布斯日布,协日-巴特尔,西日-巴布,协日-浑钦),苗药(额嘎)。

【来源】唇形科植物黄芩 *Scutellaria baicalensis* Georgi、滇黄芩 *Scutellaria amoena* C. H. Wright、连翘叶黄芩 *Scutellaria hypericifolia* Lévl.、展毛韧黄芩 *Scutellaria tena* W. W. Smith var. *patentipilosa*(Hand.-Mazz.)C. Y. Wu、粘毛黄芩 *Scutellaria viscidula* Bge. 的干燥根。

【标准】中国药典,内蒙蒙标(86),贵州中标规(65),云南药标(74,96),吉林药标(77),新疆药标(80),四川中标(80,87),台湾中药典范(85),贵州中标(88),台湾中药典(04),香港中标(第3期,10)。

【功能主治】蒙药:清热,解毒。用于毒热症。

苗药:清热泻火,燥湿解毒,止血,安胎。用于肺热咳嗽,热病高热神昏,肝火头痛,目赤肿痛,湿热黄疸,泻痢,热淋,崩漏,胎热不安,痈肿疔疮。

中药:清热燥湿,泻火解毒,止血,安胎。用于湿温、暑温,胸闷呕恶,湿热痞满,泻痢,黄疸,肺热咳嗽,高热烦渴,血热吐衄,痈肿疮毒,胎动不安。

【用法与用量】3~10g;单用1~3g。外用适量,煎水洗或研末调敷患处。

【化学成分】含黄酮类:黄芩素(baicalein),黄芩新素[neobaicalein,即黄芩黄酮Ⅱ(skullcapflavone Ⅱ)],黄芩苷(baicalin),汉黄芩素(wogonin),汉黄芩苷(wogonoside),木蝴蝶素 A(oroxylin A),7-甲氧基黄芩素(7-methoxybaicalein),黄芩黄酮Ⅰ(skullcapflavone Ⅰ),二氢木蝴蝶素 A(dihydrooroxylin A),白杨素(chrysin),2,5,8-三羟基-7-甲氧基黄酮,2,5,8-三羟基-6,7-二甲氧基黄酮,4,5,7-三羟基-6-甲氧基黄烷酮,2,3,5,6,7-五羟基黄烷酮,汉黄芩素-5-β-D-葡萄糖苷,2-(3-羟基-4-甲氧基苯基)-乙基-1-*O*-α-L-鼠李糖基(1→3)-β-D(4-阿魏酰基)-葡萄糖,(2*S*)-2,5,6,7-四羟基黄烷酮,木蝴蝶素 A-7-*O*-葡萄糖醛酸苷,5,7,2′-三羟基-6-甲氧基黄酮,5,2′-二羟基-6,7,8-三甲氧基黄酮,去甲汉黄芩素(norwogonin),二氢黄芩素(dihydro-baicalin),5,7,2′-三羟基黄酮,5,7,2′-三羟基-8,6′-二甲氧基黄酮,5,7,2′,5′-四羟基-8,6-二甲氧基黄酮即粘毛黄芩素Ⅲ,5,2′,5′-三羟基三甲氧基黄酮,黄芩素-7-*O*-β-D-吡喃葡萄糖苷,5,7,2′-三羟基-8-甲氧基黄酮即韧黄芩素Ⅱ,5,2′,6′-三羟基-7,8-二甲氧基黄酮,5,7,2′,3′-四羟基黄酮,5,7,2′,3′-四羟基黄酮,3,5,7,2′,5′,6′-五羟基黄酮(即粘毛黄芩素Ⅰ),(2*S*)-7,2′,6′-三羟基-5-甲氧基黄烷酮,2,6,2′,4′-四羟基-6-甲氧基查耳酮,5,7,2′,5′-四羟基黄酮,左旋圣草素(eriodictyol),半枝莲种素(rivularin),粘毛黄芩素Ⅲ-2-O-β-D-吡喃葡萄糖苷(viscidulin Ⅲ-2-O-β-D-glucopyranoside)等;甾醇化合物:β-谷甾醇(β-sitosterol),菜油甾醇(campesterol),豆甾醇(stigmasterol);其他:挥发油。《中国药典》规定含黄芩苷($C_{21}H_{18}O_{11}$)不得少于9.0%;《香港中标》规定含黄芩苷($C_{21}H_{18}O_{11}$)不得少于12%。

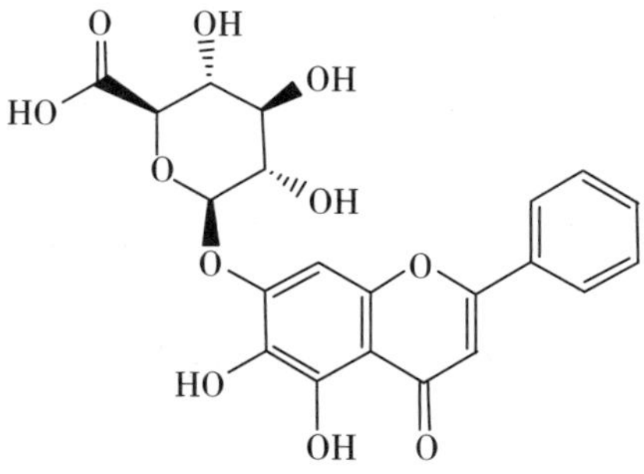

黄芩苷

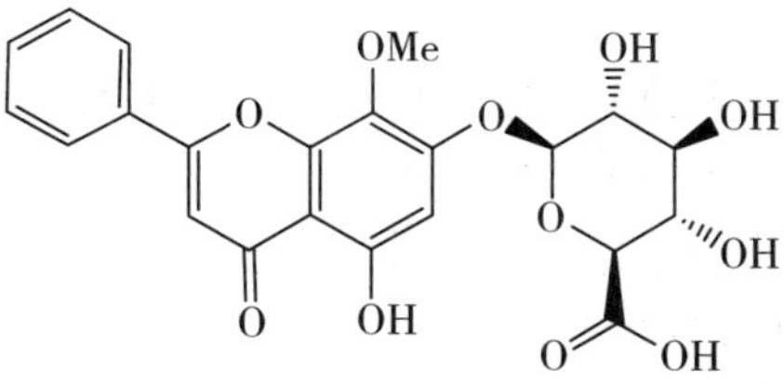

汉黄芩苷

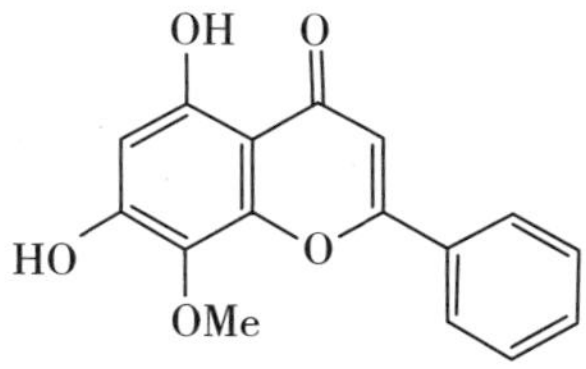

汉黄芩素

【药理作用】 黄芩水提取物具有显著的抗菌效应,能有效抑制多种细菌生长,如蜡样芽孢杆菌、单核细胞增多性李斯特菌、金黄色葡萄球菌、大肠埃希菌、沙门菌等。黄芩具有抗病毒作用,对大肠埃希菌噬菌体MS2、甲肝病毒、流感病毒、人类免疫缺陷病毒1型和乙型肝炎病毒等均具有抑制作用。黄芩苷、黄芩素、汉黄芩素、汉黄芩苷、木蝴蝶素A等均可有效抑制肿瘤细胞的增殖,且对正常上皮、外周血和骨髓细胞几乎没有毒性。水提物可治疗脑内出血大鼠的血脑屏障损伤,并且对血脑屏障损伤造成的脑卒中及脑创伤有一定的保护作用。黄芩素对高血压大鼠具有降压作用。黄芩苷可通过抑制心肌细胞凋亡和炎性细胞浸润而保护缺血再灌注心肌。黄芩素、黄芩苷、汉黄芩素等均具有降糖作用,可用于预防或治疗糖尿病。黄芩素等成分能不同程度的抑制胶原、ADP、花生四烯酸诱导的血小板聚集,抑制凝血酶诱导的纤维蛋白原转化为纤维蛋白,产生抗凝血作用。此外,黄芩还具有抗氧化、抗炎、抗过敏、抗动脉粥样硬化等作用。

【制剂】 苗药:胆炎康胶囊,肺力咳合剂,肺力咳胶囊,养阴口香合剂,玉兰降糖胶囊。

傣药:表热清颗粒,银芩胶囊。

彝药:复方青蒿喷雾剂,胃复舒胶囊。

附注: 黄芩属(Scutellaria)植物我国有100余种,黄芩作为常用的中药材,《中国药典》仅收载了黄芩 S. baicalensis,但作为地方习用品,各地方标准中除以"黄芩"之名收载的上述种类外,尚有甘肃黄芩 S. rehderiana Diels(又称"西北黄芩")、丽江黄芩 S. likiangensis

Diels(云南)、薄叶黄芩 *S. ikonnikovii* Tus.(宁夏)。有文献报道这些种类的质量较差，各地的用法也有一定差异，应按制剂批文规定使用(参见"西南黄芩"条)。

《藏本草》记载，藏医也药用滇黄芩 *Scutellaria amoena*，其功能主治与黄芩 *S. baicalensis* 相同。蒙医使用的为黄芩 *S. baicalensis* 和粘毛黄芩 *S. viscidula*，《部标蒙药》和《内蒙蒙标》尚另以"并头黄芩"之名收载了并头黄芩 *S. scordifolia* Fisch. ex Schrank 的全草。

黄 藤 素

【来源】从防己科植物黄藤 *Fibraurea recisa* Pierre. 的干燥藤茎中提取得到的生物碱。

【标准】中国药典。

【功能主治】中药：清热解毒。用于妇科炎症，菌痢，肠炎，呼吸道及泌尿道感染，外科感染，眼结膜炎。

【用法与用量】黄藤素片一次 0.2~0.4g，一日 0.6~1.2g。

【化学成分】含生物碱：巴马汀(palmatine)，小檗碱(berberine)等。《中国药典》规定含盐酸巴马汀($C_{21}H_{21}NO_4 \cdot HCl$)不得少于 90.0%。

巴马汀

【药理作用】黄藤素具有提高细胞免疫、体液免疫和非特异性免疫功能的作用，能提高大鼠外周血液中的中性粒细胞吞噬率、酸性 α- 醋酸萘酯酶阳性百分率、脾玫瑰花结形成细胞百分率，促进白细胞移行抑制试验，降低移行抑制指数；对金黄色葡萄球菌的抑菌效果优于小檗碱、荷叶碱和异汉防己碱。合成黄藤素和天然黄藤素对二甲苯引起的小鼠耳郭肿胀、角叉菜胶所致的大鼠足趾肿胀和大鼠棉球肉芽肿均有明显的抑制作用，具有明显的抗炎作用。黄藤素还能抑制西尼罗病毒 NS2B-NS3 蛋白的活性，对于登革病毒和黄热病毒也有剂量依赖性的抑制作用。

【制剂】彝药：矾藤痔注射液。

附注：黄藤 *F. recisa* 的藤茎为傣族习用药材，名"大黄藤"，其功能主治与本品有所不同(参见"大黄藤"条)。

黄 药 子

【民族药名】蒙药(嘎格查-协拉，协日-能给-查干)，苗药(野正山，比郎棍，真贵嗟，整革王珊，正革王珊，高沙八)。

【来源】薯蓣科植物黄独 *Dioscorea bulbifera* L. 的干燥块茎。

【标准】中国药典(63)，新疆药标(80)，四川中标(84, 87)，江苏中标(86, 89)，贵州中标(88)，内蒙中标(88)，部标中药(92)，贵州中民标(03)，广东中标(10)。

植物类药材

【功能主治】蒙药：用于甲状腺肿大，淋巴结结核，咽喉肿痛，吐血，咯血，百日咳，癌肿；外用于疮疖。

苗药：散结消瘿，清热解毒，凉血止血。用于瘿瘤，喉痹，痈肿疮毒，肿瘤，吐血，咯血，肿疮疖，百日咳，肺热咳喘，地方性甲状腺肿，疝气，淋巴结核，肿瘤，疮毒，天疱水疮。

中药：清热凉血，解毒消瘿，化痰止咳。用于咽喉肿痛，肺热咳嗽，疔疮肿毒，瘿瘤，虫蛇咬伤。

【用法与用量】3~9g。外用适量，研末调敷患处。有小毒，孕妇、儿童、脾胃虚弱及肝病患者慎用。

【化学成分】含甾体皂苷类：薯蓣皂苷元（diosgenin），薯蓣皂苷（dioscin），薯蓣次苷甲（prosapogenin A），箭根薯皂苷（taccaoside），胡萝卜苷（daucosterol），薯蓣毒皂苷（dioscin）等；二萜内酯类：黄药子素 A~H（diosbulbins A~H），8- 表黄药子独素 E 乙酸酯（8-epidiosbulbin E acetate），diosbulbinosides D、F 等；黄酮类：3,7- 二甲氧基 -5,4′- 二羟基黄酮，3,7- 二甲氧基 -5,3′,4′- 三羟基黄酮；菲类：2,4,6,7- 四羟基 -9-10- 二氢菲（2,4,6,7-tetrahydroxy-9-10-dihydro phenanthrene），2,4,5,6- 四羟基菲（2,4,5,6-tetrahydroxy phenanthrene）；其他：二氢薯蓣碱（dihydrodioscorine），4,6- 二羟基 -2-O-（4′- 羟丁基）苯乙酮 [4,6-dihydroxy-2-O-(4′-hydroxybutyl)acetophenone]，D- 山梨糖醇（D-sorbitol），大黄素（emodin），Fe、Mn、Ni、Zn 等微量元素。

薯蓣皂苷

【药理作用】提取物对 3 种人源癌细胞（宫颈癌细胞株 SiHa、HeLa，肝癌细胞株 Hep）的生长均有明显的抑制作用，用石油醚、乙醚、乙醇、水分别提取的黄药子药液均能够明显地抑制肿瘤细胞的生长，并以对肝肿瘤细胞的抑制作用最好，其中乙醚提取物的抗瘤谱较宽。甲醇提取物及其三氯甲烷部位能显著抑制二甲苯引起的小鼠耳郭肿胀及蛋清和角叉菜胶所致的大鼠足趾肿胀；对急性、亚急性炎症均有抑制效果。水煎剂对金黄色葡萄球菌、柠檬色葡萄球菌、大肠埃希菌、白念珠菌、猪肺炎链球菌的抑制作用较好。醇提物不仅能抑制 DNA 病毒，还能抑制 RNA 病毒的转录，灭活病毒后的细胞或药物对照细胞仍旧能够继续分裂传代；乙醇浸膏在 50mg/kg 和 100mg/kg 剂量下对小鼠肝癌 H22 的抑瘤率分别为 19.5% 和 36.3%，对小鼠肉瘤 S_{180} 的抑瘤率分别为 24.3% 和 31.6%。

【制剂】彝药:复方鹿仙草颗粒。

附注:黄药子商品药材存在有异物同名品,主要有虎耳草科植物七叶鬼灯檠 *Rodgersia aesculifolia* Batal.、蓼科植物毛脉蓼 *Polygonum cillinerve*(Nakai)Ohwi 的根茎,应注意鉴别。

茴芹果(洋茴香)

【民族药名】维药(如米别地洋,鲁米茴香,鲁秘茴香,阿你松,热孜亚那如米,苏乃非如米)。

【来源】伞形科植物突蕨茴芹 *Pimpinella anisum* L. 的干燥成熟果实。

【标准】部标维药(99),新疆维标(93),新疆药标(80)。

【功能主治】维药:消散寒气,促进机体自然随和,利尿,通经,润肠,止痛。用于机体满闷气阻,异常腐败体液留滞,尿闭,经闭,头痛,腹痛,腹胀,筋弱,瘫痪,机体自然力下降。

【用法与用量】3~5g。维医认为本品不宜用于肠道病症、热性头痛者,用于前者时应配伍小茴香,由于后者时应配伍斯日坎吉本醋酸糖浆。

【化学成分】含挥发油类(1.5%~3%):茴香醛(anisaldehyde),茴香酸(anisic acid),茴香醚(anisole),茴香酮(fenchone),蒎烯(pinene)等;萜类:赤霉素 A_1、A_4、A_7;苯乙醇苷类:淫羊藿次苷 B_2、D_2、D_1、F_2(icariside B_2、D_2、D_1、F_2),viridoside;苯丙素类:(1′R,2′R)-1′-(4-hydroxyphenyl)propane-1′,2′-diol-2′-O-D-glucopyranoside,(Z)-4-hydroxy-cinnamyl alcohol-4-O-α-D-glucopyranoside;其他:脂肪酸。

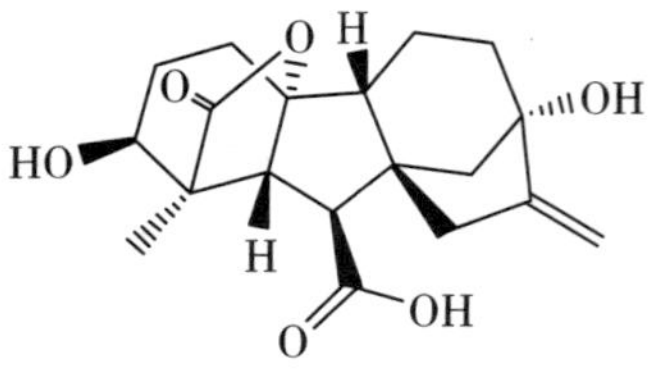

赤霉素 A_1

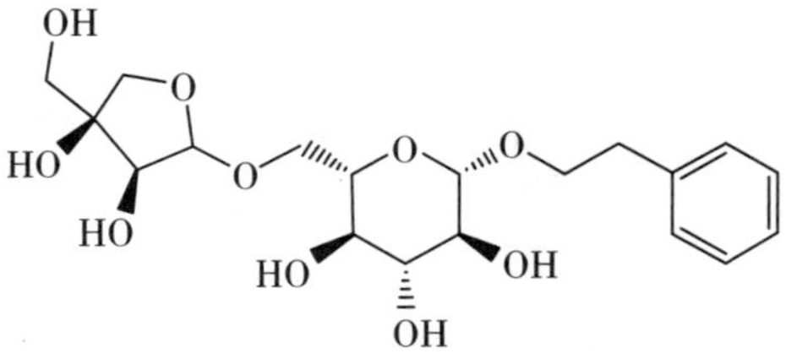

淫羊藿次苷 D_1

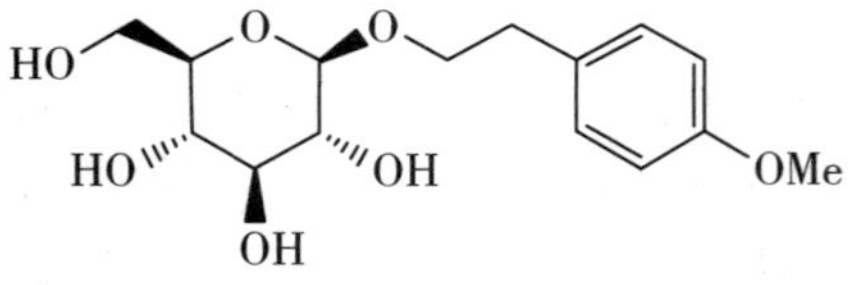

viridoside

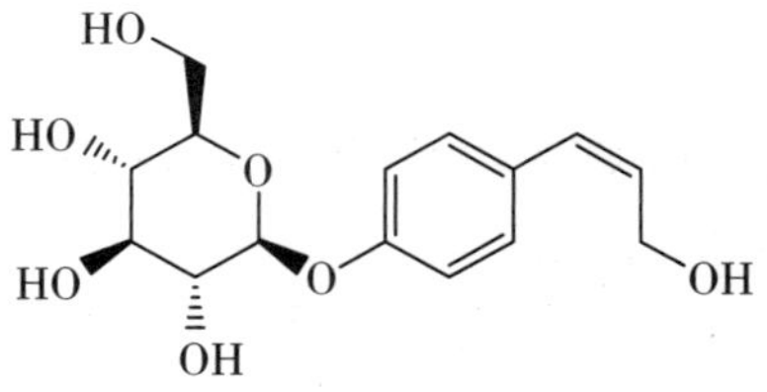

(Z)-4-hydroxy-cinnamyl alcohol-4-O-beta-D-glucopyranoside

(1′*R*, 2′*R*)-1′-(4-*H*ydroxyphenyl)propane-1′,
2′-diol-2′-*O*-D-glucopyranoside

【药理作用】以茴香醛治疗豚鼠实验性结核,有增强小量双氢链霉素效力的作用。

【制剂】维药:复方木尼孜其颗粒,散寒药茶,通阻合牙日仙拜尔片。

附注:《中国植物志》中,*P. anisum* 的中文名使用"茴芹"。

《台湾中药典》(80,06)以"茴香油"之名收载了"茴香 *P. anisum* 的成熟果实提取的一种挥发油"。

茴香根皮(小茴香根皮)

【民族药名】维药(巴地洋依力提孜破斯提,剌西牙那根,克如日里艾斯里日热孜亚乃吉,破斯提比合巴地洋)。

【来源】伞形科植物茴香 *Foeniculum vulgare* Mill. 的干燥根皮。

【标准】部标维药(99),新疆维标(93)。

【功能主治】维药:驱散寒气,温肾暖胃,通水利湿,消肿止痛。用于寒性胃痛,腹部不利,尿路结石,小便不通,阴囊肿痛,疝气,咳嗽,气管炎,视力减退,闭经,闭尿,毒虫叮咬。

【用法与用量】5~9g。外用适量。维医认为本品对膀胱、胃有害,可以蜂蜜、洋茴香等矫正。

【化学成分】含挥发油类:莳萝油脑(dillapiole),α-松油烯(α-terpinene),L-松油烯(L-terpinene),α-、β-蒎烯(α-、β-pinene),β-月桂烯,α-水芹烯(α-phellandrene),对伞形花素(*p*-cymene),柠檬烯(limonene)等;其他:棕榈酸豆甾醇酯(stigmasteryl palmitate),5-甲氧基呋喃香豆素(5-methoxyfuranocoumarin),豆甾醇(stigmasterol),伞形花内酯(umbelliferone)等。

【药理作用】小茴香根皮的不同提取物对四氯化碳、D-氨基半乳糖胺、卡介苗/脂多糖所致的急性肝损伤和四氯化碳诱导的慢性肝损伤均具有保护作用,其中乙酸乙酯和水提组的效果较明显。

【制剂】维药:复方木尼孜其颗粒,护肝布祖热颗粒。

附注:茴香 *F. vulgare* 的果实即中药"小茴香",功能为散寒止痛、理气和胃,用于寒疝腹痛、睾丸偏坠、痛经、少腹冷痛、脘腹胀痛、食少吐泻,与根的作用有所不同。

茴香 *F. vulgare* 作为香菜食用历史悠久,各地多有栽培。

回 心 草

【民族药名】彝药(尼木基,尼朋诗)。

【来源】真藓科植物大叶藓 *Rhodobryum roseum* Limp. 或暖地大叶藓 *Rhodobryum*

giganteum(Hook.)Par. 的干燥全草。

【标准】云南中标（彝药，05），云南药标（74）。

【功能主治】彝药：养心安神。用于心悸，怔忡，神经衰弱。

【用法与用量】3~9g。

【化学成分】含三萜类：熊果酸（ursolic acid）；生物碱类：胡椒碱（piperine）；甾醇类：3β-羟基-5α,8α-氧桥-6,22-二烯麦角甾醇，3β-羟基-5α,8α-氧桥-6,9(11),22-三烯麦角甾醇，β-谷甾醇（β-sitosterol）；挥发油：香茅醇（citronellol），橙花叔醇（nerdidol），六氢化金合欢烯基丙酮，7-十四碳烯等；其他：咖啡酸甲酯（caffeic acid methyl ester），脲嘧啶核苷（uridine），胡萝卜苷（daucosterol），棕榈酸，三十三烷等。

胡椒碱　　　　　　　　胡萝卜苷

【药理作用】对左胸冠状动脉前降支结扎的麻醉犬股静脉注射回心草醇提液，犬的回心血量有所增加，醇提液可轻度增加侧支血管开放；此外，对减慢心率、使舒张期延长、增加缺血区侧支血管的血流量有一定作用。脂溶性酚类成分兼有减少心肌做功和耗氧的作用，麻醉犬注射脂溶性酚类成分后，左心室做功和心肌对氧的摄取与消耗明显减少，心排血量、心率和动脉压降低。乙酸乙酯部位和正丁醇提取部位对结扎大鼠冠状动脉所致的心肌缺血、心肌梗死均有一定的保护作用，可拮抗三氯甲烷所致室颤的发生，延缓心律失常出现的时间；显著提高小鼠的耐缺氧能力，延长特异性心肌缺血、缺氧小鼠的存活时间。回心草有抗动脉硬化、降低血脂和改善血脂代谢的作用，可显著减少模型兔的动脉内膜粥样斑块面积。

【制剂】傣药：回心康片。

附注：本品在云南、重庆中医临床用于治疗冠心病。

火把花根（昆明山海棠）

【民族药名】苗药（车油根），傣药（嘿见慌），彝药（多争唯，勒薄，一姑妹班，牛牯史）。

【来源】卫矛科植物昆明山海棠 *Tripterygium hypoglaucum*(Lévl.)Hutch. 的干燥根。

【标准】中国药典（附录），云南中标（彝药，05），云南药标（74，96），湖南中标（93，09），上海中标（94），广西中标（90，96），广东中标（04）。

【功能主治】苗药：用于神经性皮炎，银屑病，黄痧病，无名肿毒。

傣药：续筋接骨，祛瘀通络。用于骨折。

彝药：祛风除湿，舒筋通络，消肿止痛。用于风寒湿痹，关节肿痛，跌打损伤，红斑狼疮，皮肤瘙痒，骨痨骨疽，睾丸结核，神经性皮炎，干疮，银屑病。

中药：祛风除湿，活血散瘀，续筋接骨。用于风湿关节痛，骨痨，痈疮红肿，跌打损伤。

【用法与用量】 3~5g。外用适量，研末敷患处。有大毒，孕妇禁服，小儿及育龄期妇女慎服，不宜过量或久服。

【化学成分】 含生物碱类（倍半萜生物碱）：雷公藤次碱（wilforine），雷公藤碱乙（wilforgine），雷公藤碱（wilfordine），雷公藤碱丁（wilfortrine），卫矛碱（euonymine），雷公藤丙素（tripterolide），雷公藤碳内酯A，雷公藤碳内酯B等；萜类（倍半萜、二萜、三萜）：山海棠酸（hypoglic acid），雷酚萜甲醚（triptonoterpene methyl ether），雷酚萜醇（triptonoterpenol），山海棠萜酸（hypoglauterpenic acid），雷公藤内酯A、B（wilforlides A、B），山海棠内酯（hypoglaulide），雷公藤二萜酸（triptoditerpenic acid），雷公藤三萜酸A、C（triptotriterpenic acids A、C），黑蔓酮酯甲（regelin），雷酚二萜酸，雷藤二萜酸B，雷藤内酯三醇（triptriolide），山海棠二萜内酯A（hyndiolide A），齐墩果酸（oleanolic acid）等；黄酮类：儿茶素（catechin），表儿茶素（epicatechin）等；其他：甾醇，鞣质，脂肪酸。

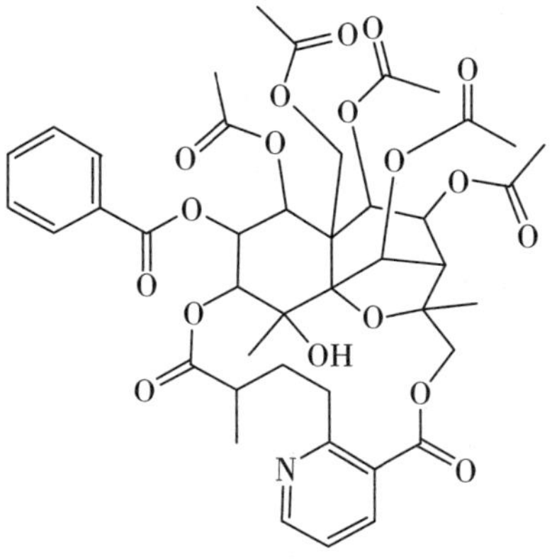

雷公藤次碱

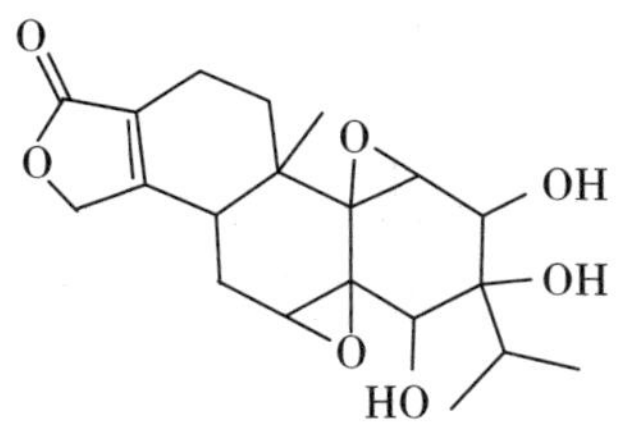

雷藤内酯三醇

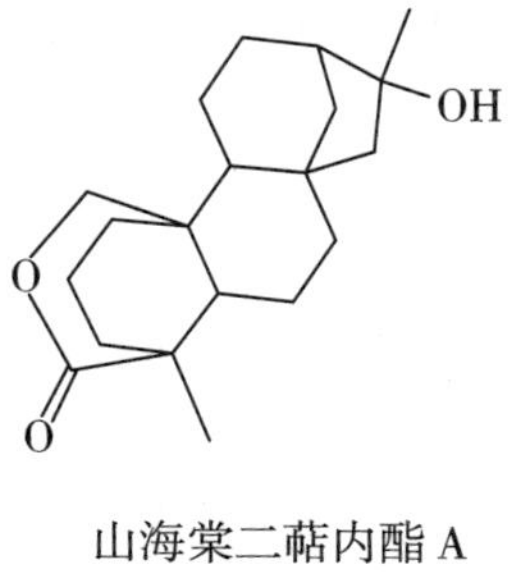

山海棠二萜内酯A

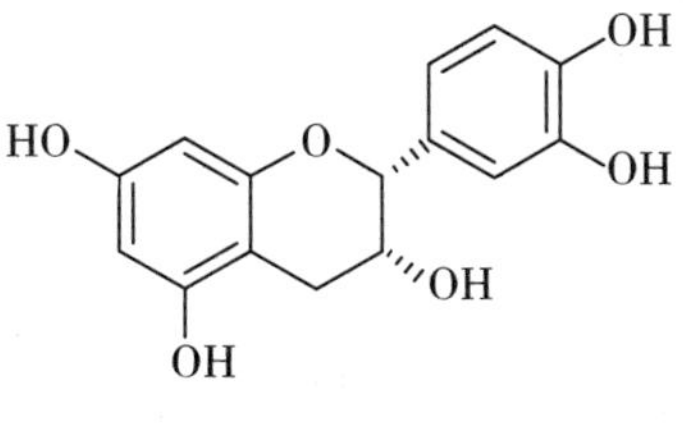

表儿茶素

【药理作用】 火把花根及其醇提取物、总生物碱均有明显的抗炎作用；根木心水煎剂灌胃给药，对二甲苯、组胺、鸡蛋清所致的小鼠皮肤毛细血管通透性增高有显著的抑制作用。水提取物灌服5g/(kg·d)和10g/(kg·d)，连续5天，能抑制小鼠网状内皮系统对碳粒的吞噬能力，抑制小鼠对绵羊红细胞免疫所致溶血抗体的生成。昆明山海棠水提物（片）能显著抑制大鼠的同种异体交叉植皮的排斥反应；对单核巨噬细胞系统功能及体液和细胞免疫功能、Ⅲ型及Ⅳ型超敏反应均有抑制作用。根木心乙醇提取物951mg/kg灌胃给药,雌性大鼠给药5天、雄性大鼠给药14天,具有显著的抗生育作用。昆明山海棠片可改善足细胞病变而减少蛋白尿,从而改善肾炎大鼠的肾脏病理变化,延缓肾硬化的发展。醇提物对小鼠子宫颈癌U_{14}的抑制率约40%,粗提物对小鼠肉瘤S_{180}、S_{37}的抑制率为33%~52%,具有较好的抗癌作用。火把花根片对急性肺损伤具有保护作用;可用于治疗2型糖尿病肾病。可明显抑制哮喘大鼠的L型钙通道的活动,治疗哮喘;对实验性自身免疫性脑脊髓炎大鼠有治疗作用;可显著抑制哮喘豚鼠的气道慢性炎症。昆明山海棠片对急性肾炎,高血压肾病,慢性肾炎普通型、紫癜性和狼疮肾炎有较好的疗效。

【制剂】傣药:关通舒胶囊,关通舒口服液。

彝药:骨风宁胶囊,肿痛气雾剂。

附注:傣医还使用同属植物雷公藤 T. wilfordii Hook. f. 的根,用于风寒湿痹、肢体关节肿痛、屈伸不利,与火把花根的功效不尽相同。

荠菜(荠菜花)

【民族药名】藏药(索嘎哇,索尕哇,苏嘎哇,索嘎巴,哇嘎,喀卜莫),蒙药(阿布嘎,阿布嘎-闹高,阿布嘎-诺高,苏克嘎巴,扫格嘎瓦),苗药(锐奶改,窝拿,窝那,茹比更),彝药(格糯取,隔诺起)。

【来源】十字花科植物荠菜 Capsella bursa-pastoris(L.)Medic. 的带花果的新鲜或干燥全草。

【标准】部标藏药(95),青海藏标(92),四川中标(79),江苏中标(86,89),贵州中标(附录,88),江苏中标(89),上海中标(94),北京中标(附录,98),贵州中民标(03),湖南中标(09)。

【功能主治】藏药:止吐及尿病。用于肾盂肾炎,淋病,腰痛,尿频尿急,胃痉挛,溃疡病,呕吐。

蒙药:止呕,止血,利尿。用于呕吐,呕血,血崩,产后流血过多,水肿,肠炎,痢疾,小便不利,高血压,脉热。

苗药:凉肝止血,平肝明目,清热利湿。用于肺结核咯血,衄血,咯血,尿血,崩漏,目赤疼痛,眼底出血,高血压,赤白痢疾,肾炎水肿,乳糜尿。

彝药:用于肺热咳嗽,吐血,水肿腹满,目赤肿痛,痢疾肠痈,便血,白浊湿淋,经血过多,内外痔。

中药:凉肝止血,平肝明目,清热利湿。用于各种出血,崩漏,目赤疼痛,高血压,赤白痢疾,肾炎水肿,乳糜尿。

【用法与用量】10~30g;蒙药3~5g;鲜品60~120g。外用适量,捣汁点眼。

【化学成分】含黄酮类:香叶木苷(diosmin),芦丁(rutin),山柰素-4'-甲醚(kaempferol-4'-methylether),槲皮素-3-甲醚(quercetin-3-methylether),棉花皮素六甲醚(gossypetin hexamethyl ether),刺槐乙素(robinetin),木犀草素-7-芸香糖苷(luteolin-7-rutinoside)等;生物碱类:芥子碱(sinapine),育亨宾(yohimbine),麦角克碱(ergocristine),胆碱(choline),乙酰胆碱(acetylcholine);有机酸类:草酸(oxalic acid),酒石酸(tartaric acid),棕榈酸(palmitic acid),苹果酸(malic acid),丙酮酸(pyruvic acid),对氨基苯磺酸(sulfanilic acid),延胡索酸(fumaric acid)等;其他:黑芥子苷(sinigrin),侧金盏花醇(adonitol),天冬氨酸、脯氨酸、亮氨酸、精氨酸等多种氨基酸,多聚糖,低聚糖,Ca、K、Fe、P、Mg、Mn、Zn、Cu、Se 等微量元素。

香叶木苷　　育亨宾

【药理作用】荠菜煎剂、流浸膏有显著的子宫兴奋作用。煎剂灌胃或流浸膏挥发液静脉注射能明显缩短小鼠的出血时间。醇提取物对猫、兔、大鼠、麻醉犬具有一过性降压作用。提取物小鼠腹腔注射 0.14g/kg,对皮下移植的 Ehrlich 实体瘤的生长有抑制作用。此外,荠菜尚有镇静、解热作用。荠菜总黄酮对二甲苯所致小鼠耳郭肿胀、醋酸所致小鼠毛细血管通透性增加、小鼠棉球肉芽肿形成均有明显抑制作用。

【制剂】傣药:山楂内金口服液。

附注:藏医也单用种子,用于胃病、溃疡、呕吐、筋脉肿痛、脉病。

荠菜 *Capsella bursa-pastoris* 的幼嫩地上部分常作野菜食用。

棘豆(镰形棘豆,莪大夏)

【民族药名】藏药(莪大夏,莪达夏,俄大夏,奥打夏,达夏,曲达毛,堆孜巴多,吓加塔哑根,洛合毒合,含都如)。

【来源】豆科植物镰形棘豆 *Oxytropis falcata* Bge. 或轮叶棘豆 *Oxytropis chiliophylla* Royle 的干燥全草。

【标准】中国药典(附录),部标藏药(95),藏标(79),青海藏标(92),青海药标(76)。

【功能主治】藏药:清热解毒,生肌愈疮,涩脉止血,通便。用于疫病高热,中毒病,黄水病,便秘,炭疽,喉炎,痢疾;外敷治疗疮疖肿痛,去骨瘤。

【用法与用量】0.3~0.5g。外用适量,捣碎敷患处。

【化学成分】含黄酮类:山柰酚-3-*O*-β-葡萄糖苷(kaempferide-3-*O*-β-glucoside),染料木苷(genistin),鼠李柠檬素(rhamnocitrin),异鼠李素(isorhamnetin),球松素(pinostrobin),苦马豆素(spherosin);生物碱类:野决明碱(thermopsine),臭豆碱(anagyrine),鹰爪豆碱

(sparteine)，白羽扇豆碱（lupanine）；甾类：β-谷甾醇（β-sitosterol），胡萝卜苷（daucosterol），豆甾醇（stigmasterol）等。

染料木苷　　　　　臭豆碱

【**药理作用**】棘豆的总黄酮苷元口服、腹腔给药均有祛痰作用；能促进大鼠肾上腺皮质激素分泌，间接达到抗炎、祛痰的作用；对化学刺激引起的疼痛效果明显，具有外周镇痛作用；能增加离体心脏冠状动脉的灌流量，对心脏收缩力产生抑制作用；对在体心脏可产生心脏收缩短暂加强或抑制减弱的作用。黄酮类化合物对 SMMC-7721、HeLa、A549、MGC-803、MDA-MB-231、LOVO 等 6 种人癌细胞株的增殖具有不同程度的抑制作用。总提物（包括水溶液部位和正丁醇部位）对急性炎症和慢性炎症动物模型都有较好的作用；可以明显缩短小鼠的出血时间和凝血时间，可使凝血酶原时间和血浆复钙时间缩短。水煎剂对巨噬细胞的吞噬功能有明显的促进作用；对细胞免疫呈现抑制作用。

【**制剂**】藏药：十二味翼首散，六味余甘子汤散，二十九味羌活散，达斯玛保丸，黄药解毒散，九味青鹏散，流感丸，青鹏膏剂，青鹏软膏，十八味欧曲丸。

蒙药：十八味欧曲丸。

附注：《中国植物志》中，*O. chiliophylla* 的中文名使用"臭棘豆"（植株具有特异性臭味）。

藏医药古籍文献《神奇金穗》《晶珠本草》等记载"莪大夏"分黑、白两种，白者体大，黑者体小。《藏药志》等近代文献认为"白"者为镰形棘豆和轮叶棘豆，"黑"者为小叶棘豆 *O. microphylla*（Pall.）DC.（多叶棘豆），后者分布于宁夏至黑龙江的华北、东北地区，《部标蒙药》和《内蒙蒙标》以"多叶棘豆"之名收载（参见"多叶棘豆"条）。

棘豆属（*Oxytropis*）植物在我国约有 30 种，西南、西北、东北部均有分布，藏医和蒙医药用的该属植物涉及多个药材品种和多种基源植物，但其种类有所不同，与该属植物的分布相关。《西藏藏标》收载有"蓝花棘豆 / 塞那"，为蓝花棘豆 *O. coerulea*（Pall.）DC.（全株用于创伤、肿毒症、浮肿、全身水肿）；《青海藏标》（附录，92）和《西藏藏标》中收载有"甘肃棘豆"（塞嘎尔、塞嘎），为甘肃棘豆 *O. kansuensis* Bge. 和黄花棘豆 *O. ochrocephala* Bunge（青海用花、西藏用全株，用于"培根"病、肺热咳嗽、痰饮腹水、体虚水肿、脾虚泄泻）；此外，文献中还记载有胶黄耆状棘豆 *O. tragacanthoides* Fisch.、云南棘豆 *O. yunnanensis* Fr.（塞玛莫保或作"莪大夏"，全株用于肺热病、疮疖、痈肿）、黑萼棘豆 *O. melanocalyx* Bunge（塞完、塞哦，全株用于溃疡病、胃疼挛、肺热病、脾热病、"培根病"、水肿等）。《部标蒙药》（98）和《内蒙蒙标》（86）中分别收载有"硬毛棘豆 / 旭润 - 奥日都扎"（硬毛棘豆 *O. hirta* Bge. 的地上部分）、"多叶棘豆 / 那布其日哈嘎 - 奥日都扎"（多叶棘豆 *O. myriophylla* 的地上部分，后者《中国药典》附录中有收载），但两者的功能主治相同，用于瘟疫、发症、丹毒、腮腺炎、阵刺痛、肠刺痛、脑刺痛、麻疹、颈强、痛风、游痛症、创伤、抽筋、鼻出血、月经过多、吐血、咳嗽。此外，文献记载藏医、蒙医还药用有小花棘豆 O. glabra (Lam.) DC.(全草用于牙痛、关节疼痛、失眠健忘、皮肤瘙痒)、海拉尔棘豆 O. hailarensis Kitag.、砂珍棘豆 O. psammocharis Hance(地上部分,功用同多叶棘豆)、宽苞棘豆 O. latibracteata Jurtz.(查干-萨日达马、乌日根-奥日图哲,全草用于浮肿、气肿、尿闭、肺热、脾热)、薄叶棘豆 O. leptophylla (Pall.) DC.(根用于秃疮、瘰疬),应注意区别。

藏药和蒙药的"十八味欧曲丸"处方相同,处方中使用的为"镰形棘豆"。

鸡根(黄花远志)

【民族药名】苗药(咚多),傣药(牙喃嫩,牙南嫩,牙本该,牙苯该,牙补介,亚得介),彝药(呀节,阿依若资,依海莫湿,依海莫涩)。

【来源】远志科植物黄花远志 *Polygala arillata* Buch.-Ham. ex D. Don 的干燥根及茎。

【标准】云南中标(彝药,05),云南药标(96)。

【功能主治】苗药:用于腰痛,骨折,跌打损伤。

傣药:调补四塔。用于"多温多约帕雅来,冒米想"(体质虚弱多病、乏力),"暖冒拉方来"(失眠多梦),"冒开亚毫"(不思饮食、消化不良)。

彝药:益气养阴,补肾健脾,祛风除湿。用于病后体虚,产后虚弱,乳汁不足,带下,月经不调,久咳不止,肺痨,夜尿频数,失眠,风湿疼痛。

中药:润肺安神,补气活血,祛风湿。用于风湿痛,跌打损伤,肺痈,水肿,小儿惊风,肝炎,吐泻,顿咳,妇女腰痛,阴挺。

【用法与用量】20~30g;彝药 15~50g。也用鲜品。

【化学成分】含㕷酮类:1-甲氧基-2,3-亚甲二氧基㕷酮(1-methoxy-2,3-methylenedioxyxanthone),1,7-二羟基-2,3-亚甲二氧基㕷酮(1,7-dihydroxy-2,3-methylenedioxyxanthone),1,6,7-三羟基-2,3-二甲氧基㕷酮(1,6,7-trihydroxy-2,3-dimethoxyxanthone),1,3-二羟基-2-甲氧基㕷酮,7-羟基-1-甲氧基-2,3-亚甲二氧基㕷酮等;其他:对-羟基苯甲酸(*p*-hydroxy benzoic acid),远志醇(polygalitol),豆甾醇(stigmasterol),豆甾醇-*β*-D-吡喃葡萄糖苷(stigmasterol-*β*-D-glucopyranoside)等。

远志醇

【药理作用】1,3-二羟基-2-甲氧基㕷酮、7-羟基-1-甲氧基-2,3-亚甲二氧基㕷酮具有抑制醛糖酶的作用。

【制剂】彝药:喘络通胶囊。

附注:《中国植物志》中,*P. arillata* 的中文名使用"荷包山桂花"。

蒺藜(刺蒺藜,白蒺藜)

【民族药名】 藏药(赛玛,色麻,塞麻,智甘达,苦旦达,阿杂西热,热古乌,萨刺玛,日嘎),蒙药(亚曼-章古,色玛,色玛拉高),维药(欧古力提堪,欧胡日提坎,哈撒其,海赛克,哈尔海赛克)。

【来源】 蒺藜科植物蒺藜 *Tribulus terrester* L.、大花蒺藜 *Tribulus cistoides* L. 的干燥成熟果实。

【标准】 中国药典,部标藏药(附录,95),藏标(79),内蒙蒙标(86),部标维药(附录,99),云南药标(74,96),新疆药标(80),台湾中药典范(85),香港中标(第6期)。

【功能主治】 藏药:平肝,明目,散风,行血。用于头痛,身痒,胸满,气逆,目赤肿翳,癥瘕,乳闭(《中华本草:藏药卷》:利水祛湿。用于肾热,尿闭,营养不良性水肿,风湿性关节炎,淋浊)。

蒙药:祛肾寒,镇"赫依",利尿,利水,强壮。用于尿频,尿闭,肾寒,肾"赫依"病,腰腿痛,游痛症,遗精,阳痿,水肿。

维药:生干生热,利尿通经,化石排石,止咳平喘,增强色素。用于湿寒性或黏液质性疾病,如小便不通,月经不调,肾脏结石,膀胱结石,淋病,咳嗽,白癜风。

中药:平肝解郁,活血祛风,明目,止痒。用于头痛眩晕,胸胁胀痛,乳闭乳痈,目赤翳障,风疹瘙痒。

【用法与用量】 6~10g。维医认为本品对头部有害,可以巴旦杏仁、芝麻油矫正。

【化学成分】 含甾体皂苷类:25D-螺甾烷-3,5-二烯(25D-spirosta-3,5-diene),皂苷元有薯蓣皂苷元(diosgenin),海柯皂苷元(hecogenin),吉托皂苷元(gitogenin),鲁斯可皂苷元(ruscogenin),绿皂苷元(chlorogenin),新替告皂苷元(neotigogenin)等;黄酮类:刺蒺藜苷(tribuloside)、银椴苷(tiliroside),山奈酚(kaempferol),山奈酚-3-O-葡萄糖苷(kaempferol-3-glucoside),槲皮苷(quercetin),槲皮素-3-O-β-D-龙胆二糖苷;生物碱类:哈尔满碱(harmane),哈尔明碱(harmine),哈尔醇(harmol),蒺藜酰胺,tribulusamide A, tribulusamide B, *N-trans*-feruloytyramine;脂肪酸类:棕榈酸(palmitic acid),硬脂酸(stearic acid),油酸(oleic acid),亚油酸(linoleic acid),亚麻酸(linolenic acid)等;其他:甾醇化合物,脂肪酸。《香港中标》规定含槲皮素-3-O-β-D-龙胆二糖苷($C_{27}H_{30}O_{17}$)不得少于0.022%。

海柯皂苷元　　哈尔满碱　　蒺藜酰胺

【药理作用】 蒺藜皂苷能够减轻由于大强度耐力训练导致的大鼠不同脏器组织细胞的损伤,提高睾酮水平,降低运动时的蛋白质分解程度,提高大鼠的抗疲劳能力。总皂苷可明显增强公猪的性欲并且可以增加其精子的质量;可促进给药小鼠体内精子的生成,但在体外缺乏雄激素和雌激素的活性;可增加男性精子数量及活力,治疗男性性功能低下,也可增强女性卵巢功能,预防更年期综合征。蒺藜皂苷能通过提高红细胞的变形能力和降低红细胞的聚集性而降低血液黏度,从而改善血液流变性;尚可显著降低体外血栓湿重、干重和缩短血栓长度,降低体内血栓形成时间。此外,蒺藜还具有保护内皮细胞及抗动脉粥样硬化、抗心肌缺血及心肌保护、脑保护、降血脂、降血压、抗癌、抗衰老、改善记忆力等作用。

【制剂】藏药:三味蒺藜散,四味姜黄汤散,五根散,八味金礞石散,十一味黄精颗粒,十五味铁粉散,十八味诃子利尿胶囊,十八味诃子利尿丸,二十五味儿茶丸,二十六味通经散,二十八味槟榔丸,巴桑母酥油丸,蒺藜药酒,石榴日轮丸。

蒙药:三味蒺藜散。

维药:开胃加瓦日西阿米勒片,罗补甫克比日丸。

附注:文献记载,藏医将蒺藜分为有刺和无刺2种,有刺者即蒺藜 *T. terrester*,无刺者为豆科植物扁茎黄芪 *Astragalus complanatus* R. Br.(= 背扁黄耆 *Astragalus complanatus* Bunge)的种子,但后者目前藏医已不使用。后者的种子为中药"沙苑子",又称"潼蒺藜",其功能主治与蒺藜不同,不应混用。

《山东中标》(02)收载有"软蒺藜",为藜科植物西伯利亚滨藜 *Atriplex sibirica* L.、中亚滨藜 *A. centralasiatica* Iljin. 的果实,为地方习用品,应按制剂批文规定使用。

鸡矢藤(天仙藤,鸡屎藤,毛鸡矢藤)

【民族药名】苗药(阿信不该,窝项嘎,摸么苍嘎,满只嘎,喇夯嘎,浦江嘎,搞批荡),傣药(黑多吗,嘿多吗,喝兜玛,吗多吗),彝药(克乞列古,蛆叉习乃)。

【来源】茜草科植物鸡矢藤 *Paederia scandens*(Lour.)Merr. 或毛鸡矢藤 *Paederia scandens*(Lour.)Merr. var. *tomentosa*(Bl.)Hand.-Mazz. 的干燥地上部分。

【标准】中国药典(77),四川中标(87,92),福建中标(90,06),上海中标(94),河南中标(93,09),江西中标(96),贵州中民标(03),广西壮标(08),湖南中标(09),湖北中标(09)。

【功能主治】苗药:祛风除湿,消食化积,解毒消肿,活血止痛。用于风湿痹痛,食积腹胀,小儿疳积,腹泻,痢疾,黄疸,肝脾大,烫火伤,湿疹,疮疡肿痛,跌打损伤。

傣药:清热解毒,行气活血,补土健胃,消食。用于"拢害埋冒龙"(高热不退),"拢蒙沙喉"(风湿热痹症、肢体关节红肿热痛、屈伸不利),"短赶短接,冒开亚毫"(食积腹胀、不思饮食)。

彝药:用于胃痛,伤食腹胀,咽喉肿痛,肝炎,风湿骨痛,鼻窦炎,月经不调,浊白带下,难产,不孕,神经性皮炎,慢性骨髓炎,瘤性麻风,杨梅疮。

中药:祛风除湿,消食化积,解毒消肿,活血止痛。用于风湿痹痛,食积腹胀,小儿疳积,腹泻,痢疾,黄疸,烫火伤,湿疹,疮疡肿痛。

【用法与用量】10~60g。外用适量,煎水洗或鲜品捣烂敷患处。

【化学成分】含环烯醚萜类:鸡矢藤苷(paederoside),鸡矢藤次苷(scandoside),鸡矢藤苷酸(paederosidic acid),鸡矢藤苷酸甲酯(paederosidic acid methyl ester),车叶草苷(asperuloside),去乙酰车叶草苷(deacetyl asperuloside);三萜类:齐墩果酸(oleanolic acid),熊果酸(ursolic acid),3-O-β-D-吡喃糖基熊果酸,表木栓醇(friedelan-3β-ol),木栓酮(friedelin);苯丙素类:东莨菪亭(scopoletin),异东莨菪亭,5-羟基-8-甲氧基吡喃香豆

素,臭矢菜素 B、D(cleomiscosins B、D),异落叶松树脂醇(isolariciresinol),咖啡酸(caffeic acid),香豆酸(coumaric acid);黄酮类:山奈酚(kaempferol),槲皮素(quercetin),黄豆苷元(daidzein),蒙花苷(linarin);其他:矢车菊素糖苷(cyanidin glycoside),飞燕草苷(delphin),锦葵花素(malvidin),表无羁萜(epifriedelanol),挥发油,气味成分(含硫有机物:3-甲硫基丙醛、CH_3SCH_3 和 CH_3SSCH_3),脂肪酸等。

鸡矢藤苷酸甲酯　　　　车叶草苷　　　　蒙花苷

【药理作用】鸡矢藤能通过调节 NF-κB 的活化而发挥抗炎作用,水煎液对二甲苯致小鼠耳郭炎症和角叉菜胶引起的大鼠足肿胀有明显的抑制作用,但鸡矢藤注射液对原发性炎症无明显的抑制作用。水煎液、50%乙醇提取物的镇痛作用效果显著,可预防和缓解临床持续性自发痛,但是对原发性热和机械性痛敏反应没有明显的抑制作用。提取物(extracts of paederia scandens,EPS)可通过促进尿酸排泄和抑制肝脏黄嘌呤氧化酶(XO)活性来降低高尿酸血症大鼠的血清尿酸水平,从而减少痛风性关节炎的发生。EPS 可明显减少由硫酸钡牛奶引起的胃肠蠕动;降低由顺铂诱导的胃肠蠕动能力;改善由吗啡引起的胃肠蠕动下降,类似于阿片类药物作用于肠神经系统和中枢神经系统,可治疗便秘。环烯醚萜苷可通过多种途径保护肾脏。此外,鸡矢藤还有镇咳、抗肿瘤、抗菌、保肝等作用。

【制剂】苗药:宜肝乐颗粒。

傣药:山楂内金口服液。

彝药:消乳癖胶囊,利胆解毒胶囊,绿及咳喘颗粒,和胃止痛胶囊,延胡胃安胶囊。

吉祥草(观音草,玉带草)

【民族药名】苗药(锐油沙,乌仰翁),彝药(麻鲁诗,母色和,洛思片)。

【来源】百合科植物吉祥草 *Reineckia carnea*(Andr.)Kunth 的干燥全草。

【标准】云南中标(彝药,05),四川中标(79),广西中标(90),江西中标(96),云南药标(96),贵州中民标(03),湖南中标(09)。

【功能主治】苗药:滋阴润肺,凉血止血,解毒利咽。用于肺燥咳嗽,阴虚咳嗽,咯血,吐血,衄血,便血,咽喉肿痛,目赤翳障,痈肿疮疖,跌打损伤,蜈蚣咬伤。

彝药:清肺止咳,凉血解毒。用于肺热咳嗽,咯血,咽喉肿痛,目赤翳障,痈肿疮毒。

中药:滋阴润肺,凉血止血。用于肺燥咳喘,阴虚咳嗽,咯血,遗精,跌扑损伤。

【用法与用量】10~30g;鲜用加倍。外用适量,捣烂酒炒敷患处。

【化学成分】 含甾体皂苷及其苷元：五羟螺皂苷元（pentologenin），五羟螺皂苷元 -5-*O*-β-D- 吡喃葡萄糖苷（pentologenin-5-*O*-β-D-glucopyranoside），奇梯皂苷元（kitigenin），奇梯皂苷元 -4-*O*- 硫酸酯（kitigenin-4-*O*-sulfate），铃兰苦苷元（convallamarogenin），异万年青皂苷元（isorhodeasapogenin），吉祥草皂苷元（rhodeasapogenin），原蜘蛛抱蛋苷，新蜘蛛抱蛋苷（neoaspidistrin），薯蓣皂苷元（diosgenin），蜘蛛抱蛋苷（aspidistrin），异卡里亚皂苷元（isocarneagenin），β- 谷甾醇（β-sitosterol），β- 谷甾醇 -β-D- 葡萄糖苷，豆甾醇 -3-*O*-β-D- 吡喃葡萄糖苷，α- 菠甾醇 -3-*O*- 葡萄糖苷；黄酮类：7- 甲氧基 -8- 甲基 -4′- 羟基黄酮，1,6- 二羟基 -8- 甲基 - 苍耳烷，槲皮素 -3-*O*-α-L- 吡喃鼠李糖 -（1-6）-β-D- 吡喃葡萄糖苷，广豆根黄酮苷 B，6,8- 二甲基 -5,7,4′- 三羟基黄酮，(*R*)-8- 甲基柚皮素，柚皮素（naringenin），大豆素（daidzein），3′- 羟基大豆苷元；萜类：熊果酸鲨烯，trianthenol；其他：丁香脂素，脂肪酸类。

奇梯皂苷元（kitigenin）

薯蓣皂苷元

7- 甲氧基 -8- 甲基 -4′- 羟基 - 黄酮

【药理作用】 吉祥草中的甾体皂苷具有较强的毒杀钉螺的活性，能有效控制血吸虫疾病的流行。总皂苷具有明显的溶血、止咳、化痰及抗炎作用，特别是对上呼吸道、气管及支气管疾病，如急性上呼吸道感染、上气道阻塞、支气管扩张、弥漫性泛细支气管炎、支气管哮喘有治疗作用；同时对肺炎疾病如链球菌肺炎、葡萄球菌肺炎、常见的革兰氏阴性杆菌肺炎具有治疗作用。总皂苷能明显改善佐剂性关节炎大鼠足肿胀，具有良好的抗类风湿关节炎作用；同时总皂苷能明显对抗机械性刺激，提高炎性疼痛痛阈，具有显著的镇痛作用。总皂苷皮下注射治疗可以增加非胰岛素依赖型糖尿病模型大鼠的肝糖原、肌糖原储存量，从而提高外周组织对葡萄糖的利用，改善其胰岛素抵抗，降糖作用明显。

【制剂】 苗药：金刺参九正合剂，九龙解毒胶囊，双金胃疡胶囊。

彝药：喘络通胶囊，和胃止痛胶囊，乌金活血止痛胶囊，消乳癖胶囊。

附注：吉祥草 *R. carnea* 在我国秦岭以南的各地分布较为广泛，各地民间多药用。也作为园艺植物广泛栽培。

积雪草(落得打)

【民族药名】 苗药(奥写,屙八杀,乌根中,锐咪等,窝比赊幼,窝比赊溜,蛙官炯),傣药(帕朗呼乐,帕朗),彝药(斜维斯)。

【来源】 伞形科植物积雪草 *Centella asiatica* (L.)Urb. 的干燥全草。

【标准】 中国药典,广西壮标(08),香港中标(第7期)。

【功能主治】 苗药:用于尿结石,石淋,小便刺痛,肾炎,马牙筋,走游癀,黄疸,月经不调,崩中,腹痛吐泻,手脚厥冷,肩疽,小儿疔疮,小儿发热,丹毒,带状疱疹,跌打损伤,骨折,蛇咬伤,木薯中毒,食物中毒,农药中毒。

傣药:用于小儿惊风,急性传染性肝炎。

彝药:用于肝炎。

中药:清热利湿,解毒消肿。用于湿热黄疸,中暑腹泻,石淋血淋,痈肿疮毒,跌扑损伤。

【用法与用量】 15~30g。

【化学成分】 含三萜及其皂苷类:积雪草苷(asiaticoside),羟基积雪草苷(madecassoside),积雪草皂苷 B~D(centellasaponins B~D),玻热模苷(brahmoside),玻热米苷(brahminoside),参枯尼苷(thankuniside),异参枯尼苷,斯里兰卡积雪草苷(centelloside),积雪草二糖苷(asiaticodiglycoside),异参枯尼酸(isothankunic acid),积雪草酸(asiatic acid),羟基积雪草酸(madecassic acid),ternomilic acid,马达积雪草酸(madasiatic acid),centoic acid,6-羟基积雪草酸(6-β-hydroxyasiatic acid)等;挥发油类:石竹烯(caryophyllene),法尼烯(farnesol),榄香烯(elemene),长叶烯(longifolene)等;其他:胡萝卜苷(daucosterol),豆甾醇(stigmasterol),stigmasterone,香草酸(vanillic acid),山奈酚(kaempferol),维生素 B_1 等。《中国药典》规定含积雪草苷($C_{48}H_{78}O_{19}$)和羟基积雪草苷($C_{48}H_{78}O_{20}$)的总量不得少于 0.80%;《香港中标》规定含积雪草苷($C_{48}H_{78}O_{19}$)和羟基积雪草苷($C_{48}H_{78}O_{20}$)的总量不得少于 0.97%。

积雪草苷　　　　　　　积雪草酸

【药理作用】 积雪草苷不仅能影响成纤维细胞的超微结构,而且能抑制成纤维细胞增殖及胶原蛋白合成,在预防和治疗增生性瘢痕中有重要作用。积雪草苷对体外培养的 L929 细胞和 CNE 细胞的增殖有抑制作用,对移植 S_{180} 细胞的增殖也有抑制作用,同时能提高荷瘤 S_{180} 小鼠的存活时间。积雪草总苷能显著缩短小鼠强迫游泳不动时间,改善强迫游泳所致的小鼠脑内氨基酸含量的失调,具有抗抑郁活性。此外,积雪草还有抗菌、消炎等作用。

【制剂】 苗药:银龙清肝片。

附注:"积雪草"之名始见于清《本草纲目》及《植物名实图考》,据考证,《本草纲目》记载的"积雪草"为唇形科植物活血丹 *Glechoma longituba*(Nakai)Kupr.,而《滇南本草》之"积雪草"为积雪草 *C. asiatica*,该 2 种均为匍匐草本,叶似马蹄,民间也均称"马蹄草",《中国药典》分别以"连钱草"("连钱草"之名出自于《徐仪药草图》)和"积雪草"之名收载,两者的功能主治也相似,商品药材中常见两者混淆,但是否可通用还值得进一步研究,应按制剂批文规定使用。

积雪草的有效部位为皂苷,《中国药典》中收载有原料药"积雪草总苷",现已有"积雪苷片"制剂上市。

鸡 血 藤

【民族药名】 苗药(孟锁巴),彝药(叶是作)。

【来源】 豆科植物密花豆 *Spatholobus suberectus* Dunn、香花岩豆藤 *Millettia dielsiana* Harms ex Diels. 的干燥藤茎。

【标准】 中国药典,云南药标(74,96),四川中标(77,87),新疆药标(80),台湾中药典范(85),贵州中标(88),湖南中标(93),台湾中药典(04),广西壮标(11)。

【功能主治】 苗药:用于腰膝酸痛,麻木瘫痪,月经不调。

彝药:用于气血两亏,肺虚劳热,阳痿遗精,白浊带腥,月经不调,疮疡肿毒。

中药:活血补血,调经止痛,舒筋活络。用于月经不调,痛经,经闭,风湿痹痛,麻木瘫痪,血虚萎黄。

【用法与用量】 9~15g。

【化学成分】 含黄酮类(异黄酮型、异黄烷型、二氢黄酮型、黄烷醇型、查耳酮型):芒柄花素(formononetin),芒柄花苷(ononin),毛蕊异黄酮(calycosin),密花豆素(suberectin),柚皮素(naringenin),甘草素(liquiritigenin),金雀异黄酮(genistein)等;三萜类:羽扇豆醇(lupeol),羽扇豆酮(lupenone),白桦脂酸(betulinic acid),木栓酮(friedemin),表木栓醇(friedelan-3β-ol);蒽醌类:大黄素甲醚(physcion),大黄素(emodin),大黄酸(rhein),芦荟大黄酸(aloe-emodin);木脂素类: prestegane B,(+)-medioresinol;其他:挥发油,甾醇和酚酸化合物。

芒柄花素　　　　　　甘草素　　　　　　大黄素甲醚

羽扇豆醇　　　　　表木栓醇

【药理作用】鸡血藤具有补血活血的活性,所含的儿茶素类化合物、芒柄花素、间苯三酚及丁香酸具有一定的促进造血细胞增殖的作用,能够缓解造血祖细胞内源性增殖缺陷;总黄酮可促进血虚动物模型的造血功能恢复,具有抗贫血的作用。鸡血藤二氯甲烷萃取物对人单核细胞白血病 U937 细胞具有很强的细胞毒性作用;黄酮类组分在体外对人肺癌 A549 和人大肠癌 HT-29 细胞系的生长有直接抑制作用,且该组分无骨髓抑制作用,对红细胞生成有一定的促进作用;醇提取物对白血病细胞株 L1210 和 P388D1、宫颈癌细胞株 HeLa、人胃癌细胞株 SGC7901、黑色素瘤细胞株 B161 等的体外细胞增殖有明显抑制作用,在体内可抑制小鼠体内瘤体生长,明显延长小鼠的生存期。

【制剂】蒙药:透骨灵橡胶膏。

苗药:康妇灵胶囊。

彝药:彝心康胶囊。

附注:《中国植物志》中,香花岩豆藤的学名使用 Millettia dielsiana Harms。

各地所用的鸡血藤的基源植物较为复杂,《中国药典》仅收载了密花豆 S. suberectus。四川、湖南、台湾地方标准中在"鸡血藤"条下收载了豆科植物香花岩豆藤 Millettia dielsiana Harms ex Diels.。此外,《湖南中标》(09)和《台湾中药典范》(85)收载的"鸡血藤"的基源植物还有豆科植物白花油麻藤 Mucuna birdwoodiana Tutcher。《江西中标》(96)收载的"丰城鸡血藤"为丰城岩豆藤 Callerya nitida var. hirsutissima(Z. Wei)X. Y. Zhu,为江西地方习用品。云南民间还药用昆明鸡血藤(网络崖豆藤)Millettia reticulata Benth.,但未见有标准收载。应按制剂批文规定使用。

《贵州中民标》(03)附录中收载有"鸡血藤膏",系木兰科植物异形南五味子 Kadsura heteroclite(Roxb.)Craib、风庆南五味子 K. interior A. G. Smith 的藤茎熬制的煎膏。前者《广东中标》(04)作为"广东海风藤"、《广西壮标》(08)和《中国药典》(附录)中作为"广西海风藤"收载;后者《中国药典》以"滇鸡血藤"收载,其功能主治与"鸡血藤"相同。

《云南中标》(傣药,09)收载有"老鸦花藤/嘿亮龙",为大果油麻藤 Mucuna macrocarpa Wall. 的藤茎,功能主治为"强筋壮骨,调经补血,舒筋活络。用于贫血,肺痨咯血,月经不调,风湿痹痛,腰膝疼痛,小儿痿软,痔疮下血",与鸡血藤的功效有相似之处。

鸡眼睛(野鸦椿)

【民族药名】苗药(鸦春子,底点茄,乌子七)。

【来源】省沽油科植物野鸦椿 Euscaphis japonica(Thunb.)Dippel 的带花或果的干燥枝叶。

【标准】四川中标(80),贵州中民标(03),湖南中标(09)。

【功能主治】苗药:用于风湿痹痛,痢疾,腹泻,月经过多,跌打,寒疝腹痛,睾丸肿痛,脱肛,子宫下垂。

中药:理气止痛,消肿散结,祛风止痒。用于头痛,眩晕胃痛,脱肛,子宫下垂,阴痒。

【用法与用量】9~15g。外用适量,煎水洗患处。

【化学成分】叶含鞣花单宁,3,4,5-三羟基苯甲酸甲酯,3,7-二羟基-5-新内酯,7-羟基-2-辛烯-5-内酯,vomifoliol, euscapholide等;果实和种子含酚酸类:邻苯二甲酸-双-(2′-乙基庚基)酯,琥珀酸(succinic acid),没食子酸(gallic acid),对羟基苯甲酸,己二烯二酸等;黄酮类:异槲皮苷(isoquercitrin),矢车菊素-3-木糖-葡萄糖苷,紫云英苷(astragalin,黄芪苷),异鼠李素-3-O-葡萄糖苷(isorhamnetin-3-O-glucoside),槲皮素-3-O-葡萄糖苷(quercetin-3-O-glucoside),2-甲基-5,7-二羟基色原酮(2-methyl-5,7-dihydroxychromone)等;其他:β-谷甾醇(β-sitosterol),胡萝卜苷(daucosterol)等。

紫云英苷　　　　　　异鼠李素-3-O-葡萄糖苷

【药理作用】野鸦椿水提物具有抗慢性肝纤维化的作用。水提取物对叉菜胶及蛋清诱导的大鼠足趾肿胀、二甲苯致小鼠耳郭肿胀、冰醋酸致小鼠腹腔渗出模型及扭体、热板法疼痛模型动物有较好的抗炎镇痛作用。从甲醇提取物中分离得到的酯类化合物具有较强的抗炎活性。

【制剂】苗药:血脉通胶囊。

附注:苗族也药用全株、根、树皮,各部位的功效有交叉。如树皮用于疝气、水痘、天花眼起白膜;果实用于疝气、睾丸肿痛、脱肛、子宫下垂;根用于咳嗽、风湿等。

家独行菜子

【民族药名】维药(台尔台孜,艾比日沙德,艾布日沙德,西盘丹,吐胡米赛番达尼,阿仑克比及)。

【来源】十字花科植物家独行菜 Lepidium sativum L. 的干燥成熟种子。

【标准】部标维药(99)。

【功能主治】维药:消除异常黏液质,利尿,助阳,理肺,杀虫,促进伤口愈合。用于胃寒作痛,肝弱,食少,阳事不举,咳嗽胸闷,月经不通,伤口不愈,肠寄生虫。

【用法与用量】12g(《中华本草:维吾尔药卷》:1~3g)。维医认为本品对膀胱有害,可以砂糖、黄瓜子矫正。

【化学成分】 含生物碱类：独行菜素 A~F（lepidines A~F），半独行菜素苷 A、B（semilepidinosides A、B），芥子碱（sinapine），秋水仙碱（colchicine）；黄酮类：5,4′-二羟基-7,8,3′,5′-四甲氧基黄酮，槲皮素-3-O-β-葡萄糖基（1→6）-β-吡喃半乳糖苷，异鼠李素-3-O-槐糖苷-7-O-β-D-吡喃葡萄糖苷，山柰酚-3-O-β-葡萄糖基（1→2）-葡萄糖苷-7-O-β-吡喃葡萄糖苷，槲皮素-3-O-β-葡萄糖基（1→6）-β-吡喃葡萄糖苷，槲皮素-3-O-β-葡萄糖基（1→2）-葡萄糖苷-7-O-β-D-吡喃葡萄糖苷等；萜类：lepidiumterpenoid, lepidiumterpenyl ester；异硫氰酸和硫苷类：苄基芥子油苷（glucotropaeolin），2-苯乙基芥子油苷（gluconasturiin），烯丙基芥子油苷（allyl glucosinolate），甲基芥子油苷（methyl glucosinolate），丁基芥子油苷（butyl glucosinolate），2-乙基丁基芥子油苷（2-ethyl butyl glucosinolate），3,4,5-trimethoxybenzylglucosinolate，硫氰酸苄酯（benzyl thiocyanate），异硫氰酸苄酯（benzyl isothiocyanate）等；甾醇类：stigmast-5-en-3β, 27-diol 27-benzoate，β-谷甾醇（β-sitosterol）等；其他：芸薹苷（glucobrassicin），植物血凝素（lectin），羟基肉桂酸酯（hydroxycinnamic acid esters），天冬氨酸，谷胱甘肽，挥发油等。

独行菜素 A

5,4′-二羟基-7,8,3′,5′-四甲氧基黄酮

lepidiumterpenoid

stigmast-5-en-3β,27-diol 27-benzoate

【药理作用】 家独行菜子的醇提物有消炎、退热、止痛作用，且没有严重的不良反应。水提取物对大鼠有较强的降血糖效果，且不影响血浆中胰岛素的水平。水浸液具有抗小鼠实验性胃溃疡的作用，能促进溃疡愈合、抑制小肠运动，并具有显著的止痛作用。此外，家独行菜子还有降血压、降血脂、治疗骨折等作用。

【制剂】 维药：复方高滋斑片，和胃依提尔菲力开比尔蜜膏，壮益加瓦日西再尔吾尼片。

附注：文献记载维医还以同属植物抱茎独行菜 L. perfoliatum L. 的种子作代用品。《青海药标》以"阔叶独行菜"之名收载了阔叶独行菜 Lepidium latifolium L.（宽叶独行菜），以全草入药；《西藏藏标》（12）以"独行菜/察浊"之名收载了独行菜 L. apetalum Willd. 的根，均与本品不同。

箭 根 薯

【民族药名】傣药(咪火哇,贺端烘,香帕晚)。

【来源】蒟蒻薯科植物箭根薯 *Tacca chantrieri* Andre 的干燥块茎。

【标准】中国药典(附录),云南中标(05)。

【功能主治】傣药:清火解毒,止咳化痰,消肿止痛,排脓生肌。用于"兵哇皇唉,拢沙龙接火"(风热感冒咳嗽、咽喉肿痛),"兵洞飞暖龙"(疔疮痈疖、脓肿),"拢达儿"(腮腺、颌下淋巴结肿痛),"农杆农暖"(乳房胀痛),"拢短旧、谢短"(腹绞痛、刺痛),"斤档斤匹"(食物中毒)。

中药:清热解毒,理气止痛。用于泄泻,痢疾,消化不良,肝炎,胃痛,时行感冒,咽喉肿痛,乳蛾,风热咳喘,疟疾;外用于痈疮肿毒,烧烫伤,乳痈。

【用法与用量】10~15g。外用适量,磨汁擦患处。有小毒。

【化学成分】含甾体皂苷类:薯蓣皂苷元-3β-O-[α-L-吡喃鼠李糖-(1→2)]-O-[α-L-吡喃鼠李糖(1→3)]-O-β-D-吡喃葡萄糖苷等;其他:箭根薯酮内酯 A、AL、AO、AP、AT、B、E、N、R、T(taccaolanolides A、AL、AO、AP、AT、B、E、N、R、T),胡萝卜苷(daucosterol),豆甾醇(stigmasterol)。

箭根薯酮内酯 A

【药理作用】箭根薯具有抗菌、降压、抗肿瘤等活性。提取物(主要为箭根薯酮内酯类成分)具有微管稳定活性。

【制剂】傣药:雅解片。

附注:箭根薯因花的形态、色泽特殊,具有较高的观赏价值,野生资源处于濒危状态,已被国家列为三级保护渐危物种,后经研究实现人工种植,现已作为园艺植物大量栽培。

姜 黄

【民族药名】藏药(永哇,洋哇,嘎思,讲别朵,恩布),蒙药(霞日-嘎,协日-嘎,永瓦,嘎思尔),维药(夹勒齐威,则其外,艾如库斯赛排尔,再尔德确比,艾里地),苗药(窝哈,开否),傣药(毫命,明楞),彝药(查申莫)。

【来源】姜科植物姜黄 *Curcuma longa* L.、毛郁金 *Curcuma aromatica* Salisb. 的干燥根茎。

【标准】中国药典,部标藏药(附录,95),藏标(79),青海藏标(附录,92),内蒙蒙标(86),部标维药(附录,99),新疆药标(80),台湾中药典范(85),贵州中民标(副篇,03),台湾中药典(04),广西壮标(11)。

【功能主治】藏药:解毒消炎,祛腐。用于中毒症,溃疡病,痔疮,疮伤,眼病,瘟疫,白脉病。

蒙药:杀"黏",解毒,止痛,愈伤。用于毒症,"黏"病,尿频,淋病,痔,疮,痈肿,创伤,蛇咬伤。

维药:生干生热,化瘀愈伤,消炎退肿,散气止痛,止咳平喘,补肝明目,净血止痒。用于湿寒性或黏液质性疾病,如跌打损伤,各种炎肿,水肿,咽痛,牙痛,咳嗽,气喘,沙眼,视力减退,白内障,各种皮肤病。

苗药:破血行气,通经止痛。用于月经不调,胸腹胁痛,痛经,闭经,产后瘀滞腹痛,风湿痹痛,跌扑损伤,痈肿。

傣药:清火解毒,杀虫止痒,活血散瘀,通气止痛,调经。用于"兵洞飞暖龙"(疔疮、痈疖脓肿),"缅白贺"(毒虫咬伤),"阻伤"(跌打损伤),"拢梅兰申"(风寒湿痹证、肢体关节疼痛、屈伸不利),"短旧"(腹内痉挛剧痛),"儿赶,拢接崩短赶"(心胸胀闷、胃脘胀痛),"纳勒冒沙么"(月经失调、痛经、经闭)。

彝药:用于胸胁刺痛,久咳久喘,月经不调。

中药:破血行气,通经止痛。用于胸胁刺痛,胸痹心痛,痛经经闭,癥瘕,风湿肩臂疼痛,跌扑肿痛。

【用法与用量】3~10g;维药1~3g;傣药5~15g。外用适量。血虚无气滞血瘀者及孕妇慎服。维医认为本品对心脏有害,可以柠檬汁、橙汁矫正。

【化学成分】含姜黄素类:姜黄素(curcumin),去甲氧基姜黄素(demethoxycurcumin),双去甲氧基姜黄素(bisdemethoxycurcumin),二氢姜黄素(dihydrocurcumin)等;倍半萜类:吉马烷型倍半萜(curdione、germacron),愈创木烷型倍半萜(curcumenol、procurcumenol),长松针烷型倍半萜(curcumenone),桉烷型倍半萜(germacron-13-al),没药烷型倍半萜(turmeronol B、4-hydroxybisabola-2,10-diene-9-one);挥发油类(4%~6%):α,β-姜黄酮(α,β-turmerone),姜烯(zingiberene),莪术二酮(curdione),芳姜黄烯(ar-curcumene),芳姜黄酮(arturmerone),水芹烯(phellandrene),香桧烯(sabinene),丁香烯(caryophyllene),莪术醇(curcumol),莪术呋喃烯酮(curzerenone)等;其他:豆甾醇(stigmasterol),β-谷甾醇(β-sitosterol),菜油甾醇(campesterol),胆甾醇(cholesterol),姜黄多糖A~D(utonans A~D),脂肪酸,K,Na,Mg,Mn,Cu,Zn等。《中国药典》规定含挥发油不得少于7.0%(ml/g),含姜黄素($C_{21}H_{20}O_6$)不得少于1.0%。

姜黄素　　　　莪术二酮　　　　turmeronol B

【药理作用】姜黄具有抗肿瘤作用,姜黄素能抑制人脑胶质瘤细胞的生长,阻断NF-κB信号通路,增加癌细胞杀伤率,提高对癌细胞的敏感性,同时还能减轻单纯化疗的副作用;能抑制肾腺癌细胞;对于人鼻咽癌细胞侵袭和转移也有抑制作用。姜黄可通过对多种细胞因子的多靶点调控,减轻甚至阻止汇管区的炎性浸润,减慢肝纤维化过程,从而治疗慢性肝病;能降低肾小管上皮细胞坏死指数,减少肾小管上皮细胞的凋亡率,减轻肾髓质瘀血程度、肾脏丙二醛水平、血肌酐和肾重指数,从而预防造影剂肾病发病。姜黄素能抑制 2 型糖尿病大鼠的神经病理性疼痛。姜黄胶囊有降低糖尿病大鼠的空腹血糖,升高空腹血清胰岛素,改善糖尿病足大鼠局部血液循环的作用。50% 乙醇提取物对四氯化碳引起的血清谷丙转氨酶、谷草转氨酶升高有明显的抑制作用;姜黄素钠静脉注射可促进麻醉犬的胆汁分泌。醇提物、挥发油、姜黄素均能明显降低大鼠、兔的 β-脂蛋白、血清胆固醇、甘油三酯,具有抗动脉粥样硬化的作用。此外,姜黄尚有抗凝血、抗炎、抗孕、利胆等作用。

【制剂】藏药:四味姜黄汤散,七味兔耳草散,十五味雏凤散,十八味诃子利尿胶囊,十八味诃子利尿丸,二十八味槟榔丸,白脉软膏。

蒙药:消肿九味散,消肿橡胶膏,协日嘎四味汤散。

维药:清浊曲比亲艾拉片。

苗药:姜黄消痤搽剂,金乌骨通胶囊,伤痛克酊,消痔洁肤软膏,肿痛舒喷雾剂。

傣药:双姜胃痛丸。

彝药:降脂通脉胶囊,彝心康胶囊。

附注:《中国植物志》中,C. aromatica 的中文名使用"郁金"。

"姜黄"之名始见于《植物名实图考》。据考证,明末之前各本草中记载的"郁金"为根茎而非块根,应是现时药用的"姜黄"。

维医药古籍文献《药物之园》记载:"姜黄是一种植物的根茎;原植物高 1~2 丈,花穗状,根有大、小两种,大者为块根,称郁金或莪术,小者称姜黄即本品,黄色。"姜黄 C. longa 及其同属植物郁金 C. aromatica、温郁金 C. wenyujin Y. H. Chen et C. Ling、广西莪术 C. kwangsiensis S. G. Lee et C. F. Liang、蓬莪术 C. phaeocaulis Val. 等的块根均作"郁金",但仅姜黄 C. longa 和郁金 C. aromatica 的根茎作"姜黄",而其他几种的根茎作"莪术"(参见"莪术""郁金"条)。

姜黄在冬季茎叶枯萎时采挖,洗净,蒸或煮至透心,晒干。《中国药典》及贵州、内蒙古的标准中还另收载有"片姜黄",为温郁金 C. wenyujin 和郁金 C. aromatica 的根茎,但采挖后系趁鲜纵切成厚片,晒干,其功能主治与姜黄有所不同,应注意区别。

降 香

【民族药名】藏药(赞旦木保,赞旦玛布),蒙药(乌兰-阿嘎如,阿日玛尔,阿嘎如-高乌德),傣药(尖亮,尖娘)。

【来源】豆科植物降香檀 Dalbergia odorifera T. Chen 的树干和根的干燥心材。

【标准】中国药典,部标藏药(附录,95),内蒙蒙标(86),新疆药标(80)。

【功能主治】藏药:清热,活血化瘀。用于气血症,四肢肿胀,饮酒过度所致的肝热。

蒙药:镇"赫依",清热,止痛。用于"赫依"热、心"赫依""赫依"性头痛、气喘、失眠。

傣药:清火解毒,理气止痛,降逆止呕。用于"呢埋,拢沙龙接火"(发热、咽喉肿痛),"拢贺冒贺办"(头昏目眩),"接崩"(胃脘痛),"斤档斤匹,短混列哈"(食物中毒、恶心呕吐)。

中药:行气活血,理气止痛。用于吐血、衄血、外伤出血、肝郁胁痛、胸痹刺痛、跌扑损伤、呕吐腹痛。

【用法与用量】9~15g；蒙药 3~5g。

【化学成分】含黄酮和异黄酮类：芒柄花素（formononetin），降香异黄烯（odoriflavene），3′- 甲氧基大豆素（3′-methoxydaidzein），木犀草素（luteolin），木犀草素 -6-D- 葡萄糖苷，2′,7′- 二羟基 -4′,5′- 二甲氧基异黄酮，2′- 羟基芒柄花素，3′- 羟基大豆素等；查耳酮类：异甘草素（isoliquiritigenin），2′-O- 甲基异甘草素，紫铆花素（butein）等；二氢黄酮类：山姜素（alpinetin），柚皮素（naringenin），北美圣草素（eriodictyol），甘草素（liquiritigenin），紫铆素（fisetin），黄颜木素（fustin）等；新黄酮类：3′-hydroxymelanettin，4′-hydroxy-4-methoxydalbergiquinol，黄檀素（dalbergin），4- 甲氧基黄檀醌等；紫檀烷类：美迪紫檀素（medicarpin），白香草木犀紫檀酚 C、D（melilotocarpans C、D），降香紫檀素（odoricarpin）等；挥发油类（1.76%~9.70%）：橙花叔醇（nerolidol），β- 欧白芷内酯（β-angelialacton），4- 甲基 -4- 羟基环己酮，2,4- 二甲基 -2,4- 庚二烯醛，α- 白檀油醇（α-santalol），β- 甜没药烯（β-bisabolene），1,8- 二氢芳樟醇（1,8-dihydrolinalool），反式 -β- 金合欢烯（β-farnesene），β- 氧化石竹烯（β-caryophyllene oxide），2,4- 二甲基 -2,6- 庚二烯醛，蒎烯（pinene），金合欢醇（farnesol）；其他：钝叶黄檀苏合香烯（obtustyrene），2,4- 二羟基 -5- 甲氧基 - 苯甲酮，3- 乙酰基齐墩果酸，硫磺菊素（sulphuretin）等。《中国药典》规定含挥发油不得少于 1.0%（ml/g）。

芒柄花素

金合欢醇

黄檀素

木犀草素

异甘草素

【药理作用】降香具有抗血栓形成作用，灌胃给药可抑制大鼠实验性血栓形成，提高兔血小板 cAMP 的水平；体外对兔血浆纤溶酶活性有促进作用。紫铆花素对去氧肾上腺素导致的大鼠主动脉收缩有舒张作用，能抑制心肌和血管平滑肌细胞内 cAMP 磷酸二酯酶的活性，使细胞内的 cAMP 含量增加，从而扩张外周血管。乙醇提取物灌胃可显著减少小鼠的自发活动，明显延长戊巴比妥钠所致的小鼠睡眠时间；可显著抑制小鼠的电惊厥发生率，对抗烟碱性惊厥。此外，降香还有抗氧化、抗肿瘤、抗炎等作用。

【制剂】藏药：八味西红花止血散，十味丛菔散，十三味红花丸，十四味羚牛角丸，十八味杜鹃丸，十八味降香丸，十八味牛黄散，二十味沉香丸，二十味金汤散，二十味肉豆蔻散，二十一味寒水石散，二十五味冰片散，二十五味鬼臼丸，二十五味鹿角丸，二十五味驴血丸，二十五味松石丸，二十五味余甘子散，二十五味余甘子丸，二十五味珍珠丸，二十五味竺黄散，二十六味通经散，二十九味羌活散，三十五味沉香丸，七十味珍珠丸，常松八味沉香散，大月晶丸，肺热普清散，风湿止痛丸，秘诀清凉胶囊，秘诀清凉散，仁青常觉，如意珍宝丸。

蒙药：沉香安神散，冠心七味片，利肝和胃丸，清肺十八味丸，手掌参三十七味丸，檀香清肺二十味丸，珍宝丸。

傣药：舒心通脉胶囊。

彝药：参七心疏胶囊。

附注：《中国植物志》中，*D. odorifera* 的中文名使用"降香"。

藏医所用的"赞旦木保"在不同的专著中有争议，《藏药志》在"旃檀玛保"（"藏文名"与"赞旦木保"同）条下记载的基源为降香檀 *Dalbergia odorifera* 或印度黄檀 *Dalbergia sisso* Roxb. 的心材；《中华本草：藏药卷》在"赞旦玛布"（"藏文名"与"赞旦木保"同）条下记载的基源为豆科植物紫檀香 *Pterocarpus indicus* Willd. 的心材，该种为《部标藏药》等收载的"紫檀香"的基源之一（参见"紫檀香"条）。

此外，广西还使用藤黄檀 *D. hancei* Benth. 的藤茎，名"藤香"，还有待于研究。

降香 *D. odorifera* 生长缓慢，为珍贵木材，资源稀少，现降香市场商品常见的为制作家具等的边角料。

绞股蓝（七叶胆，长梗绞股蓝）

【民族药名】苗药（窝杠底，公罗锅底），傣药（芽哈摆）。

【来源】葫芦科植物绞股蓝 *Gynostemma pentaphyllum* (Thunb.) Makino 或长梗绞股蓝 *Gynostemma longipes* C. Y. Wu ex C. Y. Wu et S. K. Chen 的干燥地上部分。

【标准】中国药典（附录），河南中标（93），湖南中标（93,09），山东中标（95,02），江西中标（96），广西中标（96），贵州中民标（03），福建中标（06），湖北中标（09），香港中标（第5期）。

【功能主治】苗药：清热解毒，止咳祛痰，益气养阴，生津，安神。用于体虚乏力，虚劳失精，心悸气短，眩晕头痛，慢性气管炎，胃肠炎。

傣药：清火解毒，生肌收敛，降脂减肥。用于"菲埋喃皇罗"（水火烫伤），"麻想兰，兵洞烘洞飞暖"（缠腰火丹、皮肤瘙痒、斑疹、疥癣、湿疹），"兵洞破"（黄水疮），"滚比满来"（高血脂、肥胖病）。

中药：清热解毒，止咳祛痰，益气养阴，生津安神。用于胸胁痞闷，痰阻血瘀，心悸气短，眩晕头痛，慢性支气管炎，咽喉肿痛，牙周炎，胃肠炎，痢疾。

【用法与用量】6~10g；苗药、傣药15~30g。外用适量，研粉调擦或撒于患处，或鲜叶煎洗患处。

【化学成分】 含皂苷类：绞股蓝糖苷 TN-1、TN-2（gynosaponins TN-1、TN-2），已发现有 79 个绞股蓝皂苷（gypenoside）成分，其中包括人参皂苷（gensenoside）Rb_1、Rb_3、Rd、F_2，6″-丙二酰基人参皂苷 Rb_1、Rb_6（6″-malonylgensenoside Rb_1、Rb_6），6″-丙二酰基绞股蓝苷 V（6″-malonylgypenoside V），人参二醇等；甾醇类：5,24-葫芦二烯醇（cucurbita-5,24-dienol），24,24-二甲基-5α-胆甾-8-烯-3β-醇，(24R)-5α-豆甾-7-烯-22-炔-3β-醇，菠菜甾醇（spinasterol），14α-甲基-5-麦角甾-9(11),24(28)-二烯-3β-醇，异岩藻甾醇（isofucosterol），β-谷甾醇（β-sitosterol）等；黄酮类：槲皮素（quercetin），芦丁（rutin），商陆苷（ombuoside），商陆黄素（ombuin）等；多糖类：葡萄糖，果糖，低聚糖与半乳糖；其他：叶甜素（phyllodulcin），17 种氨基酸，Zn、Cu、Mn 等 18 种无机元素。《香港中标》规定含人参二醇（$C_{30}H_{52}O_3$）不得少于 0.094%。

人参二醇　　　　　　　商陆苷

【药理作用】 绞股蓝煎剂 10g/kg 或 30g/kg 灌胃，连续 10 天，可明显增加小鼠的脾脏重量、体重；能明显促进单核巨噬细胞系统对血中胶体碳的廓清速率，提高单核细胞、正常或功能低下白细胞的吞噬功能。水提物具有延缓衰老的作用，能明显延长细胞培养的传代代数；可通过增强血液中的 SOD 活性，同时降低自由基活性而实现抗衰老作用。绞股蓝皂苷可通过调节血脂与抑制脂肪细胞产生游离脂肪酸及促进合成中性脂肪，有效预防和治疗高脂血症及动脉粥样硬化。绞股蓝可明显抑制体外培养肝癌细胞、黑色素肿瘤细胞、肺癌细胞以及子宫颈癌细胞的增殖，同时对正常细胞的增殖无不良影响。总皂苷能抑制小鼠白血病 L1210 细胞的增殖；对癌症患者放化疗后引起的白细胞和血小板减少具有升高作用。多糖通过改变葡萄糖代谢酶活性可使血液中的葡萄糖水平显著降低。此外，绞股蓝还具有镇静、心肌缺血保护、雄性和雌性激素样作用、降血糖等药理活性。

【制剂】 苗药：姜黄消痤搽剂。

附注："绞股蓝"始见于《救荒本草》记载，近年研究发现其含有与人参类似的皂苷成分，受到了广泛关注，已开发有"绞股蓝茶"（龙须茶）、饮料等多种保健品上市。

角蒿(角蒿透骨草)

【民族药名】藏药(乌曲玛保,欧切,欧曲,乌曲,初子琼,热普梅朵),蒙药(乌兰-陶鲁麻,乌兰-陶鲁玛,乌赫陲,乌赫陲马日布,饶格冲)。

【来源】紫葳科植物密花角蒿(全缘角蒿)*Incarvillea compacta* Maxim.、角蒿 *Incarvillea sinensis* Lam. 的干燥全草或地上部分。

【标准】部标藏药(95),藏标(79),内蒙蒙标(86),青海药标(86),内蒙中标(88),山东中标(附录,95,02),辽宁中标(09)。

【功能主治】藏药:调经活血,祛风湿,消炎利耳,益脉。种子用于中耳炎;根用于虚弱,头晕,胸闷,腹胀,咳嗽,月经不调;叶用于咳嗽。

蒙药:止咳,燥"协日乌素",镇"赫依",止痛,润肠通便,愈脉疾。用于耳脓,腹胀,"协日乌素"病,脉疾,便秘,肺脓肿,肺热咳嗽,慢性气管炎。

中药:散风祛湿,活血止痛。用于风湿疼痛,筋骨拘挛,阴囊湿疹,疮疡肿毒。

【用法与用量】3~9g。

【化学成分】含生物碱:角蒿酯碱A~C(incarvines A~C),角蒿原碱(incarvilline),角蒿特灵酯碱(incarvillateine)等。

角蒿原碱

【药理作用】角蒿的总生物碱对二甲苯致小鼠耳郭肿胀和角叉菜胶致大鼠足趾肿胀有明显的抑制作用,对醋酸致小鼠扭体和热刺激小鼠有明显的镇痛效果。

【制剂】藏药:五味角蒿油,二十五味竺黄散。

附注:《中国植物志》中,*I. compacta* 的中文名使用"密生波罗花"。

藏医药用的角蒿涉及角蒿属(*Incarvillea*)的多种,《藏药标准》也记载其基源为"同属多种",除上种外,还有两头毛 *I. arguta*(Royle)Royle、藏波罗花 *I. younghusbandii* Sprague、大花鸡肉参 *I. mairei*(Lévl.)Grierson var. *grandiflora*(Wehrhahn)Grierson、鸡肉参 *I. mairei*(Lévl.)Grierson 等。据《度母本草》记载:"乌曲花色不同,分红、白色乌曲,红色乌曲生于高山石岩,叶平铺于地面,深裂,花橙黄色,状如珊瑚堆,花蕊黄色,荚果状如岩羊角,种子小,黑色,油润,形似小豌豆。"《蓝琉璃》云:"乌曲花色不同分红、白、黄3种。"从其形态看应是指生于高原草坡、砂砾环境、植株矮小的密生波罗花 *I. compacta*、鸡肉参 *I. mairei* 之类,但《部标藏药》等仅收载了前种。蒙医使用的为分布于内蒙古、华北等地,植株较为高大的角蒿 *I. sinensis*,《内蒙蒙标》也仅收载了该种。

《内蒙中标》又以"羊角透骨草"之名收载了角蒿 *I. sinensis*,为中医的用法,与藏药、蒙药的用法不同。

《贵州中民标》以"毛子草(结石草)"之名收载了两头毛 *I. arguta*,功能为清热解毒、行气散瘀、利湿排石、止痛,用于痢疾、胃痛、胆囊结石、胆囊炎、风湿、疮痈。作为彝药,《云南中标》(彝药,05)以"两头毛/利拉维"之名收载了两头毛 I. arguta 的全草,功能为清热解毒、利湿通淋、舒筋活血,用于口糜、牙龈肿痛、咽喉肿痛、胃脘疼痛、胆石症、风湿痹痛、月经不调,与"角蒿"有所不同(参见"毛子草"条)。

角茴香(节裂角茴香,咽喉草)

【民族药名】藏药(巴尔巴达,巴尔哇打,赤行热巴间,日琼,扎桑思娃,恩布其吐,米根热巴),蒙药(嘎伦-塔巴格,嘎伦-塔巴克,巴尔巴达,拉桑-斯日布,拉桑西勒瓦)。

【来源】罂粟科植物节裂角茴香 *Hypecoum leptocarpum* Hook. f. et Thoms. 或角茴香 *Hypecoum erectum* L. 的干燥全草。

【标准】中国药典(附录),部标藏药(95),藏标(79),青海藏标(92),部标蒙药(附录,98),内蒙蒙标(86),青海药标(76,86),河南中标(91)。

【功能主治】藏药:清热解毒,消炎,镇痛。用于感冒发热,肺炎咳嗽,热性传染病之高热,肝炎,胆囊炎,关节疼痛,咽喉肿痛,目赤,解食物中毒。

蒙药:杀"黏",清热,解毒。用于流感,瘟疫,黄疸,阵刺痛,结喉,发症,转筋症,麻疹,炽热,劳热,讧热,毒热。

中药:泻火,清热解毒,镇咳。用于目赤,咽喉痛,伤风感冒。

【用法与用量】3~9g。

【化学成分】含生物碱类:原阿片碱(protopine),隐品碱(cryptopine),α-别隐品碱(α-allocryptopine),角茴香碱(hypecorine),血根碱(sanguinarine),黄连碱(coptisine),角茴香酮碱(hypecorinine),N-甲基四氢小檗碱(N-methylcanadine),氧化白毛茛分碱(oxohydrastinine),白屈菜红碱(chelerythrine),白屈菜玉红碱(chelirubine),N-methylcorydaldine,反式-N-甲基金罂粟碱强氧化物(trans-N-methylstylopiumhydroxide),紫堇定碱(corydine),平展角茴香碱(procumbine)等;黄酮类:槲皮素鼠李糖苷,槲皮素葡萄糖苷,槲皮素半乳糖苷,槲皮素木糖苷等;其他:挥发油,多糖。

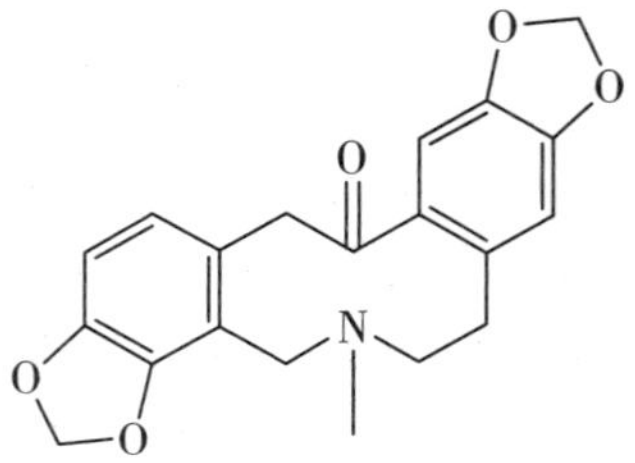

原阿片碱

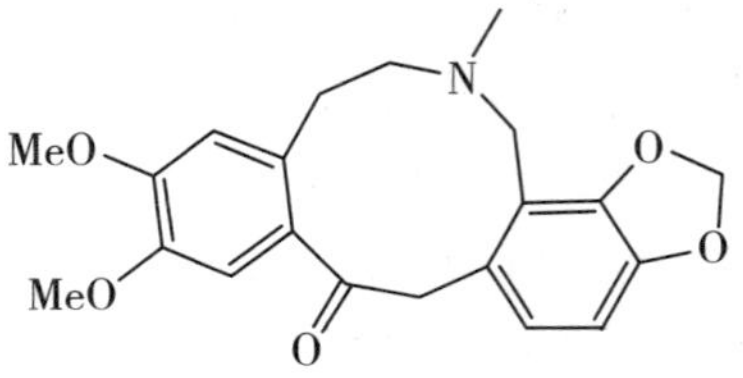

隐品碱

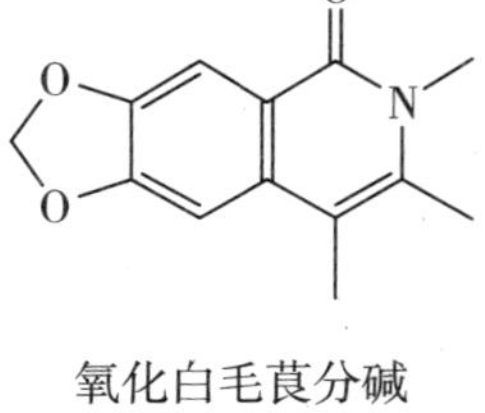

氧化白毛茛分碱

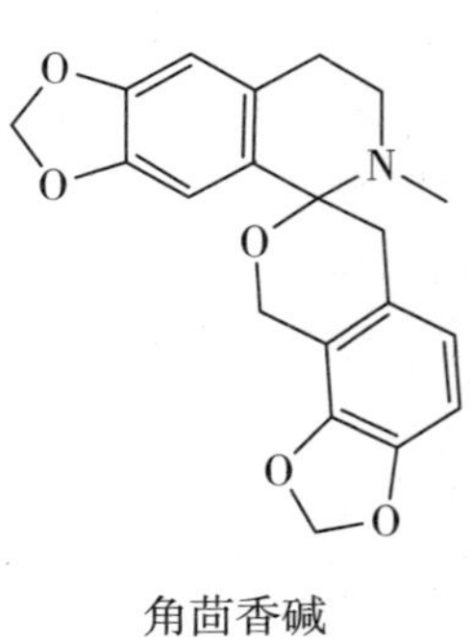

角茴香碱

【药理作用】角茴香水提液对伤寒杆菌、人型结核杆菌及枯草杆菌有抑制作用。醇提物对金黄色葡萄球菌、肺炎球菌、白喉杆菌、枯草杆菌、霍乱弧菌、伤寒杆菌、副伤寒杆菌、痢疾杆菌、大肠埃希菌等常见的致病菌均有较强的抑制作用;对角叉菜胶致大鼠足趾肿胀具有显著的抑制作用。原阿片碱有促进胆汁分泌、扩张支气管、抗疟、终止早期妊娠等作用。隐品碱有扩张冠状动脉、轻度镇咳、缩瞳、降眼压等作用。白屈菜红碱有较强的抗菌作用,可增强机体巨噬细胞吞噬系统和白细胞的吞噬能力。

【制剂】藏药:八味獐牙菜丸,九味獐牙菜胶囊,九味獐牙菜丸,十一味金色散,十一味金色丸,十五味赛尔斗丸,十七味寒水石丸,二十五味大汤散,二十五味大汤丸,二十九味羌活散,甘露灵丸,流感丸。

蒙药:利胆八味散,麦冬十三味丸,清瘟十二味丸。

附注:《中国植物志》中,*H. leptocarpum* 的中文名使用"细果角茴香"。

藏医一般认为节裂角茴香 *H. leptocarpum* 为正品,角茴香 *H. erectum* 为代用品。

桔 梗

【民族药名】蒙药(霍日敦 - 查干,胡尔敦 - 查干,苏格拉,宝日 - 扫日老),苗药(额给哥坝,蛙构内)。

【来源】桔梗科植物桔梗 *Platycodon grandiflorus*(Jacq.)A. DC. 的干燥根。

【标准】中国药典,内蒙蒙标(86),贵州中标规(65),新疆药标(80),台湾中药典范(85),台湾中药典(04),香港中标(第2期,08)。

【功能主治】蒙药:清肺热,止咳,排脓,祛痰。用于肺热,肺脓肿,伤风咳嗽,肺痨。

苗药:宣肺,祛痰,利咽,排脓。用于咳嗽痰多,咽喉肿痛,肺痈吐脓,胸满胁痛,痢疾腹痛,小便癃闭。

中药:宣肺,利咽,祛痰,排脓。用于咳嗽痰多,胸闷不畅,咽痛喑哑,肺痈吐脓。

【用法与用量】3~10g。外用适量,烧灰研末敷患处。

【化学成分】含皂苷类[分为桔梗酸(platycodic acid, A 类)、桔梗二酸(platycogenic acid, B 类)、远志酸(polygalacic acid, E 类)3 种类型]:桔梗皂苷 A、C、D、D_2、D_3、E(platycodins A、C、D、D_2、D_3、E),去芹菜糖基桔梗皂苷 D、D_3(deapio-platycodins D、D_3),2″-O- 乙酰基桔梗皂苷 D_2(2″-O-acetylplatycodin D_2),3″-O- 乙酰基桔梗皂苷 D_2(3″-O-acetylplatycodin D_2),远志皂苷 D、D_2(polygalacins D、D_2),2″-O- 乙酰基远志皂苷 D、D_2(2″-O-acetylpolygalacins D、D_2),桔梗苷酸 -A 甲酯(methyl platyconate-A),桔梗苷酸 -A 内酯(platyconic acid-A lactone),白桦脂醇(betulin)等;黄酮类:飞燕草素二咖啡酰芦丁醇糖苷(platyconin),黄杉素和槲皮素(quercetin)的糖苷衍生物,木犀草素和芹菜素的糖苷衍生物;酚酸类:3,4-二甲氧基肉桂酸(3,4-dimethoxycinnamic acid),咖啡酸(caffeic acid),绿原酸(chlorogenic acid),阿魏酸(ferulic acid),异阿魏酸(isoferulic acid),高香草酸(homovanillic acid),香豆酸(coumaric acid),对羟基苯甲香酸(4-hydroxybenzoic acid)等;聚炔类:党参炔苷元(lobetyol),党参炔苷(lobetyolin),lobetyolinin;其他:多糖,植物甾醇。《中国药典》规定含桔梗皂苷 D($C_{57}H_{92}O_{28}$)不得少于 0.10%;《香港中标》规定含桔梗皂苷 E($C_{69}H_{112}O_{38}$)不得少于 0.10%。

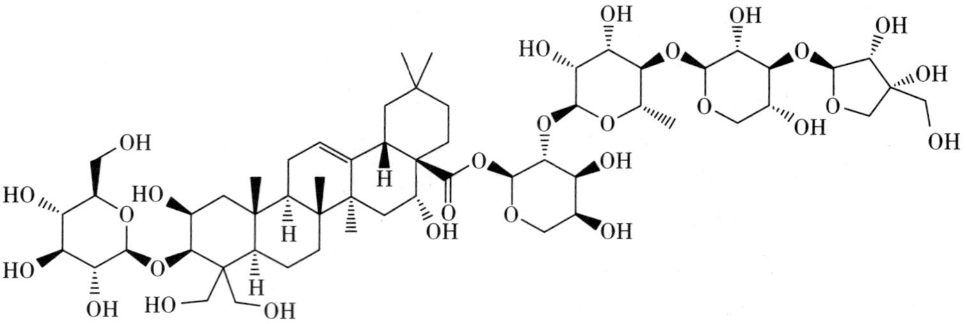

桔梗皂苷 D

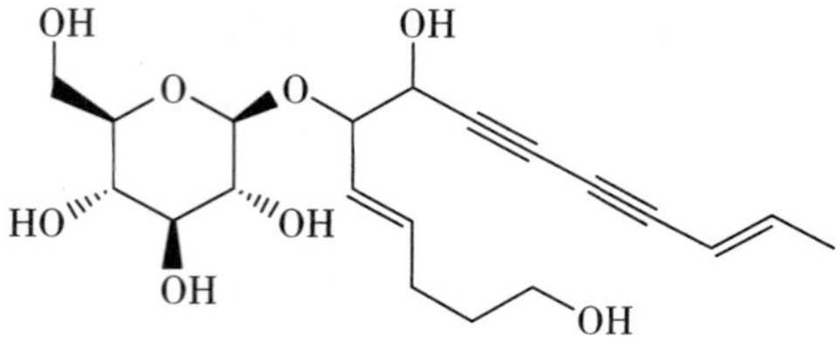

党参炔苷

【药理作用】桔梗煎剂灌胃给予麻醉犬具有祛痰、镇咳、平喘作用,可使呼吸道分泌液增加,有利于使附着在呼吸道黏膜的脓痰变稀,从气道壁脱落,从而产生祛痰作用;能延长组胺引喘及枸橼酸致咳的潜伏期,减少咳喘次数,同时增加呼吸道的酚红排泄量;对慢性支气管炎有一定的预防与治疗效果。水提物可增强巨噬细胞的吞噬功能,增强中性粒细胞的杀菌力,提高溶菌酶的活性。总皂苷可显著促进血清中免疫抗体的合成,增强卵清蛋白诱导的小鼠免疫应答。水提物、醇提物灌胃给药可使家兔的血糖下降;对实验性四氧嘧啶糖尿病兔、食物性血糖上升均有降糖作用。桔梗皂苷对鹿角菜胶性急性炎症、棉球性慢性炎症、大鼠佐剂性关节炎均有不同程度的抑制作用。粗皂苷十二指肠给药可使结扎幽门的大鼠胃液分泌减少,部分抑制胃蛋白酶的活性,从而防止消化性溃疡形成;灌胃给药对大鼠醋酸所致的慢性溃疡有明显疗效;能抑制小鼠的自发活动,延长环己巴比妥钠引起的睡眠时间;小鼠醋酸扭体反应和尾压法实验具有镇痛作用。桔梗皂苷麻醉犬动脉内注射给药,能显著降低后肢血管和冠状动脉的阻力,增加其血流量;大鼠静脉注射可出现暂时性血压下降、心率减慢和呼吸抑制。此外,桔梗还具有抗肿瘤、降血脂、保肝、抗氧化等作用。

【制剂】蒙药:安神镇惊二十味丸,桔梗八味片,檀香清肺二十味丸。

苗药:复方吉祥草含片,咳速停胶囊,咽喉清喉片。

傣药:益康补元颗粒。

彝药:百贝益肺胶囊,咳痰合剂,咽舒口服液。

附注:现桔梗商品药材以栽培品为主。桔梗在我国分布广泛,其栽培区域从云南、浙江到内蒙古、吉林,生态变化跨度大,各地栽培桔梗引种的种源混乱。研究表明,桔梗皂苷是其镇咳祛痰的活性部位,但各地产桔梗的总皂苷及桔梗皂苷 D 含量差异较大,总皂苷含量与桔梗皂苷 D 的含量无明显的正相关;不同产地桔梗的镇咳祛痰活性也存在显著性差异,且与总皂苷、桔梗皂苷 D 的含量并不显示正相关性,提示桔梗的生物活性可能与总皂苷的组成有密切关系。

芥子(白芥子,黄芥子,黑芥子)

【民族药名】藏药(水嘎,永嘎,云嘎,拥嘎,运那),蒙药(格其,查干格其,希日格其,嘎-门-乌日,勇嘎尔),维药(阿克可查,阿克克恰乌拉盖,刺袜,海尔代鲁力艾比也孜,拉依赛非德)。

【来源】十字花科植物白芥 Sinapis alba L.、芥菜 Brassica juncea (L.) Czern. et Coss.、黑芥 Brassica nigra (L.) Koch. 的干燥成熟种子。

【标准】中国药典,部标藏药(附录,95),西藏藏标(12),部标维药(99),内蒙蒙标(86),新疆药标(80)。

【功能主治】藏药:解毒,壮阳,消肿。用于食物中毒,肾炎,瘟疫,恶病。

蒙药:滋补强壮,祛"协日乌素",解毒。用于身体虚弱,中毒,"协日乌素"病,"黏"病。

维药:清涤湿寒浊液,燥化脑胃的湿性,消食祛滞。用于湿寒感冒,头痛头胀,疖疮痈疽,食欲缺乏。

中药:温肺豁痰利气,散结通络止痛。用于寒痰咳嗽,胸胁胀痛,痰滞经络,关节麻木、疼痛,痰湿流注,阴疽肿毒。

【用法与用量】3~9g。外用适量,捣烂敷患处。维医认为本品对热性气质者有害,可引起口渴,可以菊苣、巴旦杏油、葡萄醋矫正。

【化学成分】含生物碱类(芥子碱类):芥子碱(sinapine),芥子碱硫氰酸盐,4-羟基苯甲酰胆碱(4-hydroxybenzoylcholine),3-羟基-4-甲氧基桂皮酰胆碱(iso-feruoylcholine),3,4-甲氧基苯甲酰胆碱(hesperalin);硫代葡萄糖苷类:脂肪族硫代葡萄糖苷,芳香族硫代葡萄糖苷如白芥子苷(sinalbin),吲哚硫代葡萄糖苷;其他:芥子酶(myrosin),脂肪酸,维生素,甾体化合物。《中国药典》规定含芥子碱以芥子碱硫氰酸盐($C_{16}H_{24}NO_5 \cdot SCN$)计不得少于0.50%。

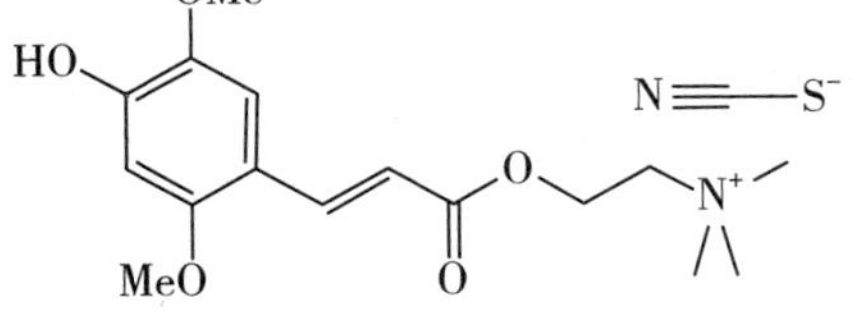

芥子碱硫氰酸盐

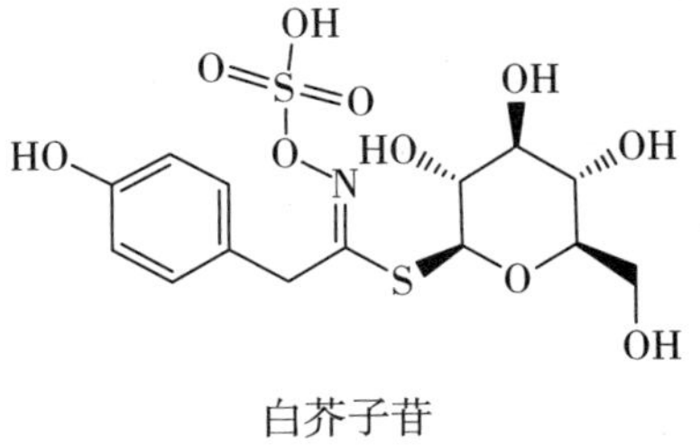

白芥子苷

【药理作用】芥子的醇提物有明显的镇咳作用,水提物有良好的祛痰作用。炒白芥子石油醚提取物可对抗 4% 氯化乙酰胆碱诱导的豚鼠哮喘。芥子醇提物能明显抑制二甲苯所致的小鼠耳郭肿胀和醋酸所致的小鼠毛细血管通透性增加;并能延长小鼠痛反应时间,减少扭体次数,具有较强的抗炎镇痛作用。芥子醇提物对丙酸睾酮所诱发的小鼠前列腺增生有显著的抑制作用,显著抑制小鼠的血清酸性磷酸酶活力,具有抗雄激素样活性。

【制剂】藏药：八味安宁散。

维药：复方卡力孜然酊，驱白白热斯酊，消白软膏。

附注：药材上来源于白芥 S. alba 的种子习称"白芥子"，芥菜 B. juncea 的种子习称"黄芥子"；维医将黑芥 B. nigra 的种子称"黑芥子"。

白芥属（Sinapis）和芸苔属（Brassica）植物中有诸多蔬菜，栽培品种多，在植物分类学上物种的处理也多变。《中国药典》1953 年版中在"芥子"条下收载的芥 B. cernus Forbes et Hemsley，《部标维药》在"黑芥子"条下收载的黑芥 B. nigra（L.）Koch.，其学名在 Flora of China 上有记载，但《中国植物志》中无记载。

金 果 榄

【民族药名】苗药（比嘎暗，包家桑，蛙九尝，蛙九坳，嘎朵龙，追加拉，坐罗，乌骚雷奴），傣药（颠路，颠卢）。

【来源】防己科植物青牛胆 Tinospora sagittata（Oliv.）Gagnep. 或金果榄 Tinospora capillipes Gagnep. 的干燥块根。

【标准】中国药典，贵州中标规（65），新疆药标（80），贵州中民标（副篇，03），广西壮标（08）。

【功能主治】苗药：清热解毒，消肿止痛。用于咽喉肿痛，口舌糜烂，白喉，痄腮，热咳失声，脘腹疼痛，痢疾，下疳，痈疽疔毒，毒蛇咬伤。

傣药：用于胃痛，疮痒。

彝药：用于肺痈痰阻，肺热咳嗽，咽喉肿痛，痈疡疔疖。

中药：清热解毒，利咽，止痛。用于咽喉肿痛，痈疽疔毒，泄泻，痢疾，脘腹疼痛。

【用法与用量】3~9g。外用适量，研末吹喉或醋磨涂敷患处。

【化学成分】含生物碱：古伦宾（columbin），异防己内酯（isocolumbin），防己碱（palmatine），药根碱（jatrorrhizine），非洲防己碱（columbamine），去氢分离木瓣树胺（dehydrodiscretamine），蝙蝠葛任碱（menisperine），异非洲防己碱（isocolumbamine），千金藤碱（cepharanthine），蝙蝠葛碱（menisperine），木兰花碱（magnoflorine）等；其他：金果榄苷（tinuside），2-去氧-甲壳甾酮（2-deoxycrustecdysone），2-去氧-3-表甲壳甾酮（2-deoxy-3-epicrustecdysone），2-去氧甲壳甾酮-3-O-β-吡喃葡萄糖苷（2-deoxycrustecdysone-3-O-β-glucopyranoside）等。《中国药典》规定含古伦宾（$C_{20}H_{22}O_6$）不得少于 1.0%。

古伦宾　　　　千金藤碱　　　　蝙蝠葛碱

【药理作用】 金果榄水煎剂、醇提物均具有抗炎镇痛作用,对急性炎症、免疫性炎症均有明显的抑制作用。水提取物具有防治消化性溃疡及促进溃疡愈合的作用。金果榄煎剂(4g/kg)对肉瘤 S_{180} 移植性肿瘤有抑制作用。此外,金果榄还具有降血糖、抑菌等作用。

【制剂】 苗药:复方胃痛胶囊,金果榄凝胶,消痔洁肤软膏,泻停封胶囊,咽喉清喉片。

附注:《中国植物志》中,将金果榄 *T. capillipes* 和青牛胆 *T. sagittata* 合并为青牛胆 *T. sagittata*,"*T. capillipes*" 作为异名。

金 莲 花

【民族药名】 蒙药(阿拉藤花-其其格,阿拉坦花-其其格,莫德格-色日臣,莫德格斯日钦,协日-其其格)。

【来源】 毛茛科植物金莲花 *Trollius chinensis* Bge.、宽瓣金莲花 *Trollius asiaticus* L.、长瓣金莲花 *Trollius macropetalus* Fr. Schmidt. 或短瓣金莲花 *Trollius ledebourii* Reichb. 的干燥花。

【标准】 中国药典(77),部标蒙药(98),内蒙蒙标(86),山西中标(87),上海中标(94),北京中标(98),黑龙江中标(01)。

【功能主治】 蒙药:愈伤,燥脓,止腐,止血,清热,解毒。用于金伤,外伤感染,脉伤出血,血"协日"性眼患,淋巴脓肿,咽喉热。

中药:抗菌消炎。用于上呼吸道感染,咽炎,扁桃体炎,中耳炎,急性结膜炎,急性淋巴管炎。

【用法与用量】 6~9g;或泡水当茶饮。外用适量,煎水含漱。

【化学成分】 含黄酮类:槲皮素-3-O-β-D-吡喃葡萄糖苷(quercetin-3-O-β-D-glucopyranoside),4′,7-dihydroxy-3,6-dimethoxyflavone,荭草苷(orientin),荭草-2″-O-β-D-葡萄糖苷,牡荆苷(vitexin),2″-O-(2‴-甲基丁酰基)牡荆苷,7-甲氧基-2″-O-(2‴-甲基丁酰基)牡荆苷等;苯乙醇类:高香茅醇(4-羟基-3-甲氧基苯乙醇),3,4-二羟基苯乙醇等;有机酸类:熊果酸(ursolic acid),藜芦酸(veratric acid),金莲酸(globeflowery acid),原金莲酸(proglobeflowery acid),棕榈酸(palmitic acid);其他:3,4-二羟基苯甲酸甲酯,3-oxocycloart-24-en-26-oic acid,3-cyanomethyl-3-hydroxyindole,($\pm$)-epipinoresinol glucoside,icariside C_1,6-deoxy-D-mannono-1,4-lactone,藜芦酰胺(veratramide)等。

牡荆苷　　　　　高香茅醇　　　　　藜芦酸

【**药理作用**】金莲花水及醇提取物在体外对革兰氏阳性和阴性菌均有抗菌作用。所含的生物碱对溶血性链球菌、肺炎链球菌等有明显的抑制作用。总黄酮具有镇痛、解热、抗炎、抗氧化作用。牡荆苷有抗癌、降压、抗炎作用。

【**制剂**】蒙药：乌兰十三味汤散。

附注：金莲花为特色蒙药材，其抗菌消炎作用明确，已开发有"金莲花茶"等产品。文献记载，藏医也药用分布于青藏高原的金莲花属（*Trollius*）植物小金莲花 *T. pumilus* D. Don、矮金莲花 *T. farreri* Stapf 等，称"麦朵色钦"，功能为清热解毒、消炎止血，用于食物中毒、疮疖痈肿、外伤溃烂。

金 钱 草

【**民族药名**】苗药（锐小钱，窝你掠，窝里俄），彝药（子枇是，黑若资薄，呷布斯，斯补，赤祖，密日希卡）。

【**来源**】报春花科植物过路黄 *Lysimachia christinae* Hance 的干燥全草。

【**标准**】中国药典，新疆药标（80），台湾中药典（04）。

【**功能主治**】苗药：利水通淋，清热解毒，退黄，利湿，散瘀消肿。用于肝、胆及泌尿系统结石，热淋，肾炎水肿，湿热黄疸，疮毒痈肿，毒蛇咬伤，跌打损伤。

彝药：用于肝炎，胆囊炎，肝、胆、肾、膀胱结石，尿痛，乳疮，泻痢，跌打损伤，毒蛇咬伤。

中药：利湿退黄，利尿通淋，解毒消肿。用于湿热黄疸，胆胀胁痛，石淋，热淋，砂淋，小便涩痛，痈肿疔疮，蛇虫咬伤。

【**用法与用量**】15~60g；鲜品加倍（或捣汁饮）。外用适量，鲜品捣烂外敷患处。

【**化学成分**】含黄酮类：山柰酚（kaempferol、山柰素），槲皮素（quercetin），异槲皮苷（isoquercitrin），异鼠李素（isorhamnetin），三叶豆苷（trifolin），3,2′,4′,6′-四羟基-4,3′-二甲氧基查耳酮（3,2′,4′,6′-tetrahydroxy-4,3′-dimethoxy chalcone），山柰酚-3-*O*-珍珠菜三糖苷（kaempferol-3-*O*-lysimachia trioside），金丝桃苷（hyperin），穗花双黄酮（amentoflavone）等；三萜类：lysichrisides A、B，primulanin，百两金素 A、B（ardisiacrispins A、B），ardisicrenoside B，lysikokianoside 1；其他类：挥发油，多糖，甾醇化合物。《中国药典》规定含槲皮素（$C_{15}H_{10}O_7$）和山柰素（$C_{15}H_{10}O_6$）的总量不得少于0.10%。

穗花杉双黄酮　　　　　　　　百两金素 B

【药理作用】金钱草有利胆排石作用,可促进肝细胞分泌胆汁,胆管内的胆汁增多、内压增高,奥迪括约肌松弛并排出胆汁;同时使胆管泥沙状结石易排出,胆管堵塞和疼痛减轻,黄疸消退。有利尿排石作用,可引起尿量增多,输尿管蠕动频率增加。多糖成分对一水草酸钙的结晶生长有抑制作用。金钱草对动物急性炎症渗出反应与慢性渗出反应均有非常显著的抑制作用;金钱草注射液(按生药计 50g/kg)、黄酮及酚性物质(3.75g/kg)腹腔注射给药,对组胺引起的小鼠血管通透性增加、巴豆油所致的小鼠耳部炎症、新鲜蛋清所致的大鼠关节肿胀及棉球肉芽肿均有显著的抑制作用。此外,金钱草还有抑菌、镇痛等作用。

【制剂】彝药:肝胆清胶囊,龙金通淋胶囊,尿路康颗粒,舒泌通胶囊。

附注:本品也常作茶饮,用于胆石、肾结石等。《中国药典》还收载有"广金钱草",为豆科植物广金钱草(广东金钱草)*Desmodium styracifolium*(Osb.)Merr. 的地上部分,功能为利湿退黄、利尿通淋,用于黄疸尿赤、热淋、石淋、小便涩痛、水肿尿少,与金钱草的功效不尽相同,为不同的药物,应注意区别。

四川部分地区将同属植物聚花过路黄 *L. congestiflora* Hemsl. 充"金钱草",该种无治疗结石的作用,不得混用。江西等地称伞形科植物天胡荽 *Hydrocotyle sibthorpioides* Lamarck 或破铜钱 *Hydrocotyle sibthorpioides* Lamarck var. *batrachium*(Hance)Hand.-Mazz. 为"金钱草""小金钱草""江西金钱草",也用于泌尿系统结石等,为"同名异物",应注意区别(参见"天胡荽"条)。

金荞麦(苦荞头,万年荞,开金锁)

【民族药名】藏药(渣窝,查乌),苗药(蛙抱有,阿梅棍,秸榨美,茹敬鲁,野荞子),彝药(才子哼噜,额及俄,泽兰妮,野南荞)。

【来源】蓼科植物金荞麦 *Fagopyrum dibotrys*(D. Don)Hara 的干燥根茎。

【标准】中国药典,江苏中标(86,89),四川中标(增补,87),贵州中标(88),江苏中标(89),广西中标(90),河南中标(93),上海中标(94),北京中标(98),贵州中民标(03)。

【功能主治】藏药:健胃,消食,止泻,愈疮。用于腹泻,消化不良,胃癌,肺癌,瘰疬,高血压,眩晕,狂犬病,疮疖。

苗药:清热解毒,活血消痈,健脾消积。用于肺痈,肺热咳嗽,咽喉肿痛,痢疾,胃脘胀痛,跌扑损伤,痈肿疮毒,蛇虫咬伤,狂犬咬伤。

彝药:用于食积,泻痢,月经不调,痛经,闭经,血瘀腹痛,风湿骨痛,跌打瘀肿,肌肉关节疼痛,胃病,肝癌,痈肿,疮毒,蛇咬伤。

中药:清热解毒,排脓祛瘀。用于肺痈吐脓,肺热喘咳,乳蛾肿痛。

【用法与用量】15~45g。单用用水或黄酒隔水密闭炖服。外用适量,捣汁或磨汁敷患处。

【化学成分】含多酚类:双聚原矢车菊苷元(dimeric procyanidin),3,4-二羟基苯甲酸(3,4-dihydroxy benzoic acid),没食子酸(gallic acid),(-)-表儿茶素[(-)-epicatechin],(-)-表儿茶素-3-O-没食子酸酯[(-)-epicatechin-3-O-gallate acid ester],原矢车菊素 B-2(procyanidin B-2),原矢车菊素 C-1(procyanidin C-1),原儿茶酸(protocatechuic acid);黄

酮类：木犀草素（luteolin），槲皮素（quercitrin），芦丁（rutin），红车轴草黄酮（pratol）等；甾体类：海柯皂苷元（hecogenin），β-谷甾醇（β-sitosterol）；三萜类：赤杨酮（glutinone），赤杨醇（glutinol）等；其他类：脂肪酸，挥发油。《中国药典》规定含表儿茶素（$C_{15}H_{14}O_6$）不得少于 0.030%。

海柯皂苷元　　　　　赤杨醇

【药理作用】金荞麦根茎煎液（50%）对金黄色葡萄球菌、福氏痢疾杆菌、伤寒杆菌、铜绿假单胞菌、肺炎球菌、大肠埃希菌等均有抑菌作用，其沉淀物的抑菌作用最强。水煎剂 20g 生药/(kg·d)和 13.3g 生药/(kg·d)灌胃，连续 10 天，对小鼠 Lewis 肺癌、宫颈癌 U14 均有显著的抑制作用。提取物（大分子缩合单宁的 D 组分）0.1g/L 和 0.05g/L 时对多种癌细胞的集落抑制率达 100%，其机制可能系抑制癌细胞内的核酸代谢。醇浸膏腹腔注射、皮下注射或口服给药，均能增强小鼠腹腔巨噬细胞的吞噬功能。浸膏口服对三联菌苗致热家兔有解热作用。

【制剂】苗药：金刺参九正合剂，九龙解毒胶囊，双金胃疡胶囊。

彝药：喘络通胶囊，和胃止痛胶囊，乌金活血止痛胶囊，消乳癖胶囊。

附注：江苏、四川、河南等地方标准中收载的基源植物为 *Fagopyrum cymosum*（Trev.）Meisn.，《中国植物志》中将该学名作为金荞麦 *F. dibotrys* 的异名。

文献记载，藏医所用的"渣窝"包括金荞麦 *F. dibotrys*、荞麦 *F. esculentum* Moench、苦荞麦 *F. tataricum*（L.）Gaerth. 3 种。

傣医药用的为苦荞麦 *F. tataricum*，以全草或根入药，功能为清火解毒、消肿止痛，用于咽喉肿痛、口舌生疮、高血脂、肥胖病、糖尿病，但未见有标准收载。

金丝梅（大过路黄，过路黄）

【来源】藤黄科植物金丝梅 *Hypericum patulum* Thunb. ex Murray 的新鲜成熟果实。

【标准】贵州地标（94），贵州中民标（03）。

【功能主治】中药：清热解毒，凉血止血。用于痢疾，痔疮出血，跌扑损伤，牙痛，鼻出血。

【用法与用量】15~30g。

【化学成分】含黄酮类：芦丁（rutin），金丝桃苷（hyperoside），槲皮素（quercetin）；其他：鞣质等。《贵州中民标》规定含槲皮素（$C_{15}H_{10}O_7$）不得少于 0.065%。

槲皮素

金丝桃苷

【制剂】苗药：平痔胶囊。

金铁锁（独丁子，金丝矮陀陀）

【民族药名】苗药（独定子），彝药（赊贤卓，史卓）。

【来源】石竹科植物金铁锁 Psammosilene tunicoides W. C. Wu et C. Y. Wu 的干燥根。

【标准】中国药典，云南中标（彝族，07），云南药标（74，96），贵州中标（88），部标成方（附录，97），贵州中民标（03）。

【功能主治】苗药：散瘀定痛，止血，消痈排脓。用于跌打损伤，风湿痛，胃痛，创伤出血。

彝药：活血通络，散瘀止痛，去腐生肌。用于跌打损伤，刀枪伤，筋骨疼痛，头面疼痛，心胃气痛，风湿痹痛，疮疡肿毒。

中药：祛风除湿，散瘀止痛，解毒消肿，祛风除湿。用于风湿痹痛，胃脘冷痛，跌打损伤，外伤出血；外治疮疖，蛇虫咬伤。

【用法与用量】0.1~0.3g。外用适量，研末调敷患处。有小毒，孕妇慎用。

【化学成分】含三萜类：刺叶丝石竹酸（gypsogenic acid），丝石竹苷元（gypsogenin），皂树酸（quillaic acid），3β-羟基-28-去甲齐墩果-12,17-二烯-23-醛（3β-hydroxy-28-nor-olea-12,17-dien-23-al），3β-羟基-27-去甲齐墩果-12,14-二烯-28-酸（3β-hydroxy-27-nor-olea-12,14-dien-28-lic acid），$3\alpha,16\alpha$-二羟基-12-齐墩果烯-23,28-二酸-28-O-β-D-葡萄吡喃糖基（1→3）-β-D-葡萄吡喃糖基（1→6）-β-D-葡萄吡喃糖苷 [$3\alpha,16\alpha$-dihydroxy-12-oleanen-23,28-dioic acid-28-O-β-D-glucopyranosyl（1→3）-β-D-glucopyranosyl（1→6）-β-D-glucopyranoside]，$3\alpha,16\alpha$-二羟基-12-齐墩果烯-23,28-二酸-28-O-β-D-葡萄吡喃糖基（1→6）-[β-D-葡萄吡喃糖基（1→3）]-β-D-葡萄吡喃糖苷 [$3\alpha,16\alpha$-dihydroxy-12-oleanen-23,28-dioic acid-28-O-β-D-glucopyranosyl（1→6）-[β-D-glucopyranosyl（1→3）]-β-D-glucopyranoside]，棉根皂苷元（gypsogenin）、表棉根皂苷元（epigypsogenin）及其糖苷衍生物，皂树酸苷元（quillaic acid），16-表皂皮酸（16-epiquillaic acid）及其糖苷衍生物，16-表皂皮酸甲酯（methyl-16-epiquillate）；生物碱类：1-乙酰基-3-甲酯基-β-咔啉，1-乙酰基-3-甲酯基-4-羟基-β-咔啉；环肽类：金铁锁环肽A、B（psammosilenins A、B）；其他：甾醇化合物，氨基酸，脂肪酸，挥发油等。

丝石竹苷元　　　　　皂树酸　　　　1-乙酰基-3-甲酯基-β-咔啉

【药理作用】金铁锁乙醇提取物、总皂苷具有显著的镇痛作用，可使小鼠热刺激的痛阈升高，减轻皮肤肿胀度，降低疼痛级别等。总皂苷对巴豆油所致的耳郭肿胀有抑制作用，对慢性增殖性炎症也有一定的抑制作用。

【制剂】苗药：金骨莲胶囊，金红止痛消肿酊。

彝药：肿痛气雾剂。

附注："金铁锁"始载于《滇南本草》，《滇南本草图谱》中考证其基源为金铁锁 *P. tunicoides*，该种分布于滇西南及东北部沿金沙江各支流流域，生长于较为温暖的海拔为 2600~3200m 的山地。

金铁锁为"云南白药"的重要原料之一，药材来源于野生，因需求量大，现资源已出现紧缺。

金 腰 草

【民族药名】藏药（亚吉玛，雅吉玛，加保达吉，冈吉拉茂，亚居，查尔塔亚干，毒孜热卜司，卡普尔啤波），蒙药（阿拉坦-博日，雅吉玛，齐孙-达日雅干，呼和-嘎布日）。

【来源】虎耳草科裸茎金腰 *Chrysosplenium nudicaule* Bge.、山溪金腰 *Chrysosplenium nepalense* D. Don.、肾叶金腰 *Chrysosplenium griffithii* Hook. f. et Thoms. 的干燥全草。

【标准】部标藏药（95），藏标（79），青海藏标（92）。

【功能主治】藏药：清热利胆，缓泻下。用于胆热症，发热，头痛，胆囊炎，胆石。

蒙药：除"协日"，清热，镇刺痛。用于热性"协日"病，肝热，目肤黄染，血"协日"性头痛，"亚玛"性头痛。

【用法与用量】藏药 12~15g（《中华本草：藏药卷》记载内服剂量为 1~2g）；蒙药 3~5g。

【化学成分】含黄酮类：3',4',5,6-四羟基-3,7-二甲氧基黄酮，3',4',5-三羟基-3,6,7-三甲氧基黄酮，6,7,3'-三甲氧基-3,5,4'-三羟基黄酮，4,5-二羟基-3,3',6,7-四甲氧基黄酮；三萜类：β-peltoboykinolic acid；其他类：挥发油，甾醇。

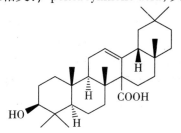

β-peltoboykinolic acid　　　　3',4',5,6-四羟基-3,7-二甲氧基黄酮

【药理作用】金腰子所含的 6,7,3'- 三甲氧基 -3,5,4'- 三羟基黄酮对人白血病 K562 细胞有抑制增殖和诱导凋亡的作用。

【制剂】藏药：九味獐牙菜胶囊，九味獐牙菜丸，十三味榜嘎散，十五味赛尔斗丸，达斯玛保丸，甘露灵丸，秘诀十三味红花散，石榴普安散。

附注：处方中也使用"金腰子"的名称。

藏医药古籍文献《晶珠本草》记载"本品分为 5 类，除花的颜色不同外，其他相同"；《部标藏药》收载的"金腰草 / 雅吉玛"的基源即为"裸茎金腰 *C. nudicaule* 及同属数种"，文献记载其他尚有蔽果金腰 *C. absconditicapsulum* J. T. Pan 等也药用。

金 叶 子

【来源】杜鹃花科植物云南金叶子 *Craibiodendron yunnanense* W. W. Smith 的干燥叶。

【标准】云南中标（05）。

【功能主治】中药：发表温经，活络止痛。用于跌打损伤，风湿麻木，肌肉痛，关节痛，神经性皮炎，外感风寒。

【用法与用量】0.1~0.3g。外用适量，研末敷患处。有剧毒。

【化学成分】含黄酮类：槲皮素（quercetin），槲皮素 -3-O-α- 阿拉伯呋喃糖苷，槲皮素 -3-O-α- 鼠李糖吡喃糖苷，槲皮素 -3-O-α- 半乳吡喃糖苷，异槲皮苷（isoquercitrin），儿茶素（catechin），表儿茶素（epicatechin）；二萜类：金叶子毒素Ⅰ~Ⅷ（craiobiotoxins Ⅰ~Ⅷ），金叶子苷 A、B（craiobiosides A、B），木藜芦毒素ⅩⅧ（grayanotoxins ⅩⅧ），木藜芦苷 B（grayanoside B），南烛醇 A、B（lyoniols A、B），日本杜鹃素Ⅱ、Ⅲ（rhodojaponins Ⅱ、Ⅲ），马醉木毒素 H（pieristoxin H）；挥发油：橙花醇乙酸酯，芳樟醇，水杨酸甲酯等；其他：β- 谷甾醇（β-sitosterol），11α- 羟基 -α- 香树素，熊果酸（ursolic acid），23- 羟基熊果酸（23-hydroxyl ursolic acid）等。

金叶子苷 A

【药理作用】金叶子所含的异槲皮苷能促进 MC3T3-E1 细胞的增殖、分化及矿化能力，上调成骨相关基因的表达，有一定的成骨活性。

【制剂】彝药：肿痛气雾剂。

附注：本品为云南民间药，民间又称"闹羊花"。《中国药典》收载的"闹羊花"为同科植物羊踯躅 *Rhododendron molle* G. Don 的干燥花，也有毒，为不同的药物，不得相混淆（参见"闹羊花"条）。

金 银 花

【民族药名】 蒙药(阿拉塔-孟根-其其格),苗药(比加枪,盆蒿闹,毛茆舀)。
【来源】 忍冬科植物忍冬 *Lonicera japonica* Thunb. 的干燥花蕾或带有初开的花。
【标准】 中国药典,内蒙蒙标(86),贵州中标规(65),云南药标(74,96),新疆药标(80),台湾中药典范(85),台湾中药典(04),香港中标(第7期)。
【功能主治】 蒙药:清热,解毒。用于瘟热,肺热,丹毒,疖,肿块,梅毒。
苗药:清热解毒,凉散风热。用于温病发热,热毒血痢,痈肿疔疮,喉痹,瘰疬。
中药:清热解毒,疏散风热。用于痈肿疔疮,喉痹,丹毒,热毒血痢,风热感冒,温病发热。
【用法与用量】 6~20g。外用适量,捣烂敷患处。
【化学成分】 含黄酮类:木犀草素(luteolin),木犀草苷(luteolin-7-O-glucoside),3′-甲氧基木犀草素(3′-methoxyluteolin),金圣草黄素(chrysoeriol),金圣草素-7-O-新橙皮苷,山奈酚-3-O-β-D-葡萄糖苷,芹菜素-7-O-α-L-鼠李糖苷,槲皮素(quercetin),槲皮素-3-O-β-D-葡萄糖苷(quercetin-3-O-β-D-glucoside),金丝桃苷(hyperoside),首蓿素-7-O-β-D-葡萄糖苷,芦丁(rutin),flavoyadorinin B 等;双黄酮类:loniflavone,3′-O-methyl loniflavone,madreselvins A、B,hydnocarpin,implexaflavone 等;环烯醚萜类:马钱素(loganin),7-表马钱素(7-epi-loganin),番木鳖酸(loganic acid),裂环马钱素(secologanin),獐牙菜苷(sweroside),金吉苷(kingiside)等;有机酸类:绿原酸(chlorogenic acid),异绿原酸(isochlorogenic acid),4-咖啡酰奎宁酸(4-caffeoylquinic acid),3-咖啡酰奎宁酸甲酯(3-caffeoylquinic acid methyl ester),豆蔻酸(myristic acid),原儿茶酸(protocatechuate),咖啡酸(caffeic acid),阿魏酸(ferulic acid),2(*E*)-3-乙氧基丙烯酸[2(*E*)-3-ethoxy acrylic acid]等;其他类:挥发油,甾醇。《中国药典》规定含绿原酸($C_{16}H_{18}O_9$)不得少于1.5%,含木犀草苷($C_{21}H_{20}O_{11}$)不得少于0.050%;《香港中标》规定含绿原酸($C_{16}H_{18}O_9$)不得少于3.5%,含木犀草苷($C_{21}H_{20}O_{11}$)不得少于0.059%。

绿原酸

木犀草苷

马钱素

獐牙菜苷

【药理作用】金银花及其多种复方均有显著的退热效果,对蛋清引起的大鼠足趾肿胀有明显的抑制作用。绿原酸具有一定的抗病毒作用,对呼吸道合胞病毒、柯萨奇B组3型病毒具有明显的抑制作用;绿原酸、咖啡酸有显著的利胆和止血作用。此外,金银花还具有抗菌、抗炎、提高免疫力、抗溃疡、中枢兴奋、抗癌等作用。

【制剂】蒙药:土茯苓七味汤散。

维药:柴银感冒颗粒。

苗药:复方一枝黄花喷雾剂,口鼻清喷雾剂,日晒防治膏,银龙清肝片,脂欣康颗粒,痔痛安搽剂。

傣药:表热清颗粒,银芩胶囊。

彝药:肾安胶囊。

附注:《中国药典》1977年版至2000年版收载的"金银花"的基源包括忍冬 *L. japonica*、毛花柱忍冬 *L. dasystyla* Rehd.、红腺忍冬 *L. hypoglauca* Miq.(=菰腺忍冬)、山银花 *L. confusa* DC.[= 华南忍冬 *Lonicera confusa*(Sweet)DC.]4种。因这些基源植物在成分组成和药理学上存在较大差异,自2005年版将"金银花"和"山银花"单列分别收载,"山银花"的基源植物为灰毡毛忍冬 *Lonicera macranthoides* Hand.-Mazz.、红腺忍冬 *L. hypoglauca* Miq.、山银花 *L. confusa* DC.(华南忍冬)、及黄褐毛忍冬 *L. fulvotomentosa* Hsu et S. C. Cheng。《内蒙古蒙药材标准》(86)、《新疆维吾尔自治区药品标准》(80)(第二册)收载的"金银花"的基源与《中国药典》2005年版及之前历版相同,而民间使用的金银花可能包括有多种植物,应按照制剂批文规定投料。

金 樱 子

【民族药名】蒙药(荣萨拉,文吉拉甘,温吉勒干-吉木斯,皙日利格-札木日,高要-蔷会),苗药(布仰,布两,正包带生,整包带生,调嘎龙金)。

【来源】蔷薇科植物金樱子 *Rosa laevigata* Michx. 的干燥成熟果实。

【标准】内蒙蒙标(86),中国药典,贵州中标规(65),新疆药标(80),台湾中药典范(85),广西壮标(11),香港中标(第6期)。

【功能主治】蒙药:清热,解毒,燥"协日乌素"。用于毒热,热性"协日乌素"病,肝热,"巴木"病,滑精,尿频,遗尿。

苗药:固精,缩尿,涩肠,止带。用于遗精,滑精,遗尿,尿频,久泻,久痢,白浊,白带,崩漏,脱肛,子宫下垂。

中药:固精缩尿,固崩止带,涩肠止泻。用于遗精滑精,遗尿尿频,崩漏带下,久泻久痢。

【用法与用量】6~15g。

【化学成分】含有机酸类:枸橼酸(citric acid),苹果酸(malic acid)等;鞣质:金樱子鞣质A~G(laevigatins A~G),仙鹤草素(agrimonine),前矢车菊素B-3(procyanidin B-3),地榆素H-4(sanguiin H-4),长梗马兜铃素(pedunculagin),蛇含鞣质(potentillin),仙鹤草酸(agrimonic acid)等;三萜类:熊果酸(ursolic acid),$2\alpha,3\beta,19\alpha,23$-四羟基熊果-12-烯-28-酸,$2\alpha,3\beta,19\alpha,23$-四羟基熊果-12-烯-28-酸 29-$O$-$\beta$-D-吡喃葡萄糖苷等;其他类:儿茶素

(catechin)，4′，5，7- 三羟基黄酮醇 -3-O-β-D-[6″-O-(E)-p- 羟基苯丙烯酰] 吡喃葡萄糖苷，胡萝卜苷(daucosterol)，β- 谷甾醇(β-sitosterol)，多糖等。《中国药典》和《广西壮标》规定含金樱子多糖以无水葡萄糖($C_6H_{12}O_6$)计不得少于 25.0%；《香港中标》规定含儿茶素($C_{15}H_{14}O_6$)不得少于 0.039%。

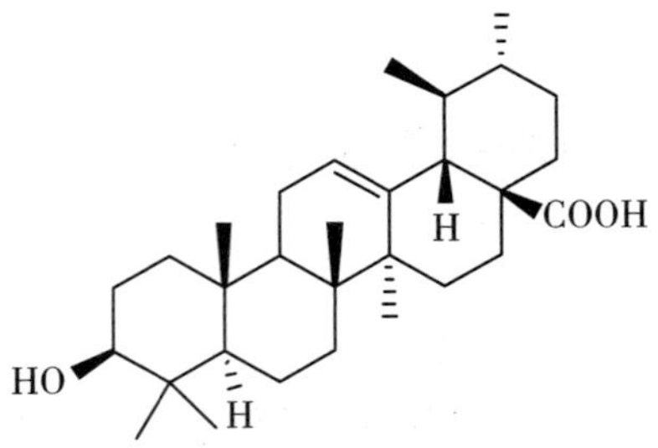

熊果酸

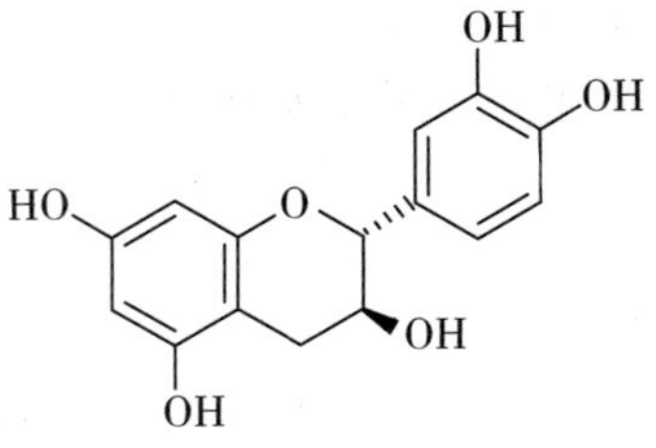

儿茶素

【药理作用】金樱子中的水溶性多糖能消除超氧阴离子自由基、抑制羟自由基对细胞膜的破坏而引起的溶血。水醇提取液能抑制大鼠肝组织脂质过氧化产物 MDA 的生成，具有抗氧化活性。多糖对大肠埃希菌、副伤寒杆菌、白色葡萄球菌以及金黄色葡萄球菌等均有较强的抑制作用；且能抑制二甲苯引起的小鼠耳郭肿胀，具有一定的抗炎作用。此外，金樱子还具有抗肿瘤、免疫调节、降糖、降脂、保护肾脏等作用。

【制剂】维药：西帕依麦孜彼子口服液。

附注：药材应在 10—11 月果实成熟变红后采收。金樱子 R. laevigata 在我国分布较为广泛，民间也使用其鲜果，已开发有保健饮料等产品上市。不同地区称"金樱子"药用的还有同属植物长尖叶蔷薇 R. longicuspis Bertol.（四川、云南）、大叶蔷薇 R. macrophylla Lindl.（西藏）、美蔷薇 R. bella Rehd. et Wils.（内蒙古）、西北蔷薇 R. davidii Crep.（甘肃、宁夏）等的果实，但未见有标准收载，应注意鉴别。

京大戟（大戟，龙虎草）

【民族药名】蒙药（巴嘎 - 塔日奴，巴格 - 塔日努，如罕布，塔日琼，吉吉格 - 塔日努，北京 - 塔日努）。

【来源】大戟科植物大戟 Euphorbia pekinensis Rupr. 的干燥根。

【标准】中国药典，内蒙蒙标（86），台湾中药典范（85）。

【功能主治】蒙药：逐泻，清"协日"。用于"黏"刺痛，黄疸，"协日"症，炭疽，结喉，发症，肿毒，肉毒。

中药：泻水逐饮，消肿散结。用于水肿胀满，胸腹积水，痰饮积聚，气逆喘咳，二便不利，痈肿疮毒，瘰疬痰核。

【用法与用量】1~3g，入丸、散服。外用适量（生用）。有毒，孕妇禁用，年迈、身体虚弱者慎用。蒙医临床上禁用于"赫依"病患者。按中医药理论，本品不宜与甘草同用。本品内服需炮制，中医以醋煮至醋吸尽炮制（称"醋京大戟"）；蒙医炮制则以牛奶浸泡 1~2 天至透心，或以诃子汤煮沸至透心。

【化学成分】 含二萜类：京大戟素（euphpekinensin），pekinenal，pekinenins A~G，3,12-O-diacetyl-7-O-benzoyl-8-methoxyingol，ingol，ingol-12-acetate 等；三萜类：羊毛甾醇（lanosterol），大戟醇（euphol），甘遂甾醇（tirucallol），地榆皂苷 I（ziyu glucoside I），钝叶甾醇等；有机酸类：3,4-二甲氧基苯甲酸（3,4-dimethoxybenzoic acid），3,4-二羟基苯甲酸（3,4-dihydroxybenzoic acid），正三十烷酸（melissic acid）等；黄酮类：槲皮素-3-O-(2″-O-没食子酰)-α-L-鼠李糖苷 [quercetin-3-O-(2″-O-galloyl)-α-L-rhamnopyranoside]，槲皮素-3-O-(2″-O-没食子酰)-β-D-葡萄糖苷 [quercetin-3-O-(2″-O-galloyl)-β-D-glucopyranoside] 等；鞣质类：3,3-二甲氧基鞣花酸（3,3-dimethoxylellagic acid），3,3-二甲氧基鞣花酸-4-O-β-D-吡喃木糖苷（3,3-dimethoxylellagic acid-4-O-β-D-xylopyranoside），3,3-二甲氧基鞣花酸-4-O-β-D-吡喃葡萄糖苷（3,3-dimethoxylellagic acid-4-O-β-D-glucopyranoside）等；其他类：大戟苷（euphornin），大戟色素体 A~C（euphorbias A~C），生物碱。《中国药典》规定含大戟二烯醇（$C_{30}H_{50}O$）不得少于 0.60%。

京大戟素

大戟苷

大戟醇

地榆皂苷 I

【药理作用】 京大戟的乙醇及热水提取物均可使实验动物产生泻下。乙醇提取液具有末梢血管扩张作用，并能对抗肾上腺素的升压作用。醇提取物（或醇浸液）可明显减少狗的肾容积，但不产生利尿，而对先造成实验性腹水的大鼠灌胃，则有显著的利尿作用；能兴奋离体妊娠子宫。京大戟含有的二萜类化合物 pekinenal 作用于 SMMC-7721 细胞后可诱导肝癌细胞凋亡，凋亡指数随着药物浓度的升高明显增加。pekinenin A 对 HeLa 和 C6 两种人癌细胞系具有中等强度的细胞毒性；pekinenins C~F 对胃癌 MGC-803、结肠癌 SW620、肝癌

SMMC-7721、肾癌 Ketr-3、乳腺癌 MCF-7、白血病 HL-60、肺癌 A549 等细胞系均显示出不同程度的细胞毒性。

【制剂】蒙药：消肿九味散，消肿橡胶膏。

附注：据考证，大戟 *E. pekinensis* 即为《神农本草经》中收载的"大戟"；《中国药典》自 1977 年版始以"京大戟"之名收载，商品又习称"大戟"；《台湾中药典范》(85) 也以"大戟"之名收载，但同时还收载了茜草科植物红芽大戟 *Knoxia valerianoides* Thorel ex Pitard（《中国植物志》中，该种的中文名使用"红大戟"），该种也具有泻水逐饮、解毒散结的功效，但其所含的成分主要为黄酮苷类、香豆素等，是否能与大戟 *E. pekinensis* 同样使用还有待于研究。

蒙药"塔日奴（塔日努）"涉及大戟属（*Euphorbia*）的多种植物（"塔日奴"之名为该属植物的统称），文献记载尚有锥腺大戟 *E. savaryi* Kiss.（绍布格日 - 塔日努）(= 钩腺大戟 *E. sieboldiana* Morr. & Decne.，该种《中国药典》1963 年版以"白狼毒"之名收载）、狼毒大戟 *E. pallasii* Turcz.（塔日努）(= 狼毒 *E. fischeriana* Steud.，该种《中国药典》1977 年版、《内蒙蒙标》等以"狼毒"之名，《四川中标》以"白狼毒"之名收载）等，功效类似。

藏医所用的"大戟"（塔奴），《中华本草·藏药卷》记载其基源为疣果大戟 *E. micractina* Boiss.（甘青大戟）。从其名称"塔奴"（藏药）、"塔日奴"（蒙药）看，两者有一定关系。据《中国植物志》记载，大戟 *E. pekinensis* 在我国分布广泛，但云南、西藏、新疆等地不产；而疣果大戟 *E. micractina* 主要分布于我国西半部，在内蒙古及东北部地区并未分布，推测藏医、蒙医所用的大戟的基源不同可能系受资源分布的影响（参见"大戟"条）。

荆芥（荆芥穗）

【民族药名】蒙药（哈日 - 吉如格巴，吉如格，吉如格巴，吉如格那赫布）。

【来源】唇形科植物荆芥 *Schizonepeta tenuifolia* Briq. 的干燥地上部分（荆芥）或干燥花穗（荆芥穗）。

【标准】中国药典，贵州中标规(65)，新疆药标(80)，台湾中药典范(85)，贵州中标(88)，台湾中药典(04)，广西壮标(11)。

【功能主治】蒙药：杀虫，防腐，愈伤，祛"巴达干"。用于阴道、肛门、肠内、皮肤虫疾等诸虫症，外伤化脓，肌肉肿痛。

中药：解表散风，透疹，消疮。用于感冒，头痛，麻疹，风疹，疮疡初起。

【用法与用量】3~10g。

【化学成分】含挥发油：胡薄荷酮（pulegone），异胡薄荷酮，薄荷酮（menthone），异薄荷酮，柠檬烯（limonene），1- 乙基戊基醚（1-ethoxypentane），辣薄荷酮（piperitone），新薄荷醇（neomenthol）等；单萜类：荆芥苷 A~E（schizonepetosides A~E），荆芥醇（schizonol），荆芥二醇（schizoneodiol）；黄酮类：香叶木素（diosmetin），木犀草素（luteolin），橙皮苷（hesperidin），芹菜素 -7-*O*-β-D- 葡萄糖苷（apigenin-7-*O*-β-D-glucoside）等；酚酸类：荆芥素 A（schizotenuin A），迷迭香酸（rosmarinic acid），迷迭香酸单甲酯（rosmarinic acid monomethyl ester），咖啡酸（caffeic acid）等。《中国药典》规定，荆芥含挥发油不得少于 0.60%（ml/g），含胡薄荷酮（$C_{10}H_{16}O$）不得少于 0.020%；荆芥穗含挥发油不得少于 0.40%（ml/g），含胡薄荷酮不得少于 0.080%。

胡薄荷酮　　　　　　　香叶木素

【药理作用】荆芥内酯对醋酸致痛和酵母致热小鼠有较好的镇痛和解热作用。挥发油对二甲苯所致的小鼠耳郭肿胀、小鼠腹腔毛细血管通透性亢进有显著的抑制作用；对角叉菜胶所致的大鼠足跖肿胀也有显著的抑制效果；体外对抗幽门螺杆菌的作用；对大肠埃希菌、金黄色葡萄球菌和白念珠菌作用3分钟内的平均灭杀率达到99.9%以上。荆芥穗炭及其鞣质部位可以通过提高凝血过程中的纤维蛋白原的利用度而影响动物内、外源性凝血途径，起到止血、凝血的作用。

【制剂】苗药：复方一枝黄花喷雾剂。

附注：《中国植物志》中，*S. tenuifolia* 的中文名使用"裂叶荆芥"。

《中国药典》分别收载了"荆芥"和"荆芥穗"，两者的功能主治相同，但对各自的挥发油含量、胡薄荷酮含量规定不同。同时，还另收载有"荆芥炭"和"荆芥穗炭"，两者的功能主治相同，为"收涩止血。用于便血，崩漏，产后血晕"，但与"荆芥"和"荆芥穗"不同，应注意区别。

文献记载蒙医还同样使用裂叶荆芥 *S. multifida* (L.) Briq. 的地上部分。

广西、贵州、福建地方标准中还收载有"土荆芥"，为藜科植物土荆芥 *Chenopodium ambrosioides* L. 的带有果穗的干燥地上部分，其功能主治与荆芥有一定差异，应注意区别，按制剂批文规定使用（参见"土荆芥"条）。

《西藏藏标》（12）中收载有"藏荆芥/萨堆那布"，为唇形科植物藏荆芥 *Nepeta angustifolia* C. Y. Wu 的全草，功能为开窍醒神，用于神昏痉厥、中风、癫痫、脑出血、疮伤及疼痛等，与中药荆芥不同。

京墨（香墨，汉墨）

【民族药名】藏药（甲那，甲那合，佳那），蒙药（铂和，扎那格）。

【来源】松烟合入胶汁、香料加工制成的墨（carbonium）。

【标准】部标藏药（附录，95），青海藏标（附录，92）。

【功能主治】藏药：止血，消肿。用于吐血，衄血，便血，产后大出血，刀伤出血，伤口红肿。

蒙药：清热，止血，消肿，增强视力，杀黏。用于肾热，鼻出血，月经过多，外伤出血，脱发，"黏"热症。

【用法与用量】藏药3~9g；蒙药1~3g。磨汁服。外用适量，磨汁涂患处。

【化学成分】主要含碳元素。

【制剂】藏药：八味小檗皮散，十五味止泻木散，十七味大鹏丸，萨热大鹏丸。

附注：京墨药用以陈旧者为佳。

韭　菜　子

【民族药名】藏药（龙郭给孜），蒙药（高古得-乌日，高嘎得），维药（库德欧如合，百子如力库热斯,吐胡米甘地那,库代乌拉盖),苗药(厢仰),彝药(窃莫,慈阿白)。

【来源】百合科植物韭菜 *Allium tuberosum* Rottl. ex Spreng. 的干燥成熟种子。

【标准】中国药典,部标维药(附录,99),贵州中标规(65),新疆药标(80),贵州中标(88)。

【功能主治】藏药:用于积食腹胀,消化不良,风寒湿痹,痈疮疔毒,皮肤炭疽。

蒙药:用于阳痿,遗精,遗尿尿频,白带过多,食积,不思饮食,失眠,"协日乌素"病,"青腿"病。

维药:生干生热,祛寒壮阳,开通肝阻,散气消痔,止血止痢。用于湿寒性或黏液质性疾病,如寒性阳痿,肝脏阻滞,牙痛,肾结石,痔疮肿痛,陈旧血痢,毒蛇咬伤。

苗药:用于阳痿,遗精,遗尿,小便频数,腰膝酸软。

彝药:用于癫痫头,瘙痒,漆疮,食积腹胀,胃痛,牙疼,胸痹,遗精,遗尿,吐血,便血。

中药:温补肝肾,壮阳固精。用于腰膝酸痛,阳痿遗精,遗尿尿频,白浊带下。

【用法与用量】2~9g。维医认为本品对肺、肾、膀胱有害,可以蜂蜜矫正。

【化学成分】含黄酮类:山奈酚及其糖苷衍生物,槲皮素及其糖苷衍生物;生物碱类:tuberosines A、B,L-酪氨酸,甾体皂苷类:tuberosides A~C;核苷类:胸腺嘧啶核苷,2-羟基嘌呤核苷,腺苷,尿苷等;含硫化合物:二甲基二硫醚,二丙基三硫醚等;挥发油类:己醛,十九烯-2-酮,2-戊基呋喃等;其他:氨基酸,蛋白质,油脂类成分。

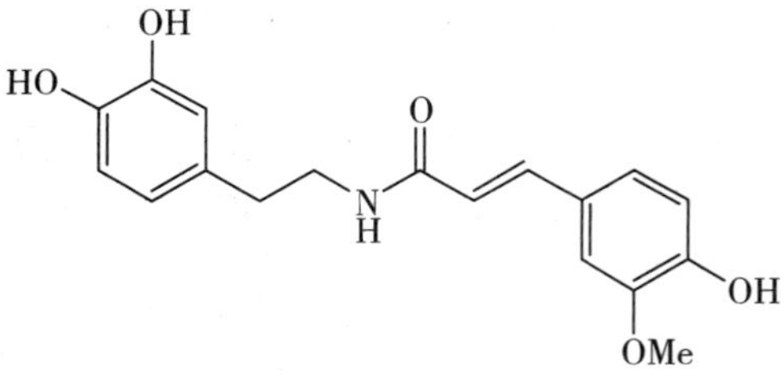

tuberosine B

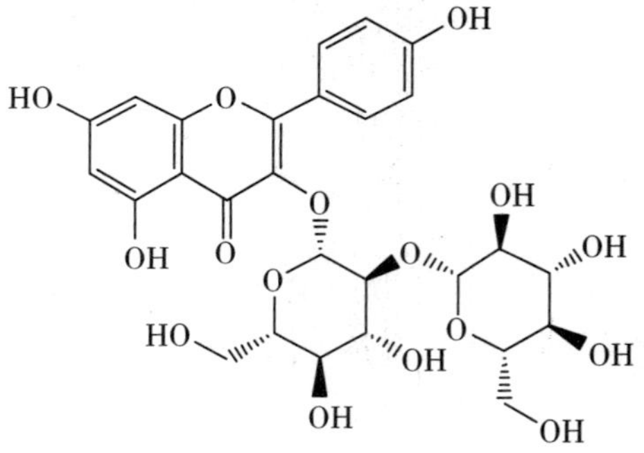

山奈酚 3-*O*-β-D-槐糖苷

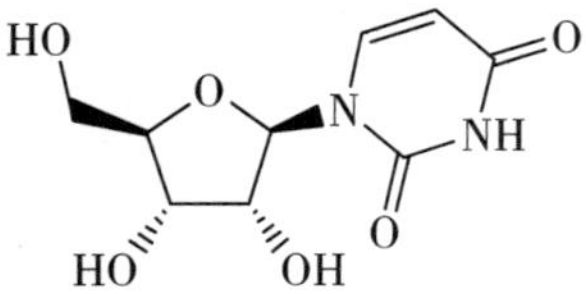

尿苷

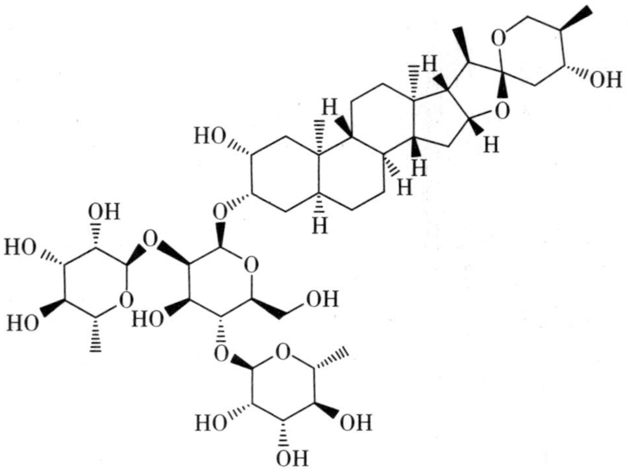

tuberoside A

【药理作用】韭菜子提取物有一定的温肾助阳作用,70%醇提物能够提高去势大鼠阴茎对外部刺激的兴奋性;增强模型动物的耐寒、耐疲劳能力,增加自主活动次数。

【制剂】维药:罗补甫克比日丸,行滞罗哈尼孜牙片。

傣药:鹿仙补肾片。

附注:《中国藏药》记载藏医药用的韭菜子的基源还有同属植物辉韭 *A. strictum* Schrader、碱韭 *A. polyrhizum* Turcz. ex Regel、高山韭 *A. sikkimense* Baker 的种子。

九头狮子草

【民族药名】苗药(晕病药)。

【来源】爵床科植物九头狮子草 *Peristrophe japonica* (Thunb.) Bremek. 的新鲜或干燥全草。

【标准】中国药典(77),贵州中标(88),贵州中民标(03),湖北中标(09),湖南中标(09)。

【功能主治】苗药:用于病后体虚,喉痛。

中药:发汗解表,清热解毒,止咳除烦。用于感冒咳嗽,咽喉肿痛,小儿高热,痈疖肿毒,蛇虫咬伤。

【用法与用量】15~30g。外用适量,鲜品捣烂敷患处。

【化学成分】含甾醇类:豆甾醇(stigmasterol),豆甾醇葡萄糖苷(stigmasteryl glucoside),β-谷甾醇(β-sitosterol),β-谷甾醇葡萄糖苷(β-sitosteryl glucoside);其他:羽扇豆醇(lupeol),尿囊素(allantoin),3,5-吡啶二酰胺(3,5-pyridinedicarboxarnide)

羽扇豆醇　　　　　　　　　豆甾醇葡萄糖苷

【药理作用】大鼠口服九头狮子草醇浸膏、水浸膏及正丁醇部位均灌胃给予大鼠,可明显抑制血清中 GPT 和 GOT 两种氨基转移酶的升高,具有保肝活性。水提取物能明显减少浓氨水所致小鼠的咳嗽次数,延长二氧化硫诱发的小鼠咳嗽潜伏期,减少咳嗽次数;并显著增加小鼠气管排泄酚红的量,具有止咳祛痰的作用。对酵母致发热模型大鼠有明显的解热作用。此外,九头狮子草还有抗炎、抗菌等作用。

【制剂】苗药:咽喉清喉片。

附注:九头狮子草 *P. japonica* 民间常用于咳嗽,又名"化痰清"。

菊 花

【**民族药名**】蒙药(乌达巴拉,乌达巴拉-其其格)。

【**来源**】菊科植物菊 *Chrysanthemum morifolium* Ramat. 的干燥头状花序。

【**标准**】中国药典,内蒙蒙标(86),新疆药标(80),台湾中药典范(85),台湾中药典(04)。

【**功能主治**】蒙药:清热,明目,补肝。用于感冒,头痛,眩晕,目赤肿痛,眼花,肝病,肺热。

苗药:用于头痛,眩晕,目赤,心胸烦热,疔疮,肿毒。

中药:散风清热,平肝明目,清热解毒。用于风热感冒,头痛眩晕,目赤肿痛,眼目昏花,疮痈肿毒。

【**用法与用量**】5~10g。

【**化学成分**】含黄酮类:木犀草苷(luteolin-7-glucoside),大波斯菊苷(cosmosiin),刺槐苷(acacetin-7-rhamnoglucoside dihydrate),矢车菊苷(chrysanthemin);苯丙素类:绿原酸(chlorogenic acid),3,5-*O*-二咖啡酰基奎宁酸等;挥发油:龙脑(borneol),樟脑(camphora),菊油环酮(chrysanthenone);其他:氨基酸,微量元素等。《中国药典》规定含绿原酸($C_{16}H_{18}O_9$)不得少于0.20%,含木犀草苷($C_{21}H_{20}O_{11}$)不得少于0.080%,含3,5-*O*-二咖啡酰基奎宁酸($C_{25}H_{24}O_{12}$)不得少于0.70%。

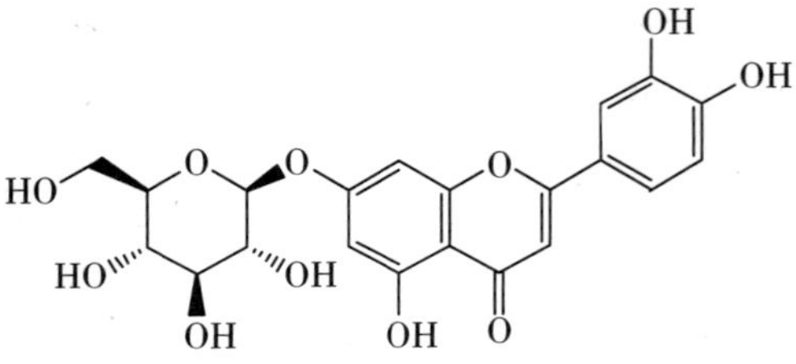

木犀草苷

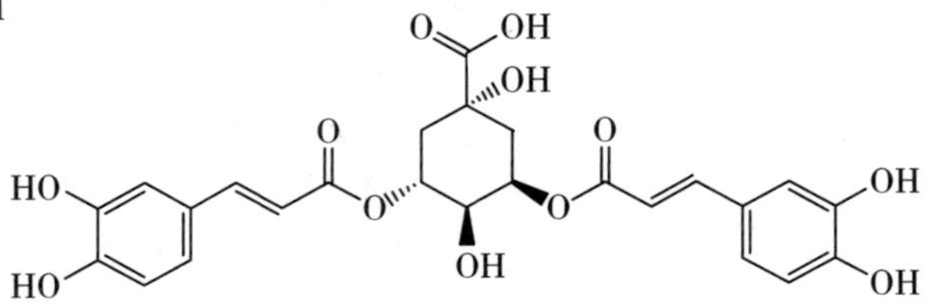

3,5-*O*-二咖啡酰基奎宁酸

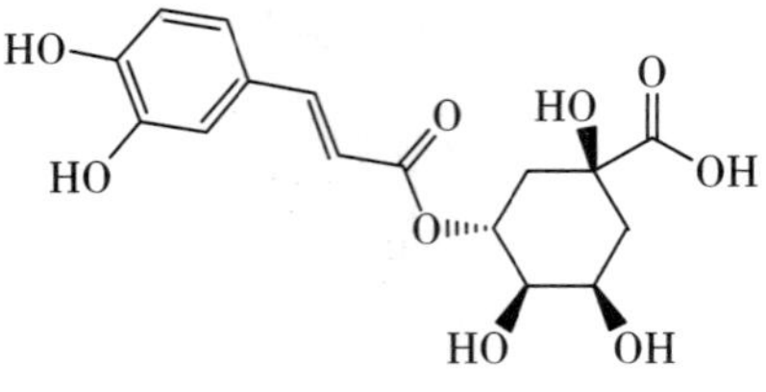

绿原酸

【**药理作用**】菊花可通过抑制细菌的生长,改变细菌细胞的渗透压而具有广谱杀菌活性。对心血管具有保护作用,可对抗缺血再灌注引起的心肌损伤,抑制其引起的脂质过氧化损伤,防止血栓形成;具有一定的舒张血管作用。多个成分具有细胞毒活性,通过抑制肿瘤细胞的生长而发挥抗肿瘤作用,对人肺癌A549细胞、皮肤黑色素瘤SK-MEL-2和小鼠黑色素瘤B16F细胞、人鼻咽癌细胞等均有抑制作用。多糖及绿原酸可刺激肠道淋巴细胞分泌TNF-α、INF-γ,提高细胞免疫,从而发挥免疫调节作用。此外,菊花还具有保护红细胞膜、抗疲劳、调血脂、镇痛等作用。

【制剂】蒙药：安神镇惊二十味丸，菊花七味胶囊，羚牛角二十五味丸，明目十六味丸，清热二十五味丸。

苗药：九味痔疮胶囊。

附注：菊花具有悠久的历史，现菊花商品药材也主要来自于栽培，按产地和加工方法不同分为"亳菊"（安徽亳州等地：阴干）、"滁菊"（安徽滁州等地：晒干）、"贡菊"（安徽歙县、休宁一带：烘干）和"杭菊"（浙江桐乡市：蒸熟后晒干）。由于长期栽培，各地有多种栽培品种。

菊的学名，*Flora of China* 中使用"*Chrysanthemum morifolium*"，但《中国植物志》中使用"菊花 *Dendranthema morifolium*（Ramat.）Tzvel."，*Chrysanthemum morifolium* 被作为其异名。

《中国药典》另收载有"野菊花"，为同属植物野菊 *Chrysanthemum indicum* L. 的头状花序，为不同的药物，应区别使用。

菊苣根（菊苣）

【民族药名】维药（卡申纳，卡斯纳）。

【来源】菊科植物毛菊苣 *Cichorium glandulosum* Boiss.et Huet、菊苣 *Cichorium intybus* L. 的干燥地上部分或根。

【标准】中国药典，部标维药（附录，99）。

【功能主治】维药：清肝利胆，健胃消食，利尿消肿。用于湿热黄疸，肝炎，胃痛食少，肾炎水肿、尿少。

中药：清肝利胆，健胃消食，利尿消肿。用于湿热黄疸，胃痛食少，水肿尿少。

【用法与用量】9~18g。

【化学成分】含三萜类：羽扇豆醇（lupeol），α-香树脂醇（α-amyrin），蒲公英萜酮（taraxerone）等；倍半萜类（愈创木烷型、吉马烷型、桉烷型和缬草烷型等）：山莴苣素（lactucin），8-脱氧山莴苣素（8-deoxylactucin），山莴苣苦素（lactucopicrin），假还阳参苷 A（crepidiaside A），菊苣萜苷 B（cichorioside B），木兰属内酯（magnolialide）等；香豆素类：秦皮甲素（esculin），秦皮乙素（esculetin），野莴苣素（cichoriin），7-羟基香豆素（umbelliferone）；黄酮类：槲皮素（quercetin），异鼠李素（isorhamnetin），山柰酚（kaempferol），芹菜素（apigenin），杨梅素（myricetin），矢车菊素（cyanidin）等；多酚类：咖啡酸（caffeic acid），奎宁酸（quinic acid），菊苣酸（chicoric acid）等；其他类：挥发油，有机酸，甾醇，糖类。

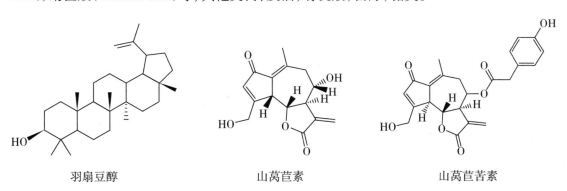

羽扇豆醇　　　　　山莴苣素　　　　　山莴苣苦素

野莴苣素　　　　　　　秦皮甲素

【药理作用】菊苣根乙醇和乙酸乙酯提取物具有广谱抗菌活性,菊苣根对小麦赤霉病菌、玉米大斑病菌、烟草赤星病菌、小麦根腐病菌、玉米大斑病菌、烟草赤星病菌、枯草芽孢杆菌和金黄色葡萄球菌等均有较强的抑制作用。水提取物有明显的保肝、降压作用和利尿效果;并均有调血脂活性。

【制剂】维药:复方木尼孜其颗粒,护肝布祖热颗粒,清热卡森颗粒,炎消迪娜儿糖浆。

附注:《中国植物志》中,毛菊苣 C. glandulosum 的中文名使用"腺毛菊苣"。

《部标维药》附录中收载的"菊苣根"以根入药;《中国药典》作为"维吾尔族习用药材"收载的"菊苣"以地上部分或根入药;《中华本草:维吾尔药卷》中分别记载了"菊苣"(全草)、"菊苣子"(种子)和"菊苣根"(根),三者的功能主治有所不同。毛菊苣 C. glandulosum 主要为栽培。

毛菊苣 C. glandulosum 和菊苣 C. intybus 的种子维医称"菊苣子"药用,为不同的药物(复方木尼孜其颗粒等制剂处方中 2 种均配伍使用)(参见"菊苣子"条)。

菊　苣　子

【民族药名】维药(卡申纳,卡斯纳,卡森欧如合,可森子,可昔尼子,百子如力印地巴,吐胡米卡斯尼)。

【来源】菊科植物毛菊苣 Cichorium glandulosum Boiss. et Huet 或菊苣 Cichorium intybus L. 的干燥种子。

【标准】部标维药(附录,99)。

【功能主治】维药:生干生寒,调节异常血液质,开通肝阻,清热消炎,消除黄疸,利尿退肿。用于湿热性或血液质性疾病,如肝脏阻塞,湿热性肝炎,黄疸性肝炎,全身性水肿,小便不利。

【用法与用量】3~5g。维医认为本品对脾脏有害,可以斯日坎吉本矫正。

【化学成分】含萜类:α-、β-香树脂醇(α-、β-amyrin),旋覆花素(inulicin、旋覆花内酯),莴苣苦素(lactucin);杂环类:山莴苣苦素(lactucopicrin);香豆素类:秦皮乙素(esculetin);其他:绿原酸(chlorogenic acid),β-谷甾醇(β-sitosterol),胡萝卜苷(daucosterol)等。

植物类药材

旋覆花内酯　　　　　　　山莴苣苦素

【药理作用】菊苣子具有抗病毒活性和抗肝毒性作用。

【制剂】维药：复方木尼孜其颗粒，护肝布祖热颗粒，解毒苏甫皮赛尔塔尼胶囊，炎消迪娜儿糖浆。

附注：《中国植物志》中毛菊苣 *C. glandulosum* 的中文名使用"腺毛菊苣"。

毛菊苣 *C. glandulosum* 和菊苣 *C. intybus* 的地上部分或根，《中国药典》以"菊苣"之名、《部标维药》以"菊苣根"之名均有收载，功能为清肝利胆、健胃消食、利尿消肿，用于湿热黄疸、胃痛食少、水肿尿少，与种子有所不同，应注意区别（参见"菊苣根"条）。

卷柏（垫状卷柏）

【民族药名】藏药（莪区森得尔莫，霹小聪，巴哇拉巴），蒙药（麻特仁-浩木斯，玛塔日音-浩木斯-乌布斯，敖-楚斯仁德日木，巴拉巴拉克巴，莫勒黑音-阿拉嘎），苗药（下架梦，一把抓，茧北，烧节），彝药（苏莫，六维）。

【来源】卷柏科植物卷柏 *Selaginella tamariscina* (Beauv.) Spring 或垫状卷柏 *Selaginella pulvinata* (Hook. et Grev.) Maxim. 的干燥全草。

【标准】中国药典，藏标（79），青海藏标（92），内蒙蒙标（87），贵州中标规（65），新疆药标（80），台湾中药典范（85），贵州中标（88），河南中标（91），香港中标（第5期）。

【功能主治】藏药：破血（生），止血（炒）。用于经闭癥瘕（生用），便血脱肛（炒用）。

蒙药：利尿，止血，凉血，杀虫。用于尿闭，淋病，月经不调，鼻出血，创伤出血，产褥热，滴虫。

苗药：生用活血通经。用于经闭，难产，黄疸型肝炎，癥瘕，跌扑损伤；炒炭化瘀止血。用于肺出血，吐血，衄血，尿血，便血，痔疮。

彝药：用于血崩，白带，肺出血，鼻出血，胃肠出血，便血，痔疮，经闭，月经不调，难产，胎盘不下，腹胀水肿，跌打损伤。

中药：活血通经。用于经闭痛经，癥瘕痞块，跌扑损伤。卷柏炭化瘀止血。用于吐血，崩漏，便血，脱肛。

【用法与用量】3~10g。孕妇慎用。

【化学成分】含双黄酮类：苏铁双黄酮（sotetsuflavone），穗花杉双黄酮（amentoflavone），扁柏双黄酮（hinokiflavone），柳杉双黄酮B（cryptomerin B），异柳杉双黄酮（isocryptomerin）；其他类：海藻糖（trehalose），氨基酸等。《中国药典》和《香港中标》规定含穗花杉双黄酮（$C_{30}H_{18}O_{10}$）不得少于0.30%。

穗花杉双黄酮　　　　　　苏铁双黄酮

【药理作用】卷柏的不同萃取部位对人髓细胞白血病细胞株 U937 均具有较强的杀伤作用，对正常的人淋巴细胞没有影响，其中水萃取部位能有效提高抑癌基因 p53 表达，并诱导细胞周期阻滞于 G_1 期；水提物对人白血病细胞 HL-60 具有细胞毒性作用；50% 乙醇提取物能显著抑制人肺癌 A549 细胞和 LLC 细胞的侵袭。70% 醇提物能抑制药物诱发的过敏性休克，阻滞被动皮肤过敏反应以及皮肤不良反应；能抑制肥大细胞脱颗粒和胞吐，升高肥大细胞内的 cAMP 水平，从而阻止肥大细胞激活并降低组胺的释放，最终抑制炎症反应。垫状卷柏双黄酮均能浓度依赖性地清除 DPPH 自由基，并能显著减轻 LPC 所致的 ECV304 细胞损伤；双黄酮具有抑制黄嘌呤氧化酶的活性。此外，卷柏还有免疫调节、降血糖、扩张血管等多种药理作用。

【制剂】蒙药：清热二十五味丸。

彝药：茯蚁参酒。

附注：《贵州中标规》(65)中收载的垫状卷柏的学名为 *S. tamariscina*(Beauv.) Spr. var. *pulvinata* Alston，《中国植物志》中该学名作为 *S. pulvinata* 的异名。《广东中标》(04)收载有的"江南卷柏"为同属植物江南卷柏 *S. moellendorfii* Hieron. 的全草，其功能主治为"清热利尿，活血消肿，止血凉血。用于创伤出血，肌衄，血崩，黄疸，淋病"，与"卷柏"不同。

爵　床

【民族药名】苗药（豆你牛，焦梅术）。

【来源】爵床科植物爵床 *Rostellularia procumbens*(L.) Ness 的干燥全草。

【标准】中国药典(77)，贵州地标(94)，贵州中民标(03)。

【功能主治】苗药：清热解毒，利湿消积，活血止痛。用于感冒发热，咳嗽，咽喉肿痛，疳积，湿热泻痢，疟疾，黄疸，浮肿，小便淋浊，筋骨疼痛，跌扑损伤，痈疽疔疮，湿疹。

中药：清热解毒，利尿消肿，活血止痛。用于感冒发热，疟疾，咽喉肿痛，小儿疳积，痢疾，呕吐，肝炎，水肿，小便淋痛，痈疮疖肿，跌打损伤。

【用法与用量】10~15g；鲜品 30~60g。外用适量，鲜品捣烂外敷或煎汤洗患处。苗医认为本品脾胃虚寒者应禁服。

【化学成分】含木脂素类：爵床脂定 A、B、E（justicidins A、B、E），juspurpudin，

justicianenes A~D，新爵床脂素 A~E（neojusticins A~E），山荷叶素（diphyllin），diphyllin apioside，diphyllin apioside-5-acetate，procumbiene，pronaphthalide A，台湾脂素 E（taiwanin E），爵床苷 A、B、H~M，tuberculatin 等；黄酮类：槲皮素（quercetin），山柰酚（kaempferol），芹菜素 -7-O-β-D-（6-p- 香豆酰基）- 葡萄糖苷，异鼠李素 -3- 芸香糖苷，洋芹素 -7-O-β-D- 吡喃葡萄糖苷，金合欢素 -7-O-β-D- 芸香糖苷；蒽醌类：大黄酚（chrysophanol）；甾醇类：β- 谷甾醇（β-sitosterol），豆甾醇（stigmasterol），β- 胡萝卜苷（β-daucosterol）等；其他：（±）- 松脂醇 [（±）-terpineol]，丁香树脂酚（syringaresinol），杜仲树脂酚（medioresinol），异东莨菪素（isoscopoletin），pinellic acid，台湾杉素 E 甲醚（taiwanin E methyl ether）等。

爵床脂定 B　　　　　　　丁香树脂酚

【药理作用】 甲醇提取物能显著抑制 BDF1 雄性小鼠 P388 恶性淋巴细胞白血病细胞的生长；在体外对鼻咽癌细胞系 9-KB 具有显著的细胞毒性作用。乙酸乙酯提取物能减少三氯甲烷引起的小鼠室颤的发生率，可对抗由三氯甲烷 - 肾上腺素引起的家兔心律失常、氯化钡和乌头碱引起的大鼠心律失常。化合物 justicidin A 和 tuberculatin 对 Hep3B、HepG$_2$、MCF-7 等肿瘤细胞系具有显著的细胞毒性作用。爵床脂素 A 及 B、山荷叶素、diphyllin apioside、diphyllin apioside-5-acetate 具有较强的抗疱疹性口腔炎病毒活性，且对培养的兔肺细胞具有低的细胞毒性。化合物新爵床脂素 A、爵床脂素 B、台湾杉素 E 甲醚和台湾脂素 E 具有显著的抑制血小板凝集的作用。乙醇提取物具有血管紧张素转化酶（ACE）抑制作用。此外，还具有抗菌作用。

【制剂】 苗药：妇肤康喷雾剂。

附注：《贵州地标》中收载的爵床的学名为"*J. procumbens*"，《中国植物志》中该学名被作为 *R. procumbens* 的异名。

蕨麻（延寿果）

【民族药名】 藏药（卓老洒曾，卓鲁萨增，卓老沙曾，卓尔玛，朱玛，卓玛，布鲁尔）。
【来源】 蔷薇科植物蕨麻 *Potentilla anserina* L. 的干燥块根。
【标准】 西藏藏标（12），青海药标（92），北京中标（附录，98）。
【功能主治】 藏药：补气血，健脾胃。用于急症之后的气血两虚，营养不良，脾虚引起的腹泻等。

【用法与用量】15~30g。外用适量,鲜品捣烂敷患处。

【化学成分】含黄酮类:槲皮苷(quercitrin),槲皮素(quercetin)等;脂肪酸类:花生酸(arachidic acid),油酸(oleic acid),亚油酸(linoleic acid),亚麻酸(linolenic acid);其他:β-谷甾醇(β-sitosterol),7-去氢谷甾醇(7-dehydrositosterol),二十六烷醇(cerylalcohol),还原糖2.79%,蔗糖1.20%,戊聚糖8.34%,蛋白质6.19%,鞣质10.76%,维生素C,委陵菜苷(tormentol)0.120%,脂质约2%。

【药理作用】蕨麻具有抗缺氧能力,正丁醇部位在缺氧时可对内皮细胞发挥保护作用;有效抑制缺氧所致的神经元细胞钙超载,从而发挥神经元保护作用。蕨麻能降低血乳酸含量,提高小鼠的运动能力,延长负重游泳时间,具有较好的抗疲劳作用。乙醇提取物在体外与体内对乙型肝炎病毒的复制均具有明显的抑制作用;蕨麻素对乙肝表面抗原(HBsAg)和乙型肝炎E抗原(HBeAg)均有抑制作用;提取物可以抑制HIV-1实验室适应株、临床分离株及假病毒的复制。此外,蕨麻还有提高免疫力、抗氧化、保护心肌细胞、补血等药理作用。

【制剂】藏药:四味雪莲花颗粒。

附注:藏医药经典《度母本草》记载:"卓尔玛生于山沟。叶表面呈淡蓝色,背面白色,茎匍匐地面,叶柄红色网状,花黄色,有光泽,块根状如羊粪。人畜皆食。秋天性变温,故秋蕨麻质佳,春卓尔玛性凉。"现藏族多食用,习称"人参果"。

决明子(草决明)

【民族药名】藏药(塔嘎多杰,帖嘎多吉,误志,吓日),蒙药(塔拉嘎道尔吉,敖其尔-宝日朝格,哈斯雅-宝日朝格),维药(普奴斯欧日格,艾布里开里开力,散格斯布也,吐胡米且困德,吐胡米番瓦尔),苗药(锐绿豆棍,豆斗欧),傣药(芽拉勐因,牙啷扪,牙拉勐,牙拉门,郎闷,雅毫快),彝药(咱都尖)。

【来源】豆科植物决明 *Cassia obtusifolia* L. 或小决明 *Cassia tora* L. 的干燥成熟种子。

【标准】中国药典,部标藏药(附录,95),藏标(79),青海藏标(附录,92),内蒙蒙标(86),云南中标(傣药,07),贵州中标规(65),新疆药标(80),台湾中药典范(85),香港中标(第3期,10),广西壮标(11)。

【功能主治】藏药:清肝明目,通便。用于肝热头痛,眩晕,目赤肿痛,便秘。

蒙药:燥"协日乌素",生津,滋补。用于"协日乌素"病,皮肤瘙痒,中风,痛风,游痛症,关节痛,脱发,黄水疮,疥疮,体虚。

维药:生干生热,清除异常黑胆质和黏液质,纯化异常血液质,散解肝脏热性气结,祛斑生辉。用于异常黑胆质、黏液质和血液质引起的各种皮肤疾病,如麻风、银屑病、皮肤瘙痒、湿疹、皮肤白斑、白癜风、蝴蝶斑。

苗药:用于火眼红肿疼痛,目赤昏花,年老性头痛,头痛眩晕,大便秘结。

傣药:镇静安神,清肝明目,理气止痛。用于"暖冒拉方来,暖了罕等"(失眠多梦、入睡易惊),"短旧,乃短兵内"(腹内痉挛剧痛、腹部包块),"拢案答勒,拢害线"(黄疸、疟疾)。

彝药:用于老火眼病,角膜炎,结膜炎,角膜云翳,青盲雀目,高血压,偏头痛,肝炎,肝硬化,腹水,胃痛,疳积,便秘,尿路感染,痈疖疮痒。

中药：清热明目，润肠通便。用于目赤涩痛，畏光多泪，头痛眩晕，目暗不明，大便秘结。

【用法与用量】9~20g。维医认为本品对肠道有害，可以牛乳矫正。

【化学成分】含蒽醌类：大黄酚（chrysophanol），大黄素甲醚（physcion），美决明子素（obtusifolin），黄决明素（chryso-obtusin），决明素（obtusin），橙黄决明素（aurantio-obtusin），大黄素（emodin），芦荟大黄素（aloe-emodin），大黄酚-1-β-龙胆二糖苷（chrysophanol-1-β-gentiobioside），大黄酸-9-蒽酮（chrysophanic acid-9-anthrone）；萘骈-γ-吡酮类：红镰玫素（rubrofusarin），去甲基红镰玫素（nor-rubrofusarin），红镰玫素-6-β-龙胆二糖苷（rubrofusarin-6-β-gentiobioside）；脂肪酸类：棕榈酸（palmitic acid），硬脂酸（stearic acid），棕榈酸甲酯（methyl palmitate）等；其他类：决明苷（cassiaside），决明内酯（toralactone），异决明子内酯（isotoralactone），决明酮（torachrysone），豆甾醇（stigmasterol），胆甾醇（cholesterol），β-谷甾醇（β-sitosterol），苹婆酸（sterculic acid），胱氨酸，天冬氨酸，γ-羟基精氨酸（γ-hydroxyarginine），Zn，Fe，Cu 等。《中国药典》规定含大黄酚（$C_{15}H_{10}O_4$）不得少于 0.20%，含橙黄决明素（$C_{17}H_{14}O_7$）不得少于 0.080%；《香港中标》规定含橙黄决明素（$C_{17}H_{14}O_7$）不得少于 0.170%。

决明素　　　　橙黄决明素　　　　大黄素

【药理作用】决明子具有降血脂作用，所含的蒽醌糖苷能减少肠道对胆固醇的吸收而增加排泄，通过反馈调节 LDL 代谢，降低血清胆固醇水平，延缓和抑制动脉粥样硬化斑块的形成。决明子水煎剂能激活眼组织中 LDH 的功能，从而达到防治近视及明目的作用。多糖具有较明显的体外抗氧化能力，可清除氧自由基，对 H_2O_2 诱导引起的红细胞溶血有较明显的抑制作用。决明子乙醇提取物能通过保护细胞膜，清除氧自由基，抑制脂质过氧化而对肝细胞起到保护作用。决明子注射液可使自发遗传性高血压大鼠的收缩压明显降低，给药前后的收缩压、舒张压均明显降低。此外，决明子还具有抑菌、泻下、增强免疫等作用。

【制剂】藏药：十味乳香散，十味乳香丸，十五味乳鹏丸，十八味党参丸，十八味欧曲丸，十八味欧曲珍宝丸，二十五味鹿角丸，二十五味驴血丸，二十五味儿茶丸，二十九味能消散，如意珍宝丸，月光宝鹏丸。

蒙药：风湿二十五味丸，枫香脂十味丸，羚牛角二十五味丸，明目二十五味丸，明目十六味丸，祛痛橡胶膏，十八味欧曲丸，文冠木十味汤散，云香十五味丸，珍宝丸，珍珠活络二十九味丸。

苗药：脂欣康颗粒。

彝药：降脂通脉胶囊，稳压胶囊。

附注：《中国植物志》中，小决明 *Cassia tora* L. 的中文名使用"决明"，而"决明 *Cassia obtusifolia* L."在（CFH）中使用的学名为"钝叶决明 *Senna obtusifolia*（L.）H. S. Irwin & Barneby"。

《云南中标》（傣药，07）中还收载有"决明根/哈芽拉勐图"，为 C. tora 的根，功能为清火解毒、镇静安神、除风止痛、利胆退黄，用于风火气血不调所致的头昏头痛、失眠多梦、夜卧惊惕，"土塔"不足脘腹胀痛，六淋证出现的尿频、尿急、尿痛，胆汁病出现的黄疸，胁痛，疟疾，癫痫，痤疮，与种子不同。

苦 艾

【民族药名】维药（阿甫申汀，阿其克艾曼，阿福散汀，海提热克，木尔德，艾非散厅）。

【来源】菊科植物苦艾 *Artemisia absinthium* L. 的干燥地上部分。

【标准】部标维药（99），新疆药标（80）。

【功能主治】维药：消散寒气，通阻健胃，利尿，通经，促进机体自然随和。用于头痛头晕，关节骨痛，瘫痪，胃弱，月经不调，肢体浮肿，"乃孜来"感冒。

【用法与用量】3~5g。

【化学成分】含挥发油（0.3%~0.4%）：芋酮（thujone），芋醇（thujol）等；倍半萜类：苦艾内酯（artabsin），洋艾素（absinthin），母菊素（matricin）等；黄酮类：青蒿素（artemisinin），艾黄素（artemisetin），槲皮苷（quercetin），芦丁（rutin），异鼠李苷（isorhamnetin-3-*O*-neoheseipdoside），万寿菊苷，紫花牡荆素（casticin）等；其他类：维生素C，胡萝卜素，有机酸。

洋艾素　　　　母菊素

【药理作用】能一定程度地抑制伯氏疟原虫的生长，对感染伯氏疟原虫小鼠的存活状况有改善作用。洋艾素、苦艾内酯等具有驱蛔虫作用。体外具有抗菌作用。

【制剂】维药：苏孜阿甫片，醒脑库克亚片，行滞罗哈尼孜牙片。

附注：《中国植物志》中，*Artemisia absinthium* 的中文名使用"中亚苦蒿"。

《维吾尔药志》记载，本品有混用同属植物大籽蒿 *A. sieversiana* Willd.（=*A. sieversiana* Ehrhart ex Willd.）的情况，两者功能主治不同，应注意区别（参见"大籽蒿"条）。

苦 菜 子

【民族药名】傣药（反帕嘎，内帕嘎休，帆帕干，啪干，凡帕嘎）。

【来源】十字花科植物苦菜 *Brassica integrifolia*（West）O. E. Schulz ex Urb. 的干燥成熟种子。

【标准】云南中标(傣药,05)。

【功能主治】傣药:和胃消食。用于饮食停滞,脘腹胀满,大便秘结。[《中华本草:傣药卷》:清火解毒,解痉,消肿止痛。用于"害埋拢很"(高热惊厥,妄语),"答办改泵"(肝、脾肿大),乳结红痛。]

【用法与用量】5~10g;外用10~25g。捣烂敷,或研粉制成药泥,揉搓患处。

【化学成分】含脂肪,蛋白质,烟酸,维生素C,维生素B_1,胡萝卜素等。

【制剂】傣药:双姜胃痛丸。

附注:《中国植物志》中,*B. integrifolia* 的中文名使用"苦芥"。

苦 地 丁

【民族药名】蒙药(好如海-其其格)。

【来源】罂粟科植物紫堇 *Corydalis bungeana* Turcz. 的干燥全草。

【标准】中国药典,部标蒙药(98),内蒙蒙标(86),内蒙中标(88),山西中标(87),北京中标(98)。

【功能主治】蒙药:清热,平息"协日",愈伤,清肺。用于"黏"热,流感,伤热,隐热,烫伤。中药:清热解毒,消结痈肿。用于时疫感冒,咽喉肿痛,疔疮痈肿,痈疽发背,痄腮丹毒。

【用法与用量】蒙药3~6g;中药9~15g。外用适量,煎汤洗患处。

【化学成分】含生物碱类:苦地丁素,紫堇灵(corynoline),右旋紫堇灵(*d*-isocorynoline),原阿片碱(protopine),二氢血根碱(dihydrosanguinarine),neoechinulin A,11-表紫堇灵(11-epicorynoline),四氢黄连碱(tetrahydrocoptisine),紫堇文碱(corycarine),毕扣扣灵碱(bicuculine),金黄紫堇碱(scoulerine),碎叶碱(cheilanthifoline),12-羟基紫堇灵(12-hydroxycorynoline),右旋12-羟基紫堇灵(*d*-12-hydroxycorynoline),消旋12-羟基紫堇灵(*dl*-12-hydroxycorynoline)等;其他类:香豆素,甾体皂苷,挥发油。《中国药典》规定含紫堇灵($C_{11}H_{21}O_5N$)不得少于0.14%。

紫堇灵　　　　　原阿片碱　　　　　neoechinulin A

【药理作用】苦地丁具有抗病毒抑菌作用,由苦地丁全草制得的注射液(主要含生物碱)体外对甲型链球菌、肺炎球菌、痢疾杆菌、大肠埃希菌、铜绿假单胞菌、葡萄球菌等均有抑制作用。苦地丁粗粉混悬液及水煎液对大鼠蛋清所致足跖肿胀及二甲苯所致耳郭肿胀急性炎症有显著抗炎作用。生物碱有镇静催眠和抗惊厥作用。

【制剂】蒙药:地丁三味汤散,哈日十二味散,利胆八味散,牛黄十三味丸,清热八味散,清肝九味散,清热二十三味散,调元大补二十五味汤散。

附注:《中国植物志》中,*Corydalis bungeana* 的中文名使用"地丁草"。

"苦地丁"之名见于《全国中草药汇编》;文献记载日本《正仓院药物》中记载的"小草"即为地丁草 *C. bungeana*,据此推测在唐代时即有药用。

全国各地称"地丁"的药材极多,基源植物也极为复杂,经查阅《中国药典》、部标及各地方标准中,《新疆药标》收载有"地丁",《江苏中标》(89)和《甘肃中标》(96)中收载有"地丁草",均为堇菜属(*Viola*)植物;《内蒙中标》中还收载有"甜地丁",为豆科植物米口袋(少花米口袋)*Gueldenstaedtia verna*(Georgi)A. Bor.[=*Gueldenstaedtia verna*(Georgi)Boriss.]的全草,功能清热解毒,用于痈肿疔疮、外耳道疖肿、阑尾炎,与"苦地丁"不同,应注意区别。(参见"紫花地丁"条)。

苦丁茶(南苦丁茶)

【民族药名】苗药(鸡衣,孟菜,购努进有)。

【来源】木犀科植物日本毛女贞 *Ligustrum japonicum* Thunb. var. *pubescens* Koidz.、粗壮女贞 *Ligustrum robustum*(Roxb.)Blume、光萼小蜡树 *Ligustrum sinense* Lour. var. *myrianthum*(Diels)Höfk. 或兴山腊树 *Ligustrum henryi* Hemsl. 的干燥叶。

【标准】四川中标(79,87),贵州中标(88),贵州中民标(03)。

【功能主治】苗药:清肝火,解热毒。用于头目眩晕,火眼,口疮,无名肿毒,水火烫伤。中药:清热解毒。用于目赤,咽喉炎,口腔炎,龋齿,乳痈,肿毒,烫火伤。

【用法与用量】5~30g。或代茶饮、煎水含漱。外用适量,煎水洗、研末调敷或熬膏涂敷患处。

【化学成分】含黄酮类:槲皮素(quercetin),山奈素(kaempferol),异鼠李素(isorhamnetin),芹菜素(apigenin),大波斯菊苷(cosmosiin);苯丙素类:毛蕊花糖苷(verbascoside),ligupurpuroside A,ligupurpuroside B;三萜类:齐墩果酸(oleanolic acid),羽扇豆醇(lupeol),熊果酸(ursolic acid);其他类:多糖,甾醇。

ligupurpuroside A

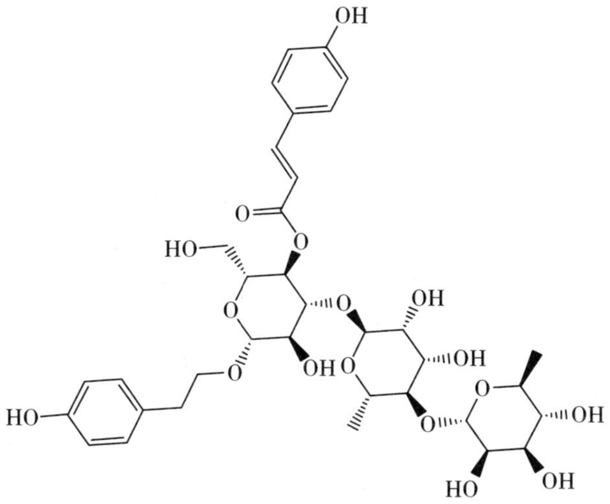

ligupurpuroside B

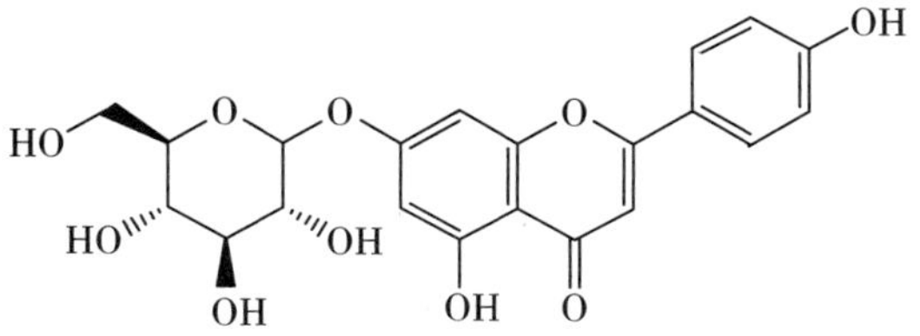

大波斯菊苷

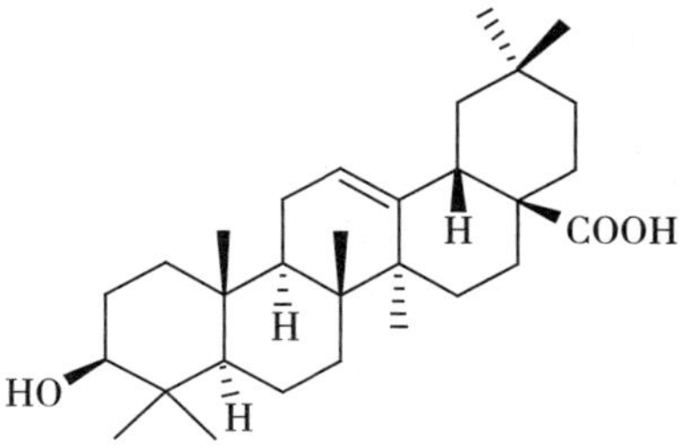

齐墩果酸

【药理作用】苦丁茶醇提物能提高离体蛙心的收缩幅度;静脉注射能增强猫心肌收缩;静脉注射苦丁茶提取物对大鼠血压有显著下降,而灌胃给药不影响清醒大鼠的血压;从胃、十二指肠、舌静脉三种不同途径给予苦丁茶醇提取液和水提取液,均使犬血压有不同程度下降。所含黄酮类化合物对超氧自由基和羟自由基有明显清除能力,对脂质过氧化终产物MDA 有明显抑制作用。水、醇提取液对高脂血症模型动物有一定的保护作用,对小鼠实验疼痛亦有一定的抑制作用。

【制剂】苗药:苦丁降压胶囊,脂欣康颗粒。

附注:《中国植物志》中,*L. henryi* 的中文名使用"丽叶女贞";日本毛女贞 *L. japonicum* var. *pubescens* 作为日本女贞"*L. japonicum* Thunb."的异名。《四川中标》在"苦丁茶"条下还收载有"变紫女贞 *L. purpurascens* Yang",该学名种在《中国植物志》中作为粗壮女贞 *L. robustum* 的异名。

"苦丁茶"之名始见于《本草纲目拾遗》。我国各地使用的苦丁茶大致有两类,一类来源于木犀科女贞属(*Ligustrum*)植物,除上述种类外尚有总梗女贞 *L. pricei* Hayata;另一类来源于冬青科冬青属(*Ilex*)植物,即《本草纲目拾遗》记载的"苦丁茶",上海、广西、山东、广东及湖南等省区地方标准中收载为扣树 *Ilex kaushue* S. Y. Hu(= 苦丁茶 *I. kudingcha* C. J. Tseng)、枸骨 *I. cornuta* Lindl.、大叶冬青 *I. latifolia* Thunb. 的干燥叶。该两类苦丁茶是否具有相同的功效尚有待研究,应按制剂批文规定使用。

苦豆子

【民族药名】 维药(布牙,布牙乌热克)。

【来源】 豆科植物苦豆子 Sophora alopecuroides L. 的干燥成熟种子。

【标准】 部标维药(附录,99),宁夏中标(93),甘肃中标(09)。

【功能主治】 维药:生干生寒,清热燥湿,止泻止痢,消炎镇痛。用于湿热性或血液质性疾病,如湿热痢疾,肠炎泄泻,湿疹,顽癣,咽痛,牙痛,胃痛。

中药:清热燥湿,止痛,杀虫。用于痢疾,带下,湿疹,顽癣,牙痛,胃痛,疮疡。

【用法与用量】 维药1.5~3g;中药0.5~1g。外用适量,煎水洗。有毒。维医临床使用时将其炒黑,可降低毒性。

【化学成分】 含生物碱类:槐根碱(sophocapine),槐果碱(sophocarpine),氧化槐果碱(N-oxide-sophocarpine),槐定碱(sophoridine),氧化槐定碱(N-oxide-sophoridine),3-α-羟基槐定碱(3-α-hydroxy-sophoridine),槐胺(sophoramine),苦参碱(matrine),氧化苦参碱(oxymatrine),苦豆碱(aloperine),臭豆碱(anagyrine),金雀花碱(cytisine)等;黄酮类:苦豆双黄酮苷,5,6-二羟基-3,7,3′,4′-四甲氧基黄酮,3′-甲氧基木犀草素,紫铆查耳酮等;脂肪酸:油酸(oleic acid),亚油酸(linoleic acid),棕榈酸(palmitic acid)等;其他类:β-胡萝卜苷(β-daucosterol),水溶性多糖等。

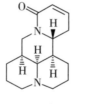

槐果碱

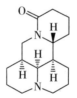

苦参碱

【药理作用】 苦豆子总生物碱、苦参碱、氧化苦参碱、槐果碱、槐定碱对结肠癌SW620细胞株均具有不同程度的增殖抑制作用;槐定碱对体外培养的人胃癌MGC-803细胞有明显的抑制作用,并可诱导其发生凋亡;苦参碱对人肝癌细胞、膀胱癌细胞、前列腺癌细胞、肺癌细胞、人骨肉瘤细胞均有抑制作用。水煎剂具有免疫抑制作用,可明显降低T淋巴细胞数量,并可显著抑制IgM抗体的生成;降低小鼠淋巴细胞增殖率和脾脏红髓中B淋巴细胞密度,从而对脾脏的免疫清除功能产生影响。总碱对力竭运动大鼠心肌细胞损伤具有保护作用,对力竭运动后机体抗凋亡和抑制自由基反应有良好的影响,并有效提高了心血管系统的抗氧化能力。苦豆子总碱对照射小鼠有明显的防护效应,具有抗辐射作用;对CCl_4、D-半乳糖胺所致的化学性肝损伤和卡介苗加脂多糖引起的免疫性肝损伤均有保护作用。此外,苦豆子还有抗内毒素、抑菌、抗炎等药理作用。

【制剂】 维药:阿娜尔妇洁液,苦豆子油搽剂。

附注:苦豆子 S. alopecuroides 的叶维医也药用;宁夏、内蒙古、上海还药用其根,称"苦豆根""苦甘草"。

苦蒿子

【民族药名】蒙药（牙干-图如古），维药（卡麻孜日尤司，开刻力乌拉盖）。
【来源】菊科植物顶羽菊 *Acroptilon repens*（L.）DC. 的干燥成熟果实。
【标准】部标维药（99），新疆维标（93）。
【功能主治】蒙药：用于痈疽疖肿，无名肿毒，关节疼痛。
维药：退烧解毒，散结活血，消肿止痛。用于关节红肿热痛，疮疡疔痈。
【用法与用量】3~6g。
【化学成分】含黄酮类：5-羟基-6,7-二甲氧基黄酮（5-hydroxy-6,7-dimethoxyflavone），5-羟基-6-甲基-7-O-α-D-半乳吡喃糖双氢黄酮苷，洋芹素（celereoin），4′-羟基汉黄芩素（4-hydroxywogonin），山奈酚-3-O-β-D-葡萄糖苷（kaempferol-7-O-β-D-glucoside），木犀草素（luteolin）；倍半萜类：顶羽菊内酯（acroptilin, propanoic acid），2α,9β-二羟基去氢木香内酯（2α,9β-dihydroxydehydrocostus lactone），顶羽菊素（repin）；甾醇类：β-谷甾醇（β-sitosterol），β-谷甾醇-β-D-葡萄糖苷，豆甾醇（stigmasterol），豆甾-7-烯-3-醇等；其他：2,4-二（邻甲基偶氮苯）-萘酚，对-甲氧基桂皮酸（4-methoxycinnamic acid），胡萝卜苷（daucosterol），丁香苷（syringin）等。

4′-羟基汉黄芩素

【药理作用】所含倍半萜内酯具有神经毒性和细胞毒性及抗癌作用。顶羽菊内酯 0.24~7.8μg/ml，体外对阴道毛滴虫、溶组织阿米巴原虫具有强烈的杀原虫作用。
【制剂】维药：舒肢巴亚待都司片。

苦荬菜（山苦荬，菊败酱，北败酱草）

【民族药名】藏药（杂赤曼巴，杂赤门巴，匝赤，杂赤，戎吉赛尔保，赛尔赤，奥孜哇），蒙药（苏素-乌布斯，苏斯-乌布斯，砸日黑，库日冲，陶来音-伊达日，毛盖音-伊达日）。
【来源】菊科植物山苦荬 *Ixeris chinensis*（Thunb.）Nakai、细叶苦荬 *Ixeris gracilis* DC. 的干燥全草。
【标准】部标藏药（95），藏标（79），青海藏标（92），内蒙蒙标（86），吉林药标（77），辽宁药标（80），山东中标（95，02）。
【功能主治】藏药：清热利胆。用于黄疸型肝炎，胆囊炎，脉病。
蒙药：清"协日"，清热。用于"协日"性头痛，发热，黄疸，"协日"病，血热症。
中药：清热解毒，活血排脓。用于急性阑尾炎，菌痢，肠炎，痔疮肿痛，痈肿疔疮。
【用法与用量】藏药 10~20g；蒙药 3~5g；中药 10~30g。

【化学成分】 含三萜类（常见羽扇豆烷型、齐墩果烷型、蒲公英烷型和乌苏烷型三萜）：17-epilupenyl acetate，ixerenol，α，β-amyrin，lupeol acetate，taraxerol acetate，bauerenyl acetate 等；倍半萜类（愈创木内酯型）：chinensiolide A~C，10-羟基-3-氧代愈创木-11(13)-烯醇-12,6-内酯（chinensiolide D），10-羟基-3-O-2,6-二(对羟基苯乙酰)-吡喃葡萄糖苷愈创木-4(15)，11(13)-二烯醇-12,6-内酯（chinensiolide E），8-去氧莴苣素（8-deoxylactucin），山莴苣素（lactucin）；黄酮类：木犀草素（luteolin），芹菜素（apigenin）等；其他类：甾醇，核苷。

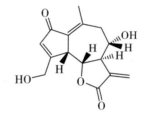

17-epilupenyl acetate   ixerenol

8-去氧莴苣素   山莴苣素

【药理作用】 苦荬菜煎剂对在体兔心有抑制作用，可使心脏收缩力减弱、频率降低。对由 CCl_4 引起的肝损伤有保护作用。具有抗氧化作用，能有效保护由于氧化而引起的肝损伤。能使麻醉兔和犬的血压下降。对白血病细胞 K562 增殖有抑制作用。对 1 型、2 型单纯疱疹病毒（HSV-1、HSV-2）的复制均有一定的抑制作用。乙酸乙酯提取物、正丁醇提取物、水提物均能显著升高糖尿病模型大鼠糖化血红蛋白；乙酸乙酯提取物、正丁醇提取物能显著升高糖尿病模型大鼠的果糖胺。此外，苦荬菜尚具有抗烟碱作用。

【制剂】 藏药：九味獐牙菜胶囊，九味獐牙菜丸，十三味榜嘎散。

蒙药：麦冬十三味丸，清肝二十七味丸。

附注：《中国植物志》中，将山苦荬 *I. chinensis*、细叶苦荬 *I. gracilis* 归入小苦荬属（*Ixeridium*）中，分别记载为中华小苦荬 *I. chinense* (Thunb.)Tzvel.、细叶小苦荬 *I. gracile* (DC.)Shih。

《晶珠本草》记载"杂赤"分为白、黑两类，涉及菊科的苦荬菜属（*Ixeris*）、岩参属（*Cicerbita*）和风毛菊属（*Saussurea*）的多种植物，前两者为白者，后者为黑者；《部标藏药》等分别作为不同的药材收载了该 3 属植物，应注意不得混用。

文献记载蒙医使用的"山苦荬"的基源还有丝叶山苦荬 *I. chinensis*（Thunb.）Nakai var. *graminifolia*（Ledeb.）H. C. Fu[= 丝叶小苦荬 *Ixeridium graminifolium*（Ledeb.）Tzvel.]，但未见有标准收载。此外，《部标蒙药》还另收载有"抱茎苦荬菜"，为同属植物抱茎苦荬菜 *I. sonchifolia*（Bunge）Hance [抱茎小苦荬 *Ixeridium sonchifolium*（Maxim.）Shih]，也称"苦碟子（巴道拉）"，功能开胃、解毒、接骨、祛痰，与山苦荬不同，不宜混用。

《辽宁药标》将山苦荬 *I. chinensis* 作"菊败酱"，吉林和山东省中药材标准将其作"北败酱"收载，可能系地方习用的"败酱草"（各地药用的"败酱草"主要为败酱草科植物白花败酱 *Patrinia villosa* Juss. 和黄花败酱 *P. scabiosaefolia* Fisch. 的全草）。

苦　参

【民族药名】蒙药（道古勒 - 乌布斯，利德瑞），苗药（野义，加贡山，弯更胸溜，非肯）。

【来源】豆科植物苦参 *Sophora flavescens* Ait. 的干燥根。

【标准】中国药典，内蒙蒙标（86），新疆药标（80），台湾中药典范（85），贵州中民标（副篇，03）。

【功能主治】蒙药：化热，调元，燥"协日乌素"，表疹。用于瘟病初起，感冒发热，风热，痛风，游痛症，天花，麻疹，风湿性关节炎，疮疡。

苗药：清热燥湿，杀虫，利尿。用于热痢，便血，黄疸，赤白带下，阴肿阴痒，湿疹湿疮，皮肤瘙痒；外用于滴虫性阴道炎，痔疮。

中药：清热燥湿，杀虫，利尿。用于热痢，便血，黄疸尿闭，赤白带下，阴肿阴痒，湿疹，湿疮，皮肤瘙痒，疥癣麻风；外治滴虫性阴道炎。

【用法与用量】3~15g。根据中医理论，苦参不宜与藜芦通用。

【化学成分】含喹诺里西啶类生物碱：苦参碱（matrine），氧化苦参碱（oxymatrine），*N*-氧化槐根碱（*N*-oxysophocarpine），槐定碱（sophoridine），右旋别苦参碱（allomatrine），右旋异苦参碱（isomatrine），金雀花碱（cytisine），羽扇豆碱（lupinine）等；黄酮类：苦参新醇 A~O（kushenols A~O），苦参查耳酮（kuraridin），苦参查耳酮醇（kuraridinol），苦参醇（kurarinol），新苦参醇（neokurarinol），降苦参醇（norkurarinol），异苦参酮（isokurarinone），次芒柄花素（formononetin），苦参素（kushenin）等；三萜及三萜皂苷：苦参皂苷 I~IV（sophoraflavosides I~IV），大豆皂苷 I（soyasaponin I）；其他类：苦参醌（kushequinone），挥发油，脂肪酸。《中国药典》规定含苦参碱（$C_{15}H_{24}N_2O$）和氧化苦参碱（$C_{15}H_{24}N_2O_2$）的总量不得少于 1.2%。

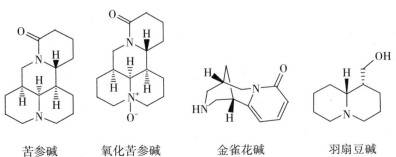

苦参碱　　　氧化苦参碱　　　金雀花碱　　　羽扇豆碱

【药理作用】苦参通过影响心肌细胞膜钾钠离子的传递系统,延长其绝对不应期,降低其应激性,从而抑制异位起搏点,发挥抗心律失常作用,对急性心肌梗死诱发实验性心肌纤维化具有一定的抑制作用。苦参碱和氧化苦参碱具有抑制肝癌细胞增殖,诱导肝癌细胞凋亡作用,对肝细胞有保护作用;苦参碱对肺癌细胞有抑制和诱导凋亡作用;苦参碱有抑制白血病细胞的作用,并能诱导白血病细胞凋亡;苦参碱还能抑制胃癌细胞和黑色素瘤细胞。氧化苦参碱对小鼠冰醋酸、热板所致疼痛及尾巴尖端温浴、侧脑室注射及福尔马林(甲醛)注射所致疼痛具有镇痛作用。醇提液能对正常小鼠自主活动有抑制作用,并且能延长戊巴比妥钠麻醉后小鼠睡眠时间从而发挥镇静作用。此外,苦参还具有降压、抗肝纤维化、抗炎、免疫抑制、抗菌等多种生理活性。

【制剂】蒙药:沉香安神散,沉香十七味丸,风湿二十五味丸,枫香脂十味丸,菊花七味胶囊,克感额日敦片,清肺十八味丸,清瘟止痛十一味丸,土木香十味汤散,土木香五味汤散,五根油丸,乌兰十三味汤散,玉簪清咽十五味丸。

苗药:艾愈胶囊,白沙糖浆,百仙妇炎清栓,博性康药膜,复方栀子气雾剂,肤舒止痒膏,肝复颗粒,洁阴灵洗剂,金刺参九正合剂,康妇灵胶囊,抗妇炎胶囊,芪胶升白胶囊,清肤止痒酊,日舒安洗液,消痔洁肤软膏,泻停封胶囊,泻停胶囊,痔疾栓,痔疾洗液,痔痛安搽剂。

彝药:复方鹿仙草颗粒,苦参疱疹酊,芪桑益肝丸,紫椒癣酊。

附注:苦参 S. flavescens 在安徽称"苦参子"。《本草纲目拾遗》中记载有"苦参子",为苦木科植物鸦胆子 Brucea javanica (L.) Merr. 的果实,应注意区别。

傣医药用有一种"藤苦参",《云南中标》(傣药,07)以"藤苦参/哈新哈布"之名收载,为萝藦科植物暗消藤 Streptocaulon juventas (Lour.) Merr. 的根,功能主治为"清火解毒,活血止痉,止痛止痢。用于感冒发热,伤寒,疟疾所致高热寒战,风火偏盛所致咽喉肿痛、咳嗽咯血,胃痛,泄泻,痢疾,产后高热抽搐,月经不调,解蛇毒",与苦参不同,应注意区别。

苦石莲(石莲子,苦石莲子)

【民族药名】蒙药(绰鲁乐格-乌热),傣药(麻嘎啷,麻缩裂,麻棱哩,模荷嘎冷,麻郎,麻削头,模荷嘎冷,鬼棒头),彝药(老鸦枕头)。

【来源】豆科植物喙荚云实 *Caesalpinia minax* Hance 的干燥成熟种子。

【标准】部标蒙药(98),内蒙蒙标(86),四川中标(增补,87),内蒙中标(88),贵州中标(88),广西中标(90),四川中标(92),上海中标(94),山东中标(附录,95,02),北京中标(98),贵州中民标(03)。

【功能主治】蒙药:补肾,祛肾寒。用于肾阳不足,遗精,淋病,游痛症。

傣药:清火解毒,杀虫止痒,消肿止痛。用于"农杆农暖"(乳痈),"达黑火"(蜈蚣咬伤),"兵洞飞暖龙"(疔疮痈疖,脓肿)。

彝药:用于腹泻。

中药:清热去湿,散瘀止痛。用于痢疾,淋浊,尿血,跌打损伤。

【用法与用量】3~6g。有小毒。外用适量,研末撒或调水擦患处。

【化学成分】含二萜类：云实苦素 K、MA、MB、MD（caesalpinins K、MA、MB、MD），7-acetoxybonducellpin C, bonducellpins C、G, 1-deacetylcaesalmin C, 新云实苦素 A、B、K、L、M、MO、MP、MQ（neocaesalpins A、B、K、L、M、MO、MP、MQ), norcaesalpinin, chagreslactone, minaxin C 等；其他类：caesalmin, 腺苷（adenosine), 胡萝卜苷-6′-O-硬脂酸酯（daucosterol-6′-O-stearate), 2,5-二羟基苯甲酸乙酯, 5-羟甲基-2-呋喃醛, β-谷甾醇（β-sitosterol）等。

新云实苦素 L   minaxin C

【药理作用】苦石莲醇提取物、三氯甲烷提取物对小鼠二甲苯致耳肿胀及角叉菜胶致大鼠足肿胀有抑制作用，并能减少醋酸致小鼠扭体次数和提高热板致痛小鼠痛阈值。95%乙醇提取物有抗 Para3 病毒的活性，对大肠埃希菌、金黄色葡萄球菌、铜绿假单胞菌、镰刀菌具有抑制作用。乙酸乙酯萃取物及 caesalmin 对流感甲型病毒具有抑制活性。

【制剂】蒙药：那如八味丸，益智温肾十味丸。

附注：《中国药典》1963 年版及四川、山东、河南、贵州等地方标准中还收载有"石莲子"，又称"甜石莲"，为睡莲科植物莲 *Nelumbo nucifera* Gaertn. 的成熟果实，与苦石莲是不同药物，应注意区别。

苦 树 皮

【来源】苦木科植物苦木 *Picrasma quassioides*（D. Don）Benn. 的树皮或茎木。

【标准】贵州中民标（03）。

【功能主治】中药：清热燥湿，解毒杀虫。用于痢疾，泄泻，蛔虫病，疮毒，疥癣，湿疹，烧伤。

【用法与用量】3~9g。外用适量，煎水洗或研末敷患处。有小毒，内服不可过量；孕妇慎用。

【化学成分】（木材）含苦木素（quassin, 苦木内酯 D），异苦木素（isoquassin），苦树素 A~G（picrodendrins A~G)，苦木内酯 A~C、E、F、H、J、K、M、N（nigakilactones A~C、E、F、H、J、K、M、N），苦木半缩醛 A~C（nigakihemiacetals A~C），苦木酮（nigakinone, 苦木酮碱），甲基苦木酮碱, picrasidines I~K、T，黄楝素 C~G（picrasins C~G），苦木碱 A（kumujian A, 1-乙氧甲酰-β-咔巴啉），苦木碱 B（1-甲氧甲酰-β-咔巴啉），苦木碱 D（4,5-二甲氧基铁屎米酮），苦木碱 E（canthin-6-one, 铁屎米酮），4-甲氧基-5-羟基铁屎米酮，1-羟甲基-β-咔

巴啉（1-hydroxymethyl-β-carboline），1-乙酰基-4,8-二甲氧基-β-咔巴啉，苦木西碱C~E（picrasidines C~E），苦树素苷A、B（picrasinosides A、B）等。

苦木素　　　　　　　苦木碱B

【药理作用】苦木的总生物碱对溶血性乙型链球菌、金黄色葡萄球菌、痢疾杆菌、枯草杆菌等有抑制作用；总生物碱5mg/kg静脉注射给药，对戊巴比妥钠麻醉犬具有明显降压作用；能明显降低CCl_4严重中毒家兔的血清谷丙转氨酶，明显较少死亡数；苦木注射液（含生药2g/ml）对银环蛇中毒小鼠和犬有明显保护作用。

【制剂】苗药：风湿跌打酊。

附注：《中国植物志》中，P. quassioides 的中文名使用"苦树"。

《中国药典》以"苦木"之名收载了苦木 P. quassioides 的枝及叶，功能清热解毒、祛湿，用于风热感冒、咽喉肿痛、湿热泻痢、疹、疮疖、蛇虫咬伤，与树皮不同，应注意区别。

《全国中草药汇编》记载的"苦树皮"系卫矛科植物苦皮藤 Celastrus angulatus Maxim. 的根或根皮，功能清热利湿、杀虫，用于黄水疮、头癣、骨折肿痛、阴痒，与本品不同，应注意区别。

苦杏仁

【民族药名】蒙药（贵勒森-出木，桂勒森-楚莫，堪布），维药（欧如克麦核子，罗比补里蜜西米西，麦核子再尔德阿罗）。

【来源】蔷薇科植物山杏 Prunus armeniaca L. var. ansu Maxim.、西伯利亚杏 Prunus sibirica L.、东北杏 Prunus mandshurica (Maxim.) Koehne 或杏 Prunus armeniaca L. 的干燥成熟种子。

【标准】中国药典，内蒙蒙标（86），新疆药标（80），台湾中药典范（85）。

【功能主治】蒙药：燥"协日乌素"，透疹，止咳，平喘，清"协日"，愈伤，生发。用于咳嗽，气喘，脱发，金伤，"协日乌素"病。

维药：生湿生热，温肺止咳，润肺祛痰，平喘，润肠肥体，除腐愈伤。用于湿寒性或黏液质性呼吸道疾病，如寒性咳嗽，顽痰不化，哮喘，大便干燥，身体消瘦，皮肤创伤。

中药：降气止咳平喘，润肠通便。用于咳嗽气喘，胸满痰多，肠燥便秘。

【用法与用量】5~10g；蒙药、维药1~3g。生品入煎剂宜后下。有小毒，内服不宜过量。维医认为本品不易消化，多炒后加盐使用。

【化学成分】 含苦味氰苷类：苦杏仁苷（amygdalin，约 4%），野樱苷（prunasin）；脂肪油（约 50%）：亚油酸（linoleic acid），油酸（oleic acid），棕榈酸（palmitic acid）等；苯丙素类：绿原酸（chlorogenic acid），新绿原酸（neochlorogenic avid），3′-对香豆酰奎宁酸（3′-p-coumaroylquinic acid）等；甾醇类：β-谷甾醇（β-sitosterol），豆甾醇（stigmasterol），$\triangle^5$-燕麦甾醇（$\triangle^5$-avenasterol），胆甾醇（cholesterol），$\triangle^{24}$-胆甾烯醇（$\triangle^{24}$-cholesterol）；挥发性成分：苯甲醛（benzaldehyde），芳樟醇（linalool），4-松油烯醇（4-terpinenol），α-松油醇（α-terpineol），正己醛（n-hexanol），反式-2-己烯-1-醇（trans-2-hexen-1-ol）等；其他类：肌醇（inositol），雌酮（estrone），17β-雌二醇（17β-estradiol），甘油三油酸酯（glycerol trioleate），蛋白质（KR-A，KR-B），氨基酸等。《中国药典》规定含苦杏仁苷（$C_{20}H_{27}NO_{11}$）不得少于 3.0%。

苦杏仁苷

【药理作用】 苦杏仁苷在下消化道可被肠道微生物酶分解，或被苦杏仁本身所含苦杏仁酶分解，产生微量氢氰酸，对呼吸中枢呈抑制作用，而达到止咳效应；对油酸型呼吸窘迫综合征实验动物可促进肺表面活性物质的合成，使病变得到改善；能抑制佐剂性炎症，增强巨噬细胞的吞噬功能，具有调节免疫功能的作用；能抑制成纤维细胞的增殖，对于对二甲基亚硝胺诱导的大鼠肝纤维化有显著改善作用，还可明显抑制硅沉着病大鼠纤维化；对应激性胃溃疡具有保护作用，能够减少醋酸烧灼法所致大鼠胃溃疡的溃疡面积，促进醋酸型胃溃疡的愈合。脂肪油具有润肠通便作用。苦杏仁蛋白质（KR-A、KR-B）具有抗炎镇痛作用。此外还具有抗肿瘤、抗突变、抗脑缺血、抗氧化等作用。

【制剂】 苗药：血压安巴布膏。

彝药：喘络通胶囊，石椒草咳喘颗粒。

附注：在植物分类上，《中国植物志》中，杏属（*Prunus*）的学名使用"*Armeniaca*"，山杏 *Prunus armeniaca* var. *ansu* 的学名修订为野杏 *Armeniaca vulgaris* Lam. var. *ansu* (Maxim.) Yü et Lu；西伯利亚杏 *P. sibirica* 的学名修订为山杏 *A. sibirica* (L.) Lam.；东北杏 *P. mandshurica* 的学名修订为东北杏 *A. mandshurica* (Maxim.) Skv.；杏 *P. armeniaca* 的学名修订为杏 *A. vulgaris* Lam.。

维医使用"甜味或苦味的种子"，而北京、四川、山东、上海等地方标准中收载有"甜杏仁"，为杏 *A. vulgaris*、野杏 *A. vulgaris* var. *ansu* 的"味甜栽培品的种子"。

款 冬 花

【民族药名】 蒙药（温都森-朝毛日勒格，温都森-朝木日利格，岗嘎冲）。

【来源】 菊科植物款冬 *Tussilago farfara* L. 的干燥花蕾。

【标准】 中国药典,内蒙蒙标(86),青海药标(76),新疆药标(80),台湾中药典范(85),台湾中药典(04),香港中标(第五期)。

【功能主治】 蒙药:清热,解毒,止泻。用于"协日"热,毒热,热泻,便血。

中药:润肺下气,止咳化痰。用于新久咳嗽,喘咳痰多,劳嗽咳血。

【用法与用量】 3~10g。

【化学成分】 含生物碱类:款冬花碱(tussilagine),异款冬花碱(isotussilagine),克氏千里光碱(senkirkine)等;倍半萜类:款冬花酮(tussilagone),新款冬花内酯(neotussilagolactone),1α-(2-甲基丁酸)-款冬花素酯[14-acetoxy-7β-(3-ethyl-cis-crotonoyloxy)-1α-(2-methylbutyryloxy)-notonipetranone];甾醇类:款冬二醇(faradiol),款冬巴耳二醇(bauer-7-ene-3β,16α-diol),山金车甾醇(arnidiol)等;黄酮类:芦丁(rutin),金丝桃苷(hyperin),山奈酚(kaempferol),槲皮素(quercetin),槲皮素阿拉伯糖苷等;挥发油类:甜没药烯(bisabolene),当归酸(angelic acid),香荆芥酚(carvacrol),2-甲基丁酸(2-methylbutyric acid)等;其他类:胡萝卜苷(daucosterol),氨基酸,Zn、Cu、Mn等无机元素。《中国药典》规定含款冬酮($C_{23}H_{34}O_5$)不得少于0.070%;《香港中标》规定含款冬酮($C_{23}H_{34}O_5$)不得少于0.081%。

款冬花酮

香荆芥酚

【药理作用】 款冬花水煎剂口服对犬有显著镇咳作用;醋酸乙酯提取物有祛痰作用,乙醇提取物则有镇咳作用。醇提取物小剂量时可使离体兔和豚鼠支气管略有扩张,而剂量较大时则使支气管收缩。醇提液和煎剂静脉注射,对猫的血压先呈短暂微降,继之急剧上升,并维持较长时间;醚提取物用于猫、兔、犬和大鼠,一般无先期降压现象,而升压作用更为明显。款冬花酮能显著增加犬的外周阻力,强烈收缩血管、心肌纤维等容收缩速度指标,冠状动脉和肾动脉流量无显著改变,心搏出量增加,心率减慢;对失血性犬,款冬花酮可使心肌纤维缩短速度明显增加。乙醇提取物能明显减少二甲苯致小鼠耳肿及角叉菜胶所致的小鼠足跖肿;可明显减少1~8小时蓖麻油致小鼠腹泻和抑制溃疡,但对胃肠推进作用不明显。

【制剂】 蒙药:清肝二十七味丸,调元大补二十五味汤散。

附注:在甘肃、青海、陕西等地有以菊科植物蜂斗菜 *Petasites japonicus*(Sieb. et Zucc.) F. Schmidt、毛裂蜂斗菜 *P. tricholobus* Franch. 的花蕾混充款冬花用,应注意鉴别。

宽 筋 藤

【民族药名】 藏药（勒哲，勒折，堆紫，勒结巴），苗药（慢桔，莽作楞，莽作楞），傣药（竹扎令，竹杂领，嘿豁罗）。

【来源】 防己科植物心叶宽筋藤 Tinospora cordifolia (Willd.) Miers 或宽筋藤 Tinospora sinensis (Lour.) Merr. 的干燥藤茎。

【标准】 中国药典（15，附录），部标藏药（95），藏标（79），青海藏标（92），广西中标（90），上海中标（附录，94），广东中标（04），广西壮标（08），湖南中标（09）。

【功能主治】 藏药：清热润肺，调和病理所致紊乱。用于肝热、五脏热、肺病、风湿性关节炎、衰老病。

苗药：用于风湿疼痛，跌打损伤，坐骨神经痛，半身不遂，骨折，牙痛，外伤出血，感冒，痢疾，月经不调。

傣药：补调气血，镇心安神，舒筋活络。用于"勒约，冒米想，拢栽线栽歪"（气血虚，乏力，心慌心悸），"拢梅兰申"（风寒湿痹证，肢体关节酸痛，屈伸不利），"阻伤"（跌打损伤）。

中药：舒筋活络，祛风除湿。用于风湿关节痛，腰肌劳损，慢性腰腿痛，感冒周身酸痛，扭伤筋脉拘挛。

【用法与用量】 2~6g。外用鲜品适量，碾细，炒热包敷患处。

【化学成分】 含生物碱类：宽筋碱（tinosporin），宽筋藤里啶（tinosporidin），药根碱（jatrorrhizine），巴马汀（palmatine），小檗碱（berberine）；萜类：宽筋藤苷 A（tinosineside A），宽筋藤苷 B（tinosineside B），心叶宽筋藤内酯（cordifolide），宽筋藤内酯（tinosporlide）；木脂素类：松脂素及其糖苷衍生物，无梗五加苷 E_1（eleutheroside E_1）；其他类：5-烯丙氧基-6,7,4'-三甲氧基黄酮（5-allyloxy-6,7-4'-trimethyloxy flavone），宽筋藤因酮（tinosporinone），二十四烷醇（tetracosanoic acid），β-谷甾醇（β-sitosterol）等。

药根碱　　　　　　宽筋藤苷 A

松脂素糖苷

【药理作用】 宽筋藤具有抗炎作用,能抑制二甲苯致小鼠耳肿胀和鸡蛋清致小鼠足趾肿胀;能促进放疗后骨髓造血功能的恢复,具有一定的抗辐射作用。醇提物对辐射所致血液系统损伤有很好的保护作用。95%醇提取物及冷水浸渍浸膏均具有抗氧化作用。水和醇提取物口服给药,能快速降低禁食大鼠、家兔血糖水平,提高大鼠对葡萄糖的耐受性,以水提取物作用更强而持久。

【制剂】 藏药:四味藏木香汤散,五味马钱子汤散,五味清热汤散,五味獐牙菜汤散,七味宽筋藤汤散,七珍汤散,十味诃子汤散,十味乳香散,十味乳香丸,十味血热汤散,十二味奇效汤散,十三味马钱子丸,十五味龙胆花丸,十五味乳鹏丸,十八味党参丸,二十味金汤散,二十五味阿魏胶囊,二十五味阿魏散,二十五味儿茶丸,二十五味肺病散,二十五味肺病丸,二十五味狐肺散,二十五味驴血丸,二十五味余甘子散,二十五味余甘子丸,二十九味能消散,三十五味沉香丸,流感丸,青鹏膏剂,青鹏软膏。

附注:《中国植物志》中,*T. sinensis* 的中文名使用"中华青牛胆"。

据《中国植物志》记载,青牛胆属(*Tinospora*)植物有30余种,我国有6种2变种,心叶宽筋藤 *T. cordifolia* 为该属模式种,分布于热带和亚热带,我国无分布。宽筋藤(中华青牛胆)*T. sinensis* 分布于广西、广东、云南等省区,民间多药用,其功效与藏医药用的心叶宽筋藤 *T. cordifolia* 相似。藏医药用的"勒哲"应系从印度、斯里兰卡等进口的心叶宽筋藤 *T. cordifolia* 的藤茎,宽筋藤(中华青牛胆)*T. sinensis* 应为代用品。《藏药志》记载,青海、四川、甘肃还以蓼科植物木藤蓼 *Polygonum aubertii* Henry[=*Fallopia aubertii* (L. Henry) Holub] 作"勒哲"的代用品,应为地方习用品,是否具有相同或相似功效还有待研究。

腊肠果(清泻山扁豆,阿勃勒)

【民族药名】 藏药(东嘎,东卡,同嘎,该妮嘎热,奶夏嘎热),蒙药(乌日图-东嘎,均兴扎拉布,东嘎),维药(克椰儿,限倍儿,黑亚尔先拜尔,黑牙尔仙拜尔,黑牙而闪八而,艾米里塔斯),傣药(锅拢良,哥龙娘,龙木娘,拢娘,括伦莲,庸冷)。

【来源】 豆科植物腊肠树 *Cassia fistula* L. 的干燥成熟果实。

【标准】 部标藏药(95),部标维药(附录,99),藏标(79),青海藏标(92),新疆维标(93)。

【功能主治】 藏药:清肝热,解毒,消肿,攻下。用于肝炎,肝中毒,便秘,四肢肿胀,"培根木布"病,树类中毒。

蒙药:泻下,消肿,解毒。用于肝病,水肿,关节肿痛,消化不良。

维药:生湿生热,清除过盛黑胆质,清热消炎,润肠通便,散气通经。用于干寒性或体液烧焦沉淀引起的黑胆质性疾病,尤其适用于黑胆质、胆液质过盛的疾病,如干性炎肿,目赤眼痛,肠阻气痛,喉干,便秘,关节灼痛,闭经,痛经,干咳气喘。

傣药:用于鼻耳内发炎,起硬结,小儿便秘,腹胀,消化不良,食物中毒,呕吐。

【用法与用量】 3~9g;维药10~20g。维医认为本品对胃有害,可引起恶心和腹痛,出现胃部不适时可加乳香、洋茴香,出现腹痛时可加巴旦杏油加以矫正。

【化学成分】 含蒽醌类:大黄酸(rhein),腊肠豆酸(fistulic acid),1,8-二羟基-3-羧酸蒽醌,芦荟大黄素苷(barbaloin),甲氧基蒽醌(methoxy anthraquinone)等;其他类:挥发油,单糖,双糖,鞣质,果胶,黏液质等。

芦荟大黄素苷

【药理作用】 本品水提取物有泻下作用;水-醇流浸膏(1∶1)对离体豚鼠小肠及家兔十二指肠有兴奋作用;小鼠腹腔注射给药(10ml/kg)可延长戊巴比妥所引起的睡眠时间。果肉去醇的浸膏对金黄色葡萄球菌、白色葡萄球菌、柠檬色葡萄球菌、白喉杆菌、伤寒杆菌等有抑制作用。

【制剂】 藏药:十味诃子汤散。

附注:腊肠树 *C. fistula* 在我国广东、云南等地有分布,国外产于印度、马来西亚、泰国等,维医所用药材多从国外进口,维药名"黑亚尔先拜尔"源于阿拉伯语、波斯语名"heiyaerxianbaier"的音译。

傣医还药用腊肠树 *Cassia fistula* 的木材心材,《云南中标》(傣药,07)中以"腊肠树/更拢良"之名收载,功能清火解毒、消胀通便、利水消肿、化石排石、除风止痛,用于咽喉肿痛,口舌生疮,疮疡肿毒,"风塔"偏盛头昏头痛,眩晕,便秘,六淋证尿频、尿急、尿痛、沙石尿,风湿病肢体关节肿胀疼痛,与果实不同。

辣椒(番椒,小米辣)

【民族药名】藏药(子扎嘎,孜扎嘎,麦多布,擦瓦,赛吉,麦扎),蒙药(辣角,孜达日嘎,资德日嘎),苗药(乌索,嘴乃),傣药(匹,嘛披)。

【来源】茄科植物辣椒 Capsicum annuum L.、小米辣 C. frutescens L. 或其栽培变种的干燥成熟果实。

【标准】部标维药(附录,99),部标藏药(95),藏标(79),部标蒙药(98),内蒙蒙标(86),新疆药标(80),山西中标(87),河南中标(91,93),山东中标(02),贵州中民标(03),云南中标(05),湖南中标(09)。

【功能主治】藏药:提升胃温,杀虫。用于胃寒,痔疮,虫病,麻风病。

蒙药:温中,消水肿,消"奇哈",杀虫,破痞。用于胃寒,浮水,痔疮,"奇哈""吾雅曼"病,脘痞,消化不良,腹胀,嗳气。

苗药:温中散寒,下气消食。用于胃寒气滞,脘腹胀痛,呕吐,泻痢,风湿痛,蜈蚣咬伤,黄蜂咬伤,冻疮。

傣药:温中散寒,开胃消食,补火强身。用于"拢接短列哈"(腹痛,呕吐),"害埋拢很"(高热惊厥),"拢接腰"(腰痛),"拢唉习火"(咳嗽,哮喘),"档多温梅冒米想,冒开亚毫"(疲乏无力,不思饮食),"拢勒软"(贫血)。

中药:温中散寒,开胃消食。用于寒滞腹痛,呕吐,泻痢,冻疮。

【用法与用量】0.9~3g;蒙药 3~5g;傣药 5~10g。外用适量。

【化学成分】含萜类:13-羟基辣椒醇(13-hydroxycapsidiol),辣椒红素(capsanthin),β-胡萝卜素(β-carotene);生物碱:辣椒素(capsaicin),二氢辣椒素(dihydrocapsaicin),降二氢辣椒碱(nordihydrocapsaicin);黄酮类:槲皮素(quercetin)、槲皮素-3-O-鼠李糖苷(quercetin 3-O-rhamnoside)、槲皮素 3-O-鼠李糖-7-O-葡萄糖苷(quercetin-3-O-rhamnoside-7-O-glucoside);苯丙素类:落叶桦酯醇(lariciresinol),顺-对-桂皮酸 4-O-葡萄糖苷(cis-p-coumaric acid 4-O-glucoside),阿魏酸(ferulic acid);其他类:地芰普内酯(loliolide),香草葡萄糖苷(vanilloyl β-D-glucoside),氧脂素(oxylipin)等。《中国药典》规定含辣椒素($C_{18}H_{27}NO_3$)和二氢辣椒素($C_{18}H_{29}NO_3$)的总量不得少于 0.16%。

辣椒素

二氢辣椒素

辣椒红素

落叶桦酯醇

【药理作用】 辣椒具有较强的镇痛作用,辣椒素可通过初级传入神经元末梢和胞膜上辣椒素受体介导,激活大鼠背根神经节细胞膜上的 VR1 钙离子通道开放,钙离子内流,胞质中钙离子浓度升高,引起神经元及其纤维释放神经肽,从而产生镇痛作用。对心血管系统有调节作用:口服辣椒可改善外周循环功能不全、降低血清胆固醇的凝固倾向、防治晕船和酒精中毒等,预防动脉硬化和心脏病,对于大鼠再灌注损伤的心肌,辣椒素可改善其心功能、降低肌酸激酶释放,并升高降钙素基因相关肽的血浆浓度;还可预防和治疗高血压、糖尿病等疾病,同时对婴儿大脑神经系统和视网膜的发育至关重要。辣椒素具有保护人和动物胃黏膜的作用。辣椒素可抑制酸分泌,促进碳黏液分泌,改善胃黏膜血流,降低胃内酸浓度,能促进对醋酸诱导的胃溃疡的痊愈;对乙醇、阿司匹林及应激所致的胃黏膜损伤有明显的保护作用。此外还具有抗癌、抗菌、杀虫、抗辐射、抗诱变、减肥等作用。

【制剂】 蒙药:手掌参三十七味丸,痔瘘六味散。

苗药:复方透骨香乳膏。

附注:藏医药用的为小米辣 *C. frutescens* L.(参见"小米辣"条)。

辣椒 *C. annuum* 为著名的蔬菜和调味品,各地广泛栽培,栽培品种繁多,蔬菜上按辣味程度也划分为多个变种,参考《中国药典》的含量测定规定,应以"辣味"强的品种为好,各栽培品种是否可同等入药还有待研究。

辣蓼(蓼子草,鲜辣蓼)

【民族药名】 苗药(锐阿太务,窝疔,凹蓼,蛙掠,稿夷),傣药(非喃,费皮,牙坏狼,肺难,扣劈喃,访分匹)。

【来源】 蓼科植物水辣蓼 *Polygonum hydropiper* L.、伏毛蓼 *Polygonum pubescens* Blume、旱辣蓼 *Polygonum flaccidum* Meisn.、软叶水蓼 *Polygonum hydropiper* L. var. *flaccidum* (Meisn.)Stew.、绵毛酸模叶蓼 *Polygonum lapathifolium* L. var. *salicifolium* Sibth.、桃叶蓼 *Polygonum persicaria* L. 的新鲜或干燥全草。

【标准】 中国药典(77),四川中标(增补,87),山西中标(附录,87),贵州中标(88),福建中标(90,06),湖南中标(93,09),上海中标(94),山东中标(95,02),北京中标(98),贵州中民标(03),甘肃中标(09),湖北中标(09),辽宁中标(09)。

【功能主治】 苗药:解毒,除湿,散瘀,止血。用于痢疾,泄泻,乳蛾,疟疾,风湿痹痛,崩漏,痈肿疔疮,瘰疬,毒蛇咬伤,湿疹,脚癣,外伤出血。

傣药:清火解毒,消肿止痛。用于"拢沙龙接火,拢沙龙接喉"(咽喉肿痛,牙痛),"拢达儿"（腮腺、颌下淋巴结肿痛），"鲁旺鲁短"（小儿腹泻），"缅滇贺，缅白贺"（蜂蜇，毒虫咬伤）。

中药：行滞化湿，散瘀止血，祛风止痒，解毒。用于痢疾，泄泻，食滞，小儿疳积，痛经，跌扑损伤，风湿痹痛，便血，皮肤瘙痒，湿疹，风疹。

【用法与用量】15~30g；鲜品加倍。外用适量，煎水洗患处。

【化学成分】含挥发油：β- 榄香烯（β-elemene），β- 石竹烯（β-caryophyllene），反 -α- 香柠檬烯（trans-α-bergapten），α- 葎草烯（α-humulene），AR- 姜黄烯（AR-curcumene），香橙烯（aromadendrene），姜烯（zingiberene），α- 布兰油烯（α-muurolene），顺 -α- 红没药烯（cis-α-bisabolene），橙花叔醇（nerolidol），反 -β- 罗勒烯（trans-β-ocimene），γ- 松油烯（γ-terpinene）等；黄酮类：槲皮素（quercetin），3'- 甲基鼠李素（3'-rhamnazin），金丝桃苷（hyperin），槲皮素 -3- 硫酸酯（quercetin-3-sulphate），3'- 甲基槲皮素（3'-methylquercetin），7,4'- 二甲基槲皮素（7,4'-dimethylquercetin）等；其他类：异水蓼醇醛（isopolygonal），水蓼醛酸（polygonic acid），11- 乙氧基桂皮内酯（11-ethoxycinnamolide），11- 羟基密叶辛木素（valdiviolide），棕榈酸（palmitic acid），叶绿醇（phytol），反 -2- 己烯醛（trans-2-hexenal），香叶烯（myrcene），苯己醇（phenylhexanol）等。

香橙烯　　　金丝桃苷

【药理作用】本品对昆虫具有很强的拒食、忌避作用，对茶尺蠖、菜青虫具有较强的杀虫活性。煎剂体外对金黄色葡萄球菌、乙型链球菌、白喉杆菌、炭疽杆菌、伤寒杆菌、鼠伤寒杆菌、八叠杆菌等有较强的抗菌作用；对单纯疱疹病毒（HSV）有抑制作用；具有显著的抗乙型肝炎病毒表面抗原（HBsAg）活性。提取物对醋酸诱导的小鼠腹腔毛细血管通透性增高有显著抑制作用，但无镇痛作用；对 $BaCl_2$ 引起的肠痉挛有明显的解痉作用；对乙酰胆碱引起的肠痉挛无解痉作用；同时具有减小 95% 乙醇对大鼠胃黏膜损伤的作用。挥发油对哺乳动物有显著降压作用。

【制剂】苗药：貂胰防裂软膏。

附注：《中国植物志》中，P. hydropiper 的中文名使用"水蓼"；并将旱辣蓼 P. flaccidum、软叶水蓼 P. hydropipe var. flaccidum 作为伏毛蓼 P. pubescens 的异名处理；P. persicaria 的中文名使用"春蓼"。

《山西中标》收载的"鲜辣蓼"的药用部位为"去掉粗茎的嫩枝叶"。

蓝布正(水杨梅,头晕草,五气朝阳草)

【民族药名】藏药(色尔玛,孜俄波),苗药(窝香学嗟,加灰柯,锐呆,蛙拎烟),彝药(纪朋诗,阿也手落井,阿努其它彪,额什阿玛)。

【来源】蔷薇科植物路边青 *Geum aleppicum* Jacq. 或毛路边青 *Geum japonicum* Thunb. var. *chinense* Bolle 的干燥全草。

【标准】中国药典(77),云南中标(彝药,05),贵州中标(88),湖南中标(93),云南药标(96),北京中标(98),贵州中民药标(03),辽宁中标(09)。

【功能主治】藏药:补血,养阴,补脾健胃,润肺化痰。用于脾胃虚弱,虚痨咳嗽,肺痿声嘶,热极惊风。

苗药:路边青祛风散寒,补虚止晕,活血止带。用于风寒感冒,头痛头晕,风湿痹痛,月经不调,小儿惊风。毛路边青益气补血,养阴,祛风解表,活血解毒。用于虚损劳伤,虚弱咳嗽,月经不调,感冒,头晕,疔疮,肠炎。

彝药:益气补血,健脾,养阴,止咳化痰,安神定志。用于心悸失眠,腰膝酸痛,咳嗽气喘,纳呆食少,产后体虚,带下,干血痨。

中药:解表散寒,平肝养阴,活血消肿,益气补血。用于虚损痨伤,虚弱咳嗽,头晕目眩,小儿惊风,风湿痹痛,月经不调,疮疡肿痛。

【用法与用量】9~30g。外用适量,捣烂敷患处。

【化学成分】路边青 *G. aleppicum* 含黄酮类:山奈酚(kaempferol),山奈酚-3-O-吡喃葡萄糖苷(kaempferol-3-O-glucopyranoside),槲皮素(quercetin);苯丙素类:绿原酸(chlorogenic acid),丁香油酚(eugenol),七叶内酯(esculetin);萜类化合物:蔷薇酸(euscaphic acid),委陵菜酸(tormentic acid),山楂酸(maslinic acid);鞣质类:没食子鞣质(gemin A),没食子鞣质(gemin D),丁香宁(eugenin)。

毛路边青 *G. japonicum* var. *chinense* 含萜类:蔷薇酸(euscaphic acid),委陵菜酸(tormentic acid),28β-glucoside-2α,3β,19α-三羟基乌苏-12-烯-28-酸(kaji-ichigoside F_1);鞣质类:木麻黄鞣宁(casuarinin),长梗马兜铃素(pedunculagin),委陵菜素(potentillin)等。

两者含挥发油:主要成分为脂肪酸及其甲酯类化合物、萜烯类及其含氧衍生物等,主要有棕榈酸(palmitic acid)、11,14,17-二十碳三烯酸甲酯(11,14,17-eicosatrienoic acid methyl ester)、亚油酸(linoleic acid)、石竹烯氧化物(caryophyllene oxide)、丁香油酚(eugenol)和反式-植醇(*trans*-phytol)等。

七叶内酯   丁香宁   丁香油酚

委陵菜酸

【药理作用】本品对食管癌、胃癌、结肠癌、乳腺癌、胰腺癌等均具有明显的抗癌作用。具有抗炎作用,可明显抑制二甲苯致小鼠耳郭肿胀和醋酸所致小鼠血管通透性增高。水提物对小鼠有明显镇痛、镇静作用,而对戊四氮诱发的惊厥无对抗作用。对多种原因引起的高血糖均有一定的降糖作用。对小鼠脑缺血具有保护作用。

【制剂】苗药:感清糖浆,蓝芷安脑胶囊,养阴口香合剂,云实感冒合剂。

彝药:香藤胶囊,彝心康胶囊。

傣药:乳癖清胶囊。

附注:《中国植物志》中,*G. japonicum* var. *chinense* 的中文名使用"柔毛路边青"。

《中国藏药》记载路边青在藏医药文献中未见有记载,但在四川若尔盖地区的民间医生习用作清热化痰药,包括路边青 *G. aleppicum*、柔毛路边青 *G. japonicum* var. *chinense*、大萼路边青 *G. macrosepalum* Ludlow、狭叶路边青 *G. elatum* Wall. ex Hook. f.(后 2 种在《中国植物志》中未见有记载)的全草。

《中华本草:苗药卷》分别记载了路边青 *G. aleppicum*(窝香学嗟)和毛路边青 *G. japonicum* var. *chinense*,两者的功能主治有所不同。

路边青 *G. aleppicum* 又名"兰布政"(蓝布正),民间也统称"水杨梅"。"蓝布正"之名始见于《庚辛玉册》(成书于 15 世纪的关于炼丹术的古籍,原书已失佚)。《本草纲目》记载有"水杨梅",言"生水边,条叶甚多,生子如杨梅状",并引述《庚辛玉册》关于"蓝布正"的形态记载"多生近道阴湿处,荒田野中亦有之。丛生,苗叶似菊,茎端开黄花,实类椒而不赤";《植物名实图考》也记载有"水杨梅",并认为《本草纲目》记载的"水杨梅"并非《庚辛玉册》之"蓝布正"。据上述记载,《庚辛玉册》记载的"蓝布正"的生境和形态与路边青属(*Geum*)植物相似,而《本草纲目》和《植物名实图考》记载的"水杨梅"及其附图并非路边青属植物,可能系茜草科植物水杨梅 *Adina rubella* Hance(细叶水团花)。据《中国植物志》记载,民间称"水杨梅"的植物甚多,如路边青 *G. aleppicum*、日本路边青 *G. japonicum*、大戟科植物小叶五月茶 *Antidesma venosum* E. Mey. ex Tul.(广西称"水杨梅")、水柳 *Homonoia riparia* Lour.(云南)、茜草科植物水团花 *Adina pilulifera*(Lam.)Franch. ex Drake(海南)和细叶水团花 *A. rubella*(浙江)、风箱树 *Cephalanthus tetrandrus*(Roxb.)Ridsd. et Bakh. f.(广东)等。《中国药典》1977 年版收载的"水杨梅"的基源为茜草科植物水杨梅 *Adina rubella*(细叶水团花)的带花果序,应注意区别。

蓝 花 参

【民族药名】彝药(卓夺色,基木西丫)。
【来源】桔梗科植物蓝花参 Wahlenbergia marginata (Thunb.) A. DC. 的干燥全草。
【标准】中国药典(77),云南中标(彝药,05),云南药标(74,96),福建中标(90,06),贵州中民标(03)。
【功能主治】苗药:补虚健脾,止咳化痰。用于小儿疳积,自汗盗汗,白带,咳嗽痰多。

彝药:益气养血,止咳化痰,消积。用于产后虚弱,病后体虚,烦热,自汗,盗汗,肺燥咳血,带下,小儿疳积,皮肤瘙痒。

中药:益气补虚,祛痰,截疟。用于病后体虚,伤风咳嗽,带下病,衄血,咯血,盗汗,泄泻。

【用法与用量】15~30g。

【化学成分】含苯丙素类:($3S,E$)-3-羟基-3-甲基-5-(3-羟基-5-甲氧基-4-O-$β$-吡喃糖苷)桂皮醇基-5-戊酮酸(wahlenbergioside),去甲氧基紫丁香苷(demethoxysyringoside),($3S,E$)-3-甲基-3-(3-乙酰氧基-1,4,5-三羟基)环己烷羰氧基-5-(3-羟基-5-甲氧基-4-O-$β$吡喃糖苷)-桂皮醇基-5-戊酮酸,($3S,E$)-3-甲基-3-(3-乙酰氧基-1,4,5-三羟基)环己烷羰氧基-5-(3-羟基-5-甲氧基-4-O-$β$-吡喃糖苷)-桂皮醇基-5-戊酮酸甲酯等;木脂素类:3,5,5-trimethyl-4-(2′-$β$-D-glucopyranosyloxy)ethyl-cyclohexa-2-en-one, demethy suringin, wahlenosides A~D 等;黄酮类:异牡荆素(isovitexin),异牡荆素 2″-O-鼠李糖苷(isovitexin 2″-O-rhamnoside),芦丁(lutin),3′-甲氧基-5,7-二羟基黄酮-6-C-波伊文糖-4′-O-葡萄糖苷等;甾体类:$β$-谷甾醇($β$-sitosterol),$β$-谷甾醇-D-葡萄糖苷;聚炔类:党参炔苷(lotetyolin);萜类:(+)-3-氧代-紫罗兰醇-O-$β$-D-吡喃葡萄糖苷,长寿花糖苷(roseoside),布卢门醇-C-O-$β$-D-吡喃葡萄糖苷,羽扇烯酮(lupenone)等;挥发油:氧化石竹烯(caryophyllene oxide),十二烷酸,十四烷酸,油酸(oleic acid),亚油酸(linoleic acid),(Z,Z)-9,12-十八烷二烯酸等。

党参炔苷

wahlenbergioside

【药理作用】 本品水提醇沉液和醇沉物对小鼠有明显的止咳化痰作用。水、80% 甲醇提取物可以降低刀豆蛋白 A 所致的急性肝损伤小鼠血清中 ALT/AST 活性，且对减轻肝脏病理组织损伤有积极作用。正丁醇提取物可减少动物（小鼠氨水引咳法，豚鼠枸橼酸引咳法）咳嗽次数，延长咳嗽潜伏期，增加小鼠器官酚红排泌量，促进蛙上颚和食道纤毛运动，具有止咳化痰作用。蓝花参水提醇沉液对小鼠二甲苯致炎耳郭肿胀和蛋清致足肿胀均有显著的抗炎消肿作用；对小鼠热和醋酸刺激致痛均有明显的镇痛作用。

【制剂】 苗药：玉兰降糖胶囊。

附注：一些文献中将 *W. marginata* 的中文名使用"兰花参"。

蓝 盆 花

【民族药名】 蒙药（套森 - 套日麻，陶森 - 陶日木，陶森 - 陶日莫，乌赫日音 - 叔鲁苏 - 乌布斯）。

【来源】 川续断科植物窄叶蓝盆花 *Scabiosa comosa* Fisch. ex Roem. et Schult 或华北蓝盆花 *Scabiosa tschilliensis* Grunning 的干燥花序。

【标准】 部标蒙药（98），内蒙蒙标（86）。

【功能主治】 蒙药：清热，清"协日"。用于肺热，肝热，咽喉热。

【用法与用量】 6~9g。

【化学成分】 含黄酮类：芹菜素（apigenin），大波斯菊苷（cosmosiin），野漆树苷（rhoifolin），木犀草素 -7-*O*- 葡萄糖苷（luteolin-7-*O*-glucoside）；三萜类：熊果酸（ursolic acid）；香豆素类：香柑内酯（bergapten）；有机酸类：咖啡酸（caffeic acid），绿原酸（chlorogenic acid），新绿原酸（neochlorogenic acid）；糖类：葡萄糖，木糖，阿拉伯糖等。

芹菜素　　　　　　香柑内酯　　　　　　咖啡酸

【药理作用】 蓝盆花的总黄酮具有对静脉注射伤寒副伤寒甲乙三联菌致发热的家兔有显著解热作用；对巴豆油涂抹小鼠耳壳所致炎症有显著抗炎作用；可抑制大肠埃希菌内毒素所致家兔体温升高；可舒张外周血管、降低血压，对蟾酥离体心有增加搏出量和减慢心率的作用；能显著增强阈下剂量的戊巴比妥钠、水合氯醛对小鼠的催眠作用。对急性肾缺血再灌注损伤肾脏有显著的保护作用。

【制剂】 蒙药：德都红花七味丸，寒水石二十一味散，利肝和胃丸，牛黄十三味丸，清肝九味散，清热二十三味散，调元大补二十五味汤散，温肝七味散。

狼毒（白狼毒）

【民族药名】 藏药（热加巴，塔奴，川吾），蒙药（塔日奴），彝药（哦尾）。

【来源】 大戟科植物月腺大戟 *Euphorbia ebracteolata* Hayata、狼毒大戟 *Euphorbia fischeriana* Steud.、钩腺大戟 *Euphorbia sieboldiana* Morr. et Decne. 的干燥根。

【标准】 中国药典，部标中药（92），内蒙蒙标（86），新疆药标（80），山西中标（87），四川中标（增补，87），内蒙中标（88），贵州中民标（附篇，03）。

【功能主治】 藏药：用于气管炎，肠道寄生虫，大便秘结，淋巴结核，骨结核，皮肤结核，牛皮癣，皮炎，阴道滴虫。

蒙药：下泻，消肿，消"奇哈"，杀虫，燥"协日乌素"。用于结喉，发症，"黏"病，疖肿，黄水疮，疥癣，水肿，痛风，游痛症，"协日乌素"病。

彝药：用于胃寒气痛，跌打损伤，外伤出血，疮疖。

中药：散结，杀虫。外用于淋巴结结核、皮癣；灭蛆。

【用法与用量】 熬膏外敷。有毒，孕妇及体弱者忌用。按中医药理论，本品不宜与密陀僧同用。

【化学成分】 含萜类：月腺大戟甲素（ebracteolatanolide A），月腺大戟素 A~F（ebracteolatanolides A~F），jolkinolides A、B，17-hydroxyjolkinolide A，16-hydroxypseudojolkinolide B 等；苯乙酮类：月腺大戟苷 B、C（ebractelatinosides B、C）等；鞣质和酚酸类：5-*O*-咖啡酰奎宁酸（5-*O*-caffeoylquinicacid），鞣云实精（corilagin），鞣花酸（ellagic acid）；黄酮类：槲皮素及其苷类衍生物，山柰酚及其苷类衍生物等；杂环类：月腺大戟苷 A（ebractelatinoside A），狼毒甲素 [bis-（s-formyl-furfuryl）-ether]，狼毒乙素等；其他类：甾醇化合物等。

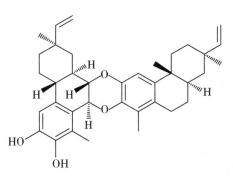

月腺大戟甲素

月腺大戟素D

月腺大戟苷C
$R_1=CH_3$, $R_2=\alpha$-*D*-glucopyranosyl
（6→1）-β-L-arabinofuranosy

鞣花酸

月腺大戟苷A

狼毒甲素

【药理作用】狼毒大戟对实体肉瘤 180（S_{180}）、实体艾氏腹水癌（EAC）、Lewis 肺癌、人肿瘤细胞系 U937、HeLa、QRH-7701 等均有不同程度的抑制作用；16-hydroxypseudojolkinolide B 和 jolkinolide B 对人红白血病细胞 K562 及人鼻咽癌细胞 CNE2 细胞的生长具较强的抑制作用。月腺大戟素 A 对肝癌细胞具有一定的细胞毒作用。月腺大戟能提高淋巴细胞转换率，提高机体特异性免疫。提取物对大肠埃希菌、沙门氏杆菌、铜绿假单胞菌、变形杆菌、金黄色葡萄球菌等均有抑制作用。碱性提取液具有明显的抗惊厥作用。白狼毒还具有镇痛、抗炎、降低 Hb 含量和脾脏指数的作用。

【制剂】蒙药：清瘟利胆十三味丸。

苗药：貂胰防裂软膏。

附注：《中国植物志》中，*E. ebracteolata* 被作为甘肃大戟 *E. kansuensis* Prokl. 的异名；*E. fischeriana* 的中文名使用"狼毒"。

文献记载，藏药"塔奴"名称包括多个来源于大戟属植物的药材，还使用疣果大戟 *E. micractina* Boiss.（该种《西藏自治区未成册标准》（2008）中以"大戟"之名收载）、京大戟 *E. pekinensis* Rupr. 等，鉴于该属植物多有毒性，是否能同用尚有待研究，应注意区别（参见"大戟""京大戟"条）。

老鹳草（草原老鹳草，滇老鹳草）

【民族药名】藏药（兴梯米门桑杰，布许米门，米门秋杰，米门桑杰，波尔琼，顿布多杰秋），蒙药（包哈-额布苏，西莫体格-米格曼桑杰），苗药（加嘎旅，弯里吉，弯耸董，嘎给呢，嘎给利，生扯拢），彝药（鹅起诗，阿及瓦列）。

【来源】牻牛儿苗科植物牻牛儿苗 *Erodium stephanianum* Willd.、老鹳草 *Geranium wilfordii* Maxim.、野老鹳草 *Geranium carolinianum* L.、尼泊尔老鹳草 *Geranium nepalense* Sweet、中日老鹳草 *Geranium nepalense*（Sweet）var. *thunbergii*（Sieb. et Zucc.）Kudo、草地老鹳草 *Geranium pratense* L. 的干燥地上部分。

【标准】中国药典，四川藏标（14），部标维药（附录，99），云南中标（彝药，05），云南药标（74，96），青海药标（76），新疆药标（80），贵州中标（88），江苏药标（89），贵州中民标（03）。

【功能主治】藏药：牻牛儿苗收敛，消炎，止痛。用于结膜炎，虹膜炎，视物模糊，角膜云翳及肉瘤等眼病。草原老鹳草清热止痛，利肺杀虫。用于温病时疫，寄生虫及肺病。

蒙药：燥"协日乌素"调经，活血，明目，退翳。用于关节疼痛，跌打损伤，云翳，月经不调。

苗药：祛风除湿，通络止痛，清热止痢。用于风湿痹痛，肌肤麻木，筋骨酸楚，跌扑损伤，泄泻，痢疾，疮毒，刀伤伤口久不愈，钩虫病。

彝药：活血解毒，止泻止血，利尿通淋。用于咽痛咳嗽，风火牙痛，腹泻，风湿痹痛，跌打损伤，小便不利，崩漏下血，疮疡肿毒，虫蛇咬伤。

中药：祛风湿，通经络，止泻痢。用于风湿痹痛，麻木拘挛，筋骨酸痛，泄泻痢疾。

【用法与用量】9~15g；藏药 2.5g；彝药 10~30g。外用适量。

【化学成分】含鞣质类：老鹳草素（geraniin），鞣花酸（ellagic acid），β-葡萄糖没食子鞣苷（β-glucogallin）；黄酮类：山奈酚（kaempferol），槲皮素（quercetin），山奈酚 -7-O- 鼠李

糖苷(kaempferol-7-O-rhamnoside);有机酸:咖啡酸(caffeic acid),没食子酸(gallic acid);挥发油:主要成分为牻牛儿醇(geraniol)。《四川藏标》规定含没食子酸($C_7H_6O_5$)不得少于 0.20%。

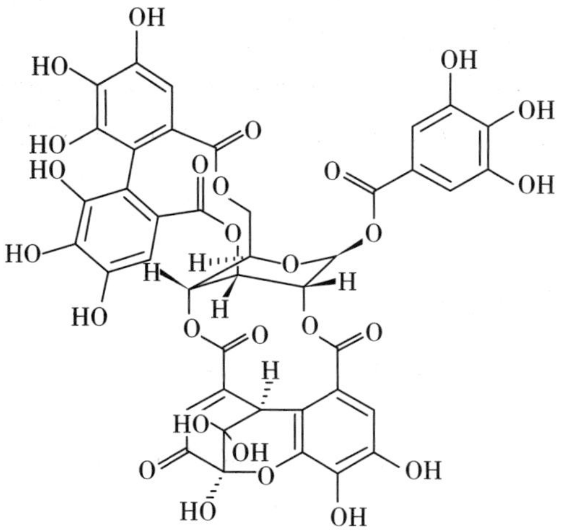

老鹳草素

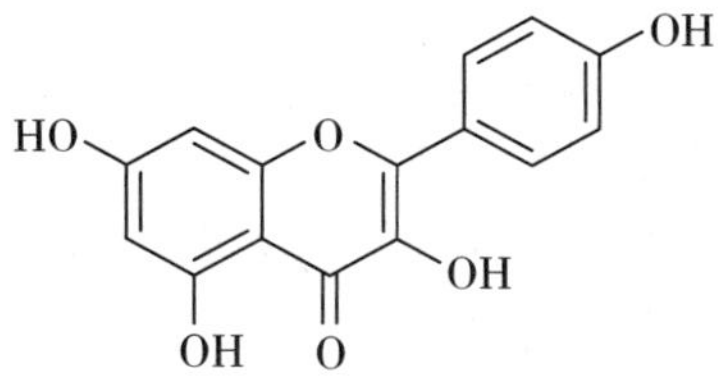

山柰酚

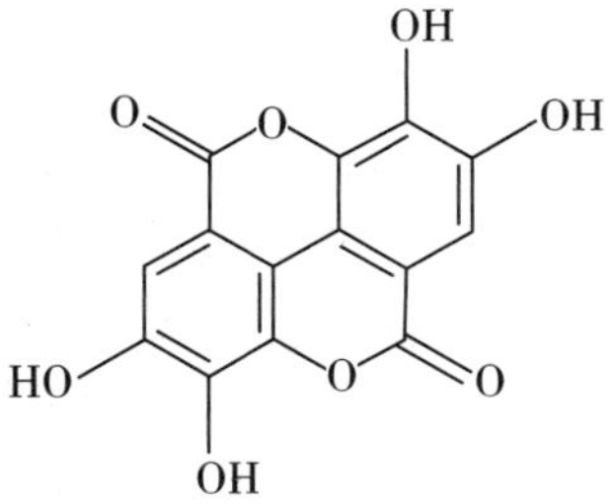

鞣花酸

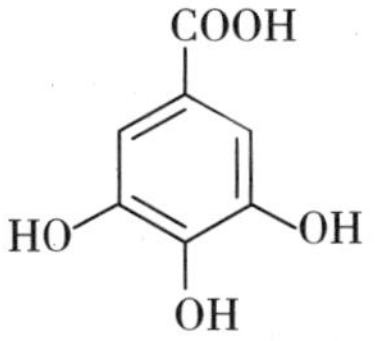

没食子酸

【药理作用】老鹳草煎剂在试管内对人卡他球菌、金黄色葡萄球菌、乙型链球菌福氏痢疾杆菌、肺尖球菌等有较明显的抑制作用;对亚洲甲型流感病毒京科 68-1 株和副流感病毒 I 型仙台株有较明显的抑制作用。水提物对兔有一定止泻作用,但剂量过大,则能促进大肠的蠕动而出现泻下作用。牻牛儿苗醇沉煎剂灌胃对氨雾引咳小鼠、电刺激猫喉上神经所致咳嗽均有镇咳作用。老鹳草所含鞣质类成分可明显抑制大鼠蛋清性关节炎足跖肿胀、佐剂性关节炎的原发病变和继发病变;鞣质的水解产物逆没食子鞣质对致癌物苯并芘 -7,8-二醇 -9,10- 环氧化物的诱变活性具有明显抑制作用。此外,老鹳草还有收敛、止血作用。

【制剂】苗药:貉胰防裂软膏,经带宁胶囊,通络骨质宁膏。

彝药:饿求齐胶囊,康肾颗粒。

附注:通络骨质宁膏处方中使用"生扯拢"名称,未见有标准中以该名称收载,经查《中华本草:苗药卷》记载为"老鹳草"(尼泊尔老鹳草 *G. nepalense*)的异名,故收入本条中。

牻牛儿苗 *E. stephanianum* 的蒴果长可达 4cm,故其药材称"长嘴老鹳草",老鹳草 *G. wilfordii* Maxim. 和野老鹳草 *G. carolinianum* 的蒴果长约 2cm,其药材称"短嘴老鹳草"。

植物类药材

藏医药用牻牛儿苗 *E. stephanianum* 以带根全草入药。藏医药古籍文献《蓝琉璃》言"嘎都尔分上、下两品";《中华本草:藏药卷》记载各地藏医多以老鹳草属(*Geranium*)植物作"嘎都尔曼巴"的下品,西藏多用甘青老鹳草 *G. pylzowianum* Maxim.,四川阿坝用草原老鹳草 *G. pratense*。此外,各地尚药用有甘青老鹳草 *G. pylzowianum* Maxim.、粗根老鹳草 *G. dahuricum* DC.、东北老鹳草 *G. erianthum* DC. 等,应按制剂批文规定使用。

蒙医还用粗根老鹳草 *G. dahuricum*、毛蕊老鹳草 *G. eriostemon* Fisch.(=*G. platyanthum* Duthie)、鼠掌老鹳草 *G. sibiricum* L.、兴安老鹳草 *G. maximowiczi* Regel et Mack、灰背老鹳草 *G. wlassowianum* Fisch. ex Link. 等。

肋 柱 花

【民族药名】 蒙药(哈比日根-地格达,哈比日干-地格达,查干-特木尔-地格达,嘎希古那)。

【来源】 龙胆科植物肋柱花 *Lomatogonium rotatum*(L.)Fries ex Nym. 的干燥全草。

【标准】 部标蒙药(98),内蒙蒙标(87)。

【功能主治】 蒙药:平息"协日",清热,健胃,愈伤。用于"协日"热,瘟疫,流感,伤寒,中暑头痛,肝胆热,黄疸,胃"协日",伤热。

【用法与用量】 3~6g。

【化学成分】 含𠮿酮类:1-羟基-3,7,8-三甲氧基𠮿酮(1-hydroxy-3,7,8-trimethoxyxanthone),1-羟基-3,5,8-三甲氧基𠮿酮(1-hydroxy-3,5,8-trimethoxyxanthone),8-羟基-1,3,5-三甲氧基𠮿酮(8-hydroxy-1,3,5-trimethoxyxanthone),1,8-二羟基-3,5-二甲氧基𠮿酮(1,8-dihydroxy-3,5-dimethoxyxanthone)等;黄酮类:山柰酚(kaempferol)、槲皮素(quercetin),木犀草素(luteolin),木犀草素-7-*O*-葡萄糖苷(luteolin-7-*O*-glucoside),芹菜素(apigenin),芹菜素-7-*O*-葡萄糖苷(apigenin-7-*O*-glucoside),5,7,3′,4′,5′-五羟基黄酮(5,7,3′,4′,5′-pentahydroxyflaveone)等;三萜类:齐墩果酸(oleanolic acid),2α-羟基齐墩果酸(2α-hydroxyoleanolic acid)等;其他类:獐牙菜苦苷(swertiamarin),阿魏酸(ferulic acid),胡萝卜苷(daucosterol)等。

1-羟基-3,7,8-三甲氧基𠮿酮　　山柰酚　　齐墩果酸

【药理作用】 肋柱花所含𠮿酮及其苷类有强心、利胆、利尿、保肝等作用;还对中枢神经有兴奋作用,且也是其抗真菌的主要活性成分。木犀草素通过清除自由基,抑制胶原蛋白基因表达,降低 CCl_4 诱导的大鼠肝纤维化;同时木犀草素还能抑制体外培养的肝星状细胞增殖和胶原表达合成;具有体外抗柯萨奇 B3 病毒的作用;在体外具有较好的促凝血作用;

对由酵母诱发的大鼠踝关节肿胀和巴豆油诱发大鼠肉芽肿均有明显抑制作用;能明显抑制由酵母多糖激活的大鼠腹腔巨噬细胞释放 H_2O_2。獐牙菜苦苷等环烯醚萜类化合物及其苷类对子宫平滑肌有明显的解痉作用,同时还有镇静作用。

【制剂】蒙药:肋柱花四味汤散。

附注:《中国植物志》中,L. rotatum 的中文名使用"辐状肋柱花"。

冷 水 花

【来源】荨麻科植物冷水花 Pilea notata C. H. Wright 的新鲜或干燥全草。

【标准】贵州中民标(03)。

【功能主治】中药:清热利湿,消肿散结,健脾和胃,退黄。用于黄疸,消化不良,跌扑损伤。

【用法与用量】15~30g。外用适量,捣烂敷患处。

【化学成分】含甾体类:β- 谷甾醇(β-sitosterol),β- 胡萝卜苷(daucosterol),豆甾醇(stigmasterol),胆甾醇(cholesterol),豆甾 -4- 烯 -3- 酮(sitostenone),豆甾 -7- 烯 -3β- 醇(stigmast-7-en-3β-ol)等;黄酮类:槲皮素(quercetin),芹菜素(apigenin),木犀草素(luteolin),木犀草苷(luteoloside),大波斯菊苷(cosmosiin)等;有机酸类:亚麻油酸乙酯(ethyl linolenate),十六酸乙酯(ethyl hexadecanoate),咖啡酸乙酯(ethyl caffeate)等;挥发油类:环己烷(cyclohexane),β- 月桂酸(β-myrcene),D- 苧烯(D-limonene),可巴烯(copaene),α- 蒎烯(α-Pinene),石竹烯(caryophyllene),α- 法呢烯(α-farnesene)等;其他类:大黄素(emodin),α- 香树脂醇乙酸酯(α-amyrin acetate),α- 香树脂醇(α-amyrin)等。

大波斯菊苷

【药理作用】本品挥发油对金黄色葡萄球菌、大肠埃希菌和枯草芽孢杆菌具有一定的抑菌活性。总黄酮具有较好的抗氧化能力,体外可清除 1,1- 二苯基苦基苯肼和 2,2-联氮 - 二(3- 乙基 - 苯并噻唑 -6- 磺酸)二铵盐自由基。

【制剂】苗药:肝复颗粒,宜肝乐颗粒。

附注:《中华本草:苗药卷》记载的"冷水花"的基源为同时植物粗齿冷水花 P. sinofasciata C. J. Chen 的全草,称"锐达务",功能清热利湿、消肿散结、健脾和胃,用于湿热黄疸、赤白带下、淋浊、尿血、小儿夏季热、疟母、消化不良、跌扑损伤。

藜芦(披麻草)

【民族药名】蒙药(阿克西日嘎,阿嘎西日嘎),维药(阿克海尔拜克,海尔拜克斯皮得,马热力苦拉克),苗药(加超,遮),彝药(阿尼拌卡西,哩吉,啊堵罗)。

【来源】 百合科植物藜芦 *Veratrum nigrum* L.、牯岭藜芦 *Veratrum schindleri* Loes. f.、黑紫藜芦 *Veratrum japonicum*(Baker)Loes. f.、毛叶藜芦 *Veratrum grandiflorum* (Maxim.)Loes. f.、蒙自藜芦 *Veratrum mengtzeanum* Loes. f.、狭叶藜芦 *Veratrum stenophyllum* Diels 的干燥根及根茎。

【标准】 山西中标(87),贵州中标(88),新疆、江西中标(96),四川中标(92),山东中标(02),贵州中民标(03),福建中标(06),湖南中标(09)。

【功能主治】 蒙药:催吐,泻下,制腐。用于"协日"病,不消化症,铁垢"巴达干",剑突痞、痧症、腹胀、虫症、疫热、炽热、毒热、胎衣不下、水肿、疮疖。

维药:化痰开窍,祛不良津液,杀虫。用于祛不良黏液,净肠,健胃,祛除脑部寒症引起的瘫痪、半身不遂、关节酸痛、尿路结石、经闭、堕胎;外用于湿疹、皮肤疮疡、脓肿、白癜风。

苗药:用于催吐、中风痰壅、癫痫、黄疸、久疟、泻痢、头痛、喉痹、疥癣、风湿、恶疮;外用于跌打损伤、骨折。

彝药:用于腹痛水泻,呕吐反酸。

中药:催吐,祛痰,杀虫。用于中风痰涌,风痫癫疾,疥癣,恶疮。

【用法与用量】 1~2g(蒙药);0.1~0.2g(维药);0.3~0.6g(中药)。外用适量,油调或醋蜜调涂患处。有毒,孕妇、老年、幼儿、体虚者忌用。按中医理论,本品不宜与人参、沙参、丹参、玄参、苦参、细辛、芍药同用。

【化学成分】 含生物碱类:白藜芦碱(jervine),伪白藜芦碱(pseudojervine),玉红白藜芦碱(rubijervine),秋水仙碱(colchicine),藜芦酰棋盘花碱(veratroylzygadenine),原藜芦碱 A(protoveratrine A),去乙酰原藜芦碱 A(deacetylprotoveratrine A),藜芦马林碱(veramarine),计米定碱(germidine),藜芦生碱(verazine),新计巴丁(neogermbudine),计默任碱(germerine),藜芦胺(veramine),异玉红芥芬胺(isorubijervine)等;黄酮类:槲皮素(quercetin),异槲皮苷(isoquercitrin),3-甲氧基异鼠李素(3-methoxylisorhamnetin),异鼠李素(isorhamnetin),3-甲氧基槲皮素(3-methoxylquercetin),3,5,7-三羟基-3′,5′-二甲氧基黄酮(3,5,7-trihydroxy-3′,5′-dimethoxyl flavone),5,7,4′-三羟基-3′-甲氧基黄酮(5,7,4′-trihydroxy-3′-methoxyl-flavone),5,7,3′,4′-四羟基黄酮(5,7,3′,4′-tetrahydroxyflavone),5,7,3′,5′-四羟基黄酮(5,7,3′,5′-tetrahydroxyflavone)等;其他类:正二十八烷醇(octacosanol),正二十三醇甘油酯(23′-hydroxytricosanic acid 2,3-dihydroxypropyl ester),正十七烷酸甘油酯(daturic acid 2,3-dihydroxypropyl ester),β-谷甾醇(β-sitosterol),胡萝卜苷(daucosterol),豆甾醇(stigmasterol)等。

白藜芦碱

槲皮素

原藜芦碱A

【药理作用】藜芦所含总生物碱口服给药可引起呕吐,为强力催吐剂。藜芦水浸液、总生物碱静脉注射对麻醉犬和猫具有降压作用。黑紫藜芦乙醇提取物静脉注射对麻醉猫具有降压作用;口服给予慢性高血压犬 14 天,也具有降压作用。贵州产藜芦粗提液对麻醉犬、猫具有明显而持久的降压作用,且无快速耐受性,对肾型高血压犬有降压作用。藜芦酰棋盘花碱 0.5~10μg/kg 犬静脉注射或肌注有显著的降压作用。藜芦碱具有子宫兴奋作用。水浸液对堇色毛癣菌、各种小芽孢癣菌等皮肤真菌具有不同程度的抑菌作用。藜芦毒性猛烈,浸出液小鼠皮下注射的 LD_{50} 为(1.78 ± 0.38)g/kg;白藜芦碱小鼠静脉注射的 LD_{50} 为 9.3mg/kg。

【制剂】蒙药:藜芦十二味丸。

彝药:肿痛气雾剂。

附注:《吉林中标》(77)在"藜芦"条下收载的基源为藜芦 *Veratrum nigrum* L. var. *ussuriense* Nakai(《中国植物志》将该变种并入藜芦 *V. nigrum*),以茎叶入药。蒙医还用毛穗藜芦 *V. maackii* Regel、兴安藜芦 *V. dahuricum*(Turcz.)Loes. f.,但未见有标准收载。

连 钱 草

【民族药名】苗药(窝比赊溜,锐的党,阿拿)。

【来源】唇形科植物活血丹 *Glechoma longituba*(Nakai)Kupr. 的干燥地上部分。

【标准】中国药典,广西壮标(08)。

【功能主治】苗药:利湿通淋,清热解毒,散瘀消肿,调经,止痛。用于热淋石淋,湿热黄疸,疮痈肿痛,风湿性关节炎,跌扑损伤,湿热胃病,月经不调;外用于腮腺炎。

中药:利湿通淋,清热解毒,散瘀消肿。用于热淋,石淋,湿热黄疸,疮痈肿痛,跌扑损伤。

【用法与用量】15~30g。外用适量,煎汤洗患处。

【化学成分】含黄酮类:木犀草素(luteolin),芹菜素(apigenin),木犀草素 -7-O- 葡萄糖苷(cynaroside),山奈酚 -3-O- 芸香苷(kaempferol-3-O-rutinoside);有机酸类:咖啡酸(caffeic acid),芥子酸(sinapinic acid),阿魏酸(ferulic Acid);萜类:齐墩果酸(oleanolic acid),熊果酸(ursolic acid),欧亚活血丹呋喃(glechomafuran);挥发油:*l*- 蒎莰酮(*l*-pinocamphone)、*l*- 薄

荷酮（l-menthone）、l-胡薄荷酮（l-pulegone）、α-蒎烯（α-pinene）、γ-蒎烯（γ-pinene）、柠檬烯（limonene）、1,8-桉叶素（1,8-cineole）、对-聚伞花素（p-cymene）、异薄荷酮（isomenthone）、异蒎莰酮（isopinocamphone）、芳樟醇（linalool）、α-松油醇（α-terpineol）等；其他类：欧亚活血丹内酯（glechomanolide）、棕榈酸（palmitic acid）、琥珀酸（succinic acid）、β-谷甾醇（β-sitosterol）、阿魏酸（ferulic acid）、咖啡酸（caffeic acid）、胆碱（choline）、水苏糖等。

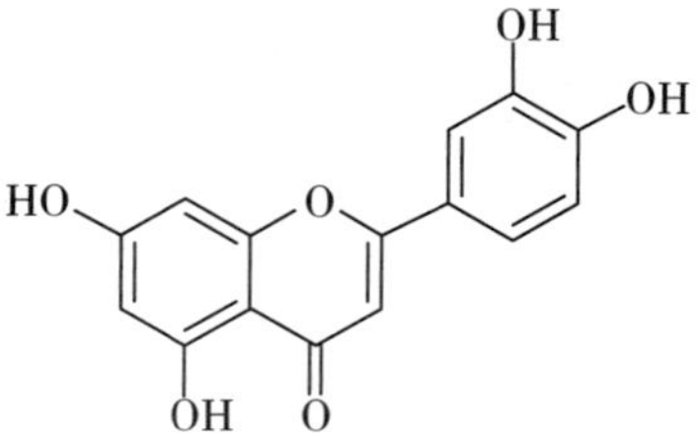

木犀草素 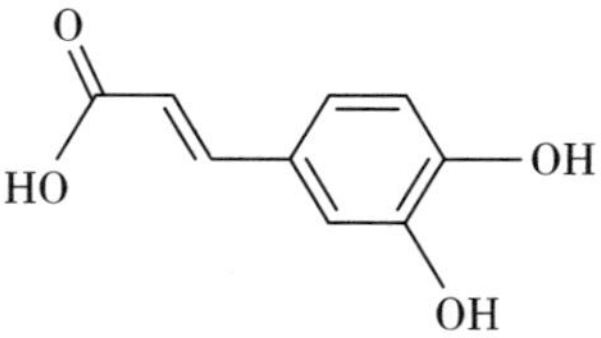　　　　　　　　咖啡酸

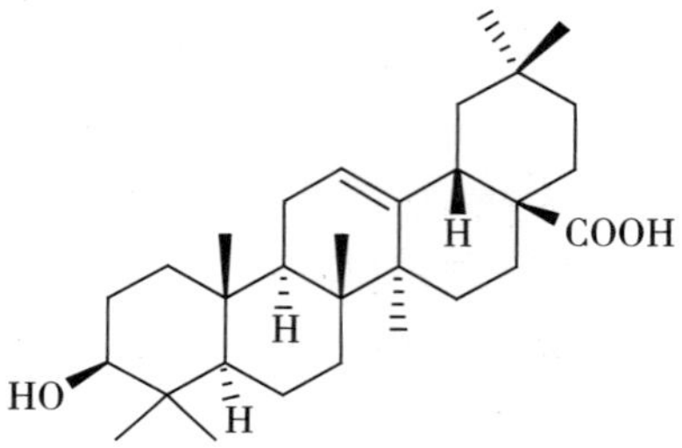

齐墩果酸 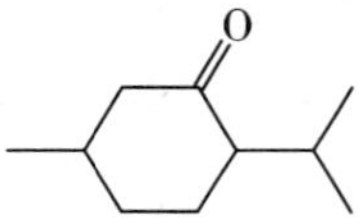　　　　　　　　l-薄荷酮

【药理作用】连钱草能够降低链脲佐菌素导致的小鼠高血糖，提高小鼠体内 SOD 活性，降低 MDA 含量，抑制氧自由基对胰岛 B 细胞的损伤，保护 B 细胞。具有利尿利胆以及溶结石作用，能促进肝细胞的胆汁分泌，胆管内胆汁增加，内压增高，松弛胆道括约肌，使胆汁排出；大剂量和高浓度的连钱草煎液能增强家兔离体肠道及在体子宫和肠管平滑肌的收缩，并具解胆碱作用。煎剂可使小便变为酸性，促使结石在碱性环境中溶解。醇提物能够显著抑制小鼠小肠炭末推进率，缓解大黄所致小鼠腹泻，抑制豚鼠离体回肠平滑肌收缩，拮抗乙酰胆碱、组胺、氯化钡对离体豚鼠回肠平滑肌的激动作用。

【制剂】苗药：胆炎康胶囊，经带宁胶囊。

彝药：康肾颗粒。

附注：活血丹 G. longituba 常与"积雪草"[唇形科植物马蹄草 Centella asiatica（L.）Urban] 相混，据谢宗万考证，"连钱草"之名始见于《徐仪药草图》《神农本草经》和《本草纲目》记载的"积雪草"均为活血丹 G. longituba；而马蹄草 C. asiatica，始见于《滇南本草》以"马蹄草"之名记载，《植物名实图考》记载为"积雪草"，《中国药典》以"积雪草"之名收载，与"连钱草"的功能主治相似。

连　翘

【民族药名】蒙药（扫龙-吉木斯，协日-苏郎嘎-吉木斯）。

【来源】木犀科植物连翘 *Forsythia suspense*(Thunb.)Vahl 的干燥果实。果实初熟尚带绿色时采收,蒸熟,晒干者称"青翘"(青壳);果实熟透时采收,晒干者,称"老翘"(老壳)。

【标准】中国药典,内蒙蒙标(86),新疆药标(80),台湾中药典范(85),台湾中药典(04),香港中标(第三期,10)。

【功能主治】蒙药:消"协日",止泻。用于胆汁扩散引起的目、身发黄,"协日"热宿于五脏,肠刺痛,血"协日"性腹泻。

中药:清热解毒,消肿散结,疏散风热。用于痈疽,瘰疬,乳痈,丹毒,风热感冒,温病初起,温热入营,高热烦渴,神昏发斑,热淋尿闭。

【用法与用量】蒙药 3~5g;中药 6~15g。

【化学成分】含木脂素类:连翘苷(phillyrin),连翘苷元(phillygenin),右旋松脂酚(pinoresinol),右旋松脂醇葡萄糖苷(pinoresinol-β-D-glucoside);苯乙醇及其苷类:连翘酚(forsythol),连翘酯苷 A(forsythoside A),连翘梾木苷(suspensaside),毛柳苷(salidroside);乙基环己醇类衍生物:梾木苷(cornoside),连翘环己醇(rengyol),异连翘环己醇(isorengyol),连翘环己醇酮(rengyolone),连翘环己醇苷 A、B(rengyosides A、B);三萜类化合物:桦木酸(betulinic acid),熊果酸(ursolic acid),齐墩果酸(oleanolic acid)等。《中国药典》规定含连翘苷($C_{27}H_{34}O_{11}$)不得少于 0.15%,连翘酯苷 A($C_{29}H_{36}O_{15}$)不得少于 0.25%;《香港中标》规定含连翘苷($C_{27}H_{34}O_{11}$)不得少于 0.015%。

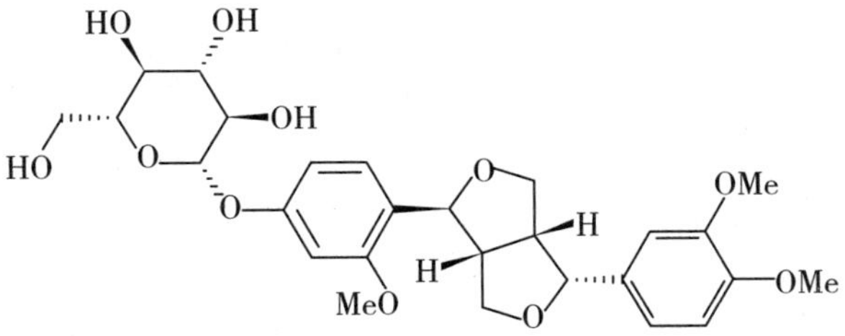

连翘苷

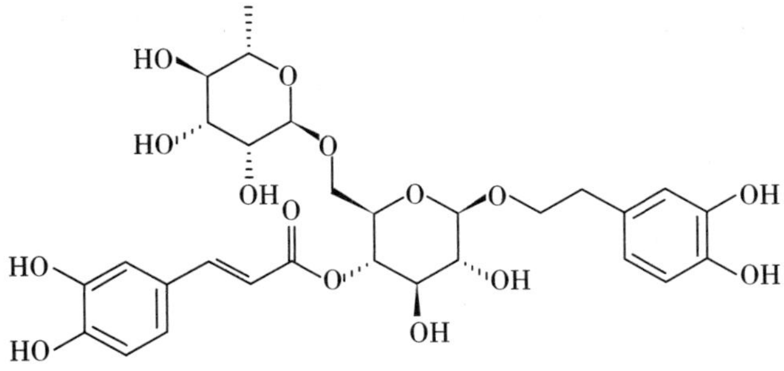

连翘酯苷A

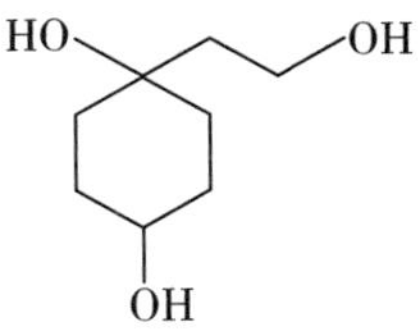

连翘环己醇

【药理作用】连翘对认知障碍及短暂性脑缺血具有神经保护作用,可使快速老化模型小鼠水迷宫实验潜伏期、目标象限穿越次数、滞留时间均显著缩短,以及被动逃避实验出错数显著降低和潜伏期显著提高。对拟阿尔茨海默病复合模型小鼠学习记忆障碍具有改善作用,其作用机制可能与抑制脑内炎症反应、调节胆碱能系统、抗氧化作用等有关。本药具有血管舒张活性,能明显抑制去甲肾上腺素引起的血管收缩,而对于钾离子引起的血管收缩没有明显影响。鸡胚体外试验表明连翘对亚洲甲型流感病毒、鼻病毒-17型有抑制作用;种子挥发油对亚州甲型流感病毒京科68-1株有抑制作用。试管法实验表明煎剂对金黄色葡萄球菌、溶血性链球菌、痢疾杆菌、伤寒杆菌、变性杆菌、人型结合杆菌等均有抑制作用。此外,本药还具有抗炎、解热、抗氧化、保肝、降压等作用。

【制剂】蒙药:寒水石二十一味散,利肝和胃丸,连翘四味汤散,麦冬十三味丸,清肝二十七味丸,清热二十三味散,消食十味丸,止痢七味散,止痢十五味散,痔瘘六味散。

苗药:复方一枝黄花喷雾剂,抗妇炎胶囊,口鼻清喷雾剂,宁泌泰胶囊。

傣药:乳癖安消胶囊,山楂内金口服液。

【附注】《中国植物志》中,连翘的学名为"*Forsythia suspensa*(Thunb.)Vahl"。

蒙医以"连翘"作止泻木子的代用品。藏医(度模牛)和蒙医(度格模农)传统使用的止泻木子为夹竹桃科植物止泻木 *Holarrhena antidysenterica* Wall. ex A. DC. 的种子,但均有多种代用品,连翘为蒙医使用的代用品之一。研究表明,连翘与止泻木子具有类似的止泻作用,但其作用机制可能不同(参见"止泻木子"条)。

莲　子

【民族药名】蒙药(莲花音-乌热)。

【来源】睡莲科植物莲 *Nelumbo nucifera* Gaertn. 的干燥成熟种子。

【标准】中国药典,内蒙蒙标(86),新疆药标(80),台湾中药典范(85)。

【功能主治】蒙药:补肾,固精。用于肾虚遗精,白带增多,腰痛。

中药:补脾止泻,止带,益肾涩精,养心安神。用于脾虚久泻,带下,遗精,心悸失眠。

【用法与用量】6~15g。

【化学成分】含生物碱类:莲心碱(liensinine),异莲心碱(isoliensinine),甲基莲心碱(neferine);黄酮类:芦丁(rutin),杨梅素-3-*O*-吡喃葡萄糖苷(myricetin-3-*O*-glucopyranoside);酚酸类:咖啡酸(caffeic acid),绿原酸(chlorogenic acid),对羟基苯甲酸(*p*-hydroxybenzoic acid),没食子酸(gallic acid);其他成分:多糖,有机酸和碳水化合物等。《中国药典》规定本品每1000g含黄曲霉素 B_1 不得过 5μg,黄曲霉素 G_1、G_1、B_2、B_1 的总量不得过 10μg。

莲心碱

【药理作用】 莲心碱具有较好的抗心律失常作用,可显著对抗乌头碱诱发的大鼠及哇巴因诱发的豚鼠心律失常,也能预防肾上腺素所致豚鼠室颤发生,还能对抗心肌缺血复灌所致大鼠心律失常。莲子心醇提物具有保肝和降糖作用,能够抗 CCl_4 诱导的大鼠肝纤维化。莲子提取物对急性肾缺血再灌注损伤具有保护作用。多糖对衰老模型小鼠具有抗氧化作用。

【制剂】 蒙药:草果健脾散,红花清肝十三味丸,那如八味丸,益智温肾十味丸。

附注:莲 N. nucifera 在我国南北各省均有分布,系著名的蔬菜(根状茎)、药用(莲米、藕节、荷叶)、花卉多用途品种,《尔雅》《诗经》等中即有记载,名"芙蕖""菡萏",统称"荷花"。尤在长江中下游地区的江河湖泊多有野生,也是莲米的主产地。

两 面 针

【民族药名】 傣药(嘿南渴,嘿喃活,干杂捣,黑榔合,哈啷喝)。

【来源】 芸香科植物两面针 Zanthoxylum nitidum (Roxb.) DC. 的干燥根和茎或全株。

【标准】 中国药典,贵州中标(88),上海中标(94),广西中标(96),贵州中民标(03),广西壮标(08),香港中标(第五期)。

【功能主治】 傣药:祛风利水,活血止痛,解毒消肿。用于"多温多约,冒米想"(体弱多病,乏力),"阻伤"(跌打损伤),"拢蒙沙喉"(风湿热痹症,肢体关节红肿热痛,屈伸不利),"接崩接短"(脘腹疼痛)。

中药:活血化瘀,行气止痛,祛风通络,解毒消肿。用于跌扑损伤、胃痛,牙痛,风湿痹痛,毒蛇咬伤;外治汤火烫伤。

【用法与用量】 5~10g;傣药 10~20g。外用适量,研末调敷或煎水洗患处。有小毒,不得过量服用;忌与酸味食物同服。

【化学成分】 含生物碱类:两面针碱(nitidine),氯化两面针碱(nitidine chloride),氧化两面针碱(oxynitidine),二氢光叶花椒碱(dihydronitidine),白屈菜红碱(chelerythrine),德卡花椒碱(decarine),二氢白屈菜红碱(dihydrochelerythrine),8-乙酰基二氢白屈菜红碱(dihydrochelerythrinyl-8-acetaldehyde),6-乙氧基白屈菜红碱(6-ethoxychelerythrine),6-甲氧基-5,6-二氢白屈菜红碱(6-methoxy-5,6-dihydrochelerythrine),氧簕樃花板碱(oxyavicine),茵芋碱(skimmianine, chloroxylonine),去甲茵芋碱(haplopine),α-别隐品碱(α-allocryptopine),木兰花碱(magnoflorine)等;香豆素类:三甲氧基香豆素(trimethoxycoumarin),异茴芹素(isopimpinellin),珊瑚菜内酯(phellopterin),飞龙掌血内酯(toddalolactone,毛两面针素),飞龙掌血酮内酯(toddanone)等;木脂素类:L-芝麻脂素(L-sesamin),D-表芝麻脂素(D-episesamin),L-细辛脂素(L-asarinin),山椒素(sanshool)等;黄酮类:橙皮苷(hesperidine),牡荆素(vitexin),香叶木苷(diosimin)等;甾体类:β-谷甾醇(β-sitosterol),豆甾醇(stigmasterol),胡萝卜苷(daucosterol);其他类:紫丁香酸(syringic acid),对羟基苯甲酸(4-hydroxybenzoic acid),β-香树素(β-amyrin),斯杷土烯醇(spathulenol),异斯杷土烯醇(isospathulenol),α-香附酮(α-cyperone),γ-榄香烯(γ-elemene)等。《中国药典》规定含氯化两面针碱($C_{21}H_{18}NO_4 \cdot Cl$)不得少于0.13%。

氯化两面针碱

飞龙掌血酮内酯

【药理作用】两面针所含木脂素化合物具有较显著的镇痛作用,可明显减少小鼠的扭体反应次数,延长小鼠舔足后的潜伏期;对福尔马林(甲醛)致痛模型动物的Ⅰ相和Ⅱ相疼痛反应均有抑制作用,并能延长小鼠甩尾潜伏期。本药具有抗炎作用,对二甲苯致小鼠耳郭肿胀、棉球肉芽肿胀实验、角叉菜胶致足趾肿胀实验均有显著的抑制作用。总碱对无水乙醇、束缚-冷冻法和幽门结扎法造成的三种实验性胃溃疡均具有保护作用。氯化两面针碱腹腔注射可降低小鼠艾氏腹水癌细胞有丝分裂指数,明显阻止癌细胞增殖;6-乙氧基白屈菜红碱对艾氏腹水癌有抗癌作用;6-甲氧基-5,6-二氢白屈菜红碱对小鼠艾氏腹水癌有抑制作用,能延长小鼠寿命。此外,本药还具有保肝、抗脑缺血、抗心肌缺血等药理作用。

【制剂】苗药:复方草玉梅含片。

傣药:七味解毒活血膏。

附注:两面针 Z. nitidum 广西也用全株。《广西中标》中还收载有毛两面针 Z. nitidum (Roxb.)DC. var. fastuosum How ex Huang[=Z. nitidum (Roxb.)DC. var. tomentosum Huang],《中国植物志》中将其与两面针 Z. nitidum 合并。

《湖南中标》在"两面针"条下收载的基源为同属植物竹叶花椒 Z. armatum Candolle(=Z. armatum DC., Z. planispinum Sieb. et Zucc.)的根和茎,《贵州中民标》以"竹叶椒根"之名收载,以根或根皮入药,其功能祛风散寒、活血止痛、镇咳,用于咳嗽、龋齿痛、风湿痛、顽癣,与两面针有较大差异,应注意区别。

烈香杜鹃(达里)

【民族药名】藏药(达里,都孜达里,达里美都,达丽,巴鲁,巴鲁苏尔,东相,苏尔尕尔)。

【来源】杜鹃花科植物烈香杜鹃 Rhododendron anthopogonoides Maxim.、毛喉杜鹃 Rhododendron cephalanthum Franch.、报春杜鹃 Rhododendron primulaeflarum Bur. et Franch. 的干燥花和叶。

【标准】部标藏药(95),藏标(79),青海藏标(92)。

【功能主治】藏药:清热消肿,补肾。用于气管炎,肺气肿,浮肿,身体虚弱及水土不适,消化不良,胃下垂,胃扩张;外用治疮疬。叶:外敷患部,治白喉,炭疽。

【用法与用量】2~3g。外用适量。

【化学成分】含挥发油(约2.5%):苄基丙酮(benzylacetone),α, γ, η-芹子烯(α, γ, η-selinene),杜鹃烯(neofuranodiene),4-苯基-2-丁酮(4-phenyl-2-butanone),枸橼烯(limonene),β-月桂烯(β-myrcene),桧脑(juniper camphor);黄酮类:槲皮苷(quercitrin),槲

皮素（quercetin），棉花皮素（gossypetin），异鼠李素（isorhamnetin），金丝桃苷（hyperoside），烈香杜鹃素Ⅰ（liexiangdujuanine Ⅰ），烈香杜鹃素Ⅱ（liexiangdujuanine Ⅱ），芦丁（rutin），山奈酚（kaempferol），山奈酚 -4- 甲醚，山奈酚 -3-O-β-D- 吡喃葡萄糖苷（kaempferol-3-O-β-D-glucopyranoside），槲皮素 -3-O-α-λ- 吡喃鼠李糖苷；三萜类：熊果酸（ursolic acid），齐墩果酸（oleanolic acid），木栓酮（friedelin），亚甲基 -24- 环木菠萝烯醇乙酯（methylene-24-cycloartenyl acetate），熊果酸乙酯（ursolic acid acetate），表无羁萜醇（epifriedelinol），桦木酸（betulinic acid）等。《部标藏药》规定含挥发油不得少于 0.70%（ml/g）。

苄基丙酮　　　　　　木栓酮　　　　　　齐墩果酸

【药理作用】本品挥发油具有明显的镇咳、平喘作用，对小鼠氨雾法、电刺激豚鼠气管引咳法、电刺激猫喉上神经引咳法动物模型均有明显的镇咳作用。乙醇提取物的三氯甲烷和乙酸乙酯部位具有较好的抗炎作用。对豚鼠离体气管平滑肌有轻度松弛作用，能延缓和减弱组胺所致气管平滑肌痉挛；对组胺、乙酰胆碱、毒扁豆碱所致回肠平滑肌痉挛有对抗作用。挥发油中的活性成分口服给药能明显减弱小鼠自发活动，不引起小鼠睡眠，但能显著延长戊巴比妥钠所致小鼠睡眠时间；对离体大鼠心脏有减慢心率、降低心肌收缩力的作用；麻醉犬静脉注射挥发油，可增加颈内动脉血流量、降低血管阻力；麻醉大鼠静脉滴注挥发油，可使心电图呈 P-R 间期、Q-T 间期延长，QRS 增宽。此外尚有抗炎作用。

【制剂】藏药：五味甘露药浴颗粒，五味甘露药浴汤散，五味甘露药浴洗剂，十五味黑药丸，十五味铁粉散，十六味杜鹃花丸，十八味杜鹃丸，黄花杜鹃滴丸，利舒康胶囊，能安均宁散。

附注：《中国植物志》中未记载有报春杜鹃 Rhododendron primulaeflarum Bur. et Franch.。

藏医药古籍文献《度母本草》记载叶称"巴鲁"，花称"塔勒"（"达里""达丽"，音译名用字不同），可知花、叶均药用。不同标准中收载的药用部位不尽一致，包括有"叶和花""花""叶""花和嫩枝"，部分地区藏医制剂处方中也使用"杜鹃叶"名称（如：十五味黑药散、祛寒全绿散）。

有关藏药标准中还另收载有"达玛/杜鹃花"，为陇蜀杜鹃 R. przewalskii Maxim. 等同属其他种类的花，其功能及临床应用与"达里"不同（参见"杜鹃花"条）。

菱　角

【民族药名】蒙药（图木日 - 章古，铁木尔 - 章古，特木尔 - 章古，斯玛 - 旁钦，色玛 - 旁钦）。

【来源】 菱科植物乌菱 *Trapa bicornis* Osbeck.、菱 *Trapa bispinosa* Roxb.、细果野菱 *Trapa maximowiczii* Korsh. 的干燥成熟果实。

【标准】 中国药典(附录),部标蒙药(98),内蒙蒙标(86)。

【功能主治】 蒙药:补肾,强壮。用于肾寒,腰腿痛,游痛症,阳痿,遗精,体虚,胸腹胀满,脾胃不和。

中药:健胃止痢,清暑解热,益气健胃,止消渴,解酒毒,利尿通乳,抗癌。用于胃溃疡,痢疾,食管癌,乳腺癌,子宫颈癌,皮肤多发性疣赘,黄水疮,痔疮,脾虚气弱,体倦神疲,不思饮食,四肢不仁。

【用法与用量】 3~6g。

【化学成分】 含酚酸类:咖啡酸(caffeic acid),没食子酸(gallic acid),1,6-二-*O*-没食子酰-*β*-D-葡萄糖(1,6-*di*-*O*-galloy-*β*-D-glucose),乌菱鞣质(bicornin),玫瑰鞣质 D(rugosin D),梾木鞣质 A(cornusiin A),喜树鞣质 B(camptothin B),新喷呐草素Ⅰ、Ⅱ(tellimagrandins Ⅰ、Ⅱ),长梗马兜铃素(pedunculagin)等;甾体类:*β*-谷甾醇(*β*-sitosterol),4,6,8(14),22-麦角甾四烯-3-酮[4,6,8(14),22-ergostetraen-3-one],22-二氢-4-豆甾烯-3,6-二酮(22-dihydrostigmast-4-en-3,6-dione)等;黄酮类:山奈酚(kaempferol),高良姜素(galangin)等;氨基酸类:赖氨酸,色氨酸,苯丙氨酸,蛋氨酸等;其他:淀粉(amylum),葡萄糖(glucose),蛋白质(protein),亚油酸(linoleic acid),棕榈酸(palmitic acid),三甲基硅基甲醇(trimethylsilylmethanol)等。

乌菱鞣质

【药理作用】 种子的醇水浸液具有抗癌作用;提取物体内外对肝癌细胞均有较好的抑制作用。所含酚类成分可及时清除体内的氧自由基,减少其对生物膜的氧化损伤,达到抗氧化作用。多糖有免疫调节作用。

【制剂】 蒙药:五根油丸。

附注:文献记载,蒙医也用丘角菱 *T. japonica* Flerow、冠菱 *T. litwinowii* V. Vassil、东北菱 *T. manshurica* Flerow 等的果实。

灵芝（菌灵芝）

【民族药名】 苗药（基倒陆，敬奶）。

【来源】 多孔菌科真菌赤芝 *Ganoderma lucidum*（Leyss. ex Fr.）Karst.、紫芝 *Ganoderma sinense* Zhao, Xu et Zhang[*Ganoderma japonicum*（Fr.）Lloyd] 的干燥子实体。

【标准】 中国药典，新疆药标（80），山西中标（87），内蒙中标（88），贵州中标（88），河南中标（91），四川（92），湖南中标（93），上海中标（94），山东中标（95），江西中标（96），广西中标（96），北京中标（98），江苏中标（98），广西壮标（11）。

【功能主治】 苗药：益气血，安心神，健脾胃。用于虚劳，心悸，失眠，头晕，神疲乏力，久咳气喘，冠心病，硅沉着病，肿瘤，白细胞减少（癌症化疗等）。

中药：补气安神，止咳平喘。用于心神不宁，失眠心悸，虚劳咳喘，虚劳短气，不思饮食。

【用法与用量】 煎服 6~15g；研末服 2~6g。

【化学成分】 含萜类：灵芝酸（ganoderic acid），赤芝酸 A（lucidenic acid A），灵芝孢子酸（ganosporeric acid）；甾类：麦角甾醇（ergosterol），麦角甾醇棕榈酸酯（ergosta-palmitate），β-谷甾醇（β-sitosterol）；氨基酸：天冬氨酸，谷氨酸，精氨酸，丙氨酸，丝氨酸等；生物碱：胆碱（choline），甜菜碱（betaine），灵芝碱甲（*N*-异戊基-5-羟甲基-2-吡咯甲醛，*N*-isopentyl-5-hydroxymethyl-2-pyrrole aldehyde）；多糖：由葡萄糖、木糖、阿拉伯糖按摩尔数比 18.8：1.5：1.0 组成的水溶性多糖 GL-1（polysaccharide-1），灵芝多糖 A~C（ganoderans A~C），肽多糖（peptid-opolysacharide）等；其他：有机锗，钼（Mo），锌（Zn），铁（Fe），甘露醇（mannitol），α,α-海藻糖（α,α-trehalose）等。《中国药典》规定含灵芝多糖以无水葡萄糖（$C_6H_{12}O_6$）计，不得少于 0.50%。

灵芝酸　　　　　甜菜碱

【药理作用】 灵芝具有免疫调节活性，与其所含的多糖类成分密切相关，能对抗氢化可的松和环孢素、氟尿嘧啶和环磷酰胺引起的免疫功能低下，并能使应激刺激和衰老所致的免疫功能抑制恢复至正常或接近正常水平，其多糖提取物能提高癌症晚期患者的免疫功能。在机体受到抗原刺激、免疫功能异常亢进时，又可以抑制过高的免疫反应，减少自身因素造成的免疫损伤。灵芝中多种成分均被证实具有显著的抑癌、抗肿瘤效果，能提高宿主免疫功能、抑制端粒酶活性、抑制肿瘤细胞增殖、诱导肿瘤细胞凋亡和分化、抗氧化、清除氧自由基等。灵芝对心血管系统具有广泛的调节作用,腺苷能有效降低血液黏稠度,抑制体内血小板聚集,提高血红蛋白的含量,提高血液供氧能力,加速血液循环;对血压具有双向调节作用,能有效舒张冠状动脉,增加血流量,改善身体微循环,还能增加心肌供氧量,降低血液中的胆固醇和中性脂肪含量。此外还有保肝、抗衰老、抗辐射、抗炎等药理作用。

【制剂】苗药:康艾扶正胶囊,日晒防治膏。

彝药:参七心疏胶囊。

附注:灵芝作为贵重药材,全国各地已有广泛栽培,目前灵芝药材也主要来自于栽培。

柳寄生(桑寄生,贵州桑寄生,寄生)

【民族药名】苗药(寄边,豆窝给加菲幼,确豆蛙官,筛稿如),彝药(菊花稀薄,巴折斯入)。

【来源】桑寄生科植物四川桑寄生 *Taxillus sutchuenensis*(Lecomte)Danser、西南寄生 *Taxillus delavayi*(Van Tiegh.)Danser、红花寄生 *Scurrula parasitica* L. 的干燥带叶茎枝。

【标准】贵州中标(88),贵州中民标(03)。

【功能主治】苗药:红花寄生补肝肾,养血,安胎,祛风湿。用于风湿痹痛,头晕,目眩,胎动不安,崩漏下血。

彝药:红花寄生用于哮喘,咳嗽,百日咳,带下,蛊胀。

中药:补肝肾,强筋骨,祛风湿,安胎。用于肾虚腰痛,腰膝酸软,筋骨无力,风湿痹痛,妊娠漏血,胎动不安,高血压。

【用法与用量】9~15g。

【化学成分】含黄酮类:槲皮素(quercetin),槲皮素 3-O-β-D- 半乳糖苷(quercetin 3-O-β-D-galactoside),槲皮苷(quercitrin),异槲皮苷(isoquercitrin),芦丁(rutin),广寄生苷(avicularin)等;酚酸类:没食子酸(gallic acid),儿茶素(catechin),阿魏酸(ferulic acid)等;甾体类:β- 谷甾醇(β-sitosterol),豆甾醇(stigmasterol),胡萝卜苷(daucosterol)等;三萜类:熊果酸(ursolic acid),羽扇豆醇(lupeol),羽扇豆醇十六酸酯(lupeol palmitate),环桉烯醇(cycloeucalenol),羟基洋地黄毒 3-O-α-L- 鼠李糖苷(gitoxigenin 3-O-α-L-rhamnoside)等。

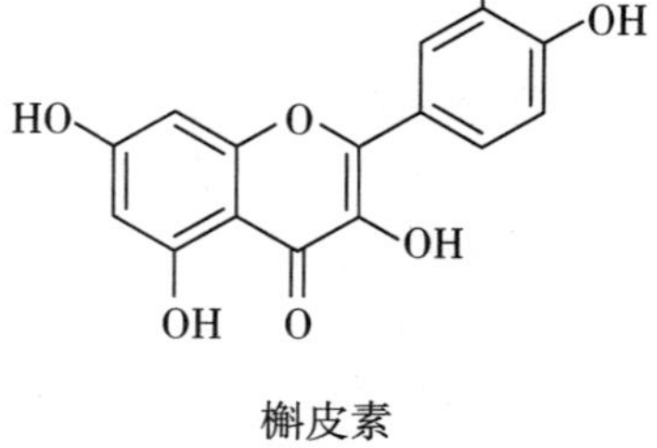

槲皮素

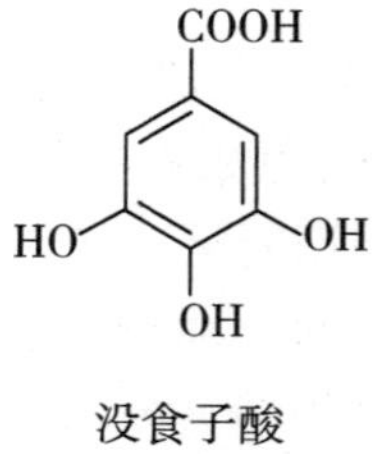

没食子酸

β-谷甾醇

熊果酸

【药理作用】桑寄生对卵巢切除所致的大鼠骨质疏松症具有一定的治疗作用。红花桑寄生总黄酮提取物具有广谱的抑瘤作用,能显著抑制人小细胞肺癌细胞株 NCIH446、人宫颈癌细胞株 HeLa、人 T 淋巴细胞白血病细胞株 Jurkat、人急性早幼粒白血病细胞株 NB4、人慢性粒细胞白血病细胞株 K562、人 T 淋巴细胞白血病细胞株 Molt4、人鼻咽癌细胞株 CNE 和人骨髓瘤细胞株 U266 的增值并诱导死亡;黄酮类化合物具有抗氧化作用;夹竹桃苷等具有多酚官能团的强心苷类化合物,具有一定的强心作用。

【制剂】苗药:九味痔疮胶囊。

附注:《中国植物志》中, *Taxillus sutchuenensis* 的中文名使用"桑寄生", *Taxillus delavayi* 的中文名使用"柳叶钝果寄生"。

《贵州中标》1988 年版以"桑寄生"之名收载了四川桑寄生 *Taxillus sutchuenensis*,1994 年修订本中以"柳寄生"之名收载了柳寄生 *Taxillus delavayi*(Van Tiegh.)Danser,《贵州中民标》(03)收载的"贵州桑寄生"的基源植物中又增加了红花寄生 *Scurrula parasitica* L.。

"寄生"类药材主要分为"桑寄生"和"槲寄生"两类,全国各地所用的基源植物较为复杂,涉及桑寄生科的钝果寄生属(*Taxillus*)、槲寄生属(*Viscum*)和梨果寄生属(*Scurrula*)等 3 属植物。《中国药典》1963 年版以"寄生"之名收载了桑科植物槲寄生 *V. coloratum*(Komar.)Nakai 和桑寄生 *Loranthus parasiticus*(L.)Merr.[《中国植物志》将该种归入钝果寄生属,名"广寄生 *T. chinensis*(DC.)Danser"],自 1977 年版始至 2015 年版分别收载了"槲寄生"(槲寄生 *V. coloratum*)和"桑寄生"(广寄生 *T. chinensis*),两者的功能主治和剂量相同;《四川中标》(87)以"寄生"之名收载了扁枝槲寄生 *V. articulatum* Burm. f.、灰毛寄生 *T. sutchuenensis* (Lecomte)Danser var. *duclouxii*(Lecomte)H. S. Kiu、毛叶寄生 *T. nigrans*(Hance)Danser、四川桑寄生(桑寄生)*T. sutchuenensis*;《河南中标》(91)以"桑寄生"之名收载了槲寄生 *V. coloratum*;《湖南中标》以"槲寄生"之名收载了扁枝槲寄生 *V. articulatum*。鉴于"九味痔疮胶囊"制剂处方中使用"柳寄生"名称,故在【来源】中仅据《贵州中民标》收录上述 3 种(参见"桑寄生"条)。

六 神 曲

【来源】由辣蓼(蓼科植物水蓼 *Polygonum hydropiper* L. 的新鲜全草)、青蒿(菊科植物黄花蒿 *Artemisia annua* L. 的新鲜地上部分)、苍耳草(菊科植物苍耳 *Xanthium sibiricum* Patr. 的新鲜全草)、赤小豆 [豆科植物赤小豆 *Vigna umbellata*(Thunb.)Ohwi et Ohashi 或赤

豆 *Vigna angularis*（Willd.）Ohwi et Ohashi 的成熟种子］、苦杏仁［蔷薇科植物山杏 *Prunus armeniaca* L. var. *ansu* Maxim.、西伯利亚杏 *Prunus sibirica* L.、东北杏 *Prunus mandshurica* （Maxim.）Koehne 或杏 *Prunus armeniaca* L. 的成熟种子］等加入麦麸、面粉，经发酵而成。

【标准】四川中标（84，87），宁夏中标（93），北京中标（98），山东中标（02），贵州中民标（03），甘肃中标（08）。

【功能主治】中药：健脾和胃，消食调中。用于脾胃虚弱，饮食停滞，胸痞腹胀，呕吐泻痢，小儿食积。

【用法与用量】6~12g。或粉碎后入茶、丸、散等制剂用。脾胃虚、胃火盛者不宜用；能堕胎，孕妇宜少食。

【化学成分】含酵母菌（yeast）、淀粉酶（amylase）、维生素 B 复合体、麦角甾醇（ergosterol）、蛋白质（protein）、脂肪（fat）、挥发油（essential oils）等。

【药理作用】生品和炒制品均具有消化酶活力和促进胃肠动力效应，可增强家兔离体回肠平滑肌的收缩和小鼠小肠推进作用。

【制剂】苗药：胃可安胶囊。

附注：《中国植物志》中，山杏（＝西伯利亚杏）的学名为 *Armeniaca sibirica*（L.）Lam.，并将 *Prunus armeniaca* var. *ansu* 作为其异名。杏的学名为 *Armeniaca vulgaris* Lam.。

六月雪（白马骨）

【民族药名】苗药（锐过买，斗野给，蛙务，鸡颠捐）。

【来源】茜草科植物六月雪 *Serissa japonica*（Thunb.）Thunb.（*S. foetida* Comm.）或白马骨 *Serissa serissoides*（DC.）Druce 的干燥全株。

【标准】中国药典（77），上海中标（94），山东中标（95，02），贵州中民标（03），湖南中标（09），湖北中标（09）。

【功能主治】苗药：祛风利湿，清热解毒。用于感冒，咳嗽咽痛，黄疸型肝炎，肾炎水肿，角膜炎，痢疾，头痛，风火牙痛，小儿惊风，白带，痈疽肿毒，跌打损伤。

中药：清热解毒，祛风利湿。用于感冒，小儿疳积，肠炎，风湿，腰腿疼痛。

【用法与用量】10~15g。外用适量，煎水洗或捣烂敷患处。

【化学成分】含木脂素类：松脂素（pinoresinol），（+）-麦迪奥脂素［（+）-medioresinol］，杜仲树脂酚（medioresinol）、（7S,8R）-苯并二氢呋喃新木脂素-4-O-β-D-葡萄糖苷［（7S,8R）-balanophonin-4-O-β-D-glucopyranoside］等；蒽醌类：大黄素（emodin），1,4-二羟基-6-甲基蒽醌（1,4-dihydroxy-6-methyl anthraquinone），1,3,5,7-四甲氧基蒽醌（1,3,5,7-tetramethoxy anthraquinone），3-羟基-1,2-二甲氧基蒽醌（3-hydroxy-1,2-dimethoxyanthraquinone），1,2,4-三甲氧基-3-羟基-6-甲基蒽醌（1,2,4-trimethoxy-3-hydroxy-6-methyl anthraquinone）等；三萜类：熊果酸（ursolic acid），齐墩果酸（oleanolic acid），羽扇豆醇（lupeol）等；甾体类：β-谷甾醇（β-sitosterol），胡萝卜苷（daucosterol），豆甾醇（stigmasterol）等；挥发油：石竹烯（caryophyllene），2-甲氧-4-乙烯基苯酚（4-hydroxy-3-methoxystyrene），3-己烯-1-醇（3-hexene-1-ol），乙苯（ethylbenzene），库贝醇（cubenol）等；其他：车叶草苷（asperuloside），

邻苯二甲酸二乙酯（diethyl phthalate），多糖（polysaccharide），淫羊藿次苷 F_2（icariside F_2），没食子酸（gallic acid），咖啡酸甲酯（methyl caffeate）等。

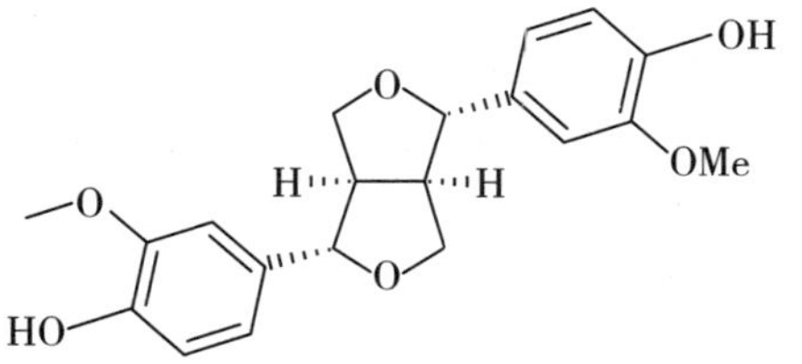

松脂素

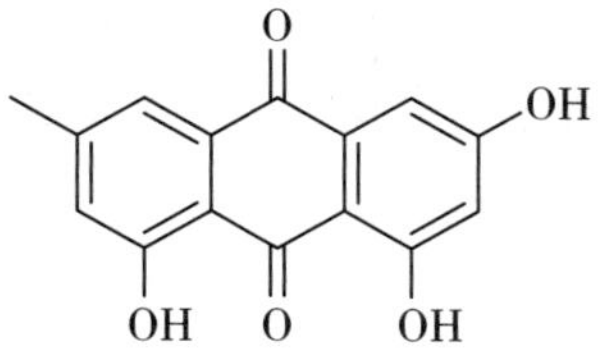

大黄素

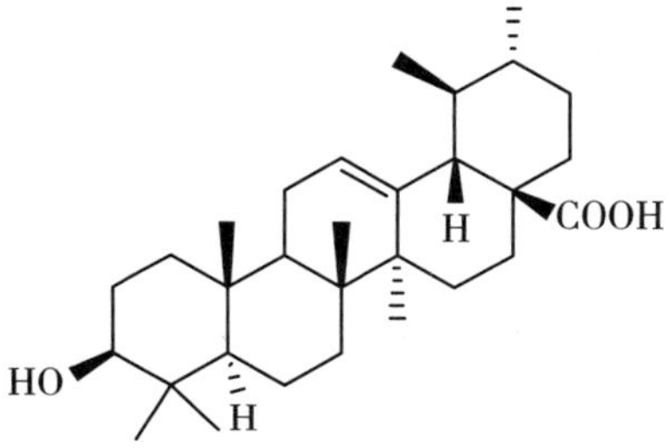

熊果酸

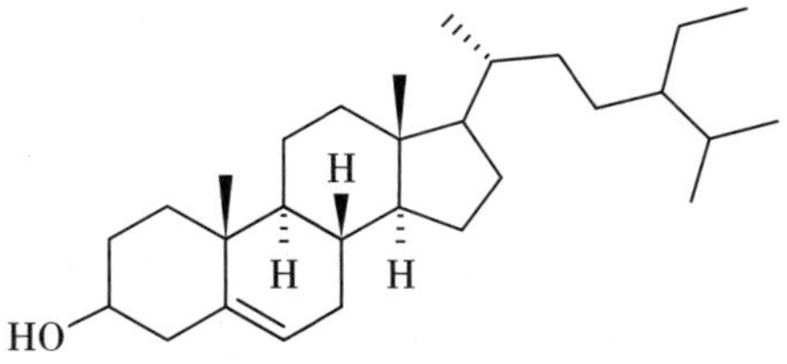

β-谷甾醇

【药理作用】本品水提液对金黄色葡萄球菌、大肠埃希菌、枯草杆菌以及痢疾杆菌和铜绿假单胞菌有抑制作用；可以使由干酵母所导致发热的大鼠以及由大肠埃希菌内毒素引起发热的家兔体温下降。水提取物具有增强机体免疫力、抗肿瘤等作用，可显著提高小鼠的食欲，从而有效增加小鼠体重，促进其生长发育。提取物对小鼠实验性肝损伤具有显著的保护作用。此外还具有抗关节炎、脑缺氧、祛黄褐斑、保护胃黏膜等药理作用。

【制剂】苗药：宜肝乐颗粒。

附注：《中国药典》(77)、《山东中标》中收载的"六月雪"的基源还有"白马骨 S. foetida Comm."，《中国植物志》中将该种并入六月雪 Serissa japonica 中，S. foetida 为其异名。

柳枝（鲜柳枝，柳条，杨柳枝）

【民族药名】藏药（江玛），苗药（嘎给豆阿溜），彝药（鱼额拉）。
【来源】杨柳科植物垂柳 Salix babylonica L. 的新鲜或干燥嫩枝条。
【标准】部标成方（附录，90，91），山西中标（附录，87），广西中标（90），北京中标（附录，98），贵州中民标（03）。
【功能主治】藏药：用于肺脓疡，脉管肿胀，寒热水肿，斑疹，麻疹不透，风寒湿痹疼痛，皮肤瘙痒。

苗药：祛风利湿，解毒消肿，止痛。用于风湿痹痛，小便淋浊，传染性肝炎，黄疸，风疹瘙痒，疔疮，丹毒，龋齿，龈肿。

彝药：用于风湿痹痛，淋病，白浊，小便不通，肝胆湿热，传染性肝炎，肿痛，痧疹斑痒，疗毒，水火烫伤。

中药：祛风利湿，解毒消肿。用于风湿痹痛，小便淋浊，黄疸，龋齿，龈肿，风疹瘙痒，疗疮，丹毒。

【用法与用量】5~15g；苗药 15~30g；鲜品加倍。外用适量，煎水含漱或熏洗。

【化学成分】含黄酮类：木犀草素（luteolin），芹菜素（apigenin），柯伊利素（chrysoeriol）等；酚糖苷类：水杨苷（salicin）等；其他类：多糖，鞣质等。

水杨苷

【药理作用】垂柳水煎液能延长小鼠在常压耐缺氧状态下的存活时间，并能促使正常小鼠的脾脏重量增加，对小鼠网状内皮系统的吞噬功能有明显增强作用，显示其有明显的抗疲劳、抗缺氧和提高免疫力的作用。提取物能明显抑制因高脂饲料引起的小鼠体重增加，并能降低小鼠肝脏脂肪组织及胆固醇的含量。垂柳能明显延长小鼠咳嗽潜伏期和咳嗽次数，能明显促进酚红排泄，有延长豚鼠跌倒潜伏期的作用，但对动物跌倒数量没有明显作用。

【制剂】苗药：通络骨质宁膏。

附注：《部标成方》（附录，91）中规定药用部位为嫩枝，直径 1~1.5cm。

《晶珠本草》记载"江玛"有三类，一类是乔木，二类系灌木，第三类又分为白、黑 2 种。《中华藏本草》记载垂柳 Salix babylonica 为藏药"江玛"的基源植物之一，药用部位包括枝条。《藏药志》认为，第一类为白柳 S. alba L.，第二类为筐柳（乌柳）S. cheilophila schneid.，第三类的白者为旱柳 S. matsudana Koidz.，黑者为集穗柳 S. daphnoides（该种产印度，我国无分布，印度语称 changma，音译为"江玛"），但均以树皮入药。其功能主治也与枝不同。

蒙医还药用多种柳属植物的树皮。

傣医药用纤穗柳 Salix araeostachya Schneid. 的树皮、根及叶，称"埋海嫩"，功能清火解毒、杀虫止痒、除风止痛、调理气血，用于"兵洞烘洞飞暖"（皮肤瘙痒，斑疹，疥癣，湿疹）、"拢习亨习毫"（疥癣）、"领约缅，领约兵洞，领约哦洞列烘"（性病，梅毒，外阴瘙痒）、"拢梅兰申"（风寒湿痹证，肢体关节肿痛，屈伸不利）、"割鲁了勒多冒少，多温多约，冒米想"（产后恶露不尽，体弱多病，乏力）。《云南中标》（傣药，07）中以"纤穗柳树皮/楠孩嫩"之名收载了该种的树皮。

龙胆（欧龙胆）

【民族药名】维药（金提亚娜，很忒牙那，真体牙拿，达瓦欧里艾日乃比，库沙德）。

【来源】龙胆科植物条叶龙胆 *Gentiana manshurica* Kitag.、龙胆 *Gentiana scabra* Bge.、三花龙胆 *Gentiana triflora* Pall.、滇龙胆 *Gentiana rigescens* Franch.、欧龙胆 *Gentiana lutea* L. 的干燥根及根茎。前三种习称"龙胆",滇龙胆 *Gentian rigescens* 习称"坚龙胆",后者称"欧龙胆"。

【标准】中国药典,部标维药(附录,99),新疆药标(80),香港中标(第二期,08)。

【功能主治】维药:清理肝中异常腐败体液,促使机体自然随和。用于肝肋疼痛、腹胀、闭经、口眼㖞斜、瘫痪体弱、蝎蜇及毒蛇咬伤。

中药:清热燥湿,泻肝胆火。用于湿热黄疸,阴肿阴痒,带下,湿疹瘙痒,肝火目赤,耳鸣耳聋,胁痛口苦,强中,惊风抽搐。

【用法与用量】1~6g。维医认为本品对气质热行者的胸部有害,可以蜈蚣矫正。

【化学成分】含环烯醚萜类:龙胆苦苷(gentiopicroside),当药苷(sweroside),当药苦苷(swertiamarin);生物碱:龙胆碱(gentianine)、龙胆次碱(genfianidine)、龙胆醛碱(gentianal);三萜类:齐墩果酸(oleanolic acid),熊果酸(ursolic acid),β-香树脂醇(β-amyrin);其他:山奈酚(kaempfeml),牡荆素(vitexin),芹菜素-7-O-β-葡萄糖苷(apigenin-7-O-β-glucoside),龙胆三糖,龙胆单糖,龙胆酶等。《中国药典》规定龙胆含龙胆苦苷($C_{16}H_{20}O_9$)不得少于 3.0%,坚龙胆含龙胆苦苷($C_{16}H_{20}O_9$)不得少于 1.5%;《香港中标》规定龙胆苦苷($C_{16}H_{20}O_9$)不少于 1.0%。

龙胆苦苷　　　　　龙胆碱　　　　　齐墩果酸

【药理作用】龙胆对不同机制诱导的实验性肝损伤影响有减轻作用,可保护肝细胞膜,抑制在肝脏发生的特异性免疫反应,促进吞噬功能及在肝损伤状态下刺激肝药酶的活性,加强对异物的代谢与处理。龙胆苦苷可直接刺激胃液和胃酸分泌,产生健胃作用;对疟原虫有较强毒性,可用于疟疾发热;具有利胆作用。

【制剂】蒙药:利胆八味散。

维药:舒肢巴亚待都司片,行滞罗哈尼孜牙片。

苗药:养阴口香合剂,银龙清肝片。

彝药:肝胆清胶囊,利胆解毒胶囊,龙金通淋胶囊。

附注:《中国植物志》中,滇龙胆 *G. rigescens* Franch. 的学名为"滇龙胆草 *G. rigescens* Franch. ex Hemsl."。

维医主要使用欧龙胆 *G. lutea* L.,以根及根茎入药,该种我国不产,药材系进口,并以中药的其他3种龙胆作代用品。

藏医药用龙胆属(*Gentiana*)植物的种类较多,主要为青藏高原分布的种类,以根及根茎或全草入药的种类有：全萼龙胆 G. lhassica Burk.（全草），称"莪代哇"，功能清热解毒，用于瘟疫发盛热、伤口发炎、胆热；蓝玉簪龙胆 G. veitchiorum Hemsl. 和云雾龙胆 G. nubigena Edgew.，《中华本草：藏药卷》以"杂花龙胆/邦见察屋"之名记载，以根及根茎入药，《西藏藏标》（12）以"双花龙胆/邦杰差沃"之名收载，以花入药，两者的功能主治相同，即"清湿热，泻肝胆实火，镇咳，利喉，健胃。用于感冒发热，目赤咽痛，肺热咳嗽，胃热，尿道热（尿道炎），阴痒，阴部湿疹"。另一方面，以花入药的"龙胆花"，按花色分为白、蓝、黑（或白、蓝、杂色花）三类，《部标藏药》《藏标》《青海藏标》收载的"白花龙胆/榜间嘎保"的基源为高山龙胆 Gentiana algida Pall.、黄花龙胆 Gentiana algida Pall. var. przewalskii Maxim. 或大花龙胆 Gentiana szechenyii Kantiz. 的花，从"邦见察屋"（邦杰差沃）的名称看，蓝玉簪龙胆 G. veitchiorum（花冠上部深蓝色，下部黄绿色，具深蓝色条纹和斑点）和云雾龙胆 G. nubigena（花冠上部蓝色，下部黄白色，具深蓝色条纹）的花应为"龙胆花"的蓝色或杂色的品种，尚有待研究（参见"白花龙胆"条）。

蒙医药用蓝玉簪龙胆 G. veitchiorum（全草），称"哈热-珠勒根-其木格"，功能清热、清"协日"，用于肺热、肝热、咽喉肿痛；高山龙胆 G. purdomii Marq.（带花全草），称"查干-珠勒根-其木格"，功能清热、解毒、止咳、利咽喉，用于咽喉肿痛、喑哑、肺热、毒热。

《贵州中民标》（03）还收载有"红花龙胆（青鱼胆草）"，为同属植物红花龙胆 G. rhodantha Franch.（=G. rhodantha Franch. ex Hemsl.）的全草；其功能清热燥湿、解毒泻火、止咳，临床用于湿热黄疸、肺热咳嗽、小便不利，与龙胆有所不同（参见"红花龙胆"条）。

龙葵（少花龙葵）

【民族药名】藏药（乌鲁祖玛），蒙药（闹害音-乌吉马），苗药（锐过街，乌索欧，蛙关呆，孔一，加巩山），傣药（麻王喝，帕讲嘟，帕点帕，帕颠，帕点嘟，帕点郎，马点帕，马点风），彝药（姆纠截，拉止嘎，罗沙则）。

【来源】茄科植物龙葵 Solanum nigrum L.、少花龙葵 Solanum americanum Mill. 的新鲜或干燥地上部分或全株。

【标准】中国药典（77），云南中标（彝药，05），山西中标（87），贵州中标（88），河南中标（91），上海中标（94），山东中标（95，02），甘肃中标（95，09），北京中标（98），贵州中民标（03），湖南中标（09）。

【功能主治】藏药：用于胆囊炎，肿瘤痞块，风湿痹痛，痈肿疮疖，咽喉肿痛，牙痛，小便不利。

蒙药：用于头晕，气管炎，癌肿，膀胱炎，小便不利，痢疾，咽喉肿痛。

苗药：清热解毒，活血消肿。用于疔疮，痈肿，丹毒，跌扑扭伤，慢性支气管炎，腮腺炎，肾炎水肿，小便不利，肿瘤。

傣药：清火解毒，消肿止痛。用于"拢沙龙接火"（咽喉肿痛），"兵洞飞暖龙"（疔疮痈疖脓肿）。

彝药：（少花龙葵）清热利湿，散瘀止痛。用于带下，月经不调，瘀血腹痛，热淋，石淋；（龙葵）用于肝病，咳而有痰，干疮，风湿疼痛，跌打伤痛，蛇咬伤。

中药：清热解毒，消肿散瘀，利尿，明目轻身。用于疮疖肿痛，淋证，小便不利，解劳提神。

【用法与用量】 9~30g。外用适量。有小毒，孕妇忌服。

【化学成分】 含生物碱：茄碱（solanine），茄解碱（solsonine），澳洲茄碱（solaonine），澳洲茄边碱（solamargine），澳洲茄胺（solasodine），澳洲茄边碱（solamargine），β-澳洲茄边碱（β-solamargine），番茄烯胺（tomatidenol），毛叶冬珊瑚碱（solanocapsine），δ，ε-龙葵碱（δ，ε-solanigrine），龙葵定碱（solanigridine）等；皂苷类：uttroside A、B，灌木天冬苷（dumoside），提果皂苷元（tigogenin），薯蓣皂苷元（diosgenin），22α, 25R-26-O-β-D-吡喃葡萄糖基-22-羟基-呋甾-Δ^5-3β, 26-二醇-3-O-β-D-吡喃葡萄糖基（1→2）-O-[β-D吡喃木糖基-(1→3)]-O-β-D吡喃葡萄糖基-(1→4)-O-β-D-吡喃半乳糖苷等；黄酮类：槲皮素（quercetin），山奈酚（kaempferol），槲皮素-3-O-(2^{Gal}-α-鼠李糖基)-β-葡萄糖基（1→6）-β-半乳糖苷[quercetin-3-O-(2^{Gal}-α-rhamnosyl)-β-glucosyl（1→6）-β-galactoside]等；其他：东莨菪亭（scopoletin），对羟基苯甲酸（4-hydroxybenzoic acid），腺苷（adenosine），氨基酸等。

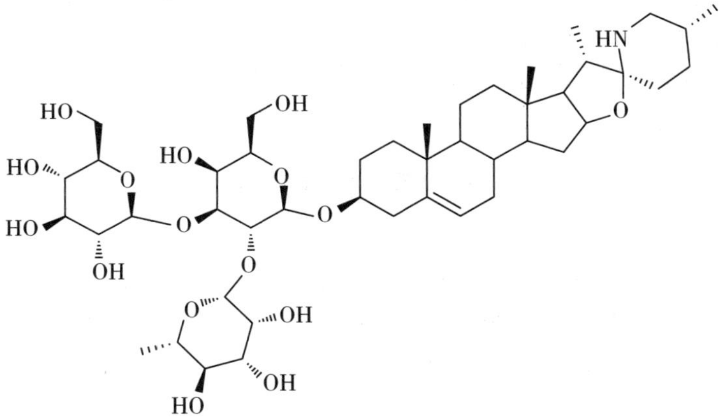

澳洲茄碱

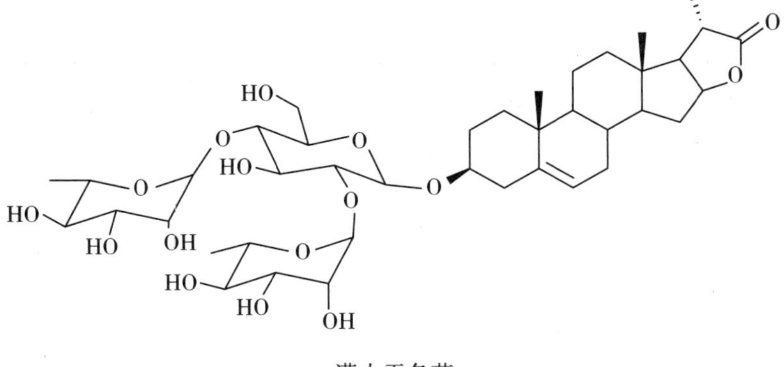

灌木天冬苷

【药理作用】 龙葵提取物含有多种抗肿瘤有效成分，主要为生物碱，具有明显的细胞毒作用和抗核分裂作用，提取物 800mg/L 对人类多发性骨髓瘤 U266 细胞株的体外抑制率达 90% 以上；90% 龙葵醇提取物能有效延长荷瘤小鼠生存时间，最大生命延长率为 83.46%；龙葵总碱对动物移植性肿瘤 S_{180}、U14、艾氏腹水癌等的抑制率为 40%~50%。水提取物对大肠埃希菌、金黄色葡萄球菌、枯草芽孢杆菌、短小芽孢杆菌和产气肠杆菌均有不同程度的抑制作用。醇提取物对小牛血清白蛋白所致大鼠实验性肾炎有明显的防治作用,可使给药组动物 24 小时尿蛋白排出量明显减少,血清肌酐及血清尿素氮显著降低,大鼠肾小管内的蛋白管型大小和数量明显减少,灶性出血明显少于模型组;对庆大霉素引起的肾细胞损伤有保护作用。龙葵碱能显著降低 HepG$_2$ 完整细胞和细胞质内 NAT1 酶的活性,具有保肝作用。多糖具有免疫调节作用,能使 S$_{180}$ 荷瘤小鼠 RBC 免疫功能重新恢复正常。此外龙葵还具有解热、镇痛、抗炎、抗休克、镇静、止咳祛痰等多种药理活性。

【制剂】苗药:欣力康颗粒。

附注:《中国植物志》中,"少花龙葵"的学名为"*S. photeinocarpum* Nakam. et Odash.",*Solanum americanum* Mill. 未见有记载。

文献记载,藏药"乌鲁祖玛"尚用同属植物苦茄 *S. lyratum* Thunb.(白英)、少花龙葵 *S. photeinocarpum* Nakam. et Odash.。龙葵 *S. nigrum* 在各地分布广泛,民间也多药用。

《部标维药》与《新疆维标》收载了"龙葵果",为龙葵 *S. nigrum* 的近成熟果实,称"依提欧祖蜜",功能生干生寒、清热消炎、凉血解毒、软坚消肿,用于湿热性或血液质性疾病,如热性肝炎、胃炎、咽喉炎、肾炎、湿性水肿等,与全草不同,应注意区别。

龙眼肉(桂圆肉)

【民族药名】蒙药(鲁尼敦-吉木斯)。

【来源】无患子科植物龙眼 *Dimocarpus longan* Lour. 的干燥假种皮。

【标准】中国药典,新疆药标(80),台湾中药典范(85),广西壮标(11)。

【功能主治】蒙药:用于心悸怔忡,健忘,失眠,贫血,月经过多。

中药:补益心脾,养血安神。用于气血不足,心悸怔忡,健忘失眠,血虚萎黄。

【用法与用量】9~15g。

【化学成分】含糖类:果糖,葡萄糖,蔗糖等;脂类:大豆脑苷脂Ⅰ、Ⅱ(soyacerebrosides Ⅰ,Ⅱ)等;核苷类:尿嘧啶(uracil),尿苷(uridine),腺苷(adenosine)等;氨基酸类:天冬氨酸,苏氨酸等;挥发油:苯并噻唑(benzothiazole),正十三烷(*n*-tridecane),正十五烷(*n*-pentadecane)等;微量元素:Ca, Mg, Fe 等。

天冬氨酸　　　　腺苷　　　　苯并噻唑

【药理作用】多糖具有免疫调节作用,能刺激脾淋巴细胞及 B 细胞增殖,并促进 B 细胞抗体生成,但对 T 细胞激活作用不明显,还能有效刺激巨噬细胞增殖,并增强其吞噬功能和 NO 生成量。

【制剂】傣药:惠血生胶囊。

附注:《中国药典》1977 年版和《新疆药标》等中龙眼的学名曾使用"*Euphoria longan*

（Lour.）Steud."，《中国植物志》中，该学名被作为 *Dimocarpus longan* Lour. 的异名。

漏　芦

【来源】 菊科植物祁州漏芦 *Rhaponticum uniflorum*（L.）DC. 的干燥根。

【标准】 中国药典，新疆药标（80）。

【功能主治】 中药：清热解毒，消痈，下乳，舒筋通脉。用于乳痈肿痛，痈疽发背，瘰疬疮毒，乳汁不通，湿痹拘挛。

【用法与用量】 5~9g。

【化学成分】 含植物蜕皮激素类：β-蜕皮甾酮（β-ecdysone），漏芦甾酮 B、C（rhapontisterones B、C），土克甾酮（turkesterone），脱皮甾酮-3-O-β-D-葡萄糖苷，脱皮甾酮-25-O-β-D-葡萄糖苷，rubrosterone, viticosterone E, 异漏芦酮（2β, 3β, 11α, 14α, 20β, 23-hexahydroxy-5-cholest-7-en-6-one）；萜类：rosmutin, 熊果酸（ursolic acid），diosbulbirr B, 坡模醇酸，arjunic acid, tormentic acid 等；噻吩类：漏芦噻烯醇（thaponthienylenol），牛蒡子酸（arctic acid），牛蒡子醛（arctinal），牛蒡子醇-b（arctinol-b）等；黄酮类：儿茶素（catechin）；其他：筋骨草素 C，棕榈酸（palmitic acid），软脂酸（palmitic acid），蔗糖。《中国药典》规定含 β-蜕皮甾酮（β-ecdysone）不得少于 0.040%。

β-蜕皮甾酮

【药理作用】 漏芦水提取物能增加小鼠血清中超氧化物歧化酶活性和降低过氧化脂质含量，对清除体内自由基、抗衰老有一定作用；体外显著降低肝匀浆脂质过氧化物 MDA 含量，具有抗氧化作用。乙醇提取物能显著降低因 CCl_4 所致急性肝损伤大鼠血清谷草转氨酶、谷丙转氨酶的升高，具有保肝作用；具有促进学习记忆功能的作用。水提物具有改善肾病综合征患者的脂质代谢紊乱的作用，能显著降低总胆固醇、甘油三酯、低密度脂蛋白含量。此外，漏芦还具有抗炎、镇痛、耐缺氧、抗疲劳、抗癌、益智等药理作用。

【制剂】 蒙药：清肝二十七味丸。

附注：《中国植物志》中，*S. uniflora* 的中文名使用"漏芦"。

《中国药典》1995 年版之前历版中收载的"漏芦"的基源尚有禹州漏芦 *Echinops latifolius* Tausch.，自 1995 年版后以"禹州漏芦"之名单列收载，其功能主治与漏芦相同，但所含成分有差异。应按制剂批文规定使用。

《部标蒙药》（98）和《内蒙蒙标》在"洪古乐朱日/漏芦花"条下收载了祁州漏芦

Rhaponticum uniflorum(L.)DC.,以花入药,其功能主治与根(漏芦)不同,但蒙医不药用根。"清肝二十七味丸"处方中配伍的"漏芦",应为中药漏芦(参见"漏芦花"条)。

漏芦花

【民族药名】蒙药(洪古日朱勒,洪格勒珠尔,洪格尔-珠拉,邦孜道布,勃道,伊和昭拉)。

【来源】菊科植物祁州漏芦 *Rhaponticum uniflorum*(L.)DC 的干燥头状花序。

【标准】部标蒙药(98),内蒙蒙标(86)。

【功能主治】蒙药:杀"黏",止刺痛,清热,解毒,解表。用于肠刺痛,瘟热,发症,结喉,麻疹,毒热,心热,讧热,炽热,血热,新陈热,伤热。

【用法与用量】3~9g。

【化学成分】含挥发油类:l-十三烯(l-tridecene),正十五烷(n-pentadecane),β-荜澄茄烯(β-cadinene);其他:黄酮,植物甾醇,萜类,单糖等。

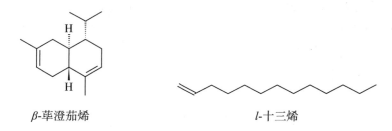

β-荜澄茄烯　　　　　l-十三烯

【药理作用】挥发油提取液对醋酸和苯醌引起的小鼠腹腔疼痛有良好的抑制作用。生物碱提取液体外对羟自由基、超氧阴离子自由基和过氧化氢有较好的清除作用。

【制剂】蒙药:风湿二十五味丸,清肺十三味散,清感九味丸,清瘟十二味丸。

附注:本品为蒙药特色品种。祁州漏芦 *R. uniflorum* 的根为中药"漏芦",功能清热解毒、消痈、下乳、舒筋通脉,与花序不同。

芦根(大芦)

【民族药名】蒙药(胡芦森-温都苏),维药(活木西依力提孜,艾斯鲁里开赛比,比合乃,巴尼斯克节尔)。

【来源】禾本科植物芦苇 *Phragmites communis* Trin.、卡开芦 *Phragmites karka*(Retz.)Trin. 的新鲜或干燥根茎。

【标准】中国药典,部标成方(八册,附录,93),贵州中标规(65),新疆药标(80),台湾中药典范(85),广西中标(90),台湾中药典(04)。

【功能主治】蒙药:利尿,清热。用于伤热,陈热,水肿,小便短赤。

维药:生干生寒,燥湿固牙,清热消肿,利尿,通经,祛风止痒,祛斑生辉。用于湿热性或血液质性疾病,如湿热性牙龈红肿,牙齿出血,小便不通,经水不下,头癣,湿疹,面部斑点。

中药：清热泻火，生津止渴，除烦，止呕，利尿。用于热病烦渴，肺热咳嗽，肺痈吐脓，胃热呕哕，热淋涩痛。

【用法与用量】中药 15~30g；维药 7~12g。鲜品用量加倍，或捣汁用。维医认为本品对肺有害，可以西黄芪胶、欧榛矫正。

【化学成分】含有机酸类：咖啡酸（caffeic acid），龙胆酸（gentisic acid），阿魏酸（ferulic acid），香草酸（vanillic acid），对-香豆酸（p-coumaric acid）等；甾体：β-谷甾醇（β-sitosterol），daucosterol 等；黄酮类：小麦黄素（tricin）；蒽醌类：大黄素甲醚（physcione）等；挥发性成分：棕榈酸（palmitic acid），糠醛（furfural），亚油酸甲酯（methyl linoleate），芳樟醇（linalool），丁香酚（eugenol）等；其他：维生素 B_1、维生素 B_2、维生素 C，松柏醛（coniferaldehyde），β-香树脂醇（β-amyrin），二氧杂环己烷木质素（dioxanelignin），薏苡素（coixol），蒲公英赛醇（taraxerol），蒲公英赛酮（taraxerone），西米杜鹃醇，3α-O-β-D-吡喃葡萄糖基南烛木树脂酚，阿拉伯糖，多糖（R-Polys Ⅰ~Ⅲ），葡萄糖，氨基酸等。

咖啡酸　　　　　　小麦黄素　　　　　　大黄素甲醚

【药理作用】芦根对骨骼肌有抑制作用，具有镇静作用，镇痛、解热作用，轻度雌激素样作用，抗癌作用等。芦根能显著升高血中甲状腺素。芦根中含有的一种多糖具有免疫促进作用，可影响小鼠脾细胞空斑形成和淋巴细胞转化；具有一定的抗氧化活性；对 CCl_4 所致肝纤维化大鼠具有保护肝细胞、改善肝功能、降低肝脂肪化程度、抑制肝纤维化作用。芦根的 3 种多糖体外对 HeLa 细胞和 B16 细胞均有抑制作用。芦根提取物灌胃给予肾结石模型大鼠，能抑制草酸钙结石的形成。

【制剂】维药：阿里红咳喘口服液。

附注：《中国植物志》中，芦苇的学名使用 *Phragmites australis*（Cav.）Trin. ex Steud.，将 *Phragmites communis* 作为其异名。

芦　荟

【民族药名】维药（赛比热，赛比日，赛比日苏库吐日，沙布勒，即不里，拆不牙刺，撒忽答里，依里），傣药（雅郎，牙浪）。

【来源】百合科植物库拉索芦荟 *Aloe barbadensis* Miller、好望角芦荟 *Aloe ferox* Miller、芦荟 *Aloe vera* L.、索哥德拉芦荟 *Aloe perryi* Baker、斑纹芦荟 *Aloe vera* L. var. *chinensis*（Haw.）Berger 或同属其他近缘植物叶的汁液浓缩干燥物。

【标准】中国药典，部标维药（附录，99），部标维药（附录，99），部标进药（77，86），云南药标(74,96),新疆药标(80),台湾中药典范(85),贵州中标(附录,88),台湾中药典(06)。

【功能主治】维药:生干生热,软便清泻,消炎退肿,祛风清疮,祛寒止痛,利尿通经,养肝明目,杀虫。用于湿寒性或黏液质性疾病,如肠胃虚弱,大便秘结,各种疮伤,关节疼痛,夜盲视弱,月经不调,小便不利,肠寄生虫。

傣药:清火解毒,消肿止痛。用于"菲埋喃皇罗"(水火烫伤),"缅白贺"(毒虫咬伤),"短旧"(腹内痉挛剧痛)。

彝药:用于水火烫伤(叶汁)。

中药:泻下通便,清肝泻火,杀虫疗疳。用于热结便秘,惊风抽搐,小儿疳积;外治癣疮。

【用法与用量】2~6g。宜入丸散用。外用适量,研末敷患处。孕妇慎用。维医认为本品使用过量可引起出血,并对胸、肠、肝有害,需根据治疗病症配伍使用西黄芪胶、玫瑰花、乳香、天山堇菜等矫正;且在严寒或酷暑使其慎用。

【化学成分】含蒽醌类:芦荟苷(aloin),芦荟大黄素(aloe-emodine),芦荟大黄酚(chrysophanal),芦荟苦素(aloesin),芦荟宁(aloenin);有机酸类:苹果酸(malic acid),枸橼酸(citric acid),酒石酸(tartaric acid),月桂酸(lauric acid),肉豆蔻酸(myristic acid);甾醇类:胆甾醇(cholesterol),菜油甾醇(campesterol),β-谷甾醇(β-sitosterol);其他:芦荟树脂鞣酚(aloeresitannol)与桂皮酸(cinnamic acid)结合的酯,羽扇豆醇(lupeol),单糖,维生素,氨基酸类等。《中国药典》规定,含芦荟苷($C_{21}H_{22}O_9$)库拉索芦荟不得少于16.0%,好望角芦荟不得少于6.0%。

芦荟苷　　　　　苹果酸　　　　　芦荟大黄素

【药理作用】水浸液具有止血与伤口愈合作用,外用可显著减少小鼠出血时间;显著促进创面组织中透明质酸的生成与分泌,加速创面修复;提取物小鼠腹腔注射,能防止软X线照射引起的皮肤受损。全汁能有效改善便秘小鼠结肠运动功能;可通过抑制迷走神经分泌乙酰胆碱,进而抑制胃酸分泌,从而发挥应激性溃疡保护作用。醇提取物灌胃或腹腔注射对小鼠的ESC实体瘤、S_{180}实体瘤、B_{16}黑色素瘤、HepS肿瘤均有抑制作用;可抑制肿瘤细胞增殖、侵袭与转移,抑制肿瘤血管的生成,促进肿瘤细胞凋亡,提高机体免疫功能,提高NO的杀伤肿瘤细胞的能力,对化疗药物增效减毒。此外还具有镇痛、调节免疫力、抗衰老、调节神经系统等多种药理作用。

【制剂】维药:百癣夏塔热片,除障则海甫片,驱白马日白热斯丸,驱白派甫云片,舒肢巴亚待都司片,通窍阿亚然及派克日片,通阻合牙日仙拜尔片,温胃阿亚然及片,醒脑库克亚片,行气坦尼卡尔胶囊,行滞罗哈尼孜牙片。

苗药：日晒防治膏。

附注：维医药古籍文献《注医典》记载"本品是一种植物叶汁的干燥品"；《拜地依药书》记载"本品原植物品种众多，产于阿拉伯、布哈拉小镇萨满江城、也门国海域附近的苏库提日岛，产于后者为上品"，现维医药用的芦荟也包括有多种来源。

芦荟属植物我国仅有芦荟 *A. vera* var. *chinensis*。历史上芦荟药材均为进口，现我国已栽培有数种，最常见的为大芦荟 *A. arborescens* Mill. var. *natalensis* Berg.。芦荟在世界许多国家均有药用，《欧洲药典》也有收载，具有多方面的药理和保健作用，除药用外，已有以芦荟为原料研发的美容化妆品、健康保健食品上市。

露 水 草

【民族药名】傣药（芽喝琅）。

【来源】鸭跖草科植物露水草（蛛丝毛蓝耳草）*Cyanotis arachnoides* C. B. Clarke 的干燥根。

【标准】无标准收载。

【功能主治】傣药：用于湿疹，舒筋活络。

彝药：依补，拾补，希让诺，握尼依。

中药：通络止痛，利湿消肿。用于风湿痹痛，腰腿痛，四肢麻木，水肿，湿疹。

【用法与用量】外用适量，捣烂敷患处。

【化学成分】含植物甾酮类：露水草甾酮 A、D（cyanosterones A、D），2,25-二去羟基水龙骨甾酮 B，2,3-异丙叉基筋骨草甾酮 C（ajugasterone C 2,3-acetonide），红苋甾酮（rubrosterone），11α-羟基红苋甾酮（11α-hydroxyrubrosterone），筋骨草甾酮 C（ajugasterone C），2-乙酰基筋骨草甾酮 C（ajugasterone C 2-acetate），3-乙酰基筋骨草甾酮 C（ajugasterone C 3-acetate），22-羰基筋骨草甾酮 C（22-oxo-ajugasterone），2-乙酰基 β-蜕皮甾酮，β-蜕皮甾酮（β-ecdysone），2,3,20,22-双异丙叉基 β-蜕皮甾酮，isovitexirone，罗汉松甾酮 C（podecdysone C），土克甾酮（turkesterone），荆节花甾酮 D，3β,14α,20R,22R,25-五羟基-5α-胆甾-7-烯-6-酮（3β,14α,20R,22R,25-hexahydroxy-5α-cholest-7-en-6-one），漏芦甾酮 B（rhapontisterone B）等；黄酮类：花青苷（cyanidin 3,3′,7-triglucoside）的咖啡酸、羟基肉桂酸酰化物；植物甾醇类：5α-胆甾-7-烯-3β,22δ-二醇等。

筋骨草甾酮C

【药理作用】2-乙酰基 β-蜕皮甾酮、β-蜕皮甾酮、筋骨草甾酮 C 对大鼠的红细胞和血红蛋白均有明显的促进生成作用；露水草总甾酮具有明显改善小鼠学习记忆障碍和拮抗过氧化脂质及脂褐质的作用。

【制剂】彝药：露水草胶囊。

附注："露水草"未见有标准收载。有关文献记载药用的"露水草"有鸭跖草科植物蛛丝毛蓝耳草 *C. arachnoides*、蓝耳草 *C. vaga*（Lour.）Roem. et Schult.（以根入药）、禾本科植物黑穗画眉草 *Eragrostis nigra* Nees ex Steud.（《贵州草药》记载，以带根全草入药，功能主治为"清热，止咳，镇痛。用于百日咳，顿咳，急性腹痛"，该种《中国药典》2010年版附录中以"香榧草"之名收载）、莎草科植物短叶水蜈蚣 *Kyllinga brevifolia* Rottb.（以根状茎或全草入药，功能主治为"疏风解表，清热利湿，止咳化痰，祛瘀消肿。用于风寒感冒，寒热头痛，筋骨疼痛，咳嗽，疟疾，黄疸，痢疾，疮疡肿毒，跌打刀伤"）等。

《中华本草》以"珍珠露水草"之名记载有蛛丝毛蓝耳草 *C. arachnoides*，以根入药，民间也用于"虚热不退"。近代研究表明其含有植物甾酮类、甾醇类成分。"露水草胶囊"为单味药制剂，其说明书规定"中医：滋阴清热，生津止渴。用于阴虚内热所致的消渴，2型糖尿病见上述证候者"，【规格】中规定"每粒装 0.17g（含蜕皮甾酮总量 100mg）"，推测其基源应为蛛丝毛蓝耳草 *C. arachnoides*。其他应为"同名异物"品，应注意区别。

鹿仙草（蛇菰，思茅蛇菰，葛麻菌，葛菌）

【民族药名】苗药（购俗），傣药（比邻，此哥木）。

【来源】蛇菰科植物蛇菰 *Balanophora harlandii* Hook.f.、筒鞘蛇菰 *Balanophora involucrata* Hook. f.、红烛蛇菰 *Balanophora mutinoides* Hayata、日本蛇菰 *Balanophora japonica* Makino、印度蛇菰 *Balanophora indica*（Arn.）Griff. 的干燥寄生全草。

【标准】云南中标（傣药，09），四川中标（79），云南药标（96），贵州中民标（03），云南中标（05），湖北中标（09）。

【功能主治】苗药：凉血止血，清热解毒。用于咳嗽咯血，血崩，肠风下血，痔疮肿痛，梅毒，疔疮，小儿阴茎肿，风热斑疹。

傣药：补益肝肾，调经活血，清解酒毒，止血生肌。用于肾虚腰痛，小便不利，阳痿，遗精，早泄，头目昏晕，肺热咳嗽，虚劳久咳，咳吐脓血，胆汁病（黄疸病，白疸病，黑疸病），胃脘疼痛，胃病呕血吐血，饮酒中毒，痛经，崩漏，疔疮，斑疹，痔疮出血。

彝药：用于感冒，痢疾，食物中毒。

中药：壮阳补肾，理气健胃，清热解毒，止血生肌。用于阳痿，遗精，水肿，月经过多，带下，神经官能症，慢性肝炎，胃气痛，消化道出血，风热斑疹，肺热咳嗽，外伤出血。

【用法与用量】9~20g。外用适量。

【化学成分】含三萜类：蒲公英甾醇（taraxasterol），β-香树脂醇（β-amyrin），β-香树脂醇乙酸酯（β-amyrinacetate），羽扇豆乙酸酯（lupeol acetate），羽扇豆醇（lupeol）等；苯丙素类：蛇菰酯醛素（baban ophonin），松柏苷（coniferin），甲基松柏苷（methylconiferin），丁基松柏苷（butylconiferin），阿魏醛（feruldehyde），阿魏醛-β-D-葡萄糖苷（feruldehyde-β-D-glucoside），左旋松脂酚（pinoresionol），左旋松脂酚-β-D-葡萄糖苷（pinoresionol-β-D-glucoside），咖啡酸（caffeic acid），咖啡酸-β-D-葡萄糖酯（caffeic acid-β-D-glucosylester）等；黄

酮类：槲皮素（quercetin），根皮苷（phloridzin），3,4,2′,4′,6′-pentahydroxy dihydrochalcone，(2R)-圣草酚 [(2R)-eriodictyol] 等；酚酸类：鞣花酸（ellagic acid），没食子酸（gallic acid），短叶苏木酚（brevifolin）等；其他：4-O-β-D-glucopyranosyl coniferyl aldehyde，棕榈酸（palmitic acid），蛇菰素 A、B（balanophorins A、B），香豆酸（coumalic acid），对香豆酸甲酯（methyl-coumarate），β-谷甾醇（β-sitosterol），胡萝卜苷（daucosterol），正十六烷酸等。

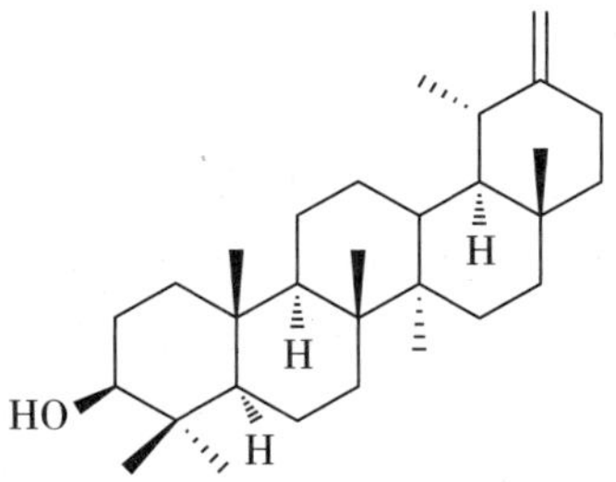

蒲公英甾醇 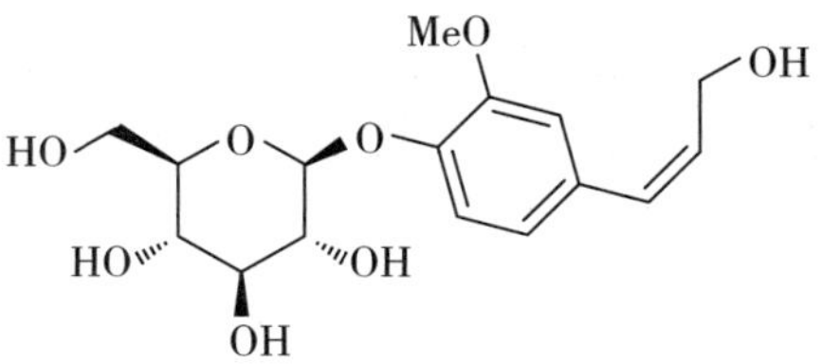　　　　　　　松柏苷

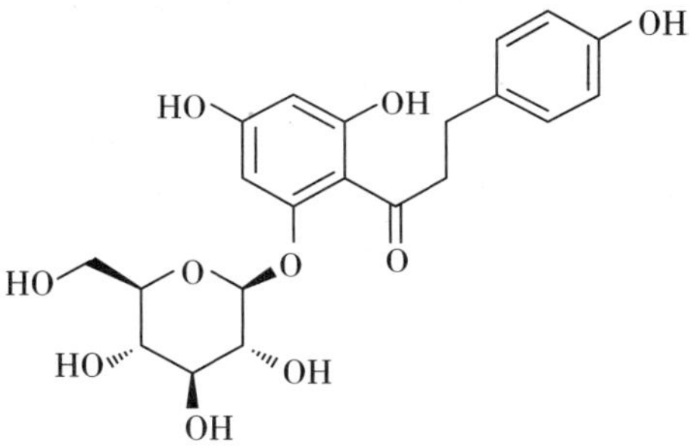

根皮苷

【药理作用】松脂酚-β-D-葡萄糖苷、咖啡酸-β-D-葡萄糖酯能抑制刀豆球蛋白A(Con A)诱导的大鼠肥大细胞释放组胺，从而减轻炎症反应。

【制剂】彝药：复方鹿仙草颗粒。

附注：《中国植物志》中，*B. harlandii* 的中文名使用"红冬蛇菰"。

苗族还使用宜昌蛇菰 *B. henryi* Hemsl.（给济），用于阴茎感染、跌打损伤、风湿性关节炎、子宫脱垂、疮痒、小儿麻痹，功能主治有所不同，应注意区别。傣族还药用隐轴蛇菰 *B. cryptocaudex* S. Y. Zhang et Tam，功能清火解毒、凉血止血、补肾，用于肝炎、肝硬化腹水、腰膝冷痛、性欲冷淡、阳痿、遗精、早泄、咳嗽咯血、头昏失眠、疔疮、痔疮肿痛。

鹿衔草（皱叶鹿衔草）

【民族药名】蒙药（道古日格-宝根图来，乌兰-宝根图来），苗药（锐巴麦棍，嘎荛阿米）。

【来源】鹿蹄草科植物鹿蹄草 *Pyrola calliantha* H. Andres、普通鹿蹄草 *Pyrola decorata* H. Andres、长叶鹿蹄草 *Pyrola elegantula* H. Andres、圆叶鹿蹄草 *Pyrola rotundifolia* L.、皱叶鹿蹄草 *Pyrola rugosa* Andres 的干燥全草。

【标准】中国药典,贵州中标规(65),新疆药标(80),贵州中标(88),四川中标(87,92),甘肃中标(96,09)。

【功能主治】蒙药:用于风湿性关节炎,肾虚腰痛,神经衰弱,虚劳咳嗽,肺虚劳咯血,衄血,崩漏,泄泻,痢疾;外用于外伤出血,毒蛇咬伤,稻田皮炎。

苗药:补肾强骨,祛风除湿,止咳,止血。用于肾虚腰痛,风湿痹痛,筋骨痿软,新旧咳嗽,吐血,衄血,崩漏,外伤出血。

中药:祛风湿,强筋骨,止血。用于风湿痹痛,肾虚腰痛,腰膝无力,月经过多,久咳劳嗽。

【用法与用量】9~15g;苗药15~30g。外用适量,捣烂敷或煎水洗患处。

【化学成分】含黄酮类:槲皮素(quercetin),金丝桃苷(hyperin),2″-O-没食子酰金丝桃苷(2″-O-galloylhyperin),槲皮素-3-O-呋喃阿拉伯糖苷等;酚及酚苷类:鹿蹄草素、鹿蹄草苷(renifolin),肾叶鹿蹄草苷(renifolin),羟基肾叶鹿蹄草苷(hydrolrenifolin),高熊果酚苷(homoarbutin),6'-O-没食子酰高熊果酚苷(6'-O-galloylhomoarbutin),异高熊果酚苷(isohomoarbutin);醌类:鹿蹄草素(pyrolin),大黄素(emodin),N-苯基-2-萘胺(N-phenyl-2-naphthylamine),伞形梅笠草素(chimaphilin);萜类:水晶兰苷(monotropein),熊果酸(ursolic acid),齐墩果酸(oleanilic acid),坡模醇酸(pomolic acid),maslinic acid,colosic acid等;氨基酸;其他类:没食子酸(gallic acid),没食子鞣质(gallotannin),原儿茶酸(protocatechuic acid),棕榈酸(palmitic acid),草夹竹桃苷(androsin),谷氨酸,天冬氨酸,亮氨酸等。《中国药典》规定含水晶兰苷($C_{16}H_{22}O_{11}$)不得少于0.10%。

水晶兰苷　　　　鹿蹄草素　　　　鹿蹄草苷

【药理作用】鹿蹄草素抑菌谱广,对革兰氏阳性菌和革兰氏阴性菌的体外抑菌效果均超过青霉素。鹿蹄草中的梅笠草素、熊果酸、没食子酸等对新生隐球菌、白色假丝酵母菌、红色毛癣菌等真菌生长有不同的抑制作用,其中梅笠草素的抗真菌活性较强。50%水煎剂能提高活性E-玫瑰花结形成;能促进淋巴细胞转化;水煎剂对二甲苯致小鼠耳部肿胀及醋酸致腹腔毛细血管通透性增高有明显抑制作用。浸剂能增强衰弱蛙心的心肌收缩力,对抗心律不齐;水提液可明显增加血管灌注液流量,尤其对抗心脏血流量收缩。能明显提高机体组织cAMP含量及组织器官血流量,提高组织糖代谢酶素活性,促进细胞能量代谢,使肾血流量增加,改善微循环。此外还具有抗氧化、降血脂、抗肿瘤、促进成骨细胞增殖、抗孕等作用。

【制剂】彝药:岩鹿乳康胶囊,止眩安神颗粒。

附注:《中国药典》1977 年版收载的鹿蹄草的学名曾使用"*Pyrola rotundifolia* L. subsp. *chinensis* H. Andres",《中国植物志》中将其作为 *P. calliantha* 的异名。

"鹿衔草"之名始见于《滇南本草》,《本草纲目》称"鹿蹄草",据考证应为普通鹿蹄草 *P. decorata*。各地尚习用多种同属植物:椭圆叶鹿蹄草 *P. elliptica* Nutt.(四川),红花鹿蹄草 *P. incarnate* Fisch. ex DC.(东北、陕西),日本鹿蹄草 *P. japonica* Klenze ex Alef.(东北、陕西、安徽、贵州),短柱鹿蹄草 *P. minor* L.(东北、新疆、云南、西藏),肾叶鹿蹄草 *P. renifolia* Maxim.(东北、河北、内蒙古),四川鹿蹄草 *P. szechuanica* H. Andres(四川)等。但未见有标准收载,应按制剂批文规定使用。

文献记载藏医药用的为紫背鹿蹄草 *P. atropurpurea* Franch.,名"路念擦哦",功能补虚、益肾、祛风湿、止血,用于肾虚腰痛、风湿性及类风湿关节炎、过敏性皮炎,外用于疮疡。

轮环藤根(乌皮龙)

【民族药名】苗药(孟脑雄右,滚天龙)。
【来源】防己科植物轮环藤 *Cyclea racemosa* Oliv. 的干燥根。
【标准】贵州地标(94),贵州中民标(03)。
【功能主治】苗药:理气止痛。用于急性胃肠炎,胃痛,腹痛,风湿疼痛。
中药:清热解毒,理气止痛。用于急性胃肠炎,肺热咳嗽。
【用法与用量】6~15g。有小毒,孕妇慎用。
【化学成分】含生物碱类:轮环藤碱(cycleanine),轮环藤酚碱(cyclanoline),岛藤碱(insularine),左旋箭毒碱(curine),异谷树碱(isochondodendrine),racemosidine B、racemosidine C、racemosimine A、小檗碱(berberine),异粉防己碱(isotetrandrine),木兰花碱(magnoflorine),高阿罗莫灵碱(homoaromoline),轮环藤新碱(cycleaneonine)等;其他:β-谷甾醇(β-sitosterol),胡萝卜苷(daucosterol),棕榈酸甘油酯(palmitin)等。

轮环藤碱　　　　　　　　　　左旋箭毒碱

【药理作用】轮环藤生物碱具有光谱抑菌活性;对人体胃腺癌细胞(Sca7901)具有显著抑制作用和细胞毒作用。

【制剂】苗药:九龙解毒胶囊,欣力康颗粒。

附注:《广西中标》(90)、《广西壮标》(08)以"金线风"之名收载有同属植物粉叶轮环藤 *C. hypoglauca* (Schauer)Diels 的根,文献记载该种苗药称"乌龙""冬威龙",用于痢疾、砂淋、咽喉炎、龋齿痛、牙痛、疮疖、蛇咬伤,与本品不同,应注意区别。

萝卜(白萝卜,藏萝卜,地骷髅,枯萝卜,莱菔头,仙人头)

【民族药名】藏药(拉普,拉卜,蕃拉卜,黑拉母孜嘎,达松,拉芹,贝萝),蒙药(老泵,拉普克),苗药(拉窝榜)。

【来源】十字花科植物萝卜 *Raphanus sativus* L. 的干燥老根。

【标准】部标藏药(附录,95),西藏藏标(12),新疆药标(80),江苏中标(89),北京中标(附录,98),贵州中民标(03)。

【功能主治】藏药:温胃,消食,生"培根",消肿,敛疮。用于胃痛,"龙"病,"培根"病,消化不良,胆汁过盛,脓血,黄水。

蒙药:除"巴达干""赫依",调胃火,平喘,润肠,祛痰,愈伤,破痞,燥"协日乌素"。用于胸肋闷痛,主脉"赫依"病,便秘,痞病,耳脓。

苗药:行气消积,化痰,解渴,利水消肿。用于食积气滞,腹胀痞满,痢疾,咳嗽痰多,消渴,脚气,水肿。

中药:宣肺化痰,消食化积,利水消肿。用于咳嗽痰多,脘腹痞闷胀痛,水肿喘满,消化不良,噤口痢疾。

【用法与用量】1~5g;苗药 10~30g。

【化学成分】含糖类:葡萄糖,蔗糖,果糖;有机酸类:香豆酸(coumaric acid),咖啡酸(caffeic acid),阿魏酸(ferulic acid),龙胆酸(gentisic acid),苯丙酮酸(phenylpyruvic acid);其他类:甲硫醇(methyl mercaptan),莱菔苷(raphanusin),芥子油苷(glucosinolate),葡萄糖莱菔素(glucoraphanin),维生素 C,锰(Mn),硼(B)等。

阿魏酸　　　　　　龙胆酸

【药理作用】萝卜提取物对胃肠动力有较为明显的促进作用,可通过对支配胃运动(内脏运动)的延髓迷走复合体的激活作用,进而调节迷走神经,实现其对胃运动的调节;通过调节回肠肌电慢波活动,对大鼠实验性不完全性肠梗阻有一定作用效果,在一定程度上对肠梗阻大鼠的胃肠动力有较好的调节作用。萝卜可降低雄性非酒精性脂肪肝大鼠体内的脂质过氧化程度,从而起到延缓其非酒精性脂肪肝发展的作用。醇提取物具有抗菌作用,对革兰氏阳性菌较敏感。

【制剂】藏药：能安均宁散，五味角蒿油。

苗药：仙人掌胃康胶囊。

附注：本品贵州称"苦萝卜""萝卜头"，山东、上海、江苏等称"地骷髅"，四川称"莱菔头"。

萝 蒂

【民族药名】藏药（杂阿哇，扎阿哇，阿哇，威其母卡布，围其门，威突）。

【来源】百合科植物西藏萝蒂 *Lloydia tibetica* Baker ex Oliv. 或洼瓣花 *Lloydia serotina* (L.) Rchb. 的干燥地上部分。

【标准】部标藏药（附录，95），西藏藏标（12）。

【功能主治】藏药：明目，接骨，愈伤。用于跌打损伤，外伤，各种眼病，体虚。

【用法与用量】2~3g。外用适量，研粉撒或调敷患处。

【化学成分】含黄酮类：槲皮素（quercetin）及槲皮苷。《西藏藏标》规定含槲皮素（$C_{15}H_{11}O_7$）不得少于0.40%。

槲皮素

【制剂】藏药：十五味萝蒂明目丸。

附注：《中国植物志》中，*L. tibetica* 的中文名使用"西藏洼瓣花"。

藏医药古籍文献《度母本草》记载"扎阿哇不生于平地，而生于山坡，状似猪鬃，色绿如玉石，无花果"；《鲜明注释》云"状似排列的大针"；《蓝琉璃》云"扎阿哇分上、中、下三种，上品生于朝北石崖，全草青绿色，无花果，状如排列的大针；中品又分雌雄两种，有花果者为雌，无花果者为雄，下品生于草坡，状如猪鬃，无花、果"；《甘露本草明镜》记载"根小，块状，状似大蒜根。叶绿色，短，披针形，丛生；花白色，具六至九花瓣，花蕊色黄"。《藏药志》记载各地藏医使用的"阿哇"有西藏萝蒂 *L. tibetica*、洼瓣花 *L. serotina*、木贼科植物问荆 *Equisetum arvense* L. 或节节草 *Hippochaete ramosissima* (Desf.) Boerner，但形态或生境均与《晶珠本草》记载不同。《中华本草·藏药卷》言古籍记载分三种，但记载不详，无法确定，但据对现藏医所用"扎阿哇"实物考证为洼瓣花。

据上述古籍记载的"色绿如玉，（枝）形似大针、猪鬃，无花果"的形态看，似为问荆、节节草或木贼之类；而《甘露本草明镜》记载的应为洼瓣花、萝蒂之类。《部标藏药》在附录中收载了西藏萝蒂 *L. tibetica* 和洼瓣花 *L. serotina*，并言问荆 *E. arvense* L. 或节节草 *H.*

ramosissima 也作"杂阿哇"使用。作为不同科属植物，是否具有相同功效还有待研究。应按制剂批文规定使用。

罗勒子（丁香罗勒子，光明子）

【民族药名】维药（热汗古力，热依汗欧如合，沙速福林子，速补儿奄子）。

【来源】唇形科植物罗勒 *Ocimum basilicum* L.、毛罗勒 *Ocimum basilicum* L. var. *pilosum* (Willd.) Benth.、丁香罗勒 *Ocimum gratissimum* L. 的干燥成熟果实或种子。

【标准】部标维药（99），新疆维标（93），上海中标（附录，94）。

【功能主治】维药：止血，止泻，消散热性气结。用于久泻久痢，热性心脏疾病，心悸神疲，便血，痔疮出血。

【用法与用量】5~7g。维医认为本品对胃有害，可以冰糖、猫儿草（唇形科植物猫儿草 *Origanum majorana* L.、牛至 *Origanum vulgare* L. 的全草）矫正。

【化学成分】含挥发油：芳樟醇（linalool），丁香酚（eugenol），柠檬醛（citral）等；黄酮类：金丝桃苷（hyperin），芦丁（rutin）等；苯丙素类：迷迭香酸（rosmarinic acid），咖啡酸（caffeic acid）等；脂肪油：棕榈酸（palmitic acid），油酸（oleic acid），亚油酸（linoleic acid），亚麻酸（linolenic acid），糠醛酸等；其他类：黏糖（水解后产生 D- 半乳糖醛酸，D- 甘露糖醛酸，D- 葡萄糖醛酸，D- 半乳糖等）。

芳樟醇　　　　　　　金丝桃苷　　　　　　　咖啡酸

【药理作用】挥发油具有抗氧化活性，能清除 DPPH 自由基。

【制剂】维药：复方木尼孜其颗粒。

附注：《中国植物志》中，将 *O. basilicum* var. *pilosum* 作为罗勒 *O. basilicum* L. 的"疏柔毛变种"（有文献称之为"疏柔毛罗勒"）。

《部标维药》在正文中收载了"罗勒子"（果实），在附录中又收载了"丁香罗勒子"为丁香罗勒 *O. gratissimum* 的种子，经咨询维医师，两者功效相近。《新疆维标》还另收载有"罗勒"（热依汗），为罗勒 *O. basilicum* 的地上部分；文献还另记载有"丁香罗勒"（排然吉木西克），为丁香罗勒 *O. gratissimum* L. var. *suave* (Willd.) Hook. f.（= 毛叶丁香罗勒）的全株，但其功能主治与"罗勒"不同，且均与果实（罗勒子）不同，使用注意区别（参见"毛罗勒"条）。

骆 驼 蓬 子

【民族药名】 维药(阿德热斯曼欧如合,阿德拉斯曼乌热克,阿地拉斯曼,百子如力艾尔买力,吐胡米依斯番德)。

【来源】 蒺藜科植物骆驼蓬 *Peganum harmala* L. 的干燥成熟种子。

【标准】 部标维药(99)。

【功能主治】 维药:坚固筋脉,助阳暖阴(生殖器官),清除黏稠体液,消散寒湿之气。用于筋脉软弱,关节骨痛,外阴冰凉,阳弱尿少,咳嗽痰多,偏瘫,健忘,神昏头痛,月经不调。

【用法与用量】 4~8g。过量使用有毒,慎用。维医认为本品多引起头痛,可与酸石榴等酸味食物同用。

【化学成分】 含生物碱类(3.92%~7.0%):去氢骆驼蓬碱(harmine),骆驼蓬灵(harmaline),骆驼蓬碱(peganine),去甲骆驼蓬碱(harmalol),鸭嘴花碱(vasicine),脱氧鸭嘴花酮碱(deoxyvasicinone)。黄酮类:槲皮素(quercetin),山奈酚(kaempferol);其他类:骆驼蓬蒽酮(peganone),氨基酸,蛋白质,铁,锰,铜,锌等。

去氢骆驼蓬碱　　　　骆驼蓬碱　　　　去甲骆驼蓬碱

【药理作用】 骆驼蓬子的总生物碱在较高剂量下对东莨菪碱和30%乙醇所致记忆获得性障碍和记忆再生性障碍有一定的改善作用,但对亚硝酸钠所致记忆巩固障碍无明显改善作用。骆驼蓬生物碱对体外培养的人宫颈癌细胞生长有抑制作用;总生物碱对6种体外培养的人癌细胞、3种杂种鼠移植性肿瘤、3种人癌裸鼠移植动物有抑瘤作用;可降低麻醉兔血压,抑制呼吸,使在体兔心率减慢、收缩力增强;可对抗去甲肾上腺素对主动脉条的收缩作用;可防止阿司匹林、吲哚美辛引起的小鼠胃黏膜损伤。去氢骆驼蓬碱能提高 $5-HT_2$ 受体活性。此外,尚有平滑肌松弛、抑菌、抗原虫等作用。

【制剂】 维药:复方骆驼蓬子软膏,复方木尼孜其颗粒,行滞罗哈尼孜牙片。

附注:骆驼蓬 *P. harmala* 的全草维医也药用,称"骆驼蓬草(阿德热斯曼)",功能清除异常黏液质、消肿止痛、通血调经,用于关节骨痛、跌打损伤、头痛日久、震颤麻痹、半身不遂、月经闭阻,与种子有所不同,应注意区别。

绿包藤(千里找根)

【民族药名】 傣药(嘿喝罗,嘿贺罗,嘿柯罗,隔夜找娘,括裸,补顾,黑晒麻来,克端,里找根)。

【来源】 防己科植物波叶青牛胆 *Tinospora crispa* (Linn.) Hook. f. et Thoms. 的干燥藤茎。

【标准】 云南药标(74,96),湖南中标(09)。

【功能主治】傣药：利水消肿，除风止痛，通气活血。用于"拢泵"（水肿），"阻伤"（跌打损伤），"拢蒙沙喉"（风湿热痹证，肢体关节红肿热痛，屈伸不利），"拢梅兰申"（风寒湿痹证，肢体关节酸痛，屈伸不利），"答爹毫郎"（蚂蝗入鼻），蛇虫咬伤，便秘，疟疾，头痛，腹胀。

中药：清热解毒，通经活血，驱虫。用于骨折，刀、挫伤，毒蛇咬伤，痈疖肿毒，蚂蟥入鼻，痢疾，疟疾，腹胀。

【用法与用量】10~20g。外用适量，鲜品捣烂炒热敷患处；或鲜叶捣汁滴鼻（用于蚂蟥入鼻）。

【化学成分】含二萜类：borapetosides A~C, tinocrispol A；三萜类：环桉烯醇（cycloeucalenol），环桉烯酮（cycloeucalenone）；生物碱类：小檗碱（berberine），药根碱（jatrorrhizine），巴马汀（palmatine）等；其他类：绿包藤苦苷（picroretin），山柰酚（kaempferol），isolaricriresinol，罗汉松甾酮A（makisterone A）等。

borapetoside A　　　环桉烯醇　　　药根碱

【药理作用】本品水提物对大鼠实验性糖尿病有治疗作用，以饮水法连续给药1周，可明显降低血糖值，给药2周，可改善大鼠葡萄糖耐受量；静脉注射可提高大鼠血胰岛素水平；大鼠细胞培养实验表明，水提物的诱导刺激作用与β细胞对胰岛素的释放一致，但不影响细胞对葡萄糖的利用，去除水提物则胰岛素迅速恢复到原水平，提示其降血糖作用机制系增加胰岛素分泌。

【制剂】傣药：丹绿补肾胶囊。

绿绒蒿

【民族药名】藏药（吾白恩布，吾白玛布，欧贝赛保，欧贝，欧巴玛尔波，江肖赛保，嘎吾江肖，洒都赛而保，吾巴拉），蒙药（呼和-乌达巴拉，乌达巴拉-温布）。

【来源】罂粟科植物全缘叶绿绒蒿 *Meconopsis integrifolia*（Maxim.）Franch.、五脉绿绒蒿 *Meconopsis quintuplinervia* Regel、长叶绿绒蒿 *Meconopsis lancifolia*（Franch.）Franch.、红花绿绒蒿 *Meconopsis punicea* Maxim. 等的干燥全草。

【标准】部标藏药（95），藏标（79），青海藏标（92），四川藏标（14）。

【功能主治】藏药：清热，利尿，消炎，止痛。用于肺炎，肝炎，肝与肺热症，水肿。

蒙药：清热，止痛。用于肺热，肝热，血热，热盛喑哑。

【用法与用量】 3~6g。

【化学成分】 含生物碱类：去甲血根碱（norsanguinarine），威尔士绿绒蒿定碱（mecambridine），黑水罂粟碱（amurine），黑水罂粟碱甲，原阿片碱（protopine），黄连碱（coptisine），别隐品碱（allocryptopine），罂粟红碱D、E（papaverrubines D、E）等；黄酮类：槲皮素（quercetin），双氢槲皮素（dihydroquercetin），木犀草素（luteolin），山奈酚（kaempferol），柯伊利素（chrysoeiol）；挥发油类：亚油酸甲酯[(9E,12E)-ethycctadeca-9,12-dienoate]，软脂酸甲酯（mettthyl palmitate），β-紫香酮（β-ionone）；其他成分：咖啡酸（caffeic acid），原儿茶酸（protocatechuic acid），对羟基肉桂酸（p-hydroxy-cinnamic acid）等。《四川藏标》规定含木犀草素（$C_{15}H_{10}O_6$）不得少于0.010%。

威尔士绿绒蒿定碱　　　　　别隐品碱

【药理作用】 绿绒蒿具有一定的保肝降酶活性，对小鼠实验性肝损伤具有保护作用。能明显提高小鼠痛阈，具有显著的抗炎、镇痛作用。水提取液（1∶1）对痢疾杆菌有抑制作用。

【制剂】 藏药：七味消肿丸，八味石灰华丸，八味西红花清肝热散，九味牛黄丸，十一味寒水石散，十三味马钱子丸，十三味青兰散，十五味萝蒂明目丸，十七味寒水石丸，十八味牛黄散，二十一味寒水石散，二十五味冰片散，二十五味大汤散，二十五味大汤丸，二十五味寒水石散，二十五味鹿角丸，二十五味绿绒蒿胶囊，二十五味绿绒蒿丸，二十五味松石丸，二十五味余甘子散，二十五味余甘子丸，二十八味槟榔丸，大月晶丸，风湿止痛丸，回生甘露丸，秘诀清凉胶囊，秘诀清凉散，竺黄安宁丸。

蒙药：西红花十六味散。

附注：本品《青海藏标》（绿绒蒿/欧贝）记载以花入药。绿绒蒿属（*Meconopsis*）植物我国约有37种，在青藏高原分布的种类较多，藏医药用该属植物涉及多个药物。《晶珠本草》记载根据花颜色不同分为白、红、蓝、黄4种，各种功能有所不同。《藏药志》在"吾巴拉"（吾白）条下记载的基源植物除上述4种外，还有毛瓣绿绒蒿 *M. torquata* Prain、圆锥绿绒蒿 *M. paniculata*(D. Don.)Prain（锥花绿绒蒿）、尼泊尔绿绒蒿 *M. napoaulensis* DC.，并认为"蓝"者为五脉绿绒蒿 *M. quintuplinervia*，"黄"者为全缘叶绿绒蒿 *M. integrifolia*，"红"者为红花绿绒蒿 *M. punicea*，而其他则为代用品。其他常用的为"多刺绿绒蒿/刺儿恩"（参见"多刺绿绒蒿"条）。

马 鞭 草

【民族药名】 苗药（加洛根，蛙加粗，锐格乌，麻筛，加劳给，嘉搂陔，奥向阳，锐江摆），傣药（牙夯燕，呀汉映，牙项燕），彝药（磨卖施，木巴日波，木巴吾，磨米尔）。

【来源】 马鞭草科植物马鞭草 Verbena officinalis L. 的干燥地上部分。

【标准】 中国药典，广西壮标（11），香港中标（第七册）。

【功能主治】 蒙药：燥脓，燥"协日乌素"，益精补血，强筋骨，壮身。用于肺脓肿，创伤，胸部伤，瘀血，体虚精衰，遗精，滑精，阳痿，月经不调，伤筋骨折。

苗药：清热解毒，活血止痛，利水消肿，截疟。用于外感发热湿热黄疸，肝炎，泌尿道感染，水肿，咽喉肿痛，月经不调，经闭，腹痛，疟疾，痈肿疮毒，跌打损伤，骨折。

傣药：清火解毒，通气血，利"三盘"，消水肿。用于"兵哇皇，呢埋，唉"（风热感冒，发热，咳嗽），"拢沙接火"（咽喉肿痛），"拢害线"（疟疾），"拢达儿"（腮腺、颌下淋巴结肿痛），"崩赶接崩"（胃脘胀痛），"暖冒拉方来，贺办答来"（失眠多梦，头昏目眩），"拢蒙沙嘿"（腹痛腹泻，赤白下痢），"割鲁了拢牛，拢泵"（产后小便热涩疼痛，水肿）。

彝药：用于感冒发热，高热发斑，周身起黑斑块，火眼，火牙痛，咽喉肿痛，百日咳，湿热黄疸，肝痛，胃脘疼痛，痢疾，肾病水肿，月经不调，痛经，乳疮，男性脓血尿，疟疾，跌打伤，疥疮，血吸虫病，丝虫病。

中药：活血散瘀，解毒，利水，退黄，截疟。用于癥瘕积聚，痛经经闭，喉痹，痈肿，水肿，黄疸，疟疾。

【用法与用量】 5~10g；傣药 15~20g。研末冲服。

【化学成分】 含三萜类：齐墩果酸（oleanolic acid），熊果酸（ursolic acid），、3-表齐墩果酸（3-epioleanolie acid）；环烯醚糖苷类：马鞭草苷（verbenalin），戟叶马鞭草苷（hastatoside），马鞭草新苷（verbascoside），3,4-二氢马鞭草苷（3,4-dihydroverbenalin），桃叶珊瑚苷（aucubin）；苯丙素类糖苷：毛蕊花糖苷（verbascoside），异毛蕊花糖苷（isoverbascoside），紫葳新苷Ⅰ（campneoside Ⅰ）；黄酮类：山奈酚（kaempferol），槲皮苷（quercitrin），芹菜素（apigenin）；挥发油类：柠檬烯（limonene），1,8-桉油素（1,8-cineole），芳姜黄烯（ar-curcumene）等；其他类：羽扇豆醇（lupeol），蒿黄素（artemetin），水苏糖，β-胡萝卜素（β-carotene），腺苷（adenosine）。《中国药典》规定含齐墩果酸（$C_{30}H_{48}O_3$）和熊果酸（$C_{30}H_{48}O_3$）的总量不得少于0.30%。

齐墩果酸　　　　　　马鞭草苷

毛蕊花糖苷　　　　　　　山奈酚

【药理作用】马鞭草水煎剂在浓度 1.6×10^{-2} g/ml 时，对大鼠子宫肌条、未孕和已孕人体子宫肌条均有兴奋作用，预期能提高早期流产及诱导月经的成功率。马鞭草水及醇提取物具有抗炎镇痛作用。马鞭草宁具有止血作用。全草水浸剂具有一定镇咳作用。马鞭草水煎剂在 31mg/ml 浓度时能杀死钩端螺旋体（波蒙群）；针剂有控制疟疾症状、抑杀疟原虫、使疟原虫变形的作用。水煎剂对金黄色葡萄球菌、福氏痢疾杆菌、白喉杆菌、伤寒杆菌均有抑菌作用；水煎剂温水坐浴对霉菌性阴道炎有良好疗效。

【制剂】苗药：金马肝泰颗粒，日舒安洗液，益肝解毒茶，宜肝乐颗粒，云实感冒合剂。

附注：《中国藏药》记载，马鞭草 V. officinalis 未见有藏医药古籍记载，藏医民间用全草治肝炎、湿热痢疾、痛经、经闭、跌打损伤、关节酸痛、水肿等。重庆民间也将马鞭草 V. officinalis 的叶作茶饮，具有降血糖作用。

麻布袋（高乌头，贵州穿心莲）

【民族药名】苗药（破骨七）。

【来源】毛茛科植物高乌头 Aconitum sinomontanum Nakai 的干燥根。

【标准】贵州中标（88），甘肃中标（92，09），贵州中民标（03）。

【功能主治】苗药：祛风除湿，理气止痛，活血消肿。用于风湿痹痛，关节肿痛，跌打损伤，胃痛，胸腹胀满，瘰疬，疮疖。

中药：祛风除湿，理气止痛，活血散瘀。用于风湿腰腿痛，胃痛，痧气腹痛，跌打损伤，瘰疬，疮疖。

【用法与用量】3~6g；或浸酒服。外用适量，捣烂敷或浸酒搽患处。有毒，孕妇慎用。

【化学成分】含生物碱：高乌甲素（lappaconitine），刺乌宁（lappaconine），刺乌头碱（lappaconitine），N-脱乙酰刺乌头碱（N-deacetyllappaconitine），冉乌碱（ranaconitine），N-脱乙酰冉乌碱（N-deacetylranaconitine），刺乌定（lappaconidine），高乌宁甲、乙、丙、丁、戊、己、辛（sinomontanines A~H），高乌碱甲、乙（sinaconitines A、B）等；其他：牛扁酸单甲酯（lycaconitic acid monomethyl ester）。

高乌甲素

【药理作用】 麻布袋所含的二萜类生物碱对菜青虫具有较好的防治效果。氢溴酸高乌甲素(LA-HBr)对热板法和扭体法小鼠有镇痛作用；口服和静脉注射LA-HBr均能有效提高乌头碱诱发的大鼠心律失常的阈值；口服能显著改善犬心肌缺血性心律失常，降低心律失常的发生率；对小鼠S_{180}和肝癌均有明显的抑制作用。高乌甲素预处理和后处理可减小心肌缺血/再灌注大鼠心肌梗死范围，对缺血再灌注心肌产生保护作用。刺乌头碱(1~6mg/kg)和N-脱乙酰刺乌头碱(1~10mg/kg)皮下或腹腔注射给药，对醋酸所致小鼠腹腔毛细血管通透性增高、二甲苯所致小鼠耳郭肿胀、蛋清或角叉菜胶所致大鼠足跖肿胀、棉球所致炎症增生均有显著抑制作用，其抗炎作用与肾上腺无明显关系；对皮下注射酵母所致大鼠发热有显著解热作用。

【制剂】 苗药：双金胃疡胶囊。

附注：贵州民间又称高乌头 *A. sinomontanum* 为"穿心莲""贵州穿心莲"。中药穿心莲为爵床科植物穿心莲 *Andrographis paniculata* (Burm. f.) Nees 的地上部分，两者基源及功能主治不同，应注意区别。

马 齿 苋

【民族药名】 藏药(灿格日)，维药(丝籽欧提，斯米孜欧提，胡而福)，苗药(藿威，绒桌倒，锐先脉，窝咪仰，屙莽灭)，傣药(帕八良，牙西码，芽席马，帕拨凉，帕拌凉，帕板良)，彝药(燕捻西)。

【来源】 马齿苋科植物马齿苋 *Portulaca oleracea* L. 的干燥地上部分。

【标准】 中国药典，新疆药标(80)，广西壮标(11)。

【功能主治】 藏药：用于赤白痢疾，赤白带下，肠炎，淋病；外用于丹毒，痈疖肿毒，蛇虫咬伤。

维药：生湿生寒，清热止痛，退热消炎，解渴肥体，凉血止血，通利小便。用于干热性或胆液质性疾病，如热性肝痛，胃痛，头痛，尿痛，脑膜炎，发热，体瘦口渴，出血，血痢，月经过多，小便不通。

苗药：清热解毒，凉血止痢，除湿通淋。用于热毒泻痢，湿热淋证，尿闭，赤白带下，崩漏，痔血，疮疡痈疖，丹毒，瘰疬，湿癣，带状疱疹，白秃，无名肿毒，蛇虫咬伤。

傣药：清热解毒，除风止痛，止咳，止痢。用于"拢拨响，唉怀晚"(肺结核，百日咳)，"拢栽线栽歪"(心慌心悸),"阻伤"(跌打损伤),"把办哦勒"(外伤出血),"兵洞飞暖龙"(疔疮痈疖脓肿),"拢蒙沙嘿"(腹痛腹泻,赤白下痢)。

彝药:用于肺痈,肺结核,百日咳,肠痈,泄泻痢疾,尿道灼热,血淋带下,痔瘘出血,乳痈瘰疬,痈疖,骨折瘀肿。

中药:清热解毒,凉血止血。用于热毒血痢,痈肿疔疮,湿疹,丹毒,蛇虫咬伤,便血,痔疮,崩漏下血。

【用法与用量】9~15g;维药 3~5g;鲜品 30~60g。外用适量捣烂敷患处。维医认为本品过量服用可引起视力减弱,可以芹菜、薄荷、藿香矫正。

【化学成分】含黄酮类:槲皮素(quercetin),山柰酚(kaempferol),杨梅素(myricetin),芹菜素(apigenin),木犀草素(luteolin)等;生物碱类:去甲肾上腺素(noradrenaline),多巴胺(dopamine)等;有机酚酸:亚麻酸(α-linolenic acid),棕榈酸(palmitic acid)等;萜类:马齿苋单萜 B(portuloside B),羽扇豆醇(lupeol),环木凤梨烯醇(cycloartenol),帕克醇(parkeol),丁酰鲸鱼醇(butyrospermol)等;香豆素类:东莨菪亭(scopoletin),异茴香内酯(isopimpinellin),大叶桉亭(robustin)等;其他:氨基酸,烟酸(nicotinic acid),维生素 A、维生素 B_1、维生素 B_2、维生素 E,叶黄素(lutein),谷甾醇(sitosterol),菜油甾醇(campesterol),多糖等。

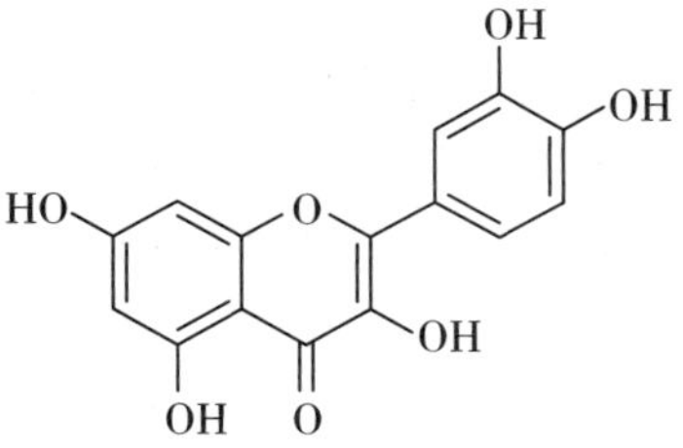

槲皮素

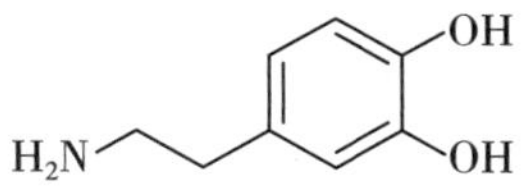

多巴胺

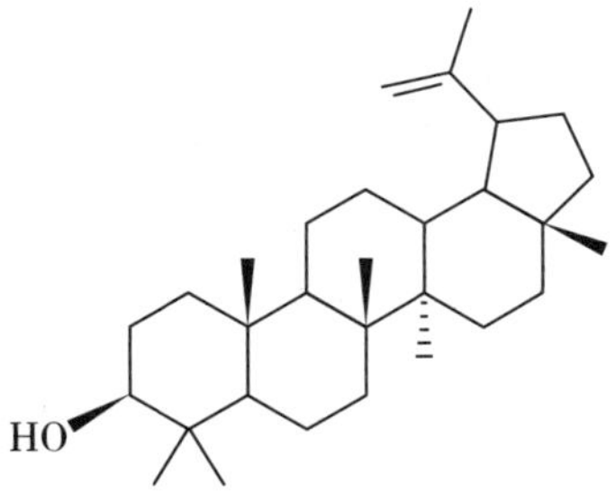

羽扇豆醇

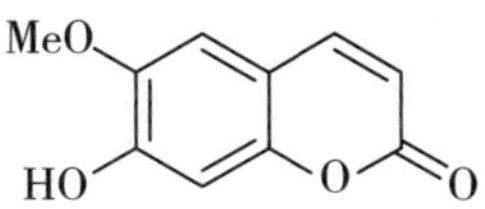

东莨菪亭

【药理作用】马齿苋鲜品对金黄色葡萄球菌、沙门菌、变形杆菌、志贺菌、枯草芽孢杆菌等有较强的抑制作用;鲜品和提取物对豚鼠、大鼠、家兔离体子宫及兔、犬的在体子宫均有明显收缩作用,其注射液 2ml(相当鲜品 5~10g)收缩子宫的作用强于 0.2mg 的麦角新碱,4~6ml 与 10IU 垂体后叶素作用强度相当。干品的水浸液和醇提液对大肠埃希菌、金黄色葡萄球菌、毛霉、黑曲霉有较强的体外抑制作用。生物碱成分具有较强的清除 DPPH 自由基能力及抑制大鼠体内过氧化程度的作用,黄酮和多糖对羟自由基、超氧阴离子有较好的清除效果。多糖可以通过直接作用于人类肝肿瘤细胞,抑制细胞生长,也可以体内腹腔给药

抑制 S_{180} 荷瘤小鼠肿瘤生长。此外,马齿苋还具有降血糖、心血管保护、提高免疫功能及松弛骨骼肌作用。

【制剂】傣药:舒心通脉胶囊。

附注:本品民间多用全草,也用鲜品。现也多食用。

维医还药用马齿苋 Portulaca oleracea 的种子,《部标维药》收载,其功效与全草或地上部分不同(参见"马齿苋子"条)。

马 齿 苋 子

【民族药名】维药(丝籽欧提,色米孜欧提欧如合,胡而福子,忽而福子)。

【来源】马齿苋科植物马齿苋 Portulaca oleracea L. 的干燥种子。

【标准】部标维药(99)。

【功能主治】维药:清凉生津,利尿止渴,降低机体胆液质的偏旺。用于热性疾患,胃病,头痛,子宫炎症,脑膜炎,尿道炎,热性"台甫"。

【用法与用量】3~5g。维医认为本品过多服用可引起视力减弱,可以芹菜、薄荷、藿香矫正。

【化学成分】含有机酸类:芥子酸(sinapic acid),花生四烯酸(arachidonic acid),亚麻酸(linolenic acid),棕榈酸(palmitic acid);生物碱:马齿苋酰胺 A、B、C、D、E(oleraceins A、B、C、D、E);黄酮类:槲皮素(quercetin),山奈素(kaempferide),杨梅素(myricetin);其他成分:多糖,胡萝卜苷(daucosterol),豆甾醇(sitosterol)等。

芥子酸　　　　　　　　　槲皮素

【药理作用】马齿苋子所含多糖对金黄色葡萄球菌、大肠埃希菌、痢疾杆菌均有明显抑制作用。

【制剂】维药:降糖孜亚比提片,解毒苏甫皮赛尔塔尼胶囊,养心达瓦依米西克蜜膏。

附注:文献报道马齿苋的果实也用于糖尿病。马齿苋 P. oleracea 在我国分布广泛,各地多药用,但多使用全草,《中国药典》以"马齿苋"之名收载,功能清热解毒、凉血止血,用于热毒血痢、痈肿疔疮、湿疹、丹毒、蛇虫咬伤、便血、痔血、崩漏下血等,与果实或种子的功效不同。马齿苋 P. oleracea 的新鲜全草民间也食用。

麻　罕

【民族药名】傣药(麻罕,麻烘)。

【来源】木兰科植物麻罕 Michelia mahan C. Y. Wu 的干燥种子。

【标准】云南药标(74, 96)。

【功能主治】傣药：健胃消食，行气消胀，通气止痛，止呕。用于"斤档斤匹，接崩短嘎"（食物中毒，脘腹胀痛），"短赶短接，接短鲁短"（食积腹胀，腹痛腹泻），"鲁旺短嘎，刚很开皇"（小儿腹胀，夜啼）。

【用法与用量】1.5~3g。嚼服，或研末冲服。外用适量，捣细，填肚脐。

【化学成分】含挥发油(11%)：黄樟醚(safrol, 95%)，右旋柠檬烯(d-limonene)，芳樟醇(linalool)，β-水芹烯(β-phellandrene)，β-蒎烯(β-pinene)，甲基丁香油酚(methyl eugenol)，罗勒烯(ocimene)，δ-杜松烯(δ-cadinene)，β-榄香烯(β-elemene)等；其他：棕榈酸(palmitic acid)，α-石竹烯(α-caryophyllene)等。

黄樟醚　　　　　　罗勒烯

【制剂】傣药：益康补元颗粒。

附注：《中国植物志》中未见记载有麻罕 M. mahan。

《中华本草：傣药卷》记载，"麻罕"的基源植物为同属植物香子含笑 M. hedyosperma Law，《云南中药资源名录》称"八角香兰"，为国家三级保护植物。

麻黄（藏麻黄）

【民族药名】藏药（才敦，才屯，策敦木，普润疟玛，苦土入疟玛，吞在郎思），蒙药（哲日根，策都木），维药（卡干达，查康达，胡木，艾米苏合开力巴）。

【来源】麻黄科植物中麻黄 Ephedra intermedia Schrenk et C. A. Mey.、草麻黄 Ephedra sinica Stapf、木贼麻黄 Ephedra equsetina Bunge.、藏麻黄 E. saxatilis Royle ex Florin 的干燥草质茎。

【标准】中国药典，部标藏药（附录，95），部标维药（99），藏标（79），青海藏标（附录，92），四川藏标（14），内蒙蒙标（86），香港中标（第二期，08）。

【功能主治】藏药：解表，散寒，平喘，止咳，利水。用于风寒感冒，风寒咳嗽，气喘，支气管哮喘，水肿。[四川藏标（藏麻黄）：止血，清热，愈疮。用于紊乱热，瘟疫热，新旧热，肝脏热，肿瘤。]

蒙药：清肝，止血，破痞，消肿，愈伤，发汗解表。用于肝脾热，震热，讧热，外伤出血，吐血，便血，咯血，子宫出血，痞症，内伤，新陈热。

维药：生干生寒，清热平喘，止咳，燥湿止汗，补脏升气，止泻，愈疮。用于湿热性或血液质性疾病，如热性哮喘、咳嗽、感冒、肺炎、湿性自汗、盗汗、腹泻不止、脏虚疝气，各种疮疡。

中药：发汗散寒，宣肺平喘，利水消肿。用于风寒感冒，胸闷喘咳，风水浮肿。蜜麻黄润肺止咳。多用于表证已解，气喘咳嗽。

【用法与用量】 1.5~10g。

【化学成分】 含生物碱：麻黄碱（*l*-ephedrine，左旋麻黄碱），伪麻黄碱（*d*-pseudo-ephedrine，右旋麻黄碱），左旋去甲基麻黄碱（*l*-norephedrine），右旋去甲基伪麻黄碱（*d*-norpseudoephedrine）；黄酮类：草棉黄素（herbacetin），3-甲氧基草棉黄素（3-methoxyherbaeetin），二氢槲皮素（dihydroquercetin）；挥发油：L-α-松油醇（L-α-terpineol），1,4-桉叶素（1,4-cineole），十六烷酸（hexadecanoic acid）；有机酸类：阿魏酸（ferulic acid），异阿魏酸（*iso*-ferulic acid），对氨基苯酚（*p*-aminophenol）；其他成分：麻黄噁唑酮，糖类及鞣质等。《中国药典》《四川藏标》规定含盐酸麻黄碱（$C_{10}H_{15}NO \cdot HCl$）和盐酸伪麻黄碱（$C_{10}H_{15}NO \cdot HCl$）的总量不得少于0.80%；《香港中标》规定含麻黄碱（$C_{10}H_{15}NO$）和伪麻黄碱（$C_{10}H_{15}NO$）的总量不少于0.78%。

盐酸麻黄碱　　盐酸伪麻黄碱　　草棉黄素　　L-α-松油醇

【药理作用】 麻黄具有调节血压作用，其中麻黄根中含有的麻黄根碱A~D以及阿魏酰组胺和麻黄酚A等单体成分对大鼠具有降压活性，而茎中含有的麻黄碱具有拟肾上腺素的作用，能够兴奋肾上腺素能神经而升高大鼠血压。*d*-伪麻黄碱具有显著的利尿作用，能显著增加犬与家兔的尿量。麻黄碱有兴奋大脑皮层中枢、皮层下中枢、呼吸中枢及血管运动中枢的作用，能增加小鼠自发活动。麻黄果中多糖成分可以通过内外源凝血两条途径影响血液凝固过程，延长体外凝血时间和凝血活酶时间。麻黄对小鼠的细胞免疫有抑制作用，麻黄多糖能通过抑制脾细胞增殖来发挥免疫抑制作用。此外还具有平喘、发汗、抗氧化、抗病毒、抗癌等多种药理作用。

【制剂】 藏药：五味甘露药浴颗粒，五味甘露药浴汤散，五味甘露药浴洗剂，十五味黑药丸，十五味铁粉散，十六味杜鹃花丸，十八味杜鹃丸，黄花杜鹃滴丸，利舒康胶囊，能安均宁散。

附注：《中国植物志》中，中麻黄的学名为"*Ephedra intermedia* Schrenk ex Mey."。

《晶珠本草》记载：麻黄按生长地（生境）不同分为"岩生麻黄""坡生麻黄""坡生无果麻黄"和"水生麻黄"等4种。近代文献记载前3种为多种麻黄属植物，除各标准中收载的上述4种麻黄外，尚有分布于青藏高原的山岭麻黄 *E. gerardiana* Wall.、西藏中麻黄 *E. intermedia* Schrenk ex Mey. var. *tibetica* Stapf、丽江麻黄 *E. likinensis* Florin（=*E. likiangensis* Florin）、单子麻黄 *E. monosperma* Gmel. ex Mey.、异株矮麻黄 *E. minuta* Florin（=*E. minuta* Florin var. *dioeca* C. Y. Cheng）、膜果麻黄 *E. przewalskii* Stapf 等。现代研究表明麻黄主要活性成分为左旋麻黄碱，而不同种类麻黄中成分组成和含量存在显著差异，应按制剂批文规定种类使用；"水生"者为木贼（木贼科植物木贼 *Equisetum hiemale* L.），不应作麻黄用。藏医药用麻黄也熬成膏入药。表虚汗多及肺虚咳嗽、心脏病、高血压患者慎用。

维医还使用同属植物膜果麻黄 *E. przewalskii* Stapf，该种在新疆资源丰富，但未见有标准收载。

中医认为麻黄茎和麻黄根功效不同,前者发汗,相反后者固表止汗,《中国药典》也作为2种药材分别收载(麻黄根的基源仅收载了草麻黄 E. sinica 和中麻黄 E. intermedia),应作不同药材使用。

《云南中标》(彝药,07)收载有"土麻黄",为蓼科植物戟叶酸模 Rumex hastatus D. Don 的全草,为不同药物,应注意区别。

马兰草(鱼鳅串)

【民族药名】苗药(马兰丹,鸡儿肠,嘎龚阿内溜,哇坠该),彝药(昂若拉,则拉,野兰锦)。

【来源】菊科植物马兰 Kalimeris indica(L.)Sch.-Bip. 的干燥全草。

【标准】中国药典(77),云南中标(彝药,05),上海中标(94),贵州中民标(03),福建中标(06),湖南中标(09)。

【功能主治】苗药:凉血止血,清热利尿,解毒消肿。用于吐血、衄血、血痢、崩漏、创伤出血、黄疸、水肿、淋浊、感冒发热、咳嗽、咽痛喉痹、中耳炎、痔疮、痈肿、丹毒、小儿疳积。

彝药:清火解毒,凉血活血,利湿止痛。用于疟腮,牙痛,鼻衄,胃脘痛,热淋尿急,腰痛水肿,黄疸胁痛,湿热泻痢,月经不调,女阴瘙痒,虫蛇咬伤。

中药:理气消食,清热利湿。用于胃脘胀痛,痢疾,水泻,尿路感染,淋浊,痔疮。

【用法与用量】10~30g。鲜品 30~60g,或捣汁。外用适量,捣烂敷,或煎水熏洗患处。孕妇慎用。

【化学成分】含挥发油:β-蒎烯(β-pinene),δ-3-蒈烯(δ-3-carene),α-葎草烯(α-humulene);黄酮素:汉黄芩素(wogonin),千层纸素 A(oroxylin A),芹菜素(apigenin);萜类:木栓酮(friedelin),3β-乙酰基-20(21),23-二烯-25-达玛醇[3β-acetyl-25-hydroxydammara-20(21),23-diene],2α,3β,19α,23-四羟基-齐墩果烷-12-烯-28-酸(argungenin)等。

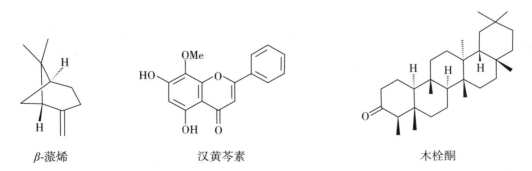

β-蒎烯　　　　汉黄芩素　　　　木栓酮

【药理作用】马兰草具有抗炎活性,其醇提物对二甲苯致小鼠耳肿胀有抑制作用;醇提物注射给药有镇咳作用;并具有抗惊厥及增强戊巴比妥钠的催眠作用。

【制剂】苗药:感清糖浆,隔山消积颗粒,马兰感寒胶囊,小儿消食开胃颗粒,益肝解毒茶,宜肝乐颗粒。

附注："马兰"之名始见于《本草拾遗》，《草木便方》名"泥鳅串"，《中国药典》(77)使用"马兰草"之名。上海以根入药，称"马兰根"。马兰 K. indica 在全国广泛分布，各地民间多药用，其幼苗在江苏、四川等也食用。

苗族民间也将马兰 K. indica 称"灯盏细辛"，《中国药典》《贵州中民标》等标准中收载的"灯盏细辛"的基源为菊科植物短葶飞蓬 Erigeron breviscapus (Vant.) Hand.-Mazz.、长茎飞蓬 Erigeron elongatus Ledeb.，应注意区别（参见"灯盏细辛"条）。

马 蔺 子

【民族药名】 藏药（母哲，母智，折玛，智归，智玛），蒙药（恰黑乐德各音-乌热，查黑勒德格音-乌日，热玛，热美布如，高塔），维药（Qigaltimake, Qertimakurogi）。

【来源】 鸢尾科植物白花马蔺 Iris lactea Pall.、马蔺 Iris lactea Pall. var. chinensis (Fisch.) Koidz.、玉蝉花 I. ensata Thunb. 的干燥成熟种子。

【标准】 部标藏药（95），内蒙蒙标（86），新疆维标（93），山西中标（87），江苏中标（86，89），河南中标（93），上海中标（94），山东中标（95，02），北京中标（98），甘肃中标（08），湖南中标（09）。

【功能主治】 藏药：退热，解毒，驱诸虫。用于阑尾炎（肠绞痛），龋齿，蛔虫和绦虫病，实物中毒引起的泻痢。外用于敛疮生肌。

蒙药：杀虫，解毒，解痉，助消化，退黄，愈伤，燥"协日乌素"。用于各种虫疾，中毒，胃痧，消化不良，黄疸，金伤，"协日乌素"病，烧伤，皮肤瘙痒，黄水疮。

维药：软坚，开窍，安眠，利尿，通经，泻痰液和淋巴液。用于黄疸病，胸膜炎，半身不遂，风湿痛，淋巴结核。

中药：清热利湿，解毒，止血。用于湿热黄疸，痢疾，咽炎，痈肿，吐血，衄血，血崩。

【用法与用量】 藏药 1~3g；维药 3~5g；中药 5~10g。外用适量，研粉干撒或以羊脂拌和涂敷患处。

【化学成分】 含马蔺子素化合物：马蔺子甲素（pallason A, irisquinone），马蔺子乙素（pallason B, dihydroirisquiinone），马蔺子丙素（pallason C）；甾醇类化合物：β-谷甾醇（β-sitosterol）；脂肪酸（酯）类：亚油酸（酯），硬脂酸（酯），油酸（酯），豆蔻酸（myristic acid），软脂酸（酯），葵酸和月桂酸；其他：白桦脂醇（betulin），3-羽扇豆烯酮（3-lupene-3-one），淀粉，脂肪油等。

马蔺子甲素

白桦脂醇

豆蔻酸

【药理作用】马蔺子醇浸膏口服，对小鼠有抗生育、抗着床作用。马蔺子甲素对宫颈癌 U_{14}、淋巴肉瘤等小鼠肿瘤有明显抑制作用并增强带瘤小鼠的免疫功能；腹腔注射对小鼠肝癌腹水型和艾氏腹水癌有明显抑制作用，可延长小鼠生命；对小鼠正常皮肤无增敏作用，对小鼠肿瘤乏氧细胞具有选择性地放射增敏的作用；预先给予小鼠腹腔注射马蔺子甲素，对急性放射性损伤有一定保护作用，对动物造血功能的恢复也有一定的促进作用。

【制剂】藏药：九味藏紫菀花散，十三味马蔺散，十六味马蔺子丸。

附注：藏医药古籍文献《度母本草》和《晶珠本草》均记载"本品分为雄、雌、中性三种"，"雄"者生于坚硬旱地或田边，花紫色，果实三棱形、灰色，种子成熟后变成红色；"雌"者生于潮湿的草坡，花蓝色，果圆形、红色；"中性"者到处皆生，叶似稻苗，花红色，有蓝色光泽，果实三角形，种子灰白色。《中华本草：藏药卷》记载，藏医药用的"智玛"分为3种，其中"母智"为鸢尾科植物，为正品；《藏药卷》认为雄者为马蔺 *I. lactea* var. *chinensis*，雌者为青海鸢尾 *I. qinghainica* Y. T. Zhao（果红色），中性者为尼泊尔鸢尾 *I. decora* Wall.（花红色），此外尚有锐果鸢尾 *I. goniocarpa* Baker、卷鞘鸢尾 *I. potaninii* Maxim. 等的种子藏医也药用，但藏药的标准中仅收载了马蔺 *I. lactea* var. *chinensis*。

蒙医药古籍文献《认药白晶鉴》和《无误蒙药鉴》也记载"本品分为三种"，《中华本草：蒙药卷》认为为系马蔺 *I. lactea* var. *chinensis* 的种子。

马 尿 泡

【民族药名】藏药（唐冲嘎保，汤冲嘎保，汤冲嘎宝，唐春嘎保，我大，嘎宝起兔，堆浪古久，浪青捏巴）。

【来源】茄科植物马尿泡 *Przewalskia tangutica* Maxim. 的干燥根。

【标准】部标藏药（95），青海藏标（92）。

【功能主治】藏药：镇静止痛，解毒，杀虫，消肿。用于炭疽病，热性传染病，白喉，痉挛性腹痛，肠道疼痛。外用于痈肿疔毒，皮肤病。

【用法与用量】1~2g。外用适量，研粉以冷水调敷患处。有毒，慎用。

【化学成分】含生物碱类：主要为莨菪碱（hyoscyamine），东莨菪碱（scopolamin），山莨菪碱（anisodamine），托品碱（tropine），红古豆碱（cuscohygrine），去水阿托品（apoatropine），樟柳碱（anisodine），相思子碱（abrine）；黄酮类：山奈酚-3-鼠李糖半乳糖苷（kaempferol-3-rhamnogalactoside），槲皮素-7-葡萄糖苷（quercitin-7-glucoside），山奈酚-7-葡萄糖苷（kaempferol-7-glucoside）；甾醇类：β-谷甾醇（β-sitosterol），豆甾醇（stigmasterol），菜油甾醇（campesterol）等。

莨菪碱   榭皮素-7-*O*-葡萄糖苷

【制剂】藏药：十三味马蔺散，秘诀十三味红花散，十六味马蔺子丸。

附注：马尿泡 *P. tangutica* 为我国特有种，仅分布于青海、四川、甘肃、西藏。《青海藏标》在"马尿泡/唐春嘎保"条下附注中说明，茄科植物茄参（矮莨菪）*Mandragora caulescens* C. B. Clarke 也药用，系地方习用品；文献记载尚有青海茄参 *Mandragora chinghaiensis* Kuang et A. M. Lu 也入药，但均未见有标准收载。藏医还药用其种子，功能壮阳生精。

马钱子（番木鳖）

【民族药名】藏药（果齐拉，果西拉，郭基拉，高西拉，敦达合，敦母达合），蒙药（混其勒），维药（苦求拉，Kuqula），傣药（骂过伯）。

【来源】马钱科植物马钱 *Strychnos nux-vomica* L. 或云南马钱 *Strychnos pierriana* A. W. Hill 的干燥成熟种子。

【标准】中国药典，部标藏药（附录，95），部标维药（附录，99），部标进药（86,77），藏标（79），青海藏标（附录，92），内蒙蒙标（86），新疆维标（93），新疆药标（80），香港中标（第七期）。

【功能主治】藏药：散血热，消肿，止痛。用于咽喉痹痛，痞块，痈疽，肿毒。

蒙药：清热，解毒，平喘，止痛。用于胸背刺痛，"赫依"引起的身体发硬，气血相讧，胸闷气促，胸胁刺痛，狂犬病，疗疮。

维药：强筋健肌，收敛固涩，强精止痛。用于关节炎，腰痛，面瘫，四肢麻木，遗尿，子宫下垂，性欲减退，各种皮肤病。

傣药：用于肿毒，疥癣。

中药：通络止痛，散结消肿。用于跌扑损伤，骨折肿痛，风湿顽痹，麻木瘫痪，痈疽肿痛，咽喉肿痛。

【用法与用量】0.3~1g；维药 0.1~0.2g。炮制后入丸散用。本品有大毒，不宜多服、久服，多需炮制后使用；孕妇禁用；运动员慎用。

【化学成分】含生物碱类：番木鳖碱（strychnine，士的宁），异番木鳖碱（isostrychnine），马钱子碱（brucine），异马钱子碱（isobrucine），番木鳖碱氮氧化物（strychnine *N*-oxide），马钱子碱氮氧化物（brucine *N*-oxide），β- 可鲁勃林（β-colubrine），番木鳖次碱（vomicine），依卡精（icajine）等；萜类、甾类及其苷类：马钱子素（loganin），β- 谷甾醇（β-sitosterol），胡萝卜苷（daucosterol）；有机酸：绿原酸（chlorogenic acid），原儿茶酸（protocatechuic acid），没食子酸（gallic acid）；其他类：咖啡酸乙酯（ethyl caffeate），儿茶酚（catechol），麦芽酚（matol）等。《中国药典》规定含士的宁（$C_{21}H_{22}N_2O_2$）应为 1.20%~2.20%，马钱子碱（$C_{23}H_{26}N_2O_4$）不得少于 0.80%。

士的宁　　　　　　　　马钱子碱　　　　　　　　马钱子素

【药理作用】生物碱是马钱子的主要活性部位。番木鳖碱对整个中枢神经系统都能起到一定的兴奋作用,脊髓对番木鳖碱有高度的敏感性,治疗剂量的番木鳖碱能使神经冲动在脊髓中传导易化,缩短反射时间,并增大其反射强度,但不破坏脊髓中枢的交互抑制过程,而中毒剂量的番木鳖碱会破坏脊髓中枢的交互抑制过程,导致强直性惊厥;番木鳖碱还能兴奋延髓的血管运动中枢和呼吸中枢,加强大脑皮质的兴奋过程,提高各感觉器官的功能。马钱子所含生物碱有激动或抑制心肌细胞离子通道的作用,对心肌细胞具有保护作用。马钱子所含的部分生物碱具有显著的镇痛抗炎作用,能显著抑制醋酸所致小鼠疼痛、巴豆油所致小鼠耳肿胀和角叉菜胶所致大鼠足趾肿胀。水煎液以及马钱子碱皆有明显的抑制肿瘤生长的作用;生物碱还具有一定的抗血栓作用。

【制剂】藏药:五味马钱子汤散,七味马钱子丸,十一味斑蝥丸,十三味马钱子丸,二十味沉香丸,三十五味沉香丸,大月晶丸。

附注:《中国植物志》中,将 S. pierriana 作为长籽马钱 S. wallichiana Steud ex DC. 的异名处理。

马蹄金(荷包草)

【民族药名】苗药(窝比赊溜,锐咪等,蛙官炯),傣药(帕糯,怕糯,帕浪),彝药(么可西)。

【来源】旋花科植物马蹄金 Dichondra repens Forst. 的干燥全草。

【标准】部标成方(附录,91),广西中标(90),上海中标(94),贵州地标(94),贵州中民标(03)。

【功能主治】苗药:清热,利湿,解毒。用于黄疸,痢疾,砂淋,白浊,水肿,疔疮肿毒,跌扑损伤,毒蛇咬伤。

傣药:清火解毒,利水退黄,通气血止痛。用于"拢牛"(小便热涩疼痛),"拢蒙沙嘿"(腹泻腹痛,赤白下痢),"拢案答勒"(黄疸),"拢害理冒巴"(高热不语),"拢害线"(疟疾),"拢沙龙接火"(咽喉肿痛),"拢沙龙接喉改板,哦勒"(牙龈肿痛,出血),"拢沙龙答接泵亮"(目赤肿痛),"说凤令兰"(口舌生疮)。

彝药:用于湿热黄疸,白浊,痢疾,尿道感染,小便疼痛,热淋水肿,经闭,跌扑损伤,疮疡肿毒。

中药:清热利湿,解毒消肿。用于肝炎,胆囊炎,痢疾,肾炎水肿,泌尿系感染,淋证,扁桃体炎,乳蛾,跌打损伤。

【用法与用量】 6~30g。外用适量,研末调敷或鲜品捣烂敷患处。

【化学成分】 含挥发油:反式丁香烯(trans-caryophyllene),异杜香烯(isoledine),柠檬烯(limonene),δ-杜松烯(δ-cadinene),d-苦橙油醇(d-nerolidol);甾醇类:β-谷甾醇(β-sitosterol);其他成分:委陵菜酸(tormentic acid),香荚兰醛(vanillin),麦芽酚(maltol),伞形花内酯(umbelliferone),茵芋苷(skimmin)等。

反式丁香烯　　　　香荚兰醛　　　　伞形花内酯

【药理作用】 马蹄金以乙醇提取、正丁醇萃取得到的提取物对 CCl_4、D-半乳糖胺、硫代乙酰胺和异硫氰酸-1-萘酯所致肝损伤均有一定的保护作用;对醋酸所致的毛细血管通透性的增加有明显的抑制作用;可抑制角叉菜胶所致的大鼠足趾炎症性肿胀;可明显抑制二甲苯所致小鼠耳郭急性炎症性水肿;提取物对金黄色葡萄球菌、乙型溶血性链球菌等革兰氏阳性致病球菌的抗菌作用较强;而对大肠埃希菌、伤寒杆菌、变形杆菌、产气杆菌等革兰氏阴性杆菌作用较弱;对福氏痢疾杆菌无效。此外,上述马蹄金提取物还具有解热利胆、增强免疫和抗癌等作用。

【制剂】 苗药:金马肝泰颗粒,伤痛克酊。

附注:《广西壮标》(08)在"马蹄金"条下收载的基源为"马蹄金 Dichondra micrantha Ulb.",据《中国植物志》记载,我国马蹄金属(Dichondra)植物仅1种,未见记载有 D. micrantha。

麻油(芝麻油,胡麻油,胡麻子油)

【民族药名】 傣药(阿)。

【来源】 胡麻科植物脂麻 Sesamum indicum L. 的成熟种子用压榨法得到的脂肪油。

【标准】 中国药典,台湾中药典(80,06)。

【功能主治】 傣药(种子、油、全草):调平四塔,消肿止痛,消炎利水,排石,润肠通便。用于四塔不足引起的"多温多约,冒米想"(体弱多病,乏力),"贺办答来"(头昏目眩),"乎糯乎年"(耳鸣耳聋),"飘那朋蒿"(面色苍白),"菲埋喃皇罗"(水火烫伤),"拢牛哈占波"(小便热涩疼痛,尿路结石),"拢胖腊里"(便秘)。

中药:润肠,润肺。

【用法与用量】 5~10ml。外用适量,涂擦患处。用作润滑剂及赋形剂;外用作为软膏及硬膏基质。

【化学成分】 含脂肪酸:油酸(oleic acid),亚油酸(linoleic acid),棕榈酸(palmitic acid),花生酸(arachidic acid),及其甘油酯,芝麻酚(sesamol);木脂素类:芝麻素(sesamin),芝麻林素(sesamolin)等;其他:芝麻苷(pedaliin),植物甾醇(phytosterol),卵磷脂(lecithin),维生

素 E，叶酸（folic acid），芝麻糖（sesamose），车前糖（planteose）等。《中国药典》规定，皂化值应为 188~195；碘值应为 103~116。

芝麻素

【药理作用】芝麻的脂肪油对动脉粥样硬化模型兔具有较明显的降血脂作用，对大鼠实验性高脂血症有明显预防作用；可减轻小鼠氧化应激和缓解注射内毒素后的肝中毒症状；喂饲大鼠，可增加肾上腺中维生素 C 及胆固醇含量；正常大鼠或去势大鼠注射给予芝麻油，表现出有增加血细胞比容的倾向。脂肪油中的木酚素类和生育酚类等抗氧化性物质能有效地清除细胞内的自由基，阻止其引发的细胞膜内不饱和脂质的过氧化反应，延缓细胞衰老。此外，芝麻还具有抗癌、杀菌和免疫激活作用。

【制剂】维药：开胃加瓦日西阿米勒片。

附注：《中国植物志》中，S. indicum 的中文名使用"芝麻"。

麦冬（麦门冬）

【民族药名】蒙药（阿日白力各 - 温都斯），维药（木瓦拜勒斯比提），苗药（基加欧幼，比子，嘎果搞日，正洼麦冬）。

【来源】百合科植物麦冬 *Ophiopogon japonicus*（L. f.）Ker-Gawl. 的干燥块根。

【标准】中国药典，内蒙蒙标（86），贵州中标规（65），新疆药标（80），台湾中药典范（85），上海中标（附录，94），台湾中药典（04），香港中标（第三期，10）。

【功能主治】蒙药：平息"协日乌素"，清热，解毒。用于头痛，口渴，目黄，黄疸，肝胆热，肠热，毒热。

维药：润肺，止咳，生津。用于肺热干咳，心烦口渴，大便秘结。

苗药：滋阴润肺，益胃生津，清心除烦。用于肺燥干咳，肺痈，阴虚劳嗽，津伤口渴，消渴，心烦失眠，咽喉疼痛，肠燥便秘，血热吐衄。

中药：养阴生津，润肺清心。用于肺燥干咳，阴虚劳嗽，喉痹咽痛，津伤口渴，内热消渴，心烦失眠，肠燥便秘。

【用法与用量】6~15g。

【化学成分】含皂苷类：麦冬皂苷 A，B，C，D（ophiopogonins A，B，C，D）；黄酮类：甲基麦冬二氢高异黄酮 A（methylophiopoganone A），甲基麦冬二氢高异黄酮 B（methylophiopoganone B），甲基麦冬黄酮 A（methylophiopogonone A），甲基麦冬黄酮 B (methylophiopogonone B);其他类:挥发油,β-谷甾醇(β-sitosterol),β-豆甾醇(β-stigmasterol)等。《中国药典》规定含麦冬总皂苷[以鲁斯可皂苷元($C_{27}H_{42}O_4$)计]不得少于0.12%;《香港中标》规定含麦冬皂苷D($C_{44}H_{70}O_{16}$)不少于0.010%。

鲁斯可皂苷元　　　　　　麦冬皂苷D

【**药理作用**】麦冬多糖能促进体液免疫和细胞免疫功能,显著增加小鼠胸腺和脾脏的重量,增强小鼠网状内皮系统的吞噬能力,提高血清中溶血素含量,并通过免疫促进作用对荷瘤小鼠具有一定的抑瘤谱及抑瘤强度。提取物具有明显的抗心肌缺血作用并呈一定的量效关系。总皂苷具有抗心律失常作用;同时可降低右心房的肌自律性和右心房的肌兴奋性,延长左心房肌功能不应期。多糖对正常小鼠血糖无明显影响,但能降低自发性高血糖小鼠血糖及升高血清胰岛素,能降低链脲霉素诱发高血糖大鼠的血糖及糖化血红蛋白,能推迟大鼠口服蔗糖后血糖升高时间并降低血糖。此外,麦冬还具有抗衰老、抗肿瘤、抗缺氧、抗疲劳等作用。

【**制剂**】蒙药:哈敦海鲁木勒九味丸,哈敦海鲁木勒十三味丸,草果健脾散,寒水石二十一味散,寒水石小灰散,红花清肝十三味丸,菊花七味胶囊,利胆八味散,利肝和胃丸,连翘四味汤散,麦冬十三味丸,明目十六味丸,明目二十五味丸,清热八味散,清热二十三味散,清瘟利胆十三味丸,清瘟十二味丸,调元大补二十五味汤散,小儿清肺八味丸,止痢七味散,止痢十五味散。

苗药:肤舒止痒膏,金鳝消渴颗粒,养阴口香合剂。

傣药:灯盏生脉胶囊。

附注:《湖南中标》(93)、《河南中标》(91)在"麦冬"条下收载的基源为山麦冬属(*Liriope*)植物湖北麦冬 *L. spicata*(Thunb.)Lour. var. *prolifera* Y. T. Ma[= 山麦冬 *L. spicata*(Thunb.)Lour.]、短葶山麦冬 *L. muscari*(Decne.)Baily(= 阔叶山麦冬 *L. platyphylla* Wang et Tang)的干燥块根,现《中国药典》以"山麦冬"之名单独收载,其功能主治与麦冬相同。

维医所用麦冬商品中还见混入有间型沿阶草 *O. intermedius* D. Don.、沿阶草 *O. bodinieri* Lévl.、阔叶山麦冬 *Liriope platyphylla* Wang et Tang、山麦冬 *L. spicata* Lour.、禾叶山麦冬 *L. graminifolia*(L.)Baker 的块根,应注意鉴别。

麦 芽

【来源】 禾本科植物大麦 Hordeurn vulgare L. 的成熟果实经发芽干燥而得。

【标准】 中国药典，新疆药标（80），贵州中标（88），湖南中标（09）。

【功能主治】 中药：行气消食，健脾开胃，回乳消胀。用于食积不消，脘腹胀痛，脾虚食少，乳汁郁积，乳房胀痛，妇女断乳，肝郁胁痛，肝胃气痛。生麦芽：健脾和胃，疏肝行气，用于脾虚食少，乳汁郁积。炒麦芽：行气消食，回乳，用于食积不消，妇女断乳。焦麦芽：消食化滞，用于食积不消，脘腹胀痛。

【用法与用量】 10~15g。用于回乳时炒制用60g。

【化学成分】 主要含 α-、β-淀粉酶（α-、β-amylase）；生物碱：大麦芽碱（hordenine），大麦芽胍碱 A 和 B（hordatines A、B）等；其他：维生素 A、D、E，细胞色素 C，β-谷甾醇（β-sitosterol），胡萝卜苷（daucosterol）等。

大麦芽碱

【药理作用】 生麦芽有催乳作用，母鼠血清催乳素水平高，乳腺腺泡扩张，乳汁充盈程度强，子鼠体重增加较多。麦芽可阻止结肠炎小鼠结肠炎的发展并对抗体重的降低，减轻肠黏膜的损害。麦芽含有一种快速的去极化肌肉松弛剂，既有去极化作用，又能降低肌肉对乙酰胆碱的敏感性，能降低肌膜及整个肌纤维的正常静息电位。提取物体外对生物大分子的氧化损伤有很好的保护作用；能有效增强 D-半乳糖致衰老模型小鼠抗氧化防御系统的防御能力。

【制剂】 苗药：儿脾醒颗粒，金鳝消渴颗粒。

附注：维医也药用大麦，但是直接使用果实，称"阿日帕""谢尔"，而不使用芽，功能生干生寒、降低过盛的血液质和胆液质、消炎退肿、清热止渴、清血除脂、通利肠气、润肤生辉、清胆止泻，用于湿热性或血液质性疾病，如胸膜炎、乳腺炎、腮腺炎、伤寒、肺结核、发热、肝热口渴、血液浓稠、肠内气滞、肤色粗糙、暗疮红肿、胆液质性腹泻，与麦芽不同。

蔓菁（蔓菁膏）

【民族药名】 藏药（妞玛坎扎，妞玛砍扎，妞玛，凉玛，那木钦普让母，郎开堆孜，恰妞砍扎），维药（查木古尔，里非提，射里海米）。

【来源】 十字花科植物芜菁 Brassica rapa Pasq. 的干燥块根或经加工制成的浸膏。

【标准】 部标藏药（附录，95），西藏未成册标准（04），西藏藏标（12），青海藏标（附录，92），四川藏标（14）。

【功能主治】 藏药：解毒，滋补。用于各种中毒症，"龙"病，身体虚弱。

维药：生湿生热，营养全身，肥体强身，润肺止咳，增强食欲，软便利尿，填精壮阳，明目增视。用于干寒性或黑胆质性疾病，如营养不良，身瘦体弱，肺燥咳嗽，食欲缺乏，便秘，尿闭，精液稀少，性欲减退，视力降低。

【用法与用量】 藏药 3~5g（《西藏藏标》5~10g）；临用前制备（熬膏）。维药 10~50g。维医认为本品不易消化，产生气体，可引起阻塞，对热性气质者可引起头痛，可以黑胡椒矫正。

【化学成分】 含黄酮类：槲皮素（quercetin），山柰酚（kaempferol），山柰酚 -3-O- 芸香糖苷（kaempferol-3-O-rutinoside）等；三萜类：齐墩果酸（oleanolic acid），熊果酸（ursolic acid）等；挥发油：甲酸异丙酯（isopropyl formate），辛烷（octane），2- 甲基庚烷（2-methyl heptane）等；其他类：β- 谷甾醇（β-sitosterol），蛋白质，氨基酸，脂肪，芜菁多糖，Ca，P，Fe，维生素 B_2，维生素 C，烟酸等。《四川藏标》规定蔓菁药材含多糖以无水葡萄糖（$C_6H_{12}O_6$）计，不得少于 8.0%；蔓菁膏含多糖不得少于 60.0%。

槲皮素　　　　　齐墩果酸　　　　　甲酸异丙酯

【药理作用】 蔓菁根水提取物、65% 乙醇提取物及 95% 乙醇提取物均能明显延长小鼠在常压缺氧、急性脑缺血性缺氧及亚硝酸钠中毒时的存活时间，并可增加外周血象中红细胞数与血红蛋白含量，提示其具有抗缺氧活性。95% 乙醇提取物和醇沉水提物均能降低营养型高脂血症模型 SD 大鼠血清中总胆固醇（TC）、甘油三酯（TG）、高密度脂蛋白胆固醇（HDL-C）、低密度脂蛋白胆固醇（LDL-C）水平及肝脏系数。能使环磷酰胺引起的小鼠骨髓 PCE 微核率、骨髓细胞染色体畸变率有所下降。水提物能明显延长黑腹果蝇的平均寿命和最高寿命，提高小白鼠的红细胞和肝细胞超氧化物歧化酶（SOD）含量，降低血浆和肝组织脂质过氧化物（LPO）含量。此外，蔓菁还具有抗辐射、抗突变、抗癌、抗疲劳、提高免疫等作用。

【制剂】 藏药：二十五味马宝丸。

附注：《中国植物志》中，*B. rapa* Pasq. 的学名为"芜青 *Brassica rapa* L."。

芜菁又称"芜根""芜菁"，多栽培作为蔬菜食用。因生长环境不同，大小不一，藏医认为生长于邻水、朝向北方的田中、颜色稍红的"水蔓菁"为上品，以放置九年后熬制成的膏效果极佳。

芜菁 *B. rapa* 的种子，维医称"芜菁子"药用，功能主治与本品不同（参见"芜菁子"条）。

蔓 荆 子

【民族药名】 蒙药（退帮音 - 乌热，推邦音 - 乌热，西日 - 推泵温 - 乌日），傣药（管底，官底,元奔,麻用板,答皮拨)。

【来源】 马鞭草科植物单叶蔓荆 *Vitex trifolia* L. var. *simplicifolia* Cham. 或蔓荆 *Vitex trifolia* L. 的干燥成熟果实。

【标准】 中国药典,内蒙蒙标(86),云南药标(74),新疆药标(80),广西壮标(11),香港中标(第五期)。

【功能主治】 蒙药:调温利水。用于浮肿,胃火不足,头痛,头晕,目胀痛,眶上神经痛,肌肉神经痛,痔疮。

傣药(果实,叶):清火解毒,镇心安神,祛风散寒,消肿止痛。用于"拢贺冒贺办"(头昏目眩),"贺接"(头痛),"拢呆坟"(中风偏瘫,半身不遂,肢体麻木疼痛),"拢蒙沙喉"(风湿热痹症,肢体关节红肿热痛,屈伸不利),"拢梅兰申"(风寒湿痹证,肢体关节酸痛,屈伸不利)。

中药:疏散风热,清利头目。用于风热感冒头痛,齿龈肿痛,目赤多泪,目暗不明,头晕目眩。

【用法与用量】 5~10g;傣药 10~15g。

【化学成分】 含挥发油:莰烯(camphene),蒎烯(pinene),桉油精(eucalyptol),对聚伞花素(*p*-cymene)等;生物碱类:蔓荆子碱(vitricin);黄酮类:蔓荆子黄素(casticin),紫花牡荆素(vitexcarpin),艾黄素(artemetine),木犀草素(luteolin)等;萜类:牡荆内酯(vitexilactone),蔓荆呋喃(rotundifuran),前蔓荆呋喃(prerotundifuran)等;脂肪酸:肉豆蔻酸(myristic acid),棕榈酸(palmitic acid),硬脂酸(stearic acid),油酸(oleic acid)等;其他类:卫矛醇(dulcitol),香草酸(vanillic acid),γ-生育酚(γ-tocopherol),对茴香酸(*p*-anisic acid),谷氨酸,丙氨酸,赖氨酸等。《中国药典》《广西壮标》《香港中标》规定含蔓荆子黄素($C_{19}H_{18}O_8$)不得少于 0.030%。

蔓荆子黄素   牡荆内酯

【药理作用】 从单叶蔓荆果实中提取出的黄酮类化合物显示出对癌细胞有诱导凋亡和抑制生长的作用,能抑制人髓细胞白血病细胞增殖和诱导细胞凋亡;可通过氧化应激诱导人类胃印戒细胞癌凋亡;紫花牡荆素可通过激活线粒体调控的凋亡通路诱导 K562 细胞凋亡。蔓荆子生品及炮制品均有明显的解热作用;紫花牡荆素、木犀草素等黄酮类化合物具有镇痛作用;紫花牡荆素具有明显的体内抗炎作用。水煎剂体外试验对枯草杆菌、金黄色葡萄球菌、变形杆菌、蜡样芽孢杆菌等多种细菌均有不同程度的抗菌作用。水煎剂、醇浸液以小鼠酚红法试验,具有显著的祛痰作用。水提物具有明显的降压作用,对猫注射蔓荆子醇浸液能引起动物血压明显下降。

【制剂】 蒙药:痔瘘六味散,止吐六味散。

附注:"蔓荆子"之名始见于《本草经集注》,《神农本草经》称"蔓荆实",据考证应为

单叶蔓荆 *V. trifolia* var. *simplicifolia*。广西、云南还使用异叶蔓荆 *V. trifolia* L. var. *subtrisecta*（O. Kuntz）Moldenke 的果实，但未见有标准收载。

傣医还使用蔓荆 *V. trifolia* 的叶，《云南中标》（傣药，07）中以"蔓荆叶/摆管底"之名收载，功能主治为"清火解毒，除风止痒，活血化瘀，消肿止痛。用于风火偏盛引起的头昏、头痛、眩晕、中风偏瘫、风湿病肢体关节红肿热痛或酸麻冷痛，六淋证出现的尿频、尿急、尿痛、风疹、麻疹、水痘、湿疹"；还以"蔓荆根/哈管底"之名收载了根，功能主治为"清火解毒，除风止痛。用于风火偏盛所致头昏、头痛、眩晕、心悸、中风偏瘫、风湿病肢体关节肿痛"，均与果实有所不同。

满 山 香

【民族药名】彝药（洛窝，鲁窝，软藤）。
【来源】木兰科植物满山香 *Schisandra propinqua*（Wall.）Baill. var. *intermedia* A. C. Smith 或铁箍散 *Schisandra propinqua*（Wall.）Baill. var. *sinensis* Oliv. 的干燥根和茎。
【标准】云南药标（74，96）。
【功能主治】彝药：用于食滞气撑，慢性胃炎，慢性肠炎，肠鸣腹泻，湿重汗闭，浑身酸痛，风湿性关节炎，骨折，血栓闭塞性脉管炎，痛经，月经不调；外用于疮疖，毒蛇咬伤，外伤出血。
【用法与用量】15~30g。
【化学成分】含木脂素类：tigloylgomisin, angeloylgomisin O，五味子丙素（schisandrin C）等；三萜类：安五酮酸（anwuweizonic acid），漫五酸（manwuweizic acid），propiniclactones A、B 等；其他类：芦丁（rutin），对羟基苯乙醇苷，琥珀酸（succinic acid），β-谷甾醇（β-sitosterol），胡萝卜苷（daucosterol），尿囊素（allantion）等。

五味子丙素　　　　安五酮酸

【药理作用】满山香水煎剂在鸡胚内有抑制和灭活流感病毒的作用。漫五酸对小鼠 Lewis 肺癌、脑肿瘤-22、肝肿瘤有抑制作用，但体外无细胞毒作用。
【制剂】彝药：灯银脑通胶囊。
附注：《中国植物志》中，"*S. propinqua* var. *intermedia*"被并入其原变种，记载为合蕊五味子 *S. propinqua*（Wall.）Baill.。
《四川中标》（77，87）以"香巴戟"之名收载了铁箍散 *S. propinqua* var. *sinensis* 的根，与满山香功能主治不同，应注意区别。《江西中标》（96）收载的"满山香"的基源为报春

花科植物细梗香草 *Lysimachia capillipes* Hemsl. 的全草；《广西壮标》（11）收载的"满山香"为杜鹃花科植物滇白珠 *Gaultheria leucocarpa* Bl. var. *yunnanensis*（Franch.）T. Z. Hsu et R. C. Fang 的地上部分，均为同名异物品，应注意区别。陕西有称紫草科植物琉璃草 *Cynoglossum zeylanicum*（Vahl）Thunb. ex Lehm. 为"铁箍散"药用，不宜混用。

曼陀罗子（醉仙桃）

【民族药名】藏药（索玛拉扎），蒙药（达杜拉，唐普日木 - 达杜拉，图布德 - 章古，满都拉图 - 其其格），维药（依替羊衣给乌拉盖，依提洋克欧如合，朝即马夕厘，节维孜马斯力，塔土热），傣药（嘎扎郎，芒嘿麻）。

【来源】茄科植物曼陀罗 *Datura stramonium* L.、毛曼陀罗 *Datura innoxia* Mill. 或白曼陀罗 *Datura metal* L. 的干燥成熟果实或种子。

【标准】部标维药（99），上海中标（94），山东中标（95），江西中标（96），福建中标（06）。

【功能主治】藏药：解毒，干黄水。用于麻风病，皮肤病，黄水病，烧伤。

蒙药：止咳，平喘，止痛，驱虫。用于咳嗽，喘息，关节疼痛，偏头痛，牙痛，胃痧症，亚麻虫病，毒蛇咬伤，外伤。

维药：镇静，止痛，安神，止咳平喘。用于关节骨痛，胃痛腹痛，咳嗽气喘。

傣药：除风散寒，消肿止痛，敛疮排脓，杀虫止痒。用于"拢呆坟"（中风偏瘫，半身不遂，肢体麻木疼痛），"拢梅兰申"（风寒湿痹证，肢体关节酸痛，屈伸不利），"沙把接"（各种痛证），"拢达尔"（腮腺、颌下淋巴结肿痛），"拢习毫"（癣），"兵洞烂"（疮疡久不收口），"丁哦兰列烘"（脚气溃烂），"兵洞飞暖龙"（疔疮痈疖脓肿）。

中药：平喘，祛风，止痛。用于咳喘，惊痫，风寒湿痹，泻痢，脱肛，跌打损伤，疮疖。

【用法与用量】中药 0.15~0.3g；藏药 2~3g；维药 0.05~0.1g。有毒，内服过量可引起中毒。儿童禁用。维医临床上对于本品轻度中毒出现胡言乱语、精神错乱时，以荜茇、小茴香解毒。

【化学成分】含莨菪烷型生物碱（0.12%~0.82%）：天仙子碱（hyoscine），天仙子胺（莨菪碱，hyoscyamine），东莨菪碱（scopolamine），阿托品（atropine），去水阿托品（apoatropine），托品碱（tropine），陀罗碱（meteloidine），3α, 6β- 二巴豆酰氧基莨菪烷（3α, 6β-ditigloyloxytropane），3α, 6β- 二巴豆酰氧基 -7β- 莨菪烷醇（3α, 6β-ditigloyloxytropane-7β-ol），3β- 巴豆酰氧基托烷（tigloidine）等；挥发油：6- 戊基 -5, 6- 二氢化吡喃 -2- 酮（6-pentyl-5, 6-dihydro-2H-pyran-2-one），二苯酮（benzophenone），1- 己醇（1-hexanol）等；酚类：对苯二酚（1, 4-benzenediol），滨蒿内酯（scoparone），东莨菪亭（scopoletin）等；脂肪油（15%~30%）：棕榈酸，十七烷酸（daturic acid），油酸（oleic acid），亚油酸（linoleic acid）等；甾醇类：去甲基羊毛甾醇（norlanosterol），钝叶甾醇（obtusifoliol），4α- 甲基胆甾 -8- 烯醇（4α-methylcholest-8-enol），4- 甲基 -7- 胆甾烯醇（lophenol）等。

阿托品　　　　　　东莨菪亭

【药理作用】东莨菪碱能阻滞大脑皮层和脑干网质结构中的 M- 胆碱受体，并可对抗肾上腺素，可使意识消失，产生麻醉等作用；但对延髓和脊髓则有不同程度的兴奋作用，尤其对延髓的呼吸中枢兴奋作用明显；可提高清醒犬的呼吸频率，抵消哌替啶、氯丙嗪等减慢呼吸的作用；能扩张支气管并抑制呼吸道腺体分泌而引起口干；拮抗肾上腺素或去甲肾上腺素的升压作用；改变失血性犬的微循环。能兴奋交感神经，抑制迷走神经，加速心率，对青壮年的作用明显，但对老年人的心率无明显影响，该作用以阿托品最强；正常兔及麻醉犬静脉注射阿托品 2~4mg/kg，可拮抗肾上腺素或去甲肾上腺素（50μg/kg）诱发的心率紊乱。东莨菪碱和阿托品能降低胃肠道蠕动及张力，能阻断胆碱能神经的功能，松弛膀胱逼尿肌、收缩尿道括约肌而导致尿潴留。

【制剂】维药：镇痛艾比西帕丸。

附注：《中国植物志》中，*D. metal* 的中文名使用"洋金花"。

藏医药古籍文献《晶珠本草》记载"索玛拉扎果实三角形，内有种子状如萝卜子或莨菪子，黑色，肾形，有花纹，具油汁"，确为曼陀罗属（*Datura*）植物，藏医药用的可能涉及该属的 3 个种，即曼陀罗 *D. stramonium*、紫花曼陀罗 *D. tatula* L. 和无刺曼陀罗 *D. inermis* Jacq.（但据研究，后 2 种的花色、果实有刺或无刺属于自然变异，且这种变异在遗传上也是不稳定的，故在植物分类学上将其均归入曼陀罗 *D. stramonium* 中）；青海部分地区曾使用桑科植物大麻 *Cannabis sativa* L. 的种子，是否可通用还有待研究。文献记载，维医也使用紫花曼陀罗 *D. tatula*。应按制剂批文规定使用。

江西称"醉仙桃"，以果实入药。

芒果核（杧果核）

【民族药名】藏药（阿哲，阿摘，阿斋，阿马巴，夏斋，帕拉），蒙药（芒果日 - 吉木斯，芒告日 - 吉木斯，阿巴来，沙巴来）。

【来源】漆树科植物芒果 *Mangifera indica* L. 的干燥成熟种子。

【标准】部标藏药（95），藏标（79），青海藏标（附录，92），内蒙蒙标（86），广西中标（90），上海中标（附录，94）。

【功能主治】藏药：滋阴，补肾。用于肾虚。

蒙药：补肾，祛肾寒。用于肾虚，肾寒，腰腿痛。

中药：行气，消滞。用于疝气，子痈，食滞。

【用法与用量】3~6g。

【化学成分】含有机酸：3,4-O-异亚丙基莽草酸（3,4-O-isopropylidene shikimic acid），没食子酸（gallic acid）；黄酮类：芒果苷（mangiferin）；甾类：β-胡萝卜苷（β-daucosterol）；黄酮类：槲皮素（quercetin）；其他：氨基酸，多肽，蛋白质，糖类等。

芒果苷　　　　　　　没食子酸

【药理作用】芒果核提取物对脂质过氧化及诱导红细胞氧化损伤具有良好的抑制作用。体外对志贺痢疾杆菌、福氏痢疾杆菌、大肠埃希菌、枯草芽孢杆菌、苏云金芽孢杆菌和金黄色葡萄球菌都有较强的抑菌活性，但对啤酒酵母菌和黑曲霉无抑菌活性。

【制剂】藏药：十三味马蔺散，十三味菥蓂丸，十六味马蔺子丸，十八味诃子丸，二十五味马宝丸，二十八味槟榔丸，石榴普安散。

蒙药：那如八味丸。

附注：《中国植物志》中，芒果 *M. indica* 的中文名使用"杧果"。

藏医药古籍文献《晶珠本草》记载的有两种形态，《中华本草：藏药卷》认为一种即芒果 *M. indica* 的核，另一种为豆科植物厚果鸡血藤 *Millettia pachycarpa* Benth. 的种子，后者有毒，今已少用。现标准中也仅收载有 *M. indica*。

傣医药用芒果 *M. indica* 的根、叶、树皮、果实，统称"麻蒙"，功能收敛止泻、利水消肿、镇痛安神。

毛大丁草（兔耳风，兔儿风，兔耳草，白眉草，毛丁白头，毛丁白头翁）

【民族药名】苗药（加八喽龚旧，加苏，八喽龚旧），傣药（牙埋董，亚晃），彝药（念资咪，阿特那波，白衣背定）。

【来源】菊科植物毛大丁草 *Gerbera piloselloides*（Forsk.）G. Jeffrey [*Piloselloides hirsute* (Forsk.) G. Jeffrey] 的干燥全草。

【标准】云南中标（彝药，05），云南药标（74，96），四川中标（77，87），贵州中标（88），广西中标（90），贵州中民标（03）。

【功能主治】苗药：清热解毒，宣肺止咳，行气活血。用于伤风咳嗽，哮喘，胃脘胀痛，泄泻，痢疾，水肿，淋浊，疮疖肿毒，跌扑肿痛，毒蛇咬伤。

傣药：用于赤白痢疾，肠胃炎，跌打损伤。

彝药：宣肺止咳，清热利湿，活血止带。用于伤风咳嗽，哮喘，产后腹痛，恶露不尽，带下阴痒，痢疾，腹泻，痄腮，荨麻疹。

中药：宣肺止咳，发汗利水，行气活血。用于伤风咳嗽，哮喘，水肿胀满，小便不利，小儿食积,经闭,跌扑损伤,痈疖疔疮。

【用法与用量】6~15g;彝药 10~20g。鲜品 30~60g。外用适量,捣烂敷患处。苗医认为本品孕妇及脾胃虚寒者慎服。

【化学成分】含香豆素:伞形花内酯(umbelliferone),bothrioclinin,异紫花前胡内酯(marmesin),紫花前胡苷元(nodakenetin)等;挥发油:毛大丁醛(piloselloidal),毛大丁草酮(piloselloidone),Neryl(s)-2-methylbutanoate,4-羟基-3-甲基苯乙酮(4-hydroxy-3-methylacetophenone),棕榈酸(palmitic acid);其他:异山柑子萜醇(isoarborinol),熊果酚苷(arbutin),2,6-二甲氧基-4-羟基苯酚-1-O-葡萄糖苷(2,6-dimethoxy-4-hydroxyphenol-1-O-glucopyranoside),1,4-二羟基-2,6-二甲氧基苯-4-O-葡萄糖苷(koaburaside),丁香酸葡萄糖苷(glucosyringic acid),β-谷甾醇(β-sitosterol),琥珀酸(succinic acid)等。

伞形花内酯　　　紫花前胡苷元　　　丁香酸葡萄糖苷

【药理作用】毛大丁草醇提物对小鼠 S_{180} 实体瘤、小鼠 HepA 实体瘤有显著的抑制作用。多糖对苯中毒小鼠有明显的升高白细胞的作用,并且可显著减轻苯的骨髓和免疫毒性。其所含的熊果苷及其苷元鸡纳酚具有镇咳作用。醇提物的乙酸乙酯萃取部分、正丁醇萃取部分具有抗氧化作用。

【制剂】苗药:醒脾养儿胶囊。

附注:《贵州中民标》、云南中标(彝药,05)中毛大丁草的学名使用 *Piloselloides hirsute* (Forsk.)G. Jeffrey,《中国植物志》中将其作为 *Gerbera piloselloides* 的异名。

彝药又称为"毛丁白头翁",《中国药典》收载的"白头翁"为毛茛科植物白头翁 *Pulsatilla chinensis*(Bge.)Regel 的干燥根,主要用于热毒下痢,功能主治不同,不应混淆。

猫儿眼(猫眼草)

【民族药名】蒙药(查干-塔日努)。
【来源】大戟科植物猫眼草 *Euphorbia lunulata* Bge. 的干燥地上部分。
【标准】中国药典(77),山东中标(95),北京中标(98)。
【功能主治】蒙药:用于水肿,小便不利,疟疾;外用于瘰疬,肿毒,疥癣。

中药:利尿消肿,拔毒止痒。用于四肢浮肿,小便淋痛不利,疟疾;外用于瘰疬,疮癣瘙痒。

【用法与用量】3~9g。外用适量,熬膏外敷,或研末调敷患处。
【化学成分】含二萜类:大戟素 M(euphoscopin M),大戟苷 A(euphornin A),

dibenzoyloxyingenol，3，16-dibenzoyloxy-20-deoxyingenol，3，13，16-tribenzoyloxy-20-deoxyingenol；三萜类：羽扇豆醇（lupeol），大戟醇（euphol），白桦脂醇（betulin），熊果醇（uvaol）等；黄酮类：山柰酚（kaempferol），槲皮素（quercetin），槲皮苷（quercitrin），槲皮素-7-O-β-D-葡萄糖苷（quercetin-7-O-β-D-glucoside），槲皮素-3-O-α-L-鼠李糖苷（quercetin-3-O-α-L-rhamnoside），山柰酚-7-O-β-D-吡喃葡萄糖苷（kaempferol-7-O-β-D-glucopyranoside）等；其他：东莨菪亭（scopoletin），6，7-二羟基香豆素（6，7-dihydroxycoumarin），东莨菪苷（scopolin），岩大戟内酯A、B（jolkinolides A、B），没食子酸（gallic acid）等。种子含猫眼草素（maoyancaosu）。

大戟素M　　　　　山柰酚　　　　　羽扇豆醇

【药理作用】从猫眼草地上部分提取的黄酮苷对氨水引起的小鼠咳嗽有镇咳作用，对小鼠有祛痰作用（酚红法）；酒精浸剂和水煎剂试管内对结核菌、肺炎双球菌、甲链球菌、卡他球菌、流感杆菌等有抑制作用。猫儿眼多糖具有降低过氧化脂质的生成、提高力竭游泳小鼠心肌线粒体超氧化物歧化酶、谷胱甘肽过氧化物酶活性和肝糖原含量的功能，从而清除自由基，起到保护线粒体、抗疲劳作用。提取物对肝癌细胞增殖具有明显的抑制作用。

【制剂】蒙药：清肝二十七味丸。

附注：《中国植物志》中，*Euphorbia lunulata* 被作为乳浆大戟 *E. esula* Linn. 的异名。

文献记载，蒙医称同属植物月腺大戟 *E. ebracteolata* Hayata（= 甘肃大戟 *E. kansuensis* Prokl.）为"大猫眼草"，以根入药（日混布，塔日奴/狼毒），其功效不同，不得混用。

同属植物泽漆 *E. helioscopia* L. 在民间也称"猫儿眼草"，该种的全草在江苏、河南、山东等的地方标准中以"泽漆"之名收载，为不同药物，应注意区别。

茅 膏 菜

【民族药名】藏药（达莪，达合莪，答悟，堆孜伟丹，俄意杰布堆孜达莪，伟庙杰布，恰多达莪），苗药（布火），彝药（痛摸堵失，波痛，阿多笨，赫尼补）。

【来源】茅膏菜科植物新月茅膏菜 *Drosera peltata* Smith var. *lunata*（Buch.-Ham.）Clarke、茅膏菜 *D. peltata* Smith var. *multisepala* Y. Z. Ruan 的干燥全草。

【标准】中国药典（附录），部标藏药（附录，95），青海藏标（附录，92），福建中标（06）。

【功能主治】藏药：滋补强身，补血，补肾，聪敏官窍，柔润肌肤，活血调经。用于体虚多病，五官功能减退，月经不调，风湿疼痛，急性胃腹疼痛，疮疡肿毒；也用于抗皱，延年益寿的保健。

苗药：用于痢疾，筋骨冷痛，跌打损伤，瘰疬。

彝药：用于食积，小儿惊风，感冒，肺炎，腹泻，淋病，尿涩，跌打损伤，劳伤，风湿痛，九子疡。

中药：活血散结，止痛。用于疮毒，胃痛，赤白痢，小儿疳积，感冒发热，咽喉痛，风湿关节炎，跌打损伤。

【用法与用量】6~12g。

【化学成分】含萘醌类和茚满酮类：羟基萘醌（hydroxynaphthoquinone），矶松素（蓝雪醌，plumbagin），茅膏醌（droserone），茅膏醌-5-O-葡萄糖苷（droserone-5-O-glucoside），表柿萘醇酮（epi-isoshinanolone），异柿萘醇酮（isoshinanolone），异柿萘醇酮-4-O-葡萄糖苷（isoshinanolone-4-O-glucoside），泊尔酮 A 等；黄酮类：槲皮素（quercetin），山柰酚（kaempferol），棉花皮素（gossypetin），棉花皮素-8-O-葡萄糖苷（gossypetin-8-O-glucoside），异槲皮苷（isoquercitrin）等；酚酸类：对-羟基苯甲酸（p-hydroxybenzoic acid），原儿茶酸（protocatechuate），没食子酸（gallic acid）；甾体类：豆甾醇（stigmasterol），$β$-谷甾醇（$β$-sitosterol）。

矶松素（蓝雪醌）   槲皮素   异柿萘醇酮

【药理作用】茅膏醌在体外有抑制 $H_{27}RV$ 人型结核杆菌的作用。矶松素对葡萄球菌等多种细菌有抗菌作用，也具有体外杀灭流感病毒的作用；小剂量对蛙、小鼠、兔的中枢神经系统有兴奋作用，大剂量则可产生麻痹；可抑制心脏并扩张末梢血管引起血压下降；大鼠口服可增加凝血酶原时间，并有抗着床和堕胎作用。醇提物灌胃给药对角叉菜胶和蛋清所致大鼠"关节炎"具有抑制作用。乙醇总提物对 NF-κB 有较强抑制活性，提示具有潜在的抗炎和抗肿瘤活性。

【制剂】藏药：五味甘露滋补丸，六味枸杞口服液，六味枸杞糖浆，滋补酥油丸。

附注：《福建中标》中使用的茅膏菜的学名为 *Drosera peltata* Smith var. *lunata*（Buch.-Ham.）Clarke，《中国植物志》中，"茅膏菜"的学名为 *D. peltata* Smith var. *multisepala* Y. Z. Ruan；"*D. peltata* Smith var. *lunata*（Buch.-Ham.）Clarke"的中文名使用"新月茅膏菜"。

藏医药古籍文献《珠宝库》（仁钦滴珠）记载"达莪分白、黄、红、绿、青绿色五种……黄者叶、花瓣表面有水珠，可招引蚊子，花黄绿色，状如莲花"；《医典秘诀精华汇集》云"堆孜伟丹茎叶状似伞梗虎耳草，花黄色，花瓣表面常有露珠，根块状似人参果"，反映了茅膏菜属（*Drosera*）植物的特征。文献记载西藏藏医也药用光萼茅膏菜 *D. peltata* Smith var. *glabrata* Y. Z. Ruan。此外，西藏昌都、青海藏医也以虎耳草科植物黑蕊虎耳草 *Saxifraga melanocentra* Franch. 的带根全草作"达莪"使用，但未见有标准收载。

毛诃子（毛诃子肉）

【民族药名】藏药（帕如拉，哇如拉，巴如拉，嘎米朱玛，次木吉，均保奈），蒙古族（宝德-巴如拉,乌苏图-阿茹拉,图布德-巴茹拉),维药(艾里勒,白黎勒,八里刺,克西如力白力来吉,破斯提白衣热)。

【来源】使君子科植物毗黎勒 *Terminalia billerica*(Gaertn.)Roxb. 的干燥成熟果实。

【标准】中国药典,部标藏药(附录,95),部标维药(附录,99),藏标(79),青海藏标(附录,92),内蒙蒙标(86),新疆维标(93),云南药标(74)。

【功能主治】藏药:清热解毒,收敛养血,调和诸药。用于各种热证,泻痢,黄水病,肝胆病及病后虚弱。

蒙药:清"巴达干协日",燥"协日乌素",杀虫,止痛,明目。用于脱发,皮肤瘙痒,湿疹,水疮,白癜风,疥癣,秃疮,游痛症,痛风,热性"协日乌素"病,浊热,火眼。

维药:生干生寒,纯化异常血液质,清除烧焦体液,止泻固涩,补脑,明目,滋补肠胃,散气消痔。用于湿热性或血液质性疾病,如胃、肠源性腹泻,肠内烧焦体液增多,脑虚视弱,迎风流泪,肠胃虚弱,气结痔疮。

【用法与用量】3~9g。多入丸散服。

【化学成分】含鞣质类:诃子酸(chebulinic acid),鞣花酸(ellagic acid);木脂素类:榄仁木脂素(termilignan),赞尼木脂素(thannilignan),榆绿木木脂素 B(anolignan B);其他成分:萜皂苷,强心苷,油脂类等。

诃子酸　　　　　　　　　　　鞣花酸

【药理作用】毛诃子的甲醇提取物具有较好的抗氧化活性和清除氧自由基活性,且能够抑制 H_2O_2 引起的溶血,其提取物也表现出显著的抑制潜在的淀粉酶和葡萄糖酶糖基化活性,能够抑制体外人体内的低密度脂蛋白被氧化。乙醇提取物注射,能促进狗胆汁分泌增加,胆汁内总胆固醇含量明显增加。毛诃子还具有保肝、降低胆固醇、抗菌等药理作用。

【制剂】藏药:三果汤颗粒,五味清热汤散,七味宽筋藤汤散,七珍汤散,八味安宁散,十味诃子汤散,十味乳香散,十味乳香丸,十味铁粉散,十三味红花丸,十五味龙胆花丸,十五味萝蒂明目丸,十五味乳鹏丸,十五味铁粉散,十八味党参丸,十八味杜鹃丸,二十味金汤散,二十味肉豆蔻散,二十五味冰片散,二十五味大汤散,二十五味大汤丸,二十五味儿茶丸,二十五味肺病散,二十五味肺病丸,二十五味寒水石散,二十五味鹿角丸,二十五味余甘子散,二十五味余甘子丸,二十五味珍珠丸,二十五味竺黄散,二十六味通经散,巴桑母酥油丸,甘露酥油丸,青鹏膏剂,青鹏软膏,仁青芒觉,仁青芒觉胶囊,滋补酥油丸。

维药(毛诃子肉):百癣夏塔热片,肛康穆库利片,和胃依提尔菲力开比尔蜜膏,玛木然止泻胶囊,强力玛得土力阿亚特蜜膏,清凉依提尔菲力开西尼孜颗粒,驱白依提尔菲力阿曼蜜膏,止痛努加蜜膏,通滞依提尔菲力沙那片。

附注:《中国植物志》中,毗黎勒的学名为"Terminalia bellirica(Gaertn.)Roxb."。

本品《中国药典》中作为"藏族习用药材"收载。维药制剂处方中多使用"毛诃子肉"名称。

毛罗勒(罗勒,九层塔,光明草)

【**民族药名**】维药(热依汗,热汗古力,力汗古力,沙速福林,沙速不儿奄,速补儿奄,苏里塔努热亚很,沙斯排热密),傣药(广锅,广哥,爬景芹,啪尤幸,帕引景,帕因景嘟)。

【**来源**】唇形科植物毛罗勒 Ocimum basilicum L. var. pilosum (Willd.)Benth. 或罗勒 Ocimum basilicum L. 的干燥地上部分。

【**标准**】部标维药(附录,99),新疆维标(93),部标中药(92),广西中标(90),上海中标(附录,94)。

【**功能主治**】蒙药:用于外感头痛,食胀气滞,脘腹痛,泄泻,月经不调,跌扑损伤,蛇虫咬伤,皮肤湿疹,瘾疹瘙痒。

维药:生干生热,调节异常黏液质,开通阻滞,芳香开窍,安神强心,驱寒止痛,止泻止痢。用于湿热性或黏液质性疾病,如肝脏阻滞,吸收不佳,心悸,抑郁,心神不定,瘫痪,面瘫,关节疼痛,腹泻痢疾。

傣药:解毒透疹,除风利湿,散瘀止痛。用于"鲁旺洞亮冒沙么"(小儿麻疹透发不畅),"害埋,唉"(高热,咳嗽),"割鲁了多温多约"(产后体弱多病),"阻伤"(跌扑损伤),"拢梦曼"(荨麻疹),"接崩短嘎"(脘腹胀痛)。

中药:发汗解表,祛风利湿,散瘀止痛。用于风寒感冒,头痛,脘腹胀满,消化不良,胃痛,肠炎腹泻,跌打肿痛,风湿关节痛;外用于蛇咬伤,湿疹,皮炎。

【**用法与用量**】5~10g。外用适量,鲜品捣烂敷患处。维医认为本品对眼睛有害,使视力降低,可以葡萄醋或马齿苋矫正。

【**化学成分**】含挥发油 0.04%~0.12%:罗勒烯(ocimene),α-蒎烯(α-pinene),1,8-桉叶素(1,8-cineole),芳樟醇(linalool,34.5%~40%),芳樟醇乙酸酯(linalyl acetate),牻牛儿醇(geraniol),柠檬烯(limonene),3-蒈烯($\triangle^3$-carene),甲基胡椒酚(methylchavicol),丁香油酚(eugenol),1-表-二环半水芹烯(1-epi-bicyclosesquiphellandrene),茴香醚(anethole),桂皮酸甲酯(methyl cinnaminate);香豆素类:7-羟基-6-甲氧基香豆素(7-hydroxy-6-methoxycoumarin)等;其他类:迷迭香酸(rosmarinic acid),胡萝卜苷(daucosterol),豆甾醇(stigmasterol),丁香苷(syrigin)等。

罗勒烯　　　　　　　　　　　迷迭香酸

【药理作用】 毛罗勒的甲醇提取物能降低四氧嘧啶诱导的糖尿病鼠血糖水平；乙醇提取物能够减少因青霉素、冷及限制性等应激所引起的胃溃疡。此外，毛罗勒还具有抗氧化、抗辐射、抗肿瘤作用。毛罗勒的甲醇提取物对金黄色葡萄球菌、枯草芽孢杆菌和蜡状芽孢杆菌均有较好的抑制作用。挥发油具有抗氧化活性。提取物具有明显的抗肿瘤侵袭及转移作用，可通过降低血小板聚集率，抑制血小板依赖性血栓的形成，从而抑制细胞的黏附性和瘤栓的形成，最终抑制了肿瘤细胞的黏附、游走、穿透、转移。水提液能显著降低 STZ 糖尿病大鼠的血糖浓度。此外还具有抗突变、杀虫等作用。

【制剂】 维药：安胃加瓦日西吾地吐如西片。

附注：《中国植物志》中，将 *O. basilicum* var. *pilosum* 作为罗勒 *O. basilicum* L. 的"疏柔毛变种"（有文献称之为"疏柔毛罗勒"）。

维医还药用毛罗勒 *O. basilicum* var. *pilosum*、罗勒 *O. basilicum* 及丁香罗勒 *O. gratissimum* L. 的果实或种子，称"罗勒子"，其功能主治与全草不同，应注意区别（参见"罗勒子"条）。

罗勒 *O. basilicum*《本草经集注》名"西王母菜"，《植物名实图考》名"罗勒"，中医也使用全草。毛罗勒 *O. basilicum* var. *pilosum*、罗勒 *O. basilicum* 在江苏、山东、江西、福建等局部地区还误作"佩兰"，《中国药典》在"佩兰"条下收载的基源为菊科植物佩兰 *Eupatorium fortunei* Turcz. 的地上部分，两者不得混用。

茅　莓

【来源】 蔷薇科植物茅莓 *Rubus parvifolius* L. 的干燥地上部分。

【标准】 中国药典（77），上海中标（94），贵州中民标（03），广西壮标（08），辽宁中标（09）。

【功能主治】 中药：活血消肿，清热解毒，祛风湿。用于跌扑损伤，风湿痹痛，疮痈肿毒。

【用法与用量】 15~30g。外用适量，鲜品捣烂敷患处。

【化学成分】 含黄酮类：槲皮素（quercetin），5,7,8,3',4'-五羟基二氢黄酮醇（5,7,8,3',4'-pentahydroxydihydroflavonol），槲皮苷（quercitrin）等；三萜及皂苷类：熊果酸（ursolic acid），蔷薇酸（euscapic acid），悬钩子皂苷 R_1（suavissimoside R_1），niga-ichigoside F_1，山茶皂苷元（camelliagenins A、C）等；甾体类：β-谷甾醇（β-sitosterol），胡萝卜苷（daucosterol）等；挥发油：棕榈酸（palmitic acid），反油酸（elaidic acid），十七醇（heptadecan-1-ol）等；Fe、Zn、Mn 等。

槲皮素　　　　　　　　　熊果酸

【药理作用】 茅莓具有止血与活血的双向调节作用,其水提物可缩短小鼠出血时间和凝血时间,缩短家兔优球蛋白溶解时间,抑制家兔体内血小板血栓形成,并且能增加离体大鼠心脏冠状动脉流量;同时,茅莓也能增加纤维蛋白原的含量,具有一定的促凝功效,使凝血纤溶系统保持平稳,脑缺血性损害发生之后,茅莓主要作用体现在抗凝作用上,起到活血化瘀的功效。具有抗心肌缺血和抗脑缺血作用,水提物可增加大鼠离体心脏冠状动脉流量,也能对抗垂体后叶素诱发大鼠缺血性心电图的改变;能显著减少脑梗死面积,减轻局灶病理损伤,对脑缺血-再灌注损伤具有保护作用。总皂苷对体内外黑色素瘤有良好的抗肿瘤作用,并能促进黑色素瘤细胞的凋亡;对 Hut-78 人皮肤 T 细胞淋巴瘤的增殖有明显的抑制作用,而对人表皮肤癌细胞 A431 无明显抑制作用。此外还有抗氧化、抗炎、抗病原微生物、保肝等药理作用。

【制剂】 苗药:宜肝乐颗粒。

附注:上海称"天青地白草"。

毛子草(结石草,两头毛)

【民族药名】 藏药(欧曲,乌曲),苗药(衣砻,金鸡豇豆),彝药(利拉维,瓦布友,比噜耶涩诺七)。

【来源】 紫葳科植物毛子草 *Incarvillea arguta* (Royle) Rovle 的干燥全草。

【标准】 云南中标(彝药,05),贵州中民标(03)。

【功能主治】 藏药:消食,聪耳,调经,利肺,降血压,排黄水,消气滞。用于胃病,黄疸,消化不良,膨胀,耳流脓,耳聋,月经不调,高血压,肺出血。

苗药:健脾利湿,行气活血。用于泄泻,痢疾,胃痛,胁痛,风湿疼痛,月经不调,痈肿,骨折。

彝药:清热解毒,利湿通淋,舒筋活血,用于口糜,牙龈肿痛,咽喉肿痛,胃脘疼痛,胆石症,风湿痹痛,月经不调。

中药:清热解毒,行气散瘀,利湿排石,止痛。用于痢疾,胃痛,胆囊结石,胆囊炎,风湿,疮痈。

【用法与用量】 藏药 2~3g(研末内服);苗药 20~30g;彝药 10~15g。外用适量。

【化学成分】 含单萜生物碱类:毛子草碱甲、乙(argutines A、B),草苁蓉醛(boschniakine),肉苁蓉酸(boschniakinic acid)等;环己酮类:长管茉莉素 C、F(cleroindicins C、F),毛子草酮(argutone);黄酮类:5-羟基-4',6,7-三甲氧基黄酮(5-hydroxy-4',6,7-trimethoxyflavone),

4′,5-二羟基-6,7-二甲氧基黄酮（4′,5-dihydroxy-6,7-dimethoxyflavone）、4′,5-二羟基-4′,7-二甲氧基黄酮（4′,5-dihydroxy-4′,7-dimethoxyflavone）、大豆黄素（daidzein）、泽兰黄醇（eupatin）、蔓荆子黄素（casticin）等；其他：车前醚苷（plantarenaloside）、熊果酸（ursolic acid）、三十一烷（hentriacontane）、KCl等。

毛子草碱甲　　　　长管茉莉素F　　　　大豆黄素

【药理作用】毛子草提取物体外有一定的抗氧化活性，尤其是抗DPPH的活性最佳。三氯甲烷提取物灌胃200mg/kg，对醋酸、二甲苯和组胺所致小鼠腹腔和皮肤毛细血管通透性增高有明显的抑制作用；对巴豆油所致小鼠耳部炎症、蛋清所致大鼠足肿胀也有明显抑制作用；但对棉球肉芽肿无明显影响；对伤寒、副伤寒甲乙三联菌苗致热家兔的体温升高有降低作用。毛子草具有防治胆石症的作用，可提高豚鼠胆汁中的胆汁酸，降低总胆红素、游离胆红素及钙含量；增加胆汁流量；抑制和杀灭胆道感染常见致病菌，如大肠埃希菌、伤寒杆菌、金黄色葡萄球菌和粪链球菌等。

【制剂】苗药：结石清胶囊。

附注：《中国植物志》中，*I. arguta* 的中文名使用"两头毛"。

藏医药用的"欧曲"有多个品种，《度母本草》和《晶珠本草》云按花色不同分为红、白2种；而《蓝琉璃》记载有红、白、黄3种。《甘露本草明镜》言"根肉质"。据近代文献记载和实地调查，藏药"欧曲"的原植物涉及角蒿属（*Incarvillea*）的多种，其中，两头毛*I. arguta*的花粉红色或白色，应为"白欧曲"；藏波罗花*I. younghusbandii* Sprague、鸡肉参*I. mairei*（Lévl.）Grierson、大花鸡肉参*I. mairei*（Lévl.）Grierson var. *grandiflora*（Wehrhahn）Grierson、密生波罗花*I. compacta* Maxim. 等的花红色、紫红色，应为"红欧曲"（乌曲玛保）；黄波罗花*I. lutea* Bur. et Franch. 可能为"黄欧曲"。《部标藏药》（角蒿/乌曲玛保）、《藏标》（角蒿/欧切）中仅收载有密生波罗花*I. compacta*。

蒙医药用的为角蒿*I. sinensis* Lam.（参见"角蒿"条）。

玫 瑰 花

【民族药名】蒙药（扎木日-其其格，札莫尔-其其格，色毕莫德格，色水，淖尔-浩树音-其其格），维药（卡孜力古力，克孜力古丽，外尔德，外尔地艾合买尔，古丽苏如合）。

【来源】蔷薇科植物玫瑰*Rosa rugosa* Thunb. 的干燥花蕾。

【标准】中国药典，部标维药（附录，99），内蒙蒙标（86），新疆维标（93），贵州中标（65），新疆药标（80）。

【功能主治】蒙药：清"协日"，镇"赫依"，拢敛"消化协日"。用于"赫依协日""巴达干协日"，消化不良，胃"协日"，脉疾，咳嗽。

维药：滋补肠胃，改善消化，芳香开窍，安神止痛，散风消炎，润肠通便，润肤生辉。用于胃纳不佳，消化不良，各种结合引起的消耗性疾病，神经衰弱，心悸，失眠，头昏脑涨，风湿疼痛，心肌炎，肝炎，便秘，面目苍白。

中药：行气解郁，和血，止痛。用于肝胃气痛，食少呕恶，月经不调，跌扑损伤痛。

【用法与用量】3~7g。外用适量。维医认为本品多用、久用对性功能有影响，若用须配伍洋茴香等。

【化学成分】含挥发油：芳樟醇（linalool），芳樟醇甲酸酯（linalyl formate），β-香茅醇（β-citronellol），香茅醇甲酸酯（citronellyl formate），香茅醇乙酸酯（citronellyl acetate），香叶醇（geraniol），β-突厥酮（β-damascone），玫瑰醚（roseoxide），α-白苏烯（α-perillene），橙花醇（nerol），反式-β-罗勒烯（trans-β-ocimene），牻牛儿醇（geraniol），牻牛儿酸甲酸酯（geranyl formate），牻牛儿酸乙酸酯（geranyl acetate），丁香油酚（eugenol），甲基丁香油酚（methyl eugenol）等；黄酮及黄酮苷类：槲皮素（quercetin），矢车菊素-3,5-二葡萄糖苷（cyanidin-3,5-diglucoside），天竺葵色素-3,5-二葡萄糖苷（pelargonidin 3,5-diglucoside），山奈酚-3-O-芸香糖苷（kaempferol-3-rutinoside），山奈酚-3-O-槐糖苷（kaempferol-3-O-sophoroside）；鞣质类：玫瑰鞣质A~G（rugosins A~G），木麻黄素（strictinin），异木麻黄素（isostrictinin），木麻黄鞣亭（casuarictin），长梗马兜铃素（pedunculagin），新唢呐素Ⅰ、Ⅱ（tellimagrandins Ⅰ、Ⅱ），1,2,3-三-O-没食子酰葡萄糖（1,2,3-tri-O-galloyl-β-D-glucose），1,2,6-三-O-没食子酰葡萄糖（1,2,6-tri-O-galloyl-β-D-glucose）等；其他：β-胡萝卜素（β-carotene），氨基酸，生物碱类，酚类，糖类，有机酸，蛋白质等。

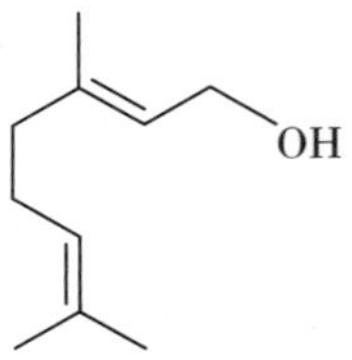

香叶醇

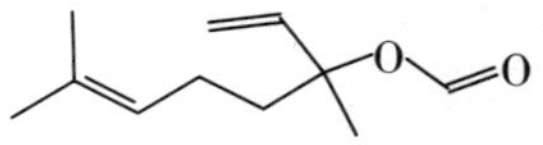

芳樟醇甲酸酯

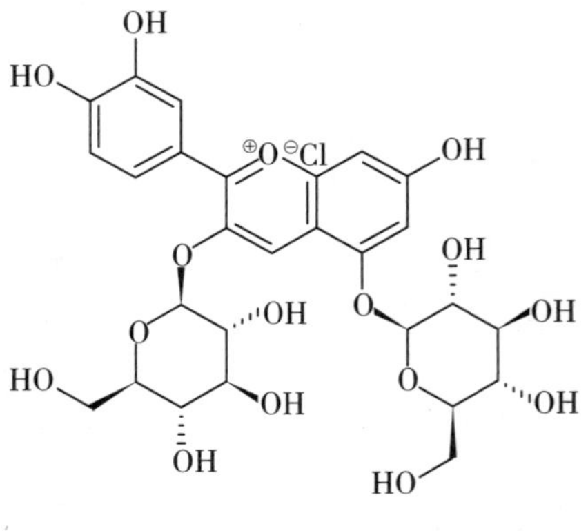

矢车菊素-3,5-二葡萄糖苷

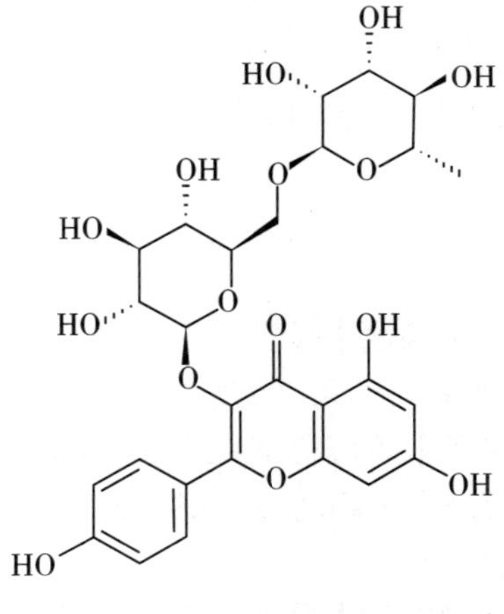

山奈酚-3-O-芸香糖苷

【药理作用】玫瑰花水煎剂具有扩张血管作用,能改善家兔由冠状动脉结扎所致的心肌缺血程度、缩小肌梗死范围。水提液对超氧阴离子和羟基自由基等氧自由基具有较强的清除作用,对衰老小鼠的抗氧化作用最为显著。提取物对人免疫缺陷病病毒(艾滋病病毒)、白血病病毒和T细胞白血病病毒均有抵抗作用。玫瑰花油对大鼠有促进胆汁分泌的作用,能明显改善肝炎恢复期及胆囊炎、胆石症发作期的症状。此外,玫瑰花还具有抗肿瘤、降血糖、解毒等药理作用。

【制剂】蒙药:阿那日八味散,檀香清肺二十味丸,土木香十味汤散。

维药:爱维心口服液,除障则海甫片,复方西红花口服液,固精麦斯哈片,寒喘祖帕颗粒,健心合米尔高滋安比热片,解毒苏甫皮赛尔塔尼胶囊,开胃加瓦日西阿米勒片,理血奇朗糖浆,玫瑰花口服液,玫瑰花糖膏,清浊曲比亲艾拉片,参德力糖浆,消食阿米勒努西颗粒,炎消迪娜儿糖浆,养心达瓦依米西克蜜膏,益脑吾斯提库都斯糖浆,止血开日瓦片,止痛努加蜜膏。

附注:维医临床广泛使用"玫瑰花",药材主要来自于栽培品,应在4~5月初花期至盛花期时采摘。此外,重瓣玫瑰 *R. rugosa* Thunb. f. *plena*(Regel)Byhouwer 也供药用。

青海藏标(附录,92)以玫瑰 *R. rugosa* 的花作"蔷薇花",而《部标藏药》《藏标》及山东、湖北在"蔷薇花"条下收载的基源为同属其他种类(参见"蔷薇花"条)。

梅 花 草

【民族药名】蒙药(孟根-地格达,乌勒地格,纳木嘎纳,纳木仁-查干-其其格)。

【来源】虎耳草科植物梅花草 *Parnassia palustris* L. 或细叉梅花草 *Parnassia oreophila* Hance 的干燥全草。

【标准】部标蒙药(98),内蒙蒙标(86)。

【功能主治】蒙药:破痞,平息"协日",清热。用于间热痞,肝血痞,脉痞,脏腑"协日"病。

【用法与用量】3~9g。

【化学成分】全草含黄酮类:芦丁(rutin,芸香苷),金丝桃苷(hyperin),山奈酚(kaempferol),槲皮素(quercetin);根中含生物碱。

芦丁

【制剂】蒙药：土木香十味汤散。

附注：蒙药"地格达"与藏药"蒂达"相类似，系一类用于肝胆疾病的药物的统称，其品种和基源复杂，主要有龙胆科植物瘤毛獐牙菜 Swertia pseudochinensisi Hara（毕勒楚图-地格达）、扁蕾 Gentianopsis barbata（Fröel.）Ma（哈日-特木日-地格达）、辐状肋柱花 Lomatogonium rotatum（L.）Fries ex Nym.（哈比日干-地格达）、花锚 Halenia corniculata（L.）Cornaz（希给拉-地格达）、虎耳草科植物聚叶虎耳草 Saxifraga confertifolia Engl. et Irmsch.、篦齿虎耳草 S. unbellulata Hook. f. et Thoms. var. pectinata（Marquand et Airy-Shaw）J. T. Pan（舒胡日图-地格达）、堇菜科植物紫花地丁 Viola philippica Cav. Icons et Descr.（吉斯-地格达）等的多种植物，梅花草 P. palustris 也为其品种之一。这些不同基源的"地格达"在不同地区存在相互替代使用的情况，是否合适尚有待研究（参见"印度獐牙菜""獐牙菜""小伞虎耳草""花锚"条）。

《迪庆藏药》记载有"梅花草"，为突隔梅花草 P. delavayi Franch. 的全草，言与甘肃、四川（甘孜）所用虎耳草科植物黑蕊虎耳草 Saxifraga melanocentra Franch. 相当，功能补血、散瘀，可治血虚、眼病、跌打损伤。

猕猴桃（高维果汁）

【民族药名】苗药（比猛，蛙蒙董，枳咱毛）。

【来源】猕猴桃科植物猕猴桃 Actinidia chinensis Planch.、毛花猕猴桃 Actinidia eriantha Benth.、阔叶猕猴桃 Actinidia latifolia（Gardn. et Champ.）Merr. 的干燥成熟果实。

【标准】部标成方（九册，附录，94），贵州地标（94），江苏未成册标准（2000），贵州中民标（03）。

【功能主治】苗药：解热，止渴，健胃，通淋。用于烦热，消渴，肺热干咳，消化不良，痢疾，湿热黄疸，石淋，尿路结石，痔疮。

中药：清热解毒，止渴，健胃，通淋。用于烦热，消渴，消化不良，湿热黄疸，石淋，痔疮。

【用法与用量】30~60g。脾胃虚寒者慎用。

【化学成分】含生物碱：猕猴桃碱（actinidine），玉蜀黍吟（zeatin），9-核糖基玉蜀黍吟（9-ribosylzeatin）；三萜类：熊果酸（ursolic acid），齐墩果酸（oleanolic acid），$2\alpha,3\alpha$-二羟基-12-烯-28-熊果酸（$2\alpha,3\alpha$-dihydroxy-urs-12-en-28-oic acid）；黄酮类：槲皮素（quercetin），表-儿茶素（epi-catechin）；蒽醌类：大黄素（emodin），大黄酸（rhein），大黄素甲醚（physcion），ω-羟基大黄素（ω-hydroxyemodin），大黄素酸（emodic acid），大黄素-8-β-D-葡萄糖苷（emodin-8-β-D-glucoside），questin 等；其他：中华猕猴桃蛋白酶（actinidin），氨基酸，糖，维生素C、维生素B族、维生素D，Ca，K，Zn等。

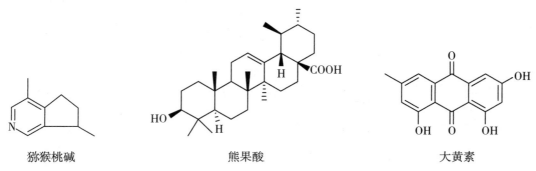

猕猴桃碱　　　　　熊果酸　　　　　大黄素

【药理作用】具有抗肿瘤、抗突变作用,小鼠给予中华猕猴桃果汁,能通过消除亚硝酸盐和抗脂质过氧化作用降低亚硝酸盐、亚硝胺对机体的毒性,从而降低癌症发生率;多糖具有显著的抗肿瘤活性,对肉瘤 S_{180} 肿瘤细胞的生长有明显的抑制作用。具有抗氧化、防衰老、提高免疫力的作用,能够降低氧自由基对红细胞的伤害,减少血红蛋白的氧化,抑制红细胞溶血及膜脂质过氧化作用。猕猴桃果汁可明显降低实验性肝损伤大鼠血清氨基转移酶活性,具有保肝作用。具有降血脂作用,可明显降低高胆固醇血症小鼠血清总胆固醇含量,对高脂蛋白血症、动脉粥样硬化、心血管疾病具有防治作用;10ml/kg、20ml/kg 灌胃,连续30天,对高脂饲喂大鼠有预防血清胆固醇和甘油三酯上升的趋势;20ml/kg 剂量、连续20天灌胃给予高脂症小鼠,能显著降低血清胆固醇含量,并能升高高密度脂蛋白胆固醇含量,有一定的抗动脉粥样硬化作用。

【制剂】苗药:黄萱益肝散。

附注:《中国植物志》中,A. chinensis 的中文名使用"中华猕猴桃"。

猕猴桃 A. chinensis 的根也药用,《中国药典》1977 年版(猕猴桃根)、上海(94)及北京(98)的地方标准(藤梨根)中曾收载。

密 蒙 花

【民族药名】苗药(都本盆,豆嘎勒,豆嘎仰,都背本),彝药(维中则诺),傣药(蚌毫花,染饭花)。

【来源】马钱科植物密蒙花 Buddleja officinalis Maxim. 的干燥花蕾和花序。

【标准】中国药典,新疆药标(80),台湾中药典范(85),广西壮标(11),香港中标(第六册)。

【功能主治】苗药:祛风清热,清肝明目,退翳。用于目赤肿痛,羞明多眵多泪,翳障遮目,眼目昏暗,视物不清,头昏。

彝药:用于目赤肿痛,多泪,多眵,目翳,百日咳,咳嗽,哮喘,肝炎。

傣药:用于黄疸型肝炎,传染性肝炎,目赤肿痛,泪多,目翳,老年血虚风燥所致瘙痒。

中药:清热泻火,养肝明目,退翳。用于目赤肿痛,多泪羞明,目生翳膜,肝虚目暗,视物昏花。

【用法与用量】3~9g;苗药 6~15g。

【化学成分】含黄酮类:刺槐素(acacetin),蒙花苷(linarin,刺槐苷),木犀草素(luteolin),芹菜素(apigenin),木犀草素 -7-O- 芦丁糖苷(luteolin-7-O-rutinoside)等;挥发油:棕榈酸(palmitic acid),二十一烷(heneicosane),二十七烷(heptacosane)等;苯乙醇苷类:毛蕊花糖苷(acteoside),异毛蕊花糖苷(isoacteoside),地黄苷(martynoside),肉苁蓉苷 F(cistanoside F),连翘酯苷 B(forsythoside B),紫葳新苷Ⅱ(campneoside Ⅱ),毛柳苷(salidroside,红景天苷),海胆苷(echinacoside)等;三萜及其皂苷类:密蒙花皂苷 A-G(mimengosides A-G);环烯醚萜类:桃叶珊瑚苷(aucubin),对 - 甲氧基桂皮酰桃叶珊瑚苷(p-methoxycinnamoyl aucubin),梓醇(catalpol),对甲氧基桂皮酰梓醇(p-methoxycinn amoylcatalpol),梓果苷(catalposide)。《中国药典》规定含蒙花苷($C_{28}H_{32}O_{14}$)不得少于 0.50%;《香港中标》(第六册)规定,含蒙花苷($C_{28}H_{32}O_{14}$)不得少于 0.68%。

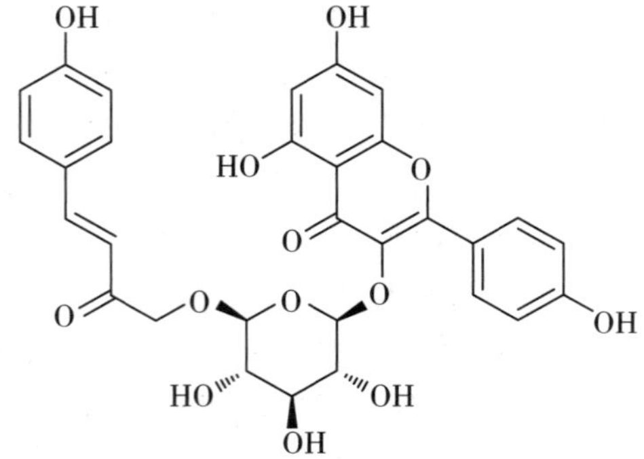

蒙花苷

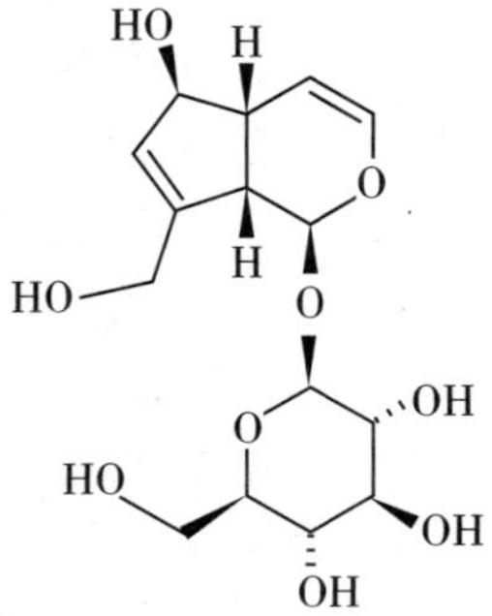

桃叶珊瑚苷

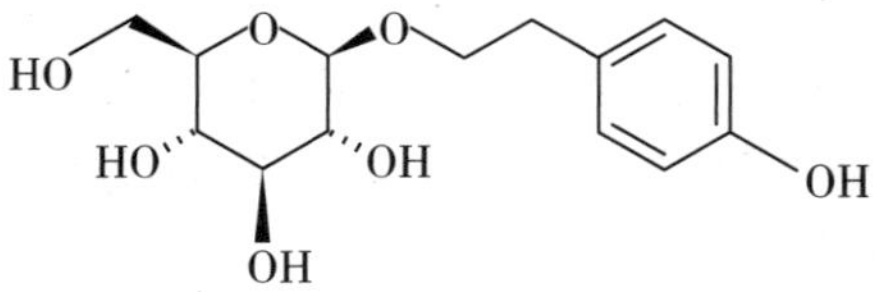

毛柳苷

【药理作用】密蒙花水提取物对体外培养的肝细胞诱发的细胞毒素有抑制作用,其作用强度与甘草甜素相当,但对 CCl_4 所致肝细胞损伤无保护作用;能升高血清丙氨酸氨基转移酶。总黄酮能减轻去势雄鼠逐渐加重的泪腺分泌功能损害和角膜上皮缺失,并减轻其局部炎症反应,对干眼症模型角膜和泪腺有一定的保护作用。正丁醇提取物可降低糖尿病大鼠血糖水平,且短期内具有醛糖还原酶抑制活性。含密蒙花的大鼠血清对血管内皮细胞周期有明显影响,可使生长因子诱导的人脐静脉内皮细胞周期中 G_2/M 期细胞比例减少,S 期细胞比例相对增加,从而降低其有丝分裂能力。对环磷酰胺造成的小鼠免疫功能受损有一定的拮抗作用。

【制剂】蒙药:明目二十五味丸。

附注:"密蒙花"之名见于《本草纲目》,《开宝本草》称"蜜蒙花"。瑞香科植物结香 Edgeworthia chrysantha Lindl. 的花序在云南、安徽、湖南、天津、河北、山东、江苏、浙江、江西、广西、四川等地称"蜜蒙花""新蒙花""蒙花"等,滇结香 E. gardneri (Wall.) Meisn 的花序在云南作密蒙花同样药用,均为密蒙花的混淆品,应注意鉴别,不得混用。

蜜 桶 花

【民族药名】彝药(八喜勒屋六西,表依图乌鲁诺,朵鱼支薄日)。
【来源】玄参科植物来江藤 Brandisia hancei Hook. f. 的干燥地上部分。
【标准】云南药标(96),云南中标(05)。
【功能主治】彝药:用于急慢性骨髓炎,骨膜炎,慢性肝炎,黄疸型肝炎,消化不良,腹胀,腹痛,跌打损伤,风湿骨痛,血崩。

中药:清热解毒,祛风利湿,止痛。用于黄疸,胁痛,如黄疸性肝炎,急、慢性肝炎;附骨疽,如化脓性骨髓炎,骨内膜炎;破伤风,风湿,泻痢,跌打损伤。

【用法与用量】9~30g。

【化学成分】含苯丙素类：洋丁香酚苷（acteoside），金石蚕苷（poliumoside），2'-乙酰金石蚕苷（2'-acetylpoliumoside）等；其他：麦角甾苷（acteoside），甘露醇，卫矛醇（dulcitol）等。

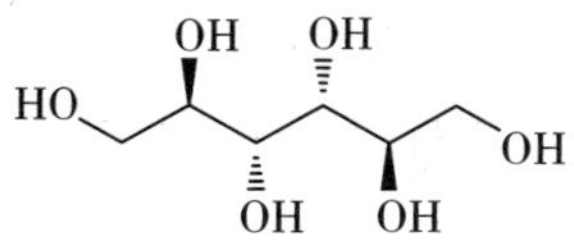

甘露醇 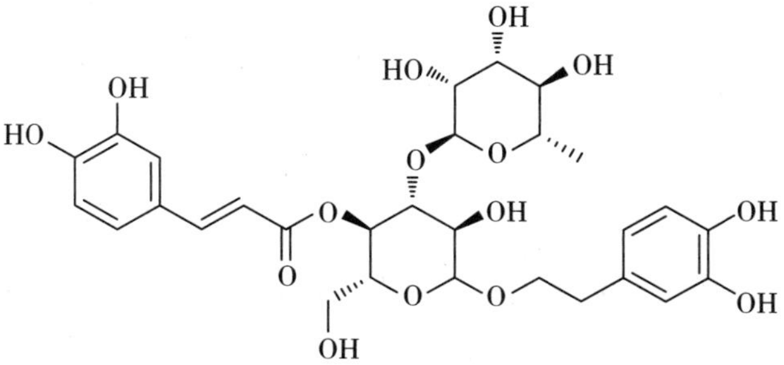　　　　　　　　洋丁香酚苷

【制剂】彝药：蜜桶花颗粒。

绵萆薢（萆薢）

【民族药名】苗药（必改）。

【来源】薯蓣科植物绵萆薢 *Dioscorea septemloba* Thunb.、福州薯蓣 *Dioscorea futschauensis* Uline ex R. Knuth、粉萆薢 *Dioscorea hypoglauca* Palibin、山萆薢 *Dioscorea tokoro* Mak. 的干燥根茎和块根。

【标准】中国药典，新疆药标（80），台湾中药典范（85）。

【功能主治】苗药：用于风湿顽痹，腰膝疼痛，小便不利，淋浊，遗精，湿热疮毒。

中药：利湿去浊，祛风通痹。用于膏淋，白浊，白带过多，风湿痹痛，关节不利，腰膝疼痛。

【用法与用量】9~15g。

【化学成分】含甾体皂苷元及其苷类：薯蓣皂苷元（diosgenin），dioseptemloside C，豆甾醇（stigmasterol）等；二芳基庚烷类：绵萆薢素 A~C（diospongins A~C）；木脂素类：(+)-丁香树脂醇[(+)-syringaresinol]，芝麻素酮（sesaminone），胡椒醇（piperitol）；其他：十二酸甲酯（methyl laurate），棕榈酸（palmitic acid），dioscorone A 等。

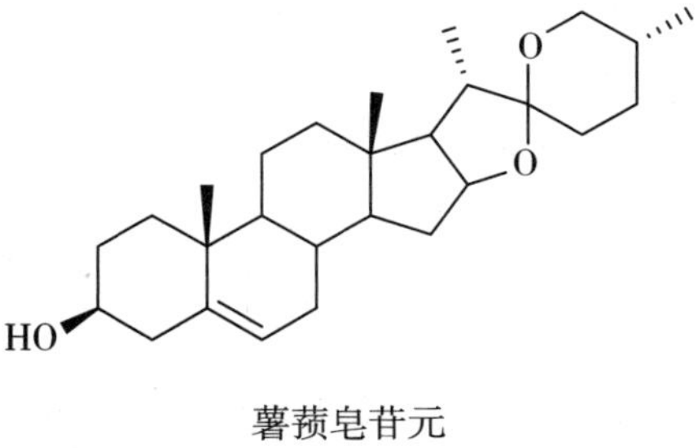

薯蓣皂苷元 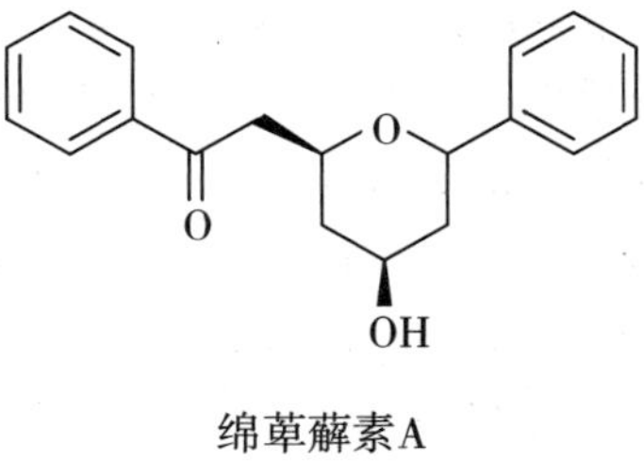　　　　　　　　绵萆薢素A

(+)-丁香树脂醇

【药理作用】 绵萆薢具有抗骨质疏松作用,水提物体外具有促成骨样细胞增殖活性;二芳基庚烷、木脂素及甾体皂苷类均具有很强的抑制骨吸收活性;水煎煮液在一定程度上增加了去卵巢大鼠股骨的骨小梁体积,降低了骨转换,从而使去卵巢大鼠骨质疏松得到改善。总皂苷可显著降低腺嘌呤与乙胺丁醇所致高尿酸血症大鼠的血清尿酸水平。此外,绵萆薢还具有抗肿瘤、抗真菌、调血脂等作用。

【制剂】 维药:西帕依麦孜彼子口服液。

附注:《中国植物志》中,*Dioscorea hypoglauca* Palibin 被作为"粉背薯蓣 *D. collettii* Hook. f. var. *hypoglauca*(Palibin)Péi et C. T. Ting"的异名。

"萆薢"之名始见于《神农本草经》,据考证应为绵萆薢 *D. septemloba*。"萆薢"的基源较为复杂,涉及薯蓣科薯蓣属(*Dioscorea*)和百合科菝葜属(*Smilax*)的多种植物,《中国药典》1963 年版曾以"萆薢"之名收载有粉萆薢 *Dioscorea* sp.,自 1977 年版后均以"绵萆薢"之名收载了绵萆薢 *D. septemloba* 或福州薯蓣 *D. futschauensis*。《中国药典》2010 年版中"绵萆薢"的学名为"*Dioscorea spongiosa* J. Q. Xi, M. Mizuno et W. L. Zhao",该学名在《中国植物志》中未见有记载。

《四川中标》(84,87)收载的"萆薢"的基源为菝葜属植物的根茎,应注意区别。

绵马贯众(贯众,欧绵马)

【民族药名】 藏药(玉周曲哇),蒙药(那日斯 - 乌布斯,纳日斯 - 乌布斯,那日苏力格 - 温都苏,敦布 - 热拉勒,额日 - 热拉勒,札勒布 - 热拉勒,勃丈),维药(沙拉哈斯,赛尔海斯,克尔可斯,克力达如)。

【来源】 鳞毛蕨科植物粗茎鳞毛蕨 *Dryopteris crassirhizoma* Nakai、欧洲鳞毛蕨 *Dryopteris filix-mas*(L.)Schott. 的干燥根茎和叶柄残基。

【标准】 中国药典,部标维药(99),内蒙蒙标(86),新疆药标(80,87),内蒙中标(88)。

【功能主治】 藏药:解毒。用于肉食中毒,食物中毒。

蒙药:清热,解毒,愈伤。用于流感,视物模糊,胃胀满,作呕,声哑,食噎,神志恍惚,头晕,肉食中毒,毒热,伤热。

维药:清涤异物,消散寒湿。用于机体黏液质偏盛,吞酸胃弱,尿频肠阻,肠寄生虫。

中药:清热解毒,止血,杀虫。用于时疫感冒,风热头痛,温毒发斑,疮痈肿毒,崩漏下血,虫积腹痛。

【用法与用量】 3~10g。有小毒。维医认为本品对肺有害,可以茵陈蒿矫正。

【化学成分】 含绵马酸类:绵马酸 BBB(filicic acid BBB),绵马酸 PBB,绵马酸 PBP;黄绵马酸类:黄绵马酸 BB(flavaspidic acid BB),黄绵马酸 PB,黄绵马酸 AB;其他:绵马素(aspidin),白绵马素(albaspidin),绵马酚(aspidinol),羊齿烯(fernene),双盖蕨烯(diploptene),粗蕨素(dryocrassin),鞣质,挥发油,树脂等。

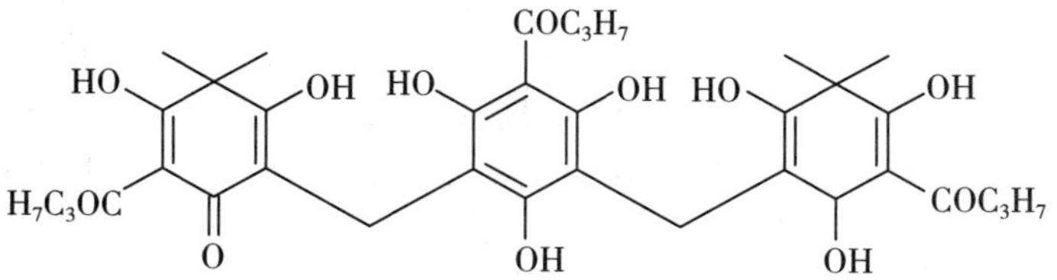

绵马酸BBB

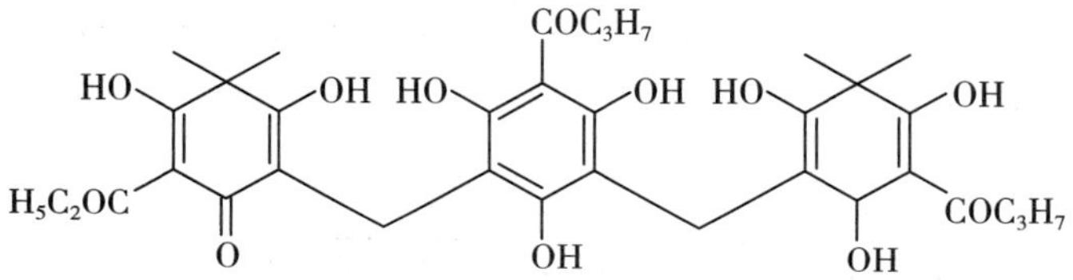

绵马酸PBB

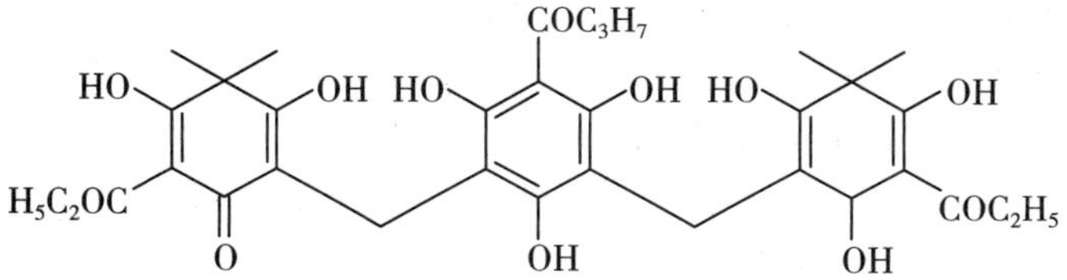

绵马酸PBP

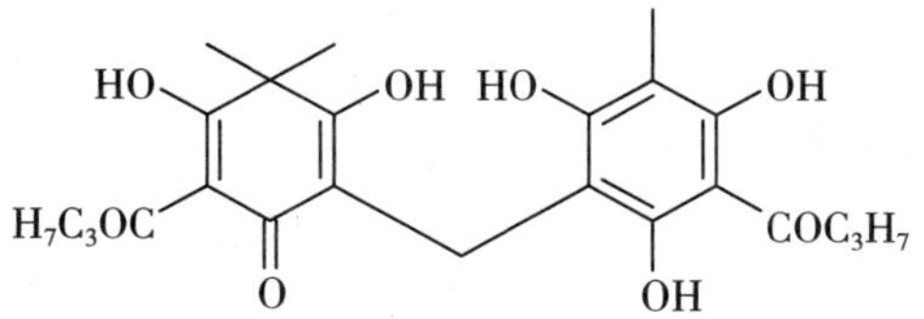

黄绵马酸BB

【药理作用】 绵马贯众的水、乙醇两种提取物在体外对流感病毒、呼吸道合胞病毒、副流感病毒(Ⅰ型、Ⅲ型)、腺病毒均具有一定的抗病毒作用。乙醚提取物对离体子宫有较强的收缩作用。具有明显的抗金黄色葡萄球菌、大肠埃希菌的活性。对绦虫有麻痹作用使之不能牢附于肠壁上,而通过泻药将绦虫排出体外。

【制剂】 藏药:桔梗八味片,藜芦十二味丸,清瘟消肿九味丸,调元大补二十五味汤散。

苗药:复方一枝黄花喷雾剂。

附注:《内蒙蒙标》收载的"贯众"的基源除粗茎鳞毛蕨 *D. crassirhizoma* 外,还有球子蕨科植物荚果蕨 *Matteuccia struthiopteris* (L.)Todaro。

全国各地药用的"贯众"的基源极为复杂,涉及不同科属的多种蕨类植物,贵州、四川、湖南、广西、甘肃等省区的地方药品标准中作为"贯众"类药材还收载有不同科属的多种植物:鳞毛蕨科植物贯众 *Cyrtomium fortunei* J. Sm.,乌毛蕨科植物单芽狗脊蕨 *Woodwardia unigemmata* (Makino) Nakai(顶芽狗脊)、狗脊蕨 *Woodwardia japonica* (L. f.) Smith,蹄盖蕨科植物峨眉蕨 *Lunathyrium acrostichoides* (Sw.) Ching(狗脊)、陕西峨眉蕨 *L. acrostichoides*[*Lunathyrium giraldii* (Christ) Ching]、中华蹄盖蕨 *Athyrium sinense* Rupr.,紫萁蕨科植物紫萁 *Osmunda japonica* Thunb.(该种《中国药典》以"紫萁贯众"之名收载,其功能主治与绵马贯众有所不同)、华南紫萁 *Osmunda vachellii* Hook.,乌毛蕨科植物苏铁蕨 *Brainea insignis* (Hook.) J. Sm.、乌毛蕨 *Blechnum orientale* L. 等,应按制剂批文规定使用(参见"贯众"条)。

《中国藏药》将 *D. crassirhizoma* 作为"藏贯众"记载。

贯众类药材在全国各地也常称"管仲",云南、贵州地方标准中收载有"管仲",为蔷薇科植物翻白叶 *Potentilla fulgens* Wall. ex Hook.、委陵菜 *P. chinensis* Ser. 的干燥根,应注意不得相混。

棉子(棉籽,棉子仁,棉花子,棉子仁)

【民族药名】 藏药(锐摘,热者,热哲),维药(奇给特,其格提,海布勒开提尼,哈不里胡忒尼,普拜达耐,普尼白达乃,白努来),傣药(锅菲,莫孩劳)。

【来源】 锦葵科植物草棉 *Gossypium herbaceum* L.、陆地棉 *Gossypium hirsutum* L. 或树棉 *Gossypium arboreum* L. 的干燥成熟种子。

【标准】 部标维药(附录,99),部标成方(三册,91),新疆药标(80),上海中标(94),北京中标(附录,98)。

【功能主治】 藏药:用于鼻病,虫病,吉祥天母瘟病,梅毒,退弹片。

维药:生湿生热,填补精液,肥体催乳,利尿消炎,祛寒固精,强身壮阳。用于干寒性或黑胆质性疾病,如干性精液不足,体瘦乳少,小便不利,急慢性肾炎,寒性早泄,体弱阳痿。

傣药:清火解毒,利尿排石,止咳平喘,活血化瘀,消肿止痛。用于"拢牛哈占波"(小便热涩疼痛,尿路结石),"拢习火"(哮喘),"阻伤"(跌打损伤)。

中药:补肝肾,强腰膝,暖胃止痛,止血,催乳,避孕。用于腰膝无力,遗尿,胃脘作痛,便血,崩漏,带下,痔漏,脱肛,乳汁缺少,睾丸偏坠,手足皲裂。

【用法与用量】 3~9g。维药 6~12g;傣药 15~30g。维医认为本品对热性气质者和肾脏有害,可以天山堇菜矫正。

【化学成分】 含油脂(35%~40%):亚油酸(linoleic acid,41%~45%)、棕榈酸(palmitic acid,20%~25%)、油酸(oleic acid,30%~35%)、硬脂酸(stearic acid)等及其甘油酯;其他:黄酮,植物甾醇(phytosterols),棉酚(gossypol,1.5%),6-甲氧基棉酚(6-methoxygossypol),6,6'-二甲氧基棉酚(6,6'-dimethxygossypol),棉紫色素(gossypurpurin),石竹烯(caryophyllene)。

棉酚

【药理作用】棉籽总黄酮小鼠悬尾、小鼠强迫游泳、大鼠强迫游泳和大鼠获得性无助等多种抑郁动物模型上显示明确的抗抑郁作用。棉籽多肽能延长小鼠的负重游泳时间,提高小鼠体内超氧化物歧化酶的活性,降低小鼠体内丙二醛的含量,提高小鼠肝糖原的储备量,降低小鼠运动后血清尿素氮和血乳酸水平,具有较好的缓解体力疲劳效果。

【制剂】维药:罗补甫克比日丸。

附注:藏医还使用有海岛棉 G. barbadense L. 的种子。

墨旱莲(旱莲草,旱莲)

【民族药名】苗药(夜低赊,密航,窝嘎里,窝嘎乃,米松),彝药(答摸抵万),傣药(晃旧,幌旧,皇旧)。

【来源】菊科植物鳢肠 Eclipta prostrata L. 的干燥地上部分。

【标准】中国药典,新疆药标(80),台湾中药典范(85),福建中标(90),广西壮标(11)。

【功能主治】苗药:补益肝肾,凉血止血。用于肝肾不足,慢性肝炎,头晕目眩,须发早白,吐血,肺结核咯血,衄血,血痢,崩漏,食管癌,胃癌,外伤出血。

傣药:清火解毒,解痉止痛,涩肠止泻。用于"害埋拢很"(高热惊厥),"拢蒙沙喉"(风湿热痹证,肢体关节红肿热痛,屈伸不利),"接短鲁短,拢蒙沙嘿"(腹痛腹泻,赤白下痢)。

彝药:用于肝炎,须发早白,便血尿血,赤痢,崩漏,白浊湿淋,外阴瘙痒,痈疮。

中药:滋补肝肾,凉血止血。用于肝肾阴虚,牙齿松动,须发早白,眩晕耳鸣,腰膝酸软,阴虚血热吐血、衄血、尿血,血痢,崩漏下血,外伤出血。

【用法与用量】6~12g;傣药 15~30g。

【化学成分】含三萜及其苷类:旱莲苷 A(ecliptasaponin A),旱莲苷 B,齐墩果酸(oleanolic acid),β-香树脂醇(β-amyrin)等;香豆素类:蟛蜞菊内酯(wedelolactone),去甲基蟛蜞菊内酯(demethylwedelolactone),异去甲蟛蜞菊内酯(isodemethylwedelolactone),去甲基蟛蜞菊内酯-7-葡萄糖苷(demethylwedelolactone-7-β-D-glucoside);黄酮类:芹菜素(apigenin),木犀草素(luteolin),木犀草素-7-O-葡萄糖苷(luteolin-7-O-glucoside),槲皮素(quercetin);噻酚类:α-三联噻酚基甲醇(α-terthienyl methanol),乙酸-(α-三联噻酚基)甲醇酯(α-terthienylmethyl acetate),鳢肠醛(ecliptal);甾体类:豆甾醇(stigmasterol),胡萝卜苷(daucosterol),藜芦嗪(verazine)等;挥发油类:丁基甲醚(methoxybutane),苯甲醛(benzaldehyde),苯乙醛(phenylacetaldehyde);其他成分:烟碱(nicotine),原儿茶

酸(protocatechuic acid),维生素等。《中国药典》规定含蟛蜞菊内酯($C_{16}H_{10}O_7$)不得少于0.040%。

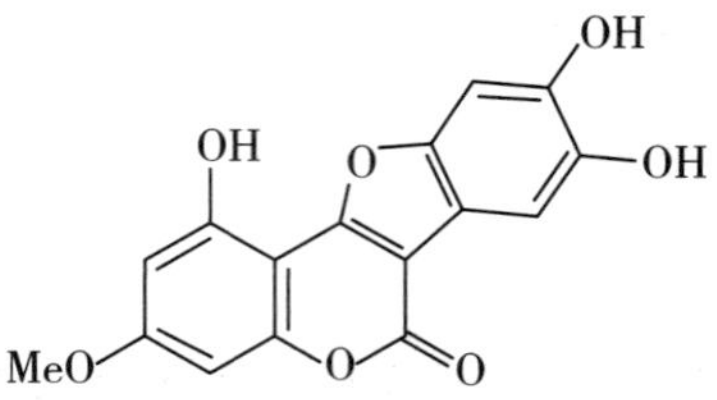

蟛蜞菊内酯

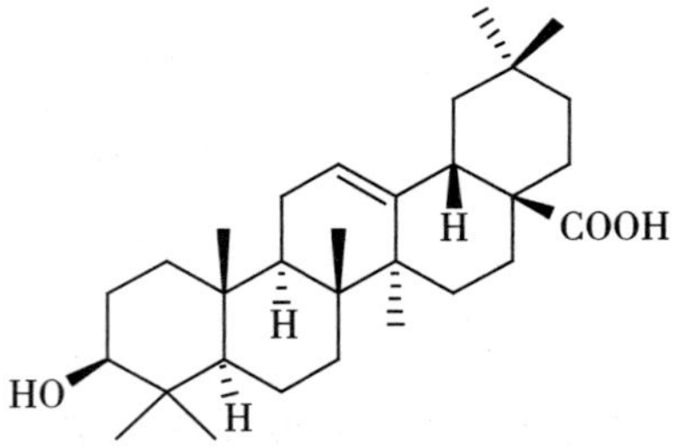

齐墩果酸

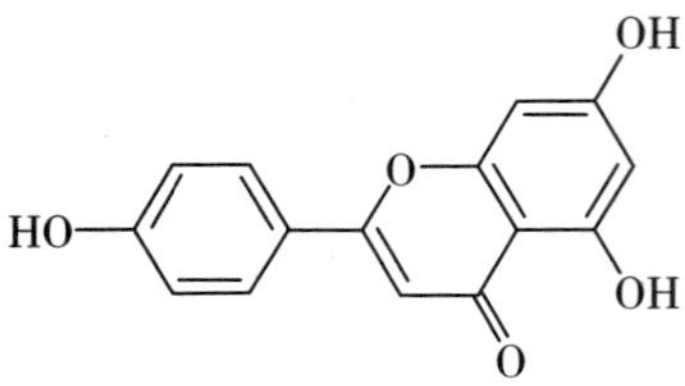

芹菜素

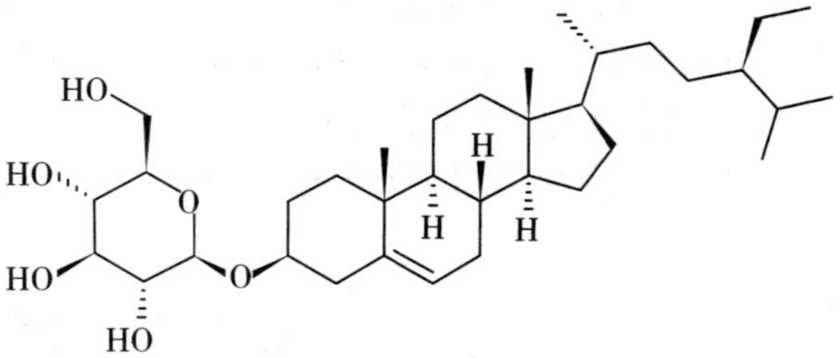

胡萝卜苷

【药理作用】墨旱莲对对乙酰氨基酚和刀豆蛋白诱导的小鼠急性肝损伤均具有保护作用,可以对抗肝细胞凋亡。具有免疫调节作用,乙酸乙酯总提取物能显著抑制正常小鼠的碳粒廓清率,降低脾指数,抑制迟发性过敏反应,降低溶血素水平。三萜皂苷类化合物具有抗肝星形细胞增殖的活性。水提物对环磷酰胺诱发的小鼠多染红细胞微核有明显的抑制作用;对巴豆油和二甲苯所致小鼠耳郭肿胀,醋酸引起的小鼠腹腔毛细血管通透性增高以及组胺引发的大鼠皮肤毛细血管通透性增高均有明显的抑制作用,对光热辐射所致的小鼠疼痛和冰醋酸所致的小鼠扭体反应均有显著抑制作用。此外,墨旱莲还具有抗肿瘤、抗自由基、抗氧化、激活酪氨酸酶等药理作用。

【制剂】傣药:七味解毒活血膏,益康补元颗粒。

彝药:尿路康颗粒,肿痛外擦酊。

附注:《中国植物志》中,鳢肠 Eclipta prostrata L. 的学名为"Eclipta prostrata(L.)L."。

没 食 子

【民族药名】维药(莫杂,马祖,木实子,艾排斯,马曲白里)。

【来源】壳斗科植物没食子树 Quercus infectoria Oliv. 的幼枝上寄生没食子蜂 Cynips gallae-tinctoriae Oliv. 所形成的干燥虫瘿。

【标准】部标维药(附录,99),部标进药(77),新疆维标(93),内蒙中标(88),上海中标(94),山东中标(95,02)。

【功能主治】维药:固涩,燥湿,止血,消炎,防腐。用于大肠虚滑,泻痢不止,习惯性便秘,月经及白带过多,尿血,疔疮出血,蔓延性疮疥,黄水疮,牙龈松弛,牙周炎,口臭,咽喉炎,中耳炎,泪囊炎。

中药:固气,涩精,敛肺,止血。用于大肠虚滑,泻痢不止,便血,遗精,阴汗,咳嗽,咯血,齿痛,创伤出血,疮疡久不收口。

【用法与用量】 4~10g。外用适量。维医认为本品对胸、咽喉有害,可以西黄芪胶、阿拉伯胶矫正。

【化学成分】 含没食子鞣质(Turkish gallotannin, 50%~70%),没食子酸(gallic acid, 2%~4%),鞣花酸(ellagic acid,并没食子酸)。

没食子酸　　　　　鞣花酸

【药理作用】 没食子提取物对大鼠有止痛作用;可降低家兔血糖浓度;可抑制中枢神经系统,有中等程度的抗震颤和局部麻醉作用。

【制剂】 维药:阿娜尔妇洁液,肛宁巴瓦斯尔软膏,玛木然止泻胶囊,清涩比黑马尔江散,西帕依固龈液。

附注:"没食子"之名始见于《海药本草》,药材为进口,产于地中海沿岸、土耳其、希腊、伊朗、印度等地,阿拉伯语名 "aaifeisl",波斯语名 "mazhu"。

维医药古籍文献《注医典》《药物之园》曾记载为植物的"坚果"。维医使用的药材多从巴基斯坦进口。维医使用没食子通常将其置于炭火上烧,或将陶器皿置火上加热,放入没食子,再加酒或醋点燃,其效力比未烧者强。

没　药

【民族药名】 蒙药(毛乐毛勒,毛劳木勒),维药(木尔买克,木勒麦克,没勒麦克,木儿,没尔,母瓦,依拉波里)。

【来源】 橄榄科植物地丁树 *Commiphora myrrha* Engl.(没药树)、哈地丁树 *Commiphora molmol* Engl.、爱伦堡没药树 *Balsamodendron ehrenbergianum* Berg. 的干燥树脂。

【标准】 中国药典,部标维药(附录,99),部标进药(77),部标成方(附录,92),部标进药(77),内蒙蒙标(86),新疆药标(80),台湾中药典范(85),内蒙中标(88),贵州中民标(03),台湾中药典(04),湖南中标(09)。

【功能主治】 蒙药:活血,止血,消肿,生肌。用于跌打伤痛,"协日乌素"病,金伤;外用敛疮生肌。

维药:生干生热,祛湿寒,止疼痛,祛寒止咳,燥湿化痰,防腐生肌,通经,利尿。用于湿寒性或黏液质性疾病,如湿寒性关节疼痛,坐骨神经痛,口腔疼痛,咽喉疼痛,寒性咳嗽,湿性痰多，支气管扩张，湿疹脓疮，月经不调，小便不利。

中药：散瘀定痛，消肿生肌。用于胸痹心痛，胃脘疼痛，痛经经闭，产后瘀阻，癥瘕腹痛，风湿痹痛，跌打损伤，痈肿疮疡。

【用法与用量】 2~10g。炮制去油，多入丸散用；外用适量。维医认为本品对热性气质者有害，可以蜂蜜和湿寒性食物矫正。

【化学成分】 含挥发油类：罗勒烯（ocimene），榄香烯（elemene），芹子烯（selinene），丁香油酚（eugenol），间甲苯酚（m-cresol），枯醛（cuminaldehyde），蒎烯（pinene），柠檬烯（limonene），桂皮醛（cinnamic aldehyde），罕没药烯（heerabolene）；倍半萜类：没药酮（myrrhone），泽泻醇（alismol），莪术呋喃烯（curzerene），莪术呋喃二烯（furanodiene），乌药根烯（lindestrene），呋喃桉-1,3-二烯（furanoeudesma-1,3-diene），4,17(20)-孕甾-3,16-二酮；树脂类：没药酸（commiphoric acid），没药尼酸（commiphorinic acid），罕没药酸（heerabomyrrholic acid），罕没药树脂（heeraboresene），没药萜醇（commiferin）；树胶类：阿拉伯糖（arabinose），半乳糖（galactose），木糖（xylose）等。《中国药典》规定，含挥发油天然没药不得少于4.0%（ml/g），胶质没药不得少于2.0%（ml/g）。

罗勒烯　　没药酮

【药理作用】 没药对C6胶质瘤细胞、A2780细胞、SK-OV-3细胞、Shikawa细胞等均表现出显著的抗肿瘤活性。提取物能保护CCl_4对大鼠造成的肝损伤。甾酮可显著抑制肝星状细胞生长并呈时间剂量依赖。水提液及挥发油能够明显抑制家兔血小板聚集活性。石油醚提取物500mg/kg大鼠灌胃，可明显抑制角叉菜胶、棉球肉芽肿所致炎症；对小鼠有明显退热作用。水浸剂试管内对堇色毛癣菌、同心性毛癣菌、许兰黄癣菌等真菌有不同程度的抑制作用。此外还有镇痛和神经保护等药理作用。

【制剂】 维药：行滞罗哈尼孜牙片（没药、穆库没药同时配伍）。

苗药：复方金凤搽剂，复方透骨香乳膏，金红止痛消肿酊。

附注：《中国植物中》中记载的地丁树 *Commiphora myrrha* Engl. 的学名为"没药 *Commiphora myrrha*（Nees）Engl."，并将哈地丁树 *Commiphora molmol* Engl. 与没药合并，将 *Commiphora molmol* Engl. 作为没药 *Commiphora myrrha*（Nees）Engl. 的异名。

没药药材依赖于进口，通常分为"天然没药"和"胶质没药"，前者呈不规则颗粒性团块，表面黄棕色或红棕色，近半透明，部分呈棕黑色，被有黄色粉尘；后者呈不规则块状或颗粒，多黏结呈大小不等的团块，表面棕黄色或棕褐色，不透明。

维医使用的没药中还有一种"穆库没药"，为 *Commiphora mukul* Engl. 的树脂，《部标维药》附录中收载，据"行滞罗哈尼孜牙片"中同时配伍使用有"没药"和"穆库没药"的情况看，应为不同的药物。蒙医将穆库没药作为没药的替代品，称"黑云香"（参见"穆库没药"条）。

木 鳖 子

【民族药名】 蒙药(桃木-阿拉坦-其其格,陶木-阿拉坦-其其格音-乌热,斯日吉-莫都格,色日吉莫德格-策瓦),苗药(黑规密,正维污,再维污),傣药(麻西嘎,麻杨嘎)。

【来源】 葫芦科植物木鳖子 Momordica cochinchinensis (Lour.)Spreng. 的干燥成熟种子。

【标准】 中国药典,内蒙蒙标(86),贵州中标规(65),云南药标(74),新疆药标(80),广西壮标(11)。

【功能主治】 蒙药:清"协日",清热,解毒。用于胃肠等腑"协日",黄疸,消化不良,腹胀,肝胆热,脾热。

苗药:消肿散结,解毒止痛。用于痈疮肿毒,颈淋巴结核,乳腺炎,神经痛。

傣药:利水消肿,杀虫止痒,镇静安神。用于"拢泵"(全身水肿),"拢习哈习毫"(癣),"害埋拢很"(高热惊厥),"拢麻想多烘"(皮肤红疹瘙痒)。

中药:散结消肿,攻毒疗疮。用于疮疡肿毒,乳痈,瘰疬,痔漏,干癣,秃疮。

【用法与用量】 0.9~2g。外用适量,研末,以油或醋调敷患处。有毒,孕妇及体虚者慎用。

【化学成分】 含三萜类:木鳖子皂苷 I、II (momordica saponins I、II),丝石竹皂苷元(gypsogenin),丝石竹皂苷元-3-O-β-D-葡萄糖醛酸甲酯(gypsogenin-3-O-β-D-glucopyranoside),木鳖子酸(momordic acid),齐墩果酸(oleanolic acid),熊果酸(ursolic acid)等;脂肪酸:癸酸,十六酸,花生酸(二十酸),油酸(oleic acid),亚油酸(linoleic acid)等;其他类:α-菠菜甾醇(α-spinasterol),木鳖糖蛋白(momorcochin),β-谷甾醇(β-sitosterol),海藻糖(mycose),木鳖糖蛋白 S(momorcochin S),木鳖子素(cochinchinin),α-酮酸(α-eleostearic acid),18-三十五酮(18-pentatriacontanone),豆甾-4-烯-3β,6α-二醇。《中国药典》规定含丝石竹皂苷元-3-O-β-D-葡萄糖醛酸甲酯($C_{37}H_{56}O_{10}$)不得少于0.15%。

R=H 木鳖子皂苷 I
R=OH 木鳖子皂苷 II

丝石竹皂苷元-3-O-β-D-葡萄糖醛酸甲酯

【药理作用】木鳖子的水浸出液、乙醇-水浸出液和乙醇浸出液对狗、猫及兔等麻醉动物有降压作用。皂苷对离体兔十二指肠呈抑制作用,而对豚鼠回肠则能加强乙酰胆碱的作用,拮抗罂粟碱的作用,高浓度时引起不可逆性收缩。木鳖糖蛋白S可抑制家兔网状细胞溶解产物的蛋白质合成。木鳖子素有很强的细胞毒性,对小鼠腹腔注射LD_{50}为16mg/kg,中毒动物安静,衰竭死亡。此外,木鳖子还具有抗菌、抗炎、抗病毒作用。

【制剂】蒙药:阿拉坦五味丸,阿那日八味散,阿如健脾散,巴特日六味汤散,草果健脾散,寒水石二十一味散,诃子五味胶囊,利胆八味散,利肝和胃丸,麦冬十三味丸,牛黄十三味丸,清肝九味散,清热二十三味散,调元大补二十五味汤散,土木香十味汤散,消食十味丸,止痢七味散,止痢十五味散,止血八味散。

附注:蒙医药古籍文献《无误蒙药鉴》记载"缠绕草木生长,茎细长……种子扁平,性状似葫芦子";《认药白晶鉴》记载"种子状如钻头"。蒙药"色日吉莫德格"有波棱瓜子和木鳖子2种,前者的形状与"种子状如钻头"更为相符,但多数地区历来使用木鳖子。两者为不同属植物,且木鳖子有毒,是否可同等使用还有待研究(参见"波棱瓜子"条)。

入药常将木鳖子以河沙炒至壳鼓起、有香气后使用。

牡丹皮(丹皮,茂丹皮,赤丹皮,西昌丹皮)

【来源】毛茛科植物牡丹 Paeonia suffruticosa Ardr.、四川牡丹 Paeonia szechuanica Fang、紫牡丹 Paeonia delavayi Franch.、黄牡丹 Paeonia lutea Franch.、窄叶牡丹 Paeonia potanini Komarov.、紫斑牡丹 Paeonia rockii(S. G. Haw et Laeuner)T. Hang et T. J. Li 的干燥根皮。

【标准】中国药典,云南药标(74,96),新疆药标(80),台湾中药典范(85),四川中标(84,87),甘肃中标(试行,96),台湾中药典(04),香港中标(第一期,05)。

【功能主治】中药:清热凉血,活血化瘀。用于热入营血,温毒发斑,吐血衄血,夜热早凉,无汗骨蒸,经闭痛经,跌扑伤痛,痈肿疮毒。

【用法与用量】6~12g。孕妇慎用。

【化学成分】含单萜及其苷类:芍药苷(paeoniflorin),氧化芍药苷(oxypaeoniflora),苯甲酰芍药苷(benzoylpaeoniflorin)等;酚及酚苷类:丹皮酚(paeonol),丹皮酚原苷(paeonolide)等;挥发油类:己酸(caproic acid),芍药醇(ethanese)等。《中国药典》规定含丹皮酚($C_9H_{10}O_3$)不得少于1.2%;《香港中标》规定含芍药苷($C_{23}H_{28}O_{11}$)不少于0.49%,丹皮酚($C_9H_{10}O_3$)不少于1.1%。

植物类药材

丹皮酚　　　　　　芍药苷

【药理作用】牡丹皮所含多糖不仅可使正常小鼠血糖显著降低，而且对葡萄糖诱发的小鼠高血糖也有显著的降低作用，可用于治疗 2 型糖尿病。丹皮酚对肝癌大鼠和 CCl_4 诱导的肝损伤大鼠具有明显的降低肝损伤作用。煎剂在体外具有广谱抗菌作用，对多种急性炎症反应具有抑制作用。此外，牡丹皮还有具有抗动脉粥样硬化、抗心律失常、保护缺血再灌注损伤、抗惊厥、增强免疫等作用。

【制剂】维药：六味西红花口服液。

苗药：复方伸筋胶囊，妇炎消胶囊。

彝药：苦参疱疹酊。

附注：《中国植物志》中，*P. delavayi* 的中文名使用"野牡丹"，并将黄牡丹 *P. lutea* 和窄叶牡丹 *P. potanini* 分别作为野牡丹 *P. delavayi* 的变种，即"黄牡丹 *P. delavayi* var. *lutea* (Franch.)Finet et Gagnep."和"狭叶牡丹 *P. delavayi* var. *angustiloba* Rehd. et Wils."。《甘肃中标》(试行，96)以"丹皮"之名收载了紫斑牡丹 *P. rockii*，《中国植物志》中"紫斑牡丹"的学名为 *P. suffruticosa* Andr. var. *papaveracea*(Andr.)Kerner，而未见记载有"*P. rockii*"。

市售丹皮药材主要为牡丹 *P. suffruticosa*，多为栽培品，产地较多，以安徽铜陵市和重庆垫江县为其道地产区，前者产习称"凤丹皮"，后者产习称"垫江丹皮"。牡丹皮在采挖后的产地加工时，剥去根皮直接晒干者习称"连丹皮"，刮去粗皮晒干者习称"刮丹皮"。牡丹 *P. suffruticosa* 为著名花卉，部分地区也将园艺栽培品作"丹皮"的情况。"茂丹皮"(四川牡丹 *P. szechuanica*)、"赤丹皮"和"西昌丹皮"(紫牡丹 *P. delavayi* Franch.、黄牡丹 *P. lutea* Franch.、窄叶牡丹 *P. potanini* Komarov.)分别为四川和云南的地方习用品，以野生为主。

据《藏药志》等记载，藏医也将牡丹 *P. suffruticosa* 的根作"芍药"或"川赤芍"(拉豆玛保)使用的情况。《中国药典》收载的"白芍"的基源植物为芍药 *Paeonia lactiflora* Pall. 的除去外皮的根，"赤芍"为川赤芍 *P. veitchii* Lynch 等同属植物的根(不去除外皮)，均与"牡丹皮"不同，应作不同的药物使用(参见"白芍""赤芍"条)。

木芙蓉叶(芙蓉叶)

【民族药名】苗药(豆榜乃，豆磅囊，木恕，盆芙蓉)。

【来源】锦葵科植物木芙蓉 *Hibiscus mutabilis* L. 的新鲜或干燥叶。

【标准】中国药典,贵州中民标(03),福建中标(06),广东中标(11)。

【功能主治】苗药:用于痈肿疮疖,颈淋巴结核,肺结核久咳,腮腺炎,阑尾炎,下肢溃疡,乳痈,烧烫伤。

中药:清热凉血,解毒消肿,排脓。用于肺热咳嗽,耳胀,痈疖脓肿,目赤肿痛,下焦湿热,水火烫伤,蚊虫咬伤,跌扑损伤。

【用法与用量】10~30g。外用适量,研末油调或熬膏、或鲜品捣烂敷患处。

【化学成分】含黄酮类:槲皮苷(quercitrin),芦丁(rutin),山奈苷(kaempferitrin)等;酚类:水杨酸(salicylic acid),大黄素(emodin)等;甾体类:豆甾-4-烯-3-酮(stigmast-4-ene-3-one),β-sitosterol,daucosterol等;挥发油:庚醛(heptanal),壬酸(nonanoic acid),苯乙醛(benzeneacetaldehyde)等。《中国药典》规定含无水芦丁($C_{27}H_{30}O_{16}$)不得少于0.070%。

芦丁　　　　　　　　　山奈苷

【药理作用】木芙蓉叶水煎剂体外对滴虫、铜绿假单胞菌、葡萄状球菌有抑制作用,但对白念珠菌球菌无抑制作用;体外有抗HBV作用。总黄酮具有明显抑制二甲苯造成的耳非特异性肿胀作用;对小鼠乙酸扭体反应有一定的镇痛作用。对角叉菜胶致大鼠足肿胀有明显抑制作用,切除大鼠双侧肾上腺后木芙蓉水煎剂对角叉菜胶所致大鼠足肿胀仍有显著抑制作用。木芙蓉叶有效组分对大鼠肾缺血再灌注损伤有保护作用;能明显预防和治疗CCl_4所致的肝损伤,减轻干细胞变性、炎症细胞浸润和坏死等病变。

【制剂】苗药:复方木芙蓉涂鼻膏,感清糖浆,宁泌泰胶囊。

附注:苗族还使用木芙蓉花,功能清热解毒、凉血止血、消肿排脓,用于肺热咳嗽、吐血、目赤肿痛、崩漏、白带、腹泻腹痛、痈肿、疮疖、毒蛇咬伤、水火烫伤、跌打损伤,与叶的功能主治有所不同。

木瓜(光皮木瓜,毛叶木瓜)

【民族药名】藏药(赛亚,塞亚,赛亚朴),蒙药(嘎地日,嘎迪拉-吉木斯,毕勒瓦,毛朱尔-吉木斯),苗药(正发秋,比到笑,正雅修,枳嘎戛),傣药(宋麻瓦)。

植物类药材

【来源】蔷薇科植物贴梗海棠 Chaenomeles speciosa(Sweet)Nakai、毛叶木瓜 Chaenomeles cathayensis(Hemsl.)Schneid、木瓜 Chaenomeles sinensis(Thouin)Koehne 的干燥近成熟果实。

【标准】中国药典,部标藏药(附录,95),青海藏标(附录,92),内蒙蒙标(86),云南药标(74),新疆药标(80),四川中标(84,87),台湾中药典范(85),贵州中标(88),河南中标(91),湖南中标(93),甘肃中标(95),山东中标(95,02),贵州中民标(03),台湾中药典(04)。

【功能主治】藏药：清解培根之热。用于培根热病,耳病。

蒙药：清热,止泻。用于肠刺痛,热泻。

苗药：平肝和胃,祛湿舒筋。用于吐泻转筋,风湿痹痛,脚气水肿,腰膝关节酸重疼痛,痢疾。

傣药：祛风除湿,消肿止痛,定心安神。用于"拢梅兰申"(风寒湿痹证,肢体关节酸痛,屈伸不利),"暖冒拉方来,贺接贺办"(失眠多梦,头痛头昏)。

中药：舒筋活络,和胃化湿。用于湿痹拘挛,腰膝关节酸重疼痛,暑湿吐泻,转筋挛痛,脚气水肿。

【用法与用量】3~9g；傣药 10~15g。或泡酒。

【化学成分】含三萜类：齐墩果酸(oleanolic acid),熊果酸(ursolic acid),乙酰熊果酸(3-O-acetyl ursolic acid),3-O-乙酰坡模醇酸(3-O-acetyl pomolic acid),桦木酸(betulinic acid),马斯里酸(maslinic acid),野鸦椿酸(euscaphic acid),委陵菜酸(tormentic acid);有机酸：咖啡酸(caffeic acid),棕榈酸(palmitic acid),硬脂酸(stearic acid);黄酮类：槲皮素(quercetin),金丝桃苷(hyperoside),槲皮苷(quercitrin),芦丁(rutin);其他类：皂苷,糖类,鞣质等。《中国药典》规定木瓜含齐墩果酸($C_{30}H_{48}O_3$)和熊果酸($C_{30}H_{48}O_3$)的总量不得少于0.50%。

齐墩果酸　　　　熊果酸　　　　金丝桃苷

【药理作用】10%木瓜提取液能减轻 CCl_4 引起的大鼠急性肝损伤模型的肝细胞坏死和脂变,防治肝细胞肿胀,气球样变,促进肝细胞修复。水煎剂 25g/kg 灌胃,连续 8 天,能明显抑制小鼠脾指数；85mg/只腹腔注射,能明显降低小鼠腹腔巨噬细胞吞噬力和吞噬指数,具有免疫抑制作用。毛叶木瓜能促进铁的吸收,具有补血作用；可松弛平滑肌；具有利尿作用；对小鼠艾氏腹水癌具有明显抑制作用。

【制剂】藏药：六味甘草丸,十一味寒水石散,二十味沉香丸,二十一味寒水石散,二十五味大汤散,二十五味大汤丸,二十五味寒水石散,洁白丸。

蒙药:舒筋十二味丸。

苗药:金乌骨通胶囊。

附注:《中国植物志》中,*C. speciosa* 的中文名使用"皱皮木瓜"。《中国药典》1963 年版和《台湾中药典范》(85)中曾使用的"木瓜 *Chaenomeles lagenaria* Koidz."被作为 *C. speciosa* 的异名。

《部标藏药》收载的"木瓜"的基源包括贴梗海棠(皱皮木瓜)*C. speciosa* "及同属数种的近成熟果实"。《晶珠本草》记载木瓜分"上品"和"下品"。近代文献记载,以毛叶木瓜 *C. canthayensis*(Hemsl.)Schneid.(=*C. canthayensis* Schneid.)和西藏木瓜 *C. thibetica* Yu 为上品,贴梗海棠(皱皮木瓜)*C. speciosa* 为下品。

木瓜具有悠久的药用历史,《尔雅》中名"楙",最早的药用记载见于《名医别录》,之后历代本草多有记载。据谢宗万先生考证,《名义别录》之"木瓜实"为贴梗海棠(皱皮木瓜)*C. speciosa*,《本草拾遗》之"蛮楂"为木瓜 *C. sinensis*,《雷公炮炙论》之"和圆子"为毛叶木瓜 *C. canthayensis*。

木姜子(澄茄子)

【民族药名】苗药(比杠,者姜,枳恶),彝药(事羧)。

【来源】樟科植物毛叶木姜子 *Litsea mollis* Hemsl.、清香木姜子 *Litsea euosma* W. W. Smith、木姜子 *Litsea pungens* Hemsl. 的新鲜或干燥成熟果实。

【标准】四川中标(87,80),贵州中民标(03)。

【功能主治】苗药:用于冷经引起的老鼠钻心,鱼鳅症,腹胀,上腹部疼痛,小儿腹泻,朱砂翻,心经疔翻。

彝药:用于消化不良,腹胀腹痛,吐泻中暑,食欲减退。

中药:祛寒温中,行气止痛,燥湿健胃。用于胃寒腹痛,暑湿吐泻,食滞饱胀,痛经,疝痛。

【用法与用量】3~10g;研末每次 1~1.5g。外用适量捣烂敷或研末调敷患处。

【化学成分】含挥发油:桉油(eucalyptus oil),松油烯-4-醇(terpinen-4-ol),叶绿醇(phytol),芳樟醇(linalool),柠檬醛(citral),牻牛儿醇(geraniol),柠檬烯(limonene)等;生物碱:波尔定碱(boldine),去甲异波尔定(norisoboldine),牛心果碱(reticuline)等;甾体:β-谷甾醇(β-sitosterol),胡萝卜苷(daucosterol)等;其他:肉豆蔻酸(myristic acid),油酸(oleic acid),癸烯酸(decenoic acid),月桂酸(lauric acid),十二碳烯酸(dodecenoic acid),辛酸(caprylic acid)等。

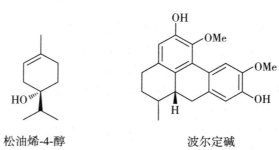

松油烯-4-醇　　　波尔定碱

【药理作用】挥发油有较强的抑菌作用,对铜绿假单胞菌、大肠埃希菌、新型隐球菌、黄曲霉、白念珠菌、黑曲霉、金黄色葡萄球菌、枯草杆菌、鸭疫里默氏杆菌和黄曲霉菌等均有不同程度的抑制作用。

【制剂】苗药:万金香气雾剂。

附注:文献记载,苗族所称"比杠""枳恶"还有同属植物山鸡椒 L. cubeba (Lour.) Pers. 的果实,该种的果实为《中国药典》《贵州中标》(88)收载的"荜澄茄",其功能主治与"木姜子"有所不同,应注意区别(参见"荜澄茄"条)。

木姜子属(Litsea)的多种植物的果实在民间同样药用。其果实提取的芳香油在贵州、重庆等也作调味剂食用。

木棉花(木棉花蕾,木棉花瓣)

【民族药名】藏药(纳嘎格萨,那嘎格萨,纳嘎布西,格萨,白玛扎,赛瓦,鲁美朵),蒙药(毛敦-胡泵音-其其格,毛敦-胡泵温-其其格,巴德玛格斯尔),傣药(埋牛)。

【来源】木棉科植物木棉 Gossampinus malabarica (DC.) Merr. 的干燥花或花蕾。

【标准】中国药典,部标藏药(95),藏标(79),青海藏标(92),内蒙蒙标(86),广东中标(04)。

【功能主治】藏药:清肺热、肝热、心热,助消化。用于心、肺、胆、肝热,血热引起的背痛,心痛,消化不良。

蒙药(木棉花瓣):清热。用于心热,肺热,肝热。

傣药(花、树皮、根及其寄生):清火利水,消肿止痛,凉血止血,润肠通便。用于"拢胖腊里"(便秘),"哈勒"(吐血),"割鲁了勒多冒少"(产后恶露不尽),"拢案答勒"(黄疸),"先贺"(动物咬伤)。

中药:清热利湿,解毒。用于泄泻,痢疾,痔疮出血。

【用法与用量】3~6g。

【化学成分】含黄酮类:芦丁(rutin),异牡荆素(isovitexin)等;脂肪酸类:十六烷酸(palmitic acid),亚油酸乙酯(ethyl linoleate),十四烷酸(tetradecanoic acid)等;挥发油:α-雪松醇(α-cedrol),β-雪松醇(β-cedrol),庚醛(heptanal);其他:阿拉伯胶,鞣质等。

α-雪松醇　　　　异牡荆素

【药理作用】木棉花醇浸出液对离体蛙心有强心作用。乙醇提取物的乙酸乙酯可溶部位腹腔注射对小鼠角叉菜胶性足跖肿胀、小鼠二甲苯耳壳肿胀、大鼠蛋清及角叉菜胶足跖肿胀等炎症模型有较强的抗炎作用;连续给药对慢性增殖性炎症亦有较强的抑制作用。水煎液对植物乳杆菌的生长有较大促进作用,对双歧杆菌的生长也有一定的促进作用,而对嗜热链球菌生长的促进作用甚微。提取物对啤酒酵母、假丝酵母、黑曲霉、拟青霉均有较强的抑制生长效果;对金黄色葡萄球菌有杀菌作用,对大肠埃希菌、铜绿假单胞菌有抑菌作用。木棉花瓣沸水提取物能明显降低由 CCl_4 所致大鼠血清谷草转氨酶(GOT)及谷丙转氨酶(GPT)的升高,减轻肝脂肪变性及肝细胞坏死。总黄酮对 CCl_4 致肝纤维大鼠、卡介苗联合脂多糖尾静脉注射致免疫性肝损伤小鼠模型均有保护作用。

【制剂】藏药:七味诃子散,八味沉香散,八味沉香丸,十一味甘露丸,十一味维命散,十九味草果散,二十味沉香丸,二十五味冰片散,二十五味鹿角丸,二十五味驴血丸,二十五味松石丸,三十五味沉香丸,风湿止痛丸。

蒙药:阿如健脾散,八味三香散,草果健脾散,沉香安神散,清热二十五味丸,顺气补心十一味丸,顺气安神丸。

附注:《中国植物志》中,木棉的学名为"*Bombax malabaricum* DC.",*Gossampinus malabarica*(DC.)Merr. 作为其异名。木棉属(*Bombax*)植物全世界约50种,我国仅分布有木棉 *B. malabaricum* 和长果木棉 *B. insigne* Wall.,《广东中标》(04)中收载的"木棉花"的基源为"木棉 *B. ceiba* L.",该种未见《中国植物志》记载。

关于本品的药用部位,藏医药古籍记载木棉花不同部位功效有所不同,《中华本草:藏药卷》记载药用部位为"花";《青海藏标》收载以"花"入药,但在功能主治项下记载花各部分的功效有所专长,"花瓣清心热,花蕊清肺热,并治胆病,雄蕊清肝热"。

蒙医药古籍文献《认药白晶鉴》记载:"有人说按生长之地不同有三种,但目前认为一朵花不同部位可作三种药";《中华本草:蒙药卷》分别记载了"木棉花瓣(毛敦-胡泵温-其其格)""木棉花萼(毛敦-胡泵音-杜格梯)"和"木棉花蕊(毛敦-胡泵音-套日朝格)",各自功能主治也有差异,"风湿二十五味丸"处方中即同时配伍有"木棉花瓣"和"木棉花蕊";《内蒙蒙标》中仅收载有"木棉花",药用部位为"干燥花和花蕾";而《中华本草:蒙药卷》记载药用部位为"花瓣"。应按制剂批文规定使用。

傣医药用的部位包括花、树皮、根及其寄生。

木通(山木通)

【民族药名】蒙药(巴力嘎,巴勒嘎,钦达门-毛道)。

【来源】木通科植物木通 *Akebia quinata*(Thunb.)Decne.、三叶木通 *Akebia trifoliata*(Thunb.)Koidz. 或白木通 *Akebia trifoliata*(Thunb.)Koidz. var. *australis*(Diels)Rehd. 的干燥藤茎。

【标准】中国药典,台湾中药典范(85),湖南中标(93),台湾中药典(04)。

【功能主治】蒙药:清热,止刺痛,止泻。用于肝热,腑热,肺热,肠刺痛,肠热腹泻。

中药:利尿通淋,清心除烦,通经下乳。用于淋证,水肿,心烦尿赤,口舌生疮,经闭乳少,湿热痹痛。

【用法与用量】3~6g。

【化学成分】含苯乙醇苷类:木通苯乙醇苷 B(calceolarioside B),1-*O*-β-D-(3,4- 二羟基苯基)- 乙基 -6-*O*- 反式 - 阿魏酸 - 吡喃葡萄糖苷 [1-*O*-β-D-(3,4-dihydroxyphenyl)-ethyl-6-*O*-

trans-feruloyl-glucopyranoside], 1-*O*-*β*-D-(4-羟基苯基)-乙基-6-*O*-反式-咖啡酸-吡喃葡萄糖苷[1-*O*-*β*-D-(4-hydroxyphenyl)-ethyl-6-*O*-*trans*-caffeoyl-glucopyranoside];三萜及三萜皂苷类:常春藤皂苷,齐墩果酸皂苷,丝石竹皂苷;其他成分:多糖,氨基酸,油脂类等。《中国药典》规定含木通苯乙醇苷B($C_{23}H_{26}O_{11}$)不得少于0.15%。

木通苯乙醇苷B

【药理作用】木通水提物能显著抑制二甲苯和醋酸致小鼠炎症反应。能显著增加大鼠尿量,具有利尿作用。水提物对乙型链球菌、痢疾杆菌作用明显,对大肠埃希菌、金黄色葡萄球菌有一定抑菌作用。

【制剂】蒙药:德都红花七味丸,连翘四味汤散,牛黄十三味丸,清肺十三味散,清肝九味散,清热二十五味丸,石膏二十五味散,西红花十六味散,止痢七味散,止痢十五味散。

附注:《中国植物志》中,木通 *Akebia quinata* (Thunb.) Decne. 的学名为"*Akebia quinata* (Houtt.) Decne.",白木通的学名为"*Akebia trifoliata* (Thunb.) Koidz. subsp. *australis* (Diels) T. Shimizu"。

中药"木通"药材分为"木通""关木通"和"川木通"3种,"木通"即木通属(*Akebia*)植物;"关木通"为马兜铃科植物东北马兜铃 *Aristolochia manshuriensis* Kom. 的藤茎,因含有具肾脏毒性的马兜铃酸,现已不用,现均使用木通科木通属(*Akebia*)植物,蒙医原也使用"关木通/巴力嘎"(《内蒙蒙标》),现蒙药制剂中也应按规定使用木通科的"木通";"川木通"为毛茛科铁线莲属(*Clematis*)植物,但不同地区也有混用木通属和铁线莲属植物的情况,《湖南中标》(93,09)在"山木通"之名下收载的基源即包括有该2属植物;蒙医也将毛茛科植物小木通 *Clematis armandii* Franch. 作木通同等入药。

藏医使用的"木通"又称"藏木通/叶濛",多为毛茛科铁线莲属(*Clematis*)的多种植物的藤茎,但《青海藏标》附录中收载有来源于马兜铃科的藏木通 *Aristolochia griffithii* Thomg. ex Duchartre、穆坪马兜铃 *A. griffithii* Hook. f. et Duchartre,应注意区别(参见"川木通"条)。

苗族药用白木通 *A. trifoliata* 的果实(八月瓜,即中药"预知子"《中国药典》收载)和根(木通根),称"比干炸",其功能主治与藤茎不同。

木香(广木香)

【民族药名】藏药(如达,如打,日达),蒙药(如达,沙泡如达,玛奴如达),维药(库斯台,库斯他,库斯提,库西乃),傣药(板荒,板木)。

【来源】菊科植物木香 *Aucklandia lappa* Decne. 的干燥根。

【标准】中国药典,部标藏药(附录,95),藏标(79),青海藏标(附录,92),内蒙蒙标(86),云南药标(74),新疆药标(80),香港中标(第二期,08)。

【功能主治】藏药：温中和胃，行气，止痛。用于中寒，气滞，胸腹胀痛，呕吐泄泻，隆病，白喉，肺炎，疮口不敛。

蒙药：破痞，调元，祛痰，排脓祛腐，解"赫依"血相讧，止痢。用于"协日"痞，血痞及"赫依"血相讧，肺脓肿，痰咳，气喘，耳脓，"宝日"，胃痛，嗳气，呕吐，胃痧，结喉。

维药：增强支配器官功能，除湿健胃，温中开胃，强筋健肌，散风止痛，补肾壮阳，驱虫。用于脑、心、肝等支配器官虚弱，胃纳不佳，胃脘寒虚，瘫痪，筋肌松弛，坐骨神经痛，胃痛，肝痛，腹痛，子宫痛，性欲减退，肠道寄生虫。

傣药：补土健胃，理气止痛，活血消肿。用于"接崩短嘎"（脘腹胀痛），"拢胖腊里"（便秘），"冒开亚毫"（不思饮食），"贺接贺办"（头痛头昏），"阻伤"（跌打损伤）。

中药：行气止痛，健脾消食。用于胸胁、脘腹胀痛，泻痢后重，食积不消，不思饮食。煨木香涩肠止泻。用于泄泻腹痛。

【用法与用量】1.5~4.5g；傣药5~10g。维医认为本品对膀胱和肺有害，可以洋茴香、玫瑰花膏矫正。

【化学成分】含倍半萜内酯类：木香烃内酯（costunolide），去氢木香内酯（dehydrocostus lactone），异木香内酯（isoalantolactone）；有机酸类：木香酸（β-costic acid），绿原酸（chlorogenic acid）等。《中国药典》规定含木香烃内酯（$C_{15}H_{20}O_2$）和去氢木香内酯（$C_{15}H_{18}O_2$）的总量不得少于1.8%，《香港中标》规定含木香烃内酯（$C_{15}H_{20}O_2$）和去氢木香内酯（$C_{15}H_{18}O_2$）的总量不得少于2.2%。

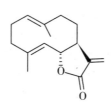

木香烃内酯

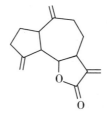

去氢木香内酯

【药理作用】木香的丙酮提取物和木香烃内酯具有利胆和抑制小鼠胃溃疡的功效；醇提取物能增加胆汁流量，具有利胆作用。汤剂能加速胃排空和增强胃动素的释放，对阿托品、左旋麻黄碱负荷下小鼠胃排空抑制有一定拮抗作用。提取物对盐酸-乙醇和利血平诱导的大鼠胃黏膜急性损伤均有明显的保护作用，对大鼠胃溃疡有明显改善。提取物中的生物碱对组胺引起的豚鼠肠平滑肌和气管平滑肌具有显著解痉作用；其总内酯、木香烃内酯、二氢木香烃内酯和二氢木香内酯对离体兔十二指肠有舒张作用，能减轻由组胺和乙酰胆碱气雾剂引起的豚鼠支气管痉挛。醇提物能抑制角叉菜胶、弗氏佐剂引起的大鼠足跖肿胀和炎症细胞的积累，也能增强白细胞的吞噬功能，并可抑制淋巴细胞增殖和IFN-γ分泌。木香中所含化合物对肺癌细胞A549、卵巢癌细胞SK-OV-3、黑色素瘤SK-MEL-2、中枢神经瘤XF498和结肠癌细胞HCT15等人类肿瘤细胞有一定的细胞毒活性。此外木香还具有降血压、抗凝血、抗菌、抗血管生成、免疫调节、抗氧化等多种药理作用。

【制剂】藏药：五鹏丸，五味角蒿油，五味金色丸，五味麝香丸，六锐散，六味木香丸，七味马钱子丸，七味铁屑丸，七味胃痛胶囊，七味血病丸，八味沉香散，八味沉香丸，八味獐牙菜丸,九味牛黄丸,九味獐牙菜胶囊,九味獐牙菜丸,十味乳香散,十味乳香丸,十一味草果丸,十一味甘露丸,十一味寒水石散,十一味维命散,十三味草果散,十三味红花丸,十三味马钱子丸,十三味青兰散,十五味龙胆花丸,十五味乳鹏丸,十六味杜鹃花丸,十七味大鹏丸,十七味寒水石丸,十八味党参丸,十八味降香丸,十八味牛黄散,十八味欧曲珍宝丸,十九味草果散,二十味沉香丸,二十味金汤散,二十一味寒水石散,二十五味阿魏胶囊,二十五味阿魏散,二十五味冰片散,二十五味大汤散,二十五味大汤丸,二十五味儿茶丸,二十五味寒水石散,二十五味狐肺散,二十五味鹿角丸,二十五味绿绒蒿胶囊,二十五味绿绒蒿丸,二十五味马宝丸,二十五味珊瑚丸,二十五味余甘子散,二十五味余甘子丸,二十五味珍珠丸,二十五味竺黄散,三十五味沉香丸,安神丸,达斯玛保丸,大月晶丸,肺热普清散,风湿止痛丸,诃子吉祥丸,回生甘露丸,流感丸,秘诀清凉胶囊,秘诀清凉散,帕朱丸,清肺止咳丸,驱虫丸,如意珍宝丸,萨热大鹏丸,萨热十三味鹏鸟丸,石榴普安散,香菊活血丸,月光宝鹏丸,智托洁白丸,仲泽八味沉香散。

蒙药:阿那日十四味散,阿魏八味丸,安神补心六味丸,安神镇惊二十味丸,八味三香散,槟榔十三味丸,草果健脾散,草果四味汤散,沉香安神散,沉香十七味丸,菖蒲四味丸,豆蔻五味散,嘎日迪五味丸,哈敦海鲁木勒十三味丸,寒水石二十一味散,红花清肝十三味丸,胡日查六味丸,活血六味散,吉祥安神丸,利胆八味丸,利肝和胃丸,凉血十味散,羚牛角二十五味丸,六味木香散,明目六味汤散,那仁明目汤散,牛黄十三味丸,清肺十八味丸,清肺十三味散,清肝二十七味丸,清肝九味散,清热二十三味散,清热二十五味丸,清瘟止痛十四味丸,清咽六味散,祛痛橡胶膏,肉蔻五味丸,石膏二十五味散,十六味冬青丸,顺气安神丸,顺气补心十一味丸,苏木六味汤丸,檀香清肺二十味丸,五味沙棘含片,五味沙棘散,行气止痛丸,益肾十七味丸,玉簪清咽十五味丸,云香十五味丸,扎冲十三味丸,镇刺六味丸,珍宝丸,珍珠活络二十九味丸,珍珠通络丸,壮西六味丸。

维药:金锁昆都尔片,罗补甫克比日丸,舒肢巴亚待都司片,温散加瓦日西加里奴司片。

苗药:胃可安胶囊,仙人掌胃康胶囊,助消膏。

彝药:肠胃舒胶囊,和胃止痛胶囊,延胡胃安胶囊,彝心康胶囊。

附注:《中国植物志》中,将木香 *Aucklandia lappa* Decne. 作为"云木香 *Saussurea costus*(Falc.)Lipech."的异名。

维医药古籍文献《注医典》《拜地依药书》和《药物之园》均记载:木香有三种,一种产于阿拉伯,色白偏黄,味甜,称"阿拉伯木香";一种产于印度,色黑偏黄,体轻,味辛,称"印度木香";再一种产于罗马,色偏红,质硬,气香,味淡,有毒。药用前两种,以"阿拉伯木香"为上品。表明维医所用木香多进口,自古即有多种。近代文献也记载,维医使用的木香曾有多种来源于川木香属(*Vladimiria*)植物的代用品,如:菜木香 *Vladimiria edulis*(Franch.)Ling、灰毛川木香(木里木香)*V. muliensis*(Hand.-Mazz.)Ling、膜缘木香 *V. forrestii*(Diels)Ling、越西木香 *V. denticulata* Ling、厚叶川木香 *V. berardioidea*(Franch.)Ling(现《中国植物志》将川木香属 *Vladimiria* 学名修订为 *Dolomiaea*),应属"川木香"类似的药材(参见"川木香"条)。

《福建中标》(06)收载有"红木香",为木兰科植物南五味子 *Kadsura longipedunculata* Finet et Gagn. 的茎,为不同药物。

木香马兜铃（淮通，防己，木防己，水城木防己，冕宁防己）

【民族药名】 藏药（巴力嘎，哇力嘎，帕勒嘎，哇来嘎，嘎布赤丹，罗布尔相，介合多卜，嘎巴都）。

【来源】 马兜铃科植物马兜铃 *Aristolochia griffithii* Thoms. ex Duchartre、木香马兜铃 *Aristolochia moupinensis* Franch. 的干燥茎及根茎。

【标准】 部标藏药（附录），藏标（79），青海藏标（附录，92），四川中标（77，87，88），贵州中标（88），贵州中民标（03）。

【功能主治】 藏药：清热凉血。用于血热，肺热，肝热，六腑热。

【用法与用量】 3~6g。

【化学成分】 含马兜铃酸类：马兜铃酸Ⅰ~Ⅶ（aristolochic acids Ⅰ~Ⅶ）；马兜铃内酰胺Ⅰ~Ⅳ（Aristololactams Ⅰ~Ⅳ）；生物碱类：木兰花碱（mgnoflorine），原小檗碱（protoberberine），环轮藤酚碱（cyclanoline）；其他成分：丁香酸（syringic acid），对香豆酸（*p*-coumaric acid），尿囊素（allantoin），β-谷甾醇（β-sitosterol），胡萝卜苷（daucosterol）等。

马兜铃酸Ⅰ　　马兜铃内酰胺Ⅰ　　木兰花碱

【药理作用】 马兜铃酸腹腔注射能增强动物白细胞的吞噬作用，提高机体自然防御功能；可抑制大鼠腹水癌的生长，对小鼠肉瘤-37、肉瘤-AK的生长也有抑制作用。马兜铃酸1~10mg/kg静脉注射，可升高麻醉猫血压。

【制剂】 藏药：四味止泻木汤散，五味渣驯汤散，五味渣驯丸，七味熊胆散，八味红花清腑热散，九味牛黄丸，十五味止泻木散，二十五味冰片散，二十五味寒水石散，二十五味绿绒蒿丸，二十五味松石丸，二十五味余甘子散，二十五味余甘子丸，二十五味竺黄散，二十九味能消散，风湿止痛丸，甘露灵丸，清肺止咳丸。

附注：《中国植物志》中，马兜铃 *Aristolochia griffithii* Thoms. ex Duchartre 的学名为"西藏马兜铃 *Aristolochia griffithii* Hook. f. et Thoms. ex Duchartre"；*A. moupinensis* 的中文名使用"宝兴马兜铃"。

文献记载，藏医使用的"巴力嘎"尚有大果马兜铃 *A. macrocarpa* C. Y. Wu et S. Y. Wu，但均与古籍文献记载的形态有差异，仅为代用品，正品待考。

马兜铃属（*Aristolochia*）植物在各地又常作为"防己"类药材，《四川中标》（87，88试行）中将宝兴马兜铃 *A. moupinensis* 的根或块根作"防己"和"冕宁防己"收载，贵州将其藤茎或根作"木防己（水城木防己）"收载，为同物异名（参见"防己""广防己"条）。

苜 蓿 子

【民族药名】 维药（比地乌拉盖，比德欧如合，百子如日热提白，吐胡米依斯皮提）。

【来源】 豆科植物紫花苜蓿 Medicago sativa L. 的干燥成熟种子。

【标准】 部标维药（99），新疆维标（93）。

【功能主治】 维药：生血益精，润肠，壮阳，止咳，止痛，通经，催乳。用于形瘦血亏，闭经，乳少，便秘，阳痿，咳嗽，胸闷，关节疼痛。

【用法与用量】 2~3g。外用适量。维医认为本品对热性气质者的胸部有害，可以西黄芪胶、蜂蜜矫正。

【化学成分】 含黄酮类：苜蓿素（3′,5′-dimethoxy-4′,5,7-trihydroxyflavone），芹菜素（apigenin），木犀草素（luteolin）等；生物碱：小檗碱（berberine），水苏碱（stachydrine），高水苏碱（homostachydrine）等；香豆素：3-hydroxy-8,9-methylenedioxycoumestan，3-hydroxy-7,9-dimethoxycoumestan，3-hydroxy-8,9-dimethoxycoumestan 等；脂肪酸：硬脂酸（stearic acid），棕榈酸（palmitic acid），亚油酸（linoleic acid）等；挥发油：叶绿醇（phytol），沉香醇（linalool），3-甲基丁醛（3-methylbutyraldehyde）等；氨基酸：赖氨酸，谷氨酸，蛋氨酸等；矿物质元素：Ca，Fe，Zn 等；其他：葡萄糖，豆甾醇（stigmasterol），尿嘧啶（uracil）等。

苜蓿素　　　　　小檗碱　　　　　3-hydroxy-8,9-methylenedioxycoumestan

【药理作用】 苜蓿子具有降血脂、抗动脉粥样硬化的作用，实验性高胆固醇血症家兔喂食苜蓿制剂后，血清总胆固醇明显降低，高密度脂蛋白与总胆固醇的比值明显升高，高密度脂蛋白的浓度无明显变化；并使主动脉内膜粥样斑块病变面积减少，主动脉壁中总胆固醇及胆固醇酯的沉积减少；对冠状动脉内膜下平滑肌细胞增生反应明显抑制，对改善右冠状动脉主干及大支的阻塞程度疗效显著，但对中、小支的阻塞未见明显改善。苜蓿多糖有显著的免疫增强作用，体外可显著增强植物血凝素、刀豆球蛋白 A、脂多糖及美洲商陆诱导的淋巴细胞的增殖反应；此外，苜蓿多糖还能促进免疫器官的发育、显著提高 T 淋巴细胞转化率、提高血清中鸡新城疫抗体的滴度和巨噬细胞的吞噬指数。

【制剂】 维药：罗补甫克比日丸。

附注：《中国植物志》中，M. sativa 的中文名使用"紫苜蓿"。

木 贼

【民族药名】 蒙药(珠鲁古日-额布苏,奥尼苏-乌布斯,阿拉)。

【来源】 木贼科植物木贼 *Equisetum hiemale* L. 的干燥地上部分。

【标准】 中国药典,新疆药标(80),台湾中药典范(85),台湾中药典(04)。

【功能主治】 蒙药:明目,治伤,排脓,燥"协日乌素"。用于目赤,眼睑干性糜烂,眼花,角膜云翳,视物模糊,昏矇症,化脓,骨折,旧伤复发。

中药:疏散风热,明目退翳。用于风热目赤,迎风流泪,目生云翳。

【用法与用量】 3~10g。

【化学成分】 含黄酮类:山奈素(kaempferide),山奈酚(kaempferol),山奈酚-3,7-双葡萄糖苷(kaempferol-3,7-diglucoside),槲皮素(quercetin),棉花皮异苷(gossypitrin),草棉苷(herbacetrin)等;生物碱类:犬问荆碱(palustrine),烟碱(nicotine),二甲砜(dimethyl sulfone);有机酸:琥珀酸(succinic acid),延胡索酸(fumaric acid),戊二酸甲酸(glutaric acid),对羟基苯甲酸(*p*-hydroxybenzoic acid),间羟基苯甲酸(*m*-hydrxybenzoic acid),阿魏酸(ferulic acid),香草酸(vanillic acid)等;其他:香草醛(vanillin),对羟基苯甲醛(*p*-hydroxybenzaldehyde),二甲砜(dimethyl sulfone),胸腺嘧啶(thymine),挥发油,葡萄糖,果糖等。《中国药典》规定含山奈素($C_{15}H_{10}O_6$)不得少于0.20%。

山奈素　　　　　烟碱　　　　　阿魏酸

【药理作用】 木贼对金黄色葡萄球菌、乙型链球菌、大肠埃希菌、铜绿假单胞菌、伤寒杆菌、痢疾杆菌等有不同程度的抑菌作用;对牛痘腺病毒、流感病毒、脊髓灰质炎病毒等有抗病毒作用。醇提物对小鼠有持久的降压作用,降压机制与M-胆碱反应有关;腹腔注射对麻醉猫也具有持久性的降压作用;豚鼠离体心脏灌流可显著增加冠状动脉流量;静脉注射对垂体后叶素引起的T波升高和心率减慢有一定的对抗和缓冲作用;注射液1~2ml/kg对家兔离体血管有明显扩张作用,还有预防实验性家兔动脉粥样硬化斑块形成的作用。醇提取物灌胃能明显增加戊巴比妥钠对中枢神经系统的抑制作用并延长小鼠的睡眠时间,具有镇静作用。脂肪酸及其酯有镇痛作用;乙醚提取物的镇痛作用比水提物和乙醇提取物强。阿魏酸能抑制血小板聚集和5-羟色胺从血小板中释放;提取物灌胃能抑制ADP、胶原和凝血酶诱导的大鼠血小板聚集,并能减轻血栓的重量。此外,木贼还具有利尿、降血脂、抗衰老、抗蛇毒等多种药理作用。

【制剂】 蒙药:明目十六味丸。

附注:蒙医药古籍《认药白晶鉴》记载"生于沼泽地,茎淡绿色,具棱角,状如猪鬃",确为木贼属(*Equisetum*)植物。

奶 桃

【民族药名】维药(纳力吉力,那尔吉力,节维孜印地,那尔格力)。
【来源】棕榈科植物椰子 Cocos nucifera L. 的成熟种子的干燥胚乳。
【标准】部标维药(99)。
【功能主治】维药:滋补强身,温肾壮阳,生血益肝。用于异常黏液质及胆液质所致的机体虚弱,神疲阳痿,反应迟钝,气虚水肿,腰膝酸软,肌肉痉挛瘫痪,乳汁不足,肝弱形瘦。
【用法与用量】10~15g。维医认为本品可产生阻滞,不易消化,可以白砂糖、冰糖矫正;热性气质者使用,需配新鲜水果、西瓜。
【化学成分】含脂肪油(35%~45%):游离脂肪酸(20%),羊油酸(caproic acid,2%),棕榈酸(palmitic acid,7%),羊脂酸(caprylic acid,9%),羊蜡酸(capric acid),油酸(oleic acid,2%)等;甾醇类:豆甾烯醇(stigmastatrienol),β-豆甾醇(β-stigmasterol),岩藻甾醇(fucosterol),α-菠菜甾醇(α-spinasterol)等;其他:蔗糖,葡萄糖,蛋白质,球蛋白,维生素 C、维生素 B_1、维生素 B_2、维生素 B_5、维生素 E 等。
【药理作用】果肉有杀绦虫作用,对姜片虫也有效。
【制剂】维药:罗补甫克比日丸,强力玛得土力阿亚特蜜膏。

附注:《药物之园》记载"奶桃,是一种高大树的果实,多产于印度、孟加拉国等地",提示维医最早使用的奶桃药材可能系来源于进口。

南板蓝根(板蓝根)

【民族药名】苗药(锐马兰单,加欧你,窝额),傣药(皇慢,皇曼,呀环苟,环满)。
【来源】爵床科植物马蓝 Baphicacanthus cusia (Nees) Bremek. 的干燥根茎和根。
【标准】中国药典,云南药标(74),四川中标(79,87),贵州中标(88),湖南中标(93),香港中标(第五期)。
【功能主治】苗药:用于热毒引起的脓肿,腮腺炎,热经、快经、哑经引起的发热,大汗。

傣药:清火退热,凉血解毒。用于"拢害埋冒龙"(高热不退),"拢达儿"(腮腺、颌下淋巴结肿痛),"拢沙龙接火,唉哦勒"(咽喉肿痛,咯血),"洞里哦勒"(痔疮肿痛出血),"优火"(尿崩症)。

中药:清热解毒,凉血消斑。用于温疫时毒,发热咽痛,温病发斑,丹毒。
【用法与用量】9~20g。煎汤或泡服;外用鲜叶适量,捣敷患处。
【化学成分】含生物碱:靛玉红(indirubin),靛蓝(indigo),色胺酮(tryptanthrin)等;黄酮类:高车前素(hispidulin),3′,4′,5,7-四羟基二氢黄酮醇(3′,4′,5,7-tetrahydroxyflavanonol);三萜类:羽扇豆醇(lupeol),羽扇烯酮(lupenone),白桦脂醇(betulin)等;甾醇类:β-谷甾醇(β-sitosterol),γ-谷甾醇(γ-sitosterol),豆甾醇-5,22-二烯-3β,7β-二醇(stigmasta-5,22-diene-3β,7β-diol)等;蒽醌类:大黄酚(chrysophanol);其他:甘氨酸,丙氨酸,丝氨酸等;蔗糖,多糖等。《香港中标》规定含多糖[以无水葡萄糖($C_6H_{12}O_6$)计]不少于1.1%。

靛玉红　　　　　高车前素　　　　　羽扇豆醇

【药理作用】靛玉红对一般癌肿生长和扩散程度有明显的抑制作用，对肿瘤细胞生成有选择性抑制作用，对治疗慢性粒细胞白血病有较好的疗效。南板蓝根对金黄色葡萄球菌和肺炎杆菌有良好的抑制作用；所含的色胺酮对引起脚癣的皮癣菌有很强的抗菌作用。具有良好的抗病毒作用，血凝抑制试验表明板蓝根凝集素的抗病毒功效与其血凝活性呈正相关。注射液对小鼠毛细血管通透性增高有显著抑制作用，对二甲苯致小鼠耳郭炎症有显著抑制作用，显著提高小鼠腹腔巨大噬细胞的吞噬功能，显著增强小鼠的细胞免疫功能，具有抗炎、免疫增强作用。注射液对CCl_4所致大鼠慢性肝损伤有显著的保肝降酶作用。

【制剂】傣药：表热清颗粒。

附注：《中国植物志》中，B. cusia 的中文名使用"板蓝"；《云南药标》(74)收载的"板蓝根"的基源为马蓝 Strobilanthes cusia (Ness) O. Kuntze，《中国植物志》中将该学名作为 B. cusia 的异名。

《中国药典》另收载有"板蓝根"，为十字花科植物菘蓝 Isatis indigotica Fort. 和欧洲菘蓝 I. tinctoria L. 的根及根茎，其功能主治、用法用量与"南板蓝根"基本相同。

夹竹桃科植物蓝树 Wrightia laevis Hook. f. 别称"板蓝根"，其叶浸水可得蓝色染料用于染布，其根和叶在广西民间用于跌打、刀伤，与南板蓝根不同，应注意区别。

南瓜（南瓜干）

【民族药名】彝药（阿拍高），傣药（麻巴罕，麻帮罕，八）。

【来源】葫芦科植物南瓜 Cucurbita moschata (Duch. ex Lam.) Duch. ex Poiret 的干燥成熟果肉。

【标准】广西中标(96)，海南未成册标准(97)，湖南中标(09)，浙江中标(2000)。

【功能主治】彝药：用于寄生虫，慢性骨髓炎，骨折，外伤。

傣药（果实、果柄、叶）：清火解毒，消肿止痛，祛风除湿，驱虫。用于"拢沙龙接火"（咽喉肿痛），"告乎板列接"（耳根肿痛），"拢沙龙接喉"（牙痛），"拢呆坟"（中风偏瘫，半身不遂，肢体麻木疼痛），"多短"（肠道寄生虫）。

中药：补中益气，生津止咳，消肿止痛。用于肺痈，消渴，烧烫伤，黄蜂或蜜蜂蜇伤。

【用法与用量】75~150g。外用适量。

【化学成分】含糖：阿拉伯糖，鼠李糖，葡萄糖，半乳糖等；生物碱：南瓜子碱(cucurbitine)，胡芦巴碱(trigonelline)，腺嘌呤(adenine)等；其他：蒲公英黄素(taraxanthin)，玉蜀黍黄素（zeaxanthin），黄体呋喃素（luteoxanthin），异堇黄素（auroxanthin），多种氨基酸，维生素 B、维生素 C，甘露醇（mannitol）等。

南瓜子碱　　　　　胡芦巴碱

【药理作用】南瓜中的环丙基氨基酸可促进胰岛素的分泌，增强胰岛素受体的敏感性，同时可激活葡萄糖酶，加快葡萄糖的转化，降低血糖浓度；此外，南瓜中富含果胶，能减少胃肠道激素胃抑多肽的分泌，使餐后血糖及血液胰岛素水平下降；南瓜多糖对糖尿病小鼠有良好的治疗作用，还可明显降低血清中的甘油三酯、总胆固醇和低密度脂蛋白，具有降血脂功能。此外还具有预防动脉粥样硬化和冠心病、防癌、解毒、保肝肾、抗氧化、护视力等多种药理作用。

【制剂】苗药：玉苓消渴茶。

附注：南瓜 *C. moschata* 原产墨西哥到中美洲一带，我国在明代时引入，为常用蔬菜，也可代粮食，现全国各地广泛栽种。其种子、果蒂、根、藤也药用，功效各不相同。

南五味子（五味子）

【民族药名】藏药（达折合），蒙药（乌拉乐吉甘），傣药（嘿坚荒，黑坚荒）。

【来源】木兰科植物华中五味子 *Schisandra sphenanthera* Rehd. et Wils. 的干燥成熟果实。

【标准】中国药典，内蒙蒙标（86），新疆药标（80），台湾中药典（04），香港中标（第四期，12）。

【功能主治】藏药：用于泻痢，呕吐，养肺，开胃。

蒙药：止泻，止呕，平喘，开欲。用于寒下呕吐，久泻不止，胃寒，嗳气，关节瘀恶血，肠刺痛，久嗽气喘。

傣药：用于咳喘，自汗，遗精，久泻，神经衰弱，跌打劳伤。

中药：收敛固涩，益气生津，补肾宁心。用于久嗽虚喘，梦遗滑精，遗尿尿频，久泻不止，自汗盗汗，津伤口渴，短气脉虚，内热消渴，心悸失眠。

【用法与用量】2~6g。

【化学成分】含木脂素类：五味子酯甲~戊（schisantherins A~E），华中五味子酮（schisandron），五味子酚（schisanhenol），戈米辛 A（gomisin A），表加巴辛（epigalbacin），襄五脂素（chicanine），当归酰戈米辛 P（angeloygomisin P），巴豆酰戈米辛 P（tigloylgomisin P），前戈米辛（pregomisin），苯甲酸戈米辛（benzoylgomisin），内消旋-二氢愈创木脂酸（mexo-dihydroguaiaretic acid），去氧五味子素（deoxyschisandrin），外消-安五脂素（anwulignan），安五酸（anwuweizic acid），甘五酸（ganwuweizic acid）等；挥发油：花侧柏烯 [(+)-cuparene]，

罗汉柏烯（thujopsene），α-檀香烯（α-santalene），β-芹子烯（β-selinene），反-丁香烯（trans-caryophyllene）等。《中国药典》规定含五味子酯甲（$C_{30}H_{32}O_9$）不得少于0.20%。

五味子酯甲　　　　　　花侧柏烯

【**药理作用**】五味子酯甲有显著降低氨基转移酶的作用，并能对抗CCl_4所造成的病理损害；五味子甲素对CCl_4所致肝损亦具有一定的保护作用；五味子酯丁对肝损害有极强的抑制作用，对半乳糖胺肝损伤亦具强抑制效果。具有诱导肝脏药物代谢酶的作用，五味子酯甲、酯乙在体外与苯巴比妥诱导的大鼠肝微粒体悬液及含NADPH的缓冲液同温孵后，P-450的氨基比林脱甲基酶及苯并芘羟化酶活性均被抑制；五味子甲素体外对肝微粒体药酶有诱导作用，使P-450浓度、NADPH-细胞色素C还原酶、氨基比林脱甲基酶、微粒体蛋白均显著增加。此外，五味子还具有抗氧化、抗溃疡、抗应激、抗肿瘤等作用。

【**制剂**】苗药：黄萱益肝散。

附注：《中国药典》2000年版之前仅收载有"五味子"，其基源包括五味子 *S. chinensis* Baill.、华中五味子 *S. sphenanthera*，自2000年版始将"五味子"（习称"北五味子"）和"南五味子"分别收载，两者的功能主治相同，但所含成分的组成有较大差异。《内蒙蒙标》统称"五味子"（参见"五味子"条）。

全国各地统称"五味子"药用的种类较为复杂，其中称"南五味子"或"南五味"的有灰五味子 *S. glaucescens* Diels 和兴山五味子 *S. incarnate* Stapf（湖北），但未见有标准收载。

《中国植物志》中记载有"南五味子"（植物中文名），其学名为 *Kadsura longipedunculata* Finet et Gagnep.，与药材"南五味子"不同，应注意区别。

闹 羊 花

【**民族药名**】蒙药（霍日查-霞日-其其格，胡日查-希日-其其格）。

【**来源**】杜鹃花科植物羊踯躅 *Rhododendron molle* G. Don 的干燥花和花序。

【**标准**】中国药典，内蒙蒙标（86），新疆药标（80），内蒙中标（88），贵州中标（88），河南中标（91）。

【**功能主治**】蒙药：活血，镇痛。用于血性刺痛，"宝日"病，痧症，产褥热。

中药：祛风除湿，散瘀定痛。用于风湿痹痛，偏正头痛，跌打肿痛，顽癣。

【**用法与用量**】0.6~1.5g，外用适量，煎水洗患处。本品有大毒。不宜多服、久服。体质虚弱者、孕妇禁用。

【**化学成分**】含萜类：闹羊花毒素Ⅱ~Ⅳ（rhodojaponins Ⅱ~Ⅳ），杜鹃花毒素（andromedotoxin），

木藜芦毒素（grayanotoxin）；其他：煤地衣酸甲酯（sparassol），石楠素（ericolin），山月桂萜醇（kalmanol）等。

闹羊花毒素Ⅲ

【药理作用】闹羊花醇提物静脉注射 50~100μg/kg 能对抗 $BaCl_2$ 诱发的大鼠心律失常，但对 $CaCl_2$、$CHCl_3$ 诱发的心律失常模型无效；静脉注射或侧脑室注射给药对麻醉兔能激活中枢 α 受体，表现出显著的降压作用。煎剂以小鼠热板法、电击法、兔中枢神经系统总和法实验，具有显著的镇痛作用；体外对金黄色葡萄球菌、白喉杆菌、炭疽杆菌、乙型链球菌有较强的抑制作用。

【制剂】蒙药：风湿二十五味丸，胡日查六味丸，六味木香散，西红花十六味散。

附注：《中国植物志》中，羊踯躅 Rhododendron molle G. Don 的学名为 "Rhododendron molle (Blume) G. Don"。

羊踯躅 R. molle 的果实、根也药用，《中国药典》1977 年版曾以"八厘麻"之名、《上海中标》以"六轴子"之名收载其果实；《广西中标》（90）以"黄杜鹃根"之名收载其根，功效与花不同。

牛 蒡 子

【民族药名】藏药（息桑，西松，齐松），蒙药（希伯-乌布斯，西伯-额布斯，西伯图茹，塔拉布斯，高哈-吉木斯，吉松，洛西古，老西谷），维药（克克孜乌拉盖），苗药（窝相席，窝相学，眦嗷）。

【来源】菊科植物牛蒡 Arctium lappa L. 的干燥成熟果实。

【标准】藏标（79），内蒙蒙标（86），新疆药标（80），香港中标（第四期，12）。

【功能主治】藏药：疏散风热，透疹，利咽，消肿解毒。用于风热感冒，麻疹风疹，咽痛，痈肿疮毒。

蒙药：化石痞，逐泻脉疾。用于膀胱石痞，尿闭，脉疾。

维药：用于感冒咳嗽，咽喉肿痛。

苗药：退烧，止咳，润肠通便。用于风热感冒，咽喉肿痛，咳嗽，荨麻疹，麻疹，腮腺炎，便秘，痈肿疮毒。

中药：疏散风热，宣肺透疹，解毒利咽。用于风热感冒，咳嗽痰多，麻疹，风疹，咽喉肿痛，痄腮，丹毒，痈肿疮毒。

【用法与用量】6~12g。

【化学成分】含木脂素类：牛蒡苷（arctiin），罗汉松树脂酚（matairesinol），罗汉松脂素苷

(matairesinoside)，新牛蒡素 B(neoarctin B)；挥发油类：R-胡薄荷酮(R-menthone)，S-胡薄荷酮(S-menthone)，3-甲基-6-丙基苯酚(3-methyl-6-propylphenol)；萜类：蛇麻脂醇(lupeol)，蜂斗菜酮(fukinone)，α-香树脂醇(α-amyrin)；其他：牛蒡酚 A~F、H(lappaols A~F、H)，络石苷元(trachelogenin)，棕榈酸(palmitic acid)，亚油酸(linoleic acid)，亚麻酸(linolenic acid)，硬脂酸，油酸(oleic acid)等。《中国药典》规定含牛蒡苷($C_{27}H_{34}O_{11}$)不得少于 5.0%。

牛蒡苷　　　　　罗汉松树脂酚　　　　蛇麻脂醇

【药理作用】 牛蒡子的醇提物对人体结肠癌细胞、直肠癌细胞及肝癌细胞均有抑杀作用，体外对 HT-29、HRT-18 和 $HepG_2$ 细胞有抑制作用，体内对宫颈癌 U14 和 S_{180} 荷瘤小鼠有抑瘤作用。牛蒡子能明显改善 STZ 诱导的糖尿病大鼠的多饮、多食及体质量减轻等症状，降低尿蛋白排泄率，减少肾重/体重比值、肾小球 PAS 染色阳性基质面积比，减轻肾脏病理损害，降低异常升高的血肌酐及肌酐清除率，减轻肾脏病理损害，对糖尿病大鼠早期肾脏病变有一定的防治作用。牛蒡子水煎液、牛蒡苷和牛蒡苷元在体外对大肠埃希菌、枯草杆菌、金黄色葡萄球菌、白色葡萄球菌、铜绿假单胞菌、产气杆菌、变形杆菌、柠檬明串珠菌等均有很好的抗菌作用。乙醇提取物对巴豆油、正丁酸钠联合激发的 Epstein-Barr(EB)病毒特异性 DNA 酶、DNA 多聚酶、早期抗原、壳抗原表达均有明显的抑制作用。牛蒡苷元在体外有直接抑制流感病毒复制的作用；在体内和体外均有抗 HIV-1 活性；在体外可强烈抑制 HIV-1 病毒蛋白 P17 和 P24 的表达。木脂素对小鼠的骨髓性白细胞(M_1)有分化诱导作用。

【制剂】 苗药：玉兰降糖胶囊。

彝药：沙梅消渴胶囊，咽舒口服液。

附注：苗族还药用牛蒡的根，称"高龚锐果聂"，功能祛热风、消肿毒，用于风毒面肿、头晕、咽喉热肿、齿痛、咳嗽、消渴、痈疽疮疥，与果实不同。

牛舌草（意大利牛舌草）

【民族药名】 维药（高孜万，高兹斑，高孜班，高孜弯印地，里撒奴骚而，里撒努斯赛外尔，参尕吾里）。

【来源】 紫草科植物意大利牛舌草 *Anchusa italica* Retz. 的干燥全草。

【标准】部标维药(99)。

【功能主治】维药：爽身悦志，增强支配器官及感觉器官的功能，强化自然力，通便。用于心悸，失眠，神志不安，头痛，反应迟钝，大便秘结。(《中华本草：维吾尔药卷》：生湿生热，调节异常黑胆质，生湿补脑，祛寒补心，爽心悦志，润燥消炎，止咳平喘。用于干寒性或黑胆质性疾病，如干性脑虚、寒性心虚、心悸、抑郁症、干性胸膜炎、肺炎、肺结核，寒性咳嗽、感冒、气喘。

【用法与用量】5~12g。维医认为本品对脾有害，可以白檀香矫正。

【化学成分】含生物碱：狼紫草胺(lycopsamine)，7-乙酰狼紫草胺(7-acetyllycopsamine)，金链花碱(laburine)，乙酰金链花碱(laburine acetae)；黄酮类：芦丁(rutin)，异槲皮苷(isoquercitrin)，黄花苷(astragalin)；其他：3-O-β-D-葡萄吡喃糖齐墩果酸(3-O-β-D-glucopyranosyloleanolic)，α-D-葡萄吡喃糖齐墩果酸(α-D-glucopyranosyloleanolic)，维生素C，脱氢抗坏血酸(dehydroascorbic acid)等。成分预试显示还含有皂苷类成分。

狼紫草胺　　　　　黄花苷

【药理作用】牛舌草总黄酮具有明显的抗心肌缺血再灌注损伤作用，能够剂量依赖性地降低心肌梗死指数，改善缺血再灌注大鼠的心脏功能，减少心肌酶的漏出。乙酸乙酯部位和正丁醇部位体外显示了良好的抗氧化剂和美白作用。尚有杀原虫作用。

【制剂】维药：爱维心口服液，宝心艾维西木口服液，复方高滋斑片，复方西红花口服液，健心合米尔高滋安比热片，开胃加瓦日西阿米勒片，炎消迪娜儿糖浆，益脑吾斯提库都斯糖浆。

附注：《中国植物志》中，*A. italica* 的中文名使用"牛舌草"，该种我国无分布，有引种栽培供观赏。国外分布于伊朗、俄罗斯等国。药材多从巴基斯坦进口。

《中华本草：维吾尔药卷》分别记载了"牛舌草"和"牛舌草花"，两者的基源均包括意大利牛舌草 *A. italica* 和同科植物琉璃苣 *Borage officinales* L.(该种产自欧洲、北非，我国上海、南京等地有栽培，供观赏)，其功能主治有一定差异，但后者未见有标准收载(参见"牛舌草花"条)。

牛 舌 草 花

【民族药名】维药（高孜班古丽，里撒奴骚而花，再合热土力萨努斯赛外尔，古丽高孜班，参尔吾里克破里）。

【来源】紫草科植物意大利牛舌草 Anchusa italica Retz. 的干燥花蕾。

【标准】无。

【功能主治】维药：生湿生热，调节异常黑胆质，滋补支配器官脑、心，爽心悦志，消炎止咳，平喘化痰。用于干寒性或黑胆质性疾病，如抑郁症、脑虚、心虚、心悸，各种肺部疾病，如胸膜炎、肺炎、肺结核、感冒、咳嗽气喘。

【用法与用量】5~6g。外用适量。维医认为本品对脾有害，可以白檀香矫正。

【化学成分】含紫云英苷（astragalin）等黄酮类化合物。

紫云英苷

【制剂】维药：爱维心口服液，复方高滋斑片，健心合米尔高滋安比热片，养心达瓦依米西克蜜膏。

附注：《中国植物志》中，*A. italica* 的中文名使用"牛舌草"，为供园艺用的栽培植物。

《中华本草：维吾尔药卷》分别记载了"牛舌草"和"牛舌草花"，其基源还包括同科植物琉璃苣 *Borage officinales* L.，两者的功能主治有一定差异（参见"牛舌草"条）。

牛尾蒿（茶绒，结血蒿）

【民族药名】藏药（普尔芒那保，普日芒那保，普尔那，普那，普芒，日居）。

【来源】菊科植物牛尾蒿 *Artemisia subdigitata* Mattf.、毛莲蒿 *Artemisia vestita* Wall. ex Bess. 的干燥地上部分。

【标准】部标藏药（95），藏标（79），西藏藏标（12），青海藏标（92），青海药标（76）。

【功能主治】藏药。部标藏药：清热解毒，杀虫利湿。用于虫病，疫疠，皮肤病，咽喉疾病。藏标：清热解毒，利肺。用于肺热咳嗽，咽喉肿痛，咽喉疾病，肺部疾病，气管炎。西藏藏标（结血蒿）：清热，消炎，杀虫。用于虫病引起的胃绞痛，瘟疫热证，炭疽，疮疖。

【用法与用量】6~9g。

【化学成分】含挥发油：石竹烯醇（caryophyllenol），D-匙叶桉油烯酸（D-spathulenol），α-侧柏烯（α-thujene），莰烯（camphene），香叶烯（myrcene），γ-松油烯（γ-terpinene），甲基丁香酚（methyleugenol）等；黄酮类：5，8，3′，5′-四羟基黄烷酮（5，8，3′，5′-tetrahydroxyflavanone），5，8，2′-三羟基-5′-甲氧基黄烷酮（5，8，2′-trihydroxy-5′-methoxyflavanone），槲皮素-3-鼠李糖苷（quercetin-3-rhamnoside），小麦黄素（tricin）等；其他：秦皮定（fraxidin），β-香树脂醇（β-amyrin），白檀酮（α-amyrone），乙酸-α-香树脂醇酯（α-amyrin acetate），β-谷甾醇（β-sitosterol）等。

石竹烯醇	甲基丁香酚	β-香树脂醇

【药理作用】 精油对门源草原毛虫6龄幼虫具有很强的胃毒性、触杀活性和拒食作用,以及生长抑制作用。

【制剂】 藏药:二十五味竺黄散,二十九味羌活散。

附注:《中国植物志》中,"牛尾蒿"的学名为 *A. dubia* Wall. ex Bess.,"*A. subdigitata*"作为其异名。"二十九味羌活散"处方中使用的药材名称为"结血蒿膏"。

《晶珠本草》记载"普尔芒"分为白(普尔芒嘎保)、黑(普尔芒那保)、紫(普尔芒莫保)三类,包括多种蒿属(*Artemisia*)植物;《藏药志》记载白者"普尔芒嘎保"为毛连蒿 *A. vestita* Wall. ex Bess.(结血蒿),黑者"普尔芒那保"为牛尾蒿 *A. subdigitata*、藏龙蒿 *A. waltonii* J. R. Drumm. ex Pamp.,紫者"普尔芒莫保"为粘毛蒿 *A. mattfeldii* Pamp.、蒙古蒿 *A. mongolica* Fisch. ex Bess.,各种的功能主治相同,为抗菌、解毒、清虚热、健胃、驱风止痒、消炎,用于发热、瘟疫内热、四肢酸痛、骨蒸发热、疮疡肿痛、肺病发热盗汗。《中华本草:藏药卷》以"结血蒿/普尔那"之名收载了毛连蒿 *A. vestita*(常熬膏入药)。《部标藏药》(牛尾蒿/普尔芒那保)和《藏药标准》(牛尾蒿/普尔芒)收载了牛尾蒿 *A. subdigitata*,但两者的功能主治有所不同(见上);《青海藏标》在"牛尾蒿/普日芒那保"条下正文中收载了牛尾蒿 *A. subdigitata*(功能主治与《部标藏药》相同),并在"附注"中说明"普日芒"属"坎巴"类药物之一,又分为三类,即"普日芒那保"为牛尾蒿 *A. subdigitata*、野艾蒿 *A. lavandulaefolia* DC.、藏龙蒿 *A. waltonii*,"普日芒莫保"为粘毛蒿 *A. mattfeldii*、蒙古蒿 *A. mongolica*、灰苞蒿 *A. roxburghiana* Bess.,"普日芒嘎保"为狭裂白蒿 *A. kanashiroi* Kitam.。而毛连蒿 *A. vestita*(结血蒿)则见于《西藏藏标》(12)以"结血蒿/普那"之名收载。本条暂将"牛尾蒿/普尔芒那保"与"结血蒿/普那"合并收录,各制剂应按制剂批文规定使用。

牛膝(怀牛膝)

【民族药名】 藏药(索路曲孜),蒙药(乌赫日温-西勒比,奥勒莫斯),傣药(怀哦囡,牙怀哦,坏累,怪俄囡)。

【来源】 苋科植物牛膝 *Achyranthes bidentata* Bl. 的干燥根。

【标准】 中国药典,新疆药标(80),台湾中药典范(85),香港中标(08)。

【功能主治】 藏药:用于风湿性筋骨痛,跌打损伤,吐血,衄血,热淋,痛经。

蒙药:用于腰膝酸痛,下肢拘挛,经闭,高血压病。

傣药:熟用调补水血,强筋壮骨。生用散瘀消胀,清火解毒。用于"优哦勒"(尿血),"拢呆坟"(中风偏瘫,半身不遂,肢体麻木疼痛),"领约缅"(性病),"接腰,先哈旧"(套筒,肢体痉挛抽搐),"纳勒冒沙幺"(闭经)。

中药:逐瘀通经,补肝肾,强筋骨,利尿通淋,引血下行。用于经闭,痛经,腰膝酸痛,筋骨无力,淋证,水肿,头痛,眩晕,牙痛,口疮,吐血,衄血。

【用法与用量】5~12g;傣药 10~15g。孕妇慎用。

【化学成分】含皂苷类:牛膝皂苷 A、E(achyranthosides A、E),牛膝皂苷 C 二甲酯(achyranthoside C dimethyl ester),齐墩果酸 α-L-吡喃鼠李糖基-β-D-吡喃半乳糖苷(oleanolic acid α-L-rhamnopyranosyl-β-D-galactopyranoside);甾酮类:牛膝甾酮(inokosterone),β-蜕皮甾酮(β-ecdysterone),红苋甾酮(rubrosterone),旌节花甾酮 A(stachysterone A);有机酸类:杜鹃花酸(anedioic acid),琥珀酸(succinic acid),软脂酸(palmitic acid);生物碱类:小檗碱(berberine),巴马亭(palmatine),黄连碱(coptisine);黄酮类:芦丁(rutin),槲皮素-3-O-葡萄糖苷(quercertin-3-O-glucoside),山奈酚-3-O-葡萄糖苷(kaempferol-3-O-glucoside);其他成分:多糖,甾醇等。《中国药典》规定含 β-蜕皮甾酮($C_{27}H_{44}O_7$)不得少于 0.030%。

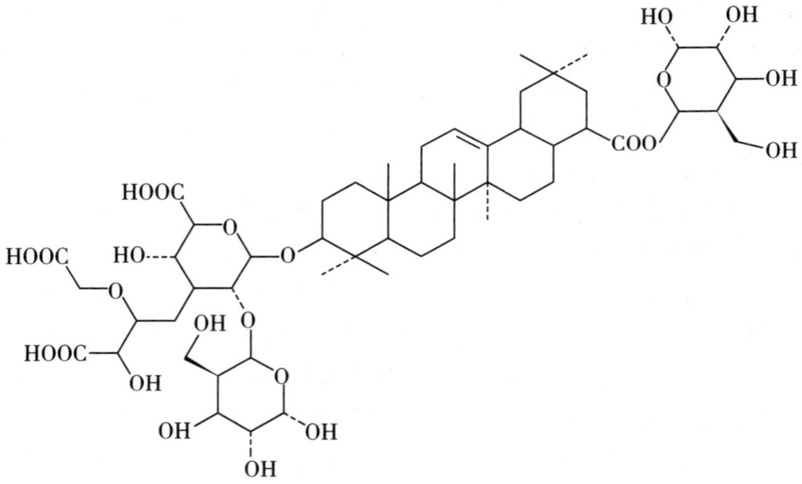

牛膝皂苷A

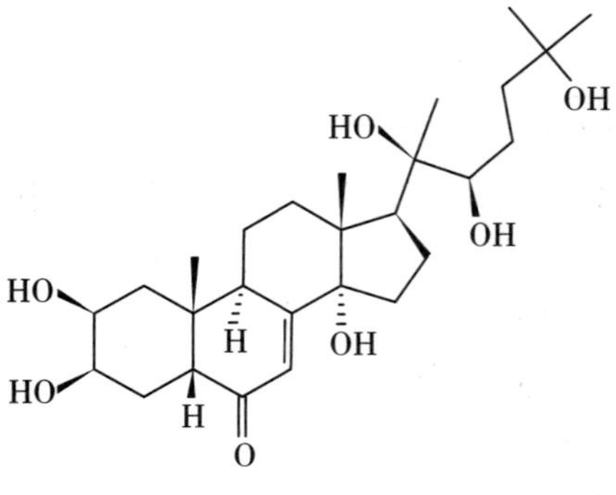

β-蜕皮甾酮

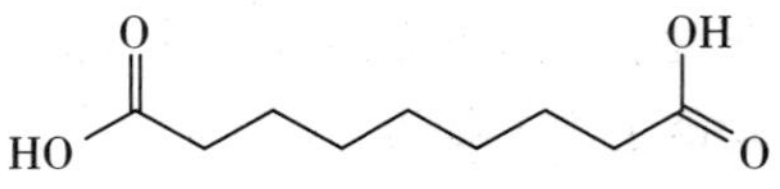

杜鹃花酸

植物类药材

【药理作用】煎剂 25g/kg 灌胃，对小鼠醋酸扭体反应有极显著的抑制作用；10g/kg 灌胃，对正常大鼠的高低切变率全血黏度、血细胞比容、红细胞聚集指数均有显著的改善作用。牛膝乙醇制剂 5g/(kg·d)，连续 5 天灌胃，能明显促进大鼠甲醛性关节炎消退。牛膝的皂苷成分 2g/kg 能显著促进蛋清性关节炎消退。牛膝多糖能增强小鼠的体液免疫功能，在体外能刺激小鼠脾细胞增殖，也能增强 LPS 诱导的 B 淋巴细胞增殖。牛膝水煎液、苯提取物有明显的抗着床、抗早孕作用；对子宫平滑肌的作用因动物种类及是否怀孕而异，流浸膏或煎剂对离体家兔的子宫不论已孕、未孕均能发生收缩；对于收缩无力的小鼠离体子宫则使收缩加强；对猫的未孕子宫呈弛缓性作用，而对已孕子宫呈现强有力的收缩；对已孕或未孕豚鼠子宫多呈弛缓作用；总皂苷 125~1000mg/kg 灌胃，对妊娠 1~10 天的小鼠有显著的剂量依赖性抗生育作用。蜕皮甾酮和牛膝甾酮 0.1~10mg/kg 腹腔注射，或 1~100mg/kg 灌胃，对高血糖素所致大鼠高血糖有明显的降血糖作用。此外，还具有抗炎、抗菌、抗骨质疏松、抗衰老等作用。

【制剂】藏药：双红活血胶囊。

蒙药：明目二十五味丸。

苗药：复方血藤酒。

傣药：益康补元颗粒。

附注：《贵州中标规》(65)收载的"牛膝"的基源还有头花杯苋 *C. capitata* Moq.；该种《中国药典》1963 年版中曾作"川牛膝"的基源之一；《四川中标》作"麻牛膝"收载，应为牛膝的地方习用品（参见"川牛膝"条）。

牛膝药材以栽培为主，以河南沁阳、武陟为道地产区，特称"怀牛膝"，其他各省所产野生者，常称之为"土牛膝"或"杜牛膝"，通常用于咽喉痛，补益作用较弱，应区别使用。各地商品"土牛膝"基源较为复杂，常见的有柳叶牛膝 *A. longifolia* (Makino) Makino 和土牛膝 *A. aspera* L.(倒扣草)，后种也为苗族药用的"土牛膝（酒嗓咯咯额牛，锐比交，蛙拉览）"，以全草和根入药，功能活血祛瘀、清热解毒、利尿通淋，用于闭经、跌打损伤、风湿关节痛、痢疾、白喉、咽喉肿痛、淋证、尿血、疮痈。彝医还药用一种"白牛膝"，为石竹科植物狗筋蔓 *Silene baccifera* L. 的根，《云南中标》(彝药，05)以"白牛膝 / 尼图静"之名收载，功能活血化瘀、消肿止痛、益气养血，用于风湿痹痛、产后气血两虚、疮疡、瘰疬、跌打损伤、骨折等。这些不同科属的种类均不宜与牛膝混用，应注意区别（参见"土牛膝"条）。

牛至（满坡香）

【民族药名】维药（买尔赞朱西，麦儿桑过失，马而藏哥失，尖比力，坚比勒），苗药（少棍，锐扎龙，咪薄嘎夕）。

【来源】唇形科植物牛至 *Origanum vulgare* L. 的干燥全草。

【标准】部标维药(99)，贵州中民标(03)，广东中标(04)，甘肃中标(08)，湖南中标(93,09)。

【功能主治】蒙药：用于胃腹胀痛，感冒。

维药：消散寒气，开通湿阻，清涤异常体液，利尿，通经，增强营养吸收。用于黏稠异常体液性咳喘，感冒，头痛，脉络闭阻性胸闷气短，形体消瘦，心烦神疲，食欲缺乏，胃腹疼痛，尿少肢肿,月经不调。

苗药:清暑解表,利水消肿。用于中暑,感冒,头痛身重,急性胃肠炎,腹痛吐泻,小儿疳积,水肿。

中药:清暑解表,利水消肿。用于中暑,感冒,头痛身重,急性胃肠炎,腹痛吐泻,水肿。

【用法与用量】3~10g;苗药 9~15g。外用适量,煎水洗,或鲜品捣烂外敷患处。

【化学成分】含挥发油:麝香草酚(thymol),香荆芥酚(carvacrol),甲基水杨酸(methyl salicylic acid),α- 石竹烯(carophyllene),γ- 松油烯(γ-terpinene),聚伞花素(cymene),乙酸牻牛儿醇酯(geranyl acetate),长叶烯(longifolene),石竹素(epoxycaryophyllene)等;其他:β- 谷甾醇(β-sitosterol),水苏糖,熊果酸(ursolic acid),齐墩果酸(oleanolic acid),琥珀酸(succinic acid),香草酸(vanillic acid),异香草酸,原儿茶酸(protocatechuate),迷迭香酸(rosmarinic acid),迷迭香酸乙酯(ethylrosmarinate),胡萝卜苷(daucosterol)等。

麝香草酚　　　香荆芥酚　　　α-石竹烯　　　石竹素

【药理作用】牛至精油对白念珠菌有体外抗菌活性,对菌珠的出芽和菌丝生长均有抑制作用;对大肠埃希菌、枯草杆菌和痢疾杆菌等有抑菌和杀菌作用;对感染痢疾杆菌的小鼠有保护作用。牛至油还有一定的抗氧化活性,乙醚层萃取物最有利于猪油的抗氧化。挥发油能增强小鼠的细胞免疫和体液免疫功能并增强小鼠腹腔巨噬细胞作用,增强机体的抗感染能力。牛至总挥发油对小鼠有显著的镇痛作用,能松弛肠道平滑肌,缓解大黄的泻下作用,抑制离体兔肠平滑肌的活动,对抗乙酰胆碱、组胺对肠的收缩作用。对酵母所致大鼠体温升高有解热作用,能抑制二甲苯等引起的鼠耳肿胀,抗炎作用显著。

【制剂】维药:行气那尼花颗粒。

附注:牛至 *O. vulgare* 在民间常作中药"香薷"的代用品,《四川中标》(87)中即以"川香薷"之名收载,民间又称"土香薷",贵州称"满坡香"。中药香薷为唇形科石荠苎属(*Mosla*)植物石香薷 *M. chinensis* Maxim. 或江香薷 *M. chinensis* 'jiangxiangru' 的地上部分,含有挥发油[《中国药典》规定含麝香草酚($C_{10}H_{14}O$)与香荆芥酚($C_{10}H_{14}O$)的总量不得少于 0.16%],功能发汗解表、化湿和中,用于暑湿感冒、恶寒发热、头痛无汗、腹痛吐泻、水肿、小便不利,两者所含成分及功效均有相似之处。

文献记载,维医使用的牛至还有同属植物猫儿草 *O. majorana* L.,该种产于欧洲、非洲等地,我国无分布。

糯 米 藤 根

【民族药名】藏药(苏巴),苗药(拉缸),彝药(波痈)。

【来源】荨麻科植物糯米团 *Gonostegia hirta*(Bl.)Miq. 的新鲜或干燥根。

【标准】四川中标(79,87),贵州中标(88),贵州中民标(03)。

【功能主治】藏药：用于骨折，跌打损伤，疮痈，乳痈，乳腺炎。

苗药：用于刀伤，疮疖，跌打，骨折，风湿关节疼痛，肠炎，痢疾，痈疮，无名肿毒。

彝药：用于疮痈不溃，跌打损伤，骨折。

中药：清热解毒，健脾消积，利湿消肿，散瘀止血。用于乳痈，痢疾，食欲缺乏，食积腹痛，小儿疳积，带下，水肿，小便不利，外伤出血，骨折。

【用法与用量】15~30g；鲜品加倍。外用适量，捣烂敷患处。

【化学成分】含黄酮类：异鼠李素（isorhamnetin），山柰酚（kaempferol），槲皮素（quercetin）；三萜类：木栓酮（friedelin），表木栓醇（epifriedelinol），α-，β-香树素（α-，β-amyrin），羽扇豆醇（lupeol），齐墩果酸（oleanolic acid），熊果酸（ursolic acid），坡模醇酸（pomolic acid）等；甾醇类：β-谷甾醇（β-sitosterol），β-谷甾醇 3-O-β-D-葡萄糖苷（β-sitosterol 3-O-β-D-glucopyranoside），豆甾醇（stigmasterol），豆甾醇 3-O-β-D-葡萄糖苷（stigmasterol 3-O-β-D-glucopyranoside）。

异鼠李素　　　　　山柰酚　　　　　表木栓醇

【制剂】苗药：咽喉清喉片。

附注：《贵州中标》和《四川中标》中使用的糯米团的学名为 *Memorialis hirta*（Bl.）Wedd.，《中国植物志》将该学名作为 *Gonostegia hirta*（Bl.）Miq. 的异名。

藏医常用全草。

女 贞 子

【民族药名】苗药（蜡莲）。

【来源】木犀科植物女贞 *Ligustrum lucidum* Ait. 的干燥成熟果实。

【标准】中国药典，贵州中标规（65），新疆药标（80），台湾中药典范（85），台湾中药典（04），香港中标（第三期，10）。

【功能主治】苗药：用于头眩，目昏，耳鸣，头发早白，腰膝酸软，慢性苯中毒，白细胞减少。

中药：滋补肝肾，明目乌发。用于肝肾阴虚，眩晕耳鸣，腰膝酸软，须发早白，目暗不明，内热消渴，骨蒸潮热。

【用法与用量】6~12g。

【化学成分】含三萜类：齐墩果酸（oleanolic acid），熊果酸（ursolic acid）及其衍生物；环烯醚萜类：女贞子苷（nuezhenide），女贞酸（nuezhenidic acid），特女贞苷（specneuzhenide）；

黄酮类：木犀草素（luteolin），木犀草素-7-O-β-D-葡萄糖苷（luteolin-7-O-β-D-glucoside），芦丁（rutin）；苯乙醇苷类：对羟基苯乙醇-α-D-葡萄糖苷（p-hydroxyphenethyl-α-D-glucoside），3,4-二羟基苯乙醇-β-D-葡萄糖苷（3,4-dihydroxyphenethyl-β-D-glucoside），对羟基苯乙醇（p-hydroxyphenethyl）；磷脂类：磷脂酰胆碱（phosphatidyl cholines），磷脂酰甘油（phosphatidylglycerol），磷脂酰乙醇胺（phosphatidylethanolamine）；其他：多糖，氨基酸，脂肪酸，色素，矿物质等。《中国药典》规定含特女贞苷（$C_{31}H_{42}O_{17}$）不得少于0.70%；《香港中标》规定含红景天苷（$C_{14}H_{20}O_7$）不少于0.039%。

特女贞苷　　　　　　红景天苷

【药理作用】 女贞子对特异性和非特异性免疫均有免疫调节作用；所含多糖能直接或协同刺激小鼠脾T淋巴细胞的增殖，还可以通过增强细胞表面受体活性来促进T细胞的活性。女贞子具有强心作用，齐墩果酸可强心利尿；水煎浸液能使离体兔心冠状动脉血流量增加，且同时抑制心肌收缩力，但对心率影响并不明显。女贞子所含齐墩果酸、熊果酸和红景天苷具有保肝活性，齐墩果酸对呋喃苯氨酸、溴苯、内毒素、秋水仙素等的肝毒性都具有明显的拮抗作用；能降低灌饲胆固醇、猪油的家兔血清胆固醇及甘油三酯，可预防和消减动脉粥样硬化斑块，减轻斑块厚度，减少冠状动脉粥样硬化病变数，防治动脉粥样硬化，降低血管的阻塞程度。熊果酸在体内和体外试验结果均显示抑制人肝癌细胞生长。

【制剂】 苗药：康艾扶正胶囊，玉苓消渴茶。

傣药：益肾健骨片。

彝药：调经养颜胶囊。

附注：女贞 Ligustrum lucidum 系我国特有种，在《山海经》中即有记载，名"桢木"，其果实具有悠久的药用历史，《神农本草经》以"女贞实"之名记载。同属植物粗壮女贞 L. robustum (Roxb.) Blume 的果实在四川、贵州、西藏等地也作女贞药用，《全国中草药汇编》称"藏女贞"，但未见有标准收载；其叶《贵州中民标》（03）以"苦丁茶（南苦丁茶）"之名收载。

欧菝葜根（洋菝葜根）

【民族药名】 维药（欧西白，欧西白买格日比，沙尔沙维力，赛尔斯比力）。

【来源】 百合科植物马兜铃叶菝葜 Smilax aristolochiaefolia Miller.（墨西哥菝葜）的干燥根茎。

【标准】部标维药(99),新疆维标(93)。

【功能主治】维药:平衡机体体液,消除异常黑胆质,利尿发汗。用于各种血液质被燃烧致焦之疾病,黑胆质性头痛,瘫痪,气喘,关节不舒,小便不利,汗出不畅,各种皮肤病。

【用法与用量】4~8g。维医认为本品对热性气质者有害,可以巴旦杏仁油矫正。

【化学成分】含皂苷类:菝葜皂苷元(sarsasapogenin),洋菝葜苷(sarsasaponin, parillin),菝葜皂苷(smilax saponin)等。

菝葜皂苷元

【药理作用】洋菝葜皂苷具有较强的抗真菌活性,对果生核盘素菌、稻瘟菌等有抑制作用;对血细胞有溶解作用;非口服时,对大鼠瓦克艾发育抑制的 ED_{50} 为 50mg/kg。

【制剂】维药:疗癣卡西甫散,清涩比黑马尔江散。

附注:马兜铃叶菝葜 *S. aristolochiaefolia* 我国不产,主产于中美洲。

维医也药用"菝葜/求比芹齐尼",为同属植物菝葜 *S. china* L. 的根茎,与"欧菝葜根"为不同药物,但也言两者可以相互替代,应按制剂批文规定使用(参见"菝葜"条)。

欧李(洋李)

【民族药名】维药(卡拉欧如克,欧加斯赛格日,阿鲁依斯亚,阿鲁依布哈拉)。

【来源】蔷薇科植物欧李(洋李)*Prunus domestica* L. 的干燥近成熟果实。

【标准】部标维药(99),新疆维标(93)。

【功能主治】维药:消散异常胆液质,清血润肠。用于血中干热旺盛,高热不退,烦躁不安,咳嗽痰少,大便秘结,恶心呕吐。

【用法与用量】20~50g。维医认为本品对寒性气质者、寒性脑部疾病和胃部疾病有害,使用时需配玫瑰花糖膏、乳香、洋乳香、蜂蜜水等矫正。

【化学成分】含苹果酸,枸橼酸,多种维生素等。

【制剂】维药:阿里红咳喘口服液。

附注:《中国植物志》中,*Prunus domestica* 的中文名使用"欧洲李"。该种原产西亚和欧洲,我国各地有引种栽培,因长期栽培,已有绿李、黄李、红李、紫李等栽培品种。

《部标维药》以"新疆酸李"和"欧李"之名分别收载了同属植物樱桃李 *Prunus cerasifera* Ehrhar(= 中亚李 *P. sogdiana* L.)和洋李 *P. domestica*,两者功能主治有所不同;但《中华本草:

维吾尔药卷》等记载,该2种及黑刺李 P. spines L. 可同等入药,还值得研究(参见"新疆酸李"条)。

欧矢车菊根

【民族药名】维药(阿克拜赫曼,白八哈麦你,白八黑蛮,拜赫曼赛菲德,拜赫曼艾比也孜)。

【来源】菊科植物欧矢车菊 Centaurea behen L. 的干燥根及根茎。

【标准】部标维药(附录,99)。

【功能主治】维药:生干生热,补心壮阳,肥体填精,爽心悦志,燥湿固精,消除黄疸,温宫生辉。用于湿寒性或黏液质性疾病,如心悸,阳痿,羸瘦精少,心烦意乱,早泄,遗精,滑精,黄疸,宫寒面暗。

【用法与用量】4~9g。维医认为本品对肠道有害,可以洋茴香、西黄芪胶、大枣矫正。

【化学成分】含黄酮类:木犀草素(luteolin)等。

【药理作用】欧矢车菊不同提取部位对DPPH、ABTS自由基均有清除能力,该作用呈明显的量效关系;各部位均有 Fe^{3+} 还原能力,其中乙酸乙酯部位的清除能力最强,接近于维生素C。乙酸乙酯部位总黄酮含量最高。

【制剂】维药:复方高滋斑片,和胃依提尔菲力开比尔蜜膏,平溃加瓦日西麦尔瓦依特蜜膏,强身菠萝甫赛河里蜜膏,养心达瓦依米西克蜜膏,镇静艾比洁德瓦尔丸,壮益加瓦日西再尔吾尼片。

附注:维医药古籍文献《注医典》《拜地依药书》和《药物之园》记载"本品系名为'拜赫曼'植物的干燥木质根的碎块,该根又分红、白两种"。据《维吾尔药材真伪鉴别》记载,在前苏联学者依柯洛莫夫等译成乌兹别克文的《医典》中,将"白者"的学名定为"*Centaurea behen* L."。经近代学者的考证和实物对照,古籍中记载的"白者"和"黑者"系不同科属植物的根和根茎,现代维医所用为"白者",即欧矢车菊 *Centaurea behen*。"黑者"不知为何物。

《中华本草:维吾尔药卷》记载欧矢车菊 *Centaurea behen* 我国不产,国外主产于俄罗斯、土库曼斯坦、亚美尼亚及亚洲西部各地。《中国植物志》中记载有欧亚矢车菊 *Centaurea ruthenica* Lam.(新拟),该种分布于新疆天山(昭苏等)、准噶尔阿拉套山(塔城等)、阿尔泰山(布尔津、阿尔泰)、欧洲、中亚等地有分布。另有文献报道,维医也药用矢车菊 *Centaurea cyanus* L. 的根,该种在新疆和田有分布。

欧 细 辛

【民族药名】维药(阿萨荣,阿撒龙)。

【来源】马兜铃科植物欧细辛 *Asarum europaeum* L. 的带根全草。

【标准】未见有标准收载。

【功能主治】维药:生干生热,开通肝阻,利尿退肿,补脑开窍,燥湿散寒,养筋解痉,通经止痛,滋补胃脘。用于湿寒性或黏液质性疾病,如肝大、全身水肿、黄疸、癫痫、面瘫、瘫痪、手足拘紧、四肢麻痹、闭尿、闭经、关节疼痛、胃脘虚弱等。

【用法与用量】4~10g。外用适量。维医认为本品对肺脏有害。

【化学成分】含挥发油（1.0%）：细辛醚（asarone）、D-细辛醚（D-asarone）（占油的 30%~35%），细辛醛（asarylaldehyde），蒎烯（pinene），丁香酚（eugenol），甲基丁香酚（methyleugenol），乙酸龙脑酯（bornyl acetate）。

甲基丁香酚

【制剂】维药：罗补甫克比日丸。

附注：《回回药方三十卷》记载有"阿撒龙"。关于其药用部位，《注医典》记载"阿萨荣是产自'克塔依'（中国）的一种草的根"，《白色宫殿》也记载"是一种植物的根"。《中华本草：维吾尔药卷》记载"阿萨荣（阿撒龙）"即欧细辛 A. europaeum，为维医使用的"细辛"的基源之一，但药用部位为"带根全草"。《中国药典》收载的"细辛"的基源为马兜铃科植物辽细辛（北细辛）Asarum heterotropoides Fr. Schmidt var. mandshuricum（Maxim.）Kitag.、汉城细辛 A. sieboldii Miq. var. seoulense Nakai 或细辛（华细辛）Asarum sieboldii Miq.；《新疆药标》在"细辛"条下还收载有华细辛 A. sieboldii，以全草入药，但均未收载欧细辛 A. europaeum。

本品为维药特色品种，但据《中国植物志》记载，欧细辛 A. europaeum 为细辛属（Asarum）的模式种，该种我国不产。本书暂与细辛单列分别收录（参见"细辛"条）。

欧缬草（缬草，宽叶缬草）

【民族药名】藏药（甲贝，甲别，甲博，知玛尔，甲布嘎尔波），蒙药（朱勒根-呼吉，朱勒根-胡吉），维药（松布力鲁米，塔俄苏木布力，苏木布里，松布勒洁拜里），苗药（窝嘎勒）。

【来源】败酱科植物欧缬草 Valeriana officinalis L.、宽叶缬草 Valeriana officinalis L. var. latifolia Miq. 的干燥根及根茎。

【标准】部标蒙药（附录，98），部标维药（附录，99），四川藏标（14），新疆维标（93），甘肃中标（95，09），北京中标（98），贵州中民标（03），湖北中标（09）。

【功能主治】藏药：安神宁心，祛风止痛，解毒。用于心悸，失眠，腹胀，肋下胀痛，肺脓肿，风湿痹痛，腰腿痛，关节痛，月经不调，崩漏，食物中毒引起的发热，扁桃体肿大，乳蛾，口蹄疫，疮疡溃烂。

蒙药：清热，解毒，镇静，消肿，止痛。用于"黏"瘟疫，久热，毒热，结喉，发症，肿瘤，关节脓肿，心悸，失眠，心神不安，癫痫。

维药：用于脑部寒湿症，心脏病，胸闷气结，神经衰弱，失眠，头痛，高血压，咳嗽气喘，肠胃痉痛，瘫痪，小便不利，水肿。

苗药：安心神，祛风湿，行气血，止痛。用于心神不安，心悸失眠，癫狂，风湿痹痛，脘腹胀痛，通经，经闭，跌扑损伤。

中药：安神，理气，活血止痛。用于心神不宁，失眠少寐，惊风，癫痫，血瘀经闭，通经，脘腹疼痛，腰腿痛，跌打损伤，外伤出血。

【用法与用量】2~5g。

【化学成分】含挥发油：异戊酸龙脑酯（bornyl isovalerate），龙脑（borneol），l-莰烯（l-camphene），石竹烯（caryophyllene），γ-松油烯（γ-terpinene），荜澄茄烯（cadinene），γ-芹子烯（γ-selinene），月桂烯（myrcene），柠檬烯（limonene）等；倍半萜类：缬草烯酸（valerenic acid），乙酰氧基缬草烯酸（acetoxyvalerenic acid），缬草醛（valerenal），缬草萜烯醇（valerenol）；环烯醚萜类：缬草素（valtrate），异缬草素（isovaltrate），二缬草素（divaltrate），异二氢缬草素（isodidrovaltrate），二氢缬草素（didrovaltrate），欧缬草酯A（volvaltrate A），欧缬草酯B（volvaltrate B）；黄酮类：槲皮素（quercetin），香叶木素（diosmetin），芹菜素（apigenin），6-甲基芹菜素（6-methylapigenin），山奈酚（kaempferol），金合欢素（acacetin），二氢黄酮苷（hesperidin）；生物碱类：缬草碱A、B（valerines A、B），缬草胺碱（valeriamine），猕猴桃碱（actinidine），缬草宁碱，鬈草宁碱等；其他：咖啡酸（caffeic acid），绿原酸（chlorogenic acid），β-谷甾醇（β-sitosterol），缬草三酯，异戊酰氧基二氢缬草三酯等。

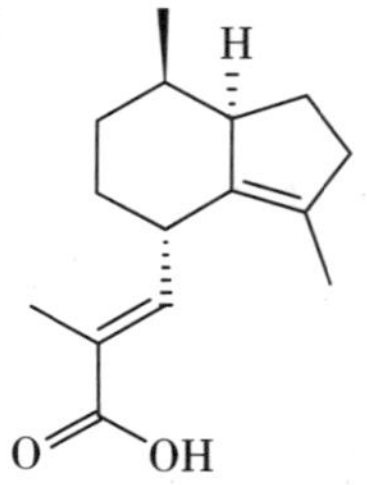

缬草烯酸

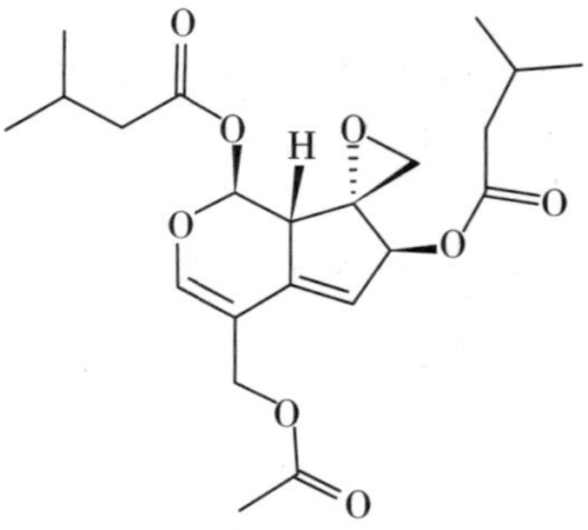

缬草素

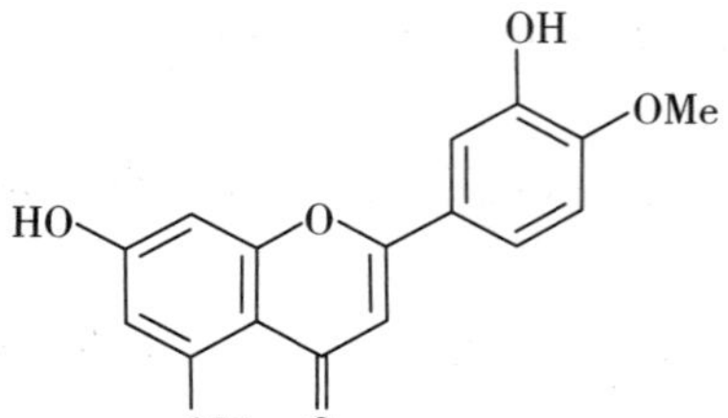

香叶木素

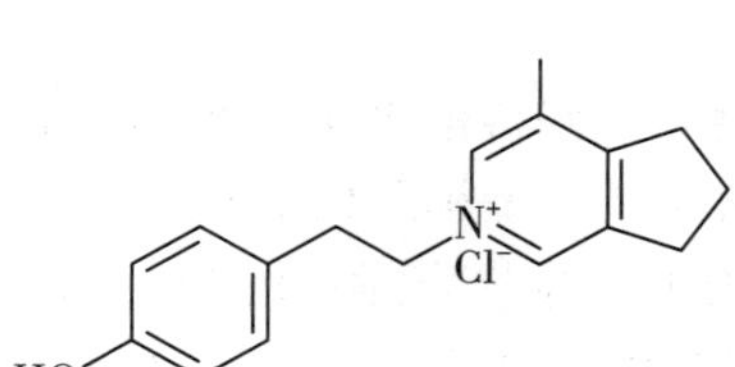

缬草碱A

【药理作用】缬草水提物能减少入睡时间并在客观上改善睡眠质量；单体成分缬草烯酸、缬草醛、缬草素均表现出强烈的镇静活性；缬草环氧三酯对小鼠和大鼠均显示出很强的镇静、安定活性，能抑制开野试验的定向反射，增加和延长巴比妥的睡眠作用及时间，并具有改善适应能力的作用。甲醇提取物和乙醇提取物显示了显著的抗焦虑活性，在小鼠强迫游泳试验中发现35%乙醇提取物具有抗抑郁活性。醇提物能通过降低神经系统的兴奋性起到神经保护作用。异缬草素、缬草素、缬草烷酮可抑制豚鼠封闭段回肠的节律性挛缩，具有解痉作用。此外,欧缬草还具有改善微循环、抗肿瘤、抗菌等药理作用。

【制剂】蒙药:草果健脾散。

维药:散寒药茶,止痛努加蜜膏。

附注:《中国植物志》中,*V. officinalis* 的中文名使用"缬草";*V. tangutica* 的中文名使用"小缬草(*V. tangutica* Bat.)"。《北京中标》(98)和《甘肃中标》(08)以"缬草"之名收载有缬草 *Valeriana pseudofficinalis* C. Y. Cheng et H. B. Chen 的干燥根茎及根,该学名未见《中国植物志》记载,而在 *Flora of China* 中,被归并为缬草 *Valeriana officinalis* L. 中。

藏医、蒙医还用同属植物黑水缬草 *V. amurensis* Smir. ex Kom.,但未见有标准收载。

苗族药用的为宽叶缬草 *V. officinalis* var. *latifolia*,又称"满坡香"。《贵州中民标》中收载的"牛至"也称"满坡香",应注意区别(参见"牛至"条)。

欧亚水龙骨(水龙骨)

【民族药名】维药(白斯法也及,把思把你知,伯思八你知,伯思八牙,艾孜热苏里开里比,别斯提法也,库斯特怕牙及奇尼)。

【来源】水龙骨科欧亚水龙骨 *Polypodium vulgare* L. 的干燥根状茎。

【标准】部标维药(99),新疆维标(93)。

【功能主治】维药:清除异常黑胆质,解毒,利尿。用于湿性疮痈,肌肤瘙痒,毒蛇咬伤,胁痛,尿痛。

【用法与用量】5~15g。外用适量。维医认为本品对肺和肾有害,可以黄诃子、铁线蕨矫正。

【化学成分】含甾醇类:β-谷甾醇(β-sitosterol),7-脱氢胆甾醇(7-dehydrocholesterol),岩皂甾醇(fucosterol),柠檬甾二烯醇(citrostadienol);其他:欧亚水龙骨甜素(osladin)。

【药理作用】提取物对二甲苯所致的小鼠耳郭肿胀以及角叉菜胶所致的大鼠足肿胀的抑制作用最强,能明显地抑制小鼠的化学性或物理性疼痛。含药血清在体外对人肝癌细胞株 $HepG_2$、SMMC-7721 均有抑制作用。具有降低动物血糖及胆固醇作用。

【制剂】维药:行滞罗哈尼孜牙片,止痛努加蜜膏。

附注:《中国植物志》中,*Polypodium vulgare* L. 的中文名使用"欧亚多足蕨",该种我国仅新疆有分布,欧洲、美国、印度等地有分布。

《维吾尔药志》记载进口的水龙骨为同科植物光茎水龙骨 *Polypodiodes wattii*(Bedd.) Ching 的根状茎。

欧玉竹(萎蕤,玉竹)

【民族药名】维药(夏嘎古力斯日,沙卡库力,射卡库里,节再尔代西提)。

【来源】百合科植物欧玉竹 *Polygonatum officinale* All. 的干燥根茎。

【标准】中国药典(63),部标维药(附录,99),台湾中药典范(85)。

【功能主治】维药:生湿生热,补肾壮阳,肥体填精,固精,催乳,降糖止渴。用于干寒性或黑胆质性疾病,如体虚阳痿,身瘦精少,早泄遗精,乳汁不下,尿糖口渴。

中药(玉竹)：养阴润燥，生津止渴。用于肺胃阴伤，燥热咳嗽，咽干口渴，内热消渴。

【用法与用量】1~5g。维医认为本品可引起头痛、食欲缺乏，可以蜂蜜矫正。

【化学成分】含强心苷类：铃兰苦苷(convallamarin)，铃兰苷(convallarin)等；黄酮及苷类：山柰酚(kaempferol)，槲皮醇(quercitol)等；其他成分：维生素A，黏液质等(参见"玉竹"条)。

山柰酚

【药理作用】欧玉竹所含铃兰苦苷具有明显的强心作用。欧玉竹因含黏液质对器官黏膜具有保护作用，可减轻气管炎咳嗽。

【制剂】维药：和胃依提尔菲力开比尔蜜膏，降糖孜亚比提片，糖宁孜牙比土斯片，镇静艾比洁德瓦尔丸。

附注：《中国植物志》中，*P. officinale* All. 作为玉竹 *P. odoratum* (Mill.) Druce 的异名。玉竹 *P. odoratum* (Mill.) Druce 为《中国药典》收载的"玉竹"的基源。但《部标维药》附录中分别收载有"玉竹"(玉竹 *P. odoratum*)和"欧玉竹"(*P. officinale*)，暂将两者分别收录(参见"玉竹"条)。

欧　榛

【民族药名】维药(分都克，吉鲁孜，福尼都克)。

【来源】桦木科植物欧榛 *Corylus avellana* L. 的干燥成熟种子。

【标准】部标维药(99)，新疆维标(93)。

【功能主治】维药：促使正常胆液质的形成，收敛益气，益脑健脑。用于性欲低下，阳事不举，滑精早泄，思维不敏，腰酸乏力，胃弱食阻。

【用法与用量】30g。维医认为本品可引起头痛，可以方糖矫正。

【化学成分】含脂肪油58%~71%，蛋白质14%~18%，还含有β-胡萝卜素(β-carotene)，维生素 B_1、维生素 E，铁盐等。

【制剂】维药：强身菠萝甫赛河里蜜膏。

附注：欧榛 *Corylus avellana* 分布于欧洲、巴基斯坦等地，我国无分布。我国榛子类资源较为丰富，主要有榛 *Corylus heterophylla* Fisch. ex Tarutv.，主要分布于华北、东北，其种仁中医也药用，功能健脾和胃、润肺、止咳，用于病后体虚、脾虚泄泻、食欲缺乏、咳嗽。

盘　龙　参

【民族药名】蒙药(额日和藤乃-嘎日)，苗药(龚嘎令潘闹)，彝药(万卓色，哦咪)。

【来源】兰科植物绶草 *Spiranthes sinensis* (Pers.) Ames 的干燥全草。

【标准】 云南中标(彝药,05),贵州地标(94),贵州中民标(03),广西壮标(08),湖北中标(09)。

【功能主治】 蒙药:生精壮阳,固精,益气。用于遗精,精亏,阳痿,肾寒,腰腿痛,"巴木"病,痛风,游痛症,久病体虚。

苗药:滋阴凉血,润肺止咳,益气生津。用于病后虚弱,虚热,咳嗽吐血,头晕,腰酸,遗精,淋浊带下,疮疡痈肿。

彝药:益气养阴,润肺补肾。用于阴虚久咳,咽喉干痛,阴虚体弱,肾虚腰痛,耳鸣,头昏,失眠。

中药:滋阴凉血,润肺止咳,益气生津。用于咽喉肿痛,肺痨咯血,病后体虚。

【用法与用量】 10~16g。

【化学成分】 含二氢菲类:盘龙参酚 A~C(spiranthols A~C),盘龙参新酚 A、B(spirasineols A、B),盘龙参醌(sprianthoquinone),盘龙参二聚菲酚(spiranthesol),红门兰酚(orchinol);阿魏酸酯类(苯丙素类):阿魏酸十九醇酯(nonadecyl ferulate),阿魏酸二十醇酯(eicosyl ferulate),阿魏酸二十一醇酯(heneicosyl ferulate),阿魏酸二十三醇酯(tricosyl ferulate),阿魏酸二十四醇酯(tetracosyl ferulate),阿魏酸二十五醇酯(pentacosyl ferulate),阿魏酸二十六醇酯(hexacosyl ferulate),阿魏酸二十七醇酯(heptacosyl ferulate),阿魏酸二十八醇酯(octacosyl ferulate);甾醇类:β-谷甾醇(β-sitosterol),豆甾醇(stigmasterol),菜油甾醇(campesterol);甾醇类:β-谷甾醇(β-sitosterol),豆甾醇(stigmasterol),菜油甾醇(campesterol)等;其他成分:sinetirucallol, sinensols G、H, 3β-羟基-乌苏-12-烯-28-酸(3β-hydroxy-urs-12-en-28-oic acid),5-羟基-3,7,4'-三甲氧基黄酮(5-hydroxy-3,7,4'-trimethoxy-flavone),对-羟基苯甲醛(p-hydroxybenzaldehyde),对-羟基苄醇(p-hydroxybenzylalcohol),烷烃类。

盘龙参酚

阿魏酸十九醇酯

【药理作用】 盘龙参对 S_{180} 肉瘤的生长有明显抑制作用,根的乙醚提取物对 HeLa-S3 细胞有较弱的毒性作用,二氢黄酮成分对肺癌细胞 A549、肝癌细胞 BEL-7402、食管癌细胞 HT-29、乳腺细胞 MCF-7、胃癌细胞 SGC-7901、白血病细胞 K562 和肾癌细胞 A498 有一定毒性。阿魏酸酯类成分能抑制 ADP 诱导血小板聚集的作用;对 CCl_4 引起的小鼠急性肝损伤的肝细胞具有保护作用;对过氧化氢损伤的人血管内皮细胞具有保护作用。

【制剂】 苗药:九龙解毒胶囊。

附注:广西与湖北的地方标准中收载的"盘龙参"的基源分别为"绶草 *S. lancea*(Thunb.) Baches."和"绶草 *S. australis* (R. Brown.)Lindl.",《中国植物志》中将该2学名均作为绶草 *Spiranthes sinensis* 的异名,该属植物我国仅此1种。

藏医药古籍文献《晶珠本草》记载"手掌参/忘保拉巴"分为两大类,一类为"旺保拉巴"，为上品，即兰科植物手参 *Gymnadenia conopsea* (L.) R. Br. 或西南手参 *Gymnadenia orchidis* Lindl. 的干燥块茎；另一类为"西介拉巴"，为下品，《中国藏药》记载"西介拉巴"为二叶玉凤花（二叶鹭兰）*Habenaria diphylla* Datz. 的块茎，而绶草 *Spiranthes sinensis* [=*S. lancea* (Thunb.) Backer] 的肉质根在一些地区也作"西介拉巴"药用，用于阳痿（参见"手参/旺保拉巴"条）。

有研究报道，绶草的内生菌可产生黄酮类成分。

螃蟹甲（藏糙苏，块根糙苏）

【民族药名】藏药（露木尔，娄木尔，楼莫尔，毕毕露木，色毕露木尔，玉露苦木）。

【来源】唇形科植物螃蟹甲 *Phlomis younghusbandii* Mukerjee 的干燥块根。

【标准】中国药典（附录），部标藏药（95），藏标（79），青海藏标（92）。

【功能主治】藏药：散寒，润喉，托疮生肌。用于"培根"寒症，咽喉疫疠，肺病，感冒咳嗽，支气管炎，久疮不愈。

【用法与用量】3~9g。

【化学成分】含环烯醚萜苷类：8-*O*-乙酰山栀苷甲酯（8-*O*-acetyl shanzhiside methyl ester），山栀苷甲酯（shanzhiside methyl ester），糙苏素（phlomiol）；呋喃拉布素型二萜类：糙苏苷（phlomisosides）Ⅰ、Ⅲ、Ⅳ、Ⅵ；黄酮类：木犀草素（luteolin），木犀草-7-*O*-β-D-葡萄糖苷（luteolin-7-*O*-β-D-glucoside），山奈酚（kaempherol）；蒽醌类：大黄素（emodin），大黄酸（rhein）；三萜及甾体类化合物：熊果酸（ursolic acid），β-谷甾醇（β-sitosterol），胡萝卜苷（daucosterol）等。

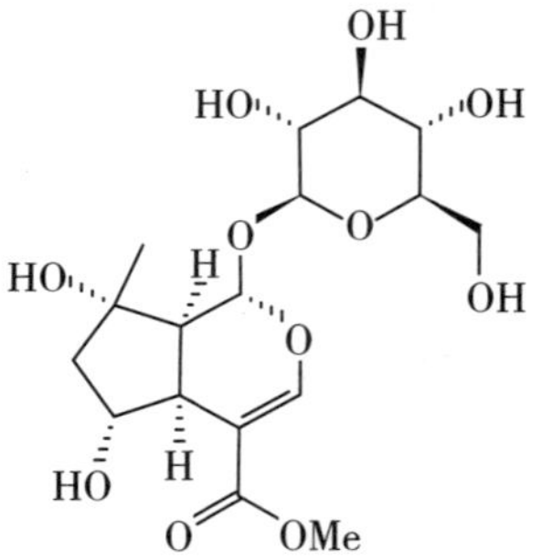

山栀苷甲酯

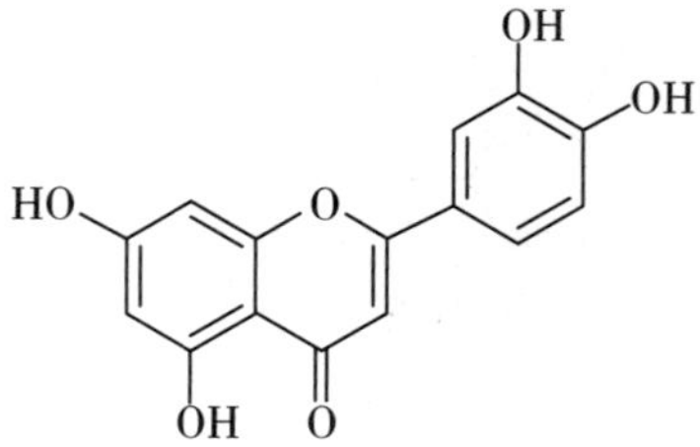

木犀草素

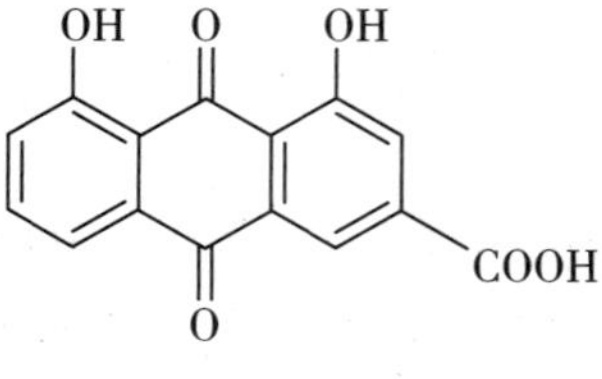

大黄酸

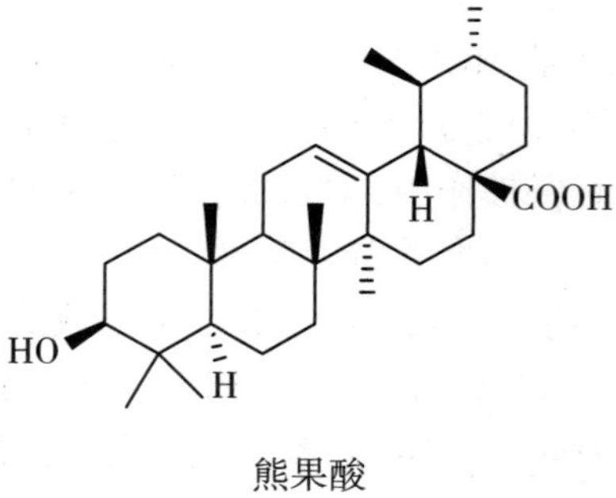

熊果酸

【药理作用】水、乙醇提取物对耐亚胺培南铜绿假单胞菌具有明显抗菌作用,乙醚提取物无明显抗菌作用。水提取物能显著减少小鼠扭体反应的次数,高剂量组能明显延长热板所致的小鼠舔后足的时间,对小鼠耳肿胀及足肿胀均有显著的抑制作用,且能降低毛细血管的通透性,显著抑制醋酸所致的小鼠腹腔炎症渗出。水提取物灌胃使溃疡性结肠炎小鼠的疾病活动指数明显降低,肠道组织的病理学明显改善,对葡聚糖硫酸钠诱导的溃疡性结肠炎小鼠有较好的治疗作用。乙酸乙酯部位和正丁醇部位均有较好的镇咳祛痰平喘作用。此外,螃蟹甲还具有保肝以及对模型大鼠急性高原脑水肿的改善作用。

【制剂】藏药:七味螃蟹甲丸,催汤丸。

附注:《中国药典》附录中以"块根糙苏"之名收载的基源为"块根糙苏 *Phlomis kawaguchii* Murata",该学名在《中国植物志》中作为螃蟹甲 *P. younghusbandii* Mukerj. 的异名。

藏医药古籍文献《妙音本草》记载"露木尔花红色,茎淡红色,根状如薯类";《宇妥本草》云"茎表面具绒毛,叶表面粗糙,花多而淡红色,根状如蒜头";《蓝琉璃》云"茎四棱形,根块状",其形态确与糙苏属(*Phlomis*)的具块根的种类相似。各地藏医使用的多为螃蟹甲 *P. younghusbandii*(该种分布于西藏),《青海藏标》在附注中记载同属植物串铃草 *P. mongolica* Turcz. 的块根也同样入药(该种分布于内蒙古、河北、山西、陕西至甘肃东部)。蒙医药用的为串铃草 *P. mongolica* 和块根糙苏 *P. tuberose* Linn.(该种分布于内蒙古、黑龙江、新疆),称"吾嘎勒金-图来""鲁格木日",功能清热、止咳、祛痰、制伏痈疽、止痛、生肌、愈伤,用于流感,呼吸困难,肉、骨及脉痈疽。《部标蒙药》以"糙苏"之名收载了块根糙苏 *P. tuberose* 的块根,而《中国药典》1977年版在"糙苏"条下收载的基源为糙苏 *P. umbrosa* Turcz. 的地上部分。各地所用与当地分布的种类相关,这些种类是否可同等使用还有待研究,应按制剂批文规定使用。

枇 杷 叶

【民族药名】蒙药(额勒吉根-其很-那布其,额勒吉根-奇很-纳布其)。

【来源】蔷薇科植物枇杷 *Eriobotrya japonica*(Thunb.)Lindl. 的干燥叶。

【标准】中国药典,内蒙蒙标(86),贵州中标规(65),新疆药标(80),台湾中药典范(85),广西壮标(11)。

【功能主治】蒙药:清热,止咳,祛痰,调经。用于肺热咳嗽,肾劳热,膀胱热,月经不调,口疮。

中药:清肺止咳,降逆止呕。用于肺热咳嗽,气逆喘急,胃热呕逆,烦热口渴。

【用法与用量】6~10g。

【化学成分】含三萜类:齐墩果酸(oleanolic acid),熊果酸(ursolic acid),2α-羟基熊果酸(2α-hydroxyursolic acid),$2\alpha, 19\alpha$-二羟基熊果酸($2\alpha, 19\alpha$-dihydroxyursolic acid),23-反-对香豆酰委陵菜酸(23-*trans-p*-coumaroyltormentic acid),23-顺-对香豆酰委陵菜酸(23-*cis-p*-coumaroyltormentic acid),3-*O*-反咖啡酰委陵菜酸(3-*O-trans*-caffeoyltormentic acid),3-*O*-反-对香豆酰救必应酸(3-*O-trans-p*-coumaroylrotundic acid),坡模醇酸(pomolic acid),马斯里酸(maslinic acid),马斯里酸甲酯(methyl maslinate),野鸦椿酸(euscaphic acid),枇杷呋喃

(eriobofuran),枇杷佛林 A(loguatifolin A);黄酮类:山柰酚(kaempferol),槲皮素(quercetin),高良姜素(galangin),橙皮苷(hesperidin),金丝桃苷(hyperoside),山柰酚-3,7-二葡萄糖苷(kaempferol-3,7-diglucoside),异槲皮苷(isoquercetin),槲皮苷(quercetin),芦丁(rutin);挥发油类:橙花叔醇(nerolidol)、金合欢醇(farnesol)等;有机酸类:酒石酸,枸橼酸,苹果酸;倍半萜类:橙花叔醇-3-O-α-L-吡喃鼠李糖-$(1\rightarrow2)$-β-D-吡喃葡萄糖苷 [nerolidol-3-O-α-L-rhamnopyranosyl-$(1\rightarrow2)$-β-D-glucopyranoside],橙花叔醇-3-O-α-L-吡喃鼠李糖-$(1\rightarrow4)$-α-L-吡喃鼠李糖-$(1\rightarrow2)$-β-D-吡喃葡萄糖苷 [nerolidol-3-O-α-L-rhamnopyranosyl-$(1\rightarrow4)$-α-L-rhamnopyranosyl-$(1\rightarrow2)$-β-D-glucopyranoside],橙花叔醇-3-O-α-L-吡喃鼠李糖-$(1\rightarrow4)$-α-L-吡喃鼠李糖-$(1\rightarrow6)$-β-D-吡喃葡萄糖苷 [nerolidol-3-O-α-L-rhamnopyranosyl-$(1\rightarrow4)$-α-L-rhamnopyranosyl-$(1\rightarrow6)$-β-D-glucopyranoside],橙花叔醇-3-O-[α-L-吡喃鼠李糖-$(1\rightarrow4)$-α-L-吡喃鼠李糖-$(1\rightarrow2)$-[α-L-吡喃鼠李糖-$(1\rightarrow6)$-β-D-吡喃葡萄糖苷 {nerolidol-3-O-[α-L-rhamnopyranosyl-$(1\rightarrow4)$-α-L-rhamnopyranosyl-$(1\rightarrow2)$-[α-L-rhamnopyranosyl-$(1\rightarrow6)$-β-D-glucopyranoside}。《中国药典》规定含齐墩果酸($C_{30}H_{48}O_3$)和熊果酸($C_{30}H_{48}O_3$)的总量不得少于 0.70%。

齐墩果酸

熊果酸

高良姜素

橙花叔素

【药理作用】枇杷叶蜜炙品能显著延长小鼠和豚鼠咳嗽潜伏期,减少小鼠咳嗽次数,增加小鼠呼吸道排泌量,延长豚鼠喘息潜伏期。所含三萜酸能降低大鼠肺泡巨噬细胞一氧化氮合酶的 mRNA 及蛋白的表达,并且抑制一氧化氮(NO)的释放,提高对慢性支气管炎的治疗与防治效果;可通过降低肺纤维化大鼠肺泡巨噬细胞中 TNF-α 或 TGF-β_1 的表达,起到预防大鼠肺纤维化的作用;能通过抑制 MMP-2 和 MMP-9 的活性和表达,从而抑制肺癌等癌细胞转移和扩散。此外,枇杷叶还具有抗氧化、抗炎、抗过敏、抗糖尿病等活性。

【制剂】蒙药:桔梗八味片,清肾热十味散,乌兰三味汤散,乌兰十三味汤散。

苗药:咳速停胶囊,咳平胶囊,咳清胶囊,养阴口香合剂。

傣药:山楂内金口服液。

附注:苗族药用枇杷 *E. japonica* 的根,称"龚枇杷",用于肺热咳嗽,虚劳咳嗽,胃热呃逆,传染性肝炎。

苹 果

【民族药名】 维药(阿里麻,土发,斯比)。
【来源】 蔷薇科植物苹果 Malus pumila Mill. 的新鲜成熟果实。
【标准】 部标维药(附录)。
【功能主治】 维药:养心,补胃,补肝,调理肠胃,除疫。用于心虚,胃虚,肝虚,食欲缺乏,轻度便秘,腹泻,流行性泄泻。
【用法与用量】 根据病情适量食用或制成糖浆、果汁内服。维医认为本品食用过多会导致伤寒、健忘、积气、肌肉痉挛,可以肉桂、蜂蜜矫正。
【化学成分】 含有机酸类:苹果酸(malic acid),抗坏血酸(ascorbic acid),枸橼酸(citri acid),酒石酸(tartaric acid)等;黄酮类:芦丁(rutin),金丝桃苷(hyperoside),槲皮素(quercetin),山柰酚(kaempferol)等;其他:奎宁酸(qunic acid)等。

苹果酸   抗坏血酸   芦丁

【药理作用】 苹果多酚可以通过调节小鼠脂肪代谢来降血脂预防动脉粥样硬化;对 CCl_4 和卡介苗联合脂多糖所致的肝损伤具有预防和保护作用;可明显地提高小鼠血清和组织 SOD 活性和降低 MDA 含量,显示出其具有较高的生物抗氧化作用;在体内对 H22 移殖性肿瘤具有良好的抑制作用。除去果胶的苹果注射液对正常或预先给予胰岛素的家兔具有升高血糖作用。对阿托品、乙酰胆碱、镁盐、钡盐引起的离体兔肠的过度兴奋或抑制有调节使之恢复正常的作用。
【制剂】 维药:复方西红花口服液,养心达瓦依米西克蜜膏。
附注:苹果为常见水果,有大量栽培,也有诸多栽培品种。据维医药古籍《注医典》记载,入药为家生者,果实颜色也有浅黄色、赤色、青色等几种。一般在 9~10 月果实成熟时采收,防损伤,保鲜保存。

破 布 木 果

【民族药名】 维药(沙尔比斯坦,赛尔皮斯堂,西壁西唐,西比思唐,地比克)。
【来源】 紫草科植物破布木 Cordia dichotoma Forst. f. 的干燥成熟果实。

【标准】部标维药（99）。

【功能主治】维药：成熟和清除异常黏液质，调节胆液质平衡，润肺止咳，宽胸化痰。用于咳嗽，胆液质旺盛，咯痰不爽，喉干咽痒。

【用法与用量】4~5g（或果实 9~10 枚）。维医认为本品对胃和肝脏有害，可以大枣、玫瑰花矫正。

【化学成分】含黄酮类：山柰酚（kaempferol），槲皮素（quercetin），异鼠李素（isorhamnetin）；其他尚含脂肪酸、多糖、氨基酸、多酚类、三萜类成分。

山柰酚

【药理作用】破布木果粗提液、粗多糖在体外能显著提高小鼠脾淋巴细胞增殖；水提物对人结肠癌细胞株（HCT116）体外增殖具有一定的抑制作用；80% 乙醇提取液具有抗氧化能力，其抗氧化能力总体趋势为：对 DPPH- 自由基的清除作用＞对羟基自由基的清除作用＞SOD 酶活性率＞对超氧阴离子自由基的清除作用。

【制剂】维药：降热比那甫西糖浆，热感赛比斯坦颗粒，益脑吾斯提库都斯糖浆，祖卡木颗粒。

附注：维医药古籍《药物之园》记载"破布木果，是一种树的果实……多产于波斯湾国家"。破布木 *C. dichotoma* 在我国分布于西藏东南部、云南、贵州、两广及福建、台湾，国外分布于印度、越南、澳大利亚、菲律宾等国，维医所用药材主要为进口。

婆婆纳（长果婆婆纳，毛果婆婆纳）

【民族药名】藏药（冬那端赤，冬纳冬扯，冬那端迟，当娜冬赤，巴夏嘎，帕下嘎，帕下嘎窍，俄闷董赤，董那童赤），蒙药（巴巴盖音 - 苏斯 - 乌布斯，都木纳格 - 道木日黑，扫日毛斯特 - 钦达干 - 苏勒）。

【来源】玄参科植物长果婆婆纳 *Veronica ciliata* Fisch.、毛果婆婆纳 *Veronica eriogyne* H. Winkl. 的干燥全草。

【标准】部标藏药（95），藏标（79），西藏藏标（12），青海藏标（92），四川藏标（14）。

【功能主治】藏药：清热，消炎，止痛。用于血热引起的背痛，"查龙"病，肝热证，胆热证。

蒙药：清血热，止痛，解毒。用于恶血扩散引起的头痛，目赤，肝膊胸肋刺痛，包如病，痧症。

【用法与用量】2~6g。

【化学成分】含单萜环烯醚萜苷类：梓实苷（catalposide），桃叶珊瑚苷（aucubin），6-*O*-veratroylcatalposide，6-*O*- 异香草酰梓醇（6-*O*-isovanilloylcatalpol），毛蕊花糖苷（verproside），

胡黄连苷（amphicoside）；苯甲酸衍生物类：3,4-二甲氧基苯甲酸（3,4-dimethoxybenzoic acid），3-甲氧基-4-羟基苯甲酸（4-hydroxy-3-methoxybenzoic acid），3-羟基-4-甲氧基苯甲酸（3-hydroxy-4-methoxybenzoic acid）。《四川藏标》规定含桃叶珊瑚苷（$C_{20}H_{24}ClNO_4$）不得少于0.30%。

桃叶珊瑚苷　　　　　3,4-二甲氧基苯甲酸

【制剂】藏药：五味渣驯汤散，六锐散，六味木香丸，七味宽筋藤汤散，七味消肿丸，七味血病丸，八味西红花清肝热散，八味主药散，九味牛黄丸，十味乳香散，十味乳香丸，十一味寒水石散，十三味榜嘎散，十三味马蔺散，十三味青兰散，十三味蒺藜丸，十五味龙胆花丸，十五味乳鹏丸，十六味马蔺子丸，十七味寒水石丸，十八味党参丸，十八味诃子利尿丸，十八味降香丸，十八味牛黄散，十九味草果散，二十一味寒水石散，二十五味大汤散，二十五味大汤丸，二十五味肺病散，二十五味肺病丸，二十五味鬼臼丸，二十五味寒水石散，二十五味狐肺散，二十五味鹿角丸，二十五味绿绒蒿胶囊，二十五味绿绒蒿丸，二十五味驴血丸，二十五味马宝丸，二十五味余甘子散，二十五味余甘子丸，二十五味獐牙菜散，二十六味通经散，二十八味槟榔丸，三十五味沉香丸，大月晶丸，秘诀清凉胶囊，秘诀清凉散，血骚普清散。

附注：文献记载，藏药"巴夏嘎（帕下嘎窍）"分为上、下2品，上品为爵床科植物鸭嘴花 *Adhatoda visica* Nees 的树干和树枝，因该种西藏不产，各地藏医以玄参科长果婆婆纳 *V. ciliata* 作"巴夏嘎"代用品，又称"帕下嘎门巴"。但不同藏区所用的基源植物较为复杂（《青海藏标》在"婆婆纳"条下收载的基源即为"长果婆婆纳 *V. ciliata* 及同属多种植物"），除长果婆婆纳 *V. ciliata* 外，主要有同属的光果婆婆纳 *V. rockii* Li、毛果婆婆纳 *V. eriogyne* H. Winkl. 等；此外青海还使用罂粟科植物赛北紫堇 *Corydalis impatiens*（Pall.）Fisch.、唇形科植物甘露子 *Stachys sieboldii* Miq.、蓝花青兰 *Dracocephalum coerulescens*（Maxim.）Dum.（= *Nepeta coerulescens* Maxim.）、藏荆芥 *Nepeta angustifolia* C. Y. Wu，应注意区别并按制剂批文规定使用（参见"鸭嘴花"条）。

蒲公英（川甘蒲公英）

【民族药名】藏药（哇库那保，哇库尔那保，哇苦那保，苦尔芒，苦尔蒙，西然奥玛，加卡奈嘎尔布），蒙药（巴各巴盖-其其格，巴嘎巴盖-其其格，毕力格图-那布其，瓦枯尔，阿尔

山 - 达日雅干),苗药(弯务骂,窝欧吾,蛙本反,锐务芒),傣药(梗囡,帕奴阿)。

【来源】菊科植物蒲公英 Taraxacum mongolicum Hand.-Mazz.、碱地蒲公英 Taraxacum borealisinense Kitam.、异苞蒲公英 Taraxacum heterolepis Nakai et H. Koidz.、川甘蒲公英 Taraxacum lugubre Dahlst. 或同属数种植物的干燥全草。

【标准】中国药典,部标藏药(附录,95),青海藏标(附录,92),四川藏标(14),内蒙蒙标(86),贵州中标规(65),新疆药标(80),台湾中药典范(85),广西壮标(11)。

【功能主治】藏药:清热,解毒,健脾。用于旧热,"培根"病,"木保"病,"赤巴"病,肝胆病,血病,胃病,喉热症,急性中毒,疗痛。

蒙药:平息"协日",清热,解毒,开胃。用于乳痈,淋巴肿,瘟疫,口渴,不思饮食,突然中毒,"宝日巴达干",胃热,陈热。

苗药:清热解毒,消肿散结,利尿通淋。用于疗疮肿毒,乳痈,乳腺炎,目赤,结膜炎,眼睑炎,上呼吸道感染,肺痈,急性咽喉炎,腮腺炎,慢性胃炎,消化道溃疡,湿热黄疸,急性黄疸型肝炎,毛囊炎,小儿龟头炎,中耳炎,烫伤。

傣药:用于小儿黄瘦,老人体弱,上呼吸道炎症,胃炎,胆囊炎,盆腔炎。

彝药:用于上呼吸道感染,急性扁桃体炎,淋巴腺炎,疗疮痈肿,乳腺炎,急性结膜炎,肺痈肠痈,肝胆湿热,肾炎,热淋涩痛,久婚不孕。

中药:清热解毒,消肿散结,利尿通淋。用于疗疮肿毒,乳痈,瘰疬,目赤,咽痛,肺痈,肠痈,湿热黄疸,热淋涩痛。

【用法与用量】10~15g。

【化学成分】含有机酸类:绿原酸(chlorogenic acid),咖啡酸(caffeic acid),棕榈酸(palmitic acid),对香豆酸(p-hydroxycinnamic acid),阿魏酸(ferulic acid)等;黄酮类:槲皮素(quercetin),槲皮素-3-O-葡萄糖苷(quercetin-3-O-glucoside),槲皮素-3-O-β-半乳糖苷(quercetin-3-O-β-galactoside),木犀草素-7-O-葡萄糖苷(luteolin-7-O-glucoside),芹菜素(apigenin),芹菜素-7-O-葡萄糖苷(apigenin-7-O-glucoside),芸香糖苷(rutinoside)等;三萜类:蒲公英甾醇(taraxasterol),伪蒲公英甾醇(pseudotaraxastero),伪蒲公英甾醇乙酸酯(taraxasterol acetate)等;倍半萜类:isodonsesquitin A,蒙古蒲公英素 B(mongolicumin B)等;其他:β-谷甾醇(β-sitosterol),胡萝卜苷(daucosterol),豆甾醇(stigmasterol),胆碱,肌醇,天冬酰胺,苦味质(amaroid),树脂(resin)等。《中国药典》规定含咖啡酸($C_9H_8O_4$)不得少于0.020%。《四川藏标》规定含绿原酸($C_{16}H_{18}O_9$)不得少于0.02%。

蒲公英甾醇　　　　咖啡酸　　　　槲皮素

【药理作用】 蒲公英具有广谱抑菌作用,对革兰氏阳性菌、革兰氏阴性菌、真菌、螺旋体和病毒均有不同程度的抑制作用;对幽门结扎胃溃疡及胃黏膜损伤具有显著保护作用;蒲公英注射液或醇提取液能促进麻醉大鼠胆汁分泌,对 CCl_4 所致大鼠肝损伤有保护作用;可拮抗内毒素所致的肝细胞溶酶体和线粒体的损伤,解除抗菌素作用后所释放的内毒素导致的毒性作用。水煎液对环磷酰胺诱导实验小鼠精子畸形具有明显抑制作用;在体外对肝癌细胞、大肠癌 Lovo 细胞的增殖有明显的抑制作用;具有活化巨噬细胞,使肿瘤细胞的延迟型过敏反应(T-DHR)上升,在后期抑制细胞增殖;具有内毒素拮抗作用。乙醇提取物经腹膜内给药后,可部分抑制角叉菜胶所致的大鼠足跖肿胀。总黄酮提取液能提高衰老模型小鼠脑组织的抗氧化能力,具有一定的抗衰老作用。此外,蒲公英还具有抗胃损伤、抗高血糖、抑制血小板聚集等作用。

【制剂】 苗药:博性康药膜,日舒安洗液,益肝解毒茶。

彝药:咳痰合剂,胃复舒胶囊。

傣药:乳癖清胶囊,润伊容胶囊。

附注:《中国植物志》中, *T. borealisinense* 的中文名使用"华蒲公英"。《中国药典》1977—2005 年版中曾收载碱地蒲公英 *T. sinicum* Kitag.,《中国植物志》中将该学名作为 *T. borealisinense* 的异名处理。

蒲公英属(*Taraxacum*)植物我国有近 100 种,分布广泛,各地药用的种类也较多,东北药用的有芥叶蒲公英 *T. brassicaefolium* Kitag.、红梗蒲公英 *T. erythropodium* Kitag.(= 斑叶蒲公英 *T. variegatum* Kitag.)等 10 余种,西藏、云南药用的有短喙蒲公英 *T. brevirostre* Hand.-Mazz.、锡金蒲公英 *T. sikkimense* Hand.-Mazz.、西藏蒲公英 *T. tibeticum* Hand.-Mazz.(= 藏蒲公英 *T. tibetanum* Hand.-Mazz.)等,其他尚有丽花蒲公英 *T. calanthodium* Dahlst.(大头蒲公英)、角状蒲公英 *T. ceratophorum* DC.(= 双角蒲公英 *T. bicorne* Dahlst.)、川甘蒲公英 *T. lugubre* Dahlst. 等,应按制剂批文规定使用。

葡萄(葡萄干,白葡萄,白葡萄干,琐琐葡萄,马奶子葡萄干)

【民族药名】 藏药(更珍,更真木,滚珠木,琶意奴娃,如南,马思),蒙药(查干-乌朱莫,乌珠木,贡布如木),维药(琐琐葡萄)。

【来源】 葡萄科植物葡萄 *Vitis vinifera* L. 的干燥成熟果实。

【标准】 中国药典(附录),部标藏药(附录,95),部标蒙药(98),部标维药(99),青海藏标(92),内蒙蒙标(86),新疆维标(93),新疆药标(80,87),山西中标(附录,87),甘肃中标(92,09),北京中标(附录,98)。

【功能主治】 藏药:利肺,利目,利二便,解热。用于肺痰,肺热,肺痨,小儿肺病,便秘。

蒙药:清肺,止咳,平喘,滋补。用于肺热咳嗽,痰喘,麻疹,口渴。

维药:调理血液质,降低机体热盛,和胃益身。用于肺热咳嗽,痰盛气喘,肺水肿,疹热,瘟热烦渴,头晕腰酸,胃弱食少,小儿麻疹。

【用法与用量】 15~30g。单用 1.5~3g(蒙医)。

【化学成分】 含黄酮类:矢车菊素(cyanidin),芍药花素(peonidin),飞燕草素(delphinidin),矮牵牛素(petunidin),锦葵花素(malvidin),锦葵花素 -3-β- 葡萄糖苷(oenin),

芍药素(peonidin),飞燕草素(delphinidin);酚酸类:原儿茶酸(protocatechuic acid),香豆酸(coumalic acid),没食子酸(gallic acid),咖啡酸(caffeic acid),丁香酸(syringic acid);糖类:葡萄糖,果糖,蔗糖,木糖;其他:含有不饱和脂肪酸、酒石酸、苹果酸、枸橼酸等有机酸及其盐,多种氨基酸、维生素等。

矢车菊素　　　　　原儿茶酸

【药理作用】 葡萄提取物对自由基引起的生物大分子 DNA 的氧化损伤具有显著的抑制作用;可以有效地降低低密度脂蛋白和胆固醇水平,提高血管抵抗力,降低毛细管渗透性,预防血栓的形成。原花青素对人乳腺癌细胞 MCF-7、人肺癌细胞 A-427、人胃腺癌细胞 CRL-1739 有明显的抑制作用,由 D-半乳糖所致小鼠学习记忆障碍有明显的改善作用。此外,还具有抗辐射、抗疲劳等作用。

【制剂】 藏药:八味檀香丸,十六味杜鹃花丸,二十五味肺病散,二十五味肺病丸,二十五味狐肺散,二十五味绿绒蒿胶囊,二十五味绿绒蒿丸,二十五味獐牙菜散,二十五味竺黄散,松石散,回生甘露丸。

蒙药(白葡萄干):八味檀香散,补肾健胃二十一味丸,七味葡萄散,石膏二十五味散,十六味冬青丸,手掌参三十七味丸,檀香清肺二十味丸,五味沙棘含片,五味沙棘散。

维药:益脑吾斯提库都斯糖浆。

附注:现各标准和文献中记载的"葡萄"的基源植物均为 *V. vinifera*,但由于葡萄为著名水果,我国栽培历史悠久,栽培品种较多,与不同的栽培品种有关,药材也有"葡萄""葡萄干""白葡萄""马奶子葡萄""无核葡萄干""琐琐葡萄"等多个名称,这些名称在制剂处方中都有使用。

藏医药古籍文献《鲜明注释》云"滚珠木依产地、果实及颜色不同分为上品和下品两种,上品又分黑白两种";《晶珠本草》记载"因产地、果实大小、颜色及种子的有无可分为六种"。《中华本草:藏药卷》认为,上述文献记载的六种,皆因产地不同而致果实皮色甜味不同,但药用功效并无明显差异,故不再细分,皆为葡萄 *V. vinifera*。西藏藏医还习用野生的同属植物桦叶葡萄 *V. betulifolia* Diels. et Gilg 的果实。

《中华本草:维吾尔药卷》分别记载 3 种葡萄类药材,其基源均为葡萄 *V. vinifera*,但其功能主治有所不同①无核葡萄(欧如合斯孜欧祖密,亦拿卜,伊乃比,克西米西):果实成熟时淡黄白色而带青色,外被蜡粉;功能生湿生热、调节异常黑胆质、补脑补心、爽心悦志、软肠通便、补肝消肿、肥体壮阳,用于干寒性或黑胆质性疾病,如干寒性脑虚,心虚,情绪低落,大便不通,肝虚身肿,体瘦阳痿;②有核葡萄干(欧如克鲁克欧祖密,再比毕,麦维孜):

果实成熟时淡黄白色；功能生干生热、滋补强壮、强心安神、开通阻滞、肥体壮阳、止咳通便，用于湿寒性或黏液质性疾病，如体弱身瘦，心悸不安，肾寒阳痿，大便不通；③琐琐葡萄（温恰玉租木，温恰玉祖木）：果实成熟时樱红色，有白霜；功能生湿生寒、清热消炎、止咳化痰、祛风透疹，用于干热性或胆液质性疾病，如呼吸道炎症，发热，急性肺炎，咽喉炎，咳嗽气短，小儿麻疹，急性肝炎。

蒲桃（海南蒲桃）

【民族药名】 藏药（萨哲，萨债，萨摘，萨摘琼哇），蒙药（恰黑日各 - 乌热，其赫日格 - 乌热，萨拉巴来，特木尔 - 浩木哈，苏互巴来）。

【来源】 桃金娘科植物海南蒲桃 *Syzygium cumini* (L.) Skeels 的干燥成熟果实。

【标准】 部标藏药（95），青海藏标（92），内蒙蒙标（86）。

【功能主治】 藏药：温肾祛寒。用于"三邪"病，肾寒病，淋浊。

蒙药：补肾，祛"巴达干"寒。用于淋病，遗精，腰腿痛，游痛症，尿闭，石痞，肾阳不足。

【用法与用量】 藏药 6~9g；蒙药 3~5g。

【化学成分】 含挥发油类：α- 异松香烯（α-terpinolene），β- 石竹烯（β-caryophyllene），α- 石竹烯（α-caryophyllene），β- 蒎烯（β-pinene），α- 松油醇（α-terpineol），1，2- 苯二甲酸（phthalic acid）等；三萜类：无羁萜（friedelin），熊果酸（ursolic acid），3- 乙酰 - 熊果酸（3-acetyl-ursolic acid），羽扇醇（lupeol），β- 香树脂醇乙酸酯（β-amyrin acetate），桦木酸（betulinic acid），麦珠子酸（alphitolic acid），积雪草酸（asiatic acid），阿江榄仁酸（arjunolic acid）；黄酮类：5，7- 二羟基黄酮（5，7-dihydroxyflavanone），5，7- 二甲氧基黄酮（5，7-dimethoxyflavanone），5- 羟基 -7- 甲氧基 -6，8- 二甲基黄酮（5-hydroxy-7-methoxy-6，8-di-me-flavanone），6，8- 二羟基 -5- 甲基黄酮（6，8-dihydroxy-5-methylflavanone），8- 羟基 -6 甲基黄酮（8-hydroxy-6-methylflavanone），槲皮素 -3-O-β-D- 吡喃木糖 -α-L- 吡喃鼠李糖苷（quercetin-3-O-β-D-xylopyranosyl（1→2）-α-L-rhamnopyranosides），杨梅素 -3-O-β-D- 吡喃木糖 -α-L- 吡喃鼠李糖苷（myricetin-3-O-β-D-xylopyranosyl（1→2）-α-L-rhamnopyranosides）；有机酸类：9，12- 十八碳二烯酸（9，12-octadecadienoic acid），9- 十八碳烯酸（9- octadecenoic acid），正十六烷酸；其他类：蒲桃苷（jambolin），β- 谷甾醇（β-sitosterol），邻苯二甲酸二丁酯（dibutyl phthalate），邻苯二甲酸二异丁酯（diisobutyl phthalate），木麻黄鞣宁（casuarinin），1-O- 没食子酰基 - 栗木鞣花素（1-O-galloyl-castalagin）。

无羁萜

5,7-二羟基黄酮

【药理作用】 海南蒲桃果实中的原花青素具有较强的清除自由基与抗氧化活性。海南蒲桃籽提取物对不同的动物模型有显著降血糖作用,且能明显改善糖尿病并发症。

【制剂】 藏药:十味豆蔻丸,十二味冰片散,十三味马蔺散,十三味菥蓂丸,十六味马蔺子丸,十八味诃子丸,二十五味马宝丸,二十八味槟榔丸,仁青芒觉,仁青芒觉胶囊,石榴普安散。

附注:《中国植物志》(53卷)分别记载有乌墨 *S. cumimi* (Linn.)Skeels 和海南蒲桃 *S. hainanense* Chang et Miau。上述各标准以 *S. cumini* 作"海南蒲桃",还有待研究确证。

《青海藏标》(92)在"蒲桃"条下附注"防己科植物球果藤 *Aspidocarya uvifera* Hook. f. et Thoms. 的果实也可作本品入药",可能系地方习用品,两者为不同科属植物,也未见有关标准收载,不宜混用。文献记载,藏医还用西藏蒲桃 *S. xizangense* Chang et Miau 的果实,该种分布于西藏墨脱,但未见有标准。

七叶莲(七叶莲茎叶)

【民族药名】 苗药(炯叉龙),彝药(厦纹帕,归手),傣药(当剎,埋发闷批,寒来买,当遁,当顿摆)。

【来源】 五加科植物鹅掌藤 *Schefflera arboricola* Hayata、密脉鹅掌柴 *Schefflera elliptica* (Blume)Harms(*Schefflera venulosa* Wight et Arn.)的干燥根、藤或茎叶。

【标准】 云南中标(彝药,05),部标成方(附录,94),云南药标(74,96),贵州中民标(03),重庆未成册标准(04),湖南中标(09)。

【功能主治】 苗药:祛风除湿,活血止痛。用于风湿痹痛,胃痛,头痛,牙痛,脘腹疼痛,痛经,产后腹痛,跌扑骨折,疮肿。

彝药:理气活血,消肿止痛。用于胃痛,牙痛,风湿痹痛,头风疼痛,皮肤瘙痒,跌打损伤,骨折。

傣药:清火解毒,利胆退黄,除风止痛。用于"拢匹勒"(产后诸病),"拢案答勒"(黄疸),"拢梅兰申"(风寒湿痹证,肢体关节酸痛,屈伸不利),"阻伤"(跌扑损伤),"路哈"(骨折,扭搓伤)。

中药:祛风除湿,活血止痛。用于风湿痹痛,胃痛,跌扑骨折,外伤出血。

【用法与用量】 10~15g,彝药 15~30g。外用适量,煎汤洗,或鲜品捣烂敷患处。

【化学成分】 含三萜类:齐墩果酸(oleanolic acid),羽扇醇(lupeol),桦木酸(betulinic acid),3-*epi*-betulinic acid,3-乙酰齐墩果酸(3-acetyloleanolic acid),mesembryanthemoidigenic acid,quinatic acid,quinatoside A,hederagenin-3-*O*-α-L-arabinopyranoside,刺五加苷 K(eleutheroside K),sieboldianoside A;甾体类:β-谷甾醇(β-sitosterol),豆甾醇(stigmasterol),7-oxo-β-sitosterol,7-oxo-stigmasterol,多孔甾醇(poriferasterol);其他类:镰叶芹醇(falcarinol),(*E*)-β-金合欢烯[(*E*)-β-farnesene],细胞激肽素类(cytokinins),反-玉蜀黍嘌呤(*trans*-zeatin),苄基腺嘌呤(benzyladenine),有机酸,挥发油等。

齐墩果酸　　　　　　　　白桦脂酸　　　　　　　金合欢烯

【药理作用】七叶莲醇浸膏具有镇痛抗炎作用。七叶莲注射液腹腔注射 0.5ml（生药 2.5g），可减少小鼠自发活动，使其呈深睡眠，可持续 1~4 小时；能延长硫喷妥钠对小鼠的睡眠时间；腹腔注射 3g 对小鼠有明显抗惊厥作用；能对抗由组胺和乙酰胆碱引起的气管收缩；抑制回肠运动并能阻断乙酰胆碱、组胺和氯化钠对回肠的收缩作用；高浓度时对小鼠离体妊娠子宫有兴奋作用，大剂量时对大鼠离体非子宫呈现抑制作用；给予兔静脉注射 40mg/kg，可使血压下降；能增强离体蛙心的心肌收缩力。

【制剂】彝药：伤益气雾剂，痛舒胶囊，肿痛气雾剂。

附注：密脉鹅掌柴的学名，*Flora of China* 中记载为 *Schefflera elliptica*（Blume）Harms，《中国植物志》中记载为 *Schefflera venulosa*（Wight & Arn.）Harms。

《云南中标》（彝药，05）中还另收载有"牛嗓管/尼曲显补"，又称"汉桃叶"，为穗序鹅掌柴 *S. delavayi*（Franch.）Harms ex Diels 的茎枝及叶，功能清热利湿、舒筋活络、止咳、消肿，用于顿挫腰痛、腰肌劳损、肺热咳嗽、肾性水肿，为不同药物，应注意区别（参见"汉桃叶"条）。

茜草（小血藤，小茜草，茜草根，甘肃茜草，新疆茜草）

【民族药名】藏药（佐），蒙药（玛日那，玛日依纳，娜嘎楞海-额布斯，造德，索德），维药（欧尔当，奥勒丹，福五洼，鲁你牙思，鲁纳西，如那斯，木及提），苗药（咪沙，窝仰西，蛙千衣，茹思能），傣药（芽零余，少歪摆败来，阿吾劳，日比，牙领杜），彝药（阿们尼牛陶此则，红补药，武滴阿摆）。

【来源】茜草科植物茜草 *Rubia cordifolia* L.、卵叶茜草 *Rubia ovatifolia* Z. Y. Zhang、金剑草 *Rubia alata* Roxb.、钩毛茜草 *Rubia oncotricha* Hand.-Mazz.、大叶茜草 *Rubia schumanniana* Pritz、中华茜草 *Rubia chinensis* Regel et Maack、光茎茜草 *Rubia wallichiana* Decne.、西藏茜草 *Rubia tibetica* Hook. f.、新疆茜草 *Rubia tinctorum* L. 的干燥根和根茎。

【标准】中国药典，藏标（79），青海藏标（92），内蒙蒙标（86），新疆维标（93），贵州中标规（65），四川中标（77），新疆药标（80），台湾中药典范（85），新疆药标（87），贵州中标（88），甘肃中标（96），贵州中民标（03），台湾中药典（04），甘肃中标（09），香港中标（第五期）。

【功能主治】藏药：凉血，止血，祛瘀，通经。用于吐血，衄血，下血，崩漏，经闭，跌打损伤。

蒙药：清血热，止泻，止血。用于血热，吐血，衄血，子宫出血，侵入肾、肺热、麻疹、肠刺痛，肠热腹泻。

维药：生干生热，利尿，消肿，通经，软肝，开通肝阻，利胆除黄。用于湿寒性或黏液质性疾病，如寒性尿闭，浮肿，闭经，湿性肝硬化腹水，肝脏阻滞，面目黄疸。

苗药：凉血止血，活血化瘀。用于血热咯血，吐血，衄血，尿血，便血，崩漏，经闭，产后瘀阻腹痛，跌打损伤，风湿痹痛，黄疸，疮痈，痔疮肿痛。

傣药：补火健体，调平四塔，除风解毒，消肿止痛。用于"拢泵"（水肿），"纳勒来"（月经过多），"杆郎软"（腰膝冷痛，周身乏力，性欲冷淡，阳痿，遗精，早泄）。

彝药：用于吐血，衄血，便血，月经不调，痛经，肾炎水肿，黄疸，肝炎，肺结核咯血，风湿关节痛，神经性皮炎，跌打损伤。

中药：凉血，祛瘀，止血，通经。用于吐血，衄血，崩漏，外伤出血，经闭瘀阻，关节痹痛，跌扑肿痛。

【用法与用量】3~10g；傣药15~30g。外用适量。维医认为本品对膀胱有害，过量多用可引起小便带血，可以西黄芪胶矫正；同时对头部有害，可以洋茴香矫正。

【化学成分】含蒽醌类：茜草素（alizarin），羟基茜草素（purpurin），异茜草素（purpuroxanthin），伪羟基茜草素（pseudopurpurin），1-羟基-2-甲基蒽醌（1-hydroxy-2-methylanthraquinone），1,4-二羟基-2-甲基蒽醌（1,4-dihydroxy-2-methylanthraquinone），1-羟基-2-羟甲基蒽醌（1-hydroxy-2-hydroxymethylanthraquinone），柚木醌（tectochinon）；萘醌类：大叶茜草素（mollugin），二氢大叶茜草素（dihydromollugin），2-氨基甲酰基-3-甲基-1,4-萘醌（2-car-beeoyl-3-methyl-1,4-naphthoquinone），2-氨基甲酰基-3-羟基-1,4-萘醌（2-car-beeoyl-3-hydroxy-1,4-naphthoquinone），去氧α-拉帕醌（deoxylapachol）；肽类：RA-Ⅰ~RA-ⅩⅥ，RY-Ⅰ，RY-Ⅱ；多糖类：QC-Ⅰ~Ⅲ，QA2；三萜类：黑果茜草萜A、B（rubiprasins A、B），茜草阿波醇（rubiarbonol），齐墩果酸乙酸酯（oleanolic acid acetate）；其他：茜草双酯（rubidate），胡萝卜素（carotene），东莨菪素（scopoletol），脂肪酸，甾醇（sterol），茜草酸（munjistin），大黄素甲醚（physcione）。《中国药典》中规定含大叶茜草素（$C_{17}H_{16}O_4$）不得少于0.40%，羟基茜草素（$C_{14}H_8O_5$）不得少于0.10%；《香港中标》规定含大叶茜草素（$C_{17}H_{16}O_4$）不得少于0.40%，羟基茜草素（$C_{14}H_8O_5$）不得少于0.42%。

大叶茜草素　　　　羟基茜草素

【药理作用】煎剂具有祛痰和抗乙酰胆碱收缩功效；水提液体外对金黄色葡萄球菌、肺炎链球菌、流感杆菌和部分皮肤真菌有抑制作用。提取物静脉注射对结扎犬左冠状动脉前降支引起的心肌梗死模型，有降低ST段的抬高、缩小梗死范围的作用；对麻醉犬心肌缺血有保护作用；能降低对乙酰氨基酚所致小鼠死亡率，有效抑制小鼠血清ALT和AST升高，具有保肝作用。从茜草中得到的环己肽类化合物RA-Ⅴ、Ⅶ腹腔注射5天，对小鼠淋巴细胞白血病P_{388}均有显著疗效；RA-Ⅴ对小鼠淋巴细胞白血病L_{1210}、MM_2乳腺癌，RA-Ⅶ对L_{1210}、

B_{16}黑色素瘤、结肠腺癌C_{38}等有明显抑制作用。大叶茜草素具有神经保护、抗肿瘤、抗炎、抗血小板聚集等作用；茜草双酯具有抗氧化、升高白细胞、防辐射作用；茜草素具有抗真菌，抗细菌和抗病毒的作用。

【制剂】藏药：十三味菥蓂丸。

蒙药：巴特日七味丸，明目二十五味丸，七味沙参汤散，清肺十三味散，清肾热十味散，石膏二十五味散，乌兰三味汤散，乌兰十三味汤散，益肾十七味丸。

苗药：复方血藤药酒，清痹通络药酒。

彝药：康肾颗粒。

附注：《中国植物志》中，*R. chinensis* 的中文名使用"中国茜草"；*Rubia wallichiana* 的中文名使用"多花茜草"；*Rubia tinctorum* 的中文名使用"染色茜草"；《甘肃中标》(96)中收载的披针叶茜草 *Rubia lanceolata* Hayata、《贵州中标》(88)中收载的长叶茜草 *Rubia cordifolia* L. var. *longifolia* Hand.-Mazz.，《中国植物志》将两者均并入金剑草 *R. alata* 中。

《中国药典》在"茜草"条下仅收载了茜草 *R. cordifolia*，但各地习用的基源植物种类有所不同。

藏医多使用"藏茜草"，分大、中、小三类，涉及茜草科茜草属（*Rubia*）和拉拉藤属（*Galium*）的多种植物，《部标藏药》以"藏茜草"之名收载了光茎茜草 *R. wallichiana* Decne.（多花茜草）和西藏茜草 *R. tibetica* Hook. f.，该2种《青海藏标》则以"茜草"之名收载；《藏标》以"茜草"之名仅收载了茜草 *R. cordifolia*，其功能主治与中药茜草略有差异（参见"藏茜草"条）。

《新疆维标》以"茜草"之名收载了 *R. cordifolia*，《医典》等中有记载，维医多用该种，称"Ordan"，并言部分维医医院也用欧茜草 *R. tinctorum*（染色茜草）；《新疆药标》则将新疆茜草 *R. tinctorum* 作"新疆茜草"收载。

除上述标准中收载的基源植物外，全国各地尚有东南茜草 *R. argyi*（Lévl. et Vant）Hara、红花茜草 *R. podantha* Diels（柄花茜草）（云南）、膜叶茜草 *R. membranacea*（Franch.）Diels（金线草）（四川、云南、陕西）、林茜草 *R. sylvatica* Nakai（林生茜草）（东北）、四轮草 *R. cordifolia* L. var. *stenophylla* Franch.（该种未见《中国植物志》记载）等多种作茜草使用。

前胡（紫花前胡）

【民族药名】苗药（锐阿闷，哇歪约）。

【来源】伞形科植物白花前胡 *Peucedanum praeruptorum* Dunn、紫花前胡 *Peucedanum decursivum* Maxim. 的干燥根。

【标准】中国药典，贵州中标规(65)，新疆药标(80)，台湾中药典范(85)，贵州中民标（副篇，03），台湾中药典(04)，湖南中标(09)，香港中标(第四期，12)。

【功能主治】苗药：降气祛痰，疏散风热。用于痰热咳嗽，外感咳嗽，胸胁中痞，心腹结气，头风痛，妇女干血痨。

中药：降气化痰，散风清热。用于痰热喘满，咯痰黄稠，风热咳嗽痰多。

【用法与用量】3~10g。

【化学成分】含香豆素类（主要为角型吡喃香豆素）：白花前胡甲素、乙素、丙素、丁素（praeruptorins A~D），白花前胡香豆素 A（peucedanocoumarin A），紫花前胡素 I、C-I、C-II、C-IV、C-V（decursidins I、C-I、C-II、C-IV、C-V），北美芹素（pteryxin），补骨脂素（psoralen），5-甲氧基补骨脂素（5-methoxypsoralen），8-甲氧基补骨脂素（8-methoxypsoralen），左旋白花前胡醇（peucedanol）等；香豆素糖苷类：紫花前胡苷 I~V（nodakenins I~V），紫花前胡苷元（nodakenetin），紫花前胡种苷 I~V（decurosides I~V），白花前胡苷（praeroside），印度榅桲苷（marmesinin），茵芋苷（skimmin），异芸香呋喃香豆醇葡萄糖苷（isorutarin），东莨菪苷（scoploin），芨芨芹菜糖基茵芋苷（apiosylskimmin）等；其他：紫花前胡皂苷 I~V（Pd-saponin），D-甘露醇（D-mannitol），β-谷甾醇（β-sitosterol），半乳糖醇（galactitol），胡萝卜苷（daucosterol）等。《中国药典》规定，白花前胡含白花前胡甲素（$C_{21}H_{22}O_7$）不得少于 0.90%，白花前胡乙素（$C_{24}H_{26}O_7$）不得少于 0.24%；紫花前胡含紫花前胡苷（$C_{20}H_{24}O_9$）不得少于 0.90%。

白花前胡甲素　　　　　白花前胡乙素　　　　　紫花前胡苷

【药理作用】前胡具有抗心肌缺血及保护心肌的作用，提取液能调节因腹主动脉缩窄所致的心肌细胞凋亡相关基因的表达，从而抑制心肌重塑，对心衰发挥生物学治疗作用。白花前胡丙素可明显保护高血压模型大鼠心脏的收缩及舒张功能，其作用可能是通过扩张冠状动脉，改善心肌缺血，降低心肌胶原含量实现的；可以抑制血管紧张素 II 致平滑肌细胞肥厚增殖，降低血管平滑肌细胞内 $[Ca^{2+}]_i$ 以及恢复血管对电压依赖性及受体操纵性钙通道激动剂的异常反应，从而扩张血管、降低血压。香豆素类能显著抑制小鼠肝匀浆丙二醛的产生，有效地抑制脂质过氧化反应。此外，前胡还有祛痰、抗菌、抗肿瘤、解热镇痛抗炎、抑制肝药酶活性等药理作用。

【制剂】苗药：肺力咳合剂，肺力咳胶囊。

附注：《中国植物志》中，*P. praeruptorum* 的中文名使用"前胡"。在植物分类上，紫花前胡 *Peucedanum decursivum*（Miq.）Maxim. 现归为当归属（*Angelica*），学名为"紫花前胡 *Angelica decursiva*（Miquel）Franch. & Sav."，*P. decursivum* 作为其异名。

《中国药典》在 2000 年版及其之前版本中收载的"前胡"的基源包括白花前胡 *P. praeruptorum* 和紫花前胡 *P. decursivum* 2 种，自 2010 年版起分别收载了"前胡"和"紫花前胡"，两者的功能主治、用法用量相同，但其所含成分有较大差异。

千 斤 坠

【民族药名】彝药（结角头麻，都拉）。

【来源】列当科植物丁座草 *Boschniakia himalaica* Hook. f. et Thoms. 的干燥块茎。

【标准】云南药标(96),云南中标(05)。

【功能主治】彝药:用于外伤出血。

中药:祛风活络,理气健胃。用于风湿关节痛,月经不调,胃痛,腹胀,疝气,咳嗽。

【用法与用量】3~6g。

【化学成分】含三萜类:3β-乙酰熊果酸(3β-acetoxyurs-12-en-28-oic acid),3β-乙酰氧基-熊果-28,13-内酯,3β-乙酰氧基-熊果-11(12)-烯-28,13-内酯,3-表-乙酰熊果醛,熊果酸(ursolic acid),3β-乙酰齐墩果酸(3β-acetyloleanolic acid);其他:β-谷甾醇(β-sitosterol),(+)-松脂素单葡萄糖苷[(+)-pinoresinol monog lucoside],松脂素(pinoresinol),胡萝卜苷(daucosterol)等。

熊果酸　　　　　　松脂素

【制剂】彝药:千草脑脉通合剂。

千金子霜

【民族药名】千金子:蒙药(阿拉坦-塔日奴),维药(麻欧大乃,卡依木里比里杂提),苗药(锐柳绕)。

【来源】由千金子(大戟科植物续随子 *Euphorbia lathylris* L. 的干燥成熟种子)去皮取净仁,按《中国药典》制霜法(通则0213)制得的炮制加工品。

【标准】中国药典,山西中标(87)。

【功能主治】中药(千金子霜):逐水消肿,破血消癥。用于二便不通,水肿,痰饮,积滞胀满,血瘀经闭;外用于顽癣,疣赘。

蒙药(千金子):用于水肿胀满,二便不利,痰饮积聚,癥瘕,血瘀经闭;外用于疥癣疮毒,毒蛇咬伤,疣赘。

维药(千金子):生干生热,攻泻通便,利尿退肿,清除异常黏液质,散气止痛。用于湿寒性或黏液质性疾病,如寒性大便不通,尿少水肿,湿寒性致病体液增多,关节疼痛。

苗药(千金子):逐水退肿,破血消癥,解毒杀虫。用于水肿,腹水,二便不利,癥瘕瘀滞,经闭,疥癣癫疮。

【用法与用量】0.5~1g,多入丸散服。外用适量擦患处。有毒,孕妇禁用(千金子:1~2g)。

【化学成分】 含脂肪油：油酸（oleic acid），棕榈酸（palmitic acid），亚油酸（linoleic acid），亚麻酸（linolenic acid）等；其他：千金子甾醇（euphobiasteroid）。种子（千金子）除含上述脂肪酸外，还含有豆甾醇（stigmasterol）、菜油甾醇（euphorbetin）、瑞香素（daphnetin）、马栗皮素（esculetin）、千金子素（euphorbetin）、异千金子素（isoeuphobetin），环氧千金藤醇（epoxylathyrol）、千金醇-3,15-二乙酸-5-烟酸酯（lathyrol-3,15-diacetate-5-nicotinate）、芸香素（daphnetin）、秦皮素（esculetin）等。《中国药典》规定含脂肪油应为18.0%~20.0%。

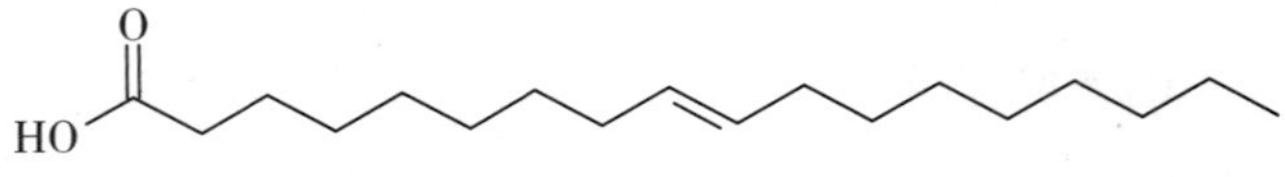

油酸

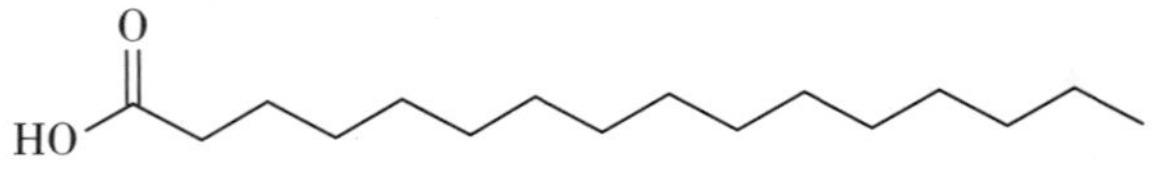

棕榈酸

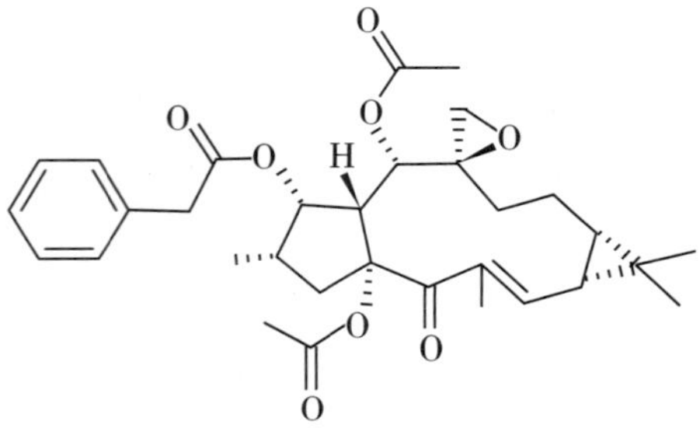

千金子甾醇

【药理作用】 不同含油量的千金子霜能不同程度加快小肠的蠕动；可减轻腹腔注射0.6%醋酸造成的炎症腹水病理模型小鼠的体重。千金子甾醇对胃肠黏膜具有强烈刺激作用，可产生峻泻。

【制剂】 蒙药：清热二十五味丸。

附注：《中国药典》中分别收载了"千金子霜"和"千金子"，两者的功能主治相同，但前者的用量较低。各民族多使用种子（千金子），其功能主治收录如上。

千里光（菊状千里光）

【民族药名】 苗药（不敌射，窝与那，窝乌那，蛙密乃，薄加略供，乌也扣，乌本粉），彝药（格鲁钵，阿囡接，日车补，儿起诺起，日则补，日列斯，尼尼补，拉补俄）。

【来源】 菊科植物千里光 *Senecio scandens* Buch.-Ham. ex D. Don、菊状千里光 *Senecio laetus* Edgew. 的干燥地上部分或全草。

【标准】 中国药典，云南中标（彝药，05），河南中标（91），上海中标（94），贵州中民标（03），广东中标（04），福建中标（06），湖南中标（09）。

【功能主治】苗药：清热解毒，明目退翳，杀虫止痒。用于上呼吸道感染，扁桃体炎，咽喉疼痛，肺炎，肠炎，急性角膜炎，角膜溃疡，过敏性皮炎，皮肤瘙痒，湿疹，疮疖，滴虫性阴道炎。

彝药：清热解毒，利咽明目，祛风止痒。用于目赤羞明，咽喉肿痛，风热咳嗽，疮疡肿毒，皮肤瘙痒，除小儿胎毒。

中药：清热解毒，明目，利湿。用于痈肿疮毒，感冒发热，目赤肿痛，泄泻痢疾，皮肤湿疹。

【用法与用量】15~30g；鲜品 50g。外用适量，煎水熏洗患处；或鲜品捣烂外敷、捣汁涂患处。

【化学成分】含生物碱类：阿多尼弗林碱（adonifoline），千里光宁碱（senecionine），阔叶千里光碱（platyphylline），千里光菲灵碱（seneciphylline），千里光菲灵 N- 氧化物（seneciphyllinm N-oxide），大麦碱（hordenine）；酚酸类：绿原酸（chlorogenic acid），咖啡酸（caffeic acid），对羟基苯乙酸（4-hydroxyphenylacetic acid），香草酸（vanillic acid），水杨酸（salicylic acid），焦黏酸（pyromucyl acid）；黄酮类：金丝桃苷（hyperin），槲皮素（quercetin），槲皮素 -3-O-β-D- 葡萄糖苷（quercetin-3-O-β-D-glucoside），异鼠李素（isorhamnetin）；挥发油类：十四烯（tetradecene），4- 乙烯基苯酚（4-vinylphenol），δ- 榄香烯（δ-elemene），4- 乙烯基 -2- 甲氧基 - 苯酚（4-hydroxy-3-methoxystyrene），莰烯（camphene）；萜类：羽扇烯酮（lupenone），7β, 11- 环氧 -9α, 10α- 环氧 -8- 羰基艾里莫芬烷（7β, 11-epoxy-9α, 10α-epoxy-8-oxoeremophilane），8, 11- 过氧 -9α, 10α- 环氧 -6- 烯 -8β- 羟基艾里莫芬烷（8, 11-dioxol-6-en-9α, 10α-epoxy-8β-hydroxyeremophilane），齐墩果酸（oleanolic acid）；苯醌类：千里光内酯，蓝花楹酮（jacaranone），蓝花楹酮甲酯，蓝花楹酮乙酯；其他类：β- 谷甾醇（β-sitosterol），胡萝卜苷（daucosterol），α- 胡萝卜素（α-carotene），β- 胡萝卜素（β-carotene），β- 毛茛黄素（flavoxanthin）。《中国药典》规定含阿多尼弗林碱（$C_{18}H_{23}NO_7$）不得过 0.004%；含金丝桃苷（$C_{20}H_{21}O_{12}$）不得少于 0.030%。

阿多尼弗林碱

金丝桃苷

【药理作用】千里光具有广谱抗菌作用；对 HIV-1 病毒有一定程度的抑制作用；对豚鼠和小鼠的试验性钩端螺旋体感染有保护作用；对人阴道滴虫有抑制作用；能显著降低血清 ALT、AST，抑制肝脏组织病理学改变、保护肝功能，但千里光及其代谢产物达到较高浓度时，可干扰肝细胞正常代谢，对肝脏有毒性。水提液能够有效抑制大鼠红细胞溶血及大鼠脑、肾匀浆脂质过氧化作用,具有很高的超氧阴离子和羟自由基清除活性。此外,千里光还具有抗癌作用。

【制剂】苗药:妇肤康喷雾剂,黄萱益肝散。

傣药:润伊容胶囊。

彝药:咳痰合剂。

附注:藏医药用有"千里光膏"(雨古星砍扎),《西藏藏标》(12)收载其为菊科植物双花千里光 S. dianthus Franch. 和川西千里光 S. solidagineus Hand.-Mazz. 加工制成的膏,功能主治为"清热解表,消炎止痛,愈创口,干黄水。用于各种创伤,各类炎症(肝炎、胰腺炎、胆囊炎、脑膜炎等),高热不退,黄水病等",与本品不同,应注意区别(参见"双花千里光"条)。

《中华本草·蒙药卷》认为蒙医药古籍文献《认药白晶鉴》《无误蒙药鉴》中记载的蒙药"古瑞""格奇给讷"(千里光)为同属植物羽叶千里光 S. argunensis Turcz.,但未见有标准收载。

《云南中标》(彝药,05)另以"紫背天葵草/乃可尼"之名收载有裸茎千里光 Senecio nudicaulis Buch.-Ham. ex D. Don 的全草,功能解毒消肿、活血散瘀、消积,用于月经不调、崩漏带下、水肿、食积、小儿疳积、疮疡肿毒、乳痈、跌打损伤,与"千里光"功效不同,应注意区别。

千里光在民间也多用鲜品。千里光含有吡咯里西啶类生物碱,具有肝肾毒性。

荨 麻 子

【民族药名】维药(查卡克欧提欧如合,安诸刺子,安知刺子,百子如力开日孜,吐胡米安吉热)。

【来源】荨麻科植物麻叶荨麻 Urtica cannabina L. 的干燥成熟果实或种子。

【标准】部标维药(99),新疆维标(93)。

【功能主治】维药:活血解痉,消散寒气,松花黏性体液。用于寒性关节疼痛,肢麻,气喘咳嗽,顽痰,早泄滑精,小儿惊风,产风。

【用法与用量】3~6g。维医认为本品对肠有害,可以阿拉伯胶、西黄芪胶、大枣矫正。

【化学成分】含多种维生素,鞣质,脂肪酸等。

【药理作用】麻叶荨麻种子的石油醚提取物有强的抑菌作用,包括酚类、鞣质、有机酸等物质。

【制剂】维药:寒喘祖帕颗粒。

附注:麻叶荨麻 U. cannabina 的地上部分维医也药用,称"荨麻草(查卡克欧提,古力卡卡)",功能生干生热、成熟异常黏液质、赤肤生辉、增加色素、祛寒消肿、温胃散气、开通肝阻,用于湿寒性或黏液质性疾病,如白癜风、寒性关节肿痛、胃寒气胀、肝脏阻塞等;其原植物还有同属植物狭叶荨麻 U. angustifolia Fisch.、阔叶荨麻 U. laetevirens Maxim.,但该2种的果实是否作"荨麻子"用还有待调查。

《西藏藏标》(12)以"荨麻/洒布"之名收载了同属植物西藏荨麻 U. tibetica W.T. Wang 和阔叶荨麻 U. laetevirens 的地上部分,功能祛风定惊、温胃消食,用于"龙"病,陈旧热证,寒性疾病，各类风湿病。蒙医也药用麻叶荨麻 *U. cannabina*、狭叶荨麻 *U. angustifolia* 的地上部分，功能抑"赫依"、调胃火、解毒、破痞，用于头晕、耳鸣、失眠、关节疼痛、心慌、消化不良、嗳气、吐泻、胃痞、肝痞、解蛇毒。与维医所用果实和种子不同，应注意区别。

千 年 健

【民族药名】 蒙药（西勒-希日和格图-温都素），傣药（蛮荒，芒荒，湾洪）。

【来源】 天南星科植物千年健 *Homalomena occulta*（Lour.）Schott 的干燥根茎。

【标准】 中国药典，云南药标（74），新疆药标（80），内蒙中标（88），贵州中标（附录，88）贵州中民标（副篇，03）。

【功能主治】 蒙药：用于风寒湿痹，筋骨疼痛。

傣药：调补水血，除风止痛，续筋接骨。用于"拢栽线栽歪，贺接贺办"（心慌心悸，头痛头晕），"阻伤，路哈"（跌打损伤，骨折），"拢梅兰申"（风寒湿痹证，肢体关节酸痛，屈伸不利）。

中药：祛风湿，健筋骨。用于风寒湿痹，腰膝冷痛，拘挛麻木，筋骨痿软。

【用法与用量】 5~15g。

【化学成分】 含挥发油类：芳樟醇（linalool），α-蒎烯（α-pinene），β-蒎烯（β-pinene），橙花醇（nerol），香叶醇（geraniol）；倍半萜类：hamalomenols A~D，1β,4β,7α-trihydroxyeudesmane，oplodiol，oplopanone，bullatantriol，α-cadinol，法尼醇（muurolol），6α,7α,10α-trihydroxyisoducane，mucrolidin，1β,4β,6β-tetrahydroxyeudesmane，acetylbullatantriol，maristeminol；生物碱类：(Z)-N-(p-coumaroyl)-serotonine，(E)-N-(p-coumaroyl)-serotonine，1-O-linoleyl-2-O-palmitoylphosphatidylcholine，1-O-palmitoyl-2-O-linoleylphosphatidylcholine；其他：β-谷甾醇（β-sitosterol），胡萝卜苷（daucosterol），α-羟基-二十五碳酸（α-hydoxypentae-osanoicacid），棕榈酸（palmiticacid）。《中国药典》规定含芳樟醇（$C_{10}H_{18}O$）不得少于0.20%。

芳樟醇　　　　　　　oplodiol　　　　　　　bullatantriol

【药理作用】 千年健具有良好的镇痛抗炎作用；对卵巢切除所致的大鼠骨质疏松症有一定的治疗作用。醇提液对离体豚鼠气管有明显的抗组胺收缩作用。人血纤维蛋白原试管法测定，水提液有明显抗凝血作用。所含有的倍半萜类对体外培养成骨细胞有显著的成骨细胞分化功能和矿化刺激作用。

【制剂】 傣药：舒心通脉胶囊，益肾健骨片。

彝药：茯蚁参酒。附注：据考证，《本草纲目拾遗》《植物名实图考》中记载的"千年健"为藤本植物，并非千年健 *H. occulta*。

芡 实

【民族药名】 蒙药(嘎染萨,嘎然萨,他黑颜-套老盖-莲花,拉赫毕他拉珠尔),傣药(萝章管)。

【来源】 睡莲科植物芡 Euryale ferox Salisb. ex Konig & Sims 的干燥成熟种仁。

【标准】 中国药典,内蒙蒙标(86),新疆药标(80),台湾中药典范(85),台湾中药典(04)。

【功能主治】 蒙药:调理胃火,消食,开胃,祛肾寒。用于消化不良,胃脘胀满,胃火不足,肾寒腰腿痛。

傣药:固肾涩精,补脾止泻。用于遗精,带下,淋浊,小便不禁。

中药:益肾固精,补脾止泻,祛湿止带。用于梦遗滑精,遗尿尿频,脾虚久泻,白浊,带下。

【用法与用量】 9~15g;蒙药 3~5g。

【化学成分】 含木脂素:芡实素 A~C(euryalins A~C);生育酚:ferotocodimer A、ferotocotrimer E 等;脑苷脂:[(2S,3R,4E,8E,2'R)]-1-O(-β-glucopyranosyl)-N(-2'-hydroxy-docosanoyl)-4,8-sphingadienine]、[(2S,3R,4E,8E,2'R)]-1-O(-β-glucopyranosyl)-N(-2'-hydroxytetracosanoyl)-4,8-sphingadienine];黄酮类:5,7,4'-三羟基二氢黄酮,5,7,3',4',5'-五羟基二氢黄酮,芦丁(rutin);甾醇类:24-methylcholest-5-enly-3-β-O-pyranoglucoside,24-ethylcholesta-5 等;其他类:没食子酸、绿原酸、多糖等。

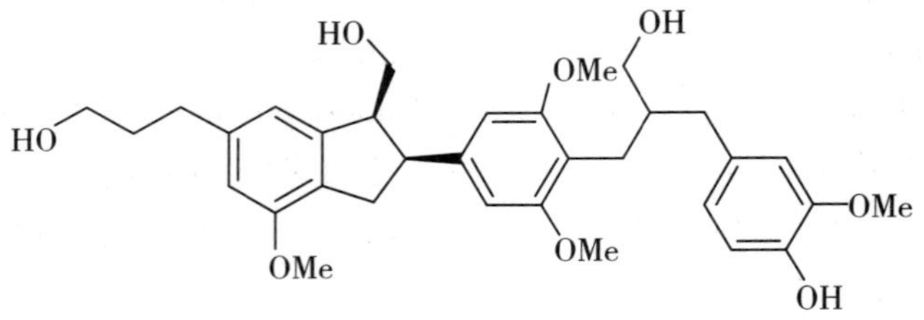

芡实素 A

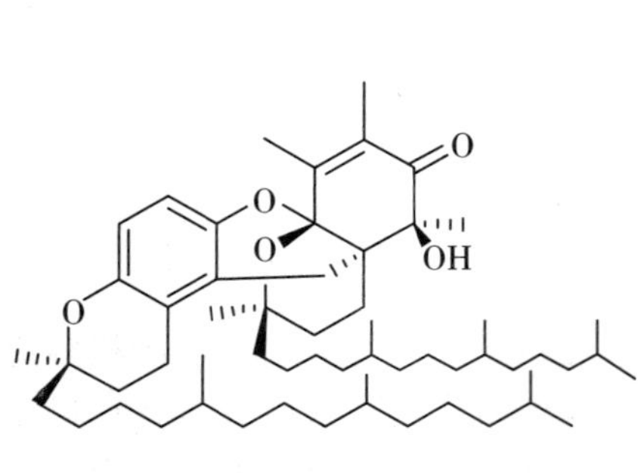

ferotocodimer A

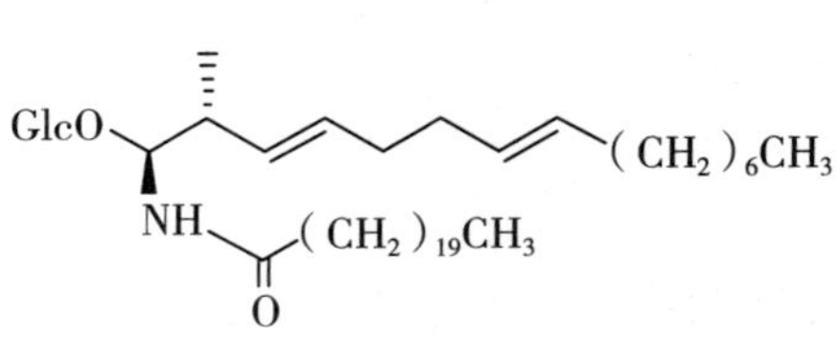

[(2S,3R,4E,8E,2'R)]-1-O(-β-glucopyranosyl)-N(-2'-hydroxydocosanoyl)-4,8-sphingadienine]

【药理作用】 芡实提取物能降低 D-半乳糖致亚急性衰老模型小鼠的多项脑指标变化情况,起到延缓衰老、改善学习记忆能力的作用;80%乙醇提取物能够很好地起到抑制 H_2O_2 对神经母细胞瘤细胞氧化损伤、抑制细胞氧化损伤凋亡的作用;水提取物对后缺血心脏功能有改善作用,减少心脏缺血再灌注的损伤;多糖能显著提高小鼠负重游泳时间,能改善机体的能量代谢,加速肝糖原的分解功能,减少蛋白质和含氮化合物的分解,从而降低血尿素氮的含量,具有抗疲劳作用。

【制剂】维药:西帕依麦孜彼子口服液。

附注:芡实也是常用的药膳原料。

千只眼

【来源】芸香科植物千只眼 *Murraya tetramera* Huang 的干燥叶和带叶嫩枝。

【标准】云南药标(96),云南中标(05)。

【功能主治】中药:祛风解表,行气止痛,活血散瘀。用于感冒发热,咳嗽,哮喘,风湿麻木,筋骨痛,跌打损伤,皮肤瘙痒,瘀血肿痛,毒蛇咬伤,疟疾,胃痛,水肿。

【用法与用量】6~12g。

【化学成分】含香豆素类:补骨脂素(psoralen);黄酮类,槲皮素-3-*O*-β-D-吡喃葡萄糖苷;挥发油:薄荷酮(menthone),异薄荷酮(isomenthone),柠檬烯(limonene),胡椒酮(piperitone)等。

补骨脂素

【药理作用】千只眼精油及醇提物对小鼠耳部二甲苯致肿以及大鼠蛋清性足跖肿胀和大鼠棉球肉芽组织增生均有明显的抑制作用,有明显的抗炎症作用。热板法和化学物质刺激法实验表明对小鼠有镇痛作用。对家兔有解热作用。

【制剂】彝药:虎杖伤痛酊。

附注:《中国植物志》中,*M. tetramera* 的中文名使用"四数九里香"。

羌 活

【民族药名】藏药(志那,智纳,志那合,珠那,朱那)。

【来源】伞形科植物羌活 *Notopterygium incisum* Ting ex H. T. Chang 或宽叶羌活 *Notopterygium forbesii* Boiss. 的干燥根茎和根。

【标准】中国药典,部标藏药(附录,95),藏标(79),青海药标(76),新疆药标(80),台湾中药典范(85),台湾中药典(04),香港中标(第二期,08)。

【功能主治】藏药:发表散寒,祛湿止痛。用于感冒风寒,头痛身疼,风湿痹痛。

中药:解表散寒,祛风除湿,止痛。用于风寒感冒,头痛项强,风湿痹痛,肩背酸痛。

【用法与用量】3~10g。

【化学成分】含挥发油类:α-侧柏烯(α-thujene),β-罗勒烯(β-ocimene),庚烷(heptane),γ-松油烯(γ-terpinene),4-松油烯醇(4-terpinenol),己醛(hexannal),4-羟基-4-甲基-2-戊酮(4-hydroxy-4-methy1-2-pentanone),α-,β-蒎烯(α-,β-pinene),柠檬烯(limonene),乙

酸龙脑酯(bornyl aceate),愈创蓂醇(guaiol)等;香豆素类:羌活醇(notopterol),异欧前胡素(isoimperatorin),8-甲氧基异欧前胡素(cnidilin),紫花前胡苷(nodakenin),香柑内酯(bergapten),5'-羟基香柑素(notopterol),8-(3,3-二甲基烯丙基)-5-去甲基香柑内酯(demethylfuroinnarin),二氢山芹醇(columbianetin),印度楝梓素(marmesin),等;酚酸类:对-羟基苯乙基茴香酸酯(*p*-hydroxyphenethyl anisate),阿魏酸(ferulic acid)等;其他:β-谷甾醇葡萄糖苷,氨基酸,鼠李糖,果糖等。《中国药典》规定含挥发油不得少于1.4%(ml/g);含羌活醇($C_{21}H_{22}O_5$)和异欧前胡素($C_{16}H_{14}O_4$)的总量不得少于0.40%;《香港中标》规定含异欧前胡素($C_{16}H_{14}O_4$)的总量不少于0.21%。

羌活醇　　　　　　异欧前胡素

【药理作用】 羌活的超临界CO_2提取物对流感病毒肺炎小鼠的死亡具有保护作用;镰叶芹二醇具有明显的抑菌作用,可抑制金黄色葡萄球菌的生长,并可用来防治特应性皮炎。挥发油可使酵母引起的大鼠发热现象明显改善。挥发油小鼠腹腔注射能明显提高痛阈值,显著减少小鼠醋酸扭体反应次数;挥发油灌胃,对静脉注射垂体后叶素所致大鼠心肌缺血性心电图变化有明显对抗作用;对迟发型变态反应诱导的肝损伤、酵母多糖诱导的腹腔白细胞游出和胶原蛋白诱导的Jurkat细胞分泌基质金属蛋白酶等具有显著的抑制作用。水煎醇沉液能抑制离体兔血小板血栓形成、血小板聚集、纤维蛋白血栓形成和血栓增长速度产生抗血栓形成作用。口服羌活提取物(水溶性部分)能延长乌头碱致大鼠心律失常的出现时间,提高哇巴因致豚鼠室颤和心搏停止的用量,降低大鼠缺血再灌注诱发的室性期前收缩、室性心动过速和室颤的发生率。此外,羌活还具有改善学习记忆障碍、抗过敏等作用。

【制剂】 藏药:二十九味羌活散,黄药解毒散。

附注:《中国药典》2010年版中,宽叶羌活的学名为*Notopterygium franchetii* H. de Boiss.,《中国植物志》中,该学名作为宽叶羌活 *N. forbesii* 的异名。

"羌活"之名始见于《神农本草经》,又名"独活",记载上品的独活一名"羌活",据考证应为现使用的羌活 *N. incisum* 和宽叶羌活 *Notopterygium forbesii*。现药用的"独活"为重齿毛当归 *Angelica biserrata*(Shan er Yuan)Yuan et Shan,应注意区别。

蔷 薇 花

【民族药名】 藏药(色薇美多,塞哇,赛维美多),维药(克孜力古丽,外尔德,外尔地艾合买尔,古丽苏如合)。

【来源】 蔷薇科植物峨眉蔷薇 *Rosa omeiensis* Rolfe、绢毛蔷薇 *Rosa sericea* Lindl.、多花

蔷薇 *Rosa multiflora* Thunb.、玫瑰 *Rosa rugosa* Thunb.、多花蔷薇 *Rosa multiflora* Thunb. 的干燥花或花瓣。

【标准】部标藏药(95),藏标(79),青海藏标(附录,92),山东中标(95,02),湖北中标(09)。

【功能主治】藏药:降气清胆,活血调经。用于"龙"病,"赤巴"病,肺热咳嗽,吐血,月经不调,脉管瘀痛,赤白带下,乳痈。

【用法与用量】3~6g。

【化学成分】含三萜类:齐墩果酸(oleanplic acid),阿江榄仁酸(arjunolic acid),野鸦椿酸(euscaphic acid),绢毛榄仁苷(sericoside),刺梨苷(kaji-ichigoside F_1), niga-ichigoside F_2,野蔷薇苷(rosamultin),$2\alpha, 19\alpha$-二羟基熊果酸($2\alpha, 19\alpha$-dihydroxyursolic acid), fupanzic acid, 2-oxo-pomolic acid, euscaphic acid-3, 4-monoacetonide;其他:β-谷甾醇(β-sitosterol),豆甾醇(stigmasterol),槲皮素(quercetin),4,4′,6′-三羟基双氢查耳酮(4,4′,6′-trihydroxy dihydro chalcone),(+)-儿茶素[(+)-catechin]。

阿江榄仁酸　　　　　　野蔷薇苷

【制剂】藏药:三味蔷薇散,十一味金色散,十一味金色丸,石榴莲花散。

附注:《中国植物志》中,*R. multiflora* 的中文名使用"野蔷薇"。

有关标准中以"蔷薇花"之名收载了上述 5 种基源植物(湖北、山东用多花蔷薇 *R. multiflora*),但各地使用的种类可能受当地分布的蔷薇属(*Rosa*)植物的种类影响,还使用有其他种类,《青海省藏药标准》收载的基源还包括"同属数种植物";文献也记载尚有黄蔷薇 *R. hugonis* Hemsl.、细梗蔷薇 *R. graciliflora* Rehd. et Wils.,应按制剂批文规定使用。

《青海藏标》(附录)中以玫瑰 *R. rugosa* 的花作"蔷薇花",应系地方习用品。该种的花蕾为维医临床常用药材"玫瑰花",其功能主治与花或花瓣不同应注意区别(参见"玫瑰花"条)。

芹 菜 根

【民族药名】维药(开热非谢依力提孜破斯提,可刺夫失根皮,刻刺夫失根皮,可刺福石根皮,克西如艾斯里力开热非谢,破提斯比合开热非谢)。

【来源】伞形科植物芹菜 *Apium graveolens* L. 的干燥根。

【标准】部标维药（附录，99）。

【功能主治】维药：生干生热，通阻利尿，祛寒止痛，清除异常体液。用于湿寒性或黏液质性疾病，如寒性小便不利，湿寒性各种疼痛，体内异常体液增多。

【用法与用量】6~12g。外用适量。维医认为引起热性癫痫和癔病复发，并降低智力，对孕妇和哺乳期妇女有害，可以洋茴香矫正。

【化学成分】含挥发油、黄酮类、香豆素类及脂肪酸等。佛手苷内酯（bergapten），豆甾醇（stigmasterol），棕榈酸豆甾醇酯（stigmasterol palmitate）、棕榈酸乙二醇单酯（glycolmonopalmitate），甘醇酸（glycolic acid），棕榈酸（palmitinic acid），酒石酸，枸橼酸等。

佛手苷内酯

【药理作用】芹菜根醇提物可抑制脂质过氧化反应，减轻肝细胞病理损害，对 D- 氨基半乳糖所致大鼠急性肝损伤具有保护作用；同时对 CCl_4 所致的大鼠急性肝损伤具有一定的保护作用；具有降低肾性高血压大鼠血压和降低高脂血症大鼠血脂的作用。

【制剂】维药：复方木尼孜其颗粒，护肝布祖热颗粒。

附注：《中国植物志》中，*A. graveolens* 的中文名使用"旱芹"。

《中华本草：维吾尔药卷》记载以根皮入药。也药用全草、种子（参见"芹菜子"条）。

芹 菜 子

【民族药名】藏药（许德），维药（青菜欧如合，土乎米开来夫西，可刺夫子，可纳夫失子，百子如力开日排斯，吐胡米开热非谢）。

【来源】伞形科植物旱芹 *Apium graveolens* L. 的干燥成熟果实。

【标准】部标维药（99），青海藏标（92），新疆维标（93），广东中标（04）。

【功能主治】藏药：清热和胃，化痰，涤虫，生津止渴。用于"培根"病，胃中热痰症，紫痰症，口干欲饮。

维药：清除寒湿闭阻，消食健胃，消肿散气，消石止痛，调和百药，增强泻药的功能，振奋性欲。用于寒湿性大小关节痛疼，颈项疼痛，体内结石，呕吐，血痢，小便不通，月事不行，死胎不下，内脏寒湿性病变。

中药：清肝息风，祛风利湿。用于眩晕头痛，面红目赤，皮肤湿疹，疮肿。

【用法与用量】6~12g。外用适量。维医认为本品对肺有害，可以西黄芪胶矫正。

【化学成分】含黄酮类：芹菜素（apigenin），芹菜苷（apiin），木犀草素（luteolin），芫花苷（genkwanin-5-glucopyranoside），柯伊利素（chrysoeriol），木犀草素 -3′-*O*-β-D- 葡萄糖苷（luteolin-3′-*O*-β-D-glucopyranoside），香叶木素 -7-*O*-β-D- 葡萄糖苷（diosmetin-7-*O*-β-D-glucopyranoside）；苯酞类：芹菜甲素（butylphthalide），芹菜乙素（sedenenolide），celephtalides

A~C；香豆素类：补骨脂素（psoralen），佛手内酯（bergapten），花椒毒素（xanthotoxin），异虎儿草素（isopimpinellin），前胡苷（nodakenin）；挥发油类：α-芹子烯（α-selinene），α-蒎烯（α-pinene），β-蒎烯（β-pinene），香叶烯（myrcene），柠檬烯（limonene），十五烷酸甲酯（methyl pentadecanoate），棕榈酸甲酯（methyl hexadecanoate），十八烷酸甲酯（methyl octadecanoate）；甾体类：豆甾醇（stigmasterol），棕榈酸豆甾醇酯（stigmasterol palmitate），豆甾醇-3-O-β-D-葡萄糖苷（stigmasterol-3-O-β-D-glucopyranoside）；其他：岩芹酸（petroselinic acid），对-羟基苯甲醛（4-hydroxybenzaldehyde），香草酸（vanillic acid），胡萝卜素（carotene），木脂素葡萄糖苷（lignan glucopyranoside）。

芹菜素　　　　　　芹菜甲素

【**药理作用**】芹菜子具有降压、降脂的活性。粗提物具有抑制植物病原真菌的作用；水提物和己烷浸膏具有镇痛和抗炎活性；对已孕及未孕子宫有收缩作用。芹菜子多肽具有抗氧化活性；L-芹菜甲素（3-正丁基苯酞）具有治疗局部缺血的脑血管疾病的作用，还能够改善微循环，抑制细胞凋亡和降低氧化性应激；对实验性癫痫病动物具有广谱的抗惊厥作用，能在行为上对抗戊四氮唑所致的强直性惊厥发作。芹菜苷、芹菜素口服能对抗可卡因引起的小鼠兴奋；最大电惊厥发作和戊四氮唑惊厥阈试验表明其有较好的抗惊厥作用。

【**制剂**】维药：寒喘祖帕颗粒，护肝布祖热颗粒，尿通卡克乃其片，平溃加瓦日西麦尔瓦依特蜜膏，普鲁尼亚丸，散寒药茶，行气那尼花颗粒，行滞罗哈尼孜牙片，益脑吾斯提库都斯糖浆。

附注：维医药古籍文献《药物之园》记载："芹菜子，是芹菜的种子；芹菜是众所周知的蔬菜之一，气味芳香，有家生和野生两种，在这里指的是家生者的种子。种子细小，灰绿色，药力比全草强。"芹菜为各地大量种植的蔬菜，药材应使用栽培者，标准中收载的为果实（文献中所言"种子"当是指果实）。

维医还药用旱芹 *Apium graveolens* 的根皮（开热非谢依力提孜破斯提）、全草（开热非谢），前者的功能主治与种子较相似，但与全草有所不同。

秦艽（秦艽根）

【**民族药名**】藏药（解吉那保，吉解那保，西当那保，江毒纳保，钩西），蒙药（朱力根-温都斯）。

【**来源**】龙胆科植物秦艽 *Gentiana macrophylla* Pall.、麻花秦艽 *Gentiana straminea* Maxim.、粗茎秦艽 *Gentiana crassicaulis* Duthie ex Burk.、小秦艽 *Gentiana dahurica* Fisch.、甘南秦艽 *Gentiana gannaensis* Y. Wang et Z. C. Lou、大秦艽 *Gentiana macrophylla* Pall. var. *fetissowii*（Rel. et Winkl.）Ma et K. C. Hsia、西藏秦艽 *Gentiana tibetica* King 的干燥根。

【标准】中国药典,内蒙蒙标(86),贵州中标规(65),云南药标(74,96),青海药标(76),新疆药标(80),台湾中药典范(85),甘肃中标(95),香港中标(第六期)。

【功能主治】藏药:清热,消炎,干黄水。用于喉蛾,荨麻疹,四肢关节肿胀,黄水郁热,皮肤病。

蒙药:清热,解毒,杀"黏",止痛。用于瘟疫,毒热,血热,发症,结喉,震热,讧热。

中药:祛风湿,清湿热,止痹痛,退虚热。用于风湿痹痛,中风半身不遂,筋脉拘挛,骨节酸痛,湿热黄疸,骨蒸潮热,小儿疳积发热。

【用法与用量】3~10g。

【化学成分】含环烯醚萜类:龙胆苦苷(gentiopicroside),獐牙菜苷(sweroside),马钱苷酸(loganic acid),獐牙菜苦苷(swertianmarin),秦艽苷A(qinjioside A),哈巴苷(harpagoside)等;生物碱类:秦艽碱甲(gentianine,龙胆碱),秦艽碱乙(gentianidine),秦艽碱丙(gentianal),西藏龙胆碱(gentiatibetine),粗茎龙胆碱甲(gentiocrasine),粗茎龙胆碱乙(gentiocrasidine);黄酮类:异杜荆苷(isovitexin),异荭草苷(isoorientin),苦参素(kurarinone);其他:齐墩果酸(oleanolic acid),熊果酸(ursolic acid),β-谷甾醇(β-sitosterol),豆甾醇(stigmasterol),胡萝卜苷(daucosterol),棕榈酸(palmitic acid),龙胆二糖(gentiobiose)。《中国药典》规定含龙胆苦苷($C_{16}H_{20}O_9$)和马钱苷酸($C_{16}H_{24}O_{10}$)的总量不得少于2.5%;《香港中标》规定含龙胆苦苷($C_{16}H_{20}O_9$)不少于3.7%,马钱苷酸($C_{16}H_{24}O_{10}$)不少于1.5%。

龙胆苦苷　　　马钱苷酸

【药理作用】秦艽醇提液对二甲苯引起的小鼠耳郭肿胀、蛋清引起的小鼠足趾肿胀和冰醋酸所致小鼠腹腔毛细血管通透性增加有明显的对抗作用;可抑制小鼠脾脏淋巴细胞和胸腺淋巴细胞增殖;对浓氨水喷雾致小鼠咳嗽及二甲苯致小鼠耳郭肿胀有明显的抑制作用;可提高小鼠热板痛阈,且可增加小鼠气管内酚红排出量及排痰量。秦艽水提物和醇提物均可显著延长甲型流感病毒感染小鼠存活天数和存活率。麻花秦艽水煎液对CCl_4所致小鼠急性肝损伤具有保护作用。秦艽总苷对淋巴癌细胞U397有抑制增殖和诱导凋亡的作用。

【制剂】蒙药:调元大补二十五味汤散。

苗药:金红止痛消肿酊。

附注:《中国植物志》中,*G. dahurica*的中文名使用"达乌里秦艽";西藏秦艽*G. tibetica*

King 的学名使用 G. tibetica King ex Hook. f.；G. macrophylla var. fetissowii 的中文名使用"大花秦艽"。

《藏药志》记载藏医还以长梗秦艽 G. waltonii Burk.、全萼秦艽 G. lhassica Burk.、六叶龙胆 G. hexaphylla Maxim. ex Kusnez. 的根作秦艽用。

秦艽花（小秦艽花，麻花艽，麻花秦艽花）

【民族药名】藏药（给吉嘎保，结吉嘎保，吉解嘎保，解吉嘎保，席当嘎保，呷琅吧，拉查嘎尔保），蒙药（呼和-朱力根-其木格，呼和朱勒根其米格，邦占-翁布，呼和-基立吉，哈日-基立吉，达古尔-珠勒根-其木格，宝罕-其其格）。

【来源】龙胆科植物麻花秦艽 Gentiana straminea Maxim.、粗茎秦艽 Gentiana crassicaulis Duthie.、达乌里秦艽 G. dahurica Fisch.（小秦艽）的干燥花。

【标准】中国药典（附录），部标藏药（95），藏标（79），青海藏标（92），部标蒙药（98），内蒙蒙标（86），青海药标（86）。

【功能主治】藏药：清热解毒。用于胃肠炎，肝炎，胆囊炎等症（青海：清热解毒，消肿止血。用于胃热病，脾热病，皮疹，水肿等）。

蒙药：清热，解毒，止咳，祛痰。用于肺热咳嗽，咽喉热，咽喉肿痛，毒热，瘟热。

【用法与用量】3~9g。

【化学成分】含黄酮类：槲皮素（quercetin），芹菜素（apigenin），异杜荆苷（isovitexin），异荭草苷（isoorientin）；生物碱类：秦艽碱甲（gentianine，龙胆碱），秦艽碱丙（gentianal）；其他：5-羟基水杨酸（5-hydroxy-salicylic acid），龙胆苦苷（gentiopicroside），α-D-葡萄糖基-α-D-葡萄糖苷等。

异荭草苷　　　　　　龙胆碱

【药理作用】麻花秦艽花对佐剂性关节炎大鼠原发性和继发性病变足肿胀均有明显的抑制作用，能减轻二甲苯所致小鼠耳肿胀的体积和大鼠角叉菜胶足趾肿胀率；提高热板法引起小鼠的痛阈值及延长光电甩尾法所致的潜伏期，显著地减少醋酸引起的扭体次数，具有较好的抗炎、镇痛作用。

【制剂】藏药：十二味奇效汤散，十三味榜嘎散，十八味杜鹃丸，二十五味大汤散，二十五味大汤丸，二十五味儿茶丸，二十五味獐牙菜散。

蒙药（小秦艽花）：洪林五味汤散，麦冬十三味丸，调元大补二十五味汤散。

附注：《中国植物志》中，粗茎秦艽 G. crassicaulis Duthie. 的学名使用"G. crassicaulis

Duthie ex Burk."。

藏医药用的秦艽花按原植物的花色不同分为白（给吉嘎保）、黑（给吉那保）2种，两者功效略有不同，涉及多种龙胆属（*Gentiana*）植物，除上述2种外，近代文献中还记载有大叶龙胆（秦艽）*G. macrophylla* Pall.、西藏秦艽 *G. tibetica* King ex Hook. f.、黄管秦艽 *G. officinalis* H. Smith.、长梗秦艽 *G. waltonii* Burk.、全萼秦艽 *G. lhassica* Burk.、六叶龙胆 *G. hexaphylla* Maxim.（= *G. hexaphylla* Maxim. ex Kusnez.）等多种，但不同文献记载的"白""黑"秦艽花的原植物不尽相同，可能与各地习用不同，应按制剂批文规定使用。

龙胆属（*Gentiana*）植物我国约有250种，属下共分为11个组，藏医药用该属植物的花主要分为"秦艽花"和"龙胆花"2大类。在名称上，前者统称"结吉（解吉）"，多为"秦艽组"（Sect. Cruciata Gaudin）植物，后者统称"榜间（邦见）"，主要为"高山龙胆组"（Sect. Frigida Kusnez.）植物，基源均较复杂；同时不同地区还存在"秦艽花"与"龙胆花"混用的情况，应注意区别（参见"白花龙胆"条）。

秦　皮

【民族药名】藏药（达桑，达布桑，陪萨热子，达马嘎拉，孜训）。

【来源】木犀科植物苦枥白蜡树 *Fraxinus rhynchophylla* Hance、白蜡树 *Fraxinus chinensis* Roxb.、尖叶白蜡树 *Fraxinus szaboana* Lingelsh.、宿柱白蜡树 *Fraxinus stylosa* Lingelsh.、小叶白蜡树 *Fraxinus bungeana* DC. 的干燥枝皮或干皮。

【标准】中国药典，部标藏药（附录，95），藏标（79），新疆药标（80），台湾中药典范（85），香港中标（第六期）。

【功能主治】藏药：清热燥湿，收敛，明目。用于热痢，带下，目赤肿痛，角膜云翳。

蒙药：用于泄泻，痢疾，白带，目赤肿痛，目生翳障，咳嗽痰多，风湿关节疼痛；外用于牛皮癣。

中药：清热燥湿，收涩止痢，止带，明目。用于湿热泻痢，赤白带下，目赤肿痛，目生翳膜。

【用法与用量】4.5~12g。外用适量，煎汤洗患处。

【化学成分】含香豆素类：秦皮甲素（esculin hydrate），秦皮乙素（aesculetin），秦皮素（fraxetin），秦皮苷（fraxin），6,7-二甲氧基-8-羟基香豆素（6,7-dimethoxy-8-hydroxycoumarin），6-羟基-7,8-二甲氧基-香豆素（6-hydroxy-7,8-dimethoxy-coumarin）；黄酮类：槲皮素（quercetin），槲皮素-3-*O*-*β*-D-葡萄糖苷（quercetin-3-*O*-*β*-D-glucoside），木犀草素-7-*O*-*β*-D-葡萄糖苷（luteolin-7-*O*-*β*-D-glucoside），黄芩素（baicalein），槲皮素-3-*O*-*α*-L-鼠李糖苷（quercetin-3-*O*-*α*-L-rhamnoside），木犀草素（luteolin），汉黄芩素（wogonin），芦丁（rutin）；木脂素类：(+)-pinoresinol，(+)-acetoxypinoresinol，(+)-pinoresinol-*β*-D-glucopyranoside，(+)-syringaresinol-4,4′-*O*-bis-*β*-D-glucopyranoside，(+)-cycloolivil；其他：咖啡酸（caffeic acid），丁香醛（syringaldehyde），丁香苷（syringin），宿柱白蜡苷（stylosin）等。《中国药典》与《香港中标》规定含秦皮甲素（$C_{15}H_{16}O_9$）和秦皮乙素（$C_9H_6O_4$）的总量不得少于1.0%。

秦皮甲素　　　　　　　　秦皮乙素　　　　　　　　秦皮苷

【药理作用】 秦皮对金黄色葡萄球菌、白色葡萄球菌、大肠埃希菌、变形杆菌、铜绿假单胞菌、宋内氏痢疾杆菌、志贺氏痢疾杆菌、福氏痢疾杆菌等致病菌均有不同的抗菌作用，可降低由伤寒杆菌引起的小鼠急性腹腔感染的死亡率。秦皮水煎醇沉后制成的浸液具有抗单纯疱疹病毒的作用。甲醇提取物对 CCl_4 所致小鼠急性肝损伤有保护作用。总香豆素对微晶型尿酸钠混悬液局部注射诱发的大鼠足跖肿胀以及家兔急性痛风性关节炎均有对抗作用，对实验性痛风性关节炎具有显著的防治作用。秦皮甲素、秦皮乙素、秦皮苷和秦皮素均具有明显的抗炎镇痛、抗氧化、保护神经和血管等作用。秦皮乙素在体外对 A549 肺癌细胞、黑色素瘤细胞、人 T 淋巴细胞性白血病细胞以及人胃癌细胞等几种肿瘤细胞株显示抑制细胞生长的作用。秦皮乙素具有止咳、祛痰、平喘作用。

【制剂】 藏药：八味秦皮胶囊，八味秦皮丸，二十五味驴血丸，二十六味通经散。

附注：《中国植物志》中，*F. rhynchophylla* 的中文名使用"花曲柳"，*F. szaboana* 的中文名使用"尖叶梣"，*F. stylosa* 的中文名使用"宿柱梣"。《中国药典》1985 年版至 1995 年版中曾收载有"尖叶白蜡树 *F. chinensis* Roxb. var. *acuminate* Lingelsh."，该种《中国植物志》中作为尖叶梣（尖叶白蜡树）*F. szaboana* 的异名处理。

藏医药古籍文献《蓝琉璃》记载"达布桑似柏树等树皮，叶子淡绿色，浸于水中，从水底中出现似柱子的蓝色，成直线上升，并逐渐扩散，水被染成蓝色"；《晶珠本草》也记载"皮浸泡于水中，汁液为青色"，准确反映了秦皮的特征，《中国药典》也规定了"加热水浸泡，浸出液在日光下可见碧蓝色荧光"的鉴别方法。

关于藏医药用秦皮的功效，《藏药标准》应用收载了《藏药志》的上述功效，但《中华本草：藏药卷》记载其功能主治为"愈合骨折，消炎止痛。用于骨折引起的烧痛，骨质增生，骨髓炎，骨结核"，还有待考证。

文献记载，藏医还药用香白蜡树 *F. suaveolens* W. W. Smith [= 锡金梣 *F. sikkimensis* (Lingelsh.)Hand.-Mazz.]；蒙医还使用水曲柳 *F. mandshurica* Rupr. 的树皮，但未见有标准收载，应按制剂批文规定使用。

青　风　藤

【来源】 防己科植物青藤 *Sinomenium acutum*（Thunb.）Rehd. et Wils.、毛青藤 *Sinomenium acutum*（Thunb.）Rehd. et Wils. var. *cinereum* Rehd. et Wils. 的干燥藤茎。

【标准】中国药典,新疆药标(80)。

【功能主治】中药:祛风湿,通经络,利小便。用于风湿痹痛,关节肿胀,麻痹瘙痒。

【用法与用量】6~12g。

【化学成分】含生物碱类:青藤碱(sinomenine),异青藤碱(isosinomenine),清风藤碱(sinoacutine),双青藤碱(disinomenine),四氢表小檗碱(sinactine),尖防己碱(acutumine),青风藤定碱(sinomendine),土藤碱(tuduranine),木兰碱(magnoflorine),尖防己定碱(acutumidine),白兰花碱(michelalbine),光千金藤碱(stepharine);木脂素类:dl-紫丁香树脂酚(dl-syringaresinol),丁香脂醇双葡萄糖苷(syringaresinol-4′,4′-O-bis-β-D-glucoside),紫丁香苷(syringin),(+)-syringaresinol-4′-O-β-D-monoglucosid;三萜类:羽扇豆醇(lupeol),羽扇豆酮(lupenone),赤杨醇(alnusonol),赤杨酮(alnusone),乙酰齐墩果酸(acetyloleanolic acid);其他:β-谷甾醇(β-sitosterol),豆甾醇(stigmasterol),胡萝卜苷(daucosterol)。《中国药典》规定,含青藤碱($C_{19}H_{23}NO_4$)不得少于0.50%。

青藤碱　　　　　　紫丁香苷　　　　　　羽扇豆酮

【药理作用】青风藤对巴豆油所致小鼠耳部炎症、甲醛所致大鼠足跖肿胀有显著抑制作用,能明显减少乙酸致小鼠的扭体次数和能显著提高热致痛小鼠的痛阈值;可显著抑制吗啡引起的小鼠位置偏爱的形成,对小鼠已形成的条件性位置偏爱效应也具有一定的抑制作用。青藤碱灌胃,对于大鼠、犬、麻醉猫及慢性肾型高血压犬都有着明显降压作用。此外,青风藤还具有镇静、免疫抑制等作用。

【制剂】蒙药:舒筋十二味丸。

苗药:痹克颗粒,黑骨藤追风活络胶囊,通络骨质宁膏。

附注:《中国植物志》中,S. acutum 的中文名使用"风龙";并将毛青藤 S. acutum var. cinereum 并入 S. acutum 中,S. acutum var. cinereum 作为其异名。

"青风藤"在宋《图经本草》中称"清风藤",《中国植物志》记载有清风藤科植物清风藤 Sabia japonica Maxim.,该种的藤茎在福建、浙江、广西、湖北也药用,福建、湖北也称"青风藤"药用,但未见有标准收载,应注意区别;在植物学专著中,称"青藤"的植物也极多,涉及防己科、鼠李科、马兜铃科、天南星科、旋花科、木犀科、桑科等多科属的植物,应注意不应相混。

青蒿(黄花蒿,鲜青蒿)

【民族药名】藏药(堪那,堪巴那博),蒙药(毛仁-希日拉吉,茅仁-希日乐吉,擦日泵),

维药(括克阿曼),苗药(棵别突,锐赊蒙,窝鼾),傣药(牙咩闷),彝药(巾桔)。

【来源】菊科植物黄花蒿 Artemisia annua L. 的干燥或新鲜地上部分。

【标准】中国药典,内蒙蒙标(86),新疆药标(80),山西中标(附录,87),广西壮标(11),香港中标(第四期,12)。

【功能主治】藏药:清热,消肿,解毒。用于感冒发热,炭疽病,疟疾。

蒙药:清热,利咽,消肿。用于发热引起的喑哑,咽喉肿痛,齿龈结瓣,瘿瘤,肺热,喉感。

维药:用于感冒发热,呕吐腹泻,低热潮汗,小儿消化不良,腹泻。

苗药:清热,解暑,除蒸,截疟。用于暑热,暑湿,阴虚发热,疟疾,黄疸。

彝药:用于痢疾,发热头痛,痧症,疟疾。

傣药:用于外伤。

中药:清虚热,除骨蒸,解暑,截疟,退黄。用于温邪伤阴,夜热早凉,暑邪发热,阴虚发热,骨蒸劳热,暑邪发热,疟疾寒热,湿热黄疸。

【用法与用量】6~12g;蒙药 3~5g。后下。

【化学成分】含倍半萜类:青蒿素(arteannuin, artemisinin),青蒿甲素、乙素、丙素(arteannuins A~C),二氢去氧青蒿素 B,去氧青蒿素 B(deoxyartemisinin B),去氧异青蒿素(deoxyisoartemisinin),青蒿酸(artemisic acid),青蒿烯(artemisitene)等;黄酮类:夏佛塔苷(schaftoside),紫花牡荆素(casticin),蒿黄素(artemetin),猫眼草酚(chrysosplenol),槲皮万寿菊素-6,7,3′,4′-四甲醚(quereetagetin-6,7,3′,4′-tetramethylether),中国蓟醇(cirsilineol),山奈酚(kaempferol),槲皮素(quercetin),3,5-二羟基-6,7,3′,4′-四甲氧基黄酮醇(3,5-dihydroxy-6,7,3′,4′-tetramethoxyflavonol)等;苯丙酸类:5-咖啡酰基奎宁酸(5-caffeoylquinic acid),3-咖啡酰基奎宁酸(3-caffeoylquinic acid),4,5-二咖啡酰基奎宁酸(4,5-dicaffeoylquinic acid),3,4-二咖啡酰基奎宁酸(3,4-dicaffeoylquinic acid);挥发油类:冰片(borneol),(Z)-β-金合欢烯[(Z)-β-farnesene],吉玛烯 D(germacren D)等;其他:青蒿醇(artemisinol),东莨菪亭(scopoletin),棕榈酸(palmitic acid),豆甾醇(stigmasterol),β-谷甾醇(β-sitosterol),β-香树脂醇乙酸酯(β-amyrin acetate),香豆素(coumarin),二十三烷酮(tricosanone),二十八烷醇(octacoisanol)等。《香港中标》(第四期)规定含青蒿素($C_{15}H_{22}O_5$)不得少于 0.046%。

青蒿素

夏佛塔苷

5-咖啡酰基奎宁酸

【药理作用】青蒿素类药物(包括青蒿素及多种结构修饰物,如蒿甲醚、蒿乙醚、青蒿琥酯、双氢青蒿素)对多种疟疾的治疗有着良好的效果:青蒿素对疟原虫的配子体有着强烈的杀伤作用,并且随着配子体的不断成熟青蒿素的杀伤作用更强;蒿甲醚对疟原虫红细胞内期有较强的杀灭作用;双氢青蒿素-磷酸哌喹对海南岛地区的无并发症的恶性疟疾有着较好的疗效。青蒿素类药物对各种血吸虫亦有着明显的杀伤作用,蒿甲醚、蒿乙醚、青蒿琥酯和还原青蒿素等青蒿素衍生物对血吸虫幼虫的杀伤作用最好。青蒿素能明显抑制冠状动脉结扎、电刺激以及乌头碱所导致的大鼠的心律失常,同时还能改善大鼠垂体后叶素引起的心肌缺血,使心率加快。青蒿琥酯有着良好的平喘作用,可通过阻滞外钙内流和激活气管组织腺苷酸环化酶明显地延长引喘潜伏期;通过雾化或灌胃青蒿琥酯能有效地缓解氯化乙酰胆碱和磷酸组胺等容混合液对豚鼠的引喘作用,明显减少动物抽搐数量。青蒿琥酯可通过降低肾脏组织中炎细胞浸润、抑制系膜细胞增殖及降低肾脏血管内皮因子的表达及蛋白表达水平而起到对肾脏的保护并明显抑制狼疮的发生、发展。此外,青蒿还具有抗组织纤维化、抗变态反应、免疫抑制、抗癌等作用。

【制剂】蒙药:石膏二十五味散。

彝药:复方青蒿喷雾剂。

附注:《中国药典》(63,77)作为"青蒿"的基源还收载有青蒿 *A. carvifolia* Buch.-Ham. ex Roxb.(=*A. apiacea* Hance),但研究表明该种不含抗疟成分青蒿素。注意药材名"青蒿"不得与植物名"青蒿"(*A. carvifolia*)混同。

藏医药古籍文献《晶珠本草》记载"坎巴"分为灰、白、红、黑4种。"坎巴"系蒿属(*Artemisia*)植物的总称,各地藏医使用的"坎巴"涉及该属极多的种类,而仅根据古籍文献记载的形态较难确定各种"坎巴"的基源。《藏药志》在"坎巴"条下记载了大籽蒿 *A. sieversiana* Willd.、冷蒿 *A. frigida* Willd.;《新修晶珠本草》认为,"灰坎巴"为阿氏蒿 *A. adamisii* Besser,"白坎巴"为冷蒿 *A. frigida*,"黑坎巴"为黄花蒿 *A. annua*,"红坎巴"基源不明。还有待结合资源与实际使用状况调查考证(参见"大籽蒿""冷蒿"条)。

青 稞

【民族药名】藏药(奈)。

【来源】禾本科植物裸麦 *Hordeum vulgare* Linn. var. *nudum* Hook. f. 的干燥成熟种子。

【标准】部标藏药(附录,95),青海藏标(附录,92)。

【功能主治】藏药:益精壮阳,清热化湿,祛风寒,宁肺定喘。用于阳虚肾亏,油脂过多,除尿中油脂,"胆"病,"痰"病,感冒,咳嗽气喘。

【用法与用量】 适量。

【化学成分】 含 β-葡聚糖(约65%),蛋白质,脂肪,淀粉,维生素B等。

【药理作用】 β-葡聚糖可通过减少肠道黏膜与致癌物质的接触,间接抑制致癌物质而预防结肠癌;具有降血脂、胆固醇作用(据研究青稞含有一种胆固醇抑制因子)。

【制剂】 藏药:蒺藜药酒。

附注:*H. vulgare* var. *nudum* 为大麦的变种,因其内外颖壳分离,种仁裸露,故而成为"裸大麦",《中国植物志》中,其中文名使用"青稞",为青藏地区的俗称;尚记载有另一变种,藏青稞 *H. vulgare* var. *trifurcatum* (Schlect.)Alef., 其种子来源于法国,我国青海、西藏、四川、甘肃等省区也常栽培,俗称"藏青稞"。"青稞"约有3500年的栽培历史,藏医药用历史也悠久,有多种农家品种,如白青稞、蓝青稞、黑青稞、红青稞等。青稞系藏医最早利用的药物之一,《晶珠本草》将"奈"分为7类,即系不同的栽培品种,各类的功效和作用强弱有所不同。

苘 麻 子

【民族药名】 蒙药(黑曼-乌热,赫意麻音-乌热,黑玛音-乌热,扫玛然萨,扫玛然砸,索麻然萨,赫依-麻,西麻菌-乌日),苗药(锐不多)。

【来源】 锦葵科植物苘麻 *Abutilon theophrasti* Medicus 的干燥成熟种子。

【标准】 中国药典,内蒙蒙标(86),新疆药标(80),台湾中药典(04)。

【功能主治】 蒙药:燥"协日乌素",杀虫。用于"协日乌素"病,"吾雅曼"病,癣,疥疮,秃疮,黄水疮,皮肤病,痛风,游痛症,"巴木"病,浊热,"白脉"病。

苗药:用于痢疾,痈肿,目翳,小便涩痛。

中药:清热解毒,利湿,退翳。用于赤白痢疾,淋病涩痛,痈肿疮毒,目生翳膜。

【用法与用量】 3~9g。

【化学成分】 含黄酮类:槲皮素(quercetin),杨梅酮(myricetin),(+)-儿茶素[(+)-catechin],(-)-表儿茶素[(-)-epicatechin]等;有机酸类:十七碳酸(heptadecanoic acid),二十四烯酸(tetracosenoic acid),亚油酸(linoleic acid),十二碳酸(docosanoic acid),硬脂酸(stearic acid)等;芳香酸类:没食子酸(gallic acid),绿原酸(chlorogenic acid),香草酸(vanillic acid),咖啡酸(caffeic acid),奎宁酸(quinic acid),阿魏酸(ferulic acid)等;其他:多糖类,对羟基苯甲酸(4-hydroxybenzoic acid)等。

槲皮素

杨梅酮

【药理作用】水提取物有明显的利尿作用,而醇提取物则有明显的抗利尿作用。

【制剂】蒙药:风湿二十五味丸,枫香脂十味丸,羚牛角二十五味丸,祛痛橡胶膏,文冠木十味汤散,珍宝丸,珍珠活络二十九味丸。

附注:《台湾中药典》中"苘麻"的学名使用 Abutilon avicennae Gaertn.,该学名在《中国植物志》中作为 Abutilon theophrasti 的异名。

青 皮

【民族药名】蒙药(橘日吉茜-哈力素),傣药(麻庄)。

【来源】芸香科植物橘 Citrus reticulata Blanco、甜橙 C. sinensis(L.)Osbeck 及其栽培变种的干燥幼果或未成熟果实的果皮。

【标准】中国药典,贵州中标规(65),新疆药标(80),台湾中药典范(85)。

【功能主治】蒙药:用于胃腹胀满,呕吐呃逆,咳嗽痰多。

苗药:用于胸胁胀痛,食积腹痛,嗳气呕吐,胸脘胀满,咳嗽痰多,乳腺炎,疝气。

傣药:用于小儿腹泻,夜间不眠,发热。

中药:祛风湿,通经络,利小便。用于风湿痹痛,关节肿胀,麻痹瘙痒。

【用法与用量】6~12g。

【化学成分】含挥发油类:柠檬烯(limonene),β-月桂烯(β-myrcene),香桧烯(sabiene),α-松油烯(α-terpinene),α-侧柏烯(α-thujene),α-蒎烯(α-pinene),β-蒎烯(β-pinene),α-水芹烯(α-phellandrene),辛醛(octanal),α-罗勒烯(α-ocimene),芳樟醇(linalool),异松油烯(terpinolene);黄酮类:橙皮苷(hesperidin),新橙皮苷(neohesperidin),川陈皮素(nobiletin),柚皮苷(naringin),柚皮芸香苷(naritrutin),新福林(synephrine);氨基酸类:谷氨酸,门冬氨酸,脯氨酸,丙氨酸,缬氨酸,甘氨酸,异亮氨酸,苯丙氨酸,亮氨酸,组氨酸,精氨酸;其他:N-甲基胺(N-methanamine)。《中国药典》规定含橙皮苷($C_{28}H_{34}O_{15}$)不得少于5.0%。

橙皮苷

川陈皮素

【药理作用】青皮水提取物对离体大鼠十二指肠自发活动呈明显抑制作用;青皮注射液能拮抗组胺引起的离体支气管痉挛性收缩,并能减轻组胺引起的豚鼠支气管肺灌流量减少。水煎剂、醇提取物及橙皮苷能兴奋蛙心,增强其收缩力,扩张冠状动脉。此外,青皮还具有抗休克、升压等作用。

【制剂】蒙药:安神镇惊二十味丸,羚牛角二十五味丸,清热二十五味丸。

傣药:乳癖清胶囊。

附注:橘 C. reticulate 在我国长江流域及其以南地区广泛栽培,全国各地药用的"青皮"涉及橘 C. reticulate 的多种栽培品种,常见的有茶枝柑 C. reticulate Blanco cv. Chachi、大红袍 C. reticulate Blanco cv. Dahongpao、南峰蜜橘 C. reticulate Blanco cv. Kinokuni、玛瑙柑 C. reticulate Blanco cv. Manau Gan、福橘 C. reticulate Blanco cv. Tangerina、温州蜜柑 C. reticulate Blanco cv. Unshiu 等,以及香圆 C. wilsonii Tanaka 等。

青 葙 子

【民族药名】蒙药(敖伦楚菌-乌日),苗药(佳公翁背)。

【来源】苋科植物青葙 Celosia argentea L.、鸡冠花 Celosia cristata L. 的干燥成熟种子。

【标准】中国药典,贵州中标规(65),新疆药标(80),台湾中药典范(85)。

【功能主治】蒙药:用于目赤肿痛,角膜炎,角膜云翳,虹膜睫状体炎,眩晕,高血压。

苗药:用于目赤肿痛,角膜炎,角膜云翳,虹膜睫状体炎,眩晕。

中药:清肝泻火,明目退翳。用于肝热目赤,目生翳膜,视物昏花,肝火眩晕。

【用法与用量】9~15g。

【化学成分】含三萜类:青葙子苷 A~G、C_1、D_1(celosins A~G、C_1、D_1),鸡冠花苷(cristatain),齐墩果酸(oleanolic acid)等;脂肪油(约15%):棕榈酸(palmitic acid),棕榈酸胆甾烯酯,硬脂酸(stearic acid),油酸(oleic acid),亚油酸(linoleic acid),亚麻酸(linolenic acid)等;甾醇类:β-谷甾醇(β-sitosterol),豆甾醇(stigmasterol);其他:胡萝卜苷(daucosterol),3,4-二羟基苯甲醛,对羟基苯甲酸,3,4-二羟基苯甲酸,正丁基-β-D-果糖苷,烟酸(nicotinic acid),硝酸钾等。

青葙子苷A

鸡冠花苷

【药理作用】 青葙苷 A、B 和鸡冠花苷对人胶质癌细胞（SHG44）、人肠癌细胞（HTC116）、人白血病细胞（CEM）、人乳腺癌细胞（MDA-MB-435）、人肝癌细胞（HepG$_2$）具有较好抗肿瘤活性。青葙苷 C$_1$、D$_1$ 口服给药 7 天，对 CCl$_4$ 诱导肝损伤小鼠的 AST、ALT 升高有明显的预防作用，可显著提高肝组织中 SOD、CAT、GSH 的活力水平，降低脂质过氧化产物 MDA 的含量。总皂苷能明显降低大鼠和家兔血清胆固醇浓度。此外，青葙子还具有很好的延缓和治疗白内障、抗糖尿病、抗菌、抗动脉粥样硬化及调控免疫等作用。

【制剂】 蒙药：明目二十五味丸，明目十六味丸。

苗药：玉兰降糖胶囊。

附注："青葙子"之名始见于《神农本草经》。青葙 *Celosia argentea* 在福建称"鸡冠花"，山东、四川、江苏、浙江称"野鸡冠花"，其种子在湖北、四川又称"野鸡冠花子"。《贵州省中药材标准规格》(65)中收载的"青葙子"的基源之一为鸡冠花 *C. cristata* 的种子，《本草拾遗》以"鸡冠子"之名记载。

傣医以青葙 *Celosia argentea* 的根或花序入药，称"罗来罕马"，其功能主治与种子不同。

青 叶 胆

【民族药名】 藏药（桑蒂）。

【来源】 龙胆科植物青叶胆 *Swertia mileensis* T. N. Ho et W. L. Shi 的干燥全草。

【标准】 中国药典，云南药标(74)。

【功能主治】 藏药：清肝利胆，退诸热。用于黄疸型肝炎、病毒性肝炎、血病。

中药：清肝利胆，清热利湿。用于肝胆湿热，黄疸尿赤，胆胀胁痛，热淋涩痛。

【用法与用量】 10~15g。虚寒者慎用。

【化学成分】 含䁲酮类：1,8-二羟基-3,5-二甲氧基䁲酮（1,8-dihydroxy-3,5-dimethoxy xanthone），1,8-二羟基-3,7-二甲氧基䁲酮（1,8-dihydroxy-3,7-dimethoxy xanthone），1-羟基-3,7,8-三甲氧基䁲酮（1-hydroxy-3,7,8-trimethoxy xanthone），1-羟基-2,3,4,5-四甲氧基䁲酮（1-hydroxy-2,3,4,5-tetramethoxy xanthone），1,8-二羟基-2,3,5-三甲氧基䁲酮（1,8-dihydroxy-2,3,5-trimethoxy xanthone）；环烯醚萜类：獐牙菜苷（sweroside，当药苷），当药苦苷（swertiamarin，獐牙菜苦苷），狭叶獐牙菜苦苷（angustiamarin），狭叶獐牙菜苷（angustioside）；单萜类：红白金花内酯（erythrocentaurin），青叶胆内酯（swermirin）；三萜类：齐墩果酸（oleanolic acid），山楂酸（maslinic acid），苏门树脂酸（sumaresinolic acid）；黄酮类：木犀草素-7-甲醚-6-O-β-葡萄糖苷（7-O-methylluteolin-6-O-β-glucoside），6-O-β-葡萄糖芫花素（6-O-β-glucose-genkwanin）；其他：balanophoni。《中国药典》中规定含獐牙菜苦苷（C$_{16}$H$_{22}$O$_{10}$）不得少于 8.0%。

獐牙菜苦苷

山楂酸

【药理作用】獐芽菜苦苷对离体兔,大鼠十二指肠的收缩活动有明显的抑制作用;对离体大鼠子宫平滑肌的收缩呈抑制作用;可防止 D- 氨基半乳糖中毒引起的脾脏肿大。叫酮类成分对大鼠和兔有中枢神经系统兴奋作用,而相应的叫酮苷对大鼠和兔则有镇静作用。齐墩果酸对大白鼠角叉菜胶引起的足肿胀模型及实验性慢性关节炎有抗炎作用,并具有明显的保肝作用等。

【制剂】彝药:复方青蒿喷雾剂,胆胃康胶囊,芪桑益肝丸。

傣药:珠子肝泰胶囊。

附注:同属植物云南獐牙菜 S. yunnanensis Burk 又名"青叶胆""云南当药""肝炎草",也药用,但未见有标准收载;云南民间还以金沙獐牙菜 Swertia patens Burk.(斜茎獐牙菜)作"青叶胆",《云南中标》以"小儿腹痛草"之名收载,应按制剂批文规定使用(参见"小儿腹痛草"条)。

青叶胆 S. mileensis 分布于云南南部,《藏本草》记载藏医其作为藏药"桑蒂"(来源于川西獐牙菜 S. mussotii Franch. 等)使用(参见"獐牙菜"条)。

青鱼胆草(红花龙胆)

【民族药名】苗药(锐定谋,加架山,弯嘎努胸右,明补举姣,喷七)。

【来源】龙胆科植物红花龙胆 Gentiana rhodantha Franch. 的干燥全草。

【标准】中国药典(77,15),贵州中标(88),贵州中民标(03),湖南中标(09)。

【功能主治】苗药:清热燥湿,解毒泻火,清肺止咳。用于湿热黄疸,肺热咳嗽,小便不利,淋证,血尿,蛔虫。

中药:清热利湿,凉血解毒。用于热咳痨咳,痰中带血,黄疸,痢疾,胃痛,便血。

【用法与用量】9~15g。

【化学成分】含黄酮类:芒果苷(mangiferin),槲皮素(quercetin),木犀草素(luteolin),异荭草素(isoorientin),1,3,7,8- 四羟基叫酮(1,3,7,8-tetrahydroxylxanthone),rhodanthenone,1,3,5,8- 四羟基叫酮(1,3,5,8-tetrahydroxylxanthone),柚皮素(naringenin),1,3,6,7- 四羟基叫酮(1,3,6,7- tetrahydroxylxanthone),1,3,7- 三羟基 -4,8- 二甲氧基叫酮(1,3,7-trihydroxy-4,8-dimethoxyxanthone),1-O-β-D- 吡喃葡萄糖 -3,7,8- 三羟基叫酮(norswertianolin),1,3,8- 三羟基叫酮 -5-O-β-D- 葡萄糖苷(1,3,8-trihydroxyxanthone-5-O-β-D-glucoside),6- 甲基 -4-(4- 羟基 -3,5- 二甲氧基苯)-α- 吡喃酮 [6-methyl-4-(4-hydroxy-3,5-dimethoxyphenyl)-α-pyrone],6- 甲

基-4-(4-羟基-3-甲氧基苯)-α-吡喃酮[6-methyl-4-(4-hydroxy-3-methoxyphenyl)-α-pyrone],1,3,6-三羟基𠮿酮-2-C-β-D-葡萄糖苷(1,3,6-trihydroxyxanthone-2-C-β-D-glucoside),大麦黄素(lutonarin),异牡荆素(isovitexin)等;环烯醚萜类:獐牙菜苷(sweroside,当药苷),2′-(2,3-二羟基苯甲酰基)-獐牙菜苷[2′-(2,3-dihydroxybenzoyl)-sweroside];三萜类:α-香树素(α-amyrin),齐墩果酸(oleanolic acid),3β,23-二羟基-齐墩果-12-烯-28-酸(epihedaragenin),熊果醛(ursonic aldehyde),3-O-乙酰氧基熊果醇(uvaol 3-O-acetyl),熊果酸(ursolic acid),2α-羟基熊果酸(2α-hydroxyursolic acid),3-O-棕榈酸酯高根二醇(erythrodiol-3-O-palmitate);其他:没食子酸乙酯(gallic acid ethyl ester),丁香酸(syringic acid),丁香酸-4-O-α-L-鼠李糖苷(syringic acid-4-O-α-L-rhamnoside),水杨酸(salicylic acid),香草酸(vanillic acid),豆甾醇(stigmasterol),胡萝卜苷(β-daucosterol)等。《中国药典》规定,含芒果苷($C_{19}H_{18}O_{11}$)不得少于2.0%。

芒果苷

獐牙菜苷

异牡荆素

【药理作用】青鱼胆草具有较好的抗氧化作用(DPPH抗氧化实验)。

【制剂】苗药:肝乐欣胶囊。

附注:"红花龙胆"主要系苗族使用,地方习用品较多,大约有30种作用。《四川中标》(80,87)和《湖南中标》(09)以"青鱼胆"之名收载了龙胆科植物鱼胆草 *Swertia davidii* Franch.(川东獐牙菜)的干燥全草。该种在四川称之为"青鱼胆草"或"鱼胆草"。同属植物青叶胆 *S. mileensis* T. N. Ho et W. L. Shi,在云南称"鱼胆草""肝炎草",《中国药典》(77)及《云南药标》(74)以"青叶胆"之名收载,功能清肝利胆,清热利湿,用于黄疸尿赤,热淋涩痛。应注意区别(参见"青叶胆"条)。

秋 水 仙

【民族药名】维药(索龙江,苏仁江,扫兀邻张,属令张,拜日白日)。

【来源】百合科植物秋水仙 Colchicum autumnale L. 的干燥鳞茎。

【标准】部标维药(99)，新疆维标(93)。

【功能主治】维药：清除异常黏液质，抽祛机体深层稠黏异常体液，开通黏液性阻滞，消肿止痛。用于湿寒性或黏液质性疾病，如大、小关节骨痛（风湿性和类风湿关节炎），肝炎，黄疸，腰膝酸痛，肩背不适。

【用法与用量】1.5~3g。维医认为本品对肝脏和胃有害，可以西黄芪胶、砂糖、西红花矫正。

【化学成分】含生物碱类：秋水仙碱（colchicine），秋水仙胺（colchamine），去甲秋水仙碱（colchiceine），秋水仙酰胺（colchicinamide）；其他：秋水仙苷（colchicoside），黄酮苷，有机酸，糖类，脂肪，淀粉，鞣质等。

秋水仙碱

【药理作用】秋水仙碱有细胞毒作用，能抑制肿瘤细胞生长，其主要作用于小微管，能阻滞细胞有丝分裂；临床用于癌症治疗，对乳腺癌、皮肤癌、白血病等有一定疗效；秋水仙碱白蛋白微球对裸鼠乳腺癌有较好的抑制作用；临床上还用秋水仙碱治疗痛风；还具有抗肝炎作用，能降低慢性肝损伤及肝纤维化大鼠 GPT、GOT 水平，升高白蛋白；可发挥抗肝纤维化作用；还可拮抗肿瘤坏死因子（TNF-α）的肝脏毒性；对大鼠肺纤维化也有抑制作用。秋水仙碱具有较大毒性，小鼠 LD_{50} 为 1.6mg/kg，过量可引起恶心、食欲减退、腹胀、白细胞和血小板减少等。秋水仙胺能选择性地抑制粒细胞，可用于治疗慢性骨髓性白血病，但不能用于慢性淋巴性白血病。

【制剂】维药：复方骆驼蓬子软膏，清浊曲比亲艾拉片，通滞苏润江胶囊。

附注：维医药古籍文献《药物之园》记载："秋水仙是一种植物的地下鳞茎，与野大蒜相似。有白色味甜者；有黄暗色；有暗黑色味辛者。白色味甜者为佳品；暗黑味辛者为次品，有毒，多为外用。"

秋水仙 C. autumnale 原产欧洲和地中海沿岸其他各国，我国于 20 世纪 80 年代从国外引进栽培，最初作为园林花卉，现也繁殖供药用。

驱虫斑鸠菊

【民族药名】维药（卡力孜力，卡拉孜热，卡力孜日，孜日代西提）。

【来源】菊科植物驱虫斑鸠菊 Vernonia anthelmintica Willd. 的干燥成熟果实。

【标准】部标维药(99)，新疆维标(93)，新疆药标(80)。

【功能主治】维药：清除异常黏液质，驱虫，消肿，散寒止痛。用于湿寒性胃痛及肝病，白癜风，寒湿疼痛，痰饮浮肿，蛔虫，蛲虫。

【用法与用量】 2~5g。维医认为本品对肾、肺及热性气质者有害，需配伍野薄荷使用。

【化学成分】 含挥发油：丁香烯（caryophyllene），β-蒎烯（β-pinene），乙基丁基醚（ethybutylether），冰片烯（bornylene），芹子烯（lilinene）等；甾体类：vernoanthelcins A~I，vernoanthelosides A~B，β-谷甾醇（β-sitosterol），β-胡萝卜苷（β-daucosterol）；三萜类：羽扇豆醇（lupeol），齐墩果酸-12-烯-3β-醇（olean-12-ene-3β-ol），3β-羟基-12-烯（3β-hydroxyurs-12-ene）；黄酮类：斑鸠菊黄烷苷-对-羟基苯甲酯（p-hydroxybenzoyl-vernodalol），斑鸠菊黄烷苷（vernovan），斑鸠菊醇（vernodalol），斑鸠菊大苦素（vernodalin），甘草素（liquiritigenin），异甘草素（isoliquiritigenin），紫铆亭（butin），紫铆花素（butein），芹菜素（apigenin）等；奎宁酸类：3-O-咖啡酰基奎宁酸（3-O-caffeoylquinic acid），4-O-咖啡酰基奎宁酸（4-O-caffeoylquinic acid），5-O-咖啡酰基奎宁酸（5-O-caffeoylquinic acid），表-3，4-O-双咖啡酰基异奎宁酸（3，4-di-O-caffeoylisoquinic acid），3，4-O-双咖啡酰基奎宁酸（3，4-di-O-caffeoylquinic acid）；其他：斑鸠菊酸（vernolic acid），咖啡酸（caffeic acid），丁香脂素（syringaresinol）。

vemoanthelcin A　　　　　羽扇豆醇

【药理作用】 驱虫斑鸠菊可促进A375人黑素瘤细胞及B16鼠黑素瘤细胞的增殖，提高酪氨酸酶活性和黑素合成能力，在体外能提高黑色素细胞中黑色素小体Ⅲ、Ⅳ型的比例，在体内可增加棕色豚鼠皮肤内黑色素小体的数量；可加快血液循环，融溶血管内沉积物，增加机体的光敏感性，促进黑色素形成而治愈白斑。驱虫斑鸠菊注射液在体内外均可以明显抑制刀豆蛋白A刺激的小鼠T淋巴细胞的增殖反应和内毒素刺激的小鼠B淋巴细胞的增殖反应，调节机体免疫。提取物对人胃癌细胞（BGC-823）、人肝癌细胞（HepG$_2$）、黑色素瘤细胞株（B16、A375）在体外均有一定程度的抑制作用。

【制剂】 维药：复方卡力孜然酊，复方驱虫斑鸠菊丸，驱白巴布期片，驱虫斑鸠菊注射液，舒肢巴亚待都司片。

附注：《中国植物志》中，驱虫斑鸠菊的学名为 *V. anthelmintica* (L.) Willd.。

驱虫斑鸠菊 *V. anthelmintica* 为维药特色药材，始载于《药物宝库》记载"生长于印度，子黑色，味极苦，入药"。《维吾尔药志》中名"阿特力拉力"，《新疆维标》认为该名称系误用。现新疆有栽培，印度、巴基斯坦等有野生和人工种植。维医临床应用于治疗白癜风具有确切的疗效，现已有以此为主的多种复方制剂上市。彝医、傣医也药用斑鸠菊 *V. esculenta* Hemsl. 等多种斑鸠菊属（*Vernonia*）植物，但其临床应用与维药驱虫斑鸠菊 *V. anthelmintica* 不同。

瞿 麦

【民族药名】 蒙药（塔拉嘎道尔吉，高优-巴沙嘎，巴沙嘎）。

【来源】 石竹科植物瞿麦 Dianthus superbus L.、石竹 Dianthus chinensis L. 的干燥地上部分。

【标准】 中国药典，内蒙蒙标（86），贵州中标（65），新疆药标（80），台湾中药典范（85）。

【功能主治】 蒙药：清血热，止刺痛，解毒。用于血热，血刺痛，肝热，包如相搏，痧症，产褥热。

中药：利尿通淋，活血通经。用于热淋，血淋，石淋，小便不通，淋沥涩痛，经闭瘀阻。

【用法与用量】 3~15g。孕妇慎用。

【化学成分】 含黄酮类：5-羟基-7,3′,4′-三甲氧基二氢黄酮（5-hydroxy-7,3′,4′-trimethoxyflavanone），5,3′-二羟基-7,4′-二甲氧基二氢黄酮（5,3′-dihydroxy-7,4′-dimethoxyflavanone），5,4′-二羟基-7,3′-二甲氧基二氢黄酮（5,4′-dihydroxy-7,3′-dimethoxyflavanone）；蒽醌类：大黄素（emodin），大黄素甲醚（physcion），大黄素-8-O-葡萄糖苷（emodin-8-O-glucoside）；三萜类：胖大海素A（sterculin A），（24R）-环阿屯-25-烯-3β,24-二醇[（24R）-cycloart-25-ene-3β,24-diol]，（24S）-环阿屯-25-烯-3β,24-二醇[（24S）-cycloart-25-ene-3β,24-diol]，石竹皂苷A、B（dianchinenosides A、B）；甾体类：β-谷甾醇苷（β-sitosterol-3-O-glucoside），β-菠甾醇（β-spinasterol），豆甾-7-烯-3β-醇（stigmast-7-en-3β-ol）；其他：3,4-二羟基苯甲酸甲酯（methyl 3,4-dihydroxy-benzoate），3-（3′,4′-二羟基苯基）丙酸甲酯[methyl 3-(3′,4′-dihydroxy phenyl)propionate]，羟基二氢博伏内酯（hydoxydihydrobovolide），瞿麦吡喃酮苷（dianthoside），环二肽类（dicyclopeptide）。

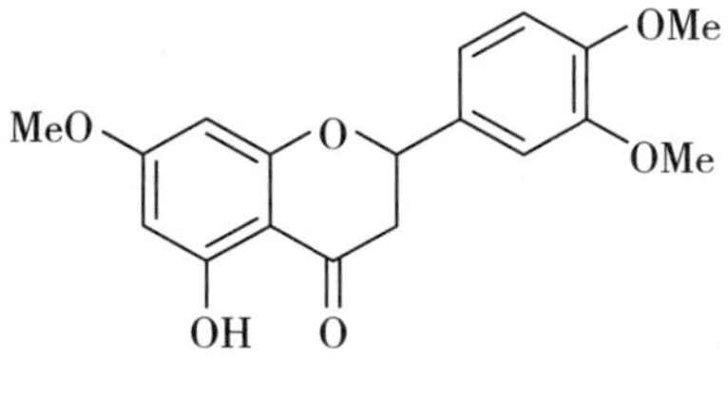

5-羟基-7,3′,4′-三甲氧基二氢黄酮

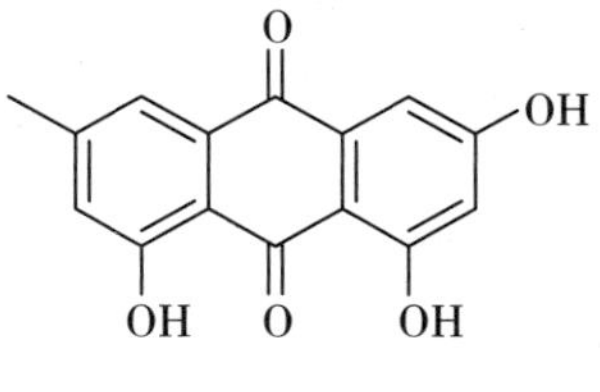

大黄素

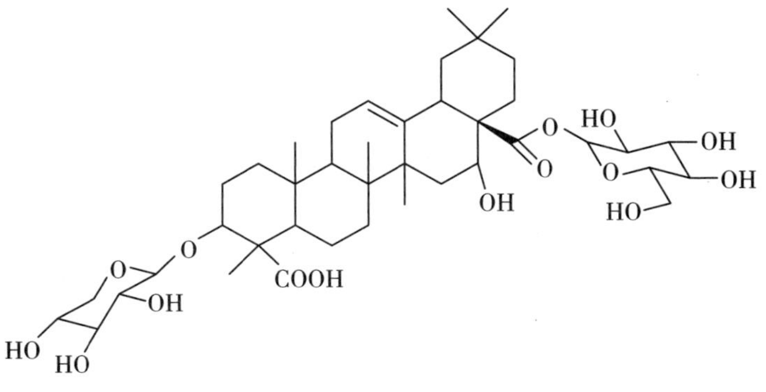

石竹皂苷A

【药理作用】瞿麦具有杀灭副伤寒沙门菌、大肠埃希菌、枯草杆菌、金黄色葡萄球菌和变形杆菌的活性。水提取液对大鼠肝匀浆的抑制作用很明显,能阻碍人体 B 细胞免疫球蛋白的分泌功能,显示出抗氧化和免疫调节作用;乙醇提取物可以兴奋麻醉兔的在体子宫,也可以兴奋大鼠的离体子宫肌条;水煎剂对麻醉犬和不麻醉犬均有明显的利尿作用。此外,瞿麦还具有扩张血管、抑制心肌、兴奋肠管以及降低血压、止痛、抗病毒等作用。

【制剂】蒙药:草果健脾散,沉香安神散,地锦草四味汤散,枫香脂十味丸,寒水石二十一味散,洪林五味汤散,肋柱花四味汤散,利肝和胃丸,凉血十味散,羚牛角二十五味丸,麦冬十三味丸,牛黄十三味丸,清肝九味散,清热八味散,清血八味散,调元大补二十五味汤散,土茯苓七味汤散,温肝七味散,玉簪清咽十五味丸,云香十五味丸。

附注:《云南药标》(74,96)收载有"滇瞿麦",为石竹科植物纤细蝇子草 Silene tenuis Willd.(=Silene gracilenta H. Chuang)的带花地上部分,为地方习用品,两者不宜混用。

文献记载历代蒙医药文献所载"巴沙嘎"的基源较为混乱,但多数蒙医使用瞿麦 D. superbus 和石竹 D. chinensis。

拳 参

【民族药名】藏药(然布),蒙药(莫和日,莫克日,嘎都尔),维药(安吉巴哈尔,安吉巴尔,安格巴尔)。

【来源】蓼科植物拳参 Polygonum bistorta L.、亮果蓼 Polygonum nitens(Fisch. et Mey.)V. Petr ex Kom. 的干燥根茎。

【标准】中国药典,内蒙蒙标(86),新疆维标(93),新疆药标(80),香港中标(第六期)。

【功能主治】藏药:用于寒性胃腹疼痛,腑脏疾病,寒性泻痢,久痢不止。

蒙药:清肺热,解毒,止泻,消肿。用于感冒,肺热,瘟疫,脉热,肠刺痛,关节肿痛。

维药:止血,止泻。用于内脏出血,痔疮出血,尿血,鼻衄,咳血,月经过多,肝源性腹泻,痢疾等。

中药:清热解毒,消肿,止血。用于赤痢热泻,肺热咳嗽,痈肿瘰疬,口舌生疮,血热吐衄,痔疮出血,蛇虫咬伤。

【用法与用量】5~10g。外用适量。维医认为本品对寒性气质者有害,需配伍干姜或蜂蜜同用。

【化学成分】含酚酸类:没食子酸(gallic acid),绿原酸(chlorogenic acid),阿魏酸(freulic acid),鞣质(tannin),丁香苷(syringin);黄酮类:槲皮素(quercetin),儿茶素(catechin),原儿茶素(catechin),芦丁(rutin),山奈酚(kaempferol);三萜类:木栓酮(friedelin),3β- 木栓醇(friedelinol),山柑子萜酮(arborinone),异山柑子萜醇(isoarborinol),ferenernone,adianenone;甾体类:6-hydroxy-stigmast-4-en-3-one,豆甾醇(stigmaterol),β- 谷甾醇(β-sitosterol),β- 胡萝卜苷(β-daucoster);脂肪烃类:二十八烷烃(octaeosane),9- 十八碳烯酸(9-octadencenoic acid),9- 十八烯酸 -2,3- 二羟基丙酯(9-octadencenoic acid,2,3-dihydroxypropylester),亚油酸甲酯(methyl linoleate);其他:6,7-methlenedioxyeoumarin,3,6- 二没食子酰葡萄糖(3,6-digalloyl glucose),6- 没食子酚葡萄糖(6-galloy glucose)等。《中国药典》中规定含没食子

酸($C_7H_6O_5$)不得少于0.12%；《香港中标》规定含绿原酸($C_{16}H_{18}O_9$)不少于0.10%。

没食子酸　　　　　绿原酸

【药理作用】拳参提取物对正常小鼠的免疫功能具有增强作用；不同溶剂的提取物对金黄色葡萄球菌、大肠埃希菌、枯草芽孢杆菌、变形杆菌、产气杆菌、铜绿假单胞菌和肺炎链球菌均表现有一定的抑菌活性，以乙酸乙酯提取部位作用最强。水提取物能显著减少由醋酸所引起的腹腔深部大面积较持久的疼痛刺激，还能显著提高热板法致痛小鼠痛阈值，提高点刺激法的致痛小鼠的镇痛率。正丁醇提取物能显著增强戊巴比妥钠的中枢神经抑制作用，明显降低豚鼠立体右心房的收缩幅度、速度及舒张速度；对大鼠急性心肌缺血再灌注损伤也具有保护作用。

【制剂】蒙药：八味檀香散，哈敦海鲁木勒九味丸，哈敦海鲁木勒十三味丸，桔梗八味片，连翘四味汤散，羚牛角二十五味丸，清肺十八味丸，清肺十三味散，清感九味丸，沙参止咳汤散，石膏二十五味散，十六味冬青丸，顺气安神丸，檀香清肺二十味丸，小儿清肺八味丸，止痢十五味散。

维药：柴银感冒颗粒，血宁安吉杷尔糖浆。

苗药：复方胃痛胶囊。

附注：维医使用的拳参的基源还有耳叶蓼 *P. manshuriense* V. Petr. ex Komar.，但未见有标准收载。《甘肃中标》(91)收载的拳参为珠芽蓼 *Polygonum viviparum* L. 的根茎，为地方习用品。应按制剂批文规定使用。

《贵州中民标》(03)收载的"草血竭"，又名"拳参"，为同属植物草血竭 *P. paleaceum* Wall. 的根茎，为不同药物，应注意区别（参见"草血竭"条）。

全缘马先蒿（全叶马先蒿，马先蒿花）

【民族药名】藏药（美朵朗那，美多浪那，美结美朵央坚，浪钦给那）。

【来源】玄参科植物全叶马先蒿 *Pedicularis integrifolia* Hook. f.、鹅首马先蒿 *Pedicularis chenocephala* Diels、绒舌马先蒿 *Pedicularis lachnoglossa* Hook. f.、大唇马先蒿 *Pedicularis rhinanthoides* Schrenk subsp. *labellata* (Jacq.) Tsoong 的干燥花（据《中华本草：藏药卷》）。

【标准】未见有标准收载。

【功能主治】藏药：清热解毒，祛湿利尿，愈疮，燥黄水，滋补。用于水肿，疮疖，急性胃肠炎，肉食中毒，小便不利，骨黄水病。

【用法与用量】3~5g。

【制剂】藏药：六味余甘子汤散。

附注：《中国植物志》中记载，全叶马先蒿 Pedicularis integrifolia Hook. f. 分为全叶马先蒿全叶亚种 P. integrifolia subsp. integrifolia 和全叶马先蒿全缘亚种 P. integrifolia subsp. integerrima（Pennell et Li）Tsoong 两个亚种。Pedicularis rhinanthoides Schrenk subsp. labellata 的中文名使用"拟鼻花马先蒿大唇亚种"；而大唇马先蒿的学名为 P. megalochila Li。

我国马先蒿属（Pedicularis）植物有 329 种，青藏高原分布的种类极多，藏医药用的"马先蒿"的药材品种和基源也较为复杂，主要有"朗那（浪那）"和"露如"两大类，各又包括多个品种。

《晶珠本草》中记载"朗那"分为 5 种，花冠盔部的喙的长短是区分品种的重要依据。《藏药志》在"美多浪那"条下记载了全叶马先蒿 Pedicullaris integrifolia、甘肃马先蒿 P. kansuensis Maxim.、鹅首马先蒿 P. chenocephala Diels.、绒舌马先蒿 P. lachnoglossa Hook. f.、大唇马先蒿（拟鼻花马先蒿大唇亚种）P. rhinanthoides Schrenk subsp. labellata（Jacq.）Tsoong，认为以全叶马先蒿 P. integrifolia 为常用的上品。《中华本草：藏药卷》以"美朵朗那"之名记载其基源为全缘马先蒿 P. integrifolia、鹅首马先蒿 P. chenocephala、绒舌马先蒿 P. lachnoglossa、大唇马先蒿 P. rhinathoides subsp. labellata，以花入药，但均未见有标准中收载有全缘马先蒿 P. integrifolia。

《晶珠本草》记载"露如"类按花色分为紫（露如木保，露如莫保，娄日木保）、红（露如玛保）、黄（露如赛保，露如色尔保，娄日赛保）3 类，均以花入药，但三者功效有所不同。现有标准中主要收载有"露如"类，但不同标准中收载的基源有差异：《部标藏药》分别收载有"斑唇马先蒿/路如赛保"[斑唇马先蒿（长花马先蒿管状变种）P. longiflora Rodolph var. tubiformis（Klotz.）Tsoong. 及同属多种植物的干燥花]、"藓生马先蒿/露如莫保"（藓生马先蒿 P. muscicola Maxim.）；《藏标》分别收载有"长花马先蒿/露如色尔保"（长花马先蒿 P. longiflora Rudolph、斑唇马先蒿 P. longiflora var. tubiformis）、"极丽马先蒿/露如莫保"[极丽马先蒿 P. decorissima Diels.、欧氏马先蒿（奥氏马先蒿）P. oliveriana Prain.（=P. oederi Vahl）]；《青海藏标》分别收载有"长花马先蒿/娄日赛保"（长花马先蒿 P. longiflora var. tubiformis 及其同属多种植物）、"藓生马先蒿/娄日木保"（藓生马先蒿 P. muscicola 及同属多种植物，并在附注中说明"同属多种"在青海常用的有拟鼻花马先蒿 P. rhinanthoides Schrenk 等）（参见"藓生马先蒿"条）。

"六味余甘子汤散"处方中使用"全缘马先蒿"名称，推测为该制剂批文申报企业所使用的品种，还有待调查，本书暂收录于此。

忍 冬 藤

【民族药名】苗药（比加抢，毛茚舀）。

【来源】忍冬科植物忍冬 Lonicera japonica Thunb. 的干燥茎枝。

【标准】中国药典，新疆药标（80），香港中标（第五期）。

【功能主治】苗药：用于热经引起的发热和快经，哑经高热不退，温热病发热，风湿关节红肿疼痛，痈肿疮疡。

中药：清热解毒，疏风通络。用于温病发热，热毒血痢，痈肿疮疡，风湿热痹，关节红肿热痛。

【用法与用量】 9~30g。

【化学成分】 含有机酸类：绿原酸（chlorogenic acid），新绿原酸（neochlorogenic acid），绿原酸丁酯（chlorogenic acid n-butyl ester），阿魏酸（ferulic acid），对羟基苯甲酸（4-hydroxybenzoic acid），4-羟基桂皮酸（4-hydroxycinnamic acid）等；黄酮类：忍冬苷（lonicerin），芦丁（rutin），金丝桃苷（hyperin），芹菜素（apigenin），槲皮素（quercetin），山奈酚-3-O-芸香糖苷（kaempferol-3-O-rutinoside），槲皮素-3-O-β-D-葡萄糖苷（quercetin-3-O-β-D-glucoside）；环烯醚萜类：马钱苷（loganin），裂环马钱苷（secologanoside），马钱子酸（loganic acid）等；三萜类：忍冬苦苷A~E（lonicerins A~E），齐墩果酸（oleanolic acid），熊果酸（ursolic acid），灰毡毛忍冬皂苷乙（macranthoidin B），川续断皂苷乙（dipsacoside B）；挥发油类：棕榈酸（palmitic acid），亚麻酸甲酯（methyl linolenate），十六酸甲酯（methyl palmitate），十八碳二烯酸乙酯（ethyl linoleate），二十四碳酸甲酯（tetracosanoic acid methyl）；其他：脱落酸（abscisic acid），东莨菪亭（scopoletin），花椒毒素（xanthotoxin），β-谷甾醇（β-sitosterol），多糖，二十五醇等。《中国药典》规定含绿原酸（$C_{16}H_{18}O_9$）不得少于0.10%；含马钱苷（$C_{17}H_{26}O_{10}$）不得少于0.10%；《香港中标》规定含马钱苷（$C_{17}H_{26}O_{10}$）不得少于0.15%。

绿原酸　　　　　　马钱苷

【药理作用】 忍冬藤多糖可显著提高肝损伤小鼠血清和肝脏中SOD、GSH-Px活力，降低MDA含量，清除体内CCl_4产生的自由基，抑制脂质过氧化产物的产生，有效保护肝细胞免于氧化损伤。注射液能够减轻金黄色葡萄球菌肺炎小鼠肺脏病变，降低炎症因子的分泌，对肺炎小鼠有显著的保护作用。

【制剂】 苗药：鳖甲消痔胶囊，痔疾栓，痔疾洗液。

彝药：康肾颗粒。

附注："忍冬藤"与"金银花"系同基源植物不同药用部位，原中药金银花包括忍冬 *L. japonica*、红腺忍冬 *L. hypoglauca* Miq.、华南忍冬 *L. confusa* DC.[= *L. confusa* (Sweet) DC.]等多种基源，而全国各地实际使用的种类还涉及同属植物的水忍冬 *L. dasystyla* Rehd.（广西）、大花忍冬 *L. macrantha* (D. Don) Spreng.（广东、广西、上海、浙江、贵州）、细毡毛忍冬 *L. similis* Hemsl.（广西、浙江、湖南、贵州、云南、四川）、灰毡毛忍冬 *L. macranthoides* Hand.-Mazz.（广西、江西、湖南、重庆、贵州）、淡红忍冬 *L. acuminata* Wall.（四川、云南）等多种。《中国药典》在"忍冬藤"条下仅收载了忍冬 *L. japonica*，但实际使用的种类可能较为复杂，应按制剂批文规定使用。

人 参

【民族药名】蒙药(敖日浩代,奥尔浩代,乌布宋-嘎日布其格图布,干查日-查达格其-查干),维药(阿代木格亚,君萨)。

【来源】五加科植物人参 *Panax ginseng* C. A. Mey. 的干燥根及根茎。

【标准】中国药典,部标藏药(附录,95),部标维药(附录,99),内蒙蒙标(86),新疆药标(80),香港中标(第一期,05),甘肃中标(08)。

【功能主治】蒙药:大补元气,强心,安神,生津。用于虚脱,心衰,自汗肢冷,气短喘促,心悸怔忡,神经衰弱,久病体虚。

维药:益守精神力、生命力和自然力,产生良性体液,补脑增知,补心提神,滋补神经,滋补肺脏,增强食欲,增强性欲,固表止汗,补肠止泻。用于身体虚弱,血虚面苍,脑虚健忘,心虚神乏,神经虚弱,肺虚气短,胃纳不佳,体虚出汗,大便溏薄。

中药:大补元气,复脉固脱,补脾益肺,生津养血,安神益智。用于体虚欲脱,肢冷脉微,脾虚食少,肺虚喘咳,津伤口渴,内热消渴,气血亏虚,久病虚羸,惊悸失眠,阳痿宫冷。

【用法与用量】3~9g。另煎兑入汤剂服用。按中医药配伍理论,人参不宜与藜芦、五灵脂配伍用。维医认为本品不能与铁筷子同用。

【化学成分】含皂苷类:人参皂苷类(ginsenosides),假人参皂苷(pseudoginsenoside),西洋参皂苷类(quinquenosides),丙二酰基人参皂苷类(malonyl-ginsenosides);多糖类:水溶性多糖,碱性多糖,人参果胶,糖蛋白;其他类:多肽(peptide),黄酮(flavone),有机酸(organic acid),木脂素(lignan)。《中国药典》规定含人参皂苷 Rg_1($C_{42}H_{72}O_{14}$)和人参皂苷 Re($C_{48}H_{82}O_{18}$)的总量不得少于 0.30%,人参皂苷 Rb_1($C_{54}H_{92}O_{23}$)不得少于 0.20%;《香港中标》规定含人参皂苷 Rb_1($C_{54}H_{92}O_{23}$)不少于 0.20%,人参皂苷 Re($C_{48}H_{82}O_{18}$)和 Rg_1($C_{42}H_{72}O_{14}$)的总量不得少于 0.19%。

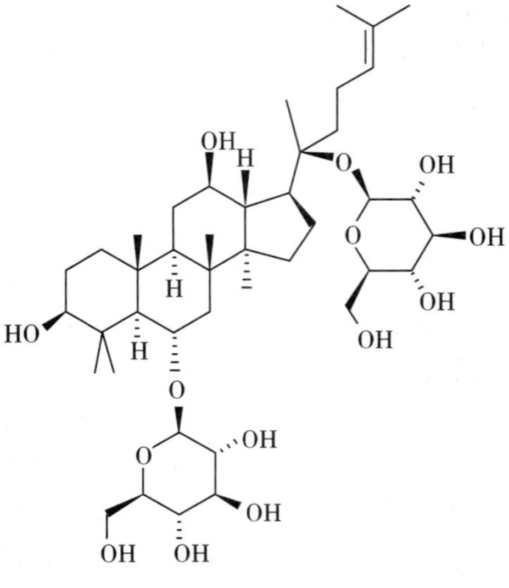

人参皂苷Rg_1

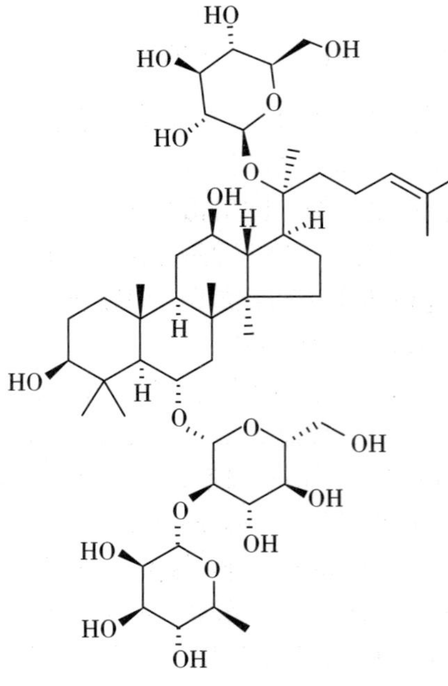

人参皂苷Re

人参皂苷Rb_1

【药理作用】人参具有广泛的药理活性。人参皂苷对正常动物的内皮系统的吞噬功能有刺激和促进作用，能提高小鼠T淋巴细胞、B淋巴细胞对相应分裂原的反应性，对抗自身引起的免疫功能急剧下降；保护培养的大鼠皮质神经细胞减少受自由基损伤；对血管内皮生长因子有抑制作用；扩张血管平滑肌，并降低血液黏稠度，增加脑血流量；抗自由基致脂质过氧化，通过调节氧化还原平衡提高机体抗衰老能力，可通过减轻自由基诱导损伤、加快细胞代谢从而促进自由基快速清除而达到延缓衰老的目的。

【制剂】藏药：滋补酥油丸。

蒙药：补肾健胃二十一味丸，明目二十五味丸。

维药：降糖孜亚比提片。

苗药：艾愈胶囊，肤舒止痒膏，苦丁降压胶囊。

傣药：灯盏生脉胶囊，鹿仙补肾片，益肾健骨片。

彝药：肠舒止泻胶囊，喘络通胶囊。

附注：人参现以栽培为主，称"园参"；于山林中播种，使其在野生状态下自然生长的称"林下参"，一般需生长15年以上，《中国药典》以"林下参"之名收载。

肉苁蓉（大芸，盐生肉苁蓉）

【民族药名】藏药（敦母索恰，达云巴），蒙药（查干-高要，查干-高腰，高腰海，玛日扎音-阿日嘎木金-其其格），维药（头西干扎地克）。

【来源】列当科植物肉苁蓉 *Cistanche deserticola* Y. C. Ma、管花肉苁蓉 *Cistanche tubulosa*（Schenk）Wight、盐生肉苁蓉 *Cistanche salsa*（C. A. Mey.）G. Beck. 的干燥带鳞叶的肉质茎。

【标准】中国药典，部标维药（附录，99），内蒙蒙标（86），新疆药标（80，87），台湾中药典范（85），内蒙中标（88），甘肃中标（92，08），宁夏中标（93）。

【功能主治】藏药：清热解毒，消肿。用于咽喉肿痛，乳蛾，痈疖疔毒。

蒙药：平息"协日"，消食，壮身。用于泛酸，胃胀痛，"协日"引起的头痛，阳痿，遗精，早泄，白带多，腰腿痛。

维药：温补肾脏，填补精液，润肠通便，健身安神。用于肾脏寒虚，性欲减退，宫寒不孕，精液不足，遗精早泄，老年性便秘，筋肌虚弱，失眠。

中药：补肾阳，益精血，润肠通便。用于肾阳不足，精血亏虚，阳痿不孕，腰膝酸软，筋骨无力，肠燥便秘。

【用法与用量】6~10g。维医认为热性气质者慎用，大便滑泻者禁服。

【化学成分】含苯乙醇苷类：松果菊苷（echinacoside），毛蕊花糖苷（acteoside，类叶升麻苷），2'-乙酰毛蕊花糖苷（2'-acetylacteoside），管花苷（tubulosides A~E），plantainoside C, osmanthuside B_6, 肉苁蓉苷 A~K（cistanosides A~K），异肉苁蓉苷 C（cis-isocistanoside C），isomartynoside, 红景天苷（rhodioloside），syringalide A-3'-α-L-rhamnopyranoside, isosyringalide-3'-α-L-rhamnopyranoside 等；环烯醚萜类：bartsioside, kankanoside A, 京尼平酸（geniposidic acid），苁蓉素（cistanin），益母草苷（leonurid），玉叶金花苷酸（mussaenoside acid），gluroside, ajugol, antirrhide, 梓醇（catapol），8-表马钱子苷酸（8-epiloganic acid）等；木脂素类：鹅掌楸苷（lirinodendrin），dehydroconiferylalcohol-γ'-O-β-D-glucopyranoside, dehydroconiferylalcohol-4'-O-β-D-glucopyranoside, 松脂醇（pinoresinol），松脂醇-O-β-D-吡喃葡萄糖苷（pinoresinol-O-β-D-glucopyranoside）等；其他：甜菜碱（betaine），β-谷甾醇（β-sitosterol），甘露醇（mannitol），N,N-二甲基甘氨酸甲酯（N,N-dimethylglycinemethyl ester），多糖，木脂素类成分。《中国药典》规定肉苁蓉（C. deserticola）含松果菊苷（$C_{35}H_{46}O_{20}$）和毛蕊花糖苷（$C_{29}H_{36}O_{15}$）的总量不得少于0.30%；管花肉苁蓉（C. tubulosa）含松果菊苷（$C_{35}H_{46}O_{20}$）和毛蕊花糖苷（$C_{29}H_{36}O_{15}$）的总量不得少于1.5%。

松果菊苷

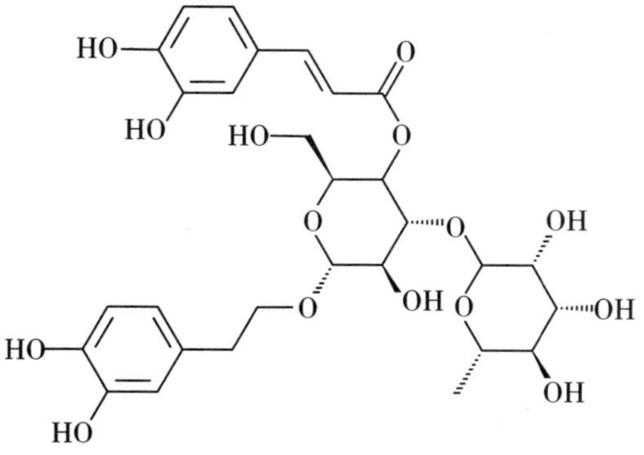

毛蕊花糖苷

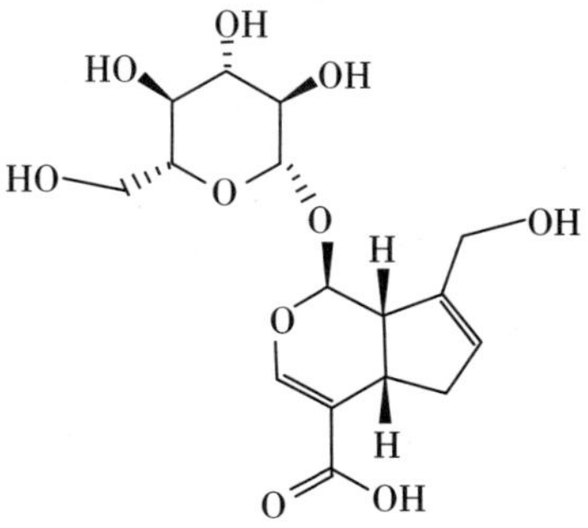

京尼平酸

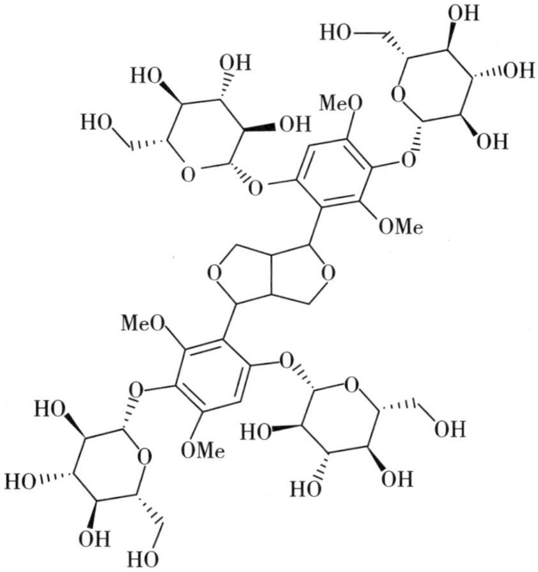

鹅掌楸苷

【药理作用】肉苁蓉水煎液对肾阳虚小鼠具有明显的抗疲劳作用，可明显增强泼尼松龙"肾阳虚"模型小鼠低下的体液和细胞免疫功能，增强单核巨噬细胞吞噬能力；小鼠灌胃肉苁蓉水提液 50mg/kg、100mg/kg，能显著增加脾脏和胸腺重量、增强巨噬细胞吞噬率、增加溶血素和溶血空斑值、提高淋巴细胞转化率；也能使"肾阳虚"小鼠的耐寒时间明显延长；粗提物和甜菜碱均可增加精囊前列腺质量，麦角甾苷大剂量可明显增加精囊前列腺、包皮腺、提肛肌质量，有雄性激素样作用。肉苁蓉总苷能明显提高亚急性衰老小鼠超氧化物歧化酶（SOD）的活性，并明显降低小鼠脑、肝中的脂质过氧化物的含量，具有抗氧化及延缓衰老的作用；对正常小鼠的学习记忆功能有显著促进作用，对痴呆大鼠也具有明显的改善记忆功能的作用；可明显增强 D-半乳糖致衰小鼠的免疫功能。

【制剂】维药：六味西红花口服液。

苗药：排毒降脂胶囊。

傣药：鹿仙补肾片。

附注：《中国植物志》中，肉苁蓉的学名使用"*Cistanche deserticola* Ma"。

肉苁蓉 *C. deserticola* 和管花肉苁蓉 *C. tubulosa* 生长于内蒙古、新疆、宁夏、甘肃等省区的荒漠沙丘、戈壁滩，野生资源已稀少，被列入《中国物种红色目录》，处于"极危""濒危"状态。现已实现人工种植，在新疆于田县、宁夏银川等地现有规模化种植生产基地，已能满足用药需要。

肉豆蔻（肉果，玉果）

【民族药名】藏药（杂德，杂地），蒙药（匝迪，那玛），维药（九药斯，朱由孜，节维子白瓦，节维子伯亚），傣药（麻尖，鲁尖）。

【来源】肉豆蔻科植物肉豆蔻 *Myristica fragrans* Houtt. 的干燥种仁。

【标准】中国药典，部标藏药（附录）(95)，部标进药(86)，内蒙蒙标(86)，新疆药标(80)，台湾中药典范(85)，台湾中药典(04)。

【功能主治】藏药：消"龙"，温胃，消食。用于各种心脏病，"龙"病。

蒙药：镇"赫依"，温中，消食，开胃。用于心"赫依"，心绞痛，癫狂，昏迷，心悸，命脉"赫依"病，消化不良。

维药：生干生热，健胃开胃，增强消化，祛寒止痛，填精壮阳，强筋健肌，收敛消炎，利尿止泻。用于湿寒性或黏液质性疾病，如胃寒纳差，消化不良，寒性头痛，黏液质性瘫痪，麻痹面瘫，关节炎，精少阳痿，疮疡，尿少，腹泻。

傣药：补土健胃，消食化积，镇心安神，通气止痛。用于"接短短嘎"（脘腹胀痛），"斤毫冒兰"（消化不良），"拢沙呃"（呃逆不止），"拢儿赶栽接，短混列哈"（心悸胸闷，胸痛，恶心呕吐），"拢栽线栽歪，冒米想"（心慌心悸，乏力）。

中药：温中行气，涩肠止泻。用于脾胃虚寒，久泻不止，脘腹胀痛，食少呕吐。

【用法与用量】1~10g。维医认为本品对肺脏和肝脏有害，需配伍使用天山堇菜、蜂蜜使用；过量使用对喉部有影响，甚至可导致弱智。

【化学成分】含挥发油类：α-蒎烯及 β-蒎烯(pinene)，α-，γ-松油烯(α-，γ-terpinene)，松油烯-4-醇(terpinen-4-ol)，香桧烯(sabinene)，黄樟醚(safrole)，甲基丁香酚(methyleugenol)，榄香脂素(elemicin)，枸橼烯(limonene)，冰片烯(bornylene)，β-水芹烯(β-phellandrene)，对聚伞花素(*p*-cymene)等；脂肪油类：三肉豆蔻酸甘油酯(trimyristin)，三油酸甘油酯(triolein)，肉豆蔻酸甘油酯(myristin)，肉豆蔻醚(myristicin)，马拉巴酮 A~D(malabacones A~D)；木脂素类：去氢二异丁香酚(dehydrodiisoeugenol)，5-甲氧基脱氢二异丁香酚(5-methoxy dehydrodiisoeugenol)；其他：异香草醛(isovanillin)，原儿茶酸(protocatechuic acid)，异甘草素(isoliquiritigenin)，邻苯二甲酸(phthalic acid)，熊果酸(ursolic acid)，β-谷甾醇(β-sitosterol)，胡萝卜苷(daucosterol)。《中国药典》规定含挥发油不得少于 4.0%（ml/g）；含去氢二异丁香酚($C_{20}H_{22}O_4$)不得少于 0.080%。

去氢二异丁香酚　　　　　　　　　　肉豆蔻酸

【药理作用】肉豆蔻煎剂对正常家兔离体回场有轻度兴奋作用，高浓度时表现为短时间兴奋随即转入抑制。甲醇提取物对角叉菜胶所致大鼠足趾肿胀和醋酸所致小鼠血管渗出性炎症有持久的抗炎症作用。挥发油能延长乙醇引起的雏鸡睡眠时间，其镇静作用可能与对单胺氧化酶（MAO）的抑制相关；所含丁香酚、甲基丁香酚等的混合液腹腔注射给药可使小鼠翻正反射消失；甲基丁香酚腹腔注射对大鼠可产生麻醉作用。对 3-甲基胆蒽烯（MCA）诱发的小鼠宫颈癌、二甲基苯并蒽（DMBA）诱发的小鼠皮肤乳头状瘤有明显抑制作用。

【制剂】藏药：三味干姜散，三味檀香汤散，六味石榴散，八味沉香散，八味沉香丸，八味清心沉香散，八味石榴散，九味石榴丸，九味藏紫菀花散，十味丛菔散，十一味甘露丸，十一味黄精颗粒，十一味维命散，十二味冰片散，十二味石榴散，十三味马钱子丸，十四味羚牛角丸，十五味沉香丸，十五味黑药丸，十五味龙胆花丸，十六味杜鹃花丸，十八味杜鹃丸，十八味降香丸，十八味欧曲丸，十八味欧曲珍宝丸，二十味沉香丸，二十味金汤散，二十味肉豆蔻散，二十五味阿魏胶囊，二十五味阿魏散，二十五味冰片散，二十五味鬼臼丸，二十五味寒水石散，二十五味鹿角丸，二十五味驴血丸，二十五味松石丸，二十五味獐牙菜散，二十五味珍珠丸，二十五味竺黄散，二十九味能消散，三十五味沉香丸，安神丸，白脉软膏，常松八味沉香散，大月晶丸，风湿止痛丸，洁白丸，秘诀清凉胶囊，秘诀清凉散，能安均宁散，如意珍宝丸，萨热十三味鹏鸟丸，香菊活血丸，芎香通脉丸，月光宝鹏丸，仲泽八味沉香散，坐珠达西。

蒙药：阿那日十四味散，阿魏八味丸，阿魏五味散，安神补心六味丸，安神镇惊二十味丸，八味三香散，槟榔十三味丸，补肾健胃二十一味丸，沉香安神散，沉香十七味丸，豆蔻五味散，风湿二十五味丸，冠心七味片，羚牛角二十五味丸，暖宫七味丸，七味广枣丸，清肺十八味丸，清肝二十七味丸，清热二十三味散，清热二十五味丸，清心沉香八味丸，肉蔻五味丸，十八味欧曲丸，石膏二十五味散，十六味冬青丸，手掌参三十七味丸，顺气安神丸，顺气补心十一味丸，五根油丸，玉簪清咽十五味丸，扎冲十三味丸，镇刺六味丸，珍宝丸，珍珠活络二十九味丸，珍珠通络丸。

维药：固精麦斯哈片，罗补甫克比日丸，平溃加瓦日西麦尔瓦依特蜜膏，清浊曲比亲艾拉片，温肾苏拉甫片，消食阿米勒努西颗粒，行气那尼花颗粒，伊木萨克片。

彝药：肠舒止泻胶囊。

附注：肉豆蔻 *M. fragrans* 原产于印度尼西亚东北部的马鲁古群岛中部，主要栽培于班达岛及其周边岛屿。"肉豆蔻"之名始见于唐《药性论》，但考证更早的《雷公炮炙论》和《齐民要术》中有关其炮制和植物形态的描述，推测在魏晋南北朝时期肉豆蔻即已传入我国，药材依赖于进口。我国广东、云南、海南、福建等曾引种进口，由于肉豆蔻生长环境特殊，目前仅海南引种成功，能结实，但尚无商品药材生产。有研究表明，进口与国产肉豆蔻在挥发油组成上存在显著差异。

维医多使用肉豆蔻衣（肉豆蔻 *M. fragrans* 的干燥假种皮），其功能主治与肉豆蔻不同，同一成药制剂处方中也有两者共用的情况（参见"肉豆蔻衣"条）。

肉豆蔻衣（玉果花，肉果花）

【民族药名】维药（九药斯，拜斯巴赛，白斯巴色）。

【来源】肉豆蔻科植物肉豆蔻 *Myristca fragrans* Houtt. 的干燥假种皮。

【标准】部标维药（99），内蒙中标（88），上海中标（94）。

【功能主治】维药：补脑养肝，燥湿健脾，益精壮阳。用于脑弱健忘，肝虚，精少阳痿，食欲缺乏，寒盛脾衰，腹泻呕吐。

中药：理气暖胃，涩汤固气。用于淋浊遗精，赤白带下，尿少次多，大便泄泻。

【用法与用量】6~9g。外用适量。维医认为本品不宜用于肝脏疾病和癫痫病，若应用需配伍其他药物。

【化学成分】含挥发油类：α- 蒎烯（α-pinene），β- 蒎烯（β-pinene），γ- 松油烯（γ-terpinene），松油烯-4-醇（terpinen-4-ol），黄樟醚（safrole），芳樟醇（linalool）；脂肪油类：肉豆蔻酸（myristic acid），棕榈酸（palmitoleic acid），亚油酸（linoleic acid），油酸（oleic acid），异油酸（isooleic acid），硬脂酸（stearic acid）。

【药理作用】以含肉豆蔻衣的饲料饲养小鼠能明显增强肝脏中谷胱甘肽 S 转移酶的活性。

【制剂】维药：爱维心口服液，罗补甫克比日丸，平溃加瓦日西麦尔瓦依特蜜膏，清浊曲比亲艾拉片，温肾苏拉甫片，消食阿米勒努西颗粒，行气那尼花颗粒。

肉根黄芪胶

【民族药名】维药（安则如提，安咱卢提，安撒鲁的，安咱鲁的，开呼里克尔马尼，拉依）。

【来源】豆科植物肉根黄芪（甜胶黄芪）*Astragalus saucocolla* Dunn 的树胶。

【标准】部标维药（附录，99）。

【功能主治】维药：生干生热，清除多余黏液质，散气通阻，消炎退肿，除脓愈疮。用于湿寒性或黏液质性疾病，如关节疼痛，坐骨神经痛，各种化脓性疮疡，各种眼部疮疡，迎风流泪，耳痛，耳道流脓。

【用法与用量】1~3g（炮制去毒后用）。外用适量。有毒，一般外用。内服需炮制去毒：将树胶碾成细粉，加适量驴乳或人乳调成糊球；用柽柳木将馕坑烧热后，将肉根黄芪胶糊球挂在柽柳木上，置馕坑中央烘干，研成细粉，备用。内服过量可引起中毒甚或致死，并对肠道有害，不可单服，需与西黄芪胶、巴旦杏仁油同用。

【化学成分】含甘草味精（sarcocollin），木脂素，色素，糖等。

【制剂】维药：复方阿里红片。

附注：肉根黄芪 *Astragalus saucocolla* Dunn 主要产于乌兹别克斯坦等地，在《中国植物志》中未见记载。

肉桂(桂皮)

【民族药名】 藏药(香察,心擦,兴察),蒙药(嘎毕拉音-海力斯),维药(达尔亲,畏林达尔岑)。

【来源】 樟科植物肉桂 Cinnamomum cassia Presl 的干燥树皮。

【标准】 中国药典,局标进药(04),部标藏药(附录,95),部标维药(附录,99),藏标(79),青海藏标(附录,92),内蒙蒙标(86),新疆维标(93),新疆药标(80),广西壮标(08),香港中标(第六期)。

【功能主治】 藏药:温中补阳,除积冷,通血脉。用于肾阳不足,肢冷脉微,腰膝冷痛,沉寒积冷,腹痛吐泻。

蒙药:镇"赫依",祛寒,止泻,排脓。用于肝、胃"赫依"病,食积,腰膝冷痛,寒性腹泻,白带多,肺脓。

维药:生干生热,去寒温中,燥湿开胃,除胀止泻,温补肝脏,增强消化,补心除悸,温肾壮阳。用于胃寒偏盛,湿重纳差,腹胀,腹泻,肝脏虚弱,消化不良,心虚心悸,肾寒阳痿。

中药:补火助阳,引火归原,散寒止痛,温通经脉。用于阳痿宫冷,腰膝冷痛,肾虚作喘,虚阳上浮,眩晕目赤,心腹冷痛,虚寒吐泻,寒疝腹痛,经闭痛经。

【用法与用量】 1~6g。外用适量。有出血倾向者及孕妇慎用,不宜与赤石脂同用。维医认为本品对膀胱有害,可以西黄芪胶或欧细辛矫正。

【化学成分】 含挥发油类:桂皮醛(cinnamyldldehyde),反式肉桂醛(*trans-cinnamaldehyde*),邻甲氧基肉桂醛(2-methoxycimnamaldehyde),乙酰桂皮醛(acetyl cinnamic aldehyde),桂皮酸(cinnamic acid),α-依兰油烯(α-muurolene),石竹烯(caryophyllene),γ-榄香烯(γ-elemene);二萜类:肉桂新醇类(cinncassiols),锡兰肉桂素(cinnzeylanine),锡兰肉桂醇(cinnzeylanol),脱水锡兰肉桂素(anhydrocinnzeylanine),脱水锡兰肉桂醇(anhydrocinnzeylanol);黄烷醇类:儿茶素(catechin),表儿茶素(epicatechin),肉桂鞣质 A_2~A_4 (cinnamtannins A_2~A_4);黄酮类:芹菜素(apigenin),山奈酚(kaempferol),槲皮素(quercetin),芫花素(genkwanin),山奈酚-3-O-α-L-鼠李糖苷(kaempferol-3-O-α-L-rhamnoside),山奈酚-3-O-芸香糖苷(kaempferol-3-O-rutin oside),异鼠李亭-3-O-芸香糖苷(isorhamnetin-3-O-rutinoside),荭草苷(orientin);木脂素类:落叶脂素((-)-lariciresinol),(+)-丁香树脂素((+)-syringaresinol),evofolin B,cinnamophilin;其他:丁香醛(syringaldehyde),香草醛(vanillin),苯甲酸(benzoic acid),多糖类等。《中国药典》规定含挥发油不得少于 1.2%(ml/g);含桂皮醛(C_9H_8O)不得少于 1.5%;《香港中标》规定含挥发油不少于 1.2%(*V/W*);含桂皮醛(C_9H_8O)和肉桂酸($C_9H_8O_2$)的总量不少于 1.7%。

桂皮醛

肉桂酸

芫花素

【药理作用】肉桂对麻醉犬冠状动脉和脑血管有短暂的扩张作用，能明显降低肾上腺再生高血压模型大鼠的血压和尿醛固酮排出。水提取物灌胃或腹腔注射（50~100mg/kg），对寒冷或水浸应激大鼠胃溃疡有强烈的抑制作用。桂皮油对肠胃有缓和的刺激作用，可促进唾液及胃液分泌，增强消化功能；并能解除胃肠平滑肌痉挛，缓解肠道痉挛性疼痛。水提取物及挥发油对应激状态下内源性儿茶酚胺分泌增加所引起的血小板聚集及心悸损伤具有一定保护作用，可使心肌细胞膜结合酶的异常变化得到一定的恢复。甲醇提取物、桂皮醛能抑制腺苷二磷酸诱导大鼠血小板聚集，具有体外抗凝血作用。肉桂油具有广谱抑菌作用，对细菌、真菌和酵母菌均有很强的抑制作用。此外，肉桂还具有抗氧化、升高白细胞、降血糖等作用。

【制剂】藏药：五味石榴丸（桂皮），六味大托叶云实散，六味石榴散，七味槟榔散，七味胃痛胶囊，八味石灰华丸，八味石榴散，九味石榴丸，十味黑冰片丸，十味消食散，十一味黄精颗粒，十二味石榴散，十五味雏凤散，十五味铁粉散，十六味杜鹃花丸，十八味欧曲丸，二十五味阿魏胶囊，二十五味阿魏散，二十五味冰片散，二十五味鬼臼丸，二十五味寒水石散，二十五味绿绒蒿胶囊，二十五味绿绒蒿丸，二十八味槟榔丸，风湿止痛丸，回生甘露丸，能安均宁散，帕朱丸，如意珍宝丸，石榴健胃散，石榴健胃丸，石榴莲花散，石榴普安散，石榴日轮丸，竺黄安宁丸。

蒙药：阿那日八味散，阿那日十四味散，阿那日五味散，补肾健胃二十一味丸，健胃十味丸，七味葡萄散，升阳十一味散，十八味欧曲丸，十六味冬青丸，手掌参三十七味丸，顺气十三味散，五味清浊散，消食十味丸，珍宝丸，珍珠活络二十九味丸，珍珠通络丸。

维药：安胃加瓦日西吾地吐如西片，开胃加瓦日西阿米勒片，罗补甫克比日丸，平溃加瓦日西麦尔瓦依特蜜膏，普鲁尼亚丸，强力玛得土力阿亚特蜜膏，强身菠萝甫赛河里蜜膏，清浊曲比亲艾拉片，散寒药茶，舒肢巴亚待都司片，通窍阿亚然及派克日片，温散加瓦日西加里奴司片，温肾苏拉甫片，消食阿米勒努西颗粒，行滞罗哈尼孜牙片，养心达瓦依米西克蜜膏，镇静艾比洁德瓦尔丸（桂皮）。

苗药：胃可安胶囊。

彝药：舒胃药酒。

附注：维医还使用大叶清化桂 C. cassia Presl. var. macrophyllum Chu 的枝皮和干皮。

肉桂商品药材的品种较为复杂，已知有同属植物柴桂 C. tamala（Buch.-Ham.）Nees et Eberm、银叶桂 C. mairei Lévl.、川桂 C. wilsonii Gamble 等的树皮，应注意鉴别。文献记载，从越南等进口的肉桂有同属植物锡兰肉桂 C. zeyanicum Bl. 的树皮。

"肉桂"之名始见于《新修本草》，据考证，《伤寒论》中记载的"桂枝"应为"肉桂"，而非今之使用的来源于嫩枝的"桂枝"（参见"桂枝"条）。

肉桂子（桂子）

【民族药名】维药（达尔亲古丽，祖热吐谢节热提斯赛里合，古丽达尔其尼，达尔其尼卡坡里）。

【来源】樟科植物肉桂 Cinnamomum cassia Presl 的干燥带宿萼的未成熟果实。

【标准】部标中药（92），新疆药标（80），内蒙中标（88），四川中标（92），贵州中民标（附录,03)。

【功能主治】维药:生干生热,祛寒补心,芳香开窍,温中开胃,增强消化。用于湿寒性或黏液质性心脏病和肠胃疾病,如寒性心虚,心悸,心慌,胃纳不佳,消化不良。

中药:温中散寒,止痛。用于胃腹冷痛,呕哕,肺寒咳喘。

【用法与用量】1~6g。外用适量。阴虚火旺者忌服。维医认为本品对膀胱有害,可以西黄芪胶和欧细辛矫正。

【化学成分】含挥发油类:桂皮醛(cinnamyldldehyde),乙酸桂皮酯(cynnamyl acetate),丁香酸(syringic acid),茨醇(borneoll),苯丙烯醛(cinnamal),甲氧基肉桂醛(methoxycinnamaldehyde),δ-杜松烯(δ-cadinene),γ-依兰油烯(γ-muurolene),α-紫惠槐烯(α-amorphene),β-芹子烯(β-selinene)等;其他:香豆素(coumarin),β-谷甾醇,胆碱(choline),原儿茶酸(protocatechuric acid),D-葡萄糖等。

【药理作用】使用DPPH方法和脂质过氧化方法检测肉桂子挥发油的抗氧化活性,结果表明具有显著的抗脂质过氧化活性和清除自由基活性。

【制剂】维药:平溃加瓦日西麦尔瓦依特蜜膏,散寒药茶,壮益加瓦日西再尔吾尼片。

附注:维医药古籍文献《药物之园》记载:"肉桂子,是桂树的花朵内嫩果……产于中国和锡兰岛者为上品。"

肉 果 草

【民族药名】藏药(巴雅巴,巴亚巴,巴雅杂瓦,巴丫巴),蒙药(巴雅格瓦,巴雅格)。

【来源】玄参科植物肉果草 *Lancea tibetica* Hook. f. et Thoms. 的干燥全草。

【标准】部标藏药(95),藏标(79),青海藏标(92),内蒙蒙标(86)。

【功能主治】藏药:愈合脉管,涩脉止血,生脂,消散外部肌肿。根养肺,托引肺脓;叶用于诸疮;种子用于心脏病,血瘤,舒肠绞结,破妇女癥瘕。

蒙药:燥肺脓,祛痰,镇静,益心。用于咳嗽,肺痈,肺热,神经衰弱,健忘,心悸,失眠。

【用法与用量】3~5g。

【化学成分】含苯丙素类:(R)-3-(3,4,5-三甲氧基苯基)1,2-丙二醇[(R)-3-(3,4,5-trimethylphenyl)-1,2-propnaediol],(R)-3-(3,4-亚甲二氧基-5-甲氧基苯基)1,2-丙二醇[(R)-3-(5-mhetoxy-3,4-methylenedioxy)-1,2-propnaediol],3-(3,4-亚甲二氧基苯基)1,2-丙二醇[3-(3,4-methylenedixoyphenyl)-1,2-porpnaediol],1-(4-羟基-3-甲氧基苯基)1,2-丙二醇[1-(3-mehtoxy-4-hydorxyphenyl)-1,2-propnaediol],(7S,8R)-Δ^8,-4,7-二羟基-3,3′,5′-三甲氧基-8-O-4′-新木酚素[(+)-erythrto-(7S,8R)-Δ^8,-4,7-dihydroxy-3,3′,5′-tritmehtoxy-8-O-4′-neolignan],(7S,8R)-Δ^8,-7-羟基-3,4,5,3′,5′-五甲氧基-8-O-4′-新木酚素[(+)-erythrto-(7S,8R)-Δ^8,-7-hydroxy-3,4,5,3′,5′pentamehtoxy-8-O-4′-neolignan];木脂类:连翘苷(phillyrin),单爵麻脂苷(simplexoside),连翘脂素(phillygenol),兰石草苷(lantibeside),tibeticoside A,芝麻素酚 2′-O-β-D-glucoside(sesaminol 2′-O-β-D-glucoside),lantibesides B~D,lantibetin;二苯基壬酮类:肉果草酮甲、乙、丙(tibeticones A、B、C),1-(1,3-二羟基苯基)-9-(4-羟基苯基)-壬酮[1-(1,3-dihydroxypheynl)-9-(4-hydroxyphenyl)nonna-1-one],1-(1,3-二羟基苯基)-9-(3,4-二羟基苯基)-壬酮[1-(1,3-dihydroxyphenyl)-9-

(3,4-dihydroxyphenyl)nonna-1-one]；黄酮类：芹菜素（apigenin），5,4'-二羟基黄酮（5,4'-dihydroxy-flavone）；其他：3,4-二羟基苯甲醛（3,4-dihydroxybnezaldehyde），齐墩果酸（oleanolic acid），麦角甾醇（egrosterol）。

（R）-3-(3,4,5-三甲氧基苯基)1,2-丙二醇　　　　　　　　　　　　　　　连翘苷

【制剂】藏药：二十五味肺病散，二十五味肺病丸，二十五味狐肺散，二十五味竺黄散。

附注：《中国植物志》中，肉果草 Lancea tibetica Hook. f. et Thoms. 的学名为"Lancea tibetica Hook. f. et Hsuan"。据调查，藏医使用的"肉果草"还包括同属的粗毛肉果草 L. hirsuta Bonati，但未见标准收载，应按制剂批文规定使用。

乳香（索马里乳香）

【民族药名】藏药（贝嘎，贝嘎尔），蒙药（达西勒，达希勒），维药（困都尔，困都如斯，鲁不纳）。

【来源】橄榄科植物乳香树 Boswellia carterii Birdw.、鲍达乳香树 Boswellia bhaw-dajiana Birdw.、野乳香树 Boswellia neglecta M. Moore 树皮渗出的树脂。

【标准】中国药典，部标进药（77），部标藏药（附录，95），部标维药（附录，99），局标进药（04），藏标（附录，92），内蒙蒙标（86），新疆药标（80），台湾中药典范（85），内蒙中标（88），贵州中民标（03），湖南中标（09）。

【功能主治】藏药：敛"黄水"，愈疮疡。用于黄水病，"龙"病，皮肤病，阴囊肿胀。

蒙药：活血，止痛，燥"协日乌素"。用于"协日乌素"病、痛风、游痛症、疮疡、"哈奇"、痛经。

维药：生干生热，增强记忆，平喘止咳，收敛生肌，温胃止吐，健胃消食，固精缩尿。用于湿寒性或黏液质性脑部疾病，如湿性脑虚，记忆下降，寒性气喘，短咳，支气管扩张，各种疮疡，胃寒呕吐，消化不良，精液不固，尿频失禁。

中药：活血止痛，消肿生肌。用于胸痹心痛、胃脘疼痛、痛经经闭、产后瘀阻、癥瘕腹痛、风湿痹痛、筋骨拘挛、跌打损伤、痈肿疮疡。

【用法与用量】1~6g，多入丸散用；外用适量，研末调敷。孕妇及胃弱者慎用。维医认为本品可引起热性气质者头痛，可以砂糖矫正。

【化学成分】含挥发油类：3-蒈烯(3-carene)，α-蒎烯(α-pinene)，1-辛醇(1-octanol)，桉油精(eucalyptol)，肉豆蔻醇(1-tetradecanol)，香橙烯(aromadendrene)，β-石竹烯(β-caryophyllene)；三萜类：β-乳香酸(β-boswellic acid)，α-香树素(α-amyrin)，羽扇豆醇(lupeol)，榄香醇酸(elemolic acid)，甘遂醇(kanziol)，烯柏烯(cembrane)；其他类：β-谷甾醇(β-sitosterol)，鞣酐(phlobaphene)，树脂，树胶。《中国药典》规定索马里乳香含挥发油不得少于6.0%(ml/g)，埃塞俄比亚乳香含挥发油不得少于2.0%(ml/g)。

β-乳香酸　　　　　香橙烯　　　　　β-石竹烯

【药理作用】乳香可预防由甲巯咪唑导致的甲状腺功能减退引起的学习和记忆力减退的症状。提取物对佐剂诱导的关节炎大鼠具有显著的抗炎作用，能提高醋酸致胃溃疡大鼠溃疡再生黏膜结构和功能成熟度，提高溃疡愈合质量。大环二萜类化合物对人肝癌细胞、宫颈癌细胞、结肠癌细胞增殖有不同程度的抑制作用。乳香酸类化合物能显著减轻豚鼠自身免疫脑脊髓炎，对正常豚鼠和过敏性豚鼠哮喘模型均具有较好的平喘作用。此外，乳香还具有抗菌、抗氧化作用。

【制剂】藏药：七味马钱子丸，八味沉香丸，十味乳香散，十味乳香丸，十一味甘露丸，十一味维命散，十五味乳鹏丸，十八味党参丸，十八味欧曲丸，十八味欧曲珍宝丸，二十味沉香丸，二十味金汤散，二十味肉豆蔻散，二十五味阿魏胶囊，二十五味阿魏散，二十五味儿茶丸，二十五味鹿角丸，二十五味驴血丸，二十九味能消散，三十五味沉香丸，如意珍宝丸，月光宝鹏丸。

蒙药：十八味欧曲丸。

维药：除障则海甫片，金锁昆都尔片，玛木然止泻胶囊，尿通卡克乃其片，平溃加瓦日西麦尔瓦依特蜜膏，驱白马日白热斯丸，舒肢巴亚待都司片，糖宁孜牙比土斯片，伊木萨克片，止痛努加蜜膏。

苗药：复方金凤搽剂，复方透骨香乳膏，金红止痛消肿酊。

附注：乳香我国不产，药材均为进口，主产于红海沿岸至利比亚、苏丹、土耳其等地，按产地分为"索马里乳香"和"埃塞俄比亚乳香"。

藏医临床使用的"乳香/贝嘎"中曾有一种"白芸香"，为金缕梅科植物枫香树 *Liquidambar formosana* Hance 的皮部切伤后渗出的油胶树脂，与乳香相互替代使用，在20世纪60年代以前多使用"白芸香"，之后则以使用"乳香"为主。现《中国药典》将"白芸香"作"枫香脂"单独收载，蒙药也称"白云香"(参见"枫香脂"条)。

《部标维药》还收载有"薰陆香"，文献中又记载为"洋乳香/马斯提克乳米"，为漆树科植物胶黄连木 Pistacia lentisus L.（粘胶乳香树）的树脂，原产地中海诸国，栽培以司西欧岛为多。印度产的洋乳香为凯扭黄连木 Pistacia khinjuk Stocks、松脂黄连木 P. terebinthus L. 的树脂。《中华本草：维吾尔药卷》记载可以洋乳香替代乳香使用（参见"薰陆香"条）。

赛 北 紫 堇

【民族药名】藏药（桑格丝哇，哇夏嘎，扎桑，玉冬塞尔高，夏张米，康录帕下嘎）。

【来源】罂粟科植物赛北紫堇 Corydalis impatiens (Pall.) Fisch. 的干燥全草。

【标准】青海藏标（附录，92），青海未成册标准。

【功能主治】藏药：除湿止痛，活血散瘀。用于高血压，瘫痪，肝炎，胆囊炎，流感，跌打损伤；外敷治疮疖肿毒。

【用法与用量】2~4g。

【化学成分】含生物碱类：普托品（protopine），α-别隐品碱（α-allocryptopine）、黄连碱（coptisine）；挥发油类：3,7-二甲基-1,6-辛二烯-3-醇，2-氨基苯甲酸-3,7-二甲基-1,6-辛二烯-3-酯，4-甲基-1-(1-甲基乙基)-3-环己烯-1-醇，α-松油醇等。

普托品　　　　　α-别隐品碱　　　　　α-松油醇

【药理作用】赛北紫堇总生物碱具有明显的镇痛、抗炎作用，在小鼠热板法和扭体法实验中能提高小鼠热刺激引起的痛阈值，显著减少醋酸所致的小鼠扭体反应；明显抑制二甲苯所致的小鼠耳郭肿胀和蛋清所致的大鼠足跖肿胀。

【制剂】藏药：十八味诃子利尿胶囊，藏降脂胶囊。

附注：本品仅见于《青海藏标》附录中收载，并指出本品的基源有争议，为青海使用的藏药"哇夏嘎（巴夏嘎）"的代用品。藏药"巴夏嘎"（帕下嘎）在各地使用的基源较为复杂，《中华本草：藏药卷》记载，"帕下嘎窍"分上、下2个品种，上品为爵床科植物鸭嘴花 Adhatoda vasica Nees 的树干及树枝，西藏使用玄参科植物长果婆婆纳 Veronica ciliata Fisch. 的全草，为次品；西藏察隅、青海等则使用罂粟科植物察隅紫堇 C. tsayulensis C. Y. Wu et H. Chuang 的全草，为代用品。

藏医药古籍文献《度母本草》记载"玉冬塞尔高在高山的阴阳两面均生长，叶厚而极油润。茎绿色，细而柔韧。花黄色美丽；果实状似蛇床果实"；《蓝琉璃》云"叶细而稀疏，茎中空，具红色光泽，花绿黄色状似戴胜鸟之头"；《甘露本草明镜》记载"根淡黄色，细长，具须根。茎具四棱，细长，上下部均有分枝；叶青色具黄色光泽而油润；状似罂粟叶，叶缘有大小不等的凹裂。花黄色，唇形，顶生，花落后状似食肉蝇"。赛北紫堇 C. impatiens 和察隅紫堇 C. tsayulensis 的形态与上述记载较为相似。但古籍记载的显然非鸭嘴花 Adhatoda vasica（帕夏嘎），以赛北紫堇 C. impatiens 作其代用品尚值得研究。

三叉苦（三叉苦木，三桠苦）

【民族药名】傣药（郎晚，狼碗，南弯，喊刮，罕晃，汉挂），彝药（少朝施卡）。

【来源】芸香科植物三叉苦 Evodia lepta (Spreng.) Merr. 的干燥茎及带叶嫩枝或干燥茎。

【标准】中国药典（77），广西中标（90，96），上海中标（附录，94），广东中标（04），广西壮标（08）。

【功能主治】傣药：清热解毒，除风止痒，消肿止痛。用于"接崩接短短皇"（脘腹灼热疼痛）吗"说想令早，说哦"（口干舌燥，口臭），"拢栽歪栽线"（心慌心悸），"拢沙龙接火，说风令兰"（咽喉肿痛，口舌生疮），"拢牛"（小便热涩疼痛），"纳勒来"（月经过多），"割鲁了勒多冒少"（产后恶露不尽），"拢玛想多烘"（皮肤红疹瘙痒）。

彝药：用于流行性脑脊髓膜炎，流感，感冒，高热，扁桃体炎，咽喉炎，黄疸型肝炎，风湿性关节炎，坐骨神经痛，胃痛，消化不良，腹胀，跌打损伤，蛇咬伤，痈肿，钩端螺旋体病，湿疹，皮炎。

中药：清热解毒，祛风除湿。用于咽喉炎，疟疾，黄疸，风湿骨痛，湿疹，疮疡。

【用法与用量】10~15g。外用适量，煎水洗患处。傣医认为，过量服用会伤及"火塔"。

【化学成分】含生物碱：吴茱萸春碱（evolitrine），香草木宁（kokusaginine），白鲜碱（dictamnine），左旋加锡弥罗果碱（edulinine），左旋 -7- 羟基日巴里尼定（ribalinine），右旋异普拉得斯碱（isoplatydesmine）等；色烯类：三叉苦醇 B（eptol B），乙基三叉苦醇 B（ethylleptol B），甲基三叉苦醇（methylleptol B）、三叉苦烯 B（leptene B）等；挥发油：α- 蒎烯（α-pinene），糠醛（furfural），十六酸（palmitic acid），邻苯二甲酸二丁酯（dibutyl phathalate），叶绿醇（phytol）等；其他类：β- 谷甾醇（β-sitosterol），蜡酸（hexacosanoic acid）等。

吴茱萸春碱　　　　eptol B　　　　十六酸

【药理作用】三叉苦水提液能明显抑制由二甲苯引起的小鼠耳肿胀；可减轻 CCl_4 所致模型动物的肝损伤，对体外产生的 H_2O_2、$O_2^-·$ 和 ·OH 均有明显的清除作用。石油醚、三氯甲烷、乙酸乙酯提取物对乙型溶血性链球菌的生长有明显抑制作用。对福氏痢疾杆菌有抑制作用。三叉苦对高脂饮食性 IR 大鼠血脂、血糖代谢有一定调节作用。

【制剂】彝药：乳癖安消胶囊。

附注：《中国植物志》中，Evodia lepta 的中文名使用"三桠苦"。本品为傣医清热解毒、除风止痒的重要药物。

三分三（山莨菪，唐古特莨菪）

【民族药名】 藏药（唐冲那保，唐冲纳波，都唐冲木，都高洛），蒙药（哈日-唐普如木，唐普如木-那赫布，浩日图-唐普如木，额日彦-翁格图，乌兰-唐普如木）。

【来源】 茄科植物三分三 *Anisodus acutangulus* C. Y. Wu et C. Chen、铃铛子 *Anisodus luridus* Lin. et Otto、丽江山莨菪 *Anisodus luridus* Lin. et Otto var. *fischerianus* (Pascher) C. Y. Wu et C. Chen、唐古特莨菪 *Anisodus tanguticus* (Maxim.) Pascher、小赛莨菪 *Scopolia carniolicoides* C. Y. Wu et C. Chen var. *dentata* C. Y. Wu et C. Chen ex C. Chen 或赛莨菪 *Scopolia carniolicoides* C. Y. Wu et C. Chen 的干燥根。

【标准】 中国药典（77），部标成方（十三册，附录，97），藏标（79），四川藏标（14），云南药标（74，96），青海药标（76，86），贵州中标（88），贵州中民标（03）。

【功能主治】 藏药：镇静，解毒。用于虫病，痈疖疔毒，皮肤炭疽病，癫狂。

蒙药：杀黏虫，消肿，解痉，止痛，强壮。用于胃痛，霍乱，各种毒性肿毒，疮痈炭疽，黏疫，脑刺痛，各种虫疾。

中药：解痉止痛，祛风除湿，止血。用于胃痛，胆、肾绞痛，十二指肠溃疡，肠痉挛，震颤麻痹，风湿痹痛，骨折，跌打损伤。

【用法与用量】 0.6~0.9g；蒙药 1~2g。外用适量，研末酒调敷、或浸酒搽患处。有大毒，慎用；青光眼患者禁服。服药期间忌食酸、冷食物。

【化学成分】 含生物碱：山莨菪碱（anisodamine），莨菪碱（hyoscyamine），东莨菪碱（scopolamine），古豆碱（cuscohygrine），托品碱（tropine），樟柳碱（anisodine），阿托品（atropine），去水阿托品（atropamine），核拉定（helladine），莨菪品碱（scopine）等。《四川藏标》规定含樟柳碱（$C_{17}H_{21}NO_5$）、东莨菪碱（$C_{17}H_{21}NO_4$）和阿托品（$C_{17}H_{23}NO_3$）的总量不得低于0.30%。

山莨菪碱

樟柳碱

【药理作用】 山莨菪碱具有抗休克作用，能减弱肾上腺素所致血管收缩；能增加脑血流量，改善脑血管阻力；可对抗注射震颤素引起的小鼠全身震颤，抑制大鼠的条件反射；具有外周抗胆碱作用，对抗乙酰胆碱引起的肠及膀胱平滑肌收缩和血压下降。樟柳碱对离体蛙心和兔心具有增强收缩力的作用；能增加脑血流量，改善脑血管阻力；能对抗毛果芸香碱引起的唾液分泌作用；能缓解小鼠乙酰甲胺磷中毒症状；5~10mg/kg剂量能预防豚鼠组胺性哮喘。

【制剂】彝药：天香酊。

附注：《中国植物志》中，*Anisodus luridus* var. *fischerianus* 的中文名使用"丽山莨菪"；*Scopolia carniolicoides* C. Y. Wu et C. Chen var. *dentata* 的中文名使用"齿叶赛莨菪"。在植物分类学上，上述4种植物曾同属于赛莨菪属（*Scopolia*，1764），山莨菪属（*Anisodus*）建立于1824年，1977年，我国分类学者将赛莨菪属中仅保留了七厘散 *S. carniolicoides* 和齿叶赛莨菪（小赛莨菪）*S. carniolicoedes* var. *dentata*，而将该属的其他种类归入了山莨菪属中。

藏医将种子和根同样药用。

上述植物常作为莨菪生物碱的提取原料。

三角风（常春藤）

【民族药名】苗药（加枪幼，锐罗切，欢狗崩），彝药（咪罗皮）。

【来源】五加科植物常春藤 *Hedera nepalensis* K. Koch var. *sinensis*（Tobl.）Rehd. 的新鲜或干燥藤茎。

【标准】贵州地标（94），贵州中民标（03），湖北中标（09）。

【功能主治】苗药：祛风解毒，活血止血，消肿止痛。用于风湿疼痛，瘫痪麻木，吐血，咯血，衄血，便血，皮肤瘙痒，湿疹，跌打损伤，无名肿毒。

彝药：用于跌打损伤，骨折。

中药：祛风利湿，活血消肿。用于风湿关节疼痛，腰痛，跌打损伤，急性结膜炎，肾炎水肿，闭经；外用于痈疖肿毒，荨麻疹，湿疹。

【用法与用量】10~15g。外用适量，煎水熏洗或鲜品捣烂敷患处。

【化学成分】含 α-，β-常春藤苷（α-，β-hederin），胡萝卜素（carotene），肌醇，鞣质，树脂，糖等。

α-常春藤苷

【药理作用】三角风乙醇浸膏水溶液和生物碱提取物对链球菌、金黄色葡萄球菌和巴氏杆菌均有明显的抑菌作用，对大肠埃希菌、沙门氏杆菌也有较强的抑菌作用。常春藤苷还具有强心利尿作用。

【制剂】苗药：复方伸筋胶囊，清瘀通络药酒。

三颗针（小檗根，小檗皮）

【民族药名】 藏药（杰唯哇兴，吉尔哇，给尔驯），蒙药（乌日格斯图-霞日-毛都，吉日巴，西日-毛都），维药（孜拉克，鲁素特印地），苗药（薄秋正，豆比吼哈枪），彝药（路塞幕）。

【来源】 小檗科植物假豪猪刺 Berberis soulieana Schneid.、豪猪刺 Berberis julianae C. K. Schneider、小黄连刺 Berberis wilsonae Hemsl.、古宗金花小檗 Berberis wilsonae var. guhtzunica（Ahrendt）Ahrendt、细叶小檗 Berberis poiretii Schneid.、匙叶小檗 Berberis vernae Schneid.、小檗 Berberis amurensis Rupr.、甘肃小檗 Berberis kansuensis Schneid.、堆花小檗 Berberis aggregata Schneid.、鲜黄小檗 Berberis diaphana Maxim.、秦岭小檗 Berberis circumserrata Schneid.、首阳小檗 Berberis dielsiana Fedde.、直穗小檗 Berberis dasystachya Maxim.、贵州小檗 Berberis cavaleriei Lévl.、壮刺小檗 Berberis deinacantha Schneid. 的干燥茎皮和根皮或根。

【标准】 中国药典，部标蒙药（98），内蒙蒙标（86），辽宁药标（80），山西中标（87），贵州中标（88），宁夏中标（93），河南中标（93），甘肃中标（95, 08），北京中标（98），贵州中民标（03），湖南中标（09）。

【功能主治】 藏药：解毒，排黄水，止泻，止血，清热，利胆。用于疫疠，陈热病，消化不良，腹泻，黄水病，淋浊，遗精，腹痛，腹泻，眼疾，白带，关节疼痛。

蒙药：燥"协日乌素"，清热，解毒，止泻，止血，明目。用于风湿，游痛症，秃疮，癣，"吾雅曼"病，皮肤瘙痒，毒热，鼻衄，吐血，月经过多，便血，火眼，眼白斑，肾热，遗精。

维药：用于柔软肝脏硬度，尿闭，呕吐，恶心，胃肠道疮疡，腹泻，肝热，瘀血。

苗药：清热燥湿，泻火解毒。用于腹泻，赤痢，肠炎，火眼赤痛，视力减退，齿龈肿痛，肺结核，咽喉炎，黄疸，急性中耳炎，热淋，痄腮，腹水，丹毒，湿疹。

彝药：用于痢疾，急性肠炎，扁桃体炎，牙龈肿痛，疮痈肿痛，小儿白口疮，结膜炎，目赤肿痛，迎风流泪，疟疾，乳痈肺痈。

中药：清热燥湿，泻火解毒。用于湿热泻痢，黄疸，湿疹，咽痛目赤，聤耳流脓，痈肿疮毒。

【用法与用量】 9~15g。外用适量，研末撒敷患处。

【化学成分】 含生物碱：小檗碱（berberine），巴马亭（palmatine），小檗胺（berbamine），药根碱（jatrorrhizine），刺檗碱（oxyacanthine），木兰花碱（magnoflorine）等。《中国药典》规定含盐酸小檗碱（$C_{20}H_{17}NO_4 \cdot HCl$）不得少于 0.60%。

小檗碱

【药理作用】三颗针所含生物碱成分具有多方面的生理活性,小檗碱、药根碱、巴马亭具有广谱抗菌,增加白细胞吞噬功能、利胆、刺激 ACTH 分泌及降压等作用。尖刺碱具有降压、扩张外围血管及利胆、消炎作用。木兰花碱具有降压,对轻度箭毒样横纹肌有松弛作用。小檗碱能增加免疫力、抗肿瘤、抗结核、抗硅沉着病、升高白细胞、激活淋巴结、利胆、降压及镇咳,并对慢性苯中毒引起的白细胞减少有一定预防和治疗作用。

【制剂】苗药:宁泌泰胶囊。

附注:《中国植物志》中,*B. wilsonae* 的中文名使用"金花小檗";*B. amurensis* 的中文名使用"黄芦木"。

我国小檗属(*Berberis*)植物约有 250 余种,各地药用的种类差异较大,除上述标准中收载的种类外,尚有其他种类也药用;且各地方标准中规定的药用部位也有"根皮""茎皮"或"根"等的不同,应按制剂批文规定使用。

青藏高原分布的小檗属植物种类丰富,藏医药用该属植物的药材品种和基源也较复杂。文献记载,各地藏医所用的"吉尔哇"的基源,常见的即有 9 种小檗属植物。《藏标》收载有"小檗皮",为直穗小檗 *Berberis dasystachuya* Maxim. 等的茎或根的内皮,但有关文献中记载也有其他种的根、根皮、茎皮入药者,功能主治不尽相同,应注意区别(参见"小檗皮"条)。

维医药用黑果小檗 *B. heteropoda* Schrenk 的成熟果实(小檗实/孜日克:生干生寒,凉血健胃,燥湿止泻,清热止渴)和果实或枝叶煎液浓缩的膏(小檗浸膏/如苏提:生干生寒,清血退热,消炎退肿,止痢止泻,燥湿愈伤,通淋,除黄,防腐,固牙)。

三　　棱

【民族药名】蒙药(哈日 - 古日巴拉吉 - 额布斯,丹布嘎日 - 曼巴,丹布嘎拉 - 山巴,古尔巴勒吉 - 乌布斯)。

【来源】黑三棱科植物黑三棱 *Sparganium stoloniferum*(Graebn.)Buch. -Ham. ex Juz.、单枝黑三棱 *Sparganium simplex* Huds. 的干燥块茎。

【标准】中国药典,新疆药标(80),云南药标(74,96),贵州中标(附录,88),台湾中药典(04)。

【功能主治】蒙药:清热,利肺,舒肝,凉血,祛瘀。用于肺热咳嗽,气喘痰多,肝热,脉热,痨热骨蒸,"包如"病,骨折。

中药:破血行气,消积止痛。用于癥瘕痞块,痛经,瘀血经闭,胸痹心痛,食积胀痛。

【用法与用量】5~10g;蒙药 3~5g。孕妇禁用。按中医理论,本品不宜与芒硝、玄明粉同用。

【化学成分】含黄酮类:芒柄花素(formononetin),山奈酚(kaempferol),5,7,3′,5′- 四羟基双氢黄酮醇 -3-*O*-β-D- 葡萄糖苷,芦丁(rutin)等;皂苷类:β- 谷甾醇 -3-*O*-β-D- 吡喃葡萄糖苷,$\triangle^{5,6}$- 胆酸甲酯 -3-*O*-α-L- 鼠李糖 -(1→4)-β-D - 吡喃葡萄糖苷,$\triangle^{5}$- 胆酸甲酯 -3-*O*-β-D- 吡喃葡萄糖醛酸 -(1→4)-α-L- 鼠李糖苷,$\triangle^{5}$- 胆酸甲酯 -3-*O*-β-D- 吡喃葡萄糖苷;苯丙素类:β-D-(1-*O*- 乙酰基 -3,6-*O*- 二阿魏酰基)- 呋喃果糖基 -α-D-2′,6-*O*- 二乙酰基吡喃葡萄糖,β-D-(1-*O*- 乙酰基 -3,6-*O*- 二阿魏酰基)- 呋喃果糖基 -α-D-2′,4′,6′-*O*- 三乙酰基

吡喃葡萄糖，1，3-O- 二阿魏酰基甘油，1-O- 阿魏酰基 -3-p- 香豆酰基甘油，阿魏酸（ferulic acid），阿魏酸单甘油酯（glycerol ferulate）棕榈酸酯等；挥发油：苯乙醇（benzeneethanol），2，4，6，7，8，8α- 六氢 -5（1H）- 黄酮，十氢 -4α- 甲基 -1- 萘，对苯二酚（1，4-benzenediol），去氢木香内酯（dehydrocostuslactone），3H-3α-7- 甲撑苷菊环烃，β- 榄香烯（β-elemene），2- 呋喃醇（2-franmethanol），1，7，7- 三甲基 -（2，2，1）-2- 庚醇乙酸酯，亚油酸乙酯等；蒽醌类：大黄素（emodin），大黄素甲醚（physcion）；其他：桦木酸（betulinic acid），三棱酸（sanleng acid），琥珀酸（succinic acid），豆甾醇（stigmasterol），胡萝卜苷（daucosterol），十六酸，十八二烯酸酸，三棱二苯乙炔（sanlengdiphenylacetylene），三棱内酯 B（sparstolonin B），三棱双苯内酯（sanleng diphenyllactone）。

芒柄花素　　　　　　去氢木香内酯　　　　　　大黄素甲醚

【药理作用】三棱总黄酮具有较强的抗血小板聚集及抗血栓作用，醋炒三棱对兔血小板聚集抑制率较高。可明显降低小动物全血黏度、血细胞比容以及血沉速率，从而起到活血祛瘀之功效。总黄酮能明显减少因醋酸刺激引起的扭体反应次数；提高小鼠的痛阈值，有显著镇痛作用。提取物可以抑制兔动脉中膜平滑肌细胞的增殖。水提取物能提高血清中 THF-α、IL-2 水平，增强 H22 荷瘤小鼠的免疫能力，从而抑制肿瘤生长。三棱对人乳腺癌细胞（MCF-7）的凋亡有诱导作用；对人肺癌 A549 细胞的凋亡有诱导作用。三棱灌胃给药对腹腔注射猪血清大鼠肝纤维化模型具有抗肝纤维化作用。此外，三棱尚有杀精、抑制血管生成、雌激素拮抗等作用。

【制剂】苗药：十二味痹通搽剂。

彝药：丹莪妇康煎膏。

附注：《中国植物志》中，*Sparganium simplex* 的中文名使用"小黑三棱"；《中国药典》（63）收载的三棱的基源植物学名曾使用"*Sparganium ramosum*"，《中国植物志》将其作为"*Sparganium stoloniferum*"的异名。

"三棱"药用最早见于宋《开宝本草》记载，名"京三棱"，据考证应为莎草科植物荆三棱 *Scirpus yagara* Ohwi，因药材外皮常带黑色，现商品又称"黑三棱"，辽宁、内蒙古、四川地方标准中以"黑三棱"之名，黑龙江、吉林、山东及台湾地方标准中以"荆三棱"之名，《甘肃中标》（试行，95）以"泡三棱"之名收载有荆三棱 *Scirpus yagara*。明《救荒本草》记载的"黑三棱"为黑三棱 *S. stoloniferum*，但商品却今称"京三棱"或"荆三棱"，古籍本草记载的名称与现时商品药材名称正好相反，应注意区别。

蒙医药古籍文献《认药白晶鉴》言"下品也在泥水中并生，约一拃或四指高，根圆球形，状如葱"；《无误蒙药鉴》记载"……果穗状如车前，细长，味甘，柔软"，可知三棱为"丹布嘎日"的下品"丹布嘎日 - 曼巴"（"曼巴"意即"替代品"），而《无误蒙药鉴》记载的"正品"是何物尚待考证,但现蒙医主要使用三棱。文献记载蒙医也使用荆三棱 Scirpus yagara。

此外,一些地区作三棱药用的还有同属植物狭叶黑三棱 *S. stenophyllum* Maxim.。

三七(剪口,筋条)

【民族药名】 蒙药(刚奴日-乌布斯)。

【来源】 五加科植物三七 *Panax notoginseng* (Burk.)F. H. Chen 的干燥根、支根及根茎。

【标准】 中国药典,内蒙蒙标(86),新疆维标(93),云南药标(74),新疆药标(80),四川中标(84),台湾中药典范(85),台湾中药典(04),广西壮标(08),香港中标(第一期,05)。

【功能主治】 蒙药:清热,解毒,止血愈伤,止腐,消肿止痛。用于骨折,创伤,脉伤出血,咯血,吐血,鼻衄,关节炎,毒热,皮炎,急慢性结膜炎,瘀血肿块,痈肿。

维药、中药:散瘀止血,消肿定痛。用于咯血,吐血,衄血,便血,崩漏,外伤出血,胸腹刺痛,跌扑肿痛。

【用法与用量】 3~9g。研粉吞服;外用适量,研粉调敷患处。孕妇慎用。

【化学成分】 含皂苷类:人参皂苷 Rg_1(ginsenoside Rg_1),人参皂苷 Rb_1(ginsenoside Rb_1),人参皂苷 Rb_2(ginsenoside Rb_2),三七皂苷 R_1~R_4(notoginsenosides R_1~R_4),三七皂苷 A~J(notoginsenosides A~J);氨基酸类:三七素(dencichine),鸟氨酸,β-丙氨酸,精氨酸,天冬氨酸,谷氨酸;多糖类:sanchinan A,PF3111,PF3112,PBGA11,PBGA12;黄酮类:槲皮素(quercetin),槲皮素苷(quercetin-3-rhamnoside),槲皮素-3-*O*-槐糖苷(quercetin-3-*O*-sophoroside),山奈酚(kaempferol),山奈酚-7-*O*-α-L-鼠李糖苷(kaempferol 7-*O*-α-L-rhamnopyranoside),山奈酚-3-*O*-β-D-半乳糖苷(kaempferol-3-*O*-β-D-galactoside);其他:β-谷甾醇 β-sitosterol),胡萝卜苷(daucosterol),人参炔醇(panaxynol),人参环氧炔醇(panaxydol),挥发油。《中国药典》规定含人参皂苷 Rg_1($C_{42}H_{72}O_{14}$)、人参皂苷 Rb_1($C_{54}H_{92}O_{23}$)及三七皂苷 R_1($C_{47}H_{80}O_{18}$)的总量不得少于 5.0%;《香港中标》规定含人参皂苷 Rb_1($C_{54}H_{92}O_{23}$)不少于 1.7%,人参皂苷 Rg_1($C_{42}H_{72}O_{14}$)不少于 2.0%,三七皂苷 R_1($C_{47}H_{80}O_{18}$)的总量不少于 0.49%。

人参皂苷Rg_1

人参皂苷Rb_1

三七皂苷R₁

【药理作用】生三七能明显抑制小鼠肝癌的发生；对环磷酰胺所致的大、小鼠白细胞减少有明显的治疗作用；对大鼠慢性萎缩性胃炎癌前病变的形态学改变有明显的改善作用。大鼠腹腔注射三七后可明显减轻软组织细胞水肿，增加细胞 ATPase 活性，抑制严重烫伤后组织器官内氧自由基的产生。总皂苷能抑制实验性大鼠动静脉血栓的形成和凝血酶诱导的血小板聚集，具有活血作用；对大鼠、家兔、犬的心肌缺血-再灌注损伤有很强的保护作用，对大鼠局灶性脑缺血有明显的保护作用；能明显抑制角叉菜胶诱导的炎细胞增多和蛋白渗出，具有显著的抗炎作用；能增强小鼠耐缺氧、抗疲劳、耐寒热的能力，加强小鼠腹腔巨噬细胞的吞噬功能。三七素能缩短小鼠的凝血时间，并使血小板数量显著增加，产生止血作用。

【制剂】蒙药：明目二十五味丸。

苗药：复方伤复宁膏，骨康胶囊，消痞和胃胶囊，银丹心脑通软胶囊。

彝药：百贝益肺胶囊，丹莪妇康煎膏，丹参益心胶囊，灯银脑通胶囊，复方青蒿喷雾剂，茯蚁参酒，降脂通脉胶囊，平眩胶囊，芪桑益肝丸，溶栓脑通胶囊，伤益气雾剂，参七心疏胶囊，调经养颜胶囊，痛舒胶囊，消乳癖胶囊，肿痛气雾剂，紫灯胶囊。

傣药：回心康片，惠血生胶囊，姜竭补血合剂，益肾健骨片。

附注：《中国植物志》中，三七 Panax notoginseng（Burk.）F. H. Chen 的学名使用 "Panax pseudoginseng Wall. var. notoginseng（Burkill）Hoo et Tseng"。

"三七"以根（主根）入药；支根、根茎又称"剪口""筋条"，《四川中标》以"三七"之名收载。

三七药材全部来自于栽培，因其功效显著，各地民间常将具有活血祛瘀、消肿止痛的药物借用"三七"之名，如"黄三七""水三七""景天三七""白三七"等，统称"七药"，应注意区别。

三 七 叶

【来源】五加科植物三七 Panax notoginseng（Burk.）F. H. Chen 的干燥叶或茎叶。

植物类药材

【标准】广西中标(90),上海中标(94),广西壮标(11)。

【功能主治】中药:散瘀止血,消肿定痛。用于吐血,衄血,便血,外伤出血,跌打肿痛,痈肿疮毒。

【用法与用量】3~10g。

【化学成分】含三七皂苷,人参皂苷 Rh_2、Rh_3、F_2、Rg_1、Rg_3、Rd、Re(ginsenosides Rh_2、Rh_3、F_2、Rg_1、Rg_3、Rd、Re),七叶胆皂苷(gypenoside),三七皂苷 R_1(notoginsenoside R_1)等;黄酮类:甘草素(liquiritigenin),芹糖甘草苷(liquiritin apioside),槲皮素 3-O-槐糖苷(quercetin-3-O-sophoroside)等。

人参皂苷Rh_2

甘草素

【药理作用】三七叶总皂苷可以调节高脂血症模型大鼠血脂水平和肝功能,同时具有一定的抵抗脂质过氧化作用;能逆转抑郁大鼠行为学症状以及调节海马体 cAMP、PKA、BDNF 的水平,显示有良好的抗抑郁作用。

【制剂】傣药:银苓胶囊。

附注:《中国植物志》中,三七的学名使用"*P. pseudo-ginseng* Wall. var. *notoginseng* (Burkill)Hoo & Tseng","*Panax notoginseng*"作为其异名。

三七具有悠久的栽培历史,迄今未发现野生种,药材均来自于栽培生产。三七传统以根及根茎入药,为名贵药材,因其茎叶含有与根相似的人参皂苷类成分,三七叶系现代作为资源综合开发利用而始药用。

三七总皂苷

【来源】五加科植物三七 *Panax notoginseng*(Burk.)F. H. Chen 的干燥根或根茎经加工制成的总皂苷。

【标准】中国药典。

【功能主治】用于口服、注射剂等的成方制剂生产原料。

【用法与用量】按处方制剂规定量使用。

【化学成分】含皂苷类:人参皂苷(ginsenosides)Rg_1、Rb_1、Rd、Re,三七皂苷 R_1~R_4(notoginsenosides R_1~R_4)等。《中国药典》规定含三七皂苷 R_1($C_{47}H_{80}O_{18}$)不得少于 5.0%、人参皂苷 Rg_1($C_{42}H_{72}O_{14}$)不得少于 25.0%、人参皂苷 Re($C_{48}H_{82}O_{18}$)不得少于 2.5%、人参皂苷 Rb_1($C_{54}H_{92}O_{23}$)不得少于 3.0%、人参皂苷 Rd($C_{48}H_{82}O_{18}$)不得少于 5.0%,且三七皂苷 R_1、人参皂苷 Rg_1、人参皂苷 Re、人参皂苷 Rb_1、人参皂苷 Rd 总量不得低于 75%(供口服用)或

85%(供注射用);含铅不得过百万分之五;镉不得过千万分之三;砷不得过百万分之二;汞不得过千万分之二;铜不得过百万分之二十。

【药理作用】参考"三七"条。

【制剂】彝药:紫丹活血片。

附注:《中国植物志》中,三七 Panax notoginseng(Burk.)F. H. Chen 的学名使用 "*Panax pseudoginseng* Wall. var. *notoginseng*(Burkill)Hoo et Tseng "。

总皂苷制法参考《中国药典》。

三条筋(肉桂叶)

【民族药名】维药。

【来源】樟科植物斯里兰卡肉桂 *Cinnamomum zeylanicum* Bl.、肉桂 *Cinnamomum cassia* Presl 的干燥叶(枝叶)。

【标准】部标维药(99),部标成方(八册,附录),广西中标(90)。

【功能主治】维药(肉桂叶):消散寒气,健脑理肺,利尿,通经。用于寒气闭阻,久咳气促,神疲乏力,尿少,经闭。

中药(肉桂叶):温中散寒,解表发汗。用于外感风寒引起的头晕、头痛,腹痛泄泻,虚寒呕吐,冻疮。

【用法与用量】5~10g。

【化学成分】含黄酮类:山奈酚(kaempferol), 山奈酚 -3-O-α-L- 鼠李糖苷(kaempferol-3-O-α-L-rhamnoside), 山奈酚 -3-O- 芸香糖苷(kaempferol-3-O-rutinoside), 异鼠李亭 3-O-芸香糖苷(isorhamnetin -3-O-rutinoside),荭草苷(orientin);脂肪烃类:大豆脑苷Ⅰ、Ⅱ(soyacerebrosides Ⅰ、Ⅱ), gigerglycolipid B, gigerglycolipid C, 1-O-hexadecan-oyl-2-O-(9Z, 12Z-octadecadienoly)-3-O-[α-D-galactopyranosyl-(1″-6′)-O-β-D-galac-topyranosyl]glycerol, (2S)-1-O-(9Z, 12Z-octadecadienoly)-3-O-β-D-galactopyranosyl-glycerol;挥发油类:α- 蒎烯(α-pinene), α- 水芹烯(α-phellandrene),对 - 聚伞花烃(p-cymene),芳樟醇(linalool), β- 丁香烯(β-caryophyllene), α- 松油醇(α-terpineol),乙酸苄酯(benzyl acetate),桂醛(cinnamaldehyde),丁香酚(eugenol),乙酸桂酯(cinnamyl acetate),乙酸丁香酚酯(eugenol acetate),苯甲酸苄酯(benzyl benzoate)等。

山奈酚

【制剂】维药:爱维心口服液,宝心艾维西木口服液,普鲁尼亚丸,壮益加瓦日西再尔吾尼片。

附注:《中国植物志》中, *C. zeylanicum* 的中文名使用 "锡兰肉桂"。

《部标维药》在正文中收载有"肉桂叶",为肉桂 Cinnamomum cassia Presl 的叶,而在附录中收载有"三条筋",为斯里兰卡肉桂 C. zeylanicum 的叶,两者似为不同的药材,但未查阅到有关维药"三条筋"的功效等的记载。肉桂 Cinnamomum cassia Presl 的树皮为"肉桂",其叶也药用,《广西中标》(90)等以"肉桂叶"之名收载。斯里兰卡肉桂 C. zeylanicum 的干皮为进口肉桂的基源植物,推测维药"三条筋"应与"肉桂叶"系同类药材。

《中华本草:傣药卷》记载的"三条筋"(埋宗英龙)为同属植物柴樟 C. tamala (Buch.-Ham.) Nees et Eberm.(= 野黄桂 C. jensenianum Hand.-Mazz.)的树皮或叶,功能清火解毒、通血止痛、接骨生肌,用于"兵洞飞暖龙"(疔疮痈疖脓肿)、"拢梅兰申"(风寒湿痹证,肢体关节肿胀,屈伸不利)、"拢蒙沙喉"(风湿热痹证,肢体关节红肿热痛,屈伸不利)。《云南中标》(傣药,07)还以"毛叶三条筋/芽三英囡"之名收载了樟科植物香面叶 Lindera caudata (Nees) Hook.f. 的叶,功能除风通血、化瘀止痛、续筋接骨、止血生肌,用于骨折、跌打损伤、瘀血肿痛、外伤出血、风湿病肢体关节肿痛。

三 月 泡

【民族药名】苗药(真溜窝)。
【来源】蔷薇科植物山莓 *Rubus corchorifolius* L. f. 的干燥根皮。
【标准】贵州中民标(03)。
【功能主治】苗药:止血,止带,止痒。用于崩漏,带下,痔血,湿疹。
中药:活血散瘀,解毒敛疮,镇痛止血。用于疮肿,痔疮出血,骨折,筋骨疼痛。
【用法与用量】10~30g。外用适量,研末调敷患处。孕妇慎用。忌食豆腐、酸涩食物。
【化学成分】含二萜类:对映-贝壳杉烷-$3\alpha,16\alpha,17,19$-四醇(*ent*-kauran-$3\alpha,16\alpha,17,19$-tetrol),对映-2-羰基-16α-羟基-贝壳杉烷-17-β-D-葡萄苷(*ent*-2-carbonyl-16α-hydroxy-kauran-17-β-D-glucoside);香豆素:东莨菪亭(scopoletin)等;其他:熊果酸(ursolic acid),$3\beta,19\alpha$-二羟基-2-氧-乌苏-12-烯-28-酸,$2\alpha,3\beta,23\alpha$-三羟基乌索-12,18-二烯-28-酸,$2\alpha,3\beta,19\alpha,23\alpha$-四羟基齐墩果-12-烯-28-酸,$2\alpha,3\beta,19\alpha$-三羟基齐墩果-12-烯-28-酸,胡萝卜苷(daucosterol),蔷薇酸(rosolic acid)等。

对映-贝壳杉烷-$3\alpha,16\alpha,17,19$-四醇　　　　东莨菪内酯

【制剂】苗药:九味痔疮胶囊。
附注:《中华本草:苗药卷》记载以根入药。

桑 白 皮

【民族药名】 维药(欧吉买依力提孜破斯提,克西如力艾斯里吐提,破斯提比合吐提),苗药(都柳菌,斗蛙艰,茹刚)。

【来源】 桑科植物桑 Morus alba L.、鸡桑 Morus australis Poiret、华桑 Morus cathayana Hemsley、蒙桑 Morus mongolica (Bureau) C. K. Schneider 的干燥根皮。

【标准】 中国药典,部标维药(附录,99),湖南中标(93,09),香港中标(第三期)。

【功能主治】 维药:生湿生热,清除黑胆质,驱除肠虫,消除牙痛,收敛止血。用于干寒性或黑胆质性疾病,如黑胆质增多,肠道生虫,牙齿疼痛,牙龈出血。

苗药:用于胸痛,咳嗽。

傣药:用于淋巴结核。

中药:泻肺平喘,利水消肿。用于肺热喘咳,水肿胀满尿少,面目肌肤浮肿。

【用法与用量】 维药 18~36g;中药 6~12g。外用适量。

【化学成分】 含黄酮类:山奈酚(kaempferol), atalantoflavone, 7-甲氧基-5′,4′-二羟基二氢黄酮醇(7-methoxy-5′,4′-dihydroxyflavanonol),桑素(mulberrin),桑辛素(morusin),环桑根皮素(cyclomorusin),桑色烯(mulberrochromene),环桑素(cyclomulberrin),环桑色烯(cyclomulberrochromene), multicaulisin,桑酮(moralbanone),桑黄酮 A~I、K、L(kuwanons A~I、K、L),桑根酮 A~P(sanggenones A~P),桑白皮素 C、D(moracenins C、D),异甘草素(isoliquiritigenin), 5,7,2-三羟基黄酮-4′-O-β-D-葡萄糖苷(5,7,2-trihydroxyflavanone-4′-O-β-D-glucoside);苯骈呋喃类:桑辛素 A~E(moracins A~E), cathafurans A~B,阿尔本酚 A~B(albanols A~B);芪类:mulberroside A, isomulberroside A;生物碱类:calystegine B_1, calystegine B_2, 1-deoxynojirimycin, N-methyl-1-deoxynojirimycin;其他:东莨菪亭(scopoletin),咖啡酸(caffeic acid), 3,4,5-三甲氧基苯酚(3,4,5-trimethoxyphenol),熊果酸(ursolic acid),桦木酸(betulinic acid),羽扇豆醇(lupeol)等。

山奈酚

桑辛素A

mulberroside A

【药理作用】 桑白皮水提物可对抗由卵清蛋白及气溶胶过敏原引起的小鼠哮喘反应;总黄酮能延长组胺、乙酰胆碱引喘潜伏期和豚鼠卵蛋白性哮喘潜伏期。提取物对正常大鼠、兔及其高血压动物均有不同程度的降压作用。水提物或正丁醇提取物大鼠灌胃或腹腔注射给药,煎剂兔灌胃给药,均有利尿作用;小鼠腹腔注射给药,在 50mg/kg 剂量以上时,具有镇静和安定作用,可减少自发活动,降低触觉和痛觉反应;并能抑制小鼠电休克发作,但仍表现出伸肌紧张,显著减少动物死亡数,具有一定的抗惊厥作用。醇提取物可明显延长小鼠热痛刺激甩尾反应的潜伏期,明显降低乙酸所致升高的小鼠腹腔毛细血管通透性,明显抑制二甲苯所致小鼠耳肿和角叉菜胶所致小鼠足趾肿,具有镇痛抗炎作用。乙醇提取物能抑制离体蛙心心肌收缩力和频率,剂量增大可使心脏停搏;正丁醇提取物可明显增加离体大鼠心房频率及收缩力,但随后产生轻度抑制。煎剂对金黄色葡萄球菌、伤寒杆菌、福氏痢疾杆菌有抑制作用,乙醇和丙酮提取物对深红色发癣菌也有抑制作用。此外,桑白皮还具有抗病毒、抗肿瘤、延缓衰老、降血糖等作用。

【制剂】苗药:咳平胶囊,咳清胶囊,咳速停胶囊。

彝药:石椒草咳喘颗粒。

附注:《中国植物志》中,蒙桑 Morus mongolica(Bureau)C. K. Schneider 的学名为"Morus mongolica Schneid."。

桑的根皮、叶、果穗、枝等均可药用,不同民族药用部位有所不同,蒙医、藏医主要药用其果穗,维医药用根皮、果穗,苗族则药用叶、果实、根,傣族主要用叶。

桑寄生(寄生,柳寄生,贵州桑寄生)

【来源】桑寄生科植物桑寄生 Taxillus chinensis(DC.)Danser、四川寄生 Taxillus sutchuenensis(Lecomte)Danser、灰毛寄生 Taxillus sutchuenensis(Lecomte)Danser var. duclouxii(Lecomte)H. S. Kiu、毛叶寄生 Taxillus nigrans(Hance)Danser 或柳寄生 Taxillus delavayi(Van. Tiegh.)Danse 的干燥带叶茎枝。

【标准】中国药典,新疆药标(80),四川中标(87),贵州中标(88),贵州中民标(03),台湾中药典(04),香港中标(第三期,10),广西壮标(11)。

【功能主治】彝药:用于风湿关节痛,胎动不安,先兆流产。

中药:祛风湿,补肝肾,强筋骨,安胎元。用于风湿痹痛,腰膝酸软,筋骨无力,崩漏经多,妊娠漏血,胎动不安,头晕目眩。

【用法与用量】9~15g。

【化学成分】黄酮类:槲皮素(quercetin),槲皮苷(quercitrin),d-儿茶素(d-catechin)等;挥发油:α-依兰油烯(α-muurolene),植物醇(phytol),(-)-4-萜品醇[(-)-4-terpineol]等。《香港中标》(第三期)规定含槲皮苷($C_{21}H_{20}O_{11}$)不少于 0.015%。

槲皮素　　　　　α-依兰油烯

【药理作用】 桑寄生煎剂在体外对脊髓灰质炎病毒和其他肠道病毒有明显抑制作用。注射液对正常和颤动的豚鼠离体心脏冠状血管有舒张作用,并能对抗垂体后叶素收缩冠状动脉的作用,对心脏收缩力呈先抑制后增强的作用。提取物有明显的降低大鼠胆固醇和甘油三酯的功效,并且能提高超氧化物歧化酶的活性,清除超氧化物自由基,降低过氧化脂质含量。麻醉犬静脉注射桑寄生所含黄酮类成分萹蓄苷,对大鼠灌胃或皮下注射萹蓄苷,都有不同程度的利尿作用。

【制剂】 彝药:芪桑益肝丸。

附注:《中国植物志》中,*Taxillus chinensis* 的中文名使用"广寄生"[并将"*Loranthus parasiticus* (L.) Merr."作为该种的异名];*Taxillus sutchuenensis* 的中文名使用"桑寄生";*Taxillus sutchuenensis* var. *duclouxii* 的中文名使用"灰毛桑寄生";*Taxillus nigrans* 的中文名使用"毛叶钝果寄生";*Taxillus delavayi* 的中文名使用"柳叶钝果寄生"。

寄生类药材主要有"桑寄生"和"槲寄生"两类,也统称"寄生",其基源植物涉及桑寄生科的钝果寄生属(*Taxillus*)、槲寄生属(*Viscum*)和桑寄生属(*Loranthus*),各地所用及标准中收载的药材名称和基源也不尽一致。《中国药典》1963 年版在"寄生"条下收载了桑生 *Loranthus parasiticus* (L.) Merr. 和槲寄生 *Viscum coloratum* (Kom.) Nakai;1977 年版之后分别以"桑寄生"和"槲寄生"之名收载了该 2 种;1985 年版后又将"桑寄生"的基源修订为 *Taxillus chinensis*;《河南中标》(91)收载的"桑寄生"为槲寄生 *Viscum coloratum*;《台湾中药典范》(85)收载的"桑寄生"为桑寄生 *Loranthus parasiticus* 和枫香寄生 *Viscum articulatum* Burm. f.(《中国植物志》:扁枝槲寄生)等。《中国药典》分别收载的"桑寄生"和"槲寄生"的功能主治和用法用量相同,但前者含齐墩果酸等,后者含强心苷类成分,其生物活性、安全性等是否完全一致,还有待研究。应按制剂批文规定使用。

彝医还药用同属植物短梗钝果寄生 *T. vestitus* (Wall.) Danser.,用于乳腺炎,但未见有标准收载。

桑椹(桑椹子,白桑椹)

【民族药名】 藏药(塔兴,达尔相),蒙药(伊拉玛,益勒玛,达日兴,达日兴布如),维药(吾吉买,吾沙力古,土提欧鲁,土提西仁),苗药(都柳菌,斗蛙艰,茹刚)。

【来源】 桑科植物桑 *Morus alba* L. 的干燥果穗。

【标准】 中国药典,新疆维标(93),贵州中标规(65),新疆药标(80),广西壮标(11)。

【功能主治】 藏药:用于骨热病。

蒙药:清热,补益。用于骨热,血盛症,口渴,头晕,目眩,耳鸣,心悸,头发早白,血虚便秘。

维药:生湿生热,调节异常黑胆质,通阻湿脑,润喉清音,消炎退肿,生湿肥体,养血生辉,止咳化痰,通利二便。用于干寒性或黑胆质性疾病,如咽干失音,咽喉肿痛,扁桃体炎,肤燥身瘦,贫血面脆,咳嗽顽痰,二便不利。

苗药:补肾,止咳,心肾衰弱不寐。

中药:滋阴补血,生津润燥。用于肝肾阴虚,眩晕耳鸣,心悸失眠,须发早白,津伤口渴,内热消渴,肠燥便秘。

【用法与用量】 9~15g。

【化学成分】 含咖啡酰奎宁酸类:3-O-咖啡酰奎宁酸甲酯(3-O-caffeoylquinic acid methyl ester),5-O-咖啡酰奎宁酸甲酯(5-O-caffeoylquinic acid methyl ester)等;生物碱类:divaricataester A, methyl 1-[2-(furan-2-yl)-2-oxoethyl]-5-oxopyrrolidine-2-carboxylate 等;黄酮类:芦丁(rutin);挥发油:1-甲氧基-4-(2-丙烯基)苯[1-methoxy-4-(2-propenyl)-benzene],糠醛(furfural),(n)-1,7,7-三甲基二环[2,2,1]庚-2-酮{(n)-1,7,7-trimethyl-bicyclo[2,2,1]heptan-2-one} 等。其他:胡萝卜素,脲酶(urease),脂肪,维生素、蛋白质、糖类,花青素苷,矢车菊素(cynidin)等。

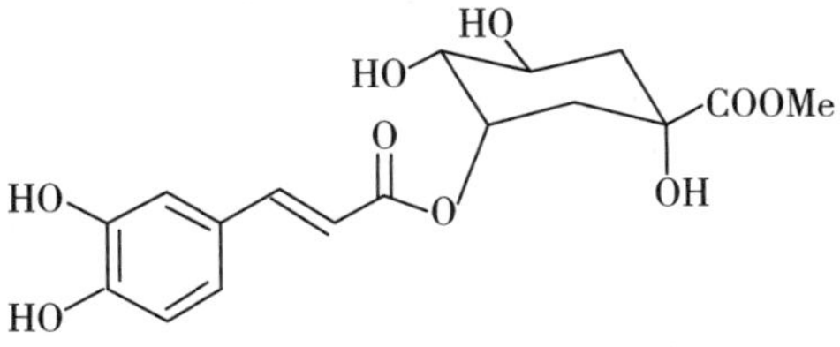

3-O-咖啡酰奎宁酸甲酯

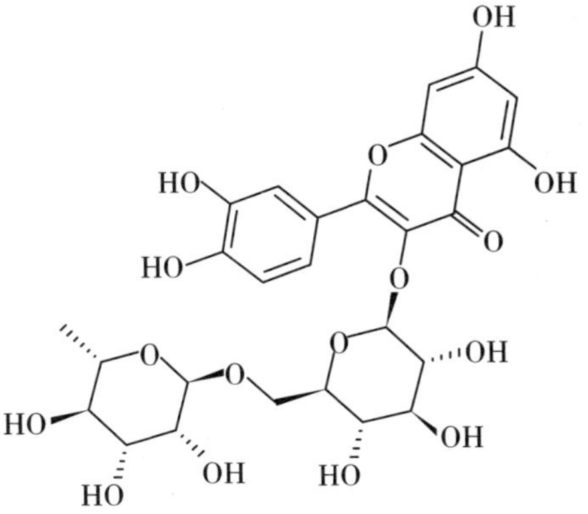

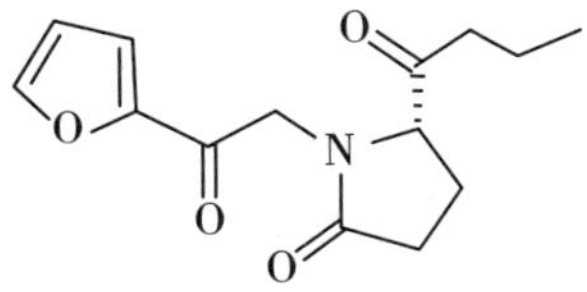

divaricataester A

芦丁

【药理作用】 桑椹乙醇提取物对二硝基氟苯诱导的迟发性超敏反应小鼠的耳肿胀程度有显著抑制,对小鼠血清溶血素水平有显著的增强作用,表现出免疫增强功能。乙酸乙酯提取物在体内能显著降低空腹链脲佐菌素诱导的糖尿病小鼠血糖、糖化血清蛋白,并增加抗氧化酶活性,显示其具有降糖、降脂的作用。花色苷提取物可显著降低乳腺癌细胞线粒体膜电位,并促发细胞凋亡,显示抗癌、抗突变作用。此外,桑椹还具有良好的抗氧化、抗衰老及清除自由基的作用。

【制剂】 维药:西帕依麦孜彼子口服液。

附注:桑 *Morus alba* 为重要的经济作物,全国各地广泛栽培,具有众多栽培品种(品系),药材桑椹的基源可能也来自多种栽培种。文献记载藏医使用有桑 *M. alba*、鸡桑 *M. australis*、裂叶蒙桑(山桑)*Morus mongolica* Schneid. var. *diabolica* Koidz.;蒙医也用蒙桑 *Morus mongolica* Schneid.;维医也用黑桑 *M. nigra* L. 的果穗。

桑　叶

【民族药名】 苗药(斗蛙艰,茹刚,都柳菌),傣药(碑满帅)。

【来源】 桑科植物桑 *Morus alba* L. 的干燥叶。

【标准】中国药典,贵州中标规(65),新疆药标(80),广西壮标(11)。

【功能主治】苗药:疏散风热,清肺,明目。用于风热感冒,发热头痛,汗出恶风,咳嗽胸痛,肺燥干咳无痰,咽干口燥,目赤肿痛。

傣药:清火解毒,止咳化痰,消肿止痛,杀虫止痒。用于"兵哇皇,唉米习特来,拢沙龙接火"(风热感冒,咳嗽痰多,咽喉肿痛),"兵洞飞暖龙"(疔疮痈疖脓肿)。

中药:疏散风热,清肺润燥,清肝明目。用于风热感冒,肺热燥咳,头晕头痛,目赤昏花。

【用法与用量】5~10g;傣药10~15g。外用适量,煎水洗,或捣烂敷患处。

【化学成分】含黄酮类:芦丁(rutin),槲皮素(quercetin),异槲皮素(isoquercetin),桑苷(moracetin),桑黄酮G(kuwanon G);甾体及三萜类:牛膝甾酮(inokosterone),蜕皮甾酮(ecdysterone),豆甾醇(stigmasterol),β-谷甾醇(β-sitosterol),菜油甾醇(campesterol),羽扇豆醇(lupeol),β-香树脂醇(β-amyrin);香豆素类:香柑内酯(bergapten),伞形花内酯(umbelliferone),东莨菪亭(scopoletin),东莨菪苷(scopolin),羟基香豆素(hydroxycoumarin);脂类:亚麻酸(linolenic acid),亚油酸(linoleic acid),油酸(oleic acid),棕榈油酸(palmitoleic acid)等;挥发油:缬草酸(valeric acid),异缬草酸,愈创木酚(guaiacol),丁香油酚(eugenol)等;生物碱类:腺嘌呤(adenine),胡芦巴碱(trigonelline)等;其他:gult-5β-en-ylacetate,绿原酸(chlorogenic acid),3β-hydroxylup-20(29)-en-28-oic acid,3β-hydroxylup-12-en-28-oic acid,butyrospermol acetate,香豆素及其苷类,挥发油,氨基酸,小分子肽,生物碱等。《中国药典》规定含芦丁($C_{27}H_{30}O_{16}$)不得少于0.10%。

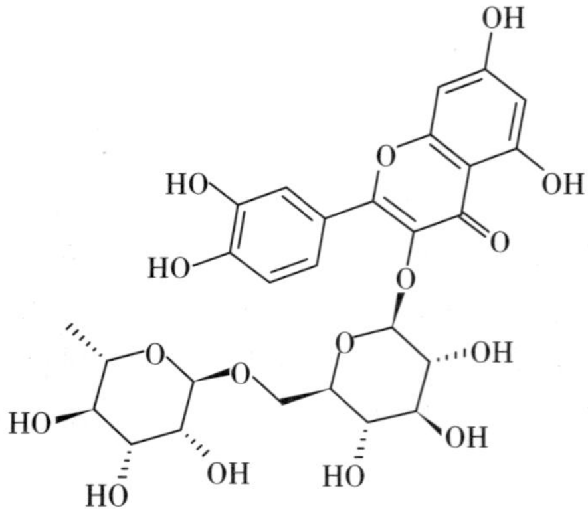

芦丁

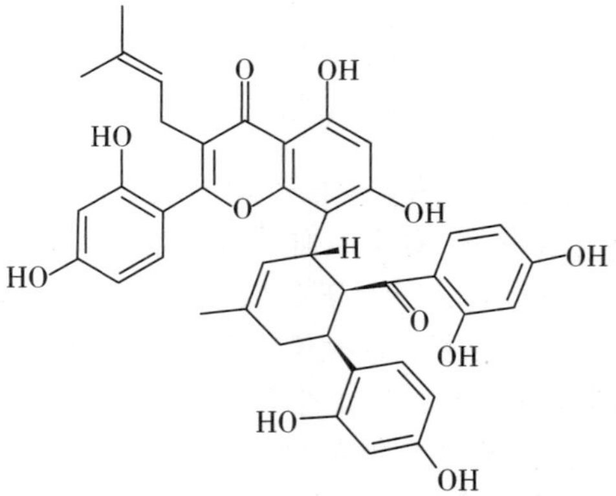

桑黄酮G

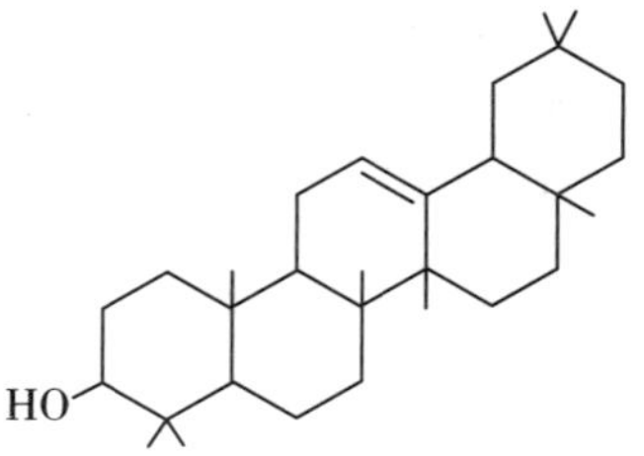

β-香树脂醇

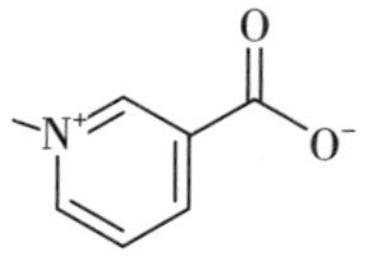

胡芦巴碱

【药理作用】 桑叶中的黄酮类化合物是天然的抗氧化剂,可清除人体中超氧离子的自由基,具有抑制血清脂质增加和抑制动脉粥样硬化形成的作用。1-脱氧野尻霉素能阻碍麦芽糖和蔗糖等二糖与 α-葡糖苷酶的结合,使二糖不能水解成葡萄糖而直接被送入大肠,进入血液中的葡萄糖减少,从而降低血糖值。多糖具有明显的降血糖和抗凝血作用。鲜桑叶煎剂体外对金黄色葡萄球菌、乙型溶血性链球菌、白喉杆菌、炭疽杆菌等有较强的抗菌作用。挥发油有一定的镇咳、消毒、抗微生物、提神、催眠、镇静等作用。

【制剂】 苗药:润燥止痒胶囊,玉兰降糖胶囊。

附注:桑叶药材要求在初霜后采收,故又称"冬桑叶"。

桑属(*Morus*)植物在我国分布广泛,也具有悠久的栽培历史,各地药用的桑叶也有诸多品种及其栽培品种:鲁桑 *M. alba* L. var. *multicaulis* Loud.、鸡桑 *M. australis* Poir.、华桑 *M. cathayana* Hemsl.、光叶桑 *M. macroura* Miq.、蒙桑 *M. mongolica* (Bureau) Schneid.、裂叶蒙桑 *M. mongolica* (Bureau) Schneid. var. *diabolica* Koidz.、西藏桑 *M. serrata* Roxb. 等。

桑枝(鲜桑枝)

【民族药名】 藏药(塔兴),苗药(都柳菌,斗蛙艰,茹刚)。

【来源】 桑科植物桑 *Morus alba* L. 的干燥嫩枝。

【标准】 中国药典,贵州中标规(65),新疆药标(80),贵州中民标(03),台湾中药典(04),香港中标(第五期)。

【功能主治】 藏药:用于妇科病(枝叶熬膏用)。

苗药:用于风湿性关节炎,关节疼痛,跌打损伤。

中药:祛风湿,利关节。用于风湿痹痛,肩臂、关节酸痛麻木。

【用法与用量】 9~15g。

【化学成分】 含黄酮类:桑色素(morin hydrate),桑素(mulberrin),槲皮素(quercetin),桑辛素 A(morusin A)等;生物碱:fagomine,1-deoxynojirimycin,*N*-methyl-1-deoxynojirimycin 等;其他类:白藜芦醇(resveratrol),γ-氨基丁酸(*γ*-aminobutyric acid)等。《香港中标》规定含桑素($C_{25}H_{26}O_6$)不少于 0.017%。

桑色素　　　　　fagomine

白藜芦醇　　　　　　　　桑辛素A

【药理作用】桑枝提取物对巴豆油致小鼠耳郭肿胀、角叉菜胶致足浮肿均有较强的抑制作用，并可抑制醋酸引起的小鼠腹腔液渗出，表现出较强的抗炎活性。桑枝多糖可显著提高免疫低下小鼠的吞噬指数，增强网状内皮细胞的吞噬功能和小鼠迟发型变态反应能力和T细胞活性。总黄酮能显著降低链脲佐菌素诱导的糖尿病小鼠的血糖值。95%乙醇提取物具有降低高脂血症甘油三酯及胆固醇水平。

【制剂】苗药：通络骨质宁膏。

附注：桑属（Morus）植物我国有7种，桑 Morus alba 原产于我国中部和北部，为大宗经济作物，现各地多有栽培，也有多种栽培品种。该属其他种类和不同栽培品种均可能入药，但有研究表明不同的栽培品种可能在功效上存在一定的差异，还有待进一步研究。

沙棘（沙棘膏，大沙棘）

【民族药名】藏药（达布，达布尔，达尔布，达布坎扎，达日布，达哲），蒙药（沏其日甘，达日布，拉剌尔），维药（吉航，基干的米威思）。

【来源】胡颓子科植物沙棘 Hippophae rhamnoides L.、卧龙沙棘 Hippophae rhamnoides L. subsp. *wolongensis* Lian, K. Sun et X. L. Chen、江孜沙棘 Hippophae gyantsensis（Rousi）Lian、西藏沙棘 H. thibetana Schlechtend. 的干燥成熟果实或果实的水煎膏。

【标准】中国药典，部标藏药（95），部标维药（99），藏标（79），青海藏标（92），四川藏标（14），内蒙蒙标（86）。

【功能主治】藏药：清热止咳，活血化瘀，消食化滞，愈溃疡。用于气管炎，消化不良，胃溃疡，闭经。

蒙药：止咳，祛痰，活血，祛"巴达干"，助消化。用于咳嗽，痰多，慢性气管炎，肺脓肿，血郁宫中，闭经，血痞，"宝日"病，胃痛，消化不良。

维药：生干生寒，清热止咳，清胃增食，降逆止吐，燥湿化痰，利尿渗湿，软肝退肿，凉血降压，平喘，定心。用于湿热性或血液质性疾病，如热性咳嗽，胃热纳差，恶心呕吐，顽痰不化，小便不利，肝硬腹水，高血压病，气喘，心悸。

中药：健脾消食，止咳祛痰，活血散瘀。用于脾虚食少，食积腹痛，咳嗽痰多，胸痹心痛，瘀血经闭，跌扑瘀肿。

【用法与用量】3~9g。2~3g（沙棘膏）。

【化学成分】含黄酮类：芦丁（rutin），异鼠李素（isorhamnetin），槲皮素（quercetin），

异鼠李素-3-O-β-D-葡萄糖苷（isorhamnetin-3-O-β-D-glucoside），异鼠李素-3-O-β-D-芸香糖苷（isorhamnetin-3-O-β-D-rutinoside），山柰酚（kaempferol）；多酚类：没食子酸（gallic acid），芥子酸（sinapic acid），龙胆酸（gentianic acid），鞣花酸（ellagic acid），水杨酸（salicylic acid），咖啡酸（caffeic acid），肉桂酸（cinnamic acid），原儿茶酸（protocatechuic acid），对羟基苯甲酸（p-hydroxybenzoic acid）；维生素类：维生素A、B、C、E、F、K、P；有机酸类：豆蔻酸（tetradecanoic acid），棕榈酸（palmitic acid），硬脂酸（stearic acid），棕榈烯酸（palmitoleic acid），油酸（oleic acid），亚油酸（linoleic acid），亚麻油酸（linolenic acid），花生酸（arachidic acid）；其他：卵磷脂（lecithin），脑磷脂（cephalin），3-甲基丁酸甲酯（methyl 3-methylbutyrate），羽扇豆醇（lupeol），α-香树精（α-amyrin），β-香树精（β-amyrin），β-谷甾醇（β-sitosterol），洋地黄皂苷（digitonin），紫云英苷（astragalin），橡醇（quebrachitol）等。《中国药典》规定含总黄酮以芦丁（$C_{27}H_{30}O_{16}$）计，不得少于1.5%；含异鼠李素（$C_{16}H_{12}O_7$）不得少于0.10%。《四川藏标》规定含槲皮素（$C_{15}H_{10}O_7$）不得少于0.050%。

芦丁　　　　　　　　异鼠李素

【**药理作用**】沙棘提取物有促进大鼠或人体骨髓的粒系造血祖细胞生长的作用,对红细胞系统及血小板系统亦有促进造血活性；并有增强血液免疫、抗辐射和抑制白血病的作用,同时可通过提高患者自身免疫功能而减轻放射化学治疗的毒副作用。沙棘籽油可减少化学刺激所致小鼠扭体次数,提高小鼠热刺激的痛阈值,具有良好的镇痛作用；对CCl_4所致肝损伤小鼠丙二醛和血清谷丙转氨酶的升高有明显抑制作用。总黄酮可增加小鼠心肌营养性血流量,改善心肌微循环,降低心肌氧耗；可明显延长大鼠离体心脏缺氧性心律失常出现时间,提高室颤阈值,延缓房室传导,减慢心率,对抗缺氧引起的心率减慢及心肌收缩力减弱。此外,还具有抗肿瘤、抗氧化、延缓衰老、抗凝血、保肝、抗胃溃疡、抑菌等作用。

【**制剂**】藏药：五味沙棘散,十一味寒水石散,十一味能消丸,二十一味寒水石散,十七味寒水石丸,二十五味肺病散,二十五味鬼臼丸,二十五味寒水石散,二十五味狐肺散,二十五味鹿角丸,二十五味余甘子散,二十五味竺黄散,二十六味通经散,诃子吉祥丸,回生甘露丸,石榴普安散,藏降脂胶囊。

蒙药：给喜古纳丸,冠心七味片,寒水石二十一味散,活血六味散,桔梗八味片,吉祥安神丸，利肝和胃丸，羚牛角二十五味丸，牛黄十三味丸，石膏二十五味散，檀香清肺二十味丸。

附注：藏医常以沙棘果实的水煎膏入药，称"达布坎扎""达布堪扎"。藏医药文献将沙棘分为大、中、小3类，涉及多种同属植物，上述各标准中收载的3种均属"大沙棘"。《四川藏标》中还另收载有"小沙棘/萨达尔"，为同属植物西藏沙棘 *H. thibetana* Schlecht. 的果实，其功能主治与"大沙棘"相同。

文献记载，蒙医、维医也使用中国沙棘 *H. rhamnoides* L. subsp. *sinensis* Rousi。

砂 仁

【民族药名】蒙药（乌兰-苏格木勒），傣药（麻娘）。

【来源】姜科植物阳春砂 *Amomum villosum* Lour.、绿壳砂 *Amomum villosum* Lour. var. *xanthioides* T. L. Wu et Senjen、海南砂 *Amomum longiligulare* T. L. Wu 的干燥成熟果实。

【标准】中国药典，部标进药（77），台湾中药典范（85），内蒙中标（88），台湾中药典（04），广西壮标（11）。

【功能主治】蒙药：温肾，暖胃，益肾。用于下寒，腰痛，尿频，遗精，肌肉拘痛。

傣药：补土健胃，理气止痛，行气消胀。用于"接崩短嘎，冒开亚毫"（脘腹胀痛，不思饮食），"短嘎接短，鲁短，短混列哈"（腹胀腹痛，腹泻，恶心呕吐），"兵比练"（中暑）。

中药：化湿开胃，温脾止泻，理气安胎。用于湿浊中阻，脘痞不饥，脾胃虚寒，呕吐泄泻，妊娠恶阻，胎动不安。

【用法与用量】傣药10~15g；中药1.5~6g。后下。

【化学成分】含挥发油类：α-蒎烯（α-pinene），β-蒎烯（β-pinene），柠檬烯（limonene），樟脑（camphor），芳樟醇（linalool），龙脑（borneol），橙花叔醇（nerolidol）；萜类：amoxanthin A，amoxanthoside A，（1S，4S，5S）-5-exo-hydroxycamphor-5-O-β-D-glucopyranoside，（1R，4R，5S）-5-endo-hydroxycamphor-5-O-β-D-glucopyranoside；黄酮类：槲皮苷（quercetin-3-rhamnoside），异槲皮苷（isoquercitrin），3，5，7-三羟基-4'-甲氧基黄酮（3，5，7-trihydroxy-4'-methoxyflavone），3，5-二羟基-7，4'-二甲氧基黄酮（3，5-dihydroxy-7，4'-dimethoxyflavone），3，5，3'-三羟基-7，4'-二甲氧基黄酮（3，5，3'-trihydroxy-7，4'-dimethoxyflavone）；二苯庚烷类：3，5-二乙酰基-1，7-双（3，4-二羟基苯基）庚烷[3，5-diacetoxy-l，7-*bis*（3，4-dihydroxyphenyl）heptane]，1，7-双（4-羟基苯基）-5-庚烯-3-酮[l，7-*bis*（4-hydroxyphenyl）-5-hepten-3-one]，1，7-双（4-羟基苯基）-3-庚酮[l，7-*bis*（4-hydroxyphenyl）-3-heptanone]，3-羟基-1，7-双（4-羟基苯基）庚烷[3-hydroxy-1，7-*bis*（4-hydroxyphenyl）heptane]，1-（3，4-二羟基苯基）7-（4-羟基苯基）-4-庚烯-3-酮[1-（3，4-dihydroxyphenyl）-7-（4-hydroxyphenyl）-4-hepten-3-one]，3，5-二羟基-1-（3，4-二羟基苯基）-7-（4-羟基苯基）庚烷[3，5-dihydroxy-l-（3，4-dihydroxyphenyl）-7-（4-hydroxyphenyl）heptane]；其他：β-谷甾醇（β-sitosterl），豆甾醇（stigmasterol），麦角甾醇（ergosterol），胡萝卜苷（daucosterol），硬脂酸（stearic acid），棕榈酸（palmitic acid）等。《中国药典》规定：阳春砂、绿壳砂种子团含挥发油不得少于3.0%（ml/g）；海南砂种子团含挥发油不得少于1.0%（ml/g）；含乙酸龙脑酯（$C_{12}H_{20}O_2$）不得少于0.90%。

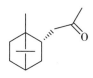

乙酸龙脑酯

【药理作用】砂仁提取物可抑制小鼠水浸应激性溃疡、盐酸性溃疡和吲哚美辛-乙醇性溃疡的形成;减少番泻叶性小鼠腹泻的次数,可增强离体豚鼠回肠节律性收缩幅度和频率,可对抗番泻叶促进大鼠胃排空的功能;能减少乙酸引起的小鼠扭体反应的次数,延长热痛刺激引起的小鼠甩尾反应的潜伏期;可抑制乙酸提高小鼠腹腔毛细血管通透性、角叉菜胶致小鼠足趾的肿胀、二甲苯致小鼠耳肿胀等急性炎症;还可延长凝血活酶、凝血酶原的时间和电刺激大鼠颈动脉的血栓形成时间。此外,砂仁还具有降血糖、抑菌等作用。

【制剂】蒙药:阿那日五味散,寒水石二十一味散。

苗药:砂连和胃胶囊。

傣药:惠血生胶囊,姜竭补血合剂,益肾健骨片。

彝药:肠舒止泻胶囊,和胃止痛胶囊,藿香万应散,延胡胃安胶囊。

附注:《中国植物志》中,*Amomum villosum* Lour. var. *xanthioides* T. L. Wu et Senjen 的学名为 "*Amomum villosum* Lour. var. *xanthioides*(Wall. ex Bak.)T. L. Wu & Chen",其中文名使用"缩砂密"。

《湖南中标》(93,09)收载有"湘砂仁",为姜科植物山姜 *Alpinia japonica*(Thunberg)Miquel 的果实,系地方习用品。

沙参(南沙参,泡参)

【民族药名】藏药(胃堆吉曼巴),蒙药(洪胡-其其格,鲁图德道尔吉-山巴,索纳日阿,德得-鲁都得-道尔吉),苗药(老买捧官,龚务骂,梗弓,野鸡果),彝药(俄补撒列)。

【来源】桔梗科植物轮叶沙参 *Adenophora tetraphylla*(Thunb.)Fisch.、沙参 *Adenophora stricta* Miq. 或布莱沙参 *Adenophora bulleyana* Diels 的干燥根。

【标准】中国药典,贵州中标规(65),云南药标(74,96),新疆药标(80),台湾中药典范(85),台湾中药典(04)。

【功能主治】藏药:祛湿,消炎,散肿。用于疫疠,脑出血,神经痛,风湿性关节炎,湿疹。

蒙药:祛"协日乌素",消肿,舒筋。用于"协日乌素"病,牛皮癣,"巴木"病,关节痛,痛风,游痛症。

苗药:养阴清热,润肺化痰,益胃生津。用于阴虚久咳,痨嗽痰血,燥咳痰少,虚热喉痹,津伤口渴,病后虚弱,产后无乳汁。

彝药:用于烦渴,久病体虚,咳嗽,癫痫,癫狂,癔病。

中药:养阴清肺,益胃生津,化痰,益气。用于肺热燥咳,阴虚劳嗽,干咳痰黏,胃阴不足,食少呕吐,气阴不足,烦热口干。

【用法与用量】9~15g。鲜品 15~30g。按中医药理论,本品不宜与藜芦同用。

【化学成分】含三萜类:蒲公英赛酮(taraxerone),羽扇豆烯酮(lupenone),木栓酮

（friedelin），羽扇豆烯醇醋酸酯（lupeol acetate）；酚苷类：沙参苷Ⅰ、Ⅱ、Ⅲ（shashenosides Ⅰ、Ⅱ、Ⅲ），紫丁香苷（syringoside）等；β-谷甾醇及其衍生物：β-谷甾醇（β-sitosterol），β-谷甾醇-O-β-D-吡喃葡萄糖苷（β-sitosterol-O-β-D-glucopyranoside）、7α-羟基-β-谷甾醇（Ikshusterol）。

木栓酮　　　　　　　　紫丁香苷

【药理作用】沙参水煎液腹腔注射可提高小鼠细胞免疫和非特异性免疫，且可抑制体液免疫，具有调节免疫平衡功能。南沙参多糖灌胃对大鼠有抗辐射作用。煎剂对奥杜盎氏小芽胞癣菌、羊毛状小芽胞癣菌等皮肤真菌有不同程度的抑制作用。此外还具有抗衰老、改善学习记忆障碍、清除自由基、保肝、强心、祛痰等作用。

【制剂】苗药：复方一枝黄花喷雾剂。

彝药：沙梅消渴胶囊。

附注：《中国植物志》中，*A. bulleyana* Diels 被记载为云南沙参 *A. khasiana*（Hook. f. et Thoms.）Coll. et Hemsl. 的异名。

古今"沙参"的基源即较为复杂，"沙参"药用记载最早见于《神农本草经》，而"南沙参"之名始见于《本经逢源》。据考证《神农本草经》之"沙参"系沙参 *A. stricta*；《本经逢源》之"南沙参"系轮叶沙参 *A. tetraphylla*；《救荒本草》之"杏叶沙参"为杏叶沙参 *A. hunanensis* Nannf.，"细叶沙参"为紫沙参 *A. paniculata* Nannf.；《滇南本草》之"沙参"为布莱沙参 *A. bulleyana* [=云南沙参 *A. khasiana*（Hook. f. et Thoms.）Coll. et Hemsl.]，此外尚有泡沙参 *A. potaninii* Korsh.、长白沙参 *A. pereskiifolia*（Fisch. ex Roem. et Schult.）G. Don、狭叶沙参 *A. gmelinii*（Spreng.）Fisch.、石沙参 *A. polyantha* Nakai 等在各地也作沙参用。

《中国大兴安岭蒙中药植物资源志》中记载了轮叶沙参 *A. tetraphylla*，蒙医所用功能主治如上，而《实用蒙药学》中记载沙参 *A. stricta*（索纳日阿、德得-鲁都得-道尔吉）用于热病伤阴、口干舌燥、肺热咳嗽、劳嗽咳血，与蒙医所用轮叶沙参 *A. tetraphylla* 不同，而与中药用法相似。

藏医还药用青藏高原所产的沙参属（*Adenophora*）其他植物，有甘孜沙参 *A. jasionifolia* Franch.、川藏沙参 *A. lilifolioides* Pax et Hoffm.、天蓝沙参 *A. coelestis* Diels 等，但未见标准收载，应按制剂批文规定使用。

文献记载，彝医也药用天蓝沙参 *A. coelestis* Diels。

沙　糖　木

【民族药名】傣药（难晚囡）。

【来源】芸香科植物山油柑 Acronychia pedunculata (L.) Miq. 的干燥茎枝及叶。

【标准】贵州中民标(03)。

【功能主治】傣药(叶、根、心材)：用于风湿性腰腿痛，跌打肿痛，支气管炎，胃痛，疝气痛。

中药：行气止痛，化痰止咳，活血祛瘀。用于支气管炎，感冒咳嗽，风湿性腰腿痛，跌扑瘀痛，胃痛，疝气痛。

【用法与用量】15~30g。

【化学成分】含酚类：山油柑素(acronylin)，山油柑双素(acrovestone)，6-去甲山油柑素(6-demethylacrohylin)，山油柑萜醇(bauerenol)等；生物碱类：吴茱萸春碱(evolitrine)，香草木宁(kokusaginine)，山油柑碱(acronycine)等；挥发油：棕榈酸(palmitic acid)，α-古巴烯(α-copaene)，δ-杜松烯(δ-cadinene)，柠檬烯(limonene)，(E,Z)-2,4-癸二烯醛[(E,Z)-2,4-decadienal]，香树烯(aromadendrene)，α-，β-蒎烯(α-，β-pinene)等。

山油柑碱

【药理作用】小鼠实验表明，山油柑对网状细胞白血病 L615、网组织细胞腹水瘤、肝癌、骨髓性白血病 C1498、宫颈癌 U14、浆细胞性骨髓瘤 X5563、腺癌 755 等均有治疗或抑制作用；能降低吉田腹水瘤细胞分裂指数，影响癌细胞核酸的生成，显著降低 L615 小鼠脾脏 RNA 的含量，而对正常动物组织中的 RNA、DNA 无显著影响。对仙台株流感病毒有抑制作用。

【制剂】苗药：白沙糖浆。

附注：山油柑 A. pedunculata 的心材在《台湾中药典范》(85)中以"降真香"之名收载。

山茶花(红山茶花)

【民族药名】彝药(智猛维，黑马四嘎)。

【来源】山茶科植物山茶 Camellia japonica L.、滇山茶 Camellia reticulata Lindl. 或怒江红山茶 Camellia saluenensis Stapf ex Bean 的干燥花及花蕾。

【标准】部标蒙药(附录,98)，云南中标(彝药,05)，江苏中标(86,89)，福建中标(90,06)，上海中标(94)，湖北中标(09)。

【功能主治】彝药：养血活血，收敛止泻。用于月经不调，痛经，崩漏，腹泻，湿热下注，痢疾，痔疮出血，鼻衄，吐血，直肠下血。

中药：凉血止血，调经。用于鼻衄，崩漏，月经不调。

【用法与用量】10~15g。

【化学成分】含黄酮类：山奈酚-3-O-β-D-葡萄糖基-(6→1)-2,3-O-二乙酰基-α-L-鼠李糖基-(4→1)-2,3,4-O-三乙酰基-α-L-鼠李糖苷[kaempferol-3-O-β-D-glucopyranosyl-(6→1)-2,3-O-acetyl-α-L-rhamnopyranosyl-(4→1)-2,3,4-O-acetyl-α-L-rhamnopyranoside]，山奈酚-3-O-β-D-葡萄糖基-(6→1)-2,3-O-二乙酰基-α-L-鼠李糖基-(4→1)-2,3-O-二乙酰基-α-L-鼠李糖苷[kaempferol-3-O-β-D-glucopyranosyl-(6→1)-2,3-O-acetyl-α-L-rhamnopyranosyl-(4→1)-2,3-O-acetyl-α-L-rhamnopyranoside]，山奈酚-3-O-β-D-葡萄糖基-(6→1)-2,3-O-二乙酰基-α-L-鼠李糖基-(4→1)-2-O-乙酰基-α-L-鼠李糖苷[kaempferol-3-O-β-D-glucopyranosyl-(6→1)-2,3-O-acetyl-α-L-rhamnopyranosyl-(4→1)-2-O-acetyl-α-L-rhamnopyranoside]等，怒茶素[槲皮素-3-O-β-D-木吡喃糖基(1→2)-α-L-鼠李吡喃糖基(1→6)-β-D-葡萄吡喃糖苷]等；氨基酸。

山奈酚-3-O-β-D-葡萄糖基-(6→1)-2,3-O-二乙酰基-α-L-鼠李糖基-(4→1)-2,3,4-O-三乙酰基-α-L-鼠李糖苷

【药理作用】山茶花具有胃黏膜保护作用及止血作用。总黄酮对腹腔注射猪血清诱导大鼠肝纤维化形成具有一定的抑制作用，可减轻缺血再灌注引起的小鼠脑损伤，改善学习记忆能力。

【制剂】蒙药：麦冬十三味丸。

附注：彝医还使用同属植物窄叶西南红山茶 *C. pitardii* Coh. Stuart var. *yunnanica* Sealy 的花瓣。

山慈菇（毛慈姑）

【民族药名】蒙药（高格斯勒，乌斯图-毕德巴拉），苗药（比摇扁，鬼头蒜），彝药（资糯区）。

【来源】兰科植物杜鹃兰 *Cremastra appendiculata*(D. Don)Makino、独蒜兰 *Pleione bulbocodioides*(Franch.)Rolfe、云南独蒜兰 *Pleione yunnanensis* Rolfe 的干燥假鳞茎。

【标准】中国药典，贵州中标规(65)，四川中标(79,87)，新疆药标(80)，山西中标(附录,87)，贵州中标(88)，内蒙中标(88)。

【功能主治】蒙药：痈肿疔毒，淋巴结核，蛇咬伤。

苗药：清热解毒，消肿散结。用于痈疽恶疮，瘰疬结核，喉痹，狂犬病，毒蛇咬伤。

彝药：用于咯血，盗汗，潮热，颧红，消瘦。

中药：清热解毒，化痰散结。用于痈肿疔毒，瘰疬痰核，蛇虫咬伤，癥瘕痞块。

【用法与用量】3~9g。外用适量。

【化学成分】杜鹃兰含菲类：2-hydroxy-4,7-dimethoxy-phenanthre；4-甲氧基菲-2,7-二醇（flavanthrinin Ⅱ）；7-hydroxy-4-methoxy-phenanthrene-2-O-β-D-glucoside；简单芳香化合物及其苷类：对羟基苯乙醇（p-hydroxyphenethyl alcohol），3,4-二羟基苯乙醇（3,4-dihydroxyphenethyl alcohol），对羟基苯乙醇-8-O-β-D-吡喃葡萄糖苷（tyrosol-8-O-β-D-glucopyranoside），对羟基苯甲醛（p-hydroxybenzaldehyde）；联苄类：3′,5′,3″-三羟基联苄（3′,5′,3″-trihydroxybibenzyl），3,3′-二羟基-2-(p-羟苄基)-5-甲氧基联苄[3,3′-dihydroxy-2-(p-hydroxybenzyl)-5-methoxybibenzyl]等；其他：杜鹃兰素Ⅰ、Ⅱ（cremastosines Ⅰ、Ⅱ），异赫尔西酚（isohircinol），胡萝卜苷（daucosterol），大黄素甲醚（physcion），β-谷甾醇（β-sitosterol），蔗糖，葡萄糖，甘露糖等。独蒜兰含二氢菲类：shanciol，bletilol A，coelonin；另含木脂素类化合物等。

2-hydroxy-4,7-dimethoxy-phenanthre

shanciol

【药理作用】杜鹃兰甲醇提取物对小鼠 Lewis 肺癌、小鼠 S_{180} 肉瘤及小鼠肝癌均有显著抑制作用；从杜鹃兰块茎乙醇提取物中分离得到的化合物 cirrhopetalanthrin 对人结肠癌 HCT-8、肝癌 Bel7402、胃癌 BGC-823、肺癌 A549、乳腺癌 MCF-7 和卵巢癌 A2780 细胞表现出非选择性中等强度细胞毒活性。杜鹃兰对饲料中分离出的短帚霉、总状共头霉、互隔交链孢霉、蜡叶芽枝霉、柔毛葡柄霉等 16 株霉菌均有不同程度的抑制作用。杜鹃兰素Ⅰ和杜鹃兰素Ⅱ具有较强的降压活性。杜鹃兰所含秋水仙碱对急性痛风性关节炎有治疗作用，可在几个小时内使关节的红肿热痛消失。杜鹃兰可诱发体细胞和生殖细胞遗传物质损伤，具有潜在的致突变作用。杜鹃兰体内外均表现出很强的抗血管生成活性。

【制剂】苗药：艾愈胶囊。

傣药：乳癖清胶囊。

附注：来源于杜鹃兰 Cremastra appendiculata 者习称"毛慈菇"；来源于独蒜兰属（Pleione）者习称"冰球子"。

"山慈菇"之名始见于《本草拾遗》，据考证应为杜鹃兰 C. appendiculata；云南独蒜兰 P. yunnanensis 系《滇南本草》记载的"滇独蒜兰"。各地所用山慈菇的同名异物品较多。《云南药标》(74,96) 以"山慈菇"、《云南中标》（彝药，05）以"丽江山慈菇"之名收载了丽江山慈菇（山慈菇）Iphigenia indica Kunth et Benth.，本种的球茎含秋水仙碱等，有毒，不宜混用；《广西中标》（90）以"山慈菇"之名收载了马兜铃科植物山慈菇 *Asarum sagittarioides* C. F. Liang 的全草；山东等地还以百合科植物老鸦瓣 *Tulipa edulis*（Miq.）Bak. 的鳞茎作山慈菇，该种系《植物名实图考》记载的"棉花包"，商品通称"光慈菇"；新疆地区则使用伊犁光慈姑 *Tulipa iliensis* Regel 的鳞茎，也含有秋水仙碱，应注意区别。广西、湖南、贵州等地也以防己科植物金果榄 *Tinospora sagittata*（Oliv.）Cagnep. 和金牛胆 *T. capillipes* Gagnep. 的块茎混称"山慈菇"，均应注意区别，按制剂批文规定使用。

山豆根（广豆根）

【民族药名】蒙药（桌林 - 牧其日图 - 宝雅，您巴）。

【来源】豆科植物越南槐 *Sophora tonkinensis* Gagnep.、多叶越南槐 *Sophora tonkinensis* Gagnep. var. *polyphylla* S. Z. Huang et Z. C. Zhou.、柔枝槐 *Sophora subprostrata* Chun et T. Chen 的干燥根和根茎。

【标准】中国药典，贵州中标规（65），新疆药标（80），台湾中药典范（85），广西中标（90），台湾中药典（04），广西壮标（08）。

【功能主治】蒙药：清热，祛"协日乌苏"，愈伤，止渴。用于"协日乌素"病，脓疮，消渴，皮肤"协日乌素"病，丹毒。

中药：清热解毒，消肿利咽。用于火毒蕴结，乳蛾喉痹，咽喉肿痛，齿龈肿痛，口舌生疮。

【用法与用量】3~6g。有毒。

【化学成分】含生物碱类：苦参碱（matrine），氧化苦参碱（oxymatrine），臭豆碱（anagyrine），槐根碱（sophocarpine），槐根碱 N- 氧化物（sophocarpine N-oxide），金雀花碱（cytisine），槐胺碱（sophoramine），甲基金雀花碱（methylcytisine）等；黄酮类：槐酮（sophoranone），槐定（sophoradin），槐多色烯（sophoradochromene），左旋山槐素（maackiain），左旋三叶豆紫檀苷（trifolirhizin），左旋紫檀素（pterocarpin）；萜类：大豆皂醇甲酯 A（kudzusapogenol A），大豆皂甲醇 A（soyasapogenol A），大豆皂苷（soyasaponin Ⅰ），槐花二醇（sophoradiol）等。《中国药典》规定，含苦参碱（$C_{15}H_{24}N_2O$）和氧化苦参碱（$C_{15}H_{24}N_2O_2$）的总量不得少于0.70%。

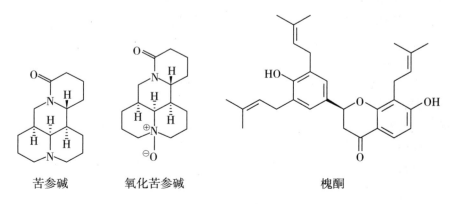

苦参碱　　氧化苦参碱　　槐酮

槐多色烯

【药理作用】体外研究表明山豆根水提物对人食管癌、肝癌、肺癌、乳腺癌、急性骨髓性白血病细胞株均有抑制和杀伤作用;苦参碱对人胰腺癌、肝癌、肺癌、恶性黑色素癌等多种癌细胞株均有抑制和杀伤作用;氧化苦参碱对人结肠癌、食管癌等多种癌细胞株亦有杀伤作用。水提液对大鼠甲醛性足趾肿胀及小鼠耳肿胀诱导的炎症均有明显抑制作用;山豆根碱对急性炎症的毛细血管通透性增高、炎症渗出和组织水肿有抑制作用,而且对炎症后期肉芽组织的增生也有抑制作用。山豆根具有较广泛的抑菌作用,水煎液对大肠埃希菌、金黄色葡萄球菌、白色葡萄球菌、甲型链球菌、乙型链球菌具有体外抑菌作用。山豆根碱具有良好的保肝降酶活性;氧化苦参碱对 CCl_4 诱导的化学性肝损伤、暴发性肝损伤、缺血再灌注肝损伤,以及乙肝和丙肝病毒性肝炎等均有保护作用。

【制剂】苗药:开喉剑喷雾剂,开喉剑喷雾剂(儿童型)。

附注:《中国植物志》中,柔枝槐 S. subprostrata Chun et T. Chen 被合并入越南槐 S. tonkinensis Gagnep. 中。

《河南中标》(91)在"山豆根(木蓝豆根)"条下收载了豆科植物宜昌木蓝 Indigofera ichangensis Craib. 和苏木蓝 Indigofera carlesii Craib.,为地方习用品,功能主治与越南槐 S. tonkinensis 相似,但其所含成分(黄酮、三萜皂苷等)有较大差异,是否具有相同功效,还有待研究。《内蒙蒙标》在"山豆根"条下收载的为防己科植物蝙蝠葛 Menispermum dauricum DC.,该种《中国药典》以"北豆根"之名收载,其功能主治与"山豆根"不同,不宜混用(参见"北豆根"条)。

山 矾 叶

【民族药名】藏药(西坎,西侃洛玛,徐坎洛玛),傣药(埋糯木)。

【来源】山矾科植物白檀 Symplocos paniculata (Thunb.) Miq. 的干燥叶。

【标准】部标藏药(95),青海藏标(92)。

【功能主治】藏药:清热,消炎。用于肺热病,肾热病,传染性热病,扩散伤热病,腰肌劳损,口腔炎。

傣药:补土健胃,消食通气,凉血止血。用于"短混列哈"(恶心呕吐),"接崩短嘎,列哈"(脘腹胀痛,呕吐),"割鲁了冒米喃农,多温多约,冒开亚毫"(产后乳汁不下,体弱多病,不思饮食),"菲埋喃皇罗,把办哦勒"(水火烫伤,外伤出血)。

【用法与用量】5~15g。

【化学成分】含三萜类：蒲公英赛醇(taraxerol)，蒲公英赛酮(14-taraxeren-3-one)，19-α-羟基-3-O-乙酰熊果酸(19-α-hydroxyl-3-O-acetylursolic acid)，熊果酸(ursolic acid)，3-氧代-19α,23,24-三羟基熊果-12-烯-28-酸(3-oxo-19α,23,24-trihydroxy urs-12-en-28-oic acid)，2α,3α-二羟基-12-烯-28-熊果酸(2α,3α-dihydroxy-urs-12-en-28-oic acid)，2β,3β,23,24-四羟基-12-烯-28-熊果酸(2β,3β,23,24-tetrahydroxy-12-en-28-ursolic acid)；脂肪酸类：正三十碳酸(n-triacontanoic acid)，月桂酸(lauric acid)，棕榈酸(palmitic acid)，硬脂酸(stearic acid)，油酸(oleic acid)，亚油酸(linoleic acid)，4,4-二甲基庚二酸(4,4-dimethyl heptanedioic acid)；甾体类：β-豆甾醇(β-stigmasterol)，胡萝卜苷(daucosterol)；其他：角胡麻苷(martynoside)，桦褐孔菌二糖(inotodisaccharide)等。

蒲公英赛醇　　　　　　　月桂酸

【制剂】藏药：十味诃子丸，十三味马蔺散，十三味蒺藜丸，十七味大鹏丸，十八味杜鹃丸，十八味诃子利尿胶囊，十八味诃子利尿丸，十八味诃子丸，二十六味通经散，二十八味槟榔丸，风湿止痛丸，茜草丸，萨热大鹏丸。

附注：白檀 *Symplocos paniculata* 的花、茎、根，傣医也药用。

珊 瑚 姜

【民族药名】苗药(加榜海丢)。

【来源】姜科植物珊瑚姜 *Zingiber corallinum* Hance 的新鲜或干燥根茎。

【标准】贵州中民标(03)。

【功能主治】苗药：温中散寒，消肿止痛，平喘止咳，解痉。用于感冒咳嗽，腹痛，腹泻，皮肤顽癣，脂溢性皮炎，传染性肝炎，风湿骨痛，骨折。

中药：消肿，散瘀，解毒。用于传染性肝炎，风湿骨痛；外用于骨折。

【用法与用量】3~5g；鲜用 10g，磨汁，温水吞服或白酒吞服。外用适量，研末或捣烂敷患处。

【化学成分】含挥发油：香桧烯(sabinene)，松油烯-4-醇(terpinen-4-ol)，γ-松油烯(γ-terpinene)，β-蒎烯(β-pinene)，β-甜没药烯(β-bisabolence)，反式-3,4-二甲氧基肉桂炔醛，3,5-二甲氧基炔醛，3-甲氧基-4-羟基肉桂酸甲酯等；其他类：姜黄素(curcumin)，胡萝卜苷(daucosterol)，顺-3-(3′,4′-二甲氧基苯基)-4-[(E)-3″,4″-二甲氧基苯乙烯基]-环己烯-1等。

香桧烯(sabinene)　　　　　　　姜黄素(curcumin)

【药理作用】珊瑚姜油对最常见的革兰氏阴性耐药菌、铜绿假单胞菌、大肠埃希菌、阴沟杆菌及革兰氏阳性耐药菌均有显著抑菌作用;且是一种良好的天然抗氧化剂,其抗氧化效果优于 BHT 及维生素 E。具有拮抗乙酰胆碱、磷酸组胺、氯化钡引起的离体肠肌痉挛性收缩运动的作用。对醋酸所致疼痛扭体反应有抑制作用。

【制剂】苗药:姜黄消痤搽剂。

山　奈

【民族药名】藏药(曼嘎,满嘎,嘎母,加嘎,嘎玛,贝嘎),蒙药(查干-嘎,嘎札),傣药(晚荒,万换,万烘)。

【来源】姜科植物山奈 *Kaempferia galanga* L. 的干燥根茎。

【标准】中国药典,部标藏药(附录,95),内蒙蒙标(86),新疆药标(80),台湾中药典范(85),台湾中药典(04)。

【功能主治】藏药:散寒暖胃,消食,舒胸,止泻止吐。用于"培根"与"龙"的并发症,消化不良,胃寒,吐血,胸闷,肺脓。

蒙药:除"巴达干赫依",温中消化,化瘀。用于消化不良,胃痛,恶心,恶血瘀积血痞,月经不调。

傣药:清热解毒,消肿止痛,通气血。用于"接崩短嘎,鲁短"(脘腹胀痛,腹泻),"说凤令兰"(口舌生疮),"拢沙龙接火"(咽喉肿痛),"拢沙龙接喉"(牙痛),"农暖农杆"(乳痈),"斤档斤匹"(食物中毒),"阻伤"(跌打损伤),"拢梅兰申"(风寒湿痹证,肢体关节酸痛,屈伸不利)。

中药:行气温中,消食,止痛。用于胸膈胀满、脘腹冷痛、饮食不消。

【用法与用量】3~10g。

【化学成分】含挥发油类:反式对甲氧基桂皮酸乙酯(*trans*-ethyl-*p*-methoxycinnamate),桂皮酸乙酯(ethylcinnamate),龙脑(borneol),异龙脑(isoborneol),莰烯(camphene),3-蒈烯(3-carene),α-侧柏烯(α-thujene),α-,β-蒎烯(pinene),苯甲醛(benzaldehyde),α-,β-水芹烯(phellandrene),对甲氧基苏合香烯(*p*-methoxystyrene),乙酸龙脑酯(bornyl acetate),γ-荜澄茄烯(γ-cadinene),百里香酚(thymol)等;其他:山奈酚(kaempferol),山奈素(kaempferide),维生素 P 等。《中国药典》中规定,含挥发油不得少于 4.5%(ml/g)。

山柰酚　　　　　　百里香酚

【药理作用】山柰挥发油可抑制裸鼠原位移植人胃疮细胞增殖,并诱导其凋亡。正丁醇提取物对 DPPH 自由基具有强的清除能力。煎剂在 0.25%~0.75% 浓度时,对豚鼠离体肠管呈兴奋作用,浓度增加至 1%~1.25% 时则出现抑制作用;试管内对许兰毛癣菌、共心性毛癣菌、堇色毛癣菌等 10 种致病真菌有不同程度的抑制作用。此外,山柰还具有镇静、镇痛作用。

【制剂】藏药:五味马钱子汤散,六味安消散,七味槟榔散,九味石榴丸,十味豆蔻丸,十味铁粉散,十味消食散,十二味奇效汤散,十二味石榴散,十五味铁粉散,二十味金汤散,二十五味阿魏胶囊,二十五味阿魏散,二十五味肺病散,二十五味肺病丸,二十五味鬼臼丸,二十九味能消散,三十五味沉香丸,安神丸,白脉软膏,诃子吉祥丸,能安均宁散,香菊活血丸。

蒙药:沉香安神散,风湿三味丸,冠心七味片,活血六味散,吉祥安神丸,健胃十味丸,克感额日敦片,六味安消散,清瘟止痛十一味丸,四味土木香散,乌兰十三味汤散,痔瘘六味散。

维药:祖卡木颗粒。

附注:藏医药用"山柰"的功效与"干姜"相近,在藏成药处方中常相互替代使用。文献记载,藏医也以长穗姜花 *Hedychium spicatum* Ham. ex Smith(草果药)、姜 *Zingiber officinale* Rosc.、高良姜 *Alpinia officinarum* Hance 作山柰的代用品,应按制剂批文规定使用(参见"干姜"条)。

山药(福建山药,广山药)

【民族药名】蒙药(囊给-查干)。

【来源】薯蓣科植物薯蓣 *Dioscorea opposita* Thunb.、参薯 *Dioscorea alata* L.、褐苞薯蓣 *Dioscorea persimilis* Prain et Burk.、日本薯蓣 *Dioscorea japonica* Thunb.、山薯 *Dioscorea fordii* Prain et Burkill 的干燥根茎。

【标准】中国药典,新疆药标(80),湖南中标(93,09),广西中标(96),浙江中标(2000),福建中标(06),广东中标(11)。

【功能主治】蒙药:用于脾虚久泻,久痢,食少便溏,肺虚咳喘,糖尿病,小便频数,遗精,白带。

苗药:用于脾虚腹泻,肺虚咳嗽,糖尿病,小便频数,遗精,白带。

中药:补脾养胃,生津益肺,补肾涩精。用于脾虚食少,久泻不止,肺虚喘咳,肾虚遗精,带下,尿频,虚热消渴。麸炒山药补脾健胃。用于脾虚食少,泄泻便溏,白带过多。

【用法与用量】15~30g。

【化学成分】含多糖类：由鼠李糖（rhamnose）、阿拉伯糖（arabinose）、甘露糖（mannose）、葡萄糖（glucose）、半乳糖（galactose）等组成；氨基酸类：精氨酸，谷氨酸，天冬氨酸，胱氨酸；甾体类：β-谷甾醇（β-sitosterol），β-胡萝卜苷（β-daucosterol），β-谷甾醇醋酸酯（β-sitosteryl acetate），7-羰基-β-谷甾醇（7-oxo-β-sitosterol）；其他：棕榈酸（palmitic acid），油酸（oleic acid），5-羟甲基-糠醛（5-hydroxymethylfurfural），6,7-dihydroxy-2-methoxy-1,4-phenanthrenedione、chrysoeriol-4'-O-β-D-glucopyranoside、chrysoeriol-7-O-β-D-glucopyranoside。

【药理作用】山药提取物对小鼠细胞免疫和体液免疫均有较强的促进作用；能明显拮抗氯化乙酰胆碱及氯化钡引起的大鼠离体回肠强直性收缩。水煎剂对四氧嘧啶引起的小鼠糖尿病模型有预防和治疗作用，可明显对抗外源葡萄糖及肾上腺素引起的小鼠血糖升高。粗多糖能抑制脾虚小鼠胃排空及小肠推进，同时，脾虚指数与胸腺指数均有一定增加。此外，山药还具有抗肿瘤、抗衰老等作用。

【制剂】苗药：儿脾醒颗粒，复方伸筋胶囊，金鳝消渴颗粒。

彝药：肠舒止泻胶囊，尿路康颗粒，溶栓脑通胶囊。

傣药：惠血生胶囊，姜竭补血合剂。

附注：《中国药典》1963年版收载的山药的基源植物的学名曾使用 *Dioscorea batatas* Decne.，该学名在《中国植物志》中被作为 *D. opposita* 的异名。

山药栽培历史悠久，传统以河南沁阳市、焦作市（明清时为"怀庆府"）为道地产区，又称"怀山药""铁杆山药"（焦作产）。栽培山药有药用和食用之分，应注意区别。

山药产地加工中，采挖后除去外皮和须根干燥者习称"毛山药"；除去外皮切成厚片干燥者习称"山药片"；选择肥大顺直的干燥山药，置清水中浸至无干心，闷透切齐两端，用木板搓成圆柱状晒干，打光，习称"光山药"。产地加工中常用硫熏，《中国药典》规定，二氧化硫残留：毛山药和光山药不得过400mg/kg，山药片不得过10mg/kg。

山楂（云山楂，野山楂，云阳山楂，南山楂）

【民族药名】藏药（阿尼合，局如日），蒙药（道老闹，达古日-道老闹，乌苏利格-道老闹），维药（都拉乃，咱卢黎，侧如日沙尼克，射节热土德都比）。

【来源】蔷薇科植物山里红 *Crataegus pinnatifida* Bge. var. *major* N. E. Br.、山楂 *Crataegus pinnatifida* Bge.、湖北山楂 *Crataegus hupehensis* Sarg.、云南山楂 *Crataegus scabrifolia*（Franch.）Rehd.、野山楂 *Crataegus cuneata* Sieb. et Zucc. 的干燥成熟果实。

【标准】中国药典，部标中药（92），四川中标（77，84，87），新疆药标（80），台湾中药典范（85），云南药标（96），贵州中民标（03）。

【功能主治】藏药：消食，散瘀。用于食积，肉积，痛经，产后瘀阻腹痛。

蒙药：祛"巴达干""协日"，滋补强身。用于黄疸，腑"协日"症，发热烦渴，瘟疫，尿涩，新、陈热。

维药：生干生寒，燥湿增酸，补胃消食，滋补肝脏，增食开胃，增强消化，止泻止痢，固尿缩尿，降低血脂，消炎退肿。用于湿热性或血液质性疾病，如湿性胃酸过少，食积不化，热盛肝虚,胃纳不佳,消化不良,腹泻痢疾,小便点滴不清,血脂偏高,各种炎肿。

中药:消食健胃,行气散瘀,化浊降脂。用于肉食积滞,胃脘胀满,泻痢腹痛,瘀血经闭,产后瘀阻,心腹刺痛,胸痹心痛,疝气疼痛,高脂血症。焦山楂消食导滞作用增强。用于肉食积滞,泻痢不爽。

【用法与用量】 6~12g。维医认为本品对肾脏、胃虚、肠虚者有害,并可引起肠梗阻、头痛等,对胃寒者可导致胃肌松弛,可以洋茴香、小茴香、沉香、玫瑰花糖膏矫正。

【化学成分】 含有机酸类:枸橼酸(citric acid),甲酸(formic acid)、酒石酸(tartaric acid),绿原酸(chlorogenic acid)、草酸(oxalic acid),苹果酸(malic acid);黄酮类:芹菜素(apigenin),木犀草素(luteolin),牡荆素(vitexin),异牡荆素(isovitexin),荭草素(orientin),异荭草素(isoorientin),芦丁(rutin),金丝桃苷(hyperin);三萜类:熊果酸(ursolic acid),科罗索酸(corosolic acid),环阿屯醇(cycloartenol),β-香树脂(β-amyrin),熊果醇(uvaol),齐墩果酸(oleanolic acid),山楂酸(crataegolic acid),白桦脂醇(betulin);甾体类:β-谷甾醇(β-sitosterol),β-胡萝卜苷(β-daucosterol),豆甾醇(stigmasterol);其他:邻甲氧基苯乙胺(O-methoxyphen-ethylamine),酪胺(tyramine),异丁胺(isobutylamine),苯乙胺(phenylethylamine),乙胺(ethylamine),二甲胺(dimethylamine),三甲胺(trimethylamine),异戊胺(isoamylamine),胆胺(ethanolamine),胆碱(choline),乙酰胆碱(acetylcholine),亚精胺(spermindine)等。《中国药典》规定含有机酸以枸橼酸($C_6H_8O_7$)计,不得少于5.0%。

枸橼酸　　白桦脂醇　　山楂酸

异荭草素　　齐墩果酸

【药理作用】 山楂醇提液对受刺激的大鼠胃平滑肌活动有双向调节作用,收缩状态时可使之舒展,舒展状态时则可以使之收缩,并使活动加强。山楂注射液对小鼠体液免疫及细胞免疫均有促进作用。乙醇提取物能够降低高血脂大鼠血清中胆固醇、甘油三酯和低密度脂蛋白胆固醇的含量,升高大鼠血清中高密度脂蛋白胆固醇的含量。山里红水煎醇沉液对家兔急性心肌缺血具有保护作用,黄酮类化合物对离体蛙心具有明显的强心作用。此外,山楂还具有降压、抗血栓、抗氧化、抗癌、抑制突变、抗炎、镇痛等作用。

【制剂】苗药:儿脾醒颗粒,胃可安胶囊,血脂平胶囊,银丹心脑通软胶囊。

傣药:回心康片,山楂内金口服液。

附注:不同地区还药用有山楂属(*Crataegus*)的其他种类,《甘肃中标》(95)收载有"平凉山楂",为平凉山楂 *C. shensiensis* Pojark.(陕西山楂);《广西中标》(90)在"山楂"条下收载的基源为同科植物光萼林檎 *Malus leiocalyca* S. Z. Huang、台湾林檎 *M. doumeri*(Bois.)Chev.,为地方习用品。应按制剂批文规定使用。

藏医药古籍中未见有药用山楂的记载,但民间也使用山楂 *C. pinnatifida*、野山楂 *C. cuneata*、甘肃山楂 *C. kansuensis* Wils.果实作消食药等。文献记载,青海、甘肃、四川部分藏医曾以山楂作为余甘子的代用品,两者完全不同,不宜混用。

文献记载,蒙医还药用光叶山楂 *C. sanguinea* Pall.、毛山楂 *C. maximowiczii* Schneid.的果实,但未见有标准收载。

山栀茶(山枝茶)

【民族药名】苗药(阿锐杜枇杷,窝本努那,豆威,兜窝刚巴利)。

【来源】海桐花科植物莽草海桐 *Pittosporum illicioides* Makino、光叶海桐 *Pittosporum glabratum* Lindl.、狭叶海桐 *Pittosporum glabratum* Lindl. var. *neriifolium* Rehd. et Wils. 的干燥根。

【标准】中国药典(77),贵州中民标(03)。

【功能主治】苗药:镇静安神,补虚降压。用于神经衰弱,头晕失眠,虚劳咳喘,遗精,高血压。

中药:安神,活血消肿,解毒止痛。用于肾虚,体虚遗精,高血压,胃脘痛,风湿痛,扭伤,水肿,蛇咬伤,皮肤瘙痒。

【用法与用量】10~20g。

【化学成分】含苯丙素类:丁香脂素(syringaresinol)、浙贝素(zhebeiresinol),丁香脂醇双葡萄糖苷(syringaresinol-4′,4′-*O*-bis-β-D-glucoside),丁香脂素 -4,4′- 双 -*O*-β-D- 葡萄糖苷(syringaresinol-4,4′-*bis*-*O*-β-D-glucopyranoside),紫丁香苷(syringin),丁香脂素 -4-*O*-β-D- 吡喃葡萄糖苷(syringaresinol-4-*O*-β-D-glucopyranoside),异落叶松树脂醇 -9′-*O*-β-D- 吡喃葡萄糖苷(isolariciresinol 9′-*O*-β-D-glucopyranoside),南烛木树脂酚 -9′-*O*-β-D- 吡喃葡萄糖苷(lyoniresinol 9′-*O*-β-D-glucopyranoside),8-*O*-4/8-*O*-4- 脱氢阿魏酸三聚体(8-*O*-4/8-*O*-4-dehydrotriferulic acid),芥子醛葡萄糖苷(sinapaldehydeglucoside);蒽醌类:1,3- 二羟基蒽醌(1,3-dihydroxy-9,10-anthraquinone),1,3,6- 三羟基 -2- 甲基蒽醌(2-methyl-1,3,6-trihydroxy-9,10-anthraquinone),1,3,6- 三羟基 -2- 甲基蒽醌 -3-*O*-α- 鼠李糖(1→2)-β-D-(6′-*O*- 乙酰基)葡萄糖苷 [2-methyl-1,3,6-trihydroxy-9,10-anthraquinone-3-*O*-α-rhamnosyl(1→2)-β-D-(6′-*O*-acetyl)glucoside],1,3,6- 三羟基 -2- 甲基蒽醌 -3-*O*-α- 鼠李糖(1→2)-β-D- 葡萄糖苷 [2-methyl-1,3,6-trihydroxy-9,10-anthraquinone-3-*O*-α-rhamnosyl(1→2)-β-D-glucoside];三萜类:3α- 羟基 -20- 脱甲异木油树 -14(15)- 烯 -28,30- 二酸 [3α-hydroxyl-20-

demethylisoaleuritolic-14(15)-ene-28, 30-dioic acid], 22- 乙酰基 -21-(2- 乙酰氧基 -2- 甲基丁酰基)-R₁- 玉蕊醇 -3-O-β-D- 葡萄糖 -(1 → 2)-α-L- 阿拉伯糖(1 → 3)-β-D- 葡萄糖醛酸苷 [3-O-{β-D-glucopyranosyl-(1 → 2)-[α-L-arabinopyranosyl-(1 → 3)]-β-D-glcuronopyranosyl}-21-(2-acetoxy-2-methylbutyryl)-22-acetyl-R₁- barrigenol]；挥发油类：顺式马鞭草烯酮（cis-verbenone）, 己醛（hexanal）, 8- 羟基 - 对聚伞素（8-hydroxy-p-cymene）, 反式松香芹醇 [trans-(-)-pinocarveol], 异龙脑（isoborneol）, α- 松油醇（α-terpineol）, 绿花白千层醇（viridiflorol）, 糠醛（furfural）, 2- 戊基呋喃（2-pentylfuran）, 顺式藏茴香醇（cis-carveol）；其他：3,4,5- 三甲氧基苯 -1-O-β-D- 呋喃芹糖 -(1 → 6)-β-D- 吡喃葡萄糖苷 [3,4,5-trimethoxyphenol-1-O-β-D-apiofuranosyl-(1 → 6)-β-D-glucopyranoside], 6,7- 二甲氧基香豆素（6,7-dimethoxycoumarin）, 7- 羟基 -6- 甲氧基香豆素（7-hydroxy-6-methoxycoumarin）, 硬脂酸（stearic acid）、豆甾醇（stigmasterol）、大叶茜草素（mollugin）, 丁香酸（syringic acid）等。

丁香脂素

1,3-二羟基蒽醌

【药理作用】山栀茶的水提物和醇提物能显著缩短小鼠悬尾试验和强迫游泳试验的不动时间，有明显抗抑郁作用。乙酸乙酯萃取部位对小鼠口腔溃疡有强的疗效和体征改善作用。山栀茶皂苷在体外杀人精子试验与豚鼠在体附睾尾囊杀精子试验中显示有较强的杀精子效果。

【制剂】苗药：九龙解毒胶囊，蓝芷安脑胶囊，醒脾养儿胶囊。

附注：《中国植物志》中，P. illicioides 的中文名使用"海金子"。

光叶海桐 P. glabratum 的种子（果实）苗族也药用，其功能清热利咽、止泻，与根不同。

《云南中标》（彝药，05）以"臭皮/浪莫争"之名收载了短萼海桐 P. brevicalyx（Oliv.）Gagnep. 的树皮，功能清热解毒、祛风除湿，用于疮疡疥癣、皮肤瘙痒、风湿痹痛。

山茱萸（枣皮）

【民族药名】蒙药（西莫图 - 益日盖），苗药（沼崽良）。

【来源】山茱萸科植物山茱萸 Cornus officinalis Sieb. et Zucc. 的干燥成熟果肉。

【标准】中国药典，新疆药标（80），台湾中药典范（85），台湾中药典（04），香港中标（第四期）。

【功能主治】蒙药：用于耳鸣眩晕，腰膝酸软，自汗盗汗，小便频数，遗精，月经过多。

苗药：用于耳鸣眩晕，腰膝酸软，自汗盗汗，小便频数，遗精，月经过多。

中药：补益肝肾，收涩固脱。用于眩晕耳鸣，腰膝酸痛，阳痿遗精，遗尿尿频，崩漏带下，大汗虚脱，内热消渴。

【**用法与用量**】6~12g。

【**化学成分**】含环烯醚萜苷：马钱苷(loganin)，马鞭草苷(verbenalin)，獐牙菜苷(sweroside)等；三萜类：齐墩果酸(oleanolic acid)，熊果酸(ursolic acid)，桦木酸(betulinic acid)等；黄酮类：山奈酚(kaempferol)，槲皮素(quercetin)，山奈酚-3-O-β-D-葡萄糖苷(kaempferol-3-O-β-D-glucoside)等；挥发性成分：棕榈酸(palmitic acid)，桂皮酸苄酯(benzyl cinnamate)，异丁醇(isobutyl alcohol)等；其他类：莫诺苷(morroniside)，没食子酸(gallic acid)，β-谷甾醇(β-sitosterol)等。《中国药典》规定含莫诺苷($C_{17}H_{26}O_{11}$)和马钱苷($C_{17}H_{26}O_{10}$)不得少于1.2%；《香港中标》规定含马钱苷($C_{17}H_{26}O_{10}$)不少于0.65%，莫诺苷($C_{17}H_{26}O_{11}$)不少于1.3%。

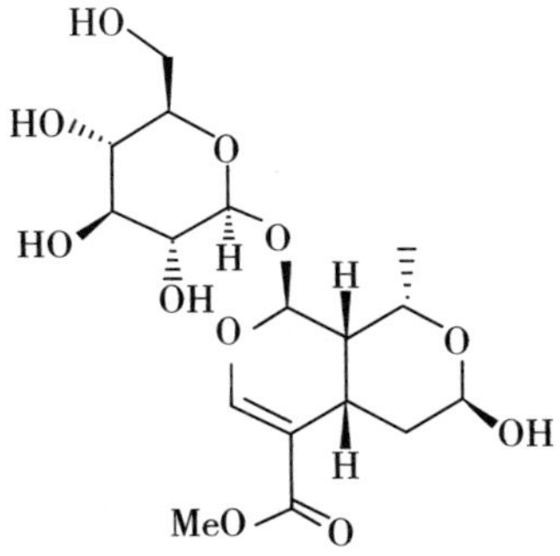

莫诺苷 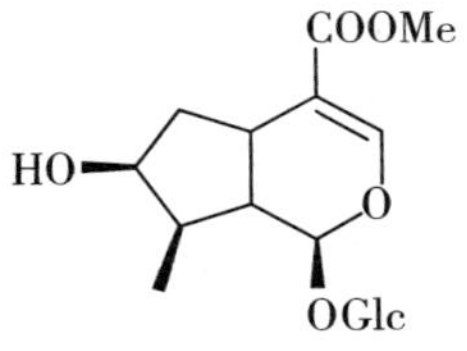　　　　马钱苷 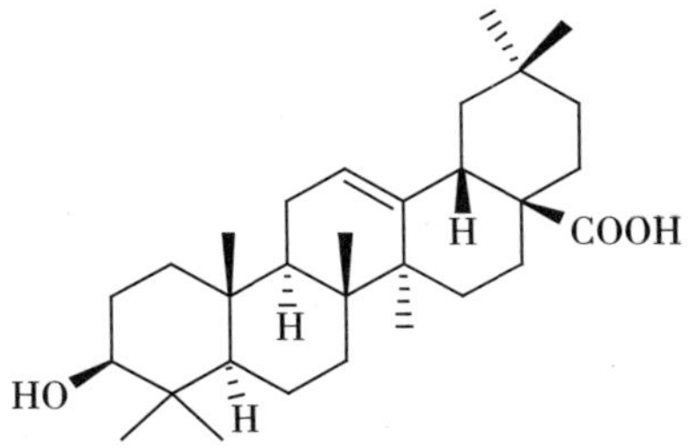　　　　齐墩果酸

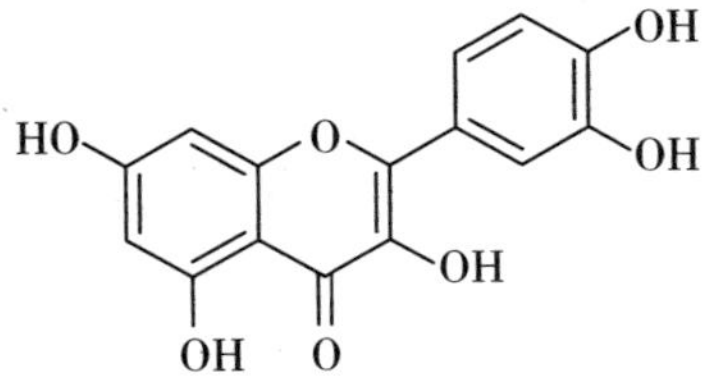

槲皮素 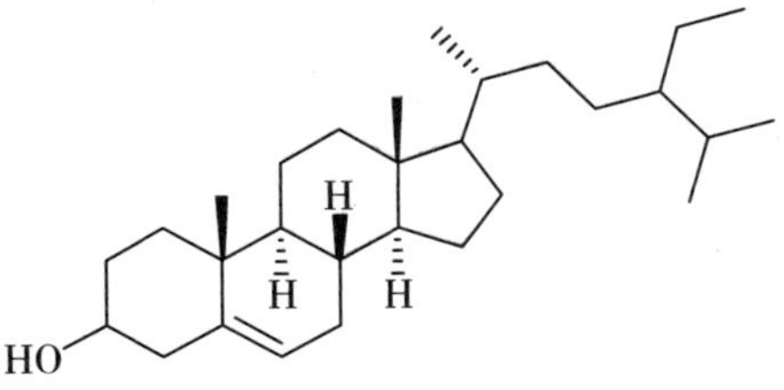　　　　β-谷甾醇

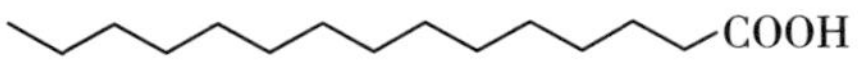

棕榈酸(palmitic acid)

【**药理作用**】山茱萸水浸物对金黄色葡萄球菌、痢疾杆菌、白念珠菌和红念霉菌有抑制作用。总苷和多糖有良好的抗炎免疫抑制作用，其中多糖的高、低剂量均可显著提高小鼠腹腔巨噬细胞吞噬百分率和吞噬指数($P<0.05$)，可显著促进小鼠溶血素的形成($P<0.01$)和小鼠淋巴细胞的转化($P<0.01$)。总萜可显著降低四氧嘧啶糖尿病模型小鼠的血糖，提高血清胰岛素水平，显著降低链脲霉素糖尿病模型大鼠的血糖值，增加肝糖原含量。

【**制剂**】苗药：复方伸筋胶囊。

少花延胡索

【民族药名】藏药（莪代哇）。
【来源】罂粟科少花延胡索 Corydalis alpestris C. A. Mey 及同属多种植物的全草。
【标准】部标藏药（附录，95），青海藏标（92）。
【功能主治】藏药：清热解毒。用于瘟病时疫，"赤巴"热病，脉"赤巴"病。
【用法与用量】5~9g。
【化学成分】含生物碱类：延胡索甲素（corydaline），延胡索乙素（tetrahydropalmatine），延胡索丙素（protopine），异紫堇球碱（isocorybulbine）等。

延胡索甲素　　　　　延胡索乙素　　　　　延胡索丙素

【制剂】藏药：二十九味羌活散，甘露灵丸。
附注：关于"莪代哇"的基源有争议，涉及罂粟科与龙胆科的多种植物。藏医药古籍文献《晶珠本草》记载"莪代哇"分为"草代哇""水代哇"和"木代哇"三种；《乌杖那图鉴》记载"花瓣6片，淡蓝绿色，花状如当日丝哇（高山紫堇），花开二至三朵，多于五朵则非本品"，《中国藏药》在"莪代哇"条下记载，《晶珠本草》记载的"莪代哇"即为少花延胡索 Corydalis alpestris C. A. Mey；而《蓝琉璃》中记载的"草代哇"的花深蓝色，形状与榜间（龙胆类）同，可能为其他植物，有待考证。《西藏藏标》（12）收载的"莪德哇"、《中华本草：藏药卷》记载的"莪代哇"均为龙胆科植物全萼龙胆 Gentiana lhassica Burk. 的全草，功能主治为"清热，解瘟疫。用于瘟疫发热，炎症，胆热证，时疫感冒等"，与少花延胡索 Corydalis alpestris C. A. Mey 相近；《中华本草：藏药卷》言各地藏医所用"莪代哇"主要为该种，其他尚有龙胆科植物膜边獐芽菜 Swertia marginata Schrenk，以及罂粟科植物少花延胡索 C. alpestris、三叶紫堇（半荷包紫堇）Corydalis hemidicentra Hand.-Mazz. 等多种紫堇属植物。这些龙胆科植物是否是《蓝琉璃》中记载的"草代哇"，还有待调查考证。"二十九味羌活散"和"甘露灵丸"处方中均使用"少花延胡索"名称，故本书暂采用《部标藏药》的规定，应按制剂批文规定使用。

少花延胡索 C. alpestris 见于《西藏植物志》记载，《中国植物志》中未记载。

茗叶细辛（乌金七）

【民族药名】苗药（付仙药，傲芒抓）。
【来源】马兜铃科植物双叶细辛 Asarum caulescens Maxim.、尾花细辛 Asarum

caudigerum Hance、青城细辛 *Asarum splendens* (Maekawa) C. Y. Cheng et C. S. Yang、短尾细辛 *Asarum caudigerellum* C. Y. Cheng et C. S. Yang 的新鲜或干燥全草。

【标准】四川中标(92)，贵州中民标(03)，湖北中标(09)。

【功能主治】苗药：发散风寒，化痰止咳，消肿止痛。用于感冒发热，头痛，风寒咳嗽，痰饮咳喘，胃痛，牙痛，肺炎，百日咳，风湿痹痛，疟疾，疮疡肿毒。

中药：发表散寒，化痰止咳，消肿止痛。用于风寒感冒，头痛，风湿痹痛，牙痛，痰饮咳喘，疮疡肿痛。

【用法与用量】1.5~6g。外用适量，鲜品捣烂敷患处。有小毒，儿童及老人慎用；阴虚头痛、肺热咳嗽及孕妇禁用。按中医理论，本品不宜与藜芦同用。

【化学成分】含挥发油类(0.4%)：甲基丁香酚(methyleugenol)，甲基异丁香酚，龙脑(borneol)，乙酸龙脑酯(bornylacetate)，4-松油烯醇(terpinen-4-ol)，α-松油醇(α-terpineol)，乙酸松油醇酯(terpinylacetate)，黄樟醚(safrole)，α-蒎烯(α-pinene)，β-蒎烯(β-pinene)，莰烯(camphene)，萘(naphthalene)，肉豆蔻醚(myristicin)，榄香脂素(elemicin)，异榄香脂素等；其他：豆甾4-烯-3-酮，6,6-二甲基-2-亚甲基-二环[3,1,1]-庚烷-3-醇。

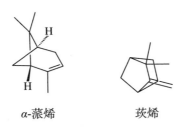

α-蒎烯　　　莰烯

【制剂】苗药：十二味痹通搽剂，痛可舒酊。

附注：苗医使用的"苕叶细辛"尚有同属植物五岭细辛 *A. wulingense* C. F. Liang，该种为《湖南中标》(93,09)收载的"湘细辛"的基源之一。各地所用"细辛"类药材的种类较为复杂，也常相互替代或混用，"苕叶细辛"也系地方习用的品种之一(参见"细辛"条)。

蛇　床　子

【民族药名】藏药(拉拉普，拉拉卜)，蒙药(呼希格图-乌热，呼西格图-乌热，拉拉普德)，维药(纳力古力乌拉盖)。

【来源】伞形科植物蛇床 *Cnidium monnieri* (L.) Cuss. 的干燥成熟果实。

【标准】中国药典，部标藏药(附录，95)，部标维药(附录，99)，青海藏标(附录，92)，内蒙蒙标(86)，新疆药标(80)，台湾中药典范(85)，香港中标(第四期，12)。

【功能主治】藏药：祛寒，消食。用于胃寒腹胀，消化不良，虫病。

蒙药：温中，杀虫。用于胃寒，消化不良，"巴木"病，游痛症，滴虫病，痔疮，皮肤瘙痒，湿疹。

维药：祛风湿，杀虫止痒，补肾壮阳。用于胃寒，肢体痹痛，阴囊湿疹，阳痿，女子阴肿瘙痒，滴虫。

中药：燥湿祛风，杀虫止痒，温肾壮阳。用于阴痒带下，湿疹瘙痒，湿痹腰痛，肾虚阳痿,宫冷不孕。

【用法与用量】 3~10g。外用适量,多煎汤熏洗,或研末调敷患处。

【化学成分】 含香豆素类:蛇床子素(osthole),佛手柑内酯(bergapten),欧前胡素(imperatorin),O-乙酰基哥伦比亚苷元(O-acetyl-columbianetin),(3'R)-3'-羟基哥伦比亚苷元[(3'R)-3'-hydroxy-columbianedin],O-乙酰异蛇床素(cniforin A),爱得尔庭(edultin),欧芹酚甲醚(osthole),哥伦比亚内酯(columbianadin),香柑内酯(bergapten),花椒毒酚(xanthotoxol),花椒毒素(xanthotoxin);挥发油类:柠檬油烯(limonene),α-松萜(α-pinene),β-松萜(β-pinene),osthol,L-龙脑(L-borneol),α-葑基醋酸酯(α-fenchyl acetate),β-丁子香烯(β-caryophyllene),d-吉玛烯(d-germacrene),月桂烯(myrcene),十六烷酸(hexadecanoicacid),莰烯(camphene),异丙基3-甲基丁酸(isopropyl 3-methylbutanoate),α-萜品烯(α-terpipene),里哪醇(1,3,7-octatriene, 3-7-dimethyl),β-罗勒烯(β-ocimene),γ-萜品烯(γ-terpinene);微量元素:Cu、Fe、Zn、Mn、Sr、Ca、Mg。《中国药典》规定含蛇床子素($C_{15}H_{16}O_3$)不得少于1.0%;《香港中标》规定含佛手柑内酯($C_{12}H_8O_4$)和花椒毒素($C_{12}H_8O_4$)的总量不少于0.13%,欧前胡素($C_{16}H_{14}O_4$)不少于0.42%,蛇床子素($C_{15}H_{16}O_3$)不少于1.4%。

蛇床子素　　花椒毒素　　佛手柑内酯　　欧前胡素

【药理作用】 水提取物、总香豆素、蛇床子素和花椒毒酚对三氯甲烷诱发的小鼠室颤、氯化钙诱发的大鼠室颤均有明显的预防作用,能明显抑制心肌细胞膜的钠离子内流。小鼠灌服蛇床子总香豆素后,体内酚红排出量明显增加,具有较强的祛痰作用。蛇床子素对离体豚鼠左心房呈剂量依赖性负性肌力作用,对离体豚鼠心房呈负性频率作用;能增强小鼠网状内皮细胞的吞噬功能;可抑制二甲苯引起的小鼠耳壳肿胀及醋酸引起的小鼠腹腔毛细血管通透性增高,明显抑制小鼠肉芽肿;可显著增强阈下催眠剂量戊巴比妥钠对小鼠的催眠作用,显著改善小鼠记忆获得、巩固及方向辨别障碍。蛇床子能提高滴虫转阴率,消除痒感。小鼠皮下注射能延长雌性小鼠动情期,并增加子宫及卵巢重量。此外,蛇床子还具有抗菌、抗诱变、抗癌作用。

【制剂】 藏药:九味石榴丸。

维药:阿娜尔妇洁液,复方卡力孜然酊。

苗药:百仙妇炎清栓,博性康药膜,洁阴灵洗剂,日舒安洗液,痔疾栓,痔疾洗液。

傣药:鹿仙补肾片。

附注:《晶珠本草》记载藏医药用的"拉拉普"按其花色分为白、黄、黑3种。近代文献记载"白"者为蛇床 C. monnieri,"黄"者为伞形科植物小茴香 Foeniculum vulgare Mill.(茴香),"黑"者不明,但现有关藏药标准中仅收载了与中药蛇床基源相同的蛇床 C. monnieri。

射 干

【民族药名】蒙药(霞日-海其-乌布斯,布西勒斯,额力音-斯古勒-其其格),苗药(窝达赊巴,老君扇),傣药(芽竹毫,牙竹号,贺满谢,满协眼,猪怕凸),彝药(木赫什几)。

【来源】鸢尾科植物射干 *Belamcanda chinensis* (L.) DC. 的干燥根茎。

【标准】中国药典,内蒙蒙标(86),贵州中标规(65),新疆药标(80),台湾中药典范(85),湖南中标(93),台湾中药典(04)。

【功能主治】蒙药:清"巴达干"热,止吐。用于"巴达干"热,恶心呕吐,"宝日"扩散症,胃痛。

苗药:清热解毒,祛痰利咽,消瘀散结。用于咽喉肿痛,痰壅咳喘,瘰疬结核,疟母癥瘕,痈肿疮毒。

傣药:调经止血,利胆退黄。用于"纳勒来"(月经过多),"割鲁了多温多约"(产后体弱多病),"拢案答勒"(黄疸)。

彝药:用于胃病,肺热咳嗽,肺炎。

中药:清热解毒,消痰,利咽。用于热毒痰火郁结,咽喉肿痛,痰涎壅盛,咳嗽气喘。

【用法与用量】3~10g。

【化学成分】含黄酮类:射干定(belamcanidin),野鸢尾苷(iridin),鸢尾黄酮苷(tectoridin),鸢尾黄素(tectorigenin),野鸢尾黄素(irigenin,鸢尾苷元),次野鸢尾黄素(irisflorentin),洋鸢尾素(irisflo-rentin),5-去甲洋鸢尾素(npocynin),去甲基次野鸢尾黄素(noririsflorentin),3′-羟基鸢尾苷(3′-hydroxy-tectoridin),甲基尼鸢尾立黄素(thylirisolidone),二甲基鸢尾黄素(dimethyltectorigenin),德鸢尾素(irilone),染料木素(genistein),鸢尾甲苷A(iristectorin A),鸢尾甲黄素A(iristectorigenin A),鸢尾甲黄素B(iristectorigenin B),鼠李素(rhamnocitrin),异鼠李素(isorhamnetin),果素(mangiferin),异野鸢尾黄素(isoirigenin),异鸢尾黄素(psi-tectorgenin);甾体类:3-豆甾烷醇(stigmastan-3-ol),β-谷甾醇(β-sitosterol),胡萝卜苷(daucosterol),维太菊苷(vittadinosideorstigmasterol-3-O-glucoside);醌类:belamcandones A~D,射干醌A、B(belamcandaquinones A、B),紫金牛醌A(ardisianone A)等;三萜类:($6R, 10S, 11S, 14S, 26R$)-26-hydroxy-15-methylidenespiroirid-16-enal,isoiridogermanal,鸢尾烯B(iristectorene B),射干醛(belamcandal),28-去乙酰基射干醛(28-deacetyl-belamcandal),16-O-acetylisoiridogermanal,3-O-decanoyl-16-O-aeetylisoiridogermanal,3-O-tetradecanoyl-16-O-acetylisoiridogermanal,belachinal,anhydrobelachinal,epianhydrobelaehinal,isoanhydrobelachinal,spiroiridal;其他:桉叶醇(eudesmol),十四酸(myristic acid),5,8-二乙基十二烷,棕榈酸(palmitic acid),橙花醇乙酸酯(neryl acetate)等。《中国药典》规定含次野鸢尾黄素($C_{20}H_{18}O_8$)不得少于0.10%。

次野鸢尾黄素　　　　　　　　　　　野鸢尾苷

【药理作用】射干醇提取物对大鼠的透明质酸酶或甲醛性足肿胀及棉球致肉芽组织增生均有抑制作用；亦可抑制流感病毒所致小鼠肺炎的发生与发展,使炎症减轻；静脉注射能抑制被切除卵巢小鼠的促性腺激素释放激素的间断释放和抑制黄体生成素的分泌。乙醇提取物对大肠埃希菌、铜绿假单胞菌、金黄色葡萄球菌、溶血性链球菌等均有抑制作用；22g/kg 灌胃能抑制组胺、醋酸所致小鼠皮肤或腹腔毛细血管通透性增高、巴豆油所致耳肿胀；25g/kg 灌胃,能明显增加小鼠呼吸道排痰量。乙醚提取物对红色毛癣菌、须癣毛癣菌、犬小孢子菌、石膏样小孢子菌和絮状表皮癣菌等 5 种常见皮肤癣菌均有抑制作用。所含三萜类成分具有诱导 HL-60 细胞向巨噬细胞分化的活性。野鸢尾苷、鸢尾苷元等黄酮类成分具有较好的清除自由基作用。此外,射干还具有抗溃疡、抗病毒、清除自由基、抗过敏等作用。

【制剂】蒙药：清热二十五味丸,止血八味散。

维药：柴银感冒颗粒。

苗药：复方草玉梅含片。

傣药：丹绿补肾胶囊。

彝药：咽舒口服液。

附注：《中国植物志》中,射干 Belamcanda chinensis(L.)DC. 的学名使用"Belamcanda chinensis(L.)Redouté"。

蛇莓（三匹风）

【民族药名】苗药(布幼打,比坚伦,扎脑正留囊),傣药(嘿呼领,嘛喔打),彝药(奢扔诗,舍利次,合丁欢)。

【来源】蔷薇科植物蛇莓 Duchesnea indica(Andrews)Focke 的干燥全草。

【标准】云南中标(彝药,05),四川中标(79),上海中标(94),山东中标(95),北京中标(98),贵州中民标(03),湖南中标(09)。

【功能主治】苗药：清热解毒,凉血止血,散瘀消肿,止咳。用于热咳,久咳,热病,惊痫,感冒,痢疾,黄疸,目赤,口疮,咽痛,痄腮,疖肿,毒蛇咬伤,吐血,崩漏,月经不调,烫火伤,跌打肿痛。

傣药：用于感冒发热,急性扁桃体炎,气管炎,腮腺炎,黄疸型肝炎,吐血,鼻衄,阴缩；

外用于烧烫伤，蛇咬伤，疔疮，湿疹。

彝药：清热凉血，活血消肿。用于外感热病，疮痈肿毒，蛇虫咬伤，月经不调。

中药：清热解毒，凉血止血，散结消肿。用于热病，惊痫，咳嗽，吐血，咽喉肿痛，痢疾，痈肿，疔疮。

【用法与用量】10~15g。外用适量，敷患处。有小毒，孕妇及儿童慎服。

【化学成分】含三萜类：熊果酸（ursolic acid），委陵菜酸（tormentic acid），野蔷薇苷A（multinoside A），蓝花楹酸（jacaric acid），刺梨苷（kaii-ichigeside）等；酚酸类：低聚缩鞣质（lower cndensedtannin），逆没食子鞣质（ellagitannin），没食子酸（gallic acid），咖啡酸甲酯（methylcaffeate），原儿茶酸（protocatechuate），赤芍素（pedunculagin），短叶苏木酚（brevifolin），短叶苏木酚羧酸（brevifolincarboxylic acid），蛇莓苷A、B（duchesides A、B）；黄酮类：山柰酚（kaempferol），山柰苷（kaempferitrin），6-O-甲基柚皮素（6-O-methylnaringenin），洋芹菜素（apigenin），洋芹素-6-C-β-D-葡萄糖苷（apigenin-6-C-β-D-glucoside），金合欢素-7-O-α-L-鼠李糖基（1-6）-β-D-葡萄糖苷，山柰素-3-O-β-D-半乳糖苷，芦丁（rutin），异槲皮苷（isoquercetrin），金丝桃苷（hyperoside）等；其他：甲氧基去氢胆甾醇（methoxydehydrochlesterol），富马酸（fumaric acid），富马酸甲酯（methyl fumarate），β-谷甾醇（β-sitosterol），胡萝卜苷（daucosterol），己糖，戊糖，糖醛酸（uronic acid），蛋白质鞣质多糖（prtein tannic polysacharide）等。

蛇莓苷A

蛇莓苷B

山柰苷

【药理作用】蛇莓对金黄色葡萄球菌、铜绿假单胞菌、志贺氏痢疾杆菌、甲型副伤寒杆菌、变形杆菌、肺炎球菌等的生长有抑制作用，对小鼠腹腔巨噬细胞的吞噬功能有明显的促进作用。水提物对小鼠 S_{180}、肝癌细胞瘤（H22）、未分化小鼠肉瘤（S_{37}）移植瘤有明显抑制作用，对人体食管癌（Eca-109）、人肝癌（Ca7721）、人胃癌（Ca7901）瘤细胞具有明显的体外杀伤作用；短叶苏木酚羧酸对人肺癌（PC14）和胃癌（MKN45）细胞具有很强的杀伤作用；石油醚和乙酸乙酯提取物对宫颈性癌 HeLa 细胞有较强细胞毒活性。用蛇莓醇提物给小鼠灌胃，发现其对小鼠中枢神经系统有明显抑制作用，包括减弱自主活动、增强阈下催眠剂量戊巴比妥钠的作用以及对抗最大电休克惊厥等。蛇莓水煎液具有温和的抗诱变作用,在鼠伤寒沙门菌/哺乳动物微粒体酶试验中,可抑制由苯并芘诱导的突变。

【制剂】苗药:欣力康颗粒。

附注:蛇莓 Duchesnea indica 在我国分布广泛,民间多药用,也常使用鲜品(30~60g)。

肾茶(猫须草)

【民族药名】傣药(芽论苗,芽糯妙,牙努秒,雅努兀苗,莫滇)。

【来源】唇形科植物肾茶 Clerodendranthus spicatus (Thunb.) C. Y. Wu ex H. W. Li 的干燥地上部分。

【标准】云南药标(74,96),湖南中标(09),广西壮标(11)。

【功能主治】傣药:清火解毒,排尿利石,凉血止血。用于"拢牛哈占波"(小便热涩疼痛,尿路结石),"哦勒"(尿血),"拢泵"(水肿),肾炎,膀胱炎,胆结石,风湿性关节炎,腰痛,月经不调。

中药:清热祛湿,排石利尿。用于水肿,小便涩痛,砂淋,风湿关节痛。

【用法与用量】30~60g。煎服,或开水泡服。

【化学成分】含黄酮类:异橙黄酮(isosinensetin),橙黄酮(sinensetin),泽兰黄素(eupatorin),5-羟基-6,7,3′-三甲氧基黄酮(5-hydroxy-6,7,3′-trimethoxyflavone),3′-羟基-5,6,7,4′-四甲氧基黄酮(3′-hydroxy-5,6,7,4′-tetramethoxyflavone),5,7,4′-三甲基芹菜素(5,7,4′-trimethylapigenin),黄芪苷(astragalin),6-羟基-5,7,4′-三甲氧基黄酮(6-hydroxy-5,7,4′-trimethoxyflavone),5-羟基-7,3′,4′-三甲氧基黄酮(5-hydroxy-7,3′,4′-trimethoxyflavone);酚酸类:咖啡酸(caffeic acid),迷迭香酸(rosmarinic acid),迷迭香酸甲酯(methyl rosmarinate),迷迭香酸正丁酯(butyl rosmarinate),紫草酸单甲酯(methyl lithospermate),4-羟基苯甲酸(4-hydroxybenzaldehyde),原儿茶醛(3,4-dihydroxybenzaldehyde),原儿茶酸(protocatechuic acid);二萜类:肾茶二萜醇A,B,D~V,X~Z(orthosiphols A,B,D~V,X~Z),肾茶二萜酮A~D(orthosiphonones A~D),悉丰醇A~D(siphonols A~D),14-脱氧-14-O-乙酰肾茶二萜醇(14-deoxo-14-O-acetylorthosiphol),7-O-去乙酰肾茶二萜醇B(7-O-deacetylorthosiphol B),3-O-去乙酰肾茶二萜醇(3-O-deacetylorthosiphol),2-O-去乙酰肾茶二萜醇(2-O-deacetylorthosiphol),6-羟基肾茶二萜醇B(6-hydroxyorthosiphol B);三萜类:白桦脂酸(betalinic acid),肾茶三萜酸(orthosiphonoic acid),熊果酸(ursolic acid),齐墩果酸(oleanolic acid),山楂酸(maslinic acid),蔷薇酸(euscaphic acid),委陵菜酸(tormentic acid),2α,3α-二羟基-12-烯-28-齐墩果酸(2α,3α-dihydroxyolean-12-en-28-oic acid),阿江榄仁葡萄苷(arjunglucoside),α-香树脂醇(α-amyrin),β-香树脂醇(β-amyrin);其他:挥发油,肾茶烷基苷A、B(clerspides A、B),秦皮乙素(esculetin),β-谷甾醇(β-sitosterol),胡萝卜苷(daucosterol),酒石酸(tartaric acid),菊苣酸(cichoric acid),琥珀酸(succinic acid),苯甲酸(benzoic acid),乳酸(lactic acid)等。

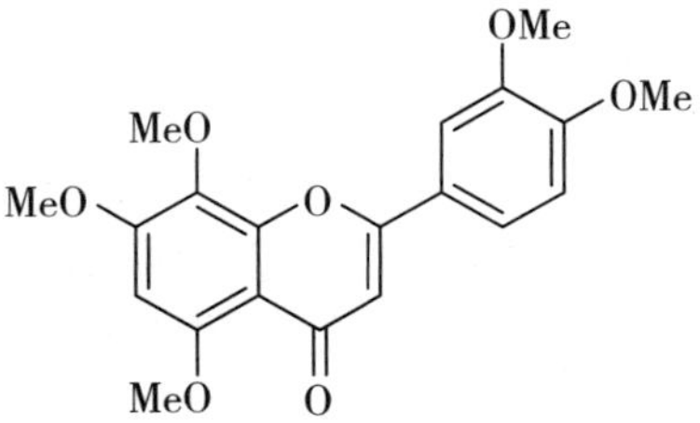

异橙黄酮 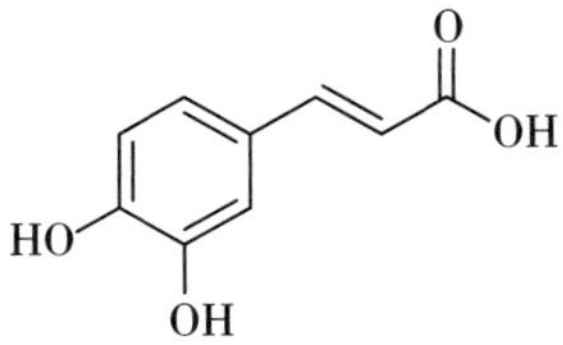　　　咖啡酸 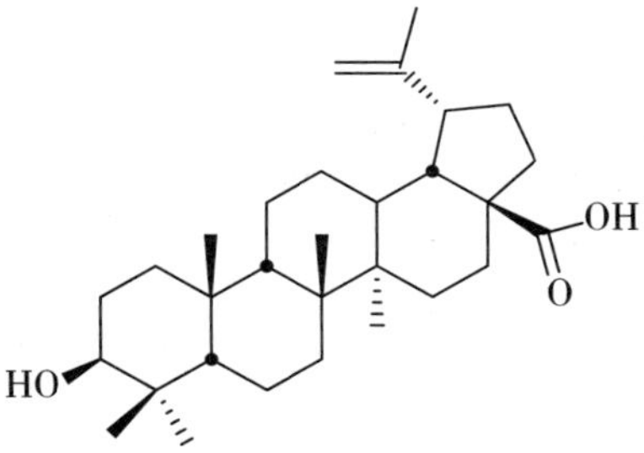　　　白桦脂酸

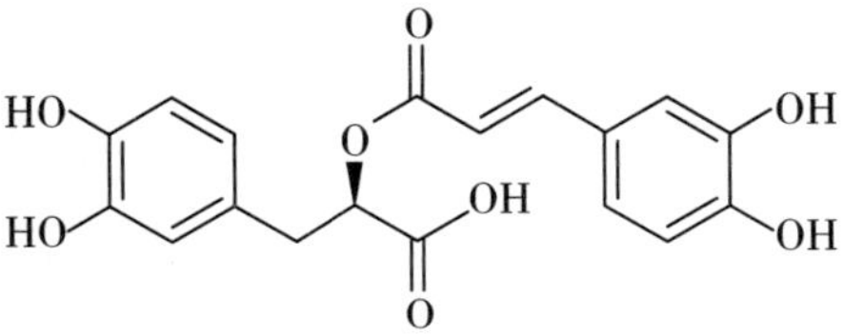

迷迭香酸 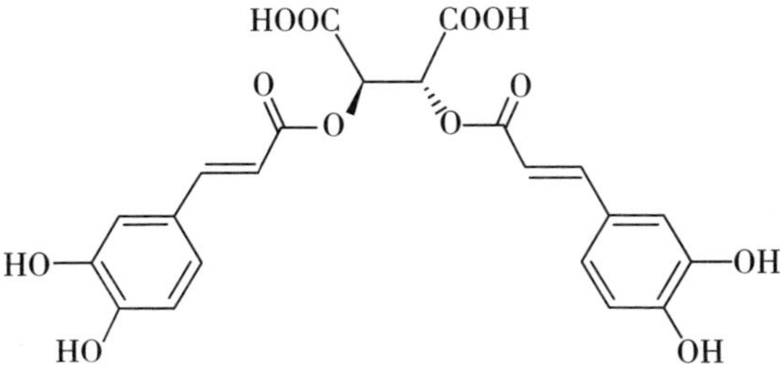　　　菊苣酸

【药理作用】肾茶提取物能够增加大鼠尿量和加大 K^+ 和 Na^+ 的排出；降低高尿酸小鼠的血液尿酸浓度；能显著降低角叉菜胶致鼠足肿胀，在乙酸诱导的扭体实验和甲醛诱导的静脉指弹实验中显示出显著的止痛效果。甲醇提取物具有高的抑制血管生成活性。此外，肾茶还具有保护肝脏、解热、抗黄疸、抗癌及化疗增敏作用。

【制剂】彝药：沙梅消渴胶囊，肾安胶囊。

傣药：肾茶袋泡茶，血尿安胶囊。

附注：本品民间也作茶饮，在广西等地有栽培生产。

伸筋草（舒筋草，石松）

【民族药名】苗药（搓更乃尼，阿友谋，弯夜勇，薄敏苦死）。

【来源】石松科植物石松 *Lycopodium japonicum* Thunb.、垂穗石松 *Lycopodium cernnum* L.、藤石松 *Lycopodium casuaririoides* (Spring) Holub、笔直石松 *Lycopodium obscurum* L. f. *strictum* (Milde) Nakai ex Hara、东北石松 *Lycopodium clavatum* L. 的干燥全草。

【标准】中国药典，新疆药标（80），四川中标（87），内蒙中标（88），贵州中标（88），福建中标（90，06），河南中标（91），湖南中标（93），广西中标（96），贵州中民标（03），台湾中药典（04），广西壮标（11）。

【功能主治】苗药：祛风通络，舒筋活血。用于风寒湿痹，关节酸痛，皮肤麻木，四肢软弱，跌扑损伤。

中药：祛风除湿，舒筋活络。用于风寒湿痹，关节酸痛，屈伸不利。

【用法与用量】3~15g。

【化学成分】 含生物碱类：石松碱（lycopodine），石松定碱（lycodine），法西亭明碱（fawcettimine），6α,8β-二氢石松碱（6α,8β-dihydrolycopodine），4α,8β-二氢石松碱（4α,8β-dihydrolycopodine），石松灵碱（lycodoline），棒石松宁碱（clavolonine），棒石松毒（clavatoxine），石杉碱E（huperzine E），α-玉柏碱（α-obscurine）等；三萜类：白桦脂醇（betulin），α-芒柄花醇（α-onocerin），石松三醇（lycoclavanol），3-表伸筋草醇（3-epilycoclavanol），石松四醇（lyclaninol），石松四醇酮（lycoclavanin），千层塔烯二醇（serratenediol），21-表千层塔烯二醇（21-episerrarenediol），棒石松醇（clavatol），二表石松稳四醇（diepilycocryptol），16-oxo-3α-hydroxyserrat-14-en-21β-ol，(3β,8β,14α,21α)-26,27-dinoronocerane-3,8,14,21-tetrol，lycopodiin A；其他：菜油甾醇（campesterol），β-谷甾醇（β-sitosterol），(24S)-24-甲基胆甾醇[(24S)-24-methyl cholesterol]，邻苯二甲酸二(2-乙基)己酯[di-(2-ethylhexyl)phthalate]，β-D-葡萄糖苷，香草酸（vanillic acid），阿魏酸（ferulic acid），大黄素甲醚（physcion）等。

石松碱　　　　　白桦脂醇　　　　　石松三醇

【药理作用】 伸筋草煎剂对小鼠耳肿胀和棉球肉芽肿等急、慢性炎症均有很好抑制作用，能缓解醋酸所致小鼠扭体反应，对热板法所致小鼠疼痛起到明显、持久的镇痛作用；灌胃给药能显著延长戊巴比妥钠催眠小鼠的睡眠时间，增强小鼠对盐酸可卡因的反应。伸筋草透析外液用于大鼠实验性硅沉着病（麻醉大鼠气管内注入 SiO_2 混悬液），每次2ml，每周3次，共9周，可使大鼠的血红蛋白明显下降，血清谷丙转氨酶处于正常范围。生物碱类成分能增强离体小肠平滑肌收缩，收缩豚鼠离体子宫，兴奋兔离体子宫。此外，伸筋草还具有抗氧化、抗菌、抑制乙酰胆碱酯酶等作用。

【制剂】 苗药：复方伸筋胶囊，清痹通络药酒。

彝药：骨风宁胶囊。

附注：《中国植物志》中，石松 Lycopodium japonicum Thunb. 的学名使用"Lycopodium japonicum Thunb. ex Murray"，垂穗石松 Lycopodium cernnum L. 的学名使用"Palhinhaea cernua(L.)Vasc. et Franco"，藤石松 Lycopodium casuarinoides (Spring) Holub 的学名使用"Lycopodiastrum casuarinoides (Spring) Holub ex Dixit"，笔直石松 Lycopodium obscurum L. f. strictum (Milde) Nakai ex Hara 的学名使用"Lycopodium obscurum L. Sp. Pl. strictum Nakai ex Hara"。

《湖南中标》(09)收载的"伸筋草（小伸筋）"的基源为同科植物灯笼草 Palhinhaea cernua(L.) Franco et Vasc. 的全草，为地方习用品。

神 香 草

【民族药名】 维药（祖发，祖伐，祖法思，祖法依亚比斯，祖法依胡西克，祖帕奇尼，祖发奇尼）。

【来源】 唇形科植物硬尖神香草 *Hyssopus cuspidatus* Boriss. 的干燥地上部分。

【标准】 部标维药（99），新疆维标（93）。

【功能主治】 维药：清除异常黏液质，促进机体自然随和，止咳化痰，平喘利肺。用于胸肺黏稠性顽疾，头痛胸痛，气喘气短，胸胁疼痛，久咳痰多。

【用法与用量】 3~6g。外用适量。维医认为本品对肝有害，可以酸石榴、大枣矫正。

【化学成分】 挥发油类：d-松香芹酮（d-mvopmone），l-蒎莰酮（l-pinocamphone），α-松油醇（α-terpineol），1,8-桉叶素（1,8-cineol），β-蒎烯（β-pinene），桃金娘醛（myrtenal），桃金娘醇（myrtenol），对-聚伞花素（p-cymene），正丁基炔内酯（butyl phthalide），胡薄荷酮（pulegone），水花桧香烯（sabinene）等。黄酮类：木犀草素 7-O-α-L-吡喃鼠李糖（1→6）-β-D 吡喃葡萄糖苷 [luteolin 7-O-α-L-rhamnopyranosyl（1→6）-β-D-glucopyranoside]，木犀草素 7-O-β-D-吡喃葡萄糖醛酸苷（luteolin 7-O-β-D-glucuronide），香叶木苷（diosmin），金合欢素 7-O-α-L-吡喃鼠李糖（1→6）-β-D-葡萄糖苷 [acacetin 7-O-α-L-rhamnopyranosyl（1→6）-β-D-glucopyranoside] 等；其他：(7S,8S)-syringoylglycerol-9-O-(60-O-cinnamoyl)-β-D-glucopyranoside，咖啡酸甲酯（caffeic acid methyl ester），迷迭香酸（rosmarinic acid）等。

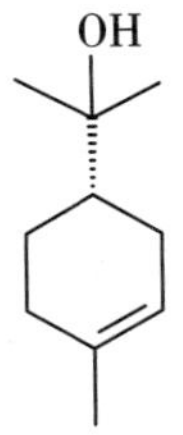

α-松油醇 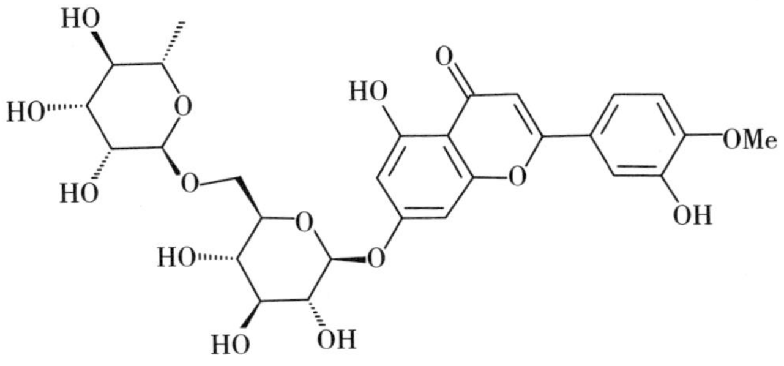　　香叶木苷

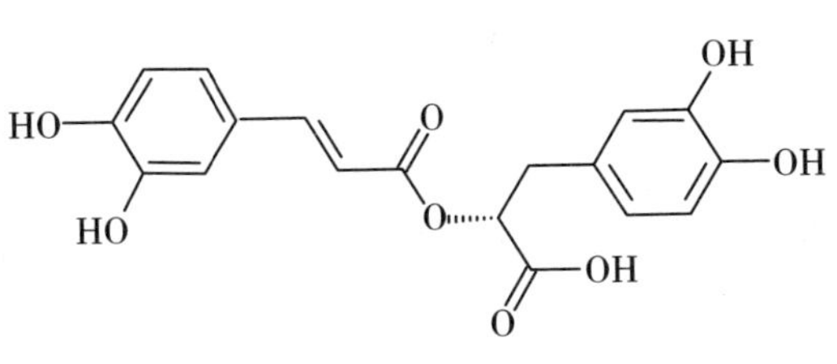

迷迭香酸

【药理作用】 神香草及其非挥发性提取物能降低机体脂质过氧化物及脂褐素的含量，提高机体及血清中超氧化物歧化酶、谷胱甘肽过氧化物酶和过氧化氢酶的活性，表现出较强的抗氧化能力。所含总黄酮可明显抑制二甲苯致小鼠的耳郭肿胀，具有抗炎和抗哮喘作

用。甲醇提取物能明显抑制糖尿病模型动物血糖升高,具有降血糖作用。提取液及总黄酮可以拮抗氨水引起的咳嗽和磷酸组胺造成的哮喘,并具有一定的祛痰作用。此外,神香草还具有抑菌、改善慢性阻塞性肺疾病等作用。

【制剂】维药:寒喘祖帕颗粒,行气那尼花颗粒。

附注:硬尖神香草 H. cuspidatus 在我国仅新疆北部阿勒泰山区有分布,国外分布于蒙古、俄罗斯。

"神香草"为植物名,维医习用名称为"zufaaltayi",维医过去习用的多从巴基斯坦进口,为唇形科植物大苞荆芥 Nepeta bracteata Benth. 的全草,近来已主要使用硬尖神香草 H. cuspidatus。

生葱(葱白,葱头,细香葱)

【民族药名】藏药(宗郭合),蒙药(松根,葱根),傣药(喝帕格波累,帕波,拍绑,帕班,怕磨)。

【来源】百合科植物葱 Allium fistulosum L.、分葱 Allium fistulosum L. var. caespitosum Makino、香葱 Allium schoenoprasum L.、细香葱 Allium ascalonicum L. 的新鲜鳞茎或全草。

【标准】部标成方(六册,附录,92),湖南中标(93),贵州中民标(03),新疆未成册标准(04),湖南中标(09),广东中标(10)。

【功能主治】藏药:提升胃温,开胃口,杀虫。用于不消化症,妇科病,黄水病,"培根"与"龙"合并症。

蒙药:活血,解表发汗,消肿,杀虫,燥"协日乌素",开胃,祛"巴达干赫依"。用于消化不良,"巴木"病,妇女"赫依"症,"协日乌素"病,虫疾,麻风病。

傣药:发汗消风,通气止痛,催乳利水,消肿止血,解毒止痒。用于"兵哇嘎唉"(风寒感冒咳嗽),"鲁旺囡朗滇冒章斤农"(婴儿鼻阻不能吸乳),"农赶农内"(乳房胀痛,乳汁不通),"拢牛"(小便热涩疼痛),"阻伤"(跌打损伤),"勒郎多"(鼻衄),"兵洞烘洞飞暖"(匍匐瘙痒,斑疹,疥癣,湿疹)。

彝药:用于肝胆湿热,全身黄染,风寒头重,气寒腹痛,疮疡肿毒,骨折瘀血,鼻血不止,梅毒淋证。

中药:发表,通阳,解毒。用于伤寒寒热头痛,阴寒腹痛,虫积内阻,二便不通,痢疾,痈肿。

【用法与用量】9~15g;傣药 20~30g。外用适量,捣烂敷、煎水洗,蜂蜜或醋调敷患处。

【化学成分】含挥发油:大蒜辣素(allicin);二烯丙基硫醚(allyl sulfide);脂肪油:棕榈酸(palmitic acid),花生酸(arachidic acid),油酸(oleic acid),亚油酸(linoleic acid),邻苯二甲酸二乙酯,棕榈酸乙烯酯,十六碳三烯酸,9,12-十八烷二烯酸等;黄酮类:紫云英苷(astragalin),儿茶素(catechin),表儿茶素(epicatechin),山奈酚-3-O-β-D-(2-O-β-D-葡萄吡喃糖基)-葡萄吡喃糖苷等;其他:豆甾醇-22,23-二羟基,甲基蒜氨酸(methylalliin),丙基蒜氨酸(propylalliin),维生素 C、维生素 B_1、维生素 B_2、烟酸,胡萝卜素(carotene)等。

植物类药材

紫云英苷　　　　邻苯二甲酸二乙酯　　　　大蒜辣素

【药理作用】葱白的挥发性成分对白喉杆菌、结核杆菌、痢疾杆菌、葡萄球菌、链球菌有抑制作用。水浸剂（1:1）在试管内对多种皮肤真菌有抑制作用。水煎液小鼠灌胃（20g/kg）能减少其自主活动，提高痛阈值，具有镇静、镇痛作用。

【制剂】苗药：复方透骨香乳膏。

附注：《中国植物志》中，*Allium schoenoprasum* 的中文名使用"北葱"；*Allium ascalonicum* 的中文名使用"火葱"；仅记载有葱 *A. fistulosum*，未见记载有分葱 *A. fistulosum* var. *caespitosum*。

文献记载，藏医还使用黄花葱 *A. chrysanthum* Regel，以全株入药。傣医也使用全草。

生　　姜

【民族药名】苗药（山，凯），傣药（辛，杏，喝逮坑，喝心）。

【来源】姜科植物姜 *Zingiber officinale* Rosc. 的新鲜根茎。

【标准】中国药典，新疆药标（80），广西壮标（11）。

【功能主治】苗药：散寒解表，降逆止呕，化痰止咳。用于风寒感冒，恶寒发热，头痛鼻塞，恶心呕吐，痰饮喘咳，胀满，泄泻。

傣药：发表，散寒，止呕，祛痰，升温。

中药：解表散寒，温中止呕，化痰止咳，解鱼蟹毒。用于风寒感冒，胃寒呕吐，寒痰咳嗽，鱼蟹中毒。

【用法与用量】3~10g；煎汤或捣汁冲服。外用适量，捣烂敷，或切片搽，或切片炒热熨患处。

【化学成分】含挥发油：对伞花烃（*p*-cymene），α-姜烯（α-zingiberene），α-蒎烯（α-pinene），α-莰烯（α-camphene），β-檀香萜醇（β-santalol），β-水芹烯（β-phellandrene），月桂烯（myrcene），紫苏醛（perilla aldehyde），樟脑（camphor），香叶醛（gerznial），橙花醛（neral）；姜辣素类：4-姜酚（4-gingerol），6-姜辣素（6-gingerol），6-姜辣二酮（6-gingerdione），6-姜辣二醇（6-gingediol），8-姜辣素（8-gingerol），10-姜辣素（10-gingerol），6-姜烯酚（6-shogaol），8-姜烯酚（8-shogaol），10-姜烯酚（10-shogaol），6-姜二酚（6-gingerdiol），8-姜二酚（8-gingerdiol），12-姜二酚（12-gingerdiol）等；二苯基庚烷类：1,5-环氧-3-羟基-1-（3,4-二羟基-5-甲氧基苯基）-7-（3,4-二羟基苯基）庚烷，（3*S*,5*S*）-3,5-二乙酰氧-1,7双（4-羟基-3-甲氧苯）

庚烷 [(3S,5S)-3,5-diacetoxy-l,7-bis(4-hydroxy-3-methoxyphenyl)heptane], 3,5-二酮-1,7-二-[(3-甲氧基-4-羟基)-苯基]-庚烷, 3,5-二酮-1,7-二-(3-甲氧基-4-羟基)苯基庚烷 [1,7-bis(4-hydroxy-3-methoxyphenyl)heptane-3,5-dione]；其他：三十烷酸（triacontanoic acid），邻苯二甲酸二异丁酯 [1,2-benz-enedicar-boxylic acid, bis(2-methylpropyl)-ester]，β-谷甾醇（β-sitosterol）等。《中国药典》规定含6-姜辣素（$C_{17}H_{26}O_4$）不得少于0.050%。

6-姜辣素

6-姜烯酚

【药理作用】生姜提取物对高脂大鼠体内自由基有不同程度的抑制或清除作用，能降低胆固醇，减轻家兔动脉粥样硬化的程度；对X射线照射造成小鼠睾丸组织的损伤具有拮抗作用，能够保护雄性小鼠的淋巴细胞转化能力。生姜汁可使链脲佐菌素（STZ）诱导的大鼠1型糖尿病模型空腹血糖明显下降，血清胰岛素水平显著升高，起到降血糖作用。生姜水可显著延长小鼠负重游泳测试存活时间、转轮耐力时间和爬绳耐力时间，说明生姜有显著的抗运动疲劳作用；还可明显抑制大鼠主动脉前列腺素（PGF_{2a}、PGE_2和PGD_2）的生物合成而呈抗血栓形成作用。此外，生姜还具有抗肿瘤、抗炎、抗微生物等作用。

【制剂】苗药：云实感冒合剂。

彝药：康肾颗粒，延胡胃安胶囊。

傣药：姜竭补血合剂。

附注：中医药用姜 Z. officinale 分生姜（鲜品）和干姜（干品），其功能主治有所不同。各民族也多药用姜 Z. officinale，但少见文献记载是否分为干品或鲜品使用，故将其他民族药用功效记载于干姜中（参见"干姜"条）。

蓍草（一枝蒿，土一枝蒿，白花一枝蒿）

【民族药名】藏药（东琼嘎惹），蒙药（图勒格其-额布苏，图勒格其-乌布斯，斑布，奈塔嘎拉吉），苗药（加新错，蛙洗变，嘎阿绿松，嘎阿九松，暖金库，娘人水），彝药（奢兴诗，诺盖诺，赊兴诗）。

【来源】菊科植物蓍 Achillea alpina L. 或云南蓍 Achillea wilsoniana Heimerl ex Hand.-Mazz. 的干燥地上部分。

【标准】中国药典，云南中标（彝药，05），部标中药（92），云南药标（74,96），新疆药标（80），内蒙中标（88），贵州中标（88），贵州中民标（03）。

【功能主治】藏药：用于跌打瘀痛，阴寒；外用于牙痛，疮疖痈肿。

蒙药：破痞疽，消肿，止痛。用于内外痞疽，外伤，关节肿痛，发热。

苗药：祛风除湿，散瘀止痛，解毒消肿。用于头风痛，风湿疼痛，胃痛，牙痛，跌打损伤，红肿瘀痛，经闭腹痛，痈肿疮毒，蛇虫咬伤。

彝药：消肿止痛，活血祛风。用于风湿疼痛，胃脘痛，牙痛，经闭腹痛，乳痈肿痛，跌打损伤，虫蛇咬伤，疮疡肿毒。

中药：祛风止痛，活血，解毒。用于头风痛，牙痛，风湿痹痛，血瘀经闭，腹部痞块，跌扑损伤，蛇虫咬伤，痈肿疮毒。

【用法与用量】2~5g；彝药 3~9g。外用适量，煎水洗，或捣烂、或研末调敷患处。有毒，不可过量服用，孕妇禁服。

【化学成分】含愈创木内酯类：α-过氧千叶蓍酯（α-peroxyachifolid），β-过氧异千叶蓍酯（β-peroxyisoachifolid），10-异戊酰基脱乙酰基异凹陷蓍萜（10-isovaleryldesacetylisoaperlisoaperessin），异凹陷蓍萜（isoaperessin），8-巴豆酰基脱乙酰基早蒙它宁（8-tigloyldesacetylzomontanin）等；倍半萜类：1β,6α-dihydroxy-4-eudesmone，8-乙酰氧基洋艾内酯（8-acetoxyartabsine），8-当归酰氧基洋艾内酯（8-angeloxyartabsine），2,3-二氢去乙酰氧基母菊内酯（2,3-dihydrodeacetoxymatricin），蒿属种萜（artecanin），墨西哥蒿素（estafiatin），巴尔喀蒿烯内酯（balchanolide），千叶蓍内酯（millefin），去乙酰基母菊内酯酮（deacetylmatricarine）等；黄酮类：木犀草素（luteolin），芦丁（rutin），4',5,7,8-四甲氧基黄酮，猫眼草黄素（chrysosplenetin，六棱菊亭），芒柄花素（formononetin），aurantiamide，半齿泽兰素（eupatorin），中国蓟醇（cirsilneol）等；三萜类：蒲公英甾醇（taraxasterol），伪蒲公英甾醇（pseudotaraxasterol），α-香树脂醇乙酸酯（α-amyrin acetate），α-,β-香树脂醇（amyrin）(E,E)-2,4-tetradecadien-8,10-diynoic acid isobutylamide，(E,E)-2,4-undecadien-8,10-diynoic acid isobutylamide 等；甾醇类：β-谷甾醇（β-sitosterol），胆甾醇（cholesterol）等；挥发油：β-倍半水芹烯（β-sesquiphellandrene），(Z,E)-大根叶烯（Z,E-germacrene），E-β-法尼烯，樟脑，β-石竹烯（β-caryophyllene）等；其他：墙草碱（pellitorine），8,9-dehydropellitorine，sintenin，金色酰胺醇酯（aurantiamideacetate），蓍酸（achimilic acid）等。

1β,6α-dihydroxy-4-eudesmone

α-香树脂醇乙酸酯

猫眼草黄素

墙草碱

【药理作用】蓍草水煎醇沉提取物预防给药能降低 CCl_4 所致大鼠血清中异常增高的 GPT、GOT 含量,对大鼠实验性肝损伤具有一定程度的预防作用和抗肝纤维化作用;在体外对金黄色葡萄球菌、大肠埃希菌、铜绿假单胞菌、宋内痢疾杆菌、弗氏痢疾杆菌有强烈抑制作用。蓍草总酸具有解热、镇痛、镇静、抗感染等作用。

【制剂】苗药:复方透骨香乳膏。

附注:《中国植物志》中,*A. alpina* 的中文名使用"高山蓍";"蓍"的学名为 *A. millefolium* L.。文献记载,蒙药"蓍草"的基源植物为蓍 *Achillea millefolium* 及亚洲蓍 *Achillea asiatica* Serg.。

《部标中药》及《新疆药标》收载的"一枝蒿"为菊科植物一枝蒿(岩蒿)*Artemisia rupestris* L. 的地上部分,为不同药物,应注意区别(参见"一枝蒿"条)。

石 菖 蒲

【民族药名】藏药(西斗尕保,秀斗嘎保),蒙药(哈日-乌莫黑-吉格斯,哈日-熟达格,乌莫黑哲格索),维药(塔西伊根儿),苗药(阿尚兴,加保耶,蛙加补烟,等磨林),傣药(罕好帕,含毫),彝药(木吉)。

【来源】天南星科植物石菖蒲 *Acorus tatarinowii* Schott、金钱蒲 *Acorus gramineus* Soland. 的干燥根茎。

【标准】中国药典,藏标(79),内蒙蒙标(86),贵州中标规(65),新疆药标(80),台湾中药典范(85),台湾中药典(04),广西壮标(11),香港中标(第五期)。

【功能主治】藏药:开窍豁痰,和胃避浊。用于瘴气湿浊,痰热昏厥,胸腹胀闷,下痢噤口。

蒙药:温中,消食,开欲,杀"黏",燥"协日乌素",止腐。用于消化不良,胃"巴达干",胃寒胀痛,呃逆,发症,结喉,关节疼痛,"巴达干赫依"病,"协日乌素"症。

维药:用于心悸烦闷,热病神昏,健忘,半身不遂,小便不利,四肢湿痹,痢疾腹痛;外用于疮疖肿毒。

苗药:化痰开窍,化湿行气,祛风利痹,消肿止痛。用于热病神昏,痰厥,健忘,耳鸣,脘腹胀痛,噤口痢,风湿痹痛,跌扑损伤,痈疽疥癣。

傣药:理气止痛,镇静安神,平喘。用于"接崩短嘎,冒开亚毫"(脘蝮胀痛,不思饮食),"鲁旺鲁短,列哈"(婴儿腹泻,呕吐),"暖冒拉方来"(失眠多梦),"贺接贺办"(头痛,头晕),"拢习火"(哮喘)。

彝药:用于慢性气管炎,久咳久喘,痰厥失语,化脓性角膜炎,菌痢,肠炎,腹胀气痛,气滞血凝,胸胁烦闷,风寒湿痹,气闭耳聋。

中药:开窍豁痰,醒神益智,化湿开胃。用于神昏癫痫,健忘失眠,耳鸣耳聋,脘痞不饥,噤口下痢。

【用法与用量】3~15g。煎服;磨取汁服(傣药:用于哮喘)。

【化学成分】含挥发油:α-细辛醚(α-asarone),β-细辛醚(β-asarone),γ-细辛醚(γ-asarone),石竹烯(caryophyllene),欧细辛醚(euasarone),细辛醛(asarylaldehyde),α-葎草烯(α-humulene),1-烯丙基-2,4,5-三甲基苯(1-allyl-2,4,5-trimethl-benzene),顺式甲基异丁香酚(cis-methyl isoeugenol),榄香素(elemicin),二聚细辛醚(bisasaricin), δ- 杜松烯（δ-cadinene），γ- 杜松烯（γ-cadinene），肉豆蔻酸（myristic acid）；醌类：2，5- 二甲氧基苯醌（2，5-dimethoxy-1，4-benzoquinone），1，8- 二羟基 -3- 甲基蒽醌（1，8-dihydroxy-3-methylanthraquinone），1，8- 二羟基 -3- 甲氧基 -6- 甲基蒽醌（1，8-dihydroxy-3-methoxy-6-methylanthraquinone），1，3，8- 三羟基 -6- 甲基蒽醌（1，3，8-trihydroxy-6-methylanthraquinone）；生物碱类：菖蒲碱甲（tatarine A），菖蒲碱乙（tatarine B），N- 反式香豆酰酪胺（N-coumaroyltyramine），N- 反式阿魏酰酪胺（N-trans-feruloyltyramine），N- 反式香豆酰章鱼胺（N-trans-coumaroyloctopamine），N- 反式阿魏酰章鱼胺（N-feruloyloctopamine）；有机酸类：原儿茶酸（protocatechuic acid），咖啡酸（caffeic acid），丁二酸（succinic acid），阿魏酸（ferulic acid），反式桂皮酸（trans-cinnamic acid）；黄酮类：5- 羟基 -3，7，4′- 三甲氧基黄酮（5-hydroxy-3，7，4′-trimethoxyflavone），野漆树苷（rhoifolin），紫云英苷（astragalin），松属素 -3-O- 芸香糖苷（pinocembrin-7-O-rutinoside），山奈酚 -3-O- 芸香糖苷（kaempferol-3-O-rutinoside），德钦红景天苷（rhodionin）；其他类：2，4，5- 三甲氧基苯甲醛（2，4，5-trimethoxybenzaldehyde），甘露醇（mannitol），5- 羟甲基糠醛（5-hydroxymethyl-2-furaldehyde），5- 羟甲基糠醛（5-hydroxymethylfurfural），环阿屯醇（cycloartenol），胡萝卜苷（daucosterol），羽扇豆醇（lupeol）。《中国药典》《广西壮标》规定含挥发油不得少于 1.0%（ml/g）；《香港中标》规定含挥发油不少于 1.0%（ml/g），α- 细辛醚（$C_{12}H_{16}O_3$）不少于 0.076%（石菖蒲）。

α-细辛醚

紫云英苷

【药理作用】石菖蒲水煎剂可明显降低小鼠的自主活动，并与戊巴比妥钠有协同作用，主要兴奋中脑和大脑；对小鼠尾悬挂和大鼠强迫游泳行为绝望动物抑郁模型有明显抗抑郁作用。醇提取物能明显对抗大鼠、小鼠的最大电休克发作（MES）和小鼠的戊四氮最小阈发作（MET）及小鼠士的宁所致惊厥反应。挥发油对三氯化铝引起的痴呆小鼠脑皮质神经元凋亡具有保护作用；能明显降低动脉粥样硬化大鼠血脂 CHOL 及 LDL-C，改善高黏血症大鼠的血液流变性，降低心肌缺血大鼠心肌组织损伤程度和坏死率；能使大鼠心率明显减慢，P-R 间期延长，并能使体外培养的心肌细胞搏动频率减慢；对豚鼠离体回肠和气管有明显的解痉平喘作用。此外，石菖蒲还具有抗血栓、调节胃肠运动、抗癌、抑菌等作用。

【制剂】蒙药：菖蒲四味胶囊，菖蒲四味丸，藜芦十二味丸，清瘟止痛十四味丸，清瘟止痛十一味丸，益肾十七味丸，云香十五味丸，扎冲十三味丸。

苗药：重楼解毒酊。

彝药：康肾颗粒，石椒草咳喘颗粒。

傣药：双姜胃痛丸。

附注：《中国植物志》记载菖蒲属（Acorus）植物全世界有4种，我国均产，即菖蒲 A. calamus L.、石菖蒲 A. tatarinowii、长苞菖蒲 A. rumphianus S. Y. Hu 和金钱蒲 A. gramineus，但使用的拉丁学名和植物中文名有不同观点。

《中国药典》1963、1977 和 1985 年版收载的中药"石菖蒲"的基源为 A. graminues 和 A. tatarinowii，之后历版仅收载了石菖蒲 A. tatarinowii；藏医和蒙医使用的"石菖蒲"为金钱蒲 A. gramineus；而苗、彝、傣药中使用的"石菖蒲"则与中药相同。各民族药制剂中使用的"石菖蒲"应使用批文规定的基源植物。

《中国药典》作为藏药材，以"藏菖蒲"之名收载了藏菖蒲（水菖蒲）Acorus calamus L.；《内蒙中标》以"水菖蒲"之名收载了该种，并注明"不得代石菖蒲药用"；维医也使用水菖蒲 Acorus calamus。《贵州中民标》收载的"水菖蒲"也为菖蒲 A. calamus，其功能主治为"化痰开窍，除湿健脾，杀虫止痒。用于痰厥昏迷，中风，癫痫，耳鸣耳聋，食积腹痛"，与中药石菖蒲较为相似（参见"水菖蒲"条）。

柿　蒂

【民族药名】蒙药（沙布塔拉），苗药（比满，真密，整面，正面，枳乃）。

【来源】柿树科植物柿 Diospyros kaki Thunb. 的干燥宿萼。

【标准】中国药典，新疆药标（80），台湾中药典范（85）。

【功能主治】蒙药：用于呃逆，嗳气，夜尿症。

苗药：用于气膈反胃。

中药：降逆下气。用于呃逆。

【用法与用量】5~10g。

【化学成分】含三萜酸：齐墩果酸（oleanolic acid），24-羟基齐墩果酸（24-hydroxyloleanolic acid），熊果酸（ursolic acid），19α-羟基熊果酸（19α-dihydroxy ursolic acid），19α, 24-二羟基熊果酸（19α, 24-dihydroxy ursolic acid），桦木酸（betulinic acid）等；黄酮类：槲皮素（quercetin），金丝桃苷（hyperoside），山奈酚（kaempferol），三叶豆苷（trifolin）等；有机酸：硬脂酸（stearic acid），棕榈酸（palmitic acid），丁香酸（syringic acid），香草酸（vanillic acid），琥珀酸（succinic acid），没食子酸（gallic acid），barbinervic acid，没食子酸乙酯等；其他：无羁萜（friedelin），β-谷甾醇（β-sitosterol），β-谷甾醇葡萄糖苷（β-sitosterol-β-D-glucoside），葡萄糖，果糖等。

齐墩果酸　　　　没食子酸　　　　三叶豆苷

植物类药材

【药理作用】柿蒂提取物（ST）对大鼠膈肌标本的收缩呈现先增强后抑制的作用，并且随浓度增高，增强效应持续的时间越短，抑制效应出现的时间越早，抑制作用越强。柿蒂提取物能显著对抗三氯甲烷诱发的鼠室颤，亦能对抗乌头碱、氯化钡所致的大鼠心律失常，能使小鼠自发性活动明显减少，增强阈下剂量戊巴比妥钠的催眠作用，延长睡眠时间，并能明显抵抗吗啡引起的小鼠竖尾反应。此外，柿蒂还具有抗生育和治疗各种呃逆等作用。柿蒂总鞣质提取物有很强的还原力，能显著抑制脂质过氧化。

【制剂】彝药：复方大红袍止血胶囊。

附注：蒙医也药用果实，用于胃"包如"病、恶心、烦渴；苗族还药用叶，用于高血压、咳喘等，与果蒂不同（参见"柿子""柿叶"条）。

石吊兰（岩豇豆）

【民族药名】苗药（锐阿都偏，杆努尽烟，抓枳别，猴桢，兜咋）。

【来源】苦苣苔科植物吊石苣苔 *Lysionotus pauciflorus* Maxim. 的干燥地上部分。

【标准】中国药典，贵州中标（88），上海中标（附录，94），贵州中民标（03）。

【功能主治】苗药：宣肺止咳，止血，补虚，化食积积。用于感冒咳嗽，支气管炎，劳伤吐血，淋巴结核，虚汗，小儿疳积，皮肤感染，跌打损伤。

中药：化痰止咳，软坚散结。用于咳嗽痰多，瘰疬痰核。

【用法与用量】9~15g。外用适量，捣烂敷或煎水洗患处。

【化学成分】含黄酮类：石吊兰素（lysionotin），5,7 二羟基 -6,8,4'- 三甲氧基黄酮醇（5,7-dihydroxy-6,8,4'-trimethoxyflavonol），8- 羟基 -6,4'- 二甲氧基 -5-O-β-D- 葡萄糖黄酮苷（8-hydroxyl-6,4'- dimethoxy-5-O-β-D-glucopyranosyl flavone），8- 羟基 -6,4'- 二甲氧基 -5-O-[β-D- 葡萄糖 -（1→6）]-β-D- 葡萄糖黄酮苷（8-hydroxyl-6,4'-dimethoxy-5-O-[β-D-glucopyranosyl-（1→6）]-β-D-glucopyranosyl flavone），5- 羟基 -6,8,4'- 三甲氧基 -7-O-β-D- 葡萄糖黄酮苷（5-hydroxyl-6,8,4'- trimethoxy-7-O-β-D-glucopyranosyl flavone），5- 羟基 -6,8,4'- 三甲氧基 -7-O-[α-L- 鼠李糖 -（1→6）]-β-D- 葡萄糖黄酮苷（5-hydroxyl-6,8,4'-trimethoxy-7-O-[α-L-rhamnopyranosyl-（1→6）]-β-D-glucopyranosyl flavone），7- 羟基 -6,8,4'- 三甲氧基 -5-O-β-D- 葡萄糖黄酮苷（7-hydroxyl-6,8,4'- trimethoxy-5-O-β-D-glucopyranosyl flavone）；挥发油类：芳樟醇（linalool），金合欢烯（farnesene），阿魏酸（ferulic acid），苯乙醛（phenylacetaldehyde），己醛（n-hexaldehyde），1- 辛烯 -3- 醇（1-octen-3-ol），邻苯二甲酸二丁酯（dibutyl phthalate）；三萜类：熊果酸（ursolic acid），3- 表熊果酸（3-epiursolic acid），3- 表坡模醇酸（3-epipomolic acid），3- 表齐墩果酸（3-epioleanolic acid），马尾柴酸（barbinervic acid），黄芩酸（scutellaric acid）；其他：β- 谷甾醇（β-sitosterol），毛蕊花糖苷（verbascoside），氨基酸，蛋白质，多糖，生物碱。《中国药典》规定含石吊兰素（$C_{18}H_{16}O_7$）不得少于 0.10%。

石吊兰素　　　　　　　　　　　黄芩酸

【药理作用】石吊兰对五羟色胺、甲醛、高岭土所致实验性关节炎有明显抑制作用,对棉球肉芽肿也有抑制作用;对豚鼠因组胺吸入所导致的哮喘,有一定的保护作用。醇提取液具有抑制 S_{180} 实体瘤生长及提高荷瘤小鼠免疫功能的作用,乙酸乙酯提取部位具有抑制 α-葡糖苷酶活性的作用。煎剂在试管内对金黄色葡萄球菌、白色葡萄球菌、草绿色链球菌、卡他球菌、肺炎链球菌、铜绿假单胞菌、伤寒杆菌均有一定抑菌作用。此外,石吊兰还具有降血压、降血脂及抗动脉粥样硬化作用。

【制剂】苗药:感清糖浆,咳康含片。

附注:同属植物齿叶吊石苣苔 *L. serratus* D. Don 的全草苗族也药用,功能祛风湿、化痰止咳、活血通经,与吊石苣苔不同,应注意区别。

石斛（黑节草，贵州石斛，黄草，霍山石斛，大黄草）

【民族药名】藏药(布协,布协孜,布歇孜,布歇子,布协则),蒙药(索格斯日-切和日麻,苏格苏日-查赫日玛,布舍勒泽,协日-海其-额布苏),苗药(陇嘎宰访,掉老),傣药(喃该罕因,糯浪丂因,罗喃该龙)。

【来源】兰科植物金钗石斛 *Dendrobium nobile* Lindl.、铁皮石斛 *Dendrobium officinale* K. Kimura et Migo(*Dendrobium candidum* Wall. ex Lindl.)、鼓槌石斛 *Dendrobium chrysotoxum* Lindl.、流苏石斛 *Dendrobium fimbriatum* Hook.、黄草石斛 *Dendrobium chrysanthum* Wall.(二東花石斛 *D. chrysanthum* Lindl.)、环草石斛 *Dendrobium loddigesii* Rolfe.、细叶石斛 *Dendrobium hancockii* Rolfe.、钩状石斛 *Dendrobium aduncum* Wall. ex Lindl.、重唇石斛 *Dendrobium hercoglossum* Rchb. f.、罗河石斛 *Dendrobium lohohense* Tang et Wang、球花石斛 *Dendrobium thyrsiflorum* Rchb. f. 的栽培品及其同属植物近似种的新鲜或干燥茎。

【标准】中国药典,部标藏药(附录,95),青海藏标(附录,92),内蒙蒙标(86),云南药标(74,96),新疆药标(80),台湾中药典范(85),贵州中标(88),贵州中民标(03),江苏未成册标准(03),台湾中药典(04),广西壮标(11),香港中标(第七册)。

【功能主治】藏药:止吐。用于消化不良,"培根"病引起的发热、痔疮。

蒙药:清"巴达干"热,止呕。用于恶心,炽"宝日",胃痛,"巴达干"热。

苗药:生津养胃,滋阴清热,润肺益肾,明目,强腰。用于热病伤津,口干烦渴,胃痛干呕,干咳虚热不退,病后虚热,阴伤目暗,腰膝软弱。

傣药:清火解毒,消肿止痛,补水止咳,镇心安神。用于"菲埋喃皇罗"(水火烫伤),"唉,说想令旱,拢沙龙接火"(咳嗽,口干舌燥,咽喉肿痛),"崩皇崩接,说烘说想"(胃中灼热疼痛,口干口苦),"拢牛"(小便热涩疼痛),"儿赶,暖胃拉"(心胸胀闷,失眠)。

中药:益胃生津,滋阴清热。用于热病津伤,口干烦渴,胃阴不足,食少干呕,病后虚热,不退,阴火虚旺,骨蒸劳热,目暗不明,筋骨痿软。

【用法与用量】干品 6~12g;鲜品 15~30g。

【化学成分】含生物碱类:石斛碱(dendrobine)、6-羟基石斛碱(6-hydroxydendrobine)、石斛醚碱(dendroxine)、6-羟基石斛醚碱(6-hydroxydendroxine)、石斛酮碱(nobilonine)、石斛酯碱(dendrin)、石斛宁碱(shuhunin)、石斛宁定碱(shuhunidine)、N-甲基石斛碱(N-methyldendrobium)、N-甲基石斛季铵碱(N-methyldendrobinium)、N-异戊烯基石斛季铵碱(N-isopentyldendrobinium)、N-异戊烯基石斛醚季铵碱(N-isopentyldendroxinium)、8-表石斛碱(8-epidendrobine);其他:石斛酚(dendrophenol)、亚甲基金钗石斛素(nobilomethylene)、金钗石斛菲醌(denbinobin)、毛兰素(erianin)等。《中国药典》规定,金钗石斛含石斛碱($C_{16}H_{25}NO_2$)不得少于 0.40%;鼓槌石斛含毛兰素($C_{18}H_{22}O_5$)不得少于 0.030%。

石斛碱   毛兰素

【药理作用】石斛碱对注射大肠埃希菌引起的发热家兔有一定镇痛解热作用。石斛对大鼠半乳糖性白内障有延缓作用,保持透明晶状体的百分率为 36.8%,其作用机制与抑制脂质过氧化物,抑制醛糖还原酶及其辅酶(NADPH,NADP)有关。金钗石斛煎剂可显著提高小鼠巨噬细胞吞噬功能;石斛多糖能恢复小鼠的免疫功能(临床观察表明:石斛多糖能显著提高癌症患者外周淋巴细胞 E-RFC 的形成率,其提升率与胸腺素相近)。口服石斛煎剂能促进胃液的分泌而助消化,进入肠道能促进肠蠕动而通便,但不同种类的石斛对立体豚鼠肠管的兴奋作用有较大差异。石斛煎剂浓缩液灌胃给予家兔,能显著提高 SOD 含量和血清羟脯氨酶水平,明显降低脂质过氧化物、单胺氧化酶含量,显示出延缓衰老作用。

【制剂】藏药:八味西红花止血散,十五味冰片散,二十五味余甘子散,二十五味余甘子丸,风湿止痛丸。

苗药:养阴口香合剂。

附注:《中国植物志》中,*D. nobile* 的中文名使用"石斛";*D. loddigesii* 的中文名使用"美花石斛"。《中国药典》1977—2000 年版中曾收载有"马鞭石斛 *Dendrobium fimbriatum* Hook. var. *oculatum* Hook.",《中国植物志》中将该种并入流苏石斛 *D. fimbriatum* 中。

石斛野生资源较为紧缺,现各地多有栽培,药材也主要来自于栽培品。各地栽培的种类有所不同,栽培量较大的种类有铁皮石斛(黑节草)*D. officinale*、金钗石斛 *D. nobile*、齿

植物类药材

瓣石斛 *D. devonianum* Paxt.(紫皮石斛)、迭鞘石斛 *D. aurantiacum* Rchb. f. var. *denneanum* (Kerr.)Z. H. Tsi(叠鞘石斛)等。近年,霍山石斛 *D. huoshanense* C. T. Tang et S. J. Cheng 在大别山区已有种植,但目前产量还不大。石斛属(*Dendrobium*)植物我国有60余种,《中国药典》规定"同属植物近似种"可同样入药,但不同的石斛种类在"黏性(黏牙)""味""粉性""纤维性",成分及其组成等方面都有一定差异,其价格也有显著差异,还有待进一步研究。

藏医药古籍文献《晶珠本草》记载石斛按生境分为三种,现今多用石斛属植物,包括金钗石斛 *D. nobile*、环草石斛(美花石斛)*D. loddigesii* Rolfe、金耳石斛 *D. hookerianum* Lindl.、细叶石斛 *D. hancockii* Rolfe、细茎石斛 *D. moniliforme*(L.)Sw. 等。

蒙医药用石斛见于《认药白晶鉴》记载,云:"生于雅鲁藏布江沿岸",其蒙药名"布舍勒泽"系藏药名"布协孜"的音译。石斛属植物分布于秦岭以南,内蒙古不产,蒙医使用石斛可能系借鉴吸收中医学或藏医学的用法。

《广西中标》(90)和《广东中标》(04)还收载有"有瓜石斛",为兰科植物戟叶金石斛 *Ephemerantha lonchophylla*(Hook. f.)P. F. Hunt et Summerh. 和流苏金石斛 *Flickingeria fimbriata*(Bl.)Hawkes 的茎和假鳞茎,其功能主治与石斛有所不同,为不同药物。

傣医还药用有兜唇石斛 *D. aphyllum*(Roxb.)C. E. Fisch.(喃该罕囡)、报春石斛 *D. primulinum* Lindl.(罗喃该龙)。

石花(石莲花,苦苣苔,扁叶珊瑚盘)

【民族药名】藏药(扎甲哈吾,志加哈吾,只加哈吾,查架哈吾)。

【来源】苦苣苔科植物石花 *Corallodiscus flabellatus*(Craib)Burtt、卷丝苣苔 *C. kingianus*(Craib)Burtt 的干燥全草。

【标准】部标藏药(95),西藏藏标(12),青海藏标(92)。

【功能主治】藏药:清热解毒,愈疮,补肾。用于食物中毒,乌头中毒,热性泻痢,精囊病,肾脏病,阳痿早泄,月经失调,白带过多,疖疮。

【用法与用量】2~6g。

【化学成分】含苯乙醇苷类:红景天苷(salidroside),($7S$)-甲氧基-3,4-二羟基苯乙醇 8-*O*-β-D-芹糖基(1→6)-β-D-葡糖苷 [7S-methoxyl-3,4-dihydroxyphenylethanol 8-*O*-β-D-apiofuranosyl(1→6)-β-D-glucopyranoside],($7R$)-甲氧基-3,4-羟基苯乙醇 8-*O*-β-D-芹糖基(1→6)-β-D-葡糖苷 [7R-methoxyl-3,4-dihydroxyphenylethanol 8-*O*-β-D-apiofiiranosyl(1→6)-β-D-gIucopyranoside],($7S$)-甲氧基-3,4-二羟基苯乙醇 8-*O*-β-D-葡糖苷(7S-methoxyl-3,4-dihydroxyphenylethanol 8-*O*-β-D-glucopyranoside),($7R$)-甲氧基-3,4-二羟基苯乙醇 8-*O*-β-D-葡糖苷(7R-methoxyl-3,4-dihydroxyphenylethanol 8-*O*-β-D-glucopyranoside),($7R$)-甲氧基-3,4-二羟基苯乙醇 8-*O*-β-D-芹糖基(1→3)-[β-D-葡糖基(1→6)]-4-*O*-咖啡酰基-β-D-葡糖苷]{($7R$)-methoxyl-3,4-dihydroxyphenylethanol 8-*O*-β-D-apiofuranosyl(1→3)-[β-D-glucopyranosyl(1→6)]-4-*O*-*trans*-caffeoyl-β-D-glucopyranoside},3,4-二羟基苯乙醇 8-*O*-β-D-芹糖基(1→6)-β-D-葡糖苷 [3,4-dihydroxyphenylethanol 8-*O*-β-D-apiofuranosyl(1→6)-β-D-glucopyranoside],3,4-羟基苯乙醇 8-*O*-β-D-芹糖基(1→2)-β-D-

葡糖苷 [3,4-dihydroxyphenylethanol 8-*O*-β-D-apiofuranosyl(1→2)-β-D-glucopyranoside],3,4-羟基苯乙醇 8-*O*-β-D- 葡糖苷(3,4-dihydroxyphenylethanol 8-*O*-β-D-glucopyranoside),3,4- 二羟基苯乙醇 8-*O*-β-D- 芹糖基(1→3)-[β-D- 葡糖基(1→6)]-4-*O*- 咖啡酰基 -β-D- 葡糖苷 [3,4-dihydroxyphenylethanol 8-*O*-β-D-apiofliranosyl(1→3)-[β-D-glucopyranosyl(1→6)]-4-*O-trans*-caffeoyl-β-D-glucopyranoside],3,4- 二羟基苯乙醇(3,4-dihydroxyphenylethanol),4- 羟基苯乙醇(4-hydroxyphenylethanol);黄酮类:大蓟苷(pectolinarin),4″- 乙酰基 - 大蓟苷(4″-acetyl-pectolinarin),蒙花苷(linarin),5,3′,4′- 三羟基 -6,7- 二甲氧基 -8-*C*-[β-D- 木糖 -(1→2)]-β-D- 葡糖黄酮碳苷 {5,3′,4′-trihydroxy-6,7-dimethoxy-8-*C*-[β-D-xylocopyranosyl-(1→2)]-β-D-glucopyranosyl flavone},5,4′- 二羟基 -6,7- 二甲氧基 -8-*C*-[β-D- 木糖 -(1→2)]-β-D- 葡糖黄酮碳苷 {5,4′-dihydroxyl-6,7-dimethoxy-8-*C*-[β-D-xylopyranosyl-(1→2)]-β-D-glucopyranosyl flavone},5,4′- 二羟基 -6,7- 二甲氧基 -8-*C*-β-D- 葡糖黄酮碳苷(5,4′-dihydroxyl-6,7-dimethoxy-8-*C*-β-D-glucopyranosyl flavone),5,4′- 二羟基 -6,7- 二甲氧基 -8-*C*-[β-D- 芹糖基 -(1→2)]-β-D- 葡糖黄酮碳苷 {5,4′-dihydroxyl-6,7-dimethoxy-8-*C*-[β-D-apiofuranosyl-(1→2)]-β-D-glucopyranosyl flavone};有机酸类:香草酸(vanillic acid),丁香酸(syringic acid),咖啡酸(caffeic acid),阿魏酸(ferulic acid);其他:1,1′- 二羟基乙醚 [bis(2-hydroxyethyl)ether],羟基酪醇(hydroxytyrosol),罗布麻宁(apocynin),异类叶升麻苷(isoacteoside)等。

红景天苷　　　　　　　　　　　大蓟苷

【药理作用】 石花水提液与其主要有效成分 3,5- 二羟基甲苯体外对各种致病霉菌均有抑菌作用。多糖对辐射损伤小鼠造血功能及 DNA 损伤具有防护作用。

【制剂】 藏药:二十五味冰片散,秘诀十三味红花散,风湿止痛丸。

蒙药:清热二十五味丸。

附注:《青海藏标》在"扁叶珊瑚盘"条下附注中记载,同属植物光萼石花 *C. flabellatus* (Craib)Burtt var. *leiocalyx* W. T. Wang,绢毛石花 *C. sericeus*(Craib)Burtt [=*C. flabellatus* (Craib)Burtt var. *sericeus*(Craib)K. Y. Pan],珊瑚苣苔 *C. cordatulus*(Craib)Burtt 的全草也同样药用。但《青海藏标》在附录中另收载有"石花(石苔花,乳花,地衣)",为地衣类的牛皮叶科的牛皮叶 *Sticta pulmonacea* Ach.、梅花衣科的藻纹梅花衣 *Parmelia saxatilis*(L.)Ach. 的全体,为"同名异物"。文献记载还有中国蕨科植物银粉背蕨 *Aleuritopteris argentea*(Gmel.) Fee 作"石花"药用,该种为《部标蒙药》、北京等地方标准中收载的"通经草"的基源之一,为不同药物,按制剂批文规定使用(参见"通经草"条)。

《认药白晶鉴》《无误蒙药鉴》记载有蒙药"石花(哈敦 - 哈格)",也为藻纹梅花衣 *Parmelia saxatilis* 的地衣体,其功能主治与本品不同,应注意区别。

石 椒 草

【民族药名】苗药(绒那忍人),傣药(旧哈),彝药(迟马宗,寒生能,俄巴则玛,若和)。
【来源】芸香科植物石椒草 *Boenninghausenia sesselicarpa* Lévl. 的干燥全草。
【标准】中国药典(77),云南中标(彝药,05),云南药标(74,96),贵州中民标(03),湖南中标(09)。
【功能主治】苗药:用于感冒,咽喉痛,肺炎,肝炎,咯血,衄血,跌打损伤,皮下瘀血。
傣药:用于感冒,咳嗽,尿路感染,皮炎。
彝药:疏风解表,行气止痛,清热利湿。用于外感风邪,咽喉肿痛,口腔溃疡,脘腹胀痛,胁痛,膀胱湿热,尿急尿痛,淋漓不尽,皮肤瘙痒。
中药:抗菌消炎。用于上呼吸道感染,尿路感染。
【用法与用量】10~30g。外用适量。
【化学成分】含香豆素类:伞形花内酯(umbelliferone),东莨菪亭(scopoletin),芸香内酯(rutamarin,芸香苦素),石椒草内酯A(shijiaocaolactone A),西瑞香素(daphnoretin),7,7′-二甲氧基-6,8′-双香豆素(matsubaze lactone),5,8-二甲氧基-2′,2′-二甲基吡喃并[5′,6′,6,7]香豆素(racemosin),香柑内酯(bergapten),异茴芹内酯(isopimpinellin),jayantinin;生物碱类:石椒草碱(seboehausine),加锡弥罗果碱(edulinine)等;挥发油:松油烯-4-醇(terpinen-4-ol),香桧烯(sabinene),对-聚伞花素(*p*-cymene),丁香烯氧化物(caryophyllene oxide),桃金娘醛(myrtenal)等;脂肪烃类:二十八烷醇(octacosannol),三十四烷(tetratriacontane),三十一烷(hentriacontane);其他:芦丁(rutin)等。

伞形花内酯　　　　西瑞香素

【药理作用】石椒草总提取物及其3个分离组分体外对枯草杆菌、金黄色葡萄球菌、铜绿假单胞菌、乙型链球菌有较好抑菌作用。
【制剂】苗药:泌淋胶囊,泌宁胶囊。
彝药:肾安胶囊,石椒草咳喘颗粒。
附注:石椒草最早见于《滇南本草》以"石椒"之名记载,在云南、四川民间药用较多。

使 君 子

【民族药名】傣药(杂满亮)。
【来源】使君子科植物使君子 *Quisqualis indica* L. 的干燥成熟果实。
【标准】中国药典,新疆药标(80),台湾中药典范(85),贵州中民标(附录,03),台湾中药典(04)。
【功能主治】傣药:清火解毒,凉血止血,涩肠止泻,补土健胃,驱虫。用于"哦勒"(尿血),"割鲁了温多约"(产后体弱多病),"拢蒙沙嘿"(腹痛腹泻,赤白下痢),"多短"(肠道寄生虫)。

中药:杀虫消积。用于蛔虫病、蛲虫病,虫积腹痛,小儿疳积。

【用法与用量】 使君子9~12g,捣碎入煎剂;使君子仁6~9g,多入丸散用或单用,作1~2次分服。小儿每岁1~1.5粒,炒香服,1日总量不超过20粒。服药时忌饮浓茶。

【化学成分】 含生物碱:胡芦巴碱(trigonelline)等;脂肪酸:棕榈酸(palmitic acid),油酸(oleic acid),亚油酸(linoleic acid),花生酸(arachidic acid),肉豆蔻酸(myristic acid)等;其他:使君子酸(quisqualic acid),使君子酸钾(potassium quisqualate),氨基丁酸,精氨酸,Ⅰ-脯氨酸等。《中国药典》规定含胡芦巴碱($C_7H_7O_2$)不得少于0.20%。

胡芦巴碱

【药理作用】 使君子粉剂对自然感染的鼠蛲虫病有一定的驱杀作用,体外试验对猪蛔虫、猪囊尾蚴、蚯蚓、蚂蟥均有较强的麻痹与驱杀作用。水浸剂体外对堇色毛癣菌、同心性毛癣菌、黄癣菌、奥杜盎氏小芽孢癣菌等真菌有不同程度的抑制作用。提取物可以引起神经元细胞坏死,神经胶质细胞浸润,并且使纹状体和海马体萎缩。单宁类物质具有抗病毒和抗肿瘤作用。

【制剂】 蒙药:清肝二十七味丸。

附注:使君子为传统的驱虫药,以重庆合川为道地产区。现由于肠道寄生虫类疾病已大为减少,使君子药用已大为减少,也被开发为兽药利用。植株也作为园艺植物栽培。

石　榴

【民族药名】 蒙药(阿纳日,色布茹),维药(阿娜尔)。

【来源】 石榴科植物石榴 *Punica granatum* L. 的干燥成熟果实。

【标准】 内蒙蒙标(86),部标维药(99)。

【功能主治】 蒙药(果实或种子):温中,消食,开胃,祛"巴达干",止泻。用于胃火衰退,"巴达干"病,恶心,消化不良,肺、肝、肾"赫依",寒泻,腹胀嗳气。

维药(果实):清涤异物,润肤养颜,益心养血。用于心悸血少,脉络不通,胸闷咳嗽,咽喉不利,形体消瘦。

【用法与用量】 3~9g。或以种子榨汁适量服用(维药)。

【化学成分】 含多酚类:没食子酸(gallic acid),鞣花酸(ellagic acid),安石榴苷(punicalagin),石榴皮亭A(granatin A),石榴皮亭B(granatin B),安石榴林(punicalin),鞣云实精(corilagin),鞣质(tannins);脂肪酸类:石榴酸(punicic acid),棕榈酸(palmitic acid),亚油酸(9,12-linoleic acid),亚麻酸(linolenic acid),硬脂酸(stearic acid),油酸(oleic acid),α-桐酸(α-elaeostearic acid),β-桐酸(β-elaeostearic acid);黄酮类:芦丁(rutin),天竺葵素类(pelargonidins),飞燕草素类(delphinidins),毛地黄黄酮(luteolin),槲皮素(quercetin),山奈酚(kaempferol),5,7,4′-三羟基异黄酮(genistein),7,4′-二羟基异黄酮(7,4′-dihydroxyisoflavone);生物碱类:石榴皮碱(pelletierine),异石榴皮碱(isopelletierine),N-甲基异石榴皮碱(N-methylisopelletierine),伪石榴皮碱(pseudopelletierine);其他:多糖(polysaccharide),维生素(vitamin),微量元素(trace element)等。

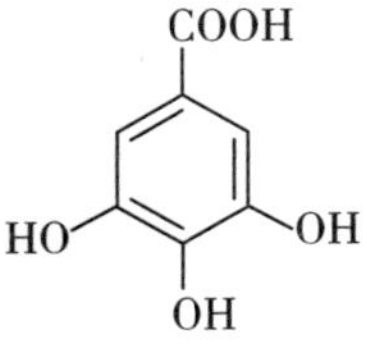

没食子酸

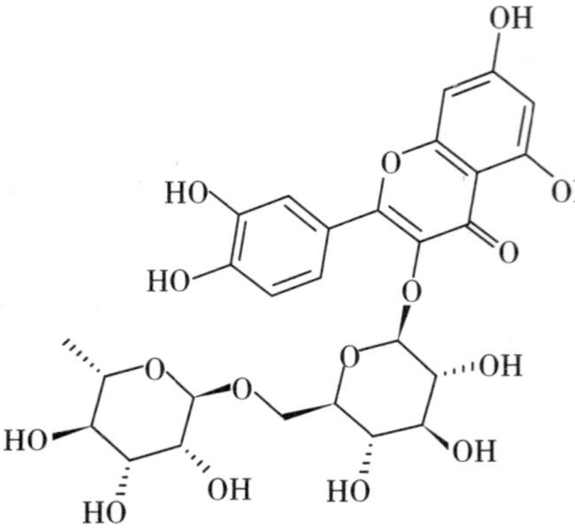

芦丁

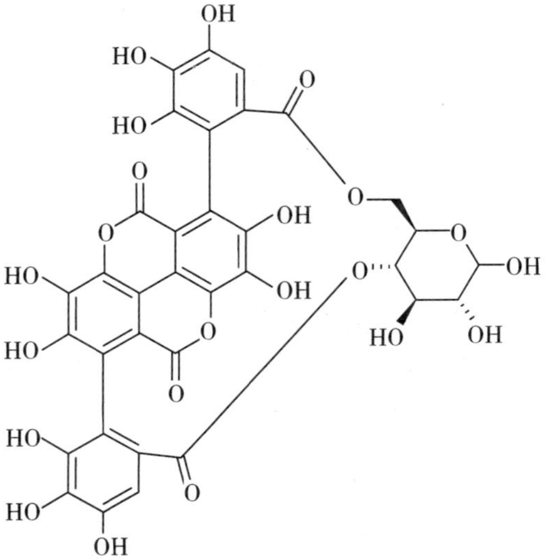

安石榴林

【药理作用】石榴汁、石榴提取物、石榴油等均含有大量抗氧化物质,在体内外均表现出较强的抗氧化和自由基清除活性。石榴汁能显著降低免疫缺陷小鼠动脉粥样硬化的损失面积;提高大鼠附睾精子浓度、生精细胞密度、曲细精管直径和精子活力,减少异常精子数目,还可增强大鼠血浆和精子中抗氧化酶的活性。鞣花酸、没食子酸、石榴皮鞣素及安石榴苷对大肠埃希菌、假单胞菌、念珠菌、隐球酵母菌、甲氧西林耐药金黄色葡萄球菌、烟曲菌和分枝杆菌在体外均表现出显著的抑制作用。多酚提取物能抑制流感病毒A在MKCK细胞中的复制,抑制鸡红细胞被流感病毒凝集,并表现出对病毒的强效杀灭作用。对前列腺癌细胞株(DU-145,LNCaP和PC-3)、结肠癌细胞(HT-29)、乳腺癌细胞(MCF-7和MB-MDA-231)、支气管上皮细胞(NHBE)及人肺癌细胞(A549)的增殖均有抑制作用。提取物可抑制白介素-1β诱导的IκBα的磷酸化作用和骨关节炎软骨细胞中转录因子NF-κB结合DNA的活性。此外,石榴还具有抗紫外辐射、改善代谢综合征等作用。

【制剂】藏药:十一味寒水石散,二十一味寒水石散,二十五味鬼臼丸。
蒙药:阿拉坦五味丸,阿那日八味散,阿那日十四味散,阿那日五味散,补肾健胃二十一味丸,沉香安神散,寒水石二十一味散,诃子五味胶囊,健胃十味散,利肝和胃丸,六味木香散，七味葡萄散，清热二十三味散，升阳十一味丸，十六味冬青丸，顺气十三味散，消食十味丸，调元大补二十五味汤散，五味清浊散。

附注：石榴 P. granatum 的各个部位均有药用，各标准中分别收载有"石榴""石榴子""石榴皮""石榴花""石榴叶""石榴根皮"等，不同民族医学药用的部位各有特点，但在各自的标准中规定的药材名称和药用部位上并不一致，藏医以种子入药（《青海藏标》在"石榴"条下规定的部位即为种子），维医分别使用果实、石榴花和种子榨出的汁液，蒙医使用果实或种子，中医使用石榴皮，各自的功效也不尽相同。苗族使用果实、花、果皮、根及根皮，用于驱虫、涩肠、止痢、止带、衄血等。

在部分制剂处方中使用的药材名与各自的标准收载的名称也并不完全一致，应注意按制剂批文规定使用药材（参见"石榴子""石榴皮""石榴花"条）。

石榴为著名水果，我国种植石榴有悠久的历史，各地广泛种植，也有诸多品种，这些不同品种间的果实入药是否有差异还值得研究。

石 榴 花

【民族药名】维药（阿那尔古丽，古里拿尔，古丽那尔，朱来那尔，阿那尔克坡里），苗药（阿龚石榴，干龚争谢烈，嘎龚豆榴）。

【来源】石榴科植物石榴 Punica granatum L. 的干燥花瓣。

【标准】部标维药（99）。

【功能主治】维药：生干生寒，收敛止血，清热消炎，除腐固牙，止泻止痢。用于湿热性或血液质性疾病，如湿热性牙龈出血，牙龈红肿，牙龈溃疡，牙齿松动，腹泻痢疾，疝气，皮肤瘙痒。

苗药：用于鼻衄（花研末，吹入鼻孔）。

【用法与用量】1~9g。外用适量（入伤粉、敷剂）。维医认为本品过量服用或长期服用可引起阻塞，导致头痛，可以西黄芪胶矫正。

【化学成分】含多酚类：没食子酸（gallic acid），儿茶素（catechin），石榴酸（punicic acid），芦丁（rutin），芹菜素（apigenin），芹菜素-7-O-葡萄糖苷（apigenin-7-O-glucoside），苜蓿素（tricin）；挥发油类：3-糖醛（3-furaldehyde），甲基氨基甲酸邻仲丁基苯基酯（fenobucarb），α-荜澄茄油烯（α-cubebene），榄香烯（elemene），石竹烯（caryophyllene），β-愈创木烯（β-guaiene），6-芹子烯-4醇（selina-6-en-4-ol），长叶烯醛（longifolen aldehyde）；有机酸类：棕榈酸（palmitic acid），2S, 3S, 4S-三羟基戊酸（2S, 3S, 4S-trihydroxypentanoic acid）；其他类：齐墩果酸（oleanolic acid），熊果酸（ursolic acid），β-谷甾醇（β-sitosterol），胡萝卜苷（daucosterol）等。

苜蓿素

【药理作用】石榴花乙醇提取物对 2 型糖尿病氧化损伤具有抗氧化效应,对糖尿病大鼠的血管内皮具有保护作用。石榴花乙醇提取物对胰岛素抵抗大鼠有较好的改善作用;对 2 型糖尿病伴高血脂大鼠的肝脏有一定的保护作用;对糖尿病和肥胖引发的脂肪肝具有保护作用。对醋酸致痛小鼠模型有明显的镇痛作用,对角叉菜胶所致鼠足肿胀动物模型有明显的抗炎作用。

【制剂】维药:玛木然止泻胶囊,糖宁孜牙比土斯片,止血开日瓦片,止血开日瓦丸。

附注:《拜地依药书》记载:"石榴花,是石榴的花瓣……一般药用不结果实的雄石榴花朵。"本品也鲜用。

石 榴 皮

【民族药名】维药(阿那尔破斯提,克西如日如曼),苗族(阿龚石榴,干龚争谢烈,嘎龚豆榴)。

【来源】石榴科植物石榴 *Punica granatum* L. 的干燥果皮。

【标准】中国药典,新疆药标(80),山东中标(95)。

【功能主治】维药:生干生寒,燥湿固涩,清热消炎,止血固牙,止泻,止带,消除痔疮。用于湿热性或血液质性疾病,如湿热性牙龈溃疡,牙龈出血,牙齿松动,咽喉炎肿,腹泻痢疾,白带增多,痔疮肿痛。

苗药:用于腹泻,脱肛(煎水洗),蛲虫。

中药:涩肠止泻,止血,驱虫。用于久泻,久痢,便血,脱肛,崩漏,白带,虫积腹痛。

【用法与用量】3~9g。维医认为本品服用过量对寒性气质者有害,可以干姜矫正。

【化学成分】含鞣质类:没食子酸(gallic acid),鞣花酸(ellagic acid),没食子酸甲酯(methyl gallate),没食子儿茶素(gallocatechin),安石榴林(punicalin,石榴皮鞣素),安石榴苷(punicalagin),新喷呐素(cyanin),木麻黄鞣宁(casuarinin),石榴皮亭 A(granaatin A),石榴皮亭 B(granaatin B),没食子酰双内酯(gallagyldilaton),鞣云实精(corilagin),长梗马兜铃素Ⅰ(pedunculagin Ⅰ),长梗马兜铃素Ⅱ(pedunculagin Ⅱ),鞣花酸 - 己糖苷(ellagic acid-hexoside);黄酮类:儿茶素(catechin),表儿茶素(epicatechin),原天竺葵素(prodelphindin),异槲皮苷(isoquercetrin),槲皮素(quercitin),山柰酚(kaempferol),山柰酚 -3-*O*- 葡萄糖苷(kaempferol-3-*O*-glucoside),山柰酚 -3-*O*- 鼠李葡萄糖苷(kaempferol-3-*O*-rhamnoglycoside),木犀草素(luteolin),木犀草素 -7-*O*- 葡萄糖苷(luteolin-7-*O*- glucoside),柚皮素(naringin),花葵素(pelargonidin),芦丁(rutin);氨基酸类:谷氨酸,天冬氨酸,甘氨酸,亮氨酸,丝氨酸,丙氨酸,苯丙氨酸,赖氨酸,异亮氨酸,组氨酸,胱氨酸,蛋氨酸;三萜类:熊果酸(ursolic acid),齐墩果酸(oleanolic acid);其他:咖啡酸(caffeic acid),绿原酸(chlorogenic acid),石榴皮碱(pelletierine),微量元素等。《中国药典》规定含鞣质不得少于 10.0%,鞣花酸($C_{14}H_6O_8$)不得少于 0.30%。

鞣花酸　　　　　　　　　　　安石榴苷

【药理作用】石榴皮中的鞣质和黄酮类化合物体外对金黄色葡萄球菌、福氏痢疾杆菌、沙门菌、大肠埃希菌、铜绿假单胞菌和白念珠菌均有不同程度的抑菌作用,且鞣质类化合物对生殖器疱疹病毒、乙型肝炎病毒也有抑制作用,并具有抗耐药菌作用。没食子鞣质及其水解产物鞣花酸具有抗乳腺癌作用。水提物对大鼠离体十二指肠段的收缩频率有明显的抵制作用;对用 2,4-二硝基氯苯(DNcB)复合乙酸致溃疡性结肠炎模型大鼠具有治疗作用;对高脂血症模型大鼠有降低血脂作用。醇提物对环磷酰胺致免疫低下小鼠的体液免疫功能具有一定的提高作用。石榴皮多酚提取物对超氧阴离子自由基及 DPPH 具有清除活性;对在体蟾蜍心率和心肌收缩力均有抑制作用。

【制剂】维药:阿娜尔妇洁液,肛宁巴瓦斯尔软膏,降糖孜亚比提片,玛木然止泻胶囊。

附注:维医药古籍文献《药物之园》记载"石榴皮,是石榴的果皮",石榴 P. granatum 为新疆产大宗水果之一,维医药用石榴的历史悠久,药用部位包括果实(石榴)、石榴皮、石榴子、石榴花、酸石榴(酸味果实)等,临床应用也各有特色。不同民族药用石榴果实的部位各有特点,《部标维药》收载有"石榴"(果实),《内蒙蒙标》收载有"石榴"(果实或种子),《部标藏药》和《藏标》收载了"石榴子"(种子),《中国药典》1977 年版也曾收载"石榴子"(种子),各自功效不尽相同,应按制剂批文规定使用(参见"石榴""石榴子""石榴花"条)。

《中华药典》(1930)收载的"石榴皮"为"干皮或根皮",应注意区别。

石 榴 子

【民族药名】藏药(赛朱,森珠,赛志),蒙药(阿纳日),维药(阿那尔欧如合,哈必鲁蛮,艾比如曼,吐胡米阿那尔)。

【来源】石榴科植物石榴 *Punica granatum* L. 的干燥种子。

【标准】部标藏药(95),藏标(79),青海藏标(92),内蒙蒙标(86)。

【功能主治】藏药:温中健胃。用于培根寒症,食欲缺乏,胃寒痛,胀满,消化不良。

蒙药:温中,消食,开胃,祛"巴达干",止泻。用于胃火衰退,"巴达干"病,恶心,消化不良,肺,肝,肾"赫依",寒泻,腹胀嗳气。

维药:生干生寒,燥湿止泻,清热止痢,消食开胃,消炎固牙。用于湿热性或血液质性疾病,如湿性腹泻,热性痢疾,消化不良,积食纳差,牙齿松动。

【用法与用量】4~12g。维医认为本品对寒性气质者有害,可以孜然矫正。

【化学成分】含多酚类:没食子酸(gallic acid);脂肪酸类:亚油酸(linoleic acid),油酸(oleic acid),棕榈酸(palmitic acid),硬脂酸(stearic acid),亚麻酸(α-linolenic acid),花生酸(arachidic acid),棕榈油酸(palmitoleic acid),月桂酸(lauric acid),豆蔻酸(myristic acid),木蜡酸(tetracosanoic acid);氨基酸类:谷氨酸,精氨酸,天冬氨酸,甘氨酸,亮氨酸,丝氨酸,缬氨酸,丙氨酸,苯丙氨酸,赖氨酸,酪氨酸,异亮氨酸,组氨酸,胱氨酸,蛋氨酸;三萜类:$2\alpha,3\beta$-二羟基-12-烯-28-熊果酸($2\alpha,3\beta$-dihydroxy-12-en-28-ursolic acid),熊果酸(ursolic acid),齐墩果酸(oleanolic acid);木脂素类:罗汉松脂苷(mataresinoside),牛蒡子苷(arctiin);其他:β-谷甾醇(β-sitosterol),胡萝卜苷(daucosterol),微量元素等。

牛蒡子苷

【药理作用】石榴子甲醇提取物能降低链脲佐菌素糖尿病大鼠的血糖水平;显著减轻实验性腹泻模型大鼠的腹泻程度。石油醚提取物对切除卵巢的小鼠和大鼠显示有较强的雌激素活性,该作用可被黄体酮所拮抗。石榴子油对人乳腺癌细胞、皮肤癌细胞具有显著的抑制作用;油中的不饱和脂肪酸可在降低低密度脂蛋白胆固醇的同时使高密度脂蛋白胆固醇升高。

【制剂】藏药:五味金色丸,五味石榴丸,六味大托叶云实散,六味寒水石散,六味木香丸,六味石榴散,七味槟榔散,八味石灰华丸,八味石榴散,九味石榴丸,十味丛蔽散,十味黑冰片丸,十味手参散,十味消食散,十一味金色散,十一味金色丸,十二味冰片散,十二味石榴散,十三味青兰散,十四味羚牛角丸,十五味铁粉散,十五味赛尔斗丸,十六味杜鹃花丸,十七味寒水石丸,二十五味阿魏胶囊,二十五味阿魏散,二十五味大汤散,二十五味大汤丸,二十五味寒水石散,二十五味獐牙菜散,二十八味槟榔丸,三十五味沉香丸,大月晶丸,回生甘露丸,洁白丸,秘诀清凉胶囊,秘诀清凉散,能安均宁散,帕朱丸,石榴健胃散,石榴健胃丸,石榴莲花散,石榴普安散,石榴日轮丸,竺黄安宁丸。

维药:复方斯亚旦生发酊,复方斯亚旦生发油。

附注：不同民族药用石榴 *P. granatum* 的药用部位在各自的标准规定上有所不同，藏医以种子入药，维医分别使用果实、石榴花、石榴皮、酸石榴（酸味果实）和种子榨出的汁液，蒙医使用果实或种子，中医使用石榴皮，各自的功效不尽相同，应注意按制剂批文规定用药（参见"石榴""石榴皮""石榴花"条）。

莳 萝 子

【民族药名】维药（卡勒克白帝安，西必提，吐胡米西比提，色日克其且克欧如合，祖法刺子）。

【来源】伞形科植物莳萝 *Anethum graveolens* L. 的干燥成熟果实。

【标准】部标维药（99），新疆维标（93），新疆药标（80），上海中标（94），山东中标（95，02），甘肃中标（09）。

【功能主治】维药：消散寒气，成熟体液，解毒止痛，消石利尿，助食，平喘。用于肝弱，寒湿过盛胁痛，消化不佳，咳喘痰多，尿路结石，闭经，尿少；煎汁熏洗用于产后体弱，周身疼痛。

中药：温脾肾，醒胃，散寒，行气，解毒。用于脘腹气胀，两胁痞满，食欲缺乏。

【用法与用量】2~5g。维医认为本品有降低脑力、视力和性欲的副作用，可以各种醋酸糖浆和酸味食品矫正。

【化学成分】含挥发油（2.8%~4%）：D- 香芹酮（carvone，葛缕酮），(1S, 4S, 8S)-8,9- 二羟基四氢藏茴香酮，α- 水芹烯（α-phellandrene），柠檬烯（limonene），莳萝油脑（dillapiole），莳萝醚，佛手柑内酯（bergapten），肉豆蔻醛（*n*-tetradecanal），对 - 聚伞花素（*p*-cymene），松油烯 -4- 醇（terpinen-4-ol），二氢香芹酮（dihydrocarvone），β- 丁香烯（β-caryophyllene），茴香脑（anethole），麝香草酚（thymol）等；吡喃 - 葡萄糖苷类：(4S, 8S)-8,9- 二羟基四氢藏茴香酮 -9-*O*-β-D- 吡喃葡萄糖苷，(1S, 4S, 8S)-8,9- 二羟基四氢藏茴香酮 -9-*O*-β-D- 吡喃葡萄糖苷，(1S, 2S, 4R)-*p*- 薄荷烷 -8- 烯 -1,2- 二醇 -2-*O*-β-D- 呋喃芹菜糖基 -(1→6)-β-D- 吡喃葡萄糖苷，(1S, 2S, 4R)-*p*- 薄荷烷 -8- 烯 -1,2- 二醇 -1-β-D- 吡喃葡萄糖苷，(1S, 2S, 4R)-*p*-薄荷烷 -8- 烯 -2,8,9- 三醇 -β-D- 吡喃葡萄糖苷，(1S, 2S, 4R)-*p*- 薄荷烷 -8- 烯 -1,2,8- 三醇 -β-D- 吡喃葡萄糖苷，1″-(4- 羟基 -2- 甲氧基苯基）丙烷 -2′,3′- 二醇 -4-*O*-β-D- 吡喃葡萄糖苷，3- 甲氧基羰基丙基 -β-D- 吡喃葡萄糖苷；黄酮类：槲皮素（quercetrin），芦丁（rutin），山奈酚（kaempferol），木犀草素（luteolin）等；酚酸类：绿原酸（chlorogenic acid），杨梅黄酮（myricetin），原花青素（proanthocyanidins），3,3′,4′,5,7- 五羟基黄烷（4→8）-3,3′,4′,5,7- 五羟基黄烷等。

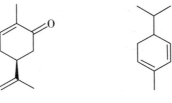

D-香芹酮　　　　　α-水芹烯

【药理作用】莳萝子挥发油对皮肤癣菌孢子萌发、白念珠菌、克柔念珠菌、热带念珠菌、近平滑念珠菌的芽管形成均有抑制作用，对小鼠阴道念珠菌病也有较强的防治作用；可显著降低高血脂模型大鼠甘油三酯、总胆固醇、低密度脂蛋白，增加高密度脂蛋白的水平，具有防止动脉粥样硬化的功效；能够抑制神经刺激下的骨骼肌肉的抽搐反应。莳萝子水提取物和醇提取物对自由基，如 ABTS 自由基、DPPH 自由基有一定清除能力。

【制剂】维药：罗补甫克比日丸。

附注：维医也用地上部分，其功能主治与果实相同。

莳萝原产欧洲南部，从其果实中提取的芳香油用于调和香精，又称"洋茴香"。现我国东北、甘肃、四川、广东、广西等地有栽培。

石韦（甘肃石韦，光石韦，北京石韦，小石韦）

【民族药名】藏药（周贝，嚓贝争哇，查贝，扎贝），蒙药（哈丹-呼吉，哈担-呼吉，巴日格佰，伊力布斯音苏勒），苗药（黛口掌，锐猫棍，黑大节密，阿咳知，窝你料，下站烟，爹老），傣药（发麻幸砚），彝药（木堵罗里此）。

【来源】水龙骨科植物庐山石韦 *Pyrrosia sheareri*（Bak.）Ching、石韦 *Pyrrosia lingua*（Thunb.）Farwell、有柄石韦 *Pyrrosia petiolosa*（Christ）Ching、北京石韦（华北石韦）*Pyrrosia davidii*（Baker）Ching、毡毛石韦 *Pyrrosia drakeana*（Franch.）Ching 或光石韦 *Pyrrosia calvata*（Bak.）Ching 的干燥叶。

【标准】中国药典，部标成方（十二册，附录，97），藏标（79），内蒙蒙标（86），贵州中标规（65），新疆药标（80），甘肃中标（96，09），广西中标（90），台湾中药典（04），广西壮标（11），香港中标（第六期）。

【功能主治】藏药：利水通淋，清肺泄热。用于肾炎水肿，小便不利，淋痛，崩漏，肺热咳嗽，胸腔脓疡，咽喉炎，外伤出血，肾虚遗精，泌尿道感染。

蒙药：燥脓，敛伤，固骨，清热，解毒。用于胸伤，烧伤，伤口复发，骨折，伤热，毒热，配毒症。

苗药：利水通淋，清肺化痰，凉血止血。用于淋病，尿血，尿路结石，膀胱炎，膀胱癌，肾炎，崩漏，痢疾，腹泻，肺热咳嗽，肺癌，慢性气管炎，金疮，痈疡。

傣药：用于小便不通，泌尿系结石，膀胱炎，肾盂肾炎，崩漏，烫火伤。

彝药：用于烧伤烫伤，尿管辣痛，支气管哮喘，慢性气管炎，急慢性肾炎，肾盂肾炎。

中药：利尿通淋，清肺止咳，凉血止血。用于热淋，血淋，石淋，小便不通，淋沥涩痛，肺热喘咳，吐血，衄血，尿血，崩漏。

【用法与用量】6~12g；蒙药 3~5g。

【化学成分】含酚酸类：绿原酸（chlorogenic acid），咖啡酸（caffeic acid），香草酸（vanillic acid）等；挥发性成分：1-己酸、己醇、邻苯二甲酸二甲酯、正壬醇、甲氧基-苯基-肟、十六酸、(Z,Z)-9,12-十八碳二烯酸等；黄酮类：芒果苷（mangiferin），异芒果苷（isomangiferin），山奈酚（kaempferol），槲皮素（quercetin），异槲皮苷（isoquercitrin），三叶豆苷（trifolin）等；其他：绵马三萜（diloptene），β-谷甾醇（β-sitosterol），原儿茶醛（protocatechuic aldehyde），多糖等。《中国药典》规定含绿原酸（$C_{16}H_{18}O_9$）不得少于 0.20%；《香港中标》规定含绿原酸

($C_{16}H_{18}O_9$)不得少于0.21%；《广西壮标》(11)规定(光石韦 *P. calvata*)含芒果苷($C_{19}H_{18}O_{11}$)不得少于3.6%。

绿原酸　　　　　　　　　　芒果苷

【药理作用】石韦对金黄色葡萄球菌、溶血性链球菌、炭疽杆菌、白喉杆菌、大肠埃希菌均有不同程度的抑制作用及抗甲型流感病毒、抗钩端螺旋体(黄疸出血型)作用。水煎剂、异芒果苷灌胃给予小鼠，具有明显的镇咳作用。体外试验显示异芒果苷有抗单纯疱疹病毒作用。石韦多糖对四氧嘧啶糖尿病小鼠有明显降糖作用；同时能增强糖尿病小鼠的负荷糖耐量，明显降低糖尿病小鼠血液及胰腺组织中过高的MDA含量，表明其降血糖作用与其抗氧化损伤胰岛细胞有密切关系。给肾结石模型大鼠灌胃石韦提取物可有效缓解肾损伤情况。此外，石韦还具有增强免疫力、升高白细胞等作用。

【制剂】彝药：康肾颗粒。

附注：《中国植物志》中，*P. davidii* 的中文名使用"华北石韦"。

《藏标》中收载的"石韦/查贝"的基源为上述中的几种，但《藏药志》等藏医药文献记载，藏医药用的"查贝"主要为同科瓦韦属(*Lepisorus*)的多种植物，主要有棕鳞瓦韦 *L. scolopendrium*(Ham. ex D. Don)Mehr et Bir、川西瓦韦 *L. soulieanus*(Christ.)Ching et S. K. Wu、网眼瓦韦 *L. clathratus*(Clark)Ching等，应按制剂批文规定使用。

柿　叶

【民族药名】苗药(真密，比满，正面)。

【来源】柿树科植物柿 *Diospyros kaki* Thunb. 的干燥叶。

【标准】中国药典(附录)，广西中标(90)，湖南中标(93，09)，北京中标(98)，山东中标(02)，贵州中民标(03)，广东中标(10)。

【功能主治】苗药：清热，润肺，生津，解毒。用于咳喘，血小板减少症，高血压。

中药：清肺止咳，凉血止血，活血化瘀，降血压。用于肺热咳喘，各种内出血症，高血压，脑动脉硬化症，冠心病，黄褐斑。

【用法与用量】5~15g。外用适量，煎取浓汁加等量凡士林混匀涂敷。

【化学成分】含黄酮类：山柰酚(kaempferol)，槲皮素(quercetin)，芦丁(rutin)，牡荆苷(vitexin)，异鼠李素(isorhamnetin)，紫云英苷(astragalin)等；三萜类：白桦脂醇(betulin)，熊果酸(ursolic acid)，齐墩果酸(oleanolic acid)，坡模醇酸(pomolic acid)，rosamutin，kakisaponin A，熊果醇(uvaol)等；有机酸：琥珀酸(succinic acid)，安息香酸(benzoic acid)，水杨酸(salicylic acid)、糠酸(2-furoic acid)、丁香酸(syringic acid)、对羟基苯甲酸、原儿茶酸(protocatechuate)、吲哚醋酸(indole-3-acetic acid)、苹果酸(malic acid)等；其他：甾醇、树脂、鞣质、多糖等。

山柰酚　　　　　坡模醇酸

【药理作用】柿叶提取物有降低链脲佐菌素致糖尿病小鼠模型的血糖水平、改善胰岛素抵抗、调节脂代谢紊乱的作用；能使麻醉狗冠状窦血流量增加，改善心脏泵血功能，降低心肌耗氧量，增加冠状动脉流量，改善全身血液循环；对早孕和中孕大鼠药物流产后子宫出血有一定的止血作用；对人宫颈癌细胞 HeLa 和鼠肝癌细胞 H22 有明显的增殖抑制作用。总黄酮对高脂血症大鼠的脂质代谢紊乱有显著的调节作用；黄酮和三萜类化合物对人体中性粒细胞中由刺激物引起的过氧化物产生及蛋白质的酪氨酸残基磷酸化有抑制作用；能明显抑制由 AGEs、AOPP 刺激引起的血管外膜成纤维细胞的增殖。柿叶茶对高脂饮食诱导的大鼠血清甘油三酯和胆固醇升高有明显的降低作用。此外，柿叶还具有抗菌、抗氧化、抗凝血等作用。

【制剂】苗药：心脑联通胶囊。

附注：柿 *D. kaki* 的果蒂也药用，主要用于降逆，与叶不同（参见"柿蒂"条）。

柿　子

【民族药名】蒙药（沙布塔拉，色亚布，兴珠尔，伊斯古楞-毛都），苗药（比满，真密，整面，枳乃）。

【来源】柿树科植物柿 *Diospyros kaki* Thunb. 的干燥成熟果实。

【标准】部标蒙药（98），内蒙蒙标（86）。

【功能主治】蒙药：清"巴达干"热，止泻。用于"巴达干宝日"病，耳病，胃灼热感，泛酸。

苗药：用于气膈反胃。

中药：清热，润肺，止渴。用于热渴，咳嗽，吐血，口疮。

【用法与用量】6~9g。

【化学成分】含对香豆酸(p-coumaric acid，对-羟基肉桂酸)、没食子酸(gallic acid)、原花青素(proanthocyanidins)、齐墩果酸(oleanolic acid)、异柿醌(isodiospyrin)、双异柿醌(bisisodiospyrin)、胆碱(choline)、芦丁(rutin)、β-胡萝卜素(β-carotene)、蔗糖、葡萄糖、果糖、维生素 A、维生素 C、维生素 B_1、维生素 B_2、瓜氨酸、硒等；未成熟果实含鞣质，主要为花白苷(leucoanthocyanin)、瓜氨酸。新鲜果实含碘(49.7mg/100g)。

植物类药材

没食子酸　　　　*p*-香豆酸　　　　异柿醌　　　　原花青素

【药理作用】柿子中含有大量的可溶性膳食纤维、类胡萝卜素和多酚类物质,具有降血脂和抗氧化的特性。提取物可抑制人淋巴细胞白血病 Molt4 细胞的生长,并能诱导其程序性死亡,还可抑制硝基和亚硝基化合物的致突变作用。柿子皮的丙酮提取物对人口腔鳞癌细胞、下颌腺肿瘤细胞具有很强的细胞毒性。去糖的柿子果汁有较强的杀细菌和真菌作用。

【制剂】蒙药:止吐六味散。

附注:在不同的民族中,柿 *D. kaki* 的果实、果蒂(柿蒂)、叶均药用,且各部位的功能主治不同(参见"柿蒂""柿叶"条)。

彝医药用同属植物岩柿 *D. dumetorum* W. W. Smith 的果实,《云南中标》(彝药,05)以"山塔蔗/依波"之名收载,功能收敛止血、止痢、健脾和胃,用于呕血、便血、赤白下痢、崩漏、纳呆食少。

柿子为著名水果,我国柿子栽培已有 3000 多年的历史,约有 800 余个栽培品种,也是世界上柿子产量最大的国家。

手参(手掌参,佛手参)

【民族药名】藏药(旺拉,忘保拉巴,陆尔堆孜,加金,昂扎嘎热,多布吉),蒙药(额日赫腾乃-嘎日,额日和藤乃-嘎日,旺拉嘎)。

【来源】兰科植物手参 *Gymnadenia conopsea* (L.) R. Br. 或西南手参 *Gymnadenia orchidis* Lindl. 的干燥块茎。

【标准】中国药典(77),部标藏药(95),藏标(79),青海藏标(92),内蒙蒙标(86),云南药标(74),四川中标(87),山西中标(87),北京中标(98),黑龙江中标(01),甘肃中标(09)。

【功能主治】藏药:补肾益气,生津润肺,收敛止血,壮阳。用于肺病,肺虚咳喘,身体虚弱,久泻,肉食中毒,遗精阳痿。

蒙药:生津壮阳。用于遗精,亏精,阳痿,肾寒,腰腿疼痛,"巴木"病,痛风,游痛症,久病体虚。

中药:滋养,生津,止血。用于久病体虚,肺虚咳嗽,失血,久泻,阳痿。

【用法与用量】3~9g。配方用;单用时研细末,以温奶冲服。

【化学成分】 含酚酸类：对羟基苯甲醇（p-hydroxybenzyl alcohol），香草酸（vanillic acid），对羟基苯甲醛（p-hydroxybenzaldehyde），3-羟基苯甲酸（3-hydroxybenzoic acid），4-羟基苯甲酸（4-hydroxybenzoic acid），4-羟基苯甲醇（4-hydroxyisophthalicacid），4-羟基苄甲醚（4-hydroxy benzyl methyl ether），3-甲氧基-4-羟基苯甲酸（3-methoxy-4-hydroxybenzoic acid），反式-对羟基苯丙烯酸（trans-p-hydroxycinnamic acid），对羟基苯基 β-D-葡萄糖苷（4-hydroxyphenyl-β-D-glucopyranoside）；有机酸苄酯苷类：凹舌兰素 A、B、E、D（coelovirins A、B、E、D）、dactylorhins A、B、E、loroglossin，militarine，gymnosides Ⅰ~Ⅶ等；含氮类化合物：腺苷（adenosine），环（L-亮氨酸-L-酪氨酸）[cyclo（L-leu-L-tyr）]，环（L-亮氨酸-L-脯氨酸）[cyclo（L-leu-L-pro）]，环（L-缬氨酸-L-酪氨酸）[cyclo（L-val-L-tyr）]，环（L-丙氨酸-L-苯丙氨酸）[cyclo（L-ala-L-phe）]，N^6-（4-羟基苄基）-腺苷 [N^6-（4-hydroxybenyl）adenine riboside]，N-trans-阿魏酰色胺；二氢芪类：batatacin Ⅲ，3′-O-methylbatataci Ⅲ，5-O-methylbatataci Ⅲ，3′,5-diliydroxy-2-（4-hydroxy-benzyl）-3-methoxyblbenzyl，gymconopin D，arundin，bulbocodin C；菲类：blestriarene A，9,10-diliydroblestriarene B，gymconopins A~C，l-（4-hdroxybenzyl）-4-methoxy-9,10-dihydrophenanthrene-2,7-diol，4-methoxy-9,10-dihydrophenanthrene-2,7-diol，2-methoxy-9,10-dihydrophenanthrene-4,5-diol；其他：牛蒡酚（arctigenin），丁香酚（eugenol），5-羟甲基糠醛（5-hydroxymethylfurfural），薯蓣皂苷（dioscin），β-谷甾醇（β-sitosterol），胡萝卜苷（daucosterol），蔗糖（sucrose），果糖（fructose），对甲氧基苯基 β-D-葡萄糖苷（4-methoxyphenyl-β-D-glucopyranoside），对甲基苯基 β-D-葡萄糖苷（4-methylphenyl-β-D-glucopyranoside），对羟基苯基苄基 β-D-葡萄糖苷（4-hydroxybenzyl-β-D-glucopyranoside），氨基酸等。

gymconopin D

gymconopins A

环（L-亮氨酸-L-酪氨酸）

薯蓣皂苷

【药理作用】 手参水提取物对兔、犬有利尿作用,但剂量过大反能减少尿量。甲醇提取物在鼠耳部被动皮肤过敏试验(PCA)中显示有抗过敏活性;对乙型肝炎病毒表面抗原具有抑制作用。甲醇提取物具有抗过敏和抗氧化作用,其活性成分为二苯乙烯类和菲类化合物。

【制剂】 藏药:五味甘露滋补丸,七味兔耳草散,十味手参散,十一味黄精颗粒,十八味党参丸,补肾丸,利舒康胶囊,滋补酥油丸。

蒙药:补肾健胃二十一味丸,暖宫七味丸,参竹精颗粒,手掌参三十七味丸。

附注:《晶珠本草》记载"忘保拉巴"分为2类,一类生于阴、阳干湿之地,块根分裂状如人手掌,为正品,另一类块根的分裂数目较少,为次品。《藏药志》记载藏医所用涉及兰科多属多种植物的块根。有关标准和专著多以手参 G. conopsea 为正品。其他代用品有绶草 Spiranthes lancea(Thunb.)Backer. Bakh. F. et Steenis [=Spiranthes sinensis (Pers.)Ames],裂瓣角盘兰 Herminium alaschanicum Maxim.,宽叶红门兰 Orchis latifolia L.,凹叶兰 Coeloglossum viride(L.)Hartm. var. bracteatum (Willd.)Richter [= 凹舌兰 Coeloglossum viride(L.)Hartm.],地方习用品有四川玉凤花 Habenaria szechuanica Schltr.(青海),长叶头蕊兰(头蕊兰)Cephalanthera longifolia (L.)Fritsch(西藏)。《青海藏标》还记载"同科植物二叶鹭兰 Habenaria diphylla Dalz.(二叶玉凤花)的干燥块根也可作本品入药",2 者为不同属植物,是否能同样药用,还有待研究。另,尼泊尔也药用红门兰 Orchis incarnate L.,称"Ongu lakpa",与"忘保拉巴"发音相似,两者是否有关,还有待考证。

手参属(Gymnadenia)植物我国有 5 种,其中 4 种分布于青藏高原,但资源量均较小,这可能是其他代用品或地方习用品出现的重要原因,应注意鉴别。

首乌藤(夜交藤)

【来源】 蓼科植物何首乌 Polygonum multiflorum Thunb. 的干燥藤茎。

【标准】 中国药典,贵州中标规(65),新疆药标(80),香港中标(第七册)。

【功能主治】 中药:养血安神,祛风通络。用于失眠多梦,血虚身痛,风湿痹痛;外治皮肤瘙痒。

【用法与用量】 9~15g。外用适量,煎水洗患处。

【化学成分】 含蒽醌类成分:大黄素(emodin),大黄素甲醚(physcion),大黄酸(rhein),芦荟大黄素(aloe-emodin),大黄素 -8-O-β-D- 葡萄糖苷,大黄素甲醚 -8-O-β-D- 葡萄糖苷,何首乌苷(2,3,5,4′- 四羟基二苯乙烯 -2-O-β-D- 葡萄糖苷,2,3,5,4′-tetrahydroxystilbene-2-O-β-D-glucoside)等;其他:新丁香酚(noreugenin),芹菜素苷元(apigenin),β- 谷甾醇(β-sitosterol),胡萝卜苷(daucosterol),硬脂酸等。《中国药典》规定含 2,3,5,4′- 四羟基二苯乙烯 -2-O-β-D- 葡萄糖苷($C_{20}H_{22}O_9$)不得少于 0.20%;《香港中标》规定含何首乌苷($C_{20}H_{22}O_9$)不少于 0.20%,大黄素($C_{15}H_{10}O_5$)和大黄素甲醚($C_{16}H_{12}O_5$)的总量不少于 0.034%。

植物类药材

何首乌苷　　　　大黄素　　　　大黄素甲醚

【药理作用】首乌藤对金黄色葡萄球菌、大肠埃希菌、肺炎链球菌、卡他奈瑟氏球菌、流感嗜血杆菌等均有不同程度的抑制作用,在一定浓度下有杀菌作用;对慢性炎症有抗炎作用。小鼠睡眠多导图描记法实验表明,夜交藤水浸剂、水煎剂具有明显的镇静催眠作用,连续服用催眠作用增强,但对睡眠持续时间无明显影响;能够改善大鼠的睡眠,加快疲劳恢复,提高其免疫力。可抑制实验性小鼠和大鼠体内脂肪酸合酶的活性。醇提取物可显著降低实验性高脂血症大鼠和鹌鹑的总胆固醇(TC)和甘油三酯(TG)含量,明显升高高密度脂蛋白和总胆固醇的比值(HDL-C/TC),提示具有调整血脂作用和动脉粥样硬化(AS)病变的预防效果。此外,首乌藤还具有抗癌、促进智力发育等作用。

【制剂】苗药:安神足液。

附注:《中国植物志》中,何首乌的学名使用 Fallopia multiflora (Thunb.) Harald.(何首乌属)。

熟 地 黄

【来源】玄参科植物地黄 Rehmannia glutinosa Libosch. 的干燥块根的炮制加工品。

【标准】中国药典。

【功能主治】中药:补血滋阴,益精填髓。用于血虚萎黄,心悸怔忡,月经不调,崩漏下血,肝肾阴虚,腰膝酸软,骨蒸潮热,盗汗遗精,内热消渴,眩晕,耳鸣,须发早白。

【用法与用量】9~15g。

【化学成分】含梓醇、毛蕊花糖苷等(参见"生地黄"条)。《中国药典》规定含毛蕊花糖苷($C_{29}H_{36}O_{15}$)不得少于0.020%。

【药理作用】熟地黄能改善 D-半乳糖衰老模型大鼠学习记忆能力,提高脑组织的抗氧化能力,减缓脑细胞衰老的进程;在小鼠明暗箱模型和小鼠高架十字模型上均表现出抗焦虑作用。多糖对小鼠化学性损伤、放射性损伤均有明显的保护作用;对不同血虚模型小鼠外周血象、骨髓有核细胞下降均有拮抗作用,对小鼠造血干细胞具有促进增值、分化作用,从而表现出补血功效。此外,熟地黄还具有增强机体免疫力、抗肿瘤、促进内皮细胞增殖的作用。

【制剂】苗药:金鳝消渴颗粒,康艾扶正胶囊。

傣药:益肾健骨片。

附注:《中国植物志》中,地黄 Rehmannia glutinosa Libosch. 的学名使用"Rehmannia

glutinosa(Gaetn.)Libosch. ex Fisch. et Mey."。

地黄有生品（称"生地黄"）、炮制品（熟地黄）之分，两者功能主治不同。炮制加工品有"酒炖炮制"和"蒸制炮制"2种（参见"地黄"条）。

薯莨（红孩儿，红孩子）

【民族药名】苗药（红解，拿有，加给），傣药（金花果，抱勒，喝利乱）。
【来源】薯蓣科植物薯莨 *Dioscorea cirrhosa* Lour. 的干燥块茎。
【标准】中国药典（77），湖南中标（93），上海中标（94），云南药标（74，96），贵州中民标（03）。
【功能主治】苗药：活血止血，理气止痛，清热解毒。用于咳血，咯血，呕血，衄血，尿血，便血，崩漏，月经不调，通经，闭经，产后腹痛，脘腹胀痛，痧胀腹痛，热毒血痢，水泻，关节痛，跌扑伤痛，疮疖，带状疱疹，外伤出血。

傣药：清火解毒，凉血止血，涩肠止泻，利尿通淋。用于"菲埋喃皇罗"（水火烫伤），"习优哦勒，哈勒"（便血，尿血，吐血），"接短鲁短"（腰痛，腹泻），"拢牛"（小便热涩疼痛）。

中药：清热解毒，止血，理气止痛。用于崩漏，产后出血，月经不调，咯血，尿血，吐血，消化道出血，脘腹胀痛，热毒泻痢，外伤出血。

【用法与用量】3~9g。外用适量，研末调敷或磨汁涂搽患处。孕妇慎用。
【化学成分】含缩合鞣质类：表儿茶素（epicatechin），表没食子儿茶素[(-)-epigallocatechin]，表儿茶素没食子酸酯（epicatechin gallate），没食子儿茶素没食子酸酯（gallocatechin gallate），焦性没食子酸（pyrogallic acid），根皮酚（phloroglucinol），五倍子酸（gallic acid monohydrate），鞣质右旋儿茶素[(+)-catechin]，左旋表儿茶素[(-)-catechin]，原矢车菊素 B-1、B-2、B-5（procyanidins B-1、B-2、B-5），原矢车菊素 C-1（procyanidin C-1）；氨基酸类：天冬氨酸，谷氨酸，亮氨酸等；其他：3,4-二羟基苯乙醇葡萄糖苷（3,4-dihydroxyphenethyl alcohol glucoside），根皮酚葡萄糖苷（phloroglucinol glucoside），糖类，蛋白质，淀粉等。

表儿茶素　　　　天冬氨酸　　　　表儿茶素没食子酸酯

【药理作用】薯莨乙醇提取物能有效缩短小鼠的出血时间和凝血时间，并可提高血小板数量，具有良好的止血效果。鞣质对急性放射性小鼠肠炎具有防治作用。酊剂、煎剂对小鼠离体子宫有明显的兴奋作用，可增强平滑肌张力、收缩振幅和频率。此外，还具有抗变态反应、驱虫、降血压等作用。

【制剂】苗药:枫荷除痹酊,小儿功劳止泻颗粒,痔痛安搽剂。

附注:本品上海称"红孩儿",湖南称"红药子"。宁夏、甘肃收载的"红药子"为虎耳草科植物鬼灯檠 Rodgersia aesculifolia Batal. 的根茎;《云南中标》(彝药,05)收载的"红药子/乃齐猛"为蓼科植物毛脉蓼 Fallopia multiflora (Thunb.) Harald. var. ciliinerve (Nakai) A. J. Li 的块根,与薯莨不同,应注意区别(参见"岩陀"条)。

束 花 报 春

【民族药名】藏药(雅毛唐,亚毛唐,美多森玛,雅毛唐巴,森麻玛布,鲁古美多)。

【来源】报春花科植物束花报春 Primula fasciculata Balf. f. et Ward.、天山报春 Primula sibirica Jacq. 的干燥花。

【标准】部标藏药(附录,95),青海藏标(附录,92)。

【功能主治】藏药:消肿,愈伤,干黄水。用于跌打损伤,头部外伤,浮肿。

【用法与用量】2~3g;研末服。

【制剂】藏药:二十六味通经散。

附注:《中国植物志》中,天山报春的学名为 P. nutans Georgi,P. sibirica 记作为其异名。《云南中标》(彝药,05)收载有"小报春/诺台维若",为小报春 P. forbesii Franch. 的全草,功能疏风清热、活血通淋、杀虫止痒,用于风热感冒、咳嗽、咽喉肿痛、目赤、热淋、跌打瘀痛、头癣。

蜀葵花(蜀季花,大蜀季花)

【民族药名】藏药(多丹,破尖木,美多哈洛,哈洛嘎保),蒙药(额日 - 占巴,额热 - 占巴,哈洛 - 其其格),维药(阿克来里古丽,古丽合提密,古丽海如)。

【来源】锦葵科植物蜀葵 Althaea rosea (L.) Cavan. 的干燥花。

【标准】部标蒙药(附录,98),部标维药(99),内蒙蒙标(86),新疆维标(93),山东中标(95,02)。

【功能主治】藏药:用于遗精,尿道炎,血尿,腰肾疼痛,鼻衄不止,月经过多,子宫炎,白带过多。

蒙药:清热,利尿,利水,固精,止痛。用于尿闭,肾热,膀胱热,水肿,滑精,月经过多。

维药:润肺止咳,发汗平喘,消肿,透疹,安神益心。用于咳喘不止,咯痰不爽,小儿麻疹,便秘,痔疮,失眠健忘,汗出不畅。

中药:活血润燥,通利二便。用于痢疾,吐血,血崩,带下病,二便不利,疟疾,小儿风疹;外用于痈肿疮疡。

【用法与用量】6~10g。

【化学成分】含黄酮类成分:花青素(antho cyanidin),槲皮素(quercetin),异槲皮素(isoquercetin),山柰酚(kaempferol),蜀葵苷(herbacin),黄芪苷(astragalin,紫云英苷),桃金娘宁(mytillin),二氢山柰酚葡萄糖苷(dihydrokaempferolglucoside),1- 对 - 羟基苯基 -2- 羟基 -3-(2,4,6)- 三羟基苯基 -1,3- 丙二酮 [1-*p*-hydroxyphenyl-2-hydroxy-3-(2,4,

6)-trihydroxyphenyl-1,3-propandione] 等；其他：天冬氨酸、苏氨酸、丝氨酸、谷氨酸等 17 种氨基酸，葡萄糖，无机元素等。

花青素　　　　　山奈酚　　　　　黄芪苷

【药理作用】 蜀葵花乙醇提取物能显著增加离体豚鼠心脏冠状动脉血流量、离体大鼠后肢血管流量，显著抑制 ADP 诱导的血小板聚集和实验性血栓形成。20% 蜀葵花提取液能显著抑制二磷酸腺苷（ADP）诱导的血小板聚集及实验性大鼠的血栓形成。乙醇提取物对小鼠醋酸性扭体反应及大鼠光辐射热甩尾反应均有显著的抑制作用；对醋酸刺激腹部毛细血管通透性增加、角叉菜胶及右旋糖酐性足浮肿均有明显的抑制作用，能显著抑制炎症组织内 PGE 的释放，具有镇痛抗炎作用。

【制剂】 藏药：萨热大鹏丸。

附注：蜀葵 A. rosea 为藏药"冬葵果（江巴）"的基源植物之一，以花和果实入药，未见有关藏药标准中收载"蜀葵花"（参见"冬葵果"条）。

维医还药用蜀葵 A. rosea 的果实及全草（阿克来里）、根（阿克来里依力提孜），果实及全草的功能主治与花相同，与根不同。

蜀葵 A. rosea 原产我国西南地区，全国各地广泛作为园艺植物栽培，有多种花色，蒙医以紫色花入药。

《中国药典》《山东中标》还收载有"黄蜀葵花"，为锦葵科植物黄蜀葵 *Abelmoschus manihot*(L.)Medic. 的花，功能主治为"清利湿热，消肿解毒。用于湿热壅盛，淋浊水肿；外用于痈疽肿毒，水火烫伤"，与"蜀葵花"不同，应注意区别。

双花千里光（千里光膏）

【民族药名】 藏药（玉格象嘎保，叶格兴嘎保，雨古星砍扎，玉古新嘎尔波，油苦兴嘎保，帕当巴，木布塔亚根，油苦兴，刚坐，支支新）。

【来源】 菊科植物双花千里光 *Senecio dianthus* Franch.、川西千里光 *Senecio solidagineus* Hand.-Mazz. 的干燥全草或加工制成的浸膏。

【标准】 藏标（79），西藏未成册标准（04），西藏藏标（12）。

【功能主治】 藏药：清热止痛，祛风止痒，解毒疗疮。用于伤口发炎，肿胀疼痛，急慢性结膜炎，皮炎，跌打损伤[《西藏藏标》：清热解表，消炎止痛，愈创口，干黄水。用于各种创伤，各类炎症（肝炎、胰腺炎、胆囊炎、脑膜炎等），高热不退，黄水病]。

【用法与用量】1.5~2g。外用适量,研末撒或调敷患处。

【化学成分】含挥发油类:芫荽油醇(linalool),异薄荷脑(isomenthol),松油醇(terpineol)等;黄酮类:槲皮素(quercetin),槲皮素-3-O-$β$-D-葡萄糖苷(quercetin-3-O-$β$-D-glucoside),山柰酚(kaempferol),山柰酚-3-O-$β$-D-葡萄糖苷(kaempferol-3-O-$β$-D-glucopyranoside),山柰酚-3-O-$α$-L-鼠李糖苷(1→6)-O-$β$-D-葡萄糖苷[kaempferol-3-O-$α$-L-rhamnoside-(1→6)-O-$β$-D-glucoside];其他:咖啡酸乙酯(ethylcaffeate)等。

芫荽油醇　　　　　　咖啡酸乙酯

【药理作用】总黄酮粗提物在一定浓度内具有较强的清除羟基自由基能力。

【制剂】藏药:棘豆消痒洗剂。

附注:在植物分类上,双花千里光 *S. dianthus* 被并入合耳菊属(*Synotis*)植物红缨合耳菊 *Synotis erythropappa*(Bur. er Franch.)C. Jeffrey et Y. L. Chen 中;川西千里光 *S. solidagineus* 被并入川西合耳菊 *Synotis solidaginea*(Hand.-Mazz.)C. Jeffrey et Y. L. Chen。据《中国植物志》记载,红缨合耳菊 *S. erythropappa* 在西藏仅分布于察隅,而川西合耳菊 *S. solidaginea* 在西藏南部和四川西部分布较广。

藏医药古籍文献《蓝琉璃》记载"生于温热之地,叶大而叶背白,茎紫色而甚长,花小,被绒毛。由于生境不同而分为白、黑二种,或分'油苦兴嘎保'(白者)和'油苦兴那保'(黑者)"。文献记载藏医所用"叶格兴嘎保"(白者)为多种千里光属(*Senecio*)植物,除上述标准中收载的双花千里光 *S. dianthus* 和川西千里光 *S. solidagineus* 外,尚有异叶千里光(莱菔叶千里光)*S. diversifolius* Wall. ex DC. 等。而不同藏区使用的"叶格兴那保"(黑者)有菊科植物柳兰叶风毛菊 *Saussurea epilobioides* Maxim.(柳叶菜风毛菊)和忍冬科植物血莽草 *Sambucus adnata* Wall. ex DC.(血满草)。据文献记载,"叶格兴嘎保"和"叶格兴那保"的功能主治不同,应注意区别。

千里光属植物多含有吡咯里西啶类生物碱,该类生物碱多有肝毒性,双花千里光 *S. dianthus* 是否也含有该类成分尚未见有研究报道。另,从临床用药安全性的角度考虑,上述其他千里光属植物是否能与双花千里光 *S. dianthus* 同用,还有待进一步研究。

水　柏　枝

【民族药名】藏药(翁布,温布,奥木吾),蒙药(巴乐古那)。

【来源】柽柳科植物水柏枝 *Myricaria germanica*(L.)Desv.、匍匐水柏枝 *Myricaria prostrata* Benth. et Hook. f.、河柏 *Myricaria alopecuroides* Schrenk 及同属数种植物的干燥嫩枝。

【标准】部标藏药(95),部标成方(附录,97),藏标(79),青海藏标(92),内蒙蒙标(86),青海药标(86)。

【功能主治】藏药:清热解毒,发散透疹。用于麻疹不透,咽喉肿痛,血中热症,瘟病时疫,脏腑毒热,"黄水"病。

蒙药：清热，清"协日乌素"，透疹，敛毒。用于毒热，陈热，伏热，热症扩散，肉毒症，"协日乌素"病，血热，麻疹。

【用法与用量】 3~10g。外用适量。

【化学成分】 含黄酮类：槲皮素（quercetin），鼠李秦素（rhamnazin），鼠李素（rhamnetin），柽柳素（tamarixetin，tamarisksetin），山奈素（kaempferide），异槲皮苷（isoquercitrin），山奈酚（kaempferol），槲皮苷（quercitrin），柯伊利素（chrysoeriol），阿福豆苷（afzelin）；三萜类：熊果酸（ursolic acid），水柏枝素A（myricaria A），水柏枝素B（myricaria B），表无羁萜醇（*epi*-friedelanol），桦木醇（betulin），科罗索酸（corosolic acid），高根二醇（erythrodiol）；酚酸类：没食子酸（gallic acid），3-甲氧基-4,5-二羟基苯甲酸（3-methoxy-4,5-dihydroxybenzonic acid），3,5-二羟基-4-甲氧基-苯甲酸甲酯（3,5-dihydroxy-4-methoxybenzonic acid methyl ester），脱羟基双没食子酸（dehydrodigallic acid），没食子酸乙酯（ethyl gallate），3,4,3′-三甲氧基鞣花酸（3,4,3′-trimethoxyellagic acid），3,3′-二甲氧基鞣花酸（3,3′-dimethoxyellagic acid），阿魏酸（ferulic acid），阿魏酸-22-山嵛酸酯（trans-ferulic acid 22-hydroxydocosanoic acid ester），反式桂皮酸-山嵛醇酯（docosyl-3,4-dihydroxy-trans-cinnamate），香草醛（vanillin），丁香醛（syringaldehyde），对甲氧基苯甲酸（*p*-anisic acid），松柏醇（coniferol），咖啡酸（caffeic acid），对羟基桂皮酸（hydrocinnamic acid），杜鹃醇（rhododendrol）；木脂素类：丁香脂素（syringaresinol），(-)-南烛木脂酚（lyoniresinol），(-)-异落叶松脂素（isolariciresinol），异落叶松脂醇（isolariciresinol）；甾体类：β-谷甾醇（β-sitosterol），胡萝卜苷（daucosterol），4-甲基-豆甾-7-烯-3-醇（4-methyl stigmast-7-ene-3-ol）；其他：正三十烷醇（triacontanol），棕榈酸（palmitic acid），棕榈酸-α-单甘油酯（α-monopalmitin），6,7,10-三羟基-8-十八烯酸（6,7,10-trihydroxy-8-octadecenoic acid）等。

槲皮素

没食子酸

丁香脂素

鼠李秦素

【药理作用】河柏干燥嫩枝75%醇提物的乙酸乙酯部位对金黄色葡萄球菌、藤黄微球菌 Miccroccus luteus、铜绿假单胞菌、大肠埃希菌和粪肠球菌等具有不同程度抑制作用,以对藤黄微球菌和金黄色葡萄球菌的抑制作用最明显。水柏枝能显著抑制醋酸所致小鼠腹腔毛细血管通透性增,同时可减少小鼠的扭体次数,明显提高小鼠的痛阈值,延长小鼠痛阈时间;能极显著降低 CCl_4 所致肝损伤小鼠血清中的氨基转移酶活性,保护肝损伤。总黄酮对佐剂性关节炎大鼠的继发性炎症反应有明显的治疗作用。此外,本药还具有抗疲劳、提高免疫等作用。

【制剂】藏药:五味甘露药浴颗粒,五味甘露药浴汤散,五味甘露药浴洗剂,十九味草果散,二十五味大汤散,二十五味大汤丸。

蒙药:草果健脾散。

附注:《中国植物志》记载,水柏枝 M. germanica 产于欧洲,我国分布的为三春水柏枝 M. paniculata P. Y. Zhang et Y. J. Zhang,系前者的地理替代种;河柏 M. alopecuroides 的学名修订为宽苞水柏枝 M. bracteata Royle;匍匐水柏枝的学名为"Myricaria prostrata Hook. f. et Thoms. ex Benth. et Hook. f."。

部分地区也用同属植物秀丽水柏枝 M. elegans Royle。

水菖蒲(藏菖蒲,菖蒲,建菖蒲,白菖蒲)

【民族药名】藏药(许达那保,秀达那保),蒙药(乌莫黑-吉格斯),维药(衣格尔,土日克),苗药(加保翁,阿尚务,弯加补略,薄冷)。

【来源】天南星科植物藏菖蒲 Acorus calamus L. 的干燥根茎。

【标准】中国药典,部标藏药(95),藏标(79),青海藏标(92),内蒙蒙标(86),四川中标(77,87),吉林药标(77),新疆药标(80,87),辽宁药标(80),内蒙中标(88),河南中标(91),宁夏中标(93),上海中标(94),北京中标(98),黑龙江中标(01),贵州中民标(03),湖北中标(09)。

【功能主治】藏药:温胃,消炎止痛。用于补胃阳,消化不良,食物积滞,白喉,炭疽,关节炎,蛔虫引起的腹部剧痛。

蒙药:杀"黏",温胃,消食开胃,止腐,祛"协日乌素",滋补,健脑。用于消化不良,发症,结喉,"协日乌素"病,关节炎,"赫依"病。

维药:生干生热,清除湿寒,安神清脑,强筋健肌,祛风除痹,除湿明目。用于湿寒性或黏液质性疾病,如瘫痪,面瘫,关节炎,精神衰弱,心烦不安,健忘,癔病,湿盛视弱,飞蚊症,白内障。

苗药:化痰开窍,除湿健胃,杀虫止痒。用于痰厥昏迷,中风,癫痫,食积腹痛。

中药:化痰,开窍,健脾,利湿。用于癫痫,惊悸健忘,神志不清,脘腹痞胀,泄泻痢疾,肢体疼痛,痈肿疮疥。

【用法与用量】3~9g。外用适量。维医认为本品对脑有害,可以小茴香矫正;对热性气质者有热血的副作用,可以各种醋糖浆剂矫正。

【化学成分】含挥发油类:芳樟醇(linalool),桂叶烯(myrcene),罗勒烯(ocimene),孜然芹烯（p-cymene），松油烯（terpinolene），柠檬烯（limonene），β-水芹烯（β-phellandrene），α-萜品醇（α-terpineol），萜品-4-醇（terpinen-4-ol），樟脑（camphor），桉油精（1,8-cineole），α-蒎烯（α-pinene），β-蒎烯（β-pinene），菖蒲新酮（acolamone），异菖蒲新酮（isoacolamone），α-芹子烯（α-selinene），菖蒲烯酮（calamusenone），菖蒲酮（shyobunone），榄香醇（elemol），表菖蒲酮（epishyobunone），异菖蒲酮（isoshyobunone）；黄酮类：芹菜素（apigenin），芹菜素-7-O-氧葡萄糖苷（apigenin-7-O-glucoside），木犀草素-7-O-葡萄糖苷（luteolin-7-O-glucoside），木犀草素-8-O-β-D-吡喃葡萄糖苷（luteolin-8-O-β-D-glucopyranoside），5-羟基-7,8,3′,4′-四甲氧基黄酮（5-hydroxy-7,8,3′,4′-tetramethoxy flavone），5,4′-二羟基-7,8-二甲氧基黄酮（5,4′-dihydroxy-7,8-dimethoxy flavone），高良姜素（galangin）；苯丙素类：2,4,5-三甲氧基-苯基丙酮（2,4,5-trimethoxy-phenyl acetone），2,4,5-三甲氧基苯丙酮（2,4,5-trimethoxy-propiophenone），E-甲基-异丁子香酚（E-methylisoeugenol）；其他：β-谷甾醇（β-sitosterol），胡萝卜苷（daucosterol），calamusines A~E，2-糠醛（2-furaldehyde），2-正戊基呋喃（2-pentylfuran），5-甲基-2-糠醛（5-methyl-2-furaldehyde），2,4,5-三甲氧基苯甲醛（2,4,5-trimethoxybanzaldehyde），2,4,5-三甲氧基苯甲酸（2,4,5-trimethoxybenzoic acid）等。《中国药典》规定含挥发油不得少于2.0%（ml/g）。

菖蒲酮　　芳樟醇　　芹菜素　　2,4,5-三甲氧基-苯基丙酮

【药理作用】水菖蒲对三氯化铁所致癫痫大鼠模型有良好的治疗作用；能显著降低高脂血症大鼠血脂；改善局灶性脑缺血大鼠的神经功能；显著抑制角叉菜胶诱发的Wistar大鼠足趾水肿。提取物对黄曲霉、金黄色葡萄球菌、犬小孢子菌、黑曲霉、隐球菌、大肠埃希菌、白念珠菌、指状青霉和意大利青霉具有显著的抑菌活性；对人乳腺癌MDA-MB-435S和肝癌Hep3B细胞有抑制作用。醇提物大鼠腹腔注射，可延长戊巴比妥钠引起的睡眠时间、乙醇或乙醚引起的翻正消失时间；明显抑制大鼠条件性逃避反应。挥发油对组胺和乙酰胆碱混合液喷雾吸入引起的豚鼠哮喘发作有良好的平喘作用；对大鼠及兔有较好的祛痰作用（毛细血管法）。挥发油大鼠腹腔注射可加强戊四氮引起的毒性，增加死亡率；可加强戊巴比妥钠的催眠作用；挥发油静脉注射7.5mg/kg，可缩短麻醉开胸犬窦房结局部使用乙酰胆碱所致房颤持续时间，减少冠状动脉两期结扎引起的室性心动过速。煎剂静脉注射能明显对抗氯化钡所致兔、麻醉猫或犬心律失常、毒毛旋花苷G所致豚鼠心律失常、乌头碱所致大鼠心律失常。乙酸乙酯提取物对体外HIT-T15细胞以及被禁食和进食葡萄糖/淀粉的正常小鼠，表现出促进胰岛素分泌和α-葡糖苷酶抑制活性，可改善餐后高血糖与心血管并发症。此外，水菖蒲还具有抗氧化、抗过敏等作用。

【制剂】藏药：五鹏丸，五味麝香丸，十五味乳鹏丸，十七味大鹏丸，十八味党参丸，

十八味欧曲丸,十八味欧曲珍宝丸,二十五味阿魏胶囊,二十五味阿魏散,二十五味儿茶丸,二十五味珊瑚丸,二十九味羌活散,白脉软膏,流感丸,茜草丸,驱虫丸,萨热大鹏丸,萨热十三味鹏鸟丸,月光宝鹏丸。

蒙药:嘎日迪五味丸,哈敦海鲁木勒十三味丸,祛痛橡胶膏,十八味欧曲丸(藏菖蒲),消肿九味散。

维药:行气那尼花颗粒,驱白马日白热斯丸,舒肢巴亚待都司片。

傣药:山楂内金口服液。

附注:《中国植物志》中,*A. calamus* 的中文名使用"菖蒲"。菖蒲属(*Acorus*)植物全世界有4种,我国均有,即菖蒲 *A. calamus* L.,石菖蒲 *A. tatarinowii*,长苞菖蒲 *A. rumphianus* S. Y. Hu、金钱蒲 *A. gramineus*,除长苞菖蒲外,其他3种均有药用的记载,但使用的拉丁学名和植物中文名有不同观点。

《中国药典》作为藏药材收载的"藏菖蒲"的基源为藏菖蒲 *A. calamus*,而《部标藏药》和《青海藏标》收载的基源还包括"同属多种植物"。蒙药,贵州的标准中使用"水菖蒲"之名。各民族药制剂处方中使用的名称不统一,藏药多使用"藏菖蒲",蒙药、维药等多使用"水菖蒲"。《中国药典》另收载有"石菖蒲",基源为石菖蒲 *A. tatarinowii*、金钱蒲 *A. gramineus*,其功能主治与"水菖蒲"有所不同(参见"石菖蒲"条)。

水冬瓜(水冬瓜根皮)

【民族药名】苗药(脓汪,都谷如,嘎龚令豆得,豆约)。

【来源】山茱萸科植物有齿鞘柄木 *Toricellia angulata* Oliv. var. *intermedia* (Harms) Hu 的干燥根皮。

【标准】贵州地标(94),贵州中民标(03)。

【功能主治】苗药:活血舒筋,祛风利湿。用于筋伤骨折,跌打损伤,风湿痹痛,胃痛,腹痛泄泻,水肿,闭经。

中药:活血祛瘀,舒筋接骨。用于哮喘,瘀血劳伤,骨折,跌扑损伤。

【用法与用量】6~15g。外用适量,捣烂敷患处,或研末吹喉。

【化学成分】含(4,7,8-三羟基-3,5-二甲氧基苯丙基)-9-醚,α-3,4,5-四羟基-苯乙酸,豆甾醇(stigmasterol),豆甾-5,11-二烯-3β-醇,22,23-二氢豆甾醇,7-羟基-3-乙基苯酞,丁香树脂酚(syringaresinol),7-羟基-6-甲氧基香豆素,β-胡萝卜苷(daucosterol),4-羟基-3,5-二甲氧基苯甲醛,十六烷酸,十八烷酸,葡萄糖等。

7-羟基-6-甲氧基香豆素

【药理作用】(4,7,8-三羟基-3,5-二甲氧基苯丙基)-9-醚、22,23-二氢豆甾醇、β-胡萝卜苷等对刀豆素(Con A)诱导的大鼠脾细胞增殖有不同程度的抑制作用。

【制剂】苗药：复方血藤药酒。

附注：民间也称"大接骨丹"。

水 金 凤

【民族药名】苗药（榜壳枪），彝药（矣奢基，骨嘎挨）。

【来源】凤仙花科植物滇水金凤 Impatiens uliginosa Franch. 的干燥全草。

【标准】云南中标（彝药，05）。

【功能主治】苗药：清热除湿，活血解毒。用于风湿热痹，跌扑损伤，闭经，通经，阴囊湿疮，疥癫癣疮。

彝药：清热解毒，舒筋活血，化骨软坚。用于月经不调，痛经，闭经，风湿痹痛，皮肤瘙痒，鱼刺卡喉，骨鲠。

【用法与用量】10~15g。外用适量。有小毒，孕妇忌用。

【化学成分】含黄酮类：蒲公英黄质（taraxanthin），蝴蝶梅黄质（violaxanthin），菊黄质（chrysanthemaxanthin），黄体呋喃素（luteoxanthin），毛根黄质（flavoxanthin）；其他：豆甾醇（stigmasterol），胡萝卜素（carotene），棕榈酸（palmatic acid），邻苯二甲酸二丁酯，叶绿醇（phytol），4-乙烯基-2-甲氧基苯酚等。

【制剂】彝药：复方金凤搽剂。

附注：本品始见于《滇南本草》记载。滇水金凤 I. uliginosa 为我国特有种，现也作为园艺植物栽培。

睡 莲 花

【民族药名】维药（内鲁帕尔，尼鲁法尔，尼力泊尔）。

【来源】睡莲科植物雪白睡莲 Nymphaea candida Presl 的干燥花蕾。

【标准】部标维药（99）。

【功能主治】维药：降热止咳，益心，护脑，安神，止痛，祛"乃孜来"。用于感冒发热，头痛，热感咳嗽，心悸不安，小儿急慢惊风，咽喉疼痛。

【用法与用量】3~9g。维医认为本品过量使用对膀胱有害，可以冰糖、蜂蜜矫正。

【化学成分】含黄酮类：芦丁（rutin），槲皮素（quercetin），山柰酚（kaempherol），槲皮素-3-甲醚（quercetin-3-methylether），小麦黄素-7-甲醚（tricin-7-methylether），异槲皮素（isoquercetin），黄芪苷（astragalin），槲皮素-3-甲醚-3'-O-木糖苷（quercetin-3-methylether-3'-O-xyloside），槲皮素-3'-O-木糖苷（quercetin-3'-O-xyloside），山柰酚-3-O-芸香糖苷（kaempherol-3-O-rutinoside）；酚酸类：没食子酸（gallic acid），没食子酸甲酯（methyl gallate），间二没食子酸（m-digalloylacid），对-二没食子酸（p-digalloylacid）；其他：1-二十二烷酸甘油酯（monolaurin），1-二十四烷酸甘油酯（tetraeosanoieaeid-2,3-dihydroxypropyl ester），正十六烷醇（hexadeeanol），正二十二烷（n-docosane），豆甾醇（stigmasterol）等。

槲皮素　　　没食子酸　　　山柰酚-3-O-芸香糖苷

【药理作用】睡莲花提取物对半乳糖胺致小鼠化学性肝损伤模型和卡介苗联合脂多糖致小鼠免疫性肝损伤模型具有肝保护作用。

【制剂】维药：降热比那甫西糖浆，理血奇朗糖浆，炎消迪娜儿糖浆，祖卡木颗粒。

附注：《中国植物志》雪白睡莲的学名为"*Nymphaea candida* C. Presl"。

维医药古籍文献《药物之园》记载睡莲花为"生长在沼泽湖泊中的植物的花，茎软，中空，叶宽，圆形，漂浮水面；花有白色、蓝色、粉红色、紫色、黄色等多种颜色，白色为多见"。药材在夏季含苞未开放时采集。

水 三 七

【民族药名】苗药（窝久欧，蛙菊欧，客妈七）。

【来源】蒟蒻薯科植物裂果薯 *Schizocapsa plantaginea* Hance 的新鲜或干燥块茎。

【标准】贵州中民标（03）。

【功能主治】苗药：清热解毒，止咳祛痰，理气止痛，散瘀止血。用于感冒发热，痰热咳嗽，百日咳，脘腹胀痛，泻痢腹痛，咽痛，痈肿，牙痛，跌打损伤，外伤出血。

中药：清热解毒，止咳祛痰，理气止痛，散瘀止血。用于感冒发热，痰热咳嗽，百日咳，脘腹胀痛，泻痢腹痛，消化不良，咽痛，痈肿，牙痛，跌扑损伤，外伤出血。

【用法与用量】9~15g；或研末 1~2g/ 次。外用适量，捣烂或研末调敷患处。有小毒，孕妇禁服；服用过量易致吐泻，严重者可引起大出血。

【化学成分】含皂苷类：约茂皂苷元（yamogenin），裂果薯皂苷 A~D（lieguonins A~D，taccaosides A~D），裂果薯皂苷甲、乙等；其他：豆甾醇 3-O-β-D- 吡喃葡萄糖苷（stigmasterol-3-O-β-D-glucopyranoside），箭根薯酮内酯 A~Z（taccalonolides A~Z），plantagiolides A~E，豆甾醇（stigmasterol），氨基酸等。

裂果薯皂苷

箭根薯酮内酯B   taccalonolide W

【药理作用】水三七醇提物可抑制人肝癌裸鼠移植瘤和瘤组织中血管生长。从裂果薯中提取到的箭根酮内酯 A 对 P388 肿瘤细胞有细胞毒作用,并对鼠疟原虫有杀灭作用;箭根酮内酯 A、E 是首个对微管具有类似于 taxol 作用的天然甾体,并已对其进行了一定的结构改造。lieguonin C、D(taccaosides C、D,为 C_{27} 甾体皂苷)对人白血病 CCRF-CEM 肿瘤细胞株、Eca-109(人类食管癌细胞)、SPC-A-1(人类肺腺癌细胞)、BGC-823(人类低分化胃腺癌细胞、AGS(人类胃腺癌细胞)、K562(人类慢性髓原白血病细胞)等 6 个肿瘤细胞均有抑制作用(IC_{50}=1.90μg/ml、6.6μg/ml、6.5μg/ml、5.1μg/ml、8.9μg/ml、7.9μg/ml)。国内对裂果薯的几种皂苷成分对胃癌与卵巢癌细胞进行了初步的 MTT 实验。

【制剂】苗药:风湿跌打酊。

附注:苗族也药用全草。

水 蜈 蚣

【民族药名】苗药(锐倒专,仰超里)。

【来源】莎草科植物水蜈蚣 *Kyllinga brevifolia* Rottb. 的干燥或新鲜全草。

【标准】中国药典(77),上海中标(94),贵州地标(94),贵州中民标(03),广西壮标(08)。

【功能主治】苗药:截疟,止咳,化痰,祛风利湿。用于疟疾,感冒咳嗽,发热头痛,头晕,关节酸痛,乳糜尿;外用于皮肤瘙痒。

中药：疏风解表，清热利湿，止咳化痰，祛瘀消肿。用于风寒感冒，寒热头痛，筋骨疼痛，咳嗽，疟疾，黄疸，痢疾，疮疡肿毒，跌打刀伤。

【用法与用量】12~18g。外用适量，煎水洗患处。

【化学成分】含黄酮类：牡荆素（vitexin），荭草素（orientin），山奈酚-3-O-β-葡萄糖苷，异鼠李素-3-O-β-芹糖-(1-2)-β-葡萄糖苷，槲皮素-3-O-β-红链霉素(1-2)-β-吡喃鼠李糖苷等；挥发油：β-蒎烯（β-pinene），D-柠檬烯（D-limonene），芳樟醇（linalool），石竹烯（caryophyllene），三甲基-9-甲叉基-1,4-甲桥-甘菊环，聚伞花素（cymene），β-榄香烯（β-elemene）等。

牡荆素　　　　　　　　　　荭草素

【药理作用】水蜈蚣对小鼠有弱的镇静和抗焦虑作用；水醇提取物具有较好的减压、镇静和催眠作用。提取物对烟草花叶病毒TMV侵染心叶烟的抑制率大于90%；对羟基自由基具有一定的清除作用；能显著降低家兔血清中Hcy水平，提高血清SOD活性，降低MDA产生量，减轻氧化应激作用与抗脂质过氧化反应，从而保护血管内皮细胞功能。此外，水蜈蚣还具有抑菌、镇咳、祛痰作用。

【制剂】彝药：康肾颗粒。

附注：《中国植物志》中，*Kyllinga brevifolia* 的中文名使用"短叶水蜈蚣"。

水杨梅根（水杨梅）

【来源】茜草科植物水杨梅 *Adina rubella* (Sieb. et Zucc.) Hance 的干燥或新鲜根。

【标准】中国药典（77），上海中标（94），贵州中民标（03），广东中标（04）。

【功能主治】中药：清热解毒，散瘀止痛。用于感冒发热，咽喉肿痛，痄腮，跌扑损伤，肠炎。

【用法与用量】15~30g。

【化学成分】含黄酮类：山奈酚（kaempferol），槲皮素（quercetin），山奈酚-3-O-葡萄糖苷（kaempferol-3-O-glucoside），槲皮素-3-O-葡萄糖苷（quercetin-3-O-glucoside），去甲丁香色原酮（noreugenin），undulatoside 等；环烯醚萜类：马钱苷（loganin），当药苷（sweroside）等；生物碱类：东莨菪碱（scopolamine）等；香豆素类：东莨菪苷（scopolin），七叶内酯（esculetin）；蒽醌类：芦荟大黄素（aloe-emodin）；其他：异香草酸（isovanillic acid），咖啡酸（caffeic acid），鸡纳酸（quinovic acid），quinovic acid-3-β-D-glucopyranoside，quinovic acid-3-β-D-glucopyranoside（28-1）-β-D-glucopyranoside，胡萝卜苷（daucosterol）等。

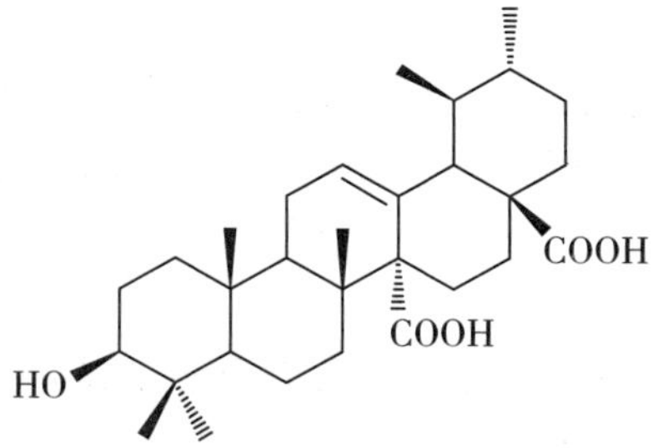

鸡纳酸

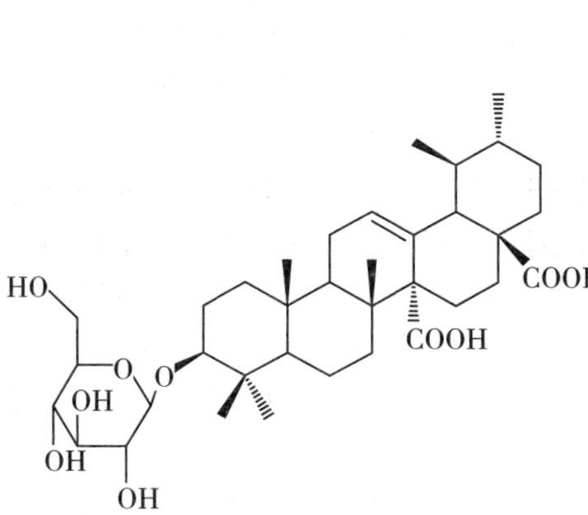

当药苷

quinovic acid-3-β-D-glucopyranoside

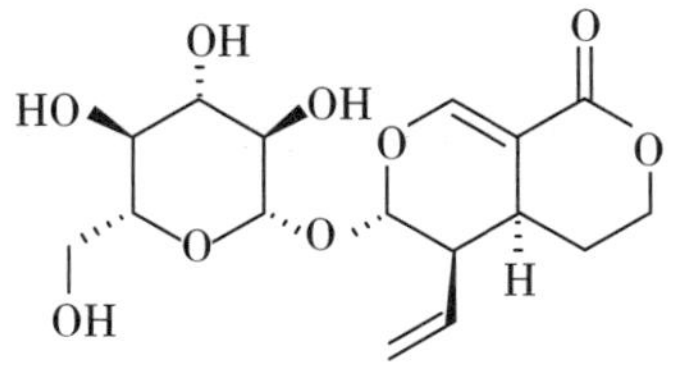

【药理作用】水杨梅对痢疾杆菌具有抗菌活性,临床对慢性菌痢、急性或慢性肠炎有效;10%浸出液对痢疾杆菌(志贺氏、弗氏、鲍氏、史氏、宋氏)具有抗菌效果,体外对沙门菌属、金黄色葡萄球菌、链球菌及滴虫均有显著的抑制作用。水杨梅根对消化道肿瘤如胃癌、胰腺癌、肠癌等具有良好的抗肿瘤活性;乙酸乙酯提取部位对人直肠癌 LS174T 细胞增殖有明显的抑制作用;醇浸膏对小鼠 L651 白血病和子宫颈癌细胞有抑制作用。提取物可抑制蓖麻油引起的大鼠腹泻,并减轻或防止蓖麻油所致的回肠下部病理组织学病变,对离体兔十二指肠的自主节律运动呈抑制作用,使平滑肌舒张;并能对抗组胺、乙酰胆碱或氯化钡引起的离体小肠痉挛,呈解痉作用;对胃溃疡模型大鼠的黏膜具有保护作用。

【制剂】苗药:咽喉清喉片。

附注:《中国植物志》中,*A. rubella* 的中文名使用"细叶水团花"。

《中国药典》1977年版、湖南中标(09)以"水杨梅"之名收载了水杨梅 *A. rubella* 的带花果序,功能清热解毒,用于菌痢、肝炎、阴道滴虫,与根不同。

蔷薇科植物路边青 *Geum aleppicum* Jacq. 在民间多习称"水杨梅",该种《中国药典》以"蓝布正"之名收载,以全草入药,为不同药物,不得混淆。

司卡摩尼亚脂(司卡莫尼亚脂)

【民族药名】维药(苏库没尼亚,赛克木尼亚,撒黑木尼牙,撒吉木你牙)。

【来源】旋花科植物胶旋花 *Convovulus scammonia* L. 的根部乳状渗出物,经干燥加工而成。

【标准】部标维药(99)。

【功能主治】维药:清除异常黏液质和胆液质,开通湿寒气阻,通便利水健脾。用于关节疼痛,水肿便秘,胃弱食少,毒蛇咬伤,目疾炎肿,头晕头痛。

【用法与用量】0.2~0.6g。寒性患者及孕妇忌用。维医认为对热性气质者、心脏虚弱者及儿童不宜使用；也不宜单独作为泻药使用。

【化学成分】含树脂（60%~80%）：司卡摩宁（scammonin），碱水解可产生司卡摩宁酸（scammonic acid）及异戊酸（isovalerianic acid），稀酸水解可产生司卡摩宁醇酸（scammonolic acid）；树胶，少量淀粉。

【药理作用】内服可致峻泻，对儿童作用更强。

【制剂】维药：百癣夏塔热片，除障则海甫片，驱白马日白热斯丸，舒肢巴亚待都司片，通滞苏润江胶囊，醒脑库克亚片，行滞罗哈尼孜牙片。

附注：维医药古籍文献《注医典》记载："司卡摩尼亚脂是一种植物的乳状渗出物，药效期30年。原植物与菟丝草相似……花白色，漏斗状，气味浓烈；根茎粗壮，具有白色乳状液汁。"

《中国植物志》未记载有胶旋花 *C. scammonia*，该种主产于土耳其、叙利亚、巴勒斯坦、伊拉克等地。

四块瓦（白四块瓦，及己）

【民族药名】苗药（加九留，乌消海努，真加拉，都出能，泥榨腻），彝药（好哩派，资主片）。

【来源】金粟兰科植物宽叶金粟兰 *Chloranthus henryi* Hemsley、多穗金粟兰 *Chloranthus multistachys*（Hand.-Mazz.）Pei、全缘金粟兰 *Chloranthus holostegius*（Hand.-Mazz.）Pei et Shan、丝穗金粟兰 *Chloranthus fortunei*（A. Gray）Solma.、及己 *Chloranthus serratus* Roem. et Schulte.、毛脉金粟兰 *Chloranthus holostegius*（Hand.-Mazz.）Pei et Shan var. *trichoneurus* K. F. Wu 的干燥根及根茎。

【标准】部标成方（附录，95），云南中标（彝药，07），贵州中标（88），上海中标（附录，94），江西中标（96），云南药标（96），贵州中民标（03），广西壮标（11），湖南中标（09），湖北中标（09）。

【功能主治】苗药：舒筋活络，祛风止痛，清热解毒，消肿。用于肺结核，无名肿毒，骨折，风湿疼痛，风湿关节炎，跌打损伤，胃痛，蛇咬伤。

彝药：祛风散寒，消肿止痛。用于风寒感冒，头身疼痛，胃脘疼痛，风湿痹证，跌打损伤，少腹疼痛，赤白带下。

中药：舒筋活络，祛风止痛，清热解毒，消肿。用于肺结核，无名肿毒，跌扑损伤，风湿性腰腿痛。

【用法与用量】3~9g；彝药 5~15g。或浸酒、入丸散。外用适量，捣烂敷或煎水熏洗患处。有毒，内服宜慎，孕妇禁服。

【化学成分】含倍半萜类：金粟兰内酯 A~E（chlorantha-lactones A~E），银线草醇 A、E、F、G~J（shizukaols A、E、F、G~J），shizuka-acoradienol, trishizukaol A, pyrocurzereone, dihydropyrocurzereone, glechomenolide, 异呋喃二酮（isofuranodione），呋喃二酮（furanodienone），acoragemacrone, 蓬莪术环氧酮（zederone），chloranthatone, atractylenolide Ⅱ、Ⅲ, atractylenolactam, 大叶及己醇（dayejijiol）等；香豆素类：秦皮啶（fraxidin），fraxidin-8-*O*-β-D-glucoside, 异秦皮啶（isofraxidin），isofraxidin-7-*O*-β-D-glucopyranoside, chloracoumarin,

异东莨菪亭（isoscopoletin），东莨菪亭（scopoletin），calycanthoside，isofraxidin-7-β-O-glucopyranoside 等；其他：伞形花内酯（umbelliferone），胡萝卜苷（daucosterol），β-谷甾醇（β-sitosterol），乙酸冰片酯（bornyl acetate），3-亚甲基-2-降冰片酮，莰烯（camphene）等。

异秦皮啶　　　　　金粟兰内酯A　　　　　银线草醇D

【药理作用】 四块瓦乙醇提取物对小鼠 S_{180} 肉瘤、肝癌 H22 具有显著抑制作用，可显著延长 EAC 腹水瘤小鼠的生命存活时间；金粟兰内酯 A~E 有一定的细胞毒作用，对小鼠淋巴肉瘤细胞 L-5178Y 有抑制作用。乙醇提取液对大白鼠、豚鼠及家兔的子宫肌具有明显的收缩作用。此外，四块瓦还具有清除自由基、抗真菌、利胆等作用。

【制剂】 苗药：枫荷除痹酊。

附注：宽叶金粟兰 *C. henryi* Hemsley、多穗金粟兰 *C. multistachys*、全缘金粟兰 *C. holostegius*、丝穗金粟兰 *C. fortunei*、毛脉金粟兰 *C. holostegius* var. *trichoneurus* 均为我国特有植物。

傣医药用同属的鱼子兰 *C. spicatus*（Thunb.）Makino 的全株，《云南中标》（傣药卷，09）以"珠兰/妹滇"之名收载，其功能主治为"除风活血，消肿止痛，接骨续筋，止血。用于风湿痹痛，筋脉拘挛，慢性腰腿痛，跌打损伤，外伤出血，月经不调，痛经，闭经，风寒感冒头痛，腹痛"。

报春花科植物落地梅 *Lysimachia paridiformis* Franch. 在民间也常称"四块瓦"药用，具有祛风、除湿、活血散瘀功效，用于风寒咳嗽、风湿麻木、月经不调、跌打损伤、毒蛇咬伤、疔肿等，与金粟兰科的"四块瓦"功能主治有所不同，应注意区别。

松　节

【民族药名】 藏药（仲象），蒙药（那日森-格树），苗药（加捕夺益给）。

【来源】 松科植物油松 *Pinus tabulaeformis* Carr.、马尾松 *Pinus massoniana* Lamb. 或云南松 *Pinus yunnanensis* Franch. 的干燥瘤状节或分枝节。

【标准】 中国药典，四川中标（79，87），台湾中药典范（85），贵州中标（88），贵州中民标（03），广东中标（04）。

【功能主治】 藏药：祛风湿，舒筋络，干黄水。用于"培根"病与"隆"病并发症，黄水病，风寒湿痹，关节积黄水，水肿。

蒙药：祛"巴达干赫依"，祛寒性"协日乌素"，止痛，消肿。用于关节红肿、屈伸受限等寒性"协日乌素"病，白癜风、瘙痒、疥、疮、疹等皮肤病，"赫依"性佝偻病，骨关节疼痛，肌肉萎缩，骨关节"赫依"性浮肿。

苗药、中药：祛风燥湿，舒筋活络，活血止血。用于关节疼痛，筋骨挛急，脚痹痿软，跌扑瘀痛。

【用法与用量】 3~15g。或浸酒、醋。外用适量，浸酒揉搽，或炒研末调敷患处。

【化学成分】 含挥发油：α-, β-蒎烯（α-, β-pinene），樟烯（camphene），二戊烯（dipentene）；其他：纤维素，木脂素（lignin），树脂。油松的松节中还含有熊果酸（ursolic acid），异海松酸（isopimaric acid）。

【药理作用】 松节具有一定的镇痛抗炎作用。

【制剂】 苗药：痛可舒酊。

附注：《中国植物志》中，油松 P. tabulaeformis Carr. 的学名使用 P. tabuliformis Carr.。

傣医所用"松节"的基源为思茅松 P. kesiya Royle ex Gord. var. langbianensis (A. Chev.) Gaussen, 功能理气止痛、降逆止呕、除风通血，用于"拢接崩短赶，短混列哈"（胃脘胀痛，恶心呕吐），"接儿，拢栽线栽歪"（胸闷胸痛，心慌心悸），"阻伤"（跌打损伤），"拢梅兰申"（风寒湿痹，肢体关节酸痛屈伸不利）。

松萝（老君须，长松萝，海风藤）

【民族药名】 藏药（塞贵门巴，塞尔固，日崔，拿嘎卡拉，帮参塞固），维药（乌西乃，乌斯乃，阿失那，兀失难，阿实那，晒白土力艾朱孜，大瓦来克），苗药（各社被），傣药（飞拢）。

【来源】 松萝科植物长松萝 Usnea longissima Ach.、节松萝 Usnea diffracta Vain 的干燥地衣体。

【标准】 西藏藏标（12），部标维药（99），新疆维标（93），贵州中标规（65），吉林药标（77），四川中标（79, 87），贵州中标（88），上海中标（94），山东中标（95, 02），湖北中标（09），湖南中标（09）。

【功能主治】 藏药：清热解毒。用于肺热，肝热，脉热，毒热。

维药：收敛营养力，消散瘀结，爽身强心，调经，助阳。用于久泻，久咳，心悸气短，癫痫，神失，心烦阳弱，呕恶，气喘，月事不调，毒蛇咬伤。

苗药：祛痰止咳，清热解毒，除湿通络，止血调经，驱虫。用于痰热温疟，咳喘，肺痨，头痛，目赤云翳，痈肿疮毒，瘰疬，乳痈，烫火伤，毒蛇咬伤，风湿痹痛，跌打损伤，骨折，外伤出血，吐血，便血，崩漏，月经不调，白带，蛔虫病，血吸虫病。

傣药：清火息风，通气血，消肿止痛，止咳化痰。用于"害埋拢很"（高热惊厥），"贺接，接儿"（头痛，胸闷胸痛），"阻伤"（跌打损伤），"兵哇皇，唉米习特来"（风热感冒，咳嗽痰多）。

中药：清肝，止血，化痰，解毒。用于头痛目赤，咳嗽痰多，肺结核，疟疾，瘰疬，白带，崩漏，外伤出血，痈肿，毒蛇咬伤，阴道滴虫。

【用法与用量】 4~9g；藏药 2~3g。

【化学成分】 含多取代单苯环类化合物：枝衣酸乙酯（ethyl everninate），苔色酸乙酯（ethyl orsellinate），赤星衣酸乙酯（ethyl hematommate）等；缩酚酸类及其衍生物：茶渍酸

(lecanorin),去甲环萝酸(evernic acid),巴尔巴地衣酸(barbatic acid),环萝酸(diffractaic acid),煤地衣酸(evernic acid),扁枝衣酸乙酯(ethyl everninate),地弗地衣酸(diffractaic acid);醌类及其衍生物:长松萝酮(longissimausnone),scorpinone;二苯骈呋喃类化合物:松萝酸(usnic acid),长松萝素(longiusnine);萜类化合物:木栓酮(friedelin),β-香树脂醇(β-amyrin),泽屋萜(zeorin),齐墩果酸(oleanolic acid);其他:地衣聚糖(lichenin),麦角甾醇(ergosterol),表甾醇(episterol),拉马酸(ramalic acid)等。

苔色酸乙酯

去甲环萝酸

松萝酸

木栓酮

【药理作用】松萝对霉菌、细菌、酵母菌及植物病原菌等均有抑制作用,对桃果实褐腐菌菌丝生长抑制的 IC_{50} 为 3.4mg/L;松萝酸对大型结核杆菌最小抑制浓度为 12.5mg/L。0.2%~0.4% 的松萝酸与破伤风毒素或白喉毒素混合,或在注射毒素后 10 分钟内注射松萝酸,可使小鼠对毒素的耐受量提高 1 倍;豚鼠接种白喉杆菌后 2 小时内皮下注射给予松萝酸 2mg/kg,有明显的保护作用。松萝酸对体外原虫、阴道滴虫有抑制作用,对羊血吸虫、肝片吸虫、弓形虫速殖子有伤害及杀灭作用;给部分肝切除大鼠喂食松萝酸,具有促进肝组织再生作用。水提物具有较强的抗氧化活性。三氯甲烷部位具有较强的抗肿瘤活性。

【制剂】维药:爱维心口服液,养心达瓦依米西克蜜膏。

附注:藏文"塞尔固"意为"金线";《蓝琉璃》云"茎细,色黄,因其形似(金线)而得名";《鲜明注释》言"塞尔固的形态、颜色如金线,生于草甸,状如蜘蛛网";《甘露本草明镜》记载"无根、茎、花、果,色如金子,状如线,细长似蜘蛛网。生于草甸,夏末或初秋成为形似线团的团块。另一类生于高山,柏树等之上,如悬垂之金线,白色,像毛线悬垂者藏医一般不入药",可知藏医所用"塞尔固"的基源有多种。文献记载,除松萝 *Usnea longissima* 外,还有曲金丝 *Lethariella flecsuosa* (Nyl.) Wei et Jiang、扁枝地衣 *Evernia mesomorpha* Nyl.(附着于树皮、岩石上)、雪地茶 *Thamnolia subliformis* (Ehrh.) W. Culb.(《蓝琉璃》记载的生于草甸者),这些不同的地衣类是否具有相同功效还有待研究。

云南还药用花松萝 *U. florida* (L.) Wigg.。

部分地区将"松萝"习称"海风藤",而各地习用的以及各标准中收载的"海风藤"的基源不同,《中国药典》收载的"海风藤"的基源胡椒科植物风藤 *Piper kadsura*(Choisy)Ohwi(=*Piper futokadsura* Sieb. et Zucc.)的藤茎(功能主治:祛风湿,通经络,止痹痛;用于风寒湿痹,肢节疼痛,筋脉拘挛,屈伸不利);《中国药典》(附录,2010,广西海风藤)、《广西中标》(1990,海风藤)、《广东中标》(2004,广东海风藤)的基源为木兰科植物异型南五味子 *Kadsura heteroclita*(Roxb.)Craib 的藤茎(功能主治:祛风通络,行气止痛;用于风湿痹痛,关节不利,筋脉拘挛,腰膝疼痛,跌打损伤),应注意区别。

松 香

【民族药名】藏药(仲象,唐兴,淮兴),维药(卡日哈衣,卡日哈衣依力蜜,刺忒牙纳,赛蜜胡斯赛奴白尔),彝药(特玛),傣药(别打)。

【来源】松科植物马尾松 *Pinus massoniana* Lamb.、油松 *Pinus tabulaeformis* Carr.、华山松 *Pinus armandii* Franch. 或云南松 *Pinus yunnanensis* Franch. 树干中取得的油树脂,经蒸馏除去挥发油后的遗留物。

【标准】中国药典(63),部标中药(92),新疆药标(80),山西中标(87),内蒙中标(88),广西中标(附录,90),贵州中民标(附录,03)。

【功能主治】藏药:祛风湿,舒经络,干黄水。用于"龙病""培根病""黄水"病,关节炎,肾腰疼痛,筋骨疼痛,碱肿毒,疮疡久溃不愈。

维药:生干生热,温肺止咳,平喘顺气,燥湿愈疮,祛风止痒,润肤生肌,消炎退肿。用于湿寒性或黏液质性疾病,如肺寒久咳,哮喘气急,湿疮不愈,牛皮癣,皮肤瘙痒,皮肤干裂,痔疮不消。

彝药、傣药:用于痈疽疮疡,湿疹,外伤出血,烧烫伤。

中药:清热,祛风,燥湿,排脓,拔毒,生肌,止痛。用于痈疽,疔毒,疥癣,白秃,金疮,扭伤,风湿痹痛,疬风瘙痒,妇女气血痛;外用于烧烫伤。

【用法与用量】2.5g,宜入丸、散或浸酒服。外用适量,研末撒或调敷患处。

【化学成分】左旋海松酸(levopimaric acid),长叶松酸(palustric acid),海松酸(pimaric acid),异海松酸(isopimaric acid),枞酸(abietic aicd),新枞酸,去氢枞酸(dehydroabietic aicd),海松醇(pimarol),海松醛(pimaral),异海松醇,长叶松醇,芮木泪柏烯(rimuene),海松二烯(pimaradiene),二菇醛,山达海松醛(sandaracopimaral),松香酸酐(abietic anhydride),松香酸(abietic acid)等。

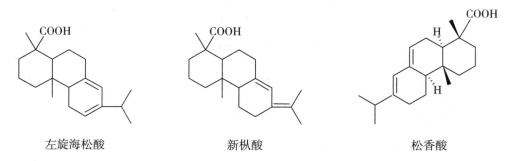

左旋海松酸　　　　　　新枞酸　　　　　　松香酸

【药理作用】 松香提取物对白细胞有双向调节作用,具有免疫增强作用。松香酸对毛果芸香碱或氯化钡所致大鼠胃肌痉挛和家兔肠痉挛有抑制作用;可抑制小鼠离体肠肌自发性收缩和大鼠胃肌收缩幅度;小鼠灌胃能抑制空肠蠕动。

【制剂】 维药:开胃加瓦日西阿米勒片。

附注:《中国植物志》中,油松的拉丁学名为 *P. tabuliformis* Carr.。

经加工提炼的松香称"透明松香",断面光亮而透明;商品中也可见未经加工提炼者,表面常有霜粉,不透明,均可入药。

《中华本草:维吾尔药卷》记载,维医使用的"松树脂"除上述数种外,还有同属植物红松 *P. koraiensis* Sieb. et Zucc. 的油树脂经蒸馏除去挥发油后的遗留物。

苏 合 香

【民族药名】 维药(米艾衣力蜜,米阿,米阿沙伊勒,米艾萨依力)。

【来源】 金缕梅科植物苏合香树 *Liquidambar orientalis* Mill. 的树干渗出的香树脂经加工精制而成。

【标准】 中国药典,部标进药(86),新疆药标(80),台湾中药典范(85),山西中标(附录,87),局标进药(04)。

【功能主治】 维药:生干生热,化痰止咳,止泻,解毒,除疫,利尿,通经,止痛,温筋。用于湿寒性疾病或黏液质疾病,如寒性久咳,慢性肺结核,感冒,腹泻,湿寒性麻风,癣症,肾病,腰痛,闭尿,肢体颤抖,麻木,僵直。

中药:开窍,辟秽,止痛。用于中风痰厥,猝然昏倒,胸腹冷痛,惊痫。

【用法与用量】 0.3~3g,宜入丸、散服。外用适量。维医认为本品过量服用对肺有害,并可引起头痛。

【化学成分】 含挥发油:桂皮醛(cinnamaldehyde),肉桂酸(cinnamic acid),氢化肉桂酸(3-phenylpropionic acid),月桂烯(myrcene),肉桂酸异丁酯(isobutylcinnamate),17-氧白羽扇豆碱(lupanine),肉桂酸苄酯,左旋肉桂酸龙脑酯,α-蒎烯(α-pinene)等;树脂酸:齐墩果酮酸(oleanonic acid),3-表-齐墩果酮酸(3-epioleanonic acid),海松酸(pimaric acid),异海松酸(isopimaric acid),去氢枞酸(dehydroabietic acid)等。《中国药典》规定含肉桂酸($C_9H_8O_2$)不得少于 5.0%。

肉桂酸   桂皮醛

【药理作用】 苏合香对中枢神经系统具有兴奋和抑制的双向调节作用;能延长脑缺血缺氧小鼠的存活时间,降低脑缺血大鼠模型脑含水量和毛细血管通透性,显著促进脑组织形态结构改善。对于循环系统,苏合香具有抗心肌缺血、抗凝、抑制血小板凝聚、抗血栓等作用，还能提高小鼠常压下心肌耐缺氧能力；降低三氯甲烷诱导的小鼠室颤发生率，提高冠状动脉流量。此外，苏合香还具有抗菌作用。

【制剂】藏药：芎香通脉丸。

附注：苏合香树 *L. orientalis* 我国无分布，药材依赖于进口。

苏　木

【民族药名】藏药（佐摸兴，佐木兴），蒙药（扫门 - 毛都，苏门毛道），维药（沃德印地，欧的印地），傣药（更方，哥方，戈方，戈梅芳，迈放，埋方，迈方）。

【来源】豆科植物苏木 *Caesalpinia sappan* L. 的干燥心材。

【标准】中国药典，部标蒙药（附录，98），内蒙蒙标（86），云南药标（74），新疆药标（80），台湾中药典范（85），台湾中药典（04），广西壮标（11）。

【功能主治】藏药：清血热，化瘀血，调经，降压。用于血热病，多血症，高血压，血瘀，闭经。

蒙药：凉血，行血，调经。用于经闭腹痛，产褥热，血热头痛，眼红，脉热，血痞，血盛症。

维药：补脑安心，益胃健肠，开通障碍，散气宽中，增加食欲。用于心腹疼痛，中风瘫痪，产后腹部胀痛，经闭，跌打损伤，痢疾。

苗药：用于胸腹痛，经闭，产后瘀血胀痛，外伤血肿。

傣药：通血散瘀，消肿止痛，强身健体，延缓衰老，滋养容颜。用于"纳勒麻冒沙么"（月经不调，痛经，闭经），"阻伤"（跌打损伤），"拢梅兰申"（风寒湿痹证，肢体关节肿痛，屈伸不利），"揪涛"（早衰），"杆郎软"（腰膝冷痛，周身乏力，性欲冷淡，阳痿，遗精，早泄）。

彝药：用于经闭痛经，胎盘滞留，产后瘀血，瘀阻胸痛。

中药：行血祛瘀，消肿止痛。用于跌打损伤，骨折筋伤，瘀滞肿痛，经闭痛经，产后瘀阻，胸腹刺痛，痈疽肿痛。

【用法与用量】3~9g；傣药10~30g。孕妇慎用。

【化学成分】含巴西苏木素类：巴西苏木素（brazilin），巴西苏木红素（brazilein），苏木精（hematoxylin），3′-*O*- 甲基巴西苏木素（3′-*O*-methylbrazilin），四乙酰基巴西灵（tetraacetybrazilin）；原苏木素类：（±）原苏木素 B[（±）-protosappanin B]，原苏木素 A（protosappanin A），原苏木素 C（protosappanin C），原苏木素 E（protosappanin E），10-*O*- 甲基源苏木素 B（10-*O*-methylprotosappanin B）；查耳酮类：苏木查耳酮（sappanchalcone），3- 去氧苏木查耳酮（3-deoxysappanchalcone），紫铆花素（butein），异甘草素（isoliquiritigenin），4,4′- 二羟基 -2′- 甲氧基查耳酮（4,4′-dihydroxy-2′-methoxychacone）；高异黄酮类：苏木黄素（sappanol），3′- 去氧苏木黄素（3′-deoxysappanol），3′-*O*- 甲基苏木黄素（3′-*O*-methylsappanol），4-*O*- 甲基苏木黄素（4-*O*-methylsappanol），表苏木黄素（episappanol），4-*O*- 甲基表苏木黄素（4-*O*-methyl episappanol），苏木酮 A（sappanone A），苏木酮 B（sappanone B）；其他：槲皮素（quercetin），鼠李素（rhamnetin），商陆黄素（ombuine），二十八醇（octacosanol），β- 谷甾醇（β-sitosterol），蒲公英甾醇（taraxasterol），脂肪酸，氨基酸，葡萄糖，罗勒烯（ocimene），α- 水芹烯（α-phellandrene），鞣质等。《中国药典》(2010)规定含巴西苏木素（$C_{16}H_{14}O_5$）不得少于 0.50%，（±）- 原苏木素 B（$C_{16}H_{16}O_5$）不得少于 0.50%。

巴西苏木素　　　　　　　（±）原苏木素B　　　　　　苏木查耳酮

【药理作用】 苏木水煎剂能增强离体蛙心收缩；能促进硝酸毛果芸香碱、毒扁豆碱、硫酸尼古丁、盐酸奎宁等所致离体蛙心肿毒的心跳恢复。水提液对人早幼粒白血病细胞株 HL-60、人白血病细胞株 K562、小鼠淋巴瘤细胞株 Yac-1、小鼠成纤维细胞株 L929 有细胞毒作用。水煎醇提液对肾上腺素所致小鼠肠系膜微循环障碍，能显著促进微动脉血流，促进微循环和管径的恢复；静脉注射能增加冠状动脉流量，降低冠状动脉阻力，减慢心率，降低左室作功，但同时增加心肌耗氧量。苏木注射液在试管内能显著降低静脉注射高分子右旋糖酐引起的实验性血瘀证家兔血液的黏度。狗皮下注射或腹腔注射苏木水提取液可引起呕吐、腹泻。苏木浸剂、煎剂在体外对肺炎双球菌、金黄色葡萄球菌、溶血性链球菌、白喉杆菌、流感杆菌、副伤寒杆菌、福氏痢疾杆菌等均有显著的抑制作用。巴西苏木素衍生物有抗高胆固醇血症的作用。其他还有抗炎，镇痛，利尿作用。

【制剂】 藏药：双红活血胶囊。

蒙药：明目六味汤散，那仁明目汤散，苏木六味汤丸。

傣药：七味解毒活血膏。

附注：据调查，各地藏医所用的"佐摸兴"的原植物有苏木 *C. sappan* 以及豆科锦鸡儿属（*Caragana*）的多种植物，《部标藏药》《藏标》即以"藏锦鸡儿（佐木兴）"之名收载有昌都锦鸡儿 *C. changduensis* Liou f.、鬼箭锦鸡儿 *C. jubata*（Pall.）Poir. 和川青锦鸡儿 *C. tibetica* Kom. 的心材，文献记载尚有云南锦鸡儿 *C. franchetiana* Kom. 等也同样使用。苏木与上述锦鸡儿属植物在植物分类和成分组成等方面均有较大差异，是否可同样使用还值得研究，应按制剂批文规定使用（参见"鬼箭锦鸡儿"条）。

酸浆（锦灯笼，挂金灯）

【民族药名】 蒙药（益斯古隆-西莫），维药（卡刻那其，卡克乃吉，欧如斯排尔德）。

【来源】 茄科植物酸浆 *Physalis alkekengi* L.、挂金灯 *Physalis alkekengi* L. var. *francheti*（Mast.）Makino、苦蘵 *Physalis angulata* L. 的干燥宿萼或带果实的宿萼。

【标准】 中国药典，新疆药标（80），江苏中标（86，89），贵州中民标（03）。

【功能主治】 藏药：用于咳嗽，喉痛，失音。

蒙药：用于咽喉肿痛，肺热咳嗽，急性扁桃体炎，小便不利；外用于天疱疮，湿疹。

维药：生干生寒，清热消炎，除腐排脓，利尿通阻，抗孕。用于湿热性或血液质性疾病，如扁桃体炎，肾脏脓疮，膀胱疮疡，尿中带脓。

中药：清热解毒，利咽化痰，利尿通淋。用于咽痛喑哑，痰热咳嗽，小便不利，热淋涩痛；外治天疱疮，湿疹。

【用法与用量】 5~9g。外用适量，捣烂敷患处。

【化学成分】 含黄酮类：木犀草素（luteolin），木犀草素-7-O-β-D-葡萄糖苷（luteolin-7-O-β-D-glucoside），木犀草素 7,3'-二-O-β-D-葡萄糖苷，酸浆黄酮醇（physaflavonol），木犀草素-4'-O-β-D-葡萄糖苷，玉蜀黍黄素（zeaxan-thin）等；甾体类：酸浆苦味素（physalins A~P、R、S），新酸浆苦素 A、B（neophysains A、B），withaphysalin E，physagulins A、B、D、F、G，withaperuvin F 等；生物碱类：3α-顺芷酸莨菪酯（3α-tigloyloxytropane），顺芷酸莨菪酯（tigloidine），莨菪醇（tropine），伪莨菪醇（pseudotropine）等；其他：桂皮酸（cinnamic acid），阿魏酸（ferulic acid），咖啡酸（caffeic acid），β-胡萝卜素（β-carotene），酸浆果红素（physalien），酸浆醇（physanol），甘醇酸（glycolic acid），枸橼酸（citric acid），隐黄素（cryptoxanthin），豆甾醇（stigmasterol），多糖等。《中国药典》规定含木犀草苷（$C_{21}H_{20}O_{11}$）不得少于 0.10%。

酸浆苦味素B　　　　　酸浆醇

【药理作用】 酸浆能不同程度地减轻急性期和慢性期佐剂性关节炎大鼠致炎后爪的局部肿胀，有消炎作用；灌胃能抑制小鼠的扭体反应，还能显著延长小鼠舐爪的潜伏期和抑制大鼠的嘶叫反应。酸浆煎剂对宋氏杆菌、铜绿假单胞菌、金黄色葡萄球菌、淋球菌、分枝杆菌有抑制作用；宿萼提取物对金黄色葡萄球菌、甲型链球菌、乙型链球菌、蜡样芽孢杆菌、枯草芽孢杆菌有抑制作用。甲醇提取物对小鼠类髓磷脂类白血病细胞有抑制作用。水提液及醇提液具有明显的抑制血糖升高的作用。醚溶性和水溶性成分对蛙心均有加强收缩作用，特别是前者的作用较强，大量使用时其心脏就在收缩期中静止。酸浆水提物在小鼠体内具有抗欧利西氏癌细胞的作用，甲醇提取物对小鼠髓磷脂类白血病细胞（MLcells）有抑制作用；酸浆苦素具抵抗 HeLa 癌细胞的作用。多糖对超氧阴离子自由基有清除作用，对二苯代苦味肼基自由基（DPPH·）有清除作用，对卵黄脂蛋白（LPO）有抑制作用。此外，酸浆还具有利尿、降血脂、催产等作用。

【制剂】 维药：尿通卡克乃其片。

附注：《迪庆藏药》记载，云南民间也药用挂金灯 P. alkekengi var. francheti 和小酸浆 P. minima L. 的果实。

酸浆 P. alkekengi L. var. franchetii 在我国分布广泛，药用历史悠久，《神农本草经》名"寒浆"，《吴普本草》名"酢浆"，各地民间也多药用。

彝医药用有同属植物灯笼果 P. peruviana L. 的全草,《云南中标》(彝药,05)以"灯笼草/冻盆诗"之名收载,功能清热解毒、止咳祛痰、利湿消肿,用于咽喉肿痛、咳嗽咯痰、痄腮、睾丸疼痛、热淋、水肿、迎风流泪、泡疮,与本品(酸浆)的功效有相似之处。

酸梨干(梨)

【民族药名】藏药(格秀,固秀),蒙药(阿嘎力格-阿里玛,色亚布,舍雅希,阿古拉-音-阿丽木),维药(乃西葡提,阿而卜,库木斯热,艾密如德,乃西帕提)。

【来源】蔷薇科植物花盖梨 Pyrus ussuriensis Maxim.、白梨 P. bretschneideri 的干燥成熟果实或新鲜果实。

【标准】部标蒙药(附录,98),贵州中民标(03),湖北中标(09)。

【功能主治】藏药:用于肠鸣,腹绞痛,泄泻。

蒙药:祛"巴达干"热,止泻。用于"巴达干"热,"巴达干包如",胸腹灼痛,吐酸水,畏食,口渴。

维药:生湿生寒,调节异常胆液质和血液质,清热补心,消除"乃孜来"性感冒,润肺止咳,生湿补脑,清胃止咳,软便肥体。用于干热性或胆液质性疾病,如热性心虚,"乃孜来"感冒,干性咳嗽,脑虚,胃热口渴,便秘体瘦。

中药:清肺润燥,生津止咳。用于肺燥咳嗽,热病烦躁,津少口干,消渴,目赤,疮疡,烫火伤。

【用法与用量】15~30g;生食1~2个。维医认为本品对胃虚者和气质寒性者有害,可以姜、小茴香矫正。

【化学成分】含蔗糖、葡萄糖、果糖等;另含香气成分:α-金合欢烯(farnesene),已酸乙酯,(E,Z)-2,4-癸二烯酸乙酯,丁酸乙酯,苯乙酸乙酯,乙酸乙酯,乙酸甲酯,(E,Z)-2,4-癸二烯酸甲酯等。

α-金合欢烯

【制剂】苗药:肺力咳合剂,肺力咳胶囊,咳平胶囊。

附注:《中国植物志》中,Pyrus ussuriensis 的中文名使用"秋子梨"。

藏医药古籍文献《晶珠本草》记载"格秀果实内部不像杏核,而像木瓜,中隔很多。果肉味甘酸";《形态比喻》言"格秀为杏类植物"。近代文献记载,藏医药用"格秀"一般为蔷薇科植物苹果属(Malus)植物苹果 M. pumila Mill.、花红 M. asiatica Nakai、丽江荆子 M. rockii Rehd.、花叶海棠 M. transitoria (Batal.) Schneid.,也有用梨属(Pyrus)的秋子梨 P. ussuriensis。

《湖南中标》以"秋梨"之名收载有白梨 P. bretschneideri Rehder、沙梨 P. pyrifolia（N. L. Burman）Nakai 及其栽培品种的果实。维医主要药用白梨 P. bretschneideri（又称"库尔勒梨"），也同等药用秋子梨 P. ussuriensis、新疆梨 P. sinkiangensis Yu。

酸藤果（白花酸藤果）

【民族药名】藏药（齐当嘎，齐灯嘎，西当嘎），蒙药（吉当嘎，浩日海音-达日拉嘎，信筒子），维药（白然格卡布力，必灵极可不里，必灵吉可卜黎，伯郎吉，把郎吉可必里仁，艾力白然吉卡布里，恩培利亚实），傣药（麻桂荒，麻桂花，麻桂华，麻盖朗，麻桂弄，马桂郎，芒桂燕，麻谷）。

【来源】紫金牛科植物矩叶酸藤果 Embelia oblongifolia Hemsl.、白花酸藤果 Embelia ribes Burm. f. 的干燥成熟果实。

【标准】部标藏药（95），藏标（79），青海藏标（92），新疆维标（93），云南药标（74，96）。

【功能主治】藏药：杀虫，提升胃温。用于绦虫病，"培根"病（灰色浮肿）。

蒙药：杀虫，调胃火，消肿。用于皮肤寄生虫病，肠道寄生虫，亚玛虫，浮肿，水肿，胃火衰败，消化不良，胃腹胀满，嗳气，食欲缺乏。

维药：生干生热，驱除肠虫，清除脓性体液和异常黏液质及黑胆质，燥湿敛疮，增强消化，杀虫止痛。用于湿寒性或黏液质性疾病，肠道寄生虫，湿寒性创伤，消化不良，虫牙疼痛，关节疼痛，大便秘结。

傣药（果实、根）：清火解毒，利水消肿，驱虫。用于"说凤令兰"（口舌生疮），"拢泵"（水肿），"多短"（肠道寄生虫）。

中药：驱虫。用于绦虫，蛔虫病。

【用法与用量】藏药 3~5g；维药、傣药 5~15g。维医认为本品对肠道有害，可以西黄芪胶矫正。

【化学成分】含苯酚类：5-(8-十五烯基)-1,3-苯二酚 [5-(8-pentadecenyl)-1,3-benzenediol], 5-(8,11-十七-二烯基)-1,3-苯二酚 [5-(8,11-heptadecadienyl)-1,3-benzenediol], 5-十五烷基-1,3-苯二酚（5-pentadecyl-1,3-benzenediol），5-(8-十七烯基)-1,3-苯二酚 [5-(8-heptadecenyl)-1,3-benzenediol], 3-甲氧基-5-戊烷基苯酚（3-methoxy-5-pentyl-phenol），3,5-二甲氧基-4-羟基-苯酚-1-O-β-D-吡喃葡萄糖苷（3,5-dimethoxy-4-hydroxy phenyl-1-O-β-D-glucopyranoside），2,6-二甲氧基-4-羟基-苯酚-1-O-β-D-葡萄糖苷（2,6-dimethoxy-4-hydroxy phenyl-1-O-β-D-glucopyranoside）；黄酮类：山奈酚（kaempferol），槲皮素（quercetin），阿福豆苷（afzelin），槲皮苷（quercitrin），(+)-儿茶素 [(+)-catechin], (+)-花旗松素 [(+)-taxifolin], (-)-表儿茶素 [(-)-epicatechin]；三萜类：蒲公英赛醇（taraxerol），醋酸羽扇豆醇酯（lupeol acetate），熊果酸（ursolic acid）；木脂素类：(+)-南烛木树脂醇-3α-O-β-葡萄糖苷 [(+)-lyoniresinol-3α-O-β-glucoside], (+)-丁香脂素 [(+)-syringaresinol], (+)-丁香脂素-β-D-葡萄糖苷 [(+)-syringaresinol-β-D-glucoside]；其他：β-谷甾醇（β-sitosterol），胡萝卜苷（daucosterol），神经酰胺类（ceramides），1-(2'-deoxy-α-D-ribopyranosyl)-β-carboline，信筒子醌（embelin），威兰精（vilangin），酸金牛醌（rapanone）等。

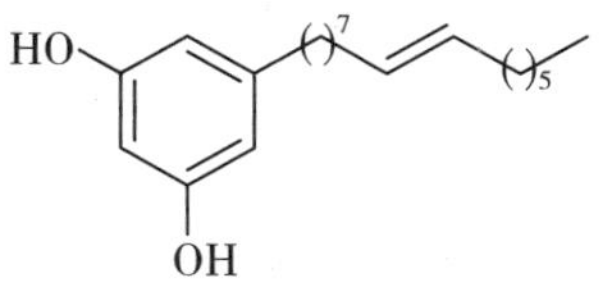

5-(8-十五烯基)-1,3-苯二酚

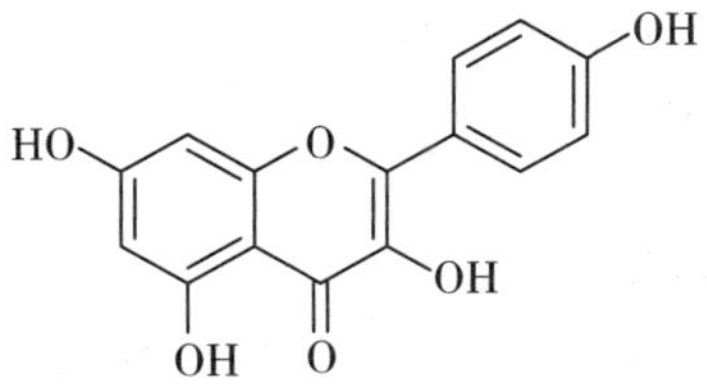

山柰酚

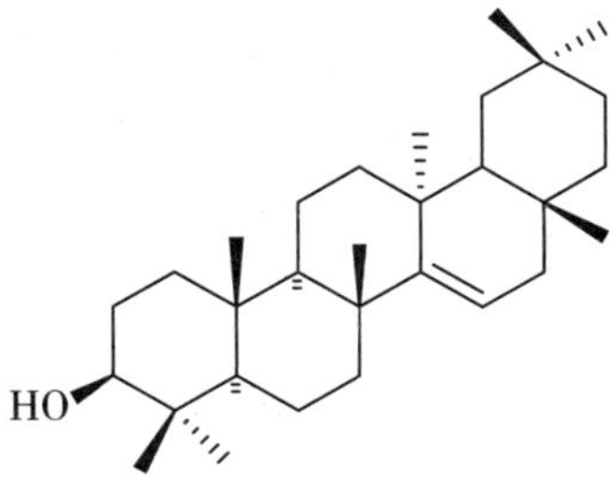

蒲公英赛醇

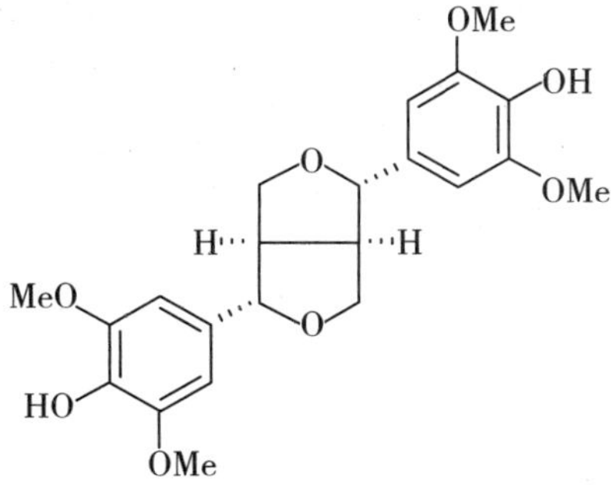

(+)-丁香脂素

【药理作用】 白花酸藤果果实中的油类和枸橼酸哌嗪具有驱蛔虫活性，醇提取物和水提取物均具有一定的抗菌活性，以醇提取物的抗菌活性更强；乙醇提取物能使大鼠烧伤伤口得到明显恢复，对链脲霉素和异丙肾上腺素诱导的糖尿病并发心肌梗死小鼠也有一定的保护作用；能提高细胞的抗氧化能力。酸金牛醌的钠盐有驱猪蛔虫、马蛔虫、马蛲虫的作用。

【制剂】 藏药：六味甘草丸，七味酸藤果丸，十味铁粉散，十一味金色散，十一味金色丸，十三味青兰散，流感丸，驱虫丸。

附注：《中国植物志》中，*Embelia oblongifolia* 的中文名为"多脉酸藤子"。

《藏药标准》在"齐当嘎"条下除收载了上述 2 种基源植物外，尚收载有同科植物齿叶铁仔 *Myrsine semiserrata* Wall.（针齿铁仔），可能与地方习用有关，但不同属植物作为同一药材使用是否合理还有待进一步研究。近代文献中记载的酸藤果的基源植物还有同属植物酸藤子 *E. laeta*(L.)Mez.、长叶酸藤子 *E. longifolia*(Benth.)Hemsl.、密齿酸藤子 *E. vestita* Roxb. 等，应注意鉴别。印度也药用白花酸藤果 *E. ribes*，称"vidanga"，藏文名"齐当嘎"为其音译名。维医药古籍文献《注医典》记载"酸藤果子，多产于印度和斯里兰卡的一种小树的果实。有大、小两种；小的为佳品"；《药物之园》也言"酸藤果子的果实与黑胡椒相似，一种粒大，表面有黑白色皱缩纹理；另一种粒小，暗红褐色"，现维医使用的为白花酸藤果 *E. ribes*，该种分布于印度以东至印度尼西亚，我国仅分布于广东、广西、福建、云南、贵州等地，据文献记载的产地，维医所用酸藤果药材可能系从印度等地进口。

酸 枣 仁

【来源】 鼠李科植物酸枣 *Ziziphus jujuba* Mill. var. *spinosa*(Bunge)Hu ex H. F. Chow 的干燥成熟种子。

【标准】中国药典,新疆药标(80),台湾中药典(04),台湾中药典范(05)。

【功能主治】中药:养心补肝,宁心安神,敛汗,生津。用于虚烦不眠,惊悸多梦,体虚多汗,津伤口渴。

【用法与用量】10~15g。

【化学成分】含皂苷:酸枣仁皂苷A、B(jujubosides A、B),桦木酸(betulinic acid)等;黄酮类:斯皮诺素(spinosin),当药素(swertisin),黄酮苷(zivulgarin);酸枣仁生物碱:酸枣宁(sanjoinine),酸枣宁B、D(sanjoinines B、D),鼠李宁(frangulanine),欧鼠李叶碱(frangufoline),荷叶碱(nuciferine),原荷叶碱(nornuciferine),去甲异紫堇定(norisocorydine),N-甲基巴婆碱(N-methylasimilobine),鼠李碱(zizyphusine),5-羟基-6-甲氧基去甲阿朴啡(caaverine, 5-hydroxy-6-methoxynoraporphine)等。《中国药典》规定含酸枣仁皂苷A($C_{58}H_{94}O_{26}$)不得少于0.030%,斯皮诺素($C_{28}H_{32}O_{15}$)不得少于0.080%。

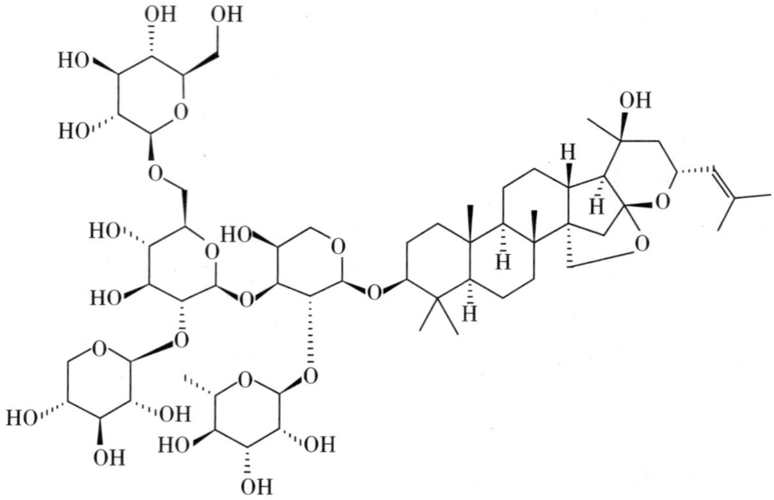

酸枣仁皂苷A

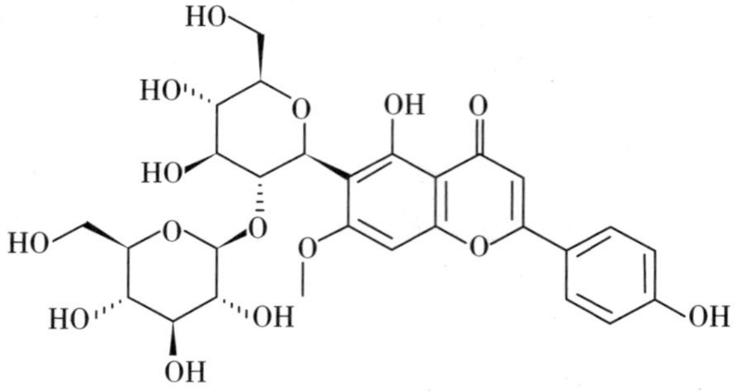

斯皮诺素

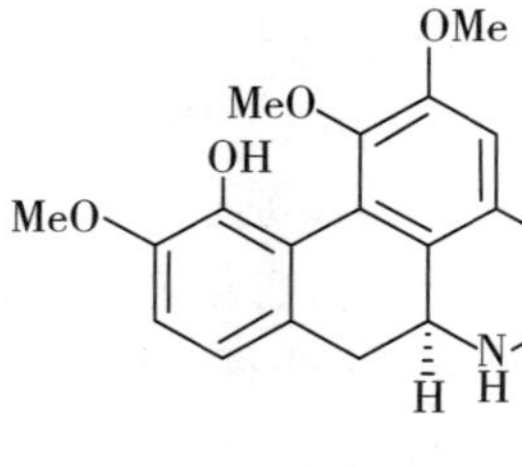

去甲异紫堇定

【药理作用】酸枣仁提取物灌胃能明显抑制正常小鼠的活动次数,抑制苯丙胺的中枢兴奋作用,降低大鼠的协调运动,明显延长戊巴比妥钠阈剂量的小鼠睡眠时间以及增加戊巴比妥钠阈下催眠剂量的入睡动物数,具有较明显的镇静催眠作用。口服酸枣仁提取物能明显延长士的宁致小鼠惊厥的出现时间及死亡时间。可以增强正常小鼠的记忆功能，对正常和记忆损坏小鼠的学习记忆功能均有改善和提高作用。水煎液和醇提物对狗、猫、鼠，无论是口服、腹腔注射或静脉注射均具有明显的降压作用；能够防治动脉硬化，并具有降血脂作用。酸枣仁能增强细胞免疫功能，明显促进抗体生成。总黄酮、总皂苷具有较好的抗肿瘤、抗诱变、防治癌症的作用，可提高机体的非特异性免疫功能，能明显延长艾氏腹水癌小鼠的生存天数。此外，酸枣仁还具有抗炎、抗衰老等作用。

【制剂】苗药：安神足液。

彝药：止眩安神颗粒。

附注：作为酸枣仁的基源植物，《中国药典》(63，77)曾使用 Z. sativa Gaertn. var. spinosa (Bunge) Schneid. 和 Z. spinosa (Bunge) H. 学名，《中国植物志》中均作为酸枣 Ziziphus jujuba Mill. var. spinosa 的异名记载。

太子参（孩儿参）

【民族药名】蒙药（毕其罕-敖日浩岱）。

【来源】石竹科植物孩儿参 Pseudostellaria heterophylla (Miq.) Pax ex Pax et Hoffm. 的干燥块根。

【标准】中国药典，新疆药标（80），台湾中药典范（85），香港中标（第三期）。

【功能主治】蒙药：用于肺虚咳嗽，脾胃虚弱，食少泄泻，久病气虚，气短自汗，精神疲倦，身体无力。

中药：益气健脾，生津润肺。用于脾虚体倦，食欲缺乏，病后虚弱，气阴不足，自汗口渴，肺燥干咳。

【用法与用量】9~30g。

【化学成分】含环肽类：太子参环肽 A~H（heterophyllins A~H），pseudostellarins A~H 等；氨基酸类：天冬氨酸，苏氨酸，丝氨酸，谷氨酸，脯氨酸，甘氨酸等；糖类：太子参多糖 PHP-A，PHP-B，蔗糖，麦芽糖，α-槐糖；核苷类：尿嘧啶（uracil），胞苷（cytidine），次黄嘌呤（hypoxanthine），鸟嘌呤（guanine），尿苷（uridine），腺嘌呤（adenine），肌苷（inosine）等；磷脂类：磷脂酰肌醇（phosphatidylinositol），磷脂酰乙醇胺（phosphatidyl ethanolamine），磷脂酰丝氨酸（phosphatidylserine），磷脂酰甘油（phosphatidyl glycerols），磷脂酸（phosphatidic acid）等；脂肪酸类：棕榈酸（palmitic acid），亚油酸（linoleic acid），山嵛酸（behenic acid），二十四碳酸，十八碳酸，琥珀酸（succinic acid）等；油脂类：呋喃甲醇酯（3'-furfurylpyrrole-2-carboxylate），1-甘油单硬脂酸酯（1-polyglycerol fatty acid ester），棕榈酸三十二醇酯（palmityl palmitate），三棕榈酸甘油酯（tripalmitin）等；挥发油类：吡咯（pyrrole），糠醇（furfuryl alcohol），糠醛（furfural），1-甲基-3-丙基苯（1-methyl-3-propylbenzene），2-甲基-吡咯（2-methylpyrrole），邻苯二甲酸二丁酯（dibutyl phthalate）等；其他类：β-谷甾醇（β-sitosterol），去甲鸢尾素 A（tristee-torigenin A），微量元素（trace element）。《中国药典》(2010)规定含太子参环肽 B（$C_{40}H_{58}O_8N_8$）不得少于 0.020%。

太子参环肽B　　　　　　　　　　　磷脂酰肌醇

【药理作用】 太子参粗多糖可以改善左冠状动脉结扎复制急性心肌梗死模型大鼠的指标，对脂多糖诱导引发的心肌损伤具有一定的保护作用。具有增强机体免疫功能作用，醇提物对脾虚及细胞免疫功能低下模型小鼠均具有改善作用，可以有效降低小鼠的脾虚阳性发生率，且能够增强泼尼松免疫抑制小鼠的迟发型超敏反应。多糖可明显降低小鼠空腹血糖水平。此外，太子参还有抗氧化、抗应激、抗疲劳、改善记忆等作用。

【制剂】 苗药：保胃胶囊。

附注：《中国植物志》中孩儿参的学名为 *P. heterophylla*（Miq.）Pax。

《台湾中药典范》收载的太子参的学名为 *P. rhaphanorriza*（Hemsl.）Pax，《中国植物志》中将该学名作为孩儿参 *P. heterophylla* 的异名。

《本草从新》及《本草纲目拾遗》中收载有"太子参"，据考证系五加科植物人参 *Panax ginseng* C. A. Mey. 的较小的根，而非今之太子参。

太子参传统以江苏句容为道地产区，有近100年的栽培历史，但近10余年来，江苏栽培面积大为减少，福建柘荣、贵州等地已有大面积栽培，成为了主产区。

檀香（白檀香）

【民族药名】 藏药（占登，赞旦嘎保，赞檀嘎尔保，旃檀嘎保，玛拉雅，白桑保），蒙药（查干-赞丹，白檀香，赞丹-嘎日布），维药（阿克散代力，阿克山大力，艾斯散代力艾比也孜，散代力赛非德，产单赛非德），傣药（尖蒿，浪沙）。

【来源】 檀香科植物檀香 *Santalum album* L. 树干的干燥心材。

【标准】 中国药典，部标藏药（附录，95），部标维药（附录，99），部标进药（86），局标进药（04），藏标（79），青海藏标（附录，92），内蒙蒙标（86），新疆维标（93），新疆药标（80），台湾中药典范（85），山西中标（附录，87）。

【功能主治】 藏药：理气，和胃。用于心腹疼痛，噎膈呕吐。

蒙药：清讧热，滋补。用于讧热，心热，肺热，实热，瘟疫（讧疫症），心悸。

维药：生干生寒，芳香开窍，清热强心，舒心悦志，补脑安神，利尿止泻，净血防腐。用于湿热性或血液质性疾病，如各种热性心脏病，心闷，胆怯，脑虚烦躁，头痛，目赤，尿少，腹泻,尿痛,淋病。

傣药:调补四塔,养心安神,健胃消食,理气止痛,降逆止呕。用于"拢栽线栽歪"(心慌心悸),"多温多约帕雅来,冒米想"(体质虚弱多病,乏力),"拢匹巴"(癫狂症),"接崩短嘎,鲁短,拢沙呃"(脘腹胀痛,腹泻,呃逆不止)。

中药:行气温中,开胃止痛。用于寒凝气滞,胸膈不舒,胸痹心痛,脘腹疼痛,呕吐食少。

【用法与用量】1.5~5g;傣药 5~10g。维医认为本品能降低性欲,可以蜂蜜或冰糖矫正。

【化学成分】含挥发油(称白檀香油):α,β-檀香醇(α,β-santalol),檀香酮(santalone),檀烯(santene),α-,β-檀香醛(α-,β-santalal),α,β-檀香烯(α,β-santalene),檀萜烯酮(santenone),檀萜烯酮醇(santenone alcohol),表-β-檀香萜烯(epi-β-santalene),12,13-二氢-α-檀香萜醇(12,13-dihydro-α-santalol),12,13-二氢-β-檀香萜醇(12,13-dihydro-β-santalol),β-金合欢烯(β-farnesene),檀萜醛(santalal),檀香萜酸(santalic acid),α-芳姜黄烯(α-curcumene)等;特殊的氨基酸类:顺、反式的4-羟基脯氨酸(4-hydroxyproline),对称高亚精胺(sym-homospermidine),γ-L-谷氨酰-S-(l-丙烯基)半胱氨酸亚砜[γ-L-glutamyl-S-(prop-1-enyl)cysteine sulfoxide];其他:檀香色素(santalin),去氧檀香色素(deoxysantalin)。《中国药典》规定含挥发油不得少于3.0%(ml/g)。

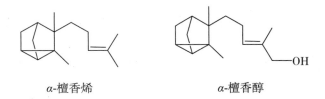

α-檀香烯　　　　　α-檀香醇

【药理作用】檀香木中的 α-檀香醇和 β-檀香醇具有与氯丙嗪类似的神经药理活性,对小鼠中枢具镇静作用。挥发油对豚鼠离体回肠自发活动有抑制作用,对乙酰胆碱、组胺、氯化钡所致的离体肠痉挛亦有对抗作用($P<0.01$),能显著拮抗新斯的明负荷小鼠的小肠运动,对 H_2O_2 诱导 PC12 细胞氧化损伤具有一定的保护作用。水煎液对胃肠道功能有抑制作用。乙醚萃取物对模型大鼠胃肠功能有促进作用,能升高 cAMP 和 cAMP/cGMP 值,促进物质代谢。

【制剂】藏药:三味檀香汤散,七味螃蟹甲丸,八味清心沉香散,八味檀香丸,八味西红花清肝热散,八味主药散,九味石灰华散,九味竺黄散,十味丛菔散,十二味冰片散,十二味翼首散,十五味沉香丸,十五味龙胆花丸,十八味杜鹃丸,十八味牛黄散,二十味肉豆蔻散,二十五味冰片散,二十五味肺病散,二十五味肺病丸,二十五味狐肺散,二十五味鹿角丸,二十五味驴血丸,二十五味马宝丸,二十五味松石丸,二十五味珍珠丸,二十五味竺黄散,三十五味沉香丸,七十味珍珠丸,常松八味沉香散,大月晶丸,肺热普清散,风湿止痛丸,黄药解毒散,回生甘露丸,秘诀清凉胶囊,秘诀清凉散,仁青常觉,如意珍宝丸,松石散。

蒙药:安神镇惊二十味丸,八味檀香散,沉香安神散,风湿二十五味丸,冠心七味片,羚牛角二十五味丸,清肺十八味丸,清肝二十七味丸,清热八味散,清热二十三味散,清热二十五味丸,清瘟利胆十三味丸,清瘟十二味丸,清心沉香八味丸,顺气安神丸,檀香清肺二十味丸,小儿清肺八味丸,玉簪清咽十五味丸,珍宝丸,珍珠活络二十九味丸,珍珠通络丸(白檀香)。

维药:安胃加瓦日西吾地吐如西片,宝心艾维西木口服液,复方高滋斑片,复方西红花口服液,健心合米尔高滋安比热片,解毒苏甫皮赛尔塔尼胶囊,参德力糖浆,血宁安吉杷尔糖浆,养心达瓦依米西克蜜膏。

附注:藏、蒙、维医中使用的檀香有不同种类,各种檀香的功能主治也有所不同。藏医将檀香分为白、微黄、红檀香3种。檀香 Santalum album 为"白"者,处方中也见有使用"白檀香"名。西藏藏医也以木犀科植物暴马丁香 Syringa reticulata (Blume) var. mandshurica (Maxim.) Hara [=Syringa reticulata (Blume) Hara subsp. amurensis (Rupr.) P. S. Green et M. C.] 作代用品。蒙医药古籍文献《认药白晶鉴》言"赞丹分为红、白、紫等多种,但总的分红、白两种";维医药古籍文献《注医典》记载,檀香分为黄檀香、紫檀香、白檀香三种,以白者气味较强。目前多使用的有"白者(白檀香)""紫者(紫檀香)"(参见"紫檀香"条)。

檀香 S. album 为贵重木材,多用于制作家具,现市售药材也常见为加工家具后的边角料。

唐古特乌头(船形乌头)

【民族药名】藏药(榜嘎,庞阿嘎保),蒙药(查干-泵-阿,查干泵嘎,其其格图-泵嘎音-浩日)。

【来源】毛茛科植物唐古特乌头 Aconitum tanguticum (Maxim.) Stapf (甘青乌头)或船盔乌头 Aconitum naviculare (Brühl.) Stapf 的干燥全草。

【标准】中国药典(附录),部标藏药(95),藏标(79),青海藏标(92),内蒙蒙标(86)。

【功能主治】藏药:清热解毒,生肌收口,燥湿。用于传染病引起的发热,肝胆热病,血症,胃热,疮疡,蛇蝎咬伤,黄水病。

蒙药:平息"协日",清热,解毒。用于发热、头痛、口渴、黄疸、肝区痛、肠刺痛、胃肠热、咽喉热、"协日"疫、毒热。

【用法与用量】藏药0.6~1.2g;蒙药1~3g。

【化学成分】含生物碱:唐古特乌头含阿替新(atisine),塔拉乌头胺(talatizamine),异叶乌头碱(heteratisine),苯甲酰异叶乌头碱(benzoylheteratisine),唐乌碱(tanwusine),大麦芽碱(hordenine),关附甲素(acehytisine)等;挥发油:正庚烷,桉油精(eucalyptol),3-蒎烷酮,松莰烷,杜松醇(cadinol)等。

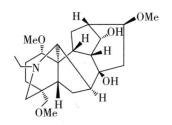
塔拉乌头胺

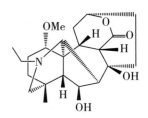
异叶乌头碱

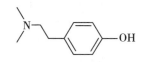
大麦芽碱

【药理作用】 榜嘎挥发油有较强抑制半裸镰刀菌、耐甲氧西林金黄色葡萄球菌的作用，抑制大肠埃希菌作用较弱。唐古特乌头总碱（含量＞75%）能显著降低弗氏完全佐剂致关节炎模型大鼠血清中环氧合酶-2(COX-2)、白细胞介素 1(IL-1)、肿瘤坏死因子(TNF)、前列腺素 E(PGE)的含量，并呈现一定的量-效关系，提示唐古特乌头总碱对关节炎模型大鼠具有明显的抗炎作用；此外，还能抑制二甲苯所致小鼠耳肿胀、醋酸引起的小鼠腹腔毛细血管通透性增加，对抗酵母多糖 A、角叉菜胶所致的大鼠足跖肿胀，并有一定的剂量依赖关系；能明显抑制酵母多糖A所致炎症反应。

【制剂】 藏药：四味止泻木汤散，五味獐牙菜汤散，七味消肿丸，七味熊胆散，八味红花清腑热散，八味獐牙菜丸，八味主药散，九味石灰华散，九味渣驯丸，九味獐牙菜胶囊，九味獐牙菜丸，九味竺黄散，十味诃子汤散，十一味金色丸，十二味奇效汤散，十二味翼首散，十三味榜嘎散，十三味红花丸，十五味黑药丸，十五味止泻木散，十九味草果散，二十一味寒水石散，二十五味大汤散，二十五味大汤丸，二十五味肺病散，二十五味肺病丸，二十五味鬼臼丸，二十五味狐肺散，二十五味松石丸，二十五味獐牙菜散，二十九味羌活散，达斯玛保丸，大月晶丸，甘露灵丸，黄药解毒散，流感丸，秘诀清凉胶囊，秘诀清凉散，秘诀十三味红花散，坐珠达西。

附注：《中国植物志》中，*A. tanguticum* 的中文名为"甘青乌头"，该种为我国特有种。

《晶珠本草》记载，藏医药用的乌头属(*Aconitum*)植物分为白、黑、红、黄等数种，本品为白者（榜嘎），毒性较低，黑者（榜那）毒性大。研究表明，唐古特乌头和船盔乌头中主要含有毒性较低的塔拉乌头胺(talatizamine)、大麦芽碱(hordenine)，而基本不含毒性强的双酯型乌头碱[参见"铁棒槌（榜那）"条]。

桃 仁

【民族药名】 藏药（坎布肉夏，堪布肉夏，康布热下，康布，思康），蒙药（陶润-楚莫），维药（沙皮托力麦核子，夏普吐力米盖孜，买合孜沙非塔鲁）。

【来源】 蔷薇科植物桃 *Prunus persica*(L.)Batsh(*Amygdalus persica* L.)、山桃 *Prunus davidiana*(Carr.)Franch. [*Amygdalus davidiana*(Carr.)C. de Vos ex Henry]、光核桃 *Prunus mira* Koehne 的干燥成熟种子。

【标准】 中国药典，藏标（79），贵州中标规（65），新疆药标（80），四川（84，87），台湾中药典范（85），台湾中药典（04），香港中标（第五期）。

【功能主治】 藏药：破血祛瘀，润燥滑肠。用于血瘀经闭，癥瘕蓄血，跌打损伤，肠燥便秘。

蒙药：用于闭经，痛经，腹部肿块，跌扑损伤，肠燥便秘。

维药：生干生热，活血通经，润肠通便，利尿止血，散寒止痛，愈疡，消痔，生发固发。用于湿寒性或黏液质性疾病，如血瘀闭经，大便不通，尿闭尿血，腹脘疼痛，耳痛，肠疡，痔疮，脱发斑秃。

中药：活血祛瘀，润肠通便，止咳平喘。用于经闭痛经，癥瘕痞块，肺痈肠痈，跌扑损伤，肠燥便秘，咳嗽气喘。

【用法与用量】 3~10g。孕妇慎用。维医认为本品有毒不能过量服用，并对寒性气质者和胃寒者有害。

【化学成分】 含氰苷类：苦杏仁苷（amygdalin），野樱苷（prunasin）等；甾醇及其苷类：β-谷甾醇（β-sitosterol），β-谷甾醇-3-O-β-D-（6-O-棕榈酰）吡喃葡萄糖苷[β-sitosterol-3-O-β-D-（6-O-palnityl）glucopyranoside]，菜油甾醇（campesterol），菜油甾醇-3-O-β-D-（6-O-棕榈酰）吡喃葡萄糖苷[campesterol-3-O-β-D-（6-O-palnityl）glucopyranoside]，菜油甾醇-3-O-β-D-（6-O-油酰）吡喃葡萄糖苷[campesterol-3-O-β-D-（6-O-oleyl）glucopyranoside]，7-去氢燕麦甾醇（7-dehydroavenasterol），豆甾烯醇乙酸酯，β-谷甾醇乙酸酯，菜油甾醇乙酸酯，豆甾醇乙酸酯，燕麦甾醇乙酸酯等；黄酮及其苷类：柚皮素（naringenin），洋李苷，山柰酚（kaempferol）及其葡萄糖苷，二氢山柰酚，槲皮素葡萄糖苷等；苯丙素类：绿原酸（chlorogenic acid），3-O-咖啡酰奎宁酸（3-O-caffeoyquinic acid），3-对香豆酰奎宁酸（3-p-cumaroylquinic acid），3-阿魏酰奎宁酸（3-feruloyquinic acid）等；脂肪酸：油酸（oleic acid），亚油酸（linoleic acid），棕榈酸（palmitic acid），硬脂酸（stearic acid）等；蛋白质：PR-A，PR-B；氨基酸：丝氨酸、苏氨酸、甘氨酸、谷氨酸等16种常见氨基酸，γ-氨基丁酸、L-色氨酸等；其他：24-亚甲基环木菠萝烷醇（24-methylene cycloartanol），柠檬甾二烯醇（citrostadienol）等。《中国药典》规定含苦杏仁苷（$C_{20}H_{27}NO_{11}$）不得少于2.0%；《香港中标》规定含棕榈酸（$C_{16}H_{32}O_2$）不少于0.87%。

苦杏仁苷　　　　　　　　　3-O-咖啡酰奎宁酸

【药理作用】 山桃仁煎剂以不同剂量给家兔灌胃，显示出血时间和凝血时间均显著延长，并且可抑制血块的收缩；水提物能预防肝纤维化的形成，对肝脏的过氧化损伤也有较好的防护作用；乙酸乙酯和乙醇提取物均能缩短二磷酸腺苷（ADP）诱导的血小板聚集所致肺栓塞引起的呼吸喘促时间；醋酸乙酯提取物有显著的抗血栓作用。石油醚提取物能降低心肌梗死大鼠心电图ST段的抬高，抑制血清中肌酸磷酸激酶（CPK）、乳酸脱氢酶（LDH）的升高，减少心肌梗死面积，对心肌损伤的部位有明显的改善作用；桃仁提取物腹腔注射，可防止酒精所致的小鼠肝脏谷胱甘肽（RTO）的耗竭，同时降低改善脂质过氧化产物丙二醛的生成，明显改善大鼠肝细胞的脂质过氧化损伤。蛋白质PR-A和PR-B具有强烈的抗炎镇痛作用。此外，桃仁还具有提高机体免疫力、抗过敏、抗肿瘤、通便、镇咳平喘、抗菌等作用。

【制剂】 维药：复方斯亚旦生发酊，复方斯亚旦生发油。

苗药：血压安巴布膏。

傣药：益康补元颗粒。

附注：《中国植物志》将桃 *Prunus persica*、山桃 *Prunus davidiana*、*Prunus mira* 均归为桃属（*Amygdalus*），其学名分别使用桃 *A. persica* L.、山桃 *A. davidiana*（Carr.）C. de Vos ex

Henry、光核桃 *A. mira*（Koehne）Yü et Lu。

维医还使用新疆桃 *A. ferganensis*（Kost. et Rjab.）Yü et Lu [*A. ferganensis*（Kost. et Rjab.）Kom. et Kost.] 的种仁。《中华本草：藏药卷》记载的桃仁的功能主治为"生发，乌发，干黄水。用于水病，头发、眉毛等脱落症"。

桃仁富含脂肪等，易发霉而产生黄曲霉素类有毒物质，《中国药典》规定每 1000g 药材中含黄曲霉毒素 B_1 不得过 $5\mu g$，含黄曲霉毒素 G_2、黄曲霉毒素 G_1、黄曲霉毒素 B_2 和黄曲霉毒素 B_1 的总量不得过 $10\mu g$。

桃枝（鲜桃枝）

【民族药名】傣药（麻矿，麻晃）。

【来源】蔷薇科植物桃 *Prunus persica*（L.）Batsch 或山桃 *Prunus davidiana*（Carr.）Franch. 的新鲜或干燥枝条（嫩枝）。

【标准】中国药典，山西中标（附录，87），北京中标（附录，98），贵州中民标（03）。

【功能主治】傣药：用于一切风症，胃痛。

中药：活血通络，解毒，杀虫。用于心腹疼痛，风湿性关节炎，腰痛，跌扑损伤，疮癣。

【用法与用量】9~15g；鲜品加倍。外用适量，煎水洗患处。

【化学成分】含黄酮类：山奈酚（kaempferol），二氢山奈酚（dihydrokaempferol），柚皮素（naringenin），柚皮素-7-*O*-葡萄糖苷（naringenin-7-*O*-glucoside），橙皮素-5-*O*-葡萄糖苷（hesperetin-5-*O*-glucoside），茶儿素（catechin）等；挥发油类：苯甲醛（benzaldehyde），苯甲酸（benzoic acid），2-癸烯醛 [(*E*)-2-decenal]，对甲氧基苯甲醛（anisaldehyde），香芹醇 [(*E*)-carveol]，癸醛（decanal）等。

山奈酚

【制剂】苗药：通络骨质宁膏。

附注：《中国植物志》将桃 *Prunus persica*、山桃 *Prunus davidiana* 均归为桃属（*Amygdalus*），分别使用桃 *A. persica* L.、山桃 *A. davidiana*（Carr.）C. de Vos ex Henry 的学名。

甜 茶

【来源】蔷薇科植物甜叶悬钩子 *Rubus suavissimus* S. Lee 的干燥叶。

【标准】广西中标（90），贵州中民标（03），广西壮标（11）。

【功能主治】中药：清热，润肺，祛痰，止咳。用于痰多咳嗽；或作甜味剂。

【用法与用量】10~20g。

【化学成分】 含二萜类：斯替维醇（steviol），7β-羟基斯替维醇，对映16β,17-二羟基-贝壳杉-3-酮，对映16β,17-二羟基-贝壳杉-19-羧酸，11,15-二羟基-贝壳杉-16-烯-18-羧酸，13,17-二羟基-贝壳杉-15-烯-19-羧酸，对映-16α-17-二羟基-贝壳杉烷-19-羧酸（ent-16α-17-dihydroxy-kauran-19-oic acid），16α,17,19-三羟基贝壳杉烷，3β,16α,17-三羟基贝壳杉烷，甜叶悬钩子苷（rubusoside），甜叶悬钩子苷-A，斯替维单糖苷（13-O-β-D-glucosyl-steviol），甜叶菊苷（stevioside），paniculoside Ⅳ，舒格罗克苷（en-16,17-dihydroxy-3-one-kaurane-17-O-D-glucoside, sugeroside）等；三萜类：2α,3β,19α,23-四羟基-乌苏-12-烯-28-酸，2α,3β,23-三羟基-乌苏-12-烯-28-酸，2α,3β-二羟基-乌苏-12-烯-28-酸，2,3-O-(缩丙酮)-2α,3β,19α,23-四羟基-乌苏-12-烯-28-酸等；黄酮类：槲皮素（quercetin），槲皮素-3-O-β-D-吡喃葡萄糖苷（quercetin-3-O-β-D-glucopyranoside），槲皮素-3-O-α-D-核糖苷，山奈酚-3-O-β-D-6-O-对羟基桂皮酰基-吡喃葡萄糖苷，金丝桃苷（quercetin-3-β-D-galactoside）；木脂素类：7,8-二氢-醉鱼草醇B（7,8-dihydro-buddlenol B）（苏型、赤型），7R,8S-二氢去氢二愈创木基醇[(7R,8S)-dihydrodehydrodiconiferyl alcohol]；其他：棕榈酸（palmitic acid），鞣花酸，胡萝卜苷（daucosterol）等。

甜叶悬钩子苷　　　　　　　　　　　甜叶菊苷

【药理作用】 总黄酮具有抗氧化活性，优于人工合成的抗氧化剂BHT。甜叶悬钩子苷对变形链球菌的产酸能力、表面疏水性、黏附能力、葡萄糖基转移酶GTF的活力、水不溶性胞外多糖的合成有明显抑制作用。甜叶悬钩子苷能促进胰岛素分泌，具有显著降糖作用。

【制剂】 苗药：玉苓消渴茶。

附注：《中国植物志》中，"Hydrangea umbellata"作为中国绣球 H. chinensis Maxim. 的异名。

"甜茶"在民间常作为保健茶饮，各地多有饮用或作甜味剂的习惯，其来源也多样，有8科9种以上。《上海中标》（94）、《湖北中标》（09）在"甜茶"条下收载的基源为虎耳草科植物伞形绣球 Hydrangea umbellata Relld. 或腊莲绣球 Hydrangea strigosa Rehd. 的干燥叶及嫩茎,功能解热、截疟,用于疟疾,与甜叶悬钩子 R. suavissimus 不同;《广西壮标》(08)收载的"甜茶藤"为葡萄科植物显齿蛇葡萄 Ampelopsis grossedentata (Hand.-Mazz.) W. T. Wang 的地上部分;《云南中标》(傣药,09)以"藤茶/腊康歇"之名收载了显齿蛇葡萄 Ampelopsis grossedentata。重庆梁平、湖南雪峰山一带民间产一种"甜茶",为壳斗科植物多穗石柯 Lithocarpus polystachyus (Wall.) Rena 的叶等,应按制剂批文规定使用。

甜瓜蒂(苦丁香)

【民族药名】蒙药(阿木塔图-合木合音-乌日),维药(扩混萨皮克,萨库里比提合,热谢依海尔补则)。

【来源】葫芦科植物甜瓜 Cucumis melo L. 的干燥带果皮果柄。

【标准】中国药典(77),新疆药标(80),山西中标(87),内蒙中标(88),宁夏中标(93),河南中标(93),上海中标(94),甘肃中标(95,09),山东中标(95,02),北京中标(98)。

【功能主治】蒙药:用于食积,胃脘痞块,急慢性肝炎。

维药:催吐解毒,溶石排石。用于各种原因引起的肿毒或胃脘不舒时的催吐解毒,肾脏结石,膀胱结石,尿道结石。

苗药:用于食物中毒,痰涎不化,癫痫。

中药:催吐,退黄,抗癌。用于食积不化,食物中毒,癫痫痰盛,急慢性肝炎,肝硬化,肝癌。

【用法与用量】0.6~1.5g。有毒。

【化学成分】含三萜类:葫芦素 A、B、D、E、I (cucurbitacins A、B、D、E、I),异葫芦素 B (isocucurbitacin B),葫芦素 B-2-O-β-D-葡萄糖苷(B-2-O-β-D-glucopyranosy cucurbitacin),粘霉烯醇(glutinol);其他:尿嘧啶核苷(uridine),(6S,9S)-6-羟基-3-酮-α-紫罗兰醇-9-O-β-D-葡萄糖苷[(6S,9S)-6-hydroxyl-3-oxo-α-ionol-9-O-β-D-glucopyranoside],β-D-葡萄糖乙苷(ethyl-β-D-glucopyranoside),α-菠菜甾醇(α-spinasterol)等。

葫芦素A　　　　　　　　　　　α-菠菜甾醇

【药理作用】甜瓜蒂可以有效降低梗阻性黄疸兔总胆红素,并延长梗阻性黄疸兔生存时间。葫芦素 A,B,E 体外对 HeLa 细胞和 HepG$_2$ 细胞均有较好抑制作用。葫芦苦素 B、E 皮下注射,连续给药 6 天能有效控制实验性肝损伤大鼠的肝细胞变性、坏死的发展,显著降低 GPT,使肝小叶中央坏死区大部分修复,肝细胞浆疏松,减轻空泡变性和脂肪变性、肝组织炎症反应,增多肝糖原蓄积,抑制肝纤维组织增生,防治肝脂肪变性和肝硬变的形成和发展。体外试验,葫芦素 B、D、E、I 对 KB 细胞(人鼻咽癌)和 HeLa(人宫颈癌)均有强效的细胞毒作用;葫芦苦素 D 能抑制肉瘤 S_{180} 和艾氏腹水癌小鼠肿瘤生长;葫芦苦素 B 对于大鼠 Walker 氏癌和小鼠 Lewis 肺癌也有疗效。此外,甜瓜蒂还有提高细胞免疫功能、增加毛细血管通透性、降血压等作用。

【制剂】维药:苍辛气雾剂。

附注:《药物之园》记载"甜瓜蒂,甜瓜的瓜蒂;甜瓜是众所周知的一种水果",甜瓜 *Cucumis melo* 栽培历史悠久,约有数十个栽培品系。

甜瓜子(新疆甜瓜子)

【民族药名】蒙药(阿拉塔图-合木合音-乌日),维药(扩混欧如合,百子如力比提合,吐胡米海尔普则)。

【来源】葫芦科植物甜瓜 *Cucumis melo* L. 的干燥成熟种子。

【标准】中国药典,部标维药(99),山西中标(87),江苏中标(89),新疆药标(80),上海中标(94),山东中标(95),北京中标(98)。

【功能主治】蒙药:用于慢性支气管炎,阑尾炎。

维药:通消肝胆阻塞,清利肾肠膀胱,化痰止咳,生精助阳。用于肝胆闭阻,大便秘结,尿频涩痛,胸痛咳嗽,精少阳弱。

苗药:用于食物中毒,痰涎不化,癫痫。

中药:清肺,润肠,化瘀,疗伤止痛。用于肺热咳嗽,便秘,肺痈,跌打损伤,筋骨折伤。

【用法与用量】9~30g。维医认为本品对脾脏有害,可以蜂蜜或天山堇菜矫正。

【化学成分】含蛋白:结晶性球蛋白(globulin),谷蛋白(glutelin);糖类:半乳糖(galactan),葡萄糖等;脂肪油:亚油酸(linoleic acid),油酸(oleic acid),棕榈酸(palmitic acid),硬脂酸,肉豆蔻酸(myristic acid)及其甘油酯等;其他:胆甾醇(cholesterol),树脂,维生素 C,胡萝卜素。

【药理作用】种子及去皮种子的水、乙醇、乙醚提取物体外试验对猫蛔虫和绦虫有杀虫作用;种子的水提取液体内试验,在 1~4g/kg 剂量即可全部杀死猫蛔虫和绦虫。

【制剂】维药:罗补甫克比日丸,强身菠萝甫赛河里蜜膏。

附注:《药物之园》记载"甜瓜子,甜瓜的种子;甜瓜是众所周知的一种水果",药材在食用时收集。

天胡荽(满天星,小金钱草,小金钱草,遍地锦)

【民族药名】苗药(代等,蛙赛猛,仰东先绥),彝药(绿史七,则白娃,娃白,则娃白)。

【来源】伞形科植物天胡荽 *Hydrocotyle sibthorpioides* Lamarck 或破铜钱 *Hydrocotyle sibthorpioides* Lamarck var. *batrachium* (Hance) Hand.-Mazz. 的新鲜或干燥全草。

【标准】四川中标(79),广西中标(90),福建中标(90,06),上海中标(94),山东中标(附录,95,02),云南药标(96),江西中标(96),贵州中民标(03),广西壮标(08),湖南中标(09),湖北中标(09)。

【功能主治】苗药：清热利湿，解毒消肿。用于黄疸，痢疾，水肿，淋证，目翳，喉肿，痈肿疮毒，带状疱疹。

彝药：用于小儿惊风，传染性黄疸型肝炎，肝硬化腹水，胆石症，泌尿系感染，结石，伤风感冒，咳嗽，百日咳，咽喉炎，扁桃体炎，目翳，结膜炎，破伤风；外用于带状疱疹，鼻衄。

中药：清热利湿，祛痰止咳。用于黄疸型传染性肝炎，肝硬化腹水，胆石症，泌尿系感染，泌尿系结石，伤风感冒，咳嗽，百日咳，咽喉炎，扁桃体炎，目翳；外用于湿疹，带状疱疹，衄血。

【用法与用量】9~15g；鲜品 30~60g。外用适量，捣烂或捣汁涂搽患处。

【化学成分】含黄酮类：槲皮素（quercetin），槲皮素-3-半乳糖苷（quercetin-3-galactoside），异鼠李素（isorhamnetin），左旋芝麻素（sesamin），香豆素（cumarin），大豆素（daidzein），金丝桃苷（hyperin），染料木素（genistein）等；酚酸类：咖啡酸（cafeic acid），3,4-二羟基苯甲酸甲酯（methyl-3,4-dihydroxybenzoate），原儿茶酸（protocatechuic acid），绿原酸甲酯（chlorogenic acid methyl ester）；三萜类：hydrocotylosides Ⅰ~Ⅶ，齐墩果酸（oleanolic acid），豆甾醇（stigmasterol），β-谷甾醇（β-sitosterol），胡萝卜苷（daucosterol）；挥发油类：人参醇（panaxynol），α-甜没药萜醇（α-bisabolol），十六烷酸（hexadecanoic acid），匙叶桉油烯醇（spathulenol）等；其他类：正丁基-O-β-D-吡喃果糖苷（n-butyl-β-D-fructopyranoside）等。

染料木素

绿原酸甲酯

$1R_1$=propanoyl R_2=OH R_3=-GlcA$\xrightarrow{2}$Glc

hydrocotyloside Ⅰ

【药理作用】本品提取物对小鼠灌胃，在 1.0g/kg 时即对 Hep 有明显的抑瘤作用；给药量在 3.0g/kg 时对 Hep、S_{180}、U14 的抑制率最高。天胡荽具有良好的抗 HBsAg 作用；具有利尿作用，给药后 6 小时大鼠的排尿量有明显的差异。天胡荽 1:1 的水煎剂体外试验对金黄色葡萄球菌有强抑制作用，对变形杆菌、福氏痢疾杆菌、伤寒杆菌也有不同程度的抑制作用。口服天胡荽中的香豆素 250mg/kg，对正常和糖尿病大鼠都有显著的降血糖作用。

【制剂】彝药：天胡荽愈肝片。

附注：天胡荽 *H. sibthorpioides* 全国各地广泛分布，各地多药用。本品商品药材及江西省当地也称"金钱草""小金钱草""江西金钱草""南昌金钱草"等，也用于排石，与《中国药典》收载的"金钱草"(报春花科植物过路黄 Lysimachia christinae Hance 的全草)不同,两者为"同名异物",应注意区别(参见"金钱草"条)。

天花粉(南天花粉)

【民族药名】蒙药(查干-温都斯,巴斯布如-滋陶克),苗药(真花休),彝药(尼能莫绍拜)。

【来源】葫芦科植物栝楼 Trichosanthes kirilowii Maxim.、双边栝楼 Trichosanthes rosthornii Harms、多裂栝楼 Trichosanthes multiloba Miq.、南方栝楼 Trichosanthes damiaoshanensis C. Y. Cheng et C. H. Yueh 的干燥根。

【标准】中国药典,内蒙蒙标(86),贵州中标规(65),新疆药标(80),贵州中标(88),广西中标(90),广西壮标(11)。

【功能主治】蒙药:祛寒,燥"协日乌素",滋补,壮阳。用于肾虚,"协日乌素"病,皮肤病,腰腿疼痛,风湿病,阳痿,滑精,遗精,营养不良,子宫病,膀胱结石。

苗药:清热生津,润肺化痰,消肿排脓。用于热病口渴,消渴多饮,肺热燥咳,乳腺炎,疮疡肿毒。

彝药:用于热病口渴,消渴,糖尿病,黄疸,肺燥咳血,痈肿疮毒,浊淋,痔漏。

中药:清热泻火,生津止渴,消肿排脓。用于热病烦渴,肺热燥咳,内热消渴,疮疡肿毒。

【用法与用量】10~15g。孕妇慎用。按中医配伍理论,本品不宜与川乌、制川乌、草乌、制草乌、附子同用。

【化学成分】含三萜皂苷类:葫芦素 B、D(cucurbitacins B、D),异葫芦素 B、D(isocucurbitacins B、D),3-epiisocucurbitacin B,dihydrocucurbitacin B,dihydroisocucurbitacin B,dihydrocucurbitacin E;其他:天花粉蛋白(tricho-santhin),天花粉凝集素(trichosanthes kirilowii lectin),棕榈酸,多糖(主要由葡萄糖、半乳糖、果糖、甘露糖和少量的蛋白质组成),氨基酸。

葫芦素B

【药理作用】天花粉蛋白对肺癌、宫颈癌、绒癌、乳腺癌、肝癌、胃癌、结肠癌、卵巢癌、黑色素瘤、白血病和淋巴瘤等多种肿瘤细胞有抑制作用;体外试验可抑制艾滋病病毒(HIV)在感染的免疫细胞内的复制,减少免疫细胞中受病毒感染的活细胞数。乙酸乙酯提取物和天花粉凝集素粗品具有较强的降糖作用;天花粉凝集素具有体外抗脂肪分解和促进脂肪合成等胰岛素样作用;腹腔注射可明显减轻 NOD 鼠胰岛炎的炎肿程度,并明显降低其糖尿病发病率;灌胃 30 天,对 2 型糖尿病小鼠有一定的降糖、调血脂作用。多糖具有明显的增强免疫活性作用;此外,天花粉还具有终止妊娠、抗炎、抗菌等作用。

【制剂】蒙药:补肾健胃二十一味丸,利尿八味散,升阳十一味丸,手掌参三十七味丸,五根油丸。

苗药:博性康药膜,妇炎消胶囊,花粉祛痒止痛酊。

彝药:复方鹿仙草颗粒。

附注:《中国植物志》中,T. rosthornii 的中文名为"中华栝楼";T. multiloba 作为薄叶栝楼 T. wallichiana(Ser.)Wight 的异名;T. damiaoshanensis 被作为多卷须栝楼 T. rosthornii Harms var. multicirrata(C. Y. Cheng et Yueh)S. K. Chen 的异名。《中国药典》1990 年版之前收载的基源植物"日本栝楼 T. japonica Regel"、《贵州中标》1988 年版中收载的"双边栝楼 T. uniflora Hao" 均被作为"中华栝楼"的异名。

"南天花粉"为贵州地方习用品,为 T. damiaoshanensis 的块根。

傣医药用卵叶栝楼 T. ovata Cogn. 的果实、种子、根、叶,功能清火解毒、利胆退黄、止咳化痰、散结消肿,用于"拢案答勒"(黄疸)、"唉米习特来"(咳嗽痰多)、"乃短兵内"(腹部包块)、"兵洞飞暖龙"(疔疮痈疖脓肿)。

天　麻

【民族药名】蒙药(乌兰 - 索莫,东布额,索斯勒 - 嘎尔,闹海音 - 好日嘎),苗药(洋芋有,高丘日)。

【来源】兰科植物天麻 Gastrodia elata Bl. 的干燥块茎。

【标准】中国药典,云南药标(74),新疆药标(80),台湾中药典范(85),湖南中标(93),台湾中药典(04),香港中标(第三期)。

【功能主治】蒙药:用于头痛,头晕目眩,风湿痹痛,肢体麻木,小儿惊风,癫痫,高血压,中风,口眼㖞斜,半身不遂,癫痫,耳源性眩晕,破伤风。

苗药:息风止痉,平肝,定惊,祛风通络。用于急慢惊风,抽搐拘挛,破伤风,眩晕,头痛,半身不遂,肢麻,风湿痹痛。

中药:息风止痉,平抑肝阳,祛风通络。用于小儿惊风,癫痫抽搐,破伤风,头痛眩晕,手足不遂,肢体麻木,风湿痹痛。

【用法与用量】3~9g。

【化学成分】含天麻素 [gastrodin, 对 - 羟甲基苯 -β-D- 吡喃葡萄糖苷(p-hydroxymethylphenyl-β-D-glucopyranoside)],天麻醚苷(gastrodioside),香荚兰醇(vanillyl alcohol),对羟基苯甲醇(p-hydroxybenzyl alcohol),对羟基苯甲醛(p-hydroxybenzaldenyde),β- 谷甾醇(β-sitosterol),胡萝卜苷(daucosterol),蔗糖,D- 葡萄糖苷,枸橼酸(citric acid),枸橼酸甲酯(methyl citrate),棕榈酸(palmitic acid),琥珀酸(succinic acid),天麻多糖等。《中国药典》规定含天麻素($C_{13}H_{18}O_7$)和对羟基苯甲醇($C_7H_8O_2$)的总量不得少于 0.25%。

天麻素　　　　　　　　　　　对-羟基苯甲醇

【药理作用】天麻可对抗东莨菪碱引起的小鼠避暗潜伏期缩短,改善学习记忆损伤;能抑制醋酸所致的小鼠腹腔毛细血管通透性增加,抑制5-HT、PGE_2所致大鼠皮肤毛细血管通透性增加,表明天麻对炎症早期的渗出有抑制作用,并能明显抑制多种炎症的肿胀。天麻浸膏具有明显对抗戊四氮阵挛性惊厥的作用;提取物能显著减轻红藻氨酸引起的体内惊厥行为;天麻素及其苷元能延长戊四氮阵挛性惊厥的潜伏期;可显著抑制同侧脑皮质的脂质过氧化水平升高,增强同侧脑皮质线粒体的超氧化物歧化酶(SOD)活性;显著降低红藻氨酸引起的体外脂质过氧化水平。皮下注射天麻制剂5g/kg能明显对抗小鼠腹腔注射醋酸引起的扭体反应;小鼠热板法也表明天麻制剂有提高痛阈作用。天麻素可以显著减小短暂大脑中动脉闭塞的大鼠的脑梗死体积和水肿体积,改善神经学功能;抑制缺氧缺糖和谷氨酸引起的神经细胞死亡。此外,天麻还具有抗焦虑、镇静催眠、提高免疫的作用。

【制剂】苗药:苦丁降压胶囊。

彝药:平眩胶囊,茯蚁参酒。

附注:天麻现已有大量人工种植生产。《云南中标》(彝药,05)中收载有"羊角天麻/苗笛哩",为槭树科植物羊角天麻 Dobinea delavayi (Baill.)Engl.,在云南又称"绿天麻",功能清热解毒、消肿止痛,用于肺热咳嗽、痄腮、乳痈、疔疮肿毒,与天麻不同,应注意区别。市售天麻药材中的"羊角天麻"还有菊科植物西南蟹甲草 Cacalia davidii (Franch.)Hand.-Mazz. [= 双花华蟹甲 Sinacalia davidii (Franch.)Koyama](四川)、鸡多囊(猪肚子)Cacalia tangutica (Maxim.)Hand.-Mazz.[= 华蟹甲 Sinacalia tangutica (Maxim.)B. Nord.](甘肃)等的根,系混伪品,应注意鉴别。

天门冬(天冬,小天冬)

【民族药名】藏药(聂相,尼兴,泥兴),蒙药(赫热恩-奴德,西日-巴斯布茹),维药(木尔秋巴),苗药(正加欧确,加播姑碑,比辽来,蛙官堆贵,柿尖冬呼),彝药(莫补)。

【来源】百合科植物天冬 Asparagus cochinchinensis(Lour.)Merr.、密齿天门冬 Asparagus meioclados Lévl. 的干燥块根。

【标准】中国药典,部标藏药(附录,79),部标维药(附录,99),内蒙蒙标(86),贵州中标规(65),云南药标(74,96),四川中标(87),台湾中药典范(85),台湾中药典(04)。

【功能主治】藏药:清隐热,旧热。用于"龙"病,寒性黄水,剑突病;亦用于健身,补肾,补胃。

蒙药:滋补,锁精,祛"协日乌素",镇"赫依"。用于"协日乌素"病,身体虚弱,头晕,关节炎,肾寒,遗精,阳痿,隐热,陈热。

维药:止痛,补肾,生津,健脾胃。用于关节炎疼痛,脾胃虚弱,肺虚咳嗽,阴虚发热,小便短赤，尿闭，大便燥结。

苗药：滋阴润燥，清肺降火。用于阴虚发热，咳嗽吐血，肺痿，肺痈，咽喉肿痛，消渴，便秘。

彝药：用于脾虚胃寒，胃脘隐痛，气滞痞满，腹胀腹痛，心悸不安，百日咳，肺痨，跌打损伤。

中药：养阴润燥，清肺生津。用于肺燥干咳，顿咳痰黏，腰膝酸痛，骨蒸潮热，内热消渴，热病津伤，咽干口渴，肠燥便秘。

【用法与用量】藏药 2~6g；中药 6~12g。

【化学成分】含甾体皂苷：天冬呋甾醇寡糖苷Ⅳ~Ⅶ（Asps Ⅳ、Ⅴ、Ⅶ），甲基源薯蓣皂苷（methyl protodioscin），伪原薯蓣皂苷（pseudoprotodioscin），雅姆皂苷元（yamogenin），萨尔萨皂苷元（sarsasapogenin），aspacohiosides A、B 等；氨基酸：瓜氨酸，天冬酰胺，脯氨酸，苏氨酸等；多糖：天冬多糖 A~D（asparagns polysaccharides A~D）；其他：β-谷甾醇（β-sitosterol），5-甲氧基甲基糖醛，正-三十二碳酸，棕榈酸 9-二十七碳烯，葡萄糖，多种寡糖等。

天冬呋甾醇寡糖苷Ⅳ（R=-β-D-glc-β-D-Xyl-（1→4）；R$_1$=—CH$_3$）

【药理作用】天门冬对蛋清所致大鼠足跖肿和棉球所致大鼠肉芽肿均有良好的抑制作用；对急性淋巴细胞型白血病、慢性粒细胞型白血病及急性单核细胞型白血病患者的白细胞脱氢酶有一定抑制作用。水提取液注入衰老小鼠血清中，可普遍提高血清中 NO、NOS 含量、降低 LPF 含量，提示其具有较为明显的抗氧化、延缓衰老的作用。提取物能显著减少浓氨水所致小鼠咳嗽的次数，并能减轻磷酸组胺诱导的豚鼠哮喘发作症状；能显著降低四氧嘧啶糖尿病小鼠的血糖，并对四氧嘧啶引起的胰岛损伤具有保护作用。多糖有清除自由基及抗脂质过氧化活性；对小白鼠肉瘤 S_{180} 的抑制效果较为明显，抑瘤率可达 35%~45%。

【制剂】藏药：五根散，六味枸杞口服液，六味枸杞糖浆，十味手参散，十一味斑蝥丸，十一味黄精颗粒，二十五味儿茶丸，巴桑母酥油丸，石榴日轮丸，滋补酥油丸。

蒙药：补肾健胃二十一味丸，暖宫七味丸，升阳十一味丸，手掌参三十七味丸，五根油丸，消肿九味散，消肿橡胶膏。

维药：强身波萝甫赛河里蜜膏，清浊曲比亲艾拉片，壮益加瓦日西再尔吾尼片。

苗药：肤舒止痒膏，日晒防治膏，养阴口香合剂。

彝药：石椒草咳喘颗粒。

附注：《中国植物志》中，*A. cochinchinensis* 的中文名使用"天门冬"。《云南药标》收载的"天门冬"的基源还有"小天冬 *Asparagus pseudofilicinus* Wang et Tang"，《中国植物志》中记载有羊齿天门冬 *A. filicinus* Ham. ex D. Don，别名"小天冬"，但未见记载有 *A.*

pseudofilicinus。《中国药典》附录中将小天冬 *Asparagus pseudofilicinus* 作"小百部"收载；而《云南药标》(74,96)中收载的"小百部"为羊齿天门冬 *A. filicinus*。

《部标藏药》中收载的天冬的基源为"天冬 *A. cochinchinensis* 及同属多种植物的干燥块根"。《藏药志》记载藏医所用天冬分为"有刺"和"无刺"2种，无刺者为羊齿天冬 *A. filicinus* Ham. ex D.Don（羊齿天门冬）；有刺者有长花天门冬 *A. longiflorus* Franch.（青海多用）、多刺天门冬 *A. myriacanthus* Wang et S. C. Chen 和长刺天冬 *A. racemosus* Willd.（西藏多用，该种在《西藏植物志》中有记载）。因现药材多从药材市场购买，故藏医实际多使用天冬 *A. cochinchinensis*。《云南中标》（傣药，07）中收载有"傣百部/几龙累"，为滇南天门冬 *A. subscandens* F. T. Wang et S. C. Chen 的块根，为不同药物，不得相混。

《维吾尔药志》记载，维医还使用石刁柏 *A. officinalis* L.，称"药天冬"，系从巴基斯坦进口；混淆品有羊齿天门冬 *A. filicinus*、同科植物阿尔泰独尾草 *Eremurus altaicus*（Pall.）Stev. 和粗柄独尾草 *E. inderiensis*（M. Bieb.）Regel，应注意鉴别。

傣医使用的"滇天冬"为羊齿天门冬 *A. filicinus*（几龙累），功能清火解毒、补水润肺、止咳化痰，用于"唉米习特来，拢沙龙接火"（咳嗽痰多，咽喉肿痛）、"拢牛"（小便热涩疼痛）、"拢贺冒贺办"（头昏目眩）。

天南星（南星）

【**民族药名**】藏药（达哇，踏危扎哇，萨娃堆孜，踏贵，塔贵，卡擦），蒙药（巴日森-塔布嘎，巴日苏音-塔布格，巴日斯温-塔布格-温都苏，多宾萨瓦，都瓦必萨瓦），苗药（跨败有，达好豆棍，科抖欧，可妥欧），彝药（拉蛇渣，布什都扎）。

【**来源**】天南星科植物天南星 *Arisaema erubescens*（Wall.）Schott.（=*A. consanguineum* Schott.）、异叶天南星 *Arisaema heterophyllum* Blume、东北天南星（东北南星）*Arisaema amurense* Maxim.、螃蟹七 *Arisaema fargesii* Buchet、刺柄南星 *Arisaema asperatum* N. E. Brown、川中南星 *Arisaema wilsonii* Engl. 的干燥块茎。

【**标准**】中国药典，藏标(79)，内蒙蒙标(86)，贵州中标规(65)，新疆药标(80)，台湾中药典范(85)，四川中标(84,87)，台湾中药典(04)。

【**功能主治**】藏药：燥湿化痰，祛风定惊，消肿散结。用于中风痰壅，口眼㖞斜，半身不遂，癫痫，破伤风；外用于消痈肿。

蒙药：杀虫，消肿，消"奇哈"，止痛。用于牙蛀，绕虫病，"奇哈"症，痈肿，结喉，秃疮，黄水疮，疥疮，"亚玛"症。

苗药：祛风止痉，化痰散结。用于中风痰壅，口眼㖞斜，半身不遂，手足麻痹，风痰眩晕，癫痫，惊风，破伤风，咳嗽，痈肿，瘰疬，跌打损伤，毒蛇咬伤。

彝药：用于胃痛，心口痛，中风痰壅，口眼㖞斜，半身不遂，癫痫惊风，喉痹痈肿，产后血崩，跌打劳伤，骨折，风湿疼痛，蛇毒，犬咬伤。

中药：散结消肿。外用外治痈肿，蛇虫咬伤。

【**用法与用量**】中药 5~15g；藏药 2~3g；蒙药 1~3g。外用适量，研末以醋或酒调敷患处。有毒，一般炮制后使用，生品内服宜慎；孕妇慎用。

【**化学成分**】含生物碱：掌叶半夏碱 A~E（pedatisectines A~E），其中 A 为 5-羟基 2-吡

啶甲基腺嘌呤(5-hydroxy-2-adenine),B 为腺嘌呤(adenine),C 为 1- 丙烯基乙酯 -7- 醛基卡啉 [1-(3-ethylacrylate)-7-aldehydocarboline],D 为 2- 甲基 -3-(2,3,4- 三羟基丁基)吡嗪 [2-methyl-3-(2,3,4-trihydroxybutyl)pyrazine],E 为 2- 甲基 -3-(1,2,3,4- 四羟基丁基)吡嗪 [2-methyl-3-(1,2,3,4-tetrahydroxybutyl)pyrazine];氨基酸:丝氨酸,缬氨酸,赖氨酸,脯氨酸等;环二肽类:L- 脯氨酰 -L- 缬氨酸酐(L-prolyl-L-valine anhydride),L- 缬氨酰 -L- 缬氨酸酐(L-valyl-L-valine anhydride),L- 缬氨酰 -L- 丙氨酸酐(L-valyl-L-alanine anhydride),L- 脯氨酰 -L- 脯氨酸酐(L-prolyl-L-β-proline anhydride),L- 苯丙氨酰 -L- 丙氨酸酐(L-phenylalanyl-L-alanine anhydride)等;黄酮类:夏佛托苷(schaftoside),异夏佛托苷(isoschaftoside),芹菜素(apigenin),芹菜素 -6-C- 半乳糖 -8-C- 阿拉伯糖苷,芹菜素 -6-C- 半乳糖 -8-C- 阿拉伯糖苷,芹菜素 -6,8- 二 -C- 吡喃葡萄糖苷,芹菜素 -6,8- 二 -C- 半乳糖苷等;挥发油:芫荽醇(linalool),2- 糠基 -5- 甲基呋喃,苯乙烯(styrene),2- 烯丙基呋喃,2- 呋喃甲醇乙酸酯等;其他:卡啉(β-carboline),2- 甲基 -3- 羟基吡啶(2-methyl-3-hydroxypyridine),脲嘧啶(uracil),胸腺嘧啶(thymine),烟酰胺(nicotinamide),腺苷(adenoside),植物凝集素(phytohemagglutinin),β- 谷甾醇(β-sitosterol),胡萝卜苷(daucosterol)等。《中国药典》规定含总黄酮以芹菜素($C_{15}H_{10}O_5$)计,不得少于 0.050%。

掌叶半夏碱B(腺嘌呤)　　芹菜素

【药理作用】天南星醇提物、水提物具有多方面的抗肿瘤效应,包括诱导肿瘤细胞凋亡、改善组织缺氧、提高机体免疫功能等,且针对某些瘤株也有体外抑制作用,如体外对人红白血病细胞株 K562、人胃癌细胞株 BGC823、人宫颈癌细胞 HeLa、肝癌 SMMC7221 细胞有明显的抑制肿瘤细胞株增殖反应的作用。60% 乙醇提取物灌胃对乌头碱诱发的大鼠心律失常有明显的拮抗作用,可延缓心律失常出现的时间和缩短心律失常的持续时间。煎剂具有明显的镇静、镇痛作用,并能明显延长戊巴比妥钠对小鼠催眠的作用;麻醉兔气管导痰法、小鼠酚红排泄法实验表明煎剂灌胃有较好的祛痰作用,可使呼吸道黏膜分泌液中酚红浓度显著增加。此外,天南星还具有抗菌、祛痰、杀钉螺等作用。

【制剂】蒙药:透骨灵橡胶膏。

苗药:通络骨质宁膏。

彝药:天香酊。

附注:《中国植物志》中,"天南星"的学名使用 *A. heterophyllum*,而 *A. erubescens* 的中文名使用"一把伞南星";《藏标》中收载的"*A. consanguineum* Schott."被作为 *A. erubescens* 的异名处理。

各地习用的天南星的基源有差异,《云南药标》(86)以"红根"之名收载有红根南星 *A. calcareum* H. Li(用于腮腺炎、乳腺炎、无名肿毒);《贵州中标》(88)和《贵州中民标》(03)中以"狗爪南星"之名收载有象头花 *A. franchetianum* Engl.;《河南中标》(91)在"天南星"条下收载有掌叶半夏 Pinellia pedatisecta Schott.，又称"虎掌南星"，不宜作天南星使用，应按制剂批文规定使用。

藏医药古籍文献《度母本草》云："塔贵分两类，山生者称塔贵，田生者称踏永"。现藏医使用有黄苞南星 A. flavum (Forsk.) Schott.、多脉南星 A. costatum (Wall) Mart.，并认为应以前者为正品，《中华本草：藏药卷》记载其功能主治为"驱虫，消肿散结，解毒，祛腐肉。用于蛲虫，蛔虫，骨质增生，骨肿瘤，中毒症"，但未见有标准收载。

天山堇菜（香堇）

【民族药名】维药（比那夫西，比乃非谢吉，不纳福沙，库西卡）。

【来源】堇菜科植物天山堇菜 Viola tianshanica Maxim. 的干燥全草。

【标准】部标维药（99），新疆维标（93），新疆药标（80）。

【功能主治】维药：轻泻异常胆液质，调节血液热性过盛，生津止渴，发汗退烧。用于热性感冒，发热，头痛，咽痛，肢肿，小儿惊厥。外用于疔疮肿痛。

【用法与用量】6~12g。外用适量。维医认为本品过量服用可引起心虚，可以莲花、洋茴香矫正。

【化学成分】含挥发油：叶绿醇（8.61%），6, 10, 14-三甲基-2-十五烷酮（8.00%），正丁醇（5.48%），二十二烷（5.24%）等；香豆素类：伞形花内酯（umbelliferone），七叶内酯（aesculetin）等；黄酮类：白杨素（chrysin），山柰酚（kaempferol），山柰酚-7-O-β-葡萄糖苷（kaempferol-7-O-β-glucoside），山柰酚-3-O-β-葡萄糖苷（kaempferol-3-O-β-glucoside），槲皮素（quercetin），异鼠李素-3-O-葡萄糖苷；其他：腺苷（adenosine），胡萝卜苷（daucosterol），β-谷甾醇（β-sitosterol），豆甾醇（stigmasterol），尿嘧啶核糖核苷，2, 2′-二硫代二苯并噻唑，α-亚麻酸甲酯，α-亚麻酸单甘油酯，1, 2-二亚麻酸甘油酯，1, 3-二亚麻酸甘油酯，姜糖脂 A，2, 3-二亚麻酸甘油酯-1-O-β-D-半乳糖苷，(2S, 3S, 4R, 11E)-2-[(2R)-2-hydroxytetracosanoylamino]-11-octadecene-1, 3, 4-triol, 9-hydroxy-4-megastigmen-3-one，对羟基苯乙酮（p-hydroxyacetophenone）等。

七叶内酯　　白杨素　　伞形花内酯

【药理作用】天山堇菜提取物对供试菌金黄色葡萄球菌、大肠埃希菌、痢疾杆菌和枯草芽孢杆菌均有一定程度的抑制作用；天山堇菜所含鞣质、挥发油对羟自由基、二苯代苦味肼自由基（DPPH·）具有清除作用，显示出较好的抗氧化作用。挥发油具有显著的抗炎作用。乙酸乙酯部位具有体外抗肿瘤活性，其中七叶内酯是其活性成分之一，体外对人宫颈癌细胞株（HeLa 细胞）的增殖有显著抑制作用。此外，天山堇菜尚有抗人免疫缺陷病毒、降脂等作用。

【制剂】维药:降热比那甫西糖浆,理血奇朗糖浆,益脑吾斯提库都斯糖浆,通阻合牙日仙拜尔片。

附注:《中国植物志》中,将天山堇菜 Viola tianshanica Maxim.(V. tianschanica Maxim.)作为西藏堇菜 Viola kunawarensis Royle Illustr. 的异名处理。

维医还药用天山堇菜 V. tianshanica 的花,功能解毒退热、发汗消肿,用于热性感冒、发热、咽痛、眼肿、肺炎、疮疡,其功效与全草不尽相同,应注意区别。

天仙藤(马兜铃藤)

【民族药名】藏药(哇力嘎)。

【来源】马兜铃科植物马兜铃 Aristolochia debilis Sieb. et Zucc. 或北马兜铃 Aristolochia contorta Bge. 的干燥地上部分。

【标准】中国药典,新疆药标(80)。

【功能主治】藏药:清热利湿。用于血热病,肺热病,肝热病,腑热病,"培根"病,瘟疫。
中药:行气活血,通络止痛。用于脘腹刺痛,风湿痹痛。

【用法与用量】3~6g。本品含马兜铃酸,可引起肾脏损害等不良反应;儿童及老年人慎用;孕妇、婴幼儿及肾功能不全者禁用。

【化学成分】含马兜铃酸类:马兜铃酸Ⅰ、Ⅱ、Ⅲ、Ⅲa、Ⅳa、Ⅶa(aristolochic acids Ⅰ、Ⅱ、Ⅲ、Ⅲa、Ⅳa、Ⅶa),马兜铃酸Ⅳ甲酸甲酯(aristolochic acid Ⅳ methyl ether methyl ester)等;马兜铃酰胺类:马兜铃内酰胺Ⅰ、Ⅱ、Ⅲa(aristolactams Ⅰ、Ⅱ、Ⅲa)等;酚酸类:丁香酸(syringic acid),香草酸(vanillic acid),香豆酸(coumalic acid),棕榈酸(palmitic acid)等;其他:木兰花碱(magnoflorine),β-谷甾醇(β-sitosterol),二十五烷酸(pentacosanoic acid),β-谷甾醇(β-sitosterol),胡萝卜苷(daucosterol),松醇(pinitol)。

马兜铃酸Ⅰ　　　马兜铃内酰胺Ⅰ　　　丁香酸

【药理作用】天仙藤煎剂对金黄色葡萄球菌、肺炎链球菌、史氏痢疾杆菌、常见致病性皮肤真菌有不同程度的抑菌作用;煎剂灌胃 4ml/kg 有祛痰作用(麻醉家兔气管套管法);浸剂给豚鼠灌流试验表现出明显的支气管扩张作用,能解除硝酸毛果芸香碱、氯化乙酰胆碱、磷酸组胺所致支气管痉挛。马兜铃酰胺体外有抑制血小板凝集作用,可影响血小板内前列腺素的合成;可提高吞噬细胞的活力、增强机体免疫功能;并可对抗泼尼松抑制吞噬细胞的作用。

【制剂】彝药:香藤胶囊。

附注：藏医使用的"哇力嘎"尚有木香马兜铃 A. moupinensis Franch.（宝兴马兜铃）、西藏马兜铃（藏木通）A. griffithii Hook. f. et Thoms ex Duchartre.，该 2 种《部标藏药》以"木香马兜铃"之名收载，以茎及根茎入药，功能主治与本品不同，应注意区别。文献记载，西藏藏医还用大果马兜铃 A. macrocarpa C. Y. Wu et S. K. Wu，言该种分布于西藏察隅，但未见有标准收载，应系地方习用品种（参见"木香马兜铃"条）。

《福建中标》又称"鸡矢藤"[茜草科植物鸡矢藤 Paederia scandens(Lour.)Merr. 的地上部分]为"天仙藤"，两者为不同药物，不宜混用。

《中国植物志》中，防己科植物 Fibraurea recisa Pierre 的中文名使用"天仙藤"，该种的藤茎为《中国药典》(1977)及云南、上海地方标准中收载的"大黄藤"，功能清热解毒、利尿、通便，与本品不同，应注意区别（参见"大黄藤"条）。

天仙子（莨菪子）

【民族药名】藏药（唐冲莨菪孜，唐冲莨菪泽，莨菪子，莨菪泽，浪荡则），蒙药（特讷各-乌布斯，朗唐斯，郎当斯，协日-唐普如木，额日颜-唐普如木，札-唐普如木，浩木哈-巴日格其），维药（明地瓦尼乌拉盖，明地瓦尔欧如合，法纳乞子，法那子）。

【来源】茄科植物莨菪 Hyoscyamus niger L. 的干燥成熟种子。

【标准】中国药典，部标维药（附录，99），藏标（79），内蒙蒙标（86），新疆药标（80，87），山西中标（87），内蒙中标（88）。

【功能主治】藏药：定惊，止痛，解毒。用于癫狂，风痫，风痹厥痛，胃痛，喘咳不止，传染病。

蒙药：杀虫，止痛，镇静，消"奇哈"。用于牙蛀，"亚玛"病，脑刺痛，胃痧，蛲虫，秃疮，癣，癫狂，癫痫。

维药：生干生寒，安神催眠，镇静止痛，麻醉，燥湿，止血。用于抑郁症，失眠症，头痛、关节痛、牙痛、耳痛等各种疼痛。

中药：解痉止痛，平喘，安神。用于胃脘挛痛，喘咳，癫狂。

【用法与用量】中药：0.06~0.6g；藏药：0.6~1.2g；维药 0.25g。有大毒，不宜过量、久服。心脏病、心动过速、青光眼患者及孕妇禁用。

【化学成分】含生物碱类：莨菪碱（hyoscyamine），东莨菪碱（scopolamine），阿托品（atropine）等；脂肪酸：肉豆蔻酸（myristic acid），棕榈酸（palmitic acid），油酸（oleic acid），亚油酸（linoleic acid），硬脂酸（steanic acid）等；其他：睡茄内酯类甾体，木脂素酰胺类，酪胺衍生物，甾体皂苷类，苷类，脂肪油，芦丁（rutin），香草酸（vanillic acid）等。《中国药典》规定含东莨菪碱（$C_{17}H_{21}NO_4$）和莨菪碱（$C_{17}H_{23}NO_3$）的总量不得少于 0.080%。

莨菪碱　　　　　　东莨菪碱

【药理作用】 天仙子粗提物具有止泻、抑制分泌作用,减轻由蓖麻油引起的小鼠腹泻和肠液累积,可完全松弛家兔空肠的自主收缩,其作用呈浓度依赖性。甲醇提取物可降低麻醉大鼠的动脉血压,减缓豚鼠心房的心率和自主收缩力,显示有心血管抑制作用;腹腔注射可明显推迟由木防己苦毒素诱发的小鼠癫痫发作,显示对小鼠有抗惊厥的作用;可明显延长小鼠热板反应时间,减少扭体反应,并呈剂量依赖性;对酵母菌诱发的小鼠发热可产生退热作用。东莨菪碱能缓解神经原性肌肉震颤,抑制中枢神经系统而起到镇静抗焦虑的作用;腹腔注射或静脉注射对乌头碱、毒毛花苷 G、氯化钡、氯化钙、肾上腺素等诱发的小鼠心律失常有一定对抗作用。阿托品具有抑制腺体分泌作用,尤以唾液腺和汗腺最为敏感,可引起口干和皮肤干燥。此外,还具有抗肿瘤和抑制食欲的作用。

【制剂】 维药:复方骆驼蓬子软膏,普鲁尼亚丸,行气坦尼卡尔胶囊。

附注:《中国植物志》中,*H. niger* 的中文名使用"天仙子"。

《注医典》和《拜地依药书》均记载,天仙子分为白、黑、红 3 种,以白者为佳,一般也用白者,黑天仙子有毒。

爵床科植物大花水蓑衣 *Hygrophila megalantha* Merr.、水蓑衣 *H. salicifolia*(Vahl)Nees 的种子,《部标进药》(77)、《江西中标》(96)、《内蒙中标》(88)、《广西中标》(90)等以"南天仙子""天仙子""广天仙子"等名收载,功能清热泻火、凉血解毒,外用于治热毒、疮疖、虫蛇咬伤,为不同药物,应注意区别。

天竺黄(竹黄,天竹黄)

【民族药名】 藏药(尼吉刚,牛吉冈,居刚),蒙药(霍鲁森-朱岗,胡鲁森-竹岗,毛敦-竹岗,兴竹岗),维药(塔巴什,塔巴西尔,台巴西尔,本斯鲁亲)。

【来源】 禾本科植物青皮竹 *Bambusa textilis* McClure、华思劳竹 *Schizostachyum chinense* Rendle、大麻竹 *Sinocalamus giganteus*(Wall.)Keng f. 等秆内的分泌液干燥后的块状物。

【标准】 中国药典,部标藏药(附录,95),部标维药(附录,99),部标进药(86),内蒙蒙标(86),新疆维标(93),云南药标(74,96),新疆药标(80),贵州中民标(副篇,03),台湾中药典(04),局标进药(04)。

【功能主治】 藏药:用于肺热,疮热,黄疸,眼黄病,疫疠,热毒附骨。

蒙药:清热,止咳,愈伤,退黄。用于肺热咳嗽,气喘,黄疸,肺刺痛,急性支气管炎。

维药:爽身悦志,强心,补肝,止泻,止血,凉血,止咳,止呕。用于腹泻,霍乱,痢疾,心悸,烧伤,外伤,止痒,止全身酸痛。

中药:清热豁痰,凉心定惊。用于热病神昏,中风痰迷,小儿痰热惊痫、抽搐、夜啼。

【用法与用量】 1~9g。维医认为本品对肺有害,并可降低性欲,寒性气质者慎用。

【化学成分】 含无机成分:SiO_2(88%~93%),Fe_2O_3(3.7%),Al_2O_3(3.4%),KOH,Fe,Ca 等;氨基酸:门冬氨酸,苏氨酸,组氨酸等;其他:胆碱(choline),甜菜碱(betaine),解肮酶(poptompin),糖化酶(sucrase),乳化酶(lactase)等。

甜菜碱

【药理作用】天竺黄具有保护心血管及神经、镇咳、解热、抗炎、镇静、抗惊厥等活性。

【制剂】藏药：三臣散，七味红花殊胜散，七味马钱子丸，八味红花清腑热散，八味清心沉香散，八味檀香丸，八味西红花清肝热散，八味主药散，九味竺黄散，十一味维命散，十二味冰片散，十二味翼首散，十三味草果散，十五味止泻木散，十八味牛黄散，十八味欧曲丸，十八味欧曲珍宝丸，十九味草果散，二十五味冰片散，二十五味寒水石散，二十五味狐肺散，二十五味鹿角丸，二十五味绿绒蒿胶囊，二十五味绿绒蒿丸，二十五味马宝丸，二十五味松石丸，二十五味竺黄散，二十九味羌活散，三十五味沉香丸，常松八味沉香散，大月晶丸，肺热普清散，黄药解毒散，秘诀清凉胶囊，秘诀清凉散，能安均宁散，清肺止咳丸，血骚普清散，月光宝鹏丸，竺黄安宁丸，坐珠达西。

蒙药：清心沉香八味丸，三臣丸（小儿清热三味丸），十八味欧曲丸，小儿清肺八味丸。

维药：安胃加瓦日西吾地吐如西片，降糖孜亚比提片，解毒苏甫皮赛尔塔尼胶囊，玛木然止泻胶囊，糖宁孜牙比土斯片，养心达瓦依米西克蜜膏。

附注：《中国植物志》中 Schizostachyum chinense 的中文名为"薄竹"。

文献记载，"天竺黄"系被寄生的竹黄蜂咬洞后流出的伤流液凝结的块状物，现商品药材也有将竹竿加热烘烤，收集流出的汁液干燥而得。

《湖南中标》（09）、《湖北中标》（09）中收载的"竹黄"为肉座菌科真菌竹黄菌 Shiraia bambusicola P. Henn. 的干燥子座。多寄生于禾本科植物短穗竹属（Brachystachyum）、刺竹属（Bambusa）、刚竹属（Phyllostachys）等的植物小枝上形成，与"天竺黄"不同，应注意区别。

铁棒锤（铁棒锤根，伏毛铁棒锤）

【民族药名】藏药（榜那，旺那合，榜阿那保，黑乌头，铁棒锤根）。

【来源】毛茛科植物伏毛铁棒锤 Aconitum flavum Hand.-Mazz.、铁棒锤 Aconitum pendulum Busch、工布乌头 Aconitum kongboense Lauener 的干燥块根。

【标准】部标藏药（95），部标成方（附录，十五册，98），西藏藏标（12），青海藏标（92），甘肃中标（92，09），宁夏中标（93），上海中标（94）。

【功能主治】驱寒止痛，祛风定惊。用于龙病，寒病，黄水病，麻风，癫狂等。

【用法与用量】0.6~1.2g；藏药（西藏）0.02~0.03g。有大毒。

【化学成分】含生物碱（双酯型）：乌头碱（aconitine），次乌头碱（hypaconitine），中乌头碱，新乌头碱（neoline），去氧乌头碱（deoxyaconitine），苯甲酰去氧乌头碱，苯甲酰乌头原碱，3-乙酰乌头碱（3-acetylaconitine），刺乌头碱（lappaconitine），12-表-欧乌头碱（12-epi-napelline），3-脱氧乌头碱-8-亚油酸酯和乌头碱-8-亚油酸酯，多裂乌头碱 A、D（polyschistines A、D），8-acetyl-15-hydroxyneoline，14-benzoyl-8-O-methylaconine，雪乌碱（penduline），8-去乙酰氧基-8-乙氧基-3-乙酰乌头碱等。

乌头碱

【药理作用】铁棒锤所含生物碱具有显著的镇痛作用,其总生物碱的镇痛强度为吗啡的 43.7 倍,总生物碱注射液成人每次肌内注射 1ml,每日服 2 次,作为非成瘾性镇痛剂。水提浸膏对小鼠移植瘤 S_{180}(多形细胞性肉瘤)、H22(肝细胞瘤)和 S_{37}(未分化肉瘤)有明显抑制作用。乌头碱、去氧乌头碱以及 3-乙酰乌头碱均有较强的抗炎活性,可显著抑制角叉菜胶、蛋清、组胺及 5-HT 等多种致炎剂引起的大鼠足跖肿胀,明显抑制二甲苯致小鼠耳肿及组胺、5-HT 引起的毛细血管通透性增加,炎症渗出液中白细胞的渗出。乌头碱对离体、在体蛙心脏具有短暂的强心作用,随即转为抑制作用,引起心脏收缩力减弱、心率紊乱、心跳停止等;乌头碱刺激皮肤可兴奋皮肤黏膜感觉神经末梢,出现瘙痒及灼热感,继而出现麻醉效应。

【制剂】藏药:五味麝香丸,八味安宁散,十一味金色散,十一味金色丸,十五味乳鹏丸,十七味大鹏丸,十八味诃子丸,十八味欧曲丸,十八味欧曲珍宝丸,二十五味阿魏胶囊,二十五味阿魏散,二十五味儿茶丸,二十九味能消散,三十五味沉香丸,安神丸,达斯玛保丸,黄药解毒散,青鹏膏剂,青鹏软膏,驱虫丸,萨热十三味鹏鸟丸,五鹏丸,月光宝鹏丸。

蒙药:十八味欧曲丸。

附注:藏医药古籍文献《晶珠本草》等记载,藏医所用乌头类药材分为白、黄、黑、蓝、红五类,但一般常用的为白、黑、黄三类。多数文献认为黑者(称"榜那")即伏毛铁棒锤 *A. flavum* 和铁棒锤 *A. pendulum*,以块根入药;白者(称"榜嘎")为唐古特乌头 *Aconitum tanguticum*(Maxim.)Stapf(甘青乌头)或船盔乌头 *Aconitum naviculare*(Brühl.)Stapf,以全草入药。《四川藏标》(14)以"康定乌头/志次玛"之名收载了康定乌头 *A. tatsienense* Finet et Gagnep. 的根,认为系黄者。五味麝香丸处方中使用"黑草乌"之名,但各标准中未见收载有"黑草乌",据藏医药文献对草乌的分类,可能系"榜那",暂收录于此,应按制剂批文规定使用(参见"唐古特乌头"条)。

西藏主要使用工布乌头 *A. kongboense*,也使用伏毛直序乌头 *A. richardsonianum* Lauener var. *pseudosessiliflorum*(Lauener)W. T. Wang 的块根,《西藏藏标》在"榜那"条下仅收载了工布乌头 *A. kongboense*。

伏毛铁棒锤 *A. flavum* 和铁棒锤 *A. pendulum* 的干燥幼苗也药用,称"铁棒锤幼苗/增巴",功能主治与根不同;但工布乌头 *A. kongboense* 的幼苗未见药用的情况(参见"铁棒锤苗"条)。

伏毛铁棒锤 *A. flavum*、铁棒锤 *A. pendulum* 及工布乌头 *A. kongboense* 均为我国特有种。

铁棒锤幼苗

【民族药名】藏药(增巴)。

【来源】毛茛科植物伏毛铁棒锤 Aconitum flavum Hand.-Mazz. 或铁棒锤 Aconitum pendulum Busch 的干燥幼苗。

【标准】部标藏药(95),青海藏标(92)。

【功能主治】藏药:清热退烧,止痛。用于流感、瘟疫、热毒、疮疗。

【用法与用量】2~3g。有毒。

【化学成分】含生物碱:乌头碱(aconitine)等。

【制剂】藏药:九味青鹏散,二十五味狐肺散,二十九味羌活散,肺热普清散,黄药解毒散,秘诀十三味红花散。

附注:伏毛铁棒锤 A. flavum 和铁棒锤 A. pendulum 的根藏医也药用,称"榜那(榜阿那保)",其功能主治与幼苗不同。西藏藏医习用的铁棒锤(榜那)为工布乌头 A. kongboense Lauener 的块根,但该种的幼苗未见作"铁棒锤幼苗/增巴"药用的情况(参见"铁棒锤"条)。

铁包金(黄鳝藤,勾儿茶,光枝勾儿茶)

【民族药名】苗药(老杠背),傣药(麻海光),彝药(德尔玛玛)。

【来源】鼠李科植物老鼠耳 Berchemia lineata(L.)DC.、多叶勾儿茶 Berchemia polyphylla Wall. ex Laws.、多枝勾儿茶 Berchemia polyphylla Wall. ex Laws. var. leioclada Hand.-Mazz.、多花勾儿茶 Berchemia floribunda(Wall.)Brongn. 或牯岭勾儿茶 Berchemia kulingensis Schneid. 的干燥根、叶或地上部分。

【标准】中国药典(77),部标成方(二册,附录,94),广西中标(90),湖南中标(93,09),上海中标(94),贵州中标(94),江西中标(96),贵州中民标(03),广东中标(04),广西壮标(11)。

【功能主治】苗药:用于肺结核,咯血,咳嗽,颈淋巴结肿大,头痛,腹痛,消化不良,急性黄疸型肝炎,跌打损伤,疗疮疖肿,蛇咬伤。

傣药:用于腹胀,催吐。

彝药:用于骨折,风湿,跌打伤,胃病,肝病,肺咳有血,蛇咬伤。

中药:固肾益气,化瘀止血,镇咳止痛。用于风毒流注,肺痨,消渴,胃痛,子痈,遗精,风湿关节痛,腰膝酸痛,跌打损伤,瘰疬,瘾疹,痈疽肿毒,风火牙痛。

【用法与用量】30~90g。外用适量,捣烂或煎水洗患处。

【化学成分】含黄酮类:山柰酚(kaempferol),槲皮素(quercetin),芦丁(rutin),柚皮素(naringenin),花旗松素(taxifolin),香橙素(aromadendrin),儿茶素(catechin),表没食子儿茶素(epigallocatechin);苯酚类:5,7-二羟基-2-甲基色酮(5,7-dihydroxy-2-methylchromone),5,7-二羟基-2-甲基色酮-7-O-β-D-葡萄糖苷(5,7-dihydroxy-2-methylchromone-7-O-β-D-glucoside),5-hydroxy-7-(2′-hydroxypropyl)-2-methylchromone,berchemolide Ⅰ;醌类:大黄酚(chrysophanol),大黄素(emodin),大黄素甲醚(physcion),乙酰大黄素甲醚(2-acetylphyscion),多花二醌 A~E(floribundi quinones A~E),多花勾儿

茶醌 A(floribundiquinone A);三萜类:羊齿烯醇(fernenol),蒲公英萜醇(taraxerol);其他类:红镰霉素 6- 龙胆二糖苷,连翘脂素(phillygenin),正十六烷酸,正十八烷酸,β- 谷甾醇(β-sitosterol),豆甾醇(stigmasterol)。

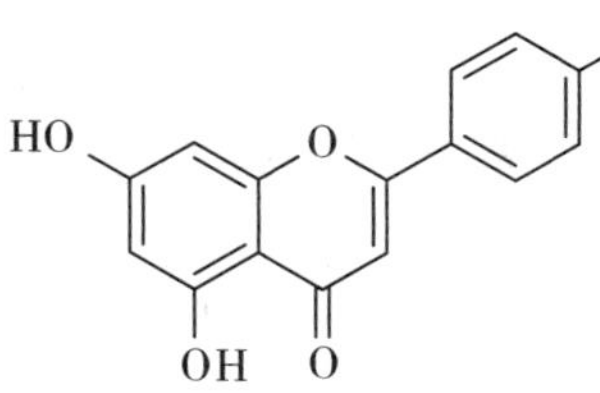

山柰酚

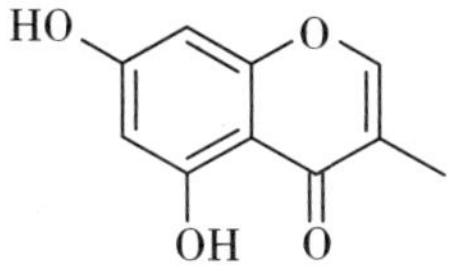

5,7- 二羟基 -2- 甲基色酮

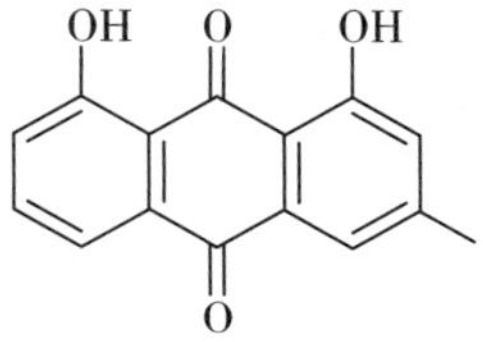

大黄酚

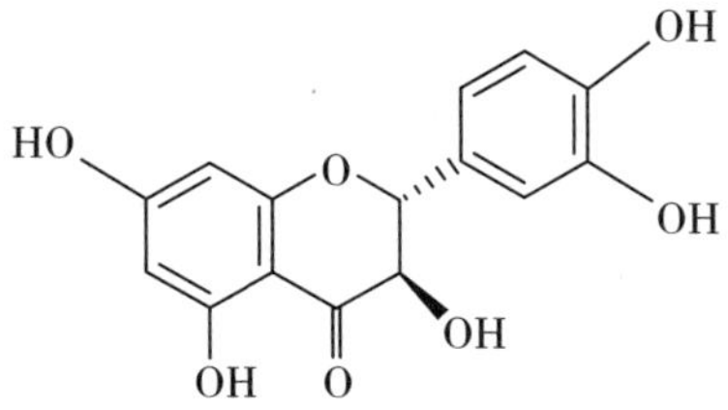

花旗松素

【药理作用】 铁包金总黄酮可通过清除氧自由基和调节 p53,TNF-α 和 Caspase-3 蛋白的表达来抑制肿瘤生长,对小鼠移植性肿瘤 S_{180} 的生长有抑制作用。提取物具有显著的抗炎、镇痛作用,能明显抑制巴豆油引起的小鼠耳郭肿胀,减少醋酸所致小鼠扭体次数。提取物对 CCl_4 和异硫氰酸 -α- 萘酯所致的急性肝损伤具有保肝降酶退黄作用。红镰霉素 6- 龙胆二糖苷具有体外抗氧化活性和保肝活性。

【制剂】 苗药:金马肝泰颗粒。

附注:《中国植物志》中,*Berchemia lineata* 的中文名使用"铁包金";*Berchemia polyphylla* var. *leioclada* 的中文名使用"光枝勾儿茶"。

苗族还药用云南勾儿茶 *B. yunnanensis* Franch. 的根和叶,但未见有标准收载。

铁 角 蕨

【民族药名】 维药(欧里奇其)。

【来源】 铁角蕨科植物铁角蕨 *Asplenium trichomanes* L.、倒挂铁角蕨 *Asplenium normale* D. Don、西北铁角蕨 *Asplenium nesii* Christ. 或卵叶铁角蕨 *Asplenium ruta-muraria* L. 的干燥全草。

【标准】 新疆药标(80,87),贵州地标(94),贵州中民标(03)。

【功能主治】 维药:清热,通经,利尿,消肿。用于胆道、尿路感染,高血压,月经不调,感冒发热。

中药:清热解毒,和胃止痛,散瘀止血。用于胃脘痛,小儿惊风,痢疾,淋证,白带,跌扑损伤,肿毒。

【用法与用量】6~20g。

【化学成分】含黄酮类：山柰酚（kaempferol），槲皮素（quercetin），刺槐素（acacetin），芫花素（genkwanin），原花色素（proanthocyanidin），芹菜素-7-*O*-二鼠李糖苷（apigenin-7-*O*-dirhamnoside），木犀草素-7-*O*-二鼠李糖苷（luteolin-7-*O*-dirhamnoside），山柰酚-3,7-二鼠李糖苷（kaempferol-3,7-dirhamnoside），山柰酚-3-*O*-α-L-鼠李糖-7-*O*-α-L-阿拉伯糖苷（kaempferol-3-*O*-α-L-rhamnoside-7-*O*-α-L-arabinopyranoside）、山柰酚-3-α-L-阿拉伯糖-7-*O*-α-L-鼠李糖苷（kaempferol-3-*O*-α-L-arabinopyranoside-7-*O*-α-L-rhamnopyranoside）；酚酸类：儿茶酚（catechol），没食子酸（gallic acid），焦性没食子酸（pyrogallol）；其他类：乙酰鸟氨酸（acetylornithine），22(29)-何帕烯[22(29)-hopene]。

芫花素　　　　　　山柰酚　　　　　　儿茶酚

【药理作用】铁角蕨总醇提物及其己烷部位对福尔马林（甲醛）引起的水肿有明显的抗炎活性；其己烷部位和被分离的化合物3-甲氧基-4-羟基绵马烷、3,4-二羟基绵马烷对巴豆油诱导的水肿有明显的局部抗炎活性。石油醚和甲醇提取物对金黄色葡萄球菌、酿脓链球菌2个革兰氏阳性菌，大肠埃希菌、肺炎克雷伯菌2个革兰氏阴性菌，白念珠菌表现出抗菌活性。此外还具有镇咳、镇痛、抗氧化、降血糖、抗病毒等药理作用。

【制剂】彝药：骨风宁胶囊。

附注：维医以全草烧灰调成糊状涂头部防止脱发，涂口疮消炎生肌。维医也用进口的同科植物菲律宾铁线蕨（半月形铁线蕨）*Adiantum philippense* L. 作为代用品（称"皮尔斯亚维仙"），该种在我国华南、西南分布广泛（参见"铁线蕨"条）。

铁筷子（苗药）

【民族药名】苗药（嘎龚嘎勒豆嘎偷）。

【来源】腊梅科植物山腊梅 *Chimonanthus nitens* Oliv.、腊梅 *Chimonanthus praecox* (L.) Link 的干燥细根。

【标准】贵州中标（88），贵州中民标（03）。

【功能主治】苗药：祛风止痛，理气解毒。用于哮喘，劳伤咳嗽，胃痛，腹痛，风湿痹痛，疔疮肿毒，跌打损伤。

中药：祛风止痛，活血解毒。用于哮喘，劳伤咳嗽，寒性胃痛，感冒头痛，风湿，疔疮肿毒，跌打损伤。

【用法与用量】6~9g。孕妇禁服。

【化学成分】含挥发油（1.8%~2.46%）：樟脑（camphor），龙脑（borneol），异龙脑

(isoborneol),芳樟醇(linalool),1,8-桉叶素(1,8-cineol),α-蒎烯(α-pinene),β-蒎烯(β-pinene),莰烯(camphene),4-萜品烯,芳樟丙烯等;生物碱:腊梅碱(calycanthine),山腊梅碱(chimonanthine)等;黄酮类:槲皮素(quercetin)、山柰酚(kaempferol)及其苷;其他:6,7-二甲基香豆素(6,7-di-methoxy-coumarin),东莨菪亭(scopoletin),β-谷甾醇(β-sitosterol)等。

腊梅碱   山腊梅碱

【药理作用】小鼠热板法和冰醋酸法实验表明山腊梅具有镇痛作用;可减轻氨水所致小鼠咳嗽、增大小鼠排氨量。腊梅碱、山腊梅碱对多种农作物病原菌有强烈抑菌作用;山腊梅的瘟热蒸发物质对金黄色葡萄球菌有较强抑制作用,对流感病毒也有一定抗病毒作用。

【制剂】苗药:复方仙灵风湿酒,复方血藤药酒,感清糖浆,良姜胃疡胶囊,清痹通络药酒,生龙驱风药酒,通络骨质宁膏。

附注:维药"铁筷子(卡拉海尔拜克)"为毛茛科植物铁筷子 *Helleborus thibetanus* Franch. 的根茎,其功能主治与苗药"铁筷子"不同;该种的地下部分在陕西民间用于治疗膀胱炎、尿道炎、疮疖肿毒、跌打损伤(《陕西中草药》);《中国中药资源志要》也记载,其根及根茎具有活血散瘀、消肿止痛、清热解毒功能,临床用于跌打损伤、疮疖肿毒、小便涩痛、淋证。该种与来源于山腊梅的"铁筷子"不同,应注意区别[参见"铁筷子(维药)"条]。

铁筷子(维药)

【民族药名】维药(卡拉海尔拜克,黑哈尔八吉,海尔拜克艾斯外德)。

【来源】毛茛科植物铁筷子 *Helleborus thibetanus* Franch. 的干燥根茎。

【标准】无。

【功能主治】维药:生干生热,清除异常黏液质,攻泻退肿,消除黄疸,除癫止痛,消除疟疾,燥湿杀虫。用于湿寒性或黏液质性疾病,如全身水肿,黄疸,疯癫头痛,疟疾,湿疹。

中药:清热解毒,活血散瘀,消肿止痛。用于膀胱炎,尿道炎,疮疡肿毒,跌打损伤。

【用法与用量】0.2~0.5g。外用适量。孕妇、体质虚弱者禁用。

【化学成分】含皂苷,多糖等。同属植物黑儿波 *H. niger* L.(嚏根草)的根含有强心苷嚏根草苷(hellebrin),嚏根草苷元(hellebrigenin),嚏根草毒苷(helleborein),嚏根草毒素(helleborin)等。

【药理作用】醇提物具有类似于洋地黄的强心作用,可使在体、离体蛙心停跳于收缩期。

【制剂】维药：行滞罗哈尼孜牙片。

附注：苗药"铁筷子"为腊梅科植物山腊梅 Chimonanthus nitens Oliv.、腊梅 Chimonanthus praecox (L.) Link 的干燥细根，功能祛风止痛、理气解毒，用于哮喘、劳伤咳嗽、胃痛、腹痛、风湿痹痛、疔疮肿毒、跌打损伤，与维药"铁筷子"不同，用注意区别 [参见"铁筷子（苗药）"条]。

铁 力 木

【民族药名】维药（那儿米西克，那儿木失乞，纳而木石其，米西库如麻尼，如麻尼印度，那格克斯尔），傣药（埋波那，埋波朗，埋摸朗，莫继力，埋甘莫喀，埋朗木过）。

【来源】《中华本草：维吾尔药卷》：滕黄科植物铁力木 *Mesua ferrea* L. 的花（《部标维药》附录：樟科植物香胶木 *Machilus velutina* Champ. ex Benth. 的干燥花）。

【标准】部标维药（附录，99）。

【功能主治】维药：生干生热，温补心脏，爽心悦志，热身壮阳，燥湿补胃，止泻，敛疮，止血消痔。用于湿寒性或黏液质性疾病，如寒性心虚，抑郁症，神经衰弱，身寒阳痿，湿性胃虚，腹泻，各种湿疮，痔疮出血。

傣药：调补水血。用于"多温多约帕雅来，冒米想"（体质虚弱多病，乏力）。

中药：止痢。用于痢疾，毒蛇咬伤。

【用法与用量】3~5g；傣药（花）5~10g。外用适量。维医认为本品对胆囊有害，可以蜂蜜、菊苣矫正。

【药理作用】具有较好的抗氧化能力，体外能还原 Fe^{3+}、清除 DPPH 自由基和超氧自由基。不同萃取部位体外均有抗血小板聚集作用。

【制剂】维药：罗补甫克比日丸，止痛努加蜜膏。

附注：《部标维药》（附录）中收载的"铁力木"的基源为樟科植物香胶木 *Machilus velutina* Champ. ex Benth.（绒毛润楠）的干燥花，但未查阅到该种花药用的文献记载。《中国中药资源志要》也仅记载有根、叶，具有化痰止咳、消肿止痛、收敛止血的功效。

维医药古籍文献《注医典》记载"是一种树的花朵和花粉，形似肉豆蔻衣，黄色，芳香"；《拜地依药书》言"是一种印度产石榴花朵中间的黄色花粉；有人认为多产于胡拉桑，功能主治与甘松相同"。《中华本草：维吾尔药卷》在"铁力木花"条下记载的为滕黄科植物铁力木 *Mesua ferrea* L. 的花。该种在《植物名实图考长编》中名"铁力木"，记载其树皮、花、种子均药用。维医所用"铁力木"是否为本种尚待考证，上述【功能主治】项中暂收录铁力木 *Mesua ferrea* 的功效。该种我国分布于云南南部、西部及西南部，以及广东、广西等地，仅零星栽培。从印度、斯里兰卡、孟加拉国、泰国经中南半岛至马来半岛等地均有分布，维医所用药材系进口。

铁 线 草

【民族药名】彝药（么莫乍拉拜），傣药（芽撇）。

【来源】禾本科植物狗牙根 *Cynodon dactylon* (L.) Pets. 的干燥全草。

【标准】云南中标(05)。

【功能主治】彝药:用于食积胀满,风湿痿痹拘挛,半身不遂,劳伤吐血,跌打,刀伤,上呼吸道感染,酒类肿毒。

傣药:清火滋水,止咳化痰,利水消肿,活血散瘀,续筋接骨。用于"唉很冒少,说想令早"(久咳不愈,口干舌燥),"拢泵"(水肿),"阻伤,路哈"(跌打损伤,骨折)。

中药:祛风,活络,止血,生肌。用于咽喉肿痛,肝炎,痢疾,小便淋涩,鼻衄,咯血,便血,呕血,脚气水肿,风湿骨痛,瘾疹,半身不遂,手脚麻木,跌打损伤;外用于外伤出血,骨折,疮痈,小腿溃疡。

【用法与用量】20~30g。外用鲜品适量,捣烂敷或煎水洗患处。

【化学成分】含 β-谷甾醇(β-sitosterol),β-谷甾醇-D-葡萄糖苷(β-sitosterol-D-glucoside),棕榈酸(palmitic acid),粗蛋白质(6.1%~14.7%),木质素(9.3%~11.4%),Ca、P、Mg等。

【药理作用】提取液体外试验能提高吞噬细胞的吞噬指数。具有利尿作用。

【制剂】彝药:降脂通脉胶囊。

附注:《广西中标》(90)收载的"铁线草"的基源植物为铁线蕨科植物扇叶铁线蕨 Adiantum flabellulatum L. 的全草,其功能主治与狗牙根不同,为"同名异物",应注意区别。

铁线蕨(猪鬃草)

【民族药名】藏药(傲玛夏),维药(皮尔斯药山,拍儿西牙五商,拔而西牙五山,射如里吉巴里),苗药(锐被摆,柿加绿)。

【来源】铁线蕨科植物铁线蕨 Adiantum capillus-veneris L.、团扇铁线蕨 Adiantum capillus-junonis Rupr. 的新鲜或干燥全草。

【标准】中国药典(77),部标维药(附录,99),贵州中民标(03)。

【功能主治】藏药:清热,解毒,愈疮,通淋。用于食物中毒,淋病,疮疖痈肿,外伤,创伤。

维药:成熟异常黑胆质和异常黏液质,消炎解毒,化痰止咳,利尿,通经,固发固毛。用于胸、肺乃孜来性毒液,感冒,咳嗽气喘,尿闭,经闭,经水不畅,毛发脱落。

苗药:清热解毒,利水消肿。用于感冒发热,肺热咳嗽,肺热咯血,尿道结石,湿热泄泻,痢疾,淋浊,带下,乳痈,瘰疬,疔毒,烫伤,毒蛇咬伤。

中药:清热解毒,利尿消肿。用于感冒发热,肺热咳嗽,尿频尿急,咯血,水肿,乳痈,疔疮。

【用法与用量】维药5~7g;苗药15~30g。外用适量,煎水洗或研末调敷患处。维医认为本品对脾脏疾病有害,可以洋乳香、天山堇菜花矫正。

【化学成分】含黄酮类:黄芪苷(astragalin),异槲皮苷(isoquercitrin),烟花苷(nicotirlorin),槲皮素-3-葡萄糖醛酸苷(quercetin 3-glucuronide),山柰酚-3-葡萄糖醛酸苷(kaempferol-3-glucuronide),山柰酚-3,7-二葡萄糖苷(kaempferol-3,7-diglucoside),山柰酚-3-硫酸酯(kaempferol-3-sulphate),芦丁(rurin),槲皮素-3-葡萄糖醛酸苷(quercirurone),槲皮素-3-O-(6″-丙二酰基)-D-半乳糖苷[quercetin-3-O-(6″-malonyl)-D-galactoside]等;

三萜类：21-羟基铁线酮，铁线蕨素，铁线蕨-5-烯-3α-醇，铁线蕨-5(10)-烯-3α-醇，蕨-14-烯-7α-醇，蕨-9(11)-烯-12β-醇，羊齿-9-(11)-烯-3α-醇，羊齿-7-烯-3α-醇，羊齿-9(11)-烯-28-醇，齐墩果-18-烯-3-酮，4α-hydroxyfiliean-3-酮，铁线蕨酮（adiantone），异铁线蕨酮（isoadiantone）等；其他：原花青素（proanthocyanidins），trans-2-癸烯醛，1-对香豆酰葡萄糖-6-硫酸酯（1-p-coumaroylglucose-6-sulphate），1-咖啡酰半乳糖-6-硫酸酯（1-caffeoylgalactose-6-sulphate），菜油甾醇（campesterol）等。

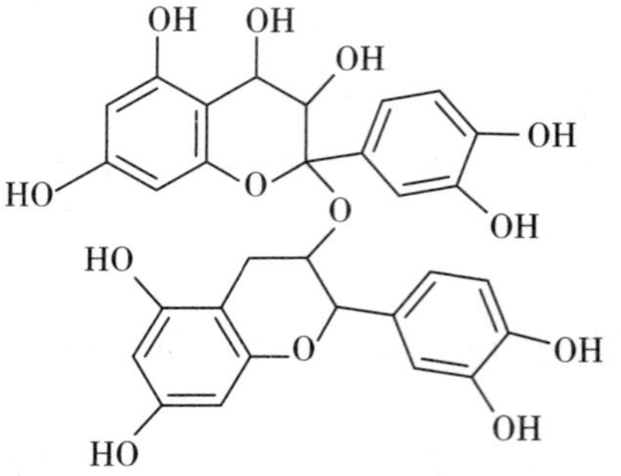

原花青素

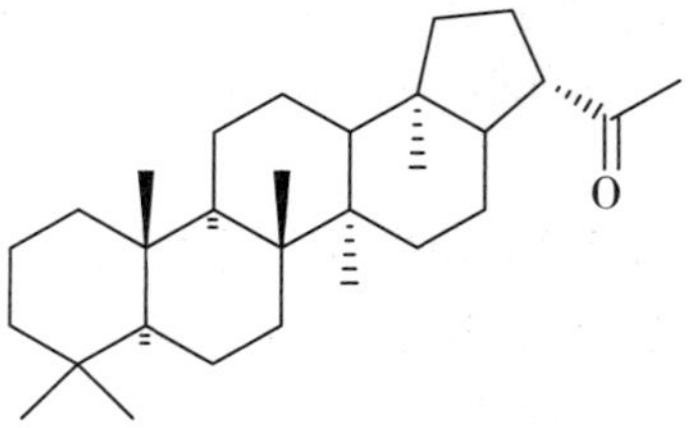

铁线蕨酮

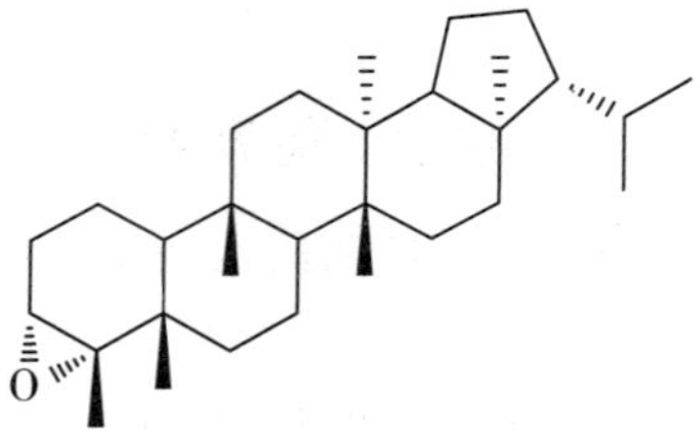

铁线蕨素

【药理作用】醇提取物对福尔马林（甲醛）引起的水肿有明显抗炎作用；醇提物乙酸乙酯部位灌胃 300mg/kg，具有强于阳性药物吲哚美辛的抗炎作用，同时表现出显著的镇痛作用。石油醚及甲醇提取物体外对金黄色葡萄球菌、酿脓链球菌、肺炎克雷伯菌等具有抗菌作用；醇提取物体外对水疱性口炎病毒有显著抑制作用。以提取物处理孵化的外周血淋巴细胞（100μmol H_2O_2，2小时），能显著提高脂质过氧化反应、降低谷胱甘肽和抗氧化酶（SOD、CAT、GPx）。水提物经口给药（25mg/kg），对葡萄糖诱发的小鼠高血糖有明显降低作用。

【制剂】维药：寒喘祖帕颗粒，益脑吾斯提库都斯糖浆。

附注：《部标维药》在附录中收载"铁线蕨"的基源植物为"铁角蕨科植物铁线蕨 Aspleniaceae capillus-veneris L."，《中国植物志》中未见有该学名，而另记载有铁线蕨科植物铁线蕨 Adiantum capillus-veneris L.，《中华本草：维吾尔药卷》中以"铁线蕨"之名记载的基源也为"铁线蕨科植物铁线蕨 Adiantum capillus-veneris"，前者的学名可能有误。《注医典》记载"铁线蕨是一种细弱的草，生长在小渠边、河坝和井沿等潮湿环境，茎杆暗褐，不开花"，也与铁线蕨 Adiantum capillus-veneris 一致。《新疆药标》和《维吾尔药志》另记载有"铁角蕨"，为铁角蕨科植物铁角蕨 Asplenium trichomanes L. 等的全草，其功能主治与本品不同,应注意区别(参见"铁角蕨"条)。

藏医也药用掌叶铁线蕨 A. pedatum L. 和白背铁线蕨 A. davidii Franch.。傣医药用的为同属植物扇叶铁线蕨 A. flabellulatum L. 的全草,药材称"芽呼话",功能清火解毒、退热、敛疮收口,用于"拢害埋冒龙"(高热不退),"兵洞飞暖龙"(疔疮痈疖脓肿)。

葶苈子(家独行菜子)

【民族药名】藏药(象策,象才那保,相采,叉浊巴,察浊),蒙药(汉毕勒,哈不毕勒,贡图格-布如,达瑞雅干),维药(艾比日沙德,西盘丹,艾布日沙德,吐胡米赛番达尼,哈可西,土达日,克孜力图地日)。

【来源】十字花科植物播娘蒿 Descurainia sophia (L.) Webb. ex Prantl.、独行菜 Lepidium apetalum Willd.、家独行菜 Lepidium sativum L. 的干燥成熟种子。前者习称"南葶苈子",独行菜 L. apetalum 的种子习称"北葶苈子",家独行菜 L. sativum 的种子称"家独行菜子"。

【标准】中国药典,内蒙蒙标(86),部标维药(99),新疆药标(80),台湾中药典范(85),香港中标(第六期)。

【功能主治】藏药:清热利湿,活血止血。用于内脏瘀血,黄水病,骨病,"巴母"病,水肿,各种出血。

蒙药:清讧热,解毒,止咳,化痰,平喘。用于毒热,气血相讧,咳嗽气喘,血热,"协日"热。

维药:家独行菜生干生热,开胃填精,祛寒壮阳,化痰平喘,通尿通经,祛斑生辉。用于湿寒性或黏液质性疾病,如纳差,精少,身寒,阳痿,痰多咳嗽,小便不通,进水不畅,白癜风,雀斑。独行菜子生干生热,填精,固精,壮阳,催乳,增强视力,消炎退肿。用于湿寒性或黏液质性疾病,如精液稀少,遗精早泄,阳痿,乳汁不足,视力减退,各种炎症。播娘蒿生湿生热,化痰止咳,退热透疹,解毒消炎,肺燥咳嗽,除疫,止泻。用于干寒性或黑胆质性呼吸道疾病,如寒性多痰咳嗽,慢性发热,麻疹,天花,寒性乃孜来毒液流窜呼吸道,干性久咳不愈,霍乱。

中药:泻肺平喘,行水消肿。用于痰涎壅肺,喘咳痰多,胸胁胀满,不得平卧,胸腹水肿,小便不利。

【用法与用量】3~10g。包煎。维医认为本品(家独行菜子)对膀胱有害,可以砂糖、黄瓜子矫正。

【化学成分】含黄酮类:山柰酚(kaempferol),槲皮素(quercetin),槲皮素-3-O-β-D-吡喃葡萄糖苷(quercetin-3-O-β-D-glucoside),异鼠李素(isorhamnetin),异鼠李素-3-O-β-D-吡喃葡萄糖苷(isorhamnetin-3-O-β-D-glucoside),槲皮素-3-O-β-D-葡萄糖-7-O-β-D-龙胆双糖苷(quercetin-3-O-β-D-glucose-7-O-β-D-gentiobiosiden);硫苷类:南葶苈苷(descurainoside),3-丁烯基硫苷(gluconapin),3-甲硫丙基硫苷(glucoiberverin),苯甲基硫苷(glucotropaeolin),5-氧代辛基硫苷(glucocappasalin);异硫氰酸类:3-苯基丙腈(3-phenyl propionitrile),丁烯腈(crotononitrile),异硫氰酸烯丙酯(allyl isothiocyanate),2-苯己基异硫氰酸酯(2-phenylethyl isothiocyanate);芥子苷类:1,2-di-O-sinapoyl-β-D-glucopyranose、1,3-di-O-sinapoyl-β-D-glucopyranose,1,2-disinapoylgentiobiose;强心苷类:毒毛旋花子苷元(strophanthidin),伊夫单

苷（evomonoside），葶苈苷（helveticoside）、伊夫双苷（evobioside）、糖芥苷（erysimoside）；苯丙素类：南葶苈酸（descuraicacid）、南葶苈内酯A（descurainolide A）、南葶苈内酯B（descurainolide B）、南葶苈素（descurainin）；有机酸类：异香草酸（isovanillicacid）、丁香酸（syringic acid）、对羟基苯甲酸（p-hydroxy benzoic acid）、烟酸（nicotinic acid）、芥子酸（sinapic acid）；其他类：4-戊烯酰胺（4-pentenamide）、5-羟甲基糠醛（5-hydroxymethylfurfural）、β-谷甾醇（β-sitosterol）、胡萝卜苷（daucosterol）、β-香树脂醇（β-amyrin）、尿嘧啶核苷（uridine）、委陵菜酸（tormentic acid）。《中国药典》规定"南葶苈子"含槲皮素-3-O-β-D-葡萄糖-7-O-β-D-龙胆双糖苷（$C_{33}H_{40}O_{22}$）不得少于0.075%；《香港中标》（第六期）规定"南葶苈子"含槲皮素-3-O-β-D-葡萄糖-7-O-β-D-龙胆双糖苷（$C_{33}H_{40}O_{22}$）不得少于0.076%；"北葶苈子"含槲皮素（$C_{15}H_{10}O_7$）不少于0.10%。

槲皮素-3-O-β-D-葡萄糖-7-O-β-D-龙胆双糖苷

【药理作用】南葶苈子水提液具有抑制小鼠和大鼠心肌肥大、心室重构的作用。南、北葶苈子均有强心作用，北葶苈子的水提物具有明显强心和增加冠状动脉血流量的作用，且不增加心肌耗氧量。南葶苈子中的毒毛旋花子苷元对人低分化胃癌BGC-823细胞株、人乳腺癌MDA-MB-435细胞株、前列腺癌PC-3M-1E8细胞株、人肝癌Bel-7402细胞株和人宫颈癌HeLa细胞株均具有显著细胞毒活性；异鼠李素-3-O-β-D-吡喃葡萄糖苷对人急性白血病HL-60细胞株有细胞毒活性。北葶苈子总黄酮提取物能拮抗血小板活化因子，具有止咳作用。南葶苈子水提液能显著增加充血性心力衰竭大鼠排尿量，具有显著的利尿作用。此外，南葶苈子还有调血脂、抗抑郁、抗氧化等多种药理活性。

【制剂】蒙药：槟榔十三味丸。

附注：《中国药典》将"南葶苈子"和"北葶苈子"合并称"葶苈子"收载；《香港中标》分别收载了"南葶苈子"（播娘蒿 *D. sophia*）和"北葶苈子"（独行菜 *L. apetalum*）；《部标维药》称家独行菜 *L. sativum* 为"家独行菜子"。

《晶珠本草》分别记载了播娘蒿 *D. sophia*（象策）和独行菜 *L. apetalum*（察浊），两者的种子的功能主治相同，后者也用全草，但功能主治与种子不同。

蒙医主要使用"北葶苈子"。

维医分别使用家独行菜 *L. sativum*（家独行菜子/艾比日沙德）、独行菜 *L. apetalum*（独行菜子/克孜力图地日）、播娘蒿 *D. sophia*（播娘蒿/哈可西）的种子，三者的功能主治有所不同。应按制剂批文规定使用。

通关藤（乌骨藤）

【民族药名】 维药（吐尔布特），苗药（满骞迷，细羊奶果），傣药（嘿毫洪，嘿蒿烘，赫毫洪），彝药（把散牛，拍拖巴巴，阿达栽）。

【来源】 萝藦科植物通关藤 *Marsdenia tenacissima*（Roxb.）Wight et Arn. 的干燥藤茎。

【标准】 中国药典，云南中标（彝药，05），云南药标（74，96），湖南中标（09）。

【功能主治】 维药：滑肠排便，清热解毒。用于便秘，胃肠湿热，肾炎。

苗药：用于支气管炎，支气管咳喘，风湿，跌打，骨折，胃痛，眼底疾患，乳汁不下，消化不良，宫颈癌，食管癌，贲门癌。

傣药：理气止痛，降逆止呕，补土消食，利水解毒。用于"接崩短嘎，乃短兵内"（脘腹胀痛，腹部包块），"短混列哈，冒开亚毫"（恶心呕吐，不思饮食），"斤档斤匹"（食物中毒），"毛劳"（饮酒过度），全身酸痛，喘咳。

彝药：滋阴润肺，止咳平喘，活血通络。用于上呼吸道感染，支气管炎，久咳久喘，风湿肿痛，产后乳汁不通，疮痈，肿块。

中药：止咳平喘，祛痰，通乳，清热解毒。用于喘咳痰多，产后乳汁不通，风湿肿痛，疮痈。

【用法与用量】 20~30g；维药 0.3~3g。外用适量。

【化学成分】 含甾体皂苷类：11α-O- 巴豆酰 -12β-O- 乙酰通光藤苷元 B（11α-O-tigloyl-12β-O-acetyltenacigenin B），11α-O- 苯甲酰 -12β-O- 乙酰通光藤苷元 B（11α-O-benzoyl-12β-O-acetyltenacigenin B），11α-O-2- 甲基丁酰 -12β-O- 乙酰通光藤苷元 B（11α-O-2-methylbutyryl-12β-O-acetyltenacigenin B），11α-O-2- 甲基丁酰 -12β-O- 巴豆酰通光藤苷元 B（11α-O-2-methylbutyryl-12β-O-tigloyltenacigenin B），11α-O-2- 甲基丁酰 -12β-O- 苯甲酰通光藤苷元 B（11α-O-2-methylbutyryl-12β-O-benzoyltenacigenin B），11α, 12β, O, O- 二巴豆酰 -17β- 通光藤苷元 B（11α, 12β, O-ditigloyl-17β-tenacigenin B），3-O-β-allopyranosyl-（1→4）-β-oleandropyranosyl-11-O-isobutyryl-12-O-acetyl tenacigenin B, 通关藤苷 A~I（tenacissosides A~I），通关藤新苷 A~C，通关藤苷元甲、乙、丙（tenacigenins A~C），cissogenin, dresjenin, marstenacygenins A、B, tenasogenin, 通关素（tenacissigenin），大叶牛奶菜苷乙、丁等；糖类：加拿大麻糖, asclepobiose, D-cannarose, 3-O- 甲基 -6- 脱氧 -D- 阿洛糖，夹竹桃糖等；其他：桂皮酸，生物碱，三萜皂苷等。《中国药典》规定含 C_{21} 甾体皂苷以通关藤苷 H（$C_{42}H_{66}O_{14}$）计，不得少于 0.12%。

通关藤苷 I

【药理作用】 通关藤乙酸乙酯部位和石油醚(或乙醚)部位有直接细胞毒性,正丁醇层提取物和癌消平注射液能提高肿瘤患者的免疫力,两者结合共同发挥抗癌作用;对白血病细胞、骨髓瘤细胞、食管癌细胞、胃癌细胞、肝癌细胞、肠癌细胞等均有明显的抑制作用。体外对正常免疫细胞和造血干细胞无明显细胞毒作用,但有促进T细胞、B细胞的增殖作用。通关藤苷静脉注射,对麻醉犬有短暂而轻度的降压作用,无快速耐受现象;离体兔耳血管灌流试验表明能扩张血管,但离体兔心灌流试验未见有冠状动脉扩张。通关藤总苷及其水解物、皂化物均有明显平喘作用;通关藤苷腹腔注射给药,对组胺所致豚鼠有一定平喘作用。此外,通关藤还有抗菌等作用。

【制剂】 彝药:绿及咳喘颗粒,石椒草咳喘颗粒。

附注:《中国植物志》中,*M. tenacissima* 的中文名使用"通光散"。

通关藤 *M. tenacissima* 见于《滇南本草》以"奶浆藤"之名记载,又名"通光藤""通关散"。

维医使用的"泻根"有黑、白2种,"黑泻根"为旋花科植物印度药喇叭 *Ipomoea turpethum* Linn.,通关藤 *M. tenacissima* 为"白泻根"的原植物,均以根入药。《部标维药》以"药喇叭根"之名收载了泻净番薯 *Ipomoea purga* Hayne.,但并未收载印度药喇叭 *I. turpethum* 和通关藤 *M. tenacissima*。在印度,印度药喇叭 *I. turpethum* 和通关藤 *M. tenacissima*(块根)混用,且2种功效相似(均有泻下作用);而《部标维药》收载的泻净番薯 *I. purga*(块根)的功能主治与"通关藤"藤茎不同,应注意区别。

在植物分类上,现将印度药喇叭 *I. turpethum* 独立为旋花科的新属——盒果藤属(*Operculina*,单种属)植物,命名为"盒果藤 *O. turpethum*(L.)S. Manso"(《中国植物志》也采用了该分类)(参见"药喇叭根"与"盒果藤"条)。

通经草(金牛草,紫背金牛,分经草)

【民族药名】 藏药(增毛热惹,知加哈保,知合加哈窝),蒙药(吉斯 - 额布斯,哲斯,吉斯 - 乌布斯,座瓦 - 阿瓦,孟根 - 奥依莫)。

【来源】 中国蕨科植物银粉背蕨 *Aleuritopteris argentea*(Gmel.)Fee 的干燥全草或地上部分。

【标准】 部标蒙药(98),部标成方(十一册,附录,96),内蒙蒙标(86),山西中标(87),山东中标(95,02),北京中标(附录,98),湖北中标(09)。

【功能主治】 藏药:用于感冒,发热,目赤红肿,经络损伤,经络疼痛,腹泻,月经不调,痛经,肾病,食物中毒,疮疡。

蒙药:明目,愈伤,止血。用于目赤,视力减退,胸伤,骨折,肺痨咳嗽,吐血。

中药:补虚止咳,调经活血,消肿解毒,利尿通乳,止血。用于月经不调,赤白带下,经闭腹痛,乳汁不通,肺结核咳血,肋间神经痛,肝炎,腹泻,膀胱炎,血淋,大便溏泄,小便涩痛,风湿性关节炎,跌打损伤,刀伤,爆发火眼,疮肿。

【用法与用量】 6~15g。孕妇禁服。

【化学成分】 含黄酮类:滨蓟黄素(cirsimaritin),鼠李柠檬素(rhamnocitrin),7- 甲氧基山柰酚(7-methoxykaempferol),7,4'- 二甲氧基山柰酚(7,4'-dimethoxykaempferol),5- 羟基 -4',6,7- 三甲氧基二氢黄酮(5-hydroxy-4',6,7-trimethoxy-dihydroflavone),4',5- 二羟

基-7,8-二甲氧基二氢黄酮(4′,5-dihydroxy-7,8-dimethoxy-dihydroflavone)、5-羟基-4′,7,8-三甲氧基二氢黄酮(5-hydroxy-4′,7,8-trimethoxy-dihydroflavone)、5,2′-二羟基-3,7,8-三甲氧基黄酮(5,2′-dihydroxy-3,7,8-trimethoxyflavone)、5,7,4′-三羟基-2′-甲氧基二氢黄酮(5,7,4′-trihydroxy-2′-methoxy-dihydroflavone)、3,5,4′-三羟基-6,7,8-三甲氧基黄酮(3,5,4′-trihydroxy-6,7,8-trimethoxy-dihydroflavone);二萜类:粉背蕨酸(alepterolic acid)、对映-8(17),13E-半日花二烯-15-羧酸[ent-8(17)-E-13-labdadien-15-oic acid];其他类:β-谷甾醇(β-sitosterol),挥发油。

滨蓟黄素　　　　　粉背蕨酸　　　　　鼠李柠檬素

【药理作用】通经草黄酮体外对羟基自由基、超氧阴离子自由基、过氧化氢具有很强的清除作用。水煎液体外对金黄色葡萄球菌和大肠埃希菌均具有抑制作用。不同部位提取液均能显著抑制二甲苯致小鼠耳郭肿胀。此外,通经草对小鼠还有一定利尿作用。

【制剂】蒙药:明目十六味丸。

附注:藏医药古籍文献《晶珠本草》记载有"查架哈吾"(石花),据考证其基源包括中国蕨科粉背蕨属(Aleuritopteris)和苦苣苔科珊瑚苣苔属(Corallodiscus)植物,其中背蕨属植物有银粉背蕨 A. argentea、假银粉背蕨 A. subargentea Ching et S. K. Wu、粉背蕨 A. farinosa(Forsk.)Fée(A. farinosa 为粉背蕨属的模式种,《中国植物志》中"粉背蕨"的学名为 A. pseudofarinosa Ching et S. K. Wu)、绒毛粉背蕨 A. subvillosa(Hook.)Ching [= 绒毛薄鳞蕨 Leptolepidium subvillosum(Hook.)Hsing et S. K. Wu] 等(参见"石花"条)。

《内蒙中标》《新疆药标》在"金牛草"条下收载的基源为远志科植物小花远志 Polygala telephioides Willd.(=P. arvensis Willd.)的全草,为不同药物,应注意区别。

透骨草(铁线透骨草,细叶铁线莲)

【民族药名】蒙药(特木日-敖日秧古,查干-特木尔-敖日阳古,叶孟嘎日布,阿拉格-特木尔-敖日阳古,阿拉格-依孟)。

【来源】毛茛科植物芹叶铁线莲 Clematis aethusifolia Turcz. 或黄花铁线莲 Clematis intricate Bunge 的干燥全草。

【标准】部标蒙药(98),内蒙蒙标(86),新疆药标(80),内蒙中标(88),广西中标(96)。

【功能主治】蒙药:破痞,调温,燥"协日乌素",止腐,消肿,止泻。用于寒痞,消化不良,寒性"协日乌素"病,"吾雅曼"病,黄水疮,疮疡,水肿,寒泻。

中药：散风祛湿，活血止痛。用于风湿疼痛，筋骨拘挛，阴囊湿疹，寒湿脚气，疮疡肿毒。

【用法与用量】 6~9g。

【化学成分】 含黄酮类：槲皮素（quercetin），槲皮素-3-O-β-D-葡萄糖苷（quercetin-3-O-β-D-glucoside），槲皮素-3-O-鼠李糖基（1→6）葡萄糖苷[quercetin-3-O-rhamnosyl（1→6）glucoside]，山奈酚（kaemperol），山奈酚-3-O-鼠李糖基（1→6）葡萄糖苷[kaempferol-3-O-rhamnosyl（1→6）glucoside]，芹菜素（apigenin），芹菜素-7-O-β-D-葡萄糖苷（apigenin-7-O-β-D-glucoside），芹菜素-7-O-（p-香豆酰基）葡萄糖苷，芹菜素-6-C-6″-（p-香豆酰基）葡萄糖碳苷，木犀草素-3′-O-葡萄糖苷（luteolin-3′-O-glucoside）等；木脂素类：丁香脂素（syringaresinol），丁香脂素-4′-O-β-D-吡喃葡萄糖苷，松脂素（pinoresinol），表松脂素，（+）-松脂素-4′-O-β-D-吡喃葡萄糖苷，里立脂素B二甲醚（lirioresinol B dimethyl ether），7,9,9′-三羟基-3,3′-二甲氧基-8-O-4′-新木脂素-4-O-β-D-吡喃葡萄糖苷等；挥发油：苯甲醛，苯乙醇，4-乙烯基-2-甲氧基酚，石竹烯（caryophyllene），大牻牛儿烯D，邻苯二甲酸二丁酯，邻苯二甲酸异二丁酯；其他：丹参素甲酯，豆甾醇（stigmasterol），胡萝卜苷（daucosterol），棕榈酸（palmitic acid），阿魏酸（ferulic acid）等。

松脂素　　　　　　里立脂素B二甲醚

【药理作用】 透骨草具有抗菌、抗肿瘤、抗炎、镇痛和心肌细胞保护作用。

【制剂】 蒙药：透骨灵橡胶膏。

附注：《中国植物志》中，*C. aethusifolia* 的中文名使用"细叶铁线莲"。

《部标蒙药》和《内蒙蒙标》以"细叶铁线莲"之名收载了芹叶铁线莲 *C. aethusifolia*；而《内蒙中标》中分别收载有4种"透骨草"，即："铁线透骨草"（芹叶铁线莲 *C. aethusifolia*、黄花铁线莲 *C. intricate*）、"珍珠透骨草"[大戟科植物地构叶 *Speranskia tuberculata*（Bunge）Baill.]、东北透骨草（豆科植物山野豌豆 *Vicia amoena* Fisch. ex DC.、广布野豌豆 *Vicia cracca* L.、大叶野豌豆 *Vicia pseudorobus* Fisch. et C. A. Mey.）、羊角透骨草（紫葳科植物角蒿 *Incarvillea sinensis* Lam.），4种"透骨草"以全草或地上部分入药，其功能主治相同，均为"散风祛湿，活血止痛，用于风湿疼痛，筋骨拘挛，阴囊湿疹，疮疡肿毒"。作为蒙药，"透骨灵橡胶膏"中使用的"透骨草"应为"铁线透骨草"。《中华本草：蒙药卷》中分别收载了芹叶铁线莲 *C. aethusifolia* 和黄花铁线莲 *C. intricate*，两者的功能主治相似，在蒙医药古籍《认药白晶鉴》和《无误蒙药鉴》中均有记载。

全国各地使用的"透骨草"基源极为复杂,各省区药材标准中收载的"透骨草"的基源植物涉及大戟科植物地构叶 *S. tuberculata*(湖南,甘肃,宁夏,山西)、凤仙花科植物凤仙花 *Impatiens balsamina* L.(上海)、豆科植物山野豌豆 *V. amoena*(吉林,辽宁,黑龙江)、广布野豌豆 *V. cracca* L.(吉林,黑龙江)、假香野豌豆 *V. pseudo-orobus* Fisch. et Mey.(= 大叶野豌豆 *Vicia pseudorobus* Fisch. et C. A. Mey.)、毛山野豌豆 *V. amoena* Fisch. var. *sericea* Kitag.(绢毛山野豌豆)、狭山野豌豆 *V. amoena* Fisch. var. *angusta* Freyn.(黑龙江)(= *V. amoena* Fisch. var. *oblongifolia* Regel Tent.)、黄花铁线莲 *C. intricate*(广西,新疆)、细叶铁线莲 *C. aethusifolia*(新疆)、杜鹃花科植物滇白珠 *Gaultheria yunnaensis*(Franch.)Rehd. [=*G. leucocarpa* Bl. var. *crenulata*(Kurz)T. Z. Hsu][该种《云南中标》(第二册·彝族药)中以"透骨香"之名收载(参见"透骨香"条)]等,应注意鉴别。

在植物分类学上透骨草 *Phryma leptostachya* L. ssp. *asiatica*(Hara)Kitamura 属透骨草科透骨草属植物,该属仅 1 种 2 亚种,我国仅有 1 亚种,分布于东北、华北、陕西、甘肃南部、四川及其以南省区,民间药用全草,用于感冒、跌打损伤,外用于毒疮、湿疹、疥疮。该植物根及叶的鲜汁或水煎液对家蝇、菜粉蝶等的幼虫有强烈毒性,故民间也用于杀蝇蛆和菜青虫,其毒性成分为透骨草醇乙酸酯(leptostachyol acetate),该种未见有标准收载,应注意区别。

透骨香(透骨草)

【民族药名】苗药(斗整空,都透松,冬莲,闹使辣),彝药(申尼鲁,消燕荣,借麦凶,楚切,史得)。

【来源】杜鹃花科植物滇白珠 *Gaultheria yunnanensis*(Franch.)Rehd.[=*Gaultheria leucocarpa* Bl. var. *crenulata*(Kurz)T. Z. Hsu] 的干燥全草。

【标准】中国药典(附录),云南中标(彝标,05),贵州中标(88),云南药标(96),贵州中民标(03)。

【功能主治】苗药:祛风除湿,活络止痛,化痰止咳。用于风湿痹痛,胃寒疼痛,跌打损伤,咳嗽多痰。

彝药:祛风除湿,活血通络,散寒止痛,祛痰平喘。用于风湿痹痛,手足麻木,跌打损伤,瘀血肿痛,胃脘冷痛,外感风寒,咳嗽哮喘,痛经,闭经。

中药:清热解毒,活血祛瘀,祛风除湿,降气平喘。用于眩晕,风寒感冒,咳嗽哮喘,闭经,跌扑肿痛,风湿痹痛。

【用法与用量】5~15g。

【化学成分】含挥发油(0.5%~0.7%):水杨酸甲酯(methyl salicylate),龙胆酸甲酯(methyl gentisate)等;香豆素类:东莨菪亭(scopoletin)等;黄酮类:槲皮素 -3-*O*-β-D- 葡萄糖醛酸苷,山奈酚 -3-*O*-β-D- 葡萄糖醛酸苷等;木脂素类:滇白珠素 A、B、D_{1-4}(gaultherins A、B、D_1、D_2、D_3、D_4);其他:白珠树苷(gaultherin),β- 乙酰谷甾醇,3β- 乙酰基 -12,25,二烯 - 达玛烷,β- 谷甾醇(β-sitosterol),熊果酸(ursolic acid),豆甾醇(stigmasterol),棕榈酸(palmitic acid),胡萝卜苷(daucosterol),5′- 甲氧基异落叶松树脂醇等。

龙胆酸甲酯　　　　　东莨菪亭　　　　　白珠树苷

【药理作用】滇白珠根的挥发油对金黄色葡萄球菌、铜绿假单胞菌、大肠埃希菌和变形杆菌均有抑制作用；地上部分含有的水杨酸甲酯部位能够显著抑制巴豆油引起的小鼠耳郭肿胀和大鼠角叉菜胶足肿胀。乙酸乙酯提取部分和正丁醇提取部分能显著抑制小鼠腹腔毛细血管通透性而具有抗炎作用，可明显减轻大鼠关节肿胀程度，对热致痛均具有明显的镇痛作用。此外，本药还具有抗氧化作用。

【制剂】苗药：枫荷除痹酊，复方伤复宁膏，复方伸筋胶囊，复方透骨香乳膏，金骨莲胶囊，六味伤复宁酊，清痹通络药酒，十二味痹通搽剂，痛可舒酊。

彝药：绿及咳喘颗粒，香藤胶囊，彝心康胶囊。

附注：《中国植物志》中，滇白珠的学名为 Gaultheria leucocarpa Bl. var. crenulata（Kurz）T. Z. Hsu, G. yunnanensis 作为异名。

本品《云南药标》(96)和《云南中标》(彝族药，第二册)称"透骨草"，而全国各地使用的"透骨草"基源极为复杂，各省区药材标准中收载的"透骨草"的基源植物涉及大戟科、凤仙花科、豆科、毛茛科等多种植物，据贵州和云南的标准收载，上述苗药、彝药成药制剂中使用的应为本种，应注意与其他"透骨草"相区别(参见"透骨草"条)。

头花蓼（四季红）

【民族药名】苗药（梭洞学，弱夺，若佟），彝药（罗列）。

【来源】蓼科植物头花蓼 *Polygonum capitatum* Buch.-Ham. ex D. Don 的干燥全草或地上部分。

【标准】中国药典（附录），部标成方（十二册，附录，97），贵州中标（88），贵州中民标（03），湖南中标（09）。

【功能主治】苗药：清热解毒，利尿通淋，活血止痛。用于膀胱炎，痢疾，肾盂肾炎，风湿痛，尿路结石，跌打损伤，疮疡湿疹，黄水疮，石淋，水肿。

彝药：用于小儿干疮。

中药：清热利湿，解毒止痛，活血散瘀，利尿通淋。用于痢疾，肾盂肾炎，膀胱炎，尿路结石，盆腔炎，前列腺炎，风湿痛，跌扑损伤，疮疡湿疹。

【用法与用量】15~30g。外用适量，捣烂敷、煎水洗或熬膏敷患处。孕妇及无实热者忌用。

【化学成分】含黄酮类：山奈酚（kaempferol），槲皮素（quercetin），槲皮苷（quercitrin），陆地棉苷（hirsutine），杨梅苷（myricitrin），芦丁（rutin），槲皮素 -3-O-（4″-O- 乙酰基）-α-L-

鼠李糖苷,槲皮素-3-O-(2″-没食子酰基)-α-L-鼠李糖苷,3′,4-亚甲二氧基-3,5,6,7,8,5′-六甲氧基黄酮等;酚酸类:苯甲醛(benzaldehyde),香草酸(vanillic acid),原儿茶酸乙酯(benzoic acid 3,4-dihydroxy-ethyl ester),原儿茶酸(protocatechuic acid),没食子酸(gallic acid),没食子酸乙酯等;有机酸、醇、酯、醛类:十六烷酸,亚油酸,十六烷酸-2,3-二羟基丙酯,24-羟基二十四烷酮-3,二十五烷醇,二十八烷基-1,27-二烯,29-羟基二十九烷酮-3,二十三烷,二十二烷酸,二十三烷醇,二十四烷酸,二十二烷酸-2,3-二羟基丙酯,阿魏酸二十二酯,乙酸,5-羟甲基糠醛,琥珀酸(succinic acid);其他:β-谷甾醇(β-sitosterol),胡萝卜苷(daucosterol)。

槲皮苷 没食子酸 原儿茶酸乙酯

【药理作用】头花蓼提取物对各多重耐药金黄色葡萄球菌均有不同程度的抑制作用;60%乙醇提取物对各耐药菌的抑菌圈明显大于水提物,并大于没食子酸。水提物灌胃给予家兔,不能降低正常家兔的体温,但能降低静脉注射伤寒副伤寒菌苗引起的发热家兔的体温。黄酮类和酚酸类成分均具有一定的抗氧化作用。

【制剂】苗药:泌淋胶囊,泌淋清胶囊,宁泌泰胶囊,通淋舒颗粒。

附注:头花蓼药材现贵州已大量栽培生产。

土 贝 母

【来源】葫芦科植物土贝母 *Bolbostemma paniculatum*(Maxim.)Franquet 的干燥块茎。

【标准】中国药典,台湾中药典范(85),山西中标(87),内蒙中标(88),河南中标(91),香港中标(第七期)。

【功能主治】中药:解毒,散结,消肿。用于乳痈,瘰疬,痰核,疮疡肿毒,蛇、虫咬伤,外伤出血。

【用法与用量】5~10g。外用适量。

【化学成分】含皂苷类:土贝母苷甲~戊(tubeimosides Ⅰ~Ⅴ),7β,18,20,26-四羟基-(20S)-达玛-24E-烯-3-O-α-L-(3-乙酰基)吡喃阿拉伯糖基-(1→2)-β-D-吡喃葡萄糖苷[7β,18,20,26-tetrahydroxy-(20S)-dammar-24E-en-3-O-α-L-(3-acetyl)arabinopyranosyl-(1→2)-β-D-glucopyranoside];甾醇类:$\triangle^{7,22,25}$-豆甾三烯-3-醇($\triangle^{7,22,25}$-triene-3-ol),$\triangle^{7,22,25}$-豆甾三烯醇-3-O-β-D-吡喃葡萄糖苷($\triangle^{7,22,25}$-triene-3-O-β-D-glucoside),β-谷甾醇棕榈酸

酯（β-sitosterol palmitate），$\Delta^{7,22,25}$-豆甾三烯醇-3-O-十九烷酸酯（stigmasta-7, 22, 25- triene-3-O-nonadecanoic acid este）；生物碱类：4-(2-甲酰基-5-甲氧基-甲基吡咯-1-)丁酸甲酯 [4-(2-formyl-5-methoxymethylpyrrol-1-yl)butyric acid methyl ester]，2-(2-甲酰基-5-甲氧基-甲基吡咯-1-)-3-苯基丙酸甲酯 [2-(2-formyl-5-methoxymethylpyrrol-1-yl)-3-phenylpropionic acid methyl ester]、α-甲基-吡咯酮（α-methyl pyrrole ketone）；其他类：葫芦素E（cucurbitacin E），麦芽酚（maltol），尿囊素（allantoin），腺苷（adenosine）。《中国药典》规定含土贝母苷甲（$C_{63}H_{98}O_{29}$）不得少于1.0%；《香港中标》规定含土贝母苷甲（$C_{63}H_{98}O_{29}$）不少于1.9%。

土贝母苷甲

【药理作用】本药具有免疫抑制作用，土贝母皂苷腹膜内给药可使小鼠脾脏空斑形成细胞显著增高；而口服给药则使小鼠脾脏空斑形成细胞下降，同剂量可使胸腺重量显著减轻，血清补体C3含量显著增高。土贝母皂苷甲和土贝母皂苷乙对大鼠实验性变态反应性脊髓炎、特异性超敏反应有抑制作用。土贝母皂苷体内、外有抗乙型肝炎病毒的作用。土贝母皂苷甲对多种人癌细胞如胃癌、宫颈癌、结肠癌、胰腺癌、神经母细胞癌及神经胶质母细胞癌的生长均有明显的抑制效果；此外，土贝母对肺癌细胞、鼻咽癌细胞、肝癌细胞、肾癌细胞、舌癌细胞都有很强的抑制作用。土贝母总皂苷及其A、D成分具有较强的杀精子作用。

【制剂】傣药：乳癖清胶囊。

附注：《中国植物志》中，*Bolbostemma paniculatum* 的中文名使用"假贝母"。

土大黄（酸模，蒙酸模，羊蹄）

【民族药名】藏药（肖芒，甲肖，嘎肖），蒙药（霍日根-其和，胡日干-其和，乌日其日格-爱日嘎纳，胡日根-齐合，楚日萨），维药（欧麻孜，塔俄库斯，胡玛孜吉拜力），苗药（锐马欲，窝灰秋，蛙海，茹本略），彝药（阿勒勒来比，咪斯府，阿培阿鸡，帕契，帕切曲，阿渣帕契）。

【来源】蓼科植物尼泊尔酸模 *Rumex nepalensis* Spreng.、齿果酸模 *Rumex dentatus* Linn.、皱叶酸模 *Rumex crispus* Linn.、酸模 *Rumex acetosa* L.、巴天酸模 *Rumex patientia* L.、羊蹄 *R. japonicus* Houtt. 的新鲜或干燥根及根茎。

【标准】部标藏药(95),部标成方(四册,附录,91),青海藏标(92),部标蒙药(98),内蒙蒙标(86),上海中标(94),北京中标(98),贵州中民标(03),湖北中标(09)。

【功能主治】藏药:清热,祛湿,消肿,愈疮。用于疮疖,湿疹。

蒙药:杀"黏",下泻,消肿,愈伤。用于"黏"疫,痧疾,乳腺炎,腮腺炎,骨折,金伤。

维药:生干生寒,清热补肝,祛寒补胃,增强食欲,降逆止吐,消除嗜食异物,消炎退肿,燥湿除癣。用于湿热性或血液质性疾病,如热性肝虚,胃虚纳差,恶心呕吐,嗜食异物,湿性各种炎肿,耳后肿胀,颈淋巴结核,牛皮癣,头癣。

苗药:清热解毒,清热凉血,杀虫,通便。用于肺结核咳血,急性肝炎,痢疾,便秘,功能性子宫出血,痔疮出血;外用于腮腺炎,神经性皮炎,疥癣,乳痈,疮疡肿毒,烧伤,外伤出血。

傣药:用于肺结核咯血,肝胆湿热,黄疸,肝炎,痢疾,便秘,痔疮出血,淋浊,爆发火眼,乳头溃疡;外用于腮腺炎,外伤出血,痈疽,瘰疬。

彝药:用于肺痨咯血,肝胆湿热,黄疸,热结肠阻,大便燥结,痢疾,淋浊,痔疮出血,功能性子宫出血,秃疮,疥癣,痈肿,牙痛,跌打损伤;外用于腮腺炎,神经性皮炎,烧伤,外伤出血。

中药:清热解毒,凉血止血,杀虫,通便。用于肝炎及各种炎症,目赤,便秘,顽癣。

【用法与用量】9~15g;维药10~30g。外用适量,鲜品捣烂取汁搽或全草捣烂敷患处。

【化学成分】含蒽醌类:大黄素(emodin),大黄素甲醚(physcion),大黄酚(chrysophanol),大黄酚-1-O-β-D-吡喃葡萄糖基-α-L-鼠李糖苷,大黄素甲醚8-O-β-D-吡喃葡萄糖苷等;黄酮类:芦丁(rutin),槲皮苷(quercitrin),槲皮素(quercetin),山奈酚(kaempferol),槲皮素-3-O-β-D-葡萄糖等;其他:酸模素(musizin),白藜芦醇(resveratrol),白藜芦醇-3-O-β-D-葡萄糖苷,胡萝卜素(carotene),β-谷甾醇(β-sitosterol)等。《贵州省中药材、民族药材质量标准》规定含大黄素($C_{15}H_{10}O_5$)不得少于0.070%。

大黄素　　　　大黄素甲醚　　　　白藜芦醇

【药理作用】全草提取液对金黄色葡萄球菌、大肠埃希菌等有抑制作用。水煎剂有明显止咳、祛痰、平喘作用;能显著抑制角叉菜胶引起的大鼠急性胸膜炎。大黄素及大黄酚对激动剂诱导的血管收缩均有明显的抑制作用,可以明显地抑制KCl诱导的血管收缩反应。大黄素和酸模素对人体肿瘤细胞具有细胞毒效应,对SK-OV-3、SK-MEL-2、XF198等均有较强的抑制作用。

【制剂】苗药:鳖甲消痔胶囊,博性康药膜,胆炎康胶囊,肝乐欣胶囊,黄萱益肝散,疗痔胶囊,排毒降脂胶囊,消痔洁肤软膏,益肝解毒茶,痔痛安搽剂。

附注:《贵州中民标》中 *R. crispus* 的中文名使用"羊蹄",现《中国植物志》中,*R. crispus*

的中文名使用"皱叶酸模",而"羊蹄"的学名为 R. japonicus。

据考证,《神农本草经》记载的"羊蹄"为皱叶酸模 R. crispus;《图经本草》中记载的"土大黄"为同属植物钝叶酸模 R. obtusifolius L., 该种也作土大黄用, 但未见有标准收载。蓼科大黄属植物华北大黄 Rheum franzenbachii Mant. 又名"土大黄", 系大黄的混淆品。

土 当 归

【民族药名】藏药(帕朗加哇)。

【来源】五加科植物西藏土当归 Aralia tibetana Hoo. 的干燥根茎及根。

【标准】西藏未成册标准(08),西藏藏标(12)。

【功能主治】藏药:健胃,祛寒,干黄水。用于胃寒,消化不良,肾病,腰病,身虚,"龙"病,黄水病等。

【用法与用量】2~5g。

【化学成分】含多糖。

【药理作用】多糖的粗提物具有刺激兔血红蛋白生成的作用。

【制剂】藏药:滋补酥油丸。

附注:西藏土当归 A. tibetana 系1965年发表的新种,为我国特有种,仅分布于西藏南部珠穆朗玛峰附近的局部区域,未见有藏医文献记载其药用,为西藏藏医使用的品种。藏医还习用有"藏当归"(巴木保),但各地所用基源不同,西藏、四川(阿坝)使用的为伞形科裂叶独活 Heracleum millefolium Diels, 又称"阿坝当归", 功能消散肿胀、破除瘀结痞块, 用于创伤、麻风病等;云南和川西用高山芹 Coelopleurum alpinum Kitag [=C. saxatile (Turcz.) Drude]、青海当归 Angelica chinghaiensis Shan (=A. ntida Wolff);据调查,青海等地使用的"藏当归"尚有伞形科的其他植物, 但种类不详。从其药用历史、来源及功能主治看,"藏当归"系与"土当归"不同的药物,应注意区别。

五加科楤木属(Aralia)植物我国约有30种, 除西藏土当归 A. tibetana 外, 尚有如下数种的中文名称"土当归", 且药用:①东北土当归 A. continentalis Kitagawa(分布于吉林、辽宁、河北、河南、陕西、四川、西藏, 根及根皮药用, 功能祛风除湿、活血止痛, 用于风湿腰腿痛、腰肌劳损。朝医作"独活"药用);②食用土当归 A. cordata Thunb.(分布于华中、华南地区, 根茎药用, 称"九眼独活", 功能祛风燥湿、活血止痛、消肿, 用于风湿腰腿痛、腰肌劳损);③黑果土当归 A. melanacarpa (Lévl.) Lauener(分布于贵州、云南, 根药用, 称"白九股牛", 功能补中益气、托毒外出, 用于淋巴腺炎、疔痈、慢性化脓性骨髓炎)。

中药当归为伞形科植物当归 Angelica sinensis (Oliv.) Diels 的根, 但全国各地称"土当归"的种类较多, 除上述五加科植物外, 尚有伞形科植物紫花前胡 Angelica decursiva (Miq.) Franch.(该种宋代《图经本草》称"滁州当归", 清代《植物名实图考》称"土当归", 在植物分类上该种的中文名也曾使用"土当归", 现作为"前胡"使用)、伞形科植物峨参 Anthriscus sylvestris (L.) Hoffm.(湖北称"土当归")、菊科植物菊叶三七 Gynura segetum (Lour.) Merr.(四川称"土当归""红当归")。

以上各种均为同名异物品,实为不同的药物,应注意区别。

土茯苓（金刚刺，菝葜）

【民族药名】 蒙药（陶丕浪，索瓦-阿格力克），苗药（薄丈达，蛙努歹，比都独，冒都，薄姜得）。
【来源】 百合科植物光叶菝葜 *Smilax glabra* Roxb. 的干燥根茎。
【标准】 中国药典，内蒙蒙标（86），新疆药标（80），台湾中药典范（一册，85），贵州中民标（副篇，03），台湾中药典（04），广西壮标（08），香港中标（第四期，12）。
【功能主治】 蒙药：镇"赫依"，清热，解毒。用于"赫依"病，"宝日协日"病，"巴达干"病，"吾雅曼"病，梅毒，消化不良，"协日乌素"病，"黏"病，血液病，月经不调，滴虫病。

苗药：除湿，泄浊，解毒，通利关节。用于风湿疼痛，筋骨挛痛，淋浊，白带，泄泻，梅毒，痈肿，疮癣，瘰疬，钩端螺旋体病，汞中毒。

中药：解毒，除湿，通利关节。用于梅毒及汞中毒所致的肢体拘挛，带下，痈肿，瘰疬，疥癣。
【用法与用量】 15~60g。
【化学成分】 含黄酮类：赤土茯苓苷（smiglabrin），异黄杞苷（isoengelitin），落新妇苷（astilbin），新落新妇苷（neoastiblin），异落新妇苷（isoastiblin），新异落新妇苷（neoisoastiblin），槲皮素（quercetin），(-)表儿茶素（epicatechin）等；皂苷类：薯蓣皂苷（dioscin），提果皂苷，(2R, 3R)-花旗松素-3′-O-β-D-吡喃葡萄糖苷，2,4,6-三羟基苯乙酮-2,4-二-O-β-D-吡喃葡萄糖苷等；有机酸类：琥珀酸（succinic acid），棕榈酸（palmitic acid），阿魏酸（ferulic acid），莽草酸（shikimic acid），油酸（oleic acid），亚油酸（linoleic acid）等；其他：β-谷甾醇（β-sitosterol），胡萝卜苷（daucosterol），萜品烯-4-醇，正壬烷（*n*-nonane），8,11-十八碳二烯酸甲酯，雪松醇（cedrol），甲基棕榈酯等。《中国药典》《香港中标》规定含落新妇苷（$C_{21}H_{22}O_{11}$）计，不得少于0.45%。

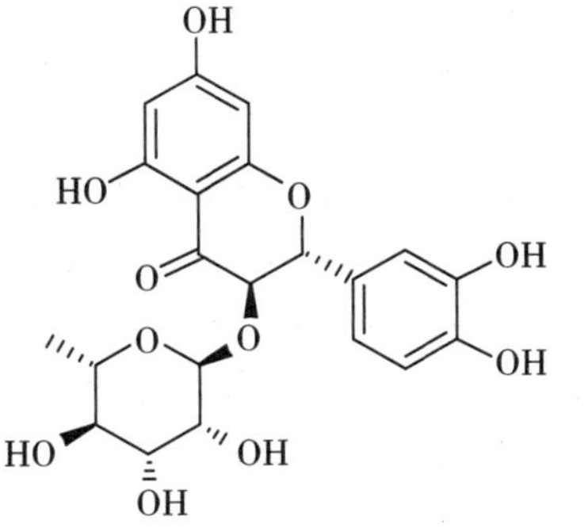

落新妇苷

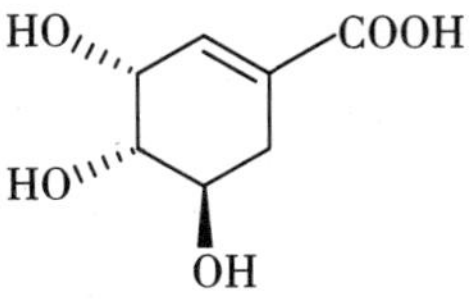

莽草酸

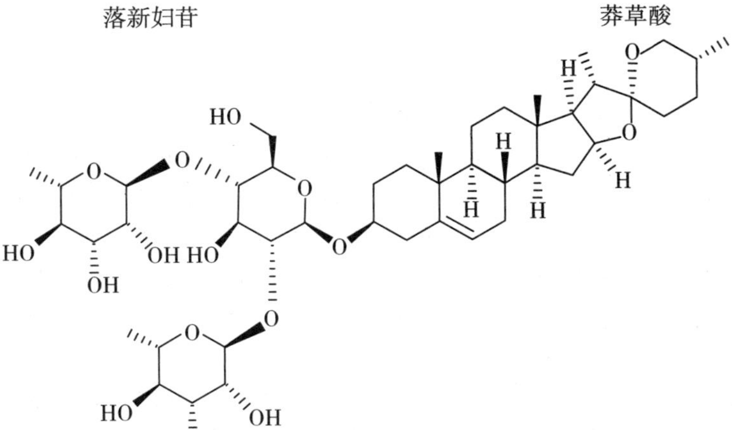

薯蓣皂苷

【药理作用】 土茯苓煎剂、低浓度醇提取物和粗黄酮制剂可缓解棉酚中毒所致的肝脏病理损伤，拮抗小鼠急性和亚急性棉酚中毒。提取物可显著降低实验性鹌鹑动脉粥样硬化斑块的发生率。水煎剂对硫代乙胺（TAA）中毒所致的大鼠实验性肝损伤具保护作用，而醇提物则作用不明显。水提取物可明显地抑制 2,4,6-三硝基氯苯所致的小鼠接触性皮炎，抑制二甲苯所致的耳壳及蛋清所致的小鼠足炎症反应；100mg/kg 剂量能明显抑制苦基氯（PC）诱发的小鼠迟发型超敏反应（DTH）。此外，本药还具有抗菌、抗胃溃疡、抗肿瘤、镇痛等作用。落新妇苷能明显对抗 MSU 所致大鼠痛风性关节炎；增加大白鼠的排尿总量；抑制小白鼠醋酸扭体反应次数；能延长小鼠热板引起的痛反应潜伏期。赤土茯苓苷能增强小鼠特异性免疫和体液免疫功能，可抑制小鼠的细胞免疫功能；2mg/L、10mg/L、50mg/L 剂量对小鼠利血平型、应激型、大鼠幽门结扎型胃溃疡均有保护作用；对 Langendoff 离体大鼠非循环灌流模型，可保护缺血再灌注心肌超氧化物歧化酶，降低脂质过氧化产物丙二醛的含量，增加再灌注后冠状动脉流量、冠状动脉阻力，促进心肌收缩幅度，减轻心脏水肿；腹腔注射能明显减轻小鼠缺血心肌超微结构损伤，能使双侧颈总动脉结扎造成的不完全脑缺血小鼠的生存时间延长，减轻脑梗死面积。

【制剂】 蒙药：明目二十五味丸，土茯苓七味汤散。

苗药：肤舒止痒膏，洁阴灵洗剂，康妇灵胶囊。

彝药：复方鹿仙草颗粒。

傣药：乳癖安消胶囊。

附注：全国各地以"土茯苓"入药的植物较多，《贵州中标》(88)在"土茯苓"条下收载了菝葜 *Smilax china* L.，该种的根茎在《湖南中标》(93)和《贵州中民标》(03)中又作"红土茯苓"，而《中国药典》《部标维药》、江西、江苏、山东、上海、河南、浙江等以"菝葜"之名收载，其功能主治与光叶菝葜 *Smilax glabra* 不同，不宜混用。

《湖南中标》(93,09)在"土茯苓"条下收载的基源植物为同科植物肖菝葜 *Heterosmilax japonica* Kunth 或云南肖菝葜 *H. yunnanensis* Gagnepain（短柱肖菝葜）的干燥根茎，又称"白土茯苓"，为地方习用品，功能主治为"清热利湿，解毒消肿，通利关节。用于湿热淋浊，带下，疔疮，痈肿，瘰疬，疥癣，梅毒，汞中毒所致肢体拘挛，筋骨疼痛"。与光叶菝葜 *S. glabra* 有相似之处，但是否能同样使用还有待研究，应按制剂批文规定使用。

土 荆 芥

【民族药名】 苗药（锐虾请，加姜给），彝药（鼻尼色），傣药（柏芸幸藤）。

【来源】 藜科植物土荆芥 *Chenopodium ambrosioides* L. 的带有果穗的干燥地上部分。

【标准】 部标成方（八册，附录，93），广西中标（90），贵州中民标（03），福建中标（06）。

【功能主治】 苗药：祛风除湿，杀虫止痒，活血止痛。用于风湿痹痛，皮肤湿疹，疥癣，钩虫病，蛔虫病，蛲虫病，咽喉肿痛，跌打损伤，蛇虫咬伤，下肢溃烂，烂脚丫。

彝药：用于外感风寒，皮肤风湿痹痛，钩虫，蛔虫，痛经，经闭，虫蛇咬伤。

傣药：用于风寒感冒，钩虫病，皮肤瘙痒，湿疹。

中药：祛风行气，除湿杀虫。用于湿疹，疥癣，钩虫病，蛲虫病，蛔虫病，感冒，痢疾，风湿性关节痛，白带，产后血晕，跌打损伤，外伤出血，毒蛇咬伤，毒虫蜇伤。

植物类药材

【用法与用量】3~15g。外用适量,煎水洗或捣烂敷患处。有毒,不宜多服、久服,服前不宜用泻药;孕妇及肾、心、肝功能不良或消化道溃疡者禁服。

【化学成分】含挥发油:柠檬烯(limonene,占油的32.6%),反式松香芹醇(trans-pinocarveol,26.7%),松香芹酮(pinocarvone),黄樟醚(safrole),土荆芥酮(aritasone),($1R,2S,3S,4S$)-1,2,3,4,-tetrahydroxy-p-menthene 等;黄酮类:槲皮素(qercetin),槲皮素-7-O-α-L-鼠李糖苷(quercetin-7-O-α-L-rhamnopyranoside),山奈酚-7-O-α-L-鼠李糖苷(kaempferol-7-O-α-L-rhamnopyranoside),山奈酚-3,7-O-α-L-二鼠李糖苷(kaempferol-3,7-di-O-α-L-rhamnopyranoside),万寿菊素(quercetagitin)等;其他:土荆芥苷(ambroside),藜芦苷B(chenopodoside B),蚱蜢酮(grasshopper ketone),α-菠菜甾醇(α-chondrillasterol),β-谷甾醇(β-sitosterol),4-isopropyl-1-methyl-4-cyclohexene-1,2,3-triol,丁香脂素(syringaresinol),4-hydroxy-4-methyl-2-cyclohexen-1-one,苄基-β-D-葡萄糖苷(benzyl-β-D-glucopyranoside),N-3-羟基-4-甲氧基苯乙基反式阿魏酸酰胺(N-trans-feruloyl 4′-O-methyl dopamine),N-p-香豆酰酪胺{4-hydroxy-N-[2-(4-hydroxyphenyl)ethyl]-benzamide}等。

α-菠菜甾醇　　　丁香脂素　　　万寿菊素

【药理作用】具有抗癌作用,叶的乙醇提物可以抑制小鼠肿瘤细胞的生长,这可能与其本身的抗氧化作用有关。对鸟型结核杆菌在体内有很轻度的抑制作用;并有显著的抗溃疡及抑制幽门螺杆菌的作用。挥发油对真菌如发癣菌有良好的抑制作用。土荆芥油为一种杀肠虫药(主要成分为驱蛔素),对蛔虫先兴奋,后麻痹,最后产生不可逆性强直;对钩虫也有效,但略差;对阿米巴痢疾亦有效;对绦虫效果较差。

【制剂】苗药:姜黄消痤搽剂,十二味疼通搽剂。

附注:《中国药典》收载的"荆芥"为唇形科植物荆芥 *Schizonepeta tenuifolia* Briq. 的干燥地上部分,其功能主治与本品不同,应注意区别,按制剂批文规定使用(参见"荆芥"条)。

土 荆 皮

【来源】松科植物金钱松 *Pseudolarix amabilis* (Nelson) Rehd. 的干燥根皮或近根树皮。

【标准】中国药典,山东中标(95),香港中标(第七期)。

【功能主治】中药:杀虫,止痒。用于手足癣,头部疥癣,瘙痒,神经性皮炎,湿疹。

【用法与用量】有毒,仅外用,适量,醋浸或酒浸涂擦,或研末调涂患处。

【化学成分】含二萜类：土荆皮甲酸、乙酸、丙酸（pseudolaric acids A~C），土荆皮甲酸葡萄糖苷（pseudolaric acid A-O-β-D-glucopyranoside），土荆皮乙酸葡萄糖苷（pseudolaric acid B-O-β-D-glucopyranoside），土荆皮 F 酸、G 酸、H 酸（pseudolaric acids F~H）；三萜类：金钱松呋喃酸（pseudolarifuroic），桦木酸（betulinic acid），isopseudolaritone A，pseudolarolidess Q~S；挥发油类：棕榈酸（n-hexadecanoic acid），十七烷酸，(Z,Z)-9,12-十八烷二烯酸，α-杜松醇（α-cadinol），环氧-α-没药烯（α-bisabolene epoxide），豆蔻酸（tetradecanoic acid），正十五烷酸；有机酸类：熊果苷（arbutin），异香草醛（isovanillin），阿魏酸（ferulic acid），香草酸（vanillic acid），儿茶素（catechin）；其他类：苯甲酸甲酯阿洛糖苷（pseudolaroside C），莽草酸（shikimic acid），莽草酸甲酯（methyl shikimate），芒柄花苷（ononin），毛蕊异黄酮-7-O-β-D-葡萄糖苷（calycosin-7-O-β-D-glucoside），长寿花糖苷（roseoside），淫羊藿次苷 B_5（icariside B_5），β-谷甾醇（β-sitosterol），胡萝卜苷（daucosterol）。《中国药典》规定含土荆皮乙酸（$C_{23}H_{28}O_8$）不得少于 0.25%；《香港中标》规定含土荆皮甲酸（$C_{22}H_{28}O_6$）和土荆皮乙酸（$C_{23}H_{28}O_8$）的总量不少于 0.30%。

土荆皮甲酸　　　　土荆皮乙酸　　　　白桦脂酸

【药理作用】土荆皮乙酸对球拟酵母菌和白念珠菌的抑制作用显著，对发癣菌和石膏样小孢子菌也有抑制作用。土荆皮乙酸对肝癌 BEL-7402、直肠癌 SW620、胃癌 SGC7901、膀胱癌 5637 等细胞株有明显的细胞毒活性，对卵巢癌 SKOV3 和宫颈癌 HeLa 细胞有明显的抑制作用。土荆皮乙酸的碳酸氢钠溶液皮下注射、肌内注射、灌胃和静脉给药，对大鼠和家兔均能产生明显的抗早孕作用，用土荆皮乙酸的羧甲基纤维素钠混悬液给大鼠、家兔及狗灌胃给药，也可产生明显的抗早孕作用。还具有抗血管生成的作用。

【制剂】苗药：清肤止痒酊。

附注：土荆皮的基源植物的学名，《中国药典》2000 年版前各版、《山东中标》曾使用 *Pseudolarix kaempferi*（Lindl.）Gord.，《中国植物志》将其作为 *P. amabilis* 的异名。

土 牛 膝

【民族药名】苗药（酒桑喀喀列里，洁得闹密背），傣药（怀咙，怀哦龙，怀哦聋，怪俄囡，牙快伍克，让让），彝药（日拱甲，尼那节栽）。

【来源】苋科植物土牛膝 *Achyranthes aspera* L. 的干燥根及根茎。

【标准】湖南（93，09），贵州中民标（03）。

【功能主治】苗药：凉血止血，化瘀止痛。用于痢疾，痈疖，风湿骨痛风火牙痛，肾炎，滞产，闭经，尿路结石，小儿肺炎。

傣药：清火解毒，祛风，利水，活血止痛。用于"四塔"不足所致"多温多约，贺来，拢栽线栽歪，冒米想"（体弱多病，自汗，心慌心悸，乏力），"拢泵档多"（全身水肿，尿少），"拢沙龙接火"（咽喉肿痛），"纳勒冒沙么，纳勒蒿来列哦毫"（月经不调，带下量多，恶臭），"拢梅兰申"（风寒湿痹证，肢体关节酸痛，屈伸不利），"割鲁了先哈嘎兰"（产后肢体麻木）。

彝药：用于风湿性关节炎，月经不调，经来腹痛，白浊湿淋，胎盘滞留。

中药：活血散瘀，祛湿利尿，清热解毒。用于淋病，尿血，经闭，癥瘕，风湿关节痛，脚气，水肿，痢疾，疟疾，白喉，痈肿，跌打损伤。活血散瘀，利尿除湿，清热解暑。用于淋证，尿血，经闭，咽喉肿痛，风湿性关节炎。

【用法与用量】9~15g。孕妇慎用。傣医认为本品服用过量可伤及"风塔"而导致气喘无力。

【化学成分】含昆虫变态激素类成分：β-蜕皮甾酮（β-ecdysterone），25-S-牛膝甾酮（25-S-inokosterone），25-R-牛膝甾酮（25-R-inokosterone）等；三萜皂苷类：齐墩果酸（oleanolic acid），齐墩果酸-28-O-β-D-吡喃葡萄糖苷（oleanolic acid-28-O-β-D-glucopyranoside）；其他：土牛膝碱（achyranthine），β-胡萝卜苷（β-daucosterol）等。

齐墩果酸　　　　　　β-蜕皮甾酮

【药理作用】土牛膝水提取物对二甲苯致小鼠耳郭肿胀、鸡蛋清引起的大鼠足跖肿胀以及急性炎症导致的腹腔毛细血管通透性均有不同程度的抑制作用。水煮液对正常小鼠空腹血糖无明显降低作用，能降低四氧嘧啶糖尿病模型小鼠的空腹血糖水平。所含生物碱能使麻醉犬心脏收缩力加强，血压上升，呼吸短暂兴奋；能拮抗各种物质所致肠管和子宫平滑肌痉挛。苯或三氯甲烷提取物对小鼠有避孕作用；苯提取物一次性给予家兔50mg/kg，有100%的堕胎作用。煎剂在试管内对金黄色葡萄球菌、乙型链球菌、白喉杆菌、炭疽杆菌、伤寒杆菌、铜绿假单胞菌、痢疾杆菌有不同程度抗菌作用。

【制剂】苗药：金乌骨通胶囊。

附注：《上海中标》《江苏中标》中收载的"土牛膝"的基源为牛膝 *A. bidentata* Bl.，该种《中国药典》以"牛膝"之名收载，具有补肝肾、强筋骨功效，与土牛膝有所不同；但因常将河南沁阳、武陟等地的栽培牛膝称"怀牛膝"，而将其他地区野生的牛膝 *A. bidentata* 称"土牛膝"，通常用于治咽喉痛，故《上海中标》《江苏中标》以"土牛膝"之名收载的可能是牛膝 *A. bidentata* 的野生品。同时一些地方也有以土牛膝 *A. aspera* 充牛膝的情况，应注意区别（参见"牛膝"条）。

各地称"土牛膝"的异物同名品较多，常见的有尖叶牛膝 A. japonica Nakai（= 少毛牛膝 A. bidentata Blume var. japonica Miq.）、柳叶牛膝 A. longifclia Makino、红褐粗毛牛膝（褐叶土牛膝）A. aspera L. var. rubro-fusca Hook. f.、钝头牛膝（钝叶土牛膝）A. aspera L. var. indica L.（=A. obtusifolia L.）等，是否合适还有待研究。

《部标成药》（第五册，92）附录中以"土牛膝"之名、《广东中标》（04）、《广西中标》（96）在"广东土牛膝"条下收载的基源为菊科植物华泽兰 Eupatorium chinense L. 的根，为地方习用品，功能主治为"清热解毒，凉血利咽。用于白喉，咽喉肿痛，感冒高热，麻疹热毒，肺热咳嗽；外用于肿痛，毒蛇咬伤"，与土牛膝 A. aspera 是否可同样使用有待研究，应按制剂批文规定使用。

菟丝草（金丝草，菟丝子藤）

【民族药名】藏药（朱匣琼瓦，竹下巴），维药（色日克月改，阿夫忒蒙，阿福体门，可卡述西，艾非提蒙，阿卡斯比里），傣药（嘿罕，喝哈），彝药（们依是）。

【来源】旋花科植物菟丝子 Cuscuta chinensis Lam. 或南方菟丝子 Cuscuta australis R. Br. 的干燥地上部分。

【标准】部标维药（99），部标成方（九册，附录，94），上海中标（94）。

【功能主治】藏药：用于肝、肺、筋脉发热，黄疸型肝炎，心脏病，吐血，便血，衄血，糖尿病，痛疽，疔疮，中毒性发热，肺炎，热性头痛。

维药：清除异常黑胆质及黏液质，散气通阻，解郁除狂，清脑安神。用于头痛头晕，精神错乱，皮肤粗糙，便秘食少，肢体抽搐，关节疼痛。老年人服用可防止异常黑胆质的生成。

傣药：用于目痛，发热，口舌起泡。

彝药：用于衄血，吐血，便血，痢疾，黄疸，淋浊，带下，痛疽，湿疹，疔疮，痱疹，阳痿遗精，腰膝酸软，急性结膜炎，视力减退，头晕，心慌。

中药：利水消肿。用于水肿胀满。

【用法与用量】35~60g；维药 9~12g。维医认为本品不宜多煎，宜后下；不宜用于胆液质性气质、热性气质、肺部有疾患及儿童，需配伍阿拉伯胶、西黄芪胶使用。

【化学成分】含黄酮类：槲皮素（quercetin），紫云英苷（astragalin），金丝桃苷（hyperin），槲皮素-3-O-β-D-半乳糖-7-O-β-D-葡萄糖苷（quercetin-3-O-β-D-glucose-7-O-β-D-glucoside），山奈酚（kaempferol），异鼠李素（isorhamnetin），d-芝麻素（d-sesamin）；甾体类：β-谷甾醇（β-sitosterol），胡萝卜苷（daucosterol），豆甾醇（stigmasterol），β-谷甾醇-3-O-β-D-吡喃木糖苷（β-sitosterol-3-O-β-D-xylopyranoside），菜油甾醇（campesterol），胆固醇（cholesterol）；挥发油：2-戊基呋喃（2-pentylfuran），十二烷（dodecane），3-丁烯-2-醇（3-buten-2-ol），糠醛（furfural），2-呋喃甲醇（furfuryl alcohol），庚醛（heptanal），冰片（borneol），α-萜品醇（α-terpineol），石竹烯（β-caryophyllene）；木脂素类：菟丝子苷 A、B（cuscutosides A、B），新菟丝子苷 A~C（neocuscutossides A~C）；生物碱类：苦参碱（matrine），槐醇（sophoranol），甲基金雀花碱（methylcytisine）；其他类：多糖，寡糖等。

槲皮素　　　　　　　β-谷甾醇　　　　　　　槐醇

【制剂】维药：温胃阿亚然及片。

附注：文献记载，藏医还药用杯花菟丝子 *C. cupulata* Engelm.、欧洲菟丝子 *C. europaea* Linn.、金灯藤 *C. japonica* Choisy 的全草。维医也药用金灯藤 *C. japonica*。

《部标成方》（八册，附录，93）收载的"金丝草"为禾本科植物金丝草 *Pogonatherum crinitum*（Thunb.）Kunth. 的全草，为不同药物，应注意区别。

菟丝子（大菟丝子）

【民族药名】藏药（竹下巴，牛匣琼瓦，朱匣琼瓦），蒙药（希日-奥日-阳古，希拉-乌日阳古，斯日古德），维药（色日克月改欧如合，塞力克鱼给乌拉盖，阿夫忒蒙子，阿福提木尼子），苗药（嘎巴叉龚，达拉锅朱，确，谷的升）。

【来源】旋花科植物菟丝子 *Cuscuta chinensis* Lam.、南方菟丝子 *Cuscuta australis* R. Br.、金灯藤 *Cuscuta japonica* Choisy 的干燥成熟种子。

【标准】中国药典，新疆维标（93），贵州中标规（65），四川中标（79，87），新疆药标（80），台湾中药典范（二册，85），贵州中标（88），内蒙中标（88），湖南中标（93，09），贵州中民标（03），台湾中药典（04），广西壮标（11），香港中标（第六期）。

【功能主治】藏药：补肝肾，益精壮阳，强筋骨，止泻。用于肝、肺、筋脉发热，中毒性发热，肺炎，热性头痛，腰膝酸痛，遗精，目暗，消渴。

蒙药：用于肝热，肺热，脉热，毒热，遗精，腰腿酸痛，目昏，耳鸣，泄泻，尿频余沥，先兆流产，胎动不安。

维药：发散，熟化，止痛，泻胆汁，开窍，安神等。用于胃虚，内脏出血，月经过多，黑胆汁引起的各种疾病，胃、肝、脾脏障碍，贫血，黄疸等。

苗药：补肾益精，养肝明目，固胎止泻。用于腰膝酸软，益精，阳痿，早泄，不育，消渴，淋浊，遗尿，目昏耳鸣，胎动不安，流产，泄泻。

中药：补益肝肾，固精缩尿，安胎，明目，止泻；外用消风祛斑。用于肝肾不足，腰膝酸软，阳痿遗精，遗尿尿频，肾虚胎漏，胎动不安，目昏耳鸣，脾肾虚泻；外治白癜风。

【用法与用量】3~12g；苗药 6~15g。外用适量，炒制后研末调敷患处。苗医认为阴虚火旺、阳强不痿、大便燥结之症禁服。

【化学成分】含黄酮类：金丝桃苷（hyperoside），紫云英苷（astragalin），异鼠李素

(isorhamnetin)，山奈酚(kaempferol)，槲皮素(quercetin)等；其他：d-芝麻素(d-sesamin)，β-谷甾醇(β-sitosterol)，豆甾醇(stigmasterol)，β-香树精(β-amyrin)，三萜酸类，树脂苷，糖类。《中国药典》《广西壮标》《香港中标》规定金丝桃苷($C_{21}H_{20}O_{12}$)不得少于0.10%；《香港中标》规定含山奈酚($C_{15}H_{10}O_6$)不少于0.020%。

山奈酚　　　　　　金丝桃苷

【药理作用】菟丝子提取物对雄激素部分缺乏大鼠具有生殖保护作用。水提物能显著提高精子悬液SOD活力，降低MDA含量，对ROS造成的精子膜、顶体结构和精子线粒体功能损伤具有明显的保护作用；可提高致衰大鼠神经细胞抗氧化物酶的活性，降低自由基代谢产物的含量，抑制非酶糖基化反应，减少自由基生成，明显增强D-半乳糖所致衰老模型小鼠的红细胞免疫功能，表现出抗衰老作用；能降低血清GPT、GOT水平，提高血清SOD水平，保护肝细胞，抑制肝损伤；水提取液灌胃给予服用半乳糖的大鼠，可延缓大鼠白内障的形成。醇提液对D-半乳糖衰老模型大鼠脾淋巴细胞DNA损伤具有保护作用，且具有时间依赖。总黄酮可抑制睾丸细胞凋亡，降低溴隐亭致SD孕鼠流产模型的流产率。此外，菟丝子还具有降血糖、调节免疫、保护心脑血管系统等作用。

【制剂】藏药：十一味黄精颗粒。

蒙药：明目二十五味丸。

维药：护肝布祖热颗粒，舒肢巴亚待都司片，行滞罗哈尼孜牙片(菟丝草)，炎消迪娜儿糖浆，止痛努加蜜膏。

傣药：鹿仙补肾片。

附注：《藏药志》记载，拉萨、青海及云南西北部的藏医还药用同属的杯花菟丝子 *C. cupulata*、欧洲菟丝子 *C. europaea* 的种子，称"竹下巴"。《内蒙中标》在"大菟丝子(金灯藤)"(大菟丝子 *C. japonica* 的种子)条下附注说明，主要在哲蒙等地使用，不得代菟丝子 *C. chinensis* 药用。维医药古籍《拜地依药书》记载"此药有两种，产于'依克热提'和'买克代斯'地区的为佳品"，近代文献认为金灯藤 *C. japonica* 为"依克热提"产，菟丝子 *C. chinensis* 为"买克代斯"产。维医还使用全草，称"菟丝草"，功能主治为"清除异常黑胆质及黏液质，用于头痛头晕，精神错乱，皮肤粗糙，便秘食少，肢体抽搐，关节疼痛。老年人服用可防治异常黑胆质的生成"，与种子不同。彝医、傣医均使用全株(参见"菟丝草"条)。

豌豆花

【民族药名】藏药(山唛,掐破孜孜,山唛梅朵),蒙药(豌豆-音-其其格,豌豆-宝日其根-其其格,萨拉米-莫德格,宝日楚根-其其格)。

【来源】豆科植物豌豆 *Pisum sativum* L. 的干燥花。

【标准】部标藏药(附录,95),部标蒙药(98),内蒙蒙标(86)。

【功能主治】藏药:活血调经,益肾,止血。用于肾病,月经过多,诸出血症。

蒙药:止血,止泻。用于吐血,便血,崩漏等各种出血症,肠刺痛,腹痛,腹泻,赤白带下。

【用法与用量】3~9g。

【制剂】藏药:八味西红花止血散。

蒙药:止血八味散。

附注:藏医还用豌豆 *P. sativum* 的种子,功能解毒、降低胆固醇,用于肿毒引起的六腑疾病、痘疮等,与花不同。

万丈深

【民族药名】彝药(塔路娃),傣药(独根药)。

【来源】菊科植物万丈深 *Crepis lignea* (Vant.) Babc. 及同属数种植物的干燥根。

【标准】云南药标(74,76)。

【功能主治】彝药:用于肺痈痰阻,肝肾阴虚,食积不化,小儿疳积,气滞饱满,乳闭,疮疡肿毒。

傣药:用于黄水疮。

【用法与用量】15~30g。煎服或浸酒服。

【化学成分】(绿茎还阳参 *Crepis phoenix*)含蒲公英赛醇(taraxerol),香树素(amyrin),香树素乙酸酯(amyrin acetate),表-香树素乙酸酯(*epi*-amyrin acetate),β-谷甾醇(β-sitosterol),β-谷甾醇-吡喃葡萄糖苷等。

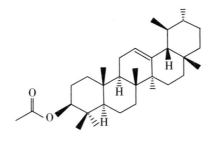

香树素乙酸酯

【制剂】彝药:平眩胶囊,香藤胶囊。

附注:《中国植物志》中,*C. lignea* 的中文名使用"绿茎还阳参",而"万丈深"的学名为 *Crepis phoenix* Dunn。

"万丈深"见于《云南中草药选》,《全国中草药汇编》记载还有同属植物竹叶万丈深 *C. phoenis* Dunn(=*Crepis phoenix*)的根同样使用。《云南药标》(74,96)还以"芜菁还阳参"之名记载有芜菁还阳参 *C. napifera*(Franch.)Babc.,据《彝药志》和《楚彝本草》记载,用于胃痛、支气管炎、咽喉炎、百日咳、跌打损伤,与万丈深不同。

王 不 留 行

【民族药名】蒙药(苏吉古勒胡-乌日,苏珠勒胡-乌热)。

【来源】石竹科植物麦蓝菜 *Vaccaria segetalis*(Neck.)Garcke 的干燥成熟种子。

【标准】中国药典,部标成方(十册,附录,95),贵州中标规(65),新疆药标(80),台湾中药典范(85),台湾中药典(04),香港中标(第三期,10)。

【功能主治】蒙药:补乳。用于乳汁不下,血瘀经闭,痈肿。

中药:活血通经,下乳消肿,利尿通淋。用于经闭,痛经,乳汁不下,乳痈肿痛,淋证涩痛。

【用法与用量】5~10g。孕妇慎用。

【化学成分】含黄酮类:王不留行黄酮苷(vaccarin), meloside A, 芹菜素-6-*C*-阿拉伯糖-葡萄糖苷(apigenin-6-*C*-arabinosyl glucoside), segetoside J, 异肥皂草苷(isosaponarin);三萜类:王不留行皂苷 A~D(vacsegosides A~D), 王不留行次皂苷(vaccarosides A~C,可能为王不留行皂苷水解的产物), segetosides B~I, dianoside G; 环肽类:王不留行环肽 A~D、E(segetalins A~D、E); 挥发油:肉豆蔻酰胺(6.49%), 正二十八烷(10.40%), 油酸酰胺(24.24%)等; 其他类:腺苷(adenosine), 腺嘌呤(adenine), (+)-(*S*)-*N*,*N*,*N*-三甲基色氨酸内铵盐[(+)-(*S*)-*N*,*N*,*N*-trimethyl tryptophane betabine], 植酸钙镁(phytin), 豆甾醇(stigmasterol), 氢化阿魏酸, 硬脂酸, *E*-3-苯基-2-丙烯酸(*E*-3-phenyl-2-propenoic acid)。《中国药典》规定含王不留行黄酮苷($C_{32}H_{38}O_{19}$)不得少于 0.40%;《香港中标》规定含王不留行环肽 A($C_{31}H_{43}N_7O_6$)不少于 0.028%。

王不留行黄酮苷

王不留行环肽 A

【药理作用】王不留行提取物具有抗着床、抗早孕作用；水煎剂（0.25%~0.5%）和醇浸液具有子宫兴奋作用；醇提取物对离体豚鼠子宫有收缩作用。醇提物可通过抑制大鼠慢性膀胱颈梗阻模型的膀胱逼尿肌细胞凋亡和平滑肌细胞的退化状态，从而改善逼尿肌功能。王不留行总黄酮能促进人微血管内皮细胞（HMEC-1）的增殖，总皂苷则可抑制 HMEC-1 的增殖，而提取物对内皮细胞有良好的抑制作用，能抑制血管生成。王不留行环肽 A 具有抑制血管生成作用。具有抗凝血、降低全血黏度作用。水提液可促进牛乳蛋白合成，且具有和雌激素、催乳素相似的作用，在转录和翻译水平调节泌乳基因的表达。

【制剂】苗药：前列倍喜胶囊。

附注：《中国药典》1963 年版及贵州、台湾的标准中使用"王不留行 Vaccaria pyramidata Medic." 学名，《中国植物志》中将其作为 Vaccaria segetalis 的异名。

《广西中标》（90）收载的"王不留行"、《广东中标》（04）收载的"广东王不留行"的基源为桑科植物薜荔 Ficus pumila L. 的干燥花序托，为地方习用品，功能主治为"祛风利湿，活血解毒。用于风湿痹痛，泻痢，淋病，跌打损伤，痈肿疮疖"，与麦蓝菜 V. segetalis 为不同科属植物，两者的功能主治是否存在差异，尚值得进一步研究，应按制剂批文规定使用。

《云南中标》（彝药，05）中收载有"滇王不留行/惰志齐"，为锦葵科植物拔毒散 Sida szechuensis Matsuda 的地上部分，功能清热解毒、活血通经、消肿、通乳，用于痈疮肿毒、乳痈、闭经、产后乳汁不通、胸胁疼痛、跌打损伤、骨折，应为不同药物，不得与王不留行混用。

委陵菜（翻白草）

【民族药名】藏药（鞠赤雅巴），蒙药（陶来音-汤乃，陶来音-唐奈，陶赖音-唐奈）。

【来源】蔷薇科植物委陵菜 Potentilla chinensis Ser. 的干燥全草。

【标准】中国药典，内蒙蒙标（86）。

【功能主治】藏药：清热解毒，凉血止痢。用于赤痢腹痛，久痢不止，胃痛，肠炎，痔疮出血，痈肿疮毒。

蒙药：清热，止血，止痢。用于感冒，血热，脉热，肺热，包如病，咳血，血痢，痈肿，便血，疟病，疖，崩漏。

中药：清热解毒，凉血止痢。用于赤痢腹痛，久痢不止，痔疮出血，痈肿疮毒。

【用法与用量】9~15g。外用鲜品适量，煎水洗或捣烂敷患处。

【化学成分】含黄酮类：槲皮素（quercetin），芹菜素（apigenin），芦丁（rutin），山奈酚-3-O-β-D-葡萄糖苷（kaempferol-3-O-β-D-glucoside），山奈酚-3-O-α-L-鼠李糖苷（kaempferol-3-O-α-L-rhamnoside），芹菜素-6-β-D-葡萄糖苷（apigenin-6-β-D-glucoside），芹菜素-7-O-β-D-葡萄糖醛酸（apigenin-7-O-β-D-glucuronide），翻白叶苷（potengriffioside A），5，7，4′-三羟基黄酮（5，7，4′-trihydroxyflavone）；酚酸类：没食子酸（gallic acid），苯甲酸（benzoic acid），3，3′-二甲氧基鞣花酸（ellagic acid-3，3′-dimethyl ether），3，3′，4-三甲氧基鞣花酸（ellagic acid-3，3′，4-trimethyl ether），刺蒺藜苷（tiliroside，银椴苷）；三萜类：齐墩果酸（oleanolic acid），2α-羟基齐墩果酸，熊果酸（ursolic acid），2α-熊果酸，覆盆子酸（fupenzic acid），2-氧代-坡模醇酸（2-oxopomolic acid）；其他类：β-谷甾醇（β-sitosterol），胡萝卜苷（daucosterol），布卢姆醇A（blumenol A），没食子酸（gallic acid）等。《中国药典》规定含没食子酸（$C_7H_6O_5$）不得少于 0.030%。

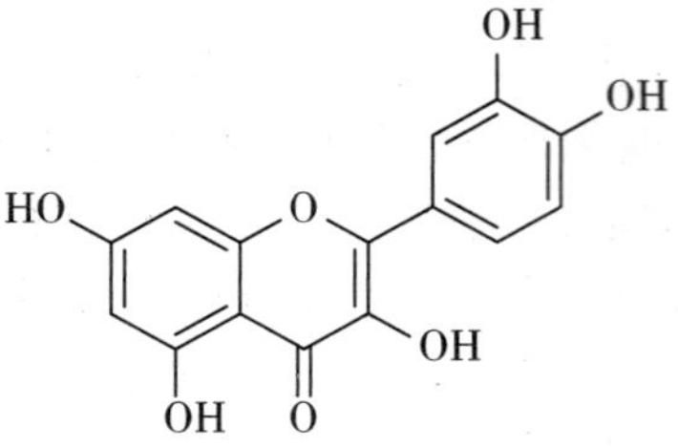

槲皮素 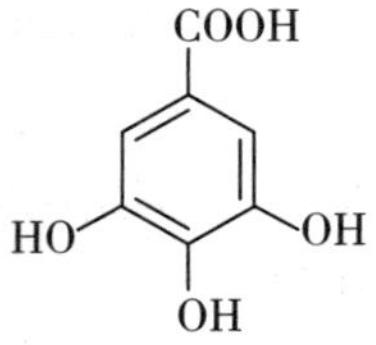　　没食子酸 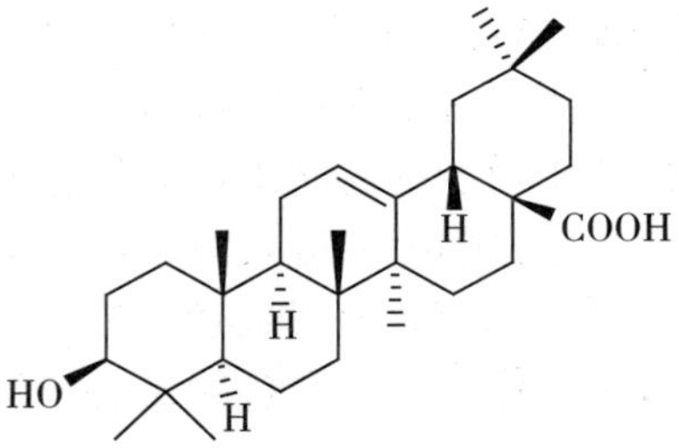　　齐墩果酸

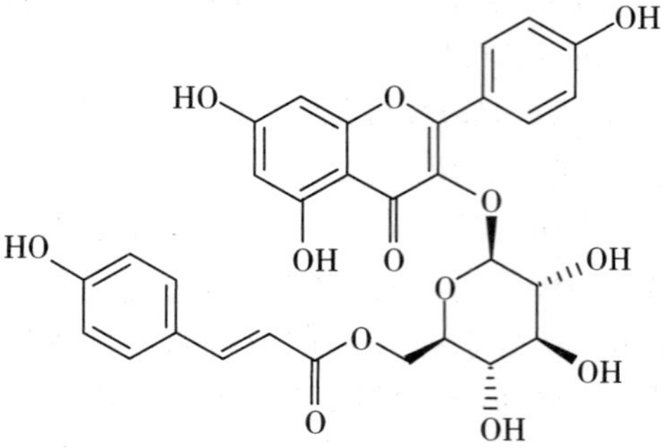

刺蒺藜苷 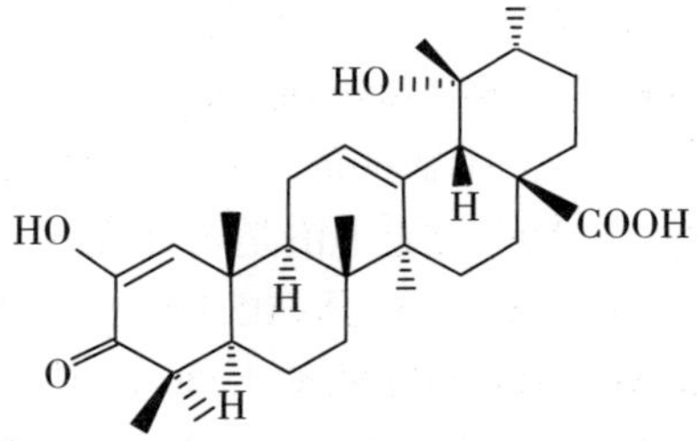　　覆盆子酸

【药理作用】委陵菜各组分均具有一定的控制糖尿病小鼠血糖作用,其中粗黄酮组分及生物碱组分能降低糖尿病小鼠空腹血糖,生物碱组分可提高血清胰岛素水平。积雪草酸对乙醇所致的大鼠肝损伤具有一定的保护作用;对CCl_4致肝纤维化大鼠有保护作用。提取液能有效地抑制细菌的生长,对供试菌的最低抑菌浓度金黄色葡萄球菌为6%,大肠埃希菌为10%,枯草芽孢杆菌为8%,变形杆菌为12%。

【制剂】苗药:博性康药膜。

附注:《贵州中标》(88)收载有"委陵菜根",为委陵菜 *P. chinensis* Ser. 和西南委陵菜 *P. fulgens* Wall. ex Hook. 的根,其功能主治与全草不尽相同。《中国药典》1977年版还曾收载有"莓叶委陵菜",为同属植物莓叶委陵菜 *P. fragarioides* L. 的根及根茎,功能主治为"止血。用于月经过多,功能性子宫出血,子宫肌瘤出血",与"委陵菜"不同。据考证,《内蒙蒙标》又称委陵菜 *P. chinensis* 的全草为"翻白草",《中国药典》及上海、山东等省标准中收载的"翻白草"均为同属植物翻白草 *P. discolor* Bge. 的全草。据考证,"委陵菜"之名始见于《救荒本草》,又名"翻白菜",为委陵菜 *P. chinensis* 的根或全草;"翻白草"之名也始见于《救荒本草》,为翻白草 *P. discolor* 的全草,其功能主治为"清热解毒,止痢,止血。用于湿热泻痢,痈肿疮毒,血热吐衄,便血,崩漏",与委陵菜不尽相同,应注意区别。其功能主治与委陵菜不尽相同。

《中国藏药》记载藏医药古籍文献中未见有委陵菜 *P. chinensis* 的记载,但民间医生也使用全草。

威灵仙（灵仙藤）

【民族药名】 苗药（谜姜），彝药（塔路娃），傣药（独根药）。

【来源】 毛茛科植物威灵仙 Clematis chinensis Osbeck、棉团铁线莲 Clematis hexapetala Pall.、东北铁线莲 Clematis mandshurica Rupr.、山木通 Clematis finetiana H. Leveille & Vaniot 的干燥根和根茎。

【标准】 中国药典，四川中标（77，87），新疆药标（80），台湾中药典范（85），湖南中标（93，09），江西中标（96），浙江中标（2000），广西壮标（11），香港中标（第六期）。

【功能主治】 苗药：用于跌打，风湿痛，骨鲠咽喉，便秘，偏头痛。

中药：祛风湿，通经络。用于风湿痹痛，肢体麻木，筋脉拘挛，屈伸不利。

【用法与用量】 6~10g。

【化学成分】 含三萜类：clematichinenosides A~C, clematomandshuricasaponins A~D, huzhongoside B，常春藤皂苷元（hederagenin），齐墩果酸（oleanolic acid）；黄酮类：山奈酚（kaempferol），槲皮素（quercetin），柚皮素（naringenin），3，5，6，7，8，3c，4c-七甲氧基黄酮（3，5，6，7，8，3c，4c-heptamenthoxy flavone），蜜柑黄素（nobiletin），甘草素（liquiritigenin），7，4-二羟基-二氢黄酮（7，4-dihydroxyflavanone），芒柄花素（formononetin），大豆素（daidzein），染料木素（genistein），鸢尾苷（tectoridin）；木脂素类：clemaphenol A，松脂素（pinoresinol），表松脂素，罗汉松脂素（matairesinol），异落叶松脂素（isolariciresinol），(+)-syringaresinol；有机酸类：阿魏酸（ferulic acid），异阿魏酸（isoferulic acid），丁香酸（syringic acid），香草酸（vanillic acid），棕榈酸（palmitic acid），亚油酸（linoleic acid）；其他：原白头翁素（protoanemonin），白头翁素（anemonin），白头翁内酯（anemonol），clemochinenoside A，5-羟甲基-2(5H)-呋喃酮（5-hydroxymethyl-5H-furan-2-one），5-羟甲基呋喃甲醛（5-hydroxymethyl-2-furancarboxaldehyde），胡萝卜苷（daucosterol）等。《中国药典》2010年版规定含齐墩果酸（$C_{30}H_{48}O_3$）和常春藤皂苷元（$C_{30}H_{48}O_4$）各不得少于0.30%；《香港中标》规定（东北铁线莲）含齐墩果酸（$C_{30}H_{48}O_3$）不少于0.47%。

常春藤皂苷元　　　芒柄花素　　　白头翁素

【药理作用】 威灵仙总皂苷的抗癌活性较好，能够杀伤体外培养的移植性肿瘤细胞 S_{180A}（肉瘤腹水型）、EAC（艾氏腹水型）和 HepA（肝癌腹水型），且不会减轻实验小鼠的体重。能减少冰醋酸引起的小鼠扭体的次数，表现出显著的镇痛作用；对热刺激引起的疼痛反应，能明显提高小鼠的痛阈值；能明显减轻二甲苯导致的小鼠耳郭肿胀值，降低毛细血管的通透性，明显抑制炎症早期引起的组织水肿和渗出。原白头翁素对大肠埃希菌、链球菌、结核菌有抑制作用；白头翁素对金黄色葡萄球菌、链球菌、白喉杆菌、结核杆菌、大肠埃希菌和革兰氏阴性菌有效；对志贺氏痢疾杆菌、皮肤真菌有强杀菌能力。棉团铁线莲50%的浸膏能降低麻醉犬的血压；对离体蟾蜍的心脏有先抑制、后兴奋的作用。威灵仙制剂对小鼠、大鼠、豚鼠都有极强的抗利尿作用；可显著降低血尿酸，同时因其有极强的抗炎作用，因而能有效地保护肾脏，治疗高尿酸引起的肾病。能促进肠平滑肌的运动，松弛鼠离体回肠平滑肌，对抗组胺或乙酰胆碱引起的回肠收缩反应；还能促进大鼠的胆汁分泌，醇提物可促进狗分泌胆汁并松弛其总胆管末端括约肌，表现出较好的利胆作用。

【制剂】蒙药：舒筋十二味丸。

苗药：金乌骨通胶囊。

附注：《中国植物志》中，*C. mandshurica* 被作为辣蓼铁线莲 *C. terniflora* DC. var. *mandshurica*（Rupr.）Ohwi 的异名。

蒙医也药用棉团铁线莲 *C. hexapetala*（伊日给）和东北铁线莲 *C. mandshurica*，但以地上部分入药，功能调温、破痞、燥"协日乌素"、止腐、消肿、止泻，用于胃痞、石痞、大肠痞、食痞等寒性痞症、消化不良、寒性"协日乌素"病、"吾雅曼"病、黄水疮、疮痈、水肿、寒泻，其功能主治与《部标蒙药》(98)和《内蒙蒙标》(86)收载的"细叶铁线莲"（芹叶铁线莲 *C. aethusifolia* Turcz. 的干燥带花叶枝条）相同，但药用部位有差异。蒙药"舒筋十二味丸"处方中使用"威灵仙"名称，当是中药"威灵仙"（药用根及根茎）（参见"细叶铁线莲"条）。

《甘肃中标》(08)、《河南中标》(91)、《山东中标》(02)等收载的"铁丝威灵仙""铁灵仙"为百合科菝葜属（*Smilax*）植物鞘柄菝葜 *Smilax stans* Maxim.、黑叶菝葜 *Smilax nigrescens* Wang et. Tang ex P. Y. Li、华东菝葜 *Smilax sieboldii* Miq.、短梗菝葜 *S. scobinicaulis* C. H. Wright 等的根及根茎，为地方习用品，与铁线莲属的威灵仙是否有相同的功效还有待研究，应按制剂批文规定使用。

榅 桲 子

【民族药名】维药（比也欧如合，楔楂，撒法而者里子，艾布力赛排尔吉力，比依达乃）。

【来源】蔷薇科植物榅桲 *Cydonia oblonga* Mill. 的干燥成熟种子。

【标准】部标维药(99)，新疆维标(93)。

【功能主治】维药：清除肠胃干热，除烦安神，生津止咳。用于大便秘结，烦躁不安，口干津少，咳嗽，肺结核。

【用法与用量】3~5g。维医认为本品对胃寒者有害，可引起胃下垂，可以白砂糖、小茴香矫正。

【化学成分】种子含有黏液质（约20%），苦杏仁苷 [D-(-)-amygdalin hydrate，约0.53%]，肉豆蔻酸（myristic acid），脂肪油等。果实含糖（10.58%）：果糖（6.27%）等；有机酸（1.22%）：苹果酸（malic acid），酒石酸（tartaric acid），枸橼酸（citric acid）等；其他：鞣质，原果胶，挥发油等。果皮含有香气特异的庚基乙基醚、壬基乙基醚（nonyl ethyl ether）。

苦杏仁苷

【药理作用】榅桲子与其他药物合用外用时,因含大量黏液质,能减少刺激并延缓吸收。

【制剂】维药:解毒苏甫皮赛尔塔尼胶囊,热感赛比斯坦颗粒。

附注:《药物之园》记载榅桲为一种植物果实……果实呈梨形或苹果状,分为甜、酸和酸辣三种。作为水果,又称"木梨",榅桲在我国新疆、东北、河北、陕西等地有栽培,但当地并不药用。目前维医使用的榅桲子药材主要为进口,《药物之园》记载的果味不同是产地差异还是栽培品种的差异还有待研究。而《注医典》《宝色宫殿》《拜地依药书》等维医药文献记载不同果味的榅桲的药性也有差别。

榅桲的果实维医也药用,《部标维药》《新疆维标》另条以"榅桲果"和"榅桲"(比也)之名收载,功能主治为"补脑益心,增益精神力,助胃利水,止渴,止咳,止血止泻。用于头晕心慌,神疲乏力,食少胃弱,泻痢咳喘,咯血,呕恶,口渴尿闭",与种子不同,应注意区别。

文冠木(小叶鼠李)

【民族药名】藏药(赞旦生等,森等玛保,生等,桑当),蒙药(霞日-森等,僧登,协日-僧登,西拉-森等)。

【来源】无患子科植物文冠木 *Xanthoceras sorbifolia* Bunge 的干燥茎干。

【标准】中国药典(77),部标藏药(95),藏标(79),青海藏标(92),内蒙蒙标(86)。

【功能主治】藏药:消肿止痛,燥血,干黄水。用于风湿性关节炎,皮肤风湿,风湿内热,麻风病。

蒙药:燥"协日乌素",清热,消肿,止痛。用于游痛症,痛风症,热性"协日乌素"病,"吾雅曼"病,青腿病,皮肤瘙痒,癣,脱发,黄水疮,风湿性心脏病,关节疼痛,淋巴结肿大,浊热。

【用法与用量】9~15g。外用煎汤洗患处。

【化学成分】含黄酮类:$2\alpha,3\beta$-二氢杨梅素($2\alpha,3\beta$-dihydromyricetin,白蔹素),$2\alpha,3\beta$-二氢槲皮素($2\alpha,3\beta$-dihydro-quercetin),$2\beta,3\beta$-表儿茶素($2\beta,3\beta$-epicatechin),$2\beta,3\beta$-表没食子儿茶素($2\beta,3\beta$-epigallocatechin),杨梅素(myricetin),杨梅苷(myricitrin),槲皮素(quercetin),(-)-左旋表儿茶素[(-)-epicatechin],(-)-表没食子儿茶素[(-)-epigallocatechin]等;三萜类:齐墩果酸(oleanolic acid),24-亚甲基环木菠萝烷-3-醇(24-methylenecycloartan-3-ol),3-氧代甘遂-7,24-二烯-21-酸(3-oxotirucalla-7,24-dien-21-oic acid),29-羟基-3-氧代甘遂-7,24-二烯-21-酸(29-hydroxy-3-oxotirucalla-7,24-dien-21-oic acid),29-O-乙酰基-3-氧代甘遂-7,24-二烯-21-酸(29-O-acetyl-3-oxotirucalla-7,24-dien-21-oic acid)等;香豆素类:秦皮苷(fraxin),文冠

木素 [7,9-dihydroxy-4-methyl-2,4a-10,10a-tetrahydro-pynano(3,2-b)(1)benzopyran-2-one]，七叶内酯(aesculetin，秦皮乙素)，2,5-二甲氧基对苯醌(2,5-dimethoxy benzoquinone)；蒽醌类：大黄素甲醚(physcione)，大黄酚(chrysophanol)，大黄素(emodin)；其他：β-谷甾醇(β-sitosterol)，豆甾醇(stigmasterol)，α-菠菜甾醇(α-spinasterol)，多种脂肪酸。

$2\alpha,3\beta$-二氢杨梅素　　　　槲皮素　　　　秦皮苷

【药理作用】 文冠木正丁醇提取物(BEX)能抑制炎症早期的渗出和水肿，拮抗炎症中期白细胞趋化和游走，抑制炎症晚期肉芽肿的形成。甲醇提取物具有中度抗HIV-1PR活性。乙酸乙酯提取物有显著的镇痛消炎作用，其活性强于阿司匹林。文冠木所含皂苷能够促进正常小鼠学习记忆功能，拮抗氢溴酸东莨菪碱亚硝酸钠、40%(W)乙醇和戊巴比妥钠所致的记忆和空间分辨障碍。文冠木中所含杨梅素、白蔹素、表儿茶素、表没食子儿茶素和槲皮素均具有抑制血小板聚集的活性。

【制剂】 蒙药：森登四味汤散，文冠木十味汤散，云香十五味丸。

附注：《中国植物志》中，*X. sorbifolia* 的中文名使用"文冠果"。

本品《中国药典》1977年版曾以"文冠木"之名收载。《晶珠本草》记载"生等"按颜色不同分为红、黄、白3种。文献记载各地藏医习用的基源植物也不同。文冠木为"檀红生等(赞旦生等，红者)"，质优，青海、甘肃、内蒙古等地习用；西藏、云南藏医多用鼠李科植物西藏猫乳 *Rhamnella gilgitica* Mansf. et Melch.、小叶鼠李 *Rhamnus parvifolia* Bunge，为"檗黄生等(杰巴生等，黄者)"，质硬，《部标藏药》《藏标》《西藏藏标》以"生等""赛尔等""松生等""生等膏/生等砍扎"之名收载；《青海藏标》在"小叶鼠李/桑当"条下则同时收载了小叶鼠李 *R. parvifolia* 和文冠木 *X. sorbifolia*；四川(德格)藏医习用三尖杉科植物粗榧 *Cephalotaxus sinensis* (Rehd. et Wils.)Li，属"松木生等"(白者)，质轻，但《部标藏药》收载的"松生等"为鼠李科植物。有关标准和文献中记载的各种"生等"的功效及临床应用有一定差异，应按制剂批文规定使用。

《中国藏药》记载，也有以苏木(豆科植物苏木 *Caesalpinia sappan* L. 的茎或心材)作红生等使用的，两者应为不同的药物(参见"苏木"条)。

无 花 果 叶

【民族药名】 维药(安居尔，安居尔优普日密克，提尼叶，安只而叶，拜日格安吉尔，安吉尔卡皮提)。

【来源】桑科植物无花果 Ficus carica L. 的干燥树叶。

【标准】部标维药(附录,99),江苏中标(增补,89),贵州中民标(03),新疆未成册标准(06)。

【功能主治】维药:生干赤肤,发汗除废,软坚除疣,清除厚垢,祛斑生辉,祛风止痒,防脱发,防腐,接骨,固血溶血,拔毒消肿,开通刚猛血脉,解疯狗及毒虫之毒。用于顽固性癣症,各种斑点,皮肤白斑,白癜风,皮肤瘙痒,荨麻疹,眼部瘙痒,脱发,骨折,出血不凝,血瘀不化,脓疮不退,肛门血脉堵塞,疯狗咬伤,毒虫叮伤。

中药:清热去湿,消肿解暑。用于痔疮,疮毒肿痛,湿热泄泻。

【用法与用量】15~25g。外用适量,煎水洗患处。

【化学成分】含香豆素类:补骨脂素(psoralen),3,4-环氧补骨脂素(3,4-epoxide psoralen),3,4-环氧-5-甲氧基补骨脂素(3,4-epoxide-5-methoxy psoralen),8-甲氧基补骨脂素(8-methoxypsoralen,花椒毒素),花椒毒酚(xanthotol),香柑内酯(bergapten),伞形花内酯(umbelliferone)等;其他:邻苯二甲酸二(2-乙基己基)酯(di-2-ethylhexyl phthalate-d4),邻苯二甲酸二丁酯(dibutyl phthalate),β-香树脂醇(β-amyrin),β-谷甾醇等。

8-甲氧基补骨脂素　　花椒毒酚　　伞形花内酯

【药理作用】体外癌细胞抑瘤率活性测试表明,无花果叶抽提物(主要为补骨脂素、佛手柑内酯)对表皮癌、膀胱癌、肝癌均有显著疗效。提取物具有较强的抗菌活性,对金黄色葡萄球菌、枯草杆菌、四联微球菌、普通变形菌的最低抑菌浓度均为0.025g/ml,对大肠埃希菌、噬夏孢欧文氏菌、灰葡萄孢、枯斑拟盘多毛孢的最低抑菌浓度均为0.050g/ml。水提物对链脲霉素所致糖尿病大鼠具有降低血糖和血脂的作用,而对非糖尿病大鼠的血糖、甘油三酯和总胆固醇无影响。

【制剂】维药:九味痔疮胶囊,驱白白热斯酊。

附注:无花果叶维医仅外用。《贵州中民标》记载外用可能致皮肤过敏。

无花果果实维医也药用,称"安吉尔",具有生湿生热、调节异常黑胆质、强身肥体、改善消化、润肠通便、消炎止咳、消肿通阻、利尿通经功效。

芜 菁 子

【民族药名】藏药(妞玛,那木钦普让母,郎开堆孜,古涂,卡困),维药(查木古尔欧如合,恰麻古儿,百子如力里非提,吐胡米谢力海米)。

【来源】十字花科植物芜菁 Brassica rapa L. 的干燥成熟种子。

【标准】部标维药(99),新疆维标(93)。

【功能主治】藏药:解毒。用于各种食物中毒。

维药：益肾助阳，健胃消食，散气利尿。用于性欲减退，咳喘气短，腰酸肢软，小便不利，面色无华。

中药：明目，清热利湿，利尿。用于青盲，目暗，黄疸，痢疾，小便淋痛，头痛。

【用法与用量】5~10g。维医认为本品可在肠内产生气体，并引起热性气质者的头痛，可以各类醋酸糖浆、罂粟壳、白砂糖矫正。

【化学成分】含黄酮类：槲皮素（quercetin），山柰酚-3-O-芸香糖苷（kaempferol-3-O-rutinoside）；三萜类：齐墩果酸（oleanolic acid），熊果酸（ursolic acid）；挥发油类：异硫氰酸-3-丁烯酯（3-butenyl isothiocyanate），2-甲基-3-丁烯腈（2-methyl-3-butenenitrile），5-甲硫基戊腈[5-(methylthio)pentanenitrile]，异硫氰酸丁酯（butyl isothiocyanate），异硫氰酸-3-丁烯酯（3-butenyl isothiocyanate），异硫氰酸烯丙酯（allyl isothiocyanate），葡萄糖异硫氰酸戊-4-烯酯（glucobrassicanapin）；其他类：前告伊春（progoitrin），葡萄糖庭芥素（glucoalyssine），芥酸（erucic acid），亚油酸（linoleic acid），β-谷甾醇（β-sitosterol），菜油甾醇（brassicasterol），微量元素，氨基酸。

槲皮素　　　　齐墩果酸　　　　异硫氰酸丙烯酯

【药理作用】芜菁子中的不饱和脂肪酸具有防止细胞衰老、改善血液循环、降低血液黏稠度、降血压、调节血脂、增强记忆等多种生物活性。所含异硫氰酸酯类成分对肺癌、膀胱癌、前列腺癌、食管癌等实体肿瘤及血液肿瘤具有抗肿瘤作用。

【制剂】维药：罗补甫克比日丸。

附注：《中国植物志》中，*Brassica rapa* 的中文名使用"芜青"。

乌　梅

【民族药名】蒙药（哈日-桂勒斯），苗药（枝勾背），傣药（埋骂风，嘛风）。

【来源】蔷薇科植物梅 *Prunus mume*（Sieb.）Sieb. et Zucc. 的干燥近成熟果实。

【标准】中国药典，贵州中标规（65），新疆药标（80），台湾中药典范（85）。

【功能主治】蒙药：用于肺虚久咳，口干烦渴，胆道蛔虫，胆囊炎，慢性腹泻，痢疾，崩漏。

苗药：润肺止咳，健脾消积。用于虚损咳喘，痰中带血，肠风下血，食积胀满。

傣药：用于肺虚久咳，口干烦渴，胆道蛔虫，胆囊炎，细菌性痢疾，慢性腹泻，月经过多，癌瘤，牛皮癣；外用于疮疡久不收口，鸡眼。

中药：敛肺，涩肠，生津，安蛔。用于肺虚久咳，久痢滑肠，虚热消渴，蛔厥呕吐腹痛。

【用法与用量】3~12g。

【化学成分】含有机酸：熊果酸（ursolic acid），枸橼酸（citric acid，柠檬酸），苹果酸（malic acid），草酸（oxalic acid），琥珀酸（succinic acid），延胡索酸（fumaric acid）等；挥发性成分：苯甲醛（benzaldehyde），苯甲醇，乙酸丁酯，松油烯-4-醇（terpinen-4-ol），（E）-2-己烯醇[(E)-2-hexenol]，素馨内酯（jasminelactone）等；其他：5-羟甲基-2-糠醛（5-hydroxymethyl-2-furaldehyde），广藿香醇（patchouli alcohol），苦杏仁苷（amygdalin）等。《中国药典》规定含枸橼酸（$C_6H_8O_7$）不得少于12.0%。

枸橼酸　　　　　苦杏仁苷　　　　　延胡索酸

【药理作用】乌梅及其制剂在体外对大肠埃希菌、伤寒杆菌、霍乱杆菌、百日咳杆菌、炭疽杆菌、白喉杆菌、脑膜炎杆菌、金黄色葡萄球菌、肺炎球菌、溶血性链球菌、人形结核杆菌、铜绿假单胞菌等均有抑制作用，对苍须癣菌等真菌也有一定的抑制作用。乌梅具有抑制人原始巨核白血病细胞核人早幼粒白血病细胞生长的作用；水提物对妇女宫颈癌细胞JTC-26、小鼠肉瘤S_{180}细胞、艾氏腹水癌细胞有体外抑制作用。具有钙离子样拮抗作用；对K^+引起的豚鼠结肠带收缩有较强的拮抗作用。煎剂口服对胆囊有轻微收缩作用。此外，乌梅还有镇咳、抗生育、抗纤维化、抗结石、镇静及抗惊厥等作用。

【制剂】维药：复方卡力孜然酊，沙梅消渴胶囊。

附注：《中国植物志》中，梅的学名记载为 *Armeniaca mume* Sieb.，*Prunus mume* 作为其异名。

乌奴龙胆

【民族药名】藏药（岗嘎琼，岗嘎穿，冈嘎穿，冈噶琼，加参冈嘎琼，冈乃吉阿贝卡，嘎保切图），蒙药（扫布日根-其其格，扫布日干-其其格，岗嘎冲）。

【来源】龙胆科植物乌奴龙胆 *Gentiana urnula* H. Smith 的干燥全草。

【标准】部标藏药（95），藏标（79），青海藏标（92），内蒙蒙标（86）。

【功能主治】藏药：清热解毒，止泻。用于血和"赤巴"并发症，"木布"病，血管闭塞病，中毒性发热，热性腹泻，流行性感冒，咽喉肿痛，黄疸病。

蒙药：清热，解毒，止泻。用于"血协日"热，毒热，热性泻下，便血。

【用法与用量】3~5g。

【化学成分】含环烯醚萜苷类：乌奴龙胆苷A~E（gentiournosides A~E）；其他：黄酮类，鞣质，有机酸等。

乌奴龙胆苷A

【药理作用】乙醇提取物的各极性部位体外对DPPH自由基、羟基自由基和超氧阴离子自由基均有一定的清除作用，也具有一定的还原能力，其中三氯甲烷部位、乙酸乙酯部位效果最佳。

【制剂】藏药：二十五味大汤散，二十五味大汤丸。

附注：藏医药古籍文献《度母本草》云"加参冈嘎琼四角八面顶端尖，茎顶开花似房屋重顶"；《医学千万舍利》云"生长在雪线附近，四角八面象宝塔；顶端花似绿绒蒿"。乌奴龙胆 G. urnula 属龙胆属匍茎组（Sect. Isomeria）平卧系（Ser. Depressae）植物，叶呈扇状截形，覆瓦状排列，其形态较为特殊，分布于西藏、青海西南部，生长于海拔3900~5700m的高山砾石带、草甸和雪线附近的沙石山坡，采集不易，为藏药特色药材，从其分布看，蒙医使用乌奴龙胆系借鉴藏医的用法。

文献记载，不同藏区使用的"岗嘎琼"的基源有差异。西藏藏医所用即乌奴龙胆 G. urnula；云南迪庆藏医所用"岗嘎琼"为矮龙胆 G. wardii W. W. Sm.，该种为匍茎组单花系（Ser. Uniflorae）植物，叶倒卵状匙形，交互对生，分布于云南西北部和西藏东南部，生长于海拔3500~4550m的高山草甸、碎砾石山坡，与乌奴龙胆 G. urnula 有较大差异；青海、甘肃藏医所用为唇形科植物白苞筋骨草 Ajuga lupulina Maxim.，又称"冈朵穷"，该种在川西、青海、甘肃、西藏、山西、河北等地均有分布，多生长于1900~3300m海拔，其叶对生呈四棱形与古籍记载的"四角八面"也相似，但与乌奴龙胆 G. urnula 有显著不同；青海玉树、果洛和西藏昌都地区所用为唇形科植物绵参 Eriophyton wallichii Benth.，该种在分布海拔高度和生境上与乌奴龙胆 G. urnula 较为接近，但形态显著不同。白苞筋骨草 A. lupulina 和绵参 E. wallichii 与"岗嘎琼"实为不同的藏药，白苞筋骨草 A. lupulina，《部标藏药》《青海藏标》以"白苞筋骨草/森蒂（森地、森斗）"之名收载，功能清热解毒，用于炭疽、疔疮、癫痫、虫病；绵参 E. wallichii，《部标藏药》《藏标》《青海藏标》作为"绵参/榜餐布如（榜参布柔、榜餐布日）"收载，功能清热解毒、止咳，用于流行性感冒、温病、肝炎、肺炎、肺脓肿、肺结核、肺热咳嗽、传染性热症，均与乌奴龙胆 G. urnula 不同，应注意区别。

五 匹 风

【民族药名】苗药（加欧娃囊，锐打沟，渣娄整噜闹，枳录枳基）。

【来源】蔷薇科植物蛇含 Potentilla kleiniana Wight. et Arn. 的新鲜或干燥全草。

【标准】四川中标（79），贵州中标（88），贵州中民标（03）。

【功能主治】苗药：清热解毒，止咳化痰，消肿止痛，截疟。用于外感咳嗽，百日咳，高热惊风，咽喉肿痛，疟疾；外用于毒蛇咬伤，腮腺炎，乳腺炎，角膜溃疡，带状疱疹，外伤出血，疔疮，痔疮。

彝药：用于感冒咳嗽，百日咳，咽喉肿痛，小儿高热惊风，疟疾，痢疾，疖疮，外伤出血。

中药：清热定惊，止咳化痰，解毒活血。用于高热惊风，肺热咳嗽，疮疖肿毒，咽喉肿痛，风湿麻木，跌扑损伤。

【用法与用量】9~15g；鲜品加倍。外用适量，煎水洗、捣烂或捣汁涂搽患处，或煎水含漱。

【化学成分】含三萜类：齐墩果酸（oleanolic acid），$2\alpha,3\beta,19\alpha,23$-四羟基-12-烯-28-齐墩果酸（$2\alpha,3\beta,19\alpha,23$-tetrahydroxy-12-ene-28-oleanolic acid），熊果醇（uvaol），熊果酸（ursolic acid），委陵菜素（potentillin），$3\alpha,19,24$-三羟基-12-烯-28-熊果酸（$3\alpha,19,24$-trihydroxy-12-ene-28-ursolic acid），委陵菜酸（tormentic acid），2α-羟基熊果酸（2α-hydroxyursolic acid），$2\alpha,3\alpha,19\alpha$-三羟基-12-烯-28-熊果酸（$2\alpha,3\alpha,19\alpha$-trihydroxy-12-ene-28-ursolic acid），$2\alpha,3\beta,19\alpha,23$-四羟基-12-烯-28-熊果酸（$2\alpha,3\beta,19\alpha,23$-tetrahydroxy-12-ene-28-ursolic acid）；黄酮类：槲皮素-3-O-β-D-葡萄糖苷（quercetin-3-O-β-D-glucoside），槲皮素-3-O-α-L-鼠李糖苷（quercetin-3-O-α-L-rhamnoside），山柰酚-3-O-β-D-鼠李糖苷（kaempferol-3-O-β-D-rhamnoside）；甾醇类：β-谷甾醇（β-sitosterol），胡萝卜苷（daucosterol），豆甾醇（stigmasterol）；其他：长梗马兜铃素（pedunculagin），没食子酸（gallic acid）等。

齐墩果酸

槲皮素-3-O-β-D-葡萄糖苷

β-谷甾醇

委陵菜素

【药理作用】乙醇浸膏的乙酸乙酯部分具有抗菌活性。
【制剂】苗药：痹克颗粒。
附注：《中国植物志》中，*Potentilla kleiniana* 的中文名使用"蛇含委陵菜"。

梧 桐 根

【民族药名】彝药（雏唉）。
【来源】梧桐科植物梧桐 *Firmiana plantanifolia*（L. f.）Mansigli [=*Firmiana simplex*（L.）W. F. Wight] 的干燥根。
【标准】贵州地标（94），贵州中民标（03），湖北中标（09）。
【功能主治】彝药：用于子宫脱垂。

中药：祛风湿，和血脉，通经络，镇咳。用于风湿关节痛，腰膝痹痛，肠风下血，月经不调，跌打损伤，骨折。
【用法与用量】15~30g；鲜品 30~60g。外用适量，捣烂敷患处。
【化学成分】含黄酮类：5,7- 二羟基 -4′- 甲氧基黄酮（5,7-dihydroxy-4′-methoxyflavone）；芪类：3,4,5- 三羟基芪；其他：β- 谷甾醇（β-sitosterol），胡萝卜苷（daucosterol）等。
【药理作用】乙醇和乙酸乙酯提取部位对小鼠氨水所致咳嗽具有明显镇咳作用。
【制剂】苗药：肺力咳合剂，肺力咳胶囊，咳平胶囊。
附注：《湖北中标》中梧桐的学名使用 *F. simplex*（L.）F. W. Wight，《中国植物志》将其作为 *F. platanifolia*（Linn.）Marsili 的异名。

文献记载，蒙医药用梧桐的种子，称"乌英嘎图 - 毛敦 - 乌日"，用于胃痛、伤食腹泻、小儿口疮、须发早白。苗医也药用种子，称"梧桐子（嘎粪豆搓洛）"，功能顺气和胃、健脾消食、止血，用于胃脘疼痛、伤食腹泻、疝气、须发早白、小儿口疮、鼻衄，均与根不同。

文献记载彝医药用的为云南梧桐 *F. major*（W. W. Smith）Hand.-Mazz. 的根皮，但未见有标准收载。

五 味 子

【民族药名】藏药（塔芝，阿比亚，久母），蒙药（乌拉乐吉甘，乌拉勒 - 吉嘎纳，达迪日益格），维药（夏山特拉），苗药（刚针昌），傣药（嘿坚荒）。
【来源】木兰科植物五味子 *Schisandra chinensis*（Turcz.）Baill.、华中五味子 *Schisandra sphenanthera* Rehd. et Wils.、红花五味子 *Schisandra rubriflora* Rehd. et Wils.、柔毛五味子 *Schisandra pubescens* Hemsl. et Wils.、翼梗五味子 *Schisandra henryi* Clarke 的干燥成熟果实。
【标准】中国药典，内蒙蒙标（86），新疆药标（80），四川中标（87,80），湖南中标（09），香港中标（第四期）。
【功能主治】藏药：改善血液循环，止吐泻，助消化。用于寒热泄泻，呕吐呃逆，四肢无力，呼吸困难，高血压。

蒙药：止泻，止呕，平喘，开欲。用于寒下呕上，久泻不止，胃寒，嗳气，盗汗，自汗，遗精，神经衰弱，关节瘀恶血，肠刺痛，久咳气喘。

维药：润肺安神，生津止汗，温肾生精。用于气虚咳嗽，心悸失眠，体倦多汗，口干，肾气不足，腰膝酸软，肝病，黄疸。

苗药：用于肺虚喘咳，口干作渴，自汗，盗汗，劳伤羸瘦，梦遗滑精，久泻久痢。

傣药：用于咳喘，自汗，遗精，久泻，神经衰弱，跌打损伤。

中药：收敛固涩，益气生津，补肾宁心。用于久嗽虚喘，梦遗滑精，遗尿尿频，久泻不止，自汗盗汗，津伤口渴，内热消渴，心悸失眠。

【用法与用量】2~9g。

【化学成分】含木脂素类：五味子素(schisandrin, 五味子醇甲)，伪γ-五味子素(pseudo-γ-schizandrin)，去氧五味子素(deoxyschisandrin)，新五味子素(neoschizandrin)，五味子醇乙(schisandrol B)，五味子酯甲、乙(schisantherins A、B)，五味子甲素、乙素(schizandrins A、B)，华中五味子酯(schisanlherin)，戈米辛A(gomisin A)等；挥发油：倍半菖烯(sesquicarene)，β_2-没药烯(β_2-bisabolene)，β-花柏烯(β-chamigrene)，α-侧柏烯(α-thujene)，樟烯(camphene)，α-衣兰烯(α-ylangene)等；三萜类：黑五味子酸(nigranoic acid)，南五味子酸(kadsuric acid)，甘五酸(ganwuweizic acid)等；其他：多糖等。《中国药典》规定含五味子醇甲($C_{24}H_{32}O_7$)不得少于0.40%；《香港中标》规定含五味子醇甲($C_{24}H_{32}O_7$)和五味子乙素($C_{23}H_{28}O_6$)不少于0.65%。

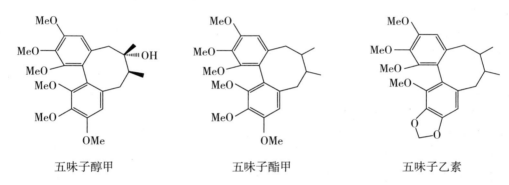

五味子醇甲　　　　　五味子酯甲　　　　　五味子乙素

【药理作用】五味子可通过增强抗氧化防御系统和清除自由基，抑制Aβ1-42诱导的小鼠记忆障碍。提取液具有抑制心肌收缩性能，减慢心率的作用。挥发油具有镇咳作用，能间接调节中枢神经系统。五味子多糖可使衰老小鼠已萎缩的胸腺及脾脏明显增大变厚，胸腺皮质细胞数及脾淋巴细胞数明显增加，脾小结增大，提示可提高衰老小鼠的免疫功能；能抑制S_{180}荷瘤生长，并对免疫器官（脾脏、胸腺）具有刺激增生的作用，五味子多糖合用环磷酰胺的抑瘤率达74.5%；所含木脂素能抑制肿瘤细胞的生长，促进肿瘤细胞凋亡；能明显抑制高钙、高钾及去甲肾上腺素等物质引起的血管收缩，使血管得到松弛和舒张。五味子醇乙对多种药物诱导的小鼠肝损伤，豚鼠和大鼠急性肝损伤均有抑制作用，还能显著拮抗对乙酰氨基酚引起的肝细胞毒性。此外，五味子还具有增强免疫、延缓衰老、降血糖等作用。

【制剂】蒙药：明目二十五味丸，清肝二十七味丸。

傣药：灯盏生脉胶囊。

附注：《中国植物志》中，红花五味子的学名为 *Schisandra rubriflora* (Franch). Rehd. et Wils.; *S. pubescens* 的中文名使用"毛叶五味子"，而柔毛五味子的学名使用 *S. tomentella* A.

C. Smith。

五味子药材商品中，来源于五味子 *S. chinensis* 者习称"北五味子"，来源于华中五味子 *S. sphenanthera* 者习称"南五味子"，现《中国药典》将其分别收载，两者功能主治相同。来源于翼梗五味子 *S. henryi* 者又称"西五味子"（四川）。《中国植物志》记载的"南五味子"为南五味子属（*Kadsura*）植物南五味子 *Kadsura longipedunculata* Finet et Gagnep.，其果实未见药用记载。

五味子属（*Schisandra*）我国有近20种，除上述种类外，尚有其他种类的果实也在各地作五味子药用，常见的有灰五味子 *S. glaucescens* Diels（湖北，湖南）、兴山五味子 *S. incarnata* Stapf（湖北）、云南五味子 *S. henryi* Clarke var. *yunnanensis* A. C. Smith（云南）、球蕊五味子 *S. sphaerandra* Stapf（西藏，云南）、白花球蕊五味子 *S. sphaerandra* Stapf f. *pallida* A. C. Smith（云南，西藏），但未见有标准收载，应按制剂批文规定使用。

午香草

【民族药名】彝药（窝蛸诗，窝消诗，车巴枝）。

【来源】菊科植物粘毛香青 *Anaphalis bulleyana*（J. F. Jeffr.）Chang 的干燥全草。

【标准】云南中标（彝药，05），云南药标（74，96）。

【功能主治】彝药：祛风散寒，止咳化痰，和胃止泻。用于风寒感冒，咳嗽多痰，咽痛，腹胀腹痛，泄泻，痢疾。

中药：清热利湿，止咳，截疟。用于感冒，咳嗽痰喘，乳蛾，泄泻，小便涩痛，淋证，小儿疳积，疟疾，顿咳。

【用法与用量】中药 9~12g；彝药 15~30g。

【药理作用】体外具有较好的清除自由基的能力。

【制剂】彝药：咽舒口服液。

附注：粘毛香青 *A. bulleyana* 为我国特有种，分布于四川西部、云南西北部和北部等地，云南丽江、中甸等地称"午香草"，全株有强烈芳香，干燥后也具有经久的香气。

五香血藤（红木香，内风消）

【民族药名】苗药（那信定），彝药（俄培牛，俄倍牛，绕诺七格）。

【来源】木兰科植物南五味子 *Kadsura longipedunculata* Finet et Gagnep. 的干燥藤茎或根。

【标准】云南中标（彝药，05），贵州中标（88），上海中标（94），江西中标（96），贵州中民标（03），福建中标（06）。

【功能主治】苗药：理气止痛，祛风通络，活血消肿。用于胃病，腹痛，风湿麻木疼痛，经闭腹痛，月经不调，跌打损伤。

彝药：舒筋活血，温经止痛。用于肝肾虚弱，腰膝酸软，风湿疼痛，跌打损伤，痛经，月经不调，脘腹冷痛。

中药：理气止痛，祛风通络，活血消肿。用于胃痛，腹痛，风湿痹痛，痛经，月经不调，产后腹痛,咽喉肿痛,痔疮,无名肿毒,跌扑损伤。

【用法与用量】 9~15g;研末 1~1.5g;彝药 15~30g。外用适量,煎水洗,或研末调敷患处。

【化学成分】 含木脂素:五味子酯甲、乙、丙、丁、戊(schisantherins A~E),安五脂素(anwulignan),安五酸(anwuweizic acid),d-表加巴辛,襄五脂素(chicanine),d-表绿黄素(d-epigalbacin),五味子酚(schisanhenol),华中五味子醇(schisandrol),华中五味子酯(schisantherin)B,翼梗五味子酚(schisanhenol),华中五脂素,6-O-苯甲酰戈米辛,华中五味子酮(schisandron),去氧五味子素(deoxyschisandrin),当归酰戈米辛 P(angeloylgomisin P),巴豆酰戈米辛(tigloylgomisin P),右旋-戈米辛 K3,苯甲酰戈米辛 P、Q(benzoylgomisins P、Q),戈米辛 U(gomisin U),苯甲酰戈米辛 U,巴豆酰戈米辛 O,表戈米辛 O,五味子丙素(schisandrin C),五味子醇甲(schisandrin,五味子素),五味子醇乙(schisandrol B)等;挥发油:花侧柏烯(cuparene,16.82%),罗汉柏烯(15.64%),2-(2-pheny-cyclo-hexyloxy)-ethanol(13.41%),α-檀香烯(14.30%),杜松萜烯(12.79%),β-雪松烯(12.30%)等。

五味子酯甲　　　　α-檀香烯　　　　花侧柏烯

【药理作用】 体外试验表明,五味子甲素对肝微粒体药酶有诱导作用,可使 P450 浓度、NADPH-细胞色素 C 还原酶、氨基比林脱甲基酶、微粒体蛋白均显著增加。五味子酯甲能显著降低小鼠及大鼠氨基转移酶的作用,并能对抗 CCl_4 所造成的病理损害。此外,五香血藤还具有抗溃疡、促进蛋白质合成、肿瘤抑制等作用。

【制剂】 苗药:枫荷除痹酊,复方胃痛胶囊。

彝药:消乳癖胶囊。

附注:南五味子 *K. longipedunculata* 各地药用的部位和药名不同,云南药用藤茎(五香血藤),贵州以根入药(五香血藤),上海用根(红木香),江西用藤茎(内风消),北京用根皮(川槿皮),内蒙古用根皮(紫荆皮),新疆、山东用树皮(紫荆皮),应注意区别。

乌　药

【民族药名】 蒙药(哈日-额莫),苗药(黑急莲,乌药仔)。

【来源】 樟科植物乌药 *Lindera aggregata* (Sims) Kosterm. 的干燥块根。

【标准】 中国药典,新疆药标(80),台湾中药典范(85),香港中标(第六期)。

【功能主治】 蒙药:用于脘腹胀痛,小便频多,痛经,疝气,风湿疼痛,跌打伤痛,外伤出血。

苗药：用于慢性胃炎，风湿性腰腿痛，疝气，小儿遗尿，跌打肿痛，外伤出血。

中药：行气止痛，温肾散寒。用于寒凝气滞，胸腹胀痛，气逆喘急，膀胱虚冷，遗尿尿频，疝气疼痛，经寒腹痛。

【用法与用量】6~10g。

【化学成分】含挥发油：龙脑（borneol），乙酸龙脑酯（bornyl acetate），柠檬烯（limonene），β-葎草烯（β-humulene），β-水芹烯（β-phellandrene），愈创醇（guaiol）等；呋喃倍半萜内酯类：香樟烯（lindestrene），乌药烯（lindenene），乌药醇（lindenenol），乌药醚（linderoxide），乌药醚内酯（linderane），伪新乌药醚内酯（pseudoneolinderane），乌药酮（lindenenone），新乌药酮内酯（neolindenenonelactone），乙酸乌药酯（lindenenyl acetate），乌药内酯（linderalactone），异乌药内酯，表-二氢异乌药内酯（epidihydroisolinderalactone），异呋喃吉玛烯（isofuranogermacrene），乌药环戊烯二酮（linderone）等；生物碱类：波尔定（boldine），去甲异波尔定（norisoboldine），linderaline，(−)-pallidine，protosinomenine，laudanosoline 3′,4′-dimethyl ether，木姜子碱（laurolitsine），原荷叶碱（pronuciferine），牛心果碱（reticuline）等；查耳酮类：球松素查耳酮（pinostrobin chalcone），帕夏查耳酮（pashanone），乌药双查耳酮等；其他：蓟黄素（cirsimaritin），5,7-二羟基-6,8-二甲氧基黄酮（5,7-dihydroxy-6,8-dimethoxyflavone），甲基赤芝酮（methyllucidone），松属素（7-dihydroxyflavanone），肉桂酸（cinnamic acid）等。《中国药典》规定含乌药醚内酯（$C_{15}H_{16}O_4$）不得少于0.030%，含去甲异波尔定（$C_{18}H_{19}NO_4$）不得少于0.40%；《香港中标》规定含乌药醚内酯（$C_{15}H_{16}O_4$）不少于0.14%，含去甲异波尔定（$C_{18}H_{19}NO_4$）不少于0.40%。

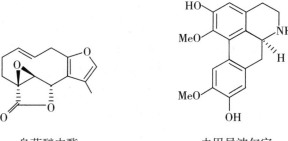

乌药醚内酯　　　　　　去甲异波尔定

【药理作用】乌药的水、醇提取物均有明显的镇痛、抗炎活性；总生物碱可显著抑制大鼠继发性足肿胀，增加大鼠体重，而对原发性足跖肿胀仅呈抑制趋势。水煎液对呼吸道合胞病毒，柯萨奇病毒B_1、B_3、B_4组有明显的抑制作用，抑制指数均为4个对数；乌药的水和醇提取物对单纯疱疹病毒也有明显的抑制作用。具有延长小鼠负重游泳时间和降低运动后小鼠血清尿素含量的作用，可用于抗疲劳。水煎液可明显提高家兔胃电幅值，有兴奋和增强胃运动节律作用。提取物对家兔离体肠段有明显抑制作用，同时能对抗乙酰胆碱、磷酸组胺、氯化钡所致肠肌痉挛。水煎液能显著抑制溃疡形成，对抗乙醇诱发的细胞损伤，具有细胞保护作用。可解除结石滞留，增加输尿管平滑肌的扩张和蠕动，最终达到结石排出。水提取物可使糖尿病小鼠肾小球面积扩大、细胞数量增多，肾小球纤维化指数下降，延缓糖尿病肾病的进展而不影响糖代谢和血压。

【制剂】藏药：二十五味大汤散，二十五味大汤丸。

附注：《中国药典》1990年版之前各版、《新疆药标》及台湾的标准中收载的乌药基源植物曾使用 *Lindera strychnifolia* F. Vill. 学名，《中国植物志》将其作为 *Lindera aggregata* 的异名。

吴　茱　萸

【民族药名】蒙药（毕特格图，胡珠），苗药（豆欧卡）。

【来源】芸香科植物吴茱萸 *Evodia rutaecarpa*（Juss.）Benth.、石虎 *Evodia rutaecarpa*（Juss.）Benth. var. *officinalis*（Dode）Huang 或疏毛吴茱萸 *Evodia rutaecarpa*（Juss.）Benth. var. *bodinieri*（Dode）Huang 的干燥近成熟果实。

【标准】中国药典，贵州中标规（65），新疆药标（80），贵州中民标（附篇，03），台湾中药典（04），香港中标（第三期，10）。

【功能主治】蒙药：用于胃腹冷痛，恶心呕吐，反酸嗳气，腹泻，蛲虫病；外用于高血压，湿疹。

苗药：散寒止痛，降逆止呕，温中燥湿。用于脘腹冷痛，厥阴头痛，疝痛，痛经，脚气肿痛，呕吐吞酸，寒湿泄泻。

中药：散寒止痛，降逆止呕，助阳止泻。用于厥阴头痛，寒疝腹痛，寒湿脚气，经行腹痛，脘腹胀痛，呕吐吞酸，五更泄泻。

【用法与用量】2~5g。外用适量。

【化学成分】含生物碱：吴茱萸碱（evodiamine），羟基吴茱萸碱（hydroxyevodiamine），吴茱萸因碱（wuchuyine），吴茱萸次碱（rutaecarpine），7-羟基吴茱萸次碱（7-hydroxyrutaecarpine），去氢吴茱萸碱（dehydroevodiamine），吴茱萸卡品碱（evocarpine），二氢吴茱萸卡品碱（dihydroevocarpine），小檗碱（berberine），白鲜碱（dictamnine），6-甲氧基白鲜碱（6-methoxydictamnine），茵芋碱（skimmianine）等；苦味素类：柠檬苦素（limonin），吴茱萸苦素（evodine），吴茱萸内酯醇（evodol），黄柏酮（obacunone），吴茱萸苦素乙酸酯（rutaevine acetate）等；挥发油：月桂烯（myrcene），吴茱萸烯（evodene），吴茱萸内酯（evodine），罗勒烯（ocimene）等；黄酮类：花色苷（arachidoside），异戊烯黄酮（isopentenylflavone）等；其他还含有香豆素类、萜类、甾体、木脂素类、多糖、氨基酸、脂肪酸等。《中国药典》《香港中标》规定含吴茱萸碱（$C_{19}H_{17}N_3O$）和吴茱萸次碱（$C_{18}H_{13}N_3O$）的总量不得少于0.15%，含柠檬苦素（$C_{26}H_{30}O_8$）不得少于1.0%；《香港中标》规定含吴茱萸碱（$C_{19}H_{17}N_3O$）和吴茱萸次碱（$C_{18}H_{13}N_3O$）的总量不得少于0.15%。

吴茱萸碱　　　　　　吴茱萸次碱

【药理作用】吴茱萸水提醇沉液可增强蟾蜍心肌收缩力,增大心排血量,延长大鼠冰水应激状态下出现疲劳的时间。煎剂对喂饲大黄所引起的小鼠腹泻有明显拮抗作用,而对离体肠肌具有双向调节作用,低浓度时兴奋,高浓度时抑制。吴茱萸碱与吴茱萸次碱能抗大鼠心肌细胞缺血再灌注和豚鼠心脏停搏引起的损伤,抗缺血性心律失常;吴茱萸碱具有抑制大鼠胃排空和肠推进作用;吴茱萸次碱对阿司匹林和应激性大鼠胃黏膜损伤有保护作用;吴茱萸次碱能有效延长血栓形成时间,其作用强于阿司匹林。吴茱萸注射液静脉注射对麻醉大鼠和狗有明显升高血压的作用。煎剂、蒸馏液和颗粒剂过滤后,分别静脉注射给予正常兔、犬和实验性肾型高血压犬,均有明显降压作用。此外,吴茱萸还具有抗凝血、镇痛抗炎、抗肿瘤、止泻、收缩子宫等作用。

【制剂】藏药:七味胃痛胶囊。

苗药:复方胃痛胶囊,良姜胃疡胶囊,雪胆胃肠丸,血压安巴布膏。

彝药:肝胆清胶囊,藿香万应散。

附注:《中国植物志》中,*Evodia rutaecarpa* var. *bodinieri* 的中文名使用"波氏吴萸"。

各地作吴茱萸药用的尚有同属植物少果吴茱萸 *E. rutaecarpa*(Juss.)Benth. f. *meioncarpa*(Hand.-Mazz.)Huang(湖南、浙江)、牛纠吴萸 *E. trichotoma*(Lour.)Pierre(广西、云南)、云南吴萸 *E. balansae* Dode(云南),但未见有标准收载,应按制剂批文规定使用。

同属植物单叶吴萸 *E. simplicifolia* Ridl. 的新鲜根叶傣医药用,具有清火解毒、消肿止痛、杀虫止痒、除风利水的功效。

西黄蓍胶(西黄芪胶)

【民族药名】维药(开提拉,坎替拉,可思里牙,可西刺)。

【来源】豆科植物西黄蓍胶树 *Astragalus gummifer* Labill. 及同属植物的树胶。

【标准】中国药典(53),部标维药(附录)。

【功能主治】维药:矫正百味之害,生湿润肺,止咳,止血,清音利喉,通利小便,消炎愈疮。用于干性偏盛所致的各种疾病,如肺燥干咳,咽喉干燥,声音嘶哑,肠道溃疡,尿道疮疡,小便灼热。

【用法与用量】1~4g。外用适量。

【化学成分】水溶性部分含西黄芪胶素(tragacanthin),水解则生成阿拉伯糖、半乳糖、三十烷酸(tetratriacontanoic acid,geddic acid);水不溶性成分含巴索林(bassorin),水解生成西黄芪胶糖(tragacanthose)、木糖、巴索林酸(bassoric acid)。

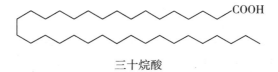

三十烷酸

【制剂】维药:复方巴旦仁颗粒,降糖孜亚比提片,解毒苏甫皮赛尔塔尼胶囊,玛木然止泻胶囊,尿通卡克乃其片,止血开日瓦片。

附注：维医药古籍文献《注医典》记载"西黄芪胶，是一种名为'克塔地'树的树胶"；《药物之园》记载"树多带刺。胶脂分白色和黑色两种，以白色、透明、光滑、味甜者为佳品"。

本品为进口药材，产于伊朗、土耳其、伊拉克、叙利亚、希腊等国。《部标维药》记载也用小亚细亚产黄耆属（Astragalus，紫云英属）其他植物的树干中得到的干燥树脂。

喜马拉雅紫茉莉

【民族药名】藏药（巴朱，哇志，阿夏干达，阿夏嘎扎，夏日瓦，嘎拉苏瓦）。

【来源】紫茉莉科植物喜马拉雅紫茉莉 Mirabilis himalaica (Edgew.) Heim. 的干燥根或块根。

【标准】部标藏药（95），藏标（79），青海藏标（92）。

【功能主治】藏药：温肾，生肌，利尿，排石，干"黄水"。用于胃寒，肾寒，下身寒，阳痿浮肿，膀胱结石，腰痛，关节痛，"黄水"病。

【用法与用量】3~5g。

【化学成分】紫茉莉根含胡芦巴碱（trigonelline），balanoinolin，boeravinones A~F、H，天师酸 [9,12,13-trihydroxy-10(E)-octadecenoic acid]，丁香树脂酚单-β-D-葡萄糖苷，6′-O-(E)-feruloylsucrose，mirabijalones E、F，1-甲基-1,2,3,4-四氢-β-咔啉-3-羧酸，9-O-methyl-4-hydroxyboeravinone B，紫茉莉酰胺，腺苷，蛋白质，豆甾醇（stigmasterol），β-谷甾醇（β-sitosterol），胡萝卜苷（daucosterol）。

胡芦巴碱　　　　　　boeravinone B

【药理作用】喜马拉雅紫茉莉的乙醇提取物对雌性小鼠具有明显的抗生育活性；对肿瘤细胞株 A549、HCT-8 具有较强的生长抑制作用。

【制剂】藏药：六味枸杞口服液，六味枸杞糖浆，十四味羚牛角丸，二十五味儿茶丸，二十五味鬼臼丸，巴桑母酥油丸，石榴日轮丸，五根散，滋补酥油丸。

附注：在植物分类上，《中国植物志》将喜马拉雅紫茉莉 M. himalaica 从紫茉莉属（Mirabilis）中分出，归入山紫茉莉属（Oxybaphus），记载为山紫茉莉 Oxybaphus himalaicus Edgew.，M. himalaica 作为其异名处理。

《晶珠本草》在"墩布（湿生草）类药物"中记载，阿夏嘎扎分上、中、下三类。近代文献认为喜马拉雅紫茉莉 M. himalaica 为中品，其变种中华紫茉莉 M. himalaica var. chinensis Heim.（中华山紫茉莉）为代用品（叶无腺毛）。

喜马拉雅紫茉莉 M. himalaica 仅藏医使用，而其他民族药用紫茉莉 Mirabilis jalapa L.，可能与2种的资源分布有关，前种仅分布于喜马拉西部地区，而后种在我国各地作为观赏花卉广泛栽培。维医称紫茉莉 Mirabilis jalapa 的根为"白党参";《云南中标》(彝药,05)以"紫茉莉根/姆庆维"之名收载了紫茉莉 M. jalapa 的根,功能清热利湿、活血消肿,用于乳痈、赤白带下、月经不调、热淋、痈疮肿毒,与喜马拉雅紫茉莉 M. himalaica 的功效显著不同。

菥蓂子(菥蓂)

【民族药名】藏药(寨卡,寨嘎,查哇嘎,摘嘎,折嘎,折嘎哇),蒙药(恒日格-乌布斯,恒格日格-额泊斯,衡格日格-乌布斯,勃日嘎,套利图-乌布斯)。

【来源】十字花科植物菥蓂 Thlaspi arvense L. 的干燥成熟种子。

【标准】部标藏药(95),藏标(79),青海藏标(92),内蒙蒙标(86)。

【功能主治】藏药:清肺热、肾热,健胃。用于肺热,咳嗽,肾热,睾丸肿大,淋病,消化不良,呕吐。

蒙药:清热,强壮,开胃,利水消肿。用于肺热,肾热,肝火,腰腿痛,恶心,肾震,睾丸肿痛,遗精,阳痿。

中药:清热解毒,明目,利尿。用于目赤红肿,风湿关节炎,脘腹痛。

【用法与用量】2~15g。

【化学成分】种子中含黑芥子苷(sinigrin),芥子酶(myrosinase),挥发油(essential oils),脂肪油,多糖[全草中含黄酮类:木犀草素(luteolin),木犀草素-7-O-β-D-葡萄糖苷(cynaroside),异牡荆苷(isovitexin),芹菜素(apigenin),新橙皮苷(neohesperidin),蒙花苷(buddleoside),香叶木素(diosmetin)等]。

黑芥子苷　　　　　　　蒙花苷

【药理作用】提取物对小鼠自发活动无明显影响,表明对中枢神经系统无明显的兴奋或抑制作用;能明显减少小鼠悬尾和强迫游泳的不动时间,具有良好的抗抑郁作用。黑芥子苷具有增加尿酸排泄的作用,可用于痛风治疗。

【制剂】藏药:十三味菥蓂丸。

蒙药:草果健脾散。

附注:蒙医还同样使用同属植物山遏蓝菜 T. thlaspidioides (Pall.) Kitag. (山菥蓂)的种子。

《中国药典》及河南、上海、湖北、湖南等地方标准中以"菥蓂"之名收载了地上部分,功能主治为"清肝明目,和中利湿,解毒消肿。用于目赤肿痛,脘腹胀痛,胁痛,肠痈,水肿,带下,疮疖痈肿"。与标准中收载的藏药、蒙药的药用部位不同。

西南黄芩(条芩,黄芩)

【民族药名】苗药(额嘎),彝药(补业阿史)。
【来源】唇形科植物西南黄芩 Scutellaria amoena C. H. Wright 的干燥根。
【标准】云南药标(74,79),四川中标(80,87),贵州中标(88),贵州中民标(03)。
【功能主治】苗药:清热泻火,燥湿解毒,止血,安胎。用于肺热咳嗽,热病高热神昏,肝火头痛,目赤肿痛,湿热黄疸,泻痢,热淋,崩漏,胎热不安,痈肿疔疮。

彝药:用于泻痢,急性菌痢,腮肿,肺咳,传染性肝炎,肝痛,火眼,小儿急性呼吸道感染,慢性支气管炎,钩端螺旋体病,肾炎,肾盂肾炎,高血压,水膈食积,湿热下注,白浊热淋。

中药:清热燥湿,泻火解毒,安胎。用于瘟病发热,肺热咳嗽,咯血,黄疸,泻痢,目赤,胎动不安,痈肿疮毒。

【用法与用量】3~9g。
【化学成分】含黄酮类:黄芩苷(baicalin),黄芩苷元(baicalein),汉黄芩素(wogonin),汉黄芩苷(wogonoside),2c,4c,6c-三羟基二氢查耳酮 4c-[O-$β$-D-半乳吡喃糖基(1y2)]-O-$β$-D-葡萄吡喃糖苷,5,7,2c-三羟基-6-甲氧基二氢黄酮 7-O-$β$-D-葡萄吡喃糖醛酸苷,(顺式)-5,7,2c-三羟基二氢黄酮,3-O-$β$-D-葡萄吡喃糖苷,(反式)-5,7,2c,6c-四羟基二氢黄酮醇 3-O-$β$-D-葡萄吡喃糖苷,(顺式)-5,7,2c,6c-四羟基二氢黄酮醇 3-O-$β$-D-葡萄吡喃糖苷等;苯乙醇苷:毛柳苷(salidroside,红景天苷),darendosides A、B;其他:白杨素 8-C-$β$-D-葡萄吡喃糖苷,白杨素 6-C-$β$-D-葡萄吡喃糖基-8-C-A-L-阿拉伯吡喃糖苷,($trans$)-5,7,2c,6c-四羟基二氢黄酮醇,5,7,2c,6c-四羟基二氢黄酮,邻苯二甲酸二丁酯,$β$-谷甾醇($β$-sitosterol),胡萝卜苷(daucosterol)等。

黄芩苷　　　　　汉黄芩素

【药理作用】提取物具有抗氧化、调节免疫、抗过敏、抗炎、抗突变和抗致畸作用。黄芩可抑制小鼠及支气管哮喘患者血清 IgE 的产生,明显抑制磷酸二酯酶,增加 cAMP,还可抑制白三烯的生成,表现出抗过敏性哮喘的作用。黄芩苷与黄芩素清除羟基自由基、DPPH、烷自由基的作用呈剂量依赖性,在 10nmol/L 浓度时明显抑制由 Fe^{2+}-Vc、二脒基丙烷 AAPH 或 NADPH 引起的大鼠大脑皮质线粒体脂质过氧化和卵磷脂质体代谢,对培养人体神经细胞瘤 SH-SY5Y 细胞株中,可对抗 H_2O_2 引起的损伤;对人免疫缺陷病毒(HIV)逆转录酶的活性和成人白血病病毒(MLV)逆转录酶有抑制作用。黄芩苷在低于细胞毒浓度时可抑制 T

细胞、HIV-1 型 Env 蛋白,其作用机制系干扰 HIV-1 攻击靶细胞;汉黄芩素和汉黄芩苷能抑制 NADPH 引起的脂质过氧化。

【制剂】苗药:博性康药膜,口鼻清喷雾剂。

彝药:胆胃康胶囊。

附注:《中国植物志》中,*S. amoena* 的中文名使用"滇黄芩"。该种为四川、云南、贵州地方习用的"黄芩"的基源植物之一,标准中也以"黄芩"之名收载。文献记载,*S. amoena* 藏医也作黄芩药用(参见"黄芩"条)。

豨莶草(豨莶)

【民族药名】苗药(稀几觅,锐跑大,窝比哈,窝比乃,蛙方虎,淌刀),傣药(牙闷公,芽闷公),彝药(阿鲁戳,阿都米吉,黑米)。

【来源】菊科植物豨莶 *Siegesbeckia orientalis* L.、腺梗豨莶 *Siegesbeckia pubescens* Makino、毛梗豨莶 *Siegesbeckia glabrescens* Makino 的干燥地上部分或全草。

【标准】中国药典,贵州中标规(65),新疆药标(80),台湾中药典范(85)。

【功能主治】苗药:祛风湿,通经络,清热解毒。用于风湿痹痛,筋骨不利,腰膝无力,半身不遂,高血压,疟疾,黄疸,痈肿疮毒,风疹湿疮,虫兽咬伤。

彝药:用于风湿性关节疼痛,四肢拘挛,半身不遂,肝痛,头痛,咽喉肿痛。

傣药:清火解毒,利水消肿,祛风除湿,消肿止痛,涩肠止泻。用于"拢泵"(水肿),"拢牛哈占波"(小便热涩疼痛,尿路结石),"贺接贺办"(头痛头昏),"拢梅兰申"(风寒湿痹证,肢体关节酸痛,屈伸不利),"接短鲁短,拢蒙沙嘿"(腹痛腹泻,赤白下痢)。

中药:祛风湿,利关节,解毒。用于风湿痹痛,筋骨无力,腰膝酸软,四肢麻痹,半身不遂,风疹湿疮。

【用法与用量】9~15g。外用适量,捣烂敷,或研末撒患处,或煎水熏洗。

【化学成分】含酯类:$8\beta,9\beta$-二羟基-$1\beta,10\alpha$-环氧-11,13-二氢木香烯内酯($8\beta,9\beta$-dihydroxy-$1\beta,10\alpha$-epoxy-11,13-dihydrocostunolide),9β-羟基-8β-异丁酰氧基木香烯内酯(9β-hydroxy-8β-isobutyryloxycostunolide),9β-hydroxy-8β-methacryloyloxycostunolide,8β-异丁酰氧基-14-醛基木香烯内酯(8β-isobutyryloxy-14-al-costunolide),14-羟基-8β-异丁酰氧基木香烯内酯(14-hydroxy-8β-isobutyryloxycostunolide),8β-异丁酰氧基-$1\beta,10\alpha$-环氧木香烯内酯(8β-isobutyryloxy-$1\beta,10\alpha$-epoxycostunolide)等;烷醇类:19-乙酰氧基-15-氢过氧-12-氧代-13,14E-去氢-10,11,14,15-四氢牻牛儿基橙花醇(19-acetoxy-15-hydroperoxy-12-oxo-13,14E-dehydro-10,11,14,15-tetrahydrogeranylnerol),19-乙酰氧基-12-氧代-10,11-二氢牻牛儿基橙花醇(19-acetoxy-12-oxo-10,11-dihydrogeranylnerol)等;取代烯烃类:对映-$16\beta,17,18$-贝壳杉三醇(*ent*-kauran-$16\beta,17,18$-triol),对映-$16\beta,17$-二羟基-19-贝壳杉酸(*ent*-$16\beta,17$-dihydroxy-kauran-19-oic acid),对映-16αH,17-羟基-19-贝壳杉酸(*ent*-16αH,17-hydroxy-kauran-19-oic acid),16αH-16,19-贝壳杉二酸(16αH-16,19-kaurandioic acid),腺梗豨莶醇(siegesbeckiol),豨莶精醇(darutigenol),豨莶苷(drutoside)等;其他:腺梗豨莶苷(siegesbeckioside),腺梗豨莶酸(siegesbeckic acid),豨莶醚酸(siegesmethyetheric acid),大花沼兰酸(grandifloric acid),槲皮素(quercetin),奇壬醇(kirenol),熊果酸(ursolic acid),阿魏酸(ferulic acid),β-谷甾醇(β-sitosterol),胡萝卜苷(daucosterol)。《中国药典》规定含奇壬醇($C_{20}H_{34}O_4$)不得少于0.050%。

豨莶精醇　　　　　熊果酸　　　　　奇壬醇

【药理作用】含85%奇壬醇(kirenol)的豨莶草醇提活性部位可减轻佐剂性关节炎大鼠踝关节炎症等病理反应,且有较好的镇痛作用;奇任醇可抑制佐剂性关节炎大鼠的原发性与继发性足肿胀,抑制急、慢性炎症反应,调节机体免疫功能。抗原刺激前48小时和/或2小时经口给予腺梗豨莶水提取物100μg/g,可明显减弱48小时被动型皮肤过敏反应。豨莶草水提取醇沉淀部分能通过抗氧化损伤作用而对多柔比星所致的急性心肌损伤产生保护。乙醇提取物乙酸乙酯和正丁醇萃取部位对HeLa细胞有较强的体外增殖抑制作用;水提取物具有诱导乳腺癌细胞凋亡的作用。水浸液、乙醇-水浸液、30%乙醇浸出液有降压作用。水或醇提取物同时给药,对单纯疱疹病毒有中等程度的抑制作用。此外,豨莶草还具有促进创伤愈合、抗菌等作用。

【制剂】傣药:关通舒胶囊,关通舒口服液。

附注:豨莶草属(*Siegesbeckia*)全世界有5种,我国有3种,全国各地广布,均药用。各地所用豨莶草存在有诸多混淆品,常见的有:菊科植物婆婆针 *Bidens bipinnata* L.、狼杷草 *B. tripartita* L.(北京),糙苏 *Phlomis umbrosa* Turcz.、南方糙苏 *P. umbrosa* Turcz. var. *australis* Hemsl.(云南),唇形科植物广防风 *Epimeredi indica* (L.)Rothm.(福建、广西、广东)等,应注意鉴别。

西青果(藏青果)

【民族药名】蒙药(乌楚很-哈日-阿茹日),维药(卡拉艾里勒,哈里刺),傣药(码蜡,戈麻酣)。

【来源】使君子科植物诃子 *Terminalia chebula* Retz. 的干燥幼果。

【标准】中国药典,部标进药(77,86),内蒙蒙标(86),贵州中标(88),湖南中标(09)。

【功能主治】蒙药:明目,消肿。用于赤眼障,云翳,水肿。

维药:生干生寒,纯化异常血液质,燥湿补脑,增强智力,除烦解郁,清热解毒,祛风止痒,凉血,乌发。用于湿热性或血液质性疾病,如干性脑虚,智力下降,心烦恐惧,抑郁症,麻风,痔疮,皮肤瘙痒,毛发早白。

傣药:用于慢性咽喉炎,扁桃体炎,声音嘶哑,咽喉干燥。

中药:清热生津,利咽解毒。用于阴虚白喉,慢性咽炎。

【用法与用量】维药5~7g;中药1.5~3g。

【化学成分】含酚酸类：没食子酸（gallic acid），鞣花酸（ellagic acid，并没食子酸），莽草酸（shikimic acid），没食子酸三甲酯，奎宁酸（quinic acid），去氢莽草酸，三十碳酸，软脂酸（palmitic acid），没食子酸乙酯等；三萜酸类：2α-羟基马可莫酸，马斯里酸（maslinic acid），2α-羟基熊果酸（2α-dehydroursolic acid），阿江榄仁素（arjugenin），粉蕊黄杨醇酸（terminoic aid），诃子醇等；没食子酰葡萄糖类；诃子酸（chebulinic acid），诃子次酸（chebulic acid），1,3,6-三没食子酰葡萄糖，诃黎勒酸（chebutagic acid），葡萄糖没食子鞣苷，鞣云实素（corilagin），原诃子酸（terchebin），诃子素（chebulin），诃子酸三乙酯，榄仁黄素，1,2,3,4,6-五没食子酰葡萄糖，诃子鞣质，安石榴苷（punicalagin），榄仁酸（bufalin）等；其他：番泻苷 A（sennoside A），β-谷甾醇（β-sitosterol），胡萝卜苷（daucosterol），谷氨酸，精氨酸，天冬氨酸，脯氨酸，果糖，阿拉伯糖，蔗糖，鼠李糖，葡萄糖等。《进口药材质量暂行标准》（1977）规定含没食子酸（$C_7H_8O_6$）不得少于 8.0%。

没食子酸　　　　诃子醇　　　　诃子次酸

【药理作用】提取物在体外对痢疾杆菌、伤寒杆菌、铜绿假单胞菌、金黄色葡萄球菌、溶血性链球菌、肺炎链球菌、白喉杆菌均有明显的抑制作用。提取物具有抗氧化作用，乙醇提取物的作用强于水提取物。此外，西青果还有抗肿瘤、抗动脉粥样硬化、抗病毒作用。

【制剂】维药：百癣夏塔热片，肛康穆库利片，和胃依提尔菲力开比尔蜜膏，玛木然止泻胶囊，清凉依提尔菲力开西尼孜颗粒，驱白艾力勒思亚散，通滞依提尔菲力沙那片，止痛努加蜜膏。

附注：《中国药典》等尚收载有"青果"，为橄榄科植物橄榄 *Canarium album* Raeusch.[=*Canarium album*（Lour.）Raeusch.] 的成熟果实，民间也用鲜果，与"西青果"不同。

诃子 *Terminalia chebula* 的成熟果实入药称"诃子"，与本品不同（参见"诃子"条）。

洗 碗 叶

【民族药名】彝药（洗碗叶），傣药（法便）。
【来源】茄科植物假烟叶树 *Solanum erianthum* D. Don 的干燥茎。
【标准】云南中标（05）。
【功能主治】傣药：解毒消肿，除风止痛，凉血止血。用于"兵哇唉"（感冒咳嗽），"鲁旺唉，拢沙龙接火"（小儿咳嗽，咽喉肿痛），"拢梅兰申"（风寒湿痹证，肢体关节酸痛，屈伸不利），"勒郎多"（鼻衄）。

彝药：用于子宫脱垂，肛肠脱出。

中药:清热解毒,祛风止痛。用于热结气滞,脘腹疼痛,风湿痹痛,跌打肿痛。

【用法与用量】5~15g。

【化学成分】(叶、茎)含挥发油类:大牻牛儿烯D(germacrene D),咕巴烯(copaene),石竹烯(caryophyllene),1β-(1-甲基乙基)-4,7-二甲基-1α,2,4a(β),5,8,8a(α)-六氢萘[1β-(1-methylethyl)-4,7-dimethyl-1α,2,4a(β),5,8,8a(α)-naphthalene],1β-乙烯基-1α-甲基-2β,4β-双(1-甲基乙烯基)-环己烷[1β-ethenyl-1α-methyl-2β,4β-bis(1-methylethenyl)-cyclohexane],γ-榄香烯(γ-elemene),α-荜澄茄油烯(α-cubebene),澳洲茄-3,5-二烯(solasodiene),异喇叭烯(isoledene)等;生物碱类:澳洲茄碱(solasonine),澳洲茄胺(solasodine),澳洲茄边碱(solamargine),密花茄碱(solafloridine),野烟叶碱(solaverbascine),番茄胺(tomatidine),西红柿烯胺(tomatidenol)等;其他:薯蓣皂苷元(diosgenin),魏斯泼蒂灵(vespertilin),5,16-娠二烯酸酮(5,16-pregnadienolone),$\triangle^{10}$-5α-娠烯醇酮($\triangle^{10}$-5α-pregnenolone)等。

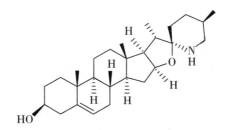

澳洲茄胺

【药理作用】叶、全草水提物可引起离体豚鼠回肠收缩,兔离体十二指肠张力增加,又可对抗乙酰胆碱、组胺、氯化钡引起的收缩。煎剂静脉注射对麻醉犬有降压作用;腹腔注射可显著延长环己巴比妥钠所致小鼠睡眠时间。

【制剂】彝药:清肠通便胶囊。

附注:《中国植物志》中,"假烟叶树"的学名使用 Solanum verbascifolium L.,未见记载有"Solanum erianthum"。

文献记载,傣医还药用根、全株、叶、果实。

细　辛

【民族药名】蒙药(渥那根-希依日,乌那日-希赫日,哈日-明鉴),维药(阿沙龙,阿萨容)。

【来源】马兜铃科植物北细辛 Asarum heterotropoides Fr. Schmidt var. mandshuricum (Maxim.)Kitag.、汉城细辛 Asarum sieboldii Miq. var. seoulense Nakai 或华细辛 Asarum sieboldii Miq. 的干燥根和根茎。

【标准】中国药典,部标维药(附录,99),内蒙蒙标(86),新疆药标(80),台湾中药典范(85),台湾中药典(04)。

【功能主治】蒙药:杀"黏",清热,止刺痛,消肿。用于"黏"症,发症,肿痛,脑刺痛,阵刺痛,乳腺肿,牙痛。

维药:生干生热,开通肝阻,利尿退肿,补脑开窍,燥湿散寒,养筋解痉,通经止痛,滋补胃脘。用于湿寒性或黏液质性疾病，如肝大、全身水肿、黄疸、癫痫、面瘫、瘫痪、手足拘谨、四肢麻痹、闭尿、闭经、关节疼痛、胃脘虚弱。

中药：解表散寒，祛风止痛，通窍，温肺化饮。用于风寒感冒，头痛，牙痛，鼻塞流涕，鼻衄，鼻渊，风湿痹痛，痰饮喘咳。

【用法与用量】维药 4~10g；中药 1~3g。散剂每次服 0.5~1g。外用适量。按中医药配伍理论，本品不宜与藜芦同用。

【化学成分】含挥发油：甲基丁香酚（methyleugenol），3，5- 二甲氧基甲苯（3，5-dimethoxytoluene），榄香素（elemicin），优香芹酮（eucarvone），α，β- 蒎烯（pinene），樟烯（camphene），黄樟醚（safrole），2- 甲基黄樟醚，细辛醚（asarone），香叶烯（myrcene），龙脑（bormeol），月桂烯（myrcene），香桧烯（sabinene），柠檬烯（limonene），肉豆蔻醚（myristicin），1，8- 桉叶烯（1，8-cineole），细辛醚（asaricin）等；其他：马兜铃酸（aristolochic acid），卡枯醇甲醚（kakuol monomethyl ether），卡枯醇（kakuol），左旋细辛脂素（l-asarinin），左旋芝麻脂素（l-sesamin），硬脂酸（stearic acid），β- 谷甾醇（β-sitosterol），十四碳烷（tetradecane），胡萝卜苷（daucosterol），去甲乌药碱（higenamine）等。《中国药典》规定含挥发油不得少于 2.0%（ml/g）；含细辛脂素（$C_{20}H_{18}O_6$）不得少于 0.050%。本品含有的马兜铃酸具有肾脏毒性，《中国药典》在【检查】项下规定含马兜铃酸Ⅰ（$C_{17}H_{11}O_7N$）不得过 0.001%。

细辛脂素　　　　　　　　马兜铃酸Ⅰ

【药理作用】细辛所含挥发油小剂量可使动物安静、驯服、自主活动减少，大剂量可使动物睡眠，并有抗惊厥作用。能明显抑制致炎剂角叉菜胶、甲醛等所致的大鼠关节肿胀，显示出较强的抗炎作用；在小鼠热板法、小鼠扭体法、小鼠温浴法及大鼠甩尾法等镇痛实验中，表现出明显的镇痛作用。能对抗脑垂体后叶素所致的兔急性心肌缺血，并能增加小鼠减压缺氧的耐受力。对温刺法及伤寒、副伤寒混合疫苗所引起的家兔实验性发热有明显的解热作用。此外，细辛还具有平喘、抗菌、祛痰、抗衰老等作用。

【制剂】蒙药：沉香安神散，风湿三味丸，调元大补二十五味汤散。

维药：安胃加瓦日西吾地吐如西片，苍辛气雾剂，罗补甫克比日丸，舒肢巴亚待都司片，通窍阿亚然及派克日片，温散加瓦日西加里奴司片，消食阿米勒努西颗粒。

苗药：胃可安胶囊。

附注：《中国植物志》中，*A. heterotropoides* var. *mandshuricum* 的中文名使用"辽细辛"；"汉城细辛"的学名为 *A. sieboldii* Miq. f. *seoulense*（Nakai）C. Y. Cheng et C. S. Yang；*A. sieboldii* Miq. 的中文名使用"细辛"。

维医使用的细辛中，尚有来源于欧细辛 *A. europaeum* L. 的带根全草，但未见有标准收载（参见"欧细辛"条）。《贵州中民标》中收载有"苕叶细辛"，为同属植物双叶细辛 *A. caulescens* Maxim.、尾花细辛 *A. caudigerum* Hance、青城细辛 *A. splendens* (Maekawa) C. Y. Cheng et C. S. Yang、短尾细辛 *A. caudigerellum* C. Y. Cheng et C. S. Yang 的新鲜或干燥全草，其功用与中药细辛类似，当为地方习用品。另有文献记载苗医使用的"苕叶细辛"还有五岭细辛 *A. wulingense* C. F. Liang 的全草，功能发散风寒、化痰止咳、消肿止痛，用于风寒咳嗽，头痛，风湿痹痛，牙痛，痰饮喘咳，疮疡肿毒（参见"苕叶细辛"条）。

《四川藏标》（14）以"南坪细辛"之名收载了单叶细辛 *A. himalaicum* Hook. f. et Thoms ex Klotzsch. 的全草，功能主治与细辛相似。

细叶铁线莲

【民族药名】蒙药（特木日 - 敖日秧古，查干 - 特木尔 - 敖日阳古，查干 - 叶孟，叶孟嘎日布）。
【来源】毛茛科植物芹叶铁线莲 *Clematis aethusifolia* Turcz. 的干燥带花叶枝条。
【标准】部标蒙药（98），内蒙蒙标（86），新疆药标（80），内蒙中标（88）。
【功能主治】蒙药：破痞，调温，燥"协日乌素"，止腐，消肿，止泻。用于寒痞，消化不良，寒性"协日乌素"病，"吾雅曼"病，黄水疮，创疡，水肿，寒泻。

中药：散风祛湿，败毒止痛。用于筋骨拘挛，风湿疼痛，寒湿脚气，无名肿毒。
【用法与用量】蒙药 3~6g；中药 6~9g。热病忌单用。
【化学成分】含黄酮类：芹菜素（apigenin），芹菜素 -7-*O*- 葡萄糖苷（apigenin-7-*O*-glucoside），芹菜素 -7-*O*-(*p*- 香豆酰基）葡萄糖苷 [apigenin-7-*O*-(*p*-coumaric acyl) glucoside]，芹菜素 -6-*C*-6″-(*p*- 香豆酰基) 葡萄糖碳苷 [apigenin-6-*C*-6″-(*p*-coumaric acyl) *C*-glycoside of glucose]，槲皮素（quercetin），槲皮素 -3-*O*- 葡萄糖苷（quercetin-3-*O*-glucoside），木犀草素 -3′-*O*- 葡萄糖苷（luteolin-3′-*O*-glucoside），芦丁（rutin），山奈酚（kaempferol），山奈酚 -3-*O*- 鼠李糖基(1→6)葡萄糖苷 [kaempferol-3-*O*-rharnnosyl(1→6) glucoside]；木脂素类：丁香脂素（syringaresinol），二氢去氢二聚松柏醇（dihydrodehydordiconiferylalchool），松脂素（pinoresinol），表松脂素（epipinoresinol），里立脂素 B 二甲醚（lirioresinol-B dimethyl ether）；有机酸类：咖啡酸（caffeic acid），阿魏酸（ferulic acid），棕榈酸（palmitic acid）；其他类：黑麦草内酯（loliolide），邻苯二甲酸异二丁酯（diisobutyl phthalate），邻苯二甲酸二丁酯（dibutyl phthalate），丹参素甲酯（methyl 3,4-dihydroxyphenyllactate），豆甾醇（stigmasterol），胡萝卜苷（daucosterol）。

芹菜素　　　　　　丁香脂素　　　　　　咖啡酸

【药理作用】 细叶铁线莲醋酸乙酯萃取物具有海虾幼虫致死活性。地上部分黄酮提取物具有良好的抑菌活性,对大肠埃希菌、枯草杆菌、伤寒杆菌、酿酒酵母、青霉素等均有一定的抑制作用。

【制剂】 蒙药:痔瘘六味散。

附注:《认药白晶鉴》记载"叶孟"有三种,其记载的形态及附图与铁线莲属(*Clematis*)植物基本相符。芹叶铁线莲 *Clematis aethusifolia* 为白色的"叶孟"。该种也为《内蒙中标》《新疆药标》收载的"铁线透骨草""透骨草"的基源植物之一(另一基源植物为黄花铁线莲 *C. intricata* Bunge.),其药用部位为"地上部分"或"全草",与蒙药"细叶铁线莲"不同,蒙医、中医的临床应用也不同。

据《中国大兴安岭蒙中药植物资源志》记载,蒙医还药用有棉团铁线莲 *C. hexapetala*(伊日给)、东北铁线莲 *C. mandshurica*[= 辣蓼铁线莲 *C. terniflora* DC. var. *mandshurica*(Rupr.)Ohwi]、短尾铁线莲 *C. brevicaudata* DC.(邵道嘎日 - 奥日亚木格,查干 - 叶蒙)、黄花铁线莲 *C. intricata* Bunge.(阿拉嘎 - 特木日 - 奥日阳古,叶蒙然布)、紫萼铁线莲 *C. intricata* Bunge. var. *purpurea* Y. Z. Zhao(阿拉噶 - 特木日 - 奥日亚木格,沙日 - 叶梦)、大瓣铁线莲 *C. macropetala* Ledeb.(哈日 - 特木日 - 奥日阳古,叶蒙那赫布)、西伯利亚铁线莲 *C. sibirica*(L.)Mill.(沙日 - 特木日 - 奥日阳古,叶蒙那赫布)等的地上部分,其功能主治与芹叶铁线莲 *C. aethusifolia* 相同,应是《认药白晶鉴》记载的"叶孟"的其他品种。同时,据其蒙文名"叶蒙(叶梦)"看,是与"藏木通/益蒙嘎保"类似的药物,但这些种类的药用部位为"地上部分",与蒙药"芹叶铁线莲"(带花叶枝条)和藏药"藏木通"(带叶及花果的二年生枝条)不同,应注意区别,应按制剂批文规定使用。

西藏棱子芹(迷果芹)

【民族药名】 藏药(加哇,甲哇,加瓦,加果)。

【来源】 伞形科植物西藏棱子芹 *Pleurospermum hookeri* C. B. Clarke var. *thomsonii* C. B. Clarke、迷果芹 *Sphallerocarpus gracillis*(Bess)K.-Pol. 的干燥根。

【标准】 部标藏药(附录,95),西藏未成册标准(04),西藏藏标(12),青海藏标(附录,92)。

【功能主治】 藏药:滋补,温肾,祛寒,干黄水。用于腰肾虚寒,肾病,黄水蔓延关节,体虚,"龙"病等各种寒证。

【用法与用量】 2~5g。

【化学成分】 含黄酮类:甘草查耳酮甲(licochalcone A),川陈皮素(nobiletin),异甘草素(isoliquiritigenin)等;挥发油:棕榈酸(palmitic acid,24.8%),亚油酸(linoleic acid,9.2%),藁本内酯(ligustilide,1.8%),正丁烯基内酯(2.5%),薄荷二烯醛(3.0%),4,7- 二甲氧基 -5-(2- 丙烯基)-1,3- 苯并间二氧杂环戊烯(5.6%),癸酸(capric acid,3.7%),2,4,5- 三甲基 - 苯甲醛(5.0%),(3,3- 二甲基戊烷基)- 环己烷(cyclohexane,1.3%),(Z)-2- 癸烯醛(4.4%),辛酸(octanoic acid,2.5%),肉豆蔻酸(myristic acid,1.0%),(Z,E)-2,9- 十七碳二烯 -4,6- 二炔 -8- 醇(8.2%),3,7,11- 三甲基 -1,3,6,10- 十二四烯(1.9%)等;其他:阿魏酸(ferulic acid)等。

甘草查耳酮甲　　　　　　　　川陈皮素

【药理作用】 西藏棱子芹具有显著的抗炎镇痛作用，能明显抑制二甲苯所致小鼠耳郭肿胀和棉球所致小鼠肉芽肿，提高小鼠对热板疼痛的阈值，减少小鼠扭体反应的次数，延长醋酸所致小鼠扭体反应的潜伏时间。

【制剂】 藏药：六味枸杞口服液，六味枸杞糖浆，二十五味儿茶丸，巴桑母酥油丸，石榴日轮丸，五根散。

附注：《部标藏药》中，西藏棱子芹的学名使用"*Pleurospermum tibetanicum*（Turcz.）Schisch.",但《中国植物志》中，西藏棱子芹 *P. hookeri* var. *thomsonii* 的异名有 *P. tibetanicum* Wolf，而未见有 *Pleurospermum tibetanicum*（Turcz.）Schisch. 学名。

藏医药古籍文献《晶珠本草》记载"加哇分为上品（加果）、下品（加永）和哇浪加哇三种，药用主要为前二种"；《形态比喻》言"加果生于阴山坡，叶如玉络，花红色伞状，全身被粗毛，功效解蛇毒，为治瘀症的良药五根散之首；加永生于田边地头，茎、叶、种子状如茴香，茎紫色，花白色，治培根寒症、胃病、黄水病；哇浪加哇生于树林或石山，形态与商品加哇相似，可熏治肿瘤，一般不作药用"，可知是按生境不同将"加瓦"分为3类，且功效各不相同。关于加哇的基源植物，《部标藏药》以"西藏棱子芹"之名收载了西藏棱子芹 *P. tibetanicum* 和迷果芹 *S. gracillis*；《青海藏标》在"甲哇/迷果芹"条下仅收载了后种。但现代文献中记载的"加哇"的基源涉及伞形科多个属的植物，《中国藏药》认为上述古籍文献记载的药用的两种仅为产地不同，而临床使用上并无区别，"加果"为迷果芹 *S. gracillis*，"加永"为野胡萝卜 *Daucus carota* L.。此外，文献中记载的其他种类尚有：美丽棱子芹 *P. amabile* Craib ex W. W. Smith、长茎藁本 *Ligusticum thomsonii* C. B. Clarke、舟瓣芹 *Sinolimprichtia alpina* Wolff、西藏凹乳芹 *Vicatia thibetica* de Boiss.、刺果峨参 *Anthriscus nemorosa*（M. Bieb.）Spreng、牡丹叶当归 *Angelica paeoniifolia* Shan et Yuan 等。《中华本草：藏药卷》认为西藏棱子芹 *P. hookeri* var. *thomsonii* 的形态与《晶珠本草》记载的"甲哇"的第二类"生于田边，茎叶、果实如葛缕子，花白色"相符，应为正品，其他可视为代用品。这些不同属植物是否能同样使用，还有待研究。应按制剂批文规定使用（参见"胡萝卜"条）。

西藏棱子芹 *P. hookeri* var. *thomsonii* 和美丽棱子芹 *Pleurospermum amabile* Craib. ex W. W. Smith 的全草藏医也药用，《西藏藏标》（12）以"仔归"之名收载了后种，功能清热解毒，用于各种中毒症、陈热病，与根不同，应注意区别。

夏　枯　草

【民族药名】 蒙药（宝日-吉如格，吉如格-木赫布），苗药（锐灯笼，广谷草），彝药（补洛色）。

【来源】唇形科植物夏枯草 Prunella vulgaris Linn.、刚毛夏枯草 Prunella hispida Benth.、夏枯草（山菠菜）P. asiatica Nakai 的干燥果穗。

【标准】中国药典，贵州中标规（65），云南药标（74，96），四川中标（79，87），新疆药标（80），台湾中药典范（85），贵州中标（88），台湾中药典（04），香港中标（第三期，10），广西壮标（11）。

【功能主治】蒙药：杀虫，防糜烂。用于阴道滴虫，肠道寄生虫，疗伤。

苗药：清热，散结，消肿。用于瘰疬，瘿瘤，乳癖，乳痈，头目眩晕，目赤珠痛。

彝药：用于湿重伤寒，脾胃不和，头痛眩晕，目赤肿痛，瘰疬瘿瘤，痈疮疔疖。

中药：清火泻火，明目，散结消肿。用于目赤肿痛，目珠夜痛，头痛眩晕，瘰疬，瘿瘤，乳痈，乳癖，乳房胀痛。

【用法与用量】9~15g；蒙药 3~5g。外用适量，煎水洗或捣烂外敷患处。

【化学成分】果穗含三萜类：熊果酸（ursolic acid），齐墩果酸（oleanolic acid），以熊果酸、齐墩果酸为苷元的皂苷；黄酮类：飞燕草苷元（delphinidin），矢车菊苷元（cyanidin），槲皮素（quercetin），山奈酚（kaempferol）；挥发油：左旋樟脑（camphor），右旋小茴香酮（fenchone）等；其他：迷迭香酸（rosmarinic acid），β-香树脂（β-amyrin），β-香树脂二十四烷酸酯，β-香树脂二十六烷酸酯，β-二十八烷酸酯，β-香树脂三十烷酸酯，胡萝卜苷（daucosterol）等。

全草含熊果酸，齐墩果酸，以熊果酸、齐墩果酸为苷元的皂苷，齐墩果酸甲酯（methyl oleanolate），熊果酸甲酯（methyl ursolate），山楂酸甲酯（methyl maslinate），$2\alpha,3\alpha,23$-三羟基-齐墩果-12-烯-28-酸甲酯（methyl $2\alpha,3\alpha,23$-trihydroxyolean-12-en-28-oate），$2\alpha,3\alpha,24$-三羟基-齐墩果-12-烯-28-酸甲酯（methyl $2\alpha,3\alpha,24$-trihydroxylolean-12-en-28-oate），$2\alpha,3\alpha$-二羟基-熊果-12-烯-28-酸甲酯（methyl $2\alpha,3\alpha$-dihydroxylurs-12-en-28-oat），夏枯草苷 A、B（pruvulosides A、B），夏枯草皂苷 A、B（vulgarsaponins A、B）等；黄酮类：芦丁（rutin），木犀草素（luteolin），木犀草苷（cinaroside），异荭草素（homoorientin），金丝桃苷（hyperoside），异槲皮苷（isoquercetrin）等；甾体类：β-谷甾醇（β-sitosterol），豆甾醇（stigmasterol），菠甾醇（spinasterol），$\triangle^7$-豆甾醇（stigmast-7-en-3β-ol），胡萝卜苷（daucosterol）等；香豆素类：伞形花内酯（umbelliferone），七叶苷元（esculetin），东莨菪亭（scopoletin）；脂肪酸：咖啡酸（caffeic acid），油酸（oleic acid），亚麻酸（linoleinic acid），花生油酸（arachidic acid），棕榈酸（palmitic acid），辣木子油酸（behemic acid），月桂酸（lauric acid），肉豆蔻酸（myristic acid）等；其他：夏枯草多糖（prunellin），维生素 C，维生素 K，胡萝卜素（carotene）等。《中国药典》规定果穗含迷迭香酸（$C_{18}H_{16}O_8$）不得少于 0.20%。

迷迭香酸

熊果酸

夏枯草皂苷A　　　　　　　　　夏枯草皂苷B

【药理作用】夏枯草具有明显的抗肿瘤活性,对淋巴瘤、甲状腺癌、膀胱癌、结肠癌、胰腺癌、口腔癌等细胞均有抑制作用,可通过细胞毒作用、抗肿瘤细胞增殖、作用于细胞周期、诱导细胞凋亡、抗氧化、抗自由基、上调肿瘤基因表达、直接杀伤肿瘤细胞等途径实现。具有明显的抗炎解热镇痛作用,并能抑制部分细菌生长,具有抗结核杆菌、抗单纯疱疹病毒作用。水溶性成分可以有效降低自发性高血压大鼠的动脉血压;醇提液对氯化钾、去甲肾上腺素、氯化钙所致的主动脉条收缩均有一定的拮抗作用。具有降血糖作用,水提物可能通过促进肝糖原合成以降低正常和四氧嘧啶糖尿病小鼠餐后高血糖,而对肝脏、肾脏组织无损伤作用。夏枯草多糖具有抗 HSV-1、HSV-2(单纯疱疹病毒)作用,明显的抗 HIV-1(人类免疫缺陷病毒)活性。此外,夏枯草还具有调节免疫、保肝等药理作用。

【制剂】傣药:乳癖清胶囊。

附注:《中国植物志》中,*P. hispida* 的中文名使用"硬毛夏枯草",*P. asiatica* 的中文名使用"山菠菜"。

《云南药标》(74,96)中收载的"夏枯草"的基源还有"夏枯草 *P. asiatica* Nakai",源于《滇南本草》(1959)记载的"麦穗夏枯草",但《中国植物志》认为《滇南本草》(1959)中记载的"麦穗夏枯草"应为夏枯草 *Prunella vulgaris* Linn.。苗族也同样使用山菠菜 *P. asiatica*。

各标准中收载的夏枯草的药用部位为"果穗",但在民间也常使用全草。

《上海中标》(94)收载有"白毛夏枯草",为唇形科植物金疮小草(筋骨草)*Ajuga decumbens* Thunb. 的干燥或新鲜全草,该种《中国药典》以"筋骨草"之名收载,功能清热解毒、凉血消肿,用于咽喉肿痛、肺热咯血、跌打肿痛,为不同药物,应注意区别。

仙鹤草(黄龙尾,绒毛龙芽草)

【民族药名】蒙药(陶古茹 - 额布斯),苗药(锐巴,都药今,加嘎吉给),彝药(厄什呷玛)。

【来源】蔷薇科植物龙芽草 *Agrimonia pilosa* Ledeb.、黄龙尾 *Agrimonia pilosa* Ldb. var. *nepalensis*(D. Don)Nakai 的干燥地上部分。

【标准】中国药典,贵州中标规(65),云南药标(74,96),新疆药标(80),湖北中标(09),广西壮标(11),香港中标(第七册)。

【功能主治】蒙药:清血热,止刺痛,解毒。用于血热引起的头痛,血热,眼疾,产褥热,痧症。

苗药:收敛止血,止泻,杀虫。用于咯血,吐血,胃出血,衄血,尿血,便血,产后流血不止,腹泻,感冒,痢疾,黄疸型肝炎,小儿盗汗,月经过多,贫血,鼻衄,胃出血,痧病,跌打损伤,外伤出血,脓疱疮。

彝药:用于各种出血症,腹泻。

中药:收敛止血,截疟,止痢,解毒,补虚。用于咯血,吐血,崩漏下血,疟疾,血痢,痈肿疮毒,阴痒带下,滴虫性阴道炎。

【用法与用量】6~12g。外用适量,捣烂或熬膏敷患处。

【化学成分】含黄酮类:仙鹤草内酯(agrimonolide),木犀草素-7-葡萄糖苷(luteolin-7-glucoside),槲皮素(quercetin),金丝桃苷(hyperin),山柰酚-7-鼠李糖苷(kaempferol-7-rhamnoside),芹菜素-7-葡萄糖苷(apigenin-7-glucoside),芦丁(rutin)等;有机酸及酚酸类:仙鹤草酸(agrimonic acid),仙鹤草酚A~E(agrimophols A~E),赛仙鹤草酚A~E(agrimols A~E),龙芽草酚C(pilosanol C),咖啡酸(caffeic acid),没食子酸(gallic acid),异香草酸(isovanillic acid),仙鹤草素(agrimoniin)等;其他:仙鹤草素甲、乙、丙(agrimonins A、B、C),豆甾-5-烯-3β,7β-二醇,豆甾-5-烯-3β,7α-二醇,三萜类,鞣质,甾醇,皂苷,挥发油等。《香港中标》规定含槲皮苷($C_{21}H_{20}O_{11}$)不少于0.11%。

仙鹤草内酯

仙鹤草酚B

豆甾-5-烯-3β,7β-二醇、豆甾-5-烯-3β,7α-二醇

【药理作用】本品水提液腹腔注射2~7天,能明显延长大鼠出血时间、血浆凝血原时间;水提取液对胶原、ADP或花生四烯酸诱导的体外血小板聚集均有抑制作用;水提物口服给药,能有效防止ADP诱导的小鼠急性肺血栓栓塞死亡。醇提取物及仙鹤草素能升高蛙、兔、犬的血压,收缩外周及内脏血管,加大心搏。对肉瘤S_{180}(体内)、人体宫颈癌(JTC-26)(体外)有抑制作用;煎剂可抑制HL-60细胞的增殖;水煎浓缩液腹腔注射能延长艾氏腹水癌(EAC)小鼠生存期,抑制肝癌腹水型(HG)小鼠的癌细胞;对MGC803裸鼠移植瘤、SPC-A-1、Hela人癌细胞均有显著抑制作用。水煎剂20g/(kg·d)剂量连续灌胃10天,对荷瘤小鼠脾NK细胞活性有明显增强作用。仙鹤草嫩茎叶煎剂局部外用,对阴道滴虫有良好的杀虫作用。

【制剂】苗药:百仙妇炎清栓,泌淋清胶囊,双金胃疡胶囊。

彝药:平眩胶囊。

附注:《贵州中标规》(65)收载的"龙芽草"的基源为龙芽草 *A. pilosa* Ledeb. var. *japonica*(Miq.)Nakai,《中国植物志》将该变种与原变种合并处理。

《中国药典》1977年版曾收载该种的"带短小根茎的芽",名"鹤草芽",主要用作驱寄生虫药,与仙鹤草功效不同。

仙 茅

【民族药名】 蒙药(西莫图 - 温都苏),苗药(锐加扫棍,加正超幼,加超幼,蛙就半),傣药(爬拉金汪),彝药(一马丝豆的)。

【来源】 石蒜科植物仙茅 *Curculigo orchioides* Gaertn. 的干燥根茎。

【标准】 中国药典,贵州中标规(65),云南药标(74),新疆药标(80),台湾中药典范(85),广西壮标(11),香港中标(第四期,12)。

【功能主治】 蒙药:用于肾虚,阳痿,遗精,遗尿,腰膝冷痛,四肢麻痹,风湿性关节炎。

苗药:温肾阳,强筋骨,祛寒湿。用于阳痿精冷,筋骨痿软,腰膝酸冷,崩漏,阳虚冷泻,脘腹冷痛,痈疽,瘰疬,更年期综合征。

傣药:用于肝炎。

彝药:用于脾肾阳虚,遗精阳痿,中气不足,慢性肾炎,风湿关节炎,痈疮肿毒。

中药:补肾阳,强筋骨,祛寒湿。用于阳痿精冷,筋骨痿软,腰膝冷痹,阳虚冷泻。

【用法与用量】 3~10g。外用适量,捣烂敷患处。

【化学成分】 含三萜及其苷类:仙茅皂苷元 A~C(curculigenins A~C),仙茅皂苷 A~L(curculigosaponins A~L),仙茅醇(curculigol),丝兰皂苷元(yuccagenin)等;酚苷类:仙茅苷 A、B(curculigosides A、B),苔黑酚苷(orcinolglucoside),地衣二醇葡萄糖苷(orcinolglucoside),仙茅素 A~C(curculigines A~C),黄麻皂苷(corchioside)等;其他:石蒜碱(lycorine),苔黑酚(一水,orcinolmonohydrate),环木菠萝烯醇(cycloartenol),5,7- 二甲氧基杨梅酮 -3-O-α-L- 木糖(4-1)-O-β-D- 葡萄糖苷,4- 乙酰基 -2- 甲氧基 -5- 甲基三十烷,2,6- 二甲氧基苯甲酸(2,6-dimethoxy benzoic acid),胡萝卜苷(daucosterol),黄酮类、木脂素类成分等。《中国药典》规定含仙茅苷($C_{22}H_{26}O_{11}$)不得少于 0.080%;《香港中标》规定含仙茅苷($C_{22}H_{26}O_{11}$)不得少于 0.10%。

仙茅苷　　　　　　　　　　　石蒜碱

【药理作用】 仙茅提取物及仙茅苷对羟自由基和超氧阴离子自由基均有一定的清除效果。甲醇提取物能增强吞噬细胞的吞噬作用,促进迟发型超敏反应和细胞介导的免疫反应,增强机体的免疫作用。醇浸剂 10g/kg 腹腔注射可延长小鼠巴比妥所致睡眠时间,明显延长印防己素所致惊厥的潜伏期。水提物和醇提物能明显增加小鼠体质量,延长游泳时间;正丁醇部位能使去势雄性小鼠附性器官重量明显增加。水煎剂 6g/kg 灌服 10 天,可升高红细胞膜 Na^+、K^+-ATP 酶的活性。仙茅苷、苔黑酚苷对肝癌细胞 $HepG_2$ 的生长具有抑制作用。此外,仙茅还有抗骨质疏松、保肝、降血糖、保护心血管系统、抗炎等多种药理活性。

【制剂】傣药:鹿仙补肾片。

附注:傣医还药用同属植物大叶仙茅 C. capitulate (Lour.) O. Kuntze. 的根茎,称"帕借依哦",功能补气缩尿、凉血止血、消肿止痛,用于"鲁旺优嗮帕"(小儿遗尿症)、"儿赶,乃短兵内"(心胸胀闷,腹部包块)、"鲁旺说哦毛"(小儿鹅口疮)、"优哦勒"(尿血)、"把办哦勒"(外伤出血)。

仙 人 掌

【民族药名】苗药(豆嘎脑牛),傣药(些顾章),彝药(窝尼瑙包帕,白棵派消,纳巴)。

【来源】仙人掌科植物仙人掌 *Opuntia stricta* (Haw.) Haw. var. *dillenii* (Ker-Gawl.) Benson. 的新鲜或干燥肉质茎。

【标准】云南中标(彝药,07),吉林未成册标准(92),贵州地标(94),广西中标(96),贵州中民标(03),广西壮标(11)。

【功能主治】苗药:行气活血,凉血止血,清热解毒,散瘀消肿。用于胃痛,痞块,痢疾,喉痛,肺热咳嗽,肺痨咯血,痔血,乳痈,疔疮,烫伤,蛇虫咬伤。

傣药:用于心胃气痛,痞块,痢疾,痔血。

彝药:清热解毒,消肿散结。用于肺热咳嗽,发热不退,痄腮,乳痈,疮疡肿毒,烧烫伤,冻伤。

中药:行气活血,凉血止血,解毒消肿。用于胃痛,痞块,痢疾,喉痛,肺热咳嗽,痔血,疮疡疔疖,乳痈,痄腮,蚊虫咬伤,烫伤。

【用法与用量】3~6g;鲜用 10~30g;彝药 15~30g。外用适量,鲜品捣烂敷患处。

【化学成分】含生物碱类:大麦芽碱(hordenine),坎底辛(candicine),无盐掌宁(anhalonine),甜菜宁(phenmedipham),异甜菜宁等;黄酮类:槲皮素(quercetin),异槲皮素,槲皮素-3-葡萄糖苷(quercetin-3-glucoside),3-O-槲皮素(3-O-methylquercetin),山奈酚(kaempferol),3-O-甲基山奈酚(3-O-methylkaempferol),芦丁(rutin),山奈素(kaempferide),异鼠李素(isorhamnetin)等;三萜类:无羁萜(friedelin),3α-无羁萜醇(friedelin-3α-ol),蒲公英赛酮(taraxerone),蒲公英赛醇(tarxerol)等;其他:β-谷甾醇(β-sitosterol),仙人掌酯 B[1-(6-α-D-吡喃葡萄糖甲苷)-L-(-)-苹果酸甲酯],留兰香木脂素 B,1-苹果酸(malic acid),琥珀酸(succinic acid),天冬氨酸、丝氨酸、谷氨酸等多种氨基酸,K、Na、Ca、Ni、Sr 等无机元素,维生素 B_1、维生素 B_2 等。

甜菜宁

蒲公英赛酮

大麦芽碱

【药理作用】提取液对小鼠腹腔巨噬细胞的吞噬功能有明显的促进作用;多糖能使正常小鼠免疫器官胸腺及肝脏重量增加,提高网状内皮系统的吞噬能力,还能抗机体疲劳及消炎。酸水提取物能明显降低正常小鼠和血氧嘧啶诱发糖尿病小鼠的血糖。提取物对金黄色葡萄球菌有明显的抑制作用;水煎液能降低醋酸所致的腹腔毛细血管通透性增高,以及二甲苯引起的小鼠皮肤毛细血管通透性增高;也能抑制二甲苯引起的小鼠耳郭急性渗出性炎症;还能抑制大鼠足肿胀。此外,仙人掌还可清除自由基、抑制低密度脂蛋白氧化、产生雌激素样作用、抑制肿瘤细胞增殖等。

【制剂】苗药:参七心疏胶囊,仙人掌胃康胶囊。

附注:广西、贵州等标准记载的仙人掌的学名为 *Opuntia dillenii* (Ker-Gawl.) Haw.,《中国植物志》中将其作为 *O. stricta* var. *dillenii* 的异名。

藓生马先蒿(极丽马先蒿)

【民族药名】藏药(露如木保,露如莫保,娄日木保)。

【来源】玄参科植物极丽马先蒿 *Pedicularis decorissima* Diels.、欧氏马先蒿 *Pedicularis oliveriana* Prain.、藓生马先蒿 *Pedicularis muscicola* Maxim. 及其同属多种植物的干燥花。

【标准】部标藏药(95),藏标(79),青海藏标(92)。

【功能主治】藏药:敛毒,生肌,清胃热。用于肉食中毒,"培根""木布"病,热性腹泻。

【用法与用量】2~9g。

【化学成分】苯乙醇苷类:毛蕊花糖苷(acteoside);环烯醚萜苷类:小米草苷,栀子酸(geniposidic acid),山栀子苷(geniposide)等;其他:丁香醇-4″-O-β-D-吡喃葡萄糖苷,胡麻苷,糙苏苷Ⅱ(umbroside Ⅱ)等。

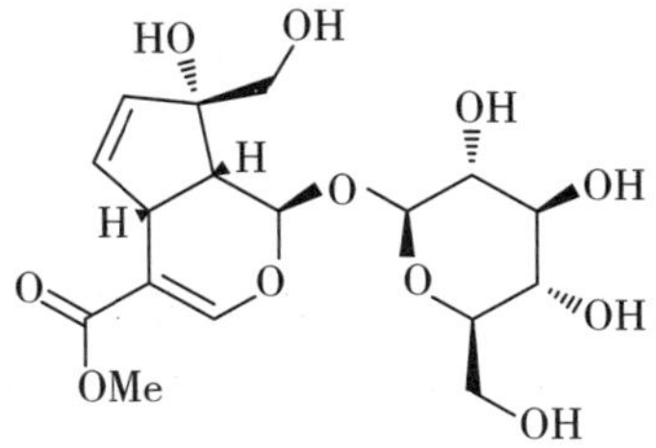

山栀子苷

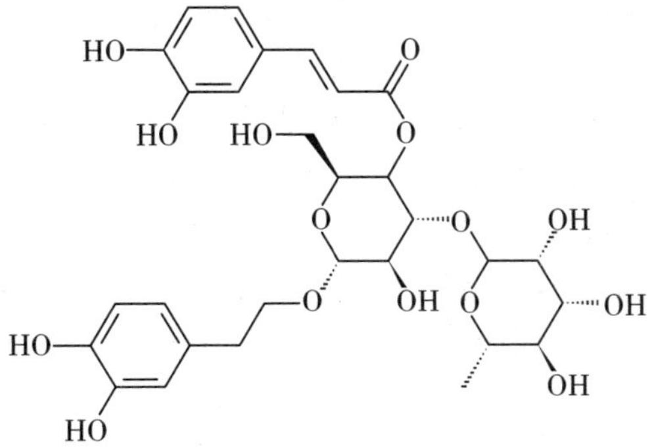

毛蕊花糖苷

【药理作用】醇提物对食用油脂有一定的抗氧化作用。醇提物的石油醚、乙酸乙酯、正丁醇部位对大肠埃希菌、铜绿假单胞菌、肺炎链球菌、地衣芽孢杆菌及金黄色葡萄球菌五种细菌均有不同程度的抑菌活性。

【制剂】藏药:大月晶丸。

附注:《中国植物志》中,*Pedicularis oliveriana* 的中文名使用"奥氏马先蒿"。

马先蒿属(*Pedicularis*)植物我国已知有320余种,青藏高原分布的种类极多。《晶珠本草》在"旱生草类"的"花类药物"中记载有"露如",为来源于马先蒿属多种植物的一大类药物的总称，按其花色分为紫（露如木保，露如莫保，娄日木保）、红（露如玛保）、黄（露如赛保，露如色尔保，娄日赛保）3类，均以花入药，但三者功效有所不尽。本品为"紫"者。《青海藏标》在"娄日木保/藓生马先蒿"条下附注说明"同属多种"在青海常用的有拟鼻花马先蒿 *P. rhinanthoides* Schrenk、极丽马先蒿 *P. decorissima*、茸背马先蒿（欧氏马先蒿）*P. oliveriana*（参见"全缘马先蒿"条）。

香附子（香附）

【民族药名】藏药（拉刚，拉岗，拉冈果巴），蒙药（萨哈勒-乌布森-温都斯，萨哈勒-乌布森-温都素），维药（苏伊地，苏依地），苗药（锐女容，仰松巴，弯拎贵），傣药（芽秀母）。

【来源】莎草科植物莎草 *Cyperus rotundus* L. 的干燥根茎。

【标准】中国药典，部标藏药（附录，98），青海藏标（附录），部标维药（附录，99），新疆药标（80），台湾中药典范（85），台湾中药典（04），广西壮标（11），香港中标（第五期）。

【功能主治】藏药：利肺，利肠，祛风止泻，消炎解毒。用于喉炎，音闭，气管炎，肺热，肠热，伤寒，消化不良。

蒙药：清肺热，平喘，止泻，止痛。用于肺热咳嗽，喘息，咽喉肿痛，痢疾。

维药：生热燥湿，温补肠胃，散气止痛，补脑补心，强筋健肌，养颜生辉，除臭固龈，软坚，消痔，利尿排石，温宫通经，驱虫解毒。用于湿寒性或黏液质性疾病，如胃脘虚弱，腹痛腹泻，记忆力减退，神经虚弱，面色黄白，口臭牙松，各种息肉，结石尿少，腰痛经少，肠道生虫，毒虫咬伤。

苗药：理气解郁，调经止痛，安胎。用于胁肋胀痛，乳房胀痛，疝气疼痛，月经不调，脘腹痞满疼痛，嗳气吞酸，呕吐，经行腹痛，崩漏带下，胎动不安。

傣药：通气血，止痛，清火解毒，敛疮收口。用于"纳勒冒沙么"（月经失调，痛经，经闭），"贺接贺办"（头痛头昏），"兵洞飞暖龙"（疔疮痈疖脓肿）。

彝药：用于乳房胀痛，气滞经闭，寒疝腹痛，关节肿痛。

中药：疏肝解郁，理气宽中，调经止痛。用于肝郁气滞，胸胁胀痛，疝气疼痛，乳房胀痛，脾胃气滞，胸脘痞闷，胀满疼痛，月经不调，经闭痛经。

【用法与用量】维药 1~3g；藏药、中药 6~9g；傣药 10~30g。

【化学成分】含挥发油（0.65%~1.4%）：β-蒎烯（β-pinene），樟烯（camphene），桉叶素（1, 8-cineole），柠檬烯（limonene），香附子烯（cyperene），对-聚伞花素（p-cymene），广藿香烯酮（patchoulenone），异广藿香烯酮，α-, β-香附酮（cyperone），α-, β-香附醇（cyperole），α-, β-莎草醇（α-, β-rotunol），β-芹子三烯（β-selinene），菖蒲烯（calamenene），香附奥酮（cyperotundone），广藿香烯醇乙酸酯（patchoulenylacetate），香附子烯-2-酮-8-醇乙酸酯（sugeonyl acetate）等；黄酮类：山奈酚（kaempferol），木犀草素（luteolin），槲皮素（quercetin），西黄松黄酮（pinoquercetin），银杏双黄酮（ginkgetin），金松双黄酮（sciadopitysin），鼠李素-3-O-鼠李糖基（1→4）-吡喃鼠李糖苷 [rhamnetin-3-O-rhamnosyl（1→4）-rhamnopyranoside] 等；其他：β-谷甾醇（β-sitosterol），胡萝卜苷（daucosterol），蔗糖，D-葡萄糖，D-果糖，玫瑰酮内酯，生物碱类，苷类等。《中国药典》规定含挥发油不得少于 1.0%（ml/g）；《香港中标》规定含 α-香附酮（$C_{15}H_{22}O$）不少于 0.088%。

香附酮　　　　　银杏双黄酮　　　　　金松双黄酮

【药理作用】 香附挥发油腹腔注射能明显协同阈下剂量戊巴比妥钠对小鼠的催眠作用，延长东莨菪碱对家兔的麻醉时间；对金黄色葡萄球菌、宋内痢疾杆菌有抑制作用。提取物具有抗疟作用，对恶性疟原虫的半数抑制浓度（IC_{50}）在 5~10μg/ml，其活性成分为 β-芹子烯的自动氧化产物。水提醇沉物在较低浓度时对离体蛙心及在体蛙、兔、猫心脏均有强心和减慢心率作用。醇提取物对注射酵母菌引起的大鼠发热有解热作用；能明显减少缩宫素所致的小鼠扭体次数；对角叉菜胶和甲醛引起的大鼠脚肿有明显的抑制作用；对离体兔回肠平滑肌有直接抑制作用。香附总生物碱、苷类、黄酮类和酚类化合物的水溶液亦有强心和减慢心率，以及明显的降压作用。5%香附流浸膏对已孕或未孕豚鼠、兔、猫和犬等动物的离体子宫有抑制作用，使其收缩力减弱、肌张力降低。水煎剂 30g（生药）/kg 剂量十二指肠给药，对正常大鼠有较强的利胆作用，可促进胆汁分泌，增加胆汁流量；对 CCl_4 所致肝损伤大鼠的肝细胞功能有保护作用。此外，香附还具有降温、雌激素样作用等。

【制剂】 藏药：七味熊胆散，十五味雏凤散，二十五味绿绒蒿胶囊。

蒙药：七味葡萄散，止痢七味散。

维药：安胃加瓦日西吾地吐如西片，固精麦斯哈片，金锁昆都尔片，清浊曲比亲艾拉片，温散加瓦日西加里奴司片，消食阿米勒努西颗粒，壮益加瓦日西再尔吾尼片。

彝药：丹莪妇康煎膏，消乳癖胶囊。

附注：《中国植物志》中，C. rotundus 的中文名使用"香附子"。

藏医药文献记载"拉刚"分 2 类，一类生于山坡，为莎草 C. rotundus；一类生于土质疏松地，为牻牛儿苗科老鹳草属（Geranium）多种植物的根，两者应作为不同药材使用。青海藏医还曾习用蓼科植物头花蓼 Polygonum macrophyllum D. Don 的根茎，现已不用。维医所用香附药材中还有同属植物油莎草 C. esculentus L. var. sativus Boeck. 的块根，称"油莎香附"；也从巴基斯坦进口"印香附"，其原植物可能为长根莎草 C. longs L. 和节莎草 C. perteniatus L.。

关于香附子的功效，藏医、蒙医用于"喉炎，音闭"或"咽喉肿痛"，但维医认为对咽喉有害，反映不同民族的用药差异。

《中国药典》1963 年版、1977 年版和《新疆药标》（80）收载有"竹节香附（两头尖）"，为毛茛科植物多被银莲花 Anemone raddeana Regel 的根茎，功能主治为"祛风湿，消痈肿。用于风寒湿痹，四肢拘挛，骨节疼痛，痈肿溃烂"，为不同药物，应注意区别。

香旱芹（孜然）

【民族药名】 藏药（斯热嘎布，斯拉嘎保，司拉嘎保），维药（孜然，孜热）。

【来源】 伞形科植物香旱芹 *Cuminum cyminum* L. 的干燥成熟果实。

【标准】 部标藏药（95），部标维药（附录，99），藏标（79），青海藏标（92），新疆维标（93）。

【功能主治】 藏药：清肺热，提升胃火，消食。用于"培根"病，肺热症，胃寒腹胀，消化不良。

维药：生干生热，温热开胃，通气止痛，燥湿止泻，通经利尿。用于湿寒性或黏液质性疾病，如湿寒性胃虚、胃胀、腹痛、肠虚、腹泻、闭尿、闭经、小儿疝气、睾丸肿胀。

【用法与用量】 3~6g。维医认为本品对肺脏有害，可以西黄芪胶矫正。

【化学成分】 果实含挥发油（约3%，相对密度：0.9202~0.9300）：孜然醛（cuminaldehyde），香旱芹醇（cuminylalcohol），β-水芹烯（β-phellandrene），松油萜等。种子含芹菜素（apigenin），木犀草素（luteolin）等；中性脂类：糖脂，磷脂。

香旱芹醇

【药理作用】 果实的挥发油具有祛风、兴奋神经、健胃作用；对革兰氏阳性和阴性细菌、真菌均有较强的抑菌作用。

【制剂】 藏药：二十五味冰片散，二十五味肺病散，二十五味肺病丸，二十五味狐肺散，二十五味鹿角丸，二十五味珍珠丸，二十五味竺黄散，风湿止痛丸，如意珍宝丸。

附注：《中国植物志》中，*Cuminum cyminum* L. 的中文名使用"孜然芹"。制剂处方中也使用"香旱芹子"药材名。

维医药古籍文献《注医典》记载"孜然，是一种草的种子，分为野生和家生两种，药用家生"；《药物之园》言"果实比小茴香小，颜色墨绿色，气味芳香，是一种很好的调味品"，可知孜然因作为调味品，大量栽培，很早即已使用栽培品。文献记载藏医药用的香旱芹，除香旱芹（孜然）*C. cyminum* 外，也有以小茴香 *Foeniculum vulgare* Mill.（茴香）、松潘棱子芹 *Pleurospermum franchetianum* Hemsl.、宜昌东俄芹 *Tongoloa dunnii*（de Boiss.）Wolff、伞形科植物竹叶柴胡 *Bupleurum marginatum* Wall. ex DC.、茜草科植物北方拉拉藤 *Galium boreale* L. 的果实作代用品的情况，这些伞形科不同属植物可能系因果实形态相似而作为替代品，作同一药材使用是否合理还有待研究，而拉拉藤的果实则显然不宜作为替代品，应按制剂批文规定使用。

香加皮（五加皮）

【来源】 萝藦科植物杠柳 *Periploca sepium* Bge. 的干燥根皮。

【标准】中国药典,新疆药标(80),河南中标(91),香港中标(第六期)。

【功能主治】中药:利水消肿,祛风湿,强筋骨。用于下肢浮肿,心悸气短,风寒湿痹,腰膝酸软。

【用法与用量】3~6g。有毒,不宜过量服用。

【化学成分】含强心苷类:(24R)-9,19-cycloart-25-ene-3β,24-diol,(24S)-9,19-cycloart-25-ene-3β,24-diol,cycloeucalenol,杠柳毒苷 A~B(periplocosides A~B),杠柳苷 A、H、K、G(periplocins A、H、K、G),杠柳苷元(periplogenin)等;脂肪酸:油酸(oleic acid),亚油酸(linoleic acid),棕榈酸(palmitic acid)等;其他:4-甲氧基水杨醛(4-methoxysalicylaldehyde),五加皮苷 E(periplocoside E),宝藿苷 I(baohuoside I),α-香树脂醇(α-amyrin),β-香树脂醇乙酸酯(β-amyrin acetate),3-O-12-烯-24-熊果酸甲酯,perisesaccharides A~E 等。《中国药典》规定含 4-甲氧基水杨醛($C_8H_8O_3$)不得少于 0.20%;《香港中标》规定含 4-甲氧基水杨醛($C_8H_8O_3$)不少于 0.37%。

4-甲氧基水杨醛　　　　杠柳毒苷

【药理作用】香加皮的单体成分宝藿苷 I、杠柳苷、杠柳毒苷、杠柳苷元、羽扇豆烷乙酸酯及水提、醇提、乙酸乙酯提取物均显示出一定的体内、外抗肿瘤作用。香加皮提取物 A 能显著升高大鼠离体心脏的左室收缩峰压,增加最大上升速率,降低左室舒张期末压,改善心功能,具有强心作用;杠柳毒苷对慢性心衰大鼠左室结构和功能具有改善作用。萜类成分 α-香树脂醇醋酸酯、α-香树脂醇、β-香树脂醇醋酸酯以及强心苷类成分杠柳苷元具有抗炎作用,宝藿苷 I 和羽扇豆烷乙酸酯具有免疫调节活性。

【制剂】苗药:复方血藤药酒。

附注:《河南中标》以"五加皮(香加皮)"之名收载,药材商品又称为"北五加皮"。《中国药典》等收载的"五加皮"为五加科植物五加 *Acanthopanax gracilistylus* W. W. Smith. 及糙叶五加 *A. henryi*(Oliv.)Harms 的根皮,功能祛风除湿、补益肝肾、强筋壮骨、利水消肿,用于风湿痹痛、筋骨痿软、小儿行迟、体虚乏力、水肿、脚气,两者功效虽有相似之处,但为不同药物,且香加皮有毒,不得混用。

香茅(青香矛,香茅草)

【民族药名】维药(依孜合尔,伊孜黑儿麦根儿,依孜合尔买克,亦即黑而根,阿的黑儿根,阿得黑儿),傣药(沙海,卡唤,合好鸟),彝药(阿果背田)。

【来源】禾本科植物青香茅 *Cymbopogon caesius*(Nees ex Hook. et Arn.)Stapf、香茅

Cymbopogon citratus（DC.）Stapf、橘草 *Cymbopogon goeringii*（Steud.）A. Camus 及其同属数种植物的新鲜或干燥茎叶。

【标准】 部标维药（99），部标成方（九册，附录，94），广东中标（10），广西壮标（11）。

【功能主治】 维药：开通脉络阻滞，熟化黏稠体液，祛寒通经止痛。用于机体瘫痪，口眼㖞斜，痴呆健忘，感觉力下降，胃中不适，寒性疼痛，腹水，经闭。

傣药：除风止痛，续筋接骨，健胃消食。用于"兵哇，贺接贺办"（感冒，头痛头昏），"短赶短接，冒开亚毫"（食积腹胀，不思饮食），"阻伤，路哈"（跌打损伤，骨折）。

彝药：用于肺热咳嗽，风寒感冒，湿热黄疸，恶心呕吐，白浊湿淋。

中药：散寒渗湿，止咳平喘，行气宽中。用于风寒感冒，咳喘，风湿痹痛，胸腹胀满。

【用法与用量】 维药 1~6g；中药 15~60g。维医认为本品对热性肾病和头痛患者有害，应配伍雪莲花等使用。

【化学成分】 挥发油（0.4%~0.8%）：柠檬醛（citral，70%~80%），香叶烯（myrcene，约20%），香茅醛（citronellal），α-松油烯（α-terpinene），胡椒酮（piperitone），十氢 -1,4α- 二甲基 -7- 异丙基萘酚（intermedeol），香叶醇（geraniol），香茅素（cymbopogne），1,8- 对 - 薄荷二烯 -5- 醇（1,8-*p*-menthadien-5-ol），甲基庚烯酮（methylheptenone）等；黄酮类：木犀草素（luteolin），木犀草素 -6-*C*- 葡萄糖苷（luteolin-6-*C*-glucoside），木犀草素 -7-*O*-β- 葡萄糖苷（luteolin-7-*O*-β-glucoside），木犀草素 -7-*O*- 新橙皮糖苷（luteolin-7-*O*-neohesperoside），异荭草素（homoorientin），2″-*O*- 鼠李糖异荭草素（2″-*O*-rhamnosyl-homoorientin）等；其他：香茅甾醇（cymbopogonol），绿原酸（chlorogenic acid），咖啡酸（caffeic acid），对 - 香豆酸（*p*-coumaric acid），β- 谷甾醇（β-sitosterol），齐墩果酸（oleanolic acid），尿囊素（allantoin）等。

胡椒酮　　香茅醛　　香叶醇　　　　　异荭草素

【药理作用】 香茅的乙酸乙酯萃取物可使家兔血压明显下降。20% 煎剂大鼠灌胃，对角叉菜胶所致足跖肿胀有抑制作用。挥发油具有抗委内瑞拉链丝菌等真菌的作用；低浓度时可使大肠埃希菌细胞内物质渗漏，表明有损伤细胞膜的作用，高浓度时可使大肠埃希菌去壁细胞的细胞浆凝固。香茅醛有镇咳平喘作用。

【制剂】 维药：复方木尼孜其颗粒，降糖孜亚比提片，舒肢巴亚待都司片。

附注：《中国植物志》中，*C. citratus* 的中文名使用"柠檬草"。

维医药古籍文献《注医典》记载"青香茅是一种具有芳香气味的植物，多产于阿拉伯田野"。《部标维药》规定其基源为"同属数种"。青香茅 *C. caesius* 分布于印度、阿富汗、巴基斯坦、斯里兰卡、中南半岛、东非地区，在我国仅分布于广东沿海岛屿、广西、云南等地，维医所用青香茅 *C. caesius* 药材多为进口。但《部标成方》中收载的"香茅"为香茅 *C. citratus*，该种在热带地区广泛种植,我国广东、海南、台湾也有种植。从其地理位置和产地看,维医所用"香茅"中可能也包括进口的香茅 *C. citratus*。《维吾尔药志》记载的"香茅"的基源还有同属植物芸香草 *Cymbopogon distans*(Ness)W. W. Wats,该种在我国分布于陕西、甘肃南部、四川、西藏(墨脱)等地,国外在印度西北部、克什米尔地区、尼泊尔、巴基斯坦等地也有分布,维医也有使用的可能性。芸香草 *C. distans* 的地上部分《中国药典》1977 年版及内蒙古、湖北、湖南的地方中药材标准中以"芸香草"之名收载。

"舒肢巴亚待都司片"处方中使用的药名为"青香茅"。《部标维药》在正文和附录中分别收载了"香茅"和"青香矛"(橘草 *C. goeringii* 的全草)。《中华本草:维吾尔药卷》以"青香茅/依孜合尔"之名、《维吾尔药志》以"香茅/伊孜黑儿麦根儿"之名记载的基源为青香茅 *C. caesius* 和/或香茅 *C. citratus*。暂将橘草 *C. goeringii* 收录于本条中。

青香茅 *C. caesius* 中的芳香性成分香叶醇和柠檬醛的含量较低,常用作香水提取原料。《贵州中民标》(03)中收载有"香茅油",为香茅 *C. citratus* 的新鲜茎叶或全草经水蒸气蒸馏得到的挥发油。

香没药树子

【来源】橄榄科植物香没药 *Commiphora opobalsamum*(L.)Eng. 的干燥果实。

【标准】部标维药(附录,99)。

【功能主治】维药:未见文献记载。

【用法与用量】未见有文献记载。

【化学成分】含无羁萜(friedelin,木栓酮),canophyllal,齐墩果酸(oleanolic acid),槲皮素(quercetin),紫丁香酸(syringic acid)等。

无羁萜

【制剂】维药:普鲁尼亚丸,舒肢巴亚待都司片,通窍阿亚然及派克日片,止血开日瓦片。

附注:香没药 *Commiphora opobalsamum* 我国无分布,药材系从索马里等进口。

香没药树子油

【民族药名】维药。

【来源】橄榄科植物香没药 *Commiphora opobalsamum*(L.)Eng. 的种子榨取的脂肪油。

【标准】部标维药(附录,99)。
【功能主治】维药:未见文献记载。
【用法与用量】未见有文献记载。
【化学成分】含无羁萜(friedelin), canophyllal, 齐墩果酸(oleanolic acid), 槲皮素(quercetin), 紫丁香酸(syringic acid)等。
【制剂】维药:舒肢巴亚待都司片。
附注:香没药 *Commiphora opobalsamum* 我国无分布,药材系从索马里等进口。

香 青 兰

【民族药名】蒙药(毕日阳古,乌努日图-毕日阳古,宝德-古日古木),维药(巴德兰吉布牙,霍西布依买尔赞主西)。
【来源】唇形科植物香青兰 *Dracocephalum moldavica* L. 的干燥地上部分。
【标准】中国药典(77),部标维药(99),内蒙蒙标(86)。
【功能主治】蒙药:泻肝火,清胃热,止血,愈伤,燥"协日乌素"。用于肝、胃热,食物中毒,胃出血,游痛症,"巴木"病。

维药:益心护脑,保肝,健胃,增强感觉力,补充保护力,填益智慧力,开通脑中闭塞。用于心悸心痛,头昏脑涨,反应迟钝,感觉低下,思维不敏,胃虚,肝弱,机体自然力下降。

【用法与用量】10~15g。
【化学成分】含挥发油:柠檬烯(limonene, 25%~50%), 香叶醇(geraniol, 约 30%), 柠檬醛(citral), 橙花醇(nerol, 约 7%), 百里香酚(thymol, 约 0.23%), 香茅醇(citronellol, 约 4%)等;黄酮类:香青兰黄酮苷(moldavoside), 5,7-二羟基-4-甲氧基黄酮-7-O-β-D-葡萄糖苷, 2,5,7,4-四羟基黄酮, 5,4,7′-三羟基-3′-甲氧基黄酮, 4,7,3′,4′-四羟基-3-A-Bglu-rha 黄酮, 洋芹素(apione), 木犀草素(luteolin), 山奈酚(kaempferol), 异鼠李素(isorhamnetin), 山奈酚-3-O-β-D-(6″-O-对羟基桂皮酰)半乳吡喃糖苷, takakin-8-O-β-D-葡萄吡喃糖苷, 金合欢素-7-O-(3″-乙酰基)-葡萄糖苷 [acacetin-7-O-(3″-acetyl)-glucopytanoside]等;三萜类:熊果酸(ursolic acid), 齐墩果酸(oleanolic acid), 乌发醇(uvaol), 白桦脂醇(betulin)等;苯丙素类:丁香脂素(syringaresinol), 迷迭香酸(rosmarinic acid), 迷迭香酸甲酯, 七叶内酯(esculetin), 阿魏酸(ferulic acid)等;其他:胡萝卜素(carotene), 蛋白质, 氨基酸, Fe、Cu、Zn、Mn、Si 等。

柠檬烯　　香叶醇　　橙花醇

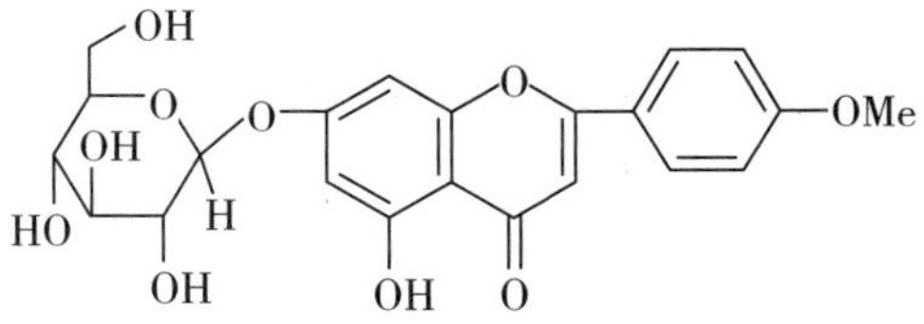

5,7-二羟基-4-甲氧基黄酮-7-O-β-D-葡萄糖苷

【药理作用】香青兰能有效调节心脏的供血供氧平衡,减轻心肌缺血过程中血小板聚集和抗血栓形成;水提取物腹腔注射能显著延长小鼠常压缺氧状态下的存活时间;显著对抗异丙肾上腺素所致小鼠心肌氧耗增加作用,提高其耐缺氧能力;明显对抗垂体后叶素所致家兔急性心肌缺血 SY-T 变化,减慢正产小鼠心率,延长 P-R 间期;总黄酮能有效抑制脑缺血再灌注后的炎症级联反应。香青兰具有镇静和催眠作用,能延长戊巴比妥钠阈剂量诱导下的小鼠睡眠时间,减少小鼠自主活动次数。香青兰石油醚与乙酸乙酯提取物及水提取物均能有效调节高脂血症大鼠脂质代谢紊乱。此外,香青兰还具有抗肿瘤、保护心肌缺血等作用。

【制剂】蒙药:哈敦海鲁木勒九味丸,哈敦海鲁木勒十三味丸,寒水石二十一味散,利肝和胃丸,牛黄十三味丸,调元大补二十五味汤散,温肝七味散,西红花十六味散。

维药:爱维心口服液,宝心艾维木口服液,复方高滋斑片,复方西红花口服液,健心合米尔高滋安比热片,养心达瓦依米西克蜜膏,益心巴迪然吉布亚颗粒,镇静艾比洁德瓦尔丸。

附注:《部标维药》附录中还收载有"香青兰子",为香青兰 D. moldovica 的干燥成熟种子;《民族药志》(二)记载全草或种子主治心悸气短、高血压、胆道和尿道感染、感冒发热、咳嗽。"全草"和"种子"的功效是否相同,还有待研究(参见"香青兰子"条)。

香 青 兰 子

【民族药名】维药(霍西布依买尔赞主西)。

【来源】唇形科植物香青兰 *Dracocephalum moldavica* L. 的干燥成熟种子。

【标准】部标维药(附录,99)。

【功能主治】维药:用于心悸气短,高血压,胆道、尿道感染,感冒发热,咳嗽。

【用法与用量】不明。

【化学成分】含黄酮类:木犀草素(luteolin),山奈酚(kaempferol),芹菜素(apigenin)等;三萜类:齐墩果酸(oleanolic acid),熊果酸(ursolic acid),乌发醇(uvaol)等;其他:氨基酸(天冬氨酸、谷氨酸、甘氨酸)等。

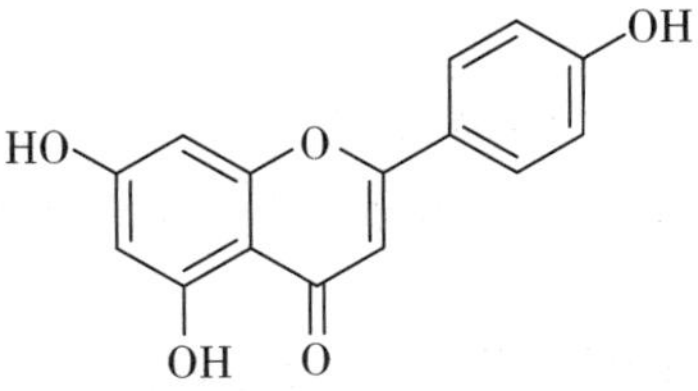

芹菜素

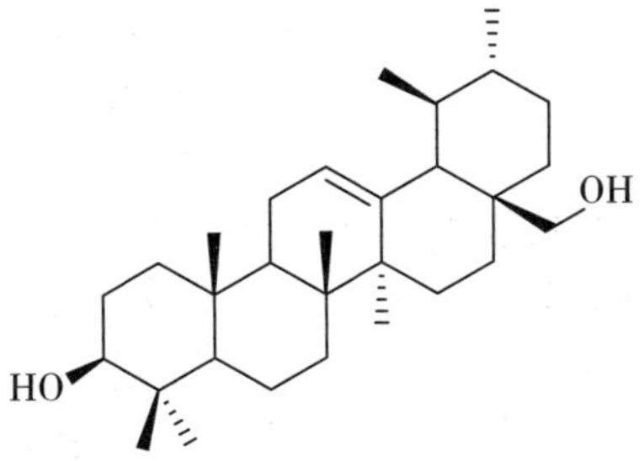

乌发醇

【制剂】维药：复方木尼孜其颗粒。

附注：香青兰 Dracocephalum moldavica 的地上部分维医、蒙医也药用，称"香青兰"，其功能主治与种子不同（参见"香青兰"条）。

香 桃 木 果

【民族药名】维药（艾布里阿斯，木儿的子，哈不里阿西，摩而的子）。

【来源】桃金娘科植物香桃木 Myrthus communis L. 的干燥近成熟果实。

【标准】部标维药（99）。

【功能主治】维药：提神悦志，止血止泻，增补心胃诸脏，消散异常体液。用于心烦，腹泻，便血，吐血，鼻衄，月经过多，胃虚食阻，诸脏虚弱（《部标维药》）。

生干生寒，凉血止血，燥湿止泻，收敛止汗，消炎止痛，滋补毛根。用于湿热性或血液质性疾病，如热性出血，牙龈出血，尿血尿涩，月经过多，湿性腹泻，出汗不止，各种炎肿，脓疮，毛发脱落（《中华本草：维吾尔药卷》）。

【用法与用量】3~5g。维医认为本品可引起头痛、失眠，可以天山堇菜花矫正。

【化学成分】含黄酮、挥发油、有机酸、糖等。

【制剂】维药：肠安艾布力阿斯糖浆，温散加瓦日西加里奴司片。

附注：香桃木 M. communis 原产地中海地区，其花用于提取丁香油，我国南部部分地区有栽培。维医所用药材主要依赖进口。香桃木的果实形态与紫茉莉科植物紫茉莉 Mirabilis jalapa L. 的果实形态相似，据调查，也有以后者充香桃木果使用的情况，两者为不同科属植物，不应混用。

香樟（云南樟，樟木，香樟木）

【民族药名】藏药（阿玛，阿尔玛，阿卡苦拗，嘎菩），彝药（昧嫩腮），傣药（麻庄晃，埋庄荒，朋先，中亥，中折旺）。

【来源】樟科植物樟 Cinnamomum camphora（L.）Presl、云南樟 Cinnamomum glangduforum（Wall.）Ness 的干燥木材、心材或幼嫩茎枝。

【标准】部标藏药（附录，95），青海藏标（附录，92），上海中标（94），山东中标（95，02），贵州中民标（03），西藏未成册标准（04）。

【功能主治】藏药：清心热及命脉热。用于心脏病，"龙"热症，脚气，痛风，疥癣，跌打损伤。

彝药、傣药：用于心腹胀痛，脚气，痛风，疥癣，跌打损伤。

中药：祛风止痛，温中理气，活血通络。用于风湿痹痛，感冒头痛，寒湿吐泻，跌扑伤痛。

【用法与用量】心材：3~6g；木材：5~15g。外用适量，煎水洗患处。

【化学成分】含挥发油：黄樟醚（safrole），β-蒎烯（β-pinene），水芹烯（phellandrene），丁香油酚（eugenol），桂皮醛（cinnamaldehyde）等。

【药理作用】香樟精油对大肠埃希菌、金黄色葡萄球菌、痢疾、苏云金杆菌、伤寒沙门菌均有抑制作用；对肺炎小鼠具有显著的保护作用。

【制剂】藏药：二十五味珊瑚丸。

附注：中国植物志，云南樟的学名记载为 *Cinnamomum glanduliferum*（Wall.）Nees，*Cinnamomum glangduforum* 作为其异名。

《中国药典》（附录）及《广西中标》中以"香樟"之名收载了樟 *Cinnamomum camphora* 及黄樟 *C. parthenoxylum*（Jack.）Nees 的根及茎基，与心材及木材（茎）不同，应注意区别。

《中华本草：傣药卷》中以"黄樟/埋庄荒"之名记载了黄樟 *C. parthenoxylum*，其药用部位包括全株的各个部分，在功能主治上未明确区别，为清火解毒、消肿止痛、除风利湿、通气消胀，用于"拢沙龙接火"（咽喉肿痛）、"拢梅兰申"（风寒湿痹证，肢体关节酸痛，屈伸不利）、"拢栽线栽歪，冒米想，贺接贺办"（心慌心悸，乏力，头痛头昏）、"拢接崩短赶"（胃脘胀痛）。

香樟根（香樟，走马胎，樟树根，樟木根，香通）

【民族药名】苗药（豆收，不罗，枳梭），彝药（莫捻骚节，昧嫩腮，妹能赛），傣药（麻庄晃）。

【来源】樟科植物樟 *Cinnamomum camphora*（L.）Presl、黄樟 *Cinnamomum parthenoxylon*（Jack）Nees、油樟 *Cinnamomum longepaniculatum*（Gamble）N. Chao ex H. W. Li 的干燥树根。

【标准】中国药典（附录），云南中标（彝药，05），四川中标（84），广西中标（96），江西中标（96），贵州中民标（03），广西壮标（08）。

【功能主治】苗药：祛风散寒，温中理气，活血通络。用于风寒感冒，胃寒胀痛，寒湿吐泻，风湿痹痛，跌扑伤痛。

彝药：温中散寒，燥湿运脾，行气止痛。用于食积不化，脘腹胀满，冷痛，风寒感冒，头身疼痛。

傣药：用于吐泻，心腹胀痛，风湿痹痛。

中药：温中止痛，避秽和中，祛风除湿。用于胃脘疼痛，吐泻，风湿痹痛，皮肤瘙痒。

【用法与用量】10~20g；或研末调服。外用适量，煎水洗患处。

【化学成分】含挥发油：樟脑（camphor），樟烯（camphene），α-樟脑烯（α-camphorene），黄樟醚（safrole），1,8-桉叶素（1,8-cineole），α-蒎烯（α-pinene），柠檬烯（limonene），α-松油醇（α-terpineol），丁香油酚（eugenol），莰烯（camphene），甜没药烯（bisabolence），荜澄茄烯（cadinene），香荆芥酚（carvacrol）等；生物碱类：新木姜子碱（laurolitsine），牛心果碱（reticulin）。

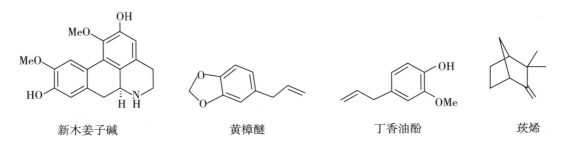

新木姜子碱　　　黄樟醚　　　丁香油酚　　　莰烯

【药理作用】樟树根具有明显的抗炎镇痛作用,能明显降低小鼠伊文思蓝的渗出,具有抑制毛细血管通透性作用;能减少醋酸所致小鼠扭体次数。能明显抑制新斯的明引起的肠推进功能亢进。

【制剂】苗药:复方伸筋胶囊,复方血藤药酒。

附注:《中国植物志》中,黄樟的学名记载为 Cinnamomum porrectum (Roxb.) Kosterm., Cinnamomum parthenoxylon 作为其异名。

《广西中标》(96)以"走马胎"之名收载的基源为紫金牛科植物走马胎 Ardisia gigantifolia Stapf 的根及根茎,用于风湿骨痛、风湿性关节炎,半身不遂,瘫痪,难产,系同名异物品,与香樟根不同,应注意区别。

橡子(橡实,青杠果)

【民族药名】藏药(白哲,门恰热,排那,排渣,排黑染,夏芒厘,毛热札厘,占交木,楚文),蒙药(查日森-乌热),维药(白鲁特,白鲁提)。

【来源】壳斗科植物蒙古栎 Quercus mongolica Fisch. ex Turcx.、辽宁栎 Quercus mongolica Fisch. ex Turcz. var. liaotungensis (Koidz.) Nakai、夏橡 Quercus robur L.、川滇高山栎 Quercus aquifolioides Rehd. et Wils.、高山栎 Quercus semicarpifolia Smith. 的干燥成熟果实。

【标准】部标蒙药(98),部标维药(附录,99),四川藏标(14),内蒙蒙标(86),吉林药标(77)。

【功能主治】藏药:清热解毒,收敛止泻,用于寒热夹杂的泻痢、肠炎。

蒙药:止泻,止血,燥"协日乌素"。用于寒热性腹泻,痔疮,"白脉"病。

维药:生干生寒,凉血止血,清热止痢,燥湿止泻,固精通淋。用于湿热性或血液质性疾病,如热性便血,咳血,痢疾,肠溃疡,湿性腹泻,早泄,小便淋沥。

【用法与用量】2~9g。维医认为本品可使黏液质偏盛,对咽喉也有害,可以砂糖矫正。

【化学成分】含淀粉50%~58%、蛋白质12%~16%、脂肪2%左右、灰分1%~2%、鞣质10%~14%。橡子的外壳中也有较多色素和单宁。脂肪酸中亚油酸(linoleic acid)占51%、油酸(oleic acid)占29%;还含有蛋白质、糖类、脂肪油。

【药理作用】橡子所含鞣质具有收敛作用,能保护黏膜、止血、抗菌消炎。动物实验表明,大鼠皮下注射鞣质可引起皮肤局灶性肿瘤、肝损伤及肝癌,但口服鞣质未证明具有致癌性。

【制剂】蒙药:乌兰十三味汤散。

维药:金锁昆都尔片,糖宁孜牙比土斯片。

附注:《中国植物志》中,蒙古栎的学名为"Q. mongolica Fisch. ex Ledeb.",辽宁栎 Q. mongolica Fisch. ex Turcz. var. liaotungensis (Koiaz) Nakai 作为辽东栎 Q. wutaishanica Mayr 的异名处理,Q. robur 的中文名使用"夏栎"。

《维吾尔药志》认为维医药用的橡子为夏橡(夏栎)Q. robur,而以《部标蒙药》收载的2种为代用品。

藏医药用的为川滇高山栎 Q. aquifolioides Rehd. et Wils. 和高山栎 Q. semicarpifolia Smith. 的果实。

小白蒿（冷蒿，大籽蒿）

【民族药名】 藏药（倪嘎尔，堪加嘎布，坎甲，坎巴嘎保，坎巴嘎布，沙玛木理），蒙药（艾给，阿给，阿格，堪巴，查干-勘巴阿荣，勘札，柴布日-阿给）。

【来源】 菊科植物冷蒿 *Artemisia frigida* Willd. 的干燥地上部分。

【标准】 部标藏药（95），部标蒙药（附录，98），内蒙蒙标（86）。

【功能主治】 藏药：消肿，止血，利肾。用于痈疖，肺病，肾病。

蒙药：止血，消肿，消"奇哈"。用于各种出血，关节肿胀，肾热，月经不调，疮痈。

中药：燥湿，杀虫。用于胆囊炎，蛔虫病，蛲虫病。

【用法与用量】 干品3~9g；鲜品12~15g；浸膏2~3g。

【化学成分】 含挥发油：二甲基-甲撑基环庚醇（1-methyl-2-methylene-cycloheptanol），3,3,6-三甲基-1,5-庚二烯醇-2（3,3,6-tremethyl-1,5-heptadiene-2-ol），3,3,6-三甲基-1,4-庚二烯醇-6（3,3,6-trimethyl-1,4-heptadiene-6-ol），桉油精（eucalyptol），3,7-二甲基-2,6-辛二烯醇-1（3,7-dimethyl-2,6-octadien-1-ol），1-甲基-3-异丙基苯，神圣亚麻三烯（santolons triene），桥环[2,2,1]萜烯（bicyclo[2,2,1]heptane），樟脑（camphor），香叶烯（myrcene）等；香豆素类：异东莨菪亭（isoscopoletin）；苯乙酮类：p-hydroxyacetophenone；二苯甲酸酯类：terephthalic acid tricyclic ethylene ester；倍半萜类：11,13-dihydrozaluzanin-D，1,15-dioxoeudesm-12,6-olide，8α-hydroxy-11βH-11,13-dihydrocostuslactone，11,13-dihydrozaluzanin-C。

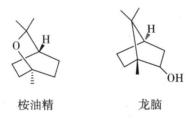

桉油精　　龙脑

【药理作用】 小白蒿总黄酮对超氧阴离子自由基、羟自由基及二苯代苦味酰基苯肼自由基具有不同程度的清除能力。总黄酮对人工三肽激发的白细胞内游离钙升高具有抑制作用，并促进细胞内cAMP水平提高。洋艾素、achillin对人肝癌细胞SMMC-7721的生长具有较强的抑制作用。醇提浸膏腹腔注射能显著抑制大鼠皮肤烫伤炎症渗出；可显著减轻大鼠蛋清性踝关节肿胀；腹腔注射可显著抑制甲醛性关节肿；能显著抑制肾上腺素诱发的小鼠肺水肿。提取物大鼠腹腔注射可显著升高间脑5-羟色胺（5-HT）水平，增加脑内谷氨酰胺含量，显著降低γ-氨基丁酸（GABA）含量。可显著拮抗肾上腺素、去甲肾上腺素和异肾上腺素降低小鼠减压缺氧耐受力的作用。生药和炭药均具有止血和促凝的作用，炭药作用效果较强。

【制剂】 蒙药：吉祥安神丸。

附注：蒙医仅使用冷蒿 *Artemisia frigida*，但从其名称"堪巴"判断，应是与藏药"坎巴嘎保"类似的药物，且《部标藏药》在"大籽蒿"条下收载了冷蒿 *Artemisia frigida* 和大籽蒿 *Artemisia sieversiana* Willd.。

藏药"坎巴嘎保"的基源涉及蒿属（Artemisia）的多种植物，《青海藏标》也分别收载了"冷蒿"和"大籽蒿"，功能主治也不尽相同，故本书暂将两者分别收录（参见"大籽蒿"条）。

小檗果（小檗实）

【民族药名】维药（孜热克乌拉盖，孜日克，安伯把里思，安拜耳巴日斯）。

【来源】小檗科植物红果小檗 Berberis nummularia Bge.、黑果小檗 Berberis heteropoda Schrenk 的干燥成熟果实。

【标准】部标维药（99），新疆维标（93）。

【功能主治】维药：健胃和中，生津止渴，清热解毒。用于消化不良，痢疾泻下，口渴，口疮，咽炎，唇裂，维生素C缺乏症。

【用法与用量】3~6g。

【化学成分】果实含葡萄糖、果糖、苹果酸、胡萝卜素、色素等；种子含有脂肪油。

【药理作用】具有预防脂多糖性肝损伤、抗肿瘤及病原性微生物作用。

【制剂】维药：安胃加瓦日西吾地吐如西片，玛木然止泻胶囊，养心达瓦依米西克蜜膏。

附注：维医药古籍《注医典》记载"小檗实，一种小树的果实，分两种，一种的原植物生在平原，果实圆形，色红；另一种的原植物生在沙漠和山地，果实椭圆形，黑色"。《新疆维标》起草说明中记载，乌兹别克文版的《注医典》中记载的原植物为欧小檗 B. vulgaris L. 和亚洲小檗 B. asiatica Roxb.，但因新疆最常见的为黑果小檗 B. heteropoda，故仅收载了该种，当为《注医典》中记载的"果实黑色"者；而《部标维药》中仅收载了红果小檗 B. nummularia，当为"果实红色"者。《维吾尔药志》和《中华本草：维吾尔药卷》在"小檗实"条下仅记载了黑果小檗 B. heteropoda 的果实。

《中华本草：维吾尔药卷》中还另条记载了"小檗浸膏"，系该种的果实或枝叶的浸膏，其功能主治与果实不同。

《中国植物志》中，B. heteropoda 的中文名使用"异果小檗"，而"黑果小檗"的学名为 B. atrocarpa Schneid.。红果小檗 B. nummularia 在《新疆植物志》中有记载，《中国植物志》中未见记载该种，但记载有该种的2个变种，即"B. nummularia Bge. var. schrenkiana Schneid."（作为伊犁小檗 B. iliensis Popov. 的异名，分布于新疆、哈萨克斯坦）和"B. nummlaria Bge. var. sinica Schneid."（作为川滇小檗 B. jamesiana Forrest et W. W. Smith 的异名，分布于云南、四川、西藏），从维医药用和资源分布的角度看，《新疆植物志》中记载的"红果小檗 B. nummularia"是否即是伊犁小檗 B. iliensis，还有待考证。

小 檗 皮

【民族药名】藏药（给尔驯，杰星，杰兴），蒙药（乌日格斯图-霞日-毛都）。

【来源】小檗科植物直穗小檗 Berberis dasystachya Maxim.、小檗 Berberis vulgaris L.、甘肃小檗 Berberis kansuensis Schneid.、黄芦木 Berberis amurensis Rupr. 等的茎或根的内皮。

【标准】 部标藏药（附录，95），藏标（79），青海藏标（92），宁夏中标（93）。

【功能主治】 藏药：清热解毒，燥湿。用于痢疾，尿路感染，肾炎，疮疖，结膜炎等。

中药：清热燥湿，泻火解毒。用于痢疾，泄泻，黄疸，热淋，咽喉肿痛，口疮；外用于目赤，疮疡，湿疹，水火烫伤。

【用法与用量】 藏药3~5g；中药9~15g。外用是研末调敷患处。

【化学成分】 含生物碱类：小檗碱（berberine），小檗胺（berbamine），药根碱（jatrorrhizine），巴马汀（palmatine）等。

小檗碱　　　　　　　　　药根碱

【药理作用】 小檗皮所含生物碱是其主要活性成分，具有抗心律失常，抗高血压，治疗心力衰竭，降血脂，降血糖，抗肿瘤，抗炎等作用。

【制剂】 藏药：四味姜黄汤散，六味明目丸，八味小檗皮散，八味獐牙菜丸，九味獐牙菜胶囊，九味獐牙菜丸，十三味榜嘎散，十五味赛尔斗丸，十八味诃子利尿胶囊，十八味诃子利尿丸，二十五味獐牙菜散，二十八味槟榔丸。

附注：各地藏医使用的"小檗皮"的基源较为复杂，除上述种类外，《中华本草：藏药卷》以"刺红珠/杰巴"之名记载了刺红珠 *B. dictyophylla* Franch.、直穗小檗 *B. dasystachya*、甘肃小檗 *B. kansuensis* 等6种，其他文献还记载有无脉小檗 *B. nullinervis* Ying 等多种，《部标藏药》也记载其基源包括"同属多种植物"。

小檗属（*Berberis*）我国有250余种，以西部、西南部分布最多，其多数种类在不同民族均药用，但种类、药用部位、功能主治等有一定差异。中医药用"三颗针"为拟豪猪刺 *B. soulieana* Schneid.（假豪猪刺）、小黄连刺 *B. wilsonae* Hemsl.（金花小檗）、细叶小檗 *B. poiretii* Schneid. 或匙叶小檗 *B. vernae* Schneid. 等同属种植物的干燥根；蒙医所用"乌日格斯图-霞日-毛都（三颗针）"为黄芦木 *B. amurensis*、细叶小檗 *B. poiretii* Schneid.、匙叶小檗 *B. vernae* Schneid. 等同属数种植物的干燥根或根皮；维医则药用红果小檗 *Bereris nummularia* Bge. 和黑果小檗 *B. heteropoda* Schrenk（《中国植物志》中，*B. heteropoda* 的中文名使用"异果小檗"，而"黑果小檗"的学名为 *B. atrocarpa* Schneid.）的成熟果实（称"孜热克乌拉盖/小檗实"）或其果实、枝叶的浸膏，其药用部位和临床应用均有一定差异（参见"小檗实"条）。

文献记载，宁夏南部山区的"小檗皮"，包括黄芦木 *B. amurensis* 等同属多种，因药材呈板状、色黄，当地又习称"黄柏皮"或"黄柏"。《中国药典》收载的"黄柏"为芸香科植物黄皮树 *Phellodendron chinense* Schneid. 的树皮（川黄柏），功能主治与"小檗皮"不同，应注意区别（参见"黄柏"条）。

小 豆 蔻

【民族药名】维药（拉芹大那印地，拉亲达乃，可黑里，卡克乐斯哈尔，阿拉依其活尔德）。

【来源】姜科植物小豆蔻 Elettaria cardamomum White et Maton 的干燥成熟果实。

【标准】部标维药（99）。

【功能主治】维药：健胃助食，止泻止呕，爽口悦志。用于腹痛胃胀，食少嗳气呕恶口臭，腹泻反胃，口舌生疮，偏头痛。

【用法与用量】3~6g。维医认为本品对肺有害，可以天竺黄、西黄芪胶矫正。

【化学成分】含挥发油（3%~8%）：乙酸松油醇酯（terpinyl acetate），桉油精（eucalyptol），α-松油醇（α-terpilenol），松油醇-4（terpineol-4）等。其他：脂肪油、中性多糖、酸性多糖，蛋白质。

乙酸松油醇脂

【药理作用】小豆蔻丙酮提取物口服或十二指肠给予大鼠，具有强烈而持久的利胆作用。松油醇-4具有明显的平喘作用，适用于哮喘型慢性支气管炎患者。α-松油醇对豚鼠平滑肌具有松弛作用。α-松油醇和松油醇-4具有杀菌作用。

【制剂】维药：爱维心口服液，安胃加瓦日西吾地吐如西片，复方西红花口服液，固精麦斯哈片，散寒药茶，消食阿米勒努西颗粒。

附注：《中国药典》（1953）曾以"豆蔻"之名收载小豆蔻 E. cardamomum，现《中国药典》收载的"豆蔻"的基源为白豆蔻 Amomum kravanh Pierre ex Gagnep.、爪哇白豆蔻 A. compactum Soland ex Maton 的果实（参见"豆蔻"条）。

小豆蔻 Elettaria cardamomum 分布于印度、斯里兰卡、泰国、越南等，商品又称"印豆蔻"，我国不产，也未有引种栽培。斯里兰卡还产有一种"锡兰豆蔻"，为小豆蔻的变种长形豆蔻 E. cardamomum Maton var. major Thwais 的果实，其果实较小豆蔻大，但香气不如，功能主治与小豆蔻相同。

维医药古籍文献《注医典》《拜地依药书》等将小豆蔻和草果（草果 Amomum tsao-ko Crevost et Lemaire）作为一类药物之大、小2种，近代维医将两者分别使用（参见"草果"条）。

小儿腹痛草

【民族药名】彝药（落孺疴，阿科卧诺涛）。

【来源】龙胆科植物金沙獐牙菜 Swertia patens Burk. 的干燥全草。

【标准】云南中标（彝药，05），云南药标（74，96）。

【功能主治】彝药：疏肝清热，和胃止痛。用于胃痛，腹痛，胁痛，风火牙痛，咽喉肿痛。

【用法与用量】 5~15g。

【化学成分】 含环烯醚萜苷类：当药苦苷（swertiamarin，獐牙菜苦苷），斜茎獐牙菜酸（swerpatic acid），斜茎獐牙菜内酯 A、B（swerpalactones A、B），獐牙菜内酯 R、T（swerilactones R、T），贵州獐牙菜苷 B（swertiakoside B），獐牙菜苷（sweroside），红白金花内酯（erythrocentaurin）等；𠮿酮及其苷类：1,3,5-三羟基𠮿酮（1,3,5-trihydroxyxanthone），1,3-二羟基-5-甲氧基𠮿酮（1,3-dihydroxy-5-methoxyxanthone），1-羟基-3,5-二甲氧基𠮿酮（1-hydroxy-3,5-dimethoxyxanthone），1,8-二羟基-3,7-二甲氧基𠮿酮（1,8-dihydroxy-3,7-dimethoxyxanthone）等；木脂素类：(+)-dehydroconiferyl alcohol，(−)-lariciresinol，5′-methoxylariciresinol 等；三萜类：齐墩果酸（oleanolic acid）；其他：松柏醛（trans-coniferyl aldehyde），3-乙酰氧基苯甲酸（3-acetoxybenzoic acid），4-羟基反式桂皮酸二十六烷酯（n-hexacosyl ester 4-hydroxy-trans-cinnamate），5-羟基-2-甲氧基色原酮（5-hydroxy-2-methylchromone），龙胆碱（gentianine）等。

当药苦苷　　　　　龙胆碱

【药理作用】 所含的𠮿酮、色原酮、木质素及芳烃类化合物具有抗 HBV 活性，抑制 HBsAg、HBeAg 分泌的 IC_{50} 为 0.50~2.60；1,3,5-三羟基𠮿酮具有显著的抑制 HBsAg 活性。

【制剂】 彝药：嗨诺惰秋齐胶囊，利胆解毒胶囊，香藤胶囊。

附注：金沙獐牙菜 S. patens 在云南民间作"青叶胆"，用于治疗肝炎。《云南中标》收载的"青叶胆"的基源为同属植物青叶胆 Swertia mileensis T. N. Ho et W. L. Shi（参见"青叶胆"条）。

小 红 参

【民族药名】 彝药（乃佐色，趺）。

【来源】 茜草科植物紫参 Rubia yunnanensis Diels 的干燥根及根茎。

【标准】 云南中标（彝药，05），中国药典（77），云南药标（74），贵州中标（88），贵州中民标（03），湖南中标（09）。

【功能主治】 彝药：活血养血，祛瘀生新。用于痛经，闭经，产后恶露不尽，黄褐斑，不孕症，跌打劳伤，四肢麻木，关节肿痛，风湿疼痛，咳嗽气喘，头昏头痛，胃脘痛，心烦失眠。

中药：活血通络，祛风除湿，镇静止痛。用于月经不调，经闭，跌扑损伤，风寒湿痹，胃痛，心烦失眠。

【用法与用量】 3~9g；彝药 3~30g。外用适量。

【化学成分】 含乔木烷三萜类：茜草乔木酮 A~F（rubiarbonones A~F），rubiarbosides

A~C、F、G、rubinaphthins A~D，茜草乔木醇 A~D、F、G、K、L（rubiarbonols A~D、F、G、K、L）；蒽醌类：1-羟基-2-甲基蒽醌（1-hydroxy-2-methyl anthraquinone），2-甲基蒽醌（2-methyl anthraquinone），1，2-二羟基蒽醌（1，2-dihydroxy anthraquinone），1，5-二羟基蒽醌（1，5-dihydroxy anthraquinone），1，3，6-三羟基-2-甲基蒽醌，小红参醌苷 [2-methyl-1，3，6-trihydroxy-9，10-anthraquinone-3-O-(O-6′-acetyl)-α-L-rhamnosyl(1→2)-β-D-glucoside] 等；萘醌类：1-羟基-4-O-β-D-葡萄糖萘酚苷（1，4-naphathohudroquinone-4-O-β-D-glucoside）等；其他：环己肽（RY-I、RY-II、RA-V），β-谷甾醇（β-sitosterol）等。

R_1=OH，R_2=H，R_3=OH: 茜草乔木醇A
R_1=OH，R_2=H，R_3=OAc: 茜草乔木醇G
R_1、R_2=O，R_3=OH: 茜草乔木酮B

【药理作用】 小红参中的环己肽类化合物对白血病、腹水癌、P_{388}、L_{1210}、B-16黑色素瘤和实体癌、结肠癌38、Lewis肺癌和艾氏腹水癌均有明显的抑制作用，其提取物小红参醌经试验证明也具有非常强的抗癌活性。水溶部分的提取物能对抗大鼠体内血栓的形成，对二磷酸腺苷引起的大鼠血小板聚集有解聚作用，对麻醉狗的急性心肌缺血有保护作用，使心肌损伤范围减小，损伤程度减轻，并能增加冠状动脉流量，减少冠状动脉阻力和总外周阻力，能增加小鼠耐缺氧和减压耐缺氧的能力。小红参可升高由环磷酰胺引起的小鼠白细胞降低。此外，小红参还有祛痰、抗氧化等作用。

【制剂】 苗药：排毒降脂胶囊。

彝药：调经养颜胶囊。

附注：唇形科鼠尾草属（*Salvia*）植物华鼠尾草 *S. chinensis* Benth.、丹参 *S. miltiorrhiza* Bunge、云南鼠尾草 *S. yunnanensis* C. H. Wright 等的异名或药材也常被称之为"紫参"，应注意区别。

小花清风藤

【民族药名】 苗药（傻豆老你）。

【来源】 清风藤科植物小花清风藤 *Sabia parviflora* Wall. ex Roxb. 的新鲜或干燥茎和叶。

【标准】 贵州地标（94），贵州中民标（03）。

【功能主治】 苗药：清热利湿，清肝利胆，祛风湿，消炎止痛。用于黄疸湿热证，风湿骨痛，跌打损伤，传染性肝炎，刀伤，外伤出血。

中药：清热利湿，利胆，止血。用于黄疸湿热证，外伤出血。

【用法与用量】 20~50g；苗药 50~70g。外用适量，鲜品捣烂敷患处。

【化学成分】 含生物碱类：N-formyl-dehydroanonain，N-fromyl-annonain，N-formyl-O-methylisopiline，dehydroformouregine，5-氧阿朴菲碱（fuseine），β-黑瑞亭（hydrastine），原阿片碱（protopine）；三萜类：3α-羽扇豆酸（3α-lupinic acid），齐墩果酸（oleanolic acid），3-氧化齐墩果酸甲酯，3-氧化齐墩果酸（3-oxo-oleanolic acid），羽扇豆醇（lupeol），羽扇豆-20(29)-烯-3-酮，古柯三萜二醇，木栓酮（friedelin），(20S)-3-oxo-20-hydroxytaraxastane，桦木酸（betulinic acid），桦木酸甲酯（betulinic acid methylester），20-hydroxy-lupan-3-one；其他：槲皮素（quercetin），β-谷甾醇（β-sitosterol），二十九烷醇（nonacosanol），棕榈酸（palmitic acid），二十五烷酸（pentacosane acid）等。

原阿片碱　　　　桦木酸甲酯

【药理作用】 本品提取物对 CCl_4、对乙酰氨基酚所致 2 种肝损伤模型小鼠血清 GPT、GOT 的活性有一定降低作用，具有一定的保肝作用。水提物能提高滴鼻感染流感病毒的肺炎模型小鼠生存率，延长小鼠存活时间，降低小鼠肺指数和肺组织中病毒滴度，明显改善感染小鼠肺组织炎症病变。

【制剂】 苗药：胆炎康胶囊，花栀清肝颗粒。

小 茴 香

【民族药名】 蒙药（召日格德斯），维药（阿日帕巴地洋，阿拉伯白地安，刺则牙纳，热孜亚那）。

【来源】 伞形科植物茴香 Foeniculum vulgare Mill. 的干燥成熟果实。

【标准】 中国药典，内蒙蒙标（86），部标维药（附录，99），新疆药标（80），广西壮标（11）。

【功能主治】 蒙药：镇"赫依"，解毒，明目，开胃，消肿。用于"赫依"热，"赫依"性头痛，眼花，胃寒胀痛，疝气，恶心，毒症，睾丸胀痛。

维药：健胃，明目，通络。用于胃液过多引起的胃纳不佳，胃寒腹胀，恶心，呃逆，脑虚肝虚引起的视力下降，肾虚引起的尿道不通。

中药：散寒止痛，理气和胃。用于寒疝腹痛，睾丸偏坠，痛经，少腹冷痛，脘腹胀痛，食少吐泻。盐小茴香暖肾散寒止痛。用于寒疝腹痛，睾丸偏坠，经寒腹痛。

【用法与用量】 3~6g。维医认为干热性气质者不宜使用。

【化学成分】 含挥发油：反式茴香脑（trans-anethole），小茴香酮（fenechone），α-蒎烯（α-pinene），β-蒎烯，柠檬烯（limonene），莰烯，β-香叶烯（β-myrcene），α-水芹烯

(α-phellandrene), 对丙酮基茴香醚, L-葑酮(L-fenchone), 间甲氧基甲基扁桃酸酯, 间异丙基甲苯等; 脂肪酸: 洋芫荽子酸(petroselinic acid, 60%), 油酸(oleic acid, 22%), 亚油酸(linoleic acid, 14%), 棕榈酸(palmitic acid, 4%), 山嵛酸(behenic acid), 肉豆蔻酸(myristic acid), 花生酸(arachic acid)等; 甾醇类: 谷甾醇(sitosterol), 豆甾醇(stigmasterol), $\triangle^7$-豆甾烯醇($\triangle^7$-stigmasterol), 菜油甾醇等; 其他: 7-羟基香豆素(7-hydroxycoumarin), 6,7-二羟基香豆素(6,7-dihydroxycoumarin), 伞形花内酯(umbelliferone), 欧前胡内酯(imperatorin), 齐墩果酸(oleanolic acid), 胆碱(choline), 乙酰胆碱(acetylcholine), 多种氨基酸, 维生素E, 由C_{18}的醇、花生酸(arachidic acid)、山嵛酸(behenic acid)等所构成的蜡。《中国药典》《广西壮标》规定含挥发油不得少于1.5%(ml/g); 含反式茴香脑($C_{10}H_{12}O$)不得少于1.4%。

反式茴香脑   小茴香酮

【药理作用】小茴香具有抗溃疡作用, 口服或十二指肠给药对大鼠Shay溃疡和应激性溃疡有抑制作用。能促进胆汁分泌, 并使胆汁固体成分增加。具有性激素样作用, 能减少雄性大鼠睾丸和输精管的总蛋白含量, 增加精囊和前列腺的总蛋白含量, 增加雌性大鼠乳腺、输卵管、子宫内膜等的重量, 并影响其性周期。从小茴香中分离得到的植物聚多糖有抗肿瘤作用。小茴香挥发油对金黄色葡萄球菌、枯草芽孢杆菌、大肠埃希菌等有不同程度的抑菌作用。小茴香油具有胃肠功能调节作用, 能降低胃张力, 随后又刺激而使其蠕动正常, 缩短排空时间; 对肠则增进张力和蠕动而促进气体排出。此外, 小茴香还有松弛支气管平滑肌、利尿等作用。

【制剂】蒙药: 阿魏八味丸, 草果四味汤散, 止吐六味散。

维药: 复方西红花口服液, 寒喘祖帕颗粒, 护肝布祖热颗粒, 散寒药茶, 通阻合牙日仙拜尔片, 小茴香露剂, 行气那尼花颗粒, 益脑吾斯提库都斯糖浆。

附注: 维医还使用一种"洋茴香"(鲁米白的安), 为伞形科植物洋茴香 *Pimpinella anisum* L.(茴芹)的果实。

文献记载, 藏医也将茴香 *F. vulgare* 的果实作"香旱芹子"的基源之一; 藏医药用的"藏茴香"为伞形科植物藏茴香 *Carum carvi* L.(= 葛缕子 *Carum carvi* L., 页蒿)的果实(参见"香旱芹""藏茴香"条)。

小　　蓟

【民族药名】藏药(降策嘎博), 苗药(代驾, 窝布坝那, 窝布罢幼, 蛙修该, 茹丑)。

【来源】菊科植物刺儿菜 *Cirsium setosum*(Willd.)MB.的干燥地上部分。

【标准】中国药典, 新疆药标(80), 台湾中药典(04), 香港中标(第六期)。

【功能主治】藏药: 用于引吐"培根", 治"培根"病。

蒙药：用于吐血，衄血，尿血，便血，崩漏，外伤出血，痈疮肿毒。

苗药：凉血止血，清热消肿。用于咳血，吐血，衄血，尿血，血淋，便血，血痢，崩中漏下，外伤出血，痈疽肿毒；也用作病后恢复滋补剂。

中药：凉血止血，散瘀解毒消痈。用于衄血，吐血，尿血，血淋，便血，崩漏，外伤出血，痈肿疮毒。

【用法与用量】5~12g。

【化学成分】含黄酮类：芦丁（rutin），蒙花苷（buddleoside），刺槐素（acacetin）等；三萜类：蒲公英甾醇（taraxasterol），蒲公英甾醇乙酸酯（taraxasteryl acetate）；其他：豆甾醇（stigmasterol），原儿茶酸（protocatechuic acid），绿原酸（chlorogenic acid），咖啡酸（caffeic acid），酪胺（tyramine）等。《中国药典》规定含蒙花苷（$C_{28}H_{32}O_{14}$）不得少于0.70%；《香港中标》规定含蒙花苷（$C_{28}H_{32}O_{14}$）不少于0.82%。

蒙花苷　　　　　　　蒲公英甾醇乙酸酯

【药理作用】小蓟正丁醇萃取物组和总黄酮组具有显著的止血作用，主要通过使局部血管收缩，抑制纤溶而发挥效应。水提液对人白血病细胞K562、肝癌细胞HepG$_2$、宫颈癌细胞HeLa、胃癌细胞BGC823生长有抑制作用。提取物对超氧阴离子自由基和羟自由基均有明显清除作用。

【制剂】傣药：血尿安胶囊。

附注：上述标准中收载的"小蓟"的基源植物还有"刺儿菜 *Cephalanoplos segetum*（Bge.）Kitam.""裂叶刺儿菜 *Cephalanoplos setosum*（Willd.）Kitam."和"小蓟 *Cirsium segetum* Bge."，《中国植物志》中，该3种均被合并为"刺儿菜 *Cirsium setosum*"1种。

小　绿　芨

【民族药名】彝药（小陆肌）。

【来源】兰科植物小绿芨 *Bulbophyllum reptans*（Lindl.）Lindl. 的干燥假鳞茎。

【标准】云南药标（74，96）。

【功能主治】彝药：用于骨折，扭伤，咳嗽。

中药：润肺止咳，化痰，止痛。用于肺痨咳嗽，咽喉肿痛，消化不良，食欲缺乏，风湿痛，跌打损伤。

【用法与用量】10~30g；研末3~6g。外用适量，捣烂敷患处。

【制剂】彝药：绿及咳喘颗粒。

附注：《中国植物志》中，*Bulbophyllum reptans* 的中文名使用"伏生石豆兰"。

《中华本草》《全国中草药汇编》等记载的"小绿芨"为同属植物小绿石豆兰（石串莲）*B. calodictyon* Schltr.[= 短齿石豆兰 *B. griffithii*(Lindl.)Rchb. f.] 的假鳞茎，功能主治为"润肺止咳，消炎止痛，接骨。用于咳嗽；外用于乳腺炎，骨折，扭伤，疮疖，脓肿"；该种彝医也药用，用于咽喉肿痛、肺痈咳血、四肢骨折、疮疡肿毒，但未见有标准收载。

小米辣（辣椒）

【民族药名】藏药（子扎嘎，孜扎嘎），蒙药（斯达日嘎），彝药（沙则），傣药（嘛披累，匹囡）。

【来源】茄科植物小米辣 *Capsicum frutescens* L. 的干燥成熟果实。

【标准】部标藏药（95），藏标（79），青海藏标（92），新疆维标（93），山西中标（87），山东中标（附录，95），北京中标（附录，98），湖北中标（09）。

【功能主治】藏药：提升胃温，杀虫。用于胃寒，痔疮，虫病，麻风病。

蒙药：用于胃寒疼痛，胃肠胀气，消化不良，浮肿，痔疮，瘰疬；外用于冻疮，风湿痛，腰肌痛。

彝药：用于食欲缺乏，肢寒体冷，风湿疼痛，腰腿酸痛，陷边疮，腹泻，风湿，胃痛，牙痛，咳喘。

傣药：用于寒滞腹痛，呕吐，泻痢，疥癣。

【用法与用量】3~6g。外用适量。

【化学成分】含香荚兰酰胺类：辣椒碱（capsaicin），二氢辣椒碱（6,7-dihydrocapsaicin），去甲二氢辣椒碱（nordihydrocapsaicin），高辣椒碱（homocapsaicin），高二氢辣椒碱（homodihydrocapsaicin）；红色色素：辣椒红素（capsanthin），辣椒玉红素（capsorubin），其他：胡萝卜素（carotene），维生素C，脂肪油等。

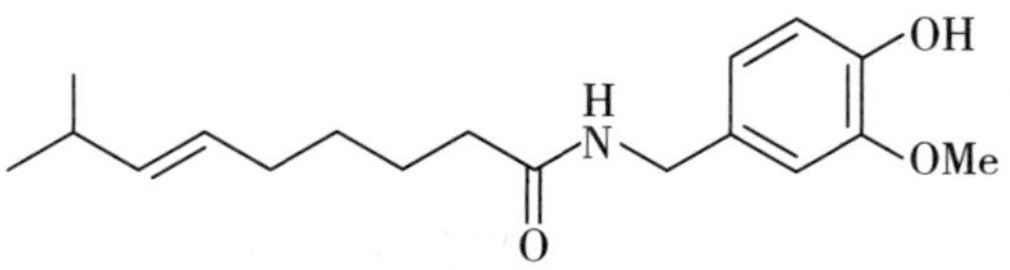

辣椒碱

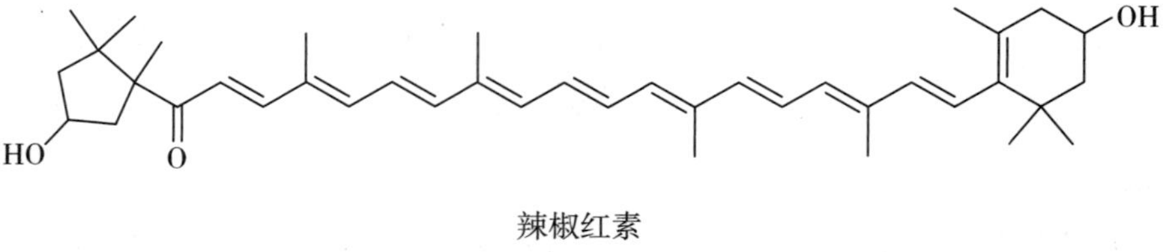

辣椒红素

【药理作用】具有促进食欲、改善消化的作用。辣椒碱对蜡样芽孢杆菌及枯草芽孢杆菌有显著抑制作用。10%~20%的煎剂有杀灭臭虫的作用。可刺激人舌的味觉感受。可反射性引起血压升高。作为外用涂搽剂具有发赤作用，可刺激皮肤局部血管反射性扩张，促进局部血液循环。

【制剂】藏药：二十九味能消散。

附注：辣椒属（*Capsicum*）植物主产于中南美洲，我国引种有辣椒 *C. annuum*，小米辣 *C. frutescens* 在我国既有野生也有栽培，主要用作调味料。在植物分类上，曾有观点将小米辣 *C. frutescens* 与辣椒 *C. annuum* L. 合并为 1 种，现《中国植物志》仍作为 2 种分别记载。

藏医药古籍文献《晶珠本草》记载"本品分为四类，第一类产于印度，状如木通，皮微黑，味辛辣刺舌；第二类产于西藏，生于温暖之地，叶扁而裂，果实红黄色；第三类产于温暖川地，果红黄色；第四类产于印度及尼泊尔川地，为灌木，状如草麻，味很辣"，从其形态为灌木、味很辣看，小米辣 *C. frutescens* 应属第四类。

小米辣 *C. frutescens* 在北京、湖北、山东、《新疆维标》等的地方标准中作为"辣椒"收载，而《中国药典》等收载的"辣椒"的基源为辣椒 *C. annuum*。《中华本草》蒙药卷、维吾尔药卷、苗药卷、傣药卷等记载的均为辣椒 *C. annuum*，作为药材实际使用时可能并未严格区别（参见"辣椒"条）。

小伞虎耳草（伞梗虎耳草，篦齿虎耳草，莲座虎耳草）

【民族药名】藏药（松蒂，松居蒂，松吉蒂，松吉斗，松滴，唐古特虎耳草），蒙药（舒胡日图 - 地格达，苏木朱 - 地格达，苏木地格）。

【来源】虎耳草科植物小伞虎耳草 *Saxifraga umbellulata* Hook. f. er Thoms.、伞梗虎耳草 *Saxifraga pasumensis* Marq. et Shaw、灯架虎耳草 *Saxifraga candelabrum* Franch.、唐古特虎耳草 *Saxifraga tangutica* Engl. 等的干燥全草。

【标准】中国药典（附录），部标藏药（附录，95），藏标（79），西藏未成册标准（06），西藏藏标（12），青海藏标（附录，92）。

【功能主治】藏药：清湿热，解热毒。用于肝热，胆热，流行性感冒，高热，疮疡热毒。

蒙药：清"协日"热，提脓愈伤，杀虫。用于发热头痛，口苦，肝胆热，创伤热，疫热。

【用法与用量】5~9g。

【化学成分】含黄酮类：槲皮素（quercetin），金丝桃苷（hyperin），芦丁（rutin），山奈酚 -3-O-（6′- 乙酰基）-D 半乳糖苷，2′，4′，5，7- 四羟基 -5′- 甲氧基黄酮，绿原酸（chlorogenic acid）。小伞虎耳草和篦齿虎耳草还含有三萜皂苷类：虎耳草皂苷 A、B、C。

金丝桃苷

虎耳草皂苷A

【药理作用】 篦齿虎耳草乙醇提取物对菜籽油、花椒油、芝麻油3种食用油脂均有一定的抗氧化作用。石油醚部位浸膏对金黄色葡萄球菌、大肠埃希菌、地衣芽孢杆菌有抑菌作用，其最小抑菌浓度为80mg/ml，但对铜绿假单胞菌、肺炎链球菌无明显抑菌作用。对酒精性、化学性肝损伤有保护作用。皂苷类成分对胆汁淤积型肝损伤模型小鼠具有明显的保肝作用。

【制剂】 藏药：十八味诃子利尿胶囊，十八味诃子利尿丸，十八味降香丸，十八味牛黄散，二十一味寒水石散，二十五味绿绒蒿胶囊，二十五味绿绒蒿丸，二十五味驴血丸，二十五味余甘子散，二十五味余甘子丸，二十五味獐牙菜散，二十六味通经散，二十九味羌活散，三十五味沉香丸。

附注：《中国植物志》中，伞梗虎耳草 Saxifraga pasumensis Marq. et Shaw 的学名修订为篦齿虎耳草 S. umbellulata Hook. f. er Thoms. var. pectinata (Marquand et Airy-Shaw) J.T. Pan；Saxifraga candelabrum 的中文名使用"灯架虎耳草"，而"聚叶虎耳草"的学名为 S. confertifolia Engl. et Irmsch.。

"松蒂"为藏医治疗肝胆疾病要药"蒂达"类药材的品种之一。虎耳草属（Saxifraga）植物我国有200余种，青藏高原是国产虎耳草属植物的主要分布区域，各地藏医药用的"松蒂"的基源常不同，种类也较为复杂，《部标藏药》（附录）中在"小伞虎耳草/松居蒂"条下即收载其基源为"小伞虎耳草 S. umbellulata 及同属数种"，各文献中记载作"松蒂"药用的种类多达20余种，除各标准中收载的上述数种外，尚有山地虎耳草 S. montana H. Smith.、青藏虎耳草 S. przewalskii Engl.、爪瓣虎耳草 S. unguiculata Engl.、藏中虎耳草 S. signatella Marquand、西南虎耳草 S. signata Engl. et Irmsch. 等。《西藏藏标》（12）以"塞蒂"之名收载有山羊臭虎耳草 S. hirculus L. 的全草，功能主治为"清'培赤'与疫热。用于'赤巴'热，'培根'热，初发瘟疫等"，与"小伞虎耳草"有所不同，应注意按制剂批文规定使用。

《中国药典》（附录）中以"迭达"之名收载了唐古特虎耳草 S. tangutica。《藏药志》记载，青海（玉树、果洛等州）藏医以唐古特虎耳草 S. tangutica 作"桑滴"（桑蒂，为蒂达类的品种之一）。据考证和调查，"桑蒂"应为龙胆科獐芽菜属（Swertia）的植物，虽然"桑蒂"也为"蒂达"类药材的品种之一，具有保肝等活性，但其成分组成与虎耳草属植物不同，应注意区别（参见"獐牙菜""印度獐牙菜"条）。

文献记载，蒙医还使用聚叶虎耳草 S. confertifolia。

据研究，仅小伞虎耳草 S. umbellulata 和伞梗虎耳草 S. pasumensis 含有皂苷类成分，与其他种类在成分上有差异。

小叶莲（鬼臼）

【民族药名】 藏药（奥莫色，奥莫塞，奥毛塞，奥勒莫色，昂如都木，法玛鲁鲁）。

【来源】 小檗科植物桃儿七 Sinopodophyllum hexandrum (Royle) Ying 的干燥成熟果实。

【标准】 中国药典，部标藏药（附录，95），藏标（79），西藏未成册标准（06）。

【功能主治】 藏药：调经活血，保胎，消肿，止痛。用于血瘀经闭，难产，死胎、胎盘不下，子宫内膜炎，腰痛，脾肿，痔疮，黄水疮，癣。

【用法与用量】 3~9g。

【化学成分】 含木脂素类：鬼臼毒素（podophyllotoxin），去氧鬼臼毒素（deoxypodophyllotoxin），鬼臼毒酮，鬼臼毒苷，4′-去甲去氧鬼臼毒素（4′-demethdeoxypodophyllotoxin），去氢鬼臼毒素（dehydropodophyllotoxin）；黄酮类：山奈酚（kaempferol），8-异戊烯基山奈酚（8-prenylkeampferol），柠檬酚（citrusinol），3，5，7，4′-四羟基黄酮，3，5，7，3′，4′-五羟基黄酮，4′-去甲基鬼臼毒酮，异苦鬼臼毒酮，山奈酚-3-O-β-D-葡萄糖苷（kaempferol-3-O-β-D-glucoside），槲皮素（quercetin），6-异戊烯基槲皮素-3-甲醚（6-prenylquercetin-3-methyl ether），8-异戊烯基槲皮素（8-prenylquercetin），8，2′-二异戊烯基槲皮素-3-甲醚（8，2′-diprenylquercetin-3-methyl ether），podoverine A，sinoflavonoids A、B，7，8-（3″，3″-dimethylpyran）-2′-（γ，γ-dimethylallyl）-5，3′，4′-trihydroxy-3-methoxy flavone；其他：β-谷甾醇（β-sitosterol），二十六酸等。

鬼臼毒素

【药理作用】 本品提取物对人乳肿瘤细胞有较强抑制作用，对注射MCF-7人乳腺癌细胞的荷瘤模型小鼠有较强抑制作用。鬼臼毒素对动物移植性肿瘤如小鼠肉瘤-37、小鼠乳腺癌有很强的抑制作用。对部分细菌有较强的抑制作用。鬼臼中所含木脂素类有一定的杀虫作用。鬼臼所含黄酮具有镇咳、平喘、祛痰作用。

【制剂】 藏药：十一味能消丸，二十五味鬼臼丸，二十六味通经散，诃子吉祥丸。

附注：关于"桃儿七"的学名，《部标藏药》中收载的基源为桃儿七 S. emodi（Wall. ex Royle）Ying，《藏药标准》中收载的基源为鬼臼 P. emodi Wall. var. chinensis Sprag. 或西藏鬼臼 P. emodi Wall.；据《中国植物志》记载我国桃儿七属（Sinopodophyllum）植物仅有1种，即"桃儿七 Sinopodophyllum hexandrum（Royle）Ying"，而将 Podophyllum hexandrum Royle、Podophyllum emodi Wall.、Podophyllum emodi Wall. var. chinensis Sprague、Sinopodophyllum emodi（Wall.）Ying 等均作为异名处理。

《中国药典》2015年版作为"藏族习用药材"收载的"小叶莲"的药用部位为"成熟果实"，1977年版曾以"桃儿七"之名收载其"根及根茎"。《部标藏药》以"鬼臼/奥毛塞"之名、《藏药标准》以"小叶莲/奥勒莫塞"之名均收载其药用部位为"成熟果实"，故藏药制剂处方中也使用"鬼臼"名称。该种的根及根茎藏医也药用，但因其所含有的鬼臼毒素（podophyllotoxin）等木脂素类成分毒性大，一般仅外用，而果实毒性低，可内服（藏民也食用果实）。经调查，上述"二十五味鬼臼丸""二十六味通经散""诃子吉祥丸"处方中的"鬼臼"应为"小叶莲"（果实），应注意不得误用根及根茎（参见"鬼臼"条）。

新疆酸李(洋李,欧李)

【民族药名】维药(欧加斯赛格日,卡拉欧如克,欧加斯赛格日,阿鲁依斯亚,阿鲁依布哈拉)。

【来源】蔷薇科植物中亚李 Prunus sogdiana Vass.、洋李 Prunus domestica L. 的干燥成熟或近成熟果实。

【标准】部标维药(99),新疆维标(93)。

【功能主治】维药:《部标维药》新疆酸李可清除黑胆质,调和胆液质,退热止咳,止泻;用于发热咳嗽,头痛流涕,腹泻口渴,牙根松动,呕恶喉痛;欧李可消散异常胆液质,清血润肠;用于血中干热旺盛,高热不退,烦躁不安,咳嗽痰少,大便秘结,恶心呕吐;《新疆维标》洋李可生津止渴,解热,止痢;用于热症引起的咳嗽,特别是肺结核所致干咳,肝热所致的发热,烦渴不安,泻痢,维生素C缺乏症。

【用法与用量】新疆酸李6~12g;欧李(洋李)20~50g。维医认为本品对寒性气质者尤其对寒性脑部疾病和胃部疾病有害,需配玫瑰花糖膏、乳香、洋乳香、蜂蜜水等使用。

【化学成分】含苹果酸,枸橼酸,维生素C、B、E,胡萝卜素(caroten)等。

【制剂】维药:驱白白热斯酊。

附注:在 Flora of China 中,中亚李 Prunus sogdiana 被归并入樱桃李 Prunus cerasifera Ehrhart 中;《中国植物志》中,P. domestica 的中文名使用"欧洲李"。

《部标维药》以"新疆酸李"之名收载了中亚李 Prunus sogdiana,另条以"欧李"之名收载了欧李 Prunus domestica,均以成熟或近成熟果实入药,两者的功能主治和用量有所不同。《新疆维标》中以"洋李"之名收载了洋李 P. domestica 的近成熟果实。但《中华本草:维吾尔药卷》等记载,洋李 P. domestica 与中亚李 P. sogdiana、黑刺李 P. spinosa L. 同等入药,故本书暂将洋李 P. domestica 与中亚李 P. sogdiana 均收录(参见"欧李"条)。

新塔花(唇香草)

【民族药名】维药(苏则,苏扎)。

【来源】唇形科植物新塔花 Ziziphora bungeana Juz. 及同属植物的干燥地上部分。

【标准】新疆药标(80,87)。

【功能主治】维药:疏散风热,清利头目,宁心安神,利水清热,壮骨强身,清胃消食。用于感冒发热,目赤肿痛,头痛,咽痛,心悸,失眠,水肿,疮痈肿毒,软骨病,阳痿,腻食不化。

【用法与用量】15~18g。或作茶冲泡饮。外用适量,煎水洗患处。

【化学成分】含挥发油:α-,β-蒎烯(α-,β-pinene),d-柠檬烯(d-limonene),薄荷酮(menthone),d-异薄荷酮(d-isomenthone),新异薄荷酸乙酸酯(neosomenthyl-acetate),新异薄荷醇(neoisomenenthol),辣薄荷酮(piperitone),辣薄荷烯酮(piperitenone),d-胡薄荷酮(d-pulegone),β-香茅醇(β-citronellol),依兰烯(ylangene),芳-姜黄烯(ar-curcumene),β-丁香烯(β-caryophyllen),β-古芸烯(β-gurjunene),百里香酚(thymol)等;其他:新塔花酸(bungeolic acid),阿魏酸(ferulic acid),咖啡酸(caffeic acid)等。

胡薄荷酮　　　　百里香酚　　　　阿魏酸

【药理作用】 家兔耳静脉注射新塔花全草注射液 10ml，可显著拮抗垂体后叶素引起的家兔心电图 T 波升高，具有抗心肌缺血作用。水提取物可抑制犬脑微粒体制备的 Na^+，K^+-ATP 酶活性。

【制剂】 维药：六味西红花口服液。

附注：文献记载，维医还同样使用同属植物唇香草 Ziziphora clinopodioides Lam. 的全草作"苏则"。

辛　夷

【民族药名】 苗药（东桃树）。

【来源】 木兰科植物望春花 Magnolia biondii Pamp.、玉兰 Magnolia denudata Desr.、武当玉兰 Magnolia sprengeri Pamp.、凹叶木兰 Magnolia sargentiana Rehd. et Wils. 或木兰 Magnolia liliflora Desr. 的干燥花蕾。

【标准】 中国药典，四川中标（77，80，87），新疆药标（80），台湾中药典范（85），贵州中民标（03），台湾中药典（04），香港中标（第二期，08）。

【功能主治】 苗药：用于鼻塞，头痛，鼻炎，鼻窦炎。

中药：散风寒，通鼻窍。用于风寒头痛，鼻塞流涕，鼻鼽，鼻渊。

【用法与用量】 3~10g，包煎。外用适量。

【化学成分】 含挥发油：柠檬醛（citral），β-蒎烯（β-pinene），丁香油酚（eugenol），1,8-桉叶素（1,8-cineole），萜品烯-4-醇（terpinen-4-ol），乙酸龙脑酯（bornylacetate），樟脑（camphor）等；木脂素类：木兰脂素（magnolin），松树脂醇二甲醚（eudesmin），望春花素（magnolin），发氏玉兰素（fargesin），鹅掌楸树脂醇 B 二甲醚（lirioresinol B dimethylether）等；香豆素类：东莨菪苷（scopolin），东莨菪亭（scopoletin），7-甲氧基香豆素-6-O-β-D-葡萄糖苷等；苷类：3-甲氧基-4-羟基苯-1-O-β-D-葡萄糖苷（3-methoxy-4-hydroxyphenyl-1-O-β-D-glucopyranoside），3,4,5-三甲氧基苯-1-O-β-D-葡萄糖苷（3,4,5-trimethoxyphenol-1-O-β-D-glucopyranoside），苄基-O-β-D-葡萄糖苷，苄基-O-β-D-半乳糖苷，香草酸-4-O-β-D-葡萄糖苷（vanillic acid 4-O-β-D-glucoside）；其他：香草酸（vanillic acid），香草酸甲酯（methyl vanillate），香草酸葡萄糖酯，咖啡酸（caffeic acid），紫丁香苷（syringin），1'-（3,4-二羟基肉桂酰）环戊烷-2',3'-二醇等。《中国药典》规定含木兰脂素（$C_{23}H_{28}O_7$）不得少于 0.40%，《香港中标》规定含木兰脂素（$C_{23}H_{28}O_7$）不少于 3.0%。

木兰脂素　　　　　　　　　丁香油酚

【药理作用】辛夷二氯甲烷提取物对角叉菜胶所致小鼠后足肿胀程度有明显减轻作用；挥发油能对抗小鼠腹腔毛细血管通透性增高，减轻耳肿胀和棉球肉芽肿以及大鼠胸膜炎的发生。辛夷中含有的多种有效成分具有明显的抗过敏作用，挥发油对变态反应性鼻炎豚鼠Th 细胞免疫功能具有调节作用，对气道炎症也有抑制和改善作用。二氯甲烷提取物对组胺和乙酰胆碱收缩豚鼠离体回肠具有拮抗作用，对乙酰胆碱引起小鼠腹腔毛细血管通透性增高具有抑制作用；对离体大鼠胸主动脉环有浓度依赖性舒张作用。水、醇提取物静脉注射、腹腔注射、肌内注射，对麻醉犬、猫、兔、大鼠等均有降压作用。煎剂对大鼠及家兔离体子宫、犬及家兔在体子宫有兴奋作用。挥发油对肾缺血再灌注大鼠模型的肾损伤具有保护作用。此外，辛夷还具有抗菌、抗氧化、抑制癌细胞等作用。

【制剂】维药：苍辛气雾剂。

附注：《中国植物志》中，*M. biondii* 的中文名使用"望春玉兰"；*M. sprengeri* 的中文名使用"武当木兰"；*M. liliflora* 的中文名使用"紫玉兰"。

"辛夷"始见于《神农本草经》记载，据考证其为望春花 *M. biondii*。《本草衍义》中记载的辛夷则为木兰 *M. liliflora*。木兰属（*Magnolia*）植物我国约有 30 种，分布广泛，多数种类的花大而美丽，常作为园艺观赏植物种植，各地以其花蕾作辛夷的种类也多，常见的有黄望春玉兰 *M. biondii* Pamp. f. *flavescens* Z. Y. Gao、紫望春玉兰 *M. biondii* Pamp. f. *purpurascens* Law et Gao（该 2 变型未见《中国植物志》记载）、椭圆叶玉兰 *M. elliptilimba* Law et Gao（= 宝华玉兰 *M. zenii* Cheng）（河南）、滇藏木兰 *M. campbellii* Hook. f. et Thoms.（西藏、云南）、淡紫玉兰 *M. denudata* Desr. var. *dilutipurpurascens* Z. W. Xie et Z. Z. Zhao（该变种未见《中国植物志》记载）（安徽、江苏、浙江、江西、湖南等）、罗田玉兰 *M. pilocarpa* Z. Z. Zhao et Z. W. Xie（湖北、安徽）、西康木兰 *M. wilsonii*（Finet et Gagnep.）Rhed. et Wils.（云南丽江）。应按制剂批文规定使用。

《云南中标》（彝药，05）中以"山玉兰花 / 柴增帕维"之名收载了山玉兰 *M. delavayi* Franch.，以花及花蕾入药，功能理气和胃、行气消食、止咳化痰，用于脘腹胀满、大便秘结、咳嗽痰多，为不同药物。

杏叶防风（山当归，骚羊古，异叶茴芹）

【民族药名】苗药（锐巴容所）。

【来源】伞形科植物杏叶防风 *Pimpinella candolleana* Wight et Arn. 或异叶茴芹 *Pimpinella diversifolia* DC. 的新鲜或干燥全草。

【标准】四川中标(80),贵州地标(94),云南药标(96),江西中标(96),贵州中民标(03)。

【功能主治】苗药:温中散寒,行气止痛,祛风,活血,解毒消肿。用于脘腹寒痛,消化不良,痢疾,感冒,咳嗽,惊风,白带,疝气,睾丸偏坠,瘰疬,疟疾,跌扑肿痛,痈肿疮毒,毒蛇咬伤。

中药:行气温中,祛风除湿,散血活血,解毒消肿。用于黄疸型肝炎,胆囊炎,感冒,胸腹冷痛,胃痛,筋骨痛,风湿麻木,跌扑损伤,疮疡肿毒,瘰疬。

【用法与用量】15~30g;苗药 6~15g。外用适量,鲜品捣烂敷,或绞汁涂患处。

【化学成分】含挥发油:α-姜烯(α-zingiberene)、α-松油烯(α-terpinene),前盖介烯(pregeijerene),香桧烯(sabinene),丁香酚(eugenol),香芹酚甲醚(carvacrol methyl ether),β-蒎烯(β-pinene),吉玛烯 B、D(germacrenes B、D),胡椒烯(copaene),白菖烯(calarene),γ-依兰油烯(γ-muurolene),α-古芸烯(α-gurjunene),β-没药烯(β-bisabolene),反式-β-罗勒烯(trans-β-ocimene),反式-β-金合欢烯(trans-β-farnesene),β-月桂烯(β-myrcene),对-伞花烃(p-cymene),β-石竹烯(β-caryophyllene),β-倍半水芹烯(β-sesquiphellandrene),ar-芳-姜黄烯(ar-curcumene),2-甲基癸烷(2-methyldecane),麝香草基甲醚(thymyl methyl ether),2-甲基丁酸乙酯(2-methyl-butanoic acid ethyl ester),3-甲基壬烷(3-methylnonane),2-异丙基-5-甲基-9-亚甲基-二环[4.4.0]萘烷-1-烯(2-isopropyl-5-methyl-9-methylene-bicyclo[4.4.0]dec-1-ene),广藿香醇(patchouli alcohol),棕榈酸乙酯(ethyl hexadecanoate ester),十六烷酸等;其他:黄酮类,内酯类,香豆素类,多糖等。

α-姜烯　　香芹酚甲醚　　β-石竹烯

【药理作用】本品对甲型溶血性链球菌、伤寒杆菌、变形杆菌、藤黄八叠球菌、金黄色葡萄球菌、大肠埃希菌、铜绿假单胞菌和白念珠菌均表现出不同程度的抑制作用。醇提物1.0g/kg、5.0g/kg、10.0g/kg 灌胃,能明显减少醋酸所致小鼠扭体次数。

【制剂】苗药:黄萱益肝散。

彝药:天胡荽愈肝片。

附注:《中国植物志》中,P. candolleana 的中文名使用"杏叶茴芹"。

徐长卿(对叶莲)

【民族药名】苗药(仰背列,加嘎陇给,弯奶马)。

【来源】萝藦科植物徐长卿 Cynanchum paniculatum(Bge.)Kitag. 的干燥根和根茎。

【标准】中国药典,内蒙中标(88),山西中标(附录,87),贵州中标(88),江苏中标(89),河南中标(91),香港中标(第六期)。

【功能主治】苗药：用于胃痛，肠胃炎，消化不良，腹泻，牙痛，遗精，痛经，白带，风湿骨痛，跌打损伤，面部湿疹，皮肤瘙痒，毒蛇咬伤。

彝药：用于胃脘冷痛，胸腹胀满，肠痈痢疾，闭经，痛经，瘀血水肿，疮疡肿痛。

中药：祛风，化湿，止痛，止痒。用于风湿痹痛，胃痛胀满，牙痛，腰痛，跌扑损伤；风疹，湿疹。

【用法与用量】3~12g。

【化学成分】含酚类：丹皮酚（paeonol），异丹皮酚（isopaeonol），对羟基苯乙酮，3-羟基苯乙酮，对甲氧基苯甲酸，肉桂酸，2,4-二羟基苯乙酮，3,4-二甲氧基苯乙酮等；苷类：直立白薇苷 A、B（cynatratosides A、B），徐长卿苷 A~C（cynapanosides A~C），新徐长卿苷 A（neocynapanoside A）等；甾体：3-β-14-dihydroxy-14β-pregn-5-en-20-one，白前苷元 A、C、D（glaucogenins A、C、D），白前苷 A（glaucoside A），新白薇苷元 F（neocynapanogenin F），白前苷元 C 3-O-β-D-黄花夹竹桃糖苷（glaucogenin C 3-O-β-D-thevetoside），新白薇苷元 F 3-O-β-D-夹竹桃糖苷（neocynapanogenin F 3-O-β-D-oleandropyranoside），β-谷甾醇；其他类：赤藓醇（erythritol）等。《中国药典》《香港中标》规定含丹皮酚（$C_9H_{10}O_3$）不得少于 1.3%。

丹皮酚　　　　　徐长卿苷A　　　　　新白薇苷元F

【药理作用】徐长卿具有镇痛、镇静、抗惊厥、降低血清总胆固醇和 β-脂蛋白作用；具有明显的解热作用。水提取物对体外培养的 2.2.15 细胞株分泌 HBsAg 和 HBeAg 病毒抗原有良好的抑制作用。水煎剂对痢疾杆菌、大肠埃希菌、伤寒杆菌、铜绿假单胞菌、甲型链球菌、淋球菌、金黄色葡萄球菌均有一定的抑制作用；丹皮酚具有体内抑制大肠埃希菌、枯草杆菌、金黄色葡萄球菌的作用。丹皮酚能显著抑制凝血酶诱导的血小板聚集；具有一定的子宫收缩抑制和抗早孕作用。徐长卿多糖灌胃给药对小鼠移植性腹水癌和实体瘤有抑制作用。

【制剂】苗药：风湿跌打酊，复方胃痛胶囊，经带宁胶囊，生龙驱风药酒，血脂平胶囊。

附注：徐长卿 C. paniculatum 的全草也药用，《广东中标》(04) 以"寮刁竹"之名收载。

续　断

【民族药名】蒙药（札拉嘎格其-温都苏），苗药（阿锐嘎亚，窝强牛，窝魁乃，茹解，乌结了），彝药（阿基波摸，阿该恩基改，阿炎登佰摸摆基吾，阿及巴莫），傣药（牙怀芒）。

【来源】川续断科植物川续断 Dipsacus asperoides C. Y. Cheng et T. M. Ai 的干燥根。

【标准】中国药典,贵州中标规(65),新疆药标(80),台湾中药典范(85),台湾中药典(04),香港中标(第五期)。

【功能主治】蒙药:用于腰膝酸软,关节酸痛,崩漏,先兆流产,跌扑损伤。

苗药:补肝肾,强筋骨,调血脉,止崩漏。用于腰背酸痛,肢节痿痹,跌扑创伤,损筋骨折,胎动漏红,血崩,遗精,带下,痈疽疮肿。

彝药:清热消炎。用于风湿,冷寒身痛,腰膝酸痛,骨折,哮喘,体虚,"海拉"肺胃疾病,外伤出血,外伤肿痛。

傣药:用于急性黄疸型肝炎,风湿性关节炎,跌打损伤。

中药:补肝肾,强筋骨,续折伤,止崩漏。用于肝肾不足,腰膝酸软,风湿痹痛,跌扑损伤,伤筋骨折,崩漏,胎漏。酒续断多用于风湿痹痛,跌扑损伤,伤筋骨折。盐续断多用于腰膝酸软。

【用法与用量】6~15g。外用适量,鲜品捣烂敷患处。

【化学成分】含三萜类:川续断皂苷Ⅵ、Ⅹ、Ⅻ、ⅩⅢ(dipsacussaponins Ⅵ、Ⅹ、Ⅻ、ⅩⅢ),川续断皂苷 A~C、F、H$_1$(dipsacussaponins A~C、F、H$_1$),japondipsaponin E$_1$, kalopanaxsaponin A, macranthoidins A、B, 齐墩果酸(oleanolic acid),熊果酸(ursolic acid),3β- 羟基 -24- 降 - 乌苏 -4,12- 二烯 -28- 酸, 常春藤皂苷元(hederagenin),3-O-α-L- 吡喃鼠李糖(1→3)-β-D- 吡喃葡萄糖(1→3)-α-L- 吡喃鼠李糖(1→2)-α-L- 吡喃阿拉伯糖常春藤皂苷元 -28-β-D- 吡喃葡萄糖(1→6)-β-D- 吡喃葡萄糖酯苷,3-O-[β-D- 吡喃木糖(1→4)-β-D- 吡喃葡萄糖(1→4)][α-L- 吡喃鼠李糖(1→3)]-β-D- 吡喃葡萄糖(1→3)-α-L- 吡喃鼠李糖(1→2)-α-L- 吡喃阿拉伯糖 - 常春藤皂苷元,3-O-α-L- 吡喃阿拉伯糖 - 齐墩果酸 -28-O-β-D- 吡喃葡萄糖(1→6)-β-D- 吡喃葡萄糖苷等;生物碱类:喜树碱(venoterpine),cantleyine,龙胆碱(gentianine);环烯醚萜类:马钱子苷(loganin),林生续断苷Ⅲ(sylvestroside Ⅲ),当药苷(sweroside),茶茱萸苷(cantleyoside);其他:莳萝艾菊酮(cavrotnaaceton),β- 谷甾醇(β-sitosterol),β- 谷甾醇 -3-O-β-D- 吡喃葡萄糖苷,胡萝卜苷(daucosterol),马钱子酸(loganic acid)等。《中国药典》《香港中标》规定含川续断皂苷Ⅵ($C_{47}H_{76}O_{18}$)不得少于 2.0%。

川续断皂苷Ⅵ

马钱子苷　　　　　　　　　常春藤皂苷元

【药理作用】 川续断浸膏、总生物碱、挥发油都可显著降低大鼠及小鼠子宫的收缩活性，对妊娠小鼠抑制作用强于未孕小鼠。水煎剂能显著促进成骨细胞的增殖、增加碱性磷酸酶的表达及矿化结节形成的数量，有效促进成骨细胞的分化、增殖，防止成骨细胞凋亡。水煎剂可以使腹腔注射环磷酰胺引起的血液中白细胞总数降低得到恢复。挥发油对金黄色葡萄球菌有较强的抑菌能力。体内试验还表明其具有显著的抗氧化、抗衰老、提高记忆力、抗炎等作用。

【制剂】 苗药：骨康胶囊。

彝药：骨风宁胶囊。

附注：作为川续断的学名，《中国药典》等标准中曾使用 "*Dipsacus asper* Wall."，《中国植物志》中将该学名作为 *D. asperoides* 的异名。

《中国药典》1963 年版收载的"续断"的基源还曾有续断（日本续断）*D. japonicus* Miq.，现已不用。四川还以深紫续断 *D. atropurpureus* C. Y. Cheng et Z. T. Yin 作续断使用，但未见有标准收载。

萱草（萱草根，褶叶萱草根，野金针菜根）

【民族药名】 藏药（玛能果扎，泽宙改赛），蒙药（西日-其其格），苗药（锐巴盆，窝比菲，蛙尼大），彝药（奢额傲，诺诺拔奶吃，光阴史性）。

【来源】 百合科植物萱草 *Hemerocallis fulva* L.、黄花菜 *Hemerocallis citrina* Baroni、小萱草 *Hemerocallis minor* Mill.、褶叶萱草 *Hemerocallis plicata* Stapf 的干燥块根或全草。

【标准】 中国药典（63，77），部标中药（92），云南中标（彝药，05），新疆药标（80），山西中标（87），内蒙中标（88），江苏中标（86，89），上海中标（94），贵州中民标（03）。

【功能主治】 藏药：解痉止痛，驱虫，生肌愈伤。用于胃病，肠刺痛，虫病，疮疡，湿疹，烧伤。

蒙药：用于黄疸，腮腺炎，膀胱炎，尿血，小便不利，乳汁缺乏，月经不调，衄血，便血；外用于乳腺炎。

苗药：用于浮肿，小便不利，催乳。

彝药：清热凉血，散结消肿，养阴生津。用于肺痨咳嗽，咯血，衄血，便血，尿血，痔疮出血，瘰疬，乳痈，产后乳汁不足，月经不调。

中药：清热利湿，凉血止血，解毒消肿。用于黄疸，水肿，小便不利，淋浊，带下，崩漏，便血,衄血,乳痈。

【用法与用量】3~6g;彝药 15~30g。外用适量,捣烂敷患处。有小毒,服用过多可能损害视力。

【化学成分】含蒽醌类成分:大黄酚(chrysophanol),大黄酸(rhein),1,8-二羟基-2-乙酰基-3-甲基萘(1,8-dihydroxy-2-acetyl-3-methylnaphthalene),美决明子素(obtusifolin),美决明子素甲醚(α-methoxyobtusifolin)等;三萜类:3α-乙酰基-11-氧代-12-乌苏烯-24-羧酸,3-氧代羊毛-8,24-二烯-21-羧酸,α-,β-乳香酸(α-,β-boswellic acid),11α-羟基-3-乙酰基-β-乳香酸(11α-hydroxy-3-acetyl-β-boswellic acid)等;其他:萱草素(hemerocallin),小萱草根素(mihemerocallin),oxypinnatanine,萱草酮(hemerocallone),β-谷甾醇(β-sitosterol)等。

大黄酸　　　　　oxypinnatanine　　　　　美决明子素

【药理作用】萱草花的镇静安眠作用强且副作用相对少,水提取物可以加强大鼠行为的抑制,使大鼠自主活动明显降低;可明显延长小鼠夜间的慢波睡眠和异相睡眠时间,促进睡眠,提高睡眠质量。可以通过增加小鼠脑部额皮质和海马区域的 5-HT、去甲肾上腺素、多巴胺水平并作用于相应受体而发挥抗抑郁作用。长寿花糖苷、落叶松树脂醇等化合物可通过脂质过氧化抑制显示出强抗氧化活性。萱草花提取物尤其是其中蒽醌类物质,能够抑制 MCF-7 乳腺癌细胞、SF-268 中枢神经系统肿瘤细胞、NCI-H460 肺癌细胞以及 HCT-116 结肠癌细胞的增殖并诱导肿瘤细胞进行分化。提取物可减少小鼠血清和肝中丙二醛浓度,提高超氧化物歧化酶活性,具有肝保护作用。此外,萱草还有抗寄生虫、分解脂肪、抑菌、抗结核、改善动脉粥样硬化等多种作用。

【制剂】苗药:黄萱益肝散。

附注:《中国植物志》中,*H. minor* 的中文名使用"小黄花菜";*H. plicata* 的中文名使用"折叶萱草"。

文献记载藏医还用西南萱草 *H. forrestii* Diels 的块根。

旋覆花(水朝阳花,湖北朝阳花)

【民族药名】蒙药(阿拉坦-多斯勒-其其格,阿拉坦-杜苏勒-其其格,阿拉坦-导苏乐-其其格)。

【来源】菊科植物旋覆花 *Inula japonica* Thunb.、欧亚旋覆花 *Inula britanica* L.、水朝阳旋覆花 *Inula helianthus-aquatica* C. Y. Wu、线叶旋覆花 *Inula linariaefolia* Turcz.、湖北朝阳花 *Inula hupehensis* (Ling) Ling 的干燥头状花序。

【标准】中国药典,内蒙蒙标(86),云南药标(74,96),新疆药标(80),四川中标(80,87),湖南中标(93),贵州中民标(03),台湾中药典(04),湖北中标(09),广西壮标(11)。

【功能主治】蒙药：止刺痛，杀"黏"，燥"协日乌素"，愈伤。用于"黏"刺痛，"黏"热，发症，金伤，脑刺痛。

中药：降气，消痰，行水，止呕。用于风寒咳嗽，痰饮蓄结，胸膈痞满，喘咳痰多，呕吐噫气，心下痞硬。

【用法与用量】3~9g。包煎。

【化学成分】含倍半萜类：罗汉松酸 A、B、C、E(macrophyllic acids A、B、C、E)，旋覆花内酯(inulicin)，大花旋覆花内酯(britannilactone)，芳香堆芯菊素(aromaticin)，8-表-堆芯菊内酯(8-epihelenalin)，水朝阳内酯(bigelovin)，6-表-去乙酰基异薄菊灵(6-epi-desacetylisotenulin)，天名精内酯(carpesialactone)，2,3-二氢芳香堆芯菊素(2,3-dihydroaromaticin)，二氢锦菊素(ergolide)等；甾醇：β-扶桑甾醇(β-rosasterol)，β-豆甾醇(β-stigmasterol)，羽扇豆醇(lupeol)，蒲公英甾醇(taraxasterol)；黄酮类：山奈酚(kaempferol)，万寿菊苷，万寿菊素(queretagetin)，野樱素(sakuranetin)，泻鼠李黄素等；挥发油：邻苯二甲酸二丁基酯，β-水芹烯(β-phellandrene)等。

旋覆花内酯　　　罗汉松酸B、C　　　β-扶桑甾醇

【药理作用】旋覆花水提物能改善 LPS/PA(疮疱丙酸杆菌)诱导的小鼠肝损伤，提高肝损伤小鼠生存率；口服给予酒精性肝损伤大鼠口服 10 天，可明显改善乙醇引起的肾脏和睾丸功能性和器质性损伤，对大鼠睾丸、肾脏有轻度治疗作用，对肝脏保护作用明显。灌胃给予四氧嘧啶糖尿病小鼠，能显著降低糖尿病小鼠血糖和血浆甘油三酯及低密度脂蛋白胆固醇的水平，提高血浆胰岛素含量，改善糖尿病小鼠对葡萄糖的耐受能力，明显改善糖尿病引起的血脂紊乱。提取物对人口腔上皮癌细胞 Kb、前列腺癌细胞 LNCaP 和乳腺癌细胞 ZR-75-1 均有显著的抑制活性；对金黄色葡萄球菌、大肠埃希菌、铜绿假单胞菌和白色假丝酵母有明显抗菌活性。总黄酮可抑制大鼠球囊损伤诱导的血管内膜增生，抑制氧化损伤以及由氧化损伤引起的炎症。倍半萜内酯成分 1-O-乙酰旋覆花内酯能抑制血管平滑肌的炎症反应；水朝阳内酯对人的肺、胃、肠、宫颈、鼻咽、膀胱等癌细胞及白血病细胞均有明显的杀伤及生长抑制作用。

【制剂】蒙药：安神镇惊二十味丸，沉香安神散，沉香十七味丸，顺气安神丸。

附注：《中国植物志》中，水朝阳旋覆花的学名为"*Inula helianthus-aquatica* C. Y. Wu ex Ling"。《台湾中药典范》(85)中还收载有 *I. britanica* L. var. *chinensis*(Rupr.)Regel，该种未见《中国植物志》记载。

旋覆花 I. japonica、线叶旋覆花 I. linariaefolia（条叶旋覆花）、水朝阳旋覆花 I. helianthus-aquatica（滇旋覆花）的地上部分也药用，《中国药典》、贵州、新疆地方标准中以"金沸草"（金佛草）之名收载，其功效与花序不尽相同，应注意区别。

悬钩子木（悬钩木，悬钩子茎，多腺悬钩子）

【民族药名】藏药（堪扎嘎日，甘扎嘎日，甘打嘎日，嘎扎），蒙药（博格日乐吉根，波日勒吉根，博热勒吉格讷，干达嘎日）。

【来源】蔷薇科植物粉枝莓 Rubus biflorus Buch.-Ham. ex Smith、青海悬钩子 Rubus kokoricus Hao.、石生悬钩子 Rubus saxatilis L.、多腺悬钩子 Rubus phoenicolasius Maxim. 或库页悬钩子 Rubus sachalinensis Léveille 的干燥茎枝或去皮及髓的干燥茎枝。

【标准】中国药典（附录），部标藏药（附录，95），藏标（79），西藏藏标（12），青海藏标（92），部标蒙药（98），内蒙蒙标（86）。

【功能主治】藏药：清热解毒，调整"龙""赤巴""培根"。用于感冒，流感及热病初期，恶寒发热，头及周身疼痛，肺病，热性"龙"病、"培根"病。

蒙药：解表，止咳，调元。用于未熟热，瘟疫，讧热，感冒，肺热咳嗽，气喘，"赫依"热。

【用法与用量】3~9g。

【化学成分】多腺悬钩子茎枝含槲皮素甲醚化合物（methyl-ethers of quercetin）；三萜类：羽扇豆醇乙酸酯（lupeol acetate），2α, 3β- 二羟基乌苏 -12- 烯 -28- 酸（corosolic acid），齐墩果酸（oleanolic acid），2α- 羟基齐墩果酸（2α-hydroxy-oleanolic acid）；挥发油：碳酸二苯酯，3-(4- 苯甲氧基)-2 苯丙烯酸 -2- 乙基庚酯等；其他：β- 谷甾醇等。

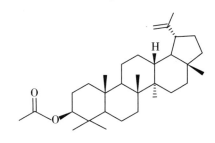

羽扇豆醇乙酸酯

【药理作用】库页悬钩子浸膏能改善子宫收缩幅度，并有促性腺激素样作用。文献报道，悬钩子属植物有很强的清除自由基和抗脂质过氧化作用、对小鼠足肿胀有抗炎作用、抗菌作用、抗过敏作用、镇痛及抗焦虑作用、保肝作用、降糖作用等，但未见有关上述基源植物的药理研究报道。

【制剂】藏药：四味藏木香汤散，五味马钱子汤散，七珍汤散，十味血热汤散，十二味奇效汤散，十三味马钱子丸，二十味金汤散，二十五味肺病散，二十五味肺病丸，二十五味狐肺散，二十五味余甘子散，二十五味余甘子丸，三十五味沉香丸。

蒙药：沉香安神散，克感额日敦片，清瘟止痛十一味丸，土木香五味汤散，乌兰十三味汤散。

附注：悬钩子属（Rubus）植物我国约有 150 种，全国各地均有分布，藏医与蒙医药用的

"悬钩子木"的基源也较为复杂。藏医使用同属的多种植物(《青海藏标》也记载"悬钩子属的多种植物均可作本品入药")。《中华本草:藏药卷》分别记载有"甘扎嘎日/悬钩木"(多腺悬钩子 *R. phoenicolasius*)和"卡查/粉枝莓"(粉枝莓 *R. biflorus*),两者的功能主治有相似之处,并记载后者可视作前者的代用品。同时,文献记载尚有藜科植物猪毛菜 *Salsola collina* L.、刺沙蓬 *Salsola ruthenica* Iljin. 做"悬钩子木"使用的情况。

蒙医使用库叶悬钩子 *R. sachalinensis* 的茎枝,据其蒙语名"干达嘎日"看,应与藏药"堪扎嘎日"为同类药物。此外蒙医还使用北悬钩子 *R. arcticus* Linn.(该种未见有标准收载)。有文献认为覆盆子 *Rubus idaeus* L. 也为蒙药"悬钩子木"的基源之一,该种的茎枝在《中国药典》附录中以"珍珠杆"之名收载,而《中华本草:蒙药卷》记载的库叶悬钩子 *R. sachalinensis* 的茎枝的中文名即为"珍珠杆",应按制剂批文规定使用(参见"珍珠杆"条)。

历版《中国药典》附录中收载有"悬钩子茎",其基源为"悬钩子 *Rubus* sp. 的木质部",待研究。

玄 参

【民族药名】蒙药(哈日-奥日浩岱),苗药(元参)。

【来源】玄参科植物玄参 *Scrophularia ningpoensis* Hemsl. 的干燥根。

【标准】中国药典,新疆药标(80),台湾中药典范(85),台湾中药典(04)。

【功能主治】蒙药:用于热病烦渴,发斑,咽喉肿痛,咽白喉,便秘,淋巴结核,痈肿。

苗药:用于热病伤阴,津伤便秘,痈肿疮毒。

中药:清热凉血,滋阴将火,解毒散结。用于热病营血,温毒发斑,热病伤阴,舌绛烦渴,津伤便秘,骨蒸劳嗽,目赤,咽痛,白喉,瘰疬,痈肿疮毒。

【用法与用量】9~15g。按中医理论,本品不宜与藜芦同用。

【化学成分】含环烯醚萜类:哈巴苷(harpagide),哈巴俄苷(harpagoside),桃叶珊瑚苷(aucubin),梓醇(catalpol),6-*O*-甲基梓醇,异玄参苷 A~C(ningpogosides A、B、C),京尼平苷(geniposide)等;苯丙素苷类:安哥拉苷 C,肉苁蓉苷 D(cistanoside D),类叶升麻苷(acteoside),去咖啡酰基类升麻苷;甾醇:β-谷甾醇,胡萝卜苷等。《中国药典》规定含哈巴苷($C_{15}H_{24}O_{10}$)和哈巴俄苷($C_{24}H_{30}O_{11}$)的总量不得少于0.45%。

哈巴苷

哈巴俄苷

【药理作用】玄参提取物可明显降低动脉硬化模型大鼠胆固醇和低密度脂蛋白的水平,提高高密度脂蛋白与低密度脂蛋白的比值。水提液能降低大鼠心肌 Hyp 的量,抑制心肌细胞的肥大,减小左心室心肌细胞的横断面面积,对心肌细胞和间质胶原重构均有显著的抑制作用,表现出很好的抑制心室重构的特点。75% 乙醇提取物对麻醉猫平均降压 40.5%,能显著增加离体兔心冠状动脉流量;轻度抑制心率、心收缩力,增强小鼠缺氧耐力,对家兔急性心肌缺血具有保护作用。总苷可以改善大鼠因中动脉缺血所致的行为学障碍,缩小脑部缺血大鼠的脑梗死面积,降低梗死率。此外,玄参还具有抗血小板聚集、抗炎、保肝、调节免疫、抗菌、保护神经元、催眠、抗痛风等活性。

【制剂】苗药:安神足液。

彝药:咽舒口服液。

附注:玄参 S. ningpoensis 为中国特有种,在华中、华东、华北、西南等地分布较为广泛,药用历史悠久,约在 20 世纪 60 年代开始各地引种栽培,以浙江为道地产区,称"浙玄参",但近年来,产地有向内地转移的趋势。文献记载尚有同属植物北玄参 S. buergeriana Miq. 的块根也作玄参药用,又名"山玄参""元参"。

《晶珠本草》记载有"叶兴巴",分为上、中、下三品。近代文献认为上品为玄参科植物齿叶玄参 Scrophularia dentata Royle ex Benth. 和荨麻叶玄参 S. urticifolia Wall. ex Benth.,中品为穗花玄参 S. spicata Franch. 和玄参 S. ningpoensis,下品为同科的野甘草 Scoparia dulcis L.,均以全草入药,又习称"藏玄参",《西藏藏标》(12)在"齿叶玄参/叶兴巴"条下仅收载有齿叶玄参 S. dentata 的全草,功能主治为"清热解毒。用于天花,麻疹,中毒等",与中药玄参不同,而其他种类未见有标准收载。《晶镜本草》(1995)记载藏医也药用玄参 S. ningpoensis,可能系借鉴中医的用法。

蒙医药古籍文献《无误蒙药鉴》记载有"叶日兴",《认药白晶鉴》名"海日音-哈日-敖日浩岱",为玄参属(Scrophularia)植物砾玄参 S. incisa Weinm.,该种分布于大兴安岭以西、内蒙古至甘肃、青海一带,生长于河滩石砾地、湖边沙地等生境,其根较为粗壮,但无块根,以全草入药,功能清热解毒、表疹、通脉,用于麻疹、斑疹、内热症,与中药玄参不同,也未见有标准收载。

彝医药用有一种"土玄参",为紫草科植物琉璃草 Cynoglossum furcatum Wallich 的根,《云南中标》(彝药,05)以"土玄参/期喜景"之名收载,功能利水通淋、清热利湿,用于肾病水肿、小便不利、赤白带下、小儿阴虚发热,与玄参不同。

雪胆(苦金盆,金龟莲)

【民族药名】苗药(锐伦清,洒嗓抱溜,酒桑抱确,酒桑包确,加麻扭,茹街粗),傣药(喝南因),彝药(嘎举纳此,避蛇雷)。

【来源】葫芦科植物雪胆 Hemsleya chinensis Cogn. ex Forbes et Hemsl.、长果雪胆 Hemsleya dolichocarpa W. J. Chang、短柄雪胆 Hemsleya brevipetiolata Hand.、蛇莲 Hemsleya esquirolii Lévl.、巨花雪胆 Hemsleya gigantha W. J. Chang、罗锅底 Hemsleya macrosperma C. Y. Wu、峨眉雪胆 Hemsleya omeiensis L. T. Shen et W. J. Chang 的干燥块根。

【标准】中国药典(77),云南药标(74,96),四川中标(80,87),贵州中标(88),贵州中民标(03),湖北中标(09)。

【功能主治】苗药:清热解毒,利湿消肿,健胃止痛。用于咽喉肿痛,目赤肿痛,牙痛,胃痛,痢疾,肠炎,肝炎,前列腺炎,尿路感染,痈肿疮疖,痔疮。

傣药：清热解毒，收敛，消炎。
彝药：用于咽喉肿痛，牙痛，肺病，肺结核，慢性气管炎，冠状动脉粥样硬化性心脏病，胃病，急性菌痢，烧烫伤，疮疡溃肿。
中药：清热解毒，消肿散结，止痛。用于菌痢，肠炎，胃痛，咽喉肿痛，牙痛。

【用法与用量】1~2g；研末 0.5~1g。本品有小毒，脾胃虚寒、心脏病患者慎用。

【化学成分】含皂苷（葫芦烷型四环三萜及其皂苷）类：雪胆甲素（hemslecin A），雪胆乙素（dihydrocucurbitacin F），雪胆甲素葡萄糖苷（24），雪胆乙素葡萄糖苷（25），雪胆苷（hemsloside）Ma1~3，齐墩果酸（oleanolic acid），齐墩果酸 -28-O-β-D- 葡萄糖苷（oleanolic acid-28-O-β-D-glucopyranoside），3-O-β-D- 吡喃葡萄糖醛酸 - 齐墩果酸 -28-O-α-L- 阿拉伯糖苷（3-O-β-D-glucuropyranosyl-oleanolic acid-28-O-α-L-arabinopyranoside），齐墩果酸 -3-O-α- 吡喃阿拉伯糖（1-3）-β- 葡萄糖醛酸苷，竹节人参苷Ⅳa、V（chikusetsusaponins Ⅳa、V）等；其他类：葫芦素 F-25- 乙酸酯（cucurbitacin F-25-acetate），胡萝卜苷（daucosterol），β - 谷甾醇 -3-O-（6- 软脂酰基）-β-D- 葡萄糖苷等。

	R_1	R_2
1	H	A
2	H	H
3	Glc	A
4	Glc	H

雪胆甲素（1）、雪胆乙素（2）、雪胆甲素葡萄糖苷（3）、雪胆乙素葡萄糖苷（4）

竹节人参苷Ⅳa

【药理作用】雪胆95%乙醇提取物不同浓度均可明显抑制肿瘤细胞的生长和聚集,低浓度下明显抑制人星形细胞瘤U87的扩散,并在一定程度上可诱导癌细胞的凋亡。醇浸出物可改善小鼠由肾上腺素增加心肌耗氧量而致低压缺氧状况,对心肌缺氧有一定的保护作用。水提醇沉提取物能使大鼠实验性胃溃疡的溃疡面积缩小,溃疡指数降低,能减少大鼠胃液分泌,降低胃酸度及胃蛋白酶活性。雪胆总皂苷能增加小鼠冠状动脉血流量,对抗垂体后叶素引起的冠状血管收缩。雪胆素A具有体外抗HIV-1活性。总皂苷和雪胆素可抑制不同浓度的溶血性链球菌、金黄色葡萄球菌、福痢疾杆菌、大肠埃希菌、伤寒杆菌等,作用强于同浓度的氯霉素。雪胆甲素和雪胆乙素在体外抑制HIV-1引起合胞体形成的EC_{50}值分别为3.09μg/ml、2.53μg/ml,抑制HIV-1中产生的p24抗原感染C_{8166}细胞的EC_{50}值为3.97μg/ml、18.90μg/ml,抑制细胞间慢性感染的H_9细胞和正常的C_{8166}细胞的EC_{50}值为1.76μg/ml、11.95μg/ml。

【制剂】苗药:双金胃疡胶囊,胃可安胶囊,消痔洁肤软膏,雪胆胃肠丸。

附注:各地使用的"雪胆"的基源较为复杂,《中国药典》1977年版收载的"雪胆"的基源即为"雪胆 Hemsleya amabilis 及其同属数种植物",各省地方药材标准中在"雪胆"条下收载的基源有所不同。文献记载还有小花雪胆 H. graciliflora(Herms)Cogn. 也作雪胆用,但未见有标准收载,应按制剂批文规定使用。

上述标准中收载的"雪胆"的各基源植物的学名,部分在《中国植物志》中有修订:雪胆 H. amabilis 的学名修订为雪胆 H. chinensis Cogn. ex Forbes et Hemsl.(中华雪胆);蛇莲 H. esquirolii 的学名修订为 H. sphaerocarpa Kuang et A. M. Lu [原学名 H. esquirolii Lévl. 作为同科假贝母属(Bolbostemma)植物刺儿瓜 B. biglandulosum(Hemsl.)Franquet 的异名];短柄雪胆 H. brevipetiolata 的学名修订为 H. delavayi(Gagnep.)C. Jeffrey. ex C. Y. Wu et C. L. Chen;罗锅底 H. macrosperma C. Y. Wu 的学名修订为 H. macrosperma C. Y. Wu ex C. Y. Wu et C. L. Chen;长果雪胆的学名为 H. dolichocarpa W. J. Chang。《四川中标》(80)中使用的长果雪胆 H. longicarpa W. J. Chang学名未见记载。

血竭(龙血竭)

【民族药名】蒙药(玛特日音-齐苏,马特日音-齐苏,楚斯仁-日哈格),维药(奇诺,混斯药山,桓木阿黑云,桓木哈荣,代密里艾合外引),傣药(埋嘎筛,箭张鼓,郭金啪)。

【来源】棕榈科植物麒麟竭 Daemonorops draco Bl. 的果实渗出的树脂,或百合科植物柬埔寨龙血树 Dracaena cambodiana Pierre ex Gagnep. 或剑叶龙血树 Dracaena cochinchinensis (Lour.)S. C. Chen植株受伤后渗出的红色树脂经加工制成。

【标准】中国药典,部标进药(77,86),内蒙蒙标(86),新疆药标(80),台湾中药典范(85),云南药标(74,96),香港中标(第六期)。

【功能主治】蒙药:止血,疗伤,生肌,消肿,止痛。用于经血淋漓,外伤出血,鼻衄,骨折,跌打伤,内伤瘀痛。

维药:生干生寒,凉血止血,清热退热,敛疮生肌,滋补肠胃,燥湿止泻,降逆止呕。用于湿热性或血液质性疾病,如热性血痢,月经过多,痔疮出血,咳血,发热,牙龈溃疡,眼部疮疡,湿性肠胃虚弱,腹泻,呕吐。

傣药:通气血止痛,续筋接骨。用于"割鲁了多温多约"(产后体弱多病),"接崩"(胃脘痛），"拢栽线栽歪"（心慌心悸），"匹亨"（蘑菇中毒），"把办哦勒"（外伤出血），"阻伤，路哈"（跌打损伤，骨折），"拢梅兰申"（风寒湿痹证，肢体关节肿痛，屈伸不利），"拢达尔，农杆农暖"（腮腺、颌下淋巴结肿痛，乳痈）。

中药：活血定痛，化瘀止血，生肌敛疮。用于跌扑折损，心腹瘀痛；外伤出血，疮疡不敛。

【用法与用量】1~2g；蒙药 3~5g；傣药 10~20g。研末内服或入丸剂。外用适量，研末撒敷患处，或入膏药用。维医认为本品对肾有害，可以西黄芪胶矫正。

【化学成分】麒麟竭含红色树脂（主要为黄酮类衍生物，57%）：血竭素（dracorhodin），血竭红素（dracorubin），黄色血竭树脂烃，去甲血竭红素（nordracorubin），去甲血竭素（nordracorhodin），血竭白素，安息香酸（benzoic acid，苯甲酸），肉桂酸（cinnamic acid）。龙血竭含黄酮：血竭黄烷（dracoflavan），2, 4, 4'-三羟基二氢查耳酮，龙血素 A~D（loureirins A~D），4, 4'-二羟基-2-甲氧基二氢查耳酮，2, 4, 6-三甲氧基-4'-羟基二氢查耳酮，2-甲氧基-4, 4'-二羟基查耳酮，2, 4-二甲氧基-4'-羟基二氢查耳酮，2, 6-二甲氧基-4, 4'-二羟基二氢查耳酮，2-甲氧基-4, 4'-二羟基二氢查耳酮，剑叶龙血素 A（cochinchinenin A），4-羟基-2-甲氧基二氢查耳酮，4, 4'-二羟基-2, 6-二甲氧基二氢查耳酮，2, 4'-二羟基-4, 6-二甲氧基二氢查耳酮；苷类：26-O-β-D-葡萄吡喃糖基-呋甾烷-5, 25（27）-二烯-1β, 3β, 22β, 26-四醇-1-O-α-L-阿拉伯吡喃糖苷；3, 4-二羟基烯丙基苯-4-O-β-D-葡萄吡喃糖苷；五加苷 B（ciwujianoside B）；3, 4-二羟基烯丙基苯-4-O-[α-L-鼠李吡喃糖基（1→6）]-β-D-葡萄吡喃糖苷；26-O-β-D-葡萄吡喃糖基-呋甾烷-5, 20（22），25（27）-三烯-1β, 3β, 26-三醇-1-O-[α-L-鼠李吡喃糖基（1→2）]-α-L-阿拉伯吡喃糖苷；26-O-β-D-葡萄吡喃糖基-呋甾烷-5, 25（27）-二烯-1β, 3β, 22β, 26-四醇-1-O-[α-L-鼠李吡喃糖基（1→2）]-α-L-阿拉伯吡喃糖苷；新鲁可斯苷元 1-O-α-L-鼠李吡喃糖基（1→2）-O-α-L-阿拉伯吡喃糖苷等；芪类：白藜芦醇（resveratrol），4'-羟基-35-二甲氧基对苯乙烯，紫檀芪等；其他：海松酸（pimaric acid），异海松酸（isopimaric acid），松香酸（abietic acid），对羟基苯甲酸，对羟基苯酚，原儿茶醛，3, 4-二羟基烯丙基苯，二对羟基苯基甲烷，正二十七烷，4-甲基-7-烯胆烷醇，阿魏酸二十二酯，阿魏酸二十四酯，阿魏酸二十六酯，阿魏酸二十八酯，邻苯二甲酸二（2-乙基）己酯，邻苯二甲酸丁酯异丁酯，对羟基苯甲酸乙酯，1, 2, 4, 5-四氯二甲氧基苯；多糖，挥发油等。《中国药典》《香港中标》规定含血竭素（$C_{17}H_{14}O_3$）不得少于 1.0%。

血竭素　　　　　　龙血素B　　　　　　剑叶龙血素A

【药理作用】血竭对正常家兔的血液流变学各项指标均无明显影响，对用葡萄糖造成的急性血瘀症家兔模型血液的高黏滞状态、全血黏度、血浆黏度和血细胞比容均有明显降低作用，红细胞电泳时间加快，提示其有活血化瘀和止血收敛的双向调节作用。局部外擦能明显抑制巴豆所致小鼠耳壳炎症、大鼠角叉菜胶性足肿胀,能降低小鼠腹腔毛细血管通透性,减少小鼠扭体反应次数。能对抗己烯雌酚引起的大鼠在位子宫的收缩作用。对金黄色葡萄球菌、白色葡萄球菌、柠檬色葡萄球菌、奈氏球菌、白喉杆菌、福氏痢疾杆菌有一定的抑制作用。能降低葡萄糖及肾上腺素所致高血糖大鼠的血糖水平,降低四氧嘧啶诱导的糖尿病大鼠的空腹血糖水平,增加正常大鼠及糖尿病大鼠的胰岛素分泌。血竭(25μg/mg)能显著抑制由 Fe-cystein 反应系统所诱导的大鼠肝微粒体脂质过氧化,抑制率达 96.5%;明显抑制红细胞膜脂质过氧化所致的膜流动性降低。龙血素 B 对河豚毒素敏感型钠通道电流峰值有浓度依赖的抑制作用。

【制剂】维药:玛木然止泻胶囊,尿通卡克乃其片,止血开日瓦片。

苗药:复方金凤搽剂,通络骨质宁膏。

傣药:惠血生胶囊,姜竭补血合剂。

附注:血竭药材曾全部依赖进口,为麒麟竭 *Daemonorops draco* 的树脂。现国内已有一定规模的柬埔寨龙血树 *Dracaena cambodiana*(《中国植物志》记载为"海南龙血树")和剑叶龙血树 *Dracaena cochinchinensis* 种植生产,并有商品药材产出。现血竭也多用于心脑血管疾病,具有良好活血、抗血栓作用。

《中国药典》1977 年版、《云南中标》(彝药,07)等收载的"草血竭"为蓼科植物草血竭 *Polygonum paleaceum* Wall. ex Hook. 的根茎,为不同药物(参见"草血竭"条)。

雪莲花(水母雪莲,水母雪莲花)

【民族药名】藏药(恰果苏巴,玄果搜花,西称掐规素巴,恰羔素巴),蒙药(孟和 - 其其格,札高德 - 苏格巴,查干 - 达吉德),彝药(恰果苏巴)。

【来源】菊科植物水母雪莲花 *Saussurea medusa* Maxim.、绵头雪莲花 *Saussurea laniceps* Hand.-Mazz.、红雪兔 *Saussurea leucoma* Diels、白雪兔 *Saussurea eriocephala* Franch. 或小红兔 *Saussurea tridactyla* Schultz.-Bip. 的干燥全草。

【标准】部标藏药(95),藏标(79),青海藏标(92),云南药标(74,96),青海中标(76,86),四川中标(79,87),甘肃中标(95,09),贵州中民标(03)。

【功能主治】藏药:清热解毒,消肿止痛。用于头部创伤,炭疽,热性刺痛,妇科病,类风湿关节炎,中风;外敷消肿。

蒙药:消肿,止刺痛,燥"协日乌素",清热。用于炭疽,手足拘挛,白脉病,"赫如虎",风湿性关节病,陈旧性疮疡,刃伤出血,脑震荡,经闭,胎衣不下。

彝药:用于月经不调,白带,体虚头晕,耳鸣,眼花。

中药:温肾壮阳,调经止血。用于阳痿,腰膝酸软,带下,月经不调。

【用法与用量】3~15g。孕妇禁用。

【化学成分】含黄酮类:棕矢车菊素(jaceosidin),粗毛豚草素(hispidulin),柯伊利素 -7-*O*-β-D- 葡萄糖苷(chrysoeriol-7-*O*-β-D-glucoside),洋芹素(apigenin),洋芹素 -7-*O*-β-D- 葡萄糖苷(apigenin-7-*O*-β-D-glucoside),木犀草素 -7-*O*-β-D- 葡萄糖苷(luteolin-7-*O*-β-D-glucoside),木犀草素 -7-*O*-α-L- 鼠李吡喃糖基 -(1→2)-β-D- 葡萄吡喃糖苷 [luteolin-7-*O*-α-L-rhamnopyranosyl-(1→2)-β-D-glucopyra-noside],洋芹素 -7-*O*-α-L- 鼠李糖 -(1→2)-

β-D-葡萄吡喃糖苷[apigenin-7-O-α-L-rhamnopy-ranosyl-(1→2)-β-D-glucopyranoside],槲皮素(quercetin),槲皮素-3-O-β-D-葡萄糖苷(quercetin-3-O-β-D-glucoside),槲皮素-3-O-α-L-鼠李糖苷,芦丁(rutin)等；萜类：β-蒎烯(β-pinene),β-金合欢烯(β-farnesene),葑酮(fenchone),α-苎烯(α-limonene),α-石竹烯(α-caryophyllene),3α-OH,11β,13-二氢去氢广木香内酯-8-β-D-葡萄糖苷,大苞雪莲碱(involucratine),雪莲内酯(xuelianlactone)；甾体类：豆甾烷醇(3-stigmastanol),β-谷甾醇,豆甾-7-烯-3-醇(stigmast-7-en-3-ol),麦角甾烷-3,24-二醇(ergrostan-3,24-diol)；木脂素：牛蒡苷元(arctigenin),2-羟基-拉帕酚B(2-hydroxylappaol B),牛蒡子苷(arctin)；其他类：东莨菪亭(scopoletin),伞形花内酯(umbelliferone),对羟基苯乙酮(p-hydroxyacetophenone),大黄素甲醚(physcion),三十一烷(n-hentriacon-tane),秋水仙碱(colchicine),3-吲哚乙酸(3-indolylaceticacid),雪莲多糖等。

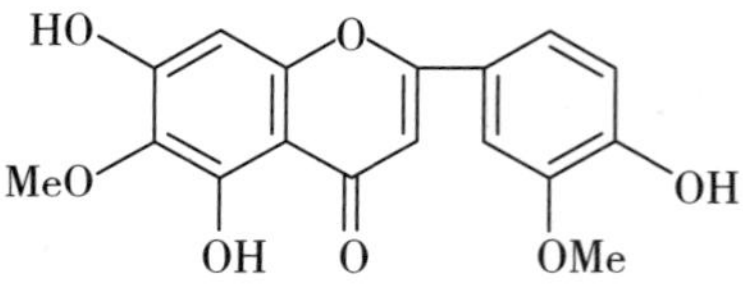

棕矢车菊素

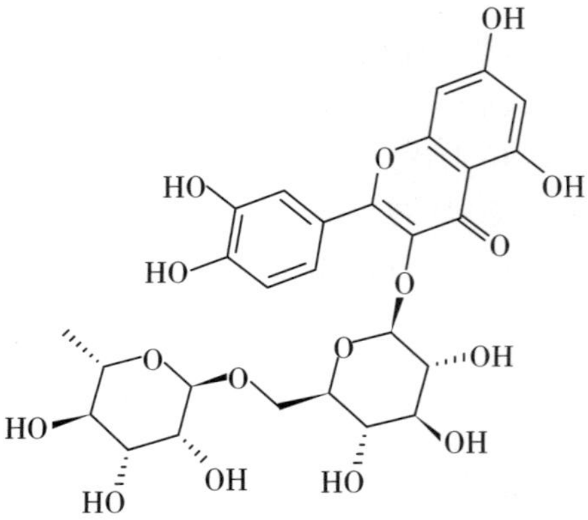

芦丁

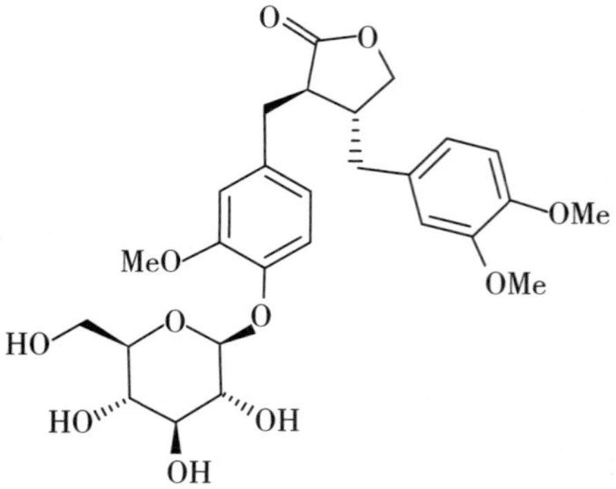

牛蒡子苷

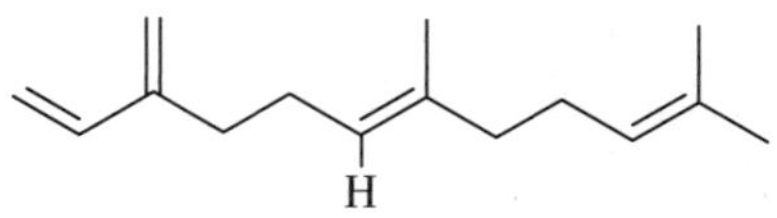

β-金合欢烯

【药理作用】雪莲花水煎液腹腔注射对小鼠各个时期的妊娠以及兔的早期妊娠均有终止妊娠作用；对离体、在体兔回肠活动有抑制作用；对蟾蜍离体心脏和家兔在体心脏有加强心脏收缩力的作用,并增加蟾蜍离体心脏每分钟排血量。雪莲花所含黄酮能抑制离体兔肠平滑肌；降低麻醉兔和犬的血压；对大鼠蛋清性关节炎急性炎症有明显的对抗作用和镇痛作用。雪莲所含多糖能明显抑制小鼠肝匀浆硫代巴比妥酸钠反应物的产生；降低小鼠耗氧量；延长游泳时间。雪莲总碱和乙醇提取物对蛋清引起的大鼠后踝关节急性炎症有较强的抗炎作用；能降低家兔和麻醉犬的血压；对离体兔心脏有抑制作用，可使其收缩幅度变小，心率减慢，T波变凸，可持续约10分钟。雪莲总碱对组胺、毛果芸香碱和乙酰胆碱引起的离体家兔肠平滑肌痉挛有显著的解痉作用，能部分对抗组胺引起的豚鼠离体气管环的收缩作用。此外，雪莲花还具有抗癌、清除自由基、抗氧化、抗疲劳和提高机体免疫力的作用。

【制剂】藏药：四味雪莲花颗粒。

蒙药：珊瑚七十味丸。

附注：《中国植物志》中，*S. medusa* 的中文名使用"水母雪兔子"；*S. laniceps* 的中文名使用"绵头雪兔子"；*S. leucoma* 的中文名使用"羽裂雪兔子"；*S. eriocephala* 的中文名使用"绵头雪兔子"；小红兔 *Saussurea tridactyla* Schultz.-Bip. 的学名使用"三指雪兔子 *Saussurea tridactyla* Sch.-Bip. ex Hook. f."。

除上述标准中收载的各种外，文献记载尚有同属的多种作"雪兔子"药用：黑毛雪兔子 *S. hypsipeta* Diels、雪兔子 *S. gossypiphora* D. Don、毛头雪莲花 *S. eriocephala* Franch.（棉头风毛菊）、鼠曲雪莲花 *S. gnaphalodes*（Royle）Sch.-Bip.（鼠麴雪兔子）、绵毛雪莲花 *S. lanuginose* Vant.（= 大坪风毛菊 *S. chetchozensis* Franch.）、白毛雪兔子 *S. leucoma* Diels（羽裂雪兔子）、槲叶雪莲花 *S. quercifolia* W. W. Smith（槲叶雪兔子）等，但未见标准收载，应按制剂批文规定使用。

"雪莲花"药材大致分为两类，均为风毛菊属（*Saussurea*）植物，一类来源于雪兔子亚属（*Subgen.* Eriocoryne）的多种（即本品，习称"雪兔子"），藏医、蒙医多使用；另一类来源于雪莲亚属（*Subgen.* Amphilaena）植物，药用的主要有雪莲花 *S. involucrate*（Kar. et Kir.）Sch.-Bip.、苞叶雪莲 *S. obvallata*（DC.）Edgew.，前种《中国药典》作为"维吾尔族习用药材"，以"天山雪莲"之名收载，维医多用；后种《部标藏药》以"苞叶雪莲"之名收载，藏医使用，其功能主治与"雪莲花"有相似之处，但不同医学的临床使用也有不同之处。

血 满 草

【民族药名】藏药（玉勾相那保，由格兴那保，尤格兴那博），蒙药（哈日 - 冈那古日 - 额布斯，优古兴 - 那赫布），傣药（牙勒介），彝药（斯赤列，赤列，尔借取）。

【来源】忍冬科植物血满草 *Sambucus adnata* Wall.、接骨木 *Sambucus willianmsii* Hance 的干燥地上部分。

【标准】云南药标（96），云南中标（05）。

【功能主治】藏药：接骨，愈伤。用于风湿性关节炎，外用于疮疖，神经性皮炎，小儿湿疹。

蒙药：清热，解毒，收敛，止血，疗伤，消肿，止痛。用于骨折，创伤，脉伤出血，咯血，吐血，鼻衄，毒热，瘀血肿块。

傣药：用于风湿性关节痛，扭伤瘀血疼痛。

彝药：用于骨折，跌打损伤，瘀血肿痛，风湿性关节炎，小儿麻痹，小便不利，孕期腹痛，风疹，皮肤瘙痒，荨麻疹，疮肿。

中药：祛风除湿，活血散瘀。用于风湿痹痛，跌打损伤，皮肤瘙痒，水肿。

【用法与用量】15~30g。

【化学成分】含三萜类: 齐墩果酸(oleanolic acid), 熊果酸(ursolic acid), α-香树脂醇(α-amyrin), α-香树脂醇乙酸酯(α-amyrin acetate), 桦木酸(betulinic acid), 3,28,29-三羟基羽扇豆烷等; 黄酮类: 槲皮素(quercetin), 洋芹素(celereoin), 木犀草素(luteolin), 山奈酚(kaempferol); 其他: 对羟基苯甲酸(p-hydroxybenzoic acid), 3,5-二甲氧基-4-羟基-1-O-β-D-吡喃葡萄糖苷(3,5-dimethoxy-4-hydroxy-1-O-β-D-glucopyranoside), β-谷甾醇(β-sitosterol), 豆甾醇(stigmasterol), 没食子酸乙酯(ethyl gallate), 咖啡酸乙酯(caffeic acid ethyl ester), 棕榈酸甘油酯, 2,4-二羟基-3,6-二甲基苯甲酸甲酯等。

齐墩果酸　　　　　α-香树脂醇　　　　　没食子酸乙酯

【药理作用】血满草具有抗炎镇痛作用, 水提物及醇提物均能明显抑制二甲苯致小鼠耳郭肿胀; 对醋酸致小鼠扭体有明显对抗作用; 热板法实验中能明显延长小鼠舔后足时间。煎剂在试管内对红色毛癣菌、石膏样毛癣菌、絮状表皮癣菌、羊毛状小孢子菌等有抗真菌作用。

【制剂】傣药: 关通舒胶囊, 关通舒口服液。

附注: 藏医药古籍文献《蓝琉璃》记载"玉勾相(油苦兴)由于生境不同而分为白、黑两种",《中国本草: 藏药卷》《中国藏药》认为白者(玉勾相嘎保)为双花千里光 *Senecio dianthus* Franch. 等菊科植物, 而黑者(玉勾相那保)为血满草 *S. adnata*(参见 "千里光" 条)。

血满草 *S. adnata*、接骨木 *S. willianmsii* Hance、接骨草 *S. chinensis* Lindl. 在各地民间多药用, 其功能主治与血满草也相似。《云南中标》(彝药, 05: 接骨木/恩赞锡), 湖南、黑龙江、贵州等地方标准中均以"接骨木"之名收载了接骨木 *S. willianmsii*; 傣医(除风草/芽沙板, 血满草)和苗医(接骨木/都介巴, 蛙芒多)也使用同属植物接骨草 *S. chinensis* 的根和叶。

《部标蒙药》以"接骨木/宝根-宝勒岱"之名收载了接骨木 *S. willianmsii* 和毛接骨木 *S.siebodiana*(Miq.)Blume ex Graebner var. *miquelii*(Nakai)Hara[=*S. willianmsii* Hance var. *miquelii*(Nakai)Y. C. Tang] 的茎枝, 功能主治为"解表, 调元, 止咳。用于未熟热, 讧热, '赫依' 热, 瘟疫, 感冒, 肺热咳嗽, 气喘", 与血满草不同。

血 人 参

【民族药名】苗药(窝布套学)。
【来源】豆科茸毛木蓝 *Indigofera stachyodes* Lindl. 的干燥根。
【标准】贵州中民标(03)。

【功能主治】苗药：解表，化痰，利湿，补血活血。用于感冒发热，咳嗽，肺痈，瘀血腹痛，风湿痹痛，崩漏，妇女腹痛，疔疮痈疽，淋浊。

中药：活血，利湿，化痰，解表。用于伤风发热，头痛，妇女腹痛，血崩，痈疽，淋浊。

【用法与用量】10~25g。

【化学成分】含木脂素类：黑五味子单体苷（schizandriside），南烛木糖苷（lyoniside）；黄酮类：7，3′，5′-三羟基二氢黄酮，儿茶素（catechin），表儿茶素（epicatechin）；三萜类：羽扇烯酮（lupenone），羽扇豆醇（lupeol），β-香树精（β-amyrin）等；其他：胡萝卜苷（daucosterol），β-谷甾醇（β-sitosterol），豆甾4-烯-3-酮，棕榈酸甲酯（methyl palmitate）等。

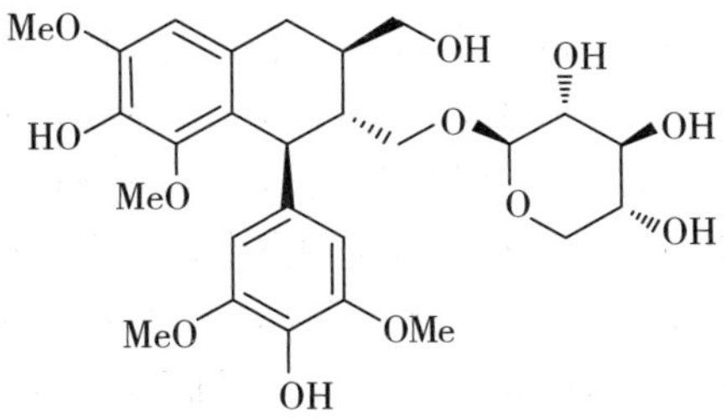

南烛木糖苷

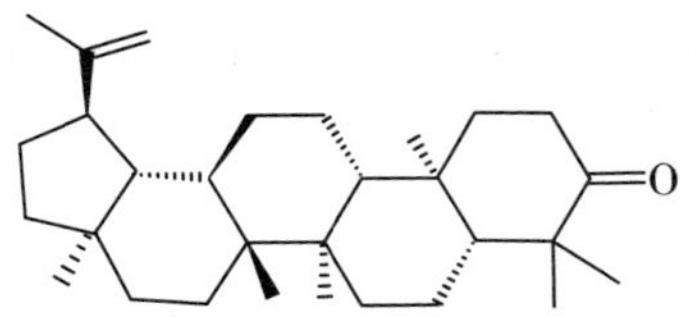

羽扇烯酮

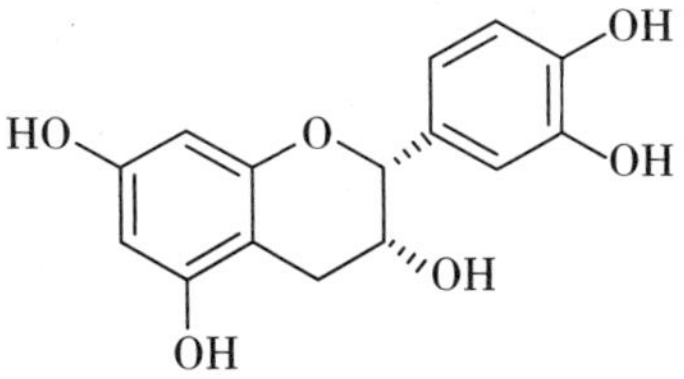

表儿茶素

【药理作用】血人参乙酸乙酯和正丁醇部位具有较强的抗氧化活性。正丁醇提取部位对 CCl_4 诱导的糖尿病及其并发症具有治疗作用。石油醚、乙酸乙酯、正丁醇部位均能显著降低急性肝损伤小鼠血清中谷丙转氨酶（GPT）和谷草转氨酶（GOT）的水平，对小鼠由 CCl_4 诱导的肝损伤具有较好的保护作用。对环磷酰胺具有减毒作用，可增加小鼠体内白细胞数量，同时还能减轻环磷酰胺对肝脏的毒性作用。

【制剂】苗药：芪胶升白胶囊。

附注：《贵州地标》（94）曾收载豆科植物绿叶胡枝子 *Lespedeza buergeri* Miq. 作"血人参"的基源，该2种为不同属植物，是否可同用尚有待研究。

雪上一枝蒿（铁棒锤）

【民族药名】傣药（相球）。

【来源】毛茛科植物短柄乌头 *Aconitum brachypodum* Diels、铁棒锤 *A. pendulum* Busch、伏毛铁棒锤 *Aconitum flavum* Hand.-Mazz.、宣威乌头 *A. nagarum* Stapf var. *lasiandrum* W. T.

Wang(*Aconitum subrosulatum* Hand.-Mazz.)、展毛短柄乌头 *Aconitum brachypodum* Diels var. *laxiflorum* Fletch. et Lauener、多裂乌头 *Aconitum polyschistum* Hand.-Mazz. 的干燥块根。

【标准】中国药典(附录)，云南药标(74,96)，四川中标(77,87)，内蒙中标(88)，贵州中标(88)，山东中标(95,02)，贵州中民标(03)，湖南中标(09)。

【功能主治】傣药：用于跌打损伤，风湿骨痛，骨折，扭伤。

中药：祛风，镇痛。用于风湿疼痛，跌扑损伤。

【用法与用量】0.025~0.05g。有大毒，应在医师指导下服用。孕妇、心脏病、溃疡患者及小儿忌服。

【化学成分】含生物碱：乌头碱(aconitine)，3-乙酰乌头碱(3-acetylaconitine)，3-去氧乌头碱(3-deoxyaconitine)，雪乌碱(penduline)，新乌宁碱(neoline)，14-乙酰新乌宁碱(14-acetylneoline)，次乌头碱(hypaconitine)，中乌头碱(mesaconitine)，塔拉地萨敏(talatisamine)，乌头胺(aconine)，牛七碱(szechenyine)，准噶尔乌头碱(songorine)，准噶尔乌头胺(songoramine)，一枝蒿甲素~庚素(bullatines A~G)，伏毛铁棒锤碱(flavaconitine)，乌头酚碱(aconifine)，乌毛翠雀亭(denudatine)，雷乌宁，附子灵(fuziline)，异可利定(luteanine)等；其他：β-谷甾醇(β-sitosterol)，胡萝卜苷(daucosterol)，硬脂酸，软脂酸，苯甲酸等。

乌头碱　　　　　　　　次乌头碱　　　　　　　　附子灵

【药理作用】皮下注射雪上一枝蒿甲、乙、丙、丁素可明显减轻电刺激小鼠疼痛；皮下注射雪上一枝蒿甲素可提高热板法小鼠痛阈。醇提物可显著抑制脂多糖造成的小鼠巨噬细胞损伤和细胞凋亡，具有抗氧化、抗炎作用。

【制剂】苗药：花粉祛痒止痛酊。

彝药：肿痛气雾剂。

附注：本品与"铁棒锤"类似，但各地所用种类不同，鉴于其基源植物种类差别较大，且为剧毒药材，本书将其分别收录(参见"铁棒锤"条)。

文献记载，短柄乌头 *A. brachypodum* 藏医也药用，称"榜那""曼钦"，结合该种的分布(云南西北部，四川西南部)看，可能系云南藏医习用，西藏、青海、四川、甘肃等地藏医使用的"榜那"主要为铁棒锤 *A. pendulum*、伏毛铁棒锤 *A. flavum*、工部乌头 *A. kongboense* Lauener。

熏倒牛

【民族药名】藏药(芒间那保,明涧纳博,明见那保)。

【来源】牻牛儿苗科植物熏倒牛 *Biebersteinia heterostemon* Maxim. 的干燥地上部分、花序、果序。

【标准】部标藏药(附录,95),青海藏标(92),青海药标(76,92)。

【功能主治】藏药:清热解毒,制疠除温。用于温病,热病,痈疽,疔疮。

【用法与用量】2~6g。

【化学成分】含生物碱:山羊豆碱(galegine),反式 4-羟基山羊豆碱(*trans*-4-hydroxygalegine);黄酮类:香叶木苷(diosmin),芹菜素-7-*O*-芸香糖苷(apigenin-7-*O*-rutinoside),槲皮素(quercetin),槲皮素-3-β-吡喃葡萄糖苷,木犀草素(luteolin),6-hydroxyluteolin,木犀草苷(luteoloside),木犀草素-7-芸香糖苷(luteolin-7-rutinoside),海波拉亭-7-β-吡喃葡萄糖苷(hypoletin-7-β-glucopyranoside),海波拉亭-7-*O*-吡喃木糖苷(hypoletin 7-*O*-β-xylopyranoside),金圣草黄素-7-槐糖苷(chrysoeriol-7-sophoroside),蒿黄素(artemetin),芹菜素 7-*O*-槐糖苷(apigenin-7-*O*-sophoroside);其他:伞形花内酯(umbelliferone)等。

山羊豆碱　　　　伞形花内酯　　　　香叶木苷

【药理作用】本品生物碱对链脲霉素诱导的糖尿病小鼠具有明显降血糖作用。水提物、水提醇沉物、醇提物均有抑制二甲苯致小鼠耳肿胀的作用,均可提高小鼠热板法致痛的痛阈。乙醇提取物的乙酸乙酯部位对金黄色葡萄球菌、铜绿假单胞菌和阴沟肠杆菌有强抑制作用,对变形杆菌、粪肠球菌和白念珠菌也有抑制作用。

【制剂】藏药:二十九味羌活散。

附注:《晶珠本草》记载"明见"分为"赛保"和"那保"两类,前者未见形态和生境的记载,后者花黄色、气味大、手握之有黏液粘手,与熏倒牛 *B. heterostemon* 特性一致。近代文献记载,熏倒牛为青海等地藏医所用的"明见那保"的基源之一。

薰陆香（薰鲁香）

【民族药名】 维药（买斯提克，麻思他其，捆都尔，艾力库如米，马斯替克乳米）。
【来源】 漆树科植物粘胶乳香树 *Pistacia lentiscus* L. 的树脂。
【标准】 部标维药（99）。
【功能主治】 维药：消散胃中寒气，清除机体污物，补脑养心，利肝益肾。用于寒性胃痛，感冒头痛，口咽炎肿，忧郁神乱，心慌，腹胀，肾弱耳聋，小便不利，大便秘结，月经不调（《部标维药》）。

生干生寒，祛寒燥湿，滋补支配器官，补胃消食，增强消化，散气除胀，芳香除臭。用于湿寒性或黏液质性疾病，如胃脘寒虚，消化不良，腹泻腹胀，牙病口臭（《中华本草：维吾尔药卷》）。

【用法与用量】 1~2g。
【化学成分】 含挥发油：α-，β-蒎烯（α-，β-pinene），β-月桂烯（β-myrcene），柠檬烯（limonene），β-丁香烯（β-trans-caryophyllene），萜二醇（terpinen-4-ol），柠檬烯（limonene），马鞭草烯酮（verbenone），α-松油醇（α-terpineol），芳樟醇（linalool），（Z）-罗勒烯，水芹烯等；树脂酸：α，β-洋乳香脂酸（α，β-masticonnic acid），α，β-乳香次酸，洋乳香酸（masticolic acid），α，β-洋乳香次酸（α，β-mastiolic acid）等；树脂烃：α，β-洋乳香脂烃（α，β-masticoresene）等；三萜类：17-羟基-28-去甲基齐墩果-12-烯-3,11-二酮，3,11-二酮基-齐墩果-12-烯-28-羧酸，齐墩果-12-烯-3,11-二酮；酚酸类：双没食子酸（digallic acid），α-生育酚（α-tocopherol）。

齐墩果-12-烯-3,11-二酮　　　　　双没食子酸　　　　　柠檬烯

【药理作用】 薰陆香中含有的酚酸类物质具有较好的抗氧化活性。水提物的乙酸乙酯萃取部分和黄酮总提物均有显著的抗诱变作用，提示粘胶乳香树的果实水提物具有预防癌变作用。薰陆香对幽门螺杆菌感染的蒙古沙鼠模型有明显的抑制作用，能促进消化性溃疡的治愈；口饲可使幽门结扎大鼠溃疡指数及胃内容物游离酸度下降；可减轻50%乙醇诱导的胃损伤。纸片琼脂扩散法、肉汤稀释法活性测试显示 β-石竹烯、樟脑萜、萜品烯及反式茴香烯具有良好的抗幽门螺杆菌作用。以硫代乙酰胺诱导建立大鼠肝损伤模型实验，以形态学指标和还原型谷胱甘肽作为评价指标，发现粘胶乳香树叶水提物具有良好的保肝作用。甲醇提取物可抑制氧化修饰低密度脂蛋白共培养细胞的降低 GSH 水平、上调 CD_{36} 的表达，具有抗动脉粥样硬化作用。

【制剂】 维药：安胃加瓦日西吾地吐如西片，固精麦斯哈片，清浊曲比亲艾拉片，通窍阿

亚然及派克日片,通阻合牙日仙拜尔片,温散加瓦日西加里奴司片,消食阿米勒努西颗粒,醒脑库克亚片,养心达瓦依米西克蜜膏。

附注:本品与"乳香"相似,又称"洋乳香",维医临床上也可以乳香替代"洋乳香"使用。《本草纲目》中称"马思答吉"(音译名,与维药名"麻思他其"相近)。

粘胶乳香树 P. lentiscus 分布于地中海沿岸各国,我国不产,药材依赖进口。印度产"洋乳香"的原植物为同属植物凯纽黄连木 P. khinjuk Stocks 和松脂黄连木 P. terebinthus L.,其树脂色泽暗,玻璃样光泽少。此外,尚有橄榄科植物药胶香树 Boswellia bhaw-dajiana Birdw.(鲍达乳香树,乳香的基源植物之一)的树脂也同样药用。

薰 衣 草

【民族药名】维药(乌斯提乎杜思,乌斯土胡都斯,西提乎都斯,亦思秃黑都思,乌速突忽都西)。

【来源】唇形科植物狭叶薰衣草 Lavandula angustifolia Mill. 的干燥地上部分。

【标准】部标维药(99),新疆维标(93)。

【功能主治】维药:消散寒气,补胃,理脑,燥湿止痛。用于胸腹胀满,感冒咳喘,头晕头痛,心悸气短,关节骨痛(《部标维药》)。

生干生热,清除异常黏液质,清脑补脑,强筋健肌,消炎止痛,祛风散寒,养经安神。用于湿寒性或黏液质性或黑胆质性疾病(各种神经系统疾病),如瘫痪,面瘫,颤抖症,癫痫,健忘,神经衰弱,抑郁症,坐骨神经痛,关节疼痛(《中华本草:维吾尔药卷》)。

【用法与用量】3~9g。维医认为本品对干性或热性气质者有害,可以各种醋酸糖浆矫正。

【化学成分】含挥发油:芳樟醇(linalool)和乙酸芳樟酯(linalyl acetate)占总挥发性成分的50%以上,还含有对异丙基甲苯,柠檬烯(limonene)等;黄酮类:芹菜素(apigenin),芹菜素-7-O-β-D-葡萄糖苷,木犀草素(luteolin)等;其他:β-谷甾醇(β-sitosterol),胡萝卜苷(daucosterol),熊果酸(ursolic acid),咖啡酸(caffeic acid),单宁,醇类,多糖,氨基酸,苷类等。

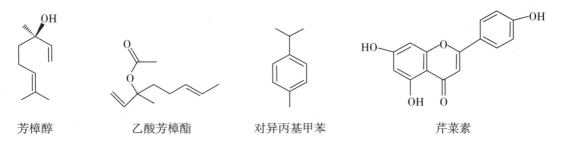

芳樟醇　　　乙酸芳樟酯　　　对异丙基甲苯　　　芹菜素

【药理作用】薰衣草对葡萄球菌、链球菌和八叠球菌有抑制作用。腹腔注射薰衣草花提取物对戊巴比妥诱导的小鼠睡眠无催眠作用,但可使其睡眠时间延长。水提取物可预防谷氨酸诱导的幼鼠小脑颗粒细胞培养物神经毒性,具有神经保护作用。50%甲醇提取物可以抑制脂质过氧化。此外,还具抑制快速变态反应、抗惊厥、抗抑郁、镇痛等作用。

【制剂】维药：爱维心口服液，宝心艾维西木口服液，复方高滋斑片，复方西红花口服液，行滞罗哈尼孜牙片，益脑吾斯提库都斯糖浆，止痛努加蜜膏。

附注：《中国植物志》中，L. angustifolia Mill. 的中文名使用"薰衣草"。

薰衣草原产于地中海地区，我国现新疆等地有栽培，作为观赏和提取芳香油。药材也有进口，《维吾尔药志》记载从巴基斯坦进口的薰衣草的基源可能是薰衣草 L. officinalis Chaix（该种未见《中国植物志》记载）或穗花薰衣草 L. spica L.（《中国植物志》将该种并入薰衣草 Lavandula angustifolia 中，L. spica 作为异名）。

《湖南中标》（09）收载有"薰衣草油"，为狭叶薰衣草 L. angustifolia 经水蒸气蒸馏得到的精油。

亚 大 黄

【民族药名】藏药（曲什扎，曲扎，曲札，曲杂）。

【来源】蓼科植物小大黄 *Rheum pumilum* Maxim.、穗序大黄 *Rheum spiciforme* Royle、疏枝大黄 *Rheum kialense* Franch.、藏边大黄 *Rheum emodii* Wall. 及同属多种的干燥全草或根及根茎。

【标准】部标藏药（附录，95），藏标（79），西藏藏标（12），青海藏标（附录，92），四川藏标（14）。

【功能主治】藏药：消炎，泻下，愈创。用于大便秘结，多种炎症，伤口不愈。

【用法与用量】2~5g。

【化学成分】含蒽醌类：大黄素（emodin），大黄素-8-*O*-β-D-吡喃葡萄糖苷（emodin-8-*O*-β-D-glucopyranoside），大黄酚（chrysophanol），大黄酚-8-*O*-β-D-吡喃葡萄糖苷（chrysophanol-8-*O*-β-D-glucopyranoside），大黄酸（rhein），大黄酚-8-*O*-α-D-葡萄糖苷（chrysophanol-8-*O*-α-D-glucopyranoside），大黄素甲醚（physcion），番泻苷A（sennoside A）等；二苯乙烯苷类（芪类）：*trans*-3, 3′, 4′, 5-四羟基芪（piceatannol），藏黄苷A[*trans*-3, 3′, 4′, 5-四羟基芪-4′-*O*-β-D-吡喃葡萄糖苷（piceatannol-4′-*O*-β-D-glucopyranoside）]，*trans*-3, 3′, 4′, 5-四羟基芪-4′-*O*-β-D-(6″-*O*-没食子酸)-吡喃葡萄糖苷[piceatannol-4′-*O*-β-D-(6″-*O*-galloyl)-glucopyranoside]等；其他：莲花掌苷（lindleyin），β-谷甾醇（β-sitosterol），d-儿茶素（d-catechin），胡萝卜苷（daucosterol）。《西藏藏标》规定含藏黄苷A（$C_{20}H_{22}O_9$）不得少于5%；《四川藏标》规定含大黄素（$C_{15}H_{10}O_5$）与大黄酚（$C_{15}H_{10}O_4$）的总量不得少于0.50%。

大黄素　　　　　大黄酚　　　　　大黄酸

莲花掌苷　　　　　　　　　　　　番泻苷 A

【药理作用】亚大黄可有效阻止硫代乙酰胺（TAA）导致的 SD 大鼠急性肝细胞损伤，促进肝细胞再生；能抑制氧化修饰型低密度脂蛋白（ox-LDL）诱导的血管平滑肌细胞（SMC）增殖，并具有抗脂质过氧化作用。

【制剂】藏药：大月晶丸，九味藏紫菀花散，流感丸，青鹏膏剂，青鹏软膏。

蒙药：消肿九味散，消肿橡胶膏。

附注：《中国植物志》中，藏边大黄的学名为 *Rheum australe* D. Don，*Rheum emodii* Wall. 作为其异名。

关于亚大黄的药用部位，《部标藏药》和《青海藏标》记载为"干燥全草"，而《藏标》记载为"干燥根及根茎"，同时也包括同属的多种植物，应按制剂批文规定使用。

藏医药用的大黄的基源较为复杂，《晶珠本草》记载大黄分为上、中、下三品，本品为"中品"。三品的基源及其功能主治有所不同，应注意区别（参见"大黄"条）。

鸭嘴花（大驳骨，巴夏嘎）

【民族药名】藏药（巴夏嘎，帕下嘎，哇夏嘎），傣药（莫哈蒿，莫哈郎，莫哈朗，扎冷好，扎冷，扎勒配，黑绿花）。

【来源】爵床科植物鸭嘴花 *Adhatoda vasica* Nees 的干燥地上部分。

【标准】部标成方（八册，附录，93），青海未成册标准。

【功能主治】藏药：除湿止痛，活血散瘀。用于高血压，瘫痪，肝炎，胆囊炎，流感，跌打损伤；外敷用于疮疖肿毒。

傣药（全草或根）：清火利水，消肿止痛，续筋接骨。用于"拢牛，优冒哦"（小便热涩疼痛，尿闭），"短旧"（腹内痉挛剧痛），"纳勒接短"（通经），"阻伤"（跌打损伤），"路哈"（骨折），"拢梅兰申"（风寒湿痹证，肢体关节酸痛，屈伸不利）。

彝药：用于口苦咽干，头痛肌紧，口眼㖞斜，腹胀痞满，尿道灼痛，月经不调，痛经，久婚不孕。

中药：祛风活血，散瘀止痛，接骨。用于骨折，扭伤，风湿关节痛，腰痛。

【用法与用量】10~30g。外用适量，鲜叶捣烂、加酒炒热敷患处。

【化学成分】含生物碱：鸭嘴花酚碱(vasicinol)，鸭嘴花碱(vasicine)，去氧鸭嘴花碱(deoxyvasicine)，脱氢鸭嘴花碱(vasakin)，鸭嘴花考林碱(vasicoline)，鸭嘴花考林酮碱(vasicolinone)，鸭嘴花酮碱(vasicinone)，鸭嘴花定碱(adhatodine)，大驳骨酮碱(adhavasinone)，安尼索碱(anisotine)，羟基骆驼蓬碱(hydroxypeganine)，1, 2, 3, 9-四氢-5-甲氧基吡咯并[2, 1-b]喹唑啉-3-醇[1, 2, 3, 9-tetrahydro-5-methoxy-pyrrolol(2, 1-b)-quinazolin-3-ol]等；黄酮类：槲皮素(quercetin)，山奈酚(kaempferol)，异牡荆黄素(isovitexin, 异牡荆苷)等；其他：29-甲基-三十烷-1-醇(29-methyl-triacontan-1-ol)，β-谷甾醇(β-sitosterol)，β-谷甾醇-D-葡萄糖苷(β-sitosterol-D-glucoside)，α-香树脂醇(α-amyrin)，三十三烷(tritriacontane)等。

鸭嘴花碱　　　　　　　异牡荆黄素

【药理作用】鸭嘴花碱有显著的子宫兴奋作用，可选择性地兴奋子宫底，对子宫颈无显著的兴奋作用。鸭嘴花碱静脉注射对急性试验猫、慢性试验犬有利胆作用，皮下注射有促进胆汁排泄的作用。脱氢鸭嘴花碱有显著的局部麻醉作用，对毛果芸香碱所致的唾液分泌有抑制作用，对内源性与外源性乙酰胆碱和肾上腺素均有阻断作用。鸭嘴花碱有减弱心肌收缩力、减少冠状动脉流量、轻度降低血压的作用；鸭嘴花酮碱经立体豚鼠和兔心灌流实验表明，能增强心肌收缩力、增加冠状动脉流量。鸭嘴花酮碱对支气管有强的扩张作用，尤其对组胺所致的支气管收缩有显著的解痉作用。鸭嘴花碱对金黄色葡萄球菌、志贺菌、变形杆菌和伤寒杆菌等有中度抗菌作用。

【制剂】藏药：二十五味松石丸。

附注：文献记载，藏药"巴夏嘎"分为上、下两品，上品为爵床科植物鸭嘴花 *A. vasica*。《中国植物志》记载鸭嘴花 *A. vasica* 的原产地不详，最早在印度发现，我国广东、广西、云南、海南等地有栽培亦有野生，南方各地也作园艺观赏植物栽培。《中华本草：藏药卷》记载西藏墨脱、波密、朗县有分布，待调查。鸭嘴花 *A. vasica* 在《印度药典》2010年版中收载有鸭嘴花药材和鸭嘴花浸膏，藏医药用鸭嘴花可能受印度医学的影响。

据文献记载和实地调查，各地藏医均认为鸭嘴花 *A. vasica* 的地上部分为"巴夏嘎"正品，历史上药材多从印度等地进口，但目前已少使用，各地藏医多使用藏区产的代用品，但基源因地而异。西藏藏医所用为玄参科植物毛果婆婆纳 *Veronica eriogyne* H. Winkl.、长果

婆婆纳 *V. ciliata* Fisch.，称"巴夏嘎"或"帕下嘎门巴"，《西藏未成册标准》(03)、《西藏藏标》(12)在"巴夏嘎"条下即收载了"毛果婆婆纳 *Veronica eriogyne* 及同属近缘种植物的干燥全草"。青海藏医则主要使用罂粟科植物赛北紫堇 *Corydalis impatiens* (Pall.) Fisch.，称"扎桑""康录帕下嘎"，《青海藏标》(92)附录中以"哇夏嘎"之名收载了该种，并指出"(哇夏嘎)正品有争议，待查；赛北紫堇是青海代用品"。应按制剂批文规定使用(参见"婆婆纳""赛北紫堇"条)。

《部标成方》(八册)以"大驳骨"之名收载了鸭嘴花 *A. vasica* 和同科植物黑叶接骨草(黑叶小驳骨)*Gendarussa ventricosa* (Wall.) Nees [=*Adhatada ventricosa* (Wall.) Nees、*Justicia ventricosa* Wall. ex Sims.] 的地上部分；广东、广西、贵州地方标准收载的"大驳骨"的基源仅为后者，其功能主治与鸭嘴花(地上部分)有一定差异。

《云南中标》(傣药，07)以"鸭嘴花叶/摆莫哈蒿，扎冷蒿"之名收载了鸭嘴花 *A. vasica* 的叶，但《中国藏药：傣药卷》记载的药用部位为"全草或根"。

岩白菜（力嘎都）

【民族药名】藏药（力嘎都，勒嘎都，力嘎都窍，嘎都尔，嘎都尔窍，力喀图，乌巴拉贝达），蒙药（利-嘎都尔），苗药（米嘿着），彝药（达果）。

【来源】虎耳草科植物岩白菜 *Bergenia purpurascens* (Hook. f. et Thoms.) Engl.、云南岩白菜 *Bergenia purpurascens* (Hook. f. et Thoms.) Engl. var. *delavayi* (Franch.) Engl. et Irm.、厚叶岩白菜 *Bergenia crassifolia* (L.) Fritsch. 的干燥根茎或全草。

【标准】中国药典，西藏未成册标准(04)，西藏藏标(12)，新疆药标(80, 87)，云南药标(74, 96)，四川中标(87)。

【功能主治】藏药：清热解疫，消肿。用于瘟病，肺热，肝热，脉热，腹泻，菌痢，中毒，四肢肿胀。

蒙药：用于气管炎咳嗽，肺结核咳嗽，咯血，吐血，衄血，便血，肠炎，痢疾，腹泻，功能性子宫出血，白带，月经不调，风湿疼痛，跌扑损伤。

苗药：用于体虚咳嗽，哮喘。

彝药：用于腹痛，腹泻，便血，外伤出血，跌打伤痛，骨折，胃病，虚弱，咳喘，吐血，细菌性痢疾，非菌痢性肠道感染，慢性支气管炎，肺结核。

中药：润肺止咳，清热解毒，止血，止泻，调经。用于肺痨咳嗽，咯血，衄血，便血，崩漏，带下病，泄泻，痢疾，劳伤；外用于黄水疮。

【用法与用量】3~5g。

【化学成分】含香豆素类：岩白菜素(bergenin)，11-*O*-没食子酰岩白菜素(11-*O*-galloylbergenin)；黄酮类：阿夫儿茶素(afzelechin)，儿茶素(catechin)，没食子酸(gallic acid)等；三萜类：齐墩果酸(oleanolic acid)；酚苷类：熊果苷(arbutin)，6-*O*-没食子酰熊果苷(6-*O*-galloylarbutin)，4,6-二-*O*-没食子酰熊果苷(4,6-di-*O*-galloylarbutin)，2,4,6-三-*O*-没食子酰熊果苷(2,4,6-tri-*O*-galloylarbutin)，2,3,4,6-四-*O*-没食子酰熊果苷(2,3,4,6-tetra-*O*-galloylarbutin)；其他：diethyl disulfoxide，breynioside，鞣质等。《中国药典》规定含岩白菜素($C_{14}H_{16}O_9$)不得少于8.2%；《西藏藏标》规定含岩白菜素($C_{14}H_{16}O_9$)不得少于3.33%。

岩白菜素　　　　　　阿夫儿茶素　　　　　　熊果苷

【药理作用】岩白菜素为岩白菜的主要药效成分，其对电刺激猫喉上神经所引起的咳嗽及氨水喷雾引起的小鼠咳嗽均有明显的止咳作用；岩白菜素灌胃可使慢性气管炎大鼠产生炎症细胞浸润减轻，肺气肿及肺萎陷程度也减轻；可促进血清溶血素的产生，最终促进脾细胞产生白细胞介素-2，从而使免疫功能增强；对蛋清所致的小鼠皮肤毛细血管通透性增高有显著的拮抗作用；对小鼠耳郭由巴豆油混合致炎液诱发的炎症有抑制作用，并可以抑制肉芽肿增生。此外，岩白菜素还具有保肝、抗凝血等作用。

【制剂】藏药：四味辣根菜汤散，四味止泻木汤散，五味獐牙菜汤散，七味宽筋藤汤散，八味红花清腑热散，八味檀香丸，九味青鹏散，九味渣驯丸，九味竺黄散，十味铁粉散，十二味冰片散，十五味止泻木散，十六味杜鹃花丸，二十味肉豆蔻散，二十五味肺病散，二十五味肺病丸，二十五味狐肺散，二十五味鹿角丸，二十五味余甘子散，二十五味余甘子丸，二十五味竺黄散，二十九味羌活散，肺热普清散，甘露灵丸，回生甘露丸，清肺止咳丸。

彝药：云胃宁胶囊。

附注：《中国植物志》中，云南岩白菜 Bergenia purpurascens (Hook. f. et Thoms.) Engl. var. delavayi 被并入岩白菜 B. purpurascens 中。

关于"力嘎都"的基源有争议。《晶珠本草》记载"嘎都尔"分为上、下两品，《藏药志》认为应以狭叶红景天 R. kirilowii 和粗茎红景天 R. wallichiana (Hk.) S. H. Fu 为正品。《部标藏药》附录中收载的"力嘎都"的基源也为景天科植物狭叶红景天 Rhodiola kirilowii (Regel) Maxim. 及同属数种植物的干燥根及根茎。有文献记载西藏藏医均使用岩白菜 B. purpurascens，《西藏藏标》在"力嘎都窍"条下也收载了岩白菜 B. purpurascens；而青海藏医使用狭叶红景天 Rhodiola kirilowii 及同属的多种。该2种的根状茎形态虽相似，但为不同科属的植物，是否具有相同的功效还有待于研究。本书暂将处方中使用"力嘎都"药材名的制剂归入"岩白菜"条中，应按制剂批文规定使用。

岩白菜药材一直以野生为主，现云南玉龙县有试种。

延胡索（元胡，北延胡索）

【民族药名】藏药（苏米赛尔保，苏咪赛尔保，酥宙赛保）。

【来源】罂粟科植物延胡索 Corydalis yanhusuo W. T. Wang、齿瓣延胡索 Corydalis turtschaninovii Bess. 或东北延胡索 Corydalis ambigua Cham. et Schlecht. var. amurensis Maxim. 的干燥块茎。

【标准】中国药典,吉林药标(77),新疆药标(80),台湾中药典范(85),黑龙江中标(2001),香港中标(第4期,12)。

【功能主治】藏药:止痛,解毒。用于胸、胁、腹腔疼痛,经闭痛经,梅毒,肿毒症。

中药:活血,利气,止痛。用于胸胁、脘腹疼痛,胸痹心痛,经闭痛经,产后瘀阻,跌扑肿痛。

【用法与用量】3~9g。研末吞服,一次1.5~3g。

【化学成分】含生物碱类:右旋-紫堇碱(d-corydaline,延胡索甲素,延胡索碱),消旋-四氢掌叶防己碱(延胡索乙素,dl-tetrahydropalmatine),原鸦片碱(延胡索丙素,protopine),左旋-四氢黄连碱(延胡索丁素,l-tetrahydrocoptisine),消旋-四氢黄连碱(延胡索戊素),左旋-四氢非洲防己碱(延胡索己素,l-tetrahydrocolumbamine),紫堇鳞茎碱(延胡索庚素,corybulbine),β-高白屈菜碱(延胡索寅素,β-homochelidonine),黄连碱(coptisine),去氢紫堇碱(dehydrocorydalmine)、紫堇单酚碱(corydaline),去氢延胡索胺(dehydrocorydalmine),非洲防己碱(columbamine),D-海罂粟碱(D-glaucine)等。《中国药典》规定含延胡索乙素($C_{21}H_{25}NO_4$)不得少于0.050%;《香港中标》规定含延胡索碱($C_{22}H_{27}NO_4$)和延胡索乙素($C_{21}H_{25}NO_4$)的总量不得少于0.10%。

延胡索甲素　　　　　延胡索乙素

【药理作用】延胡索具有显著的镇痛作用,其粉针剂的止痛效价约为阿片的1%,有效成分为生物碱,以延胡索乙素的作用较强,延胡索甲素次之。延胡索乙素具有镇静催眠和安定作用,能明显降低小鼠的自发与被动活动,延长环己巴比妥钠引起的睡眠时间。延胡索醇提取物对离体兔心和在体猫心的冠状血管有显著的扩张作用;延胡索乙素能对抗多种实验性心律失常,其机制可能与钙拮抗有关。延胡索总碱具有抗溃疡作用,肌内注射能抑制大鼠幽门结扎性、水浸应激性、醋酸性和组胺性胃溃疡。延胡索乙素可促进大鼠垂体分泌促肾上腺皮质激素。

【制剂】苗药:结石清胶囊,双金胃疡胶囊,雪胆胃肠丸。

彝药:丹莪妇康煎膏,肝胆清胶囊,和胃止痛胶囊,延胡胃安胶囊。

附注:《中国药典》(63,85)收载的"延胡索"的基源的学名曾使用 *C. bulbosa* DC. 和 *C. turtschaninovii* Bess. f. *yanhusuo* Y. H. Chou et C. C. Hsü,《中国植物志》将其作为延胡索 *Corydalis yanhusuo* W. T. Wang ex Z. Y. Su et C. Y. Wu 的异名处理。《吉林药标》(77)收载的延胡索的基源植物为齿瓣延胡索 *Corydalis remota* Fisch. ex Maxim.,《中国植物志》中齿瓣延胡索的学名使用 *C. turtschaninovii* Bess.,而将前者作为异名处理。《黑龙江中标》(2001)中收载的东北延胡索 *Corydalis ambigua* Cham. et Schlecht. var. *amurensis* Maxim.,《中国植物志》

将其合并于堇叶延胡索 C. fumariifolia Maxim. 中。

"延胡索"自古即有多种基源，据考证，《本草纲目》记载之"延胡索"即 C. yanhusuo，而《本草拾遗》记载的延胡索为齿瓣延胡索 C. turtschaninovii。此外，齿瓣延胡索 C. turtschaninovii 的几个变型：线齿瓣延胡索 C. turtschaninovii Bess. f. lineariloba (Maxim.) C. Y. Wu et Z. Y. Su、栉裂延胡索 C. turtschaninovii Bess. f. pectinata (Kom.) Y. H. Chou、圆齿瓣延胡索 C. turtschaninovii Bess. f. rotundiloba (Maxim.) C. Y. Wu et Z. Y. Su、瘤叶齿瓣延胡索 C. turtschaninovii Bess. f. papillosa (Kitag.) C. Y. Wu et Z. Y. Su 也作延胡索使用，但未见有标准收载，应按制剂批文规定使用。

《山东中标》(95)收载有"土元胡"，为土元胡 Corydalis humosa Migo. 的块茎，是地方习用品。

岩 参

【民族药名】藏药（扎赤确，匝赤，杂赤）。

【来源】菊科植物岩参 Cicerbita macrorrhiza (Royle) Beauvvers 的干燥全草。

【标准】部标藏药(95)。

【功能主治】藏药：清热利胆。用于黄疸性肝炎，胆囊炎，脉病。

【用法与用量】3~5g。

【制剂】藏药：八味獐牙菜丸。

附注：《中国植物志》中，岩参的学名使用 Cicerbita azurea (Ledeb.) Beauverd，将 Cicerbita macrorrhiza 作为头嘴菊 Cephalorrhynchus macrorrhizus (Royle) Tsuil 的异名。

《晶珠本草》记载"杂赤"分为"黑""白"两类，以白者为上品。近代的藏医药文献中记载的"杂赤"的基源涉及菊科岩参属（Cicerbita）、苦荬菜属（Ixeris）和风毛菊属（Saussurea）的多种植物，前2属植物为"白杂赤"类，后者为"黑杂赤"类。《部标藏药》分别收载了"岩参/扎赤确""苦荬菜/杂赤曼巴"和"褐毛风毛菊/匝赤巴莫卡"，应注意区别，按制剂批文规定使用（参见"苦荬菜""褐毛风毛菊"条）。

据《中国植物志》记载，岩参 Cicerbita azurea 仅分布于新疆；头嘴菊 Cephalorrhynchus macrorrhizus 分布于我国云南、西藏，印度西北部等。从资源学的角度看，藏医所用的"岩参"应为后种。

《中华本草》记载有"岩参"，为胡椒科植物岩参 Piper pubicatulum C. DC. 的藤茎，功能为行气止痛、止泻痢，用于脘腹胀痛、泻痢腹痛、牙痛，与藏药"匝赤"不同，应注意区别。

芫荽果（芫荽子，芫荽）

【民族药名】藏药（吾苏，乌苏，莪斯），蒙药（乌奴日图 - 淖干 - 乌热），维药（优米卡克苏提乌热克，优米哈克苏提欧如合，可思纳知子，吐胡米开西尼孜）。

【来源】伞形科植物芫荽 Coriandrum sativum L. 的干燥成熟果实。

【标准】部标藏药(95)，藏标(79)，青海藏标(92)，内蒙蒙标(86)，部标维药(附录，99)，辽宁药标(80)，江苏中标(89)，上海中标(94)，江西中标(96)，贵州中民标(03)。

【功能主治】藏药：清热，解表，健胃。用于"培根木布"病，消化不良，食欲缺乏，口渴。

蒙药：清"巴达干"热，止渴，消食，开胃，止痛，透疹。用于"巴达干宝日"，胃灼热感，吐酸水，胃痛，口干，麻疹，泛恶。

维药：生干生寒，纯化异常血液质，凉血止血，除烦安神，清热利尿，消炎退肿，清热明目，消食开胃。用于湿热性或血液质性疾病，如血痢不止、月经过多、心烦心悸、小便不利、湿疮炎肿、热性眼疾、食积不化。

中药：发表透疹。用于麻疹初起，透发不畅，发热无汗。

【用法与用量】藏药、蒙药 3~10g；维药 14~21g。维医认为本品可引起健忘、眼前发黑、精液减少，可以鸡蛋黄矫正。

【化学成分】含挥发油（0.8%~1.4%）：d-芳樟醇（d-linalool，70%），月桂烯（myrcene），莰烯（camphene），柠檬烯（limonene），香叶醇二戊烯（dipentene），对-聚伞花素（p-cymene），乙酸芳樟酯（linaly acetate），樟脑（camphor），乙酸龙脑酯（bornyl acetate），蒎烯（pinene）等；其他：黄酮类，脂肪，葵醛，葡萄糖，果糖。

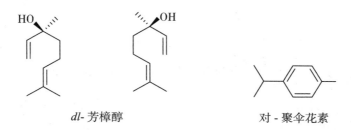

dl-芳樟醇　　　　　　对-聚伞花素

【药理作用】芫荽子黄酮粗提物对 DPPH、羟自由基、烷自由基和超氧阴离子 4 种自由基均有不同程度的清除作用；对大肠埃希菌、枯草芽孢杆菌、毛霉、黑霉均有一定的抑制作用。果实能促进胃肠分泌及胆汁分泌；尚有镇咳、祛痰、平喘作用；对肺炎链球菌、金黄色葡萄球菌有抑制作用。

【制剂】藏药：六味甘草丸，六味余甘子汤散，十三味青兰散，十五味黑药丸，十八味牛黄散，二十一味寒水石散，二十五味大汤散，二十五味大汤丸，二十五味鬼臼丸，二十五味寒水石散，二十五味余甘子散，二十五味余甘子丸，石榴普安散。

蒙药：阿那日十四味散，利肝和胃丸，牛黄十三味丸，调元大补二十五味汤散，止吐六味散。

维药：复方高滋斑片，开胃加瓦日西阿米勒片，玛木然止泻胶囊，清凉依提尔菲力开西尼孜颗粒，清涩比黑马尔江散，养心达瓦依米西克蜜膏。

附注：制剂处方中使用"芫荽果""芫荽子""芫荽"等名称。上海称"芫荽草"，辽宁称"香菜子"，吉林称"胡荽果"。

芫荽 C. sativum 的幼嫩枝叶也作为香菜食用，维医也使用全草，称"优米哈克苏提"，其功能主治与果实相近。苗族也药用全草，具有发表透疹、消食开胃、止痛解毒的功效。

岩陀（红药子，索骨丹根）

【民族药名】苗药（都红阿路嘎，都绍阿路嘎），彝药（破施，赫贝）。

【来源】 虎耳草科植物西南鬼灯檠 *Rodgersia sambucifolia* Hemsley、羽叶鬼灯檠 *Rodgersia pinnata* Franchet、鬼灯檠 *Rodgersia aesculifolia* Batal. 的干燥根茎。

【标准】 中国药典(77)，云南药标(74, 96)，贵州中标(88)，宁夏中标(93)，甘肃中标(91, 08)，贵州中民标(03)，湖南中标(09)。

【功能主治】 苗药：解热，祛风，收敛。用于感冒头痛，风湿骨痛，肠炎，菌痢，外伤出血。

彝药：用于食积不化，腹胀，腹泻，风湿疼痛，外伤出血。

中药：活血调经，祛风除湿，收敛止泻。用于跌打损伤，骨折，月经不调，痛经，风湿疼痛，外伤出血，肠炎，痢疾。

【用法与用量】 9~15g。外用适量，研末敷患处。孕妇禁服。

【化学成分】 含三萜类：齐墩果酸(oleanolic acid)；多酚类：儿茶素(catechin)，岩白菜素(bergenin)；挥发油：苯酚(phenol)，香叶醇(geraniol)，甲苯(methylbenzene)，左旋芳樟醇(*l*-linalool)等；甾醇类：麦角甾醇(ergosterol)，5-豆甾-烯-3β-醇(stigmast-5-en-3β-ol)，β-谷甾醇(β-sitosterol)。

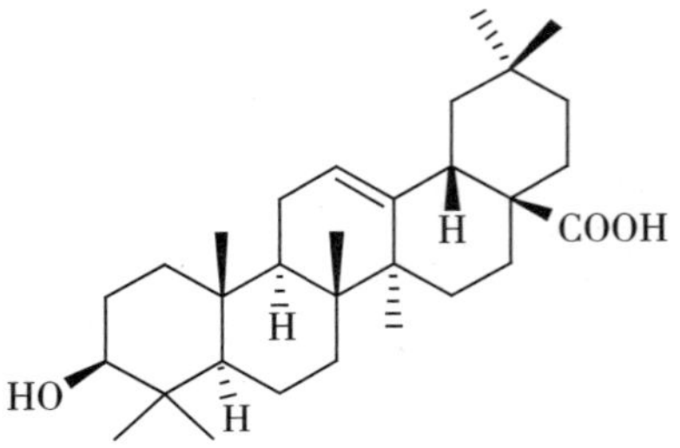

齐墩果酸

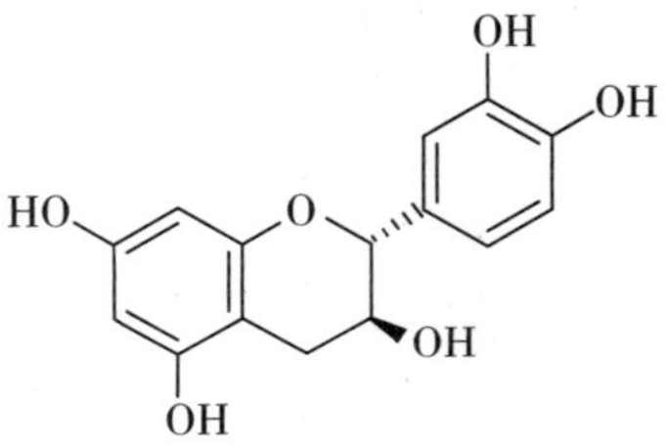

儿茶素

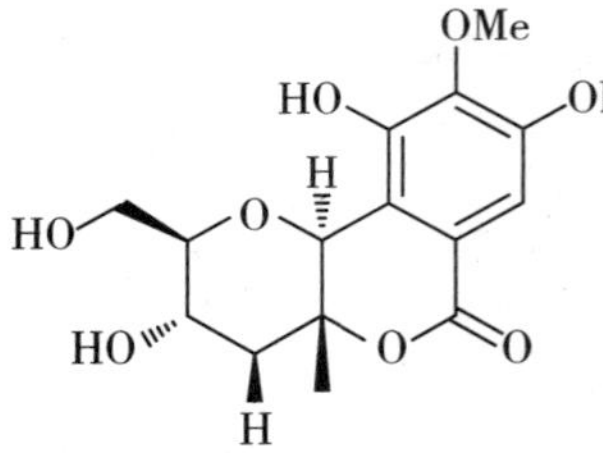

岩白菜素

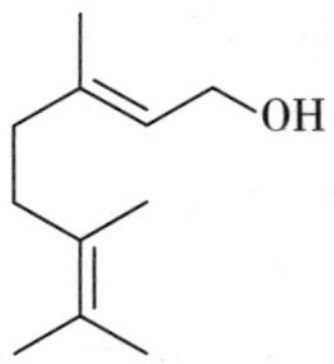

香叶醇

【药理作用】 鬼灯檠乙醇浸膏能抑灭DNA病毒，抑制RNA病毒；具有显著的抑菌作用，对肺炎链球菌的抑菌效果最佳，对金黄色葡萄球菌、支气管炎博德特菌也有一定的抑菌活性，以丙酮和乙酸乙酯提取物的抑菌作用最强。其主要成分岩白菜素可以提高[H]-TdR人参PHA与LPS诱导的T淋巴细胞和B淋巴细胞转化，提高小鼠脾细胞产生白细胞介素-2，还可逆转环磷酰胺对血清溶血素形成的抑制。

【制剂】 彝药：饿求齐胶囊，涩肠止泻散，岩鹿乳康胶囊。

附注：《中国植物志》中，*R. aesculifolia* 的中文名使用"七叶鬼灯檠"，"鬼灯檠"的学名使用 *R. podophylla* Gray（该种未见药用记载）。

《中国药典》(77)以"索骨丹根"之名收载了鬼灯檠 *R. aesculifolia*；另条作为傈僳族、苗族习用药材，以"岩陀"之名收载了西南鬼灯檠 *R. sambucifolia* Hemsley、羽叶鬼灯檠 R. pinnata。

宁夏、甘肃的地方标准中以"红药子"之名收载，但各地方标准中收载的"红药子"的基源不同，有蓼科植物毛脉蓼 Polygonum cillinerve (Nakai) Ohwi [= *Fallopia multiflora* (Thunb.) Harald. var. *cillinerve* (Nakai) A. J. Li, 内蒙古、北京]、翼蓼 *Pteroxygonum giraldii* Dammer et Diels (内蒙古、湖南、河南)、薯蓣科植物薯莨 *Dioscorea cirrhosa* Lour.，以块根或块茎入药，是其同名异物品，其功能主治不同，应注意区别，不宜混用(参见"薯莨"条)。

洋 葱 子

【民族药名】维药(皮牙孜欧如合，皮牙孜欧日格，拜赛勒，卜昔林，百子如力白赛里，吐胡米皮牙孜)。

【来源】百合科植物洋葱 *Allium cepa* L. 的干燥成熟种子。

【标准】部标维药(附录，99)。

【功能主治】维药：生干生热，兴奋性欲，祛寒壮阳，强筋养肌，固发生发，燥湿祛斑，祛湿止痒。用于湿寒性或黏液质性疾病，如寒性性欲减退，身寒阳痿，湿性筋肌虚弱，脱发斑秃，白癜风，湿疹。

【用法与用量】3~5g。外用适量。维医认为本品对热性气质者有害，可以蜂蜜、葡萄、食盐矫正。

【化学成分】含皂苷类：alliofuroside A，26-*O*-(β-D-葡萄糖)-22-*O*-甲基-(25*R*)-呋喃甾烷-5-烯-1β,3β,22α,26-四羟基-1-*O*-α-L-鼠李糖-(1→2)-α-L-阿拉伯糖苷，26-*O*-(β-D-葡萄糖)-(25*S*)-呋喃甾烷-5,20(22)-二烯-1β,3β,26-三羟基-1-*O*-α-L-鼠李糖基-(1→2)-β-D-半乳糖苷等；其他：天师酸(tianshic acid)，*N-trans*-feruloyl tyramine，β-谷甾醇(β-sitosterol)，β-sitosterol-3-β-glucopyranoside-6′-palmitate，胡萝卜苷(daucosterol)，腺苷(adenosine)，色氨酸等。

L-色氨酸 腺苷

【制剂】维药：罗补甫克比日丸。

附注：洋葱 *A. cepa* 原产于西南亚，栽培历史悠久，按鳞茎形态可分为普通洋葱(*A. cepa*)、分蘖洋葱(*A. cepa* L. var. *agrogatum* Don)和顶球洋葱(*A. cepa* L. var. *viviparam* Merg.)，最常见的栽培品为普通洋葱。维医药古籍文献《药物之园》记载"洋葱子，洋葱的种子，洋葱是一种众所周知的名菜，分为野生和家生两种，这里指的是家生洋葱，野生者药力比家生者强"。可知多以家生的普通洋葱入药。

羊 耳 菊

【民族药名】苗药(洞幸崴,走堵菖,叔陆,麦布,白牛胆),傣药(娜罕,哪罕,肥介,坟介佃),彝药(迟诺早维,迟糯早唯,尼突赛,娜罕,片毕能薄,热莫诺起)。

【来源】菊科植物羊耳菊 Inula cappa (Buch.-Ham.) DC. 的干燥地上部分或全草。

【标准】中国药典(77),云南中标(彝药,05),广西中标(90),云南药标(74,96),贵州中民标(03)。

【功能主治】苗药:疏风散热,解毒消肿。用于感冒发热,咽喉肿痛,风湿痹痛,痈疮疔毒,乳痈。

傣药:除风散寒,行气止呕,止汗,止泻,止血。用于"哦贺来"(多汗症),"拢蒙沙嘿"(腹痛腹泻,赤白下痢),"纳勒来"(崩漏),"兵哇嘎,贺接贺办,短混列哈"(风寒感冒,头痛头昏,恶心呕吐),"鲁旺害埋"(小儿高热)。

彝药:理气运脾,祛风解毒。用于食积不化,脘胁疼痛,肺痈喘咳,风热感冒,咽喉肿痛,肝胆疾患,风湿疼痛,牙痛,痈疮疔毒。

中药:疏风散热,解毒消肿。用于感冒发热,咽喉肿痛,风湿疼痛,痈疮疔毒,乳痈。

【用法与用量】15~30g;彝药 15~60g。外用适量,鲜品捣烂敷患处。

【化学成分】含倍半萜类:羊耳菊内酯(inulacappolide), ineupatorolide B, β-金合欢烯(β-farnesene);肌醇类:顺-1,2,3,5-反-4,6-心肌醇-2,3,6-三当归酸酯(cis-1,2,3,5-trans-4,6-inositol-2,3,6-triangelate),左旋-肌醇-1,2,3,5-四当归酸酯(l-inositol-1,2,3,5-tetraangelate),左旋-肌醇-2,3,5,6-四当归酸酯(l-inositol-2,3,5,6-tetraangelate);三萜类:达玛-20,24-二烯-3β-醇(darma-20,24-dien-3β-ol),表木栓醇(epifriedelanol),木栓酮(friedelin)等;黄酮类:木犀草素(luteolin),芹菜素(apigenin),柯伊利素(chrysoeriol)等;酚类:丁香酸(syringic acid),对羟基苯甲酸(p-hydroxybenzoic acid),对香豆酸(p-coumaric acid)等。

β-金合欢烯

顺-1,2,3,5-反-4,6-心肌醇-2,3,6-三当归酸酯

木栓酮

芹菜素

对羟基苯甲酸

【药理作用】 羊耳菊新鲜根提取的挥发油对 Fenton 反应产生的羟基自由基(·OH)、邻苯三酚自氧化产生的超氧阴离子自由基($·O_2^-$)均有一定的清除能力(清除能力与挥发油浓度呈正相关),对前者的清除能力较强。羊耳菊根、茎、叶的水提物具有广泛的抑菌作用,对铜绿假单胞菌的抑制作用最强,其次为金黄色葡萄球菌、白念珠菌、枯草芽孢杆菌、粪肠球菌、鼠伤寒沙门氏杆菌、普通变形杆菌、鸡沙门菌、甲型副伤寒沙门氏杆菌,对大肠埃希菌未见抑菌圈,根的水提物的抑菌活性强于茎和叶。羊耳菊总黄酮对多数供试微生物有抑制作用,其中对藤黄八叠球菌的抑菌效果最好,其次为粪肠球菌、枯草芽孢杆菌、金黄色葡萄球菌、大肠埃希菌、鼠伤寒沙门菌、甲型副伤寒沙门菌。

【制剂】 彝药:嗨诺惰秋齐胶囊,雅解片。

附注:《云南中标》(傣药,07)中还收载有"羊耳菊根/哈娜罕,牙浪弄",为羊耳菊 *I. cappa*(Buch.-Ham.)DC. 的根,其功能主治与全草基本相同。但《广东中标》(04)以"山白芷"之名收载了羊耳菊 *Inula cappa* 的根及根茎,功能主治为"祛风散寒,活血消肿,行气止痛。用于感冒风寒,咳嗽,头痛,胃痛,风湿痹痛,跌打肿痛;外用于疮疖疥癣",与地上部分"散热"不同。

洋甘菊(母菊)

【民族药名】 维药(巴布那儿,巴不乃,巴布乃吉)。

【来源】 菊科植物母菊 *Matricaria recutita* L.、洋甘菊 *Matricaria chamomilla* L. 的干燥头状花序或全草。

【标准】 部标维药(99),新疆维标(93),上海中标(94),黑龙江中标(01)。

【功能主治】 维药:补益神经,止痛消肿,发汗,通便,利尿,通经。用于机体异常腐败体液,头痛久治不愈,大便秘结,汗出不畅,小便不利,月经不通。

中药:祛风解表,行气止痛,解痉。用于感冒,支气管哮喘,呼吸不畅,过敏性胃肠炎,肠胃胀气和痉挛。

【用法与用量】 维药 2~10g;中药 10~15g。外用适量。维医认为本品对咽喉有损害,可以用蜂蜜、石榴汁矫正。

【化学成分】 含挥发油(0.46%~0.67%):兰香油薁(chamazulene),原薁(proazulene),金合欢烯(farnesene),$α$-甜没药萜醇($α$-bisabolol),甜没药萜醇氧化物 A~C(bisabolol oxides A~C),2-(亚-2,4-己二炔基)-1,6-二氧螺[4,4]壬-3-烯{2-(hexa-2,4-diyn-1-ylidene)-1,6-dioxas-piro[4,4]non-3-ene}等;内酯类:愈创木内酯(guaianolide),母菊内酯(matricin),母菊内酯酮(matricarin)等;黄酮类:芦丁(rutin),金丝桃苷(hyperoside),5,4-二羟基-3,6,7,3-四甲氧基黄酮(5,4-dihydroxy-3,6,7,3-tetramethoxyflavone),芹菜素(apigenin),芹菜素-7-$β$-O-葡萄糖苷(apigenin-7-$β$-O-glucoside),万寿菊苷(patulitrin)等;其他:天冬酰胺(asparagine),赖氨酸,亮氨酸,半乳糖苷酸(galacturonic acid),胆碱(choline),多糖等。

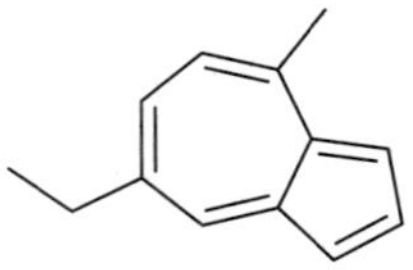

兰香油薁 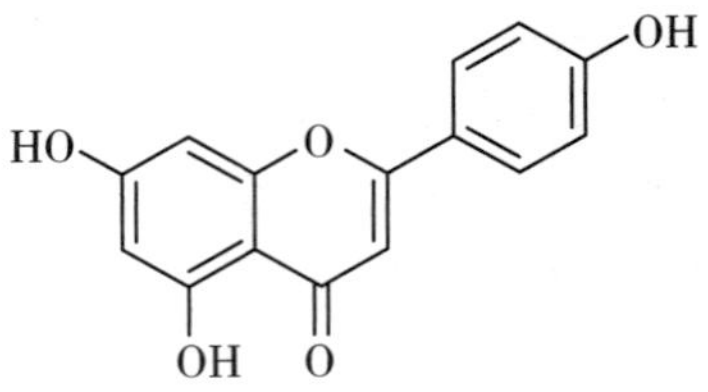　　　芹菜素

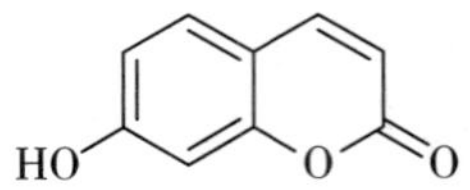

伞形花内酯 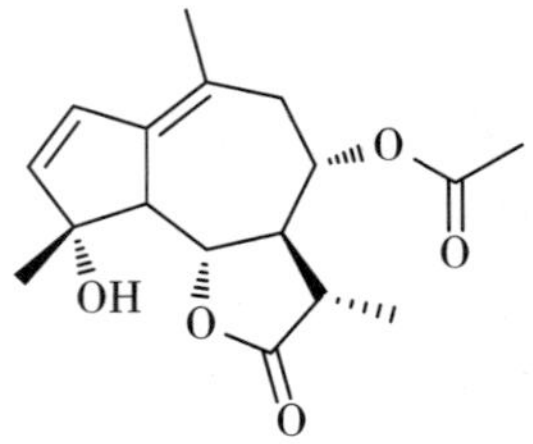　　　母菊内酯

【药理作用】洋甘菊水煎剂能抑制兔离体肠管及豚鼠离体支气管的收缩,减少兔器官分泌物,预防组胺引起的豚鼠哮喘;总洋甘菊油具有罂粟碱样肌肉解痉作用。洋甘菊中的黄酮类、环醚类及挥发油具有不同程度的抗真菌活性。总提取物能抑制乙醇性溃疡,促进小鼠溃疡愈合。水或酸水提取分离的多糖部位在小鼠体内、人血液体外试验中显示出有免疫增强作用;能增进兔网状内皮系统功能。

【制剂】维药:强力玛得土力阿亚特蜜膏。

附注:《中国植物志》中,将 M. recutita 和 M. chamomilia 合并作为母菊 M. recutita,将 M. chamomilia 作为异名。

"强力玛得土力阿亚特蜜膏"处方中使用有"洋甘菊"和"洋甘菊子",应为 2 种药物,但未见有标准以"洋甘菊子"之名收载,据其名称看,应为洋甘菊 M. recutita 的种子。

文献记载罗马洋甘菊(白花春黄菊、果香菊)Anthemis nobilis L. 可作代用品,但功效较差。维医还药用洋甘菊 M. chamomilla 的根,称"巴不乃依力提孜",其功能主治和所含化学成分与全草有差异。

洋甘菊 M. chamomilla 在地中海沿岸及欧洲其他地区多有分布,《欧洲药典》中也收载有"洋甘菊"。

洋甘菊子(洋甘菊,母菊)

【来源】菊科植物母菊 Matricaria recutita L.、洋甘菊 Matricaria chamomilla L. 的干燥种子。

【标准】未见标准收载。

【制剂】维药:强力玛得土力阿亚特蜜膏。

附注:参见"洋甘菊"条。

药喇叭根(黑泻根)

【民族药名】 维药(其拉帕,加拉帕,查拉帕)。
【来源】 旋花科植物泻净番薯 *Ipomoea purga* Hayne. 的干燥块根。
【标准】 部标维药(99)。
【功能主治】 维药:轻泻异常黏液质,止痛,止咳。用于久治不愈性头痛,寒湿性关节疼痛,腰膝酸痛,癫痫,瘫痪,腹痛,咳嗽痰多,寒热往来,黄疸水肿。
【用法与用量】 1.5~5g。孕妇及体弱者禁用;干性气质者禁用(维医)。
【化学成分】 含树脂(药喇叭酯),脂类的90%为旋花脂(convolvulin)和药喇叭脂(jalapin),其水解产生旋花酸(convolvulinolic acid)、药喇叭酸(jalapinolic acid)、紫酸(ipuranolic acid)、葡萄糖、鼠李糖、万年青糖(rhodeose)等;其他还含有葡甲基糖(glucomethylose),巴豆酸(crotonic acid,异欧白芷酸),异戊酸,甲基乙基乙酸等。
【药理作用】 根及其醇提取物均具有强烈的泻下作用。药喇叭酸和旋花酸也有强烈的致泻作用。
【制剂】 维药:降糖孜亚比提片。

附注:维医使用的"泻根"有黑、白两种,"黑泻根"为印度药喇叭 *Ipomoea turpethum* Linn.,"白泻根"为萝摩科植物通关藤(通光散)*Marsdenia tenacissima*(Roxb.)Wight et Arn.,在印度该两种也同用,且二者功效相似(均有泻下作用)。在植物分类上,现将印度药喇叭 *I. turpethum* 独立为旋花科的一个属——盒果藤属(*Operculina*,单种属)植物,命名为"盒果藤 *Operculina turpethum*(L.)S. Manso"(现《中国植物志》也采用了该分类)。《部标维药》正文中以"药喇叭根"之名收载了泻净番薯 *I. purga*;《部标维药》附录及《吉林药标》(09)中以"合果藤"之名收载了盒果藤 *O. turpethum*,在"除障则海甫片""复方阿里红片"等维药制剂处方中使用有"盒果藤"(参见"盒果藤"条)。

《中国药典》《云南省药品标准》(74,96)中以"通关藤"之名收载了通关藤 *M. tenacissima*,但以藤茎入药,功能主治也与泻净番薯 *I. purga*(块根)不同,应注意区别(参见"通关藤"条)。

药 西 瓜

【民族药名】 维药(阿其克塔乌,阿其克塔吾孜,沙黑迷罕咱里,谢木里安再力,海日布再衣台力合)。
【来源】 葫芦科植物药西瓜 *Citrullus colocynthis*(L.)Schrad. 的干燥成熟果实。
【标准】 部标维药(99)。
【功能主治】 维药:清除异常黏液质和黑胆质,驱散寒湿,通络止痛,开胸止咳。用于寒性头部疾病(头痛、偏头痛、头胀),瘫痪痴呆,癫痫健忘,关节骨痛,心胸闭阻,耳聋眼花,水肿便秘,黄疸,咳喘。
【用法与用量】 0.5~6g。维医认为本品对热性气质者有害,可以阿拉伯胶、西黄芪胶、淀粉等矫正;在炎热季节不宜使用。
【化学成分】 含三萜类:葫芦素B、E、K(cucurbitacins B、E、K),异葫芦素B(isocucurbitacin

B),双氢葫芦素 E(dihydrocucurbitacin E)等及其苷;生物碱:烟酰胺(nicotinamide),尿嘧啶(uracil)等;黄酮类:槲皮素(quercetin),异牡荆素(isovitexin),isoorientin 等;其他:脂肪油。

葫芦素 E　　　　　　烟酰胺

【药理作用】实验性大鼠慢性肝损伤防治实验表明,药西瓜能明显增加肝糖原蓄积、阻止肝细胞脂肪变性、抑制肝纤维增生。葫芦素 B 能明显降低四氯化碳中毒大鼠的谷丙转氨酶。葫芦素 B 对体内肉瘤 S_{180} 的生长有抑制作用;能延长荷肿瘤动物的生存期;体外试验对人体鼻咽癌细胞、HeLa 人体癌有细胞毒性作用。此外,葫芦素 B 还有纠正蛋白倒置、提高非特异性细胞免疫功能、致泻等作用。

【制剂】维药:复方阿里红片,驱白派甫云片,通阻合牙日仙拜尔片,温胃阿亚然及片,行滞罗哈尼孜牙片,醒脑库克亚片。

附注:维医药古籍文献《药物之园》记载"与西瓜的原植物和果实相似的一种植物,叶比西瓜叶较小,小的如橘子大小;果实比西瓜小,味辛辣";《保健药园》记载"多生长于热带国家沙漠地带"。药西瓜 C. colocynthis 原产于热带亚洲及非洲,分布于印度、伊朗、沙特阿拉伯,以及法国、西班牙、土耳其等,进口的药西瓜商品有土耳其药西瓜、埃及药西瓜、西班牙药西瓜、马格度药西瓜等。药西瓜 C. colocynthis 在我国分布于西北、东北、华北地区等。维医还药用西瓜子,为同属植物西瓜 Citrullus vulgaris Schrad. 的干燥成熟种子,用于血中胆液质的旺盛、中暑、发热、形体消瘦、热性吐血、高血压、结核病等,与药西瓜不同,应注意区别。

野菊花(野菊)

【民族药名】苗药(窝觧松,窝汉松,锐赊庙,蛙许巷)。
【来源】菊科植物野菊 Chrysanthemum indicum L. 的干燥头状花序。
【标准】中国药典,新疆药标(80),贵州中标(88),湖南中标(93),浙江中标(2000),广西壮标(11)。
【功能主治】苗药:用于火眼目赤,外伤,扭伤,痈肿,疔疮,天疱疮,湿疹,瘰疬,巴骨癀。
彝药:用于风热感冒,头痛眩晕,目赤肿痛,两眼昏花。
中药:清热解毒,泻火平肝。用于疔疮痈肿,目赤肿痛,头痛眩晕。

【用法与用量】9~15g。外用适量,煎汤外洗或制膏外涂患处。

【化学成分】含黄酮类:蒙花苷(buddleoside),芹菜素(apigenin),木犀草素(luteolin),刺槐素苷(acaciin)等;挥发油:白菊醇(chrysol),白菊酮(chrysantone),香草醇(vanillyl alchol)等;有机酸:绿原酸(chlorogenic acid)等;Se、Ni、Mn 等微量元素。《中国药典》与《广西壮标》规定含蒙花苷($C_{28}H_{32}O_{14}$)不得少于0.80%。

蒙花苷　　　　　　香草醇　　　　　　绿原酸

【药理作用】野菊花水煎液对金黄色葡萄球菌、表皮葡萄球菌、类白喉杆菌和肺炎克雷伯菌等12种致病菌株均有较好的抑制作用,提取物对禽流感病毒(AIV)、新城疫病毒(NDV)、鸡传染性支气管炎病毒(IBV)、甲型 H_1N_1 流感病毒均有抑制作用;总黄酮能改善佐剂性关节炎大鼠的继发性足趾肿胀和改善慢性支气管炎大鼠的呼吸功能,其不仅可以明显拮抗炎症早期的炎症渗出和组织水肿,还能拮抗炎症中、晚期的纤维增生;能诱导人前列腺癌 DU145 细胞和 U266 肿瘤细胞凋亡,能有效抑制肺癌 A549 细胞的增殖。此外,野菊花还具有保护心脑细胞、保肝、降压、降血脂、增强免疫力等作用。

【制剂】蒙药:明目二十五味丸,调元大补二十五味汤散。

苗药:口鼻清喷雾剂,消痔洁肤软膏。

彝药:尿清舒颗粒,舒泌通胶囊。

附注:《中国植物志》中,野菊 Chrysanthemum indicum 的学名修订为野菊 Dendranthema indicum (L.) Des Moul.。

文献记载,东北、山东等地还以同属植物北野菊 D. lavandulifolium (Fisch. ex Trautv.) Ling et Shih var. seticuspe (Maxim.) Shih、细裂野菊 D. lavandulifolium (Fisch. ex Trautv.) Ling et Shih 的头状花序作野菊花使用,但未见有标准收载。

野蔷薇(野蔷薇根,金樱根,金樱子根)

【民族药名】苗药(真不西)。

【来源】蔷薇科植物小果蔷薇 Rosa cymosa Tratt.、野蔷薇 Rosa multiflora Thunb.、金樱子 Rosa laevigata Michx.、粉团蔷薇 Rosa multiflora Thunb. var. cathayensis Rehd. et Wils. 的干燥根或全株。

【标准】中国药典(附录),贵州中标(88),广西中标(90),湖南中标(93,09),贵州地标(94),上海中标(94),浙江中标(2000),贵州中民标(03),广东中标(90,04),广西壮标(08)。

【功能主治】苗药:消肿止痛,祛风除湿,止血解毒,补肾固涩。用于遗尿,尿血,慢性腹泻,脱肛,子宫脱垂,风湿痹痛,疮疖肿毒。

中药:消肿止痛,祛风除湿,止血,解毒,补肾固精。用于遗尿,尿血,慢性腹泻,风湿痹痛,疮疖肿毒。

【用法与用量】9~30g。外用适量,捣烂敷患处。

【化学成分】含黄酮类:4,4′,6′-三羟基双氢查耳酮,紫云英苷(astragalin),翻白叶苷(potengriffioside)等;三萜类:野鸦椿酸(euscaphic acid,蔷薇酸),坡模酸(pomolic acid),2-oxo-pomolic acid,委陵菜酸(tormentic acid),阿江榄仁酸,千花木酸,野蔷薇苷(rosamultin)等;鞣质:木麻黄鞣质(casuarinin),玫瑰鞣质D(rugosin D),狭叶栎鞣质A、B(stenophyllanins A、B),儿茶素(catechin),儿茶素-($4\alpha \rightarrow 6$)-儿茶素($4\alpha \rightarrow 6$)-表儿茶素[catechin($4\alpha \rightarrow 6$)-catechin-($4\alpha \rightarrow 6$)-epicatechin],原矢车菊素B_3(procyanidin B_3,原花青素B_3),原矢车菊素B_3-3-O-没食子酸酯(procyanidin B_3-3-O-gatlate)等;其他:胡萝卜苷(daucosterol),β-谷甾醇(β-sitosterol),2α-羟基乌苏酸(2α-hydroxyursolic acid)。

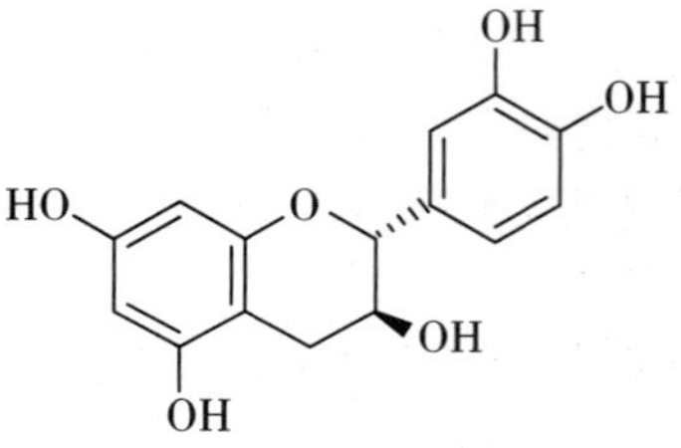

儿茶素

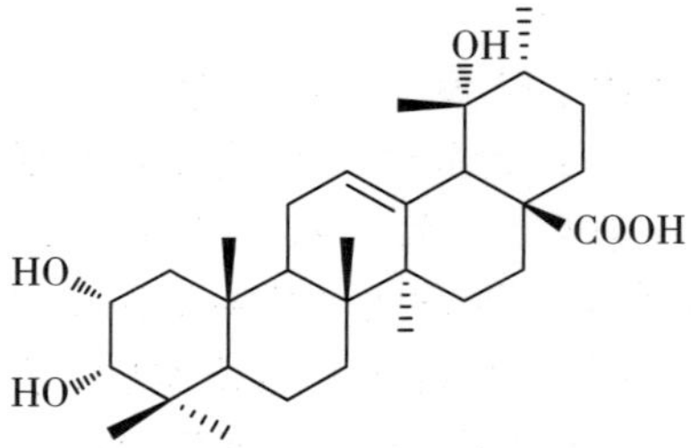

野鸦椿酸

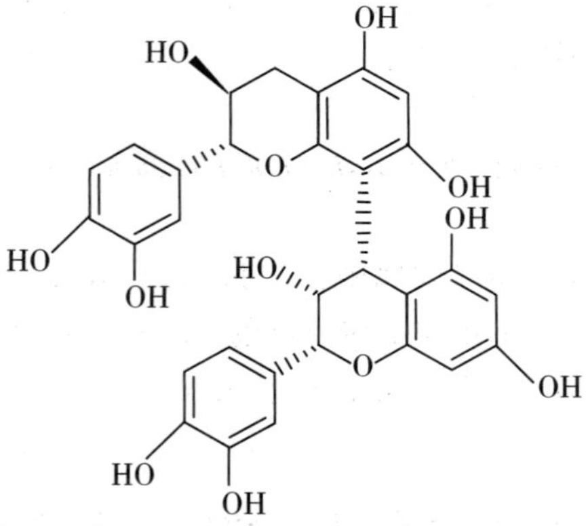

原矢车菊素B_3

【药理作用】野蔷薇水或醇浸膏局部用药,对麻醉犬股动脉半横断及肝、脾、肾等人工切口出血具有明显的促凝血、止血作用。水提液(5%)在体外对金黄色葡萄球菌、溶血性链球菌、变形杆菌有抗菌作用。根醇提物可通过调节脂质代谢、钙和内皮功能紊乱来改善大鼠动脉粥样硬化。

【制剂】苗药:黄萱益肝散。

野山楂(南山楂,云山楂,山楂)

【民族药名】 藏药(阿尼合),苗药(汗子瓜呢,汉梓瓜尼,山查子),傣药(嘛拿)。

【来源】 蔷薇科植物云南山楂 *Crataegus scabrifolia*(Franch.)Rehd. 或野山楂 *Crataegus cuneata* Sieb. et Zucc. 的干燥成熟果实。

【标准】 中国药典(63,77,85),云南药标(74,96),四川中标(77,87),新疆药标(80),部标中药(92),上海中标(94),贵州中民标(03)。

【功能主治】 藏药:用于食积,肉积,产后瘀阻腹痛。

苗药:用于肉积,癥瘕,痰饮,饮食结滞,痞满,吞酸,泻痢,肠风,腰痛,疝气,产后枕痛,痛经,恶露不尽,小儿乳食停滞。

傣药:用于饮食结滞,呕吐酸水,胸膈饱闷,不思饮食,肠炎腹泻,痢疾。

彝药:用于痰湿阻滞,脾虚气弱,食积不化,腹满胀痛,泄泻红痢,筋骨疼痛。

中药:消食健胃,行滞散瘀。用于肉食积滞,胃脘胀满,泻痢腹痛,瘀血经闭,产后瘀阻,心腹刺痛,疝气疼痛。

【用法与用量】 9~12g。

【化学成分】 含黄酮类:牡荆素鼠李糖苷(vitexin-2-*O*-rhamnoside),牡荆素葡萄糖苷(vitexin-4″-*O*-glucoside),槲皮素(quercetin),芦丁(rutin),牡荆素(vitexin),金丝桃苷(hyperoside)等;三萜类:熊果酸(ursolic acid),齐墩果酸(oleanolic acid),野山楂醇(cuneataol)等;有机酸类:山楂酸(crataegolic acid),苹果酸(malic acid),绿原酸(chlorogenic acid),丁二酸(succinic acid,琥珀酸),酒石酸(tartaric acid),棕榈酸(palmitic acid),油酸(oleic acid),亚油酸(linoleic acid),咖啡酸(caffeic acid)等;其他:苦杏仁苷(amygdalin hydrate),表儿茶素(epicatechin),甾醇类(β-谷甾醇等),胡萝卜素(carotene),维生素C,维生素B_2等。

牡荆素鼠李糖苷

山楂酸

【药理作用】 野山楂具有明显的降血脂和抗氧化作用,可明显降低大鼠血清胆固醇和甘油三酯水平。具有明显对抗垂体后叶素诱发的大鼠心肌缺血的作用。对内皮细胞有保护作用,能抑制纤溶酶原激活物抑制物的活性,具有抗动脉粥样硬化作用。

【制剂】 苗药:心脑联通胶囊。

附注:《中国药典》1963、1977 和 1985 年版曾将野山楂 *C. cuneata* 作为"山楂"的基源之一,商品习称"南山楂",之后修订为山楂 *C. pinnatifida* Bge. 和山里红 *C. pinnatifida* Bge. var. *major* N. E. Br.,商品习称"北山楂"。《新疆药标》(80)、《四川中标》也将云南山楂 *C. scabrifolia* 和野山楂 *C. cuneata* 作"山楂"收载。我国有山楂属(*Crataegus*)植物约17种,

各地药用有较多的地方习用品,如陕西山楂(平凉山楂)*C. shensiensis* Pojark.(甘肃:平凉山楂)、湖北山楂 *C. hupehensis* Sarg.(四川:山楂);《广西中标》(90)和《广西壮标》(11)收载的"山楂(广山楂)"为蔷薇科苹果属植物台湾林檎 *Malus doumeri*(Bois.)Chev.、光萼林檎 *M. leiocalyca* S. Z. Huang 的果实,功能主治与"山楂""野山楂"相似,为地方习用品,应按制剂批文规定使用(参见"山楂"条)。

文献记载,藏医使用的"阿尼合"尚有甘肃山楂 *C. kansuensis* Wils.、华中山楂 *C. wilsonii* Sarg.、中甸山楂 *C. chungtienensis* W. W. Sm. 的果实,还有待于调查;蒙医还药用辽宁山楂(光叶山楂)*C. sanguinea* Pall.(*C. dahurica*)、毛山楂 *C. maximowiczii* Schneid. 的果实,称"道老闹",但未见有标准收载。

叶 下 花

【民族药名】彝药(帕陶唯,斯配文卡里,斯配文卡)。
【来源】菊科植物白背兔儿风 *Ainsliaea pertyoides* Franch. var. *albotomentosa* Beauv. 的干燥全草。
【标准】云南中标(彝药,05),云南药标(96)。
【功能主治】彝药:活血化瘀,消肿止痛,止咳平喘。用于跌打损伤,骨折,风湿疼痛,虚劳咳嗽,妇女干血痨,不孕症。

中药:祛风除湿,散瘀止血,消肿散结。用于风湿痹痛,血瘀经闭,跌打损伤,骨折肿痛,外伤出血,瘰疬结核,风寒咳喘。
【用法与用量】10~20g。外用适量,捣烂敷或研末撒患处。
【化学成分】含挥发油:(±)-5-epi-neointermedeol,β-甜没药烯(β-bisabolene),β-榄香烯(β-elemene),α-藿香萜烯(α-patchoulene),匙叶桉油烯醇(spathulenol)等;其他:1α-H-愈创木-4-(15)-烯-6α-12-内酯-10α-O-β-D-吡喃葡萄糖苷[1α-H-gluai-4-(15)-en-6α-12-olide-10α-O-β-D-glucopyranoside]。

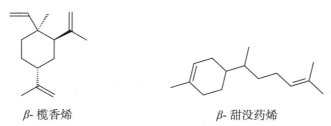

β-榄香烯　　　　　　β-甜没药烯

【药理作用】叶下花黄酮类成分具有较强的还原力和抗氧化活性。
【制剂】彝药:骨风宁胶囊。
附注:《中国植物志》中,*A. pertyoides* var. *albotomentosa* 的中文名使用"白背兔儿风"。

叶 下 珠

【民族药名】傣药(芽害巴,牙海巴)。
【来源】大戟科植物叶下珠 *Phyllanthus urinaria* L. 的干燥地上部分或全草。

【标准】广西中标(90),部标成方(第九册,附录,94),云南药标(96),浙江中标(2000),福建中标(06),湖北中标(09),湖南中标(09),广西壮标(11)。

【功能主治】傣药:清火解毒,利尿排石,凉血止血,涩肠止泻。用于"拢牛哈占波"(小便热涩疼痛,尿路结石),"把办哦勒"(外伤出血),"接短鲁短,拢蒙沙嘿"(腹痛腹泻,赤白下痢)。

中药:清热利尿,明目,消积。用于肾炎水肿,泌尿系统感染,热淋涩痛,结石,肠炎,痢疾,小儿疳积,眼结膜炎,黄疸型肝炎;外用于青竹蛇咬伤。

【用法与用量】10~15g;鲜品30~60g。外用适量,捣烂敷患处。

【化学成分】含酚酸类:对羟基苯甲酸(p-hydroxybenzoic acid),香草酸(vanillic acid),没食子酸(gallic acid),并没食子酸(ellagic acid),3,4,3′-三-O-甲基并没食子酸(3,4,3′-tri-O-methylellagic acid),短叶苏木酚酸(brevifolincarboxylic acid),短叶苏木酚酸甲酯(methyl brevifolincarboxylate),3,3′,4-三甲氧基鞣花酸(3,3′,4-tri-omethlellagic acid),丁二酸(琥珀酸,succinic acid),阿魏酸(ferulic acid),三十烷醇(triacontanol),三十烷酸(triacontanoic acid),三十二烷酸(dotriacontanoic acid);鞣质类:叶下珠素E~G(phyllanthusiins E~G),老鹳草素(geraniin)等;黄酮类:山奈酚(kaempferol),槲皮素(quercetin),quercetin-3-O-α-L(2,44-di-O-acetyl)-rhamnopyranoside,橙皮苷(hesperidin),新橙皮苷(neohesperidin),异泽兰黄素(eupatilin),7-O-α-L-rhamnopyranoside 等;木脂素类:叶下珠脂素(phyllanthin),叶下珠次素(hypophyllanthin),珠子草素(niranthin),珠子草次素(nirtetralin)等;三萜类:p-香树脂乙酸酯(p-amyrin acetate),齐墩果酸(oleanolic acid),羽扇豆醇(lupeol)等;甾醇类:β-谷甾醇(β-sitosterol),豆甾醇(stigmasterol),豆甾醇-3-O-β-D-葡萄糖苷(stigmasterol-3-O-β-D-glucoside),胡萝卜苷(daucosterol)等。

叶下珠脂素

新橙皮苷

羽扇豆醇

叶下珠素F

【药理作用】叶下珠具有显著的抗病毒作用,水提液在体外对 HBsAg 和 HBeAg 有显著的抑制作用;甲醇提取物和乙醇提取物对乙肝病毒抗原具有较强的杀灭作用。叶下珠可通过抑制肝癌移植瘤血管内皮生长因子受体 3 而抑制肝癌移植瘤的生长;具有杀死人肝癌细胞 $SMMC_{7221}$ 和抑制其增殖的作用;所含的多酚类能显著抑制 A549 肺癌细胞、路西斯肝癌细胞(LLC)的转移;可通过外源性和内源性诱导线粒体膜通透性的改变而诱导骨肉瘤细胞线粒体功能障碍,发挥抗肿瘤作用。有保肝护肝作用,对 CCl_4、D-半乳糖诱发的小鼠急性肝损伤及卡介苗和脂多糖造成的免疫性肝损伤均有明显的保护作用;具有剂量依赖性地减少蛋氨酸-胆碱缺乏培养的肝细胞(AML-12、原代肝细胞)脂肪变性的作用,降低 GPT,减少 MCD 饮食诱导的小鼠肝脂肪蓄积及脂肪肝。煎剂对金黄色葡萄球菌、大肠埃希菌有抑制作用。此外,叶下珠还具有抗肿瘤、抗血栓、抗氧化、镇痛等作用。

【制剂】傣药:叶下珠胶囊,叶下珠片。

附注:傣药"牙海巴"还包括同属植物珠子草 Phyllanthus niruri L.,该种《云南中标》(05)以"珠子草"之名收载,以全草入药,其功能主治与"叶下珠"有所不同,应注意区别(参见"珠子草"条)。

野 烟 叶

【民族药名】苗药(锐巴欲,窝英,蛙应光,调乃),彝药(阿定玛诺可糯,阿匹马糯可诺,诺巴梯介朵,娃勒波)。

【来源】菊科植物烟管头草 Carpesium cernuum L. 或金挖耳 Carpesium divaricatum Sieb. et Zucc. 的干燥全草。

【标准】贵州地标(94),贵州中民标(03)。

【功能主治】苗药:清热化痰,解毒,杀虫,破瘀,止血。用于乳蛾,喉痹,急慢惊风,牙痛,血癥,吐血,衄血,血淋,痔漏,皮肤痒疹,疔疮肿毒,虫积,毒蛇咬伤,创伤出血。

彝药:用于感冒,头痛,咽喉肿痛,牙痛,腮腺炎,淋巴结结核,支气管炎,哮喘,急性肠炎,痢疾,泌尿道感染,小便不通,淋病,乳腺炎,带状疱疹,湿热带下,毒蛇咬伤。

中药:清热解毒,消肿止痛。用于感冒发热,咽喉肿痛,牙痛,泄泻,小便淋痛,瘰疬,疮疖肿毒,乳痈,痄腮,毒蛇咬伤。

【用法与用量】15~30g;苗药 3~10g。外用适量,煎水洗或捣烂敷患处。

【化学成分】含倍半萜类:天名精内酯酮(carabrone),天名精内酯醇(carabrol),鹤虱内酯(carpesiolin),4α,5α-epoxy-10α-1-epi-inuviscolide,8-epi-confertin,4H-xanthalongin,大叶土木香内酯(granilin),依瓦菊素(ivalin),11(13)-去氢腋生依瓦菊素 [11(13)-dehydroivaxillin],异腋生依瓦菊素(isoivaxillin),5α-羟基-4-表旋覆花内酯,特勒内酯(telekin),二氢特勒内酯 [11(13)-dihydrotelekin],11αH-桉烷-4(15)-烯-12,8β-内酯等;黄酮类:3,4′,5,7-四羟基双氢黄酮醇,3,4′,5,7-四羟基黄酮醇,3-β-D-葡萄糖苷-3,4′,5,7-四羟基黄酮;酚酸类:丹皮酚(paeonol),对羟基肉桂酸(p-hydroxy-cinnamic acid),咖啡酸(caffeic acid),3,4-二羟基-苯甲酸(3,4-dihydroxybenzoic acid);其他:熊果酸(ursolic acid),金挖卫素A~C(divaricins A~C),β-谷甾醇(β-sitosterol),β-胡萝卜苷(β-daucosterol)等。

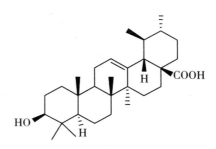

4α,5α-epoxy-10α-1-epi-inuviscolide   3,4′,5,7-四羟基双氢黄酮醇

天名精内酯酮   熊果酸

【药理作用】50%的煎剂对金黄色葡萄球菌、福氏痢疾杆菌、伤寒杆菌、大肠埃希菌有抑制作用。

【制剂】苗药:双羊喉痹通颗粒。

附注:据调查,野烟叶的商品药材中还混有同属植物天名精 *C. abrotanoides* Linnaeus 的全草,该种江苏、上海、湖南标准中以"天名精"之名收载,功能主治为"清热化痰,解毒杀虫,破瘀止血。用于乳蛾喉痹,急慢惊风,牙痛,疔疮肿毒,痔瘘,皮肤痒疹,毒蛇咬伤,虫积,血瘕,吐血,衄血,血淋,创伤出血",应注意区别。

茄科植物假烟叶树 *Solanum verbascifolium* L.(又名 *Solanum erianthum* D. Don)的叶或全株在华南、西南等地也称"野烟叶"药用,《云南中标》(05)以"洗碗叶"之名收载了该种的茎,其功能主治、所含成分与本品不同,应注意区别(参见"洗碗叶"条)。

一 点 红

【民族药名】苗药(窝喃涌,来端)。

【来源】菊科植物一点红 *Emilia sonchifolia* (L.) DC. 的新鲜或干燥全草。

【标准】中国药典(附录),贵州中民标(03),福建中标(06),广西壮标(08),湖南中标(09),广东中标(10)。

【功能主治】苗药:清热解毒,消肿利尿。用于痢疾,腹泻,慢性胃肠炎,乳痈,痈肿疮疖,中耳炎,蛇头疔,上呼吸道感染,急性扁桃体炎,尿路感染,跌打扭伤。

中药:清热解毒,散瘀消肿,凉血。用于咽喉炎,口腔破溃,风热咳嗽,泄泻,痢疾,小便淋痛,子痈,乳痈,疖肿疮疡。

【用法与用量】15~20g。外用适量,煎水洗或鲜品捣烂敷患处。

【化学成分】含生物碱类:克氏千里光碱(senkirkine),多榔菊碱(doronine),喘宁酰胺A(octucarbamate A);黄酮类:山奈酚-3-β-D-半乳糖苷(kaempferol-3-β-D-galactoside),槲皮苷(quercitrin),芦丁(rutin)等;挥发油:oplopenone,石竹烯氧化物(caryophyllene oxide),石竹烯(caryophyllene);其他:熊果酸(ursolic acid),β-谷甾醇(β-sitosterol),豆甾醇(stigmasterol),胡萝卜苷(daucosterol)等。

克氏千里光碱　　　石竹烯　　　山奈酚-3-β-D-半乳糖苷

【药理作用】一点红水提取物、醇提取物对大肠埃希菌、枯草芽孢杆菌和葡萄球菌具有较强的抑制和杀灭作用,而对黑根霉和米曲霉的抑制和杀灭作用相对较弱。水提取物具有抗炎作用,能明显抑制小鼠腹腔毛细血管通透性;能减轻巴豆油所致的小鼠耳郭肿胀。醇提取物具有镇痛作用,能明显减少醋酸所致的小鼠扭体次数,能显著减少小鼠的自主走动时间和抬前脚次数,具有镇静作用。跳台试验证明一点红水提物和醇提物均能显著延长小鼠触电潜伏期和减少5分钟内触电次数,对记忆获得性障碍有保护作用。此外,一点红还有抗氧化、增强免疫、保肝等作用。

【制剂】苗药:醒脾养儿胶囊。

益母草(童子益母草)

【民族药名】藏药(森蒂,辛木头勒),蒙药(都日布乐吉-乌布斯),苗药(阿奶嘎,卯捞,加劳给确),傣药(芽米毫,芽米聋,芽敏龙,芽米龙),彝药(莫尔补,达比补,达比杵)。

【来源】唇形科植物益母草 Leonurus japonicus Houtt. [=L. artemisia(Lour.)S. Y. Hu]、细叶益母草 Leonurus sibiricus Linn.、白花益母草 Leonurus heterophyllus Sweet. f. leucathus C. Y. Wu et H. W. Li 的新鲜或干燥地上部分。

【标准】中国药典,内蒙蒙标(86),新疆药标(80),台湾中药典范(85),贵州中标(88),上海中标(94),广西壮标(11),香港中标(第3期,10)。

【功能主治】藏药:清血热,清肝热,去翳,明目。用于血热症、血热上行引起的目赤肿痛,翳障,虫病。

蒙药:活血,调经,拨云退翳。用于血症,月经不调,闭经,痛经,云翳,多泪,目赤。

苗药:活血调经,利尿消肿。用于月经不调,痛经,经闭,恶露不尽,白带过多,产前产后诸病，水肿尿少，急性肾炎水肿。

傣药：清火解毒，杀虫止痒，利水消肿，调经活血。用于"兵洞烘洞飞暖"（皮肤瘙痒，斑疹，疥癣，湿疹），"拢泵"（水肿），"拢牛"（小便热涩疼痛），"纳勒冒沙么"（月经失调，痛经，经闭）。

彝药：用于月经不调，产褥期子宫收缩，产后流血不净，瘀血作痛，急性肾小球肾炎，乳疮，跌打损伤。

中药：活血调经，利尿消肿，清热解毒。用于月经不调，痛经经闭，恶露不尽，水肿尿少，疮疡肿毒。

【用法与用量】9~30g；也可鲜用12~40g。

【化学成分】含生物碱成分：益母草碱（leonurine），水苏碱（stachydrine），益母草碱（leonuridine）；二萜类：益母草素（hispanolone），益母草乙素（preleoheterin），前益母草素（prehispanolone）等；环多肽类：cycloleonuripepitides E、F，鼬瓣花二萜（galeopsin），前益母草二萜（preleoheterin），益母草二萜（leoheterin）等；黄酮类：汉黄芩素（wogonin），大豆素（daidzein），槲皮素（quercetin）等；挥发油：桉油精（cineol），反式石竹烯（*trans*-caryophyllene），顺式石竹烯（*cis*-caryophyllene）等；微量元素：Cu，Fe，Zn 等。《中国药典》规定含盐酸水苏碱（$C_7H_{13}NO_2 \cdot HCl$）不得少于 0.50%，含盐酸益母草碱（$C_{14}H_{21}O_5N_3 \cdot HCl$），不得少于 0.050%；《香港中标》规定含水苏碱以盐酸水苏碱（$C_7H_{13}NO_2 \cdot HCl$）不得少于 0.61%。

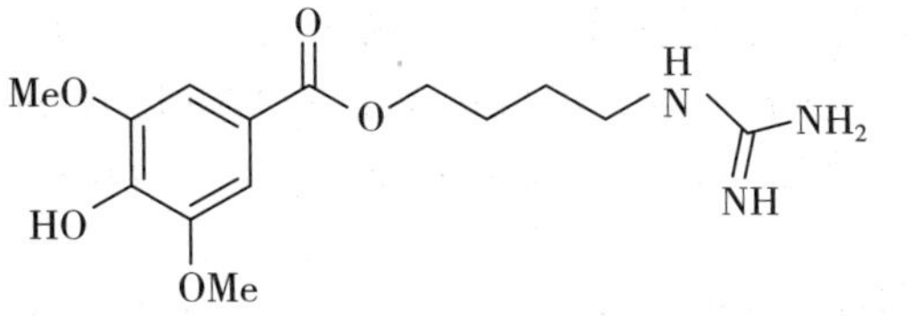

益母草碱

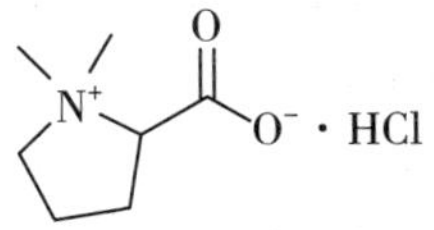

盐酸水苏碱

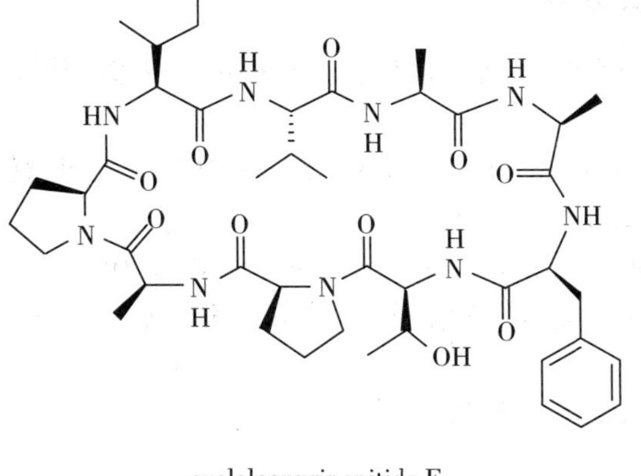

cycloleonuripepitide E

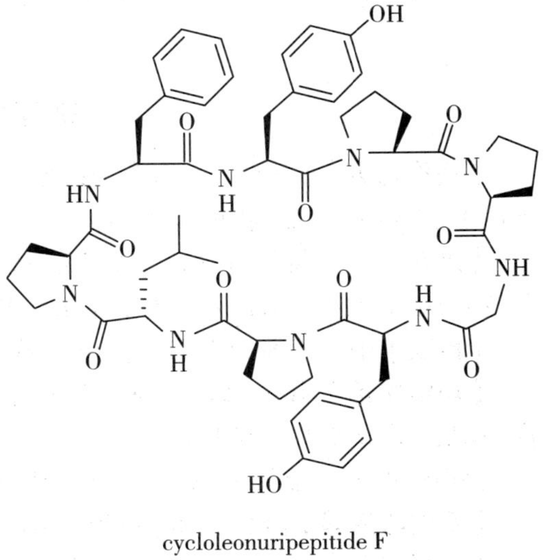

cycloleonuripepitide F

【药理作用】益母草注射液浸膏可增强流产大鼠离体子宫的活力和收缩张力,其促进流产子宫收缩和抑制流产子宫收缩的主要活性部位是益母草水溶性生物碱部位,其中脂溶性生物碱对异丙肾上腺素引起的离体子宫收缩有一定的抑制作用;益母草生物碱对大鼠心肌梗死后的心功能具有明显的保护作用,能明显抑制新生大鼠的心肌细胞肥大,降低家兔的血液黏度,扩张微小血管,改善微循环;明显抑制痛经,对缩宫素引起的大鼠在体子宫和前列腺素 E_2(PGE_2)引起的小鼠在体子宫强烈收缩有显著的缓解作用;能显著增加大鼠的尿量,以水苏碱的利尿效果更强,益母草碱的作用较为和缓。

【制剂】藏药:诃子吉祥丸。

蒙药:吉祥安神丸。

苗药:康妇灵胶囊,抗妇炎胶囊。

傣药:乳癖安消胶囊。

彝药:尿路康颗粒。

附注:《中国植物志》中,"益母草"的学名使用 *L. artemisia*(Lour.)S. Y. Hu,而将 *Leonurus japonicus* Miq. 作为大花益母草 *L. macranthus* Maxim. 的异名。《中国药典》1977、1985、1990 和 1995 年版中收载的益母草的学名为 *L. heterophyllus* Sweet.,《中国植物志》将其作为 *L. artemisia* 的异名处理。

《晶珠本草》等记载"辛木头勒"分为上、中、下三品,近代文献认为益母草为其中的一种。此外,作为地方习用品或代用品,各地藏医还使用同科植物蓝花荆芥 *Nepeta coerulescens* Maxim.、荆芥 *N. cataria* L.、夏至草 *Lagopsis supina*(Stephan ex Willd.)Ikonn.-Gal. ex Knorring 等,这些不同属的植物作同一药物使用是否合理还有待于研究,应按制剂批文规定使用。

本品《上海中标》称"童子益母草",而《甘肃中标》(08)收载的"童子益母草"为益母草 *L. japonicus* 的基生叶,功能主治与全株基本相似。

《江苏中标》中还收载有"益母花",为益母草 *L. artemisia* 的花冠。

翼首草(大寒药)

【民族药名】藏药(榜孜毒乌,榜孜多沃,榜姿多乌,榜孜多乌,邦子拖乌,那古穷,榜孜加巴),彝药(都乌维,我被地诺)。

【来源】川续断科植物匙叶翼首草 *Pterocephalus hookeri*(C. B. Clarke)Höeck、裂叶翼首草 *Pterocephalus bretschneideri*(Batal.)Pretz. 的干燥全草或根。

【标准】中国药典,部标藏药(95),藏标(79),青海藏标(92),云南中标(彝药,05)。

【功能主治】藏药:解毒除瘟,清热止泻,祛风痛痹。用于瘟毒,新旧热病,垢甲病,痹症,痢疾,关节炎等。有小毒。

彝药(根):清热解表,行气止痛。用于外感风热,脘腹胀满疼痛。

【用法与用量】藏药 1~3g;彝药 10~15g。

【化学成分】含三萜类:匙叶翼首花苷 A~D(hookerosides A~D),熊果酸(ursolic acid),齐墩果酸(oleanolic acid),rivularicin,大花双参苷 A(triplostoside A),齐墩果酸-3-*O*-*β*-D-木

糖苷（songoroside A）；环烯醚萜苷类：马前苷（loganin），茶萸苷（cantleyoside），iridoids，獐牙菜苷（sweroside）等；其他：棕榈酸（palmitic acid），β-龙胆二糖（β-gentiobiose），绿原酸（chlorogenic acid），β-谷甾醇（β-sitosterol）等。《中国药典》规定含齐墩果酸（$C_{30}H_{48}O_3$）和熊果酸（$C_{30}H_{48}O_3$）的总量不得少于0.20%。

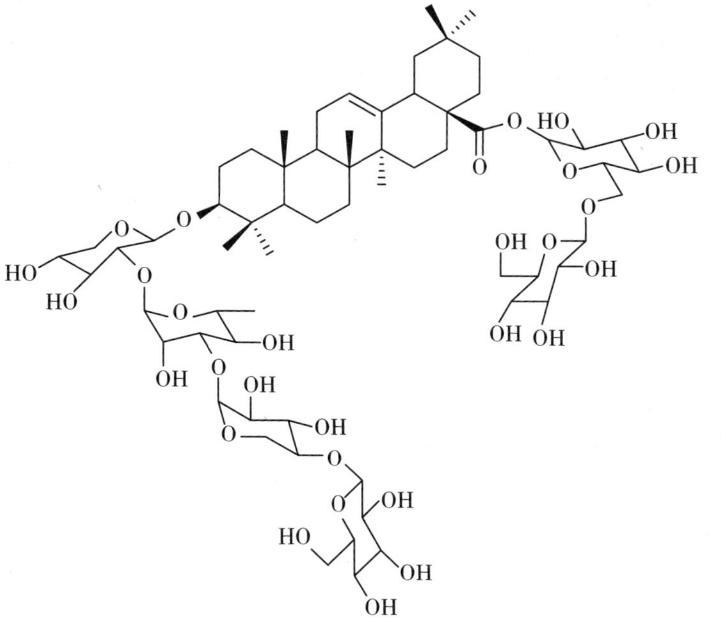

匙叶翼首花苷 A

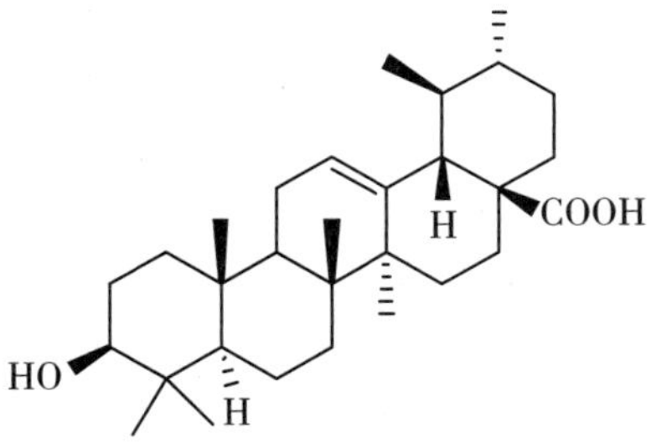

熊果酸 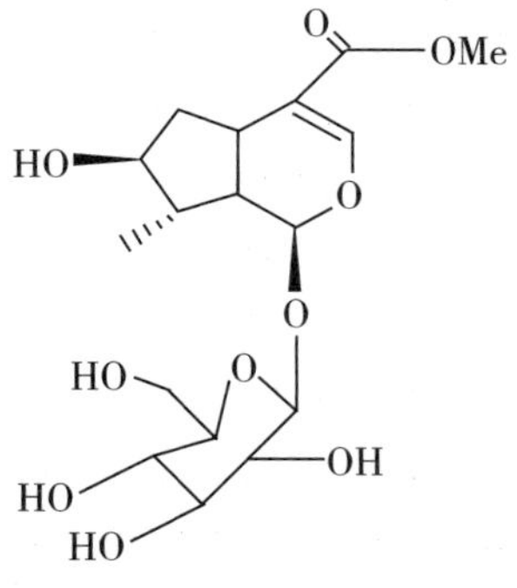　　　　　　马钱苷

【**药理作用**】翼首草的各提取物能抑制完全佐剂性关节炎（AA）大鼠的原发性炎症和继发性关节炎，并对疼痛反应有抑制和镇痛作用；正丁醇、乙醇和水提取物、总皂苷部位对大鼠足肿胀、小鼠棉球肉芽肿增生、小鼠耳郭肿胀、急性炎症的渗出和水肿、小鼠腹腔毛细血管通透性等均有抑制作用。总皂苷对体外培养人肿瘤细胞株 SGC-7901、$HepG_2$、AGS、MBA-MD-231 的增殖有抑制作用；正丁醇提取物能通过调节神经钙黏素和上皮钙黏素的表达而诱导 Hep3B 细胞凋亡。此外，翼首草还具有抑菌作用。

【**制剂**】藏药：九味青鹏散，十二味奇效汤散，十二味翼首散，二十五味驴血丸，二十五味余甘子散，二十五味余甘子丸，达斯玛保丸，洁白丸，清肺止咳丸，然降多吉胶囊，石榴普安散。

附注：《中国植物志》中，*P. hookeri* 的中文名使用"匙叶翼首花"，*P. bretschneideri* 的中文名使用"裂叶翼首花"。

藏医药古籍文献《蓝琉璃》（17世纪）等记载，本品有"榜孜多乌"（叶全缘，花白色）、"鲁孜多乌"（叶全缘，花黑色）、"榜孜加巴"（叶缘深裂，花白色）3种，合称"翼首草三兄"；《晶珠本草》（19世纪）记载于"俄（旱生草）类药物"下之"根叶花果全草类药物"中。近代文献认为前者（榜孜多乌）为匙叶翼首草 *P. hookeri*，后者（榜孜加巴）为裂叶翼首草 *P. bretschneideri* (Batal.) Pretz.（裂叶翼首花），中者（鲁孜多乌）为菊科植物唐古特雪莲 *Saussurea tangutica* Maxim.。现有关标准中收载的均为上述2种翼首花属（*Pterocephalus*）植物（该属植物我国仅2种）。

异 叶 青 兰

【民族药名】藏药（吉孜青保，居孜青保，吉子青保，吉普嘎尔，吉卜嘎尔，吉普巴尕尔套合），维药（阿勒黑力龙普勒马占居力）。

【来源】唇形科植物异叶青兰 *Dracocephalum heterophyllum* Benth. 的干燥地上部分。

【标准】部标藏药（95），青海藏标（92），新疆药标（80，87）。

【功能主治】藏药：清泻肝热。用于黄疸型肝炎，肝火上升的牙龈肿痛，出血，口腔溃疡，牙痛。

维药：清热化痰。用于痰多咳嗽，气管炎，感冒发热，肝炎。

【用法与用量】3~10g。

【化学成分】含黄酮类：槲皮素（quercetin），木犀草素-7-O-β-D-吡喃葡萄糖苷（luteolin-7-O-β-D-glucopyranoside），木犀草素-7-O-β-D-半乳糖苷（luteolin-7-O-β-D-galactopyranoside），木犀草素-7-O-葡萄糖醛酸苷，木犀草素-5-O-芸香糖苷（luteolin-5-O-rutinoside），山柰酚（kaempferol），石吊兰素（nevadensin），芹菜素（apigenin），金合欢素（acacetin），芫花素（genkwanin），胡麻苷-6″-乙酸酯（pedaliin-6″-acetate），淫羊藿次苷 B_2（icariside B_2），柯伊利素（chrysoeriol）等；单萜类：limonene-10-O-β-D-glucopyranoside，byzantionoside B，blumenol-C-glucoside 等；二萜类：dracocequinones A、B，komarovinone A，komaroviquinone，komarovispirone，dracocephalone A 等；三萜类：熊果醇（uvaol），科罗索酸（corosolic acid），熊果酸（ursolic acid），齐墩果酸（oleanolic acid），桦木酸（betulinic acid），β-香树脂醇（β-amyrin）等；苯丙素类：迷迭香酸（rosmarinic acid），迷迭香酸甲酯，pedicularioside G；脂肪酸及其酯类：亚油酸（linoleic acid），亚油酸甲酯，亚油酸乙酯，亚麻酸，亚麻酸甲酯，亚麻酸乙酯，二亚麻酸甘油酯，1-亚油酸-3-棕榈酸-甘油酯等；挥发油：香茅醇（citronellol），芳樟醇（linalool），香茅醛（citronellal），桉油精（cineole），石竹烯（caryophyllene），异松莰酮（isopinocamphone）等；木脂素类：(+)-syringaresinol-O-β-D-glucopyranoside，(+)-pinoresinol-di-O-β-D-glucopyranoside 等；其他：豆甾醇（stigmasterol），β-谷甾醇（β-sitosterol），2-乙酰基苯甲酸，飞蓬苷（erigeroside），β-胡萝卜苷（β-daucosterol）等。

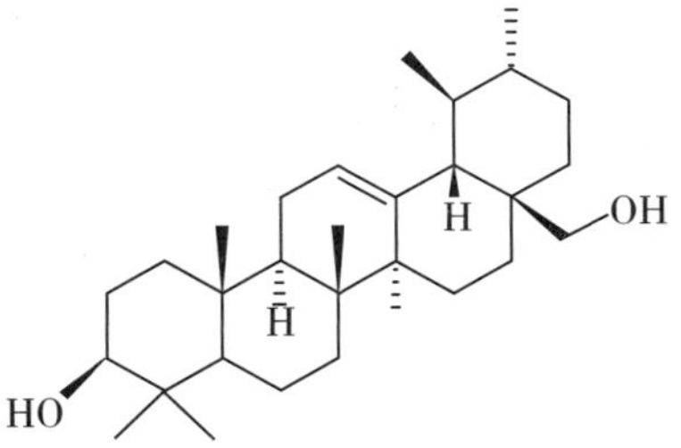

熊果醇

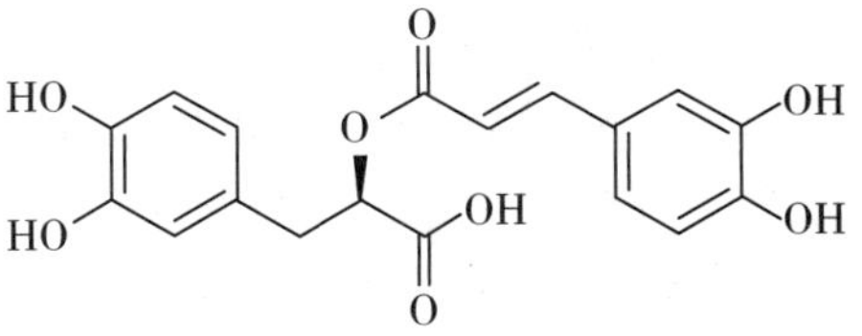

迷迭香酸

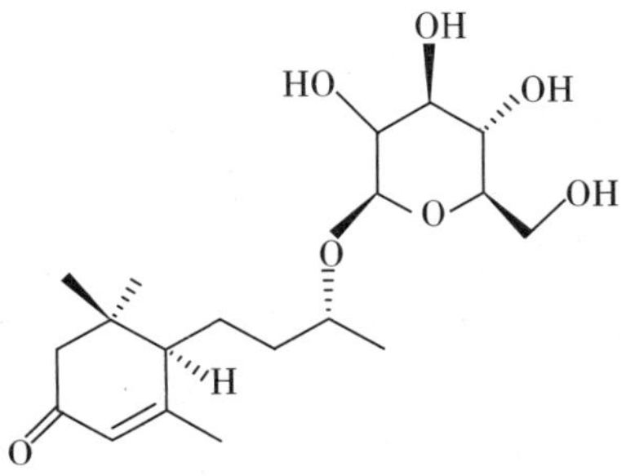

byzantionoside B

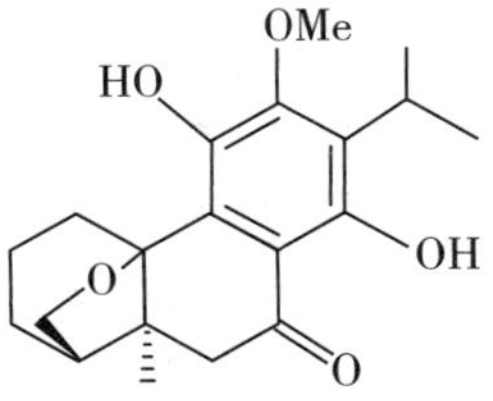

dracocephalone A

【药理作用】异叶青兰所含的总黄酮能改善高血压大鼠的心肌肥厚及心肌纤维化程度，对高血压大鼠的血管内皮具有一定的保护作用；醇提物能降低肾性高血压大鼠的血压，增强心脏舒缩功能。可降低家兔由低氧引起的巨核细胞体积增大，同时可降低巨核细胞的数量，从而降低血液的黏滞性，改善血液循环；对低氧肝损伤具有一定的保护作用。挥发油、石油醚提取物、乙酸乙酯提取物、正丁醇提取物、水提取物均具有一定的抗腺病毒、流感甲型病毒 A/汉防/359/95（H_3N_2）及单纯疱疹病毒Ⅱ型的作用。挥发油具有祛痰作用。

【制剂】藏药：三味甘露散，九味渣驯丸。

附注：《中国植物志》中，D. heterophyllum 的中文名使用"白花枝子花"。

藏医药古籍文献《晶珠本草》记载"吉孜青保叶状如狗舌，茎方形紫色，花状如知羊故（甘青青兰）。花分白、蓝两种"。文献记载，白者即异叶青兰 D. heterophyllum，但四川、青海的藏医也用唇形科植物黄花鼠尾草（粘毛鼠尾草）Salvia roborowskii Maxim.（吉子嘎保）和甘西鼠尾草 S. przewalskii Maxim.（即蓝者，称"吉子恩保"），应注意区别，按制剂批文规定。

薏苡仁（苡米）

【民族药名】藏药（普卓孜哇），蒙药（图布德-陶布其）。

【来源】禾本科植物薏苡 Coix lacryma-jobi L. var. ma-yuen（Roman.）Stapf 的干燥成熟种仁。

【标准】中国药典，贵州中标规（65），新疆药标（80），台湾中药典范（85），台湾中药典（04），广西壮标（08）。

【功能主治】藏药：催产，通淋，止泻。用于难产，胎衣不下，淋病，腹泻。

蒙药：用于脾虚腹泻，肠痛，风湿痹痛，筋脉拘挛，肌肉酸重，关节疼痛，小便不利，水肿，脚气，白带，肺脓疡，阑尾炎。

中药：利水渗湿，健脾止泻，除痹，排脓，解毒散结。用于水肿，脚气，小便不利，脾虚泄泻，湿痹拘挛，肺痈，肠痈，赘疣，癌肿。

【用法与用量】9~30g。孕妇慎用。

【化学成分】含脂肪：棕榈酸（palmitic acid），硬脂酸（stearic acid），油酸（oleic acid），亚油酸（linoleic acid），甘油三油酸酯（glycerol trioleate）等；其他：薏苡仁多糖（coixan）等。《中国药典》规定含甘油三油酸酯（$C_{57}H_{104}O_6$）不得少于0.50%。

【药理作用】薏苡仁的丙酮提取物有明显的抗小鼠H22腹水癌、肝癌$HepG_2$、SMMC-7721等作用；薏苡仁酯类成分对人宫颈癌HeLa细胞生长有明显的抑制作用。热水提取物中分离得到的中性多糖葡聚糖混合物及酸性多糖均显示有抗补体活性，具有免疫增强作用。口服薏苡仁多糖对正常小鼠无明显的降血糖作用；腹腔给予小鼠薏苡仁多糖能降低正常小鼠、四氧嘧啶糖尿病模型小鼠和肾上腺素高血糖小鼠的血糖水平。提取物可诱发金仓鼠排卵。醇提物能够抑制水浸应激性小鼠溃疡、盐酸性小鼠溃疡的形成，但不抑制吲哚美辛-乙醇性小鼠溃疡的形成；可抑制番泻叶性小鼠腹泻，但不抑制蓖麻油性小鼠腹泻；不抑制胃肠推进运动，但能缓慢促进大鼠胆汁分泌。此外，还具有抗癌、镇痛、消炎等作用。

【制剂】苗药：儿脾醒颗粒。

附注：《中国药典》1963年版收载的"薏苡仁"的基源为薏苡 *C. lacryma-jobi*。《中国植物志》中，薏苡的学名使用"*C. lacryma-jobi* Linn."，而"*Coix lacryma-jobi* L. var. *ma-yuen*（Roman.）Stapf"被作为"薏米 *Coix chinensis* Tod."的异名。据《中国植物志》记载，薏苡 *C. lacryma-jobi* 的颖果小，淀粉少，不能食用；常供食用的为薏米 *Coix chinensis* 的颖果，称为"苡仁"，含碳水化合物52%~80%、蛋白质13%~17%、脂肪4%~7%；薏苡油以不饱和脂肪酸为主，其中亚麻油酸占34%，为价值很高的保健食品。但目前薏苡仁多为种植生产，药用和食用的相同，与上述植物分类上的处理不同，还有待于考证。

西汉末年至东汉初年的著名军事家马援在南征交趾（越南）时发现当地的薏苡果实较大，常食能治疗筋骨风湿、避除邪风瘴气，班师回朝时带回种子发展种植生产以供食用，"ma-yuen"即为纪念马援将军而命名，故《台湾植物志》中又称"薏米"为"马圆薏苡"（应为"马援薏苡"），表明薏米具有悠久的食用历史。

近年，从薏苡仁中提取的薏苡油（主要为酯类成分）已被开发为抗癌药物上市。

薏苡 *C. lacryma-jobi* 的根也药用，上海、贵州（苗医）、云南（傣药：哈累牛）地方标准中以"薏苡根"之名收载，功能为清热、利湿、消积、健脾、杀虫，用于黄疸、水肿、淋病、尿路结石、风湿、脚气、经闭、白带过多、蛔虫病等，与种仁有所不同。

一 枝 蒿

【民族药名】蒙药（吐鲁格其乌布生），维药（一孜秋艾密尼，一孜乎艾曼尼，一孜乎，一孜乎艾曼）。

【来源】菊科植物一枝蒿 *Artemisia rupestris* L. 的干燥地上部分或全草。

【标准】新疆药标(80,87),部标中药(92)。

【功能主治】蒙药:用于毒蛇咬伤,胃腹胀痛,疮疖肿毒,风湿性关节炎,肾炎。

维药:清热,消炎止痛,凉血,解毒。用于热性或胆液质性或血液质性疾病,如热性感冒、发热、头痛、胃痛、腹胀、肝炎、荨麻疹、毒虫咬伤等。

中药:祛风解表,健胃消积,活血散瘀。用于风寒感冒,食积,跌打瘀肿,风疹,蛇伤。

【用法与用量】6~15g。外用适量。

【化学成分】含挥发油:月桂烯(myrcene),芳樟醇(linalool),对-聚伞花素(p-cymene),乙酸龙脑酯(bornyl acetate),α-、β-蒎烯(α-、β-pinene),γ-松油烯(γ-terpinene),α-、β-松油醇(α-、β-terpineol),松油醇-4(terpinen-4-ol),罗勒烯(ocimene),别罗勒烯(alloocimene),香茅醇乙酸酯(citronellyl acetate),骨碎补酮(davanone)等;黄酮类:6-去甲氧基-4′-O-甲基茵陈色原酮-7-O-β-D-葡萄糖苷(6-demethoxy-4′-O-methylcapillarisin-7-O-β-D-glucopyranoside),6-去甲氧基-4′-O-甲基茵陈色原酮-7-O-(6″-乙酰氧基)-β-D-葡萄糖苷[6-demethoxy-4′-O-methylcapillarisin-7-O-(6″-acetoxy)-β-D-glucopyranoside],刺槐素-7-O-β-D-葡萄糖苷(acacetin-7-O-β-D-glucopyranoside),紫花牡荆素(casticin)等;香豆素类:7-羟基香豆素(7-hydroxycoumarin);其他:洋艾素(absinthin),

一枝蒿酸(rupestric acid),一枝蒿酮酸(rupestonic acid),针叶春黄菊酸(aciphyllic acid),顺式螺缩酮烯醚多炔(cis-spiroketalenoetherpolyne),反式螺缩酮烯醚多炔,栀子素丁(gardenin D),胡萝卜苷(daucosterol),β-谷甾醇(β-sitosterol),棕榈酸(palmitic acid),绿原酸(chlorogenic acid),对羟基苯甲酸(p-hydroxybenzoic acid)等。

一枝蒿酮酸　　γ-松油烯　　洋艾素

【药理作用】一枝蒿提取物腹腔注射给药,能明显抑制大鼠被动皮肤过敏反应,并对组胺所致的毛细血管通透性增加有拮抗作用;能对抗组胺引起的豚鼠离体支气管平滑肌痉挛和回肠平滑肌收缩。提取物具有明显的保肝作用及治疗免疫性肝炎的功能,但对免疫性肝炎无预防作用。一枝蒿溶液(8g/kg)腹腔注射,能显著延长戊巴比妥钠引起的小鼠睡眠时间。总黄酮体外对超氧阴离子自由基、羟自由基具有不同程度的清除作用,具有明显的抗氧化作用。水煎剂对眼镜蛇毒的解毒效果较好,对蝮蛇毒也有一定的解毒作用。此外,一枝蒿还具有抗炎、抗菌、抗病毒等作用。

【制剂】维药:复方一枝蒿颗粒。

附注:《中国植物志》中,A. rupestris 的中文名使用"岩蒿"。

《内蒙中标》中收载的"一枝蒿"的基源为菊科植物蓍草(高山蓍)Achillea alpina L. 的地上部分,功能为活血、祛风、止痛、解毒,用于跌打损伤、风湿疼痛、痞块、痈肿,两者的功能主治不同,应注意区别(参见"蓍草"条)。

一 枝 黄 花

【民族药名】 苗药（锐本棍，窝乃略巴，锐盆棍）。

【来源】 菊科植物一枝黄花 *Solidago decurrens* Lour. 的干燥全草。

【标准】 中国药典，贵州中标（88），福建中标（90，06），上海中标（94），贵州中民标（03），广西壮标（08），湖南中标（09），香港中标（第6期）。

【功能主治】

苗药：疏风泄热，解毒消肿，退黄疸。用于风热感冒，头痛，咽喉肿痛，急性咽喉炎，扁桃体炎，肺热咳嗽，百日咳，黄疸，痈肿疮疖。

中药：清热解毒，疏散风热，退黄疸，消肿。用于喉痹，乳蛾，咽喉肿痛，黄疸型肝炎，扁桃体炎，疮疖肿痛，风热感冒。

【用法与用量】 9~15g。有小毒。

【化学成分】 含黄酮：芦丁（rutin），异槲皮苷（isoquercitrin），山奈酚（kaempferol）等；三萜：β-乙酰香树脂醇乙酸酯（β-amyrin actate），古柯二醇（erythordiol），熊果醇（uvaol）等；皂苷类：一枝黄花酚苷（leiocarposide）；苯甲酸苄酯类：2,3,6-三甲氧基甲酸-(2-氧甲基苄基)酯（2-methoxybenzyl-2,3,6-trimethoxybenzoate），2,6-二甲氧基苯甲酸-(2-氧甲基苄基)酯（2-methoxybenzyl-2,6-dimethoxybenzoate），2,6-二甲氧基苯甲酸苄酯（benzyl-2,6-dimethoxybenzoate）等；苯丙酸：咖啡酸（caffeic acid），绿原酸（chlorogenic acid）等；炔属化合物：(2E-8Z)-癸-二烯-4,6-二炔酸甲酯，(2Z-8Z)-癸-二烯-4,6-二炔酸甲酯等；其他：当归酸-3,5-二甲氧基-4-乙酰氧基桂皮酯（3,5-demethoxy-4-acetoxycinnamyl angelate），当归酸-3-甲氧基-4-乙酰氧基桂皮酯（3-methoxy-4-acetoxycinnamyl angelate），谷甾醇（sitosterol）等。《中国药典》规定含无水芦丁（$C_{27}H_{30}O_{16}$）不得少于0.10%；《香港中标》规定含无水芦丁（$C_{27}H_{30}O_{16}$）不得少于0.17%。

芦丁　　　　　　　　　咖啡酸

【药理作用】 一枝黄花对金黄色葡萄球菌、伤寒杆菌有不同程度的抑制作用，对红色癣菌及禽类癣菌有极强的杀菌作用。水煎醇提液有抗白念珠菌作用，其疗效与制霉菌素相当；可明显降低各种溃疡模型大鼠的溃疡指数，幽门螺杆菌对其敏感；能显著降低麻醉兔的血压，抑制蟾蜍的心肌收缩力，降低蟾蜍的心率和心排血量，其降压幅度和降压持续时间与异丙肾上腺素相当；能提高大鼠回肠平滑肌的活动；促进白细胞吞噬功能。

【制剂】 苗药：鼻宁喷雾剂，复方一枝黄花喷雾剂，姜黄消痤搽剂。

一支箭(金枪草)

【民族药名】藏药(定昂),苗药(蛙敲捞),彝药(婆资能拜,筛扣特拉比)。

【来源】瓶尔小草科植物狭叶瓶尔小草 *Ophioglossum thermale* Kom.、心叶瓶尔小草 *Ophioglossum reticulatum* L.、瓶尔小草 *Ophioglossum vulgatum* L. 或柄叶瓶尔小草 *Ophioglossum petiolatum* Hook. 的干燥全草。

【标准】上海中标(94),贵州地标(94),贵州中民标(03)。

【功能主治】藏药:补肾壮阳,强筋骨,解毒,愈伤。用于肾虚腰痛,阳痿遗精,痈疖肿毒,虫蛇咬伤。

苗药:清热解毒,活血祛瘀,止痛。用于痈肿疮毒,疥疮,毒蛇咬伤,烧烫伤,瘀滞腹痛,跌打损伤,胃痛,小儿高热。

傣药:用于扭伤。

彝药:用于风湿性关节炎,关节肿痛,小儿肺炎,高热喘咳,口渴,扁桃体炎,喉炎,跌打损伤,疮疖肿毒。

中药:清热解毒,消肿止痛,活血散瘀。用于疮疖肿毒,蛇虫咬伤,肺热咳嗽,劳伤吐血,咳嗽痰喘,黄疸,目赤,跌打损伤。

【用法与用量】9~15g;苗药 15~30g。外用适量,捣烂敷患处。

【化学成分】含黄酮苷类:3-甲氧基槲皮素(3-methoxyquercetin),3-*O*-甲基槲皮素-7-*O*-双葡萄糖-4′-*O*-葡萄糖苷(3-*O*-methylquercetin-7-*O*-diglucoside-4′-*O*-glucoside);脂肪酸及酯类:亚油酸(linoleic acid),三油酸甘油酯(trielaidin),正十五酸三甘油酯(pentadecanoate triglyceride),单亚油酸甘油酯(glyceryl monolinoleate);其他:β-谷甾醇(β-sitosterol),丙氨酸,二氨基丁酸(diaminobutyrica acid),赖氨酸,谷氨酸,丝氨酸等。

3-甲氧基槲皮素　　　　　　　亚油酸

【药理作用】一支箭提取物有治疗胃溃疡和抗癌等活性。

【制剂】苗药:九龙解毒胶囊。

附注:《中国植物志》中,*O. reticulatum* 的中文名使用"心脏叶瓶尔小草",*O. petiolatum* 的中文名使用"钝头叶瓶尔小草"。

藏医还使用尖头瓶尔小草 *O. pedunculosum* Desv.。

益智(益智仁)

【民族药名】藏药(苏麦曼巴,苏买那布),蒙药(宝日-苏格木勒,宝日-苏格莫勒,苏格莫勒-木克布)。

【来源】姜科植物益智 Alpinia oxyphylla Miq. 的干燥成熟果实。

【标准】中国药典,内蒙蒙标(86),新疆药标(80),香港中标(第6期)。

【功能主治】藏药:温补肾阳,滋生胃火。用于肾病,胃病。

蒙药:祛肾寒,镇"赫依",温中,消食,开欲,止吐。用于肾火不足,气郁宫中,膀胱"赫依"病,肾寒,游痛症,尿频。

中药:暖肾固精缩尿,温脾止泻摄唾涎。用于肾虚遗尿,小便频数,遗精白浊,脾寒泄泻,腹中冷痛,口多唾涎。

【用法与用量】用时去外壳,3~10g。

【化学成分】含挥发油:桉油精(cineole),姜烯(zingiberene),α-桉叶醇(α-eudesmol)等;黄酮类:白杨素(chrysin),杨芽黄酮(tectochrysin),izalpinin 等;倍半萜类:7-表-香科酮(7-*epi*-teucrenone),11*S*-nootkatone-11,12-diol,4*S*-isoprophy-6-methyl-1-tetralone,诺卡酮(nootkatone)等;二芳基庚烷类:益智酮甲、乙(yakuchinones A、B),益智醇(oxyphyllacinol),益智新醇(neonootkatol)等;脂肪酸:油酸(oleic acid),亚油酸(linoleic acid),十二酸(dodecanoic acid)等;氨基酸类:谷氨酸,亮氨酸,赖氨酸等。《中国药典》规定种子含挥发油不得少于1.0%(ml/g);《香港中标》规定含诺卡酮($C_{15}H_{22}O$)不得少于0.077%。

诺卡酮

7-表-香科酮

白杨素

益智酮甲

【药理作用】益智仁能够抑制海马组织内的炎症细胞因子(IL-6、TNF-α)的产生,从而显著提高小鼠的空间学习记忆能力;能延长游泳小鼠达到体力衰竭的时间,具有较明显的抗疲劳作用;能加快多刺裸腹蚤生长,提高生育能力,延长其平均寿命,有较为明显的抗衰老作用。挥发油能够增加帕金森模型小鼠黑质神经元内的尼氏小体数目,提高酪氨酸羟化酶的表达水平,对抗神经元细胞凋亡。水提物能够减少小鼠局部缺血损伤诱导的神经元细胞死亡,使海马CA1区的突触数目增加,从而发挥神经保护作用。甲醇提取物能够拮抗家兔主动脉的Ca^{2+}活性,对豚鼠左心房具有很强的正性肌力作用。此外,益智仁还具有抗氧化、抗肿瘤、抗炎、抗过敏、抑制肌肉收缩、抑菌等作用。

【制剂】蒙药:阿那日八味散,利肝和胃丸,羚牛角二十五味丸,那仁明目汤散,升阳十一味丸,顺气十三味散,益智温肾十味丸。

附注:益智仁药材主要依赖于进口,现在云南、福建等有少量种植。

茵陈(茵陈蒿,猪毛蒿)

【民族药名】 藏药(摇嫫,察尔江,察尔榜,察榜,察翁,察尔旺嘎保,擦尔翁嘎尔波,摇嫫),蒙药(阿荣,伊麻干-希日乐吉),维药(西瓦合,台尔浑,台哩红),苗药(窝鼾)。

【来源】 菊科植物滨蒿 Artemisia scoparia Waldst. et Kit.、茵陈蒿 Artemisia capillaris Thunb.的干燥幼苗或地上部分。

【标准】 中国药典,西藏藏标(12),内蒙蒙标(86),新疆药标(80),台湾中药典范(85),贵州中民标(副篇,03),香港中标(第6期)。

【功能主治】 藏药:干脓水,愈伤口。用于久治不愈的疮伤,伤口化脓。灰治陈旧性恶疮。

蒙药:清肺,止咳,排脓。用于肺热,气喘,肺刺痛,肺脓肿,感冒咳嗽,痰积,喉感。

维药:生干生热,开通肝阻,软肝消炎,通利经水。用于湿寒性或黏液质性疾病,如慢性肝脏病,肝脏有阻,肝硬化,子宫炎肿,各种慢性炎肿,经水不下。

苗药:用于快经、热经、哑经高热,神志昏迷,黄疸,高热不退,尿路结石。

彝药:用于肝胆湿热,全身黄染,午后潮热,湿疹瘙痒。

中药:清利湿热,利退黄疸。用于黄疸尿少,湿温暑湿,湿疮瘙痒。

【用法与用量】 3~15g;藏药 2~3g。外用适量,煎汤熏洗。

【化学成分】 含香豆素:滨蒿内酯(scoparone),东莨菪素(scopoletin),七叶亭(esculetin)等;挥发油:茵陈二炔酮(capillin),茵陈烯酮(capillone),茵陈炔(capillene),茵陈素(capillarin),侧柏醇,侧柏酮等;黄酮:蓟黄素(cirsimaritin),杜荆素(vitexin),槲皮苷(quercetin)等;有机酸:绿原酸(chlorogenic acid),咖啡酸(caffeic acid),阿魏酸(ferulic acid),香草酸(vanillic acid)等。"绵茵陈"和"花茵陈"的成分组成有所不同。《中国药典》分别规定:"绵茵陈"含绿原酸($C_{16}H_{18}O_9$)不得少于0.50%,"花茵陈"含滨蒿内酯($C_{11}H_{10}O_4$)不得少于0.20%;《香港中标》规定含绿原酸($C_{16}H_{18}O_9$)不得少于0.50%。

滨蒿内酯

绿原酸

【药理作用】 茵陈挥发油成分具有抗伤寒杆菌、肺炎杆菌、结肠金黄色葡萄球菌、变形链球菌、枯草杆菌、白念珠菌及光滑念珠菌的活性。水提物可通过抗氧化作用下调细胞外基质蛋白进而防止大鼠胆道结扎诱导的肝纤维化发生;可抑制镉中毒所致的小鼠肝脏氧化应激,对镉中毒所致的小鼠肝损伤有保护作用。总黄酮对 CCl_4 所致的大鼠慢性肝损伤具有保护作用;能减轻高胆固醇血症家兔的动脉粥样硬化,减少内脏脂肪沉着和主动脉壁胆固醇含量。色原酮具有加速大鼠胆汁分泌的作用;咖啡酸等具有促进白细胞分裂、增加白细胞计数的作用。此外,茵陈还具有镇痛、消炎、抗肿瘤、调节血糖和血脂作用。

【制剂】 蒙药:清肝二十七味丸,石膏二十五味散,檀香清肺二十味丸。

苗药：博性康药膜，肝乐欣胶囊，养阴口香合剂，银龙清肝片。
彝药：胆胃康胶囊。
附注：《中国植物志》中，Artemisia scoparia 的中文名使用"猪毛蒿"。

茵陈药材春、秋两季采收，春季幼苗高 6~10cm 时采者习称"绵茵陈"，秋季花蕾期采者习称"花茵陈"，临床应用相同。东北使用的"茵陈"中尚见有同属植物柔毛茵陈蒿 A. capillaris Thunb. f. villosa Korsh、宽叶猪毛蒿 A. scoparia Waldst. et Kit var. heteromorpha Kitag.，但未见有标准收载。

《晶珠本草》记载"察尔榜"分为白、紫、黑3类，但其形态记载简单，难以判断种类。《藏药志》在"察尔榜"条下记载藏医使用多种蒿属（Artemisia）植物，除猪毛蒿 A. scoparia 外，尚有错那蒿 A. conaensis Ling et Y. R. Ling、劲直蒿（直茎蒿）A. edgeworthii Balakr.。而《中华本草：藏药卷》在"茵陈蒿/摇嫫"条下记载"《晶珠本草》云：分黑、白两种"，基源为茵陈蒿 A. capillaris，其功能主治不同，为干黄水、愈伤口，用于久治不愈的创伤、痰疽、痈疮。推测该两部专著对《晶珠本草》记载的不同品种有不同的观点，各自引用了不同的药物的记载。应按制剂批文规定使用。

《上海中标》（94）收载有"灵茵陈（铃茵陈）"，为玄参科植物阴行草 Siphonostegia chinensis Benth. 的地上部分，功能主治为"清热利湿，祛瘀止血。用于黄疸型肝炎，尿路结石，热淋，便血"，为不同的药物。

印度多榔菊根

【民族药名】维药（代如乃吉，都龙知，都卢拿只，代如乃吉艾克热比，多如乃）。
【来源】菊科植物印度多榔菊 Doronicum hookarii L. 的干燥根。
【标准】部标维药（附录，99）。
【功能主治】维药：生干生热，温补心脏，安神除烦，燥湿强筋，养肌，解毒除疫，保胎。用于寒湿性或黏液质性疾病，如寒性心悸、心虚、心慌、湿性筋肌虚弱、瘫痪、面瘫、鼠疫等疫病，毒虫咬伤，习惯性流产。
【用法与用量】1~3g。外用适量。维医认为本品可引起头痛，可以小茴香矫正。
【制剂】维药：平溃加瓦日西麦尔瓦依特蜜膏。
附注：维医药古籍文献《拜地依药书》记载"多榔菊是一种植物的根，有波斯多榔菊和罗马多榔菊两种，后者为佳。多产于沙木（古叙利亚）和安达陆斯（古西班牙）"。印度多榔菊 D. hookarii 我国不产，分布于伊朗、印度等，药材为进口品。

印度獐牙菜

【民族药名】藏药（蒂达，甲蒂，甲滴，孜热亚，代哇，蒂达加布）。
【来源】龙胆科植物印度獐牙菜 Swertia chirayita (Roxb. ex Flemi) Karsten 的干燥全草。
【标准】部标藏药（95），青海藏标（92）。
【功能主治】藏药：清肝利胆，退诸热。用于黄疸型肝炎、病毒性肝炎、血病、胃病、退热、缓泻，并有滋补作用。

【用法与用量】6~9g。

【化学成分】含𠮿酮类：chiratanin, mangostin, 1, 8- 二羟基 -3, 5- 二甲氧基𠮿酮（1, 8-dihydroxy-3, 5-dimethoxy xanthone）等；环烯醚萜类：当药醇苷（swertianolin），龙胆苦苷（gentiopicroside），獐牙菜苷（sweroside）等；木脂素类：(+)- 丁香脂素 [(+)-syringaresinol]，salicifoliol，(−)-berchemol 等；挥发油：十六烷酸乙酯（hexadecanoic acid），4-(苯甲基)哌啶 [4-(phenylmethyl)-pyridine]，油酸乙酯（ethyl oleate）等；生物碱类：龙胆碱（gentianine），十字龙胆碱（gentiocrucine）；其他：獐牙菜三萜酮（swertanone），印度獐牙菜三萜烯酮（chiratenol）。

1,8-dihydroxy-3,5-dimethoxy xanthone　　　　獐牙菜苷

【药理作用】印度獐牙菜对 CCl_4 所致的大鼠肝损伤具有保护作用；甲醇提取物对对乙酰氨基酚和氨基半乳糖所致的肝损伤有较好的保护作用，对利什曼原虫株 UG6 的 DNA 拓扑异构酶Ⅰ有抑制作用；乙醇提取物能明显减少幽门结扎大鼠的胃分泌物，并且抑制乙酰胆碱引发的豚鼠回肠收缩；𠮿酮类成分对禁食、高糖及氨磺酰造模的大鼠模型具有显著的降血糖作用；能减少自由基所致的脂质过氧化，抑制单胺氧化酶活性。此外，印度獐牙菜还具有抗疟疾、驱虫、抗真菌、抗炎、抗单纯疱疹病毒、中枢神经抑制等作用。

【制剂】藏药：十五味赛尔斗丸，二十五味獐牙菜散，甘露灵丸，五味獐牙菜汤散，藏降脂胶囊。

附注：本品为藏医治疗肝胆疾病要药"蒂达"的品种之一，基源极为复杂。藏医药用的"蒂达"根据产地分为"印度蒂达""尼泊尔蒂达"和"西藏蒂达"三大类，据调查研究前两者均为印度獐牙菜 *S. chirayita* 的干燥全草；"西藏蒂达"又分为"松蒂""桑蒂""俄蒂"等 6 类，近代文献记载其原植物则涉及龙胆科、虎耳草科、唇形科等的 80 余种植物，其中"桑蒂"主要为獐牙菜属（*Swertia*）植物，据调查，各地藏医使用的该属植物也涉及多种。《部标藏药》等有关藏药材标准中将"印度獐牙菜 / 甲蒂"单列收载（另收载有"小伞虎耳草 / 松蒂""獐牙菜 / 桑蒂"等），但处方中可见使用有"蒂达""印度獐牙菜""獐牙菜""篦齿虎耳草"等多个名称，处方投料时应符合制剂批文规定（参见"獐牙菜""小伞虎耳草""花锚"条）。

据市场调查，现市售的印度獐牙菜药材均从印度、尼泊尔等国进口。文献记载印度獐牙菜 *S. chirayita* 我国无分布，据调查在西藏吉隆县、定结县等边境地区有分布，但目前未形成商品药材。

银 杏 叶

【民族药名】苗药（都麻，真巴沟豆，姜巴沟豆）。

【来源】银杏科植物银杏 *Ginkgo biloba* L. 的干燥叶。

【标准】中国药典,内蒙中标(88),湖南中标(93),河南中标(93),上海中标(94),北京中标(98),广西壮标(11),香港中标(第3期)。

【功能主治】苗药:用于肺虚咳嗽,冠心病,心绞痛,月经不调,白带过多。

中药:活血化瘀,通络止痛,敛肺平喘,化浊降脂。用于瘀血阻络,胸痹心痛,中风偏瘫,肺虚咳喘,高脂血症。

【用法与用量】9~12g。有实邪者忌用。

【化学成分】含黄酮类:槲皮素(quercetin),山柰酚(kaempferol),柽柳黄素(tamarixetin),异鼠李素(isorhamnetin)等;萜类:银杏内酯 A~C、J(ginkolides A~C、J),白果内酯(bilobalide)等。《中国药典》《广西壮标》规定含总黄酮醇苷[(槲皮素含量+山柰素含量+异鼠李素含量)×2.51]不得少于0.40%,含萜类内酯以银杏内酯 A($C_{20}H_{24}O_9$)、银杏内酯 B($C_{20}H_{24}O_{10}$)、银杏内酯 C($C_{20}H_{24}O_{11}$)和白果内酯($C_{15}H_{18}O_8$)的总量计不得少于0.25%;《香港中标》规定含槲皮素($C_{15}H_{10}O_7$)、山柰素($C_{15}H_{10}O_6$)和异鼠李素($C_{16}H_{12}O_7$)的总量不得少于0.22%,含白果内酯($C_{15}H_{18}O_8$)、银杏内酯 A($C_{20}H_{24}O_9$)、银杏内酯 B($C_{20}H_{24}O_{10}$)、银杏内酯 C($C_{20}H_{24}O_{11}$)和银杏内酯 J($C_{20}H_{24}O_{10}$)的总量不得少于0.32%。

槲皮素　　　　　山柰酚　　　　　异鼠李素

白果内酯　　　　银杏内酯 A

【药理作用】银杏叶提取物有较强的清除自由基的作用,对诱发的细胞膜脂质过氧化反应有抑制作用;能拮抗 PAF 引起的血小板异常聚集和血栓形成,从而降低血浆黏度和全血黏度;可明显降低血清中的胆固醇(TC)、甘油三酯(TG)、低密度脂蛋白胆固醇(LDL-C)含量;能提升血管内皮细胞的钙离子浓度,增加一氧化氮合酶(NOS)的活性,促进 NO 的生成释放,调节核因子 κB 的核移位,引起血管舒张;对大鼠的听功能有一定的保护作用,对缺血、代谢紊乱等引起的耳鸣、耳聋和眩晕等均有明显的改善作用;可对抗体外过氧化氢和硫酸铁产生的羟自由基引起的原代培养大鼠小脑神经细胞凋亡。此外,银杏叶及银杏叶提取物(EGb761)具有修复和保护视网膜神经节细胞的作用。

【制剂】苗药:银盏心脉滴丸,银丹心脑通软胶囊,银丹心泰滴丸。

彝药:灯银脑通胶囊。

附注：银杏在全国各地多有栽培。有文献报道，不同产地的银杏叶中成分组成有较大差异。药材一般在秋季叶尚绿色时采收。

淫 羊 藿

【民族药名】苗药（锐鸡都，加俄西，弯欧，毛公堵）。

【来源】小檗科植物淫羊藿 *Epimedium brevicornu* Maxim.、箭叶淫羊藿 *Epimedium sagittatum*（Sieb. et Zucc.）Maxim.、柔毛淫羊藿 *Epimedium pubescens* Maxim.、朝鲜淫羊藿 *Epimedium koreanum* Nakai、粗毛淫羊藿 *Epimedium acuminatum* Franch.、光叶淫羊藿 *Epimedium sagittatum*（Sieb. et Zucc.）Maxim. var. *glabratum* T. S. Ying、黔岭淫羊藿 *Epimedium leptorrhizum* Stearn 的干燥叶或地上部分。

【标准】中国药典，新疆药标（80），贵州中标（88），广西壮标（11）。

【功能主治】苗药：用于肾虚腰痛，风湿麻木，风湿骨痛，虚劳咳嗽，肾阳虚。

中药：补肾阳，强筋骨，祛风湿。用于肾阳虚衰，阳痿遗精，筋骨痿软，风湿痹痛，麻木拘挛。

【用法与用量】6~10g。

【化学成分】含黄酮苷：淫羊藿苷（icariin），粗毛淫羊藿苷（acuminatin），2″-鼠李糖基淫羊藿次苷（2″-*O*-rhamnosyl icariside），脱水淫羊藿素（anhydroicaritin），脱水淫羊藿苷元-3-*O*-鼠李糖苷（anhydroicaritin-3-*O*-rhamnoside），宝藿苷Ⅰ、Ⅱ（baohuosides Ⅰ、Ⅱ），淫羊藿次苷（icariside Ⅱ），astragalin，朝藿苷A~F（caohuosides A~F），朝藿定A~C、K（epimedins A~C、K），淫羊藿新苷A、C（epimedosides A、C），新淫羊藿苷（neoicariin），箭叶淫羊藿苷A~C（sagittatosides A~C），大花淫羊藿苷A~C、F（ikarisosides A~C、F），银杏双黄酮（ginkgetin），去甲银杏双黄酮（bilobetin），槲皮素（quercetin），槲皮素-3-*O*-β-D-葡萄糖苷（quercetin-3-*O*-β-D-glucoside），苜蓿素（tricin），芹菜苷元（apigenin），山奈苷（kaempferitrin），金丝桃苷（hyperoside）等；木脂素类：淫羊藿次苷E_6、E_7（icarisides E_6、E_7），淫羊藿醇A_1、A_2（icariols A_1、A_2），(−)-异落叶松脂醇 [(−)-isolaritiresinol]，右旋丁香树脂酚-*O*-β-D-吡喃葡萄糖苷（*d*-syringaresinol-*O*-β-D-glucopyranoside）等；生物碱：木兰花碱（magnoflorine），淫羊藿碱A，epimediphine；其他：多糖，挥发油，维生素E等。《中国药典》和《广西壮标》规定含总黄酮以淫羊藿苷（$C_{33}H_{40}O_{15}$）计不得少于5.0%，含淫羊藿苷（$C_{33}H_{40}O_{15}$）不得少于0.50%。

淫羊藿苷

【药理作用】淫羊藿可提高D-半乳糖所致的亚急性衰老雄性大鼠的睾酮水平。淫羊藿苷灌胃后可使肾阳虚大鼠的血清皮质醇含量升高，并有抑制肾阳虚小鼠的血清睾酮含量下降的作用。淫羊藿总黄酮和淫羊藿苷具有明显提高实验小鼠免疫功能的作用；能促进碱性磷酸酶活性（ALP 活性）和成骨细胞增殖。淫羊藿总苷能显著增加麻醉开胸犬的心排血量、心肌血流量和心搏出量，减少心肌耗氧量及心肌氧摄取率，降低冠状动脉阻力和总外周阻力，改善心血管系统功能，调节心脏供血、供氧平衡。此外，淫羊藿还具有调节内分泌、抗肿瘤、保护肝脏、降血糖、降血压、抗血小板聚集、抗凝血等功能。

【制剂】苗药：艾愈胶囊，枫荷除痹酊，复方仙灵风湿酒，肤舒止痒膏，筋骨伤喷雾剂，金马肝泰颗粒，金乌骨通胶囊，康艾扶正胶囊，芪胶升白胶囊。

傣药：鹿仙补肾片，益肾健骨片。

彝药：止眩安神颗粒。

附注：《中国植物志》中，*E. sagittatum* 的中文名为"三枝九叶草"。

《中国药典》2005 年版收载的淫羊藿的基源植物除上述 4 种外，还有巫山淫羊藿 *E. wushanense* T. S. Ying（=*Epimedium wushanense* Ying），因与其他种的成分组成差异较大，《中国药典》2010 年版已将"巫山淫羊藿"单列，但两者的功效与应用基本相同。

各民族当地使用的淫羊藿的基源、药用部位（全草与地下部分）及临床应用常有所不同。《贵州中民标》（03）收载了"淫羊藿根"，其基源植物为箭叶淫羊藿 *E. sagittatum*、巫山淫羊藿 *E. wushanense*、天平山淫羊藿 *E. myrianthun* Stearn、柔毛淫羊藿 *E. pubescens*、毡毛淫羊藿 *E. coactum* H. R. Liang et W. M. Yan（= 柔毛淫羊藿 *E. pubescens*）、粗毛淫羊藿 *E. acuminatum* Franch. 及光叶淫羊藿 *E. sagittatum*（Sieb. et Zucc.）Maxim. var. *glabratum* Ying。研究表明其地下部分和叶的成分组成和含量有一定差异，应按制剂批文规定使用。

硬毛棘豆（多叶棘豆）

【民族药名】蒙药（淑润 - 奥日道扎，旭润 - 奥日都扎，那布其日哈嘎 - 奥日道扎，纳布其日哈嘎 - 奥日图哲，查干 - 达格沙，日哈嘎 - 奥日都扎）。

【来源】豆科植物硬毛棘豆 *Oxytropis hirta* Bge. 或多叶棘豆 *Oxytropis myriophylla*（Pall.）DC. 的干燥地上部分或全草。

【标准】中国药典（附录），部标蒙药（98），内蒙蒙标（86）。

【功能主治】蒙药：杀"黏"，清热，燥"协日乌素"，愈伤，生肌，锁脉，止血，消肿，通便。用于瘟疫，发症，丹毒，腮腺炎，阵刺痛，肠刺痛，脑刺痛，麻疹，颈强病，痛风，游痛症，创伤，抽筋，鼻出血，月经过多，创伤出血，吐血，咳痰。

【用法与用量】3~6g。

【化学成分】多叶棘豆含黄酮类：芹菜素（apigenin），芹菜素 -7-*O*-β-D- 葡萄糖醛酸苷，鼠李秦素（rhamnazin），槲皮素（quercetin），3′, 7- 二羟基 -2′, 4′- 二甲氧基异黄酮，山柰酚 -3-*O*-[β- 吡喃鼠李糖基（1→6）]-β-D- 吡喃葡萄糖基 -7-*O*-α-L- 吡喃鼠李糖苷，3′, 7- 二羟基 -2′, 4′- 二甲氧基异黄烷（3′, 7-dihydroxy-2′, 4′-dimethoxyisoflavan），2′- 羟基 -4′- 甲氧基查耳酮（2′-hydroxy-4′-methoxychalcone），（*S*）-5- 羟基 -7- 甲氧基二氢黄酮 [（*S*）-5-hydroxy-7-menthoxy-dihydroflavone]，（*S*）-5- 羟基 -7- 甲氧基黄酮，4, 4′- 二甲氧基 -2′- 二羟基查耳酮，2′, 4′- 二羟基 -4- 甲氧基查耳酮，7, 8- 二羟基二氢黄酮，4, 2′, 4′- 三羟基查耳酮等；挥发油：1- 甲氧

基-4-[1-丙烯基]-苯,1-甲基-4-6,10,14-三甲基-2-十五烷酮,己醛等;其他:苯乙基肉桂酰胺(phenethyl cinnamide),二十八烷醇(1-octacosanol),正二十四烷酸(tetracosanoic acid),β-谷甾醇(β-sitosterol),K、Na、Ca、Mg、Pb、Cu等无机元素。

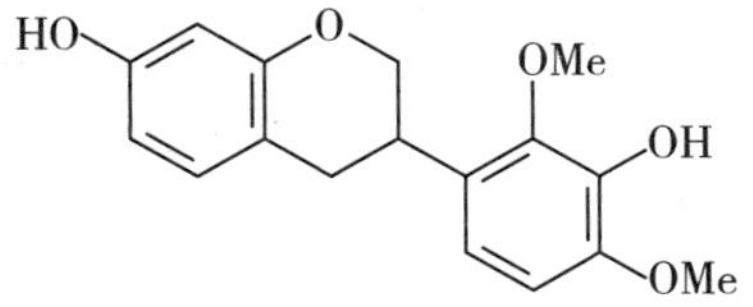

3′,7-二羟基-2′,4′-二甲氧基异黄烷 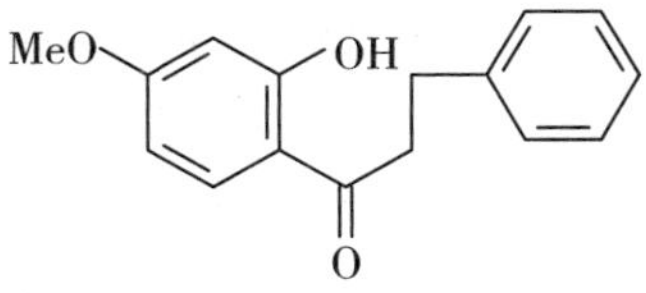　　　　2′-羟基-4′-甲氧基查耳酮

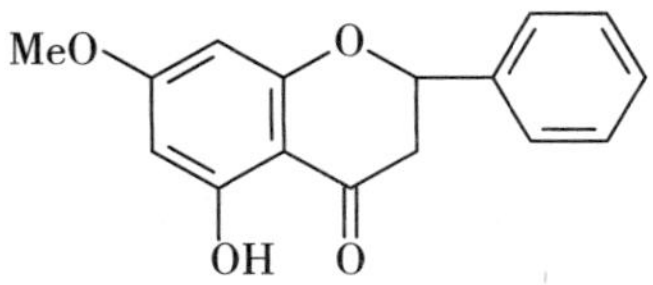

(S)-5-羟基-7-甲氧基二氢黄酮 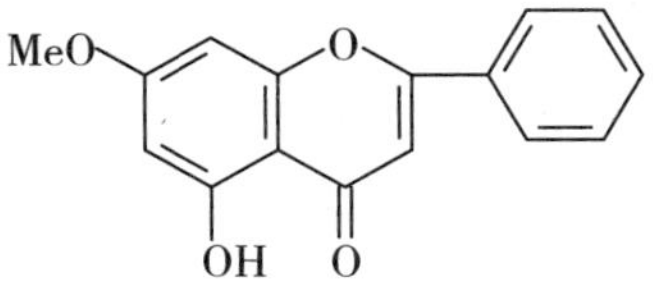　　　　(S)-5-羟基-7-甲氧基黄酮

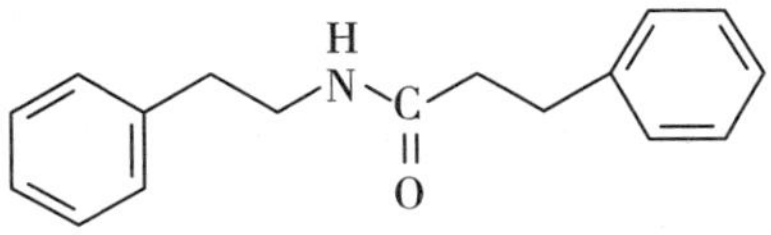

苯乙基肉桂酰胺

【药理作用】总黄酮对氧自由基、羟自由基和脂质过氧化物均有抑制和清除作用。

【制剂】蒙药:清瘟利胆十三味丸。

附注:《部标蒙药》和《内蒙蒙标》分别收载了"硬毛棘豆"(地上部分)、"多叶棘豆"(全草),两者仅药用部位不同,功能主治、用法用量均相同,此处合并收录。

罂 粟 壳

【民族药名】维药(克苦那乌孜克,扩克那尔破斯提,扩克那尔欧如合,哈石哈失,克西如力海西哈西),彝药(阿芙蓉,叶丕,底野迦)。

【来源】罂粟科植物罂粟 *Papaver somniferum* L. 的干燥成熟果壳或种子。

【标准】中国药典,部标维药(附录,99),新疆药标(80),内蒙中标(88),贵州中民标(副篇,03)。

【功能主治】

蒙药:敛肺止咳,涩肠止泻,止痛。用于久咳不止,久泻久痢,脱肛,肢体及胸腹诸痛,遗精滑精。

维药:生干生寒,清热止咳,麻醉,催眠,利咽,燥湿镇痛,止血,止泻,固精。用于湿寒性或黏液质性疾病,如热性咳嗽,习惯性失眠,咽喉疼痛,湿性偏头痛,脑虚,肾虚,吐血,便血,腹泻,精液不固。

彝药：用于"略拉"目痛，"海拉"胃痛，生疮，疮肿疼痛，腹泻。
中药：敛肺，涩肠，止痛。用于久咳，久泻，脱肛，脘腹疼痛。

【用法与用量】1~6g。本品长期服用有成瘾性，不宜常服。孕妇及儿童禁用；运动员慎用。维医认为本品对脑有损害，且不宜用于肺病，可以小茴香、蜂蜜、洋乳香等矫正。

【化学成分】含生物碱：吗啡（morphine），可待因（codeine），罂粟碱（papaverine），蒂巴因（thebaine），罂粟壳碱（narcotoline），那可丁（narcotine）等；挥发性成分：正十六烷（n-hexadecane），氧芴（dibenzofuran），己醛（caproaldehyde）等；其他：11-氧代三十烷酸（11-oxo-triacontanoic acid），多糖。《中国药典》规定含吗啡（$C_{17}H_{19}O_3N$）应为0.06%~0.40%。

吗啡

罂粟碱

【药理作用】罂粟壳水煎液小鼠单次灌服可提高其对高温的痛阈值。一般剂量下，能抑制中枢神经系统对疼痛的感受性；具有胃肠平滑肌松弛作用，可减少肠蠕动而止泻。吗啡、可待因等具有明显的镇痛、催眠作用。吗啡对呼吸中枢和咳嗽中枢有较强的抑制作用。罂粟碱对各种平滑肌均有松弛作用，以对大动脉平滑肌的松弛作用明显；入血后可扩张小动静脉和毛细血管，使脑屏障开放；对正常犬和脑血管痉挛犬的基底动脉均有扩血管作用。罂粟壳用量大时可引起中枢性呕吐、缩瞳等中毒症状。

【制剂】维药：罂粟壳有降热比那甫西糖浆，热感赛比斯坦颗粒，温肾苏拉甫片，伊木萨克片，镇痛艾比西帕丸，祖卡木颗粒；罂粟子有和胃依提尔菲力开比尔蜜膏，降热比那甫西糖浆，解毒苏甫皮赛尔塔尼胶囊，强身菠萝甫赛河里蜜膏，热感赛比斯坦颗粒，镇痛艾比西帕丸。

苗药：复方吉祥草含片，咳清胶囊，咳速停胶囊。

彝药：咳痰合剂。

附注：维医药古籍《拜地依药书》记载"（本品为）罂粟的果壳，原植物罂粟分为家生和野生两种，家生者花和种子为白色，故称白罂粟；野生者花粉红色、红色、紫色、蓝色或黑色，种子黑色，故称之为黑罂粟"，现家种的也有多种颜色。维医分别药用"鸦片/艾非云"（未成熟的果实划破后渗出的乳汁，干燥）、"罂粟壳（扩克那尔破斯提）"和"罂粟子（扩克那尔欧如合）"，三者的功能主治有所不同，鸦片用于"湿热性或血液质性疾病"，罂粟壳用于"湿寒性或黏液质性疾病"，罂粟子用于"干热性或胆液质性疾病"，应注意区别。蒙医还使用罂粟 P. somniferum 的变种"重瓣罂粟"的果壳。

藏医药古籍文献《晶珠本草》记载有"甲门"（加扪），以花入药，治上身痛和血瘀疼痛，"栽于园中，多年生草本，幼时花大红色，老时花红黄色"。关于"甲门"的基源有不同观点，《藏汉大辞典》将"甲门"译作"罂粟"；《藏药志》记载，西藏藏医所用的"甲门"为罂粟

P. somniferum，青海藏医多用同属植物裸茎山罂粟 *P. nudicaule* L.(= 野罂粟 *P. nudicaule* L.)，偶见以菊科植物金盏菊 *Calendula officinalis* L. 作代用品，根据《晶珠本草》的记载，认为正品应为裸茎山罂粟 *P. nudicaule*；《迪庆藏药》记载"甲门"的基源为虞美人(丽春花)*P. rhoeas* L.，并在注中考证：《正确认药图鉴》记载"甲门"有 2 种，"花园栽培，开花时间很长，初时花暗红色，稍带黄，老时如烟黄色，五瓣，西藏使用的即此。另一种叶与茎、种子与前种相似，花瓣较多，相连成堆，花白、黄、红、红灰色，为印度和汉地使用的甲门"，其附图名"玉美人"，与虞美人相似。认为印度和汉族地区所用的可能为罂粟 *P. somniferum*(重瓣花类型)，而西藏藏家庭院中栽培的应是虞美人。《晶珠本草》汉译本译为"加扪"或"藏金盏"。另有文献记载，藏医还药用裂叶野罂粟 *P. nudicaule* L. var. *chinense*(Regel)Fedde 的地上部分，用于头伤、筋络损伤、水肿，与果壳或种子不同，应注意区别。《中国植物志》中未记载有裂叶野罂粟 *P. nudicaule* var. *chinense*，但在野罂粟 *P. nudicaule* L. 下记录有异名 *P. croceum* Ledeb.、*P. chinense*(Regel)Kitag.、*P. creceum* Ledeb. subsp. *chinense*(Regel)Rndel。据此看，裂叶野罂粟 *P. nudicaule* var. *chinense* 应是野罂粟 *P. nudicaule*。野罂粟 *P. nudicaule* 在我国分布较为广泛，有多个变种。

蒙医也药用野罂粟 *P. nudicaule*、黑水罂粟 *P. nudicaule* L. subsp. *amurense* N. A. Busch [=*P. nudicaule* L. var. *aquilegioides* Fedde f. *amurense*(Busch)H. Chuang] 的果实、果壳、花或带花全草，称"哲日勒格 - 阿木 - 其其格"，用于胸刺痛、血热、讧热。

彝族使用罂粟 *P. somniferum* 的果实的乳汁(阿芙蓉、底野迦、叶丕)，用于"略拉"目痛、"海拉"胃痛、疮肿疼痛、腹泻等。

余 甘 子

【民族药名】藏药(居如拉，居如热，巴丹，稀几，贡寒)，蒙药(宝德 - 朱如拉)，维药(阿米来，阿米勒破斯提)，傣药(麻夯板)。

【来源】大戟科植物余甘子 *Phyllanthus emblica* L. 的干燥成熟果实。

【标准】中国药典，部标维药(附录，99)，藏标(79)，青海藏标(附录，92)，内蒙蒙标(86)，云南药标(74)，香港中标(第 5 期)。

【功能主治】

藏药：清热凉血，消食健胃，生津止咳。用于血热血瘀，消化不良，腹胀，咳嗽，喉痛，口干。

蒙药：清血热，祛"巴达干协日"，生津，调元，明目，愈伤。用于血热，肝胆热，肾热，膀胱热，尿频，喉痛，口渴，目赤。

维药：生干生寒，纯化异常血液质，补支配器官脑、心、肝，增强胃的摄住力，去除体液秽气，增强视力，固发乌发，燥湿止泻，清热止渴。用于湿热性或血液质性疾病，全身虚弱如脑虚、心虚、肝虚、胃虚，视力减弱，脱发白发，腹泻口渴。

【用法与用量】3~10g。维医认为不宜用于脾病或肠绞痛，若用于脾病需配伍欧缬草和蜂蜜，若用于肠绞痛需配伍甜巴旦杏仁油。

【化学成分】含黄酮类：槲皮素(quercetin)，汉黄芩素(wogonin)等；17 种氨基酸(包括 7 种人体必需氨基酸)；生物碱：叶下珠苦素(phyllanthine)，一叶萩碱(securinine)等；有机酸：没食子酸(gallic acid)，鞣花酸(ellagic acid)，原诃子酸(terchebin)，诃黎勒酸

(chebulagic acid)，诃子酸(chebulinic acid)，诃子次酸(chebulic acid)，鞣料云实精(corilagin)，3,6-二没食子酰葡萄糖(3,6-digalloyl-glucose)等；酚类：没食子鞣质(gallotannin)，山奈酚(kaempferol)，邻苯三酚(1,2,3-trihydroxybenzene)；脂肪油：亚麻酸(linolenic acid)，亚油酸(linoleic acid)，油酸(oleic acid)，棕榈酸(palmitic acid)等；其他：油柑酸(phyllemblic acid)，余甘子酚(emblicol)，维生素 C，维生素 B_1，维生素 B_2 等。《中国药典》规定含没食子酸($C_7H_6O_5$)不得少于 1.2%；《香港中标》规定含没食子酸($C_7H_6O_5$)和鞣花酸($C_{14}H_6O_8$)的总量不得少于 2.9%。

没食子酸　　　　　　鞣花酸　　　　　　槲皮素

【**药理作用**】余甘子果实挥发油具有显著的清除 DPPH 和 $ABTS^+$ 自由基的活性。水提液可明显降低 CsCl 诱导的骨髓细胞染色体的畸变。提取物对人胃腺癌细胞(MK-1)、人子宫癌细胞(HeLa)、鼠黑色素瘤细胞(B16F10)、人肝癌细胞($HepG_2$)和人肺癌细胞(A549)的增殖均有很强的抑制作用；能降低乙醇诱导的大鼠血清氨基转移酶和白细胞介素-β 的含量；对猪血清致大鼠肝纤维化模型具有较好的抗肝纤维化作用。醇提取物口服给药(1g/kg，2 天)对皮下注射异丙肾上腺素(85mg/kg，2 天)引起的心肌坏死大鼠能有效增加肌糖原水平，血清中的脂肪酸也有明显变化。此外，余甘子还具有抗菌、抗炎、抗病毒、增强免疫力、保护心血管、降血糖等作用。

【**制剂**】藏药：三果汤颗粒，四味姜黄汤散，五味甘露丸，五味清热汤散，六味木香丸，六味余甘子汤散，七味宽筋藤汤散，七味消肿丸，七珍汤散，八味安宁散，八味小檗皮散，十味诃子汤散，十味乳香散，十味乳香丸，十味铁粉散，十味血热汤散，十一味斑蝥丸，十三味红花丸，十三味青兰散，十五味沉香丸，十五味龙胆花丸，十五味乳鹏丸，十五味铁粉散，十七味寒水石丸，十八味党参丸，十八味诃子利尿胶囊，十八味诃子利尿丸，十八味牛黄散，二十味沉香丸，二十味金汤散，二十味肉豆蔻散，二十一味寒水石散，二十五味冰片散，二十五味儿茶丸，二十五味肺病散，二十五味肺病丸，二十五味鬼臼丸，二十五味寒水石散，二十五味鹿角丸，二十五味驴血丸，二十五味绿绒蒿胶囊，二十五味绿绒蒿丸，二十五味松石丸，二十五味余甘子散，二十五味余甘子丸，二十五味珍珠丸，二十六味通经散，巴桑母酥油丸，催汤丸，大月晶丸，甘露酥油丸，秘诀清凉散，青鹏膏剂，青鹏软膏，如意珍宝丸，血骚普清散，藏降脂胶囊，滋补酥油丸。

蒙药：珊瑚七十味丸。

维药：肛康穆库利片，和胃依提尔菲力开比尔蜜膏，开胃加瓦日西阿米勒片，强力玛得土力阿亚特蜜膏，清凉依提尔菲力开西尼孜颗粒，驱白艾力勒思亚散，驱白依提尔菲力阿曼蜜膏，通滞依提尔菲力沙那片，养心达瓦依米西克蜜膏，消食阿米勒努西颗粒，止痛努加蜜膏。

附注：本品《中国药典》以"藏族习用药材"收载。《印度药典》(10)收载有"余甘子"和"余甘子粉"。

《广东中标》(04)还收载有"鲜余甘子"。

傣医药用的部位有叶、根、果实、树皮，称"麻夯板"，功能为清火解毒、止咳、涩肠止泻、敛疮生肌、除风止痒，用于"拢沙龙接火，唉，说凤令兰"（咽喉肿痛，咳嗽口舌生疮）、"鲁短"（腹泻）、"兵洞烘洞飞暖"（皮肤瘙痒，斑疹，疥癣，湿疹）、"菲埋喃皇罗"（水火烫伤）、"兵洞破"（黄水疮）。《云南中标》（彝药,07）中以"余甘子树皮"之名收载了余甘子 P. emblica 的树皮，功能主治与果实不同。

郁　金

【民族药名】蒙药（阿拉坦-嘎,巴布斯日布），维药（祖兰巴特,祖然巴德），苗药（努另粉），傣药（万结龙）。

【来源】姜科植物温郁金 Curcuma wenyujin Y. H. Chen et G. Ling、姜黄 Curcuma longa L.、广西莪术 Curcuma kwangsiensis S. G. Lee et C. F. Liang、蓬莪术 Curcuma phaeocaulis Val. 的干燥块根。

【标准】中国药典,部标维药（附录,99），新疆药标（80），香港中标（第6期）。

【功能主治】

蒙药：用于胸胁胀痛，黄疸，吐血，尿血，痛经，月经不调，癫痫。

维药：散寒祛风，开通阻滞，清除异常黑胆质，强心补脑，爽心悦志，补胃止吐，除胀止泻，利尿，通经，肥体，壮阳，解除虫毒。用于子宫风寒，各种精神疾病，胃纳不佳，恶心呕吐，腹胀腹泻，闭尿，通经，羸瘦阳痿，毒虫咬伤。

苗药：用于慢性肾炎，风湿骨痛，消化不良，产后腹痛，胸胁胀痛，胃痛，跌打损伤，跌打内伤。

傣药：用于胸闷肋痛，黄疸，尿血，月经不调，癫痫。

中药：活血止痛，行气解郁，清心凉血，利胆退黄。用于胸胁刺痛，胸痹心痛，经闭痛经，乳房胀痛，热病神昏，癫痫发狂，血热吐衄，黄疸尿赤。

【用法与用量】3~10g；维药 2~4g。按中医配伍理论，本品不宜与丁香、母丁香同用。维医认为本品过量或长期使用对心脏有损害，可引起头痛，可以天山堇菜矫正。

【化学成分】郁金（C. aromatica）的块根中含挥发油约6%，主要成分为姜黄烯（l-curcumene）65.5%，倍半萜烯醇22%，樟脑2.5%，莰烯（camphene）0.8%，姜烯（zingiberen），没药烯（bisabolene）等；姜黄素类：姜黄素（curcumin），去甲氧基姜黄素（demethoxycurcumin），双去甲氧基姜黄素（bisdemethoxycurcumin）；其他：多糖，Fe，Cu，Mn，Zn等。

姜黄（C. longa）含姜黄素，去甲氧基姜黄素，双去甲氧基姜黄素；挥发油中主要含姜黄酮（tumerone），芳香姜黄酮（ar-tumerone），大牻牛儿酮（germacrone，吉马酮），松油烯（terpinene），姜黄烯（curcumene），芳香姜黄烯（ar-curcumene）等。

广西莪术（C. kwangsiensis）含挥发油：β-蒎烯（β-pinene），桉油精（cineole），龙脑（borneol），石竹烯（aryophyllene），樟脑（camphor），β-榄香烯（β-elemene），δ-榄香烯（δ-elemene），葎草烯（humulene）等；其他：β-谷甾醇（β-sitosterol），胡萝卜苷（daucosterol），

棕榈酸(palmitic acid)等。

《香港中标》规定温郁金、广西莪术、蓬莪术的干燥块根含吉马酮($C_{15}H_{22}O$)不得少于0.011%。

姜黄素　　　　　　　　姜烯　　　　　　吉马酮

【药理作用】温郁金具有较强的细胞毒活性,挥发油可诱导肿瘤细胞凋亡,诱导肝脏微粒体细胞色素 P450 及增高还原型谷胱甘肽含量,提高肝脏对毒物的生物转化功能;对乙醇诱导小鼠肝脂质过氧化造成的肝损伤有保护作用。1% 莪术油对动物醋酸性腹膜炎有抑制作用,对小鼠局部水肿炎症及大鼠棉球肉芽肿有明显的治疗作用;蓬莪术二烯对内毒素诱导的家兔体温升高有较好的解热作用;β-榄香烯、莪术醇和姜黄素等具有抗血栓和改善血液循环的活性。此外,本药还具有抗氧化、终止妊娠与抗早孕作用。

【制剂】维药:固精麦斯哈片,平溃加瓦日西麦尔瓦依特蜜膏。

苗药:肝乐欣胶囊,金鳝消渴颗粒,欣力康颗粒。

附注:《中国植物志》中将温郁金 *C. wenyujin* 作为郁金 *C. aromatica* Salisb. 的栽培变种,学名为 *C. aromatic* cv. *Wenyujin*。四川为郁金的道地产区之一(栽培),商品称"川郁金",文献记载其基源为"川郁金 *C. sichuanensis* X. X. Chen(*C. chuanyujin* C. K. Hsieh et H. Zhang)"的块根,该种《中国植物志》中未见有记载。

《中国药典》1985 年版和《新疆药标》在"郁金"条下还曾收载有莪术 *C. zedoaria* Rosc. 的块根。维医使用的郁金还有毛郁金(郁金) *C. aromatic* Salisb. 和川郁金 *C. sichuanensis* X. X. Chen 的块根。

姜黄 *C. longa* 的根茎为《中国药典》收载的"姜黄",功能主治为"破血行气,通经止痛。用于胸胁刺痛,胸壁心痛,痛经经闭,癥瘕,风湿肩臂疼痛,跌扑肿痛",与郁金不同。

《广西壮标》(11)收载有"毛郁金",为毛郁金 *C. aromatica* Salisb. 的根茎,应属"姜黄"类。

玉 葡 萄 根

【民族药名】苗药(嘎龚姜给收,龚嘎正格收,比干棍,枳街老),傣药(嘿宗海魏),彝药(万初牛,腰女卑,腰女碑,乌血藤)。

【来源】葡萄科植物三裂蛇葡萄 *Ampelopsis delavayana*(Franch.)Planch. 的干燥根。

【标准】中国药典(77),云南中标(彝药,07),云南药标(74,96)。

【功能主治】苗药:活血通络,止血生肌,解毒消肿。用于风湿痹痛,跌扑瘀肿,创伤出血,咽喉炎,胃痛,肠炎,痢疾,骨折,烫伤,痈疮肿毒。

傣药:用于风湿性关节炎,腰腿痛,骨折,外伤出血。

彝药：散瘀止痛，接骨续筋，去腐生新，清热解毒。用于跌打损伤，骨折，烧伤，烫伤，肠炎腹泻，尿涩尿痛，小便淋沥。

中药：散瘀止痛，消炎，止血。用于肠炎腹泻，跌扑损伤；外用于烧、烫伤，外伤出血，骨折。

【用法与用量】9~30g，内服或浸酒。外用适量，鲜品捣烂外敷或干粉调敷患处。

【化学成分】含黄酮类：儿茶素（catechin），红橘素（tangeretin），山柰酚（kaempferol）等；甾体：β-谷甾醇（β-sitosterol），胡萝卜苷（daucosterol），豆甾醇（stigmasterol）等；有机酸：棕榈酸（palmitic acid），香草酸（vanillic acid），水杨酸（salicylic acid）等。其中儿茶素的含量相对较高。

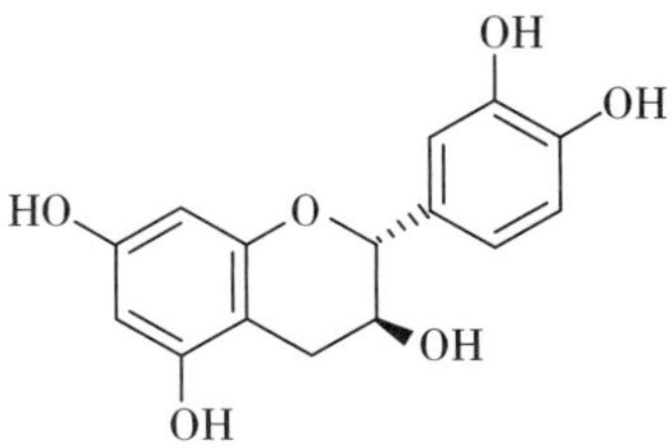

儿茶素 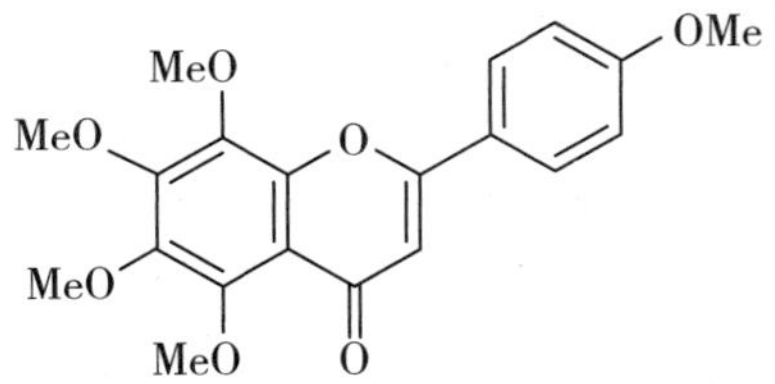　　　　　红橘素

【药理作用】玉葡萄根醇提物能明显延长小鼠常压缺氧、特异性心肌缺氧、脑缺血缺氧及游泳的存活时间，且常压缺氧最明显；能显著抑制醋酸刺激腹腔引起的疼痛反应，减少小鼠的扭体反应次数，提高小鼠的痛阈值，抑制小鼠的耳郭肿胀度，并呈良好的剂量依耐性。

【制剂】彝药：伤益气雾剂，痛舒胶囊，肿痛气雾剂。

鱼 腥 草

【民族药名】藏药（捏芝卓唯奥，尼牙折触威莪），苗药（锐主，锐都，窝丢，蛙丢，茹丢，节摸，乌杜），傣药（帕蒿短，帕靠冬，帕蒿懂，帕怀，帕蒿当，帕淮），彝药（字乌，查此阿）。

【来源】三白草科植物蕺菜 *Houttuynia cordata* Thunb. 的新鲜全草或干燥地上部分。

【标准】中国药典，新疆药标（80）。

【功能主治】

藏药：用于肺痈、肺炎、肺结核、尿道炎、肾脏水肿、白带、淋证、子宫内膜炎等，鲜品捣烂敷疮痈，煎水洗痔疮。

苗药：清热解毒，消痈排脓，利尿消肿。用于肺炎，肺痈吐脓，痰热喘咳，喉蛾，发热，胸痛，热痢，痈肿疮毒，热淋。

傣药：清火解毒，凉血止血，止咳化痰，消肿止痛。用于"兵哇皇唉，呢埋，拢沙龙接火"（风寒感冒，咳嗽，发热，咽喉肿痛），"洞亮冒沙么"（麻疹透发不畅），"勒郎多"（鼻出血），"把办哦勒"（外伤出血），"达黑火"（蜈蚣咬伤）。

彝药：用于高热昏厥，肺炎，肺痈，慢性气管炎，百日咳，肠痈，血痢，疟疾，水肿，慢性宫颈炎，白带，痔疮，脱肛，湿疹，疱疹，热淋，泌尿系统感染，化脓性关节炎，癌症，秃疮，疮毒。

中药：清热解毒，消痈排脓，利尿通淋。用于肺痈吐脓，痰热喘咳，热痢，热淋，痈肿疮毒。

【用法与用量】15~30g。不宜久煎；鲜品用量加倍，水煎或捣汁服。外用适量，捣烂敷或煎汤熏洗患处。

【化学成分】含挥发油：鱼腥草素[癸酰乙醛（decanoyl acetaldehyde）]，甲基正壬酮（methyl-n-nonylketone），月桂烯（myrcene），月桂醛（lauric aldehyde），癸醛（capric aldehyde），癸酸（capric acid），d-柠檬烯（d-limonene），乙酸龙脑酯（bornyl acetate），石竹烯（caryophyllene）等；蕺菜碱（cordarine）；黄酮类：槲皮素（quercetin），槲皮苷（quercitrin），异槲皮苷（isoquercitrin），瑞诺苷（reynoutrin），金丝桃苷（hyperin）；其他：绿原酸（chlorogenic acid），棕榈酸（palmitic acid）等。

槲皮素　　　月桂烯　　　月桂醛

【药理作用】鱼腥草煎剂对金黄色葡萄球菌等多种革兰氏阳性菌及阴性菌均有抑制作用；在试管中对钩端螺旋体具有较强的抑制作用，并能推迟感染钩端螺旋体的豚鼠的发病期。鱼腥草（1:10）对流感亚洲甲型京科68-1病毒株有抑制作用，可延缓埃可病毒11型（$ECHO_{11}$）的生长；鱼腥草的非挥发性部分提取物腹腔注射对感染流感病毒FM_1的小鼠有明显的预防保护作用。鱼腥草煎剂在体外能明显促进人外周血白细胞润湿金黄色葡萄球菌的能力；煎剂和鱼腥草素能显著提高外周血T淋巴细胞的比例，增强小鼠腹腔巨噬细胞的吞噬能力，促进绵羊红细胞免疫所致的IgM的生成，从而提高机体的特异性免疫功能。鱼腥草素能增加白细胞吞噬能力，增强血清备解素浓度。鱼腥草油具有抗过敏作用，能明显拮抗乙酰胆碱对呼吸道平滑肌的收缩作用，静脉注射能抑制致敏豚鼠回肠的痉挛性收缩。此外，鱼腥草还具有利尿、抗炎、镇痛、止血、抗癌等作用。

【制剂】苗药：复方吉祥草含片。

傣药：七味解毒活血膏，银芩胶囊。

彝药：龙金通淋胶囊，石椒草咳喘颗粒。

附注：鱼腥草在四川、贵州、云南等省民间也作野菜食用，现多有栽培。

玉　簪　花

【民族药名】蒙药（哈斯-哈特呼日-其其格，哈斯-哈塔胡尔-其其格，查干邦占）。

【来源】百合科植物玉簪 *Hosta plantaginea*（Lam.）Ascherson 的干燥花。

【标准】部标蒙药（98），内蒙蒙标（86）。

【功能主治】 蒙药：清热，解毒，止咳，利咽喉。用于肺热，咽喉肿痛，嘶哑，胸热，毒热。

【用法与用量】 6~9g。

【化学成分】 含甾体皂苷类：支脱皂苷元（gitogenin），曼诺皂苷元（manogenin），胡萝卜苷（daucosterol）等；黄酮类：山柰酚（kaempferol），槲皮素（quercetin），山柰酚-3-O-芸香糖苷（kaempferol-3-O-rutinoside）等；生物碱类：玉簪神经鞘苷A（hosta cerebroside A）等。

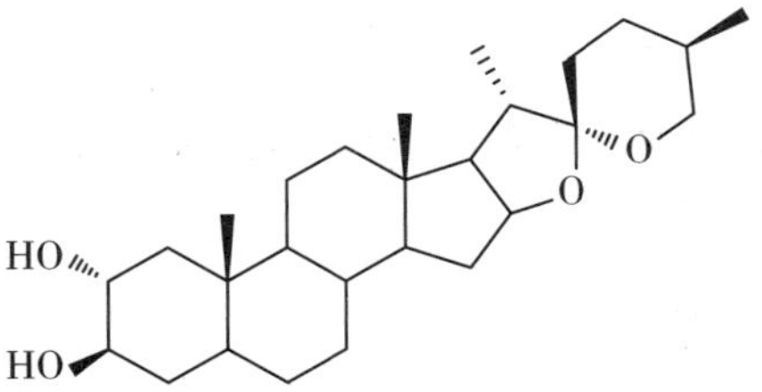

支脱皂苷元 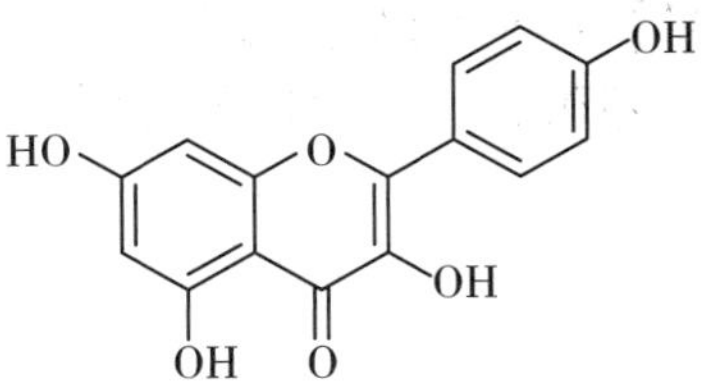　　　　山柰酚

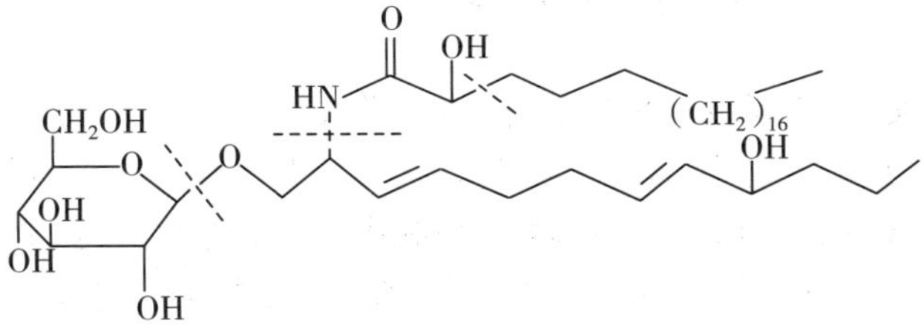

玉簪神经鞘苷 A

【药理作用】 玉簪花95%乙醇提取物的乙酸乙酯、正丁醇和水萃取部位对金黄色葡萄球菌、耐药金黄色葡萄球菌、白色葡萄球菌、大肠埃希菌、痢疾杆菌和铜绿假单胞菌都具有一定程度的抑制作用，且乙酸乙酯部位的活性最强；50%乙醇提取物对急、慢性炎症均有一定程度的抑制作用，可显著提高热板致小鼠的痛阈并显著减少醋酸致小鼠扭体次数，具有一定的镇痛作用；玉簪花醇浸膏口服或腹腔注射对小鼠白血病L615细胞具有抑制作用。

【制剂】 蒙药：风湿二十五味丸，清咽六味散，玉簪清咽十五味散，玉簪清咽十五味丸。

附注：玉簪 *H. plantaginea* 现也多作花卉栽培，重庆、河北等地有玉簪花药材种植生产。四川等地民间也药用其根茎、叶。据考证，玉簪 *H. plantaginea* 的根茎为唐代《新修本草》中记载的"鬼臼"的基源之一，现日本正仓院中保存的唐代的"鬼臼"即为该种。现使用的"鬼臼"主要为小檗科植物桃儿七 *Sinopodophyllum hexandrum*（Royle）Ying [=*Sinopodophyllum emodi*（Wall.）Ying] 的根及根茎，主要用作鬼臼毒素（podophyllotoxin）的提取原料。

榆枝（鲜榆枝）

【来源】 榆科植物榆树 *Ulmus pumila* L. 的新鲜或干燥枝条。

【标准】部标成方(七册,附录,93),贵州中民标(03)。

【功能主治】中药:利尿通淋,消肿。用于小便不通,劳淋,水肿。

【用法与用量】5~15g;鲜品加倍。

【化学成分】榆树的根皮中含有倍半萜类、三萜类、香豆素类、木脂素类、甾醇类等成分。

【药理作用】树皮对甲、乙型链球菌,白色葡萄球菌,铜绿假单胞菌,伤寒杆菌,大肠埃希菌,结核杆菌等有抑制作用。

【制剂】苗药:通络骨质宁膏。

附注:藏医、蒙医、彝医均可作药用,药用部位为榆树 *U. pumila* 的茎枝树皮。

玉 竹

【民族药名】藏药(鲁尼,拉尼),蒙药(毛浩日-查干,毛胡日-查干,查干-温都苏,札瓦),维药(夏嘎古力米斯儿)。

【来源】百合科植物玉竹 *Polygonatum odoratum* (Mill.) Druce (*P. officinale* All.)的干燥根茎。

【标准】中国药典,内蒙蒙标(86),部标维药(附录,99)。

【功能主治】藏药:滋润心肺,补精髓,健胃。用于"黄水"病,"培根"与"赤巴"合并症,寒湿引起的腰腿痛,瘙痒性和渗出性皮肤病,精髓内亏,衰弱无力,抗老。

蒙药:滋补,强壮,祛肾寒,健胃,燥"协日乌素"。用于体虚,肾寒,腰腿痛,浮肿,气郁宫中,寒性"协日乌素"病,胃"巴达干"病,阳痿,遗精。

维药:用于阴虚久咳,心悸气短,咽干痰阻,视物昏花,四肢无力,腰脚酸软,大便秘结,小便短涩。

中药:养阴润燥,生津止渴。用于肺胃阴伤,燥热咳嗽,咽干口渴,内热消渴。

【用法与用量】6~12g。

【化学成分】含甾体皂苷类:3β-羟基-($25R$)-螺甾-1-O-α-L-吡喃鼠李糖基$(1\rightarrow 2)$-α-L-吡喃阿拉伯糖苷,($25R$)-26-O-β-D-glucopyranosyl-3β-hydroxy-pseudo-furost-5,14,16-trien-22-one-3-O-β-D-glucopyranosyl-$(1\rightarrow 2)$-[β-D-xylopyranosyl-$(1\rightarrow 3)$]-β-D-glucopyranosyl-$(1\rightarrow 4)$-β-D-galactopyranoside,($25S$)-26-O-β-D-glucopyranosyl-3β-hydroxy-pseudo-furost-5,14,16-trien-22-one-3-O-β-D-glucopyranosyl-$(1\rightarrow 2)$-[β-D-xylopyranosyl-$(1\rightarrow 3)$]-β-D-glucopyranosyl-$(1\rightarrow 4)$-β-D-galactopyranoside,($25R$)-26-O-β-D-glucopyranosyl-3β-hydroxy-pseudo-furost-5,14,16-trien-22-one-3-O-β-D-glucopyranosyl-$(1\rightarrow 2)$-[β-D-xylopyranosyl-$(1\rightarrow 4)$-β-D-galactopyranoside;高异黄酮类:6-甲基-4′,5,7-三羟基-8-甲氧基高异黄烷酮,5,7-dihydroxy-6-methoxyl-8-methyl-3-(2′,4′-dihydroxybenzyl)chroman-4-one,5,7-dihydroxy-6-methoxyl-3-(2′,4′-dihydroxybenzyl)chroman-4-one,5,7-dihydroxy-6-methoxyl-8-methyl-3-(4′-methoxybenzyl)chroman-4-one等;糖类:葡萄糖,甘露糖,半乳糖醛酸(galacturonic acid);挥发油:五烷酸(*n*-pentacosanoic acid),亚油酸乙酯(ethyl linoleate),长叶烯[(+)-longifolene]等。《中国药典》规定含玉竹多糖以葡萄糖($C_6H_{12}O_6$)计,不得少于6.0%。

6-甲基-4′,5,7-三羟基-8-甲氧基高异黄烷酮

3β-羟基-(25R)-螺甾-1-O-α-L-吡喃鼠李糖基(1→2)-α-L-吡喃阿拉伯糖苷

【药理作用】玉竹提取物可使 D-gal 衰老模型小鼠的学习记忆能力得到改善；水提部位能明显抑制大鼠血栓形成；30% 乙醇提取物对内毒素诱导的内毒素血症小鼠具有保护作用，能提高小鼠的 72 小时生存率，保护小鼠的免疫性肝损伤，明显降低 STZ 诱导的 1 型糖尿病小鼠的血糖。玉竹总皂苷对麻醉大鼠的心肌具有正性肌力作用；多糖能够显著提高 D-半乳糖所致的亚急性衰老模型小鼠血清中的抗氧化系统超氧化物歧化酶活性，降低丙二醛含量，从而减轻对机体组织的损伤以延缓衰老。此外，还具有抗氧化、抗疲劳、耐缺氧、抗癌等作用。

【制剂】蒙药：补肾健胃二十一味丸，明目二十五味丸，参竹精颗粒，升阳十一味丸，手掌参三十七味丸，五根油丸，消肿九味散，消肿橡胶膏。

苗药：貂胰防裂软膏，肤舒止痒膏，日晒防治膏，玉苓消渴茶。

附注：《中国植物志》中，*P. officinale* All. 作为玉竹 *Polygonatum odoratum*（Mill.）Druce 的异名。《部标维药》附录中分别收载有"玉竹"（玉竹 *P. odoratum*）和"欧玉竹"（欧玉竹 *P. officinale*），暂将两者分别收录（参见"欧玉竹"条）。

各地所用玉竹的基源较为复杂，《四川中标》(84,87)、《贵州中标》(88)、《云南药标》(74,96)中收载有"小玉竹"，为同属植物康定玉竹 *P. prattii* Baker（= 小玉竹 *P. delavayi* Hua）的根茎，为地方习用品；《贵州中标》(88)以"玉竹"之名、《四川中标》(80)以"肖玉竹"之名收载的基源为百合科竹根七属（*Disporopsis*）植物的根茎，为"同名异物"品，不得混用。文献记载，玉竹的基源植物尚有二苞玉竹 *P. involucratum* Maxim.、长梗玉竹 *P. macropodium* Turcz.（东北），前者又称"小玉竹"，后者又称"大玉竹"。

藏药"拉尼"在《晶珠本草》中有记载，关于其基源，不同文献记载不同，《中国藏药》记载其基源包括玉竹 *P. odoratum*，而《藏药志》记载应为轮叶黄精 *P. verticillatum*（L.）All.、卷叶黄精 *P. cirrhifolium*（Wall.）Royle 等，认为玉竹不宜作"拉尼"使用，还有待于研究。

圆柏枝（圆柏，秀巴刺兼）

【民族药名】藏药（秀巴次坚，秀巴刺兼，秀巴，甲秀，徐巴，徐巴才尖，甲秀，代瓦德如）。

【来源】柏科植物曲枝圆柏 *Sabina recurva*（Hamilt.）Antoine、祁连圆柏 *Sabina przewalskii* Kom.、圆柏 *Sabina chinensis*（Linn.）Ant.、高山柏 *Sabina squamata*（Buch.-Ham.）Antoine 的带叶和果的短枝或枝梢及叶。

【标准】部标藏药(附录,95),藏标(79),西藏藏标(12)。
【功能主治】藏药:清热,消炎,干"黄水"。用于肾炎,关节炎,炭疽病。
【用法与用量】3~9g(不同文献记载的剂量不同,《中华本草:藏药卷》记载为1~1.5g)。
【化学成分】含挥发油:α-蒎烯(α-pinene),d-柠檬烯(d-limonene),β-水芹烯(β-phellandrene);二萜类:13-羟基半日花-8(17),14-二烯-19-醛[13-hydroxylabda-8(17),14-diene-19-ald],4-过氧羟基-13-羟基-19-降碳半日花-8(17),14-二烯[4-hydroxyperoxide-13-hydroxy-19-norlabda-8(17),14-diene],4-差向过氧羟基-13-羟基-19-降碳半日花-8(17),14-二烯[4-epi-hydroxyperoxide-13-hydroxy-19-norlabda-8(17),14-diene],19-乙酰氧基-13-羟基半日花-8(17),14-二烯[19-acetoxy-13-hydroxylabda-8(17),14-diene]等。

α-蒎烯　　　13-羟基半日花-8(17),14-二烯-19-醛

【制剂】藏药:二十五味獐牙菜散,十三味菥蓂丸。

附注:《中国植物志》中,S. recurva 的中文名使用"垂枝柏"。

藏医药用的"秀巴"大致分为两类,《度母本草》云"代瓦德如,树干高大坚硬";《蓝琉璃》云"树梢宽大,似松树高耸入云;小者有高约一人之身";《晶珠本草》言"虽有多个名称及种类,实为秀巴。分绵药和刺药二类。绵药又分为大、中、小三类。大者生于川地垭豁……称为代瓦德如;中者生于山溪旁……为秀巴刺尔见;小者为生于林间向阳处的绵柏;无论大小均状如杉树"。《中华本草:藏药卷》认为,以大果圆柏属(Sabina)的几种作为"甲秀"用药,而树干高大的方枝柏及侧柏与"代瓦德如"(即绵药)相似。各文献记载的基源除上述标准中收载的种类外,尚有大果圆柏 S. tibetica Kom.、方枝柏 S. saltuaria (Rehd. et Wils.)Cheng er W. T. Wang、昆仑多子柏 S. vulgaris Ant. var. jarkendensis (Kom.)C. Y. Yang、侧柏 Platycladus orientalis (L.)Franco、刺柏 Juniperus formosana Hayata、杜松 J. rigida Sieb. et Zucc. 等作"圆柏枝",但未见有标准收载,应按制剂批文规定使用。

《西藏藏标》(12)以"滇藏方枝柏/巴重"之名收载有滇藏方枝柏 Sabina wallichiana (Hook. f. et Thoms.)Kom. 的成熟果实,功能主治为"收敛'赤巴',干黄水。用于'赤巴'病,痔疮,黄水病"。

维医药用新疆圆柏 S. vulgaris Ant. 的球果,称"新疆圆柏实/阿日查梅维斯",《部标维药》以"新疆圆柏果"之名收载,功能为生干生热、祛寒通经、温中散气、利尿通淋、排脓生肌、除斑生发,用于湿寒性或黏液质性疾病,如寒性闭经、经水不畅、胃寒腹胀、湿性尿闭腹水、小便淋涩、陈旧脓疮、牙龈糜烂、斑秃黑斑等。

远志(远志小草)

【民族药名】 蒙药(居日很-其其格,朱日很-其其格)。

【来源】 远志科植物远志 *Polygala tenuifolia* Willd. 或卵叶远志 *Polygala sibirica* L. 的干燥根。

【标准】 中国药典,内蒙蒙标(86),新疆药标(80),江苏中标(89),香港中标(第3期,10)。

【功能主治】

蒙药:排脓祛痰,润肺,锁脉,消肿,愈伤。用于咳脓血痰,肺脓肿,痰多咳嗽,胸伤。

中药:安神益智,交通心肾,祛痰,消肿。用于心肾不交引起的失眠多梦、健忘惊悸、神志恍惚,咳痰不爽,疮疡肿毒,乳房肿痛。

【用法与用量】 3~10g。

【化学成分】 含皂苷类:远志皂苷 A~G(onjisaponins A~G),细叶远志皂苷(tenuifolin,细叶远志素);𠮿酮类:远志𠮿吨酮Ⅰ、Ⅱ(onjixanthones Ⅰ、Ⅱ),1-羟基-3,6,7-三甲氧基𠮿吨酮,1,6-二羟基-3,7-二甲氧基𠮿吨酮,1,6-二羟基-3,5,7-三甲氧基𠮿吨酮,1,7二羟基-3-甲氧基𠮿吨酮,1,2,3,6,7-pentamethoxyxanthone,1,2,3,7-tetramethoxyxanthone,1,3,7-trihydroxyxanthone 等;生物碱:N_9-甲酰基哈尔满(N_9-formylharman),1-丁氧羰基-β-咔啉(1-carbobytoxy-β-carboline),1-乙酰羰基-β-咔啉(1-carboethoxy-β-carboline),佩洛立宁(perlolyrine),降哈尔满(ninharman)等;其他:远志醇(polygalitol),细叶远志定碱(tenuidine),3,6'-二芥子酰基蔗糖酯,3,4,5-三甲氧基桂皮酸,远志寡糖。《中国药典》规定含细叶远志皂苷($C_{36}H_{56}O_{12}$)不得少于2.0%,含远志𠮿吨酮Ⅲ($C_{25}H_{28}O_{15}$)不得少于0.15%,含3,6'-二芥子酰基蔗糖($C_{36}H_{46}O_{17}$)不得少于0.50%;《香港中标》规定含细叶远志皂苷($C_{36}H_{56}O_{12}$)不得少于2.5%。

细叶远志皂苷

1,3,7-trihydroxyxanthone

【药理作用】 远志能使注射阈下催眠剂量的戊巴比妥钠小鼠入睡;能明显对抗戊四氮所致的小鼠惊厥,具有镇静作用。提取物、皂苷类和糖酯类化合物均有抗痴呆和脑保护活性。皂苷能显著降低神经细胞的死亡率,减少 LDH 的释放,明显提高神经细胞的存活率;可显著改善小鼠 Y 形迷宫的学习记忆能力,并且能明显降低乙酰胆碱酯酶(AChE)的活性和 MDA 的浓度,有效地增加海马组织中的 SOD 活性;对 Aβ1~40 引起的神经细胞毒性有明显的保护作用,对 Aβ 诱导的神经细胞凋亡具有抑制作用,可增强海马神经元的抗氧化能力。醇提物对小鼠的抑郁症状态有一定的改善作用。乙酸乙酯提取成分能够抑制小鼠中枢神经系统。寡糖酯能改善氢溴酸东莨菪碱所致的小鼠学习记忆障碍。炮制品高剂量能极显著地延长小鼠的咳嗽潜伏时间和减少小鼠的咳嗽次数，显著增加小鼠气管的酚红吸光度，具有镇咳祛痰作用。远志所含的皂苷可破坏红细胞膜产生强迫溶血作用。此外，远志在抑菌、抗癌、增强免疫、抑制乙醇吸收、活血、抗炎、止痛等方面均有一定作用。

【制剂】蒙药：安神镇惊二十味丸，石膏二十五味散，檀香清肺二十味丸。

附注：《中国植物志》中，P. sibirica 的中文名使用"西伯利亚远志"。

月桂子（月桂樱子）

【民族药名】维药（艾布里哈尔，哈不里阿而，阿儿子，外合密射提，哈尔卡排里，哈刺子）。

【来源】樟科植物月桂 Laurus nobilis L. 的干燥种子或果实。

【标准】部标维药（附录，99）。

【功能主治】维药：用于湿寒性或黏液质性疾病，如寒性关节疼痛，小关节痛，坐骨神经痛，咳嗽，哮喘，尿闭，遗尿，经闭，湿性瘫痪，面瘫，颤抖症，白斑，雀斑。

【用法与用量】2~6g。外用适量。维医认为本品对胃有损害，可引起胃松弛、恶心，可以西黄芪胶矫正。

【化学成分】含芳香油类化合物：月桂酸（lauric acid），棕榈酸（palmitic acid），油酸（oleic acid），亚油酸（linoleic acid），亚麻酸（linolenic acid）等。

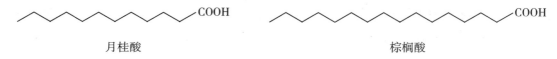

月桂酸　　　　　　　　　　　　　棕榈酸

【药理作用】挥发油具有抗真菌作用。

【制剂】维药：行滞罗哈尼孜牙片。

附注：月桂 L. nobilis 原产于地中海一带，我国浙江、江苏、福建、台湾、四川、云南等省有引种栽培，多作为园艺树种。

云实皮（阎王刺，含羞云实）

【民族药名】苗药（粘皮勒，迷酱，多嘴浪，嘎粪布加非，兜布加非，薄更摇，播更慢胸溜），傣药（芽旧压，茎乎龙，也得），彝药（年汪辞）。

【来源】豆科植物云实 Caesalpinia sepiaria Roxb.、含羞云实 Caesalpinia mimosoides Lam. 的干燥根或根皮。

【标准】中国药典（77），云南中标（傣药，09），贵州中标（88），贵州中民标（03）。

【功能主治】

苗药：解表散寒，止咳祛痰，祛风，除湿。用于感冒咳嗽，支气管炎，身痛，腰痛，喉痛，跌扑损伤，风湿疼痛，皮肤瘙痒，过敏性皮炎，丹毒，梅毒，蛇咬伤。

植物类药材

傣药：壮腰健肾，除风止痒，涩肠止泻，解毒止痛。用于肾虚腰痛，体虚无力，性欲减退，感冒，腹痛下痢，痢疾，水肿，疔疮痈肿，斑疹，睾丸肿痛，跌打损伤，蛇咬伤。

彝药：用于小儿麻疹内陷。

中药：祛风除湿，解毒消肿。用于感冒发热，咳嗽，咽喉肿痛，牙痛，风湿痹痛，痢疾，淋证，痈疽肿毒，皮肤瘙痒，蚊虫叮咬。

【用法与用量】10~30g。外用适量，研末敷，或煎水洗，或磨汁擦患处。

【化学成分】含萜类：羽扇豆醇（lupeol），羽扇豆醇醋酸酯（lupeol acetate），齐墩果酸（oleanolic acid）；黄酮类：木犀草素-7-O-葡萄糖苷（luteolin-7-O-glucoside），牡荆素（apigenin8-C-glucoside）；儿茶素（catechin）等。

羽扇豆醇　　　　儿茶素

【制剂】苗药：清痹通络药酒，云实感冒合剂。

附注：《中国植物志》中，云实的学名为 *Caesalpinia decapetala*（Roth）Alston，"*Caesalpinia sepiaria* Roxb." 作为异名处理。

云 威 灵

【民族药名】彝药（醒期诗，哼期诗，细那基）。

【来源】菊科植物显脉旋覆花 *Inula nervosa* Wall. ex DC. 的干燥根及根茎。

【标准】云南中标（彝药，05），云南药标（96），湖南中标（09）。

【功能主治】

彝药：祛风除湿，消肿止痛，理气消食。用于风湿痹痛，食积腹胀，胃痛，瘰疬，乳痈。

中药：祛风寒，消积滞，通经络。用于脘腹冷痛，食积腹胀，噎膈，胃痛，体虚多汗，感冒咳嗽，风湿脚气。

【用法与用量】10~20g。外用适量。

【化学成分】含黄酮类：菠叶素（spinacetin），山奈酚（kaempferol）；挥发油：麝香草酚（thymol），异丁酸百里香酯（thymyl isobutyrate），7,8-二羟基-异丁酰基百里香酚（7,8-dihydroxy-isobutyryl thymol），枯茗酸（cumic acid）等；其他：2,4-二甲基-6(3′-甲基-异丁酰基-5′-异丙基)-苯基-3,5-己二酮[2,4-demethyl-6-(3′-methyl-isobutenyl-5′-isopropyl)-phenyl-3,5-bexan-dione]，达玛二烯乙酸酯（damma-dien-acetate），1-亚油酸甘油酯（1-glyceryl-monolinoleate），1,3-双亚油酸甘油酯（1,3-glyceryl-dilinoleate），胡萝卜苷（daucosterol），豆甾醇（stigmasterol）等。

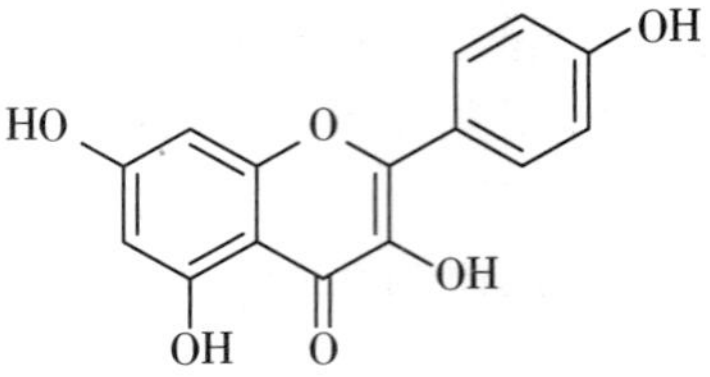

山奈酚 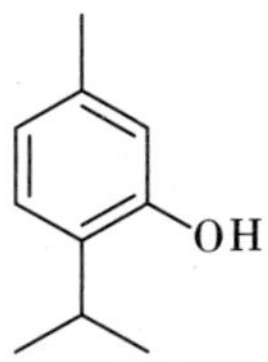　　　麝香草酚

【药理作用】云威灵提取物灌胃可明显提高 D-半乳糖致衰小鼠肝脏、肾脏及血清的过氧化氢酶(CAT)、超氧化物歧化酶(SOD)、总抗氧化能力(T-AOC)、谷胱甘肽过氧化物酶(GSH-Px)酶活性,并降低丙二醛(MDA)含量,使致衰小鼠的抗氧化酶系统得到很好的修复;在体外对超氧阴离子自由基、DPPH 自由基及 ABTS 自由基也有一定的清除效果,并且体内外的抗氧化效果与总酚及总黄酮的含量成正比。

【制剂】苗药:金红止痛消肿酊。
彝药:骨风宁胶囊,香藤胶囊。

附注:《中国植物志》中,显脉旋覆花的学名为"Inula nervosa Wall."。该种在云南、湖南等地也称"草威灵""黑威灵""威灵仙""小黑药""铁脚威灵""铜脚威灵"。

彝族语"细那基"意为"除风毒、肿毒的药",民间也用于颈、腋下淋巴结肿大,乳腺炎,噎膈,慢性胃炎,不明原因的水肿。

藏　党　参

【民族药名】藏药(鲁堆多吉,陆堆多吉,陆堆多吉窍,陆堆多吉门巴,羔尼,羔奈)。
【来源】桔梗科植物长花党参 *Codonopsis mollis* Chipp. 的干燥全草。
【标准】部标藏药(95),藏标(79)。
【功能主治】藏药:干黄水,消肿。用于风湿性关节炎,疮疖痈肿,麻风病。
【用法与用量】3~5g。
【化学成分】含聚炔类:党参炔苷(lobetyolin);黄酮类:木犀草素(luteolin),木犀草-7-*O*-β-D-葡萄糖苷(luteolin-7-*O*-β-D-glucopyranoside),木犀草素-7-*O*-β-D-龙胆二糖苷(luteolin-7-*O*-β-D-gentiobioside);三萜类:β-香树脂醇乙酸酯(β-amyrin acetate);苯丙素类:紫丁香苷(trans-syringin);挥发油:月桂醇(lauryl alcohol),异胡薄荷酮(isopulegol),α-愈创木烯(α-guaiene),长叶烯(longifolene),α-红没药烯(α-bisabolene)等;其他:α-菠甾醇(α-spinasterol),亚油酸(linoleic acid),1,3-二亚油酸甘油酯(1,3-linolein-2-olein),对苯二甲酸二丁酯(dibutyl terephthalate)等。

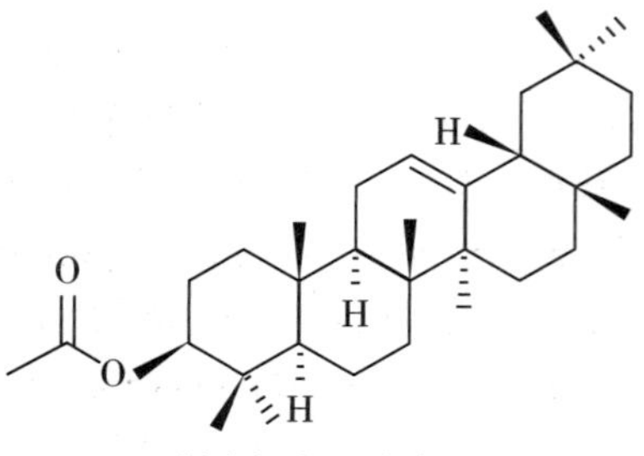

香树脂醇乙酸酯 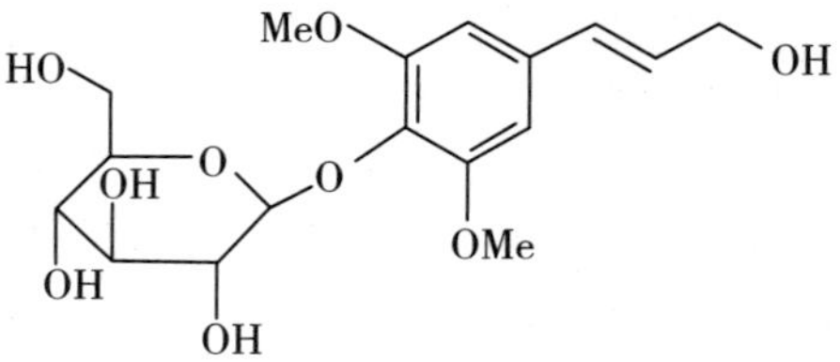　　　紫丁香苷

党参炔苷

【药理作用】 藏党参水提液(1:1)对痢疾杆菌有抑制作用。总皂苷可使单个睾丸间质细胞的分泌能力增强。正丁醇萃取物可影响大鼠体内的性激素水平,并有影响雌性大鼠抗氧化活性的作用。在体外对黄嘌呤氧化酶具有明显的抑制作用。

【制剂】 藏药:十八味党参丸。

蒙药:珊瑚七十味丸。

附注:《中国植物志》中,长花党参的学名为 *C. thalictrifolia* Wall. var. *mollis*(Chipp.)L. T. Shen, *C. mollis* 作为其异名。

藏医药用有党参属(*Codonopsis*)多种植物。《晶珠本草》言"陆堆多吉消炎散肿,治湿疹;分黑(按产地和花的颜色不同又分为红、黄两种)、白二类"。《藏药志》记载各地藏医使用有多种党参属植物,应以长花党参 *C. thalictrifolia* var. *mollis*(吉布陆得嘎布羔尼)为正品,其他的脉花党参 *C. nervosa*(Chipp)Nannf.(吉布陆都多吉)、灰毛党参 *C. canescens* Nannf.、党参 *C. pilosula*(Franch.)Nannf.、球花党参 *C. subglabosa* W. W. Sm.、三角叶党参 *C. deltoidea* Chipp 及川藏沙参 *Adenophora lilifolioides* Pax. et Hoffm. 仅可视为代用品。但《中华本草:藏药卷》认为"陆堆多吉窝"的正品应为脉花党参 *C. nervosa*(Chipp)Nannf.,其药用部位、功能主治与长花党参相同。党参 *C. pilosula*(Franch.)Nannf.、球花党参 *C. subglabosa* 的根为中药"党参",其功能主治与"藏党参"不同,应注意区别(参见"党参"条)。

《西藏藏标》(12)中以"陆堆多吉门巴"之名收载了川藏沙参 *Adenophora lilifolioides* 的全草,功能为消炎、干黄水、滋补,用于痛风、风湿性关节炎、麻风病、"巴母"病,与长花党参 *C. thalictrifolia* 相似。应按制剂批文规定使用。

藏红花(西红花,番红花)

【民族药名】 藏药(卡奇苦空,卡奇鸽尔更,苟日苟木,喀吉苦功,古日古木,美朵拉妥巴,清门孜吾),蒙药(卡策-古日古木,卡西玛尔-古日古木),维药(再法尔,撒法郎,可儿堪,则帕儿,苦而苦迷,库尔库米,库日开米,克依赛尔)。

【来源】 鸢尾科植物番红花 *Crocus sativus* L. 的干燥柱头。

【标准】 中国药典,部标藏药(附录,95),部标维药(附录,99),部标进药(77),局标进药(04),内蒙蒙标(86),香港中标(第5期)。

【功能主治】 藏药:活血化瘀,凉血解毒,清肝明目,补血,止血。用于各类肝病,高血压,血虚,月经不调,各种出血症。

蒙药：凉血，清肝，锁脉，止血，调经，强身，消肿。用于肝热，血热头痛，月经不调，吐血，鼻出血，创伤出血等各种出血症（《中华本草·蒙药卷》：清肝热，调经，活血，止血，止痛，消肿，滋养，正精。用于肝大，肝损伤，目黄，肝血热盛，肝功衰弱，月经不调，腰腿酸痛，妇女血热炽盛，肝包如病邪上冲或渗漏而吐血，便血，鼻出血，外伤出血）。

维药：生干生热，补血升气，活血化瘀，破血通阻，补脑悦志，强心安神，增智，催眠，恢复肤色，养肝明目，提升内脏。用于湿寒性或黏液质性疾病，如血虚体弱，瘀血疼痛，闭经腹痛，脑虚忧郁，心脏疾病，心虚不安，健忘失眠，皮肤白斑，肝虚视弱，子宫下垂。

中药：活血化瘀，凉血解毒，解郁安神。用于经闭癥瘕、产后瘀阻、温毒发斑、忧郁痞闷、惊悸发狂。

【用法与用量】1~5g，煎服或沸水泡服。孕妇慎用。维医认为本品对肾有损害，维医药古籍《注医典》记载"用量过多，引起头痛，智力下降"，应配伍以洋茴香、小檗实使用。

【化学成分】含四萜类：玉米黄质（zeaxanthin），八氢番茄烃（phytoene），六氢番茄烃（phytofluene），番茄烯（lycopene）等；二萜类：α-藏红花素（α-crocin，西红花苷-Ⅰ），β-藏红花素（β-crocin，西红花苷-Ⅱ），γ-藏红花素（γ-crocin），西红花酸（crocetin）等；单萜类：藏花醛（safranal），crocusatins B、C，西红花苦苷[(4R)-4-hydroxy-2,6,6-trimethyl-1-cyclohexene-1-carbaldehyde-O-β-D-glucopyranoside]等；黄酮类：astragalin，crosatoside A，isoquercetin，helichrysoside等；其他：大黄素（emodin），2-phenylethyl-O-β-D-glucopyranoside，benzyl O-β-D-glucopyranoside，4-hydroxybenzoic acid，齐墩果酸（oleanolic acid），熊果酸（ursolic acid），棕榈酸（palmitic acid），菜油甾醇（campesterol），豆甾醇（stigmasterol）等。《中国药典》和《香港中标》规定含西红花苷-Ⅰ（$C_{44}H_{64}O_{24}$）和西红花苷-Ⅱ（$C_{38}H_{54}O_{19}$）的总量不得少于10.0%。

西红花苷-Ⅱ

【药理作用】藏红花具有降血脂作用，能有效地降低体内的总胆固醇和低密度脂蛋白、提高高密度脂蛋白，同时还具有一定的抗氧化型低密度脂蛋白的能力，进而减少脂肪在大、中动脉内的沉积，降低动脉粥样硬化的发生率。醇提物具有降低机体异常血压达到治疗动脉粥样硬化的作用。具有预防肝胆疾病的作用，且可以有效地治疗慢性与急性肝炎、肝硬化等。具有广谱的抗肿瘤作用，可以干预白血病、卵巢癌、结肠癌等多种癌症的发生。此外，藏红花还有调节免疫、保护肾脏、干预心律失常、防治骨质疏松等作用。

【制剂】藏药：八味西红花清肝热散，八味西红花止血散，十一味黄精颗粒，二十五味绿绒蒿丸，二十五味驴血丸，二十五味马宝丸，二十五味珊瑚丸，二十五味珍珠丸，七十味珍珠丸，风湿止痛丸，黄药解毒散，仁青芒觉，仁青芒觉胶囊，双红活血胶囊，竺黄安宁丸，坐珠达西。

蒙药：风湿二十五味丸，珊瑚七十味丸，西红花十六味散，珍珠活络二十九味丸，止血八味散。

维药：爱维心口服液，宝心艾维西木口服液，除障则海甫片，复方西红花口服液，固精麦斯哈片，解毒苏甫皮赛尔塔尼胶囊，六味西红花口服液，罗补甫克比日丸，普鲁尼亚丸，驱白马日白热斯丸，清浊曲比亲艾拉片，舒肢巴亚待都司片，通窍阿亚然及派克日片，通滞苏润江胶囊，温散加瓦日西加里奴司片，温肾苏拉甫片，消食阿米勒努西颗粒，行滞罗哈尼孜牙片，养心达瓦依米西克蜜膏，伊木萨克片，镇静艾比洁德瓦尔丸，止痛努加蜜膏。

附注：番红花 C. sativus 原产于欧洲南部，当地主要栽培用于提取色素。药材过去也依赖于进口，现国内上海、北京、山东、浙江、四川等地已有栽培。历史上由于多经西藏从印度等国进口，故又习称"藏红花"。

藏茴香（葛缕子）

【民族药名】藏药（郭女，郭扭，郭牛，果鸟，米几宁，扎帝嘎），蒙药（高鸟德，努图格音-召日高达苏），维药（开日维亚，亚娃白的安，可落牙，库木尼如米，孜然如米）。

【来源】伞形科植物藏茴香 *Carum carvi* L. 的干燥成熟果实。

【标准】部标藏药（95），藏标（79），青海藏标（92），新疆维标（93），青海药标（86）。

【功能主治】藏药：理气，止痛，解毒。用于"龙"病，眼病，食欲缺乏，胃痛，腹痛，疝气，"培根"病，夜盲。

蒙药：理气，止痛，解毒。用于"赫依"症，眼病，食欲缺乏，胃痛，肿毒症。

维药：生干生热，温胃燥湿，增加色素，除胀止痛，利尿，安心，去除肠虫。用于白癜风，胃寒纳差，腹胀腹痛，小便不通，心悸心慌，肠内生虫。

【用法与用量】3~6g。维医认为本品对肺、肾有损害，可以蜂蜜、西黄芪胶矫正。

【化学成分】含挥发油：香芹酮（carvone，葛缕酮），二氢葛缕酮（dihydrocarvone），柠檬烯（limonene），D-二氢苇香醇（D-dihydrocarveol），L-异二氢苇二醇（L-isodihydrocarvediol），香芹醇（carveol），反式茴香脑（anethole），D-紫苏醛（D-perillaldehyde），D-二氢蒎脑（D-dihydropinol）等；脂肪油：棕榈酸（palmitic acid），油酸（oleic acid），亚油酸（linoleic acid）等。

香芹酮　　　　　　　　紫苏醛

【**药理作用**】藏茴香具有镇咳、平喘作用。对金黄色葡萄球菌、大肠埃希菌及一些真菌有抑菌作用。香芹酮（葛缕酮）灌胃对兔小肠有兴奋作用；可促进肝脏中维生素 C 的生成，增加尿中的维生素 C 排泄量；还具有一定的利胆作用。水提物具有明显的调血脂及肝脏保护作用，且有较好的抑菌效果。

【**制剂**】藏药：六味甘草丸，六味明目丸，十五味萝蒂明目丸，二十味肉豆蔻散，二十五味阿魏胶囊，二十五味阿魏散，白脉软膏。

附注：《中国植物志》中，*C. carvi* 的中文名使用"葛缕子"。

"藏茴香"除来源于藏茴香 *C. carvi*（葛缕子、页蒿）外，尚有同属植物田葛缕子 *C. buriaticum* Turcz. 的果实。

藏木香（土木香，新疆木香，藏木香膏）

【**民族药名**】藏药（玛奴，玛奴巴扎，意昂，意昂桑布，西青，玛奴砍扎），蒙药（玛奴，玛奴巴达拉，高优 - 赫勒德斯图 - 其其格，高优 - 阿拉坦 - 道斯勒 - 其其格）。

【**来源**】菊科植物土木香 *Inula helenium* L. 或总状青木香 *Inula racemosa* Hook. f. 的干燥根。

【**标准**】中国药典，部标藏药（附录），藏标（79），西藏未成册标准（06），西藏藏标（12），青海藏药（附录，92），内蒙蒙标（86），新疆药标（80）。

【**功能主治**】藏药：健脾和胃，调气解郁，止痛，安胎。用于"查龙"病引起的胸胁热痛，脘腹胀痛，呕吐泻痢，胸胁挫伤，岔气作痛，胎动不安等。

蒙药：清"巴达干"热，解"赫依"血相讧，温中消食，开胃，止刺痛。用于感冒头痛，恶性寒战，温病初期，"赫依"血引起的胸闷气喘，胸背游走性疼痛，不思饮食，呕吐泛酸，胃、肝、大小肠之"宝如"病，"赫依希日"性头痛，血热性头痛。

中药：健脾和胃，行气止痛，安胎。用于胸胁、脘腹胀痛，呕吐泻痢，胸胁挫伤，岔气作痛，胎动不安。

【**用法与用量**】3~9g（《西藏藏标》规定"藏木香膏"的用量为 3~6g）。

【**化学成分**】含菊糖（44%）；挥发油（1~2%）：土木香内酯（alantolactone），异土木香内酯（isoalantolactone），二氢异土木香内酯，土木香酸（alantic acid），土木香醇（lantol），β- 榄香烯（β-elemene），香橙烯（aromadendrene），风毛菊内酯（saussurealactone）等；三萜类：达玛二烯醇乙酸酯（dammaradienyl acetate），大牻牛儿烯 -D- 内酯（germacrene -D-lactone），1- 去氧 -8- 表狭叶依瓦菊素（1-desoxy-8-epi-ivangustin）；其他：β- 谷甾醇（β-sitosterol），urs-12-en-18α-H-3-O-β-D-glucopyranoside，dammadienol acetate，caffeic acid anhydride 等。《中国药典》规定，（土木香）含土木香内酯（$C_{15}H_{20}O_2$）和异土木香内酯（$C_{15}H_{20}O_2$）的总量不得少于 2.2%。

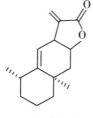

土木香内酯

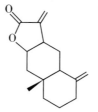

异土木香内酯

【药理作用】土木香对金黄色葡萄球菌、痢疾杆菌、铜绿假单胞菌具有抑制作用；土木香内酯（0.1μg/ml）体外试验能抑制结核杆菌生长。土木香内酯及其衍生物具有与山道年类似的化学结构，其驱虫作用优于山道年，且毒性较低。土木香内酯对于离体蛙心，低浓度时表现为兴奋作用，高浓度时则抑制，使心脏停止于舒张期；蛙后肢灌流、兔耳血管灌流给药，低浓度时有轻微的血管扩张作用，高浓度时则收缩血管；在极低浓度时对兔离体子宫有兴奋作用，随浓度增高则产生抑制作用。

【制剂】藏药：三味甘露散，四味藏木香汤散，五味甘露丸，五味马钱子汤散，六味丁香丸，六味寒水石散，六味锦鸡儿汤散，六味能消胶囊，六味能消丸，七味血病丸，七珍汤散，九味青鹏散，十味血热汤散，十一味草果丸，十一味甘露丸，十一味能消丸，十二味奇效汤散，十三味马钱子丸，十五味雏凤散，十五味黑药丸，十七味寒水石丸，十八味牛黄散，二十味沉香丸，二十味金汤散，二十一味寒水石散，二十五味阿魏散，二十五味大汤散，二十五味大汤丸，二十五味肺病散，二十五味肺病丸，二十五味鬼臼丸，二十五味寒水石散，二十五味绿绒蒿丸，二十五味余甘子散，二十五味余甘子丸，二十六味通经散，二十九味能消散，三十五味沉香丸，达斯玛保丸，大月晶丸，催汤丸，诃子吉祥丸，加味白药丸，流感丸，能安均宁散，清肺止咳丸，如意珍宝丸，血骚普清散。

附注：《中国植物志》中，*I. racemosa* 的中文名为"总状土木香"。在植物分类学上对总状土木香 *I. racemosa* 和土木香 *I. helenium* L. 的分类存在争议，有学者认为 2 种为同物异名，现《中国植物志》将 2 种独立分别收载。

关于"藏木香"的基源，《中国药典》1977 年版以"藏木香"之名收载了总状土木香 *I. racemosa*；1985、1990 和 1995 年版将上述 2 种均作为"藏族习用药材"，以"土木香"之名收载；2000 年版将 2 种作为"土木香"收载；2005、2010 和 2015 年版在正文中以"土木香"之名仅收载了土木香 *I. helenium*，而在附录中以"藏木香"之名收载了总状土木香 *I. racemosa*。《新疆药标》则将总状土木香 *I. racemosa* 作"新疆木香"收载。

藏医药古籍文献《甘露池》云"玛奴巴扎生于尼泊尔南部、印度等地"。据《中国植物志》记载，土木香 *I. helenium* 和总状土木香 *I. racemosa* 在我国仅分布于新疆，西藏、甘肃、四川、湖北等地栽培有总状土木香 *I. racemosa* 可能是从印度引入的。但据调查，现甘肃循化、内蒙古克什克腾旗栽培的均为土木香 *I. helenium*，西藏拉萨、山南偶见庭院中栽培有总状土木香 *I. racemosa*。

藏茜草（茜草）

【民族药名】藏药（佐，宗，娘其夏，那玛母，若合达）。

【来源】茜草科植物光茎茜草 *Rubia wallichiana* Decne.、西藏茜草 *Rubia tibetica* Hook. f. 或茜草 *Rubia cordifolia* L. 的干燥根及根茎。

【标准】中国药典，部标藏药（95），藏标（79），青海藏标（92）。

【功能主治】藏药：清热，凉血，止血，祛瘀，通经。用于扩散伤热，肺肾热邪，大小肠热，吐血，衄血，下血，崩漏，经闭，跌打损伤。

中药（茜草 *R. cordifolia*）：凉血，祛瘀，止血，通经。用于吐血，衄血，崩漏，外伤出血，经闭瘀阻，关节痹痛，跌扑肿痛。

【用法与用量】3~10g。

【化学成分】含蒽醌类：羟基茜草素(purpurin)，茜素(alizarin)，1-羟基-2-甲基蒽醌(1-hydroxy-2-methylanthraquinone)，1-羟基蒽醌(1-hydroxyanthraquinone)等；萘醌类：大叶茜草素(swertiamarine)，3-羟基大叶茜草素(3-hydroxyswertiamarine)，3-甲氧基大叶茜草素(3-methylswertiamarine)，3,4-二氢大叶茜草素等(3,4-dihydroxyswertiamarine)；环己肽类：RA-Ⅰ~Ⅳ等；烯萜类：茜草乔木醇(rubiarbonol)A、B、C等；其他：β-谷甾醇(β-sitosterol)，胡萝卜苷(daucosterol)等。《中国药典》规定（茜草 *R. cordifolia*）含大叶茜草素($C_{17}H_{15}O_4$)不得少于0.40%，含羟基茜草素($C_{14}H_8O_5$)不得少于0.10%。

羟基茜草素　　大叶茜草素

【药理作用】藏茜草乙酸乙酯极性部位具有显著的抗氧化活性（茜草 *R. cordifolia* 的药理作用参见"茜草"条）。

【制剂】藏药：三味红汤散，十味诃子丸，十味血热汤散，十一味草果丸，十三味草果散，十三味马蔺散，十三味马钱子丸，十四味羚牛角丸，十六味马蔺子丸，十七味大鹏丸，十八味杜鹃丸，十八味诃子利尿胶囊，十八味诃子利尿丸，十八味降香丸，二十味金汤散，二十五味鬼臼丸，二十五味余甘子散，二十五味余甘子丸，二十六味通经散，二十八味槟榔丸，达斯玛保丸，风湿止痛丸，茜草丸，清肺止咳丸，萨热大鹏丸。

附注：《中国植物志》中，*R. wallichiana* 的中文名使用"多花茜草"。

藏茜草的基源较为复杂，《晶珠本草》即记载"分为大、中、小三类"，除有关标准中收载的上述3种茜草属(*Rubia*)植物外，文献记载尚有同属的梵茜草 *R. manjith* Roxb. ex Fleming、柄花茜草 *R. podantha* Diels、钩毛茜草 *R. oncotricha* Hand.-Mazz.、中国茜草 *R. chinensis* Regel et Maack 等多种，以及同科的拉拉藤属(*Galium*)植物蓬子菜 *G. verum* L. 等在藏区各地作茜草药用，当系地方习用品或代用品。应按制剂批文规定使用。茜草 *R. cordifolia* 也为《中国药典》收载的"茜草"的基源。据调查，由于中药茜草（茜草 *R. cordifolia*）各药材市场有经营，藏医也直接从市场购买使用中药茜草（参见"茜草"条）。

《青海藏标》(92)将光茎茜草 *R. wallichiana* 和西藏茜草 *R. tibetica* 作"茜草"收载。

藏紫草（紫草皮，滇紫草，紫草）

【民族药名】藏药（哲莫，志毛合，孜查，炯保查，炯瓦查，孜查，若措）。

【来源】紫草科植物长花滇紫草 *Onosma hookeri* Clarke. var. *longiflorum* Duthie、细花

滇紫草 *Onosma hookeri* C. B. Clarke、露蕊滇紫草 *Onosma exsertum* Hemsl.、密花滇紫草 *Onosma confertum* W. W. Smith、滇紫草 *Onosma paniculatum* Bur. et Franch. 的干燥根或根部栓皮。

【标准】 中国药典（附录），部标藏药（95），藏标（79），青海藏标（92），云南药标（74，96），四川中标（79，87）。

【功能主治】 藏药：清热凉血，养肺。用于肺炎，结核空洞，鼻出血，高山多血症。

【用法与用量】 3~9g。研粉内服，或入丸、散。

【化学成分】 含蒽醌类：紫草素（shikonin），β-乙酰氧基异戊酰阿卡宁（β-acetoxyisovalerylalkannin），β,β-二甲基丙烯酰紫草素（β,β-dimethyl acryl shikonin），乙酰紫草素（acetylalkannin），去氧阿卡宁（deoxyshikonin）等；其他类：β-谷甾醇（β-sitosterol），齐墩果酸（oleanolic acid），苯甲酸（benzoic acid），阿魏酸（ferulic acid）等。

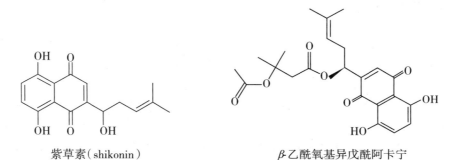

紫草素（shikonin） β-乙酰氧基异戊酰阿卡宁

【药理作用】 藏紫草提取物对革兰氏阴性菌和阳性菌均有抑制作用。

【制剂】 藏药：三味红汤散，七味血病丸，十味血热汤散，十三味草果散，十六味马蔺子丸，十八味降香丸，二十五味鬼臼丸，二十五味余甘子散，二十五味余甘子丸，二十六味通经散，血骚普清散。

附注：《中国植物志》中，"长花滇紫草"的学名为 *Onosma hookeri* Clarke var. *longiflorum* Duthie ex Stapf，"细花滇紫草"的学名为"*Onosma hookeri* Clarke"。

滇紫草属（*Onosma*）植物我国有26种，主要分布于西南和新疆。《青海藏标》在"藏紫草"条下收载其基源为"长花滇紫草 *O. hookeri* var. *longiflorum* 及其同属多种植物"，可能尚有同属的多种也作藏紫草药用。据考证，《滇南本草》中记载的紫草即为滇紫草 *O. paniculatum*，《中国药典》2010年版附录中以"滇紫草"之名收载，商品又称"云南紫草""云紫草"；而《贵州中标规》作"紫草"收载。部分藏医制剂处方中使用有"紫草"，可能为中药紫草[紫草科植物新疆紫草 *Arnebia euchroma*（Royle）Johnst.、内蒙紫草 *Arnebia guttata* Bunge、紫草 *Lithospermum erythrorhizon* Sieb. et Zucc.]，也可能系滇紫草 *O. paniculatum*。应按制剂批文规定使用（参见"紫草"条）。

四川、云南以根的栓皮入药，称"紫草皮"。紫草以"紫"为好，滇紫草属（*Onosma*）植物的根仅栓皮部位深红色（干后变紫红色），《晶珠本草》也言以"根细色浓者质佳"（木部较少），当以用栓皮（习称"根皮"）为好。

皂角刺(天钉)

【民族药名】 蒙药(寸都茵-乌日格斯),苗药(波豆豆沙碧,比皂哭,波豆底沙碧,播整陆)。

【来源】 豆科植物皂荚 Gleditsia sinensis Lam. 的干燥棘刺。

【标准】 中国药典,贵州中标规(65),新疆药标(80),台湾中药典(04),香港中标(第6期)。

【功能主治】 蒙药:用于痈肿初起,脓成不溃,急性乳腺炎,产后缺乳;外用于疮癣。

苗药:消肿透脓,搜风,杀虫。用于痈疽肿毒,瘰疬,疠风,疮疹顽癣,产后缺乳,胎衣不下,缩舌症。

中药:消肿托毒,排脓,杀虫。用于痈疽初起或脓成不溃,胞衣不下;外治疥癣麻风。

【用法与用量】 3~10g。外用适量,醋蒸取汁涂,或研末撒、调敷患处。

【化学成分】 含黄酮类:双氢山柰素(artemisinin),北美圣草素(eriodictyol),槲皮素(quercetin),(+)-*trans*-2R,3R-3′,4′,5,7-tetrahydroxyflavanonol,3,3′,5,5′,7-五羟基双氢黄酮醇,8-*C*-glucopyranosyl-3,4′,7-trihydroxyflavone,花旗松素(taxifolin),表儿茶素(epicatechin)等;三萜类:白桦脂酸(betulinic acid),白桦脂醇(betulin),刺囊酸(echinocystic acid),皂荚皂苷C(gleditsioside C),3β-*O-trans-p*-coumaroyl alphitolic acid,3β-*O-trans-p*-caffeoyl alphitolic acid,alphitolic acid,3β-acetoxy-olean-12-en-28-oic acid,3-羟基-12-齐墩果烯-2-8酸等;酚酸类:3-*O*-甲基鞣花酸-4′-*O*-α-L-鼠李糖苷(3-*O*-methylellagic acid-4′-*O*-α-L-rhamnopyranoside),没食子酸乙酯,3-*O*-甲基鞣花酸-4′-(5″-乙酰基)-α-L-阿拉伯糖苷,咖啡酸(caffeic acid)等;其他:豆甾醇(stigmasterol),stigmast-4-ene-3,6-dione,stigmastane-3,6-dione等。《香港中标》规定含花旗松素($C_{15}H_{12}O_7$)不得少于0.063%。

花旗松素   白桦脂醇

【药理作用】 皂角刺提取物对大肠埃希菌、枯草芽孢杆菌、白念珠菌和铜绿假单胞菌的抑菌杀菌作用不明显,对金黄色葡萄球菌有一定的抑菌杀菌作用;白桦脂酸型三萜化合物对肺炎链球菌、金黄色葡萄球菌、橙色青霉 UC-4367、结核分枝杆菌有一定的抗菌活性。提取物明显抑制大鼠中 anti-DNP-IgE 引起致敏的局部反应,并且有一定的抑制全身过敏反应的作用。此外,皂角刺还具有免疫调节、抗肿瘤、抗凝血、抗肝纤维化等药理作用。

【制剂】 苗药:前列倍喜胶囊。

蚤缀（雪灵芝）

【民族药名】 藏药（杂阿仲，阿仲，阿中嘎保）。

【来源】 石竹科植物甘肃蚤缀 *Arenaria kansuensis* Maxim. 及卵瓣蚤缀 *Arenaria kansuensis* Maxim. var. *ovatipetata* Tsui. 的干燥全草。

【标准】 部标藏药（95），青海藏标（92），青海中标（92）。

【功能主治】 藏药：退热，止咳。用于肺炎及各种肺病。

【用法与用量】 3~6g。

【化学成分】 含黄酮类：木犀草素（luteolin），芹菜素（apigenin），白杨黄酮（chrysoeriol）等；生物碱：arenarines A~D；苯丙素类：马替诺皂苷（martynoside）；黄酮类：苜蓿素（tricin），苜蓿素-4′-O-β-愈创木基甘油基酯（tricin-4′-O-β-guaiacylglyceryl ether），苜蓿素-7-O-β-D-葡萄糖苷（tricin-7-O-β-D-glucopyranoside），异牡荆苷（isovitexin）等；有机酸：阿魏酸（ferulic acid），咖啡酸（caffeic acid），对羟基肉桂酸（*p*-hydroxycinnamic acid）等；其他：22,23-dihydrospinasterol palmitate，豆甾醇（stigmasterol），羊毛甾酮（adsurgenin），正三十烷，维生素 A，维生素 B_1，维生素 B_2，维生素 D，维生素 E 等。

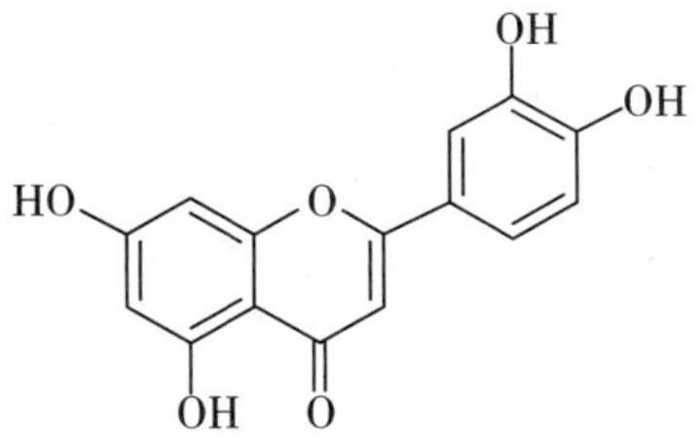

木犀草素 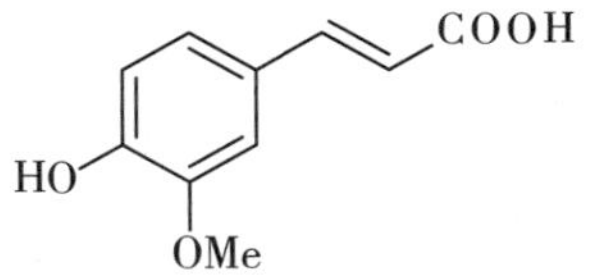　　　　阿魏酸 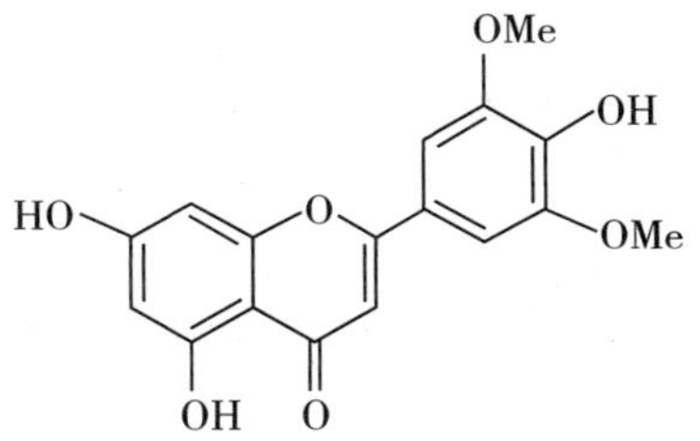　　　　苜蓿素

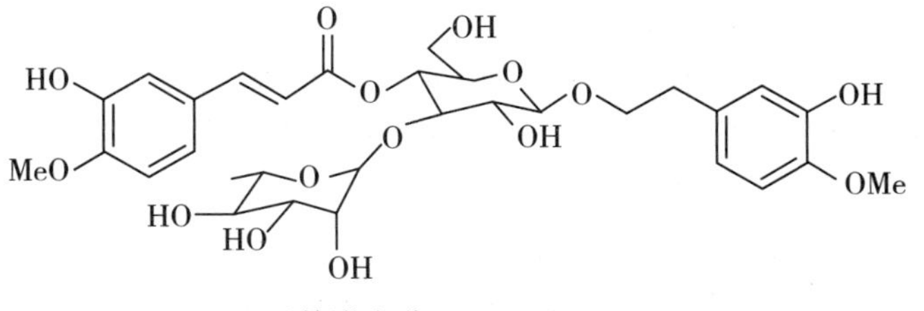

马替诺皂苷

【药理作用】 蚤缀具有增强小鼠体液免疫力和增强吞噬细胞吞噬功能的作用；对缺血再灌注性脑损伤有明显的保护作用；对小鼠免疫性肝炎有明显的治疗作用，并对肝脏有保护作用；对二乙基亚硝胺（DENA）诱发的大鼠肝癌有一定的预防作用。蚤缀中含有的多糖可显著延长小鼠在密闭条件下的存活时间，并缓解缺氧损伤，体外试验能够清除羟基自由基和 DPPH 自由基。总皂苷能促进小鼠肠蠕动，对离体兔肠肌有明显的收缩作用。总黄酮能够起到镇痛作用。水提取物体外对人胃腺癌 MGC-803 细胞增殖有抑制作用。此外，蚤缀还具有抑菌、抗疲劳、提高免疫力等作用。

【制剂】藏药：二十五味獐牙菜散，回生甘露丸。

附注：《中国植物志》中，*A. kansuensis* 的中文名使用"甘肃雪灵芝"，并将卵瓣蚤缀 *A. kansuensis* var. *ovatipetata* 并入甘肃雪灵芝 *A. kansuensis* 中。

藏医药用的"杂阿仲"的基源较为复杂，除上述种类外，文献还记载有同属的狐茅状雪灵芝 *A. festucoides* Benth.、短瓣雪灵芝（雪灵芝）*A. brevipetala* Y. W. Tsui et L. H. Zhou、团状雪灵芝（团状福禄草）*A. polytrichoides* Edgew. ex Edgew. et Hook. f. 等 5 种，同时还有以虎耳草科植物黑虎耳草 *Saxifraga atrata* Engl. 代用的情况（称"阿仲茶保"），但均未见有标准收载。《部标藏药》和《青海藏标》还另收载有"高原蚤缀 / 相林木布"，为高原蚤缀 *A. przewalskii* Maxim.（福禄草）、甘青蚤缀 *A. roborowskii* Maxim.（= 甘肃雪灵芝 *A. kansuensis*）、澜沧蚤缀（澜沧雪灵芝）*A. lancangensis* L. H. Zhou，功能为清热利肺，用于肺炎、肺结核、肺热咳喘等，与"杂阿仲"基本相同。应按制剂批文规定使用。

泽　　泻

【民族药名】苗药（窝国里，窝革里）。

【来源】泽泻科植物东方泽泻 *Alisma orientalis*（Sam.）Juzep. 的干燥块茎。

【标准】中国药典，云南药标（74），新疆药标（80），香港中标（第 1 期，10），广西壮标（11）。

【功能主治】苗药：利水渗湿，泄热通淋。用于小便不利，尿路感染，热淋涩痛，水肿胀满，泄泻，痰饮眩晕，遗精，黄疸。

中药：利水渗湿，泄热，化浊降脂。用于小便不利，水肿胀满，泄泻尿少，痰饮眩晕，热淋涩痛；高脂血症。

【用法与用量】6~10g。

【化学成分】含萜类，三萜：泽泻醇 A~I、O（alisols A~I、O），泽泻醇 A 单乙酸酯（alisol A monoacetate），24- 乙酰泽泻醇 A（24-acetylalisol A），16- 羰基泽泻醇 A，泽泻醇 C 单乙酸酯（alisol C monoacetate），23- 乙酰泽泻醇 B（23-acetylalisol B，泽泻醇 B 单乙酸酯），表泽泻醇 A（epialisol A），泽泻薁醇（alismol），23- 乙酰泽泻醇 M（23-acetylalisol M），16β- 甲氧基泽泻醇 B 单乙酸酯（16β-methoxyalisol B monoacetate），16β- 羟基泽泻醇 B 单乙酸酯（16β-hydroxyalisol B monoacetate），11- 乙酰泽泻醇 G（11-acetylalisol G）等；二萜：oriediterpenol, oriediterpenoside 等；倍半萜：泽泻醇萜 A~C、E、F（alismols A~C、E、F），6- 乙酰泽泻萜醇 E（6-acetylalismol E），泽泻二醇（alismoxide），10- 甲氧基 - 泽泻二醇（10-methoxyalismoxide），吉玛烯 D（germacrene D）等；其他：谷甾醇 -3-*O*- 硬脂酰基 -β-D- 吡喃葡萄糖苷（sitosterol-3-*O*-steroyl-β-D-glucopyranoside），胆碱（choline），糖，K、Ca、Mg 等。《中国药典》规定含 23- 乙酰泽泻醇 B（$C_{32}H_{50}O_5$）不得少于 0.050%；《香港中标》规定含泽泻醇 B 单乙酸酯（$C_{32}H_{50}O_5$）不得少于 0.082%。

23-乙酰泽泻醇 B　　　　　泽泻醇 A　　　　　24-乙酰泽泻醇 A

【药理作用】泽泻水煎剂可明显减轻二甲苯引起的小鼠耳郭肿胀,抑制小鼠的棉球肉芽组织增生。水提取物、乙醇提取物和 24-乙酰泽泻醇 A 对生理盐水负荷的模型大鼠均有明显的利尿作用,且醇提取物小剂量能促进尿量增加及电解质离子的排出,大剂量则显著抑制,具有双向调节作用。泽泻多糖、水提取物以及醇提取物均能显著降低高脂血症模型小鼠血清中的甘油三酯,升高高密度脂蛋白胆固醇(HDL-C)的浓度,同时升高 HDL-C/TC 的比值,还能改善小鼠的动脉硬化指数。泽泻中的多种成分具有增强网状内皮系统和抗过敏活性,并可抑制脂多糖激活巨噬细胞产生 NO 等免疫调节作用的表达。乙醇提取物能够抑制多药耐药性 HepG$_2$-DR 和 K562 肿瘤细胞 P 糖蛋白(P-gp)的表达;乙醇提取物 10g(生药)/kg 对高脂饲料喂饲兔的肝脏脂肪含量增高有明显的降低作用。泽泻醇及其衍生物具有抑制速发型和迟发型超敏反应的活性。此外,泽泻还具有抗肾结石、降血糖、抗补体、抗炎、抗氧化应激等作用。

【制剂】苗药:复方伸筋胶囊,金鳝消渴颗粒,血脉通胶囊,脂欣康颗粒。

彝药:胆胃康胶囊,降脂通脉胶囊,肾安胶囊,止眩安神颗粒。

附注:《中国药典》1963 年版曾收载泽泻的基源为泽泻 A. plantago-aquatica Linn.。《中国植物志》中,A. orientalis 的中文名使用"东方泽泻",A. plantago-aquatica 的中文名为"泽泻",而《中国药典》使用的 A. orientalis 的中文名仍使用"泽泻"。

泽泻药材主要有两大产地,福建、江西广昌等产者称"建泽泻",四川都江堰等产者称"川泽泻"。尚见有同属植物小花泽泻 A. plantago-aquatica L. var. parviflorum Torr. 作泽泻使用的情况,应注意鉴别。

樟　脑

【民族药名】蒙药(芒嘎布日,查森-塔拉哈),维药(卡福尔,可福尔,可福黎)。

【来源】樟科植物樟 Cinnamomum camphora(L.)Presl 的根、树干、枝叶提炼制成的颗粒状结晶。

【标准】中国药典(53),内蒙蒙标(附录,86),内蒙中标(88)。

【功能主治】蒙药:清热,开窍,止痛。用于山川间热,炽热,陈热,伤热,瘟疫,搏热,毒热,丹毒,牙痛。

维药：生干生寒，调节异常血液质，泻火强心，清热补脑，爽心悦志，消炎止痛，燥湿止泻，清肺化痰，凉血止血。用于湿热性或血液质性疾病，如血液质性心虚、脑虚、关节和肌肉烧痛、湿热性肠炎、痢疾、肺结核、胸膜炎、血热鼻出血。

中药：通窍，杀虫，止痛，辟秽。用于心腹胀痛，脚气，疮疡疥癣，牙痛，跌打损伤。

【用法与用量】入散剂：0.06~0.15g；外用适量，以酒溶化涂搽患处或研末调敷患处。气虚者忌服。维医认为本品不宜用于儿童、妇女和老人；对寒性气质者有害，并可降低消化功能，多闻或多用可使精液减少、头发早白、肾和膀胱产生结石，可以麝香、龙涎香、海狸香矫正。

【化学成分】含挥发性成分：樟脑（bornan-2-one），1,8-桉叶素（1,8-cineole），芳樟醇（linalool），α-松油醇（α-terpineol），柠檬烯（limonene）等。

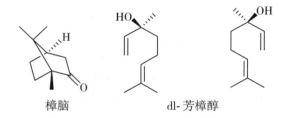

樟脑　　　　dl-芳樟醇

【药理作用】家兔心脏体外灌注实验表明，樟脑在低浓度时表现为对心脏强有力的兴奋作用，但在高浓度时对心脏有抑制作用。皮下注射樟脑对抑制状态的呼吸中枢、血管运动中枢及心肌有兴奋作用。樟脑在动物体内产生的代谢产物氧化樟脑（oxocamphor）具有明显的强心、升压和兴奋呼吸的作用。此外，还具有消炎、镇痛、抗菌、止咳、杀螨、调节肝药酶、促渗、降低线粒体呼吸等作用。误服樟脑制剂可致类似于中枢兴奋药的中毒症状，也可出现暂时性心动过速。

【制剂】蒙药：祛痛橡胶膏，透骨灵橡胶膏，消肿橡胶膏。

苗药：百仙妇炎清栓，复方伤复宁膏，花粉祛痒止痛酊，痛可舒酊。

彝药：肿痛外擦酊。

附注：维医药古籍文献《白色宫殿》云"樟脑，是一种树木中采收或提取的盐粒样物质"；蒙医药古籍《认药白晶鉴》记载："芒嘎布日，长纤维形，柔腻，色如牦牛脂，黄色"；《无误蒙药鉴》加载"是加工汉地森更树所成，一种淡黄色、长纤维状、具柔腻，另一种白色、柔腻、雪球状"。

樟 C. camphora 也作提取天然冰片的原料，樟脑与之类似，但未精制，两者为不同的药物（参见"冰片"条）。

獐牙菜（藏茵陈，桑蒂）

【民族药名】藏药（蒂达，桑蒂），蒙药（毕勒楚图-地格达，吉斯-地格达），苗族（锐怪英，凉荞），彝药（布什都补此，布什都黑此，补谷索索，补里阿）。

【来源】龙胆科植物川西獐牙菜 Swertia mussotii Franch.、抱茎獐牙菜 Swertia franchetiana H. Sm.、普兰獐牙菜 S. purpurascens Wall.、獐牙菜 Swertia bimaculata（Sieb. et

Zucc.)Hook. f. et Thoms.、大籽獐牙菜 Swertia macrosperma Clarke、西南獐牙菜 Swertia cincta Burkill.、美丽獐牙菜 Swertia angustifolia Buch.-Ham. ex D. Don var. pulchella（D. Don）Burk.、毛萼獐牙菜 Swertia hispidicalyx Burk. 的干燥全草。

【标准】部标藏药（95），藏标（79），西藏藏标（12），青海藏标（92），青海中标（76，86，92），贵州中标（88），贵州中民标（03）。

【功能主治】

藏药：清肝利胆，退诸热。用于黄疸型肝炎、病毒性肝炎、血病。

蒙药：抑"协日"，清热，愈伤，健胃。用于"协日"热，感冒，肝热，身目发黄，胆痞，脏器"协日"，脏热，疫热，骨热。

苗药：清热解毒，利湿，疏肝利胆。用于急、慢性肝炎，胆囊炎，感冒发热，咽喉肿痛，牙龈肿痛，尿路感染，肠胃炎，痢疾，火眼，牙痛，口疮。

彝药：用于肝胃疼痛，乳疮，咽喉肿痛，百日咳，口疮，痔疮出血，瘰疬，外伤出血，毒蛇咬伤。

中药：清热解毒，利湿，疏肝利胆。用于湿热黄疸，急、慢性肝炎，胆囊炎，感冒发热，咽喉肿痛，牙龈肿痛，火眼，痢疾，淋证。

【用法与用量】3~15g，研末冲服。外用适量，捣烂敷患处。

【化学成分】含环烯醚萜类：獐芽菜苦苷（swertiamarin，当药苦苷），龙胆苦苷（gentiopicroside），獐芽菜苷（sweroside）等；黄酮及多元酚类：1-羟基-3，7，8-三甲氧基𠮿酮（1-hydroxy-3，7，8-trimethoxyxanthone），1-羟基-2，3，4，5-四甲氧基𠮿酮（1-hydroxy-2，3，4，5-tetramethoxyxanthone），1，7，8-三羟基-3-甲氧基𠮿酮（1，7，8-trihydroxy-3-methoxyxanthone），8-O-β-D-吡喃葡萄糖-1，3，5-三羟基𠮿酮，8-O-[β-D-吡喃木糖-(1→σ)-β-D-吡喃葡萄糖]-1，7-二羟基-3-甲氧基𠮿酮，7-O-[α-L-吡喃鼠李糖-(1→2)-β-D-吡喃木糖]-1，8-二羟基-3-甲氧基𠮿酮，7-O-β-D-吡喃木糖-1，8-二羟基-3-甲氧基𠮿酮，3-O-β-D-吡喃葡萄糖-1，8-二羟基-5-甲氧基𠮿酮，1，3，8-三羟基-7-甲氧基𠮿酮（1，3，8-trihydroxy-7-methoxyxanthone），2，8-二羟基-1，6-二甲氧基𠮿酮（2，8-dihydroxy-1，6-dimethoxyxanthone），当药黄素（swertisin），芒果苷（mangiferin）等；挥发油：二十六烷（hexacosane），二十八烷（octacosane），三十烷（triacontane）等；其他：β-胡萝卜苷（β-daucosterol），苦龙胆酯苷（amarogentin），熊果酸（ursolic acid），erythrocentaurin，3β, 28-dihydroxylup-20（29）-ene，clerosterol-3β-O-[6'-O-hydro-benzen-β-D-glucoside]等。

獐芽菜苦苷

1-羟基-3,7,8-三甲氧基𠮿酮

芒果苷

【药理作用】川西獐牙菜对大鼠肝缺血再灌注性损伤具有保护作用,能有效防止 BCG 和 LPS 对各脏器的免疫性损伤,显著抑制肝损伤小鼠的血清 GPT、GOT 水平,具有明显的保肝作用;醇提水沉部位对 CCl_4 诱导的肝损伤性黄疸具有显著的降酶、退黄功效;挥发油对金黄色葡萄球菌、大肠埃希菌和伤寒沙门菌有抑菌活性。獐牙菜(*S. bimaculata*)水溶液静脉注射能升高皮肤温度,有类似于拟副交感类药物的作用。

【制剂】藏药:五味清热汤散,七味红花殊胜散,七味宽筋藤汤散,八味獐牙菜丸,八味主药散,九味牛黄丸,九味獐牙菜胶囊,九味獐牙菜丸,十味诃子汤散,十味诃子丸,十三味榜嘎散,十八味诃子丸,十九味草果散,二十五味冰片散,二十五味大汤散,二十五味大汤丸,二十五味肺病散,二十五味肺病丸,二十五味寒水石散,二十五味狐肺散,二十五味珊瑚丸,大月晶丸,风湿止痛丸,流感丸,秘诀清凉胶囊,秘诀清凉散,秘诀十三味红花散,石榴普安散。

苗药:黄萱益肝散。

附注:《中国植物志》中,普兰獐牙菜的学名为 *Swertia ciliata*(D. Don ex G. Don)B. L. Burtt, *S. purpurascens* 作为其异名处理。

本品为藏医治疗肝胆疾病要药"蒂达"的品种之一,基源极为复杂。藏医药用的"蒂达"根据产地分为"印度蒂达""尼泊尔蒂达"和"西藏蒂达"三大类,前两者均为印度獐牙菜 *Swertia chirayita*(Roxb. ex Flemi)Karsten 的干燥全草,后者又分为"松蒂""赛蒂""俄蒂""桑蒂""机合蒂""格蒂"6个品种。各文献中记载的原植物也涉及龙胆科、虎耳草科、唇形科等80余种植物,其中"桑蒂"主要为獐牙菜属(*Swertia*)植物,但据调查各地藏医使用的该属植物也涉及多种。藏医一致认为印度獐牙菜为"蒂达"的正品,《部标藏药》等标准中也分别收载了"印度獐牙菜"(甲蒂)和"川西獐牙菜"(蒂达、桑蒂),藏药制剂处方中也使用有"蒂达""印度獐牙菜""獐牙菜"等多个名称。处方投料时应符合制剂批文规定(参见"印度獐牙菜""花锚"条)。

有文献记载,蒙药"吉斯-地格达"为獐牙菜 *S. bimaculata*,但据《中华本草:蒙药卷》记载,"吉斯-地格达"为堇菜科植物紫花地丁 *Viola philippica* Cav. Icons et Descr. 的全草,蒙医所用的獐牙菜为瘤毛獐牙菜 *S. pseudochinensisi* Hara,称"毕勒楚图-地格达"(又称"当药")。据《中国植物志》记载,獐牙菜 *S. bimaculata* 分布于西南、华中、华南地区,瘤毛獐牙菜 *S. pseudochinensisi* 分布于东北、华北等地。从蒙药材生产形式(多就地采集利用当地的资源物种)看,蒙医所用的当为瘤毛獐牙菜 *S. pseudochinensisi*,该种《中国药典》1977年版以"当药"之名收载。另《认药白晶鉴》记载有"哲斯-地格达",《无误蒙药鉴》记载有"桑地格",《中华本草:蒙药卷》认为系红直獐牙菜 *S. erythrosticta* Maxim. 和华南龙胆 *Gentiana loureirii*(G. Don)Griseb.(别名:地丁),即蒙医沿用的"龙胆地丁"的基源之一,《中国药典》1977 年版也以"广地丁"之名收载了华南龙胆 *Gentiana loureirii*。"地格达"系与藏药"蒂达"类似的音译名,蒙医所用的包括有多个药材品种,其基源也涉及龙胆科獐牙菜属、肋柱花属(*Lomatogonium*)、扁蕾属(*Gentianopsis*)、花锚属(*Halenia*),堇菜科堇菜属(*Viola*),虎耳草科梅花草属(*Parnassia*)等的多种植物(参见"梅花草"条)。

獐牙菜属植物我国有 70 余种,分布较为广泛,各地药用种类较多,且药材名称、基源植物种类因地而异,功能主治也有所不同,应注意鉴别。

《救荒本草》《植物名实图考》中均记载有"獐牙菜",但据考证似为眼子菜科植物眼子菜 *Potamogeton distinctus* A. Benn., 而非龙胆科植物。

浙 贝 母

【民族药名】蒙药(陶日格-诺格图如-乌布斯,查干-尼瓦)。

【来源】百合科植物浙贝母 *Fritillaria thunbergii* Miq. 或东贝母 *F. thunbergii* Miq. var. *chekiangensis* Hsiao et K. C. Hsia 的干燥鳞茎。

【标准】中国药典,新疆药标(80),台湾中药典范(85),台湾中药典(04),浙江中标(2000),香港中标(第 3 期,10)。

【功能主治】

蒙药:清热,止咳,祛痰,开欲。用于肺热,咳嗽,肺刺痛,慢性气管炎,气喘,感冒,鼻感冒,食欲缺乏,溃疡,淋巴结结核,痈肿。

中药:清热化痰止咳,解毒散结消痈。用于风热咳嗽,痰火咳嗽,肺痈,乳痈,瘰疬,疮毒。

【用法与用量】5~10g;蒙药 3~5g。按中医药理论,本品不宜与川乌、制川乌、草乌、制草乌、附子同用。

【化学成分】含生物碱类:贝母素甲(peimine),贝母素乙(peiminine),浙贝母碱(verticine,浙贝甲素),异浙贝母碱(isoverticine),浙贝母碱 -N- 氧化物(verticine-N-oxide),去氢浙贝母碱(verticinone,浙贝乙素),去氢浙贝母碱 -N- 氧化物(verticinone-N-oxide),浙贝宁(zhebeinine),浙贝丙素(zhebeirine),鄂贝乙素(eduardine),贝母辛碱(peimisine),浙贝酮(zhebeinone),11- 去氧 -6- 氧代 -5α,6- 二氢芥芬胺(11-deoxo-6-oxo-5α,6-dihydrojervine),3β,17,23α- 三羟 -6-N,O(3)- 二乙酰基 -12,13- 环氧 22S,25S,5α- 藜芦碱 [12,13-epoxy-22S,25S,5α-veratramine-3β,17,23α-triol-6-one N,O(3)diacetate],胆碱(choline)等;苷类:浙贝母碱苷(peiminoside),浙贝宁苷(zhebeininoside)等;二萜类:反式 - 半日花三烯醇(communol),反式 - 半日花三烯酸甲酯(communic acid methyl ester),19- 异海松醇(isopimaran-19-ol),对映 -16β,17- 贝壳松二醇(ent-kauran-16β,17-diol),对映 -16β,17- 环氧贝壳松烷(ent-kauran-16β,17-epoxykaurane)等;其他:β- 谷甾醇(β-sitosterol),苦鬼臼毒素(picrpodophyllotoxin),胡萝卜素(carotene)等。《中国药典》规定含贝母素甲($C_{27}H_{45}NO_3$)和贝母素乙($C_{27}H_{43}NO_3$)的总量不得少于 0.080%;《香港中标》规定含贝母素甲($C_{27}H_{45}NO_3$)和贝母素乙($C_{27}H_{43}NO_3$)的总量不得少于 0.079%。

贝母素甲　　　　　　　　　　　　　贝母素乙

【药理作用】浙贝母对氨水引咳、毛刺激麻醉豚鼠气管引咳和电刺激麻醉猫喉上神经引咳、小鼠二氧化硫引咳动物均有镇咳作用；能明显增加大鼠和小鼠的气管内分泌液，具有祛痰作用。醇提物有松弛离体豚鼠气管平滑肌的作用，其所含的浙贝甲素能明显加快兔和猫离体肺灌流液的流出速度；浙贝甲素和浙贝乙素对卡巴胆碱引起的豚鼠离体气管条收缩有明显的抑制作用。醇提物能减少醋酸引起的小鼠扭体反应次数，提高小鼠热痛刺激甩尾反应的痛阈；对二甲苯所致的小鼠耳郭肿胀及角叉菜胶所致的小鼠足跖肿胀有抑制作用。对狗、猫、兔静脉注射较大剂量的浙贝甲素都可以起到降压作用。此外，浙贝母还有溶石、抗溃疡、止泻、抗菌等药理作用。

【制剂】彝药：百贝益肺胶囊。

附注：《中国药典》1963年版曾使用"浙贝母 *F. verticillata* var. *thunbergii* Bak."学名，《中国植物志》中将其作为 *F. thunbergii* 的异名记载。

据考证，历代中医药古籍文献中并未明确区分不同的贝母类型，至明代《本草正》（1624）始于"贝母"条后，另立有"土贝母"条，即指"浙贝母"，《百草镜》名"浙贝"。至《本草纲目拾遗》中分别记载了"川贝"和"浙贝母"。现"贝母"类药材按产地和基源不同分为"川贝母""浙贝母""平贝母""伊贝母"等几种类型。不同类型的贝母的基源植物、功能主治有所不同，所含的生物碱成分及其组成也有较大差异，应区别使用（参见"川贝母"条）。

"浙贝母"的基源包括上述2种，主要来自于栽培生产，主产于浙江北部、江苏南部，以浙江为道地产区。江西所产的天目贝母 *F. monantha* Migo 也属"浙贝母"类，《江西中标》（96）以"江西贝母"之名收载，含有浙贝甲素、乙素，商品称"彭泽贝母"，现有少量栽培。

浙贝母在初夏植株枯萎时采挖后，可直接撞擦除去外皮，再拌以煅过的贝壳粉吸去擦出的浆汁后干燥；也可趁鲜切成厚片，洗净干燥（商品称"浙贝片"）。

柘树根（穿破石，千层皮）

【民族药名】苗药（都播久茹，畏芝，黑刚崽），傣药（锅滇，埋兜，梅丢），彝药（榨桑）。

【来源】桑科植物柘树 *Cudrania tricuspidata*(Carr.)Bur. ex Lavallee、构棘 *Cudrania cochinchinensis*(Lour.)Kudo et Masam. [=*Maclura cochinchinensis*(Lour.)Corner] 的新鲜或干燥根及茎。

【标准】中国药典（附录），云南中标（傣药，09），云南药标（74，96），部标成方（五册，附录，92），上海中标（94），贵州中民标（03），湖南中标（09），湖北中标（09）。

【功能主治】

苗药：祛风通络，清热除湿，解毒消肿。用于风湿痹痛、黄疸、淋浊、疔疮痈肿。

傣药：清火解毒，利胆退黄，通气活血，消肿止痛，接骨续筋。用于黄疸病，肝脾大，肺痨久咳，胃脘疼痛，呕血吐血，食积腹胀，闭经，通经，风湿痹痛，慢性腰腿痛，跌打损伤，骨折，疔疮痈疖，小便热涩疼痛。

彝药：用于肌肉撕裂，创口出血，瘀血肿痛，疮痈溃脓。

中药：祛风通络，清热除湿，解毒消肿。用于风湿痹痛，黄疸，淋浊，疔疮痈肿。

【用法与用量】 5~15g；鲜品50~80g，或浸酒；傣药15~30g。外用适量，捣烂敷患处。

【化学成分】 含黄酮类：柘树黄酮A（cudraflavone A），柘树异黄酮A（cudraisoflavone A），3-O-甲基香豌豆酚元（3-O-methylorobol），山柰酚-7-O-葡萄糖苷（kaempferol-7-O-β-D-glucopyranoside），槲皮素（quercetin），3,5,7,4'-四羟基黄酮-7-O-(6''-乙酰基)-葡萄糖苷[3,5,7,4'-tetrahydroxyflavanone-7-O-(6''-acetyl)-glucoside]，3,5,7,4'-四羟基黄酮-7-O-葡萄糖苷（3,5,7,4'-tetrahydroxyflavanone-7-O-glucoside），6-异戊烯基-5,7,2',4'-四羟基二氢黄酮（5,7,2',4'-tetrahydroxy-6-prenyl-dihydroflavanone），6-异戊烯基-5,7,4'-三羟基异黄酮（5,7,4'-trihydroxy-6-prenyl-isoflavanone）；木脂素类：丁香脂素（syringaresinol），五味子素（schizandrin），gominsin A；甾醇及其苷类：β-谷甾醇（β-sitosterol），β-胡萝卜苷（β-daucosterol）；其他类：水苏碱（stachydrine），伞形花内酯（umbelliferone），去氢木香内酯（dehydrocostus lactone），白藜芦醇（resveratrol），亚油酸甲酯（methyl linoleate），多糖等。

柘树黄酮A　　　　　五味子素　　　　　伞形花内酯

【药理作用】 本品乙醇提取物在体外对强毒人型结核菌（H37RV）有较好的抗菌作用，体内试验可显著延长结核菌感染小鼠的半数存活时间。多糖具有体外免疫增强作用。

【制剂】 傣药：表热清颗粒。

附注：《中国植物志》中，*C. tricuspidata* 的中文名使用"柘"。

《贵州中民标》及《湖南中标》中收载的"穿破石"的基源为 *Maclura tricuspidata*（Carr.）Bur. 和 *Maclura cochinchinensis*（Loureiro）Corner，该2种在《中国植物志》中分别作为柘 *Cudrania tricuspidata* 和构棘 *Cudrania cochinchinensis* 的异名。

珍珠杆（悬钩子木）

【民族药名】 蒙药（博热勒吉格讷，干达嘎日，僧刺尔，阿尔斯冷-乌布斯，布尔-博热勒吉格讷，查干-博热勒吉格讷，查干-干达嘎日）。

【来源】蔷薇科植物绒毛悬钩子 Rubus idaeus L.、库页悬钩子 Rubus sachalinensis Léveille 的干燥茎枝。

【标准】中国药典（附录），部标蒙药（98），内蒙蒙标（86）。

【功能主治】蒙药：炼疫热，止咳，调理机体。用于温病初期热，讧热，感冒，陈旧性肺热，咳嗽，痰多，气喘，痰不易咳出。

中药：固精补肾，明目。用于劳倦，虚劳，肝肾虚逆咳嗽，吐血，衄血，泄泻，赤白浊。

【用法与用量】3~9g。有小毒。脾胃虚寒者慎服。

【化学成分】含花色素类：前花青素 B_4（proanthocyanidin B_4），花色素苷（sambicyanin）；黄酮及苷类：矢车菊素-3-O-葡萄糖苷（cyaniding-3-O-glucoside），矢车菊素-3-槐糖苷（cyanidin-3-sophoroside），紫萁酮（osmundacetone）；酚酸类化合物：鞣花酸（ellagic acid），抗坏血酸[(+)-ascorbic acid]等。

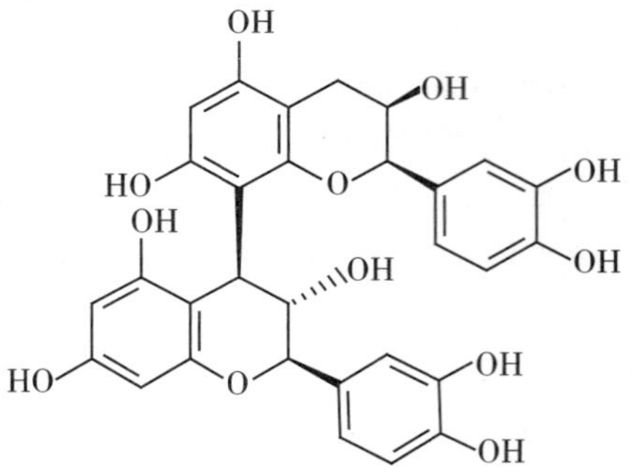

前花青素 B_4

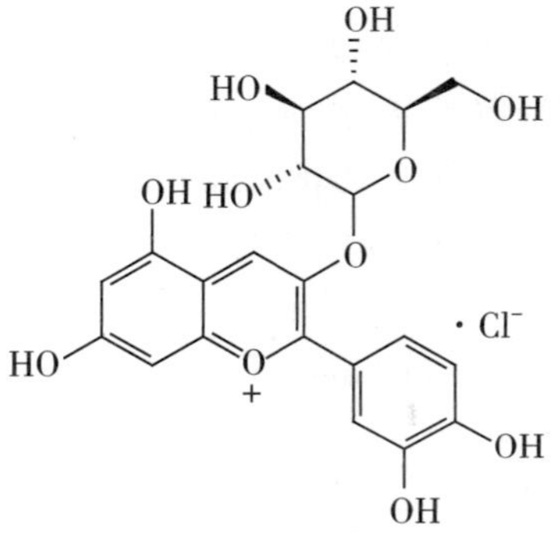

矢车菊素-3-O-葡萄糖苷

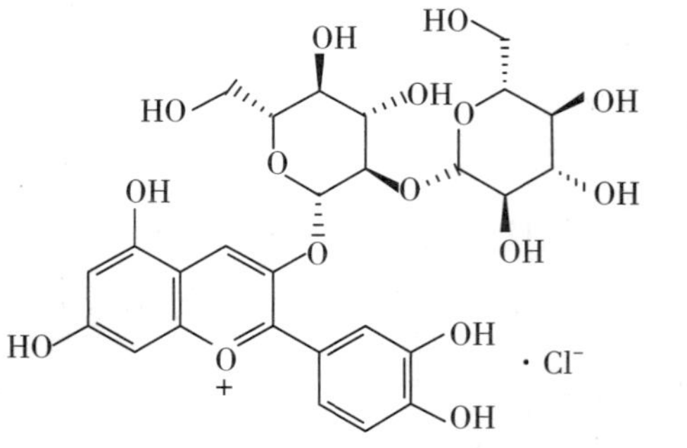

矢车菊素-3-槐糖苷

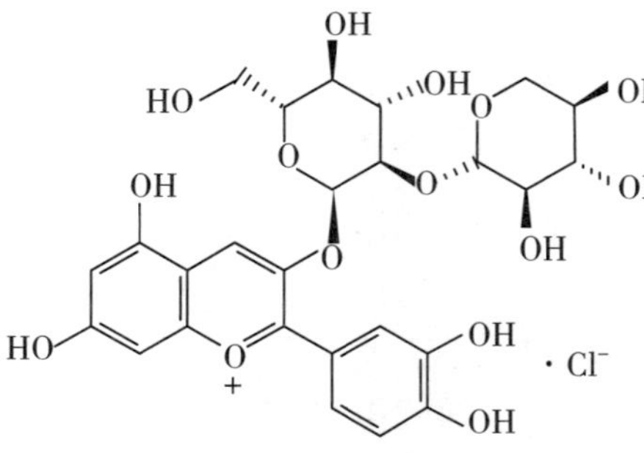

花色素苷

【药理作用】库页悬钩子茎叶、根的煎膏能改善子宫收缩幅度，并具有促性腺激素样作用。

【制剂】蒙药：四味土木香散。

附注：《中国植物志》中，Rubus idaeus 的中文名使用"复盆子"。在植物分类上，本种（复盆子）与库页悬钩子 R. sachalinensis Lévl. 相近，其变种即为该 2 种的过渡类型。《部标蒙药》《内蒙蒙标》以"库页悬钩子"之名收载了库页悬钩子 R. sachalinensis 的茎枝，有文献考证认为覆盆子 R. idaeus 也为其基源之一,而《中华本草:蒙药卷》记载的库页悬钩子 R. sachalinensis 的药材中文名即为"珍珠杆",故在本条也将该种收录于此,供比较。另《部标藏药》(附录)、《藏标》收载的藏药"悬钩木/堪扎嘎日"的基源为同属的粉枝莓 Rubus biflorus Buch.-Ham. 等的去皮及髓的茎部(参见"悬钩子木"条)。

覆盆子 R. idaeus 在我国分布于东北、山西、新疆,在日本、中亚、北美洲、欧洲也有分布。欧洲栽培历史较久,已培育有多种栽培品种作水果;果实也可药用,有明目、补肾功效,但与中药"覆盆子"不同,后者为同属植物掌叶覆盆子 Rubus chingii Hu 的果实。

芝麻(黑芝麻,白芝麻)

【民族药名】藏药(得勒纳,滴嘎,得),蒙药(哈日-棍吉德,哈日-贡吉德,哈日-玛嘎吉,迪勒纳克),维药(困居提,困主德,斯米司米),苗药(麻子,邵),傣药(阿,哥额,戈额,牙齿子)。

【来源】唇形科植物芝麻 Sesamum indicum L. 的干燥黑色或白色的成熟种子。

【标准】中国药典,藏标(79),西藏藏标(12),内蒙蒙标(86),新疆维标(80),新疆药标(80),云南药标(96)。

【功能主治】藏药:补肝肾,润燥。用于肝肾阴虚,头风眩晕,早年发白,体虚便秘。

蒙药:镇"赫依",强壮,破痞,温中。用于五脏六腑"赫依"病,脱发,子宫痞,体虚,胃寒,便秘,皮肤瘙痒,失眠,遗精。

维药:生湿生热,肥体强身,填精增乳,润肠通便,乌发生发,通经利尿,祛风,消痔,温肾壮阳,止咳定喘。用于干寒性或黑胆质性疾病,如干性体弱身瘦,精少乳缺,大便干结,头发早白,闭经,尿少,痔疮,寒性咳嗽气喘,肾寒阳痿。

苗药:用于肝肾不足,虚风眩晕,风痹,瘫痪,大便燥结,病后虚羸,须发早白,乳少。

傣药:调平"四塔",消肿止痛,清火利水,排石,润肠通便。用于"四塔"不足引起的"多温多约,冒米想"(体弱多病,乏力),"贺办答来"(头晕目眩),"乎糯乎年"(耳鸣耳聋),"飘那朋蒿"(面色苍白),"菲埋喃皇罗"(水火烫伤),"拢牛哈占波"(小便热涩疼痛,尿路结石),"拢胖腊里"(便秘)。

彝药:用于精血亏损,头昏耳鸣,肠燥便秘,月经不调,须发早白,病后脱发。

中药:清热解毒,疏风解表,消食化积,利湿,止血止痛。用于伤风感冒,消化不良,腹痛腹胀,吐泻,痢疾,鼻出血,咳血,外伤出血,疮疡,蛇咬伤。

【用法与用量】5~15g。外用适量。

【化学成分】含油脂(45%~55%):棕榈酸(palmitic acid),亚油酸(linoleic acid),花生油酸(arachidic acid)等;木脂素类:芝麻素(sesamin),芝麻林素(sesamolin)等;其他:芝麻酚(sesamol),维生素 A,维生素 B,维生素 C,车前糖(planteose),芝麻糖(sesamose),必需氨基酸(蛋氨酸、赖氨酸、异亮氨酸等),Fe,Zn,Se 等。

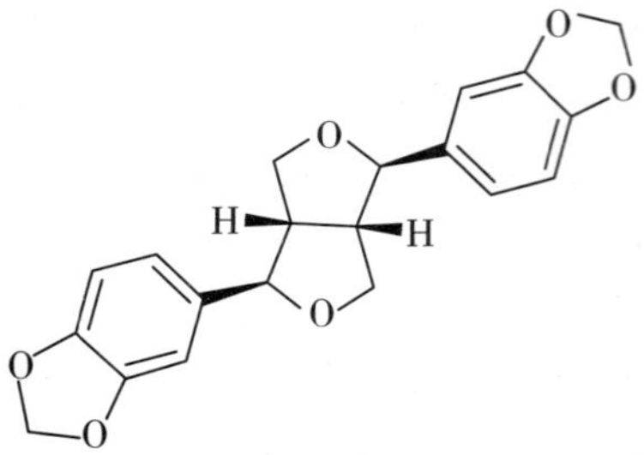

芝麻素 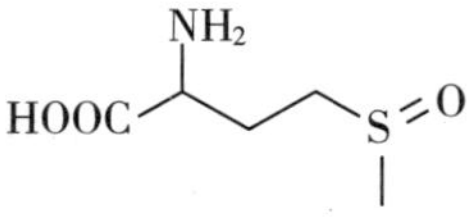　　　　　　　蛋氨酸 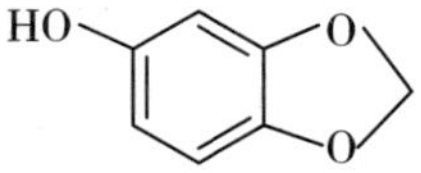　　　　　　　芝麻酚

【药理作用】 芝麻油对动脉粥样硬化模型兔具有较明显的降血脂作用；可减轻小鼠氧化应激和缓解注射内毒素后的肝中毒症状。大鼠饲喂芝麻油可增加肾上腺中的维生素C及胆固醇含量。大鼠注射芝麻油可增加血细胞比容。芝麻素散剂能明显抑制TC、LDL-C的升高，对大鼠实验性高脂血症有明显的预防作用。木酚素类和生育酚类等抗氧化性物质能有效地清除细胞内的自由基，阻止其引发的细胞膜内不饱和脂质的过氧化反应，延缓细胞衰老。此外，芝麻油还具有抑菌、抗癌等作用。

【制剂】 藏药：二十五味珊瑚丸。

维药：罗补甫克比日丸，强身萝菠甫赛河里蜜膏，消白软膏。

苗药：肤舒止痒膏。

彝药：藿香万应散。

附注：脂麻（芝麻）*S. indicum* 种子有黑、白2种，故药材也有"黑芝麻（黑脂麻）""白芝麻（白脂麻）"。《内蒙蒙标》分别收载了"白芝麻"和"黑芝麻"，后者的功能偏于补益。

知　　母

【民族药名】 蒙药（陶来音-芒给日）。

【来源】 百合科植物知母 *Anemarrhena asphodeloides* Bge. 的干燥根茎。除去残茎及须根晒干者习称"毛知母"，去外皮晒干者习称"光知母"。

【标准】 中国药典，新疆药标（80），台湾中药典范（85），香港中标（第3期，10）。

【功能主治】

蒙药：用于热性病高热，烦热口渴，肺热燥咳，痰稠不爽，消渴，午后潮热，盗汗，肠燥便秘。

中药：清热泻火，滋阴润燥。用于外感热病，高热烦渴，肺热燥咳，骨蒸潮热，内热消渴，肠燥便秘。

【用法与用量】 6~12g。

【化学成分】 含皂苷类：知母皂苷B-Ⅱ（anemarsaponins B-Ⅱ），知母皂苷A-Ⅰ（timosaponins A-Ⅰ），伪原知母皂苷A-Ⅲ（seudoprototimosaponins A-Ⅲ），菝葜皂苷元（sarsasapogenin，知母皂苷元），isoarsasapogenin，新吉托皂苷元（neogitogenin），薯蓣皂苷元（diosgenin）等；黄酮类：芒果苷（mangiferin），异芒果苷（isomangiferin），新芒果苷（neomangiferin）等；木质素类：氧化-顺-扁柏树脂酚（oxy-*cis*-hinokiresinol），顺-扁柏树

脂酚(cis-hinokiresinol)，单甲基-顺-扁柏树脂酚(monomethyl-cis-hinokiresinol)等；其他：烟酸，胆碱，泛酸等。《中国药典》规定含芒果苷($C_{19}H_{18}O_{11}$)不得少于0.70%，含知母皂苷B-Ⅱ($C_{45}H_{76}O_{19}$)不得少于3.0%；《香港中标》规定含菝葜皂苷元($C_{27}H_{44}O_3$)不得少于1.3%。

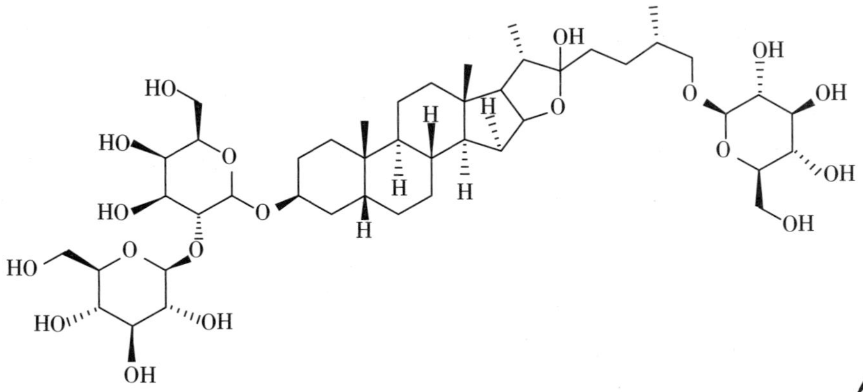

知母皂苷B-Ⅱ

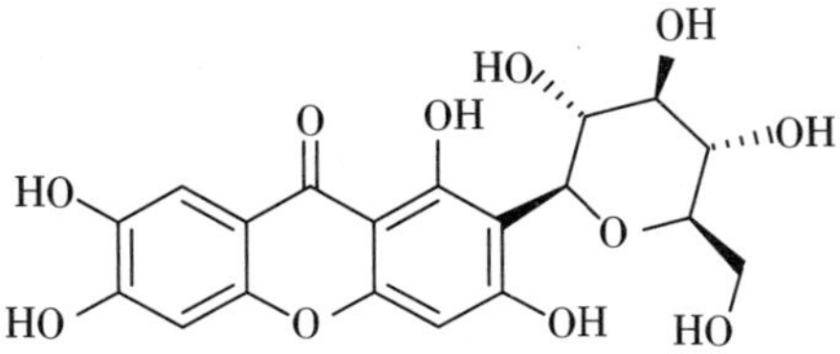

芒果苷

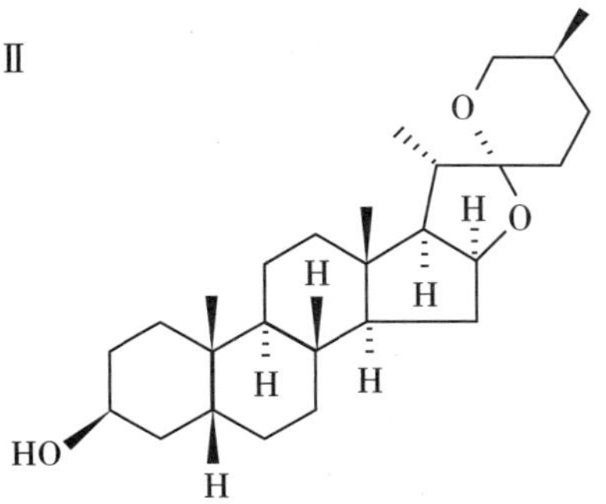

菝葜皂苷元

【药理作用】知母的水提物、甾体皂苷、皂苷元及芒果苷均具有明显的抗肿瘤作用。总皂苷能降低鹌鹑高血脂和动脉粥样硬化模型中的血清总胆固醇、甘油三酯、低密度脂蛋白含量，并明显缩小动脉斑块面积，提示知母皂苷具有治疗高血脂和动脉粥样硬化的作用；可增加卵巢切除骨流失模型大鼠血中的磷酸酯酶浓度并降低血钙浓度，明显改善老年大鼠海马突触素蛋白表达量，皂苷元对谷氨酸引起的皮质神经元损伤有保护作用。此外，知母还具有抗炎、抗凝血、抗抑郁等作用。

【制剂】苗药：安神足液，痹克颗粒。

彝药：沙梅消渴胶囊。

枳　　壳

【民族药名】蒙药(尼勒哈-雅素力格-桔日吉，陶日贡-雅索利格-桔日吉)，傣药(麻芸降)。

【来源】芸香科植物酸橙 *Citrus aurantium* L.及其栽培变种的干燥未成熟果实。

【标准】中国药典，新疆药标(80)，云南药标(74)，贵州中标(88)，台湾中药典范(85)。

【功能主治】
蒙药:用于胸腹痞满胀痛,食积不化,痰饮,胃下垂,脱肛,子宫脱垂。
苗药:用于胸腹痞满,食积不化,痰饮,胃下垂,脱肛,子宫脱垂。
傣药:用于食积痰滞,胸腹胀满,胃下垂,脱肛,子宫脱垂。
中药:理气宽中,行滞消胀。用于胸胁气滞,胀满疼痛,食积不化,痰饮内停;脏器下垂。

【用法与用量】 2~5g。

【化学成分】 含挥发油:柠檬烯(limonene),β-月桂烯(β-myrcene),β-蒎烯(β-pinene)等;黄酮类:柚皮苷(naringin),新橙皮苷(neohesperidin)等;生物碱类:辛弗林(synephrine),大麦芽碱(hordenine);去甲肾上腺素(noradrenaline)等。《中国药典》规定含柚皮苷($C_{27}H_{32}O_{14}$)不得少于4.0%,含新橙皮苷($C_{28}H_{34}O_{15}$)不得少于3.0%。

柚皮苷　　　　　新橙皮苷

【药理作用】 枳壳水煎液能显著增强正常小鼠及阿托品抑制模型小鼠的胃肠蠕动,使胃肠运动收缩节律加快、收缩力增强;显著促进大鼠的胆汁流量,有一定的利胆作用;水提液经乙醚萃取后的水相具一定的抑制血栓形成的作用。辛弗林对家兔重症失血性休克模型有较好的升压作用。川陈皮素具有抗肿瘤作用,对肺癌、腹膜肿瘤、胃癌、结肠癌、纤维瘤有较强的抗肿瘤活性。大鼠灌胃枳壳成分川陈皮素有抑制血小板聚集的作用。柚皮苷具有抗真菌、抑制高糖诱导的血管炎症、促进骨损伤部位的骨质生长、改善心肌超微结构病变、保护心脏与促进小肠运动等作用;能纠正糖尿病所致的大鼠血脂代谢紊乱,并降低总胆固醇、甘油三酯等指标。

【制剂】 蒙药:羚牛角二十五味丸。
苗药:养阴口香合剂,痔痛安搽剂,制酸止痛胶囊。
彝药:胆胃康胶囊,胃复舒胶囊。
傣药:益康补元颗粒。

附注:栽培变种主要有黄皮酸橙 *C. aurantium* 'Huangpi'、代代花 *C. aurantium* 'Daidai'(代代酸橙)、朱栾 *C. aurantium* 'Chuluan'(=*C. aurantium* 'Zhulan')、塘橙 *C. aurantium* 'Tangcheng'。

由于柑橘类作为水果栽培的种类较多,各地使用的"枳壳"的基源尚有其他种类。《中国药典》1963年版作为"枳壳"的基源还曾收载有香圆 C. wilsonii Tanaka(《中国植物志》中,香圆的学名为 C. grandis xjunos,现以其成熟果实作为"香橼"收载,其功能主治与枳壳不同);《贵州中标》(88)收载的"枳壳"的基源为甜橙 C. sinensis Osbeck;《台湾中药典范》收载的"枳壳"的基源还有香圆 C. wilsonii Tanaka 和枳橘 C. trifoliata(L.)Raf.[该种《中国植物志》作为枳属(Poncirus)的模式种枳 P. trifoliata(L.)Raf.];《云南药标》在"枳壳"条下还收载有元江枳壳 C. macroptera Kerr.(《中国植物志》中记载有马蜂橙 C. macroptera Montrous. var. kerrii Swingle,但未见有 C. macroptera Kerr.)。应按制剂批文规定使用。

枳实(广柑枳实)

【民族药名】蒙药(尼勒哈-雅素力格-桔日吉,陶日贡-雅索利格-桔日吉),傣药(麻芸降)。

【来源】芸香科植物酸橙 Citrus aurantium L. 及其栽培变种或甜橙 Citrus sinensis(L.) Osbeck 的干燥幼果。

【标准】中国药典,贵州中标规(65),新疆药标(80),四川中标(84),台湾中药典范(85),台湾中药典(04)。

【功能主治】

蒙药、苗药:用于胸腹痞满胀痛,食积不化,痰饮,胃下垂,脱肛,子宫脱垂。

傣药:用于食积痰滞,胸腹胀满,胃下垂,脱肛,子宫脱垂。

中药:破气消积,化痰散痞。用于积滞内停,痞满胀痛,泻痢后重,大便不通,痰滞气阻,胸痹,结胸,脏器下垂。

【用法与用量】3~10g。孕妇慎用。

【化学成分】含挥发油:α-、β-(α-、β-pinene),月桂烯(myrcene),柠檬烯(limonene),樟烯(camphene),γ-松油烯(γ-terpinene),对-聚伞花素(p-cymene),石竹烯(caryophyllene)等;黄酮类:橙皮苷(hesperidin),新橙皮苷(neohesperidin),柚皮苷(naringin),川橙皮素(nobiletin),福橘素(tangeritin),5,7,4′-三甲氧基黄酮(5,7,4′-trimethoxy flavone),甜橙素(sinensitin),芸香柚皮苷(narirutin),5,7,8,4′-四甲氧基黄酮(5,7,8,4′-tetramethoxy flavone),野漆树苷(rhoifolin),忍冬苷(lonicerin),异樱花素-7-芸香糖苷(isosakuranetin-7-rutinoside),3,8-二葡萄糖基芹菜素(3,8-di-C-glucosylapigenin),圣草枸橼苷(eriocitrin),3,8-二葡萄糖基香叶木素(3,8-di-C-glucosyldiosmetin),2′-O-β-木糖基牡荆素(2′-O-β-xylosylvitexin)等;柠檬苦素类:宜昌橙苦素(ichangin),柠檬苦素(limonin),黄柏酮(obacunone),异柠檬尼酸(isolimonic acid),诺米林(nomilin),去乙酰诺米林(deacetylnomilin),诺米林酸(nomilinic acid),去乙酰诺米林酸(deacetylnomilinic acid),19-羟基去乙酰诺米林酸-17-β-D-葡萄糖苷(19-hydroxydeacetylnomilinic acid-17-β-D-glucoside)等;生物碱类:N-甲基酪胺(N-methyltyramine),辛弗林(synephrine),乙酰去甲辛弗林等;其他:柑属苷 A~C(citrusins A~C),松柏苷(coniferin),丁香苷(syringin),胡萝卜素(carotene),维

生素 B_2(riboflavin,核黄素),γ-氨基丁酸,维生素等。《中国药典》规定含辛弗林($C_9H_{13}NO_2$)不得少于 0.30%。

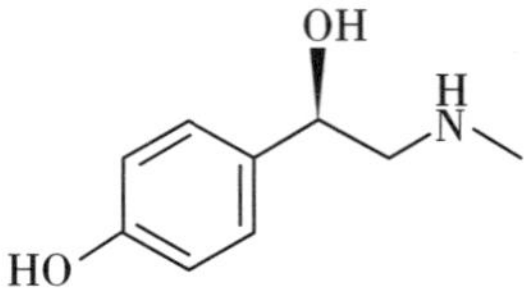

辛弗林

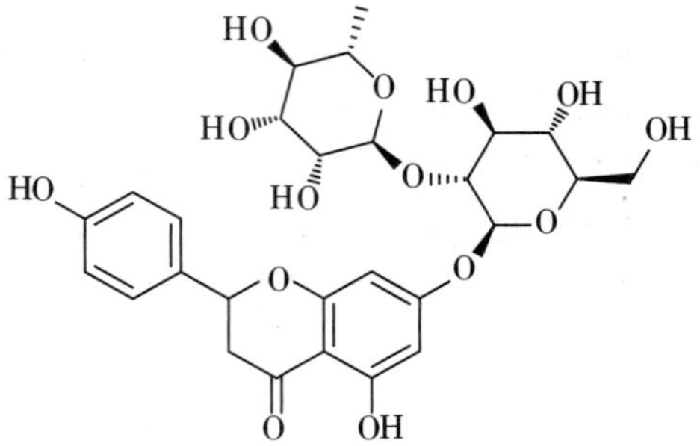

柚皮苷

【药理作用】 枳实黄酮类成分橙皮苷、新橙皮苷、柚皮苷均可改善功能性消化不良大鼠的胃排空和小肠推进;橙皮苷和新橙皮苷等能够改善由吲哚美辛诱导的大鼠胃溃疡症状;挥发油也可以通过增加新血管的数量和胃黏液黏膜腺体有效医治中年动物的胃溃疡。所含的黄酮类化合物具有抑制肿瘤细胞增殖、诱导细胞凋亡的作用,在体内和体外试验中,黄酮类化合物均可抑制非小细胞肺癌的生长;甜橙黄酮对人 AGS 胃癌细胞的增殖有明显的抑制作用,并能使 AGS 胃癌细胞阻滞于 G_2/M 期,诱导细胞凋亡。具有抗氧化作用,枳实黄酮能够缓解铬的金属螯合作用引起的氧化应激导致的肺部功能障碍,改善肺部组织的病理学情况。具有减肥及促进脂质代谢作用,枳实黄酮通过 3T3-L1 细胞中的 Akt 信号传导途径抑制脂肪生成;生物碱类化合物特别是辛弗林、N-甲基辛弗林等都是非常强的脂肪分解剂。此外,还有抗菌、抗炎等作用。

【制剂】 蒙药:清热二十五味丸。

附注:枳实药材系在 5~6 月收集自行脱落的幼果,较大者横切为两半干燥,较小者直接干燥。酸橙 C. aurantium 的栽培变种常见的有黄皮酸橙 C. aurantium 'Huangpi'、代代花 C. aurantium 'Daidai'、朱栾 C. aurantium 'Chuluan'、塘橙 C. aurantium 'Tangcheng'。

历史上"枳实"的基源较为复杂,《中国药典》1963 年版曾收载香圆 Citrus wilsonii Tanaka 作为枳实的基源植物之一,后修正作为"香橼"另条收载,其功能主治与枳实有所不同。《台湾中药典范》(85)中也将枳橘 Poncirus trifoliata (L.) Raf. 的幼果作为"枳实";该种《福建中标》(06)作"绿衣枳实"收载,为地方习用品。

止 泻 木 子

【民族药名】 藏药(度模牛,斗毛娘,土膜钮,毒毛妞,安扎亚我,怕拉),蒙药(度格模农,都格莫宁,茵达拉,恩特格-杜格莫宁,乌莫黑-吉格斯)。

【来源】 夹竹桃科植物止泻木 Holarrhena antidysenterica Wall. ex A. DC. 的干燥成熟种子。

【标准】 部标藏药(95),青海藏标(92)。

植物类药材

【功能主治】藏药：清热，利胆，止泻。用于"赤巴"病，肝胆病，胃肠热病，腹泻，痢疾。
蒙药：清"协日"，止泻。用于血"协日"性腹泻，肠刺痛，腑热。

【用法与用量】3~9g。

【化学成分】含生物碱类：康丝碱(conessine)，新康丝碱(neoconessine)，锥丝明(conessimine)，异锥丝明(isoconessimine)，降锥丝明(norconessine)，锥丝亚胺(conimine)，止泻木明(holarrhimine)，止泻木碱(holarrhine)，止泻木立星碱(holarricine)，4(3H)-喹唑啉酮[4(3H)-quinazolinone]等；木脂素类：(+)-香脂素[(+)-syringaresinol]，(−)-梣皮树脂醇[(−)-medioresinol]等；其他：油酸(oleic acid)，亚油酸(linoleic acid)，棕榈酸(palmitic acid)，硬脂酸(stearic acid)，植物甾醇(plant sterol)，9-D-羟基-顺-12-十八碳烯酸，二十四酸甘油酯等。

康丝碱　　　　　　　　　　(−)-梣皮树脂醇

【药理作用】种子醇提取物对大肠埃希菌、金黄色葡萄球菌、八叠球菌、细菌1299和单增李斯特杆菌等具有明显的抑制作用。康丝碱能杀阿米巴原虫，用于阿米巴痢疾，但其杀虫作用弱于土根碱；小剂量静脉注射时可使血压短暂上升随之下降，对肾血管有收缩作用，对小肠血管则有扩张作用；大剂量静脉注射可导致心律不齐、传导阻滞、运动不规则、舒张时间延长，但皮下或肌内注射时不明显；豚鼠皮内注射锥丝碱可产生局麻作用，该作用强于可卡因2倍；对兔眼也有局麻作用，但因可产生局部坏死，故该作用目前尚无实用价值。新康丝碱有类似于奎宁的心脏抑制作用。

【制剂】藏药：四味止泻木汤散，七味熊胆散，八味红花清腑热散，十味黑冰片丸，十三味榜嘎散，十五味止泻木散，二十一味寒水石散，达斯玛保丸，大月晶丸，甘露灵丸，秘诀清凉胶囊，秘诀清凉散。

附注：止泻木 *H. antidysenterica* 分布于我国云南南部(西双版纳)、广东、台湾，印度等亚洲南部国家也有分布。印度等以树皮入药，用于止泻、退热，而藏医和蒙医以种子入药，据考证最早使用的均为从印度等进口的止泻木 *H. antidysenterica* 的种子，但止泻木 *H. antidysenterica* 为高大乔木，与《晶珠本草》记载的"藤本植物"并不一致。据文献记载和实地调查，目前藏医临床仍使用"止泻木子"(止泻木 *H. antidysenterica*)，但各地还使用多种替代品，基源极为复杂，文献记载可能涉及夹竹桃科的羊角拗 *Strophanthus divaricatus* (Lour.)Hook. et Arn.、络石 *Trachelospermum jasminoides* (Lindl.)Lem.，萝藦科鹅绒藤属(*Cynanchum*)的老瓜头 *C. komarovii* Al. Iljinski、大理白前 *C. forrestii* Schltr.、变色白前 *C. versicolor* Bunge 等，柳叶菜科植物沼生柳叶菜 *Epilobium palustre* 等的全草或果实，但这些代用品或地方习用品(的种子)均未见有标准收载。蒙医约在18世纪时，

881

以萝藦科的地梢瓜 Cynanchum thesioides (Freyn) K. Schum. 的果实或种子(特莫-呼呼、特莫恩-呼呼)替代"止泻木子",至近代则主要使用木犀科植物连翘 Forsythia suspensa (Thunb.) Vahl 的果实。《部标蒙药》中以"特莫-呼呼"之名收载了地梢瓜 Cynanchum thesioides 的种子(但市售商品为果实),目前也仅在局部地区使用。上述代用品来源于不同科属的植物,是否具有相同或相似的功效还有待于研究,应按制剂批文规定使用。

止泻木 H. antidysenterica 的种子在云南等地民间用于补肾,与藏医、蒙医的用法不同。

傣医药用止泻木 H. antidysenterica 的树皮和根,称"埋母",功能为清火止咳、解毒杀虫、涩肠止泻、凉血止痢、利水、止痛,用于"兵哇皇唉"(风热感冒咳嗽)、"拢蒙沙喉"(腹痛腹泻,赤白下痢)、"习哦勒"(便血)、"拢牛"(小便热涩疼痛)。其树皮和根也主要含有生物碱,与种子的功效有相似之处。

蜘蛛香(大救驾,马蹄香)

【民族药名】维药(松布力云南,阿萨荣,斯干巴拉,斯拉约),苗药(锐八够,窝岗牙,嘉曾给,阿斯道,蛙共,高滚诗刁,施丈),傣药(麻酒牢,骂蹄湘),彝药(姆伯色,布里莫补此,日库列,日虎列,韦莫不迭,也梯赤薄,格播育吾)。

【来源】败酱科植物蜘蛛香 Valeriana jatamansi Jones 的干燥根茎和根。

【标准】中国药典,云南中标(彝药,07),云南(74,96),贵州中标(88),四川中标(92),上海中标(94),福建中标(06)。

【功能主治】维药:用于湿寒引起的病症,头痛,胸闷气结,神经衰弱,失眠,癫痫,瘫痪,面麻痹,筋无力,抽筋,子宫炎引起的头痛,清尿,关节炎及髋骨疼痛。

苗药:理气和中,散寒除湿,活血消肿。用于腹胀食积,腹泻痢疾,小儿疳积,脘腹肿痛,胃痛,风湿痹痛,腰膝酸软,脚气水肿,月经不调,跌扑损伤,疮疖。

傣药:小儿消化不良,风湿,黄疸。

彝药:理气健脾,止痛止泻,祛风除湿。用于消化不良,脘腹胀痛,羸弱消瘦,病后体虚,泄泻,小儿疳积,风湿痹痛。

中药:理气止痛,消食止泻,祛风除湿,镇惊安神。用于脘腹胀痛,食积不化,腹泻痢疾,风湿痹痛,腰膝酸软,失眠。

【用法与用量】3~9g。外用适量,磨汁涂搽患处。

【化学成分】含挥发油:α-蒎烯(α-pinene),柠檬烯(limonene),1,8-桉叶素(1,8-cineole),乙酸龙脑酯(borneyl acetate),l-龙脑(l-borneol),橙花叔醇(nerolidol),马榄醇(maaliol),樟脑(bornan-2-one),异戊酸(isovaleric acid)等;环烯醚萜:缬草素(缬草三酯,valtrate),乙酰缬草素(乙酰缬草三酯,acevaltratum),异缬草素(isovaltrate)等;黄酮类:橙皮苷(hesperidin),蒙花苷(linarin)等;其他:缬草苦苷(valerosidatum),绿原酸(chlorogenic acid),咖啡酸(caffeic acid)等。《中国药典》规定含缬草三酯($C_{22}H_{30}O_8$)和乙酰缬草三酯($C_{24}H_{32}O_{10}$)的总量不得少于0.80%。

缬草三酯　　　　　　　　　乙酰缬草三酯

【药理作用】蜘蛛香脱脂提取物有镇静作用。水提取物灌胃或腹腔注射均能显著延长戊巴比妥钠引起的小鼠睡眠时间，增加入睡小鼠数，与戊巴比妥钠有协同作用；有一定的抗疟原虫作用。蜘蛛香总黄酮和缬草三酯对小鼠的热刺激致痛显示出一定的抑制作用，能显著延长扭体反应潜伏期和减少醋酸所引起的小鼠扭体次数。总黄酮对家兔离体肠肌均有显著的舒张作用。缬草三酯可明显增加小鼠穿箱次数和明箱活动时间，是抗焦虑药效的主要成分。环烯醚萜类对实验大鼠肠易激综合征（IBS）具有明显的改善作用。

【制剂】苗药：仙人掌胃康胶囊，醒脾养儿胶囊。

彝药：肠胃舒胶囊，清肠通便胶囊，胃复舒胶囊。

附注：文献记载，同属植物阔叶缬草（长序缬草）*V. hardwickii* Wall. 在部分地区也作"蜘蛛香"使用。同属植物黑水缬草 *V. amurensis* Smir. ex Kom. 的根及根茎或全草，藏医称"甲贝"，用于心悸气短、失眠、腹胀、肋下胀痛、肺脓肿、关节疼痛、月经不利等；其根及根茎蒙医称"珠勒根-胡吉"，用于神经衰弱、失眠、心悸、癔病、癫痫、胃腹胀痛、腰腿酸、跌打损伤等。

《福建中标》收载的"马蹄香"为菊科植物杏香兔儿风 *Ainsliaea fragrans* Champ. 的全草，与蜘蛛香不同，应注意区别。

栀子（大栀子，引种栀子）

【民族药名】蒙药（朱如拉，大栀子，高莫斯勒，珠如日），维药（夏塔热），苗药（真陆，比鲁，整路，鸢龙），傣药（骂背哈，哥萝算龙）。

【来源】茜草科植物栀子 *Gardenia jasminoides* Ellis、长果栀子 *Gardenia jasminoides* Ellis f. *longicarpa* Z. W. Xie et Okada 的干燥成熟果实。

【标准】中国药典，部标维药（附录，99），内蒙蒙标（86），四川中标（79），新疆药标（80），台湾中药典范（85），湖南中标（93），广西壮标（11）。

【功能主治】蒙药：清血热，明目，祛"巴达干协日"，生津，调元。用于血热，肝热，黄疸，急性结膜炎，肾热，膀胱热，血热头痛，口渴。

维药：用于热病虚烦，湿热黄疸，消渴咽干，血痢血尿，热毒疮疖，口舌生疮。

苗药：泻火除烦，清热利尿，凉血解毒。用于心烦，目赤，湿热黄疸，淋证，吐血，血痢，尿血，口舌生疮，疮疡肿毒，扭伤肿痛。

傣药：用于热病虚烦不眠，黄疸，五淋，消渴，目赤，吐血，衄血，血痢，便血，热毒疮疡。

中药：泻火除烦，清热利尿，凉血解毒；外用消肿止痛。用于热病心烦，湿热黄疸，淋证涩痛，血热吐衄，目赤肿痛，火毒疮疡；外治扭挫伤痛。

【用法与用量】中药6~10g；蒙药3~9g。

【化学成分】含环烯醚萜类：栀子苷（gardenoside），京尼平苷酸（geniposidic acid），山栀苷（shanzhiside），栀子酮苷（gardoside），京尼平苷（geniposide），京尼平龙胆双糖苷（genipin-e-gentiobioside）等；二萜类：藏红花酸（croceic acid），neocrocin等；三萜类：齐墩果酸（oleanolic acid），栀子花酸甲、乙（gardenic acids A、B），藏红花素（crocin），藏红花酸（crocetin），α-藏红花苷元（α-crocetin），棉根皂苷元酸（gypsogenic acid）等；黄酮类：栀子素A~C（gardenins A~C）等；其他：绿原酸（chlorogenic acid），3,4-二-O-咖啡酰基奎宁酸（3,4-di-O-caffeoyl quinic acid），3-O-咖啡酰基-4-O-芥子酰基奎宁酸（3-O-caffeoyl-4-O-sinapoyl quinic acid），D-甘露醇，胆碱（choline），叶黄素（xanthophyll）等。《中国药典》和《广西壮标》规定含栀子苷（$C_{17}H_{24}O_{10}$）不得少于1.8%。

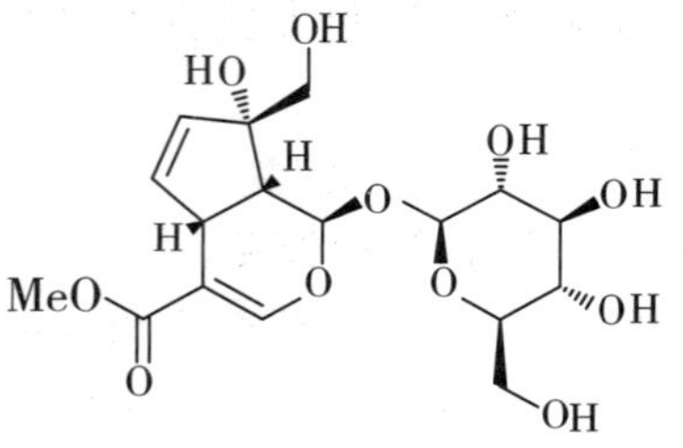

栀子苷

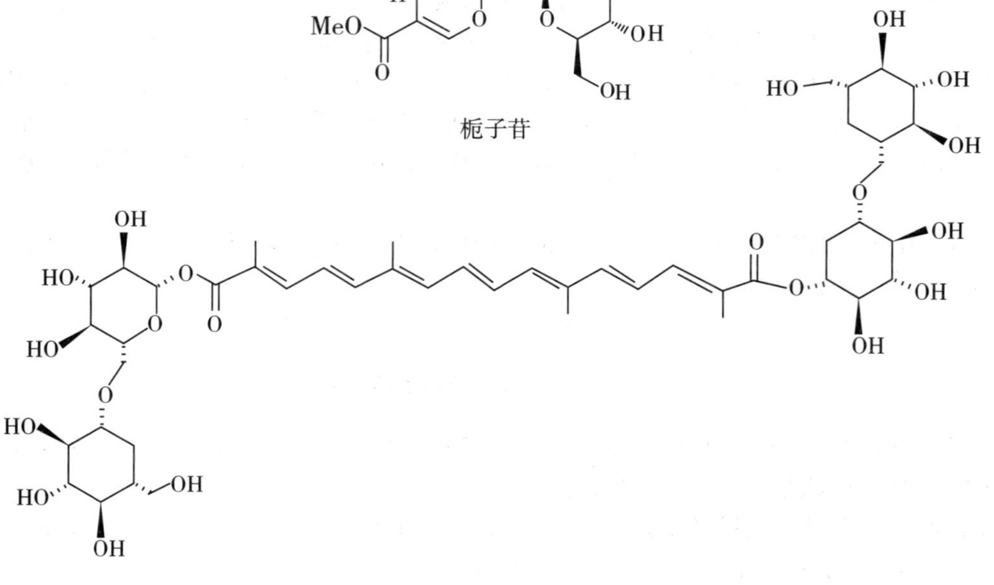

藏红花素

【药理作用】栀子具有促进胰腺分泌和降低胰酶活性的作用；生品对胃酸分泌和胃蛋白酶活性均有明显的抑制作用。栀子水提物及京尼平苷口服给药或十二指肠给药对动物均有显著的泻下作用。栀子中所含有的环烯醚萜苷类成分具有利胆作用，京尼平苷对胆汁分泌明显呈持续性的促进作用；藏红花素和藏红花酸均可促使胆汁分泌增加；熊果酸能降低血清氨基转移酶,对肝癌细胞有明显的抑制作用。京尼平苷对胃酸分泌和乙酰胆碱呈抑制作用,并使胃张力减少。栀子醇提取物腹腔注射可减少小鼠的自发活动性,提高环己巴比妥的催眠作用;显著延长二甲弗林、士的宁所致惊厥动物的存活时间,具有一定的抗惊厥作用;还能显著而持久地降低正常动物的体温。此外,栀子还具有降压、降脂、降血糖、抗菌、消炎等作用。

【制剂】蒙药:阿那日十四味散,草果健脾散,沉香安神散,沉香十七味丸,风湿二十五味丸,枫香脂十味丸,哈日十二味散,寒水石二十一味散,黑云香四味汤散,红花清肝十三味丸,洪林五味汤散,黄柏八味散,克感额日敦片,肋柱花四味汤散,利肝和胃丸,羚牛角二十五味丸,六味木香散,明目六味汤散,七味沙参汤散,清肺十三味散,清肝二十七味丸,清热二十三味散,清热二十五味丸,清瘟止痛十一味丸,清血八味散,三子颗粒,三子散,森登四味汤散,石膏二十五味散,檀香清肺二十味丸,调元大补二十五味汤散,土茯苓七味汤散,文冠木十味汤散,乌兰十三味汤散,五味沙棘含片,五味沙棘散,西红花十六味散,协日嘎四味汤散,玉簪清咽十五味丸,云香十五味丸,珍宝丸,珍珠活络二十九味丸,珍珠通络丸。

维药:散寒药茶,西帕依麦孜彼子口服液。

苗药:安神足液,鳖甲消痔胶囊,博性康药膜,复方栀子气雾剂,肝复颗粒,肝乐欣胶囊,花栀清肝颗粒,血脉通胶囊,血压安巴布膏,益肝解毒茶。

彝药:龙金通淋胶囊,痛舒胶囊,肿痛气雾剂。

附注:栀子 *G. jasminoides* 分布较为广泛,不同产地的栀子果实的形状、大小存在一定变异,主要有两个类型,一类果实较小,呈卵形或近球形,习称"山栀子",药用以该类为主;另一类果实较大,呈椭圆形或长圆形,习称"水栀子"(有文献记载为长果栀子 *G. jasminoides* Ellis var. *longicarpa* Z. W. Xie et Okada),一般多用作提取色素用。

文献记载维医还使用大栀子 *G. jasminoides* var. *grandiflora* Nakai 的果实(《中国植物志》将该变种合并于 *Gardenia jasminoides* Ellis 中)。

《中国药典》还另条收载有"焦栀子",为栀子经清炒的炮制品,其功效长于凉血止血,用于血热吐血、衄血、尿血、崩漏。

肿节风(九节茶,鱼子兰)

【民族药名】苗药(豆里欧确,豆你欧角,者老翁德,集居,九节风,七初),傣药(梅滇,牙登哥,岭达对,低沙萨,侠少当)。

【来源】金粟兰科植物草珊瑚 *Sarcandra glabra* (Thunb.) Nakai 的干燥全草或地上部分。

【标准】中国药典,云南药标(74,96),贵州中标(88),河南中标(91),四川中标(92),部标成方(九册,附录,94),上海中标(94),山东中标(附录,95,02),北京中标(98),广东中标(04),广西壮标(08),香港中标(第6期)。

【功能主治】

苗药:活血散瘀,退热,排毒,接骨。用于急性肠胃炎,痢疾,跌打损伤,骨折,风湿痹痛,肢体麻木,通经,产后瘀阻腹痛,阑尾炎,毒蛇咬伤。

傣药:用于感冒,肺炎,咳嗽,口腔炎,齿龈痛,急性胃肠炎,菌痢,肾结石,月经不调,产后血崩,子宫脱出,风湿痛,脓肿,骨折。

中药:清热凉血,活血消斑,祛风通络。用于血热发紫发斑,风湿痹痛,跌打损伤。

【用法与用量】 9~30g。外用适量,捣烂或研末调敷,或煎水熏洗患处。

【化学成分】 倍半萜内酯类:草珊瑚内酯 C、D、F、G、H(sarcaglabosides C、D、F、G、H),金粟兰内酯 A(chloranoside A),白术内酯Ⅳ(atrctylenolide Ⅳ),金粟兰酮 B、E(chloranthalactones B、E),9-hydroxy-heterogorgiolide,8β,9α-dihydroxylindan-4(5),7(11)-dien-8α,12-olide,银线草内酯 E、F(shizukanolides E、F),dihydrovomifoliol,dihydrovomifoliol-O-β-D-glucopyranoside,drovomifoliol-O-β-D-glucopyranoside 等;香豆素类:秦皮素(fraxetin),秦皮啶(fraxidin),异秦皮啶(isofraxidin),秦皮乙素(esculetin),秦皮啶-8-O-β-D-吡喃葡萄糖苷(fraxidin-8-O-β-D-glucopyranoside),东莨菪苷(scopolin),刺木骨苷 B_1(eleutheroside B_1),6,8-二甲氧基-7-羟基香豆精等;木脂素类:(−)-(7S,8R)-dihydrodehydroconiferylalcohol,(−)-(7S,8R)-dihydrodehydroconiferylalcohol-4-O-β-D-glucopyranoside,(−)-(7S,8R)-dihydrodehydroconiferylalcohol-9′-O-β-D-glucopyranoside 等;黄酮类:槲皮素-3-氧-葡萄糖醛酸苷,2′,6′-二羟基-4′-甲氧基二氢查耳酮(2′,6′-dihydroxy-4′-methoxydihydrochalcone),7-甲基柚皮素(7-methylnaringenin),山奈酚-3-O-葡萄糖醛酸苷,异美五针松黄酮(pinostrobin),柚皮素-6-C-β-D-葡萄糖苷(naringenin-6-C-β-D-glucopyranoside),柚皮素-8-C-β-D-葡萄糖苷,5,7,3′,4′-四羟基-二氢黄酮-3-鼠李糖苷(5,7,3′,4′-quadrihydroxy-dihyflavanones-3-rhamnoside),eucryphin 等;酚酸类:vofolin A-8-O-β-D-glucoside,hydroxypropiovanillone,迷迭香酸(rosmarinic acid),迷迭香酸-4-氧-葡萄糖苷,异香草酸(isovanillic acid),protocatechuic acid,绿原酸(chlorogenic acid),莽草酸(shikimic acid),丁香酸葡萄糖苷(glucosyringic acid),咖啡酸(caffeic acid);其他:白桦脂酸(betulic acid),草珊瑚酮 A(sarcaglabetone A),草珊瑚二醇 A(sarcaglabdiol A),β-谷甾醇(β-sitosterol),胡萝卜苷(daucosterol),左旋类没药甲素(istanbulin A),延胡索酸(fumaric acid),丁二酸(琥珀酸,succinic acid),棕榈酸(palmitic acid),羽扇豆醇(lupeol),24-羟基羽扇豆醇(24-hydroxylupeol),正三十一烷醇等。《中国药典》规定含异秦皮啶($C_{11}H_{10}O_5$)不得少于 0.020%,含迷迭香酸($C_{18}H_{16}O_8$)不得少于 0.020%;《香港中标》规定含异秦皮啶($C_{11}H_{10}O_5$)不得少于 0.025%,含迷迭香酸($C_{18}H_{16}O_8$)不得少于 0.020%。

草珊瑚内酯 C　　　　草珊瑚内酯 F　　　　草珊瑚内酯 G

草珊瑚内酯 H　　　　　　　　异秦皮啶　　　　　　　　迷迭香酸

【药理作用】肿节风具有抗癌作用,对移植人鼻咽癌 CNE1、CNE2 细胞的裸鼠有明显的抑瘤作用,抑瘤率分别为 40.8% 和 46.8%;挥发油、浸膏对白血病 615 细胞、TM755、肺腺癌 615、自发乳腺癌 615、自发腹水型 AL771、艾氏腹水癌、S_{180}、S_{37}、瓦克癌 256 均有一定的抑制作用。对金黄色葡萄球菌、痢疾杆菌、大肠埃希菌、铜绿假单胞菌、伤寒杆菌等均有一定的抑制作用;对金黄色葡萄球菌耐药菌株也有抑制作用;用于兔金黄色葡萄球菌感染的菌血症也有疗效,表明其在动物体内也有明显的抑菌作用。醇提物能十分显著地缩短小鼠断尾出血时间及凝血时间,加强血小板凝集功能,但对正常血小板数量无明显影响。挥发油部分对巨噬细胞吞噬功能有抑制作用;黄酮部分及浸膏小量时促进吞噬功能,大量则起抑制作用。对巴豆油所致的小鼠耳郭炎症、角叉菜胶所致的大鼠足跖炎症以及小鼠棉球肉芽肿有显著的抑制作用;也能明显减轻醋酸所致的腹痛和抑制细菌的生长。用草珊瑚浸膏治疗利血平诱发大鼠胃溃疡、糜烂性胃炎,有抑制胃蛋白酶的自体组织分解的作用,并能直接与胃黏膜蛋白结合形成保护膜,促进溃疡的修复和黏膜再生。此外,肿节风还有促进骨骼愈合、祛痰平喘、抗氧化等多种药理作用。

【制剂】苗药:痹克颗粒,枫荷除痹酊。

附注:草珊瑚 S. glabra 在华中、华南、华东等民间广泛使用,现已开发有草珊瑚含片、草珊瑚牙膏等多种产品上市。

中亚白及(欧白及)

【民族药名】维药(苏来甫,苏衣拉甫米斯儿,胡思牙突撒刺必,胡斯也土斯色来比,赛来比米斯日)。

【来源】兰科植物盔红门兰 *Orchis morio* L.、雄红门兰 *Orchis mascula* L.、斑叶红门兰 *Orchis maculata* L.、绿花舌唇兰 *Orchis chlorantha* Gust. 等的干燥块茎。

【标准】部标维药(99)。

【功能主治】维药:壮阳生精,养心生血。用于阳弱早泄,神倦血少,精少不孕,肌体抽搐,瘫痪痴呆,脱发,寐差。

【用法与用量】5~8g。维医认为对热性气质者和胃病患者有害,可分别以葡萄醋、砂糖矫正。

【化学成分】含淀粉、黏液质等,其中黏液质主要由半纤维素组成。

【药理作用】本品能减轻胃、肠、气管及其他脏器黏膜的炎症,对外来的各种刺激具有物理性保护作用。

【制剂】维药:强力玛得土力阿亚特蜜膏,糖宁孜牙比土斯片,温肾苏拉甫片,伊木萨克片,镇静艾比洁德瓦尔丸。

附注:维医药古籍文献《注医典》记载"块根与山葱根相似,但稍长,多为一对。原植物种类较多,一般分为3种;根据块根的形状也有些不同",表明本品的基源自古即较为复杂。《部标维药》收载的"中亚白及"的原植物还有绿花舌唇兰 Orchis chlorantha Gust.(该种在《中国植物志》中作为二叶舌唇兰 Platanthera chlorantha Cust. ex Rchb. 的异名处理)。《中华本草:维吾尔药卷》《维吾尔药志》还记载有广布红门兰 O. chusua D. Don、斑叶红门兰 O. maculata L.、二叶舌唇兰 Platanthera chlorantha Cust ex Rchb.、角盘兰属(Herminium)植物的块根也作中亚白及药用,但未见有标准收载,应按制剂批文规定使用。

皱叶香薷(野拔子,圣灵草)

【民族药名】傣药(腊悠麻,埋爬波),彝药(阿能抛,尔吾)。

【来源】唇形科植物皱叶香薷 Elsholtzia rugulosa Hemsl. 的干燥地上部分。

【标准】云南中标(彝药,07),云南药标(96)。

【功能主治】傣药:用于急性肠胃炎,感冒,产后腹痛,痢疾,痧症,外伤出血。

彝药:疏风解表,和胃化浊。用于风寒夹湿,头身疼痛,食积不化,脘腹胀闷,腹痛下痢,虫蛇咬伤。

中药:清热解毒,疏风解表,消食化积,利湿,止血止痛。用于伤风感冒,消化不良,腹痛腹胀,吐泻,痢疾,鼻出血,咳血,外伤出血,疮疡,蛇咬伤。

【用法与用量】9~15g。外用适量。

【化学成分】含黄酮类:4′,5-二羟基-7-甲氧基黄酮(4′,5-dihydroxy-7-methoxy flavone),5-羟基-4′,6,7-三甲氧基黄酮(5-hydroxy-4′,6,7-trimethoxy flavone),5,6-二羟基-3′,4′,7,8-四甲氧基黄酮(5,6-dihydroxy-3′,4′,7,8-tetramethoxy flavone),芹菜素(apigenin),山奈酚(kaempferol),槲皮素(quercetin);萜类:熊果酸(ursolic acid),齐墩果酸(oleanolic acid),桦木酸(betulinic acid);挥发油:百里酚(thymol),香芹酚(carvacrol),桉叶素(cajeputol),α-水芹烯(α-phellandrene),去氢香薷酮(dehydrogenase elsholtzia ketone),香薷酮(elsholtzia ketone),橙花叔醇(nerolidol),3,5,5-三甲基-2-环戊-1-酮,芳樟醇(linalool)等;其他:β-胡萝卜苷(β-daucosterol),麦角甾-7-烯-3β-醇(ergosta-7-en-3β-ol)等。

橙花叔醇

芹菜素

熊果酸　　　　　　　　　　齐墩果酸

【药理作用】花中的黄酮类化合物具有较强的清除羟自由基和超氧阴离子自由基的作用。粗提液对枯草芽孢杆菌、大肠埃希菌的抑制效果较好,而对金黄色葡萄球菌无明显的抑制作用。95% 乙醇提取物对 α-葡糖苷酶有明显的抑制作用。

【制剂】彝药:藿香万应散。

附注:《中国植物志》中,*Elsholtzia rugulosa* 的中文名使用"野拔子"。

竹根七(万寿竹,假万寿竹根,大玉竹,肖玉竹,玉竹)

【民族药名】苗药(锐龚罗,蛙拉街,嘎发),彝药(抗奢莫)。

【来源】百合科植物深裂竹根七 *Disporopsis pernyi* (Hua)Diels.、竹根七 *Disporopsis fuscopicta* Hance、万寿竹 *Disporum cantoniense* (Lour.)Merr.、散斑肖万寿竹 *Disporopsis aspera* (Hua)Engl. ex Krause 的干燥根茎。

【标准】云南中标(彝药,05),四川中标(80),贵州中标(88),贵州中民标(03)。

【功能主治】苗药:益气健脾,养阴润肺,活血舒筋。用于产后虚弱,小儿疳积,阴虚咳嗽,多汗,口干,跌打肿痛,风湿疼痛,腰痛。

彝药:益气养阴,润肺止咳,养血活络。用于肺燥咳嗽,阴虚潮热,盗汗,通经,产后体虚,风湿疼痛。

中药:养阴润燥,生津止渴。用于热病口燥咽干,干咳少痰,心烦心悸,消渴。

【用法与用量】9~30g。外用适量,鲜品捣烂敷或浸酒搽患处。

【化学成分】含黄酮类:木犀草素(luteolin),芦丁(rutin),槲皮素(quercetin),槲皮素-3-*O*-β-D-吡喃葡萄糖苷(quercetin-3-*O*-β-D-glucopyranoside)等;三萜类:白桦脂醇(betulin);脂肪酸:硬脂酸(stearic acid),棕榈酸(palmitic acid),香草酸(vanillic acid);其他:反式-细辛醚(*trans*-asarone),2,6-二甲氧基4-(2-丙烯基)-苯酚,香豆酸(coumalic acid),(-)-丁香脂素[(-)-syringaresinol],(+)-松脂酚[(+)-pinoresinol],落叶松脂醇(laricircsinol),β-胡萝卜苷(β-daucosterol),$\triangle^2$-(25R)-螺甾-3β-醇,(25R)-5β-螺甾-3β-醇,水杨酸,多糖,Na、Mg、Cu、Zn、Ca、As、Cr 等无机元素等。

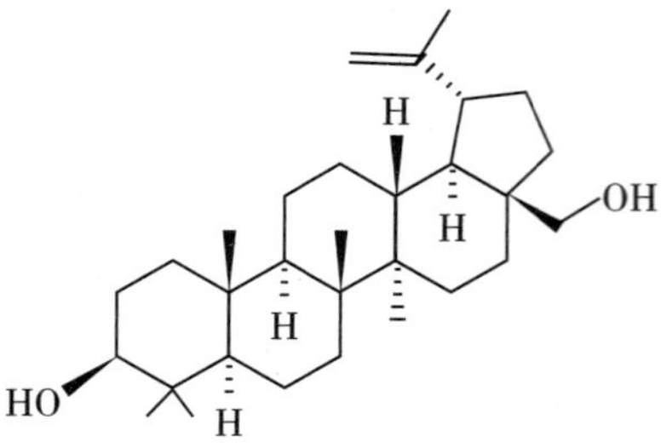

白桦脂醇 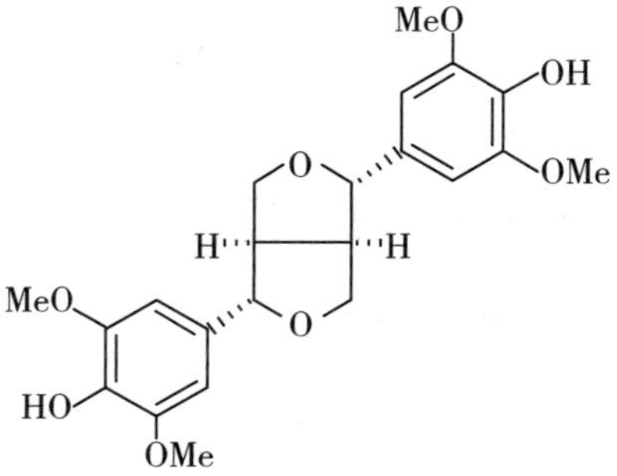　　　　　　　　　(—)-丁香脂素

【药理作用】总多酚在体外具有较强的抗菌活性。总皂苷、总多酚、总多糖、挥发油均具有一定的抗氧化活性,以总多酚部分最强。

【制剂】苗药:玉兰降糖胶囊。

附注:《中国植物志》中,*Disporopsis aspera* 的中文名使用"散斑竹根七"。

《贵州中标》以"玉竹"之名收载了竹根假万寿竹(深裂竹根七)*Disporopsis pernyi*;中药"玉竹"为百合科植物玉竹 *Polygonatum odoratum* (Mill.)Druce,应注意区别,不得相混淆。

竹节参(竹节七,明七)

【民族药名】苗药(田七无)。

【来源】五加科植物竹节参 *Panax japonicus* C. A. Mey. 的干燥根茎。

【标准】中国药典,云南药标(74),四川中标(77,87)。

【功能主治】

苗药:用于虚劳,肺结核,气管炎,腰痛,心胃痛,筋骨痛,关节痛,跌打损伤,产后腹痛,毒蛇咬伤。

中药:散瘀止血,消肿止痛,祛痰止咳,补虚强壮。用于痨嗽咯血,跌扑损伤,咳嗽痰多,病后虚弱。

【用法与用量】6~9g,煎服或浸酒服。外用适量。

【化学成分】含三萜及其糖苷:齐墩果酸(oleanolic acid),竹节参皂苷Ⅲ(chikusetsusaponin Ⅲ),人参二醇类叶三七皂苷J(yesanchinoside J),三七皂苷R_4(notoginsenoside R_4),竹节参皂苷Ⅰa(chikusetsusaponin Ⅰa),人参三醇类叶三七皂苷D(yesanchinoside D),类叶三七皂苷R(yesanchinoside R),类叶人参皂苷Re(yesanchinoside Re);挥发性成分:β-檀香烯(β-santalene)、β-金合欢烯(β-farnesene);其他:糖类,氨基酸等。

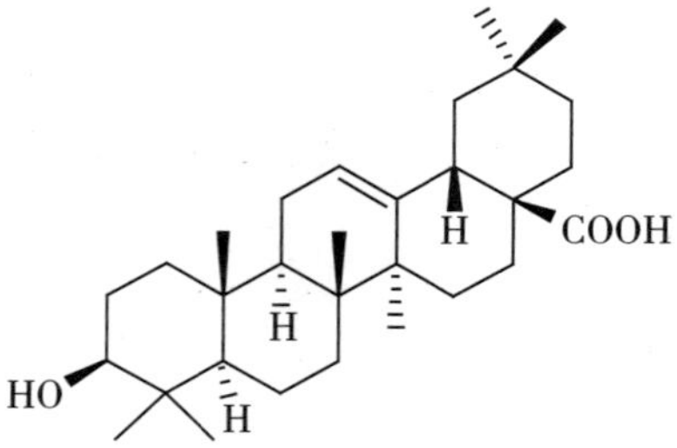

齐墩果酸

竹节参皂苷Ⅲ

【药理作用】本品总皂苷及多糖均有抗炎活性，能够有效抑制小鼠耳郭肿胀，降低毛细血管通透性。总皂苷和多糖分别具有不同程度的镇痛作用，对小鼠痛阈值明显增加、扭体次数明显减少。能改善大鼠的学习记忆能力。具有多种保肝作用，多糖、总皂苷对四氯化碳诱导的小鼠肝损伤，总皂苷对异烟肼和利福平合用所致的小鼠肝损伤，提取物对小鼠急性酒精性肝损伤有明显的保护作用。皂苷类成分有保护胃黏膜的作用。多糖具有较好的免疫增强作用，对环磷酰胺所致的免疫低下模型小鼠的免疫系统具有恢复作用。总皂苷和多糖都有一定的降血脂作用。总皂苷在大鼠局灶性脑缺血再灌注时具有抗神经细胞凋亡作用，改善受损的神经功能，从而对脑缺血再灌注性损伤起保护作用；对心肌梗死大鼠具有保护作用。此外，竹节参还有抗疲劳、抗肿瘤、抗氧化等多种药理活性。

【制剂】彝药：茯蚁参酒。

附注：《中国植物志》中，*P. japonicus* 被作为大叶三七 *P. pseudoginseng* Wall. var. *japonicus* (C. A. Mey.)Hoo & Tseng 的异名。该种的地下根状茎的形态与其生长年限和生长环境相关，既有呈"竹根状"或"串珠状"的单生型，也有"竹根状"和"串珠状"同存于一个植株中的混合型，故药材名常根据根状茎的形态称为"竹节参"或"珠子参"。作为不同的药材品种，《中国药典》也分别收载了"竹节参"[竹节参 *P. japonicus*（大叶三七）]、"珠子参"[*Panax japonicus* var. *major*（Burk.）C. Y. Wu et K. M. Feng]（《中国植物志》中，将该变种作为大叶三七 *P. pseudoginseng* var. *japonicus* 的异名）、羽叶三七 *Panax japonicus* C. A. Mey. var. *bipinnatifidus*（Seem.）C. Y. Wu et K. M. Feng（《中国植物志》中，将该变种作为羽叶三七 *Panax pseudoginseng* var. *bipinnatifidus* 的异名），两者的功能主治不同。这种药材品种的划分与植物分类学并不一致，是否应该作同种药材还有待于研究，应按制剂批文规定使用（参见"珠子参"条）。

朱砂根（八爪金龙）

【民族药名】苗药（兜晒乎，寡踩，倒浮莲，仰埃敖，加比利吉，都爪奴，江东觅，锐拉老），傣药（马萨端，麻散端），彝药（义彩斗斛，玉彩倒蟹）。

【来源】紫金牛科植物朱砂根 *Ardisia crenata* Sims、红凉伞 *Ardisia crenata* Sims var. *bicolor*（Walker）C. Y. Wu et C. Chen 或百两金 *Ardisia crispa*（Thunb.）A. DC. 的干燥根及根茎。

【标准】中国药典,贵州中标(88),上海中标(94),贵州中民标(03)。

【功能主治】

苗药:清热解毒,散瘀止痛,祛风除湿。用于咽喉炎,扁桃体炎,心胃气痛,劳伤吐血,尿路感染,风湿疼痛,跌打损伤,骨折,外伤出血,避孕。

傣药:用于支气管炎,肺炎,咽喉炎,风火牙痛,结肠炎,胃痛,风湿骨痛,刀枪伤,跌打损伤。

彝药:用于胃痛,牙痛,骨折,跌打损伤。

中药:解毒消肿,活血止痛,祛风除湿。用于咽喉肿痛,扁桃体炎,风湿痹痛,跌打损伤。

【用法与用量】3~9g。

【化学成分】含三萜及其皂苷类:朱砂根苷(ardicrenin),朱砂根新苷 1~3(ardisicrenosides 1~3),百两金皂苷 A、B(ardisiacrispins A、B),无羁萜(friedelin,木栓酮)等;香豆素类:岩白菜素(bergenin),去甲岩白菜素(demethyl bergenin),11-O-丁香酰基岩白菜素(11-O-syringyl bergenin),11-O-没食子酰基岩白菜素(11-O-galloyl bergenin),11-O-香草酰基岩白菜素(11-O-vanilloyl bergenin),11-O-(3′,4′-二甲基没食子酰基岩白菜素)[11-O-(3′,4′-dimethylgalloyl)bergenin],去甲基岩白菜素(dimethyl bergenin)等;其他:紫金牛醌(ardisianone),胡萝卜苦苷(daucusin),菠菜甾醇(spinasterol)等。《中国药典》规定含岩白菜素($C_{14}H_{16}O_9$)不得少于1.5%。

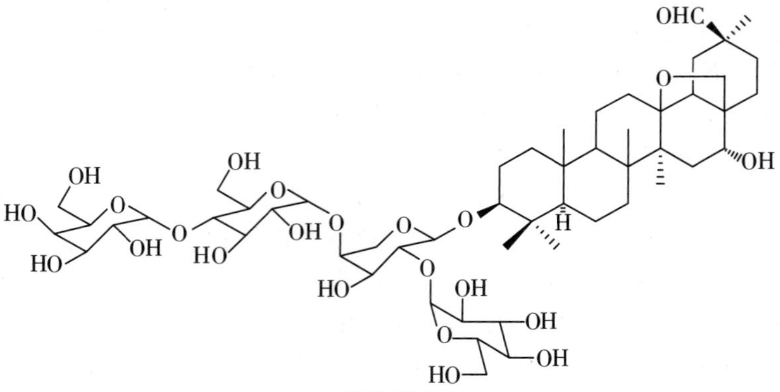

朱砂根苷

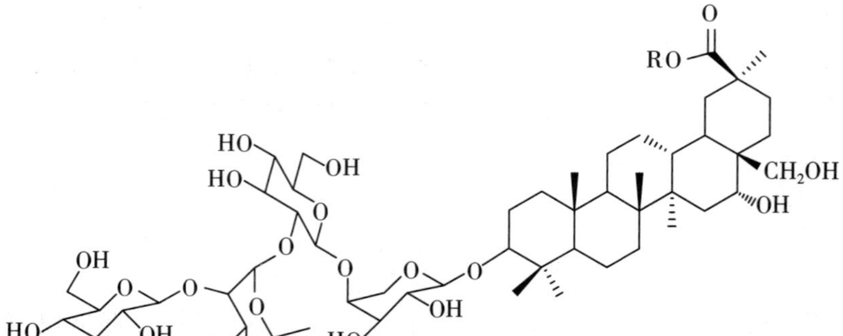

R=β-D-glc: 朱砂根新苷 1
R=CH_3: 朱砂根新苷 3

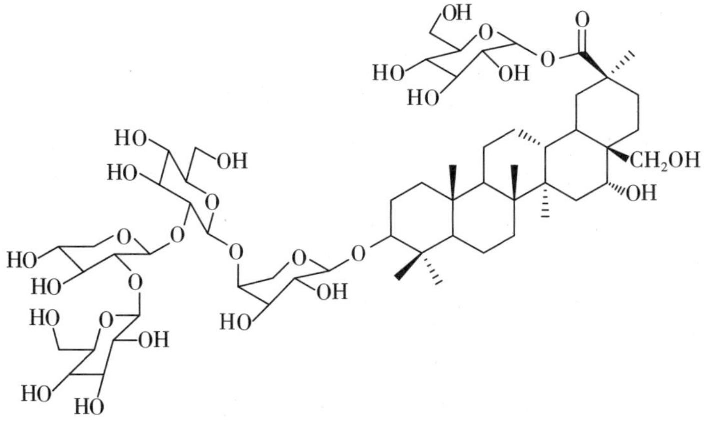

朱砂根新苷 2

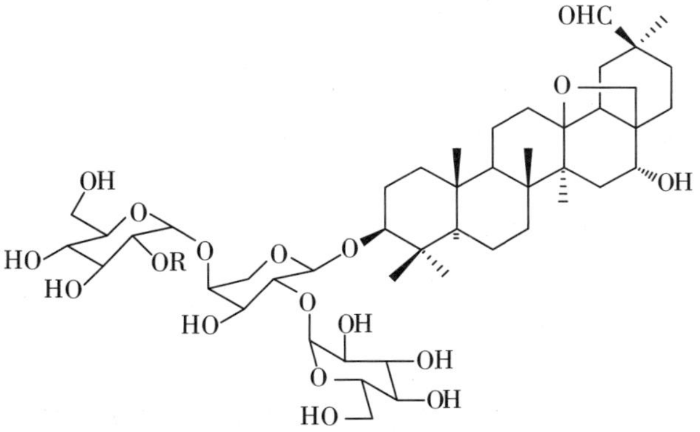

R=Xy1: 百两金皂苷 A
R=glc: 百两金皂苷 B

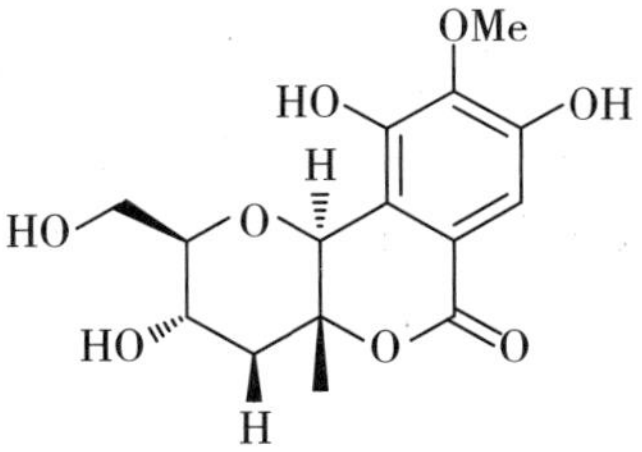

岩白菜素

【药理作用】朱砂根所含的三萜总皂苷（CRTS）对成年小鼠、豚鼠、家兔离体子宫均有兴奋作用，而苯海拉明（H_1 受体拮抗药）、吲哚美辛（前列腺素合成酶抑制剂）能减弱或抑制该作用，表明 CRTS 的该作用与兴奋 H_1 受体、前列腺素合成酶系统有关。朱砂根能拮抗醋酸所致的小鼠腹腔通透性增高；能抑制蛋清诱导的大鼠足跖肿胀。煎剂在试管内对金黄色葡萄球菌、大肠埃希菌、铜绿假单胞菌有轻度的抑制作用。此外，朱砂根还有杀虫作用。

【制剂】苗药：开喉剑喷雾剂，开喉剑喷雾剂（儿童型），消痔洁肤软膏，咽喉清喉片，养阴口香合剂。

附注：《中国植物志》中，A. crenata 的中文名使用"硃砂根"。

"朱砂根"之名始见于《本草纲目》，但据考证，宋《本草图经》中记载的"紫金牛"即为红凉伞 A. crenata var. bicolor。现植物分类学上将"紫金牛"作为 Ardisia japonica（Thunb.）Bl. 的中文名，系误用。紫金牛 A. japonica 的全草作"矮地茶"药用，其功能主治与朱砂根不同，应注意区别（参见"矮地茶"条）。

彝医药用朱砂根 Ardisia crenata 的茎叶，《云南中标》（彝药，05）中以"朱砂茎叶/嗨旦鲁"之名收载，功能为清热宁心、养血活血、利咽明目，用于口糜、咽喉肿痛、胁肋疮痛、视物模糊、心悸失眠、风湿痹痛、跌打损伤，与根不同。

朱砂连（朱砂莲，九月生）

【民族药名】苗药（小散，拖磨香），傣药（芽闷来）。

【来源】马兜铃科植物广西朱砂莲 Aristolochia tuberosa C. F. Liang et S. M. Hwang（Aristolochia cinnabarina C. Y. Cheng）、斑叶朱砂莲 Aristolochia tuberosa C. F. Liang et S. M. Hwang var. albomaculata J. L. Wu Mss. 的干燥块根。

【标准】四川中标（77，87），广西中标（90），贵州地标（94），贵州中民标（03）。

【功能主治】

苗药：用于跌打损伤，腹泻，喘咳，中暑，风湿痹痛，毒蛇咬伤。

傣药：用于甲沟炎。

中药：清热解毒，利湿止痛。用于痢疾，泄泻，胸痛，胃痛，咽喉痛，疮疖肿痛，外伤出血，毒蛇咬伤。

【用法与用量】1~3g。外用适量。本品含马兜铃酸，具有肾脏毒性，用药时间不得超过2周。儿童及老人慎用；肾脏病患者、孕妇及新生儿禁用。

【化学成分】含马兜铃酸类：马兜铃酸 I~III（aristolochic acids I~III）；马兜铃内酰胺类：N-β-D-马兜铃内酰胺葡萄糖苷，β-D-马兜铃内酰胺葡萄糖苷，3,4-次甲二氧基-10-羟基马兜铃内酰胺，3,4-次甲二氧基-12-甲氧基-马兜铃酰胺-N-β-D-葡萄糖苷，N-β-D-马兜铃酰胺葡萄糖苷；挥发油：亚油酸（linoleic acid），棕榈酸（palmitic acid），9-十八碳烯酰胺，邻苯二甲酸丁酯；其他：大黄素（emodin，朱砂莲素），β-谷甾醇-O-β-D-葡萄糖苷（β-sitosterol-O-β-D-glucopyranoside），β-谷甾醇（β-sitosterol），香豆酸（coumalic acid），朱砂莲苷，十六烷酸，6-O-香豆酸葡萄糖苷等。

马兜铃酸 I

大黄素

【药理作用】朱砂连对热板法和化学刺激小鼠有明显的镇痛作用；不仅对发热大鼠有明显的解热作用，而且能使正常大鼠的体温下降、低体温大鼠的体温进一步下降。对体细胞及生殖细胞有潜在致突变作用。提取物对 D-氨基半乳糖胺和四氯化碳所致的肝损伤均有保护作用，能抵抗 D-氨基半乳糖胺造成的肝组织坏死，促进肝脏细胞 DNA 合成。

【制剂】苗药：保胃胶囊。

附注：《中国植物志》中，*A. tuberosa* 的中文名使用"背蛇生"。《四川中标》(87)在"朱砂连"条下收载的基源还有四川朱砂莲 *A. cinnabarina* C. Y. Cheng et J. L. Wu，《中国植物志》中将该种并入背蛇生 *A. tuberosa*，将 *A. cinnabarina* 作为其异名。《中国植物志》中，未记载有斑叶朱砂莲 *A. tuberosa* var. *albomaculata*。

陕西民间所用的"朱砂连"为蓼科植物毛脉蓼 *Polygonum multiflorum* Thunb. var. *cillinerve* Steward. 的块根，应注意区别。

猪殃殃（猪秧秧）

【民族药名】藏药（桑仔嘎保，桑子嘎布，桑孜嘎波，奈玛吉卜玛），蒙药（查干-桑贼，桑贼嘎日布，桑贼瓦）。

【来源】茜草科植物猪殃殃 *Galium aparine* L. var. *tenerum* (Gren. et Godr.) Rchb.、拉拉藤 *Galium aparine* L. var. *echinospermun* (Wall.) Cuf.、原拉拉藤 *Galium aparine* L.、六叶葎 *Galium asperuloides* Edgew. var. *hoffmeisteri* (Hook. f.) Hand.-Mazz. 的干燥全草。

【标准】中国药典(77)，藏标(79)，西藏藏标(12)，四川藏标(14)，上海中标(94)，湖北中标(09)。

【功能主治】藏药：清热解毒，利尿消肿，散痞块，干脓。用于水肿，热淋，痞块，痢疾，跌打损伤，痈肿疔疮，虫蛇咬伤，癌肿，白血病。

蒙药：清"协日"，疗伤，止血，接骨，利尿。用于黄疸，肠痧，腰脊酸痛，尿道灼痛，疣，粉刺，骨折，外伤。

中药：清热解毒，利尿消肿。用于感冒，肠痈，小便淋痛，水肿，牙龈出血，痛经，带下病，崩漏，月经不调，淋症，乳腺炎，白血病；外用于乳痈初起，痈疖肿毒，跌打损伤。

【用法与用量】15~30g；蒙药 3~5g。

【化学成分】含环烯醚萜类：桃叶珊瑚苷(aucubin)，车叶草苷(asperuloside)，水晶兰苷(monotropein)；生物碱类：原阿片碱(protopine)，哈尔明碱(harmine)，消旋鸭嘴花酮碱(vasicinone)，左旋-1-羟基去氧骆驼蓬碱(1-hydroxydeoxypeganine)等；黄酮类：木犀草素(luteolin)，甲基异茜草素樱草糖苷(rubiadinprimveroside)，紫茜素-3-羧酸樱草糖苷(galiosin)，芦丁(rutin)；香豆素类：东莨菪素(scopoletin)；其他：绿原酸(chlorogenic acid)，甘露醇(mannitol)，谷甾醇(sitosterol)等。《西藏藏标》规定含绿原酸($C_{16}H_{18}O_9$)不得少于 0.27%；《四川藏标》规定含绿原酸($C_{16}H_{18}O_9$)不得少于 0.20%。

车叶草苷　　　　　　　　原阿片碱　　　　　　　　东莨菪素

【药理作用】猪殃殃醇浸膏以 2.2g/(kg·d)腹腔注射,连续 6 天给药,对小鼠白血病 L615 有抑制作用,抑制率为 28.5%;对金黄色葡萄球菌、大肠埃希菌、志贺氏痢疾杆菌等有抑制作用;对家兔有降压作用。

【制剂】彝药:平眩胶囊。

附注:《中国药典》1977 年版收载的基源为猪殃殃 Galium aparine L.,《中国植物志》中有记载,该种在我国无分布。

竹叶柴胡(柴胡,柴胡草,滇柴胡)

【民族药名】苗药(冬升崴),彝药(西舍斯勃扒儿,西舍折勃扒儿,西舍施勃,阿日)。

【来源】伞形科植物竹叶柴胡 Bupleurum marginatum Wallich ex DC.、马尔康柴胡 Bupleurum malconense Shan et Y. Li、马尾柴胡 Bupleurum microcephalum Diels、小柴胡 Bupleurum tenue Buch.-Ham. ex D. Don、窄叶竹叶柴胡 Bupleurum marginatum Wall. ex DC. var. stenophyllum(Wolff.)Shan et Y. Li、柴胡 Bupleurum chinense DC.、狭叶柴胡 Bupleurum scorzonerifolium Willd.、簇生柴胡 Bupleurum condensatum Shan et Li、秦岭柴胡 Bupleurum longicaule Wall. var. giraldii Wolff 的干燥全草。

【标准】中国药典(附录),云南药标(74,96),贵州中标(88),湖南中标(93,09),北京中标(附录,98),贵州中民标(03),湖北中标(09)。

【功能主治】苗药:用于寒热往来,胸满胁痛,口苦,耳聋,头痛目眩,疟疾,久痢脱肛,月经不调,子宫下垂。

彝药:用于感冒,腮腺炎,扁桃体炎,头痛目眩,肝气郁结,胸胁胀满,食积不化,气鼓气胀,肺炎,脱宫脱肛,月经不调,疟疾。

中药:解表和里,升阳解郁。用于寒热往来,胸满,胁痛,口苦,耳聋,头眩,疟疾,中气不足,脱肛,月经不调,阴挺。

【用法与用量】3~9g。

【化学成分】含皂苷类:柴胡皂苷 A(saikosaponin A),柴胡皂苷 B_4(saikosaponin B_4),柴胡皂苷 C(saikosaponin C)等;黄酮类:槲皮素(quercetin),芦丁(rutin),异鼠李素(isorhamnetin)等。

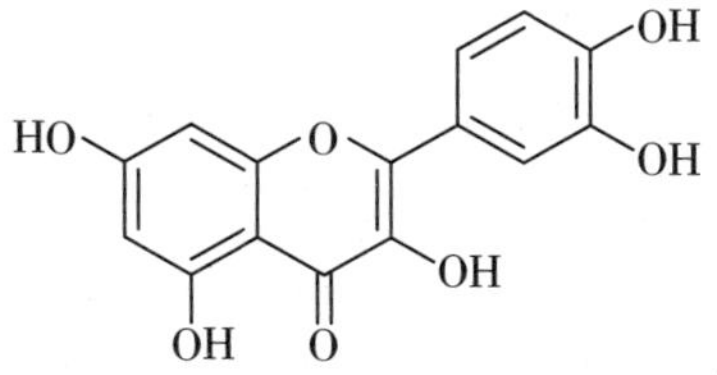

槲皮素

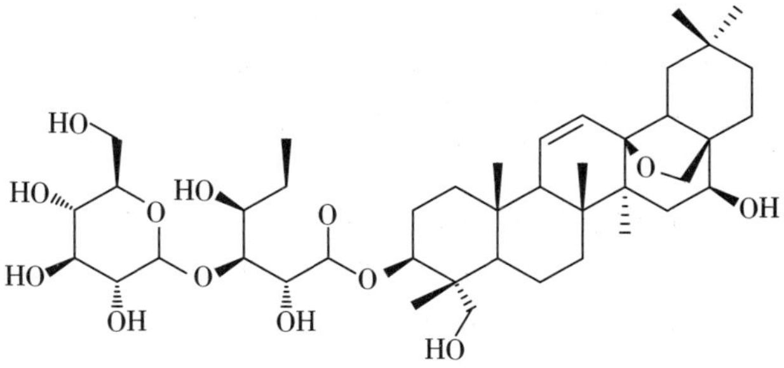

柴胡皂苷 A

【药理作用】采用热板法和扭体法两种实验方法考察竹叶柴胡水提物和醇提物的镇痛效果,实验结果显示,水提物可以增加小鼠对疼痛的耐受性,且具有剂量关系,能够明显降低二硝基苯酚引起的大鼠体温升高;大剂量组可以降低二甲苯引起的小鼠耳郭肿胀程度和蛋清引起的足趾肿胀程度,可以减少 CCl_4 所致的肝脏细胞坏死、炎症细胞浸润,具有保护肝脏的作用。

【制剂】彝药:丹莪妇康煎膏,胆胃康胶囊,龙金通淋胶囊。

附注:《中国植物志》中,*B. chinense* 的中文名使用"北柴胡",*B. scorzonerifolium* 的中文名使用"红柴胡"。

全国各地药用的柴胡基源较为复杂,大致分为"以根及根茎入药"和"以全草入药"的两类,"竹叶柴胡"属后者,但各标准中收载的该两类柴胡的基源植物多有交叉。

上述各标准中收载的基源植物中,马尔康柴胡 *B. malconense*、竹叶柴胡 *B. marginatum*、马尾柴胡 *B. microcephalum*、小柴胡 *B. terue* 这 4 种在《四川中标》(79,87)中又称"柴胡",以全草入药;而《中国药典》在"柴胡"条下收载的基源为柴胡 *B. chinense* DC.(北柴胡)或狭叶柴胡 *B. scorzonerifolium* Willd.(南柴胡),以根入药,两者的功能主治不尽相同,应按制剂批文规定使用(参见"柴胡"条)。

文献记载,竹叶柴胡 *Bupleurum marginatum* 的种子在部分藏区也作"藏茴香/郭女""香旱芹(斯拉嘎保)"药用,系混淆品(参见"藏茴香""香旱芹"条)。

竹叶兰(百样解)

【民族药名】傣药(文尚嗨,文尚海,文同海,文哈海,文啥海,过界锣迪)。

【来源】兰科植物竹叶兰 *Arundina graminifolia*(D. Don)Hochr.(*Arundina chinensis* Bl.)的干燥地下球茎。

【标准】云南中标(傣药,07),云南药标(74,96)。

【功能主治】傣药:解药,调平"四塔",清火解毒,利水退黄。用于食物、药物及各种中毒引起的恶心呕吐、腹痛腹泻、头昏目眩,产后气血两虚引起的头昏头痛、周身酸软无力、形体消瘦,癫痫发作后的头昏头痛,胆汁病出现的黄疸,感冒,六淋证出现的尿频、尿急、尿痛、脓尿、血尿、白尿,水肿病。

【用法与用量】10~30g;煎服或球茎适量磨水服。

【化学成分】 含菲类：1-（对羟苄基）-7-羟基-2,4-二甲氧基-9,10-二氢菲[1-(p-hydroxybenzyl)-7-hydroxy-2,4-dimethoxy-9,10-dihydrophenanthrene]，7-羟基-2,4-二甲氧基-9,10-二氢菲（7-hydroxy-2,4-dimethoxy-9,10-dihydrophenanthrene），4,7-二羟基-2-甲氧基-9,10-二氢菲（4,7-dihydroxy-2-methoxy-9,10-dihydrophenanthrene），2,7-二羟基-4-甲氧基-9,10-二氢菲（2,7-dihydroxy-4-methoxy-9,10-dihydrophenanthrene），1-（对羟苄基）-4,7-二羟基-2甲氧基-9,10-二氢菲[1-(p-hydroxybenzyl)-4,7-dihydroxy-2-methoxy-9,10-dihydrophenanthrene]，7-hydroxy-2-methoxy-9,10-dihydrophenanthrene-1,4-dione；联苄类：3′,3′-二羟基-5′-甲氧基联苄（batatasin Ⅲ），3-羟基-5-甲氧基联苄（3-hydroxy-5-methoxybibenzyl），5,4′-dihydroxy-3-methoxybibenzyl-6-carboxylic acid，1,2-邻苯二甲酸-二(2-甲基庚酯)[1,2-benzenedicarboxylic acid bis-(2-methylheptyl)ester]，反式-2-丙烯酸,3-(4-羟基-3-甲氧基苯基)-二十二烷酯[(2E)-2-propenoic acid, 3-(4-hydroxy-3-methoxypenyl)-docosyl ester]；甾醇类：β-谷甾醇（β-sitosterol），豆甾醇（stigmasterol），菜油甾醇（campesterol）；糖苷类化合物：山奈酚-3-O-β-D-葡萄糖苷（kaempferol-3-O-β-D-glucoside），胡萝卜苷（β-daucosterol），vicenin-2（apigenin 6,8-di-C-β-glucopyranoside）；酮类：gramideoxybenzoins A~H，4-(4-羟苄基)-3,4,5-三甲氧基环己-2,5-二烯酮[4-(4-hydroxybenzyl)-3,4,5-trimethoxycyclohexa-2,5-dienone]，7-羟基-2-甲氧基菲-1,4-二酮（densiflorol B），dendroflorin 等；苯丙素类：竹叶兰苯丙素[6-(3-羟基丙酰)-5-甲氧基-异苯并呋喃-1(3H)-酮]，ω-羟基化愈创木丙酮，3-甲氧基-4-羟基-苯丙醇等；黄酮类：槲皮素（quercetin），山奈酚（kaempferol），(+)-儿茶素[(+)-catechin]，硫黄菊素（sulfuretin），美迪紫檀素（medicarpin）等；其他类：对羟基苯甲醇（p-hydroxybenzyl alcohol），对羟基苄乙基醚（p-hydroxybenzyl ethyl ether），反式阿魏酸（trans-ferulic acid），十五烷酸，十六烷酸，三十烷醇（triacontanol）等。

1-(*p*-hydroxybenzyl)-7-hydroxy-2,4-dimethoxy-9,10-dihydrophenanthrene

7-hydroxy-2,4-dimethoxy-9,10-dihydrophenanthrene

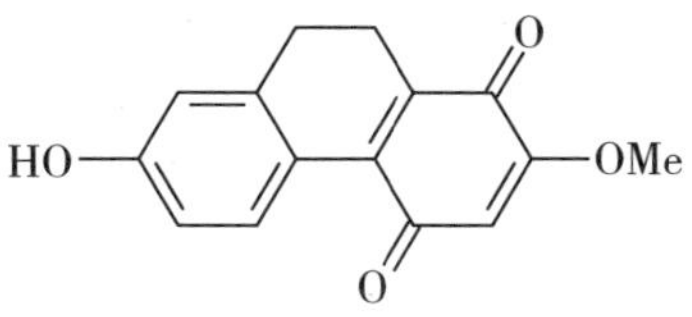

7-hydroxy-2-methoxy-9,10-dihydrophenanthrene-1,4-dione

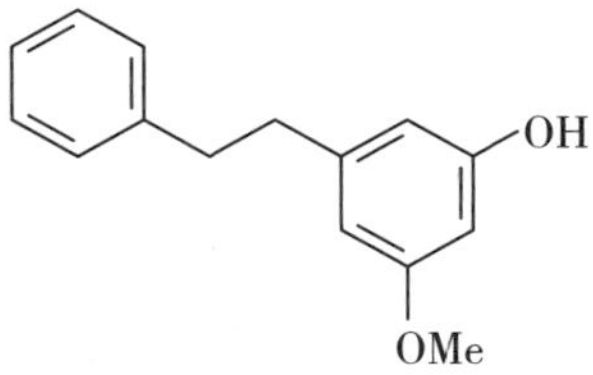

3-hydroxy-5-methoxybibenzyl

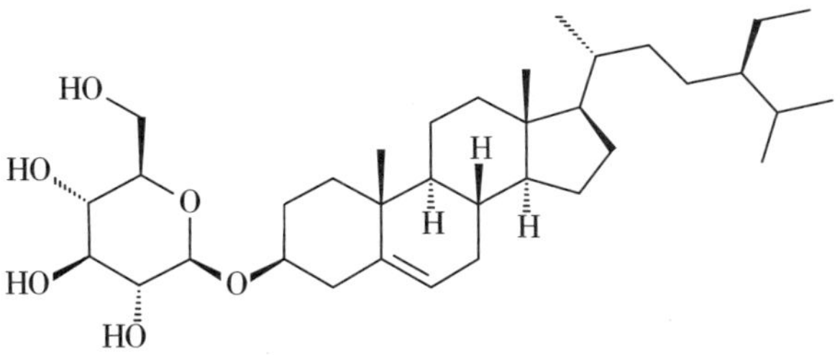

β-胡萝卜苷

【药理作用】竹叶兰乙酸乙酯提取部位和正丁醇提取部位具有较强的体外抗氧化活性。乙酸乙酯提取物能有效抑制 Fenton 自由基所致的卵磷脂脂质体脂质过氧化,CCl_4 诱导的鼠肝细胞、人血红细胞脂质过氧化。乙醇提取物对人肝癌细胞(Bel-7402)和胃癌细胞株(BGC-823)具有较好抑制活性。联苄类化合物均表现出一定的体外细胞毒性活性。竹叶兰所含的成分具有良好的抗烟草花叶病毒的作用。

【制剂】傣药:雅解片。

附注:《云南药标》收载的基源植物为竹叶兰 Arundina chinensis Bl.,《中国植物志》中"竹叶兰"的学名使用 A. graminifolia (D. Don) Hochr., A. chinensis 作为其异名。在植物形态上,竹叶兰的地下根状茎常在连接茎基部处呈卵球形膨大,形似假鳞茎,而并非"球茎"。现常作观赏花卉栽培。

珠 子 草

【民族药名】傣药(芽害巴,雅海巴)。
【来源】大戟科植物珠子草 Phyllanthus niruri L. 的干燥全草。
【标准】云南中标(05)。
【功能主治】

傣药:用于肾炎,结石,性病,胃病,消化不良,小儿疳积,急、慢性痢疾,呃逆不止,急腹痛,胆绞痛,黄疸型肝炎,小儿咳嗽,崩漏,乳汁不通;外用于外伤肿痛,溃疡疥癣,毒蛇咬伤。

中药:止咳祛痰,消积。用于痰咳,小儿疳积,目赤。

【用法与用量】15~30g。

【化学成分】含黄酮及黄酮苷类:槲皮苷(quercitrin),芦丁(rutin),紫芸英苷(astragalin);生物碱类:一叶萩碱(securinine),4-甲氧基一叶萩碱(4-methoxy-securinine),4-甲氧基四氢一叶萩碱(4-methoxy-tetrahydrosecurinine),4-羟基一叶萩碱(4-hydroxysecurinine);木脂素类:叶下珠脂素(phyllanthin),叶下珠次素(hypophyllanthin),扁柏脂素(hinokinin);三萜及甾醇类:β-谷甾醇(β-sitosterol),丙基胆甾醇;鞣质及有机酸类:蓖麻油酸(ricinoleic acid),亚油酸(linoleic acid),亚麻油酸(linolenic acid)等。

一叶萩碱　　　　　　叶下珠次素

【药理作用】珠子草具有抗病毒活性,能使慢性乙肝病毒携带者的HBsAg转阴率达59%;甲醇提取液体外对HBV及WHV(土拨鼠肝炎病毒)的DNA多聚酶均有抑制作用,并能抑制血清中的HBsAg与WHsAg相结合的活性。甲醇提取物具有止痛作用。叶下珠次素和叶下珠脂素具有保护肝细胞的作用。此外,珠子草还具有抗氧化、降血脂等作用。

【制剂】傣药:珠子肝泰胶囊。

附注:文献记载,傣药"牙海巴"还包括同属植物叶下珠 P. urinaria L. 的全草,该种在广西、浙江、云南地方标准中以"叶下珠"之名收载,以地上部分入药,主要用于尿黄、尿中夹砂、尿血、肠炎、痢疾、腹泻、腹痛,与珠子草有差异,应注意区别(参见"叶下珠"条)。

珠子参(纽子七)

【民族药名】苗药(竹节参,竹节七,田七无)。

【来源】五加科植物珠子参 *Panax japonicus* C. A. Mey. var. *major*(Burk.)C. Y. Wu et K. M. Feng 或羽叶三七 *Panax japonicus* C. A. Mey. var. *bipinnatifidus*(Seem.)C. Y. Wu et K. M. Feng 的干燥根茎。

【标准】中国药典,云南药标(74),贵州中民标(附录,03)。

【功能主治】

苗药:用于虚劳,肺结核,气管炎,腰痛,心胃痛,全身筋骨痛,跌打损伤,产后腹痛。

中药:补肺养阴,祛瘀止痛,止血。用于气阴两虚,烦热口渴,虚劳咳嗽,跌扑损伤,关节疼痛,咳血,吐血,血衄,外伤出血。

【用法与用量】3~9g。外用适量,研末敷患处。

【化学成分】含皂苷类:竹节参皂苷Ⅳa(chikusetsusaponin Ⅳa),人参皂苷Ro(ginsenoside Ro),20-O-葡萄糖基-人参皂苷Rf(20-O-gluco-ginsenoside Rf),人参皂苷(ginsenoside)Rd,三七皂苷R_1、R_2(notoginsenosides R_1、R_2),珠子参苷R_1、R_2(majorosides R_1、R_2);挥发油:别

芳萜烯(allo-aromadenrene),斯巴醇(spathulenol),2,5-十八碳二炔酸甲酯等。《中国药典》规定含竹节参皂苷Ⅳa($C_{42}H_{66}O_{14}$)不得少于3.0%。

竹节参皂苷Ⅳa 三七皂苷R_1

【药理作用】 珠子参多糖能抑制小鼠H22肝癌移植瘤生长,干扰细胞周期,有效地抑制外周血清中的VEGF表达,从而发挥抗肿瘤效应;水煎液可使人肝癌细胞SMMC-7721的凋亡率显著提高;可减轻S_{180}荷瘤小鼠经化疗药物氟尿嘧啶化疗后的骨髓抑制,并可延长S_{180}荷瘤小鼠化疗后的生存时间。总皂苷能有效清除心肌组织ROS,对H_2O_2致新生大鼠心肌细胞凋亡具有抑制作用,从而改善心肌缺血性损伤。体内具有镇痛、镇静、抗炎及耐缺氧作用。对体外人早幼粒白血病HL-60细胞有一定的细胞毒性作用,抑制该细胞增殖和诱导其分化。水提取物对兔静脉血具有较强的促凝血作用。对免疫功能有增强作用。

【制剂】 彝药:痛舒胶囊。

附注:《中国植物志》中,*Panax japonicus* var. *major* 被作为大叶三七 *P. pseudoginseng* Wall. var. *japonicus* (C. A. Mey.) Hoo & Tseng 的异名;"羽叶三七"的学名使用"*P. pseudoginseng* Wall. var. *bipinnatifidus* (Semm.) Li"。《中国药典》将大叶三七 *P. pseudoginseng* var. *japonicus* 作"竹节参"收载,其功能主治与"珠子参"不同,主要系由于该种的根状茎形态随生长年限、生态环境变异较大,既有呈"竹根状"或"串珠状"的单生型,也有"竹根状"和"串珠状同存于同一植株中的混合型,药材名常根据根状茎的形态称为"竹节参"或"珠子参"。这种药材品种的划分与植物分类学不一致,是否应该作同种药材还有待于研究,应按制剂批文规定使用(参见"竹节参"条)。

追 风 伞

【民族药名】 苗药(科土欧,锐卡瓦)。

【来源】 报春花科植物狭叶落地梅 *Lysimachia paridiformis* Franch. var. *stenophylla* Franch.、落地梅 *Lysimachia paridiformis* Franch. 的干燥全草。

【标准】贵州中民标（03）。

【功能主治】苗药：祛风通络，活血止痛，止咳，解毒。用于风湿痹痛，四肢拘挛，半身不遂，小儿惊风，脘腹疼痛，咳嗽，跌扑，骨折，疖肿疔疮，毒蛇咬伤。

中药：祛风，活血。用于风湿痹痛，半身不遂，跌扑损伤，小儿惊风。

【用法与用量】10~30g，或浸酒。外用适量，研末敷患处。

【化学成分】含挥发油：广藿香醇（patchouli alcohol），乙酸龙脑酯（bornyl acetate），芳樟醇（linalool）等；黄酮类：山奈酚（kaempferol），槲皮素（quercetin），柚皮素（naringenin）等；皂苷类：重楼排草苷（paridiformoside），其苷元为仙客来苷元（cyclamiretin）。

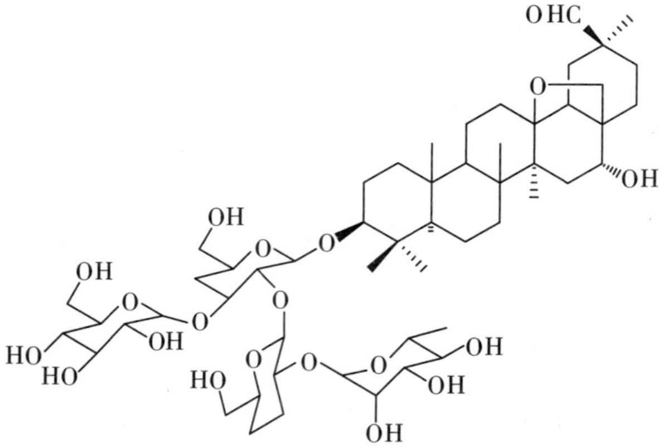

重楼排草苷

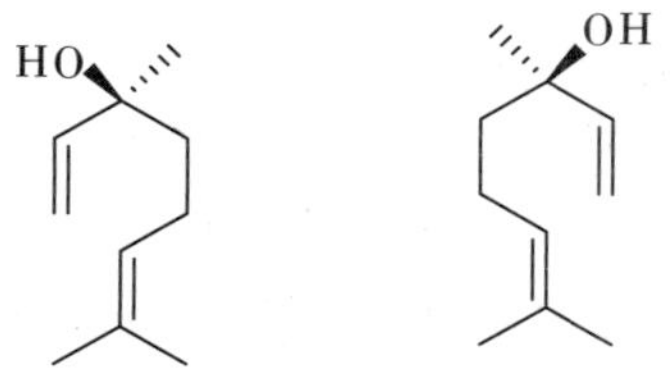

dl-芳樟醇

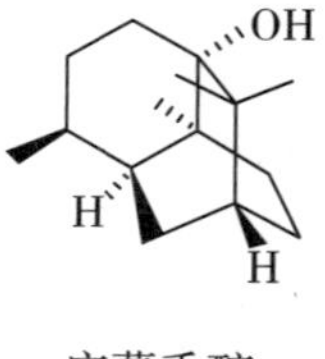

广藿香醇

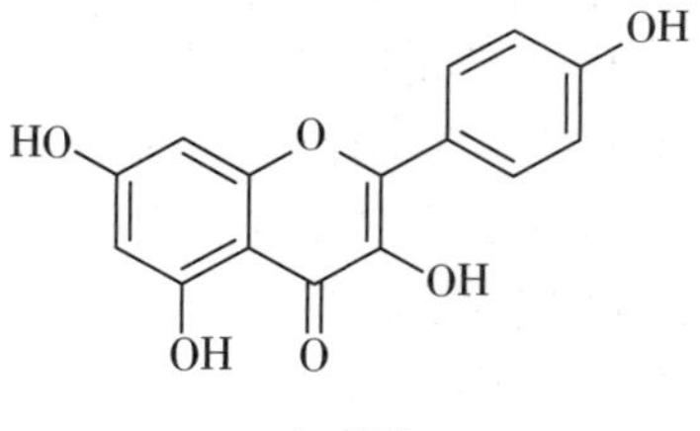

山奈酚

【药理作用】追风伞总提物组对二甲苯所致的小鼠耳郭肿胀有显著的抑制作用，其有效部位为水层。落地梅（*L. paridiformis*）总提取物对家兔、豚鼠、大鼠、小鼠的离体子宫，家兔的在体子宫及子宫瘘子宫均有兴奋作用，其机制可能与兴奋子宫 H_1、α 受体有关；用于治疗产后大出血方面有比较好的疗效。

【制剂】苗药：痹克颗粒，枫荷除痹酊，黑骨藤追风活络胶囊。

附注：《中华本草：苗药卷》中分别记载了上述两种，但功能主治基本相似。

紫草（新疆紫草，内蒙紫草）

【民族药名】藏药，蒙药（别日木格，毕日木格，毕日冒克，毕日莫各，毕日漠格，希日-毕日莫格，日崔，东日拉），维药（夹勒齐威），苗药（加少，锐广补，弯加耍）。

【来源】紫草科植物新疆紫草 *Arnebia euchroma*（Royle）Johnst.（软紫草）、内蒙紫草

Arnebia guttata Bunge、紫草 *Lithospermum erythrorhizon* Sieb. et Zucc. 的干燥根。

【标准】中国药典，内蒙蒙标（86），部标维药（附录，99），新疆维标（93），新疆药标（80），台湾中药典范（85），内蒙中标（88），香港中标（第6期）。

【功能主治】

蒙药：清肺、肾热，凉血，止血，透疹。用于肺热咳嗽，肺脓肿，咳痰不利，痰中带血，各种出血，扩散性肾热，尿血，尿癃，麻疹。

维药：解热，解毒，去斑。用于各种疮疡，烫伤，肝炎，去面部瘢痕。

苗药：用于麻疹热毒入内，尿少，麻疹高热不退。

中药：清热凉血，活血解毒，透疹消斑。用于血热毒盛，斑疹紫黑，麻疹不透，疮疡，湿疹，水火烫伤。

【用法与用量】4.5~10g。外用适量，熬膏或用植物油浸泡涂搽患处。

【化学成分】含羟基萘醌类：紫草素（shikonin），乙酰紫草素（acetyl shikonin），去氧紫草素（deoxyshikonin），β-羟基异戊酰紫草素（β-hydroxy isovaleryl shikonin），β,β-二甲丙烯酰紫草素（β,β-dimethylacrylshikonin），异丁基紫草素（isobutyshikonin），α-甲基丁酰紫草素（α-methyl-*n*-butyrylshikonin），紫草定A、B（lithospermidins A、B），β-羟基异戊酰阿卡宁（β-hydroxyisovalerylalkannin），β-乙酰氧基异戊酰阿卡宁（β-acetoxyisovalerylalkannin），乙酰阿卡宁（acetylalkannin）等；单萜苯酚及苯醌类：shikonofurans A~E，软紫草萜酮（arnebinone），软紫草萜醇（arnebinol），软紫草呋喃萜酮（arnebifuranone），紫草呋喃萜（shikonofuran）等；脂肪酸类：棕榈酸（palmitic acid），油酸（oleic acid），亚油酸（linoleic acid）等；吡咯里西啶生物碱类：lithosenine，acetyllithosenine，hydroxymyoscorpine等。《中国药典》规定含羟基萘醌总色素以左旋紫草素（$C_{16}H_{16}O_5$）计不得少于0.80%，含β,β'-二甲基丙烯酰阿卡宁（$C_{21}H_{22}O_6$）不得少于0.30%；《香港中标》规定含β-乙酰氧基异戊酰阿卡宁（$C_{23}H_{26}O_8$）不得少于0.10%。

左旋紫草素

β,β'-二甲基丙烯酰阿卡宁

β-乙酰氧基异戊酰阿卡宁

【药理作用】新疆紫草提取物均可不同程度地改善小鼠急性CCl_4、D-Gal N所致的小鼠肝脏病理性损伤；提高米非司酮药物流产的成功率，缩短出血时间。水溶性提取物对

HIV-1感染的MT-2细胞具有保护作用,对HIV-1IN具有抑制活性。紫草油可通过促进细胞分泌bFGF的增长来完成创面的修复过程。紫草乙醚提取物(50mg/kg)及其残渣水溶液或水提取物(100~200mg/kg)均具有抗炎症作用,大鼠灌胃对组胺、缓激肽、角叉菜胶、菠萝蛋白酶、抗大鼠-兔血清所致的血管通透性增加有明显的抑制作用;对抗大鼠-兔血清或热刺激所致的局部葡萄水肿也有抑制作用。紫草多糖粗品对肿瘤细胞体外增殖有抑制作用,可提高免疫低下小鼠的脏器指数、吞噬指数和血清溶血素水平,可以改善免疫抑制小鼠低下的脾淋巴细胞增殖反应,能显著促进ConA刺激的T淋巴细胞增殖,对HepG$_2$肿瘤细胞有显著的杀伤作用,对SPC-A-1肿瘤细胞有明显的杀伤作用。紫草素在5~10mg/(kg·d)剂量时可完全抑制腹水型肉瘤S$_{180}$细胞生长;还能减少大鼠自发性乳腺癌的发病率;对于一些病原体如金黄色葡萄球菌、白色葡萄球菌、大肠埃希菌、伤寒杆菌等有抑制作用;在猪油中显示出抗氧化活性。此外,还具有解热、镇痛、镇静、抗生育等作用。

【制剂】藏药:十九味草果散,清肺止咳丸。

蒙药:草果健脾散,地锦草四味汤散,桔梗八味片,凉血十味散,七味沙参汤散,清肺十三味散,清肾热十味散,清血八味散,檀香清肺二十味丸,乌兰十三味汤散。

维药:肛宁巴瓦斯尔软膏,苏孜阿甫片。

苗药:貂胰防裂软膏,复方栀子气雾剂,日晒防治膏。

彝药:天香酊。

附注:《中国植物志》中,*A. guttata*的中文名使用"黄花软紫草"。

"紫草"之名最早见于《神农本草经》,据考证历代本草记载的为紫草 *L. erythrorhizon*,商品习称"硬紫草",产于东北辽宁、华北、华中、西南、甘肃东南部;新疆紫草 *A. euchroma*(新疆西部、西藏西部)和内蒙紫草 *A. guttata*(西藏、新疆、甘肃西部、宁夏、内蒙古至西北北部)系当代才使用的"新兴品种",习称"软紫草",有研究表明以新疆紫草质量最佳。蒙医药古籍文献《认药白晶鉴》记载:"生于硬质土地,叶茎具微毛,叶灰色,粗糙,花红色,根也色红",从形态和资源分布的角度看,内蒙紫草 *A. guttata* 可能药用历史也比较早。

藏医所用的"藏紫草"为同科植物细花滇紫草 *Onosma hookeri* Clarke、长花滇紫草 *Onosma hookeri* Clarke var. *longiflorum* Duthie(西藏紫草),《部标藏药》《藏标》中以"藏紫草"之名收载,其根皮部呈鲜红色(参见"藏紫草"条)。

"紫草"商品中也可能混有滇紫草属(*Onosma*)植物,《滇南本草》中记载的"紫草"即为滇紫草 *O. paniculatum* Bur. et Franch.,该种在《云南中标》(彝药,05)中以"滇紫草根/金年诗景"之名收载,为彝族习用药材。《四川中标》(79,87)、《云南药标》(74,96)以"紫草皮"之名收载了该属的多种,以根部栓皮入药,又称"云南紫草""云紫草"[该种的根《贵州中标规》(65)也作"紫草"收载]。

紫丹参(甘肃丹参,大紫丹参,丹参)

【民族药名】藏药(吉子木保,吉子莫保,吉子恩保,左木奴奴,阿奴达奴,吉青),苗药(滇丹参,红根),彝药(资姻,鲁婆,能豪松若鲁,赫扑火)。

【来源】唇形科植物甘西鼠尾草 *Salvia przewalskii* Maxim.、褐毛甘西鼠尾草 *Salvia przewalskii* Maxim. var. *mandarinorum*(Diels.)Stib.、云南鼠尾草 *Salvia yunnanensis* C. H.

Wright 的干燥根。

【标准】 甘肃中标(08),云南药标(74,96),贵州中标(88),云南中标(05),青海药标(92),甘肃中标(95),贵州中民标(03)。

【功能主治】 藏药:消炎止痛,去瘀生新,活血,清心除烦。用于心情烦躁所致的胸痹心痛,血虚引起的头晕,肝病,口腔溃疡。

苗药:祛瘀生新,凉血止血,活血调经,清心除烦,解毒消肿。用于月经不调,通经,闭经,恶露腹痛,癥瘕,胸痹绞痛,心烦内热,关节痛,疝痛,崩漏,吐血,衄血,咳血,血虚肢麻,失眠,健忘,惊悸,怔忡,痈肿丹毒,乳痈,疮肿,跌打瘀肿。

彝药:用于月经不调,闭经腹痛,血崩,癥瘕痞块,血瘀肿痛,头昏神衰,迁延性、慢性肝炎,血栓闭塞性脉管炎,冠心病,外伤出血,鼻血,跌打损伤,乳痈,疮痈肿毒,晚期血吸虫病肝脾大。

中药:活血祛瘀,凉血止血,养心安神,解毒消肿。用于月经不调,痛经,经闭,恶露腹痛,胸痹,热痹,肢体麻木,心烦不眠,乳痈,疮肿,跌扑肿痛。

【用法与用量】 3~9g。外用适量,研末调敷患处。孕妇慎用。

【化学成分】 甘西鼠尾根含菲醌类:丹参酮 II_A (tanshinone II_A),丹参酮 I (tanshinone I),1,2-二氢丹参酮 I (1,2-dihydrotanshinone I),丹参酸甲酯(methyl tanshinonate),隐丹参酮(cryptotanshinone),亚甲基丹参酮(methylenetanshiquinone),羟基丹参酮(hydroxytanshinone),丹参新醌 A、B(danshenxinkuns A、B),紫丹参甲、乙素(przewaquinones A、B),次甲丹参醌等;三萜酸类:坡模醇酸(pomolic acid),马斯里酸(maslinic acid)等;其他:丹参内酯(tanshinlactone),丹参二醇 B(tanshindiol B),柳杉醇(sugiol),ferruginol,迷迭香酚(rosmanol),鼠尾草酚(carnosol),熊竹素(kumatakenin),acacatin,5,6,4′-trihydroxy-7,3′-dimethoxyflavone,维生素 E 等。

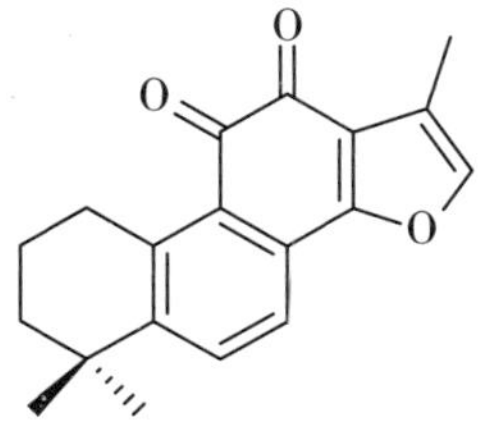

丹参酮 II_A

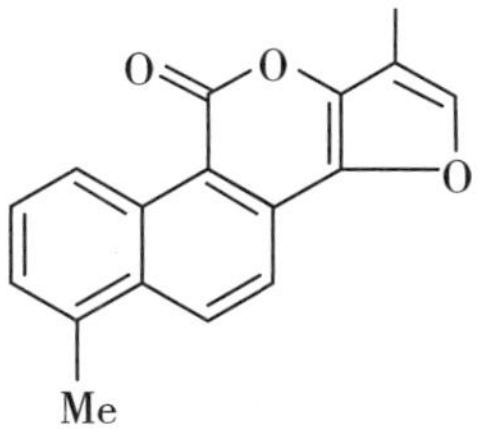

丹参内酯

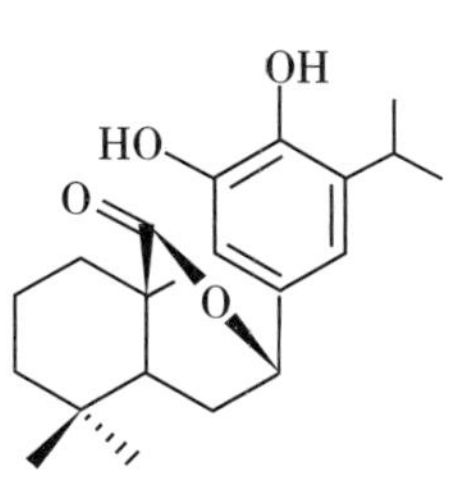

鼠尾草酚

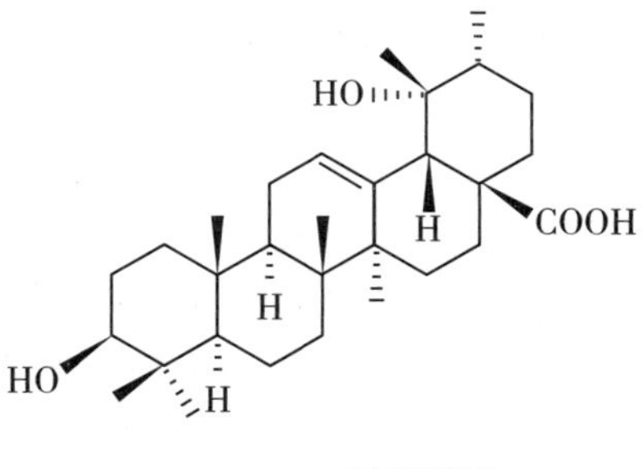

坡模醇酸

【药理作用】紫丹参具有以丹参酮 II_A 为主的抗心肌缺血、抗血栓、耐缺氧、抗炎、抗肿瘤等活性。丹参酮 II_A 磺酸钠能缩小心肌缺血或梗死面积、减轻病变程度、减少心律失常发生与其减轻钙超载作用,抑制中性粒细胞黏附、浸润、吞噬和溶酶体酶释放等作用有关;大鼠和小鼠静脉注射可延长体外血栓形成时间、缩短血栓长度、减轻血栓干重和湿重、降低血小板黏附及聚集功能,对犬血小板黏附、聚集、释放均有抑制作用;腹腔注射可显著延长小鼠在缺氧状态下的存活时间,减慢耗氧速度,保持心脑组织中的乳酸含量不增加,表明其耐缺氧作用与提高小鼠的缺氧耐受力、改善缺氧后引起的心肌代谢紊乱有关。丹参酮灌胃给予大鼠,能明显抑制组胺引起的血管通透性增高,蛋清、角叉菜胶和右旋糖酐所致的急性关节肿,渗出性甲醛腹膜炎反应;能降低大鼠血中的前列腺素 $F_{2\alpha}$($PGF_{2\alpha}$)和 PGE 水平。紫丹参醌 A 腹腔注射能抑制小鼠 Lewis 肺癌、黑色素瘤 B16、肉瘤 S_{180} 的生长;可延长白血病 P388 小鼠的生存时间。鸡胚尿囊膜模型(CAM)实验表明,丙酮提取物及紫丹参甲素、乙素,丹参酮 II_A、丹参酮 I,隐丹参酮,丹参二醇 B 等具有血管新生抑制活性。此外,还有性激素样作用、抗菌作用等。

【制剂】彝药:丹莪妇康煎膏,骨风宁胶囊,龙金通淋胶囊,紫丹活血片,紫灯胶囊。

附注:本品为云南、四川地方习用的"丹参"类药材,其功能主治与"丹参"有所不同,应按制剂批文规定使用(参见"丹参"条)。

云南鼠尾草 *Salvia yunnanensis* 为《滇南本草》记载的"丹参",云南称"紫丹参",《贵州中标》(88)以"丹参"之名收载。

据《藏药志》记载,四川、青海的藏医药用的"吉子青保"的基源有唇形科植物异叶青兰 *Dracocephalum heterophyllum* Benth.(白花枝子花)、黄花鼠尾草 *S. roborowskii* Maxim.、甘西鼠尾草 *S. przewalskii* 等数种,其中前两种称"吉子嘎保",后者称"吉子莫保"或"吉子恩保";《中华本草:藏药卷》则认为应以甘西鼠尾草 *S. przewalskii* 为正品(《青海药标》以"丹参"之名收载了该种),临床应用表明对支气管炎、咳嗽、感冒及淋巴结炎疗效显著,与其他民族的用法不同。

甘西鼠尾草 *S. przewalskii* 在四川也作秦艽的代用品。

紫 地 榆

【民族药名】彝药(万骚昌兹诗,左纪齐,暗红老倌草,黑马拿,红寒药)。

【来源】牻牛儿苗科植物紫地榆 *Geranium strictipes* R. Knuth [=*Geranium scandens* (Hook. f. et Thoms.)Hutch.]的干燥根。

【标准】部标成方(十二册,附录,97),云南中标(彝药,05),云南药标(74,96)。

【功能主治】

彝药:清热止血,收敛止泻。用于胃脘疼痛,便血,腹泻,痢疾,月经不调,崩漏,产后流血,鼻出血,痔疮出血,创伤出血,水火烫伤。

中药:消炎,止血,涩肠。用于吐泻,痢疾,脘腹痛,鼻出血,便血,月经过多,产后流血,跌打损伤。

【用法与用量】9~15g。

【化学成分】含鞣质类:没食子酸(gallic acid),鞣花酸(ellagic acid),五倍子酸甲酯（methyl gallate），β-1,4,6-三-O-没食子酰基-D-葡萄糖（β-1,4,6-tri-O-galloyl-D-glucose），β-1,6-二-O-没食子酰基-D-葡萄糖（β-1,6-di-O-galloyl-D-glucose），（＋）-儿茶素[（＋）-catechin]；酚酸类成分：原儿茶酸（protocatechuic acid）等；黄烷类：（＋）-儿茶素（catechin）。

没食子酸　　　　　鞣花酸　　　　　原儿茶酸

【药理作用】紫地榆水提取物对牙周致病厌氧菌变形链球菌和血链球菌有较好的抑制作用，具有防龋与抑龋作用。在体外对常见的肠道感染性细菌具有显著的抗菌作用；对痢疾志贺菌感染的小鼠具有明显的保护作用，可降低小鼠的死亡率。五倍子酸甲酯具有抗艾滋病毒活性，EC_{50} 为 2.43μg/ml，治疗指数（TI）为 8.40。

【制剂】彝药：肠胃舒胶囊。

附注：《云南药标》中收载的紫地榆的学名为 *Geranium scandens*（Hook. f. et Thoms.）Hutch.，《中国植物志》中将其作为紫地榆 *G. strictipes* 的异名。

紫地榆 *G. scandens* 在《滇南本草》中以"隔山消"之名记载，民间又称"赤地榆"。云南红河地区药用的"紫地榆"为同属植物赤地榆（五叶老鹳草）*G. delavayi* Franch.，其他尚有灰岩紫地榆 *G. franchetii* R. Knuth、刚毛紫地榆 *G. hispidissimum*（Franch.）R. Knuth、齿托紫地榆 *G. limprichtii* Lingelsh. et Borza 等也称"紫地榆"，系同名异物品，均未见有标准收载，应注意鉴别，按制剂批文规定使用。

《滇南本草》中另记载有"白地榆"，即中药"地榆"，为蔷薇科植物地榆 *Sanguisorba officinalis* L. 的根，与"紫地榆"为不同的药物，不得相混淆（参见"地榆"条）。

紫花地丁（地丁，地丁草，犁头草）

【民族药名】蒙药（吉斯-地格达，宝日尼勒-地格达，尼勒-其其格），苗药（窝灰卡那）。

【来源】堇菜科植物紫花地丁 *Viola yedoensis* Makino、戟叶堇菜 *Viola betonicifolia* W. W. Sm.、箭叶堇菜 *Viola betonicifolia* W. W. Sm. ssp. *nepalensis* W. Beck.、心叶堇菜 *Viola cordifolia* W. Beck.、早开堇菜 *Viola prionantha* Bunge、浅圆齿堇菜 *Viola schneideri* W. Beck.、长萼堇菜 *Viola inconspicua* Bl.、短毛堇菜 *Viola confuse* Champ 的干燥全草。

【标准】中国药典，内蒙蒙标（86），新疆药标（80），四川中标（84，87），台湾中药典范（85），江苏中标（89），甘肃中标（96，09），浙江中标（2000），贵州中民标（03），香港中标（第5期）。

【功能主治】蒙药：清"协日"热，解毒。用于"协日"热，"赫依热，头痛，肝胆热。

苗药：用于热性头痛发热，面红，大汗，无名肿毒，毒蛇咬伤。

中药：清热解毒，凉血消肿。用于疔疮肿毒，痈疽发背，丹毒，毒蛇咬伤。

【用法与用量】3~5g(蒙药)；15~30g(中药)。外用适量，捣烂敷患处。

【化学成分】含黄酮类：芹菜素(apigenin)，木犀草素(luteolin)，槲皮素(quercetin)，山奈酚-3-O-吡喃鼠李糖苷，金圣草素(chrysoeriol)，金合欢素-7-O-β-D-葡萄糖苷(acacetin-7-O-β-D-glucoside)，金合欢素-7-O-β-D-芹菜糖(1→2)-β-D-葡萄糖苷等；香豆素类：秦皮甲素(aesculin)，秦皮乙素(aesculetin，七叶内酯)，东莨菪内酯(scopoletin)，6,7-二甲氧基香豆素(6,7-dimethoxycoumarin)等；有机酸类：咖啡酸(caffeic acid)，奎宁酸(quinic acid)，棕榈酸(hexadecanoic acid)，3,4-二羟基苯甲酸(3,4-dihydroxybenzoic acid)，对羟基苯甲酸(*p*-hydroxybenzoic acid)，反式对羟基桂皮酸(*trans-p*-hydroxycinnamic acid)，琥珀酸(succinic acid)，地丁酰胺等。《香港中标》规定(紫花地丁)含秦皮乙素($C_9H_6O_4$)不得少于0.20%。

槲皮素　　　　　　　　　秦皮甲素

秦皮乙素　　　　　　　　奎宁酸

【药理作用】紫花地丁的水煎液对金黄色葡萄球菌、肺炎链球菌、白喉杆菌等均有不同程度的抑制作用；醇和水提取物对钩端螺旋体有抑制作用；二甲亚砜、甲醇提取物具有体外抑制人类免疫缺陷病毒的活性，以前者的作用显著。不同的提取物在体内、体外试验中均有抗乙型肝炎病毒活性。醇和水提取物对钩端螺旋体有抑制作用；二甲亚砜、甲醇提取物具有体外抑制艾滋病病毒的活性，以前者的作用显著。水提物和丁醇提物对二甲苯致小鼠耳郭肿胀及角叉菜胶致小鼠足肿胀均具有显著的抑制作用。具有较强的抗氧化作用，对羟自由基有良好的清除效果。对以宫颈癌细胞造模的荷瘤鼠肿瘤组织的生长具有明显的抑制作用。

【制剂】蒙药：草果健脾散，沉香安神散，德都红花七味丸，风湿二十五味丸，寒水石二十一味散，洪林五味汤散，利肝和胃丸，麦冬十三味丸，清肝二十七味丸，清热止痛三味汤散，清肾热十味散，西红花十六味散。

苗药：消痔洁肤软膏。

彝药：紫椒癣酊。

附注：《中国植物志》中，"紫花地丁"的学名为 *V. philippica* Cav. Icons et Descr.，*V. yedoensis* 作为其异名；心叶堇菜的学名为 *V. concordifolia* C. J. Wang；箭叶堇菜 *V.*

betonicifolia ssp. *nepalensis* 被并入戟叶堇菜 *V. betonicifolia* 中。

堇菜属(*Viola*)植物在我国有 120 余种,全国广布,各地、各民族民间多作清热解毒药用,其种类也极为复杂。东北堇菜 *V. mandshurica* W. Beck. 等在东北、华北、台湾也作地丁用,但未见有标准收载。

全国各地称"地丁"的药材极多,基源植物也涉及堇菜科堇菜属(*Viola*)、罂粟科紫堇属(*Corydalis*)、豆科米口袋属(*Gueldenstaedtia*)、菊科蒲公英属(*Taraxacum*)等的多种植物,有关标准中收载的"地丁类"药材大致有"苦地丁"(紫堇属)、"甜地丁"(米口袋属)、"紫花地丁"(堇菜属)、"黄花地丁"(蒲公英属)等,应注意区别(参见"苦地丁"条)。

藏医药用的堇菜属植物为双花堇菜 *V. biflora* L. 和圆叶小堇菜 *V. rockiana* W. Beck,用于骨折、创伤;维医药用天山堇菜 *V. tianshanica* Maxim.(= 西藏堇菜 *Viola kunawarensis* Royle Illustr.),用于热性感冒、发热、头痛、咽痛、肢肿、小儿惊厥、疮肿等。

《四川中标》(84)在"紫花地丁"条下还收载有龙胆科植物灰绿龙胆 *Gentiana yokusai* Burkill 的全草,其他省也有以龙胆科植物作"地丁"的情况,作为不同科属的植物,是否具有相同的功效、成分、作用机制还有待于研究,不宜混用。

紫 金 龙

【民族药名】彝药(喏毒)。

【来源】毛茛科植物深裂黄草乌 *Aconitum vilmorinianum* Kom. var. *altifidum* W. T. Wang 的干燥块根。

【标准】贵州地标(94),贵州中民标(03)。

【功能主治】彝药:用于骨折。

中药:祛风除湿,温经止痛。用于跌扑损伤,腰膝疼痛,疮毒。

【用法与用量】外用适量,浸酒涂搽或研末调敷患处。本品有毒,不可内服。

【化学成分】含生物碱类:深裂黄草乌碱(vilmorinianine),丽江乌任碱(acoforine),非洲防己碱(columbidine),萨柯乌头碱(sachaconitine),滇乌头碱(yunaconitine),脱氧乌头碱(deoxyaconitine),8- 去乙酰基滇乌头碱,geniculatine,黄草乌碱乙、丙、丁(foresaconitines B、C、D),talatisamine,denudatine 等;其他:β- 谷甾醇(β-sitosterol),β- 谷甾醇乙酸酯,β- 胡萝卜苷(β-daucosterol)等。

丽江乌任碱　　　　　　非洲防己碱

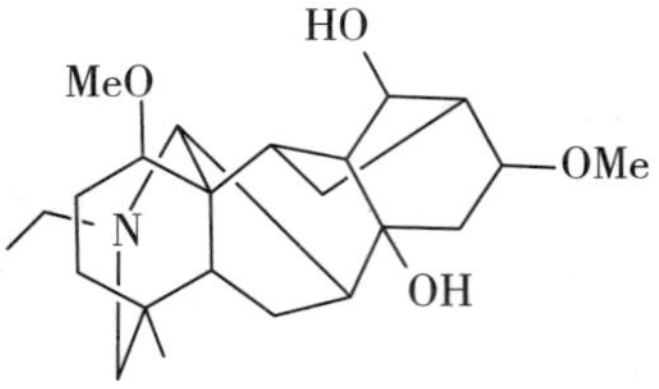

萨柯乌头碱 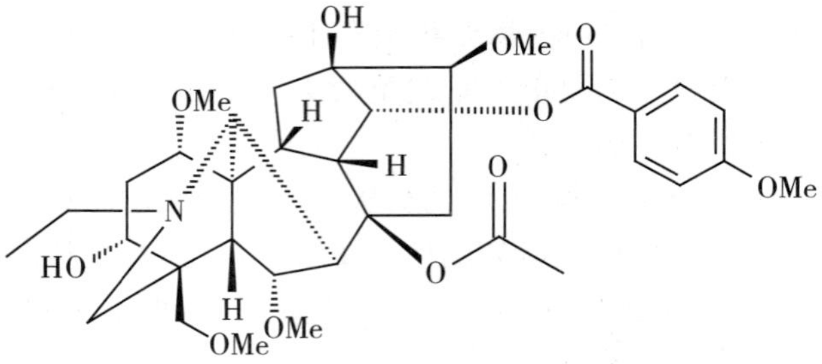　　　　　滇乌头碱

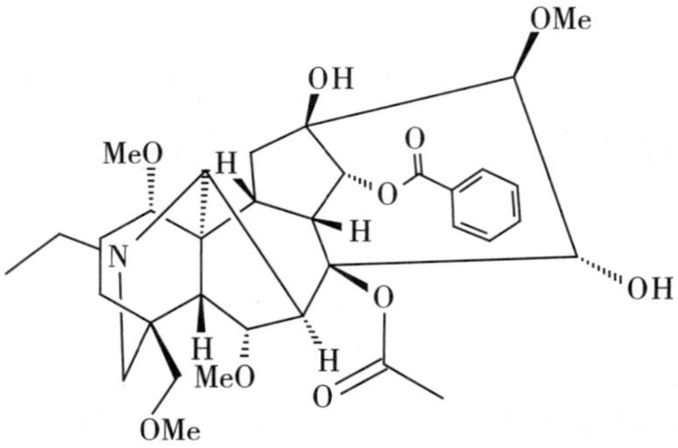

脱氧乌头碱

【药理作用】紫金龙乙醇提取物可以抑制脂多糖诱导的 RAW 264.7 细胞炎症反应。
【制剂】苗药：风湿跌打酊。
附注：本品为贵州习用药材。《中国药典》(77)、《云南药标》(74,96)在"紫金龙"条下收载的基源为罂粟科植物紫金龙 Dactylicapnos scandens (D. Don) Hutchins 的干燥根（白族习用药材），为不同的药物，应注意区别。

紫铆（紫铆子）

【民族药名】藏药（麻如子，麻路子，麻如泽，玛茹孜，玛茹子），蒙药（玛如泽，斯仁布-玛日勒布，浩日海音-哈布他盖-乌兰-额莫），傣药（迈掀）。
【来源】豆科植物紫铆 Butea monosperma (Lam.) Kuntze 的干燥成熟种子。
【标准】部标藏药(95)，藏标(79)，青海藏标(92)，内蒙蒙标(86)。
【功能主治】藏药：驱虫，干黄水，止瘙痒。用于"生乃病"（虫病），黄水病，皮肤瘙痒。
蒙药：清血热，调理"赫依"血相讧，消肿。用于血热，血瘀刺痛，产褥热，"赫依"血相讧，"宝日"热，肝火，心热，肿块。
傣药：用于驱虫，黄水疮，瘙痒，皮肤病。
【用法与用量】0.5~1.5g，研末吞服或配方用。
【化学成分】含黄酮及黄酮苷类：紫铆亭（butin），紫铆苷（butrin），异紫铆苷（isobutrin）；

脂肪酸：油酸（oleic acid），亚油酸（linoleic acid），棕榈酸（palmitic acid），山嵛酸（docosanoic acid），硬脂酸（stearic acid），肉豆蔻酸（myristic acid）等；其他：紫铆子内酯（palasonin），虫胶紫茉莉酸（laccijalaric acid），紫茉莉酸酯甲、乙，右旋斑蝥酸（cantharic acid），α-香树脂醇（α-amyrin），d-苦杏精（d-amarin），β-谷甾醇（β-sitosterol），β-谷甾醇-β-O-葡萄糖苷（β-sitosterol-β-O-glucoside），脂肪酸，糖等。

紫铆亭　　　　　　　紫铆苷

【药理作用】 产于泰国的华丽紫铆 *Butea superba* 的提取物与日本白兔血浆（富含血小板，PRP）混合孵育，可浓度依赖性地延长高岭土诱导的血液凝固时间，抑制血小板活化因子（PAF）诱导的血小板聚集，对血小板中的Ⅲ型PDE酶和Ⅴ型PDE酶活性有抑制作用。紫铆苷和异紫铆苷对CCl_4和半乳糖胺所致肝损伤有保护作用。

【制剂】 藏药：七味酸藤果丸。

附注：《中国植物志》中，*Butea monosperma* 的中文名使用"紫矿"。

《新修本草》中记载的"紫铆"为"紫草茸"，为胶蚧科昆虫紫胶虫 *Laccifer lacca* Kerr.（紫胶蚧）的雌体寄生于豆科黄檀属（*Dalbergia*）和梧桐科火绳树属（*Eriolaena*）植物等为主的多种植物树干上所分泌的胶质物，与"紫铆"不同，但紫铆 *Butea monosperma* 也是紫胶虫的主要寄主之一，故在其种子中也含有紫铆子虫胶（palas seed lac）及其一些成分。应注意不得相混淆（参见"紫草茸"条）。

紫茉莉根（胭脂花根）

【民族药名】 维药（白赫曼斯比特），苗药（水粉，奴水粉，猴蹦莲），傣药（贺罗外亮，贺莫晚罕，糯外娘，玛完憨，茉晚憨，沫万哈），彝药（姆庆维，拜黑）。

【来源】 紫茉莉科植物紫茉莉 *Mirabilis jalapa* L. 的干燥块根。

【标准】 部标维药（附录，99），云南中标（彝药，07），新疆药标（80），贵州中民标（03）。

【功能主治】 维药：用于体虚，四肢酸软，食欲缺乏，神经衰弱，心急气短，虚劳咳嗽，慢性腹泻，尿路结石，糖尿病，子宫出血，净湿性黏液，关节炎。

苗药：清热利湿，解毒活血。用于热淋，白浊，水肿，赤白带下，关节肿痛，痈疮肿毒，乳痈，跌打损伤。

傣药：清火解毒，消肿止痛，收敛止泻。用于"拢达儿"（腮腺、颌下淋巴结肿痛），"接短鲁短，拢蒙沙嘿"（腹痛腹泻，赤白下痢）。

彝药：清热利湿，活血消肿。用于乳痈，赤白带下，月经不调，热淋，痈疮肿毒。

中药：泄热，利尿，活血散瘀，止痛。用于淋浊，带下，痔疮。

【用法与用量】10~15g；苗药 15~30g。外用适量。孕妇忌服，脾胃虚弱者慎服。

【化学成分】含黄酮及鱼藤酮类：2'-O-methylabronisoflavone，boeravinone C，boeravinone F；色素类成分：梨果仙人掌黄素（indicaxanthin），仙人掌黄素 I（vulgaxanthin I），紫茉莉黄素 I~VI（miraxanthins I~VI）；萜类和甾醇类：齐墩果酸（oleanolic acid），熊果酸（ursolic acid），β-谷甾醇（β-sitosterol），豆甾醇（stigmasterol）；生物碱：胡芦巴碱（trigonelline）；其他：棕榈酸（palmitic acid），亚油酸（linoleic acid），亚麻酸（linolenic acid），紫茉莉抗病毒蛋白（mirabilis antiviral protein，MAP）等。

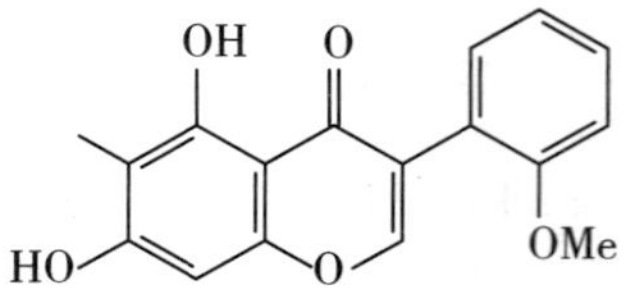

2'-O-methylabronisoflavone

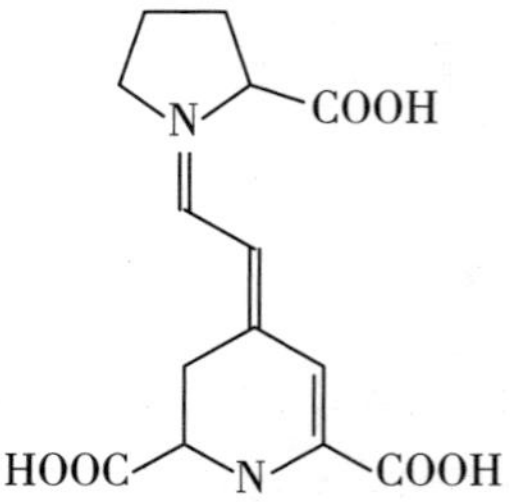

梨果仙人掌黄素

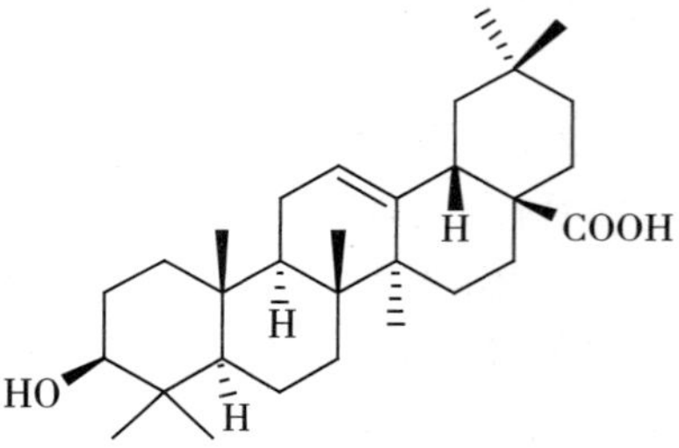

齐墩果酸

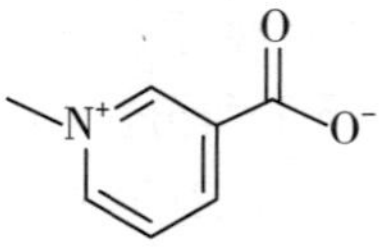

胡芦巴碱

【药理作用】本品水提物可降低四氧嘧啶性糖尿病小鼠的血糖；醇提物对实验性 2 型糖尿病大鼠具有降糖调脂作用。酸性提取物可使麻醉兔的血压升高；醇提物对大肠埃希菌和金黄色葡萄球菌均有抑制作用，对大肠埃希菌的抑制效果更明显；水提物仅对大肠埃希菌有抑制作用。紫茉莉抗病毒蛋白具有抗病毒及抑制蛋白合成的作用，对妊娠小鼠具有堕胎作用，对肿瘤细胞有抗增生作用。

【制剂】维药：罗补甫克比日丸。

苗药：疗痔胶囊。

附注：藏医、蒙医药用山紫茉莉 Oxybaphus himalaicus Edgew.[= 喜马拉雅紫茉莉 Mirabilis himalaica（Edgew.）Heim.]（参见"喜马拉雅紫茉莉"条）。

紫萁贯众（贯众）

【民族药名】苗药（窝汗嘎相，窝汉嘎相），彝药（比子）。

【来源】紫萁科植物紫萁 Osmunda japonica Thunb. 或华南紫萁 Osmunda vachellii Hook. 的干燥根茎及叶柄基部。

【标准】 中国药典,新疆药标(80),四川中标(87),贵州中标(88),湖南中标(09,93),广西中标(90),河南中标(91),上海中标(94),山东中标(95,02),贵州中民标(03),湖北中标(09)。

【功能主治】

苗药:清热解毒,凉血止血,杀虫。用于流感,头痛,痄腮,各种出血,虫积腹痛。

彝药:用于腹中蛔虫作痛,胆道蛔虫,人气痛,伤风,预防感冒,预防流行性脑脊髓膜炎。

中药:清热解毒,止血,杀虫。用于疫毒感冒,热毒泻痢,疮痈肿毒,吐血,衄血,便血,崩漏,虫积腹痛。

【用法与用量】 4.5~9g。有小毒。脾胃虚寒者慎服。

【化学成分】 含黄酮类:山奈酚(kaempferol),紫云英苷(astragalin)紫萁酮(osmundacetone);内酯类:紫萁内酯(4R,5S-osmundalactone),紫萁苷(osmundalactone),5-羟基-2-己烯酸-4-内酯[(4R,5S)-5-hydroxy-2-hexen-4-olide];蒽醌类:1,7,9,11-四羟基-3-甲基-5,6-二氢-萘骈蒽醌;甾酮类:尖叶上杉甾酮A(ponasterone A),蜕皮甾酮(ecdysterone),蜕皮素(ecdysone);其他:(E)-3,4-二羟基苯亚甲基丙酮[(E)-3,4-dihydroxybenzylidene acetone],对羟基苄叉丙酮(p-hydroxy-dibenzylidene acetone),原儿茶醛(protocatechuic aldehyde),原儿茶酸(protocatechuate),去氢催吐萝芙木醇(dehydrovomifoliol),β-谷甾醇(β-sitosterol),胡萝卜苷(daucosterol),多糖。

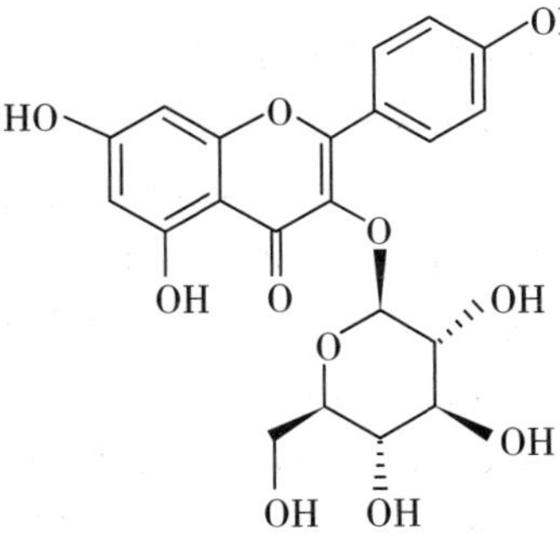

紫云英苷

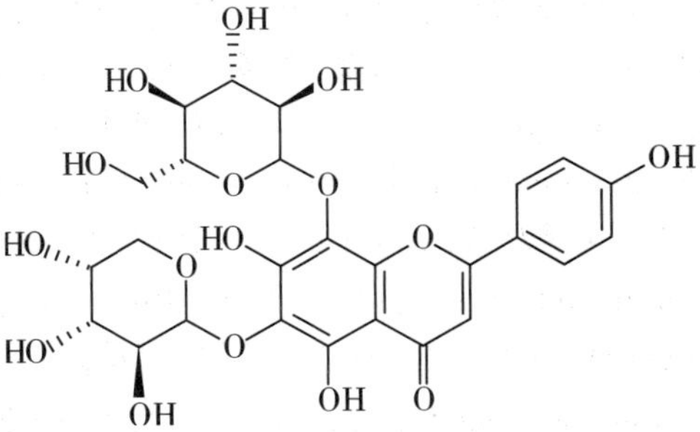

紫萁酮

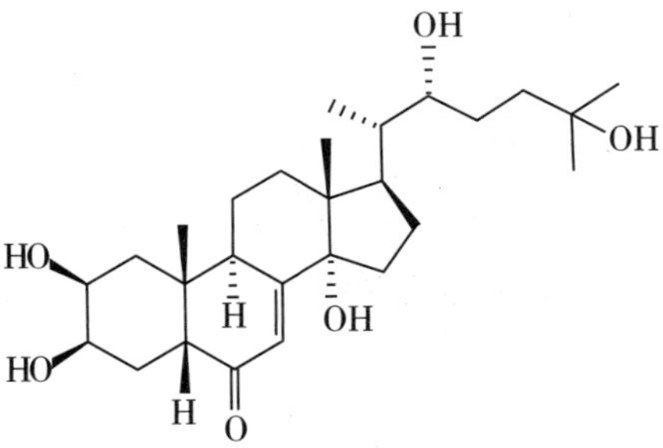

蜕皮素

【药理作用】 本品水提物具有显著的抗肠道病毒71型的效果;丙酮提取物具有良好的抗乙型肝炎病毒的作用。各极性部位对二甲苯致小鼠耳郭肿胀均具抑制作用。

【制剂】苗药：砂连和胃胶囊。

彝药：舒胃药酒。

附注："贯众"类药材大致分为"贯众""绵马贯众"和"紫萁贯众"3类，《中国药典》中分别收载有"绵马贯众"和"紫萁贯众"，两者的功能主治基本相似；各地方标准中多统称"贯众"，收载的基源也极为复杂（至少涉及4个科的多属植物），此处仅收录标准中以"紫萁贯众"名称收载，或来源于同属植物的基源植物种类。应注意鉴别，按制剂批文规定使用（参见"绵马贯众"条）。

紫 色 姜

【民族药名】傣药（补累，兴防，狠筒，雅叫帕中补）。

【来源】姜科植物紫色姜 *Zingiber purpureum* Rosc.、珊瑚姜 *Zingiber corallinum* Hance 的干燥根茎。

【标准】云南中标（傣药，09）。

【功能主治】傣药：健胃消食，通气止痛，除风解毒，活血消肿，利胆退黄。用于胃脘胁肋胀痛，食积不化，呕吐腹泻，胆汁病（黄疸病、白疸病、黑疸病），肾虚腰腿痛，风湿痹痛，跌打损伤，疔疮痈疖，毒虫咬伤。

【用法与用量】15~30g。外用适量。香芹蓝烯醇，香芹草孟烯醇

【化学成分】含挥发油类：α-松油醇（α-terpineol），α-侧柏烯（α-thujene），α-，β-蒎烯（α-，β-pinene），2-噻吩甲醛（2-thenaldehyde），月桂烯（myrcene），β-倍半水芹烯（β-sesquiphellandrene），α-，β-水芹烯（α-，β-phellandrene），对伞花素（p-cymene），柠檬烯（limonene），蒈烯-4（carene-4），1，4-桉叶素（1，4-cineol），异松油烯（isoterpinene），松油烯-4-醇（terpinen-4-ol），芳樟醇（linalool），莰烯氧化物（camphene oxide），水合桧烯（sabinene hydrate），香兰素（vanillin），顺式-β-金合欢烯（cis-β-farnesene），甲基丁香酚（methyl eugenol），顺式-3，4-二甲氧基肉桂醛（cis-3，4-dimethoxy cinnamyl aldehyde），(E)-4-(3′,4′-dimethoxyphenyl)-but-3-en-1-ol，1-[5-(2-呋喃甲基)-2-呋喃]乙酮，2-(2,5-二甲基苯基)丙烯酸等；其他：姜黄素（curcumin），黄酮类，内酯类，香豆素类，三萜类等。《云南中标》(傣药)规定含挥发油不得少于0.5%（ml/g），含姜黄素（$C_{21}H_{20}O_6$）不得少于0.08%。

α-松油醇　　2-噻吩甲醛　　β-倍半水芹烯

姜黄素

【**药理作用**】紫色姜具有抗抑郁作用。提取的苯丁烯二聚体具有促进海马齿状回区细胞增殖的作用。

【**制剂**】傣药:双姜胃痛丸。

附注:《中国植物志》中未记载有 Zingiber purpureum Rosc.。文献记载该种在我国南部、东南部有栽培,印度、斯里兰卡、柬埔寨等国有分布,在亚洲热带地区广泛栽培供药用,根茎能止腹痛腹泻。

紫苏(紫苏叶)

【**民族药名**】蒙药(吐鲁格其乌布生),苗药(嘎欧务,锐伦清,敢脑献,郎略,地哈),傣药(扎阿亮,杆哥匹,甲阿娘)。

【**来源**】唇形科植物紫苏 Perilla frutescens (Linn.)Britt.、野生紫苏 Perilla frutescens (Linn.)Britt. var. acuta (Thunb.)Kudo、皱紫苏 Perilla frutescens(Linn.)Britt. var. crispa(Thunb.)Hand.-Mazz. 的干燥地上部分(紫苏)、干燥叶(紫苏叶)、干燥茎(紫苏梗)。

【**标准**】中国药典,部标成方(九册,附录,94),贵州中标规(65),新疆药标(80),台湾中药典范(85),江西中标(96),湖南中标(93,09),台湾中药典(04),广西壮标(11)。

【**功能主治**】蒙药:用于风寒感冒,咳嗽,胸腹胀满,鱼蟹中毒,恶心呕吐,妊娠呕吐,胎动不安。

苗药:解表散寒,理气止痛。用于风寒感冒,咳逆痰喘,胸脘胀满。

傣药:除风解毒,止咳化痰,通气,消肿止痛。用于"割鲁了兵哇唉,拢沙龙接火,呢埋"(产后感冒咳嗽,咽喉肿痛,发热),"短旧"(腹内痉挛绞痛),"拢梅兰申"(风寒湿痹证,肢体关节疼痛,屈伸不利)。

中药:叶解表散寒,行气和胃。用于风寒感冒,咳嗽呕恶,妊娠呕吐,鱼蟹中毒。梗理气宽中,止痛,安胎。用于胸膈痞闷,胃脘疼痛,嗳气呕吐,胎动不安。

【**用法与用量**】5~10g。

【**化学成分**】含挥发油:紫苏醛(perillaldehyde),紫苏醇(perillyl alcohol),紫苏酮(perilla ketone),紫苏烯(perillene),柠檬烯(limonene),香薷酮(elsholtziaketone),肉豆蔻醚(myristicin),β-石竹烯(β-caryophyllene),α-香柑油烯(α-bergamotene),芳樟醇(linalool),白苏烯酮(egomaketone),异白苏烯酮(isoegomaketone)等;糖苷类:紫苏醇-β-D-吡喃葡萄糖苷(perillyl-β-D-glucopyranoside),紫苏苷 B、C(perillosides B、C),1,2-亚甲二氧基-4-甲氧基-5-烯丙基-3-苯基-β-D-吡喃葡萄糖苷(1,2-methylenedioxy-4-methoxy-5-allyl-3-phenyl-β-D-glucopyranoside)等;其他:迷迭香酸(rosmarinic acid),亚麻酸(linolenic acid),亚麻酸乙酯(ethyl linolenate),β-谷甾醇(β-sitosterol)等。《中国药典》规定紫苏叶含挥发油不得少于 0.20%(ml/g),梗含迷迭香酸($C_{18}H_{16}O_8$)不得少于 0.10%;《广西壮标》规定含挥发油不得少于 0.40%(ml/g)。

紫苏醛　　　　　　　　紫苏醇　　　　　　　　迷迭香酸

【药理作用】紫苏水提液在体内、体外试验均能抑制ADP或胶原诱导的血小板聚集。热水提取物25mg/kg对化学物质诱导的大鼠肥大细胞的组胺释放有明显的抑制作用。乙醚提取物能增强脾淋巴细胞免疫功能，而乙醇提取物和紫苏醛有免疫抑制作用。紫苏注射液1~2ml/(kg·d)肌内注射能明显缩短家兔的凝血时间；15ml/kg皮下注射能明显缩短小鼠的出血时间；2ml/kg静脉注射能显著缩小大鼠微动、静脉口径，收缩微动脉分支处的毛细血管前括约肌，使血流减慢甚至停止。紫苏醛100mg/kg灌胃能显著延长环己巴比妥所致的小鼠睡眠时间。紫苏酮能促进小鼠小肠蠕动，对抗阿托品引起的松弛作用。石竹烯对离体豚鼠气管有松弛作用，对丙烯醛或枸橼酸所致的咳嗽可有明显的镇咳作用；具有祛痰作用（小鼠酚红法）。此外，紫苏还具有抗菌、抗凝血、抗辐射、抗氧化等作用。

【制剂】苗药：感清糖浆。

附注：《中国药典》将"紫苏叶"和"紫苏梗"分别收载，两者的功能主治不同，但各标准中在"紫苏"条下收载的药用部位有"地上部分""叶或带嫩枝""带叶嫩枝"，在"紫苏叶"条下也有"带嫩枝"，此处将"紫苏"和"紫苏叶"暂一并收录，供参考。应按制剂批文规定使用。

《中国植物志》中，*Perilla frutescens* var. *crispa* 的中文名使用"回回苏"。《湖南中标》收载的"紫苏叶"的基源为"野生紫苏 *P. frutescens*（L.）var. *purpurascens*（Hayata）H. W. Li，《中国植物志》记载的"野生紫苏"的学名为 *Perilla frutescens* var. *acuta*，其异名中有 *Perilla ocymoides* Linn. var. *purpurascens* Hayata，但未见有 *P. frutescens* var. *purpurascens*。

紫苏子（白苏子）

【民族药名】蒙药（哈日-玛灵高），维药（巴兰古欧如合，把都鲁子，百子如力巴兰古，吐胡米巴兰古）。

【来源】唇形科植物紫苏 *Perilla frutescens*（Linn.）Britt.、野生紫苏 *Perilla frutescens*（Linn.）Britt. var. *acuta*（Thunb.）Kudo 或皱紫苏 *Perilla frutescens*（Linn.）Britt. var. *crispa*（Thunb.）Hand.-Mazz. 的干燥成熟果实。

【标准】中国药典，部标成方（十二册，附录，97），贵州中标规（65），新疆药标（80），台湾中药典范（85），江苏中标（89），上海中标（94），台湾中药典（04），湖南中标（93，09），云南药标（74，96），河南中标（93），贵州中民标（03），云南中标（彝族药，05）。

【功能主治】

蒙药：用于咳逆上气，痰多喘急。

维药：生湿生热，调节异常黑胆质，补脑补心，爽心悦志，除肠疡，止腹泻。用于干寒性或黑胆质性疾病，如干寒性脑虚、心虚、心悸、肠疡、腹泻、痢疾。

中药：降气消痰，止咳平喘，润肠通便。用于痰壅气逆，咳嗽气喘，肠燥便秘。

【用法与用量】 3~10g。维医认为本品对胃有损害，可以白砂糖矫正。

【化学成分】 含蛋白质（17%），脂肪油（51.7%）。含挥发油类：紫苏醛（perilla aldehyde），柠檬烯（limonene）和 β- 石竹烯（β-caryophyllene）；不饱和脂肪酸：亚麻酸（linolenic acid），亚油酸（linoleic acid）；黄酮类：芹菜素（apigenin），木犀草素（luteolin），芹菜素 -7- 咖啡酰葡萄糖苷，木犀草素 -7- 咖啡酰葡萄糖苷；三萜类：齐墩果酸（oleanolic acid），熊果酸（ursolic acid）；酚酸类：阿魏酸（ferulic acid），咖啡酸（caffeic acid）及其酯类衍生物，迷迭香酸（rosmarinic acid），迷迭香酸甲酯（methylrosmarinate）等。《中国药典》规定含迷迭香酸（$C_{18}H_{16}O_8$）不得少于0.25%。

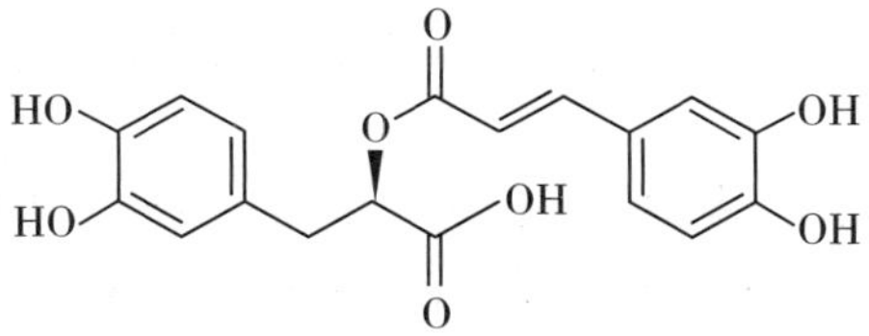

迷迭香酸

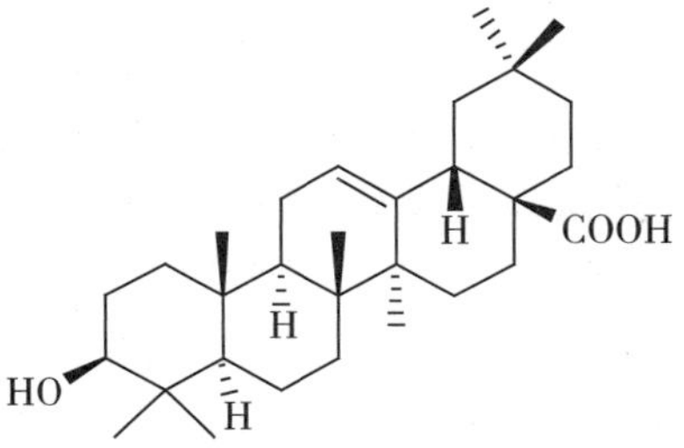

齐墩果酸

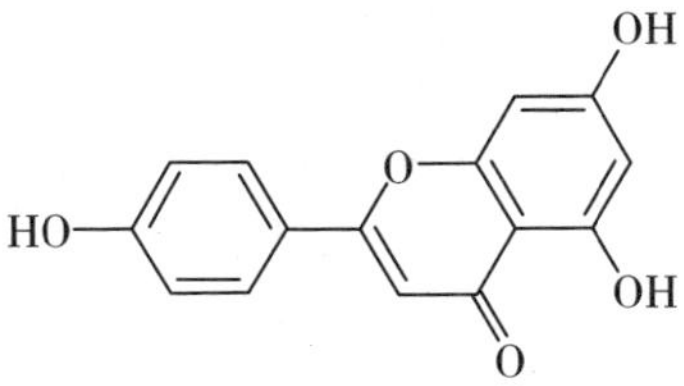

芹菜素

【药理作用】 紫苏子的脂肪油提取物具有明显的降血脂作用，对大鼠脂代谢紊乱有预防作用，对兔实验性高脂血症有改善作用。脂肪油提取物具有增强小鼠的学习记忆能力的作用，可减少小鼠跳台错误次数，能明显提高小鼠水迷路测验的正确百分率，缩短到达终点时间。腹腔注射紫苏子油后，对喷雾组胺和乙酰胆碱所致的支气管哮喘能明显延长出现喘息性抽搐的潜伏期；小鼠灌服紫苏子油后，咳嗽的潜伏期显著延长、咳嗽次数显著减少。此外，紫苏子还有抗衰老、抗过敏等药理作用。

【制剂】 维药：复方高滋斑片。

附注：《中国植物志》中，*P. frutescens* var. *crispa* 的中文名使用"回回苏"。

紫苏 *Perilla frutescens* 的叶两面的颜色有两面绿色或紫色、仅叶背面紫色的变化，民间将绿色者又称"白苏"，在植物分类上作同种。该种的各部位均可作不同药物药用，有"紫苏"（地上部分或带叶嫩枝）、"紫苏叶"（叶或带嫩枝）、"紫苏梗"（茎）、"紫苏根"（根），各部位的功效不尽相同，应区别使用（参见"紫苏"条）。

紫檀香(紫檀)

【民族药名】 藏药(赞旦玛布,赞旦玛保,赞旦慢巴,故赞旦),蒙药(乌兰-赞丹,赞丹-玛日布),维药(克孜力山大力,克孜力散代力)。

【来源】 豆科植物青龙木 *Pterocarpus indicus* Willd. 或紫檀 *Pterocarpus santalinus* L. f. 的干燥心材。

【标准】 中国药典(附录),部标藏药(95),部标维药(附录,99),青海藏标(92),内蒙蒙标(86),内蒙中标(88),中华药典(30)。

【功能主治】

藏药:清血热,消气血不和。用于热血入分,恶血瘀阻,风血交杂症;外涂消肢节肿胀。

蒙药:清血热,调理"赫依"血相讧,消肿。用于血热,血瘀刺痛,产褥热,"赫依"血相讧,"宝日"热,肝火,心热,肿块。

维药:生干生寒,调节异常血液质,凉血止血,清血,止痢,清热退热。用于湿热性或血液质性疾病,如血热性尿血,咳血,月经过多,湿热腹泻,发热。

【用法与用量】 1~5g。外用适量,研粉撒或调敷患处。维医认为本品对肺有损害,并能减低性欲,可以蜂蜜或冰糖矫正。

【化学成分】 含哥拉紫檀素(angolensin),紫檀素(pterocarpin),高紫檀素(homopterocarpin),紫檀醇(pterocarpol),紫檀红,脱氧紫檀红,刺芒柄花素(formononetin);挥发油:α-桉叶醇(α-eudesmol),β-桉叶醇(β-eudesmol)等。

高紫檀素

【药理作用】 紫檀香水提取物对小鼠艾氏腹水癌有抑制作用。

【制剂】 藏药:八味清心沉香散,十五味沉香丸,藏降脂胶囊。

蒙药:沉香安神散,风湿二十五味丸,红花清肝十三味丸,羚牛角二十五味丸,清热二十三味散,清热二十五味丸,清心沉香八味丸,石膏二十五味散,珍珠活络二十九味丸,珍珠通络丸,止血八味散。

维药:养心达瓦依米西克蜜膏。

附注:紫檀属(*Pterocarpus*)植物我国仅1种,《中国植物志》中,*Pterocarpus indicus* 的中文名使用"紫檀";未见记载有紫檀 *P. santalinus*。

藏医药古籍文献《晶珠本草》记载"分红色及紫色两种,性重而坚,坚如兽角,具水晶样明亮而光泽,气香为上品;质松而状如烧焦后的蒜,外表面淡白色者为下品"。《中华本草:藏药卷》记载藏医以紫檀 *P. indicus*(青龙木)为"紫檀/赞旦玛布"的正品。《部标藏药》附录中收载有"降香/赞旦木保"的基源为豆科植物降香檀 *Dalbergia odorifera* T. Chen 的树干和根的干燥心材,均属"赞旦"类药材,但两者为不同药材,其功能主治也不同,应注意区别(参见"降香"条)。

维医药古籍文献《药物之园》记载,檀香类药材分为白檀香、黄檀香、紫檀香 3 类,但其功能主治有所不同(参见"檀香"条)。

紫檀 P. indicus 为贵重的家具用材,市售的紫檀药材常见为制作家具后的边角料。

紫　菀

【民族药名】蒙药(胡仁 - 温度苏),彝药(配波萝),傣药(梦林)。
【来源】菊科植物紫菀 Aster tataricus L. f. 的干燥根及根茎。
【标准】中国药典,新疆药标(80),台湾中药典范(85),香港中标(第 5 期)。
【功能主治】
蒙药:用于新久咳嗽,咳痰不爽,痰中带血。
彝药:用于肺结核。
傣药:用于支气管炎,咳喘,肺结核咯血。
中药:润肺下气,消痰止咳。用于痰多喘咳,新久咳嗽,劳嗽咳血。
【用法与用量】5~10g。
【化学成分】含三萜类:表木栓醇(friedelan-3α-ol),紫菀皂苷(aster saponins A~G),无羁萜(friedelin),表无羁萜醇(epifriedeliol,表木栓醇),紫菀酮(shionone),紫菀皂苷 A、B、C(shionosides A、B、C),紫菀苷(aster saponin)等;单萜类:shionosides A~C;肽类:aurantiamide acetate, astins A~C,紫菀五肽(asterin),紫菀氯环五肽 C(astin);甾醇类:豆甾醇 stigmasterol,豆甾醇-β-D-葡萄糖苷 stigmasterol-β-D-glucoside 等;蒽醌类:大黄酚(chrysophanol),大黄素(emodin),大黄素甲醚(physcion);黄酮类:槲皮素(quercetin),木犀草素(luteolin),芦丁(rutin)等;有机酸及酚类:苯甲酸(benzoic acid),咖啡酸(caffeic acid),阿魏酸(ferulic acid)等;挥发油:毛叶醇(lachnophyllol),乙酸毛叶酯(lachnophyllol acetate),茴香脑(anethole)等;其他:东莨菪素(scopoletin)。《中国药典》和《香港中标》规定含紫菀酮(shionone)($C_{30}H_{50}O$)不得少于 0.15%。

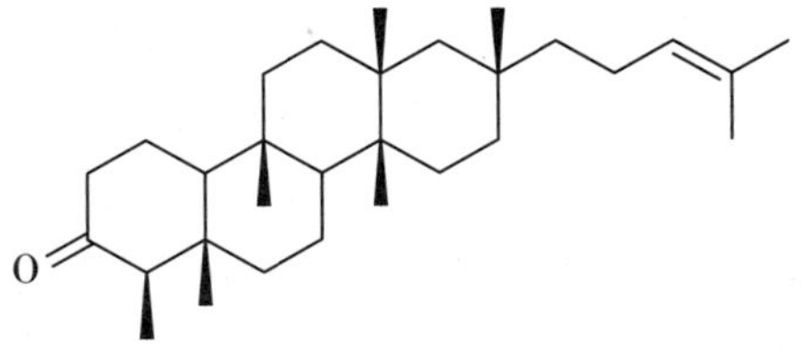

紫菀酮

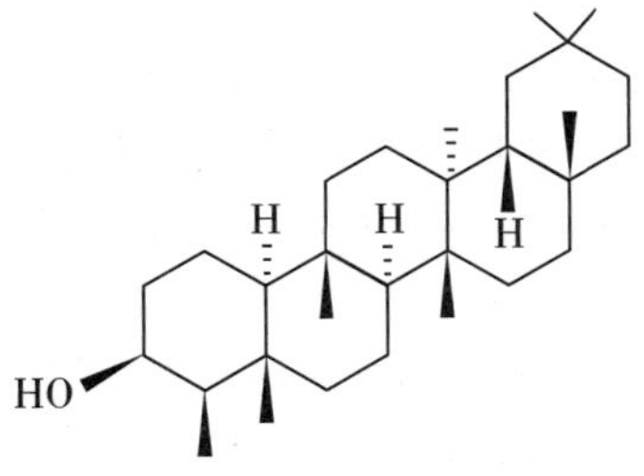

表木栓醇

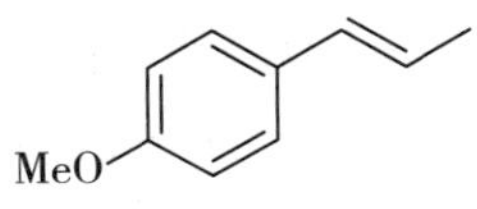

茴香脑

【药理作用】紫菀水煎剂及其中所含的紫菀酮和紫菀皂苷均具有祛痰作用。紫菀具有体外抑制大肠埃希菌、痢疾杆菌、变形菌、伤寒杆菌、铜绿假单胞菌、霍乱弧菌等革兰氏阴性肠内致病菌的作用。紫菀水煎剂对常见的致病性真菌及在鸡胚尿囊中对流感病毒有强烈的抑制作用。表无羁萜醇对小鼠艾氏腹水癌有抑瘤作用。环肽类成分对 S_{180} 具有抗肿瘤活性。

【制剂】苗药：复方吉祥草含片。

彝药：百贝益肺胶囊。

附注：《贵州中标》(88)以"紫菀"之名、《贵州中民标》(03)以"毛紫菀"之名、《辽宁中标》(09)以"蹄叶橐吾（山紫菀）"之名、《甘肃中标》(08)和《吉林药标》(77)以"山紫菀"之名收载了菊科的鹿蹄橐吾 L. hodgsonii Hook.、狭苞橐吾 L. intermedia Nakai、川鄂橐吾 L. wilsoniana (Hemsl.) Greenm.、宽戟橐吾 L. latihastata (W. W. Sm.) Hand-Mazz.、肾叶橐吾（蹄叶橐吾）L. fischeri (Ledeb.) Turcz.、掌叶橐吾 L. przewalskii (Maxim.) Diels 等多种橐吾属 (Ligularia)植物，为地方习用品。鉴于橐吾属植物多含有具有肝脏毒性的吡咯里西啶生物碱成分，与紫菀 Aster tataricus 能否同用还有待于研究。成药生产中应按制剂批文规定使用。

藏医、蒙医使用紫菀 A. tataricus 的花，藏药名为"露米""麦多漏莫"，蒙药名为"浩宁-尼敦-其其格"，其功能主治与根不尽相同，应注意区别（参见"紫菀花"条）。

紫菀花（藏紫菀，藏紫菀花）

【民族药名】藏药（美多漏梅，美多路梅，美朵路梅，美多罗米，梅朵露米，露吉每米，乐拉欧巴）。

【来源】菊科植物缘毛紫菀 Aster souliei Franch.、块根紫菀 Aster asteroides O. Ktze.、柔软紫菀 Aster flaccidus Bunge、重冠紫菀 Aster diplostephioides (DC.) C. B. Clarke 的干燥花序。

【标准】部标藏药(95)，藏标(79)，青海藏标(92)，四川藏标(14)。

【功能主治】藏药：清热解毒，镇咳祛痰。用于瘟疫，中毒症，支气管炎，咳嗽气喘，咳吐脓血，小便短赤；外用于癣。

【用法与用量】3~9g。外用适量，研粉撒或调敷患处。

【化学成分】含皂苷类：臭瓜皂苷 A (foetidissimoside A)，三褶脉紫菀皂苷 A (asteratoidesoside A)，东风菜皂苷 A_4 (scaberoside A_4)，香树脂醇乙酸酯 (amyrin acetate)，齐墩果酸 (oleanolic acid)；黄酮类：木犀草素 (luteolin)，异鼠李素 (isorhamnetin)，槲皮素 (quercetin)，槲皮素 -3-*O*-(6″-*O*-*E*-咖啡酰基)-β-D-吡喃葡萄糖苷 [quercetin-3-*O*-(6″-*O*-*E*-caffeoyl)-β-D-glucopyranoside]，芹菜素 (apigenin)，芹菜素 -7-*O*-β-D-吡喃葡萄糖醛酸正丁酯 (apigenin-7-*O*-β-D-pyranglycuronate butyl ester)，芹菜素 -7-*O*-β-D-吡喃葡萄糖醛酸苷 (apigenin-7-*O*-β-D-pyranglycuronide)，山奈酚 (kaempferol)，芦丁 (rutin)，大波斯菊苷 (cosmosiin) 等；挥发油：乙酸毛叶酯 (lachnophyllol acetate)，茴香醚 (anethole) 等；其他：紫菀酮 (shionone)，表无羁萜醇 (epifriedelinol)，无羁萜 (friedelin)，α-菠菜甾醇 (α-spinasterol)，胡萝卜苷 (daucosterol)，香草酸 (vanillic acid)，水杨酸 (salicylic acid)，脂肪酸，芳香酸，蒲公英醇乙酸酯 (taraxasteryl acetate) 等。

R=Xyl³–Xyl⁴–[Ara³]–Rha²–Ara　三褶脉紫菀皂苷 A
R=Xyl³–Xyl⁴–[Xyl⁴]–Rha²–Xyl　东风菜皂苷 A$_4$

香树脂醇乙酸酯　　　　　　　　大波斯菊苷

【药理作用】 紫菀花能抑制组胺对离体豚鼠气管的收缩而抑制气管痉挛,具有平喘作用;其水煎剂、石油醚、醇提液中的乙酸乙酯部位能明显增加小鼠的呼吸道酚红排泄量和延长小鼠氨水致咳的潜伏期;还具有抗菌、抗病毒、抗氧化等作用。

【制剂】 藏药:九味藏紫菀花散,二十五味珊瑚丸,二十五味大汤散,二十五味大汤丸。

附注:《中国植物志》中,*A. asteroides* 的中文名使用"星舌紫菀",*Aster flaccidus* 的中文名使用"萎软紫菀"。

除上述有关标准中收载的种类外,文献记载各地藏医还使用有紫菀 *A. tataricus* L. f.、线叶紫菀 *A. farreri* Hand.-Mazz.(= 狭苞紫菀 *Aster farreri* W. W. Sm. et J. F. Jeffr.)、绵毛紫菀 *A. gossypiphorus* Ling [= 厚棉紫菀 *Aster prainii*(Drumm.)Y. L. Chen],以及短葶飞蓬 *E. breviscapus*(Vant.)Hand.-Mazz. 等 7 种飞蓬属(*Erigeron*)植物的花序,应按制剂批文规定使用。蒙医使用的"紫菀花 / 浩宁 - 尼敦 - 其其格"为紫菀 *A. tataricus* 的花序,功能为杀黏、清热、解毒、燥脓血、消肿,用于疫热、天花、麻疹、猩红热。紫菀 *A. tataricus* 的根及根茎为中药"紫菀",虽功能主治与本品相似,但药用部位不同,不宜混用(参见"紫菀"条目)。

缘毛紫菀 *Aster souliei* 的根维医也药用,功能为温肺润肺、止咳化痰、降气、利尿。

《青海藏标》中另收载有"灰枝紫菀 / 娄琼",为同属植物灰枝紫菀 *A. poliothamnus* Diels 的干燥花,其功能主治与"藏紫菀"不同,应注意区别。

紫珠叶(大叶紫珠,红紫珠)

【民族药名】 苗药(摄该怒,杜嘴该,美够空),傣药(埋爬波),彝药(鲁则骚)。

【来源】 马鞭草科植物杜虹花 *Callicarpa formosana* Rolfe、大叶紫珠 *Callicarpa macrophylla* Vahl、老鸦糊 *Callicarpa giraldii* Hesse ex Rehd.、华紫珠 *Callicarpa cathayana* H. T. Chang、白棠子树 *Callicarpa dichotoma*(Lour.)K. Koch、红紫珠 *Callicarpa rubella* Lindl. 的干燥叶或带叶嫩枝或地上部分。

【标准】 中国药典,部标成方(十七册,附录,98),云南中标(彝药,07),云南药标(74,96),广西中标(90),河南中标(93),贵州中民标(03),湖南中标(09)。

【功能主治】 苗药:用于结膜炎,肠道出血,肺结核咯血,鼻出血,结膜炎,功能性子宫出血,带上出血。

傣药:用于外伤出血,蚂蟥咬出血,跌打损伤,风湿病。

彝药:散瘀止血,凉血解毒,祛风除湿。用于衄血,咯血,吐血,便血,尿血,紫癜,崩漏,创伤出血,外感风热,疮疡肿毒。

中药:凉血,收敛止血,散瘀,解毒消肿。用于衄血,咯血,吐血,便血,崩漏,外伤出血,热毒疮疡,水火烫伤。

【用法与用量】 3~15g;研末吞服 1.5~3g;彝药 10~30g。外用适量,敷于患处。

【化学成分】 杜虹花含萜类及苷类:熊果酸(ursolic acid),香树脂素(amyrin)等;黄酮类: 5-羟基-3,3,4,7-四甲基黄酮(5-hydroxy-3,3,4,7-tetramethylflavone), 5-羟基-3,4′,7-三甲基黄酮(5-hydroxy-3,4′,7-trimethylflavone)等;苯丙素类:毛蕊花糖苷(acteoside)等;其他类:油菜甾醇(campesterol),豆甾醇(stigmasterol), D-葡萄糖,植物甾醇,植物甾醇苷等。大叶紫珠含萜类:大叶紫珠萜酮(calliterpenone),大叶紫珠萜酮单乙酸酯(callipterpenonemonoacetate),异丙叉大叶紫珠萜酮(isopropylidenecalliteroenone),齐墩果酸(oleanolic acid),熊果酸(ursolic acid), 2α-羟基熊果酸(2α-hydroxyursolic acid),山楂酸(crategolic acid);黄酮类:木犀草素(luteolin), 5,4′-二羟基-3,7,3′-三甲基黄酮(5,4′-dihydroxy-3,7,3′-trimethylflavone),芹菜素(apigenin),芹菜素-7-O-葡萄糖醛酸苷(apigenin-7-O-glucuronide),木犀草素-7-O-葡萄糖醛酸苷(luteolin-7-O-glucuronide)等;其他类:β-谷甾醇-3-O-β-D-葡萄糖苷,亚麻酸(linolenic acid),硬脂酸(stearic acid),肉豆蔻酸(myristic acid),二十八烷酸。白棠子树含黄酮类:槲皮素-3-O-D-葡萄糖-L-鼠李糖苷(quercetin-3-O-D-glucose-L-rhamnoside),矢车菊素(cyanidin)等。《中国药典》规定紫珠叶含毛蕊花糖苷($C_{29}H_{36}O_{15}$)不得少于0.50%,大叶紫珠含毛蕊花糖苷($C_{29}H_{36}O_{15}$)不得少于0.15%。

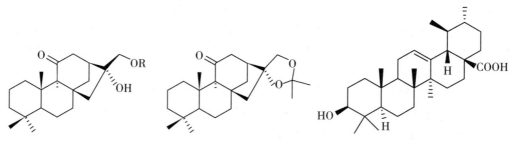

R=H 大叶紫珠萜酮
R=Ac 大叶紫珠萜酮单乙酸酯

异丙叉大叶紫珠萜酮

熊果酸

毛蕊花糖苷　　　　　　　　　　　山楂酸

【药理作用】 紫珠叶粗提物以及部分三萜、黄酮类化合物能显著减少醋酸所致的小鼠扭体次数,具有明显的镇痛作用。

【制剂】 苗药:百仙妇炎清栓。

附注:《中国药典》分别收载了"紫珠叶"(叶)、"大叶紫珠"(叶或带叶嫩枝)和"广东紫珠"(茎枝和叶),前两种的功能主治基本相似,后者的功效有所不同,本条中暂将前两种合并收录。《中国药典》1977年版、《广东中标》(04)、《湖南中标》(09)还另收载有"裸花紫珠",为裸花紫珠 C. nudiflora Hook. et Arn. 的叶,其功能主治与"紫珠叶"有所不同。应按制剂批文规定使用。

彝医使用地上部分。文献记载局部地区尚使用有紫珠 C. bodinieri Lévl. 的叶,但未见有标准收载。

钻 地 风

【民族药名】 苗药(喽布莨),傣药(石浪石,黄泡,麻胡勒,麻喔楞,麻胡习梅,麻胡冷英),彝药(草老奢景,皆节赛若,高丝诺)。

【来源】 蔷薇科植物栽秧泡 Rubus ellipticus Smith. var. obcordatus (Franch.)Focke 的干燥根。

【标准】 云南中标(彝药,07),云南药标(74,96),贵州中民标(03)。

【功能主治】 苗药:用于牙痛,咽喉炎,筋骨酸痛,月经不调,细菌性痢疾,黄疸型肝炎,小儿消化不良,腹泻,肠炎,吐血,大肠下血,风湿性关节炎,手足麻木,黄水疮,烫火伤。

傣药:清火解毒,消肿止痛,收敛止泻,利胆退黄。用于"拢沙龙接火,说凤令兰"(咽喉肿痛,口舌生疮),"拢沙龙接喉"(牙痛),"拢梅兰申"(风寒湿痹证,肢体关节疼痛,屈伸不利),"接短鲁短,拢蒙沙嘿"(腹痛腹泻,赤白下痢),"拢案答勒"(黄疸)。

彝药:舒筋活络,收涩止痢。用于腰腿酸痛,慢性腹泻,久痢,带下,黄水疮。

中药:通经活络,收敛止泻。用于筋骨疼痛,萎软麻木,久痢,腹泻。

【用法与用量】 9~15g。外用适量。

【化学成分】 含萜类:熊果酸(ursolic acid),坡模酸(pomolic acid),蔷薇酸(euscaphic acid),野蔷薇苷(rosamultin);挥发油类:α-蒎烯(α-pinene),桉树脑(eucalyptol),芳樟醇(linalool)等。

蔷薇酸　　　　　　　野蔷薇苷　　　　　桉树脑

【药理作用】 钻地风挥发油外用可以显著抑制佛波酯醇或二甲苯诱导的小鼠耳郭肿胀。
【制剂】 苗药：十二味痹通搽剂。

附注：《云南药标》收载的"钻地风"的基源植物的学名为"黄锁莓 *R. obcordatus* Franch."，《中国植物志》中该学名被作为栽秧泡 *R. ellipticus* var. *obcordatus* 的异名。

各地所用的"钻地风"的基源较为复杂，《新疆药标》规定的基源为木兰科植物地枫 *Illicium difengpi* K. I. B. et K. I. M. 的树皮；《部标成方》(第二册，90)规定的基源为虎耳草科植物钻地风 *Schizophragma integrifolium* (Franch.) Oliv. 的根皮，均系同名异物品，应注意区别，按制剂批文规定使用。

动物类药材

斑 蝥

【民族药名】 藏药(相巴,相叉,强巴,白米乌,米吉苦乌鲁,达穷玛扎,母乃巴保),蒙药(阿拉格-斑布,章瓦,章日哈,江查-浩日海),维药(阿拉库鲁克,再热日合)。

【来源】 芫青科昆虫南方大斑蝥 Mylabris phalerata Pallas 或黄黑小斑蝥 Mylabris cichorii Linnaeus 的干燥虫体。

【标准】 中国药典,部标藏药(附录),藏标(79),内蒙蒙标(86),新疆药标(80)。

【功能主治】 藏药:泻脉利尿,除各种脉病;外用于疮疽,瘰疬,癣症,白斑病;内服用于积食,肠胃受损而发生的脓血块。

蒙药:利尿,逐泻脉疾,攻毒。用于狂犬病,脉管病,秃疮,脓疱疮,痧疾,鼠疮,恶疮。

维药:生干生热,热肤起疱,增加色素,软坚消肿,燥湿祛风,解毒生发,祛寒壮阳,利尿退肿,调利经水。用于湿寒性或黏液质性疾病,如白癜风,寒性肿块,扁平疣,湿疹,皮肤瘙痒,皮肤脱落,疯狗咬伤,斑秃,寒性阳痿,尿闭水肿,经水不畅。

中药:破血逐瘀,散结消癥,攻毒蚀疮。用于癥瘕,经闭,顽癣,瘰疬,赘疣,痈疽不溃,恶疮死肌。

【用法与用量】 0.03~0.06g,多炮制后入丸、散用。外用适量,研末或浸酒醋,或制油膏涂敷患处,不宜大面积用。有大毒,心脏、肝脏、肾脏功能不全者内服慎用;孕妇禁用。维医临床上对斑蝥急性中毒者以莳萝煎汁催吐,或以牛油、芝麻油加开水内服催吐,或大麦粉用玫瑰花油、芝麻油、菜籽油煎成灌肠液灌肠等方法急救。

【化学成分】 含斑蝥素(cantharidin,1%~1.2%),羟基斑蝥素(hydroxycantharidin),4-hydroxyphathalid,环-(L-脯氨酸-L-丙氨酸),环-(R-脯氨酸-R-亮氨酸),环-(S-脯氨酸-R-亮氨酸),环-(D-脯氨酸-L-酪氨酸),吲哚-3-醛,吲哚乙酸,戊内酰胺蚁酸,尿酸,胆甾醇等。《中国药典》规定含斑蝥素($C_{10}H_{12}O_4$)不得少于0.35%。

斑蝥素

【药理作用】斑蝥素能抑制肿瘤细胞的蛋白质合成，继而影响 RNA 和 DNA 的合成及细胞周期进程，促进肿瘤细胞凋亡，抑制肿瘤细胞增殖；对结肠癌细胞 HCT-116、人肝癌细胞 $HepG_2$、人胃癌细胞 BGC-823、人非小细胞肺癌细胞 NCI-H1650、人卵巢癌细胞 A2780、小鼠腹水型肝癌和网组织肉瘤 ARS 均有明显的抑制作用；去甲斑蝥素的抗癌机制之一是对淋巴细胞潜在细胞毒性的刺激作用，抑制逆转录病毒的感染并增强免疫功能。斑蝥素能刺激骨髓引起白细胞计数升高，给大鼠灌胃斑蝥素后，骨髓检查显示白细胞增生活跃；腹腔注射能明显升高小鼠和家兔的外周白细胞。斑蝥素能抑制 NIH/373 细胞（鼠来源的成纤维细胞株）的增殖。斑蝥素及其衍生物对乳腺癌、食管癌、肺癌、贲门癌、肠癌、肝硬化等均有一定治疗作用。此外，斑蝥还具有抗炎、抗病毒、抗菌、促雌激素样作用。

【制剂】藏药：十一味斑蝥丸。

附注：《中华药典》(1930)在"斑蝥"条下还收载有 *Mylabris sidae* Fabricius，似为南方大斑蝥 *Mylabris phalerata* 的异名。

藏族古籍文献《词意太阳》言"本品分为黑、红、黄 3 种"；《晶珠本草》记载"强巴有黄、黑、红、青 4 种"，近代文献认为包括了多种同属的昆虫。

维医多将斑蝥炮制去毒后使用，有多种炮制方法，简易的炮制方法为捕捉后装入瓶内，瓶口用纱布包好，锅内倒入适量葡萄醋，加热使其冒气，将装有斑蝥的瓶口倒置在冒气上，使斑蝥致死即可。

斑蝥素（cantharidin）是斑蝥抗癌的活性成分，已有以此为前体成分结构修饰得到的甲基斑蝥胺等制剂上市，故斑蝥也用作提取斑蝥素的原料药材。据调查含有斑蝥素的芫青科昆虫全世界已知有 119 属、2300 多种，我国已知有 15 属、130 余种，现主要使用的有中华豆芫菁 *Epicauta chinensis* Laporte、南方大斑蝥 *Mylabris phalerata*（大斑芫菁）、黄黑小斑蝥 *Mylabris cichorii*（眼斑芫菁）3 种。

豹　骨

【民族药名】藏药（色），苗药（松刁，送学博，耸貌，豹阿）。

【来源】猫科动物豹 *Panthera pardus* L.、雪豹 *Panthera unica* Schreber 或云豹 *Neofelis nebulosa* Griffith 的干燥骨骼。

【标准】中国药典(77)，云南药标(74,96)，四川中标(87)，山西中标(87)，内蒙中标(88)，河南中标(93)，湖南中标(93)，宁夏中标(93)。

【功能主治】藏药：用于痹证，腰痛，关节炎，骨髓病，狗咬伤，炭疽。

苗药：用于风寒湿痹，筋骨疼痛。

彝药:用于跌打损伤,腿脚关节疼痛,狗咬伤。

中药:强筋骨,祛风湿,止痛。用于风寒湿痹,筋骨疼痛,腰膝软弱无力。

【用法与用量】3~6g。多作酒剂。

【化学成分】含氨基酸、微量元素等。金钱豹、云豹、雪豹的骨骼含磷酸钙及蛋白质等;云豹骨含有大量骨胶原,钙及磷的含量亦高。

【制剂】蒙药:舒筋十二味丸。

附注:豹骨在《中国药典》1985、1990 和 1995 年版附录中也曾收载。《山西中标》(87)附录中还收载有"豹骨胶",是由豹骨以水煎煮出的胶液浓缩阴干制得。豹曾在我国广泛分布,由于长期捕猎,现种群已大为减少,被国家列为一级保护动物,也被列入《濒临绝种野生动植物国际贸易公约》(CITES)附录Ⅰ。

鳖 甲

【民族药名】苗药(大基,留),傣药(翁巴发)。

【来源】鳖科动物鳖 Trionyx sinensis Wiegmann 的干燥背甲。

【标准】中国药典,新疆药标(80),台湾中药典范(05),新疆药标(80),台湾中药典范(85),广西壮标(11)。

【功能主治】苗药:滋阴潜阳,软坚散结,退热除蒸。用于阴虚发热,劳热骨蒸,热病伤阴,虚风内动,小儿惊痫,久虐,疟母,癥瘕,经闭。

傣药:补水清热,调经止痛,益气固脱,解毒。用于"鲁旺害埋"(小儿高热),"纳勒接短"(通经),"混趟,嘝滚缅"(子宫脱垂,脱肛),"斤档斤匹"(食物中毒)。

中药:滋阴潜阳,退热除蒸,软坚散结。用于阴虚发热,骨蒸劳热,阴虚阳亢,头晕目眩,虚风内动,手足瘛疭,经闭,癥瘕,久疟疟母。

【用法与用量】9~30g,捣碎,先煎。外用适量,烧存性,研末调敷患处。

【化学成分】含氨基酸:天冬氨酸,苏氨酸,谷氨酸等;其他:骨胶原(collagen),中华鳖多糖(trionyx sinensis polysaccharides),Al、Ca、P、Cu、Zn 等元素,碳酸钙,磷酸钙等。

【药理作用】鳖甲所含的多糖能显著提高小鼠空斑形成细胞的溶血能力,促进溶血素抗体生成,并增强小鼠迟发型超敏反应;提取物能提高机体对负荷的适应性,显著提高小鼠的细胞免疫功能。提取物对体外生长的小鼠腹水肉瘤细胞 S_{180}、肝癌细胞 H22、小鼠肺癌细胞 Lewis 和人肠癌细胞有抑制作用;浸出液对移植性肿瘤有抑制作用。粗多糖具有良好的减轻放射损伤的作用,可增加受照小鼠的存活时间和 30 天存活率。提取物还能显著增加小鼠的 LDH 活力,有效清除剧烈运动时机体的代谢产物,延缓疲劳的发生,也能加速疲劳的消除,还能增加小鼠的耐缺氧能力。此外,鳖甲还有抗突变、抗肝纤维化、补血和增加骨密度等作用。

【制剂】苗药:鳖甲消痔胶囊。

附注:《台湾中药典范》(85)收载的"鳖甲"的原动物为中华鳖 Amyda sinensis Wiegmann。文献记载山瑞鳖 Trionyx steindachneri Siebenrock 的背甲也药用。

捕捉后置沸水中烫,剥去背甲,除去残肉后晒干。也可将鳖甲经煎煮浓缩制成固体胶入药,称"鳖甲胶"。鳖作为营养价值高、具有滋补作用的食物,因食用需求大量捕捉,野生资源已大量减少,现已大量人工养殖。

中华鳖 Amyda sinensis 在 2000 年被列入《国家保护的有益的或者有重要经济、科学研究价值的陆生野生动物名录》。

菜花蛇(黄颔蛇)

【来源】游蛇科动物黑眉锦蛇 Elaphe taeniurus Cope 的干燥全体。

【标准】贵州中民标(03)。

【功能主治】中药:祛风除湿,舒筋活络,解毒疗疮。用于风湿痹痛,风癞顽癣,恶疮。

【用法与用量】5~15g。或浸酒服。

【化学成分】含蛋白质(约20.2%)、脂肪、无机元素等。

【制剂】苗药:复方仙灵风湿酒。

附注:黑眉锦蛇 E. taeniurus 属于大型无毒蛇,别称"菜花蛇",其蜕下的皮膜也药用,称"蛇蜕"。黑眉锦蛇 E. taeniurus 在我国分布广泛,但由于大量捕杀,资源已大为减少,2000年已被国家林业局列入《国家保护的有益的或者有重要经济、科学研究价值的陆生野生动物名录》中。

蚕茧(蚕茧壳)

【民族药名】维药(皮来胡孜斯,皮拉乌孜斯,艾比日斯米,艾比日西米)。

【来源】蚕蛾科昆虫家蚕蛾 Bombyx mori L. 的干燥茧壳或带蛹的茧。

【标准】部标维药(99),新疆药标(80),广西中标(附录,90),山东中标(95,02),上海中标(94),贵州中民标(03)。

【功能主治】维药:益神爽志,助阳安神,止咳平喘。用于心悸忧郁,神弱阳痿,咳嗽气喘,糖尿病,皮肤病,疖疮,眼疾。

中药:止血,消肿,止渴。用于便血,尿血,血崩,反胃,疳疮,痈肿。

【用法与用量】3~10g。外用适量,研末撒或调敷患处。维医认为本品对肾有损害,可以欧细辛矫正。

【化学成分】蚕丝主要是由"丝胶蛋白"(sericin)包被于"丝纤蛋白"(fibroin)中形成的,丝胶蛋白和丝纤蛋白均为角蛋白,其组成的氨基酸均主要为甘氨酸和丙氨酸,但其组成比例略微不同。此外,蚕茧还含有游离氨基酸,由固体脂肪酸(C_{26}~C_{32})、伯醇(C_{28}~C_{32})、石蜡(C_{25}~C_{31})、液体脂肪酸组成的油蜡状物质,谷甾醇的葡萄糖苷,羽扇豆醇(lupeol),Fe、Mn、Zn 等无机元素。不同颜色的蚕茧中含有各种色素,包括胡萝卜素、黄酮类的葡萄糖苷等。

【药理作用】蚕茧对四氧嘧啶诱发的糖尿病小鼠有较好的降糖效果。按一定方法提取的提取物对麻醉猫的血压、离体豚鼠回肠及家兔十二指肠呈现出胆碱样作用。

【制剂】维药:爱维心口服液,宝心艾维西木口服液,复方高滋斑片,复方西红花口服液,健心合米尔高滋安比热片,养心达瓦依米西克蜜膏。

附注:蚕茧收集后蒸后晒干备用。

蟾 酥

【民族药名】 蒙药(巴哈音-舒斯,巴哈音-舒素,巴勒都格,莫勒黑音-浩日),苗药(岗保昂,狗把,购妈,槁路)。

【来源】 蟾蜍科动物中华大蟾蜍 *Bufo bufo gargarizans* Cantor 或黑眶蟾蜍 *Bufo melanostictus* Schneider 的干燥分泌物。

【标准】 中国药典,内蒙蒙标(86),新疆药标(80),台湾中药典范(85),香港中标(第7期)。

【功能主治】 蒙药:消肿,解毒,止痛。用于结喉,疔,蛇癣,丹毒,淋巴结肿大。

苗药:解毒散结,消积利水,杀虫消疳,止痛,强心。用于痈疽,疔疮,发背,瘰疬,恶疮,水肿,小儿疳积,破伤风,慢性咳喘。

中药:解毒,止痛,开窍醒神。用于痈疽疔疮,咽喉肿痛,中暑神昏,腹痛吐泻。

【用法与用量】 0.015~0.03g,多入丸、散用。外用适量,烧炭存性研末或调涂敷患处;外用不可入目。有毒,孕妇慎用。

【化学成分】 含甾体类(蟾蜍毒素类成分):脂蟾毒配基(resibufogenin),华蟾酥毒基(cinobufagin),19-氧代华蟾毒精素(19-oxocinobufagin),19-氧代华蟾毒灵(19-oxocinobufotalin),华蟾毒它灵(cinobufotalin),华蟾它里定(cinobufotalidin),远华蟾毒精(telocinobufagin),南美蟾毒精(marinobufagin),日本蟾毒它灵(gamabufotalin),沙蟾毒精(arenobufagin),胆甾醇(cholesterol)等;挥发性成分:壬酸(nonanoic acid),癸酸(decanoic acid),正十八烷,十八碳二烯酸等;其他:5-羟色胺,精氨酸,辛二酸,蟾蜍季铵(bufotenidine)等。《中国药典》规定含华蟾酥毒基($C_{26}H_{34}O_6$)和脂蟾毒配基($C_{24}H_{32}O_4$)的总量不得少于6.0%。

华蟾酥毒基　　　　　　脂蟾毒配基

【药理作用】 蟾酥对血压具有双向调节作用,既含有蟾毒配基之类的强心、升高血压作用的物质,同时其水溶性成分又具有降血压作用;还具有增加心肌供氧量等作用。小剂量的蟾酥可增强离体蟾蜍心脏的收缩力,大剂量则使麻醉猫、犬、兔、蛙的心跳变慢;蟾毒配基类和蟾毒素类化合物均有强心作用。可延长纤维蛋白原液的凝固时间,活化纤维蛋白溶酶,从而增加冠状动脉流量;也能增加心肌营养性血流量,改善微循环,从而增加心肌供氧量。华蟾素制剂对胃癌、肺癌、肝癌、肠癌、食管癌、胰腺癌及急性白血病均有非常好的疗效。脂蟾毒配基、华蟾毒精及蟾毒灵等均可引起麻醉兔的中枢性呼吸兴奋,呼吸次数及深度也有所增加。此外,蟾酥还具有抗炎、抑制汗腺分泌、镇咳、麻醉增强免疫等作用。

【制剂】彝药:喘络通胶囊。

附注:夏、秋两季捕捉蟾蜍,挤取耳后腺及皮肤腺的白色浆液,加工干燥而得。蟾酥的原动物除上述标准中收载的2种外,部分地区还见有以同属动物亚洲蟾蜍 *Bufo bufo asiaticus* Steindacher、华西蟾蜍 *Bufo bufo andrewsi*(Schmidt)加工的蟾酥药材,应按制剂批文规定使用。

蒙医药用蟾酥常炮制后使用,将蟾酥捣碎后,加白酒浸泡(1kg 蟾酥加白酒 2L),常搅动至呈稠膏状,干燥,粉碎,备用。

《山西中标》(附录,87)和《福建中标》(06)收载的"蟾酥"为中华大蟾蜍 *Bufo bufo gargarizans* Cantor 或黑眶蟾蜍 *Bufo melanostictus* 除去内脏的全体,应系《中国药典》附录中收载的"干蟾",为不同的药物。

蝉 蜕

【民族药名】苗药(岗巴录,岗拉力,睹官兰里,热皮)。

【来源】蝉科昆虫黑蚱 *Cryptotympana pustulata* Fabricius、黑蝉 *Cryptotympana atrata* Fabricius 的若虫羽化时脱落的干燥皮壳。

【标准】中国药典,新疆药标(80),台湾中药典范(85)。

【功能主治】苗药:宣散风热,透疹利咽,退翳明目,祛风止痉。用于风热感冒,咽喉肿痛,咳嗽喑哑,麻疹不透,风疹瘙痒,目赤翳障,惊痫抽搐,破伤风。

中药:散风除热,利咽,透疹,明目退翳,解痉。用于风热感冒,咽痛喑哑,麻疹不透,风疹瘙痒,目赤翳障,惊风抽搐,破伤风。

【用法与用量】3~6g。

【化学成分】含氨基酸类(53.35%):谷氨酸,门冬氨酸,脯氨酸,丙氨酸等;乙酰多巴胺二聚体成分:(2R,3S)-2-(3,4'-二羟苯基)-3-乙酰氨基-7-(N-乙酰基-2″-氨乙基)-1,4-哌氧环烷 [(2R,3S)-2-(3,4'-dihydroxyphenyl)-3-acetylamino-7-(N-acetyl-2″-aminoethyl)-1,4-benzodloxane],(2R,3S)-2-(3',4'-二羟苯基)-3-乙酰氨基-6-(N-乙酰基-2″-氨乙基)-1,4-哌氧环烷 [(2R,3S)-2-(3',4'-dihydroxyphenyl)-3-acetylamino-6-(N-acetyl-2″-aminoethyl)-1,4-benzodloxane],(2R,3S)-2-(3',4'-二羟苯基)-3-乙酰氨基-7-(N-乙酰基-2″-氨乙烯基)-1,4-哌氧环烷 [(2R,3S)-2-(3',4'-dihydroxyphenyl)-3-acetylamino-7-(N-acetyl-2″-aminoethyl)-1,4-benzodloxane] 等;酚类:3,4-二羟基苯甲醛(protocatechualdehyde),3,4-二羟基苯甲酸(protocatechuic acid),N-乙酰多巴胺(N-acetyldopamine)等。

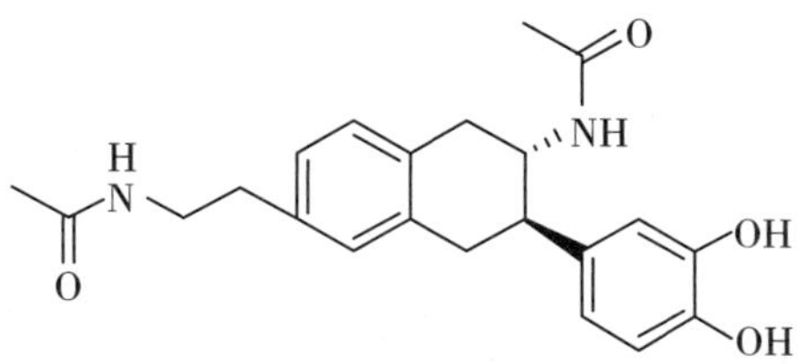

（2R,3S）-2-（3,4′-二羟苯基）-3-乙酰氨基-6-(N-乙酰基-2″-氨乙基)-1,4-哌氧环烷

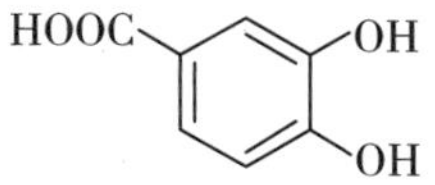

3,4-二羟基苯甲醛

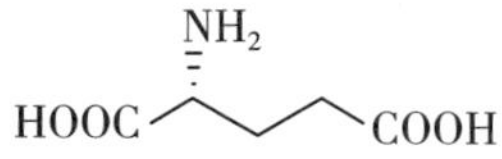

谷氨酸

【药理作用】蝉蜕醇提物对戊四唑致小鼠惊厥模型具有抗惊厥活性；0.3mg/kg 腹腔注射给药，能减少士的宁引起的小鼠惊厥死亡数，并能延长惊厥动物的存活期和惊厥潜伏期；延长破伤风毒素所致惊厥小鼠的存活期；但不同溶剂的提取物对不同惊厥模型的作用有差异。醇提物的水溶液 0.3ml/10g 能延长戊巴比妥钠引起的小鼠睡眠时间，抑制正常小鼠的自主活动，并显著对抗咖啡因引起的小鼠兴奋性，具有镇静作用。醇提取物静脉注射可减慢家兔的心率，能防止垂体后叶素引起的急性缺血性心电图改变。蝉蜕注射液体外试验可拮抗桔梗水提取液对羊红细胞的溶血作用，对红细胞膜有一定的保护作用。对未孕大鼠离体子宫平滑肌有明显的兴奋作用。具有显著改善高脂血症病理状态下的血液流变学作用，使之恢复或接近正常水平。活性成分具有较强的抑菌活性；对艾氏腹水癌细胞具有显著的抗肿瘤活性，体外试验表明能选择性地抑制癌细胞生长而不影响正常细胞。此外，蝉蜕还具有免疫抑制、解热、镇痛等作用。

【制剂】苗药：开喉剑喷雾剂，开喉剑喷雾剂（儿童型）。

傣药：山楂内金口服液。

刺 猬 皮

【民族药名】苗药（箭猪），傣药（崩命图）。

【来源】刺猬科动物刺猬 *Erinaceus europaeus* Linnaeus、达乌尔猬 *Hemiechinus dauricus* Sundevall 或大耳猬 *Hemiechinus auritus* Gmelin 的干燥外皮。

【标准】中国药典（63），吉林药标（77），新疆药标（80），山西中标（87），四川中标（增补，87），内蒙中标（88），贵州中标（88），河南中标（91），宁夏中标（93），湖南中标（93，09），上海中标（94），山东中标（95，02），北京中标（98），贵州中民标（03），甘肃中标（09），湖北中标（09）。

【功能主治】苗药：用于胃脘疼痛，反胃吐食，便血，血痢，痔疮。

彝药：用于咽喉肿痛，痔漏出血。

傣药：用于心胃气痛，胸腹胀痛，口吐酸水。

中药：降气定痛，凉血止血，解毒，止痛。用于胃脘疼痛，反胃呕吐，腹痛疝气，肠风痔漏，便血，血痢，痔疮，遗精。

【用法与用量】6.5~13g。多炮制后用，煎服或研末冲服。

【化学成分】含 Na、K、Ca、Fe、Mg、Zn、Cu、Mn 等矿物质元素，角蛋白（keratin），胶原（collagen），弹性硬蛋白（elastin），脂肪等。

【药理作用】刺猬皮具有止血、促进平滑肌蠕动的作用。

【制剂】苗药：前列倍喜胶囊。

附注：刺猬虽在我国北方和长江流域分布较为广泛，但因其捕食白蚁、老鼠等为食，具有重要的生态意义，2000年被列入国家林业局颁布的《国家保护的有益的或者有重要经济、科学研究价值的陆生野生动物名录》，应发展人工养殖生产以保护野生资源。

地龙（沪地龙）

【民族药名】维药（萨脏，哈热厅，克其外），苗药（巴供豆，岗江，阿江），彝药（蛐蟮）。

【来源】钜蚓科动物参环毛蚓 *Pheretima aspergillum*（E. Perrier）[*Pheretima asiatica* Michaelsen]、通俗环毛蚓 *Pheretima vulgaris* Chen、威廉环毛蚓 *Pheretima guillelmi*（Michaelsen）、栉盲环毛蚓 *Pheretima pectinifera* Michaelsen、缟蚯蚓 *Allolobophora caliginosa*（Savigny）Trpezoides（Ant. Dugés）[*Allolobophora caliginosa* Trapezoides] 的干燥体。

【标准】中国药典，新疆药标（80），上海中标（94），台湾中药典（04），广西壮标（11）。

【功能主治】维药：生湿生热，祛寒壮阳，软坚退肿，强筋养肌，祛风止痛，生肌愈伤，降血沸腾。用于干寒性或黑胆质性疾病，如寒性阳痿，腮腺炎肿，瘫痪，四肢疼痛，湿疹疮疡，久咳不愈，咽喉疼痛，寒性耳痛，血压偏高。

苗药：清热止痉，平肝息风，通经活络，平喘利尿。用于热病发热狂躁，惊痫抽搐，肝阳头痛，中风偏瘫，风湿痹痛，肺热喘咳，小便不通。

彝药：用于九子肠，尿胞痛，全身肌肉发热，哮喘，小儿高热神昏，眼花，打摆子（疟疾）。

中药：清热定惊，通络，平喘，利尿。用于高热神昏，惊痫抽搐，关节痹痛，肢体麻木，半身不遂，肺热喘咳，尿少水肿。

【用法与用量】3~10g。维医认为本品对肠胃有损害，可以巴旦杏仁矫正。

【化学成分】含酶：溶栓酶（streptokinase），过氧化氢酶（fungal catalase），β-D-葡糖苷酶（β-D-glucosidase）等；溶血性成分：蚯蚓素（lumbritin）；解热性成分：蚯蚓解热碱（lumbrofebin）；有毒成分：蚯蚓毒素（terrestro-lumbrilysin）；氨基酸类：谷氨酸，丙氨酸，赖氨酸等；核苷酸类：6-羟基嘌呤（hypoxanthine），腺嘌呤（adenine），鸟嘌呤（guanine），次黄嘌呤（hypoxanthine）等；其他：胆碱（choline），胍（guanidine）等。《中国药典》规定每1000g药材含黄曲霉素 B_1 不得过 5μg，黄曲霉素 G_1、黄曲霉素 G_2、黄曲霉素 B_2、黄曲霉素 B_1 的总量不得过 10μg。

【药理作用】地龙具有抗凝血和溶血栓的双重作用，静脉注射蚯蚓水浸液 0.01g/kg 或 0.02g/kg，对家兔颈总动脉-颈外静脉血流旁路法实验性血栓形成有明显的抑制作用；煎剂体外对牛凝血酶促进人血纤维蛋白原凝聚有明显的抗凝血作用。地龙纤维蛋白溶解酶有体内抗栓活性；蚓激酶有较强的溶栓活性且同时具有抗凝、降纤作用。地龙对食管癌、胃癌、肝癌、鼻咽癌等具有抗癌作用。提取物能解除肿瘤毒性物质对 NK 细胞、巨噬细胞活性的抑制，使 NK 细胞、巨噬细胞的吞噬功能增强，提高机体的非特异性免疫功能。静脉注射地龙水浸液对三氯甲烷-肾上腺素或乌头碱诱导的大鼠心律失常、氯化钡或毒毛花苷 G 诱发的家兔心律失常有明显的对抗作用，并能抑制心脏传导。对蒙古沙鼠一侧颈总动脉结扎所致的缺血性脑卒中有一定的预防作用，可促进缺血性脑卒中动物组织中降低的单胺类递质恢复。醇浸液对小鼠、家兔有镇静作用。此外，地龙还具有降血脂、肝肾保护、解热、抗炎、镇痛、抗惊厥、平喘等活性。

【制剂】藏药：双红活血胶囊。

苗药：筋骨伤喷雾剂。

彝药：喘络通胶囊，骨风宁胶囊，溶栓脑通胶囊，稳压胶囊。

附注：《广东中标》(11)、《山东中标》(02) 收载有"赤地龙"，为正蚓科动物赤子爱胜蚓 *Eisenia foetida* Savigny 的干燥虫体，据文献记载该种为人工培育的新种。

《中华本草：苗药卷》记载，苗族使用的为湖北环毛蚓 *Pheretima hupeiensis*（Michaelsen）。

冬虫夏草（虫草）

【民族药名】藏药（雅杂更布，牙扎滚补，扎补），蒙药（浩日海-莫古，浩如海-磨姑，叶日萨贡布）。

【来源】麦角菌科真菌冬虫夏草菌 *Cordyceps sinensis*（Berk.）Sacc. 寄生在蝙蝠蛾科昆虫幼虫上的子座和幼虫尸体的干燥复合体。

【标准】中国药典，部标藏药（附录，95），内蒙蒙标（86），云南药标（74），青海药标（76），新疆药标（80，87），台湾中药典范（85），台湾中药典（04）。

【功能主治】藏药：滋补强身，壮阳补精，补肺益肾。用于体虚多病，"龙"及"赤巴"病，肺病，支气管炎，肾火亏损，阳痿遗精。

蒙药：补肾，益精，填髓，益肺。用于遗精，阳痿，腰膝疼痛，咯血，久咳虚喘，月经淋漓，月经不调。

中药：补肺益肾，止血化痰。用于肾虚精亏，阳痿遗精，腰膝酸痛，久咳虚喘，劳嗽咯血。

【用法与用量】3~9g。多研末配方中。

【化学成分】含核苷类：腺苷（adenosine），腺嘌呤（adenine），次黄嘌呤（hypoxanthine）等；多糖类：半乳甘露聚糖（galactomannan）等；甾醇类：麦角甾醇（ergosterol），麦角甾醇过氧化物（ergosterol peroxide），胆甾醇（cholesterol）等；其他：天冬氨酸、谷氨酸、苏氨酸、精氨酸等 18 种氨基酸，P、Mg、Fe、Se 等 26 种无机元素，脂肪，硬脂酸（stearic acid）等。《中国药典》规定含腺苷（$C_{10}H_{13}N_5O_4$）不得少于 0.010%。

腺苷

【药理作用】 冬虫夏草可增强机体免疫系统功能,调节体液免疫和细胞免疫。醇或水提取物腹腔注射或灌胃对小鼠肉瘤 S_{180}、Lewis 肺癌、小鼠乳腺癌(MA757)等多种恶性肿瘤均有明显的抑制作用,也可与化疗药物联用,以增强疗效、减少毒副作用。提取物具有良好的清除超氧自由基、延缓衰老的作用。醇提物可明显对抗乌头碱和氯化钡诱发的小鼠心律失常、毒毛花苷 G 所致的豚鼠心律失常。对细胞损伤修复具有良好的促进作用,可促进大鼠小肠黏膜细胞增殖,维持小肠黏膜上皮细胞间紧密连接的完整性,对抗内毒素引起的消化道损伤。对心肌细胞具有保护作用,可减轻病毒性心肌炎慢性期小鼠的心肌纤维化,改善心功能。此外,冬虫夏草还具有护肝肾、调节呼吸系统、降压、调血脂等作用。

【制剂】 藏药:滋补酥油丸。

蒙药:吉祥安神丸。

彝药:芪桑益肝丸,溶栓脑通胶囊,稳压胶囊。

傣药:惠血生胶囊,乳癖清胶囊。

附注:惠血生胶囊处方中使用"冬虫夏草精"。

全国各地有多种"虫草",《四川中标》(92)收载有"凉山虫草",为凉山虫草 *Cordyceps liangshanensis* Zang, Liu et Hu 寄生于鳞翅目幼虫体上形成的菌虫复合体;此外,市场还可见有"蛹虫草"[*Cordyceps militaris*(L. ex Fr.)Link 寄生于夜蛾科幼虫体内形成,又称"北虫草"]、"亚香棒虫草"(*Cordyceps haw-resii* Gray. 寄生于鳞翅目昆虫幼虫体内形成)、"古尼虫草"(产于贵州等地)、"新疆虫草"(*Cordyceps* sp. 寄生于鳞翅目昆虫幼虫体内形成,产于新疆阿勒泰地区)等。"虫草"在生物学上是一个广泛的概念,泛指真菌寄生于昆虫(幼虫或成虫)体上形成的复合体;而"冬虫夏草"是特指"冬虫夏草菌 *C. sinensis* 寄生在蝙蝠蛾科昆虫幼虫"上形成的,虽习称"虫草",但不能与生物学上的"虫草"等同,其真菌和寄主昆虫是特定的。上述的"古尼虫草""蛹虫草"等的真菌并非冬虫夏草菌 *C. sinensis*,不得作"冬虫夏草"用,应注意区别。

冬虫夏草主产于青藏高原,生长于海拔 3000m 以上的高山草甸或灌丛地带。藏医学药用冬虫夏草的历史悠久,14 世纪初的《医学千万舍利》中就有记载"生于高寒山区草丛,夏季变为草,冬季地下部分变为虫"(也有的说最初见于约 8 世纪的《月王药诊》)。蒙医学药用冬虫夏草的记载见于 18 世纪后叶的《认药白晶鉴》。中医学药用冬虫夏草的记载始见于清《本草从新》,但 2015 年江西考古发现的西汉"海昏侯"古墓中出土了冬虫夏草药材实物,可能中医药用的历史更早,但至少证明在西汉时已有冬虫夏草传入内地。

冬虫夏草为贵重药材,由于长期的无序采挖、过度放牧造成的冬虫夏草适生生态环境的变化(草场退化),天然的冬虫夏草的资源已迅速减少。国内从20世纪70年代开始开展冬虫夏草人工培植,目前虽然从技术上已获得成功,但药材生产规模尚不大,目前冬虫夏草药材仍主要依赖于野生采集。另现已有采用生物发酵技术生产的菌粉(菌丝)产品上市使用,《中国药典》2010年版附录中以"冬虫夏草菌粉"之名收载为"为发酵冬虫夏草菌粉[Cs-C-Q80中华被毛孢 Hirsntella sinensis Lin, Gao, Yuer Zeng(1989)经液体深层发酵所得菌丝体的干燥粉末]",《广西中标》(96)以"冬虫夏草菌丝体"之名收载为"冬虫夏草菌 C. sinensis 菌丝体(包括菌球和发酵液)"。

阿 胶

【来源】马科动物驴 Equus asinus L.的干燥皮或鲜皮经煎煮、浓缩制成的固体胶。

【标准】中国药典,青海药标(76),新疆药标(80),台湾中药典范(85)。

【功能主治】中药:补血滋阴,润燥,止血。用于血虚萎黄,眩晕心悸,肌痿无力,心烦不眠,虚风内动,肺燥咳嗽,劳嗽咯血,吐血尿血,便血崩漏,妊娠胎漏。

【用法与用量】3~9g,烊化兑服。

【化学成分】含多种氨基酸。《中国药典》规定含L-羟脯氨酸不得少于8.0%,甘氨酸不得少于18.0%,丙氨酸不得少于7.0%,L-脯氨酸不得少于10.0%。

【药理作用】阿胶的酶解产物在体外可使骨髓细胞增殖,体内还可升高环磷酰胺贫血模型小鼠的红/白细胞含量,可治疗再生障碍性贫血。口服液能增强小鼠的体液免疫和细胞免疫:可增强小鼠迟发型变态反应,促进小鼠脾细胞抗体生成及脾淋巴细胞的转化增殖,升高小鼠血清溶血素滴度;口服液还具有较强的升白功效,能显著提高白细胞减少模型动物的白细胞、血小板、红细胞和血红蛋白水平。阿胶含药血清可增强丝裂原对淋巴细胞增殖与活化的诱导作用,对S_{180}肉瘤和Lewis肺癌的生长具有抑制作用,在诱导细胞凋亡和促进癌细胞正常化方面也具有重要作用。阿胶还可降低病变血管通透性、升高血小板含量和缩短部分凝血酶原的活化时间,从而发挥止血作用。阿胶钙可提高骨质疏松症和佝偻病模型大鼠体内血清中的钙和磷含量,升高血清碱性磷酸酶水平,提高股骨中的钙、磷含量和骨质密度。此外,阿胶还具有促孕、缓解疲劳、脑缺氧、增强记忆等作用。

【制剂】苗药:芪胶升白胶囊。

附注:"阿胶"始载于《神农本草经》,《千金·食治》名"驴皮胶",传统以山东东阿县为道地产区,特称"东阿胶"。但药材商品中也见有以牛皮、骡皮或混合皮等熬制的伪"阿胶",由于各种皮都主要含有氨基酸、蛋白质、肽等,各种阿胶的鉴别也较为困难,虽已有采用蛋白质电泳、DNA鉴别等技术研究,但均存在问题,还有待于研究。

蜚蠊(美洲大蠊,大蠊,蟑螂)

【民族药名】傣药(绵下),彝药(灶马虫)。

【来源】蜚蠊科昆虫美洲大蠊 Periplaneta americana Linnaeus、澳洲蠊 Periplaneta australasiae(Fabricius)、东方蠊 Blatta orientalis(Linnaeus)的干燥全体。

【标准】湖南中标(93,09),云南药标(96),贵州中民标(03),云南中标(05),福建中标(06)。

【功能主治】傣药：用于咽喉痛，疱疔。

彝药：用于草乌中毒。

中药：破瘀，化积，消肿，解毒。用于癥瘕积聚，疔疮，喉蛾，痈肿，小儿疳积。健脾消疳，活血通脉，利水消肿，收敛生肌。用于胁痛，癥瘕，疳积，心悸，气喘，水肿。外用于水火烫伤，各种创伤及溃疡。

【用法与用量】5~10g。外用适量，捣烂敷患处。

【化学成分】含氨基酸：L-色氨酸(L-tryptophan)，L-酪氨酸(L-tyrosine)；胺类：N-乙酰多巴胺(N-acetyldopamine)，N-乙酰基酪胺(N-acetyltyramine)；有机酸：4-羟基苯丙酸(4-phenylpropionic acid)，苯丙酸(phenylacetic acid)，苯乙酸(phenylacetic acid)；其他类：3,4-二氢-2(1H)-喹啉酮[3,4-dihydro-2(1H)-quinolinone]，(S)-2,3-二羟基丙基棕榈酸酯[(S)-2,3-dihydroxypropyl hexadecanoic acid ester]等。

L-色氨酸　　　　N-乙酰多巴胺　　　　苯丙酸

【药理作用】蜚蠊可抑制结肠腺癌小鼠移植瘤的生长，促进肿瘤细胞凋亡。提取物具有保护肝细胞、抑制肝纤维化的作用，对改善肝纤维化大鼠的营养状况及调节细胞凋亡具有一定作用。此外，蜚蠊还具有消肿、镇痛、抗炎、组织修复、抗氧化、改善微循环、扩张肺血管等药理活性。

【制剂】彝药：伤益气雾剂。

附注：美洲大蠊 *P. americana* Linnaeus、东方蠊 *B. orientalis* 在四川、云南、湖南等地有大量养殖，药材主要来自于养殖品。

蜂花粉（蜜源花粉）

【来源】蜜蜂科动物中华蜜蜂 *Apis cerana* Fabricius 或意大利蜜蜂 *Apis mellifera* Linnaeus 采集显花植物雄蕊或裸子植物孢子囊内的花粉细胞，加入采集的花蜜和自身分泌物形成的花粉团。

【标准】山东中标(02)，贵州中民标(03)。

【功能主治】中药：舒肝养血，滋阴润肺，补肾益精。用于血虚精少，贫血，胃肠失调，神经衰弱，男子小便淋沥，妇女更年期综合征。

【用法与用量】3~5g。

【化学成分】蜂花粉中的成分与蜜蜂采蜜的蜜源植物的种类相关。

【药理作用】蜂花粉具有降血脂和抗衰老作用，喂饲蜂花粉可明显减少老龄小鼠心肌细胞内的脂褐素含量，显著抑制喂饲过氧化玉米油所致的心肌、肝、脑、肾上腺细胞内脂褐素含量的增加。花粉醇能明显抑制幼年小鼠腹叶和背叶前列腺生长，对正常幼年小鼠与大鼠前列腺生长及丙酸睾酮与胎鼠尿生殖窦所致的小鼠前列腺增生具有抑制作用。具有显著的保肝功效,对四氯化碳肝损伤、酒精性肝损伤、氨基半乳糖诱导的肝损伤等均有较好的抑制作用。能够增强体液免疫和细胞免疫功能,提高机体免疫力。能促进孕鼠体重增加,减少吸收胎及死胎,促进胎鼠体重增加,能促进胎鼠脑的发育。

【制剂】苗药:日晒防治膏。

附注:《甘肃中标》(92,09)中收载有"油菜蜂花粉",为十字花科植物油菜 *Brassica campestris* L. 的干燥花粉,功能主治为"补血益气,消肿散结。用于前列腺炎,前列腺增生,气虚血瘀",与蜂花粉不同,应注意区别。

凤 凰 衣

【民族药名】藏药(庆木夏)。

【来源】雉科动物家鸡 *Gallus gallus domesticus* Brisson 蛋壳内的干燥卵膜。

【标准】中国药典(63,77),新疆药标(80),山西中标(87),贵州中标(88),河南中标(93),上海中标(94),甘肃中标(95),山东中标(95,02),北京中标(98),贵州中民标(03),甘肃中标(09),湖南中标(09)。

【功能主治】藏药:用于眼病。

苗药:润肺止咳。用于久咳,声嘶。

中药:养阴清肺,润肺止咳,敛疮,消翳。用于久咳气喘,咽痛失音,瘰疬结核,溃疡不敛,目生翳障。

【用法与用量】3~9g。外用适量,研末撒敷患处。

【化学成分】凤凰衣约含蛋白质 90%、脂质体 3%、糖类 2%、氨基酸 20 多种,蛋壳膜以胶原蛋白、角蛋白、与黏多糖类相结合的复合蛋白质为主。凤凰衣中还有其他一些成分,包括锁链素(desmosine)、异锁链素(isodesmosine)、卵运铁蛋白(ovotransferrin)、赖氨酰氧化酶(lysyloxidase)以及无机物钙、镁、锶等。

【药理作用】灌胃或关节腔内注射凤凰衣提取物能不同程度地降低膝骨关节炎大鼠的炎症因子表达,提高关节软骨中的蛋白多糖和 collagen-Ⅱ含量。对小鼠皮损创面肉芽具有明显的促生作用。

【制剂】苗药:日晒防治膏。

附注:凤凰衣从孵化小鸡后的蛋壳内取出。

蜂 胶

【来源】蜂蜜科昆虫意大利蜂 *Apis mellifera* Linnaeus、中华蜜蜂 *Apis cerana* Fabricius 的工蜂采集的植物树脂与其上颚腺、蜡腺等分泌物混合形成的具有黏性的固体胶状物。

【标准】中国药典,云南药标(96),山东中标(02)。

【功能主治】中药:补虚弱,化浊脂,止消渴;外用解毒消肿,收敛生肌。用于体虚早衰,高脂血症,消渴;外治皮肤皲裂,烧烫伤。

【用法与用量】 0.2~0.6g。外用适量。多入丸、散,或加蜂蜜适量冲服。因常混入有花粉,过敏体质者慎用。

【化学成分】 蜂胶中的成分与蜜蜂采蜜的蜜源植物的种类相关。《中国药典》规定含白杨素($C_{15}H_{10}O_4$)不得少于 2.0%,高良姜素($C_{15}H_{10}O_5$)不得少于 1.0%,咖啡酸苯乙酯($C_{17}H_{16}O_4$)不得少于 0.50%,乔松素($C_{15}H_{12}O_4$)不得少于 1.0%。

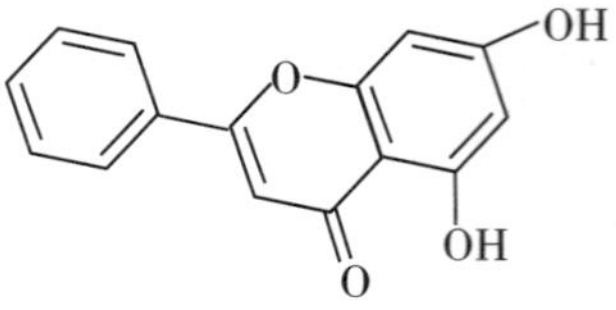

白杨素

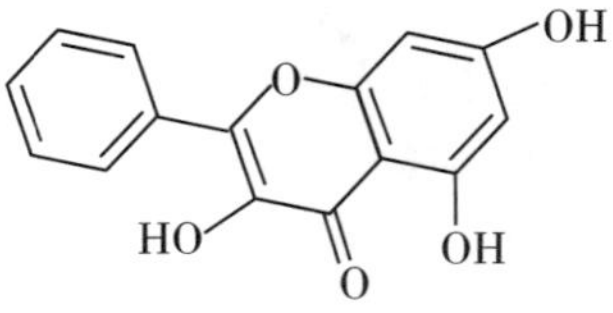

高良姜素

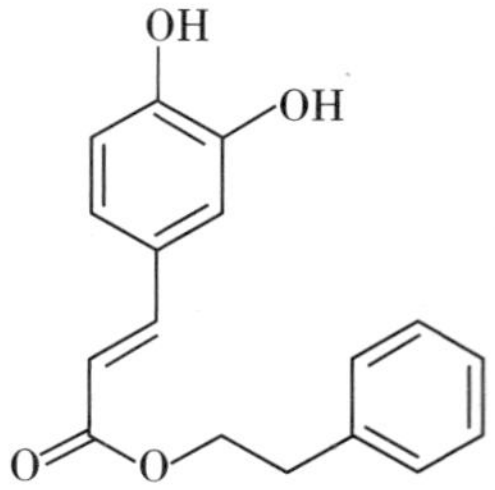

咖啡酸苯乙酯

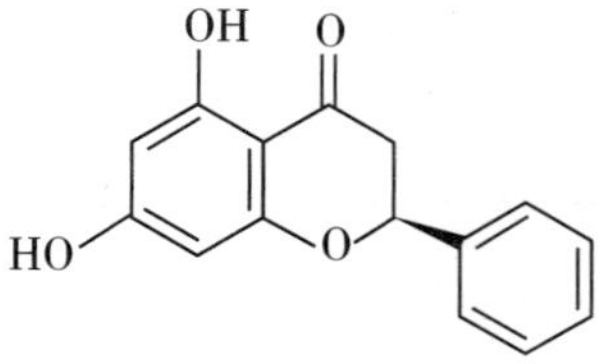

乔松素

【药理作用】 具有抗菌作用,尤其对革兰氏阳性细菌和耐酸细菌作用敏感,对金黄色葡萄球菌、绿色链球菌、溶血性链球菌、变形杆菌等的作用强于青霉素和四环素。对许多病毒具有抗毒性,对 A 型流感病毒、骨髓灰质炎病毒、单纯疱疹病毒、腺病毒、日本凝血病毒、假狂犬病毒、疱疹性口腔病毒及乙肝病毒有明显的抑制作用。具有抗原虫作用,尤其对鞭毛纲、孢子纲和纤维纲原虫作用显著。此外,蜂胶还具有抗氧化、降血脂、抗肿瘤等作用。

【制剂】 彝药:苦参疱疹酊。

附注:蜂胶多在夏季时从蜂箱中收集。

蜂 蜜

【民族药名】 藏药(章孜,丈仔,章嘎,朵美剧,差母来穷瓦),蒙药(巴勒,巴勒图朱给,巴让孜,珠给音-巴勒,其其格音通拉嘎),维药(阿赛里,阿撒力,艾赛里,准格尔提,谢合德),苗药(日摩,乌旦,当岗哇),傣药(我票,南盆,狼盆比)。

【来源】 蜜蜂科昆虫中华蜜蜂 *Apis cerana* Fabricius 或意大利蜂 *Apis mellifera* Linnaeus 所酿的蜜。

【标准】 中国药典,部标维药(附录,99),藏标(79),西藏未成册标准(07),西藏藏标(12),内蒙蒙标(86),新疆药标(80),台湾中药典(80,06)。

【功能主治】 藏药:补虚,润燥,止痛,解毒,干黄水,愈"培根"紊乱。用于润养脏腑,干咳无痰,肠燥便结,皮肤病,"培根"病,解乌头毒;外用口疮,疮疡,火烫伤。

蒙药:祛"巴达干",润肠,燥"协日乌素",解毒。用于"巴达干"病,"协日乌素"病,便秘，寒性腹痛。

维药：生干生热，开通阻塞，燥湿，补脑，强筋健肌，滋补身体，增强性欲，止咳平喘，润肠通便，除斑生辉。用于湿寒性或黏液质性疾病，如瘫痪、面瘫、全身虚弱、心虚、肺虚、胃虚、肝虚、性欲减退、咳嗽气喘、肠梗阻、白癜风。

苗药：调补脾胃，缓急止痛，润肺止咳，润肠通便，润肤生肌，解毒。用于脘腹虚痛，肺燥咳嗽，肠燥便秘，目赤，口疮，溃疡不敛，风疹瘙痒，水火烫伤，手足皲裂。

傣药：用于肺燥干咳，咽干喑哑，消化不良，腹泻，解乌头中毒。

彝药：用于各种咳嗽，止血，止痛，舒肝养肝，敛疮生肌，明目，止痒，截疟。

中药：补中，润燥，止痛，解毒；外用生肌敛疮。用于脘腹虚痛，肺燥干咳，肠燥便秘，解乌头类药毒；外治疮疡不敛，水火烫伤。

【用法与用量】5~30g。外用适量，涂敷患处。维医认为本品对热性气质者有害，可引起头痛、口渴，可以石榴汁、柠檬汁、葡萄醋、香菜汁等矫正；苗医认为痰湿内蕴、中满痞胀及大便不实者禁服。

【化学成分】含糖类：葡萄糖，果糖，蔗糖等；有机酸类：枸橼酸（citric acid），葡萄糖酸（gluconic acid）等；酶：淀粉酶，精化酶，蔗糖酶等；其他：蛋白质，维生素 B_1，维生素 B_2，维生素 B_6，维生素 C，维生素 K，维生素 H，乙酰胆碱（acetylcholine），烟酸（nicotinic acid），胡萝卜素（carotene）等。《中国药典》规定，含还原糖不得少于 64.0%。

【药理作用】在体外对链球菌、葡萄球菌、白喉杆菌、炭疽杆菌、痢疾杆菌、伤寒杆菌、副伤寒杆菌、布氏杆菌、肺炎杆菌、铜绿假单胞菌等有不同程度的抑菌作用。小鼠灌胃蜂蜜可促进小肠推进运动，产生缓泻作用。对川乌中毒小鼠有明显的解毒作用。分别给予正常和四氧嘧啶糖尿病兔灌服蜂蜜 10mg/kg 和 15mg/kg 时可使血糖升高。给部分肝切除大鼠喂饲加入蜂蜜的饲料，可加速其肝脏再生。可增强大鼠、豚鼠、猫的心脏乳头肌收缩，增加冠状动脉血流量。

【制剂】藏药：智托洁白丸。

蒙药：手掌参三十七味丸，五根油丸。

附注：《西藏藏准》(12) 中收载的为"蜂蜜（制）"，系经过炼制的蜂蜜。《四川藏标》收载有"蜂蜜干膏/章阁尔"，为蜂蜜加工制成的干膏，其功能主治与蜂蜜基本相同。

藏医药用"蜜"始见于《四部医典》记载，但其种类复杂。《鲜明注释》记载从种类上分为"上品"和"下品"，从其产地（应是指蜜形成的小环境）可分为"树蜜""岩蜜"和"土蜜"，从来源上可分为"蜂蜜"和"蚁蜜"，从品质上则分为"药蜜"和"毒蜜"。据《晶珠本草》言，"章孜"是统称，具体有8类，主要来源于蜜蜂和蚂蚁所采集的花粉，其中"毒蜜"是采集具毒性的花粉而酿成的，略尝之即可使人立即昏醉、口舌麻木、眼花、神志不清、口舌肿胀等，禁止入药；"药蜜"则口尝无毒。在颜色上蜜有白色、紫色两种，以白蜜质佳。其中产自于汉地的白蜜色白而甜，状如冬天的白酥油，为"特品"。产自于西藏河川地带的蜜透明清亮，色微清，凝结状如海螺，为上品；色白如夏天的乳酪，有黄色光泽者为中品。在味道上，蜂蜜味特甜，蚂蚁酿的蜜味微酸，一种称之为"加今蚁"的蚂蚁产于尼泊尔等地，其蜜为滋补上品，为治一切毒症的良药。《甘露本草明镜》言"是花园等地饲养的蜜蜂，采集花粉所酿成的蜜"。现藏医所用多为人工饲养蜜蜂所酿的蜂蜜。

据调查，四川康定等地居民出售有一种"岩蜜"，状如较大的砂糖样的晶状颗粒聚集而成的大块状,质坚硬,整体犹如蜜汁浸润透彻,表面湿润附有略黏稠的液体,是否即是上述古籍文献中记载的"岩蜜",尚有待于调查考证。

蛤　蚧

【民族药名】藏药(藏巴),蒙药(哈敦-古日布勒,哈担-古日勃勒,脏瓦卡日勒,那格巴拉),维药(克来,克来尔,再比,苏色,过合)。

【来源】壁虎科动物蛤蚧 *Gekko gecko* Linnaeus 除去内脏的干燥体。

【标准】中国药典,部标进药(86),局标进药(04),内蒙蒙标(86),云南药标(74),新疆药标(80),台湾中药典范(85),广西壮标(08)。

【功能主治】藏药:滋补壮阳。用于肾寒病、阳痿、遗精等。

蒙药:补精,温肾。用于遗精,阳痿,早泄,肾寒,腰腿痛。

维药:生干生热,增强性欲,安神平喘,祛斑生辉,赤肤着色,麻醉解毒。用于湿寒性或黏液质性疾病,如性欲低下,哮喘,雀斑,皮肤白斑,白癜风,蝴蝶斑,箭、枪伤。

彝药:用于虚喘气促,阳痿遗精,小儿疳积,形体羸瘦。

傣药:补肺补肾,益精血。外用于肿毒,麻风。

中药:补肺益肾,纳气定喘,助阳益精。用于肺虚不足,虚喘气促,劳嗽咳血,阳痿,遗精。

【用法与用量】3~10g,多入丸、散或酒剂。维医认为本品对热性气质者有害,可引起心烦不安等。

【化学成分】含氨基酸:甘氨酸,脯氨酸,谷氨酸等;脂肪酸:亚油酸(linoleic acid),油酸(oleic acid)等;其他:磷脂化酶(phosphorylase),琥珀酸脱氢酶(succinate dehydrogenase),β-葡萄糖苷酸酶(β-glucuronidase),胆甾醇(cholesterol),肌肽(carnosine),肉毒碱(carnitine),鸟嘌呤(guanine)等。

【药理作用】蛤蚧具有增强免疫的作用,身或尾的醇提物均能加强豚鼠白细胞的移动力,增强肺、支气管和腹腔吞噬细胞的吞噬功能;对四氧嘧啶高血糖动物有明显的降血糖作用。醇提物具有性激素样作用,可使幼年雌性小鼠的子宫和卵巢增重,阴道开放时间提前。蛤蚧体及尾的醇提物给豚鼠肌内注射,对乙酰胆碱所致的豚鼠哮喘有明显的平喘作用。醇提物对甲醛所致的大鼠踝关节肿胀和二甲苯所致的小鼠耳郭炎症肿胀均有明显的抑制作用。醇提取物可明显增强18月龄大鼠心肌、肝、肾、小肠等组织及血液红细胞中的超氧化物歧化酶、过氧化氢酶、谷胱甘肽过氧化物酶活性,降低脂质过氧化物含量,具有延缓衰老的作用。

【制剂】维药:驱白马日白热斯丸。

彝药:喘络通胶囊。

附注:文献记载,藏医所用的"藏蛤蚧"为鬣蜥科动物喜马拉雅鬣蜥 *Agama himalayana* (Steindachner)(《部标藏药》以"喜马鬣蜥/藏巴"之名收载),以壁虎科动物大壁虎 *Gekko gecko*(L.)(蛤蚧)、石龙蜥 *Eumeces chinensis* (Gray)为代用品。藏蛤蚧藏民也食用,言有滋补作用。

蛤蚧 *Gekko gecko* 在我国分布于云南、广东、广西、福建等地,现资源已大为减少,1989

年被列入《国家重点保护野生动物名录》,为国家二级保护动物,也为《中国濒危动物红皮书》列入濒危动物。现广西等地在开展人工饲养。

龟甲(龟板,龟壳,龟背壳)

【民族药名】 傣药(翁倒罕)。

【来源】 龟科动物乌龟 *Chinemys reevesii*(Gary)、海南闭壳龟 *Cuora hainanensis*(Li)、黄缘闭壳龟 *Cuora flavomarginata*(Gray)、东南亚闭壳龟 *Cuora amboinensis*(Günther)、黄喉水龟 *Clemmys mutica*(Cantor)、斑眼水龟 *Clemmys bealei*(Gray)、锯缘摄龟 *Cyclemys mouhotii* Gray、黄喉拟水龟 *Mauremys mutica*(Cantor)、黄缘地龟 *Geoehyda flavovar ginata*(Gray)、四爪陆龟 *Testudo horsfieldi* Gray、爪哇弓穴龟 *Damonia subtrijuag*(Boulenger)、陆龟科动物缅甸陆龟 *Gepchelone elongate*(Blyth)(=*Testudo elongate* Blyth)的干燥背甲及腹甲。

【标准】 中国药典,新疆药标(80),四川中标(84,87),台湾中药典范(85),江苏中标(89),湖南中标(93),广西中标(96),广西壮标(11)。

【功能主治】 傣药:滋补水土,清火解毒,益气固脱。用于"哦贺来,说想令旱"(多汗症,口干舌燥),"斤档斤匹,呢埋"(食物中毒,发热),"混趟"(子宫脱垂),"拢旧短因"(小腹坠痛)。

中药:滋阴潜阳,益肾强骨,养血补心,固经止崩。用于阴虚潮热,骨蒸盗汗,头晕目眩,虚风内动,筋骨痿软,心虚健忘,崩漏经多。

【用法与用量】 9~24g。先煎。

【化学成分】 含胆甾醇(cholesterol),氨基酸,十六酸甲酯,十六酸乙酯,十八酸甲酯,甾醇以及十四酸甾醇酯,十八酸等;无机元素:钙、镁、磷酸盐、碳酸钙、二氧化硅、氯化钠等;维生素:维生素A、维生素E等。

【药理作用】 龟甲煎液灌胃能有效降低甲亢阴虚大鼠的甲状腺功能;降低甲亢型大鼠的肾上腺皮质功能,促进肾上腺皮质恢复生长。具有增强免疫功能的作用,小鼠灌服龟甲胶液可明显升高白细胞数量;小鼠腹腔注射龟甲提取液能使腹腔巨噬细胞数量增加、体积增大、伪足增多。甲亢型大鼠灌服煎液可使萎缩的胸腺恢复生长,提高淋巴细胞转化率和血清中的IgG含量,提高细胞免疫及体液免疫功能。龟甲煎液对大鼠、豚鼠、家兔、人的离体子宫均有明显的兴奋作用。龟甲可诱导MSCS成骨分化,对中枢神经系统具有保护作用。

【制剂】 彝药:芪桑益肝丸。

附注:通常将乌龟 *Chinemys reevesii* 等的背甲称"龟甲"、腹甲称"龟板",《中国药典》1990年版之前的历版中仅收载有"龟板"(腹甲)。《四川中标》(84,87)最早以"龟背壳"之名收载了背甲。《中国药典》自1990年版始将背甲、腹甲合并收载,称"龟甲"。

海 狸 香

【民族药名】 维药(昆都斯伊帕尔,昆都孜开合日,别的西答儿,比代斯台尔,准地比代斯台尔,黑则米阳)。

【来源】河狸科动物欧亚河狸 *Castor fiber* Linnaeus 或加拿大河狸 *Castor canadensis* Linnaeus 的香囊分泌物。

【标准】部标维药(99),新疆维标(93)。

【功能主治】维药:驱散异常腐败体液,温暖机体,营养神经,解毒,利尿,通经止痛。用于胸痛心悸,胃脑寒湿,癫痫痴呆,瘫痪肢抽,四肢麻木,阳事虚弱,咳喘气短,闭经,尿少。

【用法与用量】0.05~0.2g。维医认为本品对热性气质者有害,可以谢日比提比乃非谢糖浆矫正。

【化学成分】含海狸香素(castorin),苯甲酸(benzoic acid),苯甲醇(benzyl alcohol),二羟基苯甲醛(2-hydroxybenzaldehyde),对乙基苯酚,水杨苷(salicin),海狸香胺,三甲基吡嗪(2,3,5-trimethylpyrazine),四甲基吡嗪,喹啉衍生物。

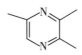

三甲基吡嗪

【药理作用】海狸香水溶性部分能降低小鼠脾细胞分泌抗体的功能和血清溶血素水平;可抑制小鼠腹腔巨噬细胞的吞噬功能,具有较强的免疫抑制作用。

【制剂】维药:复方西红花口服液,行滞罗哈尼孜牙片。

附注:《注医典》记载:"海狸香,是河狸睾丸,与牛胆相似,挂在一根条成对连接的扁梨状物质,外皮很薄,稍有冲击会容易破裂"。实际药用的是河狸位于肛腺前方的1对香囊(雌、雄均有),而非"睾丸"。新疆分布有欧亚河狸 *C. fiber* 的一个变种新疆河狸 *Castor fiber pohlei* Serebrennikov。

海狸香除药用外,也用作高级香料。

海 马

【民族药名】维药(阿提别西别力克,沙卡尔枯尔)。

【来源】海龙科动物线纹海马 *Hippocampus kelloggi* Jordan et Snyder、刺海马 *Hippocampus histrix* Kaup、大海马 *Hippocampus kuda* Bleeker、三斑海马 *Hippocampus trimaculatus* Leach 或小海马(海蛆)*Hippocampus japonicus* Kaup 的干燥体。

【标准】中国药典,部标进药(86,77),局标进药(04),新疆维标(93),新疆药标(80),台湾中药典范(85),广西壮标(11)。

【功能主治】维药:生干生热,补肾壮阳,固精填精,强筋健肌。用于湿寒性或黏液质性疾病,如肾虚阳痿,早泄精少,筋肌松弛,四肢无力,瘫痪。

中药:温肾壮阳,散结消肿。用于阳痿,遗尿,肾虚作喘,癥瘕积聚,跌扑损伤;外治痈肿疔疮。

【用法与用量】3~9g。外用适量,研末调敷患处。维医认为本品对热性气质者有害,可以蜂蜜矫正。

【化学成分】含甾体类：胆甾醇(cholesterol)，胆甾二醇(cholesterdiol)，胆甾-5-烯-3B,7A-二醇，胆甾醇和胆甾醇硬脂酸酯；脂肪酸类：十六酸，9-十八碳烯酸，8,11-十八碳二烯酸，4,7,10,13,16,19-二十二碳六烯酸(DHA)；磷脂：含5种磷脂组分，以磷脂酰胆碱、溶血磷脂酰胆碱和神经鞘磷脂为主。其他：2-羟基-4-甲氧基-苯乙酮，17种氨基酸，Ca、P、Fe、Sr、Si等19种无机元素。

2-羟基-4-甲氧基-苯乙酮　　胆甾-5-烯-3β,7α-二醇　　胆甾醇

【药理作用】大海马具有雄性激素样作用。线纹海马醇提取物能显著增加正常雄性小鼠的精子数和精子活率，但对正常小鼠的性器官和附性器官几乎无影响；还可以对抗环磷酰胺引起的小鼠精子数降低、精子活率下降的作用及性器官、附性器官的重量降低。野生三斑海马和人工养殖大海马有明显的治疗实验性前列腺增生的作用。大海马能增加小鼠的耐缺氧性，可降低单胺氧化酶(MAO-B)活性，降低过氧化脂质在体内的水平；同时还具有抗应激、抗氧自由基、降血脂、增强学习记忆能力、调节免疫功能、促进血液流变学改变和改善微循环等作用，显示出抗衰老活性。三斑海马能延长小鼠的负重游泳时间，有效降低游泳后的血乳酸含量，提高机体运动能力，延缓疲劳发生和加速疲劳恢复。乙醇提取物能抑制乳腺癌和腹腔肿瘤，可以抑制S_{180}荷瘤鼠的肿瘤生长，明显增强SKOV3卵巢癌模型鼠DDP的杀伤肿瘤作用，对肿瘤细胞凋亡具有明显的促进作用。

【制剂】苗药：通络骨质宁膏。

附注：维医还使用冠海马 H. coronatus Temminck et Schlegel。

海马类虽分布较为广泛，但其资源有限，上述各种均已列入《中国物种红色目录》中，除小海马(日本海马)H. japonicus 为易危等级外，其他各种均为濒危等级。现海南已有人工养殖生产，但尚未形成规模。

海螵蛸

【民族药名】维药(库皮克代尔亚，快皮克代尔牙，开皮克代日亚，再白都里白合日，赛满代尔加克)。

【来源】乌贼科动物无针乌贼 Sepiella maindroni de Rochebrune 或金乌贼 Sepia esculenta Hoyle 的干燥内壳。

【标准】中国药典，新疆药标(80)，台湾中药典范(85)，台湾中药典(04)，广西壮标(11)。

【功能主治】维药：生干生热，收敛消炎，固牙止血，除腐生肌，止带，固精，去斑生辉，

软坚散结。用于湿寒性或黏液质性疾病,如牙龈溃疡,十二指肠溃疡,牙齿松动,体内外出血,脓疮腐肌,白带,遗精,面部黑斑,癣疹瘙痒,颈淋巴结核。

中药:收敛止血,涩精止带,制酸止痛,收湿敛疮。用于吐血衄血,崩漏便血,遗精滑精,赤白带下,胃痛吞酸;外治损伤出血,湿疹湿疮,溃疡不敛。

【用法与用量】5~10g;维药 1~2g。外用适量,研末敷患处。

【化学成分】含碳酸钙(80%~85%),甲壳质(6%~7%),磷酸钙,镁盐,核苷类(尿嘧啶、次黄嘌呤、黄嘌呤),维生素 B_1,维生素 B_2,烟酸等。《中国药典》规定含碳酸钙($CaCO_3$)不得少于 86.0%。

【药理作用】海螵蛸能中和胃酸,对无水乙醇致急性胃溃疡有抑制作用。对骨折软骨形成早期具有促进骨诱导的作用,并对成骨细胞的增殖及合成活性有较大影响。多糖等有机物对脲酶活性有一定的抑制作用。

【制剂】维药:清涩比黑马尔江散。

苗药:雪胆胃肠丸。

彝药:延胡胃安胶囊。

黑冰片(野猪粪)

【民族药名】藏药(嘎那,嘎纳),蒙药(哈日-嘎布日,嘎日那格,帕格日勒-塔勒)。

【来源】猪科动物野猪 Sus scrofa L. 的干燥成形粪便。

【标准】部标藏药(附录,95),藏标(79),青海藏标(92),内蒙蒙标(86),吉林药标(77)。

【功能主治】藏药:消食,止泻,健胃利胆。用于消化不良,寒性胆病及其引起的眼睛发黄,耳后发黄,胃脘胀痛,瘟病时疫。

蒙药:消食,平息"协日",杀"黏",破痞。用于寒"协日"病,消化不良,黄疸,"协日"痞,"协日"疫,胃"协日"症,"黏"痧。

中药:祛湿散瘀,消食。用于水肿,脚气病,消化不良。

【用法与用量】藏药 6~9g;蒙药 3~5g;中药 5~15g。多入复方用。

【化学成分】含 Fe、Ca、Zn、Cu、Mg 等元素。

【药理作用】黑冰片对组胺引起的肠痉挛有显著的抑制作用,可防治大鼠实验性结肠炎引起的黏膜损伤。

【制剂】藏药:五味金色丸,十味黑冰片丸,十一味金色散,十一味金色丸,十五味赛尔斗丸,十五味止泻木散,二十九味羌活散,甘露灵丸。

蒙药:阿拉坦五味丸,阿那日八味散,哈敦海鲁木勒十三味丸,哈日十二味散,诃子五味胶囊,清肝二十七味丸,手掌参三十七味丸,消食十味丸,止痢十五味散。

附注:临床使用时,黑冰片需晒干、焖煅成炭使用。

黑蚂蚁(蚂蚁,鼎突多刺蚁)

【民族药名】维药(确木来,乃米勒,木尔切,其云提,快皮克代尔牙)。

【来源】 蚁科昆虫拟黑多刺蚁（拟黑刺蚂蚁）*Formica fusca* Linnacus.（=*Polyrhachis vicina* Roger）、鼎突多刺蚁 *Polyrhachis vicina* Roger、双齿多刺蚁 *Polyrhachis dives* Smith 的干燥虫体。

【标准】 部标维药（99），江苏中标（增补，89），山东中标（95，02），福建中标（95，06），云南药标（96），广西中标（96），浙江中标（2000），黑龙江中标（01），广东中标（04），云南中标（05），湖南中标（09）。

【功能主治】 维药：散寒气，消水肿，补心脑，强助阳。用于关节骨痛，腰膝酸软，麻木肢颤，身形虚弱，阳事不举，耳鸣耳聋，白癜风。

【用法与用量】 3~6g。外用适量（《中华本草：维吾尔药卷》记载：有毒，仅外用，若误服，可以蜂蜜、孜然矫正）。

【化学成分】 含香茅醛（citronellal），香茅醇（citronellol），柠檬醛（citral），黑蚁素（dendrolasin），金合欢醇（farnesol），紫苏烯（perillene），醋酸癸酯，醋酸十二酯，C_{12}~C_{17} 正链烷类，甲基链烷类，乙基链烷类，甲酸类，8 种人体必需氨基酸，硒、锌、锰等 20 多种矿物元素。

黑蚁素　　　　　香茅醇　　　　　金合欢醇

【药理作用】 黑蚂蚁能够调节小鼠的非特异性免疫和特异性免疫功能；可促进免疫球蛋白的形成和淋巴细胞的转化；不同种类的蚂蚁其作用不同，表现出对免疫功能的双向调节作用。蚂蚁的提取物可促进母鼠乳腺的泌乳功能，其制剂能增加去势大鼠精囊的重量。蚂蚁口服液可提高小鼠电刺激的痛阈值，减少化学致痛引起的扭体反应；对抗多种致炎物质引发的炎症。醇提取物的石油醚部位对亚急性衰老模型小鼠具有抗氧化作用。大黑蚁粉可抵抗 D-半乳糖所致的小鼠胸腺萎缩和脑脂褐素升高，降低脂质过氧化反应；制剂能提高红细胞中的超氧化物歧化酶活力，降低血清过氧化脂质和心肌自由基水平，增加小鼠脑内的 DNA、RNA 及蛋白质含量。蚂蚁制成的软膏可显著抑制小鼠的自发活动性。此外，黑蚂蚁尚有抗痉挛、平喘等作用。

【制剂】 彝药：茯蚁参酒，消乳癖胶囊。

傣药：复方玄驹胶囊。

附注：蚁类昆虫的种类很多，各地药用的黑蚂蚁种类也有所不同，除上述各种外，《广西中标》（96）还以"黑翅土白蚁"之名收载了白蚁科昆虫黑翅土白蚁 *Odontotermes formosanus*（Shiraki）。由于蚁类昆虫的一些种类含有刺激性、过敏性或有毒成分，应注意按制剂批文规定使用。

《山东中标》（附录，95，02）以"红蚂蚁"之名收载了红蚂蚁 *Polyrhachis rufal* Last.。

狐 肺

【民族药名】 藏药（哇洛,哇）,蒙药（乌讷根-噢西格,瓦老）。
【来源】 犬科动物藏狐 *Vulpes ferrilata* Hodgson 或赤狐 *Vulpes vulpes*(L.)的干燥心、肺。
【标准】 部标藏药（附录,95）,青海藏标（附录,92）,内蒙蒙标（86）。
【功能主治】 藏药:用于肺结核,肺脓肿。
　蒙药:滋肺,定喘。用于肺脓肿,干咳,肺陈热,肺浮肿。
【用法与用量】 3~5g。
【制剂】 藏药:二十五味狐肺散。

湖蛙（蛙）

【民族药名】 维药（查尔怕卡,即福达,孜非代）。
【来源】 蛙科动物湖蛙 *Rana ridibunda* Pollas. 的干燥全体。
【标准】 部标维药（99）。
【功能主治】 维药:消散热气,解毒,止痛,止血,敛疮。用于咽喉肿痛,口疮,牙痛,虫咬生疮,跌打损伤,经血不止,痔疮。
【用法与用量】 1~3g。服用过量可引起心悸、恶心等不良反应,可以莳萝汁、食盐、肉桂等矫正。
【化学成分】 含蛋白质、氨基酸、肽、糖原等。从其皮肉中分离出了缓激肽（bradykinin）;从皮及眼球中分离出了 7 种蝶体（pteroid）荧光色素,称蛙色素（ranachromes）,包括荧光青（fluorescyanine,蛙色素 1）、白蝶呤（leucopterin B,蛙色素 4,异黄蝶呤）。
【药理作用】 湖蛙缓激肽具有很强的生物活性,静脉注射可直接舒张外周小动脉平滑肌而降低血压,但直接注入脑室内则有升压作用;可增加毛细血管渗透性、淋巴液生成;可显著收缩豚鼠气管,该作用可被阿司匹林和吲哚美辛阻断;对猫离体空肠有兴奋作用,但对大鼠离体十二指肠却有松弛作用;对发情大鼠的离体子宫有显著的收缩作用,但对在位子宫无明显作用。
【制剂】 维药:驱白马日白热斯丸。

附注:维医药古籍《药物之园》记载蛙分为河湖蛙、江海蛙和陆地蛙 3 种,后者有毒,故药用应为河湖蛙。《中华本草:维吾尔药卷》在"蛙/查尔怕卡"条下记载了黑斑蛙 *Rana nigromaculata* Hallowell 和湖蛙 *R. ridibunda*,并言两者可相互代用,但在【功能与主治】项下记载的两者的功能主治有所不同,黑斑蛙主要用于湿热性或血液质性疾病,而湖蛙主要用于干寒性或黑胆质性疾病,应注意区别。另《维吾尔药志》中还记载,黑斑蛙现在新疆已很少见,现主要使用的为中国林蛙 *Rana temporaria chinensis* David,应按制剂批文规定使用。

本品应在生殖季节捕捉。

鸡蛋壳(鸡子壳)

【民族药名】 维药(吐胡米沙克里,克西如力白孜,破斯提赛里比吐胡米木如格,安地卡塞黑提其里卡)。

【来源】 雉科动物家鸡 *Gallus gallus domesticus* Brisson 卵的硬外壳。

【标准】 黑龙江中标(01),贵州中民标(03),内蒙古未成册标准(06),湖南中标(09)。

【功能主治】 苗药:用于壮骨,制酸。

维药:生干生寒,收敛生肌,燥湿愈疮,固涩止血,祛斑生辉,除翳。用于湿热性或血液质性疾病,如疮疡糜烂,各种湿疮,出血,黑斑眼疾。

中药:舒肝止痛,强筋壮骨。用于脘痛反胃,小儿佝偻病,各种出血。

【用法与用量】 1.5~6g。外用适量,煅存性研末撒或油调敷患处。维医认为本品对干寒性气质者有害,可以湿热性药物矫正。

【化学成分】 含卟啉(porphyrin),蛋白质(15%~17%),碳酸钙(83%~85%),碳酸镁,磷酸钙,Zn,Cu,Mn等。

卟啉

【药理作用】 鸡蛋壳经炒黄、醋炙、炒炭法炮制后制成的细粉均有缩短小鼠凝血时间的作用,尤以鸡蛋壳炒炭者凝血作用显效快、持续作用强。鸡蛋壳粉对体外人工胃液和实验动物均有制酸作用,可中和胃酸。

【制剂】 苗药:制酸止痛胶囊。

附注:《中国药典》附录中收载有炒制的"鸡蛋壳"。

鸡 内 金

【民族药名】 维药(托伏塔西里克,卡尼色,散格达乃衣木如合),苗药(嘎冰官),傣药(结杲盖)。

【来源】雉科动物家鸡 Gallus gallus domesticus Brisson 的干燥沙囊内壁。

【标准】中国药典,新疆药标(80),台湾中药典(04)。

【功能主治】维药:开胃消食,止泻缩尿。用于胃虚食积,食欲缺乏,腹泻尿多。

苗药:健胃消食,涩精止遗,消癥化石。用于消化不良,饮食积滞,呕吐反胃,泻痢,小儿疳积,遗精,遗尿,小便频数,泌尿系结石,胆结石,癥瘕经闭,喉痹,乳蛾,牙疳口疮。

彝药:用于胃痛,腹胀,食滞,小儿疳积,大人反胃呕吐泛酸。

傣药:补土健胃,消食化积,利尿化石。用于"短赶短接,冒开亚毫,鲁短"(食积腹胀,腹泻),"拢蒙沙嘿"(腹痛腹泻,赤白下痢),"拢牛,拢牛哈占波"(小便热涩疼痛,尿路结石)。

中药:健胃消食,涩精止遗,通淋化石。用于食积不消,呕吐泻痢,小儿疳积,遗尿,遗精,石淋涩痛,胆胀胁痛。

【用法与用量】3~10g 或 1.5~3g,研末服。

【化学成分】含胃液素(ventriculin),角蛋白(keratin),胃蛋白酶(pepsin),淀粉酶,多种氨基酸,维生素,Cu、Fe、Mg、Mn 等元素。

【药理作用】鸡内金能显著增加大鼠的胃蛋白酶活性,并显著增加大鼠的胃蛋白酶排出量;对小鼠肠胃推动功能有明显增强的趋势,但不显著。有降低血糖、甘油三酯及减少肝和肠系膜中脂肪堆积的作用。对凝血系统有抑制作用,同时还有改善血液流变学的作用,对动脉粥样硬化的发生有一定程度的预防作用。水煎剂、酸提取物能加速放射性锶从尿液中的排出。

【制剂】藏药:七味胃痛胶囊。

苗药:儿脾醒颗粒,胃可安胶囊。

彝药:肝胆清胶囊。

傣药:山楂内金口服液。

附注:家鸡 Gallus gallus domesticus 系世界各地广泛养殖的家禽,品种繁多。鸡内金药材一般在宰杀之后收集。

鸡子白

【民族药名】维药(吐胡米阿克,百子如力白孜,赛非地吐胡米木如格,安地非赛非地),苗药(鸦椿子)。

【来源】雉科动物家鸡 Gallus gallus domesticus Brisson 的蛋内干燥蛋白(卵白)。

【标准】贵州中民标(03)。

【功能主治】苗药:用于风湿痹痛,痢疾,腹泻,月经过多,跌打,寒疝腹痛,睾丸肿痛,脱肛,子宫下垂。

维药:生湿生寒,润喉清音,收敛消炎,愈伤,止泻,清热解毒。用于干热性或胆液质性疾病,如喉燥声哑,骨骼外伤,烧烫伤,腹泻痢疾,发热,红眼病,毒虫叮伤。

中药:润肺利咽,清热解毒。用于咽痛,失音,目赤,咳逆,烧烫伤,热毒肿痛。

【用法与用量】10~20g;或与药汁调服。外用适量,捣烂调敷患处。维医认为本品对寒性气质者有害,可以荜茇、孜然、肉桂、干姜等矫正。

【化学成分】含纤维状黏蛋白(muein),卵类黏蛋白[ovomucoid,为溶菌酶(lysozyme)、卵蛋白酶抑制物(ovoinhibitor)、卵黄素蛋白(ovoflavoprotein)等的混合物],卵黏蛋白(ovomucin),伴白蛋白(conalbumin),蛋白质,脂肪,维生素 B_2,烟酸,硫氨酸,对氨基苯甲酸,Ca、P、Fe 等。

【制剂】苗药:血脉通胶囊。

附注:药材系煮熟鸡蛋后,取出蛋白干燥而得。

家鸡(鸡,乌鸡,乌骨鸡,雪峰乌骨鸡)

【民族药名】藏药(庆木夏)。

【来源】雉科动物家鸡 *Gallus gallus domesticus* Brisson 去除毛、内脏的干燥全体。

【标准】中国药典(附录),青海藏标(附录,92),山西中标(附录,87),湖南中标(93,09),山东中标(95,02),江西中标(96),北京中标(98),浙江中标(2000),黑龙江中标(01),广东中标(04)。

【功能主治】藏药:用于肾寒病,久病体虚,病后体弱。

苗药:用于脾胃虚弱。

中药:补肝肾,益气血,退虚热。用于虚劳羸瘦,骨蒸痨热,消渴,遗精,滑精,久泻,久痢,崩中,带下。

【用法与用量】适量。

【化学成分】含氨基酸,蛋白质,胡萝卜素(carotene),维生素 E,乌鸡黑素(以吲哚环为主体的含硫异聚物,黑色素 melanin),二肽(由 β-丙氨酰和 L-组氨酸组成),脂肪酸,无机元素等。

黑色素

【药理作用】本品食用具有增强机体免疫功能的作用。乌鸡黑素具有抑制和清除 DPPH 自由基的作用,具有促进机体代谢、延缓衰老、抗诱变等作用;乌鸡黑素水混悬液(>0.009mg/ml)对紫外线照射的唾液链球菌嗜热亚种、德氏乳杆菌保加利亚亚种、食品中的维生素 C 具有明显的保护作用。活性肽具有较强的清除羟自由基、超氧自由基的作用;能抑制非酶糖基化反应终产物生成,可能是其治疗糖尿病的作用机制。乌骨鸡正己烷提取物具有显著的补血效果;预防给药能显著提高血虚小鼠的红细胞计数、白细胞计数、血红蛋白含量和血细胞比容,还能升高血虚模型动物的体温、延长爬绳时间、提高胸腺指数,能对抗环磷酰胺所致的骨髓移植,促进造血功能;能改善血虚模型动物的能量代谢、增强耐力、提高免疫功能；能提高小鼠表皮和角质层的保水性，具有抗皮肤衰老作用。

【制剂】藏药：十五味雏凤散，甘露酥油丸。

苗药：良姜胃疡胶囊。

附注："十五味雏凤散"处方中使用"仔鸡"。

《湖南中标》（09）中还另条收载有"雄鸡"，为家鸡 Gallus gallus domesticus 的雄性个体，功能主治为"温中益气，补精添髓。用于虚劳羸瘦，中焦虚寒，胃呆纳少，泄泻，下痢，消渴，水肿，小便频数，崩漏，带下，产后乳少，病后虚弱"。

家鸡有很多饲养的地方性品种，如江西泰和的"乌骨鸡"、湖南的"雪峰乌鸡"等，但学名均使用家鸡 Gallus gallus domesticus。

家鸡的各个部位都有药用价值，各标准分别收载有"鸡子白"（蛋白）、"鸡子壳"（蛋壳）、"鸡蛋清"（新鲜蛋清）、"鸡内金"（干燥沙囊内壁）、"鸡肠"（脱脂肠）、"鸡油"（油）、"鸡胆"（胆囊）、"鸡胎"（受精卵经孵化后形成的鸡胎）、"鸡脚"（脚爪）、"鸡睾丸"（雄鸡睾丸鲜品）（参见"凤凰衣""鸡蛋壳""鸡子白"条）。

僵蚕（白僵蚕）

【民族药名】苗药（岗阿大）。

【来源】蚕蛾科昆虫家蚕 Bombyx mori Linnaeus 4~5 龄的幼虫感染（或人工接种）白僵菌 Beauveria bassiana（Bals.）Vuillant 而致死的干燥体。

【标准】中国药典，新疆药标（80），台湾中药典范（85），四川中标（87），内蒙中标（88），山西中标（87），贵州中标（88），台湾中药典（04）。

【功能主治】苗药：祛风止痉，化痰散结，解毒利咽。用于惊痫抽搐，口眼㖞斜，偏正头痛，咽喉肿痛，瘰疬，痄腮，风疹，疮毒，瘙痒。

中药：息风止痉，祛风止痛，化痰散结。用于肝风夹痰，惊风抽搐，小儿急惊，破伤风，中风口歪，风热头痛，目赤咽痛，风疹瘙痒，发颐痄腮。

【用法与用量】3~10g。

【化学成分】含有害物质黄曲霉素；核酸类：尿嘧啶，次黄嘌呤，尿苷，黄嘌呤；环缩醇酸肽类：白僵菌环四肽（bassianolide），白僵菌环三肽 A、B（beauverilides A、B），白僵菌环缩醇酸肽（beauverolide）A、B、Ba、C、Ca、D、E、Ea、F、Fa、H、I、Ja、Ka 等；其他：促蜕皮甾酮褐色素，3-羟基犬尿素（3-hydroxy kynurenine），6-N-羟基乙基腺嘌呤（6-N-hydroxy ethyl adenine），软白僵蚕菌素（tenellin），白僵菌素（beauvericin），白僵菌黄色素（bassianin），棕榈酸酰胺（palmitamide），硬脂酰胺（stearamide），哌嗪-2,5-二酮（piperazine-2,5-dione），蛋白质，酯酶（lipase），蛋白酶（protease），甲壳质酶（chitinase），酒石酸铵（ammonium tartrate），氨基酸，酶，草酸铵，脂肪，有机酸，维生素及微量元素。《中国药典》规定每 1000g 含黄曲霉毒素 B_1 不得过 5μg，含黄曲霉毒素 G_2、黄曲霉毒素 G_1、黄曲霉毒素 B_2 和黄曲霉毒素 B_1 的总量不得过 10μg。

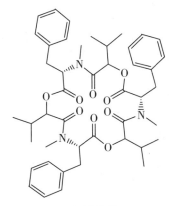

白僵菌环四肽　　　　　　　　白僵菌素

【药理作用】僵蚕对凝血酶-纤维蛋白原反应有直接的抑制作用,通过抑制血液凝固、促纤溶活性而抑制血栓形成。水煎剂22.5g/kg和30g/kg灌胃,能对抗士的宁引起的小鼠强直性惊厥,降低其死亡率。水浸出液小鼠皮下注射、腹腔注射、灌胃和家兔静脉注射均有催眠作用。僵蚕粉剂5g/(kg·d)灌服连续2周,能显著降低四氧嘧啶所致的实验性糖尿病大鼠的血糖。此外,僵蚕还有抗肿瘤、抗菌、增强免疫、神经营养和保护等作用。

【制剂】维药:柴银感冒颗粒。

彝药:沙梅消渴胶囊。

附注:僵蚕一般为家蚕4~5龄幼虫感染白僵菌而致死的干燥体。

金钱白花蛇(白花蛇)

【民族药名】藏药(吉珠,塔珠),蒙药(查干-额日艳-毛盖),维药(查尔衣朗,恰儿伊拉尼,阿法兴牙,阿福阿耶,艾非阿,qaryelan)。

【来源】眼镜蛇科动物银环蛇 *Bungarus multicinctus* Blyth(=*Bungarus multicinctus multicinctus* Blyth)的幼蛇干燥体。

【标准】中国药典,部标藏药(附录,95),内蒙蒙标(86),新疆维标(93),台湾中药典范(85),河南中标(91)。

【功能主治】藏药:祛风湿,定惊搐。用于风湿瘫痪,小儿惊风抽搐,破伤风,疥癣,梅毒,眼伤。

蒙药:明目,愈"白脉"。用于"白脉"病,视力减退,血痞。

维药:散气软坚,消炎退肿,净血祛毒,祛湿健肌,恢复肤色。用于各种良性和恶性肿瘤,淋巴结核,顽固性皮肤病和恶疮,湿疹,麻风,风湿性关节炎,手足麻木,白癜风。

中药:祛风,通络,止痉。用于风湿顽痹,麻木拘挛,中风口眼㖞斜,半身不遂,抽搐痉挛,破伤风,麻风,疥癣。

【用法与用量】1~5g;研末吞服1~1.5g。有毒。维医认为本品过量、久服对脑有损害,应配伍牛乳、蛋清、肉汤和解毒剂。

【化学成分】含蛋白质,脂肪,鸟嘌呤核糖苷(guanoside),溶血性及血细胞凝集成分。银环蛇蛇毒主要为神经毒,有 α-、β-、κ-、γ-银环蛇毒素(α-、β-、κ-、γ-bungarotoxin, α-、β-、 κ-, γ-BGT)、卵磷脂酶 A、多糖等。

【药理作用】金钱白花蛇浸制的药酒灌服可显著抑制二甲苯所致的小鼠耳壳急性肿胀；显著抑制蛋清所致的大鼠足跖肿胀；明显抑制大鼠佐剂性关节炎注射局部的早期炎症反应和再度肿胀，且明显抑制另侧迟发型超敏反应性足跖肿胀。腹腔注射蛇毒能延长热板法的小鼠疼痛反应潜伏期；对大鼠的镇痛效果强且不易产生耐受性和依赖性。银环蛇毒具有剧烈的神经毒性。

【制剂】藏药：十五味萝蒂明目丸。

维药：驱白马日白热斯丸。

附注：《中国药典》1963年版以"白花蛇（蕲蛇）"之名收载了蝰科蛇类五步蛇 *Agkistrodon acutus*（Güenther），自1977年版始将其单列，以"蕲蛇"之名收载。《广西中标》（90）、《广西壮标》（11）收载的"白花蛇"的原动物为游蛇科动物百花锦蛇 *Elaphe moellendorffi*（Boettger）。百花锦蛇 *E. moellendorffi*（Boettger）为广东、广西、湖南使用的"白花蛇"，而其他多数省区使用的白花蛇为五步蛇 *Agkistrodon acutus* 和银环蛇 *B. multicinctus*。《北京中标》（附录，98）中以"大白花蛇"之名收载了银环蛇 *B. multicinctus*，但上述均以成蛇的"干燥全体"入药，而非幼蛇，与"蛇肉"更为接近（参见"蛇肉"条）。

《藏药志》记载，目前藏医使用的"吉珠"中还见混有金环蛇、赤链蛇和百步蛇的情况，应注意区别，按制剂批文规定使用。

本品湖南还鲜用，《湖南中标》（93，09）以"鲜银环蛇""鲜金钱白花蛇"之名收载，为幼蛇或成蛇的新鲜蛇体，功能主治与幼蛇相同。银环蛇现已有人工饲养生产。

鹫粪（胡兀鹫粪）

【民族药名】藏药（果珍，果真，果吾，果塔，掐规，龙具，卡拉抠儿，哪旁具，那木苦仁普，那卡仁普，过苦果嘎），蒙药（塔斯音-巴斯，札塔拉，腰勒音-巴斯，高布润）。

【来源】鹰科大型猛禽秃鹫 *Aegypius monachus* Linnaeus 或胡秃鹫 *Gypaetus barbatus* L. 的干燥粪便。

【标准】部标藏药（附录，95），藏标（79），青海藏标（92）。

【功能主治】藏药：提升胃阳，健胃，消食，散积。用于寒性食积，胃肠功能减弱，消化道溃疡、痞瘤病、铁垢痰、疮疖疔痈；外用于消肿。

蒙药：秃鹫粪破痞，温中，消食，开欲，消肿。用于食痞，胃寒，消化不良。胡秃鹫粪利尿，消水肿。用于尿闭，肾热，膀胱热，尿结石，水肿。

【用法与用量】1~5g。外用适量。

【制剂】藏药：十三味青兰散，加味白药丸。

附注：本品有强烈的异味，常焖煅成炭使用。《中华本草：藏药卷》和《中华本草：蒙药卷》均分别记载了上述2种秃鹫，藏医的药用部位包括其肉、喉头、脑、胃、羽、粪便，其中粪便的功能主治基本相同；蒙医药用其粪便，但2种的功能主治有所不同。

秃鹫 *A. monachus* 为国家二级重点保护野生动物，《华盛顿公约》（CITES）附录二级保护动物，于2013年被列入《世界自然保护联盟》（IUCN）濒危物种红色目录，属近危物种；胡秃鹫 *G. barbatus* 于2012年被列入《世界自然保护联盟》（IUCN）濒危物种红色目录，属低危物种。

羚 牛 角

【民族药名】 藏药(加如,佳拉,夹)。

【来源】 牛科动物扭角羚 Budorcas taxicolor Hodgson、鬣羚 Capricornis sumatraensis Bechstein 的角。

【标准】 部标藏药(附录,95),西藏未成册标准(04),西藏藏标(12)。

【功能主治】 藏药:调经催产,止泻。用于闭经,难产,腹泻。

【用法与用量】 2.5g。

【制剂】 藏药:十四味羚牛角丸。

附注:扭角羚 B. taxicolor 又称羚牛,仅分布于中国、印度、尼泊尔、不丹和缅甸。我国是羚牛资源最为丰富的国家,但由于长期捕杀,种群数量已大为减少,我国总计约有3500头。现被列为我国一级保护动物,被列入《濒危野生动植物种国际贸易公约》附录Ⅱ,2008年《世界自然保护联盟》(IUCN)将其列入濒危物种红色目录,属易危物种。20世纪80年代初我国在西藏察隅建立了自然保护区,该区域目前已发展到约2000头。

《藏药志》记载,藏医认为《晶珠本草》记载的"夹"应为牛科动物鬣羚 Capricornis sumatraensis Bechstein(苏门羚)的角,《中华本草:藏药卷》记载的"夹"也为该种,功效为调经催产、解毒祛寒,用于闭经、动物抵伤引起的中毒、肾寒痛,"十四味羚牛角丸"的功能主治也为"活血化瘀,调经"。

龙涎香(龙诞香)

【民族药名】 维药(安倍儿,安白尔,安伯儿,奄八而,艾力安白尔艾西艾比)。

【来源】 抹香鲸科动物抹香鲸 Physeter catodon Linnaeus 的肠道分泌物凝结而成的干燥品。

【标准】 部标维药(99),新疆维标(93),内蒙中标(88),部标成方(三册,附录,91)山东中标(附录,95,02)。

【功能主治】 维药:益守三力(自然力、生命力、精神力),填补三神(生命神、活动神、营养神),调心通滞,助消和胃,解毒消肿。用于内脏寒性诸虚,房劳,酒伤,腹泻久病,心悸心烦,精神萎靡,腰膝酸软,阳痿神弱,头昏健忘,耳疮,鼻渊。尤以年长者使用为佳。

中药:行气活血,散结止痛,利水通淋。用于咳喘气逆,气结瘕积,心腹疼痛,淋病。

【用法与用量】 0.3~1g。维医认为本品长期服用对肝、肠有损害,可以阿拉伯胶、天竺黄矫正。

【化学成分】 含甾体类:龙涎香醇(ambrein),降龙涎香醚(ambroxane),表粪甾醇(epicoprosterol),粪甾醇(coprosterol),粪甾酮等;挥发性成分:二氢-γ-紫罗兰酮(dihydro-γ-lonone),龙涎香酯(ambeinolide),龙涎香烷(ambroxane),龙涎香醛等;其他:无机盐。

龙涎香醇　　　　　　　　　降龙涎香醚

【药理作用】小剂量龙涎香对动物的中枢神经系统有类似于麝香样的兴奋作用,大剂量则出现抑制。龙涎香对离体蛙心有强心作用,可引起整体动物血压下降。

【制剂】维药:健心合米尔高滋安比热片,伊木萨克片。

附注:"龙涎香"之名见于《本草纲目拾遗》,《本草纲目》名"龙涎",为名贵天然香料,英文名为 Ambergris,阿拉伯语、波斯语称 Ambaier,维药名"安白尔"是其音译。关于龙涎香的形成,维医药古籍文献《拜地依药书》记载:"是一种海洋动物的肠道分泌物,捕杀后收集该品及时干燥,呈不透明的蜡状胶块。灰白色、绿色、黄色、黑色。灰白色为上品,黑色味次品"。但现在一般认为系由于抹香鲸吞食的大乌贼、章鱼等软体动物的角质颚、舌齿等不易消化,积聚在抹香鲸的胃肠内而刺激其肠道分泌出一种特殊的蜡状物,将食物的残留物包裹起来而逐渐形成龙涎香,并通过呕吐或肠道排泄出体外。龙涎香排出体外后需经海水长期浸泡,日光、空气等作用方具有香气,成为真正的龙涎香,以色泽逐渐变浅直至白色者为佳,从捕猎的抹香鲸肠道中取出的包裹体不可用。有文献记载,有些侏儒抹香鲸 *Kogia breviceps* 的肠道中也能产生龙涎香,曾在北瓶鼻鲸 *Hyperoodon ampullatus* 和一些须鲸的体内发现过类似于龙涎香的物质。

抹香鲸 *P. catodon* 主要生活于热带、亚热带和温带海洋中,各大洋均有,我国东海与南海也有分布,但龙涎香自古即为进口药材。《本草纲目拾遗》即记载:"从番舶来者,出大秦波斯国"。

蝼　蛄

【民族药名】苗药(干无,吉路斗,岗错里,官佐,岗如),彝药(土小狗)。

【来源】蝼蛄科昆虫非洲蝼蛄 *Gryllotalpa africana* Palisot et Beauvois 或华北蝼蛄 *Gryllotalpa unispina* Saussure 的干燥全体。

【标准】部标中药(92),新疆药标(80),贵州中民标(03)。

【功能主治】苗药:利尿通淋,清热解毒。用于水肿,小便不通,大便秘结,水肿,石淋,瘰疬,恶疮,跌打损伤,拔枪砂。

彝药:用于水肿,尿闭,难产,阳痿,下身生疮,水肿病,无尿,瘟病,胎衣不下,尿胞痛,大肚子病。

中药:利水,消肿,解毒。用于小便不利,瘰疬,痈肿恶疮。

【用法与用量】3~4.5g。外用适量,研末撒或调涂患处。

【化学成分】含精氨酸、胱氨酸、赖氨酸等 15 种氨基酸,α-葡糖苷酶(α-glucosidases),淀粉酶(amylase),麦芽糖酶(maltase),松三糖酶(melezitase),蔗糖酶(sucrase)等。

【药理作用】家兔灌胃给予 2% 蝼蛄粉混悬液 100ml/d,连续 1 周,白天排尿未见增加的占50%，排尿率增加15%以上者占12.5%。蝼蛄提取物对剥皮基底角质形成细胞化合物具有促进作用，可加快伤口愈合。

【制剂】 苗药：前列倍喜胶囊。

附注：夏、秋季夜晚用灯光诱捕，或耕地时捕捉，以沸水烫死后晒干或烘干。

鹿鞭（鹿肾）

【民族药名】 藏药（夏贝坡参，夏哇）。

【来源】 鹿科动物梅花鹿 *Cervus nippon* Temminck、马鹿 *Cervus elaphus* Linnaeus、白鹿 *Cervus macneilli* Lydekker、水鹿 *Cervus unicolor* Kerr雄性的干燥阴茎及睾丸。

【标准】 部标藏药（附录，95），部标中药（92），吉林药标（77），四川中标（87），新疆药标（87），内蒙中标（88），山西中标（87）。

【功能主治】 藏药：益肾壮腰，生精壮阳。用于肾亏腰痛，腰曲，阳痿，小便不利，小便失禁，经久不愈的肾脏疾病、泌尿系统疾病。

中药：补肾壮阳，益精填髓。用于阳痿遗精，腰膝酸软，虚劳瘦弱，梦遗。

【用法与用量】 6~15g。

【化学成分】 含激素：睾酮（testosterone），雌二醇（estrodiol）等；氨基酸：天冬氨酸，丝氨酸，甘氨酸等；Na，K，Ca等。

雌二醇

【药理作用】 鹿鞭对去势肾阳虚大鼠的附性器官有明显的增重作用，并能增强大鼠的交配能力，使雄性大鼠扑捉雌性大鼠的潜伏期缩短，20分钟内的扑捉次数明显增加。

【制剂】 藏药：补肾丸。

附注：鹿鞭药材现主要来自于人工饲养，以梅花鹿 *C. nippon* 为主。《四川中标》（87）在"鹿肾"条下还收载有白唇鹿 *Cervus albirostris* Przewalski，该种为我国特有的珍稀物种，已被列入国家重点保护野生动物名录，为一级保护动物，2012年被《世界自然保护联盟》（IUCN）列入濒危物种红色目录，为易危物种，不宜药用。2003年在四川甘孜藏族自治州发现了白唇鹿的世界最大种群，达5000头。现四川新陆海、甘肃盐池湾设立有保护区，青海、甘肃、四川等地已建立有较多的白唇鹿饲养场。

鹿　角

【民族药名】 藏药（夏贝拉干，下拉，夏维拉干，夏娃，抓奇，热久巴），蒙药（宝格音-额布日，宝根-额布日，宝格音-雅森-额布日，纱如），维药（卡提克布哈蒙固孜，开尔奴里依也来斯赛里比,沙合高赞赛合德)。

【来源】鹿科动物马鹿 Cervus elaphus Linnaeus 或梅花鹿 Cervus nippon Temminck 已骨化的角或锯茸后翌年春季脱落的角基。

【标准】中国药典,部标藏药(附录,95),藏标(79),青海藏标(附录,92),内蒙蒙标(86),新疆药标(80),湖南中标(93)。

【功能主治】藏药:温补肝肾,消肿祛瘀。用于乳痈,阴疽,瘀血作痛,虚劳内伤,腰脊疼痛,腹部水肿。

蒙药:燥脓,燥恶血,燥"协日乌素",消肿,止刺痛,解毒。用于肺脓肿,咳痰带血,胸伤,水肿,刺痛症,乳肿,疮疡,"奇哈"。

维药:生干生寒,消炎退肿,止血愈疮,健龈固齿。用于各种湿热性或血液质性疾病,如各种创伤,各种炎肿,咳血,牙龈脓疮,牙齿松动。

中药:温肾阳,强筋骨,行血消肿。用于肾阳不足,阳痿遗精,腰脊冷痛,阴疽疮疡,乳痈初起,瘀血肿痛。

【用法与用量】3~15g。维医认为本品对肺有损害,可以西黄芪胶矫正。

【化学成分】含无机元素:钙(Ca),镁(Mg),磷(P);氨基酸:色氨酸,天冬氨酸,丝氨酸,脯氨酸,甘氨酸,赖氨酸,组氨酸等;激素:睾酮(testosterone),黄体酮(progesterone),垂体泌乳素(prolanctin),雌二醇(estradiol)等。

黄体酮　　　　　雌二醇　　　　　睾酮

【药理作用】鹿角可减轻乳头红肿和乳腺小叶、腺泡、导管增生,降低血清中的雌二醇、黄体酮、睾酮、促黄体生成素,对大鼠的乳腺增生有明显的治疗作用。鹿角胶能显著提高雄鼠的阴茎勃起能力、缩短电流刺激诱发阴茎勃起的潜伏期,对雄鼠的交配能力有增强趋势。鹿角胶可使去卵巢大鼠的骨钙、骨磷、血清 BGP 含量升高,使骨小梁变宽、面积变大,NO 含量升高,从而抑制骨吸收,防治骨质疏松。鹿角托盘制剂和水溶性成分均可显著地促进小鼠巨噬细胞的吞噬功能和 T 淋巴细胞的增殖能力,使 T 淋巴细胞、B 淋巴细胞的比值明显增大,增强机体免疫力。

【制剂】藏药:十四味羚牛角丸,二十味沉香丸。

维药:糖宁孜牙比土斯片。

附注:鹿角药材商品根据其来源又称为"马鹿角""梅花鹿角"和"鹿角脱盘"。《四川中标》(87)还收载有同属动物白唇鹿 C. albirostris Przewalski(国家一级重点保护野生动物)、白鹿 C. macneilli Lydekker(国家二类珍稀保护动物)、水鹿 C. unicolor Kerr(Rusa unicolor Kerr)[2013年被世界自然保护联盟(IUCN)列为濒危物种],均为珍稀濒危或保护物种,野生者不宜使用。《湖南中标》(09)在"鹿角"条下还收载了鹿科动物驼鹿 Alces alcea Linne 的角;《黑龙江中标》(01)收载有"驯鹿角",为鹿科动物驯鹿 Rangifer tarandus Linnaeus 的骨化的角。

藏医使用鹿角时需炮制,将其砸成拇指大小的碎块,置炭火中烧,切勿烧焦,以烧成灰白色者为宜。

《中国药典》等还收载有"鹿角胶",为鹿角经水煎煮、浓缩制成的固体胶,功能主治为"温补肝肾,遗精养血。用于肝肾不足所致的腰膝酸冷,阳痿遗精,血瘀羸瘦,崩漏下血,便血尿血,阴疽肿痛",与鹿角有所不同。

鹿 角 霜

【来源】鹿科动物马鹿 Cervus elaphus Linnaeus 或梅花鹿 Cervus nippon Temminck 已骨化的角去胶质的角块。

【标准】中国药典。

【功能主治】中药:温肾助阳,收敛止血。用于脾肾阳虚,白带过多,遗尿尿频,崩漏下血,疮疡不敛。

【用法与用量】9~15g。先煎。

【化学成分】主要成分为 $CaCO_3$、$Ca_3(PO_4)_2$ 及胶质(colloid)等;另含多种氨基酸:天冬氨酸,脯氨酸,甘氨酸等;蛋白质,无机元素(Ca、P)、牛磺酸(taurine),次黄嘌呤(hypoxanthine),肌酸酐(creatinine)等。

牛磺酸

【制剂】彝药:岩鹿乳康胶囊。

傣药:乳癖清胶囊。

附注:鹿角霜即鹿角经煎煮熬胶制备鹿角胶后残存的角块。商品药材中也有来源于水鹿 C. unicolor Kerr、驯鹿 Rangifer tarandus L.、白唇鹿 C. albirostris Przewalski 的鹿角霜,但白唇鹿为国家一级保护动物,不应药用。

鹿 顶 骨

【来源】鹿科动物马鹿 Cervus elaphus Linnaeus、梅花鹿 Cervus nippon Temminck 的干燥顶骨。

【标准】部标蒙药(附录,98)。

【功能主治】鹿顶骨:祛风除湿,续筋接骨,不中益气,安胎下气。用于风湿四肢疼痛,筋骨冷痹等。

鹿骨:补虚羸,强筋骨。用于风湿,四肢痛,筋骨冷痹,肾虚腰痛,行步乏力。

【用法与用量】鹿顶骨 5~10g;鹿骨 15~30g。入煎剂或浸酒服。

【化学成分】含蛋白质,骨胶原,磷脂质,软骨素,磷蛋白,维生素 A、维生素 B、维生素 B_2、维生素 E、维生素 D、维生素 K 等，Ca、Mg、Fe、Zn、Cu、P 等矿物质元素。

【制剂】蒙药：土木香十味汤散。

附注：未见有"鹿颅骨"的功效记载。《四川中标》(87)收载有"鹿顶骨"，为白唇鹿 *C. albirostris* Przewalski、白鹿 *C. macneilli* Lydekker、梅花鹿 *C. nippon*、水鹿 *C. unicolor* Kerr 的锯去鹿茸或鹿角的干燥脑顶骨，并附注说明"本品不带前后脑颅骨"；《部标中药》(92)、《内蒙中标》(88)中收载有"鹿骨"，为马鹿 *C. elaphus* 或梅花鹿 *C. nippon* 的骨骼。此处分别列出"鹿顶骨"和"鹿骨"的功能主治，供参考。应按制剂批文规定使用。

鹿　茸

【民族药名】藏药（夏贝保拉，夏白察拉，夏娃，夏哇，热久巴，抓奇），蒙药（齐森 - 额布日，楚松 - 额布日，挂道尔），维药（友米让布哈蒙固孜，鱼木兰布嘎蒙故孜，开尔奴里依里，沙合高赞乃尔密）。

【来源】鹿科动物梅花鹿 *Cervus nippon* Temminck 或马鹿 *Cervus elaphus* Linnaeus 的雄鹿未骨化密生茸毛的幼角。

【标准】中国药典，部标藏药（附录，95），藏标（79），内蒙蒙标（86），部标维药（附录，99），青海药标（76，92），新疆药标（80），香港中标（第 7 期）。

【功能主治】藏药：生精补髓，益血助阳，强筋健骨。用于精亏血虚，眩晕，耳聋，阳痿，滑精，腰膝疼痛，妇女虚寒崩漏带下。

蒙药：燥脓，燥"协日乌素"，益精补血，强筋骨，壮身。用于肺脓肿，创伤，胸部伤，瘀血，体虚精衰，遗精，滑精，阳痿，月经不调，伤筋骨折。

维药：生干生热，温肾壮阳，激发性欲，固精填精，平喘止咳，滋补肠胃，开胃消食，利水退肿，强筋壮骨，通阻止痛，增强色素，祛风止痒。用于湿寒性或黏液质性疾病，如肾寒阳痿，性欲低下，早泄遗精，哮喘咳嗽，胃虚纳差，消化不良，肠疡，肠梗阻，各种水肿，筋骨松弛，宫寒不孕，经闭，乳汁不下，寒性牙痛，两胁冷痛，白癜风，皮肤瘙痒。

中药：壮肾阳，益精血，强筋骨，调冲任，托疮毒。用于肾阳不足，精血亏虚，阳痿滑精，宫冷不孕，羸瘦，神疲，畏寒，眩晕，耳鸣，耳聋，腰脊冷痛，筋骨痿软，崩漏带下，阴疽不敛。

【用法与用量】0.9~2.5g；维药 4~8g。研末冲服。阴虚阳盛者忌用。维医认为青少年不宜内服。

【化学成分】含甾醇类：胆甾醇（cholesterol）及其脂肪酸酯，5- 胆甾烯 -3β- 醇 -7- 酮，5- 胆甾烯 -3，7- 二醇；氨基酸：甘氨酸（glycine），谷氨酸（glutamic acid），精氨酸（arginine）等 19 种氨基酸；脂肪酸：豆蔻酸（myristic acid），棕榈酸（palmitic acid），棕榈烯酸（palmitoleic acid）；脂类：胆甾醇肉豆蔻酸酯（myristic acid cholesterol ester），胆甾醇油酸酯（cholesterol oleate），胆甾醇硬脂酸酯（cholesteryl stearate）等；多胺类：亚精胺（spermidine），精胺（spermine），腐胺（putrescine）；含氮化合物：尿嘧啶（uracil），次黄嘌呤（hypoxanthine），烟酸（nicotinic acid），溶血磷脂酰胆碱（lysophosphatidylcholine，LPC，降压的活性成分）；其他：神经髓鞘磷脂（sphingomyeline），神经节苷脂（ganglioside），硫酸软骨素 A（chondroitin sulfate A，CSA），多种前列腺素（prostaglandin，包括 PGE_1、PGE_2、PGF_{1a}、PGF_{1b} 等），雄激素（androgen），雌激素（estrogen），蛋白质及多肽，生长激素和生长素及无机元素等。

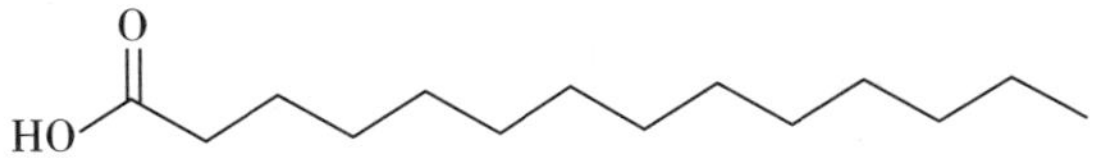

豆蔻酸

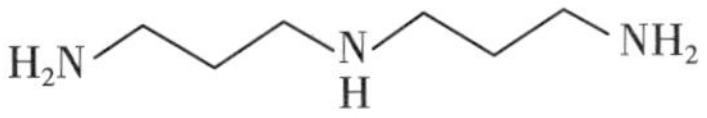

亚精胺

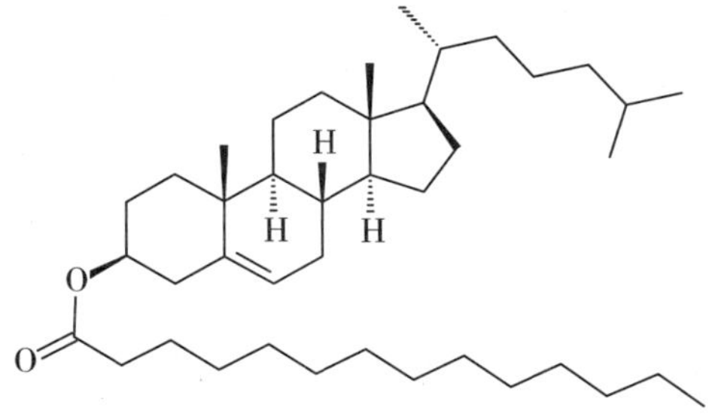

胆甾醇肉豆蔻酸酯

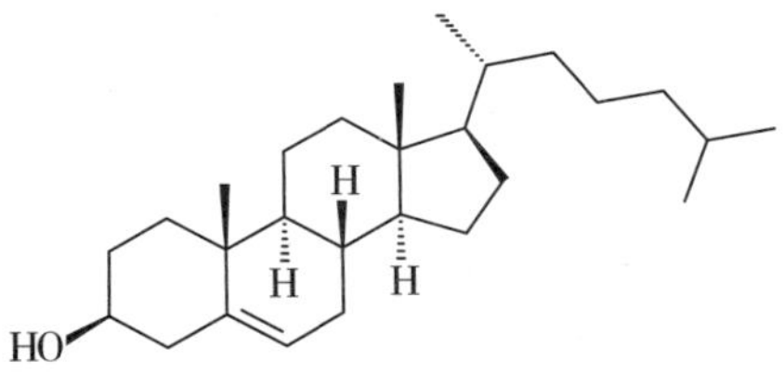

胆甾醇

【药理作用】鹿茸水提液能促进蛋白质、核酸的合成。鹿茸粉灌胃、鹿茸精腹腔注射能显著增加对乙酰苯肼所致的溶血性小鼠、家兔的红细胞计数、白细胞计数和血红蛋白、胆红素含量,具有促进造血功能的作用。鹿茸精、鹿茸多糖能显著增强小鼠的免疫功能。鹿茸精注射液能显著增加雄性幼鼠的前列腺和精囊重量,提高血浆睾酮的含量;鹿茸提取物灌胃能显著增加雌性幼鼠的子宫重量。鹿茸能提高小鼠的学习记忆能力,增强耐低温、耐高温和耐缺氧的能力。鹿茸水提取物、鹿茸总脂口服对正常及加速老化的小鼠有延缓衰老的作用。鹿茸多糖对大鼠实验性胃溃疡有明显的抑制作用。鹿茸精能增加大鼠离体冠状动脉流量、在位狗冠状动脉和颈动脉血流量;对三氯甲烷诱发的小鼠室颤有明显的保护作用;对氯化钡所致的大鼠室性心律失常有治疗作用。鹿茸多糖腹腔注射具有抗炎作用;对小鼠肉瘤 S_{180} 有明显的抑制作用。

【制剂】藏药:滋补酥油丸。

蒙药:吉祥安神丸,羚牛角二十五味丸。

维药:降糖孜亚比提片。

傣药:鹿仙补肾片。

附注:鹿茸商品药材中,来源于梅花鹿者称"花鹿茸",来源于马鹿者称"马鹿茸",以前者居多,现多为养殖生产。《甘肃中标》(08)以"白唇鹿茸"之名收载有白唇鹿 *C. albirostris* Przewalski 的幼角;《四川中标》(87)、《青海药标》(92)在"鹿茸"条下尚收载有白唇鹿 *C. albirostris*、白臀鹿 *C. macneilli* Lydekker、水鹿 *C. unicolor* Kerr,前 2 种分别为国家一级、二级重点保护野生动物,水鹿于 2013 年被列入《世界自然保护联盟》(IUCN)的濒危物种红色目录,野生者不应药用。

傣医药用的鹿茸为水鹿 *C. unicolor* Kerr 的幼角,名"保光",功能为补火壮腰、调补气血,用于"勒约"(气血虚)、"冒米想"(乏力)、"拢贺冒贺办"(头昏目眩)、"冒米鲁"(不孕症)、"纳勒冒少"(月经失调,崩漏)、"纳勒蒿来"(带下量多)、"杆郎软"(腰膝冷痛,周身乏力,性欲冷淡,阳痿,遗精,早泄)。

驴鞭（驴肾）

【民族药名】 藏药（旺贝坡参）。

【来源】 马科动物驴 Equus asinus Linnaeus 的干燥阴茎及睾丸。

【标准】 部标藏药（附录，95），吉林药标（77），山西中标（87），新疆药标（87），内蒙中标（88），辽宁中标（87，09），宁夏中标（93），北京中标（98），黑龙江中标（01），甘肃中标（09），湖南中标（09）。

【功能主治】 藏药：益肾壮腰。用于肾病、癃闭，遗精。

中药：益气强筋，滋肾助阳。用于阳痿无力，虚劳腰酸。

【用法与用量】 15~25g。

【化学成分】 含蛋白质，维生素 E，胡萝卜素（carotene），胆固醇（cholesterol），K、Na、Ca、Mg、Fe、Mn、Zn、P、Se 等矿物质元素，脂肪等。

【制剂】 藏药：补肾丸。

附注：驴的血液、肉、蹄、脂、乳等藏医均入药，各自的功效不同。

驴　血

【民族药名】 藏药（旺查合，崩查），蒙药（额乐吉根-齐苏，额勒吉根-赤苏，泵日阿）。

【来源】 马科动物驴 Equus asinus Linnaeus 的干燥血。

【标准】 部标藏药（附录，95），青海藏标（附录，92），四川藏标（14），内蒙蒙标（86）。

【功能主治】 藏药：祛风湿，干黄水。用于痹痛，痛风，黄水病，鼻出血，疮疡。

蒙药：燥"协日乌素"。用于关节"协日乌素"，痛风，游痛症，"巴木"，"吾雅曼"病。

【用法与用量】 藏药 20~50g；蒙药 3~5g。研末服。

【化学成分】 含蛋白质、氨基酸、谷丙转氨酶等多种酶、游离脂肪酸、磷脂、甾醇、碱基和嘌呤、维生素，以及 Na、K、Ca、Mg 等无机元素。《四川藏标》规定含总氮（N）不得少于 6.0%。

【制剂】 藏药：二十五味驴血丸。

蒙药：风湿二十五味丸，风湿三味丸。

附注：风湿二十五味丸、风湿三味丸处方中使用"驴血粉"名称。

秋季或冬季宰杀后采血，置平底器皿中晾干或烘干；也可采新鲜血液药用。

马宝（马结石）

【民族药名】 藏药（达），维药（阿提亚达特西，艾节如里排热斯，散格艾斯皮）。

【来源】 马科动物马 Equus caballus (Linnaeus) 胃肠中的结石。

【标准】 中国药典（63），部标中药（92），四川中标（84，87），内蒙中标（88），贵州中标（88），山东中标（附录，95，02）。

【功能主治】 藏药：镇惊，祛痰。用于癫狂，惊痫，肿毒。

维药：生干生热，镇惊安神，除癫消癔，收敛止血，止咳平喘，祛风止痛，清热解毒。用于湿热性或血液质性神经性疾病或胸肺疾病,儿童惊惧不安,睡眠不安,小儿癫痫,小儿癔症,咳血吐血,咳嗽气喘,胸肺结核,各种风痛,各种炎肿,发热,恶疮肿毒。

中药:镇惊化痰,清热解毒。用于惊痫癫狂,痰热内盛,神志昏迷,恶疮肿毒,吐血,衄血。

【用法与用量】 1~3g。外用适量。维医认为本品对寒性气质者、黑胆质性或黏液质性气质者有害,可以甘草膏矫正。

【化学成分】 含磷酸镁铵(NH_4MgPO_4)等无机盐。

【制剂】 藏药:二十五味马宝丸。

附注:《药物之园》记载"马宝,是马胃肠道中所生的结石"。通常在宰杀马时检查胃肠中获得,洗净,置通风处阴干。

马 睾 丸

【民族药名】 藏药(达)。

【来源】 马科动物马 *Equus caballus* (Linnaeus)的干燥肾脏(睾丸)。

【标准】 无。

【功能主治】 藏药:清肾热。

【用法与用量】 不明。

【制剂】 藏药:补肾丸。

附注:"达"为藏语对马的统称。其肾脏入药见于《藏药志》记载。

麻雀(麻雀肉)

【民族药名】 藏药(奇巴,奇贝夏,齐尔哇),蒙药(毕勒珠海音-玛哈,札其勒沙)维药(库西卡其古西)。

【来源】 文鸟科鸟类树麻雀 *Passer montanus* Linnaeus 或其青藏亚种 *Passer montanus* (Linnaeus) *tibetanus* S. Baker 的带血干肉。

【标准】 中国药典(附录),部标藏药(附录,95),青海藏标(附录,92),部标成方(一册,附录,90),辽宁中标(09)。

【功能主治】 藏药:壮阳。用于肾寒病。

蒙药:补精壮阳,祛寒,愈伤。用于肾衰弱,精液耗损,阳痿,身体虚弱。

维药:生干生热,热身肥体,增强性欲,填精壮阳。用于湿寒性或黏液质性疾病,如湿寒性身瘦,性欲低下,怕冷腰寒,精液不足,阳事不举。

中药:壮阳益精。用于阳虚羸瘦,阳痿,疝气。

【用法与用量】 1~2只;蒙药 3~5g。捕获后去毛及内脏,用酥油炸,研细备用。维医认为本品对热性气质者有害,可以生杏汁、酸石榴汁矫正。

【化学成分】 含蛋白质(protein),脂肪,Ca、P、Fe 等。

【制剂】 藏药:甘露酥油丸。

附注：文献记载家麻雀 Passer domesticus 也同样药用。树麻雀 P. montanus 和麻雀 P. montanus saturatus Stejneger 的粪便也入药，《山东中标》以"白丁香"之名收载；藏医也用，可排脓、治噎逆、敷疮疖。

《广东中标》(11)收载有"海麻雀"，为海蛾鱼科鱼类海蛾 Pegasus laternarius Cuvier 的全体，功能主治为"化痰止咳，消瘿散结，解毒消肿，止泻。用于小儿痰咳，瘿瘤痰核，麻疹，麻疹后腹泻"，为不同的药物。

牛鞭（牛肾，牛睾丸）

【民族药名】藏药（杷，亚规），维药（布卡曲衣斯，卡拉穷依斯，开孜布力白卡尔，开孜比高）。

【来源】牛科动物黄牛 Bos taurus domesticus Gmelin、水牛 Bubalus bubalis L. 或牦牛 Bos grunniens Linnaeus 的干燥阴茎和睾丸。

【标准】部标维药（99），新疆维标（93），湖南中标（93），宁夏中标（93），江西中标（96），甘肃中标（95，09），湖南中标（93，09），北京中标（附录，98），黑龙江中标（01），山东中标（02），贵州中民标（03）。

【功能主治】藏药（牛睾丸）：滋补，壮阳。用于肾亏腰痛，腰曲，肾脏病。

维药：补肾暖胃，壮阳，治疝。用于肾虚腰痛，寒性胃痛，性欲减退，疝气。

中药：补肾益精，壮阳，散寒止痛。用于肾虚阳痿，益精，宫寒不孕，遗尿，耳鸣，腰膝酸软，疝气。

【用法与用量】30~60g。煮烂后切成小段，加适量食盐、小茴香粉食用。

【化学成分】含氨基酸：天冬氨酸、苏氨酸、甘氨酸、缬氨酸等；脂肪酸：辛酸（caprylic acid），己酸（hexanoic acid），硬脂酸（stearic acid），亚油酸（linoleic acid），油酸（oleic acid），月桂酸（lauric acid），十一烷酸（undecanoic acid），十七碳烯酸（heptadecenoic acid），棕榈酸（palmitic acid），亚麻酸（linolenic acid）等；甾体类：胆固醇（cholesterol），睾酮（testosterone），二氢睾酮（dihydrotestosterone），雌二醇（estradiol）等；其他：Ca、P、Fe，维生素A、维生素B、维生素C等。

睾酮

【药理作用】小鼠灌胃牛鞭粗提取物 4g/kg 和 6g/kg，连续2周，可使小鼠睾丸、前列腺-贮精囊重量略有增加。药材匀浆后的混悬液对肾阳虚型动物有壮阳作用，能使去势雄性大鼠的附性器官（包皮腺、精液囊、前列腺）重量明显增加，对去势雌性大鼠包皮腺、子宫可增重；同时能明显提高大鼠的交配能力，明显缩短雄鼠扑捉雌鼠的潜伏期，增加20分钟内的扑捉次数。粗提物 10g/kg 和 15g/kg 早、晚各1次灌胃，连续1周，能显著增加大鼠血浆中的睾酮含量；并可降低老龄大鼠的脂质过氧化物（LPO）含量；增加正常小鼠的超氧化物歧化酶（SOD）活性，降低 LPO 含量，使单胺氧化酶 B（MAO-B）的活性下降，具有延缓衰老的作用。粗提物灌胃 6g/kg，1 次 /d，给药 2 周，能极显著地增强小鼠巨噬细胞的吞噬功能，略增加小鼠的免疫器官重量。牛鞭中主要含有睾酮（10mg/kg），具有睾酮的促进锌吸收、促进骨髓造血功能、抗冠心病和心肌梗死、抗早孕等作用。

【制剂】藏药：补肾丸。

维药：罗补甫克比日丸，伊木萨克片。

附注："补肾丸"处方中使用"牛睾丸"名称，但未见有标准中以"牛睾丸"之名收载，以"牛鞭"之名收载的来源多包括"阴茎及睾丸"。据市场调查，市售的"牛鞭"药材也多为阴茎带睾丸者，也有仅为阴茎者，故将"牛睾丸"并入本条。本品的来源，内地使用的牛鞭的原动物为黄牛和水牛，藏区和新疆使用的为黄牛和牦牛。

牛鞭常作为药膳原料用于食补。

牛胆汁（牛胆，牛胆粉，牛胆水）

【民族药名】藏药（杞，亚规，仲），蒙药（乌和仁 - 苏素），维药（卡拉欧提，买拉热吐力白卡尔，再合热依高），傣药（咪怀）。

【来源】牛科动物黄牛 *Bos taurus domesticus* Gmelin 或水牛 *Bubalus bubalis* L. 的新鲜或干燥胆汁。

【标准】中国药典（附录），部标蒙药（附录，98），部标维药（99），内蒙蒙标（86），新疆维标（93），山西中标（附录，87），贵州中标（88），宁夏中标（93），山东中标（02），贵州中民标（03），湖南中标（09）。

【功能主治】藏药：解毒，明目。用于配制毒时所致眼病，癫狂症（疯病）。

蒙药：平息"协日"，愈伤，解毒，明目。用于"协日"病，视力减退，外伤，配毒症。

维药：清除异常黏液，止咳消肿，通窍，敛疮。用于黏性咳喘，咽肿，眼疾，耳疮，脱肛，痔疮。

傣药：清火解毒，利水退黄，除风，消肿止痛。用于"鲁旺害埋拢很"（小儿高热惊厥），"拢案答勒"（黄疸），"拢泵"（水肿），"拢蒙沙喉"（风湿热痹证，肢体关节红肿热痛，屈伸不利），"路哈"（骨折），"拢沙龙答接泵亮"（目赤肿痛），"拢胖腊里，洞里"（便秘，痔疮肿痛），"英贺"（静脉曲张）。

中药：清肝明目，利胆通肠，解毒消肿。用于风热目疾，黄疸，咳嗽痰多，便秘，小儿惊风，痈肿，痔疮。

【用法与用量】干粉 0.1~0.3g；新鲜胆汁 0.3~0.9g。外用适量，调敷患处。

【化学成分】含胆汁酸钠盐，盐中的酸为环戊烷多氢菲类：胆酸（cholic acid），去氧胆酸（deoxycholic acid），牛磺胆酸（taurocholic acid），牛磺脱氧胆酸（tauroursodeoxycholic acid），甘氨胆酸（glycocholic acid），甘氨去氧胆酸（glycodeoxycholic acid），石胆酸（lithocholic acid），鹅脱氧胆酸（chenodesoxycholic acid）等；其他：胆烷酸（cholanic acid），胆红素（bilirubin），卵磷脂乙醇胺（phosphatidylethanolamine），神经鞘磷脂（sphingomyelin），溶血磷脂酰胆碱

(lysophosphatidylcholine),甘油三酯(triglyceride),胆碱(choline),胆甾醇(cholesterol),卵磷脂(lecithin),尿素,磷酸钙,磷酸铁,游离脂肪酸等。

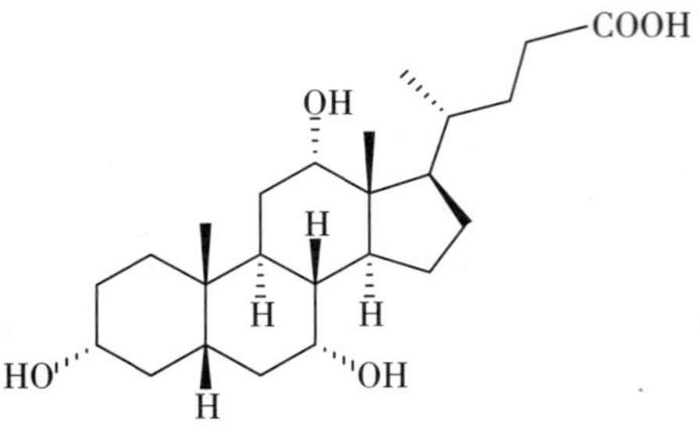

胆酸

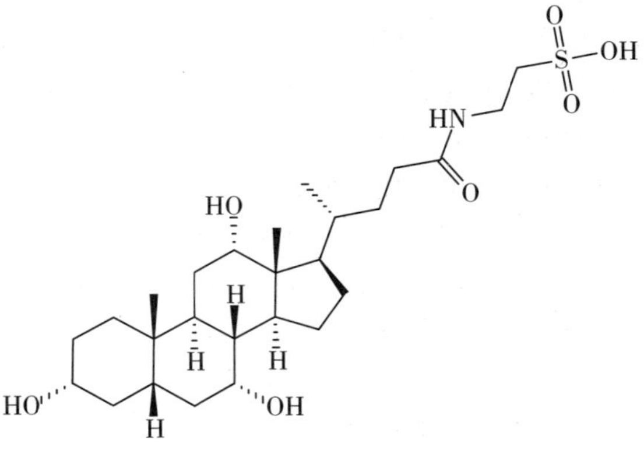

牛磺胆酸

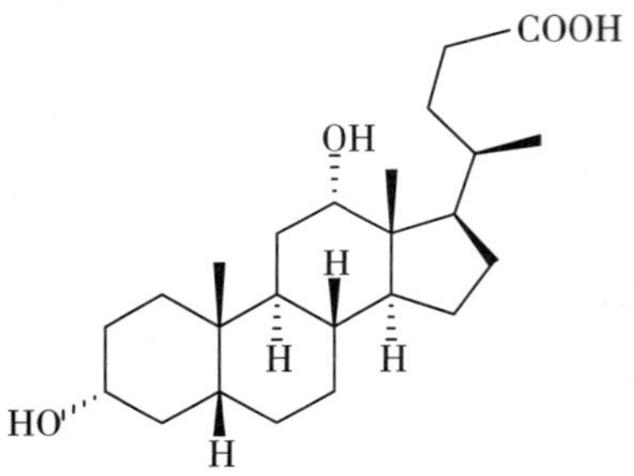

去氧胆酸

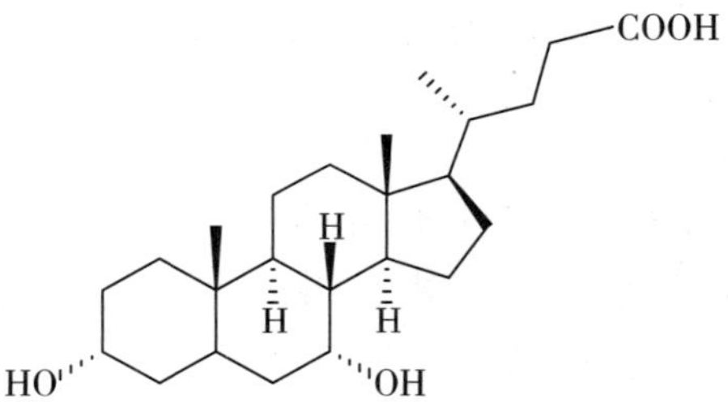

鹅去氧胆酸

【药理作用】小鼠灌胃牛胆汁、肝胆酸、牛磺胆酸均有镇静作用;牛胆酸及其盐类具有抗戊四氮惊厥的作用。胆酸钙灌胃对原发性和肾上腺性高血压大鼠有显著而持久的降压作用。牛磺脱氧胆酸盐对小肠激动剂胆囊收缩素(CCK)所致的豚鼠小肠收缩有特异性的抑制作用;口服或灌胃均可增加肝内的胆酸盐含量和胆汁分泌量。能增强胰脂肪酶活性,促进胰腺分泌,显著增加胰液量、碳酸氢盐和蛋白质含量。胆酸、胆酸钠、脱氧胆酸均有镇咳作用;胆酸钠能直接舒张豚鼠的支气管平滑肌,对抗毛果芸香碱所致的支气管痉挛;静脉注射对猫电刺激喉上神经引起的咳嗽有镇咳作用;静脉注射对家兔的呼吸中枢有抑制作用。胆汁酸对体外培养的人肝癌细胞增殖有抑制作用。此外,牛胆汁还有抗炎、抗过敏、抗菌和抗病毒作用。

【制剂】蒙药:哈敦海鲁木勒九味丸,哈敦海鲁木勒十三味丸,哈日十二味散,黄柏八味散,吉祥安神丸,檀香清肺二十味丸,消食十味丸,止痢七味散。

苗药:胆清胶囊。

附注:宰杀牛时取出胆囊悬挂阴干;或取出胆汁盛于容器内,密闭贮藏或加热干燥。

牛黄(人工牛黄,牦牛黄,体外培育牛黄)

【民族药名】藏药(牦牛黄、黄牛黄:格旺,给瓦木;人工牛黄:米塞格旺),蒙药(给望,给旺,乌赫仁-给旺),维药(定孜亚,伊帕儿,艾节如里白卡尔,散格高)。

【来源】牛科动物牛 *Bos taurus domesticus* Gmelin、牦牛 *Bos grunniens* Linnaeus 的干燥胆结石(体外培育牛黄:以牛科动物牛 *Bos taurus domesticus* Gmelin 的新鲜胆汁作母液,加入去氧胆酸、胆酸、复合胆红素钙等制成)。

【标准】中国药典,部标藏药(附录,95),藏标(79),内蒙蒙标(86),新疆药标(80),甘肃中标(96,08)。

【功能主治】藏药:清心,解热,利痰,止惊,开窍,解毒。用于热病神昏,谵语,癫痫,发狂,小儿惊风抽搐,咽喉、口舌生疮,痈疽,疔毒。

蒙药:清热,解毒,镇静。用于瘟疫毒热,肝热,胆热,高热抽搐,昏迷,神志不清,狂犬病,癫狂症。

维药:生干生热,消炎退肿,收敛疮疡,通尿,通经,溶石排石,消除黄疸,燥湿明目,除斑生发。用于湿寒性或黏液质性疾病,如痈肿疔疮,疮疡不愈,尿闭,经闭,肾脏结石,膀胱结石,小儿黄疸,白内障,白癜风,斑秃。

中药:清心,豁痰,开窍,凉肝,息风,解毒。用于热病神昏,中风痰迷,惊痫抽搐,癫痫发狂,咽喉肿痛,口舌生疮,痈肿疔疮。

【用法与用量】0.15~0.5g,多入丸、散。外用适量。孕妇慎用。维医认为本品可引起热性气质者头痛,可以西黄芪胶矫正。

【化学成分】含胆汁色素类:胆绿素(biliverdin),游离胆红素(bilirubin);胆汁酸类:游离胆汁酸[胆酸(cholic acid)、猪去氧胆酸、去氧胆酸(deoxycholic acid)、鹅去氧胆酸、石胆酸],结合胆汁酸(甘氨胆酸、牛磺胆酸、牛磺熊去氧胆酸、甘氨鹅去氧胆酸、牛磺鹅去氧胆酸、甘氨去氧胆酸、牛磺去氧胆酸);氨基酸和蛋白质类:丙氨酸,甘氨酸,牛磺酸(taurine),精氨酸,天冬氨酸,酪氨酸,蛋氨酸(methionine)等;微量元素类:K,Na,Ca,Mg,Fe,P等;胆甾醇类:胆甾醇(cholesterol),麦角甾醇(ergosterol);其他成分:卵磷脂、类胡萝卜素、油状强心成分、维生素类等。《中国药典》规定,牛黄(天然)含胆酸($C_{24}H_{40}O_5$)不得少于4.0%,胆红素($C_{33}H_{36}N_4O_6$)不得少于25.0%;人工牛黄含胆酸($C_{24}H_{40}O_5$)不得少于6.0%,胆红素($C_{33}H_{36}N_4O_6$)不得少于35.0%。

胆酸

胆红素

去氧胆酸

【药理作用】 牛黄具有镇静催眠作用,能明显减少小鼠的自主活动,且可提高阈剂量戊巴比妥钠所致的小鼠睡眠例数,使入睡小鼠的睡眠持续时间延长;具有抗惊厥作用,能延长尼可刹米对小鼠的惊厥潜伏期,增强最大电休克小鼠的惊厥阈值,并且能降低最大电惊厥发作的小鼠例数;具有解热镇痛作用,能够减少醋酸致小鼠的扭体反应次数,降低由2,4-二硝基苯酚对大鼠所致的发热,同时也可降低由酵母引发的大鼠体温升高。对缺氧心肌具有良好的保护作用,对离体兔耳血管有扩张作用,可降血压。具有保肝利胆作用,水溶液对大鼠胆道括约肌具有松弛作用并可促进胆汁排泄,减轻四氯化碳所致的大鼠肝纤维化程度。对乙酰胆碱所引起的小鼠离体小肠痉挛具有解痉作用,可致豚鼠和小鼠离体小肠兴奋。对由氨雾刺激所致的小鼠咳嗽具有明显的抑制作用,并且可使小鼠支气管内酚红的分泌量增加。水煎剂对醋酸致小鼠腹腔毛细血管通透性增强、二甲苯致小鼠耳郭肿胀及角叉菜胶致大鼠足趾肿胀等急性炎症均有良好的抑制作用。

【制剂】 藏药:八味红花清腑热散,八味西红花清肝热散,八味主药散,九味牛黄丸,九味石灰华散,九味竺黄散,十二味冰片散,十二味翼首散,十三味榜嘎散,十三味红花丸,十五味止泻木散,十八味诃子利尿胶囊,十八味诃子利尿丸,十八味降香丸,十八味牛黄散,二十味沉香丸,二十味肉豆蔻散,二十一味寒水石散,二十五味肺病散,二十五味肺病丸,二十五味狐肺散,二十五味鹿角丸,二十五味驴血丸,二十五味绿绒蒿胶囊(人工牛黄),二十五味绿绒蒿丸,二十五味松石丸,二十五味余甘子散,二十五味余甘子丸,二十五味竺黄散,二十九味羌活散,七十味珍珠丸,大月晶丸,诃子吉祥丸,黄药解毒散,回生甘露丸,流感丸,秘诀清凉散,仁青常觉,仁青芒觉,仁青芒觉胶囊(人工牛黄),如意珍宝丸,三臣散,血骚普清散,月光宝鹏丸,坐珠达西。

蒙药:哈日十二味散,寒水石二十一味散,红花清肝十三味丸,吉祥安神丸,菊花七味胶囊,利肝和胃丸,羚牛角二十五味丸,麦冬十三味丸,明目二十五味丸,牛黄十三味丸,清肺十八味丸,清肝二十七味丸,清肝九味散,清热八味散,清热二十三味散,清血八味散,清瘟利胆十三味丸,清瘟十二味丸,清瘟消肿九味丸,清瘟止痛十四味丸,三臣丸(小儿清热三味丸),珊瑚七十味丸,石膏二十五味散,顺气安神丸,温肝七味散,文冠木软膏,西红花十六味散,小儿清肺八味丸,珍宝丸,珍珠活络二十九味丸,珍珠通络丸,止痢十五味散。

彝药:龙金通淋胶囊(人工牛黄)。

附注: 结石包括胆囊、胆管及肝管的结石。由于天然牛黄难得,现已有人工生产牛黄,由牛胆粉、胆酸、猪去氧胆酸、牛磺酸、胆红素、胆固醇、微量元素等加工制成,《中国药典》

以"人工牛黄"之名另条收载，功能主治与"牛黄"相同。

维医药古籍文献《拜地依药书》记载："牛黄，是牛胆中生成的一种黄色结石"；《药物之园》记载："牛黄，也有人造者，主要原料为中国指甲草汁；多为暗红色，有的偏蓝色，有的黑色"，可知历史上即有以植物汁液人造的伪品。维医也用水牛 Bubalus bubalis Linnaeus 的结石，并可用公山羊的胆结石作为替代品。

螃蟹（方海，河蟹）

【民族药名】藏药（地森，斗森，森普，嘎嘎如），蒙药（乃玛拉吉，乃莫勒吉，迪格斯仁，嘎如-浩日海，查干-迪格巴），维药（克斯库其帕卡，撒刺唐，赛热堂，海尔昌，克可拉）。

【来源】节肢动物门蟹科动物中华绒毛螯蟹 Eriocheir sinensis H. Miline-Edwalds.、溪蟹 Potamon（Potamon）denticulata、云南溪蟹 Potamon（Potamon）yunnanensis Kemp. 的干燥体。

【标准】中国药典（附录），部标藏药（95），藏标（79），青海藏标（92），内蒙蒙标（86），辽宁中标（80，87，09），山西中标（附录，87）。

【功能主治】藏药：补肾，利尿，舒筋。用于肾病，水肿，小便不利，瘟病，小腿肌肉转筋等。

蒙药：利尿，清肾热，消水肿。用于尿闭，肾热，膀胱热，尿道结石，水肿。

维药：生湿生寒，肉质能强身肥体，清热壮阳。躯壳能润燥软坚，散气消肿，消除结核，润喉止咳，消退伤寒，利尿排石，通利经水，消炎敛疮，去毒解毒。用于干热性或胆液质性疾病，如体弱身瘦，热性阳痿，乳腺肿瘤，各种结核病，干热性咳嗽，消耗性伤寒，各种结石，经水不畅，各种疮疡，口腔炎症，毒虫及毒蛇叮伤，疯狗咬伤。

中药（螃蟹壳）：破瘀，消积。用于瘀血积滞，乳痈，胁痛，腹痛，冻疮。

【用法与用量】3~9g；维药肉质食用 100~200g，外壳 30~60g；中药（壳）6~10g。维医认为本品对膀胱有损害，可以白石脂矫正。

【化学成分】含蛋白质，氨基酸，脂肪，糖类，无机物等。

【制剂】藏药：三味蒺藜散，八味金礞石散，十味豆蔻丸，十一味能消丸，十三味马蔺散，十五味铁粉散，十六味杜鹃花丸，十六味马蔺子丸，十八味诃子丸，二十五味马宝丸，二十五味珍珠丸，二十八味槟榔丸，月光宝鹏丸，如意珍宝丸。

蒙药：给喜古纳丸，利尿八味散，清瘟止痛十四味丸，三味蒺藜散，十六味冬青丸，益智温肾十味丸，珍宝丸，珍珠活络二十九味丸，珍珠通络丸。

附注："螃蟹"在藏药处方中也使用"方海"之名，而蒙药处方中均使用"方海"之名。维医将螃蟹外壳煅后使用。

全　蝎

【民族药名】藏药（蒂巴，蒂巴那保，斗巴），蒙药（黑林齐图-好日海），维药（查洋，恰牙尼，艾克热比，改吉都米，白除）。

【来源】钳蝎科动物东亚钳蝎 Buthus martensii Karsch 的干燥体。

【标准】中国药典，部标藏药（附录，95），部标维药（附录，99），内蒙蒙标（86），新疆药标(80)。

【功能主治】 藏药：祛风寒，镇痉。用于脑出血，半身麻木，惊痫抽搐，疮疡肿毒，眼病。

蒙药：明目，镇"赫依"，愈"白脉"，清脑。用于视力减退，癫痫。

维药：祛湿散风，强筋健肌，软坚化石，利尿排石，开通耳窍，解蝎毒。用于瘫痪，面瘫，关节酸痛，手足痿软，肾结石，膀胱结石，白癜风，皮肤白斑，耳重耳聋，蝎蜇肿毒。

中药：息风镇痉，通络止痛，攻毒散结。用于肝风内动，痉挛抽搐，小儿惊风，中风口歪，半身不遂，破伤风，风湿顽痹，偏正头痛，疮疡，瘰疬。

【用法与用量】 3~6g。有毒。孕妇禁用。维医认为本品对肺有损害，可以赤石脂、芹菜籽、洋葱汁矫正。

【化学成分】 含蝎毒(katsutoxin)，蝎毒素-Ⅲ(titystoxin-Ⅲ)，透明质酸酶(hyaluronidase)，牛磺酸(taurine)，卵磷脂(lecithin)，三甲胺(trimethylamine)，甜菜碱(betaine)，棕榈酸(palmitic acid)，蝎酸(katsu acid)，硬脂酸(stearic acid)，油酸(oleic acid)，亚油酸(linoleic acid)，亚麻酸(linolenic acid)，甜菜碱(betaine)等。《中国药典》规定，每1000g含黄曲霉素 B_1 不得过 $5\mu g$，黄曲霉素 G_2、黄曲霉素 G_1、黄曲霉素 B_2 和黄曲霉素 B_1 的总量不得过 $10\mu g$。

【药理作用】 全蝎粉混悬液可明显提高小鼠腹腔巨噬细胞对红细胞的吞噬率和吞噬指数，提高巨噬细胞的非特异性免疫反应。提取物可明显抑制小鼠热板反应，减少醋酸诱发的扭体次数，延长其舔足潜伏期。全蝎纯化液还可抑制休克模型大鼠血浆组织因子(TF)与肿瘤坏死因子(TNF)的表达水平，稳定TF与组织因子途径抑制物(TFPI)的平衡，防止血栓形成。蝎毒能选择性地增加癫痫大鼠海马强啡肽原mRNA和胆囊收缩素mRNA的表达，降低海马神经元的兴奋性及癫痫发作敏感性，抑制胶质细胞的增生，防止胶质瘢痕的形成，防止癫痫发作后造成的持久性脑损伤和功能丧失，并降低癫痫复发的风险。蝎毒组分SVC-Ⅰ能抑制卵巢癌细胞SKOV3细胞的DNA合成，使细胞生长周期延长，诱导SKOV3细胞凋亡；蝎毒组分SVC-Ⅲ能够抑制人皮肤T淋巴瘤细胞的增殖，将细胞周期阻止在 G_1 期并诱导其凋亡。

【制剂】 藏药：十一味斑蝥丸。

蒙药：明目十六味丸。

维药：驱白马日白热斯丸。

附注：现全蝎人工养殖规模已较大，且也供食用。

珊 瑚

【民族药名】 藏药(许如，其乌如)，蒙药(旭日，舒如)，维药(比合马尔江，卜撒的，布赛提，蒙格)。

【来源】 矶花科动物桃色珊瑚 *Corallium japonicum* Kishinouye 等珊瑚虫分泌的石灰质骨骼。

【标准】 部标藏药(附录，95)，青海藏标(附录，92)，部标蒙药(98)，内蒙蒙标(86)，内蒙中标(88)。

【功能主治】 藏药：清经络热，肝热，解诸毒。用于脑病，肝病，各种发热，肿毒。

蒙药：清热，解毒，镇静。用于肝热，脉热，聚病，毒热，中风，"白脉"病。

维药：生干生寒，燥湿敛疮，清热消炎，散气固牙，爽心悦志，止血，止泻，止带。用于湿热性或血液质性疾病，如湿热性牙龈溃烂、口腔溃疡、牙齿松动、心悸、心慌、出血、腹泻、痢疾、带下。

中药：镇静安神，明目。用于惊痫，目生翳膜等症。

【用法与用量】藏药 3~6g；蒙药 1~1.5g；维药 0.5~3g。研末服，或入丸、散。外用适量。维医认为本品对肾脏有损害，可以西黄芪胶矫正。

【化学成分】主要含碳酸钙；还含有 Fe、Mn、Cu、Si 等，壳多糖，有机酸。

【制剂】藏药：二十五味珊瑚丸，二十五味松石丸，萨热十三味鹏鸟丸。

蒙药：珊瑚七十味丸。

维药：阿娜尔妇洁液，肛康穆库利片，健心合米尔高滋安比热片，清涩比黑马尔江散。

附注：珊瑚有多种色泽，一般红色或红棕色者药用，白色者不药用。

蒙医药用珊瑚采用奶制法进行炮制，即取净药材，打碎，置等量的鲜牛奶（或羊奶）和水（1∶1）中，文火煎煮至浸透，取出，干燥。

珊瑚虫在维护海洋生态上具有重要意义，已被列入二级保护动物。

鳝　鱼

【来源】合鳃科动物黄鳝 *Monopterus albus*（Zuiew）的新鲜或干燥肉或全体。

【标准】贵州中民标（03）。

【功能主治】苗药：用于虚劳咳嗽，湿热身痒，肠风痔漏。

中药：益气血，补肝肾，强筋骨，祛风湿。用于虚劳，疳积，阳痿，腰痛，腰膝酸软，风寒湿痹，产后恶露不尽，痔漏。

【用法与用量】鲜品煮食 100~250g。外用适量，鲜品剖片贴敷或干品研末调敷患处。虚热及外感病患者慎服。

【化学成分】含蛋白质（19.4%），氨基酸（18 种），饱和脂肪酸（9 种），不饱和脂肪酸（18 种），无机元素（Ca、P、Fe、K、Na、Mg 等）。

【药理作用】文献报道，从鳝鱼中提取的一种鳝黄素具有显著的类似于胰岛素的降血糖作用。

【制剂】苗药：姜黄消痤搽剂。

蛇肉（大白花蛇，白花蛇）

【民族药名】藏药（朱夏，曼珠，曼朱，曼折，玉珠），维药（恰儿伊拉尼，查尔衣朗，充衣朗，阿法兴牙，艾也开比日，阿福阿耶）。

【来源】游蛇科动物枕纹锦蛇 *Elaphe dione*（Pallas）、百花锦蛇 *Elaphe moellendorffi*（Boettger）、翠青蛇 *Opheodrys major*（Günther），眼镜蛇科动物银环蛇 *Bungarus multicinctus* Blyth（=*Bungarus multicinctus multicinctus* Blyth），蝮蛇科动物高原蝮 *Agkistrodon strauchii* Bedriaga 除去头尾及皮的干燥体。

【标准】中国药典（附录），部标藏药（附录，95），青海藏标（附录，92），新疆药标（80），广西中标（90），北京中标（附录，98）。

【功能主治】藏药：滋补，明目，催产，下胎衣。用于经闭，骨增生，肺炎引起的胸部热痛，胎衣不下，痈疽，疮疖。

维药：散气软坚，消炎退肿，净血祛毒，祛湿健肌，恢复肤色。用于各种良性和恶性肿瘤，淋巴结核，各种顽固性皮肤病，恶疮，湿疹，白癜风，麻风，风湿性关节炎，手足麻木。

苗药：用于风湿关节酸痛，筋脉拘急，半身不遂，口眼㖞斜，麻风恶疮，破伤风。

中药：搜风胜湿，通经活络，定抽搐，强腰膝。用于中风，半身不遂，口眼㖞斜，筋脉拘急，湿痹不仁，骨节痛，麻风疥癣，小儿惊风，破伤风。

【用法与用量】1~5g。维医认为（银环蛇、蝮蛇）过多、过久服用对脑有损害，引起多汗、肿毒等，应配伍牛乳、蛋清、肉汤和解毒剂使用。

【化学成分】含蛋白质，氨基酸，脂肪，Ca、P、Mg、K、Na、Fe、Al、Zn、Si、Mn、Cu 等元素。

【药理作用】蝮蛇（*Agkistrodon halys*）蛇体蒸馏液或挥发油大鼠腹腔注射有抗炎作用；可刺激大鼠网状内皮系统的吞噬功能。煎剂可促进雌性小鼠的性功能，降低小鼠的血糖，清除自由基，还具有降血脂作用。

【制剂】藏药：十一味能消丸，十七味寒水石丸，二十五味鬼臼丸。

附注：《中国药典》附录中收载的蛇肉为银环蛇 *Bungarus multicinctus* 和高原蝮 *Agkistrodon strauchii*；藏医使用的为枕纹锦蛇（白条锦蛇）*Elaphe dione* 和翠青蛇 *Opheodrys major*；又称银环蛇 *B. multicinctus* 为"塔珠"，功能为祛风湿、定惊搐，用于小儿惊风抽搐、破伤风、疥癣、梅毒及眼伤，与上不同。维医还药用蝮蛇 *Agkistrodon halys*（Pallas）除去内脏的全体。上述蛇多为有毒蛇，故药材应去除头尾。

《广西中标》（90）以"白花蛇"之名收载的百花锦蛇 *E. moellendorffi*；《北京中标》（附录，98）以"大白花蛇"之名收载的银环蛇 *B. multicinctus* 均为成蛇全体，应为"蛇肉"而非"白花蛇"。

银环蛇 *Bungarus multicinctus* 的幼蛇称"白花蛇"或"金钱白花蛇"，《中国药典》以"金钱白花蛇"之名收载，与蛇肉的功能主治有所不同，应注意区别（参见"金钱白花蛇"条）。

《中国药典》1963年版在"白花蛇"条下收载的基源为蝮科蛇类五步蛇 *Agkistrodon acutus*（Güenther），自1977年版后则另条以"蕲蛇"之名收载。文献记载部分地区也以五步蛇作"白花蛇"使用。

麝香（人工麝香）

【民族药名】藏药（拉孜，拉仔），蒙药（札阿日，孜玛给达，宝日-嘎布日），维药（伊帕儿，迷思乞）。

【来源】鹿科动物林麝 *Moschus berezovskii* Flerov、马麝 *Moschus sifanicus* Przewalski、原麝 *Moschus moschiferus* Linnaeus 的成熟雄体香囊中的干燥分泌物。人工合成者称"人工麝香"。

【标准】中国药典，部标藏药（附录，95），部标进药（86），藏标（79），内蒙蒙标（86），云南药标（74），青海药标（76），新疆药标（80）。

【功能主治】藏药：开窍，通络，活血，散结，解毒，杀虫。用于中风，痰厥，惊痛，心腹暴痛，肾脏病，念热症，癥瘕；外治跌打损伤，痈疽，疮疡。

蒙药：杀黏，解毒，开窍，止痛，燥"协日乌素"，消肿。用于"黏"症，瘟疫，虫疾，"亚玛"，毒热，脉病，中风，热性"协日乌素"症，肾病，肝病。

维药：生干生热，芳香开窍，滋补支配器官，增强人体自然力，提高内外感觉力，爽心悦志，开通阻滞，强筋健肌，祛风止痛，补身壮阳。用于湿寒性或黏液质性疾病，如心脑两虚，神经衰弱，心悸气短，抑郁健忘，癫痫昏厥，瘫痪面瘫，手指震颤，小儿抽风，体虚阳痿。

中药：开窍醒神，活血通经，消肿止痛。用于热病神昏，中风痰厥，气郁暴厥，中恶昏迷，经闭，癥瘕，难产死胎，胸痹心痛，心腹暴痛，跌扑伤痛，痹痛麻木，痈肿瘰疬，咽喉肿痛。

【用法与用量】中药 0.1~0.15g；蒙药 0.03~0.1g；维药 0.05~0.15g。多入丸、散。外用适量。孕妇禁用。维医认为对热性气质者有害，可以洋乳香、西黄芪胶矫正。

【化学成分】含大环酮类：麝香酮(muscone)，麝香醇(muscol)，环十四烷酮(cyclotetrade-can-1-one)，降麝香酮(normuscone)、3-甲基环十三酮(3-methylcyclotridecan-1-one)，麝香吡喃(muscopyran)；吡啶类：麝香吡啶(muscopyridine)，羟基麝香吡啶 A、B(hydroxymuscopyridines A、B)；甾体类：胆甾醇(cholesterol)，胆甾-4烯-3-酮(4-cholesten-3-one)，5α-雄甾烷-3,17-二酮(5α-androstane-3,17-dione)，5β-雄甾烷-3,17-二酮(5β-androstane-3,17-dione)，3α-羟基-5α-雄甾烷-17酮(androsterone)，3β-羟基-雄甾-5烯-17酮(3β-hydroxy-5-androsten-17-one)，3α-羟基-5β-雄甾烷-17酮(etiocholanone)，雄甾-4,6-二烯-3,17-二酮(4,6-androstadiene-3,17-dione)，5α-雄甾烷-3β,17α-二醇(5α-androstan-3β,17α-diol)，5β-雄甾烷-3α,17β-二醇(5β-androstane-3α,17β-diol)；氨基酸类：精氨酸，脯氨酸，甘氨酸，丙氨酸，天冬氨酸，丝氨酸，丙氨酸，胱氨酸，异亮氨酸，苯丙氨酸，赖氨酸，组氨酸；脂肪酸类：甘油三软脂酸油酸酯(triolein)，棕榈酸甲酯(methyl hexadecanoate)；其他：纤维素，尿囊素(allantoin)，K、Na、Ca、Mg、Fe、NH_4^+、Cl^- 等。2015 年版《中国药典》规定含麝香酮($C_{16}H_{30}O$)不得少于 2.0%。

麝香酮

【药理作用】麝香对于家兔、大鼠以及豚鼠的离体子宫均呈现明显的兴奋作用；能增加大鼠前列腺和储精囊的重量；可使离体蟾蜍心脏收缩振幅增加，收缩力增加，心排血量增加。小鼠腹腔注射低剂量的麝香可缩短戊巴比妥钠引起的睡眠时间，大剂量则使戊巴比妥钠引起的小鼠睡眠时间延长；对大鼠实验性脑缺血神经元损伤有保护作用。麝香酮可明显拮抗痴呆小鼠的学习记忆功能减退。水提物对小鼠巴豆油耳部炎症、大鼠琼脂性关节肿胀、佐剂性关节炎均具有明显的抑制作用。

【制剂】藏药：五味黄连丸，五味麝香丸，六味野牛血丸，七味酸藤果丸，八味秦皮胶囊，八味秦皮丸，八味小檗皮散，八味野牛血散，九味渣驯丸，十味豆蔻丸，十味手参散，十一味金色散，十一味金色丸，十二味翼首散，十三味红花丸，十五味乳鹏丸，十五味止泻木散，十七味大鹏丸，十八味党参丸，十八味诃子丸，十八味欧曲丸，十八味欧曲珍宝丸，二十五味儿茶丸,二十五味驴血丸,二十五味绿绒蒿胶囊(人工麝香),二十五味绿绒蒿丸,二十五味马宝丸,二十五味珊瑚丸(人工麝香),二十五味松石丸,二十五味珍珠丸(人工麝香),二十六味通经散,二十八味槟榔丸,二十九味羌活散,三十五味沉香丸,白脉软膏,达斯玛保丸,大月晶丸,肺热普清散,甘露灵丸,黄药解毒散,棘豆消痒洗剂,流感丸,六锐散,秘诀清凉散,茜草丸,青鹏膏剂,青鹏软膏(人工麝香),驱虫丸,然降多吉胶囊,仁青常觉,仁青芒觉,仁青芒觉胶囊(人工麝香),如意珍宝丸,萨热大鹏丸,萨热十三味鹏鸟丸,松石散,五鹏丸,小檗眼药膏,芎香通脉丸,月光宝鹏丸。

  蒙药:巴特日七味丸,沉香安神散,嘎日迪五味丸,红花清肝十三味丸,溃疡软膏,藜芦十二味丸,明目二十五味丸,清肺十八味丸,清热二十三味散,清瘟利胆十三味丸,清瘟十二味丸,清瘟消肿九味丸,清瘟止痛十一味丸,十八味欧曲丸,外用溃疡散,益肾十七味丸,益智温肾十味丸,云香十五味丸,扎冲十三味丸,珍宝丸,珍珠活络二十九味丸,珍珠通络丸,止痢十五味散。

  维药:爱维心口服液,复方西红花口服液,养心达瓦依米西克蜜膏,伊木萨克片。

  彝药:肿痛气雾剂。

  附注:由于麝香的原动物野生资源极少,虽已有人工养殖,但麝香产量仍有限,现多用人工合成麝香。

  《部标成方》(附录)中还收载有"麝香壳",为原麝的香腺囊的外皮。

石 决 明

【民族药名】蒙药(黑苏嘎)。

【来源】鲍科动物杂色鲍 *Haliotis diversicolor* Reeve、皱纹盘鲍 *Haliotis discus hannai* Ino、羊鲍 *Haliotis ovina* Gmelin、澳洲鲍 *Haliotis ruber* (Leach)、耳鲍 *Haliotis asinina* Linnaeus、白鲍 *Haliotis laevigata* (Donovan)、盘大鲍 *Haliotis gigantea discus* Reeve 的干燥洁净贝壳。

【标准】中国药典,部标进药(86),内蒙蒙标(86),新疆药标(80)。

【功能主治】蒙药:解毒,愈伤,燥"协日乌素",清脑,退云翳。用于"白脉"病,中风,脑伤,"协日乌素"病,眼翳白斑,骨折,创伤,颈强。

中药:平肝潜阳,清肝明目。用于头痛眩晕,目赤翳障,视物昏花,青盲雀目。

【用法与用量】6~20g。先煎。外用适量,研末撒患处。

【化学成分】主要含碳酸钙;其他尚含胆素、壳角质(conchiolin)、多种氨基酸。《中国药典》规定含碳酸钙($CaCO_3$)不得少于93.0%。

【药理作用】石决明对正常麻醉大鼠及清醒的自发性高血压大鼠均有明显的降压效果。对金黄色葡萄球菌、枯草芽孢杆菌、大肠埃希菌、四联小球菌、卡氏酵母和酿酒酵母有显著的抑菌作用。对 CCl_4 所致的小鼠急性肝损伤有一定的保护作用。提取液能提高小鼠的耐缺氧能力;对家兔的体内外凝血时间测定表明具有显著的抗凝作用。此外,石决明还具有影响钙离子通道、中和胃酸、抗氧化等作用。

【制剂】蒙药:溃疡软膏,明目二十五味丸,明目十六味丸,那如八味丸,外用溃疡散。

彝药:稳压胶囊。

附注:临床也煅烧后使用。

鼠妇虫

【民族药名】苗药(鼠妇)。

【来源】平甲虫科昆虫平甲虫 *Armadillidium vulgare* Latreille 的干燥体。

【标准】中国药典(附录),吉林药标(77),江苏中标(86,89),上海中标(94),山东中标(95,02),湖南中标(09),湖北中标(09)。

【功能主治】苗药:用于月经闭止,小便不通,久疟寒热,腹痛,水肿。

中药:破血通经,利尿,解毒,止痛。用于经闭,癥瘕,久虐疟母,小便不利,惊风撮口,鹅口疮,牙痛。

【用法与用量】0.9~1.5g。孕妇及体虚无瘀者禁服。

【化学成分】含软骨素硫酸 A、C,玻璃糖醛酸(hyaluronic acid),脂类,胆甾醇(cholesterol),蛋白质,蚁酸(formic acid),Ca 等。

【药理作用】鼠妇虫醇提物与水提物能明显延缓小鼠的开始扭体时间和减少小鼠的扭体次数,具有镇痛作用;鼠妇虫醇提物与水提物均能抑制小鼠耳郭肿胀,具有明显的抗炎作用。三氯甲烷浸提物经乙醇、丙酮、乙醚精制后的溶液或片剂,口服或作成油膏局部使用可用于麻风病的治疗。

【制剂】彝药:消乳癖胶囊。

附注:"鼠妇"之名始见于《神农本草经》记载。关于本品的基源,有文献记载为鼠妇 *Porcellio scaber* Latreille,但现在主要药用的为平甲虫 *Armadillidium vulgare*。

水牛角(水牛角浓缩粉)

【民族药名】藏药(玛黑拉,马黑),蒙药(沃森-乌和仁-额布日),傣药(蒿怀)。

【来源】牛科动物水牛 *Bubalus bubalis* Linnaeus 的角经水煮后除去角塞的部分;或经提取制备得到的浓缩粉。

【标准】中国药典,部标藏药(附录,95),内蒙蒙标(86)。

【功能主治】藏药:利尿消肿,生头发。用于寒、热引起的水肿及头发脱落症。

蒙药(浓缩粉):燥脓恶血,燥"协日乌素",利水。用于肺脓肿,"吾雅曼"病,水肿,肝热。

傣药:清火退热,凉血止血,定心安神。用于"害埋拢很"(高热惊厥),"拢匹巴母"(突然昏仆,四肢抽搐,口吐白沫,不省人事),"哈勒"(吐血),"勒郎多"(鼻出血),"哦亮,哦勒喃干"(斑疹,紫癜),"贺接贺办"(头痛头昏)。

中药:清热凉血,解毒,定惊。用于温病高热,神昏谵语,发斑发疹,吐血衄血,惊风,癫狂。

【用法与用量】藏药 3~6g;蒙药、中药 15~30g;傣药 20~30g。宜先煎 3 小时以上。用时镑片或锉成粗粉;傣医也以火烤舂成细粉泡水饮。

【化学成分】含氨基酸类:丙氨酸,精氨酸,天冬氨酸,胱氨酸(cystine),亮氨酸,脯氨酸,酪氨酸,组氨酸,缬氨酸;其他:甾醇类,肽类,胍基衍生物。《中国药典》规定水牛角浓缩粉含氮量不得少于 15.0%。

【药理作用】水牛角提取物及煎剂可增强低钙所致心力衰竭蟾蜍离体心脏的收缩力；10%、20%和50%水牛角煎剂及10%混悬剂对正常和缺钙的蟾蜍离体心脏均有强心作用，对缺钙的心脏作用更为明显。20%水牛角注射液静脉注射1~2ml，可使麻醉猫和家兔的血压先略升高，而后降低；100%水牛角煎剂静脉注射3ml/kg，可使麻醉猫的血压略升高后恢复正常。家兔静脉注射水牛角提取物2ml/kg，1小时后白细胞总数明显下降，5小时后恢复正常，而给药前后红细胞无明显变化；还可缩短凝血时间，降低毛细血管通透性。水牛角粉经口给药可使雄性大鼠的血清总胆甾醇略下降，而高密度脂蛋白胆甾醇略升高。20%水牛角煎剂1ml可增加家兔离体肠管紧张性，促进兔肠运动，具有兴奋肠道平滑肌的作用。

【制剂】藏药：十三味红花丸，十四味羚牛角丸，二十五味儿茶丸，二十五味鹿角丸，二十五味马宝丸，二十五味珍珠丸。

蒙药（浓缩粉）：洪林五味汤散，麦冬十三味丸，如意珍宝丸，调元大补二十五味汤散。

附注：水牛角浓缩粉制备法：将去除角塞的角的尖部实心部分（习称"角尖"）用75%乙醇浸泡或蒸汽消毒后粉碎成细粉，其余部分（习称"角桩"）粉碎成粗颗粒或镑成薄片，角桩粗颗粒或薄片810g加以10倍量水煎煮2次，每次7~10小时，合并煎液，滤过，滤液浓缩至80~160ml，加入角尖细粉190g，混匀，在80℃以下干燥后粉碎成细粉，过筛，即得。

藏医药用水牛角需经炮制：取水牛角劈成细丝，将洗净的细沙置锅内大火炒至疏松时加入水牛角细丝，不断翻动拌炒至药材酥脆后入药。

现市售的水牛角药材常镑成薄片。

酥　　油

【民族药名】藏药（玛，帕朗，啦，楼，鲁），维药（色日克麻依，赛门）。

【来源】牛科动物黄牛 *Bos taurus domesticus* Gmelin、山羊 *Capra hircus* Linnaeus、绵羊 *Ovis aries* Linnaeus、牦牛 *Bos grunniens* L. 的奶提炼的脂肪油。

【标准】西藏未成册标准（07），西藏藏标（12），部标维药（附录，99）。

【功能主治】藏药：强身健体，壮体魄；亦可治疗健忘，心神不宁等证。

维药：生湿生热，养身肥体，润肺止咳，消炎退肿，软筋松肌，润肤防腐，化脓愈伤，润肠通便，止泻止痢，催吐解毒。用于干寒性或黑胆质性各种疾病，如形瘦体差，胸燥干咳，各种炎肿，筋肌抽紧，皮肤干燥，各种皮肤病，创口不愈，大便干燥，腹泻痢疾，误服毒药。

【用法与用量】藏药10~15g；维药30~60ml。外用适量。维医认为多服可引起器官内阻塞，产生肾脏结石，可以蜂蜜、方糖矫正。

【化学成分】牛酥主要含棕榈酸和硬脂酸甘油酯，少量的低级脂肪酸甘油酯。羊酥含以棕榈酸为主的饱和脂肪酸，以油酸为主的不饱和脂肪酸，肉豆蔻酸等。己酸、辛酸、葵酸、十一碳烷酸、月桂酸、十三碳烷酸、豆蔻酸、十五碳烷酸、棕榈酸等共轭亚油酸（CLA），α-亚麻酸。

【药理作用】酥油中含有CLA，而CLA具有抗动脉硬化作用，可明显降低血浆总胆固醇、LDL胆固醇和甘油三酯水平；CLA能够促进生长发育，并具有抑癌等作用。酥油中含有α-亚麻酸（LNA），α-亚麻酸能够在体内生成具有显著生理活性的EPA和DHA。EPA主要有降血脂、降胆固醇、抗压、抗癌和提高脑神经功能等作用，临床上广泛应用于中老年心脑血管病的防治。

【制剂】维药：平溃加瓦日西麦尔瓦依特蜜膏，清凉依提尔菲力开西尼孜颗粒。

附注：维医药古籍《药物之秘》记载"酥油是从动物奶汁提炼而成的油，以牛乳提炼而成者为佳品"。《中华本草：维吾尔药卷》记载还有以牦牛 Bos grunniens Linnaeus 的奶提炼的酥油。藏族主要食用牦牛奶提炼的酥油，《西藏藏标》收载的"酥油"即规定以牦牛乳为原料。

酸马奶（酸子奶）

【民族药名】蒙药（策革）。

【来源】马科动物马 Equus caballus (L.)的鲜奶经发酵而得。

【标准】内蒙蒙标(86)。

【功能主治】蒙药：温胃，镇"赫依"，消肿，补肺。用于肺结核，心刺痛，动脉硬化，高血压，失眠，闭经，消化不良，恶心，配毒症，游痛症，痔疮，淋病，水肿，浮肿，"巴木"病。

【用法与用量】500~1000ml/次，3~4次/d。骨折、跌打损伤、内伤、挫伤、伤筋者及血"协日"热者禁用。

【化学成分】含脂肪[(1.8±0.33)g/100ml]，蛋白质[(2.07±0.29)g/100ml]，乳糖[(2.69±0.63)g/100ml]，灰分[(0.28±0.05)g/100ml]，Ca[(72.25±13.46)mg/100ml]，P[(52.23±2.35)mg/100ml]；其他：乳酸，醋酸，枸橼酸(citric acid)，维生素 B_1，维生素 B_{12}，维生素 C 等。

【药理作用】酸马奶具有降血压、降血脂、抗凝及改善心脏功能的作用。酸马奶酒具有明显的降血脂作用，对心肌劳损、心动过缓、室性期前收缩、室性心动过速疗效显著。能有效改善脑部血液循环、增强大脑的供血，对于神经系统功能紊乱引起的神经性头痛、神经性胃肠道紊乱等均有良好的治疗效果。

【制剂】蒙药：五根油丸。

附注："五根油丸"处方中使用"酸子奶"名，但未见有标准以"酸子奶"名称收载。

田螺（田螺壳）

【民族药名】藏药（那文吾毛，布玖）。

【来源】螺科动物中国圆田螺 Cipangopaludina chinensis (Gray)或中华圆田螺 Cipangopaludina cathayensis (Heude)的壳。

【标准】部标藏药（附录，95），部标成方（四册，附录，91），青海藏标（附录，92），上海中标(94)，湖北未成册标准(06)，湖南中标(09)，湖北中标(09)。

【功能主治】藏药：杀虫，消腹水。用于虫症，水肿。

中药：和胃，止泻，止血，化痰。用于反胃吐食，胃脘疼痛，滑泻，便血，小儿惊风，脓水湿疮。

【用法与用量】3~6g；研末或烧灰服。外用适量，研末涂敷患处。

【化学成分】含蛋白质，脂肪，碳水化合物，Ca，P，Fe，维生素 B_1(thiamine)，维生素 B_2(riboflavine)，烟酸(nicotinic acid)，维生素 A 等。

【药理作用】中华圆田螺多糖能降低小鼠血清 GPT、GOT 活性和肝脏 MDA 含量,增加血清 SOD 活性,提高肝脏 GSH 含量,对酒精性肝损伤具有一定的保护作用;可以抑制 HepG 细胞培养中 HBsAg、HBeAg 的分泌和 HBV-DNA 的复制,具有一定的体外抗 HBV 活性。中国圆田螺多糖能抑制鸭血清中 DHBV-DNA、DHBsAg 和 DHBeAg 的表达量,具有体内抗 DHBV 活性。

【制剂】藏药:八味金礞石散。

附注:藏医还用东北田螺 *Viviparus chui* Yen、方形环棱螺 *Bellamya quadrata*(Benson)的壳,但未见有标准收载。藏医也药用厣,称"螺厣/曲森代毛"。

《本草拾遗》言"烂壳烧为灰,末服,主反胃、胃冷,去卒心痛";《本草纲目》也言"烂壳研细末服之",本品以炭火煅烧至虚松、白色后备用。

苗族以全体入药,称"给波",功能为清热、利水、明目,用于黄疸、水肿、疮肿、淋浊、消渴、痢疾、目赤翳障、痔疮。

兔心(野兔心)

【民族药名】藏药(日旺娘,日旺,日彭,玉地哇,达美彭普,罗丹),蒙药(陶来音-吉如和,陶来音-珠日和,陶来因-朱日赫,托列,日泵宁)。

【来源】兔科动物高原兔 *Lepus oiostolus* Hodgosn、蒙古兔 *Lepus tolai* Pallas 的干燥心脏。

【标准】部标藏药(95),部标蒙药(附录,98),藏标(79),青海藏标(92),内蒙蒙标(86),吉林药标(77)。

【功能主治】藏药:养心安神。用于癔症,"龙"病引起的心烦,癫狂,昏迷,中风跌倒,心律不齐,心痛病。

蒙药:镇"赫依",镇静,镇刺痛。用于气喘,心刺痛,全身哆嗦,失眠,心神不安,心闷,心"赫依"引起的昏迷,命脉"赫依"病。

【用法与用量】1.5~5g。

【制剂】藏药:二十味沉香丸,二十五味阿魏胶囊,安神丸。

蒙药:沉香安神散,沉香十七味丸,顺气安神丸。

附注:东北兔 *L. mandschuricus* Radde、华南兔 *L. sinensis* Gray 的心脏也药用。

蜗　牛

【民族药名】蒙药(布热-好日海,布热-浩如海),苗药(米嘿着),彝药(达果)。

【来源】巴蜗牛科动物同型巴蜗牛 *Eulota similaris* Ferussac、华蜗牛 *Cathaica fasciola*(Draparnaud)、黑带华蜗牛 *Cathaica phaeozona*(Martens)、陕西华蜗牛 *Cathaica schensiensis*(Hilber)的干燥全体。

【标准】部标蒙药(附录,98),内蒙蒙标(86),山西中标(87),部标成方(一册,二册,附录,90),贵州中标(附录,88),北京中标(98),山东中标(95,02),贵州中民标(附录,03)。

【功能主治】蒙药:消水肿,利尿,杀虫,清瘟疫。用于水肿,肾热,膀胱炎,尿闭,尿路结石,"协日"疫,黄水疮,肠寄生虫。

中药：清热解毒，镇惊，消肿。用于风热惊痫，小儿脐风，消渴，喉痹，疰腮，瘰疬，痈肿，痔疮，脱肛，蜈蚣咬伤。

【用法与用量】 3~5g。

【化学成分】 同型巴蜗牛含糖原（glycogen）、半乳糖原（galactogen）、谷胱甘肽 S- 转移酶（glutathione S-transferase）、乙酰胆碱酯酶（acetylcholinesterase）等。

【药理作用】 蜗牛多糖在体外能有效抑制 HepG 细胞 HBsAg 和 HBeAg 的分泌及 HBV DNA 的复制。多糖能将肝癌细胞株 SMMC-7721 阻滞在细胞周期的 G_2/M 期，对肝癌细胞株的增殖有一定的抑制作用。蜗牛多肽可促进大鼠皮肤烫伤创面愈合，对 H_2O_2 损伤的 SH-SY5Y 细胞有保护作用。

【制剂】 蒙药：利尿八味散。

附注：《中国动物图谱》中，同型巴蜗牛 Eulota similaris 的学名使用 Bradybaena similaris（Fèrussac）。

五 倍 子

【民族药名】 苗药（正哥爬细，比怕，姜哥爬收，鳌斗爬，正斗爬，枳道痴，羊泡木）。

【来源】 漆树科植物盐肤木 Rhus chinensis Mill.、青麸杨 Rhus potaninii Maxim. 或红麸杨 Rhus punjabensis Stew. var. sinica（Diels）Rehd. et Wils. 叶上的虫瘿，主要由倍蚜科昆虫五倍子蚜 Melaphis chinensis（Bell）Baker、倍蛋蚜 Melaphis paitan Tsai et Tang 寄生而形成。

【标准】 中国药典，贵州中标规（65），新疆药标（80），台湾中药典范（85），台湾中药典（04）。

【功能主治】 苗药：敛肺降火，涩肠止泻，敛汗，止血，收湿敛疮，固精，解毒。用于肺虚久咳，久泻久痢，盗汗，消渴，脱肛，遗精，便血痔血，外伤出血，痈肿疮毒。

中药：敛肺降火，涩肠止泻，敛汗，止血，收湿敛疮。用于肺虚久咳，肺热痰嗽，久泻久痢，自汗盗汗，消渴，便血痔血，外伤出血，痈肿疮毒，皮肤湿烂。

【用法与用量】 3~6g。外用适量。

【化学成分】 含鞣质：没食子酸（gallic acid，2%~4%）；脂肪酸：癸酸（decanoic acid），月桂酸（lauric acid），肉豆蔻酸（myristic acid），棕榈酸（palmitic acid），硬脂酸（stearic acid），油酸（oleic acid），亚油酸（linoleic acid），亚麻酸（linolenic acid）；其他：树脂，蛋白质，蜡质，微量元素。《中国药典》规定含鞣质以没食子酸（$C_7H_6O_5$）计不得少于 50.0%。

没食子酸

肉豆蔻酸

【药理作用】 五倍子煎剂对金黄色葡萄球菌、肺炎球菌、乙型溶血性链球菌、伤寒杆菌、副伤寒杆菌、铜绿假单胞菌、痢疾杆菌、炭疽杆菌、白喉杆菌、大肠埃希菌等均有不同程度的抑制作用；对接种于鸡胚的流感甲型 PR3 株病毒有抑制作用；0.5g（生药）/ml 水提液对人早幼粒白血病细胞株 HL-60 有抗癌作用。所含的鞣质、没食子酸等具有较强的清除自由基和抗氧化作用。鞣质对蛋白质有沉淀作用，能使皮肤、黏膜、溃疡面等局部组织的蛋白凝固，而产生收敛和止血作用。10% 五倍子甘油溶液（1∶1）具有体外杀精子作用。

【制剂】苗药：清肤止痒酊，日舒安洗液，痔疾栓，痔疾洗液，助消膏。

傣药：七味解毒活血膏。

彝药：紫椒癣酊。

附注：能形成虫瘿的蚜虫，除上述 2 种外，还有同科昆虫蛋铁倍蚜 *Kaburagia ovogallis* Tsai et Tang、小铁枣倍蚜 *Meitanaphis elongallis* Tsai et Tang、铁花倍蚜 *Floraphis meitanensis* Tsai et Tang、枣铁倍蚜 *Kaburagia ensignallis* Tsai et Tang、红仿桲蚜 *Nurudea rosea* Matsumura、圆角仿桲蚜 *Nurudea sinica* Tsai er Tang，其虫瘿在各地也称"五倍子"用。

乌 梢 蛇

【民族药名】蒙药（哈日 - 毛盖，布如勒那格，布如勒沙，额日颜 - 毛盖），苗药（能冒，能格冒，郎心沙，劳信路，鼻膏抽，齉抽），彝药（布什乌都）。

【来源】游蛇科动物乌梢蛇 *Zaocys dhumnades*（Cantor）除去内脏的干燥体或新鲜蛇体。

【标准】中国药典，内蒙蒙标（86），新疆药标（80），台湾中药典范（85），湖南中标（93，09）。

【功能主治】蒙药：明目，通窍。用于疥癣，白癜风，目赤肿痛，视力减退，干赤眼，血郁宫中，血痞，经闭。

苗药：祛风湿，通经络，止痛，定惊。用于风湿顽痹，肌肤不仁，筋脉拘挛，中风口眼㖞斜，半身不遂，破伤风，麻风疥癣，瘰疬恶疮。

彝药：用于风湿骨痛，关节肿胀，小儿瘫痪，肉食积滞，脾不和，骨疮痈疡，湿疹，皮疹瘙痒，风疹，水痘，麻风，口疮。

中药：祛风，通络，止痉。用于风湿顽痹，麻木拘挛，中风口眼㖞斜，半身不遂，抽搐痉挛，破伤风，麻风，疥癣，瘰疬恶疮。

【用法与用量】6~12g；蒙药 1.5~3g。

【化学成分】含蛋白质 22.1%，脂肪 1.7%，胶原蛋白等；19 种氨基酸，Ca、Cu、Fe、K、Mg、Mn、Al、Ni、Zn 等无机元素；蛇肉中含果糖 1,6- 二磷酸酯酶。《中国药典》在"鉴别"项下规定了与对照药材的 DNA 鉴别。

【药理作用】乌梢蛇水煎液对大鼠胶原性关节炎具有预防和治疗作用。水煎液、醇提液对大鼠琼脂所致的足跖肿胀和二甲苯所致的鼠耳郭肿胀均有显著的抑制作用，具有良好的抗炎作用；对热板致痛小鼠和醋酸扭体小鼠均有显著的镇痛作用；能明显抑制小鼠电惊厥的发生；醇提液能对抗小鼠戊四氮惊厥的发生。血清能升高小鼠的白细胞计数与 NK 细胞活性，对环磷酰胺诱发的 NK 细胞活性降低有恢复作用。

【制剂】蒙药：给喜古纳丸。

苗药：金乌骨通胶囊，生龙驱风药酒。

附注：《湖南中标》还以"鲜乌梢蛇"之名收载了乌梢蛇 Z. dhumnades 的新鲜蛇体。乌梢蛇 Z. dhumnades 体内的脂肪经煎熬得到的蛇油、蛇胆、蜕下的干燥皮膜（蛇蜕）等均入药。

喜 山 鬣 蜥

【民族药名】藏药（藏巴，论布龙嘎木它其，帕吉敌恰，藏巴卡热，热迟间），维药（衣棍来开思兰曲克）。

【来源】鬣蜥科动物喜山鬣蜥 Agama himalayana (Steidachner) 的干燥全体。

【标准】部标藏药（95）。

【功能主治】藏药：滋补壮阳。用于肾寒病，阳痿，遗精；外用于敛疮生肌，治头疮。

维药：滋补壮阳，消瘀敛疮，止喘咳。用于食欲缺乏，体弱身虚，肺结核，阳痿，咳嗽气喘，支气管炎；外用于疮疖溃烂。

【用法与用量】2~5g。

【化学成分】皮含 3,3′-二羟基-α-胡萝卜素（3,3′-dihydroxy-α-carotene），棕榈酸（palmitic acid），亚油酸（linoleic acid）；肌肉含蛋白质（protein），肽类（peptides），氨基酸（amino acid），脂肪；脑含脑苷脂（cerebroside），硫苷脂（sulfatide），γ-氨基丁酸（γ-aminobutyric acid），天冬氨酸（aspartic acid）等。

【制剂】藏药：甘露酥油丸。

附注：藏医药古籍文献《鲜明注释》等均记载"藏巴"分大、小两种。《晶珠本草》云"那藏巴体长五寸至一肘之间，状如雪蛙，从尾至全身有鳞片；龙藏巴体长四指至十指之间，尾长，体细无鳞"。有观点认为大、小两种系的生活环境不同，海拔较高的藏巴体较小，海拔较低的藏巴体较大。但从其有鳞或无鳞的特征看，似乎应为不同的物种。藏医认为藏巴的正品应为喜山鬣蜥 A. himalayana，而以壁虎科动物大壁虎 Gecko gecko (L.)（即"蛤蚧"）、石龙子科动物石龙蜥 Eumeces chinensis (Gray) 作代用品。该 3 种体表皆被鳞片，后 2 种分布于低海拔地区，西藏并无分布。体型较小、无鳞的"龙藏巴"为何物还有待于调查考证。

本品又习称"藏蛤蚧"，捕捉后除去内脏，洗净晾干，或置于少许麝香、诃子的浸泡液中浸泡一夜，取出烤干备用。藏民族也食用喜山鬣蜥 A. himalayana，言有补益作用。

《部标维药》以"新疆鬣蜥"之名收载了新疆鬣蜥 Agama stoliczkana Blanford. 的全体，功能为壮阳、理血、通经、消肿，用于性欲低下、阳事不举、跌打损伤、小便不利、月经不调、皮肤色斑。该种仅分布于新疆和甘肃部分地区。《维吾尔药志》以"鬣蜥"之名记载其原动物为喜山鬣蜥 A. himalayana，并言民间也使用鬣蜥科动物青海沙蜥 Phrynocephalus vlangalii Strauch 和东疆沙蜥 P. grumgrizimailoi Bedriaga。

喜山鬣蜥 A. himalayana 被列入《中国生物多样性红色名录——脊椎动物卷》，为易危物种；大壁虎 Gecko gecko 被列入《国家重点保护野生动物名录》，为国家二级保护动物；石龙蜥 E. chinensis、青海沙蜥 Phrynocephalus vlangalii 被列入《世界自然保护联盟》(IUCN) 的濒危物种红色目录的近危物种（2013 年）；新疆鬣蜥 A. stoliczkana 被列入《中国生物多样性红色名录——脊椎动物卷》，为低危物种；东疆沙蜥 P. grumgrizimailoi 2000 年被列入《国家保护的有益的或者有重要经济、科学研究记载的陆生野生动物名录》，均应加强野生资源的保护。

熊 胆

【民族药名】藏药（敦赤，冬尺），蒙药（巴巴盖音-苏素），维药（艾依克欧提），苗药（兴滴）。

【来源】熊科动物棕熊 *Ursus arctos* L.、黑熊 *Selenarctos thibetanus* Cuvier 或其他近缘动物的干燥胆。

【标准】部标藏药（附录），藏标（79），青海藏标（附录，92），内蒙蒙标（86），中国药典（63~05），云南药标（74，96），新疆药标（80），台湾中药典范（85），部标进药（86），贵州中标（88）。

【功能主治】藏药：清热，消炎，平肝，明目。用于热盛惊痫，黄疸。

蒙药：锁脉止血，平息"协日"，明目，止腐，生肌。用于鼻出血、吐血、便血、咯血、子宫出血、肝热、"协日"病、黄疸、目赤肿痛、疮疡。

维药：生干生热，开通阻塞，温补肝脏，燥湿利水，明目增视，排脓愈疮。用于湿寒性或黏液质性疾病，如寒性癫痫，干性肠梗阻，寒性肝硬化，腹水，视力降低，白内障，脓疮。

苗药：清热解毒，平肝明目，杀虫止血。用于湿热黄疸，暑湿泻痢，热病惊痫，目赤翳障，喉痹，鼻蚀，疔疮，痔漏，疳积，蛔虫，各种出血。

中药：清热解毒，明目，止痉。用于小儿热盛惊风，癫痫，抽搐，黄疸；外用于痈肿，痔疮，目赤云翳。

【用法与用量】0.3~0.9g。多配方用。

【化学成分】含胆汁酸：牛磺熊去氧胆酸（tauroursodeoxycholic acid），牛磺鹅去氧胆酸（taurochenodeoxycholic acid），熊去氧胆酸（ursodeoxycholic acid），鹅去氧胆酸（chenodeoxycholic acid），胆酸（cholic acid），UDCA、CDCA、CA 等游离胆汁酸，胆汁酸类的碱金属盐；黄酮类：4c,7-二羟基异黄酮，4c,7-二羟基-6-甲氧基异黄酮，4c,5,7-三羟基异黄酮，4c-甲氧基-7-羟基异黄酮；胆色素类：胆红素（bilirubin），胆黄素（choletelin），胆绿素（biliverdin），胆黄褐素等；其他：氨基酸，胆固醇等。

熊去氧胆酸　　　　　　　　牛磺鹅去氧胆酸钠

【药理作用】熊胆粉（天然及引流熊胆粉）及其制剂具有明确的保肝利胆作用：大鼠十二指肠给药能显著增加胆汁流出量；对豚鼠胆囊胆固醇结石有预防作用，对豚鼠高脂高热量饮食引起的脂肪肝变性有抑制作用；对二甲基亚硝胺诱发的大鼠肝纤维化具有较好的抑制作用；对 CCl_4 所致的小鼠肝损伤有保护作用。对柯萨奇 B 族病毒Ⅳ型和副流感病毒Ⅳ型有显著的抑制作用；对流感病毒致小鼠死亡有显著的保护作用；能抑制金黄色葡萄球菌和大肠埃希菌。可显著抑制荷瘤小鼠肿瘤的体积和瘤重的增长;促进肝癌细胞凋亡;对人早幼粒白血病细胞 HL-60 和组织淋巴瘤细胞系 U-937 细胞有分化诱导作用。熊胆中的胆汁酸具有明显的利胆排石作用;熊去氧胆酸和牛磺熊去氧胆酸对多种眼病模型具有保护作用。此外,熊胆还具有降脂、抗缺血、抗惊厥、免疫抑制等作用。

【制剂】藏药:五味渣驯汤散,六味野牛血丸,七味兔耳草散,七味熊胆散,八味西红花止血散,八味小檗皮散,八味野牛血散,九味渣驯丸,十味黑冰片丸,十味手参散,十四味羚牛角丸,十七味大鹏丸,十八味诃子利尿胶囊,十八味诃子利尿丸,二十五味鬼臼丸,二十五味绿绒蒿丸,大月晶丸,诃子吉祥丸,棘豆消痒洗剂,秘诀十三味红花散,萨热大鹏丸,松石散,小檗眼药膏,坐珠达西。

蒙药:清瘟消肿九味丸,止血八味散。

彝药:龙金通淋胶囊。

附注:马熊 *U. pruinosus* Blyth 的胆也同样药用。熊的人工饲养、活体取胆技术已成熟,四川、云南、黑龙江等已达到一定的养殖规模,现熊胆的商品药材主要来源于人工养殖生产。

羊鞭(羊睾丸,羊外肾,羊肾)

【民族药名】藏药(楼,鲁)。

【来源】牛科动物绵羊 *Ovis aries* L. 或山羊 *Capra hircus* L. 的干燥阴茎及睾丸。

【标准】部标成方(三册,附录,91),贵州中标(88),湖南中标(93,09),北京中标(98),山东中标(95,02),黑龙江中标(01),贵州中民标(03),甘肃中标(09)。

【功能主治】藏药:滋补,壮阳,补精。用于肾亏腰痛,腰曲,小便不利,经久不愈的肾脏疾病。

中药:补肾气,益精髓。用于肾虚劳损,腰脊疼痛,足膝萎弱,耳聋,消渴,阳痿,尿频,遗溺。

【用法与用量】3~4g;中药 15~30g。

【化学成分】含性激素:黄体酮(progesterone,孕酮),雌二醇(estradiol),睾酮(testosterone)等。

雌二醇

【药理作用】羊鞭提取液可保护小鼠精子顶体在形成过程中免受铅的损害,从而维持其正常的结构及功能。

【制剂】藏药:补肾丸。

附注:"补肾丸"处方中使用"羊睾丸"之名,但未见有标准以"羊睾丸"之名收载。《青海药标》(76,86)收载有"睾丸粉",为牛、羊睾丸的新鲜或冷冻的干燥粉末。贵州、湖南等的地方标准中以"羊鞭"之名收载,其部位包括"羊睾丸",暂以"羊鞭"为名收录于此。

夜 明 砂

【来源】蝙蝠科动物蝙蝠 *Vespertilio superans* Thomas、大耳蝠 *Plecotus auritus* L.、菊头蝠 *Rhinolophus ferrumequinum* Schreber、普通伏翼 *Pipistrellus abramus* Temminck 的干燥粪便。

【标准】四川中标(77,87),新疆药标(80),台湾中药典范(85),山西中标(87),贵州中标(88),内蒙中标(88),广西中标(附录,90),河南中标(93),上海中标(94),山东中标(95),黑龙江中标(01),湖南中标(09)。

【功能主治】苗药:用于小儿疳积,夜盲症,角膜云翳。

中药:消积,活血,明目。用于目生翳障,白内障,夜盲症,小儿疳积,小儿惊风。

【用法与用量】2.4~4.5g。虚寒者慎用。

【化学成分】含尿素,尿酸,胆固醇,少量维生素 A 及磷、钾、锌、锰、铜、硒等微量元素。

尿素　　　尿酸　　　胆固醇

【制剂】蒙药:明目十六味丸。

附注:"夜明砂"之名始见于《日华子本草》,《神农本草经》名"天鼠屎"。文献记载,夜明砂商品药材中还混有蝙蝠科动物大管鼻蝠 *Murina leucogaster* Milne-Edwards、华南大棕蝠 *Eptesicus andersoni*(Dobson)等的粪便。

野 牛 心

【民族药名】藏药(仲娘,宗格娘),蒙药(宝哈-古热森-居日和,宝哈-古热森-珠日和,阿古拉音-萨日鲁格,哲日利格-萨日鲁格,宝绒宁,雅高德宁)。

【来源】牛科动物野牦牛 *Bos grunniens* Linnaeus 或扭角羚 *Budorcas taxicolor* Hodgson. 的带血的干燥心脏。

【标准】部标藏药(附录,95),藏标(79),青海藏标(附录,92),内蒙蒙标(86)。

【功能主治】藏药:养心安神。用于心律不齐,心悸,心绞痛,背痛和"龙"病引起的心烦,神经衰弱,失眠,昏厥癫狂。

蒙药:镇心"赫依",镇静,止痛。用于心"赫依",心律不齐,心绞痛,心颤。

【用法与用量】藏药 3~6g；蒙药 1.5~2.0g。

【化学成分】含蛋白质：白蛋白（albumin），球蛋白（globulin）等；脂类：磷脂（phospholipid），胆固醇（cholesterol）等；其他：糖类，氨基酸，无机盐等。

【制剂】藏药：十一味维命散，二十五味阿魏散，三十五味沉香丸，安神丸。

附注：野牦牛为青藏高原特有的牛种，分布于青海、西藏、甘肃西北部、四川西部、新疆南部等地海拔 3000~6000m 的高山草甸地带。受人类活动的影响和无计划的猎杀，现野生数量已急剧减少，据估计，现野生种群仅有 3 万 ~5 万头，为国家一级保护动物，2012 年也被列入《世界自然保护联盟》(IUCN)濒危物种红色名录，属"易危"等级。扭角羚也为我国特有种，分布于云南西部、横断山脉和秦岭海拔 1500~4000m 的山地森林，为国家一级保护动物，并被列入国际濒危野生动植物目录，应加强其代用品的研究。

野 牛 血

【民族药名】藏药（仲查，仲查合）。

【来源】牛科动物野牦牛 *Bos grunniens* Linnaeus、扭角羚 *Budoreas taxicolor* Hodgson. 的干燥血液。

【标准】部标藏药（附录，95），青海藏标（附录，92）。

【功能主治】藏药：用于疮疖，慢性肠胃炎，久泻，酒癖。

【用法与用量】3~6g。

【制剂】藏药：六味野牛血丸，八味野牛血散，二十九味羌活散。

附注：野牦牛为青藏高原特有的牛种，与扭角羚均为国家一类保护动物，应加强其代用品的研究。

处方中使用有"牛心血""野牛血""野牛心血"等名称，但标准中仅见有"野牛血"之名。

渣驯膏（岩精，五灵脂，五灵脂膏，岩精膏）

【民族药名】藏药（渣驯，渣驯砍扎，扎星，希拉杂采，差给堆孜），蒙药（哈敦 - 海鲁木勒，巴日格顺，额力格乃 - 希莫）。

【来源】鼯鼠科动物复齿鼯鼠 *Trogopterus xanthipes* Milne-Edwards、红耳鼠兔 *Ochotona erythrotis* Buchner 的干燥粪便。

【标准】中国药典（五灵脂：1995 年版之前），部标藏药（附录，95），西藏藏标（12），青海藏标（92），内蒙蒙标（86）。

【功能主治】藏药：清胃、肝、肾热，培根、木布合并症，通经祛瘀。用于消化道溃疡，日久肝病、痛风、月经不调，产后腹痛。

蒙药：清热，调元，止痛，清腺肿，利尿，燥"协日乌素"。用于肝胆、胃、肾热，腹泻，痛风，游痛症，"协日乌素"病，慢性肝病。

【用法与用量】2~9g，多入复方。外用适量作敷剂。

【化学成分】（五灵脂）含三萜酸类：五灵脂三萜酸 Ⅰ ~ Ⅲ（goreishic acids Ⅰ ~ Ⅲ），3-O-顺 - 对 - 香豆酰委陵菜酸（3-O-cis-p-coumaroyltormentic acid），坡模醇酸（pomolic acid），熊

果酸(ursolic acid)，2α-羟基熊果酸(2α-hydroxyursolic acid)，马斯里酸(maslinic acid，山楂酸)，3-O-反-对-香豆酰马斯里酸(3-O-trans-p-coumaroylmaslinic acid)，野鸦椿酸(euscaphic acid，蔷薇酸)，委陵菜酸(tormentic acid)等；其他：尿嘧啶(uracil)，尿素(urea)，次黄嘌呤(hypoxanthine)，尿囊素(allantoin)，苯甲酸(benzoic acid)，原儿茶酸(protocatechuic acid)，焦性儿茶酚(catechol)，五灵脂酸(wulingzhic acid)，3-蒈烯-9,10-二羧酸(3-caren-9,10-dicarboxylic acid)，胡萝卜苷(daucosterol)，维生素A，Ca，Mg，Fe，Cu，Zn等。

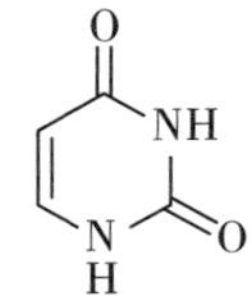

尿嘧啶

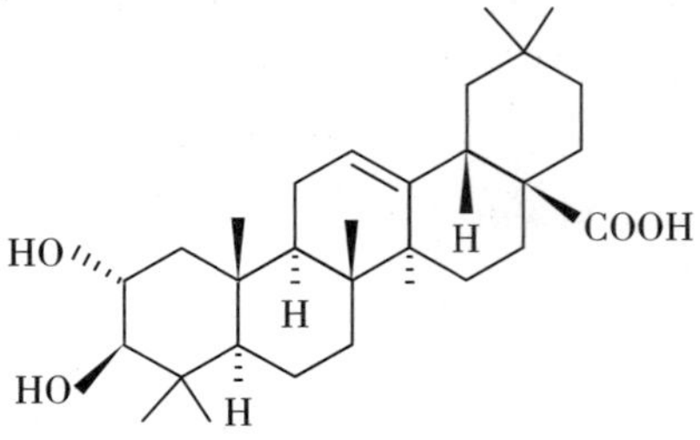

马斯里酸(山楂酸)

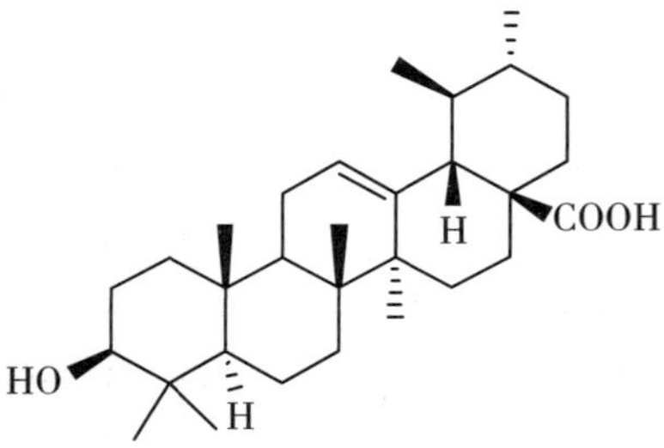

熊果酸

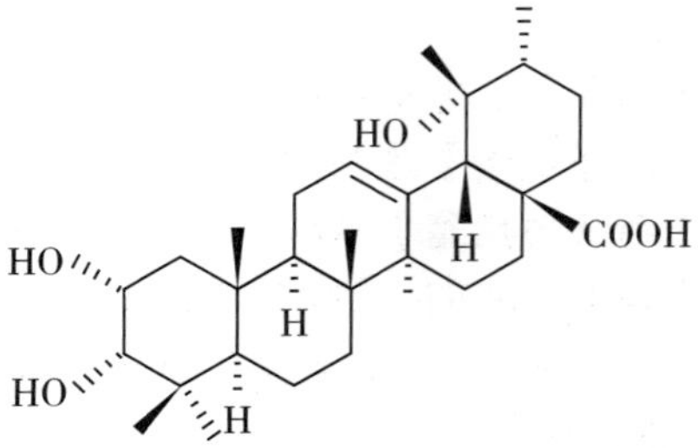

野鸦椿酸(蔷薇酸)

【药理作用】渣驯对无水乙醇型胃溃疡小鼠模型有治疗作用。五灵脂水提物体外可显著抑制由ADP、胶原所诱导的家兔血小板聚集。五灵脂煎剂1g/kg静脉注射可显著增加麻醉犬的冠状动脉血流量，降低冠状动脉阻力、左室做功和外周阻力。此外，渣驯膏还有增强免疫力、抗应激性损伤、抗菌、抗炎等作用。

【制剂】藏药：五味黄连丸，五味渣驯汤散，五味渣驯丸，八味西红花清肝热散，九味牛黄丸，九味渣驯丸，十味诃子丸，十味乳香散，十味乳香丸，十味消食散，十一味寒水石散，十一味金色散，十一味金色丸，十五味萝蒂明目丸，十五味止泻木散，十五味乳鹏丸，十五味赛尔斗丸（处方中使用"五灵脂"），十七味寒水石丸，十八味党参丸，十八味诃子利尿丸，十八味诃子丸，十八味牛黄散，十九味草果散，二十一味寒水石散，二十五味大汤散，二十五味大汤丸，二十五味儿茶丸，二十五味寒水石散，二十五味绿绒蒿胶囊，二十五味绿绒蒿丸，二十五味余甘子散，二十五味余甘子丸，二十五味獐牙菜散，二十八味槟榔丸，二十九味能消散，二十九味羌活散，大月晶丸，甘露灵丸，风湿止痛丸，诃子吉祥丸，黄药解毒散茜草丸，石榴普安散，智托洁白丸。

蒙药：阿拉坦五味丸，补肾健胃二十一味丸，草果健脾散，枫香脂十味丸，哈敦海鲁木勒九味丸，哈敦海鲁木勒十三味丸，寒水石二十一味散，诃子五味胶囊，吉祥安神丸，健脾五味丸,健胃十味丸,菊花七味胶囊,利肝和胃丸,牛黄十三味丸,清肝九味散,清肾热十味散,清瘟利胆十三味丸,清瘟十二味丸,清瘟止痛十四味丸,手掌参三十七味丸,调元大补二十五味汤散,温肝七味散,文冠木十味汤散,西红花十六味散,云香十五味丸,止痢十五味散。

附注:关于"渣驯"的来源存在争议,有矿物来源和动物来源两种说法。《八支》云"夏天炎热时,石岩溶化而流出状如紫草茸汁的溶液,流出的汁含金等五种物质的精华,此即为渣驯";《晶珠本草》云"炎夏之际,朝向北方的岩石,熔成的汁,流出岩隙,集于一处的是岩精……产于悬崖绝壁上,没有混杂土石及动物粪便者为上品"。近代的《甘露本草明镜》云"渣驯是鼯鼠兔排出的粪便流出岩隙,并集于一方,西藏各地岩山都有";《藏药志》《迪庆藏药》记载为红耳鼠兔 *O. erythrotis* 等鼠兔类动物觅食多汁液的植物等食物后,伴随粪便排出一种黑褐色黏液,与某些疏松石质物相混形成的块状物(故又称"岩精"),由于难得,多以鼠兔粪便代替;《中华本草:藏药卷》从此说,同时指出渣驯到底为矿物还是动物的粪便尚有争议。《青海藏标》记载为红耳鼠兔 *O. erythrotis* 的干燥粪便;而《部标藏药》则以中药"五灵脂"作"渣驯"的代用品;也有文献记载印度使用的"渣驯"为大戟科植物的根部煎熬得到的膏状树脂。现市售渣驯也常见有2种,一种质密而重,呈不规则块状,色黑而有角质样光泽;另一种质地较疏松,呈团块状,表面呈颗粒状突出(粪便颗粒)明显,灰棕褐色,无光泽。两者价格相差也较大,还有待于调查。

鉴于"渣驯膏"的来源尚存在争议,目前藏医、蒙医临床也有实际使用五灵脂的情况,本条暂采用《部标藏药》的规定,并将处方中使用"五灵脂"的藏药、蒙药成药制剂归入本条,应按制剂批文规定使用。

《内蒙中标》(88)收载有"巴盟五灵脂(巴灵脂)",为灰仓鼠 *Cricetulus migratorius* Pallas 的干燥粪便,功能为活血化瘀、止痛,用于胸胁、脘腹刺痛、通经、经闭、产后血瘀疼痛、跌扑肿痛、蛇虫咬伤,应是"五灵脂"的内蒙古地方习用品。

《中国药典》在1995年版之后未再收载"五灵脂",但临床仍常用。由于生态环境的变化,野生的"五灵脂"资源已大为减少,目前在陕西商洛等地已有规模化的人工养殖生产"五灵脂"。

珍　珠

【民族药名】藏药(木蒂,木斗,母滴,木嘎得嘎),蒙药(扫布德,牡地格),维药(买勒瓦依特,买日瓦衣提,罗衣鲁)。

【来源】珍珠贝科动物马氏珍珠贝 *Pteria martensii* (Dunker)、蚌科动物三角帆蚌 *Hyriopsis cumingii* (Lea)或褶纹冠蚌 *Cristaria plicata* (Leach)等双壳类动物受刺激形成的珍珠。

【标准】中国药典,部标藏药(附录,95),部标维药(附录,99),藏标(79),青海藏标(92),内蒙蒙标(86)。

【功能主治】藏药:安神定惊,清热解毒。用于脑外伤,神经系统疾病,小儿惊痫,烦躁不安。

蒙药:解毒,镇静,治脑患,愈"白脉"病。用于毒症,脑髓病,中风,"白脉"病,痛风,游痛症,疮疡。

维药:补益支配器官脑、心、肝,爽心悦志,定惊安神,愈创,明目,止血,止带,止痢,固精,散风祛斑。用于心、脑、肝等支配器官的虚弱,如心虚、心悸、心慌、神经症、恐慌症、眼创视弱、经血过多、牙龈出血、白带增多、血痢不止、遗精早泄、麻疹、天花、各类斑症。

中药:安神定惊,明目消翳,解毒生肌,润肤祛斑。用于惊悸失眠,惊风癫痫,目赤翳障,疮疡不敛,皮肤色斑。

【用法与用量】0.3~1g,多入丸、散用。外用适量。维医认为本品对膀胱有损害,可以珊瑚根矫正。

【化学成分】主要含碳酸钙($CaCO_3$),另含氧化硅,磷酸钙,氧化铝,氧化铁,Al、Cu、Fe、Mg、Mn、Zn、Ti 等无机元素;有机物:牛磺酸(taurine),亮氨酸、蛋氨酸、丙氨酸、组氨酸、精氨酸等。不同种的珍珠的成分及其组成有一定差异。《中国药典》规定铅不得过 5mg/kg,镉不得过 0.3mg/kg,砷不得过 2mg/kg,汞不得过 0.2mg/kg,铜不得过 20mg/kg。

【药理作用】珍珠粉可明显提高小鼠的痛阈值;能对抗咖啡因引起的惊厥,对中枢神经系统有一定程度的抑制作用。水提取液高、低剂量组均能显著抑制二甲苯所致的小鼠耳郭肿胀、蛋清所致的大鼠足跖肿胀和醋酸刺激所致的腹腔毛细血管通透性增高。珍珠水解液能疏通微循环,增加兔眼球结膜的毛细血管交点数,增加血流速度,改善实验性兔眼球结膜微循环障碍和阻止微循环障碍的形成。水溶性珍珠粉能提高心肌收缩力,对心肌的基础张力呈现双相型影响,但不影响心率。从三角帆蚌珍珠中提取的总卟啉成分(PFC)及其分离后的产物可抑制自由基反应;腹腔注射 PFC,对小鼠肉瘤 S_{180} 有明显的抑制作用,可延长 P388/J 淋巴细胞白血病小鼠的生存时间。珍珠中含有的微量元素锌能活化人体过氧化物歧化酶(SOD),清除易引起人体衰老的过氧化脂质;微量元素硒亦能增强人体免疫力,并具有抗癌作用。

【制剂】藏药:二十五味珊瑚丸,二十五味松石丸,二十五味珍珠丸,七十味珍珠丸,仁青常觉,萨热十三味鹏鸟丸,香菊活血丸。

蒙药:明目二十五味丸,珊瑚七十味丸。

维药:肛宁巴瓦斯尔软膏,健心合米尔高滋安比热片,平溃加瓦日西麦尔瓦依特蜜膏,养心达瓦依米西克蜜膏,镇静艾比洁德瓦尔丸。

附注:维医也用珠母贝 *Pinctada margaritifera* Linnaeus(珍珠贝);蒙医还使用珍珠贝、背角无齿蚌 *Anodonta woodiana*(Lea)形成的珍珠。

蒙医使用珍珠将其置牛奶或绵羊奶中煮 4~6 小时后使用(奶制珍珠)。

《湖南中标》(09)、《山东中标》(02)收载有"珍珠粉(水溶性)",为珍珠经特定工艺制成的粉末,功能主治与珍珠相同。

珍 珠 母

【民族药名】藏药(尼阿西,尼齐,母弟寻巴),蒙药(扫布德音-黑苏嘎,尼雅昭格),维药(赛代皮,赛代非,古西马衣)。

【来源】蚌科动物三角帆蚌 *Hyriopsis cumingii*(Lea)、褶纹冠蚌 *Cristaria plicata*(Leach),珍珠贝科动物马氏珍珠贝 *Pteria martensii*(Dunker)的贝壳。

【标准】中国药典,部标藏药(附录,95),部标维药(附录,99),藏标(79),青海藏标(附录,92),新疆药标(80)。

【功能主治】藏药:平肝息风,益阴潜阳,定惊止血,解毒。用于脑漏,癫狂惊痫,头目眩晕,翳障,心悸耳鸣,吐血衄血,崩漏,食物中毒。

蒙药:明目消翳,祛脑疾,燥"协日乌素",疗伤,解毒。用于白脉病,中风,皮、肉、筋、骨、关节等诸"协日乌素"病,目赤翳障。

维药:生干生寒,消除恶疮,除腐生肌,补神明目,止泻止血,止痛。用于湿热性或血液质性疾病,如梅毒及各种疮疡,神虚视弱,血痢腹泻,月经过多,关节疼痛,坐骨神经痛,牙痛。

中药:平肝潜阳,定惊明目,明目退翳。用于头痛眩晕,惊悸失眠,目赤翳障,视物昏花。

【用法与用量】6~25g。先煎。维医认为本品对脾有损害,可以葡萄醋、石榴汁及各种水果汁矫正。

【化学成分】含无机盐:主要为 $CaCO_3$,还含有 Ca、Mg、Al、Cu、Fe 等;有机物:角壳蛋白,贝壳硬蛋白(conchiolin),磷酸乙醇胺(phosphorylethanolamine),半乳糖基神经酰胺,天冬氨酸、甘氨酸、谷氨酸等17种氨基酸等。不同种的贝壳的成分及其组成有一定差异。

【药理作用】马氏珍珠贝的30%硫酸水解产物能增加离体蟾蜍的心跳振幅,降低离体兔肠张力,对兔有短暂的利尿作用。珍珠层的盐酸提取液能抑制组胺对离体豚鼠小肠的收缩作用,防止组胺引起的豚鼠休克死亡。

【制剂】藏药:十一味斑蝥丸,十七味大鹏丸,二十味沉香丸,二十五味儿茶丸,二十五味珊瑚丸,二十五味珍珠丸,如意珍宝丸,萨热大鹏丸。

维药:肛康穆库利片,糖宁孜牙比土斯片。

附注:珍珠母常经煅烧后入药。藏医也仅以贝壳的"珍珠层"入药,还使用有珠母珍珠蚌 *Margaritiana dahurica*(Middendorff)的贝壳。蒙医还使用珍珠贝 *Pinctada margaritifera*(Linnaeus)、背角无齿蚌 *Anodonta woodiana*(Lea)的贝壳。

《四川中标》(84,87)和《福建中标》(06)收载有"珍珠层粉",为除去角质层及棱柱层的贝壳加工而成的细粉,其功能主治与"珍珠母"不同。

猪 心 粉

【来源】猪科动物猪 *Sus scrofa domestica* Brisson 的干燥心脏研磨的粉末。

【标准】未见有标准收载。

【功能主治】中药:养心安神,益脾,止血,定惊。用于惊悸,怔忡,自汗,失眠症。

【用法与用量】适量。

【化学成分】含心钠素(atrialnatriureticpeptide,ANP,心房钠尿肽),细胞色素 C(cytochrome C),辅酶 Q_{10}(coenzyme Q_{10},CoQ_{10}),蛋白质,脂肪,维生素 B_1,维生素 B_2,维生素 C,烟酸,Ca,Fe 等。

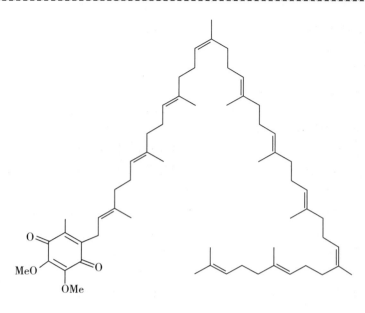

辅酶 Q_{10}

【药理作用】心钠素(ANP)有选择性舒张血管和降压的作用,以肾动脉和离体主动脉对 ANP 最敏感。具有抗心律失常作用,能增强心肌收缩力、增加心排血量;能扩张冠状动脉和周围血管,降低血压。心房肽有显著的利尿作用,ANP 静脉注射可明显降低妊娠高血压综合征患者的血压,使水肿、尿蛋白症状明显减轻或消失。猪心中的细胞色素 C 能改善老龄大鼠的脂代谢和糖代谢,降低肝中的总脂质和胆甾醇含量。CoQ_{10} 为重要的天然抗氧化剂,能有效地抑制维生素 A 诱发的家兔红细胞溶血作用,并增强红细胞的抗溶血作用。

【制剂】蒙药:安神镇惊二十味丸。

附注:猪心常作为营养食品。

猪血粉(猪血)

【民族药名】藏药(帕岔,帕查合,帕郭,帕巴,芒吉,廓洛纳尖),蒙药(嘎海音-齐苏)。

【来源】猪科动物猪 *Sus scrofa dommestica* Brisson 的干燥血或新鲜血液。

【标准】藏标(79),青海藏标(92),内蒙蒙标(86),广西中标(90),广东中标(04)。

【功能主治】藏药:解毒,愈伤,健胃解痉。用于扩散性"木布"病,胃溃疡,疲乏,背和肝区疼痛,中毒性肝损伤。

蒙药:燥"协日乌素",解毒,收敛扩散"宝日"。用于"宝日"病,"协日乌素"病。

中药:滋阴,生津,润燥,健脾。用于头风眩晕,中腹胀满,纳差。

【用法与用量】5~10g。生用煮食;外用适量喷撒。

【化学成分】富含维生素 B_2、维生素 C、蛋白质、Fe、P、Ca、烟酸(nicotinic acid)等营养成分;还含有血红素(heme),超氧化物歧化酶,凝血酶,多肽等。

烟酸

【药理作用】猪血多肽 1.70g/kg 灌胃给予小鼠,连续 30 天,能显著延长小鼠的负重游泳时间和常压耐缺氧时间;显著增加红细胞(RBC)计数、血红蛋白(Hb)含量、肝糖原和肌糖原储备量;增强超氧化物歧化酶(SOD)、谷胱甘肽过氧化物酶(GSH-Px)活性;降低尿素氮(BUN)、丙二醛(MDA)、NO 含量;降低一氧化氮合酶(NOS)、乳酸脱氢酶(LDA)、肌酸激酶(CK)活性及乳酸曲线下面积,表明具有显著的缓解疲劳的作用;对运动后骨骼肌和心肌的损伤具有保护作用。

【制剂】藏药:二十五味大汤散,二十五味大汤丸,调元大补二十五味汤散。

附注:《广西中标》收载的为新鲜血液,从收集到使用不超过 5 小时,且不得加盐。

猪肉为我国食用最多的肉类,具有丰富的猪血资源,作为猪血的综合利用,目前已有研究从中提取血红素、超氧化物歧化酶、凝血酶等。

紫 草 茸

【民族药名】藏药(加解,加杰,加翠,加嘎,拉姆达参,梗羞嘎),蒙药(恩斯格,札吉格,更舒嘎音-塔布日海),维药(罗克,禄其,刺乞马黑酥里)。

【来源】胶蚧科昆虫紫胶虫 *Laccifer lacca* Kerr. 的雌体寄生于豆科檀属(*Dalbergia*)和梧桐科火绳树属(*Eriolaena*)植物等为主的多种植物树干上所分泌的胶质物。

【标准】部标藏药(95),青海藏标(92),内蒙蒙标(86),云南药标(74,96),新疆药标(80),贵州中标(88),内蒙中标(88),北京中标(98),湖南中标(09),山东中标(02)。

【功能主治】藏药:消毒,止血,活血化瘀。用于血痨热,肿毒恶疮,瘀血不化。

蒙药:凉血,清肺,肾震热,讧热。用于血热,讧热,肺和肾震热,各种出血,遗精。

维药:燥湿祛寒,清除寒性多余体液,软肝利水,消炎通阻,消食减肥,强筋,止血,止咳平喘。用于肝硬化腹水,慢性肝炎,胃寒纳差,形体肥胖,瘫痪,阴道出血,咳嗽气喘。

中药:清热解毒,凉血活血,祛湿杀虫。用于麻疹、斑疹不易发透,产后血晕,带下,疥疮肿毒。

【用法与用量】1.5~6g。多配方用。孕妇忌用。维医认为本品对脾脏有损害,可以乳香矫正。

【化学成分】含有虫胶质:虫胶酸(shellolic acid),油桐酸(虫胶桐酸,aleuritic acid);蜡质:紫胶虫醇(tachardiacerol),虫漆蜡醇(laccerol),紫胶酸(tachardiacerinic acid),虫漆蜡酸(lacceroic acid),紫胶虫酸(tachardiacerinic acid),二十五醇(tachardiacerol),三十二醇(laccerol)等;蒽醌类色素:虫漆酸(laccaic acid)等。

虫胶酸　　　　　虫漆酸

【制剂】藏药：三味红汤散，四味辣根菜汤散，十味诃子丸，十味血热汤散，十一味草果丸，十三味草果散，十三味马蔺散，十三味菥蓂丸，十四味羚牛角丸，十六味马蔺子丸，十七味大鹏丸，十八味杜鹃丸，十八味诃子利尿胶囊，十八味诃子利尿丸，十八味诃子丸，十八味降香丸，十九味草果散，二十味金汤散，二十五味鬼臼丸，二十五味阿魏胶囊，二十五味阿魏散，二十五味余甘子散，二十五味余甘子丸，二十六味通经散，二十八味槟榔丸，达斯玛保丸，风湿止痛丸，茜草丸，清肺止咳丸，萨热大鹏丸。

蒙药：草果健脾散，七味沙参汤散，清肺十三味散，沙参止咳汤散，乌兰十三味汤散，乌兰三味汤散，益肾十七味丸。

附注：本品在古籍文献中曾被认为系一种"树脂"，《蓝琉璃》云"加吉源于称作'根修嘎'树的树脂，外表色如杜鹃，花瓣内红外黑；花蕊黄色，其表产生胶状物质，因采收时间不同，分为称作'卓翠'和'那舒'两种"；《无误蒙药鉴》也记载"是指形似桦树……叫更舒嘎树的树脂"；《保健药园》记载"紫草茸，是一种树脂。树胶产生在树枝、树叶上……树脂每年的六月底出现，颜色为橙红色"。近代研究表明系紫胶虫的雌体寄生于树干上所分泌的胶质物质，《无误蒙药鉴》的附图也与蒙医历代沿用的"紫草茸"一致。

紫胶虫 L. lacca（紫胶蚧）常寄生的寄主有桑科的榕属（Ficus）、豆科的檀属（Dalbergia）、合欢属（Albizia）、木豆属（Cajanus）、椴树科的一担柴属（Colona）、梧桐科的火绳树属（Eriolaena）、胡桃科的山核桃属（Carya）、黄杞属（Engelhardtia），鼠李科的枣属（Ziziphus）等的40余种植物上。

紫草的嫩苗也称"紫草茸"，中医古方记载用于发痘疮，与紫草茸不同，应注意区别。"紫草茸"在《新修本草》中又称"紫铆"，而目前藏医、蒙医、傣医等使用的"紫铆（紫铆子）"为豆科植物紫铆 Butea monosperma（Lam.）Kuntze 的成熟种子，又称"紫矿子"，不得相混淆（参见"紫铆"条）。

紫河车（胞衣，胎盘粉）

【来源】健康人 Homo sapiens L. 的干燥胎盘。

【标准】中国药典，云南药标（74），新疆药标（80），广西壮标（11）。

【功能主治】中药：温肾补精，益气养血。用于虚劳羸瘦，阳痿遗精，不孕少乳，久咳虚喘，骨蒸劳嗽，面色萎黄，食少气短。

【用法与用量】2~3g，研末吞服。

【化学成分】含丙种球蛋白（γ-globulin）；激素类：绒毛膜促性腺激素（HCG），促肾上腺激素释放激素（GnRH），促肾上腺皮质激素释放激素（GRH）；细胞因子：干扰素 β（IFN-β），白细胞介素（ILS），肿瘤坏死因子-α（TNF-α）等；维生素 B_{12}，微量元素 Fe、Co、Mn 等。

【药理作用】 紫河车提取物能产生促绒毛膜性腺激素、催乳素、雌激素和孕激素,激活 B 淋巴细胞,促进 IgM 抗体分泌,使血浆 cAMP 含量增高,促使支气管平滑肌扩张,产生抗变态反应。紫河车含有的 HCG 及 Ca、P 等元素可兴奋睾丸,促进精子生成,提高精子存活率及活动力。此外,还具有改善睡眠、增加食欲等作用。

【制剂】 藏药:十一味黄精颗粒,诃子吉祥丸,仲泽八味沉香散。

蒙药:顺气补心十一味丸。

彝药:喘络通胶囊。

附注:药材系收集新鲜胎盘除去羊膜、脐带,反复冲洗至去净血液,蒸或置沸水中略煮后干燥。

矿物类药材

白　矾

【民族药名】藏药（达措尔），蒙药（白邦），维药（再米切，艾扎主里艾比也孜，晒比，排提开日），傣药（锌宋）。

【来源】硫酸盐类矿物明矾石（Alumen）经加工提炼制成。

【标准】中国药典，内蒙蒙标（86），新疆维标（93），新疆药标（80），台湾中药典范（85）。

【功能主治】藏药：用于口臭，骨病。

蒙药：清热，解毒，止血，止腐，杀虫。用于口舌生疮，咽喉肿痛，呕血，"协日"疫，痢疾，疮疡，眼患。

维药：消炎固齿，燥湿收敛，固表止汗，抗腐止血。用于牙龈发炎，牙齿松动，疮疡，咽炎，口腔炎，腋下出汗，手足汗多，鼻出血，尿血，淋病。

傣药：消痰，燥湿，止泻，止血，杀虫。

中药：外用解毒杀虫，燥湿止痒；内服止血止泻，祛除风痰。外治用于湿疹，疥癣，聤耳流脓；内服用于久泻不止，便血，崩漏，癫痫发狂。枯矾收湿敛疮，止血化腐。用于湿疹湿疮，聤耳流脓，阴痒带下，鼻出血，牙齿出血，鼻息肉。

【用法与用量】0.6~1.5g。外用适量，研末敷或化水洗患处。

【化学成分】主含含水硫酸铝钾 $[KAl(SO_4)_2 \cdot 12H_2O]$。《中国药典》规定含含水硫酸铝钾 $[KAl(SO_4)_2 \cdot 12H_2O]$ 不得少于99.0%；含重金属不得过百万分之二十。

【药理作用】具有广谱抗菌作用。体外有明显的抗阴道滴虫的作用。对微血管的渗血有明显的止血效果，直接施用于出血点有止血作用。对大鼠十二指肠直接给药有明显的利胆作用。低浓度有收敛、止泻、消炎、防癌作用。

【制剂】苗药：百仙妇炎清栓，日舒安洗液。

彝药：矾藤痔注射液。

傣药：虎杖矾石搽剂。

附注：藏医药用的"达措尔"也有由镁铝硫酸盐矿物镁明矾（Pickeringite）加工提炼制得的，主要含含水硫酸镁铝 $[MgAl_2(SO_4)_4 \cdot 22H_2O]$。

白 石 脂

【民族药名】 蒙药(查干-莫勒黑-朝鲁,莫勒黑-朝鲁,巴勒扎布-嘎日布,巴勒扎布),维药(厅买合土米,马哈吞泥,马黑徒迷泥,马黑吞泥,格力买合土米)。

【来源】 硅酸盐类矿物高岭土,主要含有含水硅酸铝。

【标准】 部标维药(99),山西中标(87),内蒙中标(88),贵州中标(附录,88),上海中标(94),山东中标(95,02),广西中标(96),贵州中民标(附录,03),甘肃中标(09)。

【功能主治】 蒙药:愈伤,接骨,干脓,燥"协日乌素",止血,除脑疾。用于骨伤,肌筋脉断,天花疹毒。

维药:收敛止血,解毒,降解机体湿性。用于咳嗽,咯血,胃弱,腹痛,便血,麻风病,毒虫咬伤。

中药:涩肠,止血。用于久泻,崩漏带下,遗精。

【用法与用量】 蒙药、维药1~3g;中药9~12g。维医认为本品对肺脏、脾脏有损害,可以西黄芪胶、蜂蜜、玫瑰花露矫正。

【化学成分】 主要含含水硅酸铝 $Al_4(Si_4O_{10})(OH)_8$,其中含 SiO_2 46.5%、Al_2O_3 39.5%、H_2O 14.0%。

【药理作用】 无。

【制剂】 维药:解毒苏甫皮赛尔塔尼胶囊。

附注:各文献中记载的高岭土有硅酸盐类高岭土(Kaolinite)、硅酸盐类多水高岭土、黏土类多水高岭土(Halloysite)等。因系天然矿物,其所含的元素组成也有一定差异。

维医药古籍文献《注医典》记载"白石脂是一种黏土,细腻如脂;产生此土处和周围不长草。以具有苛萝气味,舐之黏舌者为佳";《拜地依药书》言"此土表面可以刻字,故称'厅买合土米(刻章土)'",准确反映了高岭土的特征。

《西藏藏标》(12)收载有"脑石/朵列",来源于"白石脂"或"赤石脂";但关于"脑石"的来源不同医师有不同观点,故暂将三者分列(参见"赤石脂""脑石"条)。

北寒水石(寒水石)

【民族药名】 藏药(君西坐吴),蒙药(额莫-壮西)。

【来源】 硫酸盐类硬石膏族矿物红石膏(Gypsum Rubrum),主含含水硫酸钙($CaSO_4 \cdot 2H_2O$)。

【标准】 中国药典(附录),西藏未成册标准(05),西藏藏标(12),部标中药(附录,92),黑龙江中标(01)。

【功能主治】 藏药(奶制北寒水石):清热,滋补,健胃,止泻,消肿。用于热性"培根"病,体虚衰弱,消化不良,各类胃肠病及溃疡,痞瘤,腹泻。

蒙药:清"巴达干"热,止吐,止泻,消食,解毒,破痞,愈伤,滋补,调元,接骨。用于"巴达干"热,嗳气泛酸,消化不良,腹泻,胃脘"巴达干","宝日"痞,体虚衰弱,骨折外伤。

中药:清热降火,利窍,消肿。用于时行热病,积热烦渴,吐泻,水肿尿闭,齿衄,丹毒,烫伤。

【用法与用量】 藏药 4.5~9g；中药 9~15g。外用适量，研细粉调敷患处。

【化学成分】 主要含含水硫酸钙（$CaSO_4 \cdot 2H_2O$），尚有少量的 Fe^{2+}、Fe^{3+}、Al^{3+} 等。

【制剂】 藏药：三味甘露散，五味甘露丸，五味甘露滋补丸，六味安消散，六味寒水石散，六味能消胶囊，六味能消丸，七味铁屑丸，七味血病丸，八味安宁散，八味秦皮胶囊，八味秦皮丸，十味消食散，十一味甘露丸，十一味寒水石散，十一味能消丸，十五味黑药丸，十五味萝蒂明目丸，十五味雏凤散，十七味寒水石丸，二十一味寒水石散，二十五味寒水石散，二十五味绿绒蒿胶囊，二十五味绿绒蒿丸，二十六味通经散，二十九味能消散，大月晶丸，加味白药丸，洁白丸，秘诀清凉胶囊，秘诀清凉散，能安均宁散，帕朱丸，石榴普安散，血骚普清散，智托洁白丸，坐珠达西。

蒙药：阿那日十四味散，补肾健胃二十一味丸，给喜古纳丸，寒水石二十一味散，寒水石小灰散，健脾五味丸，健胃十味丸，溃疡软膏，利肝和胃丸，凉血十味散，六味安消散，清肝二十七味丸，清热二十三味散，清血八味散，手掌参三十七味丸，外用溃疡散，壮西六味丸。

附注："寒水石"的来源自古即有争议，《神农本草经》中名"凝水石"；据《本草纲目》记载"凝水石"并非石膏，也非方解石，自唐《新修本草》（苏敬）始，宋《图经本草》（苏颂）、《本草衍义》（寇宗奭）至北宋《小儿药证直诀》（阎孝忠）等中记载的"寒水石"实为软石膏。《中药志》（61）认为"凝水石"似为天然芒硝结晶。但据调查，现北京、天津、山东、辽宁、内蒙古、山西及甘肃等地市场销售的寒水石系红石膏。四川、贵州、江苏地方标准中收载的"寒水石"的来源为方解石（主含碳酸钙 $CaCO_3$），而《中国药典》（附录）、《部标中药》、内蒙古、山西地方标准中收载的为石膏（红石膏）（主含含水硫酸钙 $CaSO_4 \cdot 2H_2O$），《新疆药标》收载的"寒水石"则包括上述 2 个来源。

"寒水石"通常又有"南寒水石"和"北寒水石"之分。《部标藏药》在附录中"寒水石/君西"条下记载：为硫酸盐类矿物，主含硫酸钙，称"北寒水石"；或为碳酸盐类矿物，主含碳酸钙，称"南寒水石"。"南寒水石"仅见《中国药典》（附录）和《部标中药》（92）中有收载，为"碳酸盐类方解石族方解石，主含碳酸钙"，功能为清热降火、除烦止渴，用于壮热烦渴、口干舌燥、牙痛、小便不利，与"北寒水石"有一定差异。

藏医和蒙医所用的寒水石，藏医药古籍文献《多据》《释难》《晶珠本草》等记载"君西"主要分为雄、雌、中（阴阳药性平）、子、女 5 种，《中华本草：蒙药卷》认为雄者为方解石（名"额热-壮西"），雌者为红石膏（名"额莫-壮西"），今主要使用后者。《藏标》收载的"寒水石/君西"、《西藏藏标》收载的"北寒水石/君西坐吴"、《内蒙蒙标》收载的"寒水石/额莫-壮西"均为含含水硫酸钙的"红石膏"，《中华本草：藏药卷》记载的"寒水石/君西"则为含碳酸钙的"寒水石（Calcite）"（即"南寒水石"），但其功能主治与红石膏相同。可知藏医、蒙医所用的主要为"北寒水石"，但在制剂处方中除"手掌参三十七味丸"使用"北寒水石"名称外，其他处方中均使用"寒水石"名称，也即通常所称的"寒水石"应是指"北寒水石"，应予注意。

在矿物分类上，一般将石膏分为生石膏和硬石膏，生石膏为二水硫酸钙（$CaSO_4 \cdot 2H_2O$），硬石膏为无水硫酸钙（$CaSO_4$）。据此判断，上述标准中所指的"红石膏"应属于生石膏，但《中国药典》《部标藏药》《内蒙蒙标》《新疆维标》中收载的石膏均为"硬石膏族石膏，主含含水硫酸钙（$CaSO_4 \cdot 2H_2O$）"，似与"北寒水石"并无差异，也与矿物学上的观点相矛盾，尚有待于研究（参见"石膏"条）。

藏医、蒙医常将"寒水石"以牛奶炮制后使用。

赤 石 脂

【民族药名】藏药(莫保贝觉,森得拉),蒙药(宝日-莫乐黑-绰鲁),维药(厅艾尔美尼,提而阿而马尼,吉里也儿麦你,阿而麦你泥,格力艾尔美尼)。

【来源】硅酸盐类矿物多水高岭石族多水高岭石 Halloysitum rubrum(Halloysite)。

【标准】中国药典,内蒙蒙标(86),四川中标(77),新疆药标(80),台湾中药典范(85)。

【功能主治】藏药:用于"黄水"病,骨折,头部骨折,疮疖肿毒,久溃不敛,烧伤,内伤,收敛体腔内部脓血。

蒙药:燥脓,燥"协日乌素",愈伤,接骨,止血。用于骨折,筋、脉、颅脑损伤,金伤,痘疹。

维药:生干生寒,凉血止血,清热消炎,燥湿愈伤。用于湿热性或血液质性疾病,如血热吐血、呕血、肺出血、子宫出血、小便带血等内外伤出血,十二指肠溃疡,肺结核,盆腔炎,尿道炎,胆囊炎,疮疖。

中药:涩肠,止血,生肌敛疮。用于久泻久痢,大便出血,崩漏带下;外治疮疡不敛,湿疹脓水浸淫。

【用法与用量】9~12g,先煎;维药 1~3g。外用适量,研末敷患处。维医认为本品对脾脏有损害,可以白檀香、洋乳香矫正。

【化学成分】主含四水硅酸铝$[Al_4(Si_4O_{10})(OH)_8·4H_2O]$,此外还含$Fe_2O_3$等。

【药理作用】赤石脂既有止血作用,又有抗血栓形成作用。研末外用有吸湿作用,能使创面皮肤干燥,防止细菌生成,减轻炎症,促进溃疡愈合。口服具有止泻作用,对发炎的胃黏膜有保护作用。

【制剂】维药:糖宁孜牙比土斯片。

彝药:矾藤痔注射液。

附注:据各标准的记载来看,含水高岭石为"赤石脂",不含水的高岭石为"白石脂",但不同标准的规定也并不统一。而《西藏藏标》(12)将两者合并称"脑石/朵列"收载。关于"脑石"的来源,不同藏医师有不同观点,故暂将本品与"白石脂""脑石"分列(参见"白石脂""脑石"条)。

《部标维药》附录中收载有"亚美尼亚红土",来源于"硅酸盐类矿物多水高岭土(Halloysite)的红色块状体",似与"赤石脂"相同,还有待于考证(参见"亚美尼亚红土"条)。

磁 石

【民族药名】藏药(卡林,卡卜练,阿卡地,阿亚干尔吧,脏吧),蒙药(扫仁金,布卡冷),维药(麻格尼提,艾节如里买合那提斯,散格阿汗热巴,且麦克排台尔)。

【来源】氧化物类矿物尖晶石族磁铁矿(Magnetite)。

【标准】中国药典,部标藏药(附录,95),内蒙蒙标(86),新疆药标(80),台湾中药典范(85)。

【功能主治】藏药:益骨,能拔出箭头。用于脑骨伤,脉病,祛除弹片入肉。

蒙药:镇静,愈伤,接骨,清脑。用于"白脉"病,中风,颅脑损伤,骨折,耳脓。

维药：生干生热，强筋健骨，镇惊，止痛，补肝补脾，消炎退肿，止血，止泻，止带，排石，催产，解毒愈伤。用于湿寒性或黏液质性疾病，如瘫痪，关节疼痛，小关节疼痛，髋关节疼痛，肝脾两虚，各种炎症，各种出血，腹泻，白带过多，内脏结石，难产，刀伤中毒，伤口不收。

中药：镇惊安神，平肝潜阳，聪耳明目，纳气平喘。用于惊悸失眠，头晕目眩，视物昏花，耳鸣耳聋，肾虚气喘。

【用法与用量】9~30g；藏药 2.5g；维药 0.5~1g。先煎。内服一般煅后使用。维医认为本品对热性气质者有害，可以牛乳、各种油剂矫正。

【化学成分】主要成分为四氧化三铁（Fe_3O_4），其中含 Fe_2O_3 为 69%、FeO 为 31%；尚含有铜、铅、锌、钛、钴、锶、锑等微量元素。《中国药典》规定含铁（Fe）不得少于 50.0%。

【药理作用】磁石具有抗炎、镇痛、止凝血作用，能明显降低角叉菜胶引起的小鼠足肿胀度，抑制醋酸诱发的小鼠扭体反应，内服后能显著缩短止凝血时间。此外，能明显增加阈下剂量的戊巴比妥钠催眠小鼠的入睡率，可显著缩短戊巴比妥钠催眠小鼠的入睡时间并能延长其睡眠时间。

【制剂】藏药：二十五味珊瑚丸。

蒙药：扎冲十三味丸。

胆　　矾

【民族药名】藏药（劈半，南拉退卡，莎卡字，莎卡仁字，粗俄），蒙药（呼和 - 白邦，呼和 - 白帮，毕格板），维药（库克塔西，代合乃吉，代阿那，代那派让），傣药（亨修）。

【来源】硫酸盐类胆矾族矿物胆矾（Chalcanthite），主含含水硫酸铜（$CuSO_4·5H_2O$）。

【标准】中国药典（63，77），青海藏标（92），内蒙蒙标（86），新疆维标（93），新疆药标（80），台湾中药典范（85），四川中标（增补，87），内蒙中标（88），河南中标（93），上海中标（94），山东中标（95，02），北京中标（98）。

【功能主治】藏药：去翳障，破痞，消腐。用于翳障，口疮。

蒙药：破痞，消"奇哈"，去翳，止腐，愈伤，杀虫，催吐。用于"奇哈"，痞症，云翳，"巴木"病，结喉，脓疮，痘疹，梅毒。

维药：生干生热，清除过盛黏液质，防腐生肌，收敛消炎，止泻催吐。用于湿寒性或黏液质性疾病，如湿疹、恶疮、疮疡、收口不愈等皮肤疾病，口腔炎、眼睑炎等五官疾病。

傣药：清火解毒，收涩敛疮。用于"答爹毫郎"（蚂蟥入鼻），"拢习哈习毫"（癣），"拢沙龙接喉"（牙痛）。

中药：祛风痰，消积滞，祛腐，燥湿杀虫。用于风热痰涎壅塞，癫痫，喉痹，牙疳；外用于口疮，风眼赤烂，痔疮，疮疡肿毒。

【用法与用量】外用适量，外涂或溶水洗患处，或配制成水溶液滴眼、滴鼻。有毒，成人口服 10~15g 即可致死。维医认为不宜内服，若内服中毒应立即催吐或以牛乳、蛋清、肉汤解毒。去毒后外用。

【化学成分】主要为硫酸铜，含 Cu^{2+} 25.45%、SO_4^{2-} 38.48%、H_2O 36.07%。

【药理作用】胆矾具有利胆作用，十二指肠给药能明显增加大鼠的胆汁流量。内服可刺激胃壁神经引起反射性呕吐。外用能与蛋白质结合生成不溶性的蛋白化合物沉淀,发挥祛腐生肌作用。

【制剂】藏药:棘豆消痒洗剂。

附注:含5分子结晶水的硫酸铜呈蓝色结晶,在某些铜矿中也天然存在,称"蓝矾",但通常存在于矿水中,蒸去水分后可得蓝矾。本品也有人工制成的含水硫酸铜。

维医药古籍文献《药物之园》记载:"本品常生于金矿、银矿、铜矿和铁矿的硫黄性烟雾中。通常为绿色、暗蓝色;产生于金矿、银矿者为上品,多用于眼科疾病;产生于铜矿、铁矿者为下品,多用于皮肤疾病。"

光明盐(大青盐)

【民族药名】藏药(加察,甲木察,加木察,加措兰察,加措察,毕玛拉),蒙药(毛劳日-达布斯,毛鲁日-达布斯,札木萨,呼和-达布斯,蓝萨),维药(卡拉土孜,艾里密里胡力艾斯外德,乃买克斯亚,卡拉伦,黑盐)。

【来源】卤化物类石盐族矿物石盐(Halite)的结晶。

【标准】中国药典,部标藏药(95),藏标(79),青海藏标(92),内蒙蒙标(86),新疆药标(80),内蒙中标(88),河南中标(93),四川中标(92),上海中标(94),北京中标(98),山东中标(02),湖南中标(09)。

【功能主治】藏药:除寒健胃,驱风。用于寒性"培根"病、"龙"病的合并症,胃寒引起的消化不良。

蒙药:温中,消食,祛"巴达干赫依",明目。用于胃寒,消化不良,痧症,胃脘胀满,干哕,腹泻,"赫依"性头昏,云翳。

维药:生干生热,软肠通便,开通肠阻,泻毒生辉,降逆止呃。用于湿寒性或黏液质性疾病,如大便干结、大便不畅、肠道梗阻、毒物停留、面色憔悴、呃逆频繁。

中药:清热,凉血,明目。用于吐血,尿血,牙龈肿痛出血,目赤肿痛,烂弦风眼。

【用法与用量】3~5g;中药1.2~2.5g。多入复方用。外用适量,研末擦牙或水化漱口、洗目。水肿者慎用。维医认为本品用量过多对热性气质者有害,可引起皮肤瘙痒,可以寒性食物矫正。

【化学成分】主要含NaCl,此外还含有KCl、$MgCl_2$、$CaCl_2$、$MgSO_4$、$CaSO_4$、Fe等。《中国药典》规定含氯化钠(NaCl)不得少于97.0%。

【药理作用】光明盐四味汤散对实验性小鼠酒精性肝损伤具有保护作用。

【制剂】藏药:四味光明盐汤散,十味豆蔻丸,十味消食散,十二味石榴散,十五味雏凤散,十五味黑药丸,二十五味阿魏胶囊,二十五味阿魏散,二十五味鬼臼丸,二十九味能消散,加味白药丸,帕朱丸。

蒙药:阿那日十四味散,阿魏五味散,光明盐四味胶囊,寒水石小灰散,健胃十味丸,健胃止疼五味胶囊,顺气十三味散,五根油丸,消食十味丸,止痢十五味散。

维药:通阻合牙日仙拜尔片。

附注:《中国药典》规定为自湖盐中采挖后,除去杂质,干燥。《上海中标》和《湖南中标》规定为石盐。

藏医药用的"加察"品种较多,《鲜明注释》云"加察具有色白似玻璃和体大色红的两种。其中一种来自于石类矿物中,另一种来自于湖。前者晶状体,透明,味显甘,为上品。现藏北安多近湖泊的山洞内有取之不完的海生加察";《晶珠本草》也记载"产自于克什米尔祖典城附近的石岩与海中,分岩生和海生两种。岩生者为上品";近代的《甘露本草明镜》记载"光明盐具3个品种。上品色白,较透明;比其他盐类味甘"。蒙医药文献《无误蒙药鉴》也记载:"岩生者,淡青色,似玻璃样透明,不管怎样敲碎,粒粒皆四方,味咸者,为上品。海生者白色且极透明,色如壮西(方解石)或石英,为中品。青黑色,细小斑斑,为下品。"据调查,现使用的多为岩生者,有光泽,微臭,为卤化物类矿物。这些不同的"加察"是否为不同的矿物,或是产自于不同环境的同种类矿物,还有待于研究。

从其来源看,中药"大青盐"、藏药和蒙药"光明盐"、维药"黑盐"均来源于石盐(Halite)的结晶体,主含氯化钠(NaCl),故归为一类收录。

海浮石(浮石,浮海石)

【民族药名】藏药(贾揩布哇,贾扯多哇)。

【来源】胞孔科动物脊突苔虫 *Costazia aculeata* Canu et Bassler 的干燥骨骼(习称"石花")或火山喷出的岩浆凝固形成的多孔状石块浮石 Pumex。两者皆称"浮石"。

【标准】中国药典(77),部标中药(92),新疆药标(80),台湾中药典范(85),四川中标(增补,87),内蒙中标(88),贵州中标(附录,88),黑龙江中标(01),贵州中民标(附录,03),台湾中药典(06)。

【功能主治】藏药:用于热性虫病。

中药:清肺火,化老痰,软坚,通淋。用于痰热喘嗽,老痰积块,瘿瘤,淋病,疝气,疮肿,目翳。

【用法与用量】9~15g。

【化学成分】主要含有 SiO_2,其次为 Al_2O_3、K_2O。还含有 Ca、Fe、Mn 等微量元素。

【制剂】彝药:百贝益肺胶囊。

附注:《内蒙中标》在"浮海石"条下的附注中记载。内蒙古还以胞孔科动物瘤苔虫 *Costazia costazii* Audouin 的骨骼作浮海石药用,属地方习用品。

褐 铁 矿

【民族药名】藏药(泽合,喳,珠西,甲合吉多)。

【来源】含铁硫化矿床的地表部分,经氧化和分解而成。

【标准】部标藏药(附录,95),青海藏标(附录,92)。

【功能主治】藏药:补脑,排引黄水,益肝。用于脑部损伤,黄水病,肝胆炎症。

【用法与用量】9~15g。

【化学成分】主要含 FeS_2。

【制剂】藏药:八味安宁散。

附注:褐铁矿(Limonite)属于表生矿物,主要含铁矿物,尤其是含铁硫化矿床的地表部分,受氧化分解作用,其他组分被水流带走,铁由低价铁的化合物转变为高价铁的氢氧化铁和氧化物,残留形成褐铁矿。文献记载本品还有滋补、延年益寿作用。

《中华本草:藏药卷》中记载有"黄铁矿/珠西",为"硫化物类矿物天然黄铁矿矿石Pyrite",并言西藏自治区藏医院使用的"珠西"经鉴定即为"经轻微褐铁矿化的黄铁矿晶体";毛继祖重译本《晶珠本草》中则将其译作"褐铁矿"。黄铁矿和褐铁矿为不同的矿物,应注意区别。

据考证,《神农本草经》记载的"禹余粮"的原矿物即为褐铁矿(Limontium),是否相同尚待于调查。

红 宝 石

【民族药名】藏药(白玛热嘎,白玛热各),维药(亚库提,牙兀古石,雅胡提,阿思忙攻,亚库提如麻尼,亚库提苏如合)。

【来源】藏药:氧化物类,属刚玉类,主含Coumdum;维药:红色、透明的刚玉晶体矿物红宝石(Ruby)中的石榴石。

【标准】部标维药(99),西藏未成册标准(04),西藏藏标(12)。

【功能主治】藏药:定惊镇神,调和气血,通经活络。用于中风,高血压,神经障碍等。

维药:爽神悦志,养心益脑,理血,解毒。用于精神错乱,眩晕神弱,心悸不安,癫痫,霍乱。

【用法与用量】藏药1~1.5g;维药0.25~0.5g。

【化学成分】藏药:主要成分为三氧化二铝(Al_2O_3);维药:含微量三氧化二铬(Cr_2O_3)。

【制剂】维药:健心合米尔高滋安比热片。

琥 珀

【民族药名】藏药(波炼,布林,嘎布热,布西,布马炼,不连,尼马日巴扎),蒙药(琥巴,浩伯,博衣舍勒,布日论),维药(开合日巴,开合如巴,凯克力瓦,可哈刺拔,可哈而八,买斯巴欧力都木),傣药(秧麻更)。

【来源】古代松科松属植物的树脂埋藏地下经年久转化而成的有机树脂的化石,原矿物为琥珀(黄琥珀)Succinite(Amber)。

【标准】中国药典(附录),西藏藏标(12),青海藏标(附录,92),内蒙蒙标(86),新疆药标(80),台湾中药典范(85),四川中标(增补,87),内蒙中标(88),河南中标(91),上海中标(附录,94),山东中标(95,02),贵州中民标(03),西藏未成册标准(04),湖南中标(09),广东中标(10)。

【功能主治】藏药:解毒,明目,除翳障。用于视物模糊,畏光,角膜溃疡,白翳,中毒症。

蒙药:利尿,明目,愈伤。用于尿闭,目赤,云翳,久疮不愈,腰腿痛。

维药:生干止血,燥湿止泻,爽心悦志,防腐生肌,健胃,补肾,通利小便。用于各种内外出血,痢疾带血,心虚心烦,各种创伤,胃肾两虚,小便不畅。

傣药：镇静安神，散瘀止血，利水通淋。

中药：镇静安神，散瘀止血，利尿通淋。用于惊风癫痫，惊悸失眠，血淋血尿，小便不通，闭经，产后停瘀腹痛，痈疽疮毒，跌打创伤。

【用法与用量】3~6g；蒙药、维药 1~1.5g。外用适量。维医认为本品用量过多可引起头痛，可以天山堇菜矫正。

【化学成分】含树脂，挥发油；琥珀氧松香酸（succoxyabietic acid），琥珀松香醇酸（succinoabietinolic acid），琥珀银松酸（succinosilvic acid），琥珀树脂醇（succinoresinol），琥珀松香醇（succinoabietol），丁二酸（琥珀酸，succinic acid）等；还含 Na、Se、Si、Mg、Fe 等无机元素。

$$HOOC-CH_2-CH_2-COOH$$
琥珀酸

【药理作用】琥珀的 2mg/ml 水溶液对金黄色葡萄球菌、卡他球菌、伤寒杆菌、铜绿假单胞菌、变形杆菌及痢疾杆菌有抑制作用。琥珀散对大鼠子宫内膜异位有治疗作用。琥珀酸有镇咳祛痰作用，患者服用后感到宽胸、痰液稀释易咳出；小鼠实验显示琥珀酸有抗眼镜蛇蛇毒的作用。琥珀酸钠盐可用作重金属及巴比妥中毒的解毒剂。琥珀酸铵具有镇静、催眠作用；利尿作用。此外，琥珀还具有抗动脉硬化、降血脂作用。

【制剂】维药：肛康穆库利片，健心合米尔高滋安比热片，养心达瓦依米西克蜜膏，镇静艾比洁德瓦尔丸，止血开日瓦片。

附注：藏族古籍文献《格言·白琉璃珠》云"波炼有自然波炼和人工波炼。从西方海洋岛上来的树脂所分泌的黄色精髓，滴在石洞上形成的较圆而面滑的波炼为真品。另一种为加冰片和其他物质，置煮米饭的竹桶里，煎煮后制成的波炼为伪品"；《晶珠本草》记载"波炼有3种，上品是松类植物树脂的分泌物与朱砂相混具乳香气味的嘎布热，就是波炼；一种产自于白石中，质纯，均匀，有间隔相等的黄色花纹；中品黄白各半相间，边有石脂凝结；下品以乳香为基本原料制成"；《藏药晶镜本草》言"波西（布西）为下品，是以乳香为原料制成的"。蒙医药古籍《无误蒙药鉴》记载"在印度，加工品或松树的树脂凝结埋藏地下经久而形成的化石，色橙红，透明，像磁石吸铁一样，能吸附灰尘者质佳，不透明且混有杂石者质劣"，可知琥珀自古就有天然品和人为加工品。琥珀由于生境不同，性状、色泽等变化较大，作为宝石类也分为很多类。也有以乳香为原料制成者（藏语称"波西""布西"），药用一般以天然的为好。

火硝（硝石）

【民族药名】藏药（赛察，塞察，寒尔兴，察热坚，美巴察，玫孜），蒙药（嘎勒 - 疏，色萨）。

【来源】硝酸盐类钠钾石族矿物钾硝石（斜方晶系矿物硝石 Nitrokalite 经加工炼制而成的结晶体）。

【标准】部标藏药（95），青海藏标（92），新疆药标（80），山东中标（95，02），北京中标（98），福建中标（06），湖南中标（09），湖北中标（09）。

【功能主治】藏药：杀虫，消石，破痞瘤。用于石淋，石痞瘤，血瘤，虫病，不消化症。

蒙药：温中破痞，消食，导滞，利水。用于消化不良，胃脘痞，食痞，浮肿，水肿，便秘，乳肿。

【用法与用量】1.5~3.0g。

【化学成分】主含硝酸钾（KNO_3）。

【制剂】藏药：十五味赛尔斗丸，二十五味鬼臼丸，二十六味通经散。

附注：藏医药古籍文献《医学千万舍利》云"塞察产于旧房墙基，含口具硇砂味，湿润松软。取上品，加七倍的水，加热煮沸，取净上液，浓缩，晒干呈状如晶针"；《鲜明注释》记载"本品具天然与人工两种"；《晶珠本草》言："塞察由于质量之别，其品种有三；一种产于石岩缝隙中，状如冰，加工洗净后，状如晶针，为上品；一种产于土崖石岩，状如禽羽，加工洗净后，状如奶渣粉，为中品；一种产于墙基崖根，湿润松软，加工洗净后，状如糌粑或炒粉，为下品。"可知，天然火硝因杂质多而影响其质量，多需经人工净制。

碱　花

【民族药名】藏药（浦多，吾多，铺夺，孜普嘎，番察，羌淘合，力铺），蒙药（胡吉尔，布勒道格，宝德萨）。

【来源】硫酸盐类苏打石水碱族矿物天然碱（Trona）。

【标准】中国药典（77），部标藏药（95），藏标（79），青海藏标（92）。

【功能主治】藏药：解毒排脓，消食化痰，驱虫通便。用于"培根"胃胀，消化不良，疮疡，虫病，中毒性肝炎，大便不利。

蒙药：祛"巴达干"，消食，通便，止腐，解毒。用于消化不良，胃"巴达干"病，痧症，便秘，妇女血症，闭经，胎衣不下，疮疡。

【用法与用量】0.6~1.8g。

【化学成分】主要含有碳酸钠（Na_2CO_3），常含有 K、Ca、Mg、Cl、SO_2 等杂质。

【制剂】藏药：六味安消散，六味能消胶囊，六味能消丸，十一味能消丸，二十九味能消散，白脉软膏，加味白药丸。

蒙药：给喜古纳丸，活血六味散，六味安消散。

附注：藏医药古籍文献《鲜明注释》记载："本品分为上、下品两种。上品产自于藏北盐湖边，状如石膏，称墙铺；下品为灰色，状如芒硝，称塔铺。"《中国药典》1977年版和《藏药标准》收载的为咸水湖生成的一种分枝状结晶，主含碳酸钠。但《甘露本草明镜》记载"铺夺常产生于各种盐湖矿床中，在西北干旱土壤表面亦常见，呈粉末状"；《中华本草：藏药卷》也记载现藏医所用的碱花呈白色粉末状（结晶性粉末）。《中华本草：蒙药卷》记载主含碳酸钠的分枝状结晶体称"碱花"，熬成结晶者习称"碱牙子"，风化后成粉者称"碱面"。

有关蒙药标准中未收载有碱花，从蒙药的处方名"六味安消散"看，应与藏医所用的"碱花"相同。

金精石(金云母)

【民族药名】藏药(塞儿多,塞多,达夹,达杂)。
【来源】硅酸盐类矿物金云母(Phlogopite)或蛭石族蛭石(Vermiculite)。
【标准】部标中药(92),贵州中民标(附录,03)。
【功能主治】藏药:干黄水,接骨,养眼。用于黄水病,骨折。
中药:镇惊安神,明目去翳。用于目疾翳障,心悸怔忡,失眠多梦,吐血,漱血。
【用法与用量】0.05~0.1g,研末内服。
【化学成分】成分组成变化较大,主要含SiO_2、MgO、Al_2O_3、FeO等。
【制剂】藏药:十五味赛尔斗丸。

附注:关于金精石的来源,《部标中药》规定为"硅酸盐类矿物蛭石族蛭石";《贵州中民标》规定其基源包括4种:硅酸盐类水云母、蛭石族矿物水金云母、蛭石族矿物水黑云母、蛭石族矿物蛭石。

藏医药用的有3种:塞尔吉且玛(蛭石Vermiculite,核磷铝石Evansite)、塞多(金云母Phlogopite)、杭才尔(白云母Muscovite,黑云母Biotite,锂云母Lepidolite),分别作为不同的药物使用。

金礞石(蛭石)

【民族药名】藏药(赛吉协玛,塞尔吉且玛)。
【来源】变质岩类蛭石片岩(Vermiculite)、水黑云母片岩或变质类云母片岩(Lapis Micac Aureus),外观呈鳞片状聚合体。
【标准】中国药典,部标藏药(附录,95),新疆药标(80)。
【功能主治】藏药:利水渗湿,补肾。用于肾虚,水肿,头骨裂伤,脉病。
中药:坠痰下气,平肝镇惊。用于顽痰胶结,咳逆喘急,癫痫发狂,烦躁胸闷,惊风抽搐。
【用法与用量】入丸、散服:3~6g;煎汤:10~15g,包布先煎。
【化学成分】主要含硅(Si)。
【制剂】藏药:八味金礞石散,十三味马蔺散,十五味铁粉散,十八味诃子利尿胶囊,十八味诃子利尿丸,十八味诃子丸,二十五味马宝丸,二十五味珍珠丸,二十八味槟榔丸,如意珍宝丸,月光宝鹏丸。

附注:"塞尔吉且玛"的藏文原意为"金沙",简称"塞尔且"。藏医药古籍文献《鲜明注释》云"塞尔且分治肾病的塞尔且及治尿闭的塞尔且两种,其中治尿闭的塞尔且因颜色不同又分为3种",从其记载来看,包括有矿物和植物来源。《中华本草:藏药卷》记载现多用蛭石,但青海、甘肃的藏医也将市售的海金沙[海金沙 *Lygodium japonicum*(Thunb.)Sw. 的孢子]作代用品。

九 眼 石

【民族药名】藏药（司宁，思怡，斯尼）。

【来源】氧化硅类矿物（Agate）。

【标准】西藏未成册标准（04），西藏藏标（12）。

【功能主治】藏药：镇痛，定风镇惊，开窍。用于中风，癫痫，脑震荡，脑阵痛。

【用法与用量】0.2~0.4g。

【化学成分】主要含 SiO_2、Fe_2O_3 等。

【制剂】藏药：七十味珍珠丸。

附注：关于九眼石的来源，有文献认为系由多种宝石熔炼而成的，但历代文献中虽记载有九眼石，却未见有制作方法的记载。近代文献中有多种解释，《藏汉大辞典》中称"斯"，释为"亚玛瑙"或"猫眼石"；也有文献释为"类玛瑙晶体或沉积岩""九眼页岩"（在页岩中形成的玛瑙）、"玉髓""玛瑙"等；矿物学分析结果认为系"由黏土固结而成的页片状岩石"，具有天然的强烈磁场，其中仅西藏产者具有强烈的镱元素磁场。现一般将"九眼石"作为玛瑙的一种。玛瑙的拉丁名称为"Achates"或"Achatum"，英文名为"Agate"。玛瑙呈多种颜色，与其矿物组成有关，一般以红色者入药，常具有由不同颜色的层、带、条纹理相间叠积形成的美丽的花纹图案，其中有形成"眼状九环"的。《迪庆本草》在"玛瑙"条下引《正确认药图鉴》记载认为"以具九眼的最好"，可能即是指"九眼石"。《西藏未成册标准》（04）中收载其来源即为"Agate"，认为系石英的隐晶质亚种，由多种具有色彩的二氧化硅变胶体组成。《迪庆本草》记载，四川德格藏医将九眼石作为玛瑙的一种，称"瑟"，而将红玛瑙作"玛瑙"（参见"玛瑙"条）。

九眼石药用常需炮制：将九眼石粉碎成粗粉，加碱水浸泡，煎煮2小时，取出以清水洗净；再加麝香、贝齿、白花龙胆、骨碎补、诃子、火硝、硼砂、沙棘膏等加水煎煮2小时，取出洗净；再以青稞酒煎煮约2小时，取出洗净；再以纯化水煎煮30分钟，取出晒干备用。

天然九眼石主要产于我国西藏，不丹、印度北部也有分布，我国新疆也有少量发现。九眼石为藏族最为推崇的"宝石"之一，历史上，藏族曾以九眼石作为货币使用，习称"眼睛石""天珠"。九眼石作为宝石饰品，以颜色、图案、性状分为多种加工品，但由于天然九眼石极少，现市场流通的九眼石绝大多数系由采用含铅的颜料描绘图案，经高温烧制而成的，也有以玻璃、塑料为原料烧制而成的。

硫黄（硫磺）

【民族药名】藏药（木斯，木思，姆斯），蒙药（呼呼日，呼胡日，木色依），维药（共古尔提，准格尔提，其卜黎提，黄乞必里牙，克比日提，古库日德），苗药（加往，房），傣药（满勒）。

【来源】自然元素类矿物硫族自然硫（Sulfur）。天然者，采挖后，加热熔化，除去杂质；或用含硫矿物经加工制得。

【标准】中国药典，部标维药（附录，99），藏标（79），内蒙蒙标（86），新疆药标（80）。

【功能主治】藏药：壮阳，杀虫。用于阳痿，大便冷秘；外用于疥癣，疮癞，麻风病。

蒙药：燥脓血，燥"协日乌素"，止痒，杀虫。用于"协日乌素"病，疥癣，黄水疮，"吾雅曼"病,白癜风。

维药:消炎解毒,祛风,除痔,软坚消块,收敛生肌,恢复肤色,抗菌杀虫,祛湿止痛。用于各种皮肤病如头癣、脚癣等,各种痔瘘,颈淋巴结核,全身及生殖器的恶疮如淋病、梅毒、麻风等,虫牙疼痛,风湿性关节炎。

苗药:补火壮阳,温脾通便,杀虫止痒。用于阳痿,遗精,尿频,带下,寒喘,心腹冷痛,久泻久痢,便秘,疥疮,顽癣,秃疮,天疱疮,湿毒疮,阴蚀,阴疽,恶疮。

傣药:清火解毒,止咳化痰。用于"兵洞烘洞飞暖"(皮肤瘙痒,斑疹,疥癣,湿疹),"拢习亨"(疥疮)。

中药:外用解毒杀虫疗疮;内服补火助阳通便。外治用于疥癣,秃疮,阴疽恶疮;内服用于阳痿足冷,虚喘冷哮,虚寒便秘。

【用法与用量】内服 0.5~3g,入丸、散多炮制后使用。外用适量,研末油调涂敷患处。有毒,孕妇慎用。按中医药理论,本品不宜与芒硝、玄明粉同用。维医认为本品对脑、胃有损害,可以西黄芪胶、新鲜牛乳、天山堇菜等矫正。

【化学成分】主要含硫(S)元素,常含有 As、Se、Te 等。《中国药典》规定含硫(S)不得少于 98.5%。

【药理作用】硫黄与皮肤分泌液接触,可形成硫化氢及五硫磺酸,具有杀灭真菌及疥虫的作用。硫黄内服后,可在肠中形成硫化钾或硫化氢,刺激胃肠黏膜而促肠蠕动,使粪便软化而缓泻。能明显增强氯丙嗪及硫喷妥钠的中枢抑制作用。此外,还具有抗炎、镇咳、祛痰作用。

【制剂】藏药:二十九味羌活散。

维药:克比热提片。

苗药:清肤止痒酊。

附注:蒙医药古籍文献《认药白晶鉴》记载"产自于温泉附近,其状如琥珀,色黄者质佳;混有杂土,色白者质次";《无误蒙药鉴》言"巴温泉和石灰岩附近的硫黄矿石经溶化即得,置火中迸裂而着火,熔化状如酥油并有特殊臭味"。现使用的硫黄药材多为经过纯化的制品。

龙 骨

【民族药名】藏药(周热,周瑞),蒙药(洛-亚斯,鲁-牙斯,布如格瑞),傣药(鲁那,埋嘎筛,箭张鼓,郭金啪)。

【来源】古代哺乳动物如三趾马、犀类、鹿类、牛类、象类等的骨骼化石或象类门齿的化石。

【标准】中国药典(63,77),藏标(79),内蒙蒙标(86),新疆药标(80),河南中标(93),宁夏中标(93),上海中标(94),山东中标(02),广东中标(04),甘肃中标(08),湖南中标(09)。

【功能主治】藏药:镇惊安神,收敛固涩;外用生肌敛疮。用于怔忡,多梦,惊痫,遗精,自汗,盗汗,妇女赤白带下;外治脱肛,衄血,脐疮,溃疡,阴囊潮湿。

蒙药:杀"黏",止刺痛,止腐,生肌,敛伤,安神。用于脑刺痛,肠刺痛,筋骨伤损,骨折,金伤,盗汗,遗精,淋病,失眠多梦,"巴木"病。

傣药:清火解毒。用于"菲埋喃皇罗"(水火烫伤),"乃多皇埋,暧冒拉方来"(胸中烦热,失眠多梦)。

中药:安神,固涩;外用生肌敛疮。用于心悸易惊,失眠多梦,自汗,盗汗,遗精,白带,崩漏;外治溃疡久不收口,阴囊湿疹。

【用法与用量】藏药、蒙药1~3g;中药15~30g;傣药适量。外用适量,磨水搽。

【化学成分】主要含有碳酸钙($CaCO_3$)、磷酸钙[$Ca_3(PO_4)_2$]及微量元素铜(Cu)、锰(Mn)、铁(Fe)、锌(Zn)、铝(Al)、镁(Mg)等。

【药理作用】小鼠灌胃20%的龙骨混悬液20ml/kg,能显著增加戊巴比妥钠的催眠作用,具有中枢抑制作用;可缩短小鼠的凝血时间,具有止血作用。

【制剂】藏药:二十五味珊瑚丸,甘露灵丸,流感丸,秘诀十三味红花散。

附注:象类门齿的化石习称"五花龙骨",其他骨骼化石习称"龙骨"。部分标准中还收载有"龙齿",为上述动物的牙齿的化石,其功能主治与"龙骨"有所不同。龙骨一般归为矿物药,原矿物称"Fossilia Ossis Mastrodi"。

龙骨也炮制使用,将其砸成小块,置无烟的炉火上煅至红透,取出,放凉,砸碎备用。

炉 甘 石

【民族药名】藏药(刚透,坑替,坑嘎切吧尔同布,拉肖),蒙药(查森-多斯勒-绰鲁,查森-多斯勒-朝鲁,刚梯格)。

【来源】三方晶系碳酸盐类矿物方解石族菱锌矿(Smithsonite),主含碳酸锌($ZnCO_3$)。

【标准】中国药典,部标藏药(附录,95),内蒙蒙标(86),新疆药标(80)。

【功能主治】藏药:清热,收湿止痒,敛疮。用于肝热,湿疹,皮肤瘙痒,溃疡不敛,目赤肿痛,骨折。

蒙药:清肝,明目,燥"协日乌素",固骨,接骨。用于肝热,血热,"协日乌素"引起的眼疾,肝"宝日",颅骨损伤,痘疹,"协日乌素"热。

中药:解毒明目退翳,收湿止痒敛疮。用于目赤肿痛,睑弦赤烂,翳膜遮睛,胬肉攀睛,溃疡不敛,脓水淋漓,湿疮瘙痒。

【用法与用量】外用适量。

【化学成分】主要成分为碳酸锌($ZnCO_3$),还含少量的氧化钙(CaO)、氧化镁(MgO)、氧化铁(Fe_2O_3)、氧化锰(MnO),部分尚含少量的钴、铜、镉、铅等。《中国药典》规定含氧化锌(ZnO)不得少于56.0%。

【药理作用】炉甘石的5%~10%水混悬液对于创口具有防腐、收敛而保护创口的作用,并能抑制葡萄球菌生长。

【制剂】藏药:二十五味珊瑚丸,大月晶丸,秘诀十三味红花散,能安均宁散。

蒙药:西红花十六味散。

附注:"炉甘石"之名始见于《外丹本草》,《本草品汇精要》名"甘石",其来源还有水锌矿(Hydrozincite)。

玛 瑙

【民族药名】 藏药(瑟,瑟娘,玛那或,斯尼),维药(艾刻克,艾刻克也麦尼,阿吉吉)。

【来源】 硅氧化物矿物石英族石英的隐晶质变种 Agate(Achatum),主含二氧化硅(SiO_2)。

【标准】 西藏未成册标准(04),西藏藏标(12),青海藏标(附录,92),内蒙中标(88),江苏中标(增补,89),上海中标(94),山东中标(95,02),北京中标(附录,98),贵州中民标(附录,03)。

【功能主治】 藏药:清热解毒,安神镇静。用于中风,高血压,癫痫病,肝热证,毒热证。

维药:生干生寒,清热补心,安心除悸,凉血止血,开通肝脾之阻,溶石排石,燥湿明目,健龈固齿,除脓愈伤。用于湿热性或血液质性疾病,如热性心虚,心悸心慌,血热出血,肝脾生阻,各种结石,迎风流泪,视物模糊,牙齿松动,疮疡糜烂。

中药:清热明目。用于眼生翳障。

【用法与用量】 藏药 0.3~0.5g;维药 0.5~1.5g;中药外用适量,研末或水飞成细粉点目。

【化学成分】 主要含有二氧化硅(SiO_2)、水化二氧化硅($SiO_2 \cdot nH_2O$),杂有 Fe。因常夹杂氧化金属或其他元素,呈现出深浅不同的颜色。

【制剂】 蒙药、藏药:珊瑚七十味丸。

附注:玛瑙一般是由隐晶质的石英(Cryptocrytalline Quartz,即玉髓 Chalcedony)和蛋白石(Opal, $SiO_2 \cdot nH_2O$)组成的,或间杂有显晶质的石英。玛瑙的拉丁名称为"Achates"或"Achatum",英文名为"Agate"。玛瑙呈多种颜色,与其矿物组成有关,一般以红色者入药,常具有由不同颜色的层、带、条纹理相间叠积形成的美丽的花纹图案,其中有形成"眼状九环"的。《迪庆本草》在"玛瑙"条下引《正确认药图鉴》记载认为"以具九眼的最好",并附注说明四川德格藏医院以九眼石作"瑟"、以红玛瑙作玛瑙。《西藏未成册标准》(04)中收载有"九眼石",其来源即为"氧化硅矿物(Agate)"(参见"九眼石"条)。

玛瑙为著名的宝石,主要用于首饰和工艺品。市场上的玛瑙药材常为加工首饰、工艺品的余料或碎屑。临床用药多经炮制:将玛瑙粉碎成粗粒,与火硝、骨碎补、硼砂、乌奴龙胆、麝香、诃子、贝齿灰、沙棘果膏、童便共煮一昼夜,去其液汁,再放入清水煮沸,去其清水,之后加白酒煮沸,去其白酒,再加清水煮沸,反复3次,取出玛瑙粗粉晾干,备用。

芒硝(硫酸钠)

【民族药名】 藏药(雅维恰拉,亚巴恰惹,杂瓦卡惹),蒙药(查森-疏,雅巴格查拉),傣药(借蒿)。

【来源】 硫酸盐类矿物芒硝族芒硝(Mirabitite)经加工精制而成的结晶体。

【标准】 中国药典,部标藏药(附录),内蒙蒙标(86),新疆药标(80)。

【功能主治】 藏药:提升胃温,助消化,消瘤。用于胃寒,消化不良,腹胀,便秘,痞瘤,闭经。

蒙药:温中,破痞,消食,缓泻,利水。用于消化不良,胃脘痞,食痞,浮肿,水肿,便秘,乳肿。

傣药：清火解毒，消肿止痛。用于"兵洞烘洞飞暖"（皮肤瘙痒，斑疹，疥癣，湿疹），"喉兔"（龋齿），"拢沙龙接喉"（牙痛）。

中药：泻热通便，润燥软坚，清火消肿。用于实热积滞，腹满胀痛，大便燥结，肠痈肿痛；外治乳痈，痔疮肿痛。

【用法与用量】中药 6~12g；藏药 1~3g。入煎剂用时，一般待汤剂煎得后，溶入汤剂中服用。外用适量，研粉搽。孕妇禁用。按中医药理论，本品不宜与硫黄、三棱同用。

【化学成分】主含含水硫酸钠（$Na_2SO_4·10H_2O$），常含有食盐、硫酸钙、硫酸镁等杂质。《中国药典》规定含硫酸钠（Na_2SO_4）不得少于 99.0%；含重金属和砷盐均不得超过百万分之十。

【药理作用】芒硝溶化或煎汁内服后，其硫酸钠的硫酸根离子不易被肠黏膜吸收，在肠道内形成高渗盐溶液，吸附大量水分，使肠道扩张，引起机械性刺激，促进肠蠕动，从而发生排便效应。其对肠黏膜也有化学性刺激作用，但并不伤害肠黏膜。对小鼠小肠运动有明显的推进作用。

【制剂】藏药：十五味黑药丸。

蒙药：活血六味散。

附注：藏医药古籍文献《大释明镜》记载"亚巴恰惹分两种，上品状如冰块，下品状如碱花，捏时发出喳喳声"；《晶珠本草》云"在岩洞、深谷等处生成，成一种白色的硝盐，状如细麦粉，捏时发出喳喳声"。现在使用的为芒硝。芒硝放置在空气中易风化成粉状（即脱水成无水芒硝）。

硇砂（白硇砂）

【民族药名】藏药（甲察，加察），蒙药（赫乐-朝日给其-达布斯，赫勒-朝日格其-达布斯，札萨）。

【来源】卤化物矿物硇砂（Sal Ammoniac），主含氯化铵（NH_4Cl）。

【标准】中国药典（63），部标藏药（95），藏标（79），青海藏标（92），内蒙蒙标（86），新疆药标（80），内蒙中标（88），河南中标（93），甘肃中标（92），上海中标（94），山东中标（95）。

【功能主治】藏药：消积软坚，破瘀去翳。用于虫病绞痛，肉积癥瘕，泻脉利尿，排脓去腐，疔疮，痈肿，眼中胬肉，翳障。

蒙药：利尿，泻脉热，消水肿，止腐，燥"协日乌素"，解毒，去翳，收缩子宫。用于尿闭，水肿，肾热，膀胱热，膀胱结石，结喉，疮疡，云翳，目赤，宫缩无力，胎衣不下。

中药：消积软坚，破瘀散结。用于癥瘕痃癖，噎膈反胃，痰饮，喉痹，积痢，经闭，目翳，息肉，疣赘，疔疮，瘰疬，痈肿，恶疮。

【用法与用量】0.3~2g。多配方用。体虚者及孕妇忌用。

【化学成分】主要成分为氯化铵（NH_4Cl）。

【药理作用】具有抗炎作用，对二甲苯致小鼠耳郭肿胀和小鼠腋窝皮下置无菌棉球致炎模型有抑制作用。提取物可剂量依赖性地抑制 Lewis 肺癌细胞的增殖，使细胞周期停止于 S 期，对肝癌细胞 CBRH-7919 也有体内外抑制作用。

【制剂】藏药：七味槟榔散，八味金礞石散，十一味能消丸，十三味马蔺散，十五味黑药丸，二十五味鬼白丸，二十九味能消散，月光宝鹏丸。

蒙药：藜芦十二味丸，利尿八味散，清瘟消肿九味丸，五根油丸，益智温肾十味丸。

维药：克比热提片。

附注：藏医和蒙医分别使用有"硇砂"和"紫硇砂"（或称"红硇砂"），相对于"紫硇砂"而言，"硇砂"呈灰白色、白色，故又称"白硇砂"。有的处方中也使用"白脑砂"之名（参见"紫硇砂"条）。

《内蒙古中药材标准》（88）中收载的"白硇砂"的功能主治为"化痰，消积滞，止咳定喘。用于咳嗽气喘，食积留滞，顽痰积聚"，蒙医与藏医的临床应用不同。

脑　石

【民族药名】藏药（朵列）。

【来源】硅酸盐类矿物多水高岭石族多水高岭石（赤石脂）或高岭石（白石脂）。

【标准】西藏未成册标准（03），西藏藏标（12）。

【功能主治】藏药：涩肠，止血，生肌敛疮。用于久泻久痢，大便出血，崩漏带下；外用于疮疡不敛，湿疹脓水浸淫等。

【用法与用量】9~12g。外用适量，研末敷患处。不宜与肉桂同用。

【化学成分】主含含水硅酸铝 $[Al_4(Si_4O_{10})(OH)_8·4H_2O]$ 或硅酸铝 $[Al_4(Si_4O_{10})(OH)_8]$。

【制剂】藏药：二十五味珊瑚丸。

附注："二十五味珊瑚丸"处方中使用"脑石"名称，但在其他文献中也见有"二十五味珊瑚丸"处方中使用"羊脑石"名称。

藏药也使用"鱼脑石"。《晶珠本草》在"珍宝类药物"的"不熔性珍宝药物"中记载有"杜娃恰贝"（鲊石），为鱼类等水生动物脑中形成的石粒。《藏药志》认为系石首鱼科鱼类大黄鱼 Pseudosciaena crocea (Richardson) 或小黄鱼 P. polyactis Bleeker 的头盖骨中的耳石，并言鲤科鱼类、裂腹鱼类的耳石均可入药，功能主治为"清热去痰，退淋利尿。用于肾结石，膀胱结石，胆结石，输尿管结石。煅耳石用于化脓性中耳炎，慢性鼻炎，鼻窦炎，萎缩性鼻炎"。现《部标中药》《四川中标》（92）、《新疆药标》中收载的"鱼脑石"也为石首鱼科鱼类大黄鱼 Pseudosciaena crocea (Richardson) 或小黄鱼 P. polyactis Bleeker 的头盖骨中的耳石，功能主治为"化石，通淋，消肿。用于石淋，小便不利，耳痛流脓，鼻渊，脑漏"。耳石位于鱼头部的中脑至延髓的两侧（为鱼的内耳器官部位）。

关于"脑石"，据调查，不同藏医有不同观点，有的认为系鱼脑石，也有认为系一种形态似羊的脑髓的矿石。现标准中，以"脑石"之名收载的仅见《西藏藏标》，据其规定看，"脑石"系"白石脂"和"赤石脂"的合称。关于"白石脂"和"赤石脂"，各标准以"含水"和"不含水"区别，但也并不统一。关于三者之间的异同还有待于考证研究，故暂将三者分别收录（参见"白石脂""赤石脂"条）。

欧曲（水银，汞）

【民族药名】藏药（欧曲，莪曲），蒙药（孟根-沃斯），维药（斯玛甫，再依白克，即八吉）。

【来源】自然汞（Mercury, Quicksilver Hydrargyrum），或由含汞矿物炼出的汞（Hg）。

【标准】部标藏药(附录),青海藏标(附录,92),内蒙蒙标(86),新疆维标(93),四川中标(77,87),新疆药标(80),贵州中标(88),上海中标(94),甘肃中标(08),湖南中标(09)。

【功能主治】藏药:调血,清热解毒,滋补强身。用于中风,麻风,痞瘤,炭疽,关节痛风,黄水病,各种炎症,各种中毒症,"培根"病,高血压,心脏病,寒、热引起的诸症,疯病。

蒙药:燥"协日乌素",燥脓血,杀虫,消"奇哈"。用于"协日乌素"病,痛风,游痛症,结喉,发症,"吾雅曼","奇哈",梅毒,疥癣,黄水疮,秃疮,痘疹,瘙痒,淋巴结肿大,胸伤。

维药:生湿生寒,除风净血,收敛生肌,排脓去毒,愈合伤口,抗菌消炎,固精壮阳,杀虫。用于干热性或胆液质性各种恶性疮疡,如梅毒、湿疹、头癣、早泄、遗精、阳痿。

中药:杀虫,攻毒(解金、银毒)。用于皮肤疥癣,梅毒,恶疮肿毒,灭虱。

【用法与用量】0.1~1g,研末内服。外用适量。有毒,一般多外用(中医仅外用),内服需炮制去毒。

【化学成分】自然汞 Hg。

【药理作用】热制水银可明显延长热板刺激小鼠的舔足潜伏期,提高热板小鼠的痛阈值,明显抑制大鼠足肿胀。

【制剂】藏药:十八味欧曲丸,十八味欧曲珍宝丸,大月晶丸,月光宝鹏丸。

蒙药:十八味欧曲丸。

附注:关于"欧曲"的来源,不同的标准中都规定为汞,但有不同的表述,大致有两种,一是"由辰砂矿物炼制而成的金属汞",二是"液态金属汞"。现主要从辰砂(Cinnabar)中提炼,自然汞已少见。各地中药材标准中使用"水银"或"汞"名称。

另藏医、蒙医还使用有"银朱",为以水银和硫黄加工而成的硫化汞(HgS),与"欧曲"为不同的药物,应注意区别。

膨 润 土

【来源】硅酸盐类矿物膨润土,主要含有钙基蒙脱石。

【标准】云南中标(05)。

【功能主治】中药:健脾燥湿,收敛止泻。用于腹泻,水泻,急、慢性肠炎,过敏性肠炎,消化不良,肠功能紊乱。

【用法与用量】9~18g。

【化学成分】含 SiO_2、Al_2O_3、Fe_2O_3、MgO、CaO、K_2O、Ti_2O 等。《云南中标》规定含重金属不得过百万分之三十,含砷盐不得过百万分之五。

【药理作用】对大肠埃希菌、霍乱弧菌、空肠弯曲菌、金黄色葡萄球菌和轮状病毒以及胆盐都有较好的吸附作用,对细菌毒素也有固定作用。

【制剂】彝药:涩肠止泻散。

附注:膨润土(蒙脱石)系由火山灰变质而成,主要为 $(Na、Ca)_{0.33}(Al、Mg)_2[Si_4O_{10}](OH)_2·nH_2O$,常夹杂有少量的长石、石英、黄铁矿、高岭土等。蒙脱石分为钠型蒙脱石和钙型蒙脱石两种,仅后者可入药。

硼砂（月石，四硼酸二钠）

【民族药名】 藏药（察拉，穷绞，措其，酒其居其，徐孜，居孜），蒙药（佟萨，通萨，擦拉），维药（谈卡尔，谈那卡尔，阿苏各），傣药（三转）。

【来源】 硼酸盐类硼砂族矿物天然硼砂（Borax）经精制而成的结晶，主含四硼酸钠（$Na_2B_4O_7 \cdot 10H_2O$）。

【标准】 中国药典，部标藏药（95），青海藏标（92），内蒙蒙标（86），新疆维标（93），新疆药标（80），台湾中药典范（85），山西中标（附录，87），内蒙中标（88），甘肃中标（92,09），上海中标（94），山东中标（95,02）。

【功能主治】 藏药：清热解毒，消炎防腐，活血化瘀。用于咽喉肿痛，动脉硬化，月经闭阻，各种疮疡，瘀血不化；外用于冲洗溃疡、脓肿。

蒙药：活血，破痞，愈伤，燥"协日乌素"。用于血郁宫中，经闭，血痞，"宝日"痞，疮疡，"协日乌素"病。

维药：通便消炎，排气消胀，消食开胃，理气止痛，通利经水。用于大便干结，中耳炎，口腔炎，痔疮，气阻腹胀，积食纳差，胃脘胀痛，经水不通。

傣药：清火解毒，消肿止痛。用于"说凤令兰"（口舌生疮），"拢沙龙接喉改板"（牙龈肿痛），"接腰"（腰痛），"罕该泵"（睾丸肿痛）。

【用法与用量】 1.5~3g；维药0.5~1g。外用适量，研细末，撒或调敷患处。维医认为本品对支配器官如脑、心、肝有损害，需配伍阿拉伯胶、米醋使用。

【化学成分】 主要组成成分为四硼酸钠（$Na_2B_4O_7 \cdot 10H_2O$），还含少量铅、铜、钙、铝、铁、镁、硅等。

【药理作用】 100g/L硼砂水溶液对葡萄球菌、肺炎双球菌、脑膜炎球菌、溶血性链球菌、白色链球菌、大肠埃希菌、铜绿假单胞菌、炭疽杆菌、白喉杆菌、痢疾杆菌、伤寒杆菌、副伤寒杆菌及皮肤真菌、丝状菌等均有抑制作用。小鼠灌胃或腹腔注射给药，连续5天，具有显著的抗电惊厥作用，对戊四氮阵挛性惊厥也有明显的拮抗作用。此外，还具有抗肿瘤、消毒防腐等作用。

【制剂】 藏药：二十六味通经胶囊，二十六味通经散，诃子吉祥丸，加味白药丸，能安均宁散。

蒙药：寒水石小灰散。

维药：行气坦尼卡尔胶囊。

附注：藏医药古籍文献《鲜明注释》言"本品分为上、下两个品种，两者均产自于湖上，上品状如玻璃，下品状如鼠粪"；《晶珠本草》记载："状如冰，青白色，透明而有光泽者为上品；灰白色，碎而小，状如鼠粪者为中品；状如碱花，白色松软者为下品。"维医药古籍文献《注医典》记载"硼砂分为天然硼砂和人工硼砂两种"；《拜地依药书》记载"天然硼砂从地冒出，有的与冰疙瘩一样块状，有的如雪一样质比较松弛的状态。人工硼砂的制作方法有多种"；《药物之园》言"自然硼砂的形状有两种，一种像块状的是植物根……还有一种是与雪一样松弛状"，从"从地冒出""是植物根"的描述看，似乎有植物来源的"硼砂"，还有待于考证。现使用的硼砂多为人工制成品。

石 膏

【民族药名】 蒙药(绰伦-朱岗),维药(盖及,竹不西尼,术不新,朱比森,克里斯),苗药(衣修,习告)。

【来源】 硫酸盐类矿物硬石膏族石膏(Gypsum),主含含水硫酸钙($CaSO_4 \cdot 2H_2O$)。

【标准】 中国药典,部标藏药(附录,95),部标维药(附录,99),内蒙蒙标(86)。

【功能主治】 蒙药:清热,止咳,愈伤,退黄。用于肺热咳嗽,肺疫,跌打损伤,肺脓肿,伤热,骨折,黄疸。

维药:生干生寒,收敛止血,燥湿祛腐,消炎愈伤。用于湿热性或血液质性疾病,如外伤出血,鼻出血,余肌腐烂,烧烫伤。

苗药:清热泻火,除烦止渴。用于热病壮热不退,烦渴,神昏谵语,发狂,发斑,肺热喘咳,中暑,胃火头痛,牙痛,口舌生疮。煅则生肌敛疮,治痈疽疮疡、溃不敛口、烧烫伤。

中药:清热泻火,除烦止渴。用于外感热病,高热烦渴,肺热喘咳,胃火亢盛,头痛,牙痛。

【用法与用量】 15~60g。先煎。维医认为本品有毒,不可内服,外用适量。

【化学成分】 含水硫酸钙($CaSO_4 \cdot 2H_2O$),三氧化二铝(Al_2O_3),氧化钙(CaO),氧化镁(MgO),二氧化硅(SiO_2),氧化铁(Fe_2O_3),三氧化硫(SO_3),氧化钾(K_2O)等。《中国药典》规定含含水硫酸钙($CaSO_4 \cdot 2H_2O$)不得少于95.0%。

【药理作用】 生石膏煎液可抑制由伤寒菌苗所引起的兔发热,可抑制汗腺分泌,能使大鼠的尿排出量增加、大鼠及猫的胆汁排泄增加,还对肌肉及外周神经有兴奋作用。以天然石膏制成注射剂注射给予家兔,对消毒牛乳、三联疫苗所致的家兔发热均有退热作用,而人工制成的石膏(纯度为99.9%)无作用。石膏上清液(0.2mg/kg)静脉注射可一过性减少家兔和猫的股动脉血流量,之后增加,并减少冠状动脉血流量。小剂量的石膏浸液对离体蟾蜍心和兔心有兴奋作用,大剂量则具有抑制作用。此外,生石膏尚有解渴作用。

【制剂】 蒙药:安神镇惊二十味丸,八味三香散,八味檀香散,草果健脾散,沉香安神散,德都红花七味丸,风湿二十五味丸,哈日十二味散,菊花七味胶囊,凉血十味散,羚牛角二十五味丸,七味葡萄散,清肺十八味丸,清肺十三味散,清肝二十七味丸,清热八味散,清热二十三味散,清热二十五味丸,清瘟利胆十三味散,清瘟十二味散,清瘟止痛十四味丸,清血八味散,清咽六味散,石膏二十五味散,十六味冬青丸,顺气安神丸,顺气补心十一味丸,檀香清肺二十味丸,温肝七味散,西红花十六味散,行气止痛丸,玉簪清咽十五味丸,珍宝丸,珍珠活络二十九味丸,珍珠通络丸,止痢十五味散。

傣药:虎杖矾石搽剂,表热清颗粒。

附注:维医认为本品有毒,不可内服,外用适量可入伤粉、敷剂、软膏等制剂。维医药古籍《注医典》记载"石膏,扁形,白色石膏石,经火烧成粉后使用",即是便于入外用剂。

石 灰 华

【民族药名】 藏药(居岗,曲吉冈),蒙药(梢绕音-竹冈,萨-竹冈)。

【来源】 碳酸盐类矿物石灰华(Calcsinter),主含碳酸钙($CaCO_3$)(由水溶解岩石沉积而成的主含碳酸钙的粉状块）。

【标准】 中国药典（77），部标藏药（95），藏标（79），青海藏标（92），内蒙蒙标（86）。

【功能主治】 藏药：清肺热，利黄疸。用于各种肺热病，疮伤炎症，热毒附骨，疫病，眼黄病。

蒙药：清热，止咳，愈伤，退黄。用于肺热咳喘，慢性支气管炎，咳血，肺脓肿，伤热，骨折，黄疸。

【用法与用量】 藏药3~6g；蒙药1~2g。

【化学成分】 主要含有碳酸钙（$CaCO_3$），尚含少量的Al、Si、Fe、Mg盐等。

【制剂】 藏药：六味丁香丸，七味螃蟹甲丸，八味沉香丸，八味石灰华丸，九味石灰华散，十味丛菔散，十一味甘露丸，十五味沉香丸，十五味龙胆花丸，十五味萝蒂明目丸，十六味杜鹃花丸，十八味杜鹃丸，十八味降香丸，二十味沉香丸，二十味肉豆蔻散，二十五味肺病散，二十五味肺病丸，二十五味松石丸，二十五味獐牙菜散，二十五味珍珠丸，回生甘露丸，洁白丸，如意珍宝丸，坐珠达西。

附注：《中华本草：藏药卷》记载，石灰华分为植物性和矿物性2类，前者为天竺黄（来源于禾本科植物青皮竹 *Bambusa textilis* McClure、华思劳竹 *Schizostachyum chinense* Rendle 等秆内分泌液干燥后的块状物）（参见"天竺黄"条），后者为碳酸盐类矿物石灰华（Calcsinter）。在部分藏成药制剂处方中也有两者相互替代使用的情况。

松石（绿松石）

【民族药名】 藏药（瑜，优，仁布钦杰布，多乌杰布），蒙药（沃优，优，优宁，沃优占）。

【来源】 磷酸盐类矿物绿松石（Turquoise）。

【标准】 部标藏药（95），青海藏标（92），内蒙蒙标（86）。

【功能主治】 藏药：清热解毒，保肝。用于肝热病，肝中毒，眼病。

蒙药：清肝，解毒。用于肝热，反变毒，配毒症。

【用法与用量】 3~6g。多配方用。

【化学成分】 主要为含铜铝的含水磷酸盐 $CuAl_6(PO_4)_4(OH)_8 \cdot 4H_2O$，还含有 Pb、Zn、Ti、P、As、Mo 等元素。但不同产地的绿松石可能因杂质不同而有变化。

【制剂】 藏药：二十五味松石丸，松石散。

附注：《部标藏药》记载"绿松石"的来源为"在表生条件下由含铜水溶液与含氧化铝矿物及含磷矿物的岩石作用后，在裂隙中沉淀而成的矿物，主含铜铝的含水碳酸盐"。

"绿松石"药用始见于《四部医典》记载，名"优"。藏医药古籍文献《蓝琉璃》《晶珠本草》云"玉石分为八种：老玉三种，中玉两种，新玉三种。三种老玉中，色青白，光泽强，暗处可见者称为脂白玉；色青红，光泽强，润滑者称为脂红玉；比上述两种玉略青者称为灵玉。此三种玉均入药，系上品，功效最佳……此等皆产于印度没有混海水的河底。七月间，暴雨大，藏地雪山洪水倾泻，雪山麓也零星可见，汉地和象雄地方也有出产"。蒙医药古籍文献《无误蒙药鉴》记载"老沃优中，色淡蓝白，光泽强者称'茹格嘎日'；色淡蓝红，有浅红色纹理，呈紫色者称'茹格玛日'。另有呈鲜淡蓝绿色者称绿松石，药用疗效好，比上述两种沃优更佳"；《金光注释集》云"沃优有鲜淡蓝白色，外有一层白衣者；还有以淡蓝色为主，外有一层油样红色者；比上述两种质佳，功效好者称'沃优占'"，可知绿松石有不同的种类，主要系因含杂质不同的差异。

绿松石药用需炮制。藏医的炮制方法为将绿松石粉碎后与药物共煮一夜，继续在清水、酒中煮，反复多次炮制。蒙医的炮制方法为：将绿松石涂上麻油，明煅至红透，取出，放冷，研为细粉。

"绿松石"为著名的宝石之一，其英文名"Turquoise"，意为"土耳其石"，但土耳其并不出产绿松石，系因古代波斯产绿松石经由土耳其进入欧洲而得名，现多用作首饰。

铁粉（铁屑，铁落，铁落花）

【民族药名】藏药（加谢，吉协，阿如加其，吉合协），蒙药（特木仁-哈嘎），维药（铁木尔克皮可，哈八速里哈的的，海巴苏里艾地德，罗衣卡米里）。

【来源】多种含铁的矿石制得的黑色金属元素或加工铁制件时刨削下来的熟铁屑。

【标准】部标藏药（附录，95），藏标（79），西藏未成册标准（05），西藏藏标（12），青海藏标（附录，92），内蒙蒙标（86），河南中标（93），山东中标（95，02），北京中标（附录，98），贵州中民标（附录，03），湖南中标（09）。

【功能主治】藏药：明目，补血，补铁，解毒。用于肺病，浮肿，肝病，眼睛发黄，贫血。

蒙药：明目，退黄。用于黄疸，"协日"病，障翳，目赤刺痛。

维药：生干生热，固精生血，清脓除疮，补肝止泻，调理经水，双补心脑，安神开窍，消除乳糜尿。用于湿寒性或黏液质性疾病，如早泄，滑精，各种贫血，尿道脓疮，肠疾日久，肝虚腹泻，月经不调，心脑两虚，乳糜尿。

中药：平肝镇惊，解毒敛疮，补血。用于癫狂，热病谵语，心悸易惊，疮疡肿毒，贫血。

【用法与用量】藏药、蒙药 0.1~0.25g；维药 3g；中药 30~60g。制后配方用。维医认为儿童不宜使用本品，并对肺脏有损害，可以西黄芪胶、蜂蜜矫正。

【化学成分】主要含 Fe 元素、四氧化三铁（Fe_3O_4）或磁性氧化铁（$FeO \cdot Fe_2O_3$）。

【制剂】藏药：大月晶丸。

附注：《中华本草·蒙药卷》记载的"铁屑"为赤铁矿、褐铁矿、磁铁矿等矿石冶炼而得的金属铁。藏医、蒙医还使用多种天然铁矿石类药材，如褐铁矿、赤铁矿等，其功能主治、临床应用与本品不同，应注意区别。

雄黄（烧雄黄）

【民族药名】藏药（东瑞，董惹，西门，玛乃石察，么布尺点），蒙药（额热-阿拉坦-呼胡尔，东瑞），维药（再尔尼合，咱而尼黑，艾再尔尼胡里艾斯排尔，再尔尼合再尔地，艾日塔里），傣药（亨勒）。

【来源】硫化物类矿物雄黄族雄黄（Realgar）。

【标准】中国药典，部标藏药（附录，95），藏标（79），内蒙蒙标（86），新疆药标（80），台湾中药典范（85），贵州中标（88）。

【功能主治】藏药：燥湿，杀虫，解毒。用于惊痫，久疟，泻痢；外用于疥癣，虫毒，蛇伤，疗疮,痈肿。

蒙药:止腐敛疮,燥"协日苏素",消肿,杀黏虫。用于疮疡、白喉、炭疽、梅毒、疥癣、脓疱疮、痘疹、咽喉肿痛、蛇虫咬伤。

维药:生干生热,祛腐生肌,燥湿愈疮,祛风止痒,固发生发,杀虫。用于湿寒性或黏液质性皮肤病,如湿疮溃烂,创伤不愈,皮肤瘙痒,内外痔疮,头癣,斑秃,各种害虫。

傣药:清热解毒,杀虫止痒,敛疮收口。用于"麻想兰"(缠腰火丹),"兵洞飞暖龙"(疔疮痈疖,脓肿),"拢梦曼"(荨麻疹),"兵洞烂"(疮疡久不收口)。

中药:解毒杀虫,燥湿祛痰,截疟。用于痈肿疔疮,蛇虫咬伤,虫积腹痛,惊痫,疟疾。

【用法与用量】中药 0.05~0.1g,入丸、散用;藏药外用 0.3~1.2g;维药内服 0.1~0.3g,研粉冲服,或入丸、散,不入汤剂。有毒,内服宜慎,不可久服;孕妇禁用。维医认为内服禁火煅,一般不内服;外用过久、过量可烧焦体液、损害皮肤、产生黑斑、降低性欲,可以大麦汁、酥油、黄诃子等矫正。

【化学成分】主要含有二硫化二砷(As_2S_2),常含有 Si、Sb、Fe、Ca、Mg 等杂质。《中国药典》规定,以碘滴定法测定,含砷量以二硫化二砷(As_2S_2)计不得少于 90.0%。

【药理作用】雄黄可诱导肿瘤细胞凋亡,促进肿瘤细胞成熟、分化,抑制肿瘤细胞核酸的合成,抑制血管内皮细胞的生长并有直接杀瘤作用,对 NB4 细胞、K562 细胞、HL-60/ADR 细胞、U937 细胞、S_{180} 细胞等均有抑制作用。雄黄具有广泛的抗菌谱,对紫堇色毛癣菌等皮肤真菌、金黄色葡萄球菌、链球菌、白色链球菌、痢疾杆菌、结核杆菌、铜绿假单胞菌等有较强的抗菌作用。

【制剂】蒙药:溃疡软膏,外用溃疡散。

附注:雄黄以手工拣选除去杂质者习称"明雄黄",采用加热熔融法除去杂质者习称"烧雄黄"。

天然雄黄呈不规则块状或粒状集合体,因含杂质常需炮制,中医采用水飞法。藏医炮制方法为先将雄黄除去杂质,研末成粗粉,取粗粉一钱,用布包好;取羊奶三钱与羊肝一钱盛于陶器内,放入雄黄包,加热煮沸,至奶液蒸干一半后,用干净凉水冲洗,洗净奶液后晒干备用。蒙药炮制方法与此相似:取雄黄加 1% 盐水适量共研细,再加多量盐水,搅拌,取混悬液,下沉部分再按上法反复多次操作,除去杂质,合并混悬液,静置,取沉淀,干燥研细备用。

亚美尼亚红土

【来源】硅酸盐类矿物多水高岭土(Halloysite)的红色块状体。

【标准】部标维药(附录)。

【功能主治】维药(赤石脂):生干生寒,凉血止血,清热消炎,燥湿愈伤。用于湿热性或血液质性疾病,如血热吐血、呕血、肺出血、子宫出血、小便带血等内外伤出血,十二指肠溃疡,肺结核,盆腔炎,尿道炎,胆囊炎,疮疥。

【用法与用量】9~12g。

【化学成分】主要含四水硅酸铝 $[Al_4(Si_4O_{10})(OH)_8 \cdot 4H_2O]$。

【制剂】维药:解毒苏甫皮赛尔塔尼胶囊,止血开日瓦片。

附注："亚美尼亚红土"仅见《部标维药》附录中收载，来源于"硅酸盐类矿物多水高岭土 Halloysite 的红色块状体"；《中华本草：维吾尔药卷》中记载有"赤石脂"，来源于"硅酸盐黏土矿物，主要为多水高岭石 Halloysite"，两者似为同一物质。《中国药典》收载的"赤石脂"为硅酸盐类矿物多水高岭石族多水高岭石，主要含四水硅酸铝 $[Al_4(Si_4O_{10})(OH)_8 \cdot 4H_2O]$，涩肠、止血、生肌敛疮，用于久泻久痢、大便出血、崩漏带下，外治疮疡不敛、湿疹脓水浸淫，9~12g，先煎；外用适量，研末敷患处。"亚美尼亚红土"与"赤石脂"是否相同，还有待于考证。此处暂将两者分别收录，本条以"赤石脂"的功能主治收录，供参考。应按制剂批文规定使用（参见"赤石脂"条）。

阳 起 石

【民族药名】藏药（多居），蒙药（希日布森-绰鲁）。
【来源】硅酸盐类矿物角闪石族矿物透闪石或阳起石。
【标准】中国药典（63，77，10附录），部标中药（92），青海藏标（92），内蒙蒙标（86），新疆药标（80），台湾中药典范（85），山西中标（87），贵州中标（附录，88），贵州中民标（附录，03）。
【功能主治】藏药：强骨壮筋。用于骨病，筋骨扭伤，痉挛。
蒙药：舒筋健脉。用于筋脉损伤，关节麻木拘挛，腰腿疼痛。
中药：壮阳温肾，兴奋性功能。用于下焦虚寒，阳痿，遗精早泄，子宫寒冷不孕，腰膝酸软，崩漏。
【用法与用量】1.5~3g。阴虚火旺者禁服。
【化学成分】透闪石主要含含水硅酸钙 $[Ca_2Mg_5(Si_4O_{11})_2(OH)_2]$；阳起石主要含含水硅酸钙镁铁 $[Ca_2(Mg,Fe)_5(Si_4O_{11})_2(OH)_2]$。
【药理作用】阳起石具有温肾壮阳作用，能显著增加正常小鼠的交尾次数，提高雄性小鼠的血清睾酮含量；对幼年雄性小鼠无促雄激素样作用；可明显改善阳虚小鼠的外观、增加活动频数、延长低温游泳时间、增强红细胞免疫功能。
【制剂】藏药：白脉软膏。
附注：不同标准中收载的"阳起石"的基源有所不同，有"单斜晶系透闪石或透闪石石棉的矿石""硅酸盐类矿物角闪石族透闪石""硅酸盐类矿物角闪石族阳起石"等。不同藏药文献中，也有"蓝石棉""马起石""阳起石"等名称。因是天然矿物，其元素组成也较为复杂，还有待于研究。

银 箔

【民族药名】藏药（欧勒，村建，比玛拉，扎果嘎，乔贝萨温，多合安，嘎保尔，仁钦尼巴），蒙药（尼斯莫乐-孟各，尼斯莫勒-孟格，乌勒梢格），维药（库米西瓦克，库木西瓦热克，外热克努克热，外热克斯衣米，产地克外瓦热克）。
【来源】为自然银（Argentum）或其他含银矿物提炼的纯银（Ag）锤成的纸状薄衣。

【标准】内蒙蒙标(86),新疆维标(93)。

【功能主治】藏药：祛腐燥湿,干黄水,敛脓血。用于黄水,胸腔脓血,关节炎,体外化脓,恶血,伤口腐烂,九窍出血,痞瘤,水肿,肉疣。

蒙药：燥脓血,燥"协日乌素",止痛。用于"协日乌素"病,水肿,"奇哈",淋巴结肿大。

维药：生干生寒,清热补心,爽心悦志,燥湿健胃,增强视力,祛风止痒。用于湿热性或血液质性疾病,如热性心虚,心悸,情绪低落,湿性胃虚,视力下降,早泄滑精,湿疹,皮肤瘙痒。

【用法与用量】1~2g。外用适量,研末撒患处。维医认为本品对肠道有损害,可导致肠道的干性偏盛,可以西黄芪胶、蜂蜜、巴旦杏仁矫正。

【化学成分】含 Ag 元素,与炼制银的纯度有关,有时夹杂有微量的金、铂、锑、铋、汞等。

【制剂】维药：健心合米尔高滋安比热片,养心达瓦依米西克蜜膏。

附注：藏医药古籍文献《晶珠本草》云"其来源有土生、木生、石生 3 种。土生银,据说在瞻部州的一个叫做阿拉尹的地方土坑中,由于雨淋形成土生银,为银中上品；木生银,卡拉萨纳地方有一种叫如巴达如的树,烧成灰淋制而成；石生银,冶炼放射蓝光的银矿石而得"。文献记载,现未见有土生和木生的银,藏医多用冶炼矿石所得的银(Native Silver)。

据文献记载,藏医一般炮制后使用,将银打制成薄片状,置于黑矾和黄矾液中浸泡,加等量的 8 岁儿童尿液混合,煮至适当,取出银箔,水洗干净备用。

维医加工银箔时,用牛盲肠的外层薄膜制成专为加工金箔、银箔使用的"薄皮",将自然银片块置于薄皮间锤击成薄片而得。

《上海中标》(94)收载有一种"银硝",系硝酸盐类矿物经加工而成的结晶体,主要含硝酸钾(KNO_3),为不同的药物。

银　朱

【民族药名】藏药(才,达曲),蒙药(雄胡,擦勒)。

【来源】人工制成的粉末状的赤色硫化汞(HgS)。

【标准】部标藏药(附录,95),部标成方(一册,附录,90),内蒙蒙标(86),四川中标(增补,87),湖南中标(93),上海中标(94),山东中标(附录,95,02),北京中标(附录,98)。

【功能主治】藏药：清热,接骨,愈伤。用于骨折,肝热,肺热。

蒙药：止腐,愈伤,清热,消"奇哈"。用于"奇哈""苏日雅",梅毒,伤口不愈,顽疮不收,肝热,脉热。

中药：攻毒,杀虫,燥湿,劫痰。用于疥癣恶疮,痧气心腹痛,湿疹,痈疽肿毒,溃疡,小儿内钓。

【用法与用量】0.1~0.5g,研末内服,多配方用。有毒,不宜过量、久服。孕妇禁服。

【化学成分】主含硫化汞(HgS),另含有少量的硫及有机质。

【制剂】藏药：十二味冰片散,十三味红花丸,十七味大鹏丸,二十五味马宝丸,肺热普清散。

蒙药：巴特日七味丸，红花清肝十三味丸，溃疡软膏，清肺十八味丸，清瘟止痛十四味丸，外用溃疡散，益肾十七味丸，止血八味散。

附注："银朱"在《经史证类备急本草》中以"灵砂"之名记载；《本草纲目》云"银朱，乃硫黄同汞升炼而成"。中药"朱砂"为天然硫化物类矿物辰砂族辰砂（Cinnabar），也主要含硫化汞（HgS）。《部标藏药》和《内蒙蒙标》中将"朱砂"和"银朱"分别收载，两者的功能主治也有所不同，应注意区别（参见"朱砂"条）。

禹粮土（禹粮石）

【民族药名】藏药（森德拉，森都拉，森都热，甲措尔窄巴，卡着尔俄查），蒙药（森都拉，申都拉，混森-梢绕）。

【来源】高岭土、氧化铁、绢云母等组成的红棕色黏土岩石（即禹粮土 Limoni terra）。

【标准】中国药典（77），部标藏药（附录，95），藏标（79），青海藏标（附录，92），内蒙蒙标（86），新疆药标（80），山西中标（87），内蒙中标（88）。

【功能主治】藏药：清热凉血，去瘀生新，消肿止痛。用于脉热，脏伤；外用于烫伤，烧伤。

蒙药：燥脓，止血，愈伤，清热，清脑。用于"白脉"病，中风，脉热，疮疡脓肿，脏伤，烧伤，烫伤。

中药：涩肠，止血。用于久泻，崩漏，白带。

【用法与用量】1.5~3g；中药 9~15g。外用适量，研末、灭菌后撒布或调敷患处。

【化学成分】主含 SiO_2（61%），Al_2O_3（18%），Fe_2O_3（0.9%）。

【药理作用】动物实验表明禹粮土对烧伤、热水烫伤及水蒸气烫伤有治疗作用，可控制炎性渗出，具有明显的镇痛作用。

【制剂】藏药：二十五味珊瑚丸。

蒙药：扎冲十三味丸。

附注：《中华本草：蒙药卷》记载的"禹粮土"的来源为"氧化物类矿物赤铁矿的矿石（即赤铁矿 Red Ocher）"，并注为不纯之赤铁矿，红色含有黏土的块状物，习称"红黏土"。但其也主含 SiO_2（61%）、Al_2O_3（18%）、Fe_2O_3（0.9%），并据其蒙语名"森都拉"看，是否与藏医所用的"禹粮土"相同，还有待于研究，暂收录于此。《中国药典》1977年版作为蒙药材收载的"禹粮土"的来源为"一种含铁黏土"。

《中国药典》1977年版及内蒙古、山西、新疆等地方标准中收载的"禹粮石"来源于"褐铁矿矿石，主含三氧化二铁"，而"褐铁矿"主要含硫化铁。

《中国药典》收载的"禹余粮"为氢氧化物类矿物褐铁矿，主要含碱式氧化铁[FeO(OH)]，似与禹粮土不同。

赭石（代赭石）

【民族药名】藏药（木保贝加，多甲木保，多支旦，支雅木才，支玛木保，多嘎布），蒙药（乌兰-吉必-绰鲁，乌兰-吉必-朝鲁，东泽玛尔布，东泽），维药（沙德乃吉，沙的那，艾及如德代密,沙地乃)。

【来源】氧化物类矿物刚玉族赤铁矿(Haematite),主含三氧化二铁(Fe_2O_3)。

【标准】中国药典,内蒙蒙标(86),新疆药标(80),四川中标(92)。

【功能主治】藏药:排"黄水",干脓愈疮,接骨。用于跌打损伤引起的骨伤、骨折,脑外伤。

蒙药:燥"协日乌素",燥脓,愈伤,接骨,固骨质,清脑,除翳。用于"协日乌素"病,月经过多,脉热,跌打损伤,骨折,脑患,眼白翳。

维药:燥湿清热,收敛生肌,凉血止血,明目止泻。用于湿热性疾病及血液质偏盛疾病,如痢疾腹泻、脓疮恶疮、月经过多,各种内外出血,鼻血,吐血,便血,结膜炎,食物不清。

中药:平肝潜阳,重镇降逆,凉血止血。用于眩晕耳鸣,呕吐,噫气,呃逆,喘息,吐血,衄血,崩漏下血。

【用法与用量】9~30g;维医 1~2g。先煎。孕妇慎用。维医认为本品对膀胱有损害,可以西黄芪胶矫正;对胃部有损害,可以小檗实矫正。

【化学成分】主含 Fe_2O_3,尚含有 Ti、Mg、Al、Si 等。《中国药典》规定含铁(Fe)不得少于 45.0%。

【药理作用】赭石与戊巴比妥钠无协同作用,但能提高入睡动物百分率;煅赭石能拮抗戊四氮的致惊厥作用,对中枢神经有一定的抑制作用;能显著降低角叉菜胶引发的足肿胀度,缩短止凝血时间,具有抗炎、止凝血作用;对二甲苯所致的小鼠耳郭肿胀有抑制作用。15%~30% 的生赭石、炙赭石混悬液小鼠灌胃,可升高白细胞计数,生品强于炙品,但给药5 天后解剖,可见肺叶有颗粒状白色泡,部分肝脏也有粒状白点,显示出对肺及肝脏有损害。流行病学调查和实验研究结果疑代赭石粉末可能对呼吸系统有致癌作用,故不可久服,煎煮时应包煎或煎液应过滤后服用。

【制剂】藏药:十五味萝蒂明目丸,二十五味绿绒蒿胶囊。

彝药:肝胆清胶囊。

附注:藏医采挖代赭石后需进行产地加工:将代赭石粉碎成粗粉,置铁锅内,加适量水,再加美丽乌头(*Aconitum pulchellum* Hand.-Mazz. 的块根)和火硝10g,煮沸 3 小时,弃去液,以清水漂洗至洗液澄清为止,将代赭石晒干备用。蒙医通常炮制后使用:取净赭石,砸碎,煅至红透,加醋淬(每 50kg 赭石用 15L 醋),碾成细粉备用。维医的代赭石炮制方法为将代赭石研末成细粉,置陶瓷碗中加水溶化,溶化液倒入另一个碗中,沉淀物中再加水又溶化,反复多次,将代赭石全部溶出后,去除沙子等杂物,将溶化液静置过夜,取代赭石沉淀,晒干,备用。

针 铁 矿

【民族药名】藏药(东泽末布,东泽木布,东泽木保,巴加木保,木保其土)。

【来源】碱式氧化亚铁的矿物针铁矿(Goethite)。

【标准】部标藏药(附录,95),西藏藏标(12)。

【功能主治】藏药:补骨,补脑,明目。用于骨折,骨髓炎,脑伤,视力减退,白内障,黄水病。

【用法与用量】 1.5~2g，研末内服，或入丸、散。外用适量，研末撒或调敷患处。

【化学成分】 针铁矿主要含铁的含氢氧根的氧化物，分子式为 $HFeO_2$，其中 Fe_2O_3 占 89.9%、H_2O 占 10.1%；还含有 Zn、Ni、Ti、Mn、Ag、S 等元素。

【制剂】 藏药：八味秦皮胶囊，八味秦皮丸，二十六味通经散。

附注：藏医药古籍文献《鲜明注释》云"东泽木保紫红色，呈纤维状"；《蓝琉璃》记载："东泽木保分上、下两品。上品如冰块吸吮，光滑润泽，纤维状，打碎呈众多小针状，从色泽又分白、紫两种；下品如片岩石，呈紫褐色，气味浓。"近代的藏医药文献对其来源有不同观点，《藏汉大辞典》释为"赭石"；《藏医药选编》记载系"紫矛头石"；《晶珠本草》（汉译本）认为系"紫长石"；《中华本草：藏药卷》《藏药志》认为系"针铁矿"。《藏药志》记载，不同藏区还使用有压碎状赤铁矿（Cataclastic hematite）、鲕状赤铁矿（Oölitic hematite，铁质鱼卵石）。

藏医临床使用的针铁矿需炮制，将针铁矿打碎，加适量水，再加入适量的美丽乌头、火硝，煎煮约 3 小时，洗净，晒干备用。"美丽乌头"为毛茛科植物美丽乌头 *Aconitum pulchellum* Hand.-Mazz.，分布于西藏东南部、云南西北部及四川西南部，其根藏医药用，名"榜阿玛保""热豆玛保"，功能为清热解毒，用于食物或药物中毒等各种中毒症。

蒙医药古籍《认药白晶鉴》中记载有"东泽"，言"东泽分白、紫色两种。状如凝血，断面呈层叠状似针束状密集，断头锐尖"，与《蓝琉璃》记载的"上品相似"；《中华本草：蒙药卷》记载为"代赭石"（乌兰-吉必-朝鲁，为氧化物类刚玉族矿物赤铁矿矿石），并言《无误蒙药鉴》中的性状描述及附图与代赭石不符，应以色泽暗红、表面有类似圆形凸起、如青蛙背的东泽玛布尔才是蒙医所用的乌兰-吉必-朝鲁。代赭石呈不规则的扁平块状，暗棕红色或灰褐色，一面有圆形的乳头状突起（习称"钉头"），另一面与突起对应处有同样大小的凹窝，断面呈层叠状，显然与《认药白晶鉴》记载的形态不符，还有待于考证。

朱　砂

【民族药名】 藏药（角拉玛，角拉），蒙药（绰伦-雄胡，朝伦-雄胡，昭格拉玛），维药（星日福，升哥而福，斯尔苏入克）。

【来源】 硫化物类矿物辰砂族辰砂（Cinnabar）。

【标准】 中国药典，部标藏药（附录，95），藏标（79），内蒙蒙标（86）。

【功能主治】 藏药：定惊安神。用于癫狂，惊悸，噩梦；外用于解毒（《中华本草：藏药卷》：消炎，舒筋。用于筋络病，骨折，骨结核）。

蒙药：愈"白脉"，安神，清热，解毒，固骨质，愈伤。用于"白脉"病，偏瘫，癫痫，脑患，骨折，疮疡，肺热，小儿惊风，暗哑，不寐。

维药：燥湿，祛寒，防腐生肌，祛风消炎，强筋健肌，固涩温肾，补脑镇惊。用于各种疮疡性皮肤病（如麻风、梅毒、痈疖），关节炎，瘫痪，面瘫，早泄，遗精，心悸。

苗药：安神，定惊，明目，解毒。用于心烦，失眠，惊悸，癫狂，目昏，疮疡肿毒。

中药：清心镇惊，安神，明目，解毒。用于心悸易惊，失眠多梦，癫痫发狂，小儿惊风，视物昏花，口疮，喉痹，疮疡肿毒。

【用法与用量】0.1~0.5g，多入丸、散服。外用适量，研末撒或调敷患处。有毒，不宜超量、久服，也不宜少量久服。孕妇（朱砂中的汞可通过胎盘屏障进入胎儿体内）及肝、肾功能不全者禁服。

【化学成分】主要含有硫化汞（HgS），常夹杂有少量的 Se、Te 等元素及雄黄、磷灰石等。《中国药典》规定含硫化汞（HgS）不得少于 96.0%。

【药理作用】朱砂对注射苯丙胺后处于兴奋状态的小鼠有对抗作用，且明显地促进水合氯醛的催眠作用及对抗戊四氮所致的惊厥作用，但对戊巴比妥钠引起的睡眠时间及士的宁所致的惊厥未见有明显影响。口服可对抗三氯甲烷-肾上腺素和草乌注射液所致得家兔心律失常。可部分逆转内毒素（LPS）所致的皮质单胺类神经递质的改变，对脑损伤具有保护作用。雌鼠口服朱砂后的受孕率低于空白对照组，表明朱砂对雌性动物受孕有一定影响。家兔灌胃给予人工朱砂，能增加尿总氮量的排出，并增加体重。朱砂外用能杀灭皮肤细菌及寄生虫。

【制剂】藏药：七味兔耳草散，八味秦皮胶囊，八味秦皮丸，八味西红花止血散，十四味羚牛角丸，二十五味鬼臼丸，二十五味绿绒蒿丸，二十五味珊瑚丸，二十五味松石丸，二十六味通经散，诃子吉祥丸，仁青常觉，仁青芒觉，萨热大鹏丸。

蒙药：吉祥安神丸，溃疡软膏，西红花十六味散。

附注：中医、蒙医临床使用的朱砂常以水飞法炮制成极细粉，或以磁铁吸去铁屑，含硫化汞（HgS）达 98.0% 以上。藏医、维医常煅烧以去毒，但苗族认为"入药忌用火煅"。

藏医药古籍《四部医典注疏》云"角拉分天然与人工两类，其人工品是银石和雄黄等进行加工炮制而成，有炮制的痕迹，红褐色，状如针排列，具光泽"；《藏药晶镜本草》记载"本品是天然的硫化汞矿物，无炮制的痕迹"。维医药古籍《拜地依药书》言"朱砂分为天然的和人工的两种。天然的称之为'米努尼'（古希腊名称）、'艾节如孜再白克'（阿拉伯名称），出自于汞矿和硫黄矿中；人工的称之为'开那巴日'（古希腊名称），仍用水银和硫黄人工制造"。蒙医药古籍《无误蒙药鉴》记载"天然品为紫红色，状如并列针束排列，呈现贝壳状纹理，溶化可炼得水银"，可知朱砂自古就有"天然"与"人工制造"两种。现藏医、蒙医也使用人工制成的粉末状的硫化汞（HgS），称"银朱"。《部标藏药》和《内蒙蒙标》中作为与朱砂不同的药物收载，两者的功能主治也有所不同，应注意区别（参见"银朱"条）。

紫硇砂（红硇砂）

【民族药名】藏药（卡如察），蒙药（乌莫黑-达布斯，卡如萨）。

【来源】卤化物类石盐族矿物紫色石盐（紫硇砂 Halite Violaceous），主含氯化钠（NaCl）。

【标准】部标藏药（95），青海藏标（92），内蒙蒙标（86），内蒙中标（88），上海中标（94），北京中标（98），山东中标（02）。

【功能主治】藏药：温胃通便，消胀。用于"培根"和"龙"的合并症，腹胀腹鸣，食积，便秘，噫嗝，反胃。

蒙药：温中，祛"巴达干赫依"，润肠通便，解痉，止痛。用于"巴达干赫依"引起的腹胀，消化不良，便秘，寒痧，"赫依"刺痛症。

【用法与用量】3~5g。蒙药 0.3~0.9g，以外用为主，适量。体虚者及孕妇忌内服。

【化学成分】 主要含有 NaCl，并含微量的 K、Ca、Fe、Al、Ti、Mn、Ba、Mg、Sr、Cu、S、Si 等。

【药理作用】 紫硇砂的不同炮制品对急性和亚急性小鼠腋下棉球肉芽肿的炎症模型有强的对抗作用。动物实验表明对小鼠肉瘤 S_{180} 有明显的抑制作用，但精制品、炮制品中随着 S、Fe、Ca、Sr 离子减少，抑制作用也降低。

【制剂】 藏药：十二味石榴散，十五味黑药丸，二十九味能消散，安神丸。

蒙药：槟榔十三味丸，补肾健胃二十一味丸，菖蒲四味丸，健胃止疼五味胶囊，手掌参三十七味丸，顺气十三味散，五根油丸。

附注：《内蒙中标》(88)记载的"紫硇砂"（又称"红盐"）的来源为"硫和锂元素的紫色石盐"，同时在其附注中说明主要含氯化钠。

藏药、蒙药标准中均分别收载有"硇砂（白硇砂）"和"紫硇砂"，两者为不同的药物，其功能主治也不同，不应混用。《度母本草》云"红的卡如察如碎火石，黑、红两种都有焦角味"；《药名荟萃》记载"卡如察分为天然品和加工品两类，天然品又分红、黑两种"；《奇美眼饰》言"红者为上品，黑者为中品，加工品为下品"，表明藏医所用的"硇砂"共有 3 种。《中华本草：藏药卷》记载拉萨藏医院所用的"卡如察"为"紫硇砂"，样品呈肉红色的晶体状或粒状集合体，从印度进口，因呈红色，故又称"藏红盐"；另使用有"硇砂（甲察）"，为卤化物矿物硇砂（Sal Ammoniae），主含氯化铵（NH_4Cl），部分处方中使用"白硇砂"之名（参见"硇砂"条）。

民族药中文名称索引

A

阿 / 30, 444, 875
阿巴来 / 452
阿坝当归 / 158, 708
阿贝卡 / 108
阿比亚 / 730
阿必哈 / 30
阿毕卡 / 31, 108
阿勃勒 / 384
阿布嘎 / 322
阿布嘎-闹高 / 322
阿布嘎-诺高 / 322
阿布卡 / 108
阿达栽 / 699
阿代木格亚 / 277, 556
阿得黑儿 / 757
阿德拉斯曼乌热克 / 429
阿德热斯曼 / 429
阿德热斯曼欧如合 / 429
阿的黑儿根 / 757
阿地拉斯曼 / 429
阿都米吉 / 740
阿杜遮 / 292
阿肚遮 / 88
阿多笨 / 455
阿儿公 / 1
阿儿子 / 854

阿而卜 / 663
阿而麦你泥 / 995
阿尔加 / 26, 27, 98
阿尔玛 / 762
阿尔纳 / 96
阿尔纳合 / 27, 96, 98
阿尔山-达日雅干 / 515
阿尔斯冷-乌布斯 / 873
阿法兴牙 / 951, 969
阿夫忒蒙 / 714
阿夫忒蒙子 / 715
阿福阿耶 / 951, 969
阿福散汀 / 370
阿福提木尼子 / 715
阿福体门 / 714
阿甫申汀 / 370
阿嘎 / 96
阿嘎尔 / 96
阿嘎力格-阿里玛 / 663
阿嘎纳保 / 96
阿嘎如 / 27, 96
阿嘎如-高乌德 / 337
阿嘎西日嘎 / 397
阿该恩基改 / 782
阿格 / 765
阿给 / 152, 765
阿龚石榴 / 629, 630
阿古拉-布日其格 / 62
阿古拉-音-阿丽木 / 663

阿古拉音-萨日鲁格 / 982
阿果背田 / 757
阿基波摸 / 782
阿及阿黑 / 98
阿及巴莫 / 782
阿及瓦列 / 394
阿吉而哈而哈 / 2
阿吉格-斯日-敖恩 / 45
阿吉吉 / 1006
阿加嘎布 / 26
阿芙蓉 / 841, 843
阿江 / 932
阿今采 / 291
阿金 / 291
阿金栽 / 147
阿卡地 / 995
阿卡苦拗 / 98, 762
阿卡如 / 27, 96, 98
阿卡如玛尔保 / 27
阿卡如木保 / 98
阿卡斯比里 / 714
阿科牛 / 49
阿科卧诺涛 / 768
阿咳知 / 634
阿可维其 / 253
阿克巴西欧提 / 45
阿克拜赫曼 / 504
阿克尔开尔哈 / 2

阿克海尔拜克 / 397
阿克可查 / 345
阿克克恰乌拉盖 / 345
阿克刻勒 / 185
阿克来里古丽 / 145, 642
阿克来里依力提孜 / 643
阿克来力古力 / 145
阿克散代力 / 668
阿克山大力 / 668
阿克西日嘎 / 397
阿拉 / 488
阿拉伯胶 / 1
阿拉伯木香 / 485
阿拉伯伊米力 / 1
阿拉嘎-阿嘎如 / 26
阿拉嘎-特木日-奥日阳古 / 113, 746
阿拉噶-特木日-奥日亚木格 / 113, 746
阿拉格-斑布 / 56, 925
阿拉格-特木尔-敖日阳古 / 701
阿拉格-依孟 / 701
阿拉卡苏 / 242
阿拉库鲁克 / 925
阿拉米都打拉克乌拉盖 / 40
阿拉善-阿嘎如 / 26, 27, 98
阿拉塔-孟根-其其格 / 354
阿拉塔图-合木合音-乌日 / 676
阿拉坦 / 228
阿拉坦-阿斯日图-其其格 / 102
阿拉坦-博日 / 352
阿拉坦-导苏乐-其其格 / 785
阿拉坦-杜苏勒-其其格 / 785
阿拉坦-多斯勒-其其格 / 785
阿拉坦-额勒素 / 246
阿拉坦-嘎 / 845
阿拉坦-哈拉布尔 / 183
阿拉坦花-其其格 / 347
阿拉坦-塔日奴 / 525
阿拉藤-额乐斯 / 246

阿拉藤花-其其格 / 347
阿拉乌勒 / 259
阿拉依其活尔德 / 768
阿拉依其卡朗 / 82
阿勒敦木 / 98
阿勒黑力龙普勒马占居力 / 828
阿勒卡特 / 229
阿勒勒来比 / 706
阿里公 / 1
阿里红 / 1
阿里浑 / 1
阿里麻 / 513
阿鲁戳 / 740
阿鲁依布哈拉 / 503, 778
阿鲁依斯亚 / 503, 778
阿仑克比及 / 333
阿妈巴 / 178
阿马巴 / 452
阿马厘 / 241
阿玛 / 762
阿梅棍 / 349
阿们尼牛陶此则 / 521
阿米来 / 843
阿米勒破斯提 / 843
阿木塔图-合木合音-乌日 / 675
阿拿 / 399
阿那尔古丽 / 629
阿那尔克坡里 / 629
阿那尔欧如合 / 631
阿那尔破斯提 / 630
阿那斯排里 / 19
阿纳其根 / 2
阿纳日 / 627, 631
阿娜尔 / 627
阿因接 / 526
阿能抛 / 888
阿尼拌卡西 / 398
阿尼合 / 599, 819, 820
阿你松 / 318
阿奴达奴 / 178, 904

阿努古莫 / 135
阿努其它彪 / 389
阿拍高 / 490
阿拍考 / 287
阿培阿鸡 / 706
阿皮卡 / 108
阿匹马糯可诺 / 822
阿普俄惹 / 128
阿其克艾曼 / 370
阿其克巴达木 / 15
阿其克塔乌 / 815
阿其克塔吾孜 / 815
阿恰 / 142
阿恰才温 / 191
阿恰塞俊 / 142
阿恰赛尔保 / 142
阿日 / 896
阿日白力各-温都斯 / 445
阿日查 / 89, 124
阿日查梅维斯 / 852
阿日玛尔 / 337
阿日帕 / 447
阿荣 / 835
阿肉拉 / 259
阿如加其 / 1013
阿如拉 / 259
阿如热 / 259
阿锐杜枇杷 / 601
阿锐嘎亚 / 782
阿撒力 / 938
阿撒龙 / 504, 505
阿萨荣 / 504, 505, 882
阿萨容 / 743
阿赛里 / 938
阿散青 / 201
阿色拉 / 111
阿沙龙 / 743
阿尚务 / 646
阿尚兴 / 618
阿失那 / 656

民族药中文名称索引

阿实那 / 656
阿思忙攻 / 999
阿斯道 / 882
阿斯图 - 其其格 / 240
阿苏各 / 1010
阿苏热 / 146
阿特力拉力 / 550
阿特那波 / 453
阿提别西别力克 / 942
阿提亚达特西 / 960
阿图罗波 / 36
阿哇 / 427
阿魏 / 3,4,5
阿魏卡 / 31
阿吾劳 / 521
阿夏嘎扎 / 737
阿夏干达 / 737
阿夏合塞尔郡 / 142
阿夏塞儿卷 / 142
阿夏塞儿郡 / 142
阿信不该 / 327
阿兴外 / 232
阿休 / 56,89
阿疋玛诺可糯 / 822
阿亚干尔吧 / 995
阿亚撒翠 / 240
阿炎登佰摸摆基吾 / 782
阿也手落井 / 389
阿依若资 / 325
阿友谋 / 611
阿育浑子皮 / 6
阿育瓦音 / 5
阿育魏果 / 5
阿育魏实 / 5
阿月浑子 / 6
阿杂嘎 / 182
阿杂西热 / 326
阿渣俄吉 / 130
阿渣吉吉 / 130
阿渣帕契 / 706

阿扎奴德都比 / 78
阿札拉洛合斋 / 191
阿斋 / 452
阿摘 / 452
阿哲 / 452
阿中嘎保 / 865
阿仲 / 865
阿仲茶保 / 866
啊堵罗 / 398
唉母列施 / 88
唉姆列施 / 292
埃及药西瓜 / 816
埃塞俄比亚乳香 / 567
矮茶风 / 6
矮垂头菊 / 122
矮丛风毛菊 / 254,255
矮地茶 / 6,894
矮紫堇 / 11
艾比日沙德 / 333,697,698
艾比日斯米 / 928
艾比日西米 / 928
艾比如曼 / 631
艾布里阿斯 / 762
艾布里哈尔 / 854
艾布里合如 / 67
艾布里开里开力 / 368
艾布里开日依 / 287
艾布力赛排尔吉力 / 722
艾布日沙德 / 333,697
艾布土里胡巴孜 / 182
艾非阿 / 951
艾非散厅 / 370
艾非提蒙 / 714
艾非云 / 842
艾格尔 / 96
艾给 / 765
艾及如德代密 / 1017
艾吉瓦引 / 5
艾较 / 9
艾节如里白卡尔 / 965

艾节如里买合那提斯 / 995
艾节如里排热斯 / 960
艾节如孜再白克 / 1020
艾克热比 / 967
艾刻克 / 1006
艾刻克也麦尼 / 1006
艾里地 / 335
艾里勒 / 259,457
艾里密里胡力艾斯外德 / 997
艾力安白尔艾西艾比 / 953
艾力白然吉卡布里 / 664
艾力库如米 / 800
艾力木开里艾日再克 / 264
艾满 / 9
艾米里塔斯 / 384
艾米苏合开力巴 / 437
艾密如德 / 663
艾纳香 / 7,8
艾纳香油 / 9
艾排斯 / 472
艾片 / 8,9,71,72
艾片嘎布尔 / 71
艾热比依力蜜 / 1
艾日米盾欧如谷 / 40
艾日塔里 / 1013
艾如库斯赛排尔 / 335
艾赛里 / 938
艾散罗白 / 12
艾斯鲁里开赛比 / 418
艾斯鲁思斯尼 / 21
艾斯鲁思苏斯 / 209
艾斯罗巴奴里加维 / 12
艾斯散代力艾比也孜 / 668
艾也开比日 / 969
艾叶 / 9,10,11
艾叶油 / 10
艾依克欧提 / 980
艾再尔尼胡里艾斯排尔 / 1013
艾扎日帕 / 73
艾扎主里艾比也孜 / 992

民族药中文名称索引

艾孜热苏里开里比 / 507
安白尔 / 953, 954
安拜耳巴日斯 / 766
安倍儿 / 953
安伯把里思 / 766
安伯儿 / 953
安地非赛非地 / 948
安地卡塞黑提其里卡 / 947
安格巴尔 / 552
安古丹 / 3
安古当 / 3
安吉巴尔 / 552
安吉巴哈尔 / 552
安吉丹 / 3
安吉尔 / 725
安吉尔卡皮提 / 724
安居尔 / 724
安居尔优普日密克 / 724
安那糯娃 / 31, 34
安那娃 / 31, 34
安钦 / 186
安撒鲁的 / 562
安息香 / 12, 13
安息香/阿麻日乐图 - 呼吉 / 12
安咱卢提 / 562
安咱鲁的 / 562
安则如提 / 562
安扎亚我 / 880
安知刺子 / 528
安只而叶 / 724
安诸刺子 / 528
桉叶油 / 13
桉油 / 13
暗红老倌草 / 906
昂给鲁莫勒 - 宝日楚克 / 286
昂期浪 / 86
昂如都木 / 776
昂若拉 / 439
昂扎嘎热 / 637
凹蓼 / 387

凹内别 / 92
坳兔能 / 218
敖 - 楚斯仁德日木 / 365
敖 - 杜格莫宁 / 47
敖乐木色 / 98
敖勒毛色 / 98
敖伦楚菌 - 乌日 / 545
敖其尔 - 宝日朝格 / 368
敖日浩代 / 556
傲玛夏 / 695
傲芒抓 / 604
奥打夏 / 323
奥迪印地 / 96
奥尔浩代 / 277, 556
奥兰其 - 奥日道扎 / 192
奥勒丹 / 521
奥勒莫塞 / 777
奥勒莫色 / 776
奥勒莫斯 / 114, 497
奥勒木色 / 98
奥力特白哈曼朗力克 / 149
奥力雅森 - 道日苏 / 51
奥力雅森 - 那布其 / 51
奥力雅苏 / 51
奥罗能 / 169
奥毛塞 / 776, 777
奥莫塞 / 776
奥莫色 / 776
奥木吾 / 644
奥内别 / 92
奥尼苏 - 乌布斯 / 488
奥向阳 / 432
奥写 / 330
奥孜哇 / 375

B

八 / 490
八的羊 / 19
八角 / 19
八角枫 / 17

八角茴香 / 19
八角莲 / 20
八角香兰 / 437
八厘麻 / 493
八里刺 / 457
八喽龚旧 / 453
八喜勒屋六西 / 466
八月瓜 / 483
八月麻 / 190
八扎哈玛 / 113
八抓 / 281
八爪金龙 / 891
巴巴盖音 - 苏斯 - 乌布斯 / 514
巴巴盖音 - 苏素 / 980
巴比其 / 77
巴不乃 / 813
巴不乃依力提孜 / 814
巴布 - 嘎日布 / 27
巴布那儿 / 813
巴布乃吉 / 813
巴布斯日布 / 314, 845
巴达拉希 / 73
巴达 - 玛嘎 / 19
巴达木 / 14
巴达木西仁 / 14, 15
巴达热 / 123
巴丹 / 843
巴丹杏 / 15
巴旦仁 / 14, 15
巴旦杏 / 14
巴德兰吉布牙 / 760
巴德玛格斯尔 / 481
巴地洋其尼 / 19
巴地洋依力提孜破斯提 / 319
巴多拉 / 36, 37
巴尔巴达 / 342
巴尔哇打 / 342
巴嘎 - 阿拉坦 - 其其格音 - 乌热 / 74
巴嘎巴盖 - 其其格 / 515
巴嘎 - 塔日奴 / 356

1025

民族药中文名称索引

巴嘎-塔日努 / 141
巴格-塔日努 / 356
巴各巴盖-其其格 / 515
巴供豆 / 932
巴哈音-舒斯 / 929
巴哈音-舒素 / 929
巴戟公 / 17
巴戟天 / 15, 17
巴戟天伊力地孜 / 15
巴加木保 / 1018
巴克其 / 77
巴肯名间 / 180
巴拉巴拉克巴 / 365
巴兰古欧如合 / 916
巴乐古那 / 644
巴勒 / 938
巴勒都格 / 929
巴勒嘎 / 482
巴勒图朱给 / 938
巴勒扎布 / 993
巴勒扎布-嘎日布 / 993
巴力嘎 / 482, 483, 486
巴灵脂 / 985
巴鲁 / 404, 405
巴鲁苏尔 / 404
巴盟五灵脂 / 985
巴木保 / 158, 708
巴尼斯克节尔 / 418
巴皮其 / 77
巴让孜 / 938
巴日格佰 / 634
巴日格顺 / 983
巴日森-塔布嘎 / 682
巴日斯温-塔布格-温都苏 / 682
巴日苏音-塔布格 / 682
巴如拉 / 110, 111, 457
巴沙嘎 / 551, 552
巴斯布如-滋陶克 / 236, 678
巴塔 / 70
巴哇拉巴 / 365

巴夏嘎 / 514, 515, 568, 803, 804, 805
巴丫巴 / 565
巴雅巴 / 565
巴雅格 / 565
巴雅格瓦 / 565
巴雅杂瓦 / 565
巴亚巴 / 565
巴扎朱 / 70
巴折斯入 / 408
巴重 / 852
巴朱 / 737
巴朱木 / 123
芭蕉根 / 18
拔而西牙五山 / 695
菝葜 / 21, 23, 503, 709, 710
把耽 / 14
把都鲁子 / 916
把郎吉可必里仁 / 664
把散牛 / 699
把思把你知 / 507
白八哈麦你 / 504
白八黑蛮 / 504
白半枫荷 / 58
白邦 / 992
白苞筋骨草 / 728
白扁豆 / 23
白菖蒲 / 646
白沉香 / 26, 27, 98
白除 / 967
白唇鹿茸 / 959
白党参 / 738
白地榆 / 177, 907
白丁香 / 962
白豆蔻 / 185
白杜仲 / 189
白矾 / 992
白附片 / 209
白附子 / 27, 28
白钩藤 / 232

白果 / 29
白赫曼斯比特 / 911
白胡椒 / 284, 286
白花臭牡丹根 / 107, 108
白花丹 / 31, 33
白花丹参 / 156
白花丹茎叶 / 33
白花龙胆 / 33, 34, 414, 538
白花欧丁香 / 27
白花蛇 / 951, 952, 969, 970
白花蛇舌草 / 34
白花酸藤果 / 664
白花一枝蒿 / 616
白芨 / 36
白及 / 36
白蒺藜 / 326
白僵蚕 / 950
白胶香 / 205, 206
白芥子 / 345, 346
白金条 / 17, 18
白九股牛 / 708
白巨胜 / 39
白巨胜子 / 39
白苣胜子 / 39
白苣子 / 39
白棵派消 / 752
白蜡树子 / 40
白狼毒 / 358, 393
白黎勒 / 457
白蔹 / 41
白龙须 / 17, 18, 49
白鲁特 / 764
白鲁提 / 764
白萝卜 / 426
白马骨 / 410
白玛八扎 / 113
白玛尔达间 / 113
白玛热嘎 / 999
白玛热各 / 999
白玛扎 / 481

白毛藤 / 52
白毛夏枯草 / 749
白茅根 / 42
白眉草 / 453
白米鸟 / 925
白木香 / 96
白硇砂 / 1007，1008，1021
白牛胆 / 812
白牛膝 / 115，499
白努来 / 470
白欧曲 / 461
白皮松子 / 43
白皮松子仁 / 43，44
白葡萄 / 517，518
白葡萄干 / 517
白前 / 48，49
白然格卡布力 / 664
白然加斯非 / 9
白三七 / 576
白桑保 / 668
白桑椹 / 582
白芍 / 44，45，99，101，477
白芍药 / 44
白石脂 / 993，995，1008
白首乌 / 227
白斯巴色 / 562
白斯法也及 / 507
白四块瓦 / 654
白松 / 169
白苏 / 917
白苏子 / 916
白檀香 / 668，670，919
白藤 / 132
白头翁 / 45，47，454
白突鲁必的 / 252
白土茯苓 / 710
白薇 / 47，48，49，50
白鲜皮 / 50
白藓皮 / 50
白泻根 / 253，700，815

白杨 / 51
白药子 / 166
白衣背定 / 453
白英 / 52
白云香 / 205，206，567
白芸香 / 205，206，567
白杂赤 / 808
白哲 / 764
白芝麻 / 875，876
白脂麻 / 876
白芷 / 54
白术 / 55，56
百部 / 24
百合 / 30，31
百宋 / 169
百尾参 / 49
百样解 / 897
百子如力 / 286
百子如力艾尔买力 / 429
百子如力巴兰古 / 916
百子如力白赛里 / 811
百子如力白孜 / 948
百子如力比提合 / 676
百子如力海斯 / 39
百子如力黑亚尔 / 304
百子如力开日排斯 / 534
百子如力开日孜 / 528
百子如力库热斯 / 359
百子如力来斯克 / 80
百子如力里非提 / 725
百子如力里萨尼力艾买力 / 93
百子如力印地巴 / 364
百子如日热提白 / 487
柏芸幸藤 / 710
柏子仁 / 56
摆都宰 / 124，125
摆管底 / 450
摆莫哈蒿 / 805
败酱 / 38，39
败酱草 / 38，39，377

败泥八 / 49，58
拜赫曼 / 150
拜赫曼艾比也孜 / 504
拜赫曼艾合买尔 / 149
拜赫曼赛菲德 / 504
拜黑 / 911
拜日白日 / 548
拜日格安吉尔 / 724
拜赛勒 / 811
拜斯巴赛 / 562
斑布 / 616
斑唇马先蒿 / 554
斑鸠窝 / 173
斑玛 / 99
斑蝥 / 925
斑庄叶 / 294
板荒 / 483
板蓝根 / 59，489，490
板木 / 483
半枫荷 / 58
半考 / 148
半萨 / 59
半夏 / 59，61
半支莲 / 61
半枝莲 / 61
邦贝 / 215，538
邦见 / 538
邦见察屋 / 414
邦见嘎保 / 33
邦见嘎布 / 33
邦杰差沃 / 34，414
邦占-翁布 / 537
邦孜道布 / 418
邦子拖乌 / 826
帮贝 / 215
帮参塞固 / 656
帮令 / 166
榜阿玛保 / 1019
榜阿那保 / 688，690
榜贝 / 215

民族药中文名称索引

榜参布柔 / 728
榜餐布日 / 728
榜餐布如 / 728
榜嘎 / 86, 670, 671, 689
榜间 / 34, 538
榜间嘎保 / 33, 414
榜壳枪 / 649
榜拉梯 / 171
榜那 / 86, 671, 688, 689, 690, 798
榜孜毒乌 / 826
榜孜多沃 / 826
榜孜多乌 / 826, 828
榜孜加巴 / 826, 828
榜姿多乌 / 826
蚌毫花 / 465
包哈-额布苏 / 394
包家利幼 / 85, 117
包家桑 / 346
苞叶雪莲 / 795
胞衣 / 990
宝德-巴如拉 / 456
宝德-古日古木 / 760
宝德萨 / 1001
宝德-朱如拉 / 843
宝格音-额布日 / 955
宝格音-雅森-额布日 / 955
宝根-宝勒岱 / 796
宝根-额布日 / 955
宝哈-古热森-居日和 / 982
宝哈-古热森-珠日和 / 982
宝罕-其其格 / 537
宝玛音-浩日 / 192
宝日布如纳格-乌布斯 / 220
宝日查-额布斯 / 91
宝日查-额布苏 / 91
宝日车-额布斯 / 91
宝日楚根-其其格 / 717
宝日-嘎 / 212, 221
宝日-嘎布日 / 970
宝日-洪连 / 282

宝日-吉如格 / 747
宝日-莫乐黑-绰鲁 / 995
宝日尼勒-地格达 / 907
宝日-扫日老 / 343
宝日-苏格莫勒 / 833
宝日-苏格木勒 / 833
宝日-温都苏 / 282
宝绒宁 / 982
保光 / 959
抱勒 / 641
豹阿 / 926
豹骨 / 926
豹骨胶 / 927
碑满帅 / 583
北白头翁 / 47
北百合 / 30
北败酱 / 39, 377
北败酱草 / 375
北板蓝根 / 59
北虫草 / 934
北豆根 / 62, 595
北寒水石 / 993, 994
北京石韦 / 634
北京-塔日努 / 356
北沙参 / 63, 160
北山楂 / 819
北葶苈子 / 697, 698
北五加皮 / 757
北五味子 / 492, 732
北延胡索 / 806
贝嘎 / 566, 567, 597
贝嘎尔 / 566
贝萝 / 426
贝母 / 31, 109, 872
贝纳 / 13
贝亲 / 3
贝者朵尖 / 203
贝治牙扎 / 203
贝珠牙扎 / 203
本斯鲁亲 / 687

苯巴建 / 12
崩查 / 960
崩命因 / 931
泵阿 / 84, 86
泵-阿音-那布其 / 86
泵那格 / 84
泵日阿 / 960
鼻膏抽 / 978
鼻尼色 / 710
比比罕 / 291, 294
比比喊 / 291
比比蒿 / 31
比毕喊 / 294
比代 / 151
比代斯台尔 / 941
比到笑 / 478
比德欧如合 / 487
比地米西克 / 305
比地乌拉盖 / 487
比都独 / 206, 709
比豆 / 110
比多暗 / 236
比恩都克 / 203
比嘎暗 / 346
比干棍 / 846
比干炸 / 483
比杠 / 66, 67, 480, 481
比狗 / 36
比广棍 / 80
比合白然德 / 31
比合马尔江 / 968
比合乃 / 418
比合其尼 / 21
比合日巴斯 / 136
比合苏斯 / 209
比合台尔混库依 / 2
比核桃 / 257
比加枪 / 354
比加抢 / 554

民族药中文名称索引

比坚豆 / 175
比坚伦 / 608
比卡杂热 / 265
比郎棍 / 316
比辽来 / 680
比邻，此哥木 / 422
比噜耶涩诺七 / 460
比鲁 / 883
比玛拉 / 1015
比满 / 620, 635, 636
比猛 / 464
比那夫西 / 684
比乃非谢吉 / 684
比怕 / 977
比思的 / 6
比斯塔 / 6
比西 / 295
比谢龚 / 256
比摇扁 / 592
比也 / 723
比也欧如合 / 722
比依达乃 / 722
比皂哭 / 864
比子 / 445, 912
必改 / 467
必灵吉可卜黎 / 664
必灵极可不里 / 664
必思塔 / 6
毕比撇 / 31
毕毕林 / 64
毕毕露木 / 510
毕别排 / 31
毕别早 / 31
毕嘎木拉 / 113
毕格板 / 996
毕卡 / 84
毕勒楚图-地格达 / 464, 868, 870
毕勒瓦 / 478
毕勒珠海音-玛哈 / 961
毕力格图-那布其 / 515

毕立渴 / 90
毕玛拉 / 997
毕其罕-敖日浩岱 / 667
毕日达萨金 / 173
毕日冒克 / 902
毕日莫各 / 902
毕日漠格 / 902
毕日木格 / 902
毕日阳古 / 760
毕特格图 / 735
荜茇 / 64, 65
荜毕灵 / 64
荜荜灵 / 64
荜拔 / 64
荜澄茄 / 66, 67, 481
萆薢 / 23, 467, 468
蓖麻油 / 68
蓖麻子 / 67
篦齿虎耳草 / 775, 837
避蛇雷 / 789
扁刺蔷薇 / 68
扁蕾 / 69
扁桃 / 15
扁叶珊瑚盘 / 624, 625
苄 / 173
遍地锦 / 676
表依图乌鲁诺 / 466
鳖甲 / 927
鳖甲胶 / 927
别打 / 658
别的西答儿 / 941
别日木格 / 902
别斯提法也 / 507
别乌苦空 / 269
槟榔 / 70
冰片 / 9, 14, 71, 72, 73, 868
冰球子 / 593
柄比蒿 / 31
柄碧拍 / 31
并头黄芩 / 316

病都独 / 206
波波罕 / 166
波豆底沙碧 / 864
波豆豆沙碧 / 864
波尔琼 / 394
波嘎梯 / 30
波棱瓜子 / 74, 76, 476
波炼 / 999
波摸硬 / 166
波日勒吉根 / 787
波斯阿魏 / 3
波西 / 1000
波痫 / 455, 500
播更慢胸溜 / 854
播娘蒿 / 698
播整陆 / 864
伯郎吉 / 664
伯芩-苏勒 / 234
伯思八你知 / 507
伯思八牙 / 507
伯依嘎尔 / 205
勃布来占 / 82
勃道 / 418
勃钦-苏勒 / 234
勃仁乃赛音 / 185
勃仁-芍沙 / 161
勃日嘎 / 738
勃丈 / 468
勃哲热拉勒 / 234
亳菊 / 363
铂和 / 359
博格日乐吉根 / 787
博吉-若拉勒 / 234
博落回 / 76, 77
博热勒吉格讷 / 873
博衣舍勒 / 999
薄给抓 / 30
薄更摇 / 854
薄荷 / 73, 74
薄荷脑 / 73, 74

民族药中文名称索引

薄荷素油 / 73, 74
薄荷油 / 73, 74
薄加略供 / 526
薄姜得 / 709
薄冷 / 646
薄敏苦死 / 611
薄秋正 / 572
薄仁-芍沙 / 161
薄丈达 / 709
薄指 / 201
檗黄生 / 724
卜撒的 / 968
卜昔林 / 811
补都老 / 232
补都西哈克欧如合 / 80
补都西哈克欧提 / 78
补谷索索 / 868
补骨脂 / 77, 78
补顾 / 429
补累 / 914
补里阿 / 868
补洛色 / 747
补翁唉 / 110
补血草 / 150
补牙 / 64
补业阿史 / 739
不敌射 / 526
不来俄 / 308
不连 / 999
不罗 / 763
不纳福沙 / 684
布布浪 / 64
布尔-博热勒吉格讷 / 873
布嘎莫拉 / 113
布嘎木拉 / 113
布和-查干-毛敦乃-乌热 / 110
布火 / 455
布玖 / 975
布卡冷 / 995
布卡曲衣斯 / 962

布勒道格 / 1001
布里莫补此 / 882
布力顺-额莫 / 64
布两 / 355
布林 / 999
布鲁尔 / 367
布马炼 / 999
布热-好日海 / 976
布热-浩如海 / 976
布日布哈尔 / 282
布日论 / 999
布如格瑞 / 1004
布如拉那格-扎他召尔 / 312
布如勒那格 / 978
布如勒沙 / 978
布赛提 / 968
布绍祖 / 227
布舍勒泽 / 622, 624
布什都补此 / 868
布什都黑此 / 868
布什都扎 / 682
布什乌都 / 978
布斯嘎日-莫拉 / 113
布斯嘎日-木拉 / 113
布苏夯 / 299
布苏杭 / 299
布苏航 / 299
布西 / 999, 1000
布西勒斯, 额力音-斯古勒-其
　其格 / 607
布歇孜 / 622
布歇子 / 622
布协 / 622
布协则 / 622
布协孜 / 622, 624
布许米门 / 394
布牙 / 374
布牙乌热克 / 374
布仰 / 355
布依马代然 / 9

布幼打 / 608
布泽西 / 275, 282
布泽西勒 / 282
布祖哈 / 194

C

嚓贝争哇 / 634
擦尔翁嘎尔波 / 835
擦拉 / 1010
擦勒 / 1016
擦日泵 / 540
擦瓦 / 386
才 / 1016
才敦 / 437
才儿恩 / 191
才玛达尔都木 / 191
才玛尖 / 78
才屯 / 437
才温 / 191
才子哼噜 / 349
菜花蛇 / 928
参巴珠玛 / 152
参夙吾里 / 494
参夙吾里克破里 / 495
参目赤瓦 / 147
蚕茧 / 928
蚕茧壳 / 928
灿格日 / 434
苍耳 / 78
苍耳草 / 78, 81, 409
苍耳子 / 80
苍术 / 56, 81
操格色利德 / 82
糙苏 / 511
草代哇 / 604
草果 / 82, 768
草果仁 / 83
草红花 / 272
草决明 / 368
草老奢景 / 923

草莓 / 83, 190
草莓苗 / 84
草威灵 / 856
草乌 / 84, 86, 118, 177, 178, 209
草乌头 / 84
草乌叶 / 86
草血竭 / 87, 553, 793
草玉梅 / 88, 292, 293
草原老鹳草 / 394
侧柏叶 / 89
侧如日沙尼克 / 599
策都木 / 437
策敦木 / 437
策革 / 975
叉分蓼 / 90
叉浊巴 / 697
查巴嘎 / 151
查贝 / 634, 635
查此阿 / 847
查尔怕卡 / 946
查尔塔亚干 / 352
查尔衣朗 / 951, 969
查干-阿拉腾-哈日布尔 / 183
查干-巴特尔 / 27
查干邦占 / 848
查干-泵-阿 / 670
查干泵嘎 / 670
查干-泵瓦 / 27
查干-博热勒吉格讷 / 873
查干-查那 / 99
查干-达格沙 / 192, 840
查干-达吉德 / 306, 793
查干当棍 / 157
查干-迪格巴 / 967
查干-额日艳-毛盖 / 951
查干-嘎 / 597
查干-干达嘎日 / 873
查干-高腰 / 557
查干-高要 / 557

查干格其 / 345
查干-古古勒 / 205
查干-浩日 / 306
查干-呼日 / 306
查干-胡朱 / 284
查干-霍日 / 306
查干-勘巴阿荣 / 152, 765
查干-莫勒黑-朝鲁 / 993
查干-尼瓦 / 871
查干-萨日达马 / 325
查干-桑贼 / 895
查干-扫日劳 / 63
查干舍拉 / 39
查干-苏格木勒 / 185
查干-塔日努 / 454
查干-特木尔-敖日阳古 / 701, 745
查干-特木尔-地格达 / 396
查干-特日乐吉 / 183
查干-温都斯 / 678
查干-温都苏 / 850
查干-乌朱莫 / 517
查干-叶蒙 / 746
查干-叶孟 / 745
查干-赞丹 / 668
查干-珠勒根-其木格 / 414
查国玛布 / 151
查国门巴 / 151
查黑勒德格音-乌日 / 440
查架哈吾 / 624, 701
查卡克欧提 / 528
查卡克欧提欧如合 / 528
查康达 / 437
查拉帕 / 815
查木古尔 / 447
查木古尔欧如合 / 725
查那-其其格 / 44, 99
查皮 / 212
查日森-奥依莫 / 234
查日森-乌热 / 764

查森-多斯勒-朝鲁 / 1005
查森-多斯勒-绰鲁 / 1005
查森-疏 / 1006
查森-塔拉哈 / 867
查申莫 / 335
查哇嘎 / 738
查乌 / 349
查洋 / 967
茶绒 / 496
察巴嘎 / 151
察榜 / 835
察尔榜 / 835, 836
察尔江 / 835
察尔旺嘎保 / 835
察拉 / 1010
察马兴 / 243
察热坚 / 1000
察翁 / 835
察浊 / 334, 698
差给堆孜 / 983
差母来穷瓦 / 938
拆不牙刺 / 419
柴布日-阿给 / 765
柴胡 / 91, 92, 896, 897
柴胡草 / 896
柴首 / 92
柴增帕维 / 780
蝉蜕 / 930
蟾酥 / 929, 930
产单赛非德 / 668
产地克外瓦热克 / 1015
菖蒲 / 646
长梗绞股蓝 / 339
长果莩荚 / 64
长果婆婆纳 / 514
长花马先蒿 / 554
长毛风毛菊 / 203
长松萝 / 656
长嘴老鹳草 / 395

民族药中文名称索引

常春藤 / 571
朝高日根 / 54
朝哈日-萨日娜 / 30
朝即马夕厘 / 451
朝伦-雄胡 / 1019
朝您-哈日莫各 / 229
朝鲜人参 / 277
车巴枝 / 732
车前草 / 92,95
车前子 / 93
车油根 / 320
沉香 / 27,96,98
辰善亩欠 / 49
陈大蒜 / 146
陈皮 / 95,96
称木鲁帕 / 201
澄茄 / 67
澄茄子 / 480
赪桐 / 107
迟马宗 / 626
迟诺早维 / 812
迟糯早唯 / 812
尺悄加布 / 157
齿叶玄参 / 789
赤包 / 98
赤包子 / 98
赤雹 / 98
赤飑 / 98
赤飑子 / 98
赤丹皮 / 476,477
赤德尔姆 / 275
赤地龙 / 933
赤地榆 / 907
赤豆 / 101
赤胫散 / 98,99
赤列 / 795
赤青 / 215
赤青推玛尔 / 215
赤芍 / 45,99,101,477

赤芍药 / 99
赤石脂 / 993,995,1008,1015
赤斯 / 171
赤小豆 / 101,409
赤行热巴间 / 342
赤须 / 164
赤术 / 56
赤祖 / 348
充卡克尔 / 82
充衣朗 / 969
冲德日 / 232
茺蔚子 / 104
虫草 / 933,934
重楼 / 102
臭灵丹草 / 105
臭皮 / 602
臭梧桐根 / 107
出列 / 201
初子琼 / 341
除风草 / 796
滁菊 / 363
滁州当归 / 708
雏唉 / 730
楚冲瓦 / 176
楚麻麻 / 124,125
楚切 / 703
楚日萨 / 706
楚斯仁-日哈格 / 791
楚松-额布日 / 958
楚文 / 764
川白薇 / 49
川白芷 / 55
川贝 / 108,109,872
川贝母 / 108,109,872
川赤芍 / 99,477
川党参 / 159
川灯心草 / 164
川防风 / 200
川甘蒲公英 / 515
川藁本 / 221

川枸杞 / 229
川红花 / 271
川黄柏 / 301,303,767
川椒 / 295
川槿皮 / 733
川楝子 / 110,111
川木通 / 111,113,483
川木香 / 113,114,485
川牛膝 / 114,115,499
川射干 / 116
川桐皮 / 250
川乌 / 117,118,178,209
川吾 / 393
川西小黄菊 / 142
川西獐牙菜 / 70,870
川香薷 / 500
川芎 / 120
川郁金 / 846
川泽泻 / 867
穿壁风 / 245
穿破石 / 872
穿心莲 / 118,119,434
穿心莲叶 / 118,119
船形乌头 / 670
垂盆草 / 121
垂头菊 / 122
唇香草 / 778
绰鲁乐格-乌热 / 378
绰伦-雄胡 / 1019
绰伦-朱岗 / 1011
慈阿白 / 360
磁石 / 995
次巴加娃 / 42
次木吉 / 456
刺柏 / 123
刺柏膏 / 123
刺柏叶 / 123
刺柏叶膏 / 123,124
刺儿恩 / 191,431
刺红珠 / 767

刺蒺藜 / 326
刺老包 / 128
刺梨 / 124, 126
刺梨根 / 125
刺梨果 / 124
刺梨叶 / 125
刺玫瑰花 / 126
刺玫果 / 126
刺乞马黑酥里 / 989
刺忒牙纳 / 658
刺桐 / 249
刺袜 / 345
刺猬皮 / 931
刺五加 / 127
刺西牙那根 / 319
葱白 / 614
葱根 / 614
葱头 / 614
楤木 / 128, 129
丛菔 / 128
粗糙黄堇 / 129, 130
粗俄 / 996
酢浆草 / 130
醋期诗 / 26
村建 / 1015
寸都茵-乌日格斯 / 864
搓更乃尼 / 611
措其 / 1010

D

达 / 960, 961
达布 / 586
达布尔 / 586
达布堪扎 / 588
达布坎扎 / 586, 588
达布桑 / 538, 539
达才吉都 / 308
达措尔 / 992
达迪日益格 / 730
达杜拉 / 451

达莪 / 455, 456
达尔布 / 586
达尔嘎 / 257
达尔其尼卡坡里 / 564
达尔亲 / 563
达尔亲古丽 / 564
达尔相 / 582
达嘎 / 257
达格木-扎特召尔 / 297
达格沙-嘎日布 / 192
达格希勒-嘎布尔 / 71
达古尔-珠勒根-其木格 / 537
达古日-道老闹 / 599
达果 / 805, 976
达好豆棍 / 682
达合莪 / 455
达合玛 / 186
达夹 / 1002
达聚 / 101
达拉锅朱 / 715
达里 / 187, 404, 405
达里美都 / 404
达丽 / 183, 404, 405
达马嘎拉 / 538
达玛 / 186, 187, 405
达玛渣窝 / 218
达美彭普 / 976
达门思巴坚 / 223
达穹玛扎 / 925
达曲 / 1016
达日布 / 586
达日非里非力 / 64
达日嘎 / 257
达日兴 / 582
达日兴布如 / 582
达瑞雅干 / 697
达桑 / 538
达松 / 426
达哇 / 682
达瓦哦 / 308

达瓦欧里艾日乃比 / 412
达瓦若茂 / 308
达唯扎哇 / 28
达希勒 / 566
达夏 / 323
达云巴 / 557
达杂 / 1002
达折合 / 491
达哲 / 586
答儿不的 / 252
答摸抵万 / 471
答皮拨 / 449
答悟 / 455
打得连学 / 226
打箭菊 / 142
大白花蛇 / 952, 969, 970
大百解 / 131
大坂山杜鹃 / 186
大驳骨 / 803, 805
大车前草 / 92
大堆欲 / 67
大鹅不食草 / 194
大萼党参 / 160
大发表 / 132
大发汗 / 132
大风艾 / 7
大风藤 / 132, 133
大风子 / 134
大风子仁 / 134
大枫子 / 134
大腹皮 / 71
大高良姜 / 222
大果木姜子 / 134
大果木姜子油 / 135
大过路黄 / 350
大寒药 / 826
大红袍 / 135
大黄 / 136, 803
大黄草 / 622
大黄藤 / 138, 139, 316, 686

大黄药 / 139
大茴香 / 19
大活 / 55
大基 / 927
大戟 / 140, 356, 358, 394
大戟膏 / 140
大戟脂 / 141
大接骨丹 / 649
大界扁 / 234
大金不换 / 167
大金美丹 / 7
大救驾 / 882
大蠊 / 935
大芦 / 418
大麻药 / 143
大猫眼草 / 455
大米 / 143
大木比替力 / 152
大青盐 / 997, 998
大青叶 / 144, 145
大沙棘 / 586, 588
大生地 / 171
大蜀季花 / 145, 642
大树甘草 / 212
大蒜 / 146
大菟丝子 / 715, 716
大托叶云实 / 147
大瓦来克 / 656
大血藤 / 148
大叶补血草 / 149
大叶紫珠 / 922, 923
大玉竹 / 851, 889
大芸 / 557
大枣 / 151
大栀子 / 883
大追风 / 152
大籽蒿 / 152, 370, 542, 765, 766
大紫丹参 / 156, 904
傣百部 / 682
代阿那 / 996

代等 / 676
代合乃吉 / 996
代驾 / 772
代密里艾合外引 / 791
代那派让 / 996
代如乃吉 / 836
代如乃吉艾克热比 / 836
代哇 / 836
代瓦德如 / 89, 851, 852
代赭石 / 1017, 1019
黛口掌 / 634
丹布嘎日 / 574
丹布嘎日-曼巴 / 573, 574
丹参 / 155, 156, 178, 179, 180, 904, 906
丹查 / 67, 68
丹皮 / 476, 477
丹饶合 / 67, 68
单花芍药 / 99
胆矾 / 996
胆南星 / 154
桓木阿黑云 / 791
桓木哈荣 / 791
淡竹叶 / 156, 157
当顿摆 / 520
当遁 / 250, 520
当剁 / 250, 520
当岗哇 / 938
当更 / 157
当庚那保 / 157
当归 / 157, 159
当棍 / 157
当娜 / 212
当娜冬赤 / 514
当日丝哇 / 129, 130
当药 / 870
党参 / 64, 159, 857
档嘿 / 111
档窝凯 / 7
刀豆 / 161

倒浮莲 / 891
倒扣草 / 499
倒提壶 / 162, 163
道格担 / 145
道格新-嘎 / 221
道古勒-乌布斯 / 377
道古日格-宝根图来 / 423
道老闹 / 599, 820
道扎 / 195
得 / 875
得吉巴 / 192
得勒纳 / 875
德得-鲁都得-道尔吉 / 589, 590
德尔玛玛 / 690
德黑 / 82
德伦乃赛音 / 82
德玛美多 / 186
德哇固苏玛 / 180
德瓦 / 59, 144
灯笼草 / 663
灯台七 / 102
灯心草 / 163, 164
灯盏花 / 164, 165
灯盏细辛 / 164, 440
等磨林 / 618
低沙萨 / 885
滴嘎 / 875
迪格斯仁 / 967
迪勒纳克 / 875
底点茄 / 332
底野迦 / 841, 843
地柏枝 / 165, 166
地板藤 / 171
地比克 / 513
地不容 / 166, 167
地达加布玛 / 69
地胆草 / 167
地丁 / 372, 870, 907, 909
地丁草 / 372, 907

地丁类 / 909
地耳草 / 169
地肤子 / 170
地格达 / 298,464,871
地瓜藤 / 171
地哈 / 915
地黄 / 171,173,641
地锦 / 173
地锦草 / 173
地骷髅 / 426,427
地龙 / 932
地枇杷 / 171
地森 / 967
地髓 / 173
地乌泡 / 175
地蜈蚣 / 175
地衣 / 625
地拥根 / 171
地榆 / 176,907
帝苦 / 92
帝苦浪亚 / 92
蒂巴 / 967
蒂巴那保 / 967
蒂达 / 70,297,298,464,776,
　836,837,868,870,871
蒂达加布 / 836
蒂达然果玛 / 297
滇八角枫 / 17
滇藏方枝柏 / 852
滇草乌 / 177,178
滇柴胡 / 896
滇常 / 304
滇丹参 / 178,904
滇丁香 / 182
滇独蒜兰 / 593
滇杠柳 / 262
滇桂艾纳香 / 7
滇鸡血藤 / 332
滇瞿麦 / 552

滇老鹳草 / 394
滇扇 / 304
滇天冬 / 682
滇王不留行 / 719
滇紫草 / 862,863
滇紫草根 / 904
颠卢 / 346
颠路 / 346
垫江丹皮 / 477
垫状卷柏 / 365
钓藤 / 233
调嘎龙金 / 355
调乃 / 822
掉老 / 622
爹老 / 634
迭达 / 776
丁香 / 180
丁香罗勒 / 428
丁香罗勒子 / 428
钉头 / 1019
鼎突多刺蚁 / 944
定昂 / 833
定孜亚 / 965
东阿胶 / 935
东北透骨草 / 702
东贝 / 109
东布额 / 679
东当归 / 159
东嘎 / 384
东卡 / 384
东拉 / 221
东纳丝哇 / 130
东琼嘎惹 / 616
东日拉 / 902
东日丝巴 / 129,130
东日丝哇 / 129,130
东瑞 / 1013
东桃树 / 779
东窝萧 / 241
东五加皮 / 127

东相 / 404
东泽 / 1017,1019
东泽玛尔布 / 1017
东泽末布 / 1018
东泽木保 / 1018
东泽木布 / 1018
冬尺 / 980
冬虫夏草 / 933,934
冬虫夏草菌粉 / 935
冬虫夏草菌丝体 / 935
冬葵 / 146,182,183
冬葵果 / 182,183,643
冬葵子 / 182
冬莲 / 703
冬那端迟 / 514
冬那端赤 / 514
冬纳冬扯 / 514
冬青叶 / 183,184,185
冬青油 / 184,185
冬升崴 / 896
冬威龙 / 426
咚多 / 325
董那童赤 / 514
董惹 / 1013
董热苦空 / 269
董枕密 / 130
冻盆诗 / 663
洞泥鳅觅 / 290
洞幸崴 / 812
都阿能 / 227
都背本 / 465
都本盆 / 465
都比灭 / 253
都播久茹 / 872
都出能 / 654
都当 / 128
都顿 / 188
都高洛 / 570
都格莫宁 / 880
都谷如 / 648

民族药中文名称索引

都红阿路嘎 / 809
都见香 / 89
都见秀 / 56
都介巴 / 796
都就 / 18
都拉 / 524
都拉高孜弯 / 162
都拉乃 / 599
都柳菌 / 580, 582, 583, 585
都龙知 / 836
都卢拿只 / 836
都麻 / 29, 837
都敏培 / 58
都木纳格-道木日黑 / 514
都日布乐吉-乌热 / 104
都绍阿路嘎 / 809
都唐冲木 / 570
都透松 / 703
都瓦必萨瓦 / 682
都乌维 / 826
都药今 / 749
都爪奴 / 891
都孜达里 / 404
都孜嘎贝达 / 282
都嘴都索 / 188
兜布加非 / 854
兜晒乎 / 891
兜窝刚巴利 / 601
兜咋 / 621
斗巴 / 967
斗鸡盖 / 56, 89
斗卡修 / 18
斗毛娘 / 880
斗森 / 967
斗蛙播 / 229
斗蛙艰 / 580, 582, 583, 585
斗修 / 18
斗野给 / 410
斗鳌空 / 703
豆榜乃 / 477

豆磅囊 / 477
豆比吼哈枪 / 572
豆豉姜 / 66
豆斗欧 / 368
豆嘎勒 / 465
豆嘎脑牛 / 301, 752
豆嘎仰 / 465
豆蔻 / 185, 186, 768
豆里欧确 / 885
豆你牛 / 366
豆你欧角 / 885
豆欧卡 / 735
豆批囊 / 227
豆枪 / 56, 89
豆收 / 763
豆蛙五番 / 188
豆威 / 601
豆窝给加菲幼 / 408
豆约 / 648
豆正衣 / 110
毒毛妞 / 880
毒蜜 / 939
毒孜热卜司 / 352
独丁子 / 351
独定子 / 351
独根药 / 717, 721
独活 / 532, 708
独角莲 / 27
独其 / 141
独行菜 / 334
独行菜子 / 698
睹官兰里 / 930
杜鹃花 / 186, 187, 405
杜鹃叶 / 405
杜牛膝 / 499
杜日布勒吉-乌热 / 104
杜日瓦 / 42
杜若 / 222
杜仲 / 188, 189
杜嘴该 / 922

肚娃鸡 / 246, 247
度格模农 / 402, 880
度模牛 / 402, 880
短婆茶 / 6
短穗兔儿草 / 84, 189, 190, 277
短穗兔耳草 / 277
短嘴老鹳草 / 395
堆甲 / 195
堆浪古久 / 441
堆孜巴多 / 192, 323
堆孜伟丹 / 455, 456
堆紫 / 383
堆紫瓦玛曾 / 108
对叶莲 / 781
对坐叶 / 190
敦布-热拉勒 / 468
敦布热惹 / 165, 166
敦布赛保 / 309
敦赤 / 980
敦达合 / 442
敦母达合 / 442
敦母索恰 / 557
敦尼德 / 5
趸乎龙 / 854
顿布多杰秋 / 394
多宾萨瓦 / 682
多布吉 / 637
多刺绿绒蒿 / 191, 431
多丹 / 145, 642
多都莫 / 87
多嘎布 / 1017
多合安 / 1015
多甲 / 195
多甲木保 / 1017
多居 / 1015
多伦赤芍 / 101
多如乃 / 836
多乌杰布 / 1012
多腺悬钩子 / 787
多叶棘豆 / 192, 324, 325, 840,

1036

841

多叶棘豆 / 841
多争唯 / 320
多支旦 / 1017
多嘴浪 / 854
哆甲 / 195
夺红 / 76
朵列 / 993,995,1008
朵美剧 / 938
朵鱼支薄日 / 466
惰志齐 / 719

E

阿胶 / 935
屙八杀 / 330
屙根夜 / 169
屙脚跟 / 190
屙赖嫩 / 34
屙莽灭 / 434
屙薯该 / 130
屙仰 / 360
俄巴则玛 / 626
俄倍牛 / 732
俄补撒列 / 589
俄楚 / 128
俄大夏 / 323
俄蒂 / 837,870
俄朵布桑 / 203
俄吉秀 / 203
俄吉秀尔 / 203
俄闷董赤 / 514
俄培牛 / 732
俄意杰布堆孜达莪 / 455
莪达夏 / 323
莪大夏 / 192,193,323,324
莪代哇 / 414,604
莪德哇 / 604
莪嘎 / 123
莪吉秀 / 203
莪茂 / 194

莪区森得尔莫 / 365
莪曲 / 1008
莪斯 / 808
莪术 / 194,337
莪术油 / 195
鹅不食草 / 193,194
鹅敦 / 78
鹅起诗 / 394
额布日图-菱华 / 27
额布森-古日古木 / 269
额嘎 / 314,739
额给哥坝 / 343
额及俄 / 349
额拉-帕拉木 / 185
额乐吉根-齐苏 / 960
额勒吉根-赤苏 / 960
额勒吉根-其很-那布其 / 511
额勒吉根-奇很-纳布其 / 511
额力格乃-希莫 / 983
额力根乃赛音 / 269
额莫音-芒来 / 259
额莫-占巴 / 182
额莫-壮西 / 993,994
额热-阿拉坦-呼胡尔 / 1013
额热-占巴 / 145,642
额热-壮西 / 994
额日当棍 / 157
额日-高勒都-宝茹 / 180
额日和藤乃-嘎日 / 508,637
额日赫腾乃-嘎日 / 637
额日-诺高 / 309
额日-热拉勒 / 468
额日颜-毛盖 / 978
额日颜-唐普如木 / 686
额日彦-翁格图 / 570
额日-占巴 / 145,642
额什阿玛 / 389
厄什呷玛 / 749
恩布 / 335
恩布其吐 / 342
恩纳牛 / 262

恩乃诗 / 279
恩培利亚实 / 664
恩施巴戟 / 17
恩斯格 / 989
恩特格-杜格莫宁 / 880
恩赞锡 / 796
儿茶 / 195,197
儿钩阶 / 111
儿起诺起 / 526
尔嘎色 / 121
尔借取 / 795
尔吾 / 888
二勾于 / 111
二色锦鸡儿 / 243

F

发麻幸砚 / 634
法便 / 742
法而非荣 / 141
法格热 / 295
法玛鲁鲁 / 776
法那子 / 686
法纳乞子 / 686
法瓦尼亚 / 99
帆帕干 / 370
番察 / 1001
番红花 / 857
番椒 / 386
番木鳖 / 442
番泻叶 / 198
翻白菜 / 720
翻白草 / 197,719,720
凡帕嘎 / 370
蕃拉卜 / 426
反帕嘎 / 370
方儿茶 / 197
方海 / 967
防风 / 199,200
防己 / 133,134,200,201,239,486,487
房 / 1003

1037

访分匹 / 387
放达蛸 / 149
飞飞的 / 64
飞龙掌血 / 201
飞龙掌血根皮 / 201, 202
飞龙掌血叶 / 202
飞拢 / 656
非肯 / 377
非里非力 / 64
非里非力达热孜 / 64
非喃 / 387
非洲防己根 / 201
蜚蠊 / 935
肥介 / 812
榧子 / 203
肺难 / 387
肺膝盖拍 / 107, 108
费皮 / 387
分都克 / 508
分经草 / 700
分心木 / 258
分因 / 3
坟介佃 / 812
粉草薢 / 23
粉防己 / 134, 200, 201
粉葛 / 226
粉枝莓 / 788
丰城鸡血藤 / 332
风毛菊 / 203
风藤 / 245
枫香脂 / 205, 567
蜂花粉 / 936
蜂胶 / 937
蜂蜜 / 938, 939
蜂蜜（制）/ 939
蜂蜜干膏 / 939
凤丹皮 / 477
凤凰衣 / 937, 950
凤尾草 / 204
佛手参 / 637

夫答那知 / 240
夫答你知 / 240
夫郎 / 85, 117
跌 / 769
伏毛铁棒锤 / 688
芙藁 / 403
芙蓉叶 / 477
茯苓 / 206, 207
茯苓块 / 206
茯神 / 207
茯神木 / 207
浮海石 / 998
浮石 / 998
福地乃吉 / 240
福建山药 / 598
福尼都克 / 508
福排力 / 70
福斯土克 / 6
福五洼 / 521
付仙药 / 604
附子 / 208, 209
覆盆子 / 875

G

嘎 / 212
嘎阿九松 / 616
嘎阿绿松 / 616
嘎巴叉龚 / 715
嘎巴都 / 486
嘎巴又赊 / 262
嘎宝起兔 / 441
嘎保尔 / 1015
嘎保切图 / 727
嘎贝哲布 / 287
嘎毕拉音-海力斯 / 563
嘎冰官 / 947
嘎布 / 71
嘎布赤丹 / 486
嘎布德 / 287
嘎布热 / 999

嘎芫阿米 / 423
嘎德尔 / 275
嘎迪拉-吉木斯 / 478
嘎地日 / 478
嘎丢豆浆桑 / 257
嘎都 / 98
嘎都儿 / 275
嘎都尔 / 102, 396, 552, 805, 806
嘎都尔曼巴 / 273, 396
嘎都尔窝 / 805
嘎朵龙 / 346
嘎发 / 889
嘎嘎如 / 967
嘎高拉 / 82, 83
嘎格查-协拉 / 316
嘎给豆阿溜 / 411
嘎给谷 / 121
嘎给利 / 394
嘎给呢 / 394
嘎更 / 85, 117
嘎龚阿内溜 / 439
嘎龚布加非 / 854
嘎龚布梭学嘎 / 201
嘎龚倒丢劳读 / 17
嘎龚豆不脱 / 125
嘎龚豆搓洛 / 730
嘎龚豆榴 / 629, 630
嘎龚嘎勒豆嘎偷 / 692
嘎龚姜给收 / 846
嘎龚令豆得 / 648
嘎龚令豆朴木 / 128
嘎古拉 / 82
嘎古梨 / 306
嘎果搞日 / 445
嘎果拉 / 82
嘎海音-齐苏 / 988
嘎加 / 212
嘎甲 / 212
嘎举纳此 / 789

嘎拉苏瓦 / 737
嘎拉孜热 / 265
嘎郎冒昌 / 148
嘎勒-疏 / 1000
嘎伦-塔巴格 / 342
嘎伦-塔巴克 / 342
嘎玛 / 221,597
嘎玛儿 / 221
嘎玛尔 / 221
嘎-门-乌日 / 345
嘎米朱玛 / 456
嘎母 / 597
嘎木 / 212
嘎木捏 / 140
嘎那 / 944
嘎纳 / 944
嘎脑修 / 18
嘎欧务 / 915
嘎菩 / 762
嘎然萨 / 530
嘎染萨 / 530
嘎日迪音-浩木斯 / 232
嘎日那格 / 944
嘎如-浩日海 / 967
嘎若 / 102
嘎说沙 / 204
嘎思 / 335
嘎思尔) / 335
嘎吾江肖 / 430
嘎西贡-乌珠玛 / 41
嘎希古那 / 396
嘎肖 / 706
嘎羊厂 / 173
嘎扎 / 787
嘎扎郎 / 451
嘎札 / 597
噶高拉 / 82
噶果拉 / 82
尕几尔 / 288
尕架 / 212

该妮嘎热 / 384
改吉都米 / 967
改松 / 9
盖菜 / 250
盖及 / 1011
干巴日-茶 / 195
干查日-查达格其-查干 / 277,556
干蟾 / 930
干达尔 / 9
干达嘎日 / 788,873
干龚争谢烈 / 629,630
干姜 / 212,214,598,616
干姜片 / 212
干无 / 954
干杂捣 / 403
甘草 / 209
甘打嘎日 / 787
甘青大戟 / 358
甘青青兰 / 214,829
甘青青蓝 / 214
甘石 / 1005
甘松 / 215,217
甘松油 / 216
甘肃白头翁 / 47
甘肃刺五加 / 127
甘肃丹参 / 156,904
甘肃棘豆 / 217,218,324
甘肃棘豆膏 / 217
甘肃茜草 / 521
甘肃石韦 / 634
甘扎嘎日 / 787,788
杆哥匹 / 915
杆努尽烟 / 621
肝炎草 / 547,548
敢脑献 / 915
敢坦 / 30
冈朵穹 / 728
冈嘎穹 / 727
冈噶琼 / 727

冈吉拉茂 / 352
冈乃吉阿贝卡 / 727
刚奴日-乌布斯 / 575
刚梯格 / 1005
刚透 / 1005
刚针昌 / 730
刚坐 / 643
岗阿大 / 950
岗巴录 / 930
岗保昂 / 929
岗错里 / 954
岗嘎冲 / 381,727
岗嘎穹 / 727
岗嘎琼 / 727,728
岗给果钦 / 108
岗给僧琼 / 223
岗江 / 932
岗拉力 / 930
岗梅 / 219
岗梅根 / 219
岗如 / 954
岗锥嘎布 / 223
杠板归 / 218
杠柳答 / 87
杠扭达 / 87
高布润 / 952
高嘎得 / 359
高格斯勒 / 592
高格札 / 146
高龚锐果聂 / 494
高古得-乌日 / 359
高滚诗刁 / 882
高哈-吉木斯 / 493
高拉 / 82
高朗加 / 306
高乐图-宝日 / 180
高勒都-宝茹 / 180
高勒贵-花儿 / 45
高勒贵-花日 / 45
高丽红参 / 277

民族药中文名称索引

高良姜 / 221, 222
高莫斯勒 / 883
高鸟德 / 859
高努奶 / 256
高丘日 / 679
高沙八 / 316
高山红景天 / 275
高山辣根菜 / 128, 223
高丝诺 / 923
高塔 / 440
高维果汁 / 464
高乌头 / 433
高西拉 / 442
高腰海 / 557
高要-蔷会 / 355
高优 / 70
高优-阿拉坦-道斯勒-其其格 / 860
高优-巴沙嘎 / 551
高优-赫勒德斯图-其其格 / 860
高幽 / 70
高原蚤缀 / 866
高孜班 / 494
高孜班古丽 / 495
高孜弯印地 / 494
高孜万 / 494
高兹斑 / 494
睾丸粉 / 982
膏桐 / 224
膏桐木 / 224
搞批荡 / 327
槁路 / 929
稿夷 / 387
藁本 / 220
戈额 / 875
戈方 / 660
戈麻酣 / 259, 741
戈梅芳 / 660
戈株混南莽 / 224
哥额 / 875
哥方 / 660

哥龙娘 / 385
哥萝算龙 / 883
格播育吾 / 882
格蒂 / 870
格格勒 / 12
格更 / 269
格力艾尔美尼 / 995
格力买合土米 / 993
格鲁钵 / 526
格糯取 / 322
格蓬脂 / 5
格其 / 345
格奇给讷 / 528
格萨 / 481
格旺 / 965
格西古纳 / 136
格秀 / 663
格秀讷 / 136
格周丝哇 / 130
葛根 / 225, 226
葛菌 / 422
葛缕子 / 859, 860
葛麻菌 / 422
葛咱而 / 288
葛咱而子 / 289
蛤蚧 / 940, 979
隔诺起 / 322
隔山撬 / 226
隔山消 / 226, 907
隔夜犾娘 / 429
各社被 / 656
给波 / 976
给尔驯 / 572, 766
给吉嘎保 / 537, 538
给吉那保 / 538
给济 / 423
给脑先 / 240
给瓦木 / 965
给旺 / 965
给望 / 965

更方 / 660
更拢良 / 385
更舒嘎音-塔布日海 / 989
更珍 / 517
更真木 / 517
梗弓 / 589
梗米 / 143
梗囡 / 516
梗羞嘎 / 989
弓量 / 291, 294
公巴嘎吉 / 204
公丁香 / 180, 182
公罗锅底 / 339
功劳木 / 227
功劳叶 / 228
龚嘎豆不脱 / 124
龚嘎令潘闹 / 508
龚嘎正格收 / 846
龚枇杷 / 512
龚务骂 / 589
龚笑多 / 124, 125
汞 / 1008, 1009
共古尔提 / 1003
贡布如木 / 517
贡寒 / 843
贡菊 / 363
贡图格-布如 / 697
勾儿茶 / 690
钩藤 / 232, 233
钩藤儿茶 / 197
钩西 / 535
狗把 / 929
狗半夏 / 61
狗脊 / 228, 229
狗脊贯众 / 229
狗头赤芍 / 99
狗牙根 / 695
狗爪南星 / 683
苟尔滴 / 73
苟归 / 12, 13

苟日苟木 / 272, 857
枸杞 / 229
枸杞子 / 229
构树叶 / 231
购妈 / 929
购努进有 / 372
购俗 / 422
菰腺忍冬 / 355
古尔巴勒吉-乌布斯 / 573
古尔白衣比德波 / 305
古尔地刚 / 257
古哈 / 228
古库日德 / 1003
古里拿尔 / 629
古力卡卡 / 528
古丽达尔其尼 / 564
古丽高孜班 / 495
古丽海如 / 145, 642
古丽合提密 / 145, 642
古丽木艾斯排尔 / 269
古丽那尔 / 629
古丽苏如合 / 461, 532
古洛 / 291, 294
古尼虫草 / 934
古日本-其格特-主力根-其木格 / 34
古日迪克 / 297
古日古木 / 269, 272, 857
古瑞 / 528
古涂 / 725
古西马衣 / 986
谷的升 / 715
谷喊 / 247
骨嘎挨 / 649
骨碎补 / 234, 236
固公果根 / 233
固秀 / 663
故满贺 / 228
故赞旦 / 918
顾满活 / 228
瓜防己 / 201

瓜蒌 / 237
瓜蒌壳 / 236
瓜蒌皮 / 236, 237
刮丹皮 / 477
栝楼 / 237
栝楼皮 / 236, 237
栝楼仁 / 237
寡踩 / 891
挂道尔 / 958
挂桂俄 / 47
挂金灯 / 661
怪俄囡 / 497, 712
关白附 / 28
关苍术 / 82
关黄柏 / 301, 303
关木通 / 483
观音草 / 328
官底 / 448
官龚弯样巩 / 76
官令整豆桠 / 110
官佐 / 954
管底 / 448
管仲 / 237, 238, 470
贯众 / 468, 469, 470, 912, 914
光慈姑 / 594
光明草 / 458
光明盐 / 997, 998
光明子 / 428
光皮木瓜 / 478
光山药 / 599
光石韦 / 634
光叶巴戟 / 17
光阴史性 / 784
光枝勾儿茶 / 690
光知母 / 876
广陈皮 / 96
广地丁 / 871
广东海风藤 / 245, 332, 658
广东王不留行 / 719
广东紫珠 / 923
广豆根 / 594

广防己 / 133, 201, 239, 240, 487
广柑枳实 / 879
广哥 / 458
广谷草 / 747
广锅 / 458
广藿香 / 240, 241
广金钱草 / 349
广木香 / 483
广山药 / 598
广山楂 / 820
广天仙子 / 687
广西海风藤 / 133, 332, 658
广枣 / 241
归手 / 250, 520
龟板 / 941
龟背壳 / 941
龟甲 / 941
龟壳 / 941
鬼棒头 / 378
鬼箭锦鸡儿 / 242, 243, 661
鬼臼 / 776, 777, 849
鬼头蒜 / 592
贵勒森-出木 / 380
贵州穿心莲 / 433, 434
贵州桑寄生 / 408, 409, 581
贵州石斛 / 622
桂黑燕 / 246
桂勒森-楚莫 / 380
桂皮 / 563
桂圆肉 / 416
桂枝 / 244, 564
桂竹香 / 223
桂子 / 564
滚天龙 / 425
滚珠木 / 517, 518
棍都桑布 / 240
郭基拉 / 442
郭金啪 / 791, 1004
郭牛 / 859
郭扭 / 859

1041

民族药中文名称索引

郭女 / 859, 897
锅滇 / 872
锅菲 / 470
锅干 / 295
锅拢良 / 385
锅西泻 / 195
果巴 / 146
果改里 / 264, 265
果鸟 / 859
果齐拉 / 442
果塔 / 952
果吾 / 952
果西拉 / 442
果玉 / 70
果斋 / 70
果珍 / 952
果真 / 952
过合 / 940
过界锣迪 / 897
过苦果嘎 / 952
过路黄 / 350

H

哈八速里哈的的 / 1013
哈败 / 98
哈比日干-地格达 / 396, 464
哈比日根-地格达 / 396
哈必鲁蛮 / 631
哈宾蒿 / 107, 108
哈不毕勒 / 697
哈不里阿而 / 854
哈不里阿西 / 762
哈不里胡忒尼 / 470
哈布塔盖-阿日查 / 89, 124
哈布塔盖-查干-宝日其其格 / 23
哈刺子 / 854
哈丹-呼吉 / 634
哈担-阿日查 / 123
哈担-古日勃勒 / 940
哈担-呼吉 / 634
哈都罗火 / 88, 292

哈敦-古日布勒 / 940
哈敦-哈格 / 625
哈敦-海鲁木勒 / 983
哈尔海赛克 / 326
哈尔卡排里 / 854
哈管底 / 450
哈可西 / 697, 698
哈拉 / 84
哈拉玛-芍沙 / 161
哈啷喝 / 403
哈老莫德格 / 145
哈老其其格 / 145
哈累牛 / 830
哈里刺 / 259, 741
哈楼-其其格 / 145
哈伦-淖告 / 212
哈洛嘎保 / 642
哈洛-其其格 / 642
哈马洪 / 224
哈木嘎尔 / 29
哈娜罕 / 813
哈帕克欧如合 / 287
哈热厅 / 932
哈热-珠勒根-其木格 / 414
哈日-阿嘎如 / 96
哈日-敖日秧古 / 62
哈日-敖日映古 / 62
哈日-奥日浩岱 / 788
哈日-巴拉其日嘎纳 / 220
哈日-巴勒其日干那 / 220
哈日-巴勒其日根 / 220
哈日-泵阿 / 84
哈日布日 / 183
哈日布如玛 / 220
哈日-额莫 / 733
哈日-嘎布日 / 944
哈日-冈那古日-额布斯 / 795
哈日-贡吉德 / 875
哈日-桂勒斯 / 726
哈日-棍吉德 / 875

哈日-浩热素 / 84
哈日混 / 1
哈日-基立吉 / 34, 537
哈日-吉如格巴 / 358
哈日-玛嘎吉 / 875
哈日-玛灵高 / 916
哈日-毛盖 / 978
哈日-明鉴 / 743
哈日-赛拉 / 265
哈日-熟达格 / 618
哈日-唐普如木 / 570
哈日-特木日-奥日阳古 / 113, 746
哈日-特木日-地格达 / 69, 464
哈日-乌莫黑-吉格斯 / 618
哈撒其 / 326
哈石哈失 / 841
哈斯-哈塔胡尔-其其格 / 848
哈斯-哈特呼日-其其格 / 848
哈斯雅-宝日朝格 / 368
哈提里 / 282
哈新哈布 / 378
哈牙敏 / 9
哈芽拉勐因 / 370
嗨旦鲁 / 894
孩儿参 / 667
孩儿茶 / 195
海巴苏里艾地德 / 1013
海布勒开提尼 / 470
海尔拜克艾斯外德 / 693
海尔拜克斯皮得 / 397
海尔昌 / 967
海尔代鲁力艾比也孜 / 345
海风藤 / 244, 245, 246, 656, 658
海浮石 / 998
海金沙 / 246, 247, 248
海金沙草 / 247
海金沙藤 / 247
海金沙叶 / 247

民族药中文名称索引

海狸香 / 941, 942
海麻雀 / 962
海马 / 942
海南蒲桃 / 519
海螵蛸 / 943
海起帕 / 17
海日布再衣台力合 / 815
海日音-哈日-敖日浩岱 / 789
海赛克 / 326
海松子 / 44
海速木 / 9
海提热克 / 370
海桐皮 / 248, 249
亥利之 / 20
含都如 / 323
含毫 / 618
含羞云实 / 854
寒尔兴 / 1000
寒来买 / 250, 520
寒生能 / 626
寒水石 / 993, 994
罕好帕 / 618
罕晃 / 569
喊刮 / 569
蔊菜 / 250
汉毕勒 / 697
汉防己 / 201
汉挂 / 569
汉墨 / 359
汉桃叶 / 250, 252
汉梓瓜尼 / 819
汗子瓜呢 / 819
旱莲 / 471
旱莲草 / 471
菡萏 / 403
杭白芷 / 55
杭才尔 / 1002
杭嘎格其-乌兰 / 269
杭菊 / 363
蒿怀 / 973

毫命 / 335
毫命拉 / 194
好哩派 / 654
好命啷 / 194
好如海-其其格 / 371
浩伯 / 999
浩木哈-巴日格其 / 686
浩您-章古 / 78
浩宁-阿日查 / 89
浩宁-尼敦-其其格 / 920, 921
浩热素 / 84
浩日海-莫古 / 933
浩日海音-达日拉嘎 / 664
浩日海音-哈布他盖-乌兰-
　额莫 / 910
浩日图-宝日 / 188
浩日图-唐普如木 / 570
浩日音-达日拉嘎 / 259
浩如古博钦-其其格 / 171
浩如海-磨姑 / 933
诃黎勒 / 259, 262
诃子 / 259, 262, 742
诃子肉 / 262
喝逮坑 / 212, 615
喝兜玛 / 327
喝哈 / 714
喝勒 / 148
喝利乱 / 641
喝南因 / 789
喝帕格波累 / 614
喝心 / 212, 615
禾叶风毛菊 / 254
合成龙脑 / 71, 72
合丁欢 / 608
合果藤 / 253, 815
合果藤根皮 / 253
合好鸟 / 757
合欢皮 / 253, 254
何首乌 / 256, 257
和白芷 / 55

和圆子 / 480
河白草 / 218
河湖蛙 / 946
河江 / 233
河套大黄 / 138
河蟹 / 967
核桃 / 257, 258
核桃仁 / 257
荷包草 / 443
荷花 / 403
荷勒 / 148
荷利勒 / 259
荷叶 / 258
盒果藤 / 252, 253, 700, 815
盒果藤根 / 252
贺端烘 / 335
贺罗外亮 / 911
贺满谢 / 607
贺莫毫卵 / 194
贺莫晚罕 / 911
褐毛风毛菊 / 254, 255, 808
褐铁矿 / 998, 1017
赫贝 / 809
赫毫洪 / 699
赫乐-朝日给其-达布斯 / 1007
赫勒埃斯图-温都苏 / 15
赫勒-朝日格其-达布斯 / 1007
赫尼补 / 455
赫扑火 / 178, 904
赫热恩-奴德 / 680
赫热音-赫木赫 / 98
赫日亚齐 / 229
赫图 / 143
赫依-麻 / 543
赫意麻音-乌热 / 543
鹤草芽 / 750
黑冰片 / 944
黑布背 / 130
黑草乌 / 689
黑柴胡 / 92

民族药中文名称索引

黑翅土白蚁 / 945
黑大节密 / 634
黑多吗 / 327
黑刚崽 / 872
黑狗脊 / 229
黑骨藤 / 262
黑骨头 / 262, 263
黑故子 / 77
黑规密 / 475
黑棍喊 / 246, 247
黑哈尔八吉 / 693
黑胡椒 / 284, 286
黑急莲 / 733
黑坚荒 / 491
黑胶香 / 264
黑节草 / 622
黑芥子 / 345, 346
黑巨胜 / 265
黑巨胜 / 40, 267
黑拉非白里合 / 305
黑拉母孜嘎 / 426
黑榔合 / 403
黑黎提提 / 3
黑里开兰 / 82
黑里亦子 / 287
黑林齐图-好日海 / 967
黑绿花 / 803
黑马拿 / 906
黑马四嘎 / 591
黑玛音-乌热 / 543
黑蚂蚁 / 944
黑曼-乌热 / 543
黑米 / 740
黑牛膝 / 263, 264
黑若资薄 / 348
黑撒子 / 304
黑三棱 / 574
黑晒麻来 / 429
黑顺片 / 209
黑死绕大如 / 221

黑苏嘎 / 972
黑托闷 / 143
黑威灵 / 856
黑乌头 / 688
黑香种草子 / 265
黑泻根 / 253, 700, 815
黑牙而闪八而 / 384
黑牙而子 / 304
黑牙尔仙拜尔 / 384
黑亚尔先拜尔 / 384, 385
黑盐 / 997, 998
黑淫葳 / 9
黑云香 / 264, 265, 474
黑芸香 / 264, 265
黑杂赤 / 808
黑则米阳 / 941
黑芝麻 / 875, 876
黑脂麻 / 876
黑种草子 / 40, 265
黑籽重楼 / 102, 104
嘿当社 / 189
嘿多吗 / 327
嘿罕 / 714
嘿蒿烘 / 699
嘿毫洪 / 699
嘿毫空 / 131
嘿喝罗 / 429
嘿贺罗 / 429
嘿呼领 / 608
嘿豁罗 / 383
嘿坚荒 / 491, 730
嘿见慌 / 320
嘿柯罗 / 429
嘿亮龙 / 332
嘿亮聋 / 148
嘿麻别蒿 / 23
嘿麻柳糯 / 201
嘿南渴 / 403
嘿喃活 / 403
嘿涛弯 / 212

嘿宗海魏 / 846
很忒牙那 / 412
狠筒 / 914
亨勒 / 1013
亨修 / 996
哼期诗 / 855
恒格日格-额泊斯 / 738
恒日格-乌布斯 / 738
衡格日格-乌布斯 / 738
红八哈麦你 / 149
红宝石 / 999
红补药 / 521
红参 / 277, 278
红参须 / 278
红柴胡 / 92
红刺树尖 / 78
红大戟 / 358
红当归 / 708
红地榆 / 177
红豆杉 / 267
红杜仲 / 189
红根 / 178, 683, 904
红管药 / 268
红孩儿 / 641, 642
红孩子 / 641
红寒药 / 906
红禾麻 / 273
红花 / 269, 272
红花琉璃草 / 163
红花龙胆 / 272, 414, 547, 548
红活麻 / 273
红解 / 641
红景天 / 223, 273, 275
红蚂蚁 / 945
红毛阳参 / 192
红木香 / 485, 732, 733
红硇砂 / 1008, 1020
红黏土 / 1017
红欧曲 / 461
红芪 / 314

红山茶花 / 591
红升麻 / 278
红石膏 / 994
红松子 / 44
红藤 / 148, 149
红土茯苓 / 21, 23, 710
红药子 / 642, 809, 811
红紫珠 / 922
洪格尔-珠拉 / 418
洪格勒珠尔 / 418
洪古乐朱日 / 417
洪古日-朝克图 / 300
洪古日朱勒 / 418
洪胡-其其格 / 589
洪连 / 275, 276, 277, 282, 284
洪连门巴 / 275, 284
洪连木保 / 282
洪连窝 / 282, 284
洪林 / 282, 284
洪钦 / 314
猴蹦莲 / 911
猴桢 / 621
厚朴 / 280
呼疙诺 / 262
呼和-白邦 / 996
呼和-白帮 / 996
呼和-达布斯 / 997
呼和-嘎布日 / 352
呼和-胡吉 / 81
呼和-基立吉 / 34, 537
呼和-那布其 / 144
呼和娜-乌素胡尔都 / 239
呼和-乌达巴拉 / 430
呼和朱勒根其米格 / 537
呼和-朱力根-其木格 / 537
呼呼日 / 1003
呼胡日 / 1003
呼仍-图如 / 176
呼西格图-乌热 / 605
呼希格图-乌热 / 605

忽八咱 / 182
忽而福子 / 436
狐肺 / 946
胡巴孜 / 182
胡而福 / 434
胡而福子 / 436
胡尔敦-查干 / 343
胡黄连 / 277, 282, 284, 311
胡吉尔 / 1001
胡椒 / 284, 286
胡林江 / 221
胡卢巴 / 286
胡芦巴 / 286
胡芦森-温都苏 / 418
胡鲁森-竹岗 / 687
胡伦姜 / 221
胡萝卜 / 288, 289, 747
胡萝卜子 / 289
胡麻油 / 444
胡麻子油 / 444
胡玛孜吉拜力 / 706
胡木 / 437
胡仁-温度苏 / 919
胡仍-图茹 / 176
胡日查-希日-其其格 / 492
胡日干-布格日 / 203
胡日干-其和 / 706
胡日根-齐合 / 706
胡思牙突撒刺必 / 887
胡斯也土斯色来比 / 887
胡荽果 / 809
胡桃 / 257, 258
胡桃仁 / 257
胡兀鹫粪 / 952
胡西根-楚莫 / 257
胡珠 / 284, 735
湖北朝阳花 / 785
湖蛙 / 946
葫芦 / 287
葫芦巴 / 286, 287

葫芦子 / 287
葫芦子仁 / 287
槲寄生 / 409, 582
虎耳草 / 281, 282
虎尾草 / 290, 291
虎掌草 / 88, 292, 293
虎掌草子 / 88, 293
虎掌南星 / 684
虎杖 / 291, 294
虎杖叶 / 294
琥巴 / 999
琥珀 / 999
沪地龙 / 932
花椒 / 295, 296
花鹿茸 / 959
花锚 / 70, 297, 298, 464, 837, 870
花苜蓿 / 299
花茵陈 / 835, 836
花朱 / 295
花珠 / 295
华南忍冬 / 355
华中五味子 / 732
滑木董 / 308
化痰清 / 361
怀地黄 / 173
怀咙 / 712
怀兔王 / 232
怀牛膝 / 497, 499, 713
怀哦龙 / 712
怀哦聋 / 712
怀哦因 / 497
怀山药 / 599
淮通 / 486
淮兴 / 658
槐花 / 299
槐角 / 300
槐米 / 299, 300
坏累 / 497
欢狗崩 / 571

民族药中文名称索引

环满 / 489
荒嫩 / 73
皇旧 / 471
皇曼 / 489
皇慢 / 489
黄柏 / 301,303,767
黄柏皮 / 303,767
黄草 / 622
黄草乌 / 177,178
黄杜鹃根 / 493
黄莪术 / 194
黄藁本 / 221
黄瓜子 / 304
黄颔蛇 / 928
黄诃子皮 / 262
黄花地丁 / 909
黄花蒿 / 540
黄花柳花 / 305
黄花远志 / 325
黄芥子 / 345,346
黄堇 / 129
黄精 / 306
黄葵子 / 308
黄连 / 309,311
黄连赛保 / 309
黄连药 / 311
黄龙尾 / 749
黄牛黄 / 965
黄欧曲 / 461
黄泡 / 923
黄芪 / 312,313,314
黄耆 / 312,313
黄蓍 / 312
黄乞必里牙 / 1003
黄芩 / 314,315,739,740
黄三七 / 576
黄鳝藤 / 690
黄蜀葵花 / 643
黄锁莓 / 924
黄檀香 / 670,919

黄藤 / 138
黄藤素 / 139,316
黄药子 / 316,318
黄樟 / 763
晃旧 / 471
幌旧 / 471
灰枝紫菀 / 921
徽术 / 56
回心草 / 319
茴芹果 / 318
茴香根皮 / 319
茴香油 / 319
浑芩 / 314
魂其日 / 312
混其勒 / 442
混其日 / 312
混森-梢绕 / 1017
混斯药山 / 791
活木西依力提孜 / 418
火把花根 / 320
火烧药 / 278
火升麻 / 279
火斯米 / 257
火硝 / 1000
霍林-乌热 / 287
霍鲁森-切和日麻 / 36
霍鲁森-朱岗 / 687
霍日查-霞日-其其格 / 492
霍日敦-查干 / 343
霍日根-伯日 / 203
霍日根-其和 / 706
霍山石斛 / 622
霍西布依买尔赞主西 / 760,761
霍西嘎 / 257
藿威 / 434
藿香 / 240,241
藿香油 / 241

J

机合蒂 / 870

机合率 / 69
机烟 / 234
肌肤马利 / 132
鸡 / 949
鸡肠 / 950
鸡胆 / 950
鸡蛋壳 / 947,950
鸡蛋清 / 950
鸡颠捐 / 410
鸡儿肠 / 439
鸡睾丸 / 950
鸡根 / 325
鸡冠花 / 546
鸡冠子 / 546
鸡脚 / 950
鸡内金 / 947,950
鸡矢藤 / 327,686
鸡屎藤 / 327
鸡胎 / 950
鸡血藤 / 149,331,332
鸡血藤膏 / 332
鸡眼睛 / 332
鸡衣 / 372
鸡油 / 950
鸡子白 / 948,950
鸡子壳 / 947,950
积雪草 / 330,331,400
基倒陆 / 407
基干的米威思 / 586
基加欧幼 / 445
基留区作 / 171
基木西丫 / 391
及己 / 654
吉卜嘎尔 / 828
吉布陆得嘎布羔尼 / 857
吉布陆都多吉 / 857
吉当嘎 / 664
吉蒂嘎保 / 69
吉蒂那保 / 69
吉尔唯 / 572,573

吉航 / 586
吉合斗拉果玛 / 297
吉合协 / 1013
吉吉格-诺格图茹-乌布斯 / 108
吉吉格-塔日努 / 356
吉解嘎保 / 537
吉解那保 / 535
吉拉 / 89
吉里也儿麦你 / 995
吉鲁孜 / 508
吉路斗 / 954
吉芒 / 111
吉美 / 259
吉尼补 / 278
吉普巴尕尔套合 / 828
吉普嘎尔 / 828
吉且玛 / 247
吉青 / 178,904
吉日巴 / 572
吉如格 / 358
吉如格巴 / 358
吉如格-木赫布 / 747
吉如格那赫布 / 358
吉如罕-查布嘎 / 241
吉如罕-芍沙 / 241
吉斯-地格达 / 464,868,870,907
吉斯-额布斯 / 700
吉斯-乌布斯 / 700
吉松 / 493
吉祥草 / 328
吉协 / 1013
吉辛苦仍巴 / 92
吉扎嘎得 / 282
吉珠 / 951,952
吉孜木布 / 156
吉孜青保 / 215,828
吉子恩保 / 178,829,904,906
吉子嘎保 / 829,906
吉子莫保 / 904,906

吉子木保 / 178,180,904
吉子青保 / 828,906
即八吉 / 1008
即不里 / 419
即福达 / 946
极丽马先蒿 / 554,753
棘豆 / 193,323
集居 / 885
蒺藜 / 326,327
蒺三冈卜涧 / 312
几龙累 / 682
几乌泽 / 214
几乌泽那保 / 214
纪朋诗 / 389
寄边 / 408
寄生 / 408,409,581,582
加八喽龚旧 / 453
加榜海丢 / 596
加保达司 / 352
加保翁 / 646
加保耶 / 618
加比利吉 / 6,891
加播姑碑 / 680
加捕夺益给 / 655
加参冈嘎琼 / 727
加察 / 997,998,1007
加超 / 398
加超幼 / 751
加翠 / 989
加措察 / 997
加措兰察 / 997
加达丝哇 / 129,130
加蒂那布 / 69
加丢欧里 / 52
加俄西 / 839
加尔苦 / 36
加菲裂 / 166
加嘎 / 212,597,989
加嘎吉给 / 749
加嘎陇给 / 781

加嘎旅 / 394
加格巴姐 / 98
加格略 / 102
加给 / 641
加巩山 / 414
加贡山 / 377
加谷鸟 / 56,89
加归 / 157
加果 / 289,746,747
加合高 / 146
加灰柯 / 389
加架山 / 272,547
加姜给 / 710
加姜勒 / 38
加杰 / 989
加解 / 989
加金 / 637
加九留 / 654
加卡奈嘎尔布 / 515
加苦尔芒嘎 / 36
加拉帕 / 815
加劳给 / 432
加罗略 / 232
加洛根 / 432
加麻扭 / 789
加扪 / 842,843
加模酿梭 / 21
加木巴 / 145,182,183
加木察 / 997
加那素门 / 185
加欧 / 80
加欧你 / 489
加欧娃囊 / 728
加欧万朗 / 218
加欧万囊 / 218
加枪 / 246,247
加枪幼 / 571
加日额布 / 11
加如 / 953
加少 / 902

加苏 / 453
加哇 / 289, 746, 747
加瓦 / 746, 747
加往 / 1003
加谢 / 1013
加新错 / 616
加永 / 288, 289, 747
加幼 / 58
加正超幼 / 751
夹 / 953
夹勒齐威 / 335, 902
佳公翁背 / 545
佳拉 / 953
佳那 / 359
家独行菜子 / 333, 697, 698
家鸡 / 949
嘉搂陔 / 432
嘉曾给 / 882
甲阿娘 / 915
甲白哲布 / 147
甲贝 / 505, 883
甲别 / 505
甲博 / 505
甲布嘎尔波 / 505
甲察 / 1007
甲措尔窄巴 / 1017
甲滴 / 836
甲地然果 / 297
甲蒂 / 69, 836, 837, 870
甲蒂嘎博 / 69
甲合吉多 / 998
甲洪连 / 282
甲门 / 842
甲木察 / 997
甲木摘 / 147
甲木哲 / 147
甲那 / 359
甲那合 / 359
甲哇 / 746, 747
甲肖 / 706

甲秀 / 89, 851, 852
贾扯多哇 / 998
贾措布哇 / 998
贾大丝哇 / 129, 130
假巴戟 / 17
假万寿竹根 / 889
尖比力 / 499
尖蒿 / 668
尖亮 / 337
尖木哲 / 147
尖娘 / 337
尖突黄堇 / 11
坚比勒 / 499
坚龙胆 / 413
茧北 / 365
剪口 / 575
碱花 / 1001
碱面 / 1001
碱牙子 / 1001
见血飞 / 201, 202
见血飞叶 / 202
建巴戟 / 17
建菖蒲 / 646
建泽泻 / 867
箭根薯 / 335
箭药 / 116
箭张鼓 / 791, 1004
箭猪 / 931
江巴 / 145, 146, 182, 183, 643
江巴拉母 / 182
江查-浩日海 / 925
江东觅 / 891
江毒纳保 / 535
江海蛙 / 946
江剪刀草 / 250
江玛 / 411, 412
江木寨 / 147
江那 / 12
江南卷柏 / 366
江西贝母 / 872

江西金钱草 / 349, 677
江肖赛保 / 430
江朱 / 182
姜 / 212
姜巴沟豆 / 29, 837
姜哥爬收 / 977
姜黄 / 335, 337, 846
姜棵脚土 / 212
僵蚕 / 950, 951
讲别朵 / 335
降策嘎博 / 772
降香 / 337, 339, 918
降真香 / 591
胶枣 / 151, 152
焦梅术 / 366
焦栀子 / 885
角蒿 / 341, 342, 461
角蒿透骨草 / 341
角茴香 / 342
角拉 / 1019
角拉玛 / 1019
绞股蓝 / 339, 340
皆节赛若 / 923
接骨木 / 796
秸榨美 / 349
节得瓦尔其尼 / 208
节得瓦尔斯尼 / 208
节节草 / 427
节裂角茴香 / 342
节摸 / 847
节维孜 / 257
节维孜马斯力 / 451
节维孜印地 / 489
节维子白瓦 / 560
节维子伯亚 / 560
节再尔 / 288, 289
节再尔代西提 / 507
杰巴 / 767
杰巴生 / 724
杰唯哇兴 / 572

杰兴 / 766	金年诗景 / 904	荆芥炭 / 359
杰星 / 766	金牛草 / 700, 701	荆三棱 / 574
洁得闹密背 / 712	金钱白花蛇 / 951, 970	粳米 / 143
洁拉瓦日 / 195	金钱草 / 348, 349, 677, 678	景郎 / 266
结呆盖 / 947	金枪草 / 833	景天三七 / 576
结吉 / 538	金荞麦 / 349	敬奶 / 407
结吉嘎保 / 537	金雀根 / 243	炯保查 / 862
结角头麻 / 524	金色诃子 / 262	炯叉龙 / 250, 520
结石草 / 341, 460	金沙藤 / 247	炯瓦查 / 862
结血蒿 / 496, 497	金丝矮陀陀 / 351	九层塔 / 458
结血蒿膏 / 497	金丝草 / 714, 715	九节茶 / 885
桔梗 / 343, 344	金丝杜仲 / 189	九节风 / 885
姐其杂瓦 / 113	金丝梅 / 350	九揉泡 / 167
解烘罕 / 138	金丝藤仲 / 189	九头狮子草 / 361
解吉 / 538	金提亚娜 / 412	九维纳 / 5
解吉嘎保 / 537	金铁锁 / 351, 352	九眼独活 / 708
解吉那保 / 535	金拖火 / 98	九眼石 / 1003, 1006
介合多卜 / 486	金线 / 657	九眼页岩 / 1003
芥子 / 345, 346	金线风 / 426	九药斯 / 560, 562
借蒿 / 1006	金腰草 / 352, 353	九月生 / 894
借麦凶 / 703	金腰子 / 353	久母 / 730
巾桔 / 541	金叶子 / 353	玖布伟热巴 / 215
金不换 / 166, 167	金银花 / 354, 555	韭菜子 / 359, 361
金灯藤 / 716	金樱根 / 817	酒其居其 / 1010
金沸草 / 787	金樱子 / 355, 356	酒桑包确 / 789
金佛草 / 787	金樱子根 / 817	酒桑抱确 / 789
金刚刺 / 21, 709	金云母 / 1002	酒桑喀喀列里 / 712
金刚藤 / 21	筋骨草 / 749	酒嗓咯咯额牛 / 499
金刚头 / 21	筋条 / 575	旧哈 / 626
金龟莲 / 789	锦灯笼 / 661	救命王 / 76
金果榄 / 346	锦鸡儿 / 243	鹫粪 / 952
金花果 / 641	锦葵果 / 183	居刚 / 687
金合欢胶 / 1	进克维孜欧如合 / 77	居岗 / 1011
金鸡豇豆 / 460	京大戟 / 141, 356, 358, 394	居日很-其其格 / 853
金精石 / 1002	京墨 / 359	居日很-芍沙 / 241
金克吾孜乌拉盖 / 77	京三棱 / 574	居如拉 / 843
金莲花 / 347, 348	京杂 / 136	居如热 / 843
金毛狗 / 229	荆芥 / 358, 359, 711	居维那 / 5
金礞石 / 1002	荆芥穗 / 358, 359	居维纳儿 / 5
金木扎 / 136	荆芥穗炭 / 359	居孜 / 1010

民族药中文名称索引

居孜青保 / 828
鞠赤雅巴 / 198, 719
局如日 / 599
菊败酱 / 375, 377
菊花 / 362, 363
菊花稀薄 / 408
菊苣 / 363, 364, 365
菊苣根 / 363, 364, 365
菊苣子 / 364
菊状千里光 / 526
橘日吉茜-哈力素 / 544
巨胜子 / 39, 40
瞿麦 / 551
卷柏 / 365, 366
决明根 / 370
决明子 / 368
蕨麻 / 367
爵床 / 366
君木扎 / 136
君萨 / 277, 556
君西 / 994
君西坐吴 / 993, 994
君杂 / 138
君扎 / 136
君只 / 136
均保奈 / 456
均兴扎拉布 / 384
菌灵芝 / 407

K

咖差玛 / 90
喀卜莫 / 322
喀吉苦功 / 857
喀什巴旦木 / 15
卡巴拜含达尼 / 295
卡巴拜其尼 / 295
卡巴克乌拉盖 / 287
卡卜练 / 995
卡擦 / 682
卡策-古日古木 / 857

卡查 / 788
卡都 / 209
卡福尔 / 867
卡干达 / 437
卡唤 / 757
卡基诗 / 167
卡克乐克巴尔 / 82
卡克乐斯哈尔 / 768
卡克勒 / 82
卡克乃吉 / 661
卡刻那其 / 661
卡困 / 725
卡拉艾里勒 / 741
卡拉海尔拜克 / 693
卡拉抠儿 / 952
卡拉伦 / 997
卡拉欧如克 / 503, 778
卡拉欧提 / 963
卡拉穷依斯 / 962
卡拉土孜 / 997
卡拉孜热 / 549
卡兰普尔 / 180
卡勒克白帝安 / 633
卡力木其 / 284
卡力孜力 / 549
卡力孜日 / 549
卡林 / 995
卡麻孜日尤司 / 375
卡玛肖夏 / 161
卡尼色 / 947
卡欧克比及 / 39
卡普尔啤波 / 352
卡奇鸽尔更 / 857
卡奇苦空 / 857
卡日哈衣 / 658
卡日哈衣欧如合 / 44
卡日哈衣依力蜜 / 658
卡如察 / 1020, 1021
卡如萨 / 1020
卡森欧如合 / 364

卡申纳 / 363, 364
卡斯纳 / 363, 364
卡提 / 195
卡提克布哈蒙固孜 / 955
卡提印地 / 195
卡替印地 / 195
卡哇维琴 / 295
卡西 / 78
卡西卡比及 / 80
卡西卡甫枣 / 152
卡西玛尔-古日古木 / 857
卡肖 / 161
卡依木里比里杂提 / 525
卡着尔俄查 / 1017
卡孜力古力 / 461
开尔奴里依里 / 958
开尔奴里依也来斯赛里比 / 955
开否 / 335
开合日巴 / 999
开合如巴 / 999
开呼里克尔马尼 / 562
开金锁 / 349
开刻力乌拉盖 / 375
开兰甫尔 / 180
开力今 / 221
开玛果玉 / 70
开木尼木鲁克 / 5
开那巴日 / 1020
开皮克代日亚 / 943
开然尼皮力 / 180
开热非谢 / 535
开热非谢依力提孜破斯提 / 533, 535
开日维亚 / 859
开台米 / 144
开提 / 195
开提克 / 282
开提拉 / 736
开心果 / 6
开孜比高 / 962

民族药中文名称索引

开孜布力白卡尔 / 962
凯 / 212, 615
凯克力瓦 / 999
凯欧 / 306
凯乌 / 306
勘巴 / 152
勘札 / 152, 765
堪巴 / 765
堪巴那博 / 540
堪布 / 380
堪布肉夏 / 671
堪加嘎布 / 765
堪那 / 540
堪扎嘎日 / 787, 788, 875
坎巴 / 152, 497, 542
坎巴嘎保 / 765, 766
坎巴嘎布 / 152, 765
坎布肉夏 / 671
坎甲 / 152, 154, 765
坎替拉 / 736
侃嘎尔 / 154, 765
侃甲 / 152
砍玛尔 / 9
康布 / 671
康布热下 / 671
康定乌头 / 689
康录帕下嘎 / 568, 805
扛板归 / 218
抗奢莫 / 49, 889
科抖欧 / 682
科辣 / 59
科土欧 / 901
棵别突 / 541
棵强根 / 184
咳 / 262
可刺夫失根皮 / 533
可刺夫子 / 534
可刺福石根皮 / 533
可儿堪 / 857
可福尔 / 867

可福黎 / 867
可哈刺拔 / 999
可哈而八 / 999
可黑里 / 768
可卡述西 / 714
可落牙 / 859
可木你 / 5
可纳夫失子 / 534
可森子 / 364
可思里牙 / 736
可思纳知子 / 808
可妥欧 / 682
可西刺 / 736
可昔尼子 / 364
克比日提 / 1003
克端 / 429
克尔可斯 / 468
克古喊 / 246, 247
克可拉 / 967
克克孜乌拉盖 / 493
克苦那乌孜克 / 841
克来 / 940
克来尔 / 940
克里斯 / 1011
克力达如 / 468
克迷克 / 149
克其外 / 932
克乞列古 / 327
克如日里艾斯里日热孜亚乃吉 / 319
克斯库其帕卡 / 967
克塔地树的树胶 / 737
克西米西 / 518
克西如艾斯里力开热非谢 / 533
克西如力艾里来艾斯排尔 / 259
克西如力艾斯里吐提 / 580
克西如力白力来吉 / 457
克西如力白孜 / 947
克西如力海西哈西 / 841
克西如日如曼 / 630
克椰儿 / 384

克依赛尔 / 857
克孜力拜赫曼 / 149
克孜力出胡鲁克 / 99
克孜力古丽 / 461, 532
克孜力散代力 / 918
克孜力山大力 / 918
克孜力图地日 / 697, 698
刻刺夫失根皮 / 533
客妈七 / 650
肯梗 / 212
坑嘎切吧尔同布 / 1005
坑替 / 1005
孔一 / 414
扣劈喃 / 387
枯萝卜 / 426
苦艾 / 370
苦巴旦仁 / 15
苦巴旦杏 / 15
苦菜子 / 370
苦参 / 377, 378
苦参子 / 378
苦旦达 / 326
苦地丁 / 371, 372, 909
苦丁茶 / 372, 373, 502
苦丁香 / 675
苦豆根 / 374
苦豆子 / 374
苦而苦迷 / 857
苦尔芒 / 515
苦尔蒙 / 515
苦甘草 / 374
苦贡 / 269
苦蒿子 / 375
苦金盆 / 789
苦苣苔 / 624
苦空 / 269
苦里瓦知 / 15
苦楝皮 / 111
苦楝子 / 110, 111
苦萝卜 / 427

1051

苦荬菜 / 255, 375, 808
苦木 / 380
苦荞头 / 349
苦求拉 / 442
苦石莲 / 378
苦石莲子 / 378
苦树皮 / 379, 380
苦土入疟玛 / 437
苦杏仁 / 380, 410
库代乌拉盖 / 360
库德欧如合 / 359
库尔库米 / 857
库尔勒梨 / 664
库克塔西 / 996
库克洋哈克破斯提 / 258
库米西瓦克 / 1015
库木尼如米 / 859
库木斯热 / 663
库木西瓦热克 / 1015
库皮克代尔亚 / 943
库日冲 / 375
库日开米 / 857
库沙德 / 412
库斯他 / 113, 483
库斯台 / 483
库斯特怕牙及奇尼 / 507
库斯提 / 483
库西卡 / 684
库西卡其古西 / 961
库西乃 / 483
库页悬钩子 / 874
夸败 / 59
跨败有 / 682
块根糙苏 / 510, 511
快皮克代尔牙 / 943, 944
宽果丛菔 / 128, 223
宽筋藤 / 383
宽叶缬草 / 505
款冬花 / 381, 382
昆都斯伊帕尔 / 941

昆都孜开合日 / 941
昆明山海棠 / 320
捆都尔 / 800
困居提 / 875
困主德 / 875
扩混欧如合 / 676
扩混萨皮克 / 675
扩克那尔欧如合 / 841, 842
扩克那尔破斯提 / 841, 842
括克阿曼 / 541
括伦莲 / 385
括裸 / 429
阔叶独行菜 / 334
廊洛纳尖 / 988

L

拉巴扎 / 180
拉卜 / 426
拉补俄 / 526
拉查嘎尔保 / 537
拉剌尔 / 586
拉豆玛保 / 44, 99, 477
拉冈果巴 / 754
拉刚 / 754, 755
拉岗 / 754
拉缸 / 500
拉赫毕他拉珠尔 / 530
拉纪宗维 / 314
拉拉卜 / 605
拉拉普 / 605, 606
拉拉普德 / 605
拉乐库依 / 45
拉民查 / 146
拉莫西勾 / 88, 292
拉母间真 / 12
拉姆达参 / 989
拉尼 / 306, 850, 851
拉聂 / 306
拉普 / 426
拉普克 / 426

拉亲达乃 / 768
拉芹 / 426
拉芹大那印地 / 768
拉赛 / 288
拉桑-斯日布 / 342
拉桑西勒瓦 / 342
拉蛇渣 / 682
拉窝榜 / 426
拉肖 / 1005
拉兴 / 89
拉依 / 562
拉依赛非德 / 345
拉益麦朵 / 180
拉载景 / 296
拉止嘎 / 414
拉仔 / 970
拉孜 / 970
啦 / 974
啦六娜油 / 105
喇夯嘎 / 327
腊肠果 / 384
腊肠树 / 385
腊康歇 / 675
腊溜 / 105
腊悠麻 / 888
蜡莲 / 501
辣椒 / 386, 774, 775
辣角 / 386
辣蓼 / 387, 409
辣藤 / 246
来端 / 823
来合三 / 146
来斯克 / 78
来维孜里吾鲁 / 14
莱菔头 / 426, 427
兰布政 / 390
兰花参 / 392
兰州百合 / 30
蓝布裙 / 163
蓝布正 / 389, 390

民族药中文名称索引

蓝矾 / 997
蓝花参 / 391
蓝花棘豆 / 324
蓝盆花 / 392
蓝萨 / 997
蓝石棉 / 1015
郎昌 / 201
郎当斯 / 686
郎开堆孜 / 447, 725
郎略 / 915
郎闷 / 368
郎晚 / 569
郎心沙 / 978
狼毒 / 358, 393
狼盆比 / 938
狼碗 / 569
茛菪泽 / 686
茛菪子 / 686
朗巴吉瓦 / 259
朗那 / 554
朗唐斯 / 686
浪荡则 / 686
浪旧告 / 232
浪莫争 / 602
浪那 / 554
浪钦给那 / 553
浪青捏巴 / 441
浪沙 / 668
劳信路 / 978
痨利矢 / 88
老泵 / 426
老杠背 / 690
老鹳草 / 394, 395
老君扇 / 607
老君须 / 656
老买捧官 / 589
老壳 / 401
老翘 / 401
老西谷 / 493
老鸦花藤 / 332

老鸦蒜 / 147
老鸦枕头 / 378
乐拉欧巴 / 920
勒薄 / 320
勒嘎都 / 805
勒结巴 / 383
勒娃基皿 / 152
勒折 / 383
勒哲 / 383, 384
簕榄花椒 / 296
雷州高良姜 / 222
肋柱花 / 396
冷蒿 / 152, 154, 542, 765, 766
冷水花 / 397
梨 / 663
犁头草 / 907
藜芦 / 397, 399
李国卿 / 175
里逼 / 64
里非提 / 447
里撒奴阿撒飞儿 / 40
里撒奴骚而 / 494
里撒奴骚而花 / 495
里撒努斯赛外尔 / 494
里西 / 180
里渣 / 234
里找根 / 429
哩吉 / 398
力嘎都 / 275, 805, 806
力嘎都窍 / 805
力汗古力 / 458
力喀图 / 805
力铺 / 1001
力萨努里艾撒非尔 / 40
丽江山慈菇 / 593
利德瑞 / 377
利-嘎都尔 / 805
利拉维 / 342, 460
利西桑斯 / 180
连丹皮 / 477

连钱草 / 331, 399, 400
连翘 / 400, 402
莲花音-乌热 / 402
莲子 / 402
莲座虎耳草 / 775
镰形棘豆 / 323, 324, 325
良姜 / 221, 222
凉洛 / 90
凉玛 / 447
凉荞 / 868
凉山虫草 / 934
两面针 / 403, 404
两头毛 / 342, 460
寮刁竹 / 782
蓼大青叶 / 144
蓼子草 / 387
列丸的 / 136
列西 / 180
烈香杜鹃 / 187, 404
鬣蜥 / 979
林下参 / 557
灵砂 / 1017
灵仙藤 / 721
灵茵陈 / 836
灵芝 / 407, 408
岭达对 / 885
铃茵陈 / 836
羚牛角 / 953
菱角 / 405
令灵俄 / 34
留 / 927
留兰香 / 74
硫黄 / 1003
硫磺 / 1003
硫酸钠 / 1006
柳寄生 / 408, 409, 581
柳条 / 411
柳枝 / 411
六神曲 / 409
六维 / 365

六月雪 / 410,411
六轴子 / 493
龙藏巴 / 979
龙齿 / 1005
龙胆 / 34,412,413
龙胆地丁 / 870
龙胆花 / 33,34,414,538
龙诞香 / 953
龙跌丹 / 234
龙骨 / 1004,1005
龙郭给孜 / 359
龙虎草 / 356
龙具 / 952
龙葵 / 414
龙葵果 / 416
龙木娘 / 385
龙脑樟 / 73
龙涎 / 954
龙涎香 / 953,954
龙须草 / 164
龙血竭 / 791
龙芽草 / 750
龙眼肉 / 416
陇嘎宰访 / 622
拢底土 / 212
拢娘 / 385
娄木尔 / 510
娄琼 / 921
娄日木保 / 554,753,754
娄日赛保 / 554,754
楼 / 974,981
楼莫尔 / 510
蝼蛄 / 954
漏芦 / 417,418
漏芦花 / 417,418
露吉每米 / 920
露米 / 920
露木尔 / 510,511
露如 / 554,753
露如玛保 / 554,754

露如莫保 / 554,753,754
露如木保 / 554,753,754
露如赛保 / 554,754
露如色尔保 / 554,754
露水草 / 421,422
芦堆多杰曼巴 / 63
芦根 / 418
芦荟 / 265,419
芦塞藤 / 263
炉甘石 / 1005
鲁 / 974,981
鲁不纳 / 12
鲁杜德道尔吉 / 159
鲁杜德道尔吉-朝格 / 159
鲁堆多吉 / 160
鲁格木日 / 511
鲁格树格 / 89
鲁古美多 / 642
鲁尖 / 560
鲁美朵 / 481
鲁米白的安 / 772
鲁米茴香 / 318
鲁秘茴香 / 318
鲁那 / 1004
鲁纳合 / 308
鲁纳其 / 129
鲁纳西 / 521
鲁尼 / 307,308,850
鲁尼敦-吉木斯 / 416
鲁你牙思 / 521
鲁婆 / 178,904
鲁素特印地 / 572
鲁图德道尔吉-山巴 / 589
鲁窝 / 450
鲁-牙斯 / 1004
鲁则骚 / 922
鲁孜多乌 / 828
陆得多吉 / 159
陆地蛙 / 946
陆堆多吉 / 160,857

陆堆多吉门巴 / 857
陆堆多吉窍 / 857
陆尔堆孜 / 637
鹿鞭 / 955
鹿顶骨 / 958
鹿骨 / 958
鹿角 / 955,956
鹿角胶 / 957
鹿角霜 / 957
鹿角脱盘 / 956
鹿颅骨 / 957,958
鹿茸 / 958,959
鹿肾 / 955
鹿蹄草 / 425
鹿仙草 / 422
鹿衔草 / 423,425
禄其 / 989
路念擦哦 / 425
路如赛保 / 554
路塞幕 / 572
驴鞭 / 960
驴皮胶 / 935
驴肾 / 960
驴血 / 960
旅朵帕拉 / 161
绿包藤 / 429
绿母苦尔古 / 214
绿绒蒿 / 192,430
绿史七 / 676
绿松石 / 1012,1013
绿天麻 / 680
绿衣枳实 / 880
轮环藤根 / 425
轮叶棘豆 / 324
论布龙嘎木它其 / 979
罗邦 / 12
罗比补里蜜西米西 / 380
罗别习弱 / 246,247
罗布尔相 / 486
罗丹 / 976

罗罕 / 269
罗尖 / 180
罗克 / 989
罗来罕马 / 546
罗浪诗 / 88，292
罗勒 / 428，258，459
罗勒子 / 428，459
罗列 / 704
罗喃该龙 / 622，624
罗沙则 / 414
罗衣卡米里 / 1013
罗衣鲁 / 985
萝卜 / 426
萝卜头 / 427
萝蒂 / 427
萝章管 / 530
螺厣 / 976
裸大麦 / 543
裸花紫珠 / 923
洛合毒合 / 192，323
洛思片 / 328
洛窝 / 450
洛西古 / 493
洛-亚斯 / 1004
骆驼蓬草 / 429
骆驼蓬子 / 429
落得打 / 330
落孺疴 / 768
落新妇 / 278

M

麻巴罕 / 490
麻帮罕 / 490
麻补罗 / 134
麻补罗勐泰 / 134
麻布袋 / 433
麻层 / 67
麻点丁介 / 237
麻嘎 / 295
麻嘎啷 / 378

麻盖朗 / 664
麻告 / 134
麻格尼提 / 995
麻贡娘 / 67
麻谷 / 664
麻桂花 / 664
麻桂华 / 664
麻桂荒 / 664
麻桂弄 / 664
麻海光 / 690
麻罕 / 436，437
麻喊骂 / 290
麻夯板 / 843，845
麻号 / 82
麻烘 / 436
麻烘罕 / 224
麻烘嘿亮 / 67
麻胡勒 / 923
麻胡冷英 / 923
麻胡习梅 / 923
麻花芁 / 537
麻花秦艽花 / 537
麻黄 / 437
麻晃 / 673
麻尖 / 560
麻酒牢 / 882
麻矿 / 673
麻郎 / 378
麻棱哩 / 378
麻鲁诗 / 328
麻路子 / 910
麻蒙 / 453
麻娘 / 588
麻牛膝 / 115，499
麻欧大乃 / 525
麻匹因 / 284
麻品拨 / 284
麻雀 / 961
麻雀肉 / 961
麻如泽 / 910

麻如子 / 910
麻散端 / 891
麻筛 / 432
麻思他其 / 800，801
麻缩裂 / 378
麻特仁-浩木斯 / 365
麻藤根 / 143
麻王喝 / 414
麻喔楞 / 923
麻西嘎 / 475
麻西芒 / 1
麻削头 / 378
麻杨嘎 / 475
麻英怜 / 237
麻用板 / 449
麻油 / 444
麻芸降 / 877，879
麻章那 / 73
麻庄 / 544
麻庄晃 / 762，763
麻子 / 875
马宝 / 960
马鞭草 / 432
马齿苋 / 434，436
马齿苋子 / 436
马大青 / 145
马点帕 / 414
马点凤 / 414
马丁登介 / 237
马兜铃 / 239
马兜铃藤 / 685
马而藏哥失 / 499
马嘎 / 295
马睾丸 / 961
马格度药西瓜 / 816
马桂郎 / 664
马哈吞泥 / 993
马汉酸 / 130
马黑 / 973
马黑徒迷泥 / 993

1055

民族药中文名称索引

马黑吞泥 / 993
马洪罕 / 224
马结石 / 960
马拉盖音-扎拉-额布斯 / 173
马拉干-札拉-乌布斯 / 173
马拉根-扎拉-乌布斯 / 173
马兰 / 440
马兰草 / 439,440
马兰丹 / 439
马兰根 / 440
马蔺子 / 440
马鹿角 / 956
马鹿茸 / 959
马米拉 / 309
马米然 / 309
马米然其尼 / 309
马米然斯尼 / 309
马木兰芹 / 309
马奶子葡萄 / 518
马奶子葡萄干 / 517
马尿泡 / 441,442
马起石 / 1015
马钱子 / 442
马曲白里 / 472
马热力苦拉克 / 398
马萨端 / 891
马思 / 517
马思答吉 / 801
马斯提克乳米 / 567
马斯替克乳米 / 800
马特日音-齐苏 / 791
马蹄草 / 400
马蹄金 / 443,444
马蹄香 / 882,883
马尾黄连 / 311
马先蒿 / 554
马先蒿花 / 553
马仰翁 / 175
马圆薏苡 / 830
马援薏苡 / 830

马祖 / 472
玛 / 974
玛达布巴日布 / 218
玛尕 / 51
玛格 / 51,206
玛更 / 51
玛合 / 111
玛黑拉 / 973
玛卡 / 51,52
玛拉雅 / 668
玛蜡 / 259
玛那或 / 1006
玛乃石察 / 1013
玛瑙 / 1003,1006
玛能果扎 / 784
玛能尖木巴 / 145,182
玛宁江巴 / 145,182
玛宁占巴 / 182
玛奴 / 860
玛奴巴达拉 / 860
玛奴巴扎 / 860
玛奴砍扎 / 860
玛奴如达 / 483
玛茄子 / 910
玛日那 / 521
玛日依纳 / 521
玛日扎音-阿日嘎木金-其其格 / 557
玛如泽 / 910
玛茹孜 / 910
玛塔日音-浩木斯-乌布斯 / 365
玛特日音-齐苏 / 791
玛完憨 / 911
码蜡 / 741
蚂蚁 / 944
骂背哈 / 883
骂过伯 / 442
骂蹄湘 / 882
吗补罗 / 134
吗多吗 / 327

吗亚藤 / 201
嘛风 / 726
嘛拿 / 819
嘛披 / 386
嘛披累 / 774
嘛喔打 / 608
埋波朗 / 694
埋波那 / 694
埋兜 / 872
埋短 / 248
埋恶 / 156
埋发闷批 / 520
埋方 / 660
埋嘎筛 / 791,1004
埋甘莫喀 / 694
埋海嫩 / 412
埋烘罕 / 224
埋朗木过 / 694
埋骂风 / 726
埋摸朗 / 694
埋母 / 882
埋牛 / 481
埋糯木 / 595
埋爬波 / 888,922
埋庄荒 / 762,763
埋宗英龙 / 579
买尔赞朱西 / 499
买合孜沙非塔鲁 / 671
买拉热吐力白卡尔 / 963
买勒瓦依特 / 985
买日瓦衣提 / 985
买斯巴欧力都木 / 999
买斯提克 / 800
迈方 / 660
迈放 / 660
迈掀 / 910
麦布 / 812
麦冬 / 445,446
麦多布 / 386
麦多漏莫 / 920

麦朵色钦 / 348
麦儿桑过失 / 499
麦核子再尔德阿罗 / 380
麦门冬 / 445
麦穗夏枯草 / 749
麦维孜 / 518
麦芽 / 447
麦扎 / 386
蛮荒 / 529
蛮楂 / 480
满都拉图-其其格 / 451
满嘎 / 597
满勒 / 1003
满坡香 / 499,500,507
满骞迷 / 699
满山红 / 183,184
满山红油 / 184,185
满山香 / 450,451
满天星 / 676
满协眼 / 607
满只嘎 / 327
曼嘎 / 212,597
曼钦 / 84,798
曼陀罗子 / 451
曼西喃 / 116
曼折 / 969
曼朱 / 969
曼珠 / 969
慢栝 / 383
蔓荆根 / 450
蔓荆实 / 449
蔓荆叶 / 450
蔓荆子 / 448,449
蔓菁 / 447
蔓菁膏 / 447
忙过懒 / 148
芒萼 / 262
芒嘎布日 / 867
芒告日-吉木斯 / 452
芒桂燕 / 664

芒果核 / 452
芒果榄 / 148
芒果日-吉木斯 / 452
芒嘿麻 / 451
芒荒 / 529
芒吉 / 988
芒间那保 / 123,799
芒间色保 / 122,123
芒涧色尔保 / 122
芒硝 / 1006
杧果 / 453
杧果核 / 452
莽作楞 / 383
莽作楞 / 383
猫儿眼 / 454
猫儿眼草 / 455
猫须草 / 610
猫眼草 / 454
猫眼石 / 1003
毛慈菇 / 592,593
毛大丁草 / 453
毛丁白头 / 453
毛丁白头翁 / 47,453,454
毛敦-胡泵温-其其格 / 481,482
毛敦-胡泵音-杜格梯 / 482
毛敦-胡泵音-其其格 / 481
毛敦-胡泵音-套日朝格 / 482
毛敦乃-希莫 / 209
毛敦-竹岗 / 687
毛盖音-伊达日 / 375
毛甘松 / 215
毛公堵 / 839
毛果婆婆纳 / 514
毛浩日-查干 / 850
毛诃子 / 456
毛诃子肉 / 456,458
毛胡日-查干 / 850
毛鸡矢藤 / 327
毛姜 / 234

毛劳木勒 / 473
毛劳日-达布斯 / 997
毛乐毛勒 / 473
毛鲁日-达布斯 / 997
毛罗勒 / 428,458
毛茆苕 / 354,554
毛热札厘 / 764
毛仁-希日拉吉 / 540
毛山药 / 599
毛叶赤芍 / 99
毛叶木瓜 / 478
毛叶三条筋 / 579
毛郁金 / 846
毛占巴 / 182
毛知母 / 876
毛朱尔-吉木斯 / 478
毛柱铁线莲 / 111
毛子草 / 341,342,460
毛紫菀 / 920
牦牛黄 / 965
茅膏菜 / 455
茅莓 / 459
茅仁-希日乐吉 / 540
茂丹皮 / 476,477
冒都 / 709
冒交 / 132
冒郎当金 / 61
冒埋留 / 250
楸 / 480
么布尺点 / 1013
么可西 / 443
么莫乍拉拜 / 694
没尔 / 473
没勒麦克 / 473
没食子 / 472,473
没药 / 13,265,473,474
玫瑰花 / 126,461,463,533
玫孜 / 1000
莓叶委陵菜 / 720
梅滇 / 885

民族药中文名称索引

梅丢 / 872
梅朵露米 / 920
梅花草 / 463,464,871
梅花鹿角 / 956
美巴察 / 1000
美多哈洛 / 642
美多浪那 / 553,554
美多漏梅 / 920
美多路梅 / 920
美多罗米 / 165,920
美多森玛 / 642
美朵阿恰 / 142
美朵苟日苟木 / 142
美朵拉妥巴 / 857
美朵朗那 / 553,554
美朵路梅 / 920
美够空 / 922
美结美朵央坚 / 553
美洲大蠊 / 935
妹滇 / 655
妹能赛 / 763
昧嫩腮 / 762,763
门冬蜜 / 156
门恰热 / 764
门山米毛嘎保 / 23
扪善来莫嘎保 / 23
们依是 / 714
蒙哥鲁 / 226
蒙格 / 968
蒙花 / 466
蒙酸模 / 706
蒙脱石 / 1009
蒙中 / 6
孟菜 / 372
孟达 / 148
孟根-奥依莫 / 700
孟根-地格达 / 463
孟根-归勒素 / 29
孟根-哈日布日 / 183
孟根-沃斯 / 1008

孟和-其其格 / 793
孟介能 / 232
孟脑辽 / 132
孟脑雄右 / 425
孟锁巴 / 331
梦林 / 919
咪薄嘎夕 / 499
咪大专 / 204
咪怀 / 963
咪火哇 / 335
咪罗皮 / 571
咪沙 / 521
咪斯府 / 706
迷果芹 / 746,747
迷酱 / 854
迷考基 / 167
迷思乞 / 970
猕猴桃 / 464
猕猴桃根 / 465
谜姜 / 721
米阿 / 659
米阿沙伊勒 / 659
米艾萨依力 / 659
米艾衣力蜜 / 659
米槁 / 134
米根热巴 / 342
米嘿着 / 805,976
米吉苦乌鲁 / 925
米几宁 / 859
米门秋杰 / 394
米门桑杰 / 394
米努尼 / 1020
米塞格旺 / 965
米松 / 471
米西库如麻尼 / 694
觅丁 / 111
密海克 / 180
密航 / 471
密蒙花 / 465,466
密日希卡 / 348

蜜 / 939
蜜蒙花 / 466
蜜桶花 / 466
蜜源花粉 / 936
绵草藓 / 467
绵参 / 728
绵地榆 / 176
绵马贯众 / 238,468,914
绵下 / 935
绵药 / 852
绵茵陈 / 835,836
棉花包 / 594
棉花子 / 470
棉籽 / 470
棉子 / 470
棉子仁 / 470
冕宁防己 / 486
苗笛哩 / 680
明补举姣 / 272,547
明地瓦尔欧如合 / 686
明地瓦尼乌拉盖 / 686
明间那布 / 122
明见 / 799
明见那保 / 799
明涧纳博 / 799
明涧色博 / 122
明楞 / 335
明七 / 890
明雄黄 / 1014
摸么苍嘎 / 327
模荷嘎冷 / 378
摩而的子 / 762
磨卖施 / 432
磨米尔 / 432
抹汉 / 166
沫万哈 / 911
茉晚憨 / 911
莫保贝觉 / 995
莫补 / 680
莫德格-色日臣 / 347

莫德格斯日钦 / 347
莫滇 / 610
莫哈蒿 / 803
莫哈郎 / 803
莫哈朗 / 803
莫孩劳 / 470
莫和日 / 552
莫赫儿-查干 / 36
莫继力 / 694
莫克日 / 552
莫勒黑-朝鲁 / 993
莫勒黑音-阿拉嘎 / 365
莫勒黑音-浩日 / 929
莫捻骚节 / 763
莫钦-斯古勒 / 234
莫吆罕 / 166
莫杂 / 472
墨旱莲 / 471
母滴 / 985
母弟寻巴 / 986
母丁香 / 182
母菊 / 813, 814
母乃巴保 / 925
母色和 / 328
母瓦 / 473
母衣说 / 218
母哲 / 440
母智 / 440, 441
牡丹皮 / 45, 101, 476, 477
牡地格 / 985
姆伯色 / 882
姆纠截 / 414
姆前考 / 311
姆庆维 / 738, 911
姆斯 / 1003
木巴日波 / 432
木巴吾 / 432
木保贝加 / 1017
木保其土 / 1018
木鳖子 / 76, 475, 476

木布塔亚根 / 643
木答哈刺知 / 239
木代哇 / 604
木蒂 / 985
木斗 / 985
木堵罗里此 / 634
木儿 / 473
木儿的子 / 762
木尔德 / 370
木尔买克 / 473
木尔切 / 944
木尔秋巴 / 680
木防己 / 132, 133, 201, 239, 487
木榧子 / 203
木芙蓉叶 / 477
木嘎 / 113
木嘎得嘎 / 985
木嘎斯 / 201
木瓜 / 478, 480
木瓜实 / 480
木赫什几 / 607
木黑黎 / 264
木黑里 / 264
木及提 / 521
木吉 / 618
木姜子 / 67, 480, 481
木开里 / 264, 265
木开里艾日再克 / 265
木开陆里也胡地 / 265
木勒麦克 / 473
木梨 / 723
木棉花 / 481, 482
木棉花瓣 / 481, 482
木棉花萼 / 482
木棉花蕾 / 481
木棉花蕊 / 482
木棉树皮 / 250
木纳合丝哇 / 130
木其 / 284
木琼丝哇 / 130

木日吉 / 284
木色依 / 1003
木实子 / 472
木恕 / 477
木思 / 1003
木斯 / 1003
木通 / 113, 482, 483
木通根 / 483
木瓦拜勒斯比提 / 445
木香 / 483
木香马兜铃 / 486, 686
木贼 / 427, 488
苜蓿子 / 487
穆库没药 / 264, 265, 474

N

拿嘎卡拉 / 656
拿公给 / 273
拿滚 / 204
拿有 / 641
哪罕 / 812
哪旁具 / 952
那保 / 799
那保拉巴尔毒 / 192
那保司拉 / 265
那布其日哈嘎-奥日道扎 / 840
那布其日哈嘎-奥日都扎 / 192, 324
那布其日哈格-奥日道扎 / 192
那儿米西克 / 694
那儿木失乞 / 694
那尔格力 / 489
那尔吉力 / 489
那嘎格萨 / 481
那嘎青 / 148
那格巴拉 / 940
那格克斯尔 / 694
那勾 / 232
那古穷 / 826
那卡仁普 / 952
那勒沙木 / 284

那力先 / 284
那玛 / 560
那玛母 / 861
那木旦巴 / 265
那木苦仁普 / 952
那木钦普让母 / 447,725
那尼华 / 5
那日比斯其尼 / 208
那日森-格树 / 655
那日森-希莫 / 206
那日斯-乌布斯 / 468
那日松-西莫 / 206
那日苏力格-温都苏 / 468
那文吾毛 / 975
那信定 / 732
纳布其日哈嘎-奥日图哲 / 192,840
纳巴 / 752
纳而木石其 / 694
纳嘎布西 / 481
纳嘎格萨 / 481
纳力古力乌拉盖 / 605
纳力吉力 / 489
纳木嘎纳 / 463
纳木仁-查干-其其格 / 463
纳然姆 / 92
纳日斯-乌布斯 / 468
纳亦纳亦 / 73
娜嘎楞海–额布斯 / 521
娜罕 / 812
娜溜 / 105
娜聋 / 7
娜妞 / 105
娜让姆 / 92
乃可尼 / 528
乃玛加尔玛 / 163
乃玛拉吉 / 967
乃买克斯亚 / 997
乃米勒 / 944
乃莫勒吉 / 967

乃那 / 73
乃齐猛 / 642
乃日开曲尔 / 194
乃替没 / 152
乃西帕提 / 663
乃西葡提 / 663
乃佐色 / 769
奶浆藤 / 700
奶桃 / 489
奶夏嘎热 / 384
奶制珍珠 / 986
奈 / 542
奈玛吉卜玛 / 895
奈塔嘎拉吉 / 616
南板蓝根 / 59,489,490
南败酱 / 39
南昌金钱草 / 677
南丹参 / 156
南方红豆杉 / 267
南瓜 / 490
南瓜干 / 490
南寒水石 / 994
南鹤虱 / 289,290
南苦丁茶 / 372,502
南拉退卡 / 996
南盆 / 938
南坪细辛 / 745
南沙参 / 589,590
南山楂 / 599,819
南藤 / 245
南天花粉 / 678,679
南天仙子 / 687
南葶苈子 / 697,698
南弯 / 569
南五味 / 492
南五味子 / 491,492,732
南星 / 682
难花 / 5
难晚囡 / 590
喃该罕囡 / 622,624

楠孩嫩 / 412
楠牛 / 250
囊格-章古 / 288
囊给-查干 / 598
齉抽 / 978
硇砂 / 1007,1008,1021
硇砂（甲察）/ 1021
脑石 / 993,995,1008
闹海音-好日嘎 / 679
闹害音-乌吉马 / 414
闹使辣 / 703
闹羊花 / 353,492
淖尔-浩树音-其其格 / 461
内滇常 / 304
内风消 / 732,733
内鲁帕尔 / 649
内蒙紫草 / 902
内帕嘎休 / 370
能格冒 / 978
能豪松若鲁 / 178,904
能冒 / 978
尼阿洛 / 90
尼阿西 / 986
尼比萨瓦 / 108
尼比莎瓦 / 108
尼泊尔蒂达 / 837,870
尼泊尔黄堇 / 11
尼布什 / 78
尼嘎 / 182
尼吉刚 / 687
尼来吉 / 144
尼勒哈-雅素力格-桔日吉 / 877,879
尼勒-其其格 / 907
尼理日木间 / 299
尼力泊尔 / 649
尼鲁法尔 / 649
尼罗 / 90
尼马日巴扎 / 999
尼莫巴 / 62

尼木巴 / 62
尼木基 / 319
尼那节栽 / 712
尼能莫绍拜 / 236, 678
尼尼补 / 526
尼朋诗 / 319
尼齐 / 986
尼契 / 87
尼曲显补 / 521
尼日 / 42
尼斯莫乐 - 孟各 / 1015
尼斯莫勒 - 孟格 / 1015
尼苏提 / 252
尼突赛 / 812
尼图静 / 499
尼瓦 / 108
尼兴 / 36, 680
尼牙折触威莪 / 847
尼雅昭格 / 986
尼亚罗 / 90
尼映斯 - 巴日 / 309
尼扎 / 90
泥鳅串 / 440
泥兴 / 680
泥榨腻 / 654
逆落 / 90
年汪辞 / 854
念资咪 / 453
娘其夏 / 861
娘人水 / 616
娘肖夏 / 241, 242
娘折 / 309
娘孜巴来 / 309
娘孜泽 / 309
娘孜摘 / 309
娘孜折 / 309
酿摸密 / 167
鸟不宿 / 129
捏芝卓唯奥 / 847
聂苏诺期 / 36

聂相 / 680
您巴 / 594
宁 - 芍沙 / 241
柠肖夏 / 241
凝水石 / 994
妞玛 / 447, 725
妞玛坎扎 / 447
妞玛砍扎 / 447
牛蒡子 / 493
牛鞭 / 962, 963
牛胆 / 963
牛胆粉 / 963
牛胆水 / 963
牛胆汁 / 963
牛睾丸 / 962, 963
牛牯史 / 320
牛黄 / 965, 967
牛吉冈 / 687
牛皮冻 / 226
牛皮消 / 226
牛嗓管 / 250, 521
牛舌草 / 494, 495, 496
牛舌草花 / 495, 496
牛肾 / 962
牛尾蒿 / 496, 497
牛膝 / 115, 497, 499, 713
牛匣琼瓦 / 715
牛心血 / 983
牛至 / 499, 507
纽子七 / 900
脓汪 / 648
奴格图如 - 乌布斯 / 108
奴木巴 / 62
奴水粉 / 911
努另粉 / 845
努图格音 - 召日高达苏 / 859
女巴东丹 / 42
女贞实 / 502
女贞子 / 501
暖金库 / 616

诺巴梯介朵 / 822
诺盖诺 / 616
诺哥底 / 291
诺古干 - 嘎 / 194
诺海音 - 浩哈 / 98
诺娜 / 201
诺诺拔奶吃 / 784
诺台维若 / 642
喏毒 / 909
糯浪丐囡 / 622
糯米 / 143
糯米藤根 / 500
糯外娘 / 911

O

哦白滋 / 237
哦咪 / 508
哦尾 / 393
欧巴玛尔波 / 430
欧菝葜根 / 23, 502
欧白及 / 37, 887
欧贝 / 430
欧贝赛保 / 430
欧的印地 / 660
欧地海日克 / 96
欧地印地 / 96
欧都里开日合 / 2
欧都斯赛力比 / 99
欧古力提堪 / 326
欧胡日提坎 / 326
欧吉买依力提孜破斯提 / 580
欧加斯赛格日 / 503, 778
欧勒 / 1015
欧李 / 503, 778
欧里奇其 / 691
欧力白 / 286
欧龙胆 / 412, 413
欧麻孜 / 706
欧绵马 / 468
欧尔当 / 521

欧切 / 341, 461
欧曲 / 341, 460, 461, 1008, 1009
欧如合斯孜欧祖密 / 518
欧如克鲁克欧祖密 / 518
欧如克麦核子 / 380
欧如库里卡甫尔 / 194
欧如斯排尔德 / 661
欧矢车菊根 / 504
欧斯玛 / 144
欧松欧如合 / 39
欧西白 / 502
欧西白买格日比 / 502
欧细辛 / 504, 745
欧缬草 / 216, 505
欧亚水龙骨 / 507
欧烟堇 / 174
欧玉竹 / 507, 508, 851
欧榛 / 508
欧洲凤尾蕨 / 205

P

啪噶搂 / 250
啪干 / 370
啪尤幸 / 458
杷 / 962, 963
爬景芹 / 458
爬拉金汪 / 751
琶意奴娃 / 517
帕安来 / 24
帕八良 / 434
帕巴 / 988
帕班 / 614
帕板良 / 434
帕拌凉 / 434
帕拨凉 / 434
帕波 / 614
帕查合 / 988
帕岔 / 988
帕达 / 241
帕颠 / 414

帕点嘟 / 414
帕点郎 / 414
帕点帕 / 414
帕当巴 / 643
帕都巴 / 240
帕尔批云 / 141
帕格日勒-塔勒 / 944
帕郭 / 988
帕蒿当 / 847
帕蒿懂 / 847
帕蒿短 / 847
帕哄 / 38
帕怀 / 847
帕淮 / 847
帕吉敌恰 / 979
帕讲嘟 / 414
帕借依哦 / 752
帕卡优普日密克欧如合 / 93
帕卡有夫尔马克乌拉盖 / 93
帕靠冬 / 847
帕拉 / 452
帕朗 / 330, 974
帕朗呼乐 / 330
帕朗加哇 / 708
帕浪 / 443
帕勒嘎 / 486
帕乃贝 / 105
帕奴阿 / 516
帕糯 / 443
帕契 / 706
帕切曲 / 706
帕如拉 / 456
帕陶唯 / 820
帕下嘎 / 514, 568, 803
帕下嘎门巴 / 515, 805
帕下嘎窍 / 514, 515, 568
帕夏嘎 / 569
帕因景嘟 / 458
帕引景 / 458
怕拉 / 880

怕勒怕 / 208
怕磨 / 614
怕糯 / 443
拍绑 / 614
拍儿西牙五商 / 695
拍拖巴巴 / 699
排风藤 / 52
排黑染 / 764
排那 / 764
排然吉木西克 / 428
排日非云 / 141
排提开日 / 992
排渣 / 764
派尔非云 / 141
潘豆乃 / 227
盘共超 / 164
盘将托 / 152
盘龙参 / 508, 509
盘羊鼓 / 88, 292
蹄偕榄 / 116
庞阿嘎保 / 670
旁巴来 / 229
旁米摘吾 / 229
螃蟹 / 967
螃蟹甲 / 510
炮瓦日 / 284
炮札木 / 145
泡参 / 589
泡三棱 / 574
泡瓦热 / 284
陪萨热子 / 538
培姜热仁 / 234
佩兰 / 459
配波萝 / 919
喷七 / 547
盆芙蓉 / 477
盆蒿闹 / 354
朋先 / 762
彭贝 / 109
彭泽贝母 / 872

民族药中文名称索引

硼纳瓦 / 92
硼砂 / 1010
膨润土 / 1009
丕邹 / 250
批恩都克 / 203
披麻草 / 397
劈半 / 996
霹小聪 / 365
皮尔斯亚维仙 / 692
皮尔斯药山 / 695
皮苦 / 92
皮拉乌孜斯 / 928
皮来胡孜斯 / 928
皮里皮力 / 64
皮力皮力 / 64
皮斯台 / 6
皮牙孜欧日格 / 811
皮牙孜欧如合 / 811
枇杷叶 / 511
匹 / 386
匹图 / 284, 774
片毕能薄 / 812
片姜黄 / 195, 337
品乃 / 240
平贝 / 109
平贝母 / 109, 872
平地木 / 7
平凉山楂 / 601, 820
平术 / 56
苹果 / 513
坡茄 / 116
坡哇日 / 284
婆婆纳 / 514, 515, 805
婆资能拜 / 833
破布木果 / 513, 514
破骨七 / 433
破故纸 / 77
破尖木 / 642
破施 / 809
破斯提艾里勒再尔德 / 259

破斯提白衣热 / 457
破斯提比合巴地洋 / 319
破斯提比合吐提 / 580
破斯提赛里比吐胡米木如格 / 947
破提斯比合开热非谢 / 533
铺夺 / 1001
铺且景 / 164
葡萄 / 517, 518
葡萄干 / 517, 518
蒲公英 / 515
蒲桃 / 519, 520
浦多 / 1001
浦江嘎 / 327
普拜达耐 / 470
普滴纳 / 240
普地乃 / 240
普尔芒 / 497
普尔芒嘎保 / 497
普尔芒莫保 / 497
普尔芒那保 / 496, 497
普尔那 / 496, 497
普林 / 206
普芒 / 496
普那 / 496, 497
普尼白达乃 / 470
普奴斯欧日格 / 368
普皮力 / 70
普认孜玛思巴 / 11
普日芒 / 497
普日芒嘎保 / 497
普日芒莫保 / 497
普日芒那保 / 496, 497
普润疟玛 / 437
普斯吐克 / 6
普卓孜哇 / 829

Q

七初 / 885
七药 / 576
七叶胆 / 339

七叶莲 / 250, 252, 520
七叶莲茎叶 / 250, 520
沏其日甘 / 586
期喜景 / 789
欺补景 / 237
齐比喀 / 151
齐才 / 78
齐当嘎 / 664, 665
齐灯嘎 / 664
齐尔哇 / 961
齐匹 / 212
齐森-额布日 / 958
齐松 / 78, 493
齐孙-达日雅干 / 352
齐乌萨玛 / 312, 313
齐增 / 78
其卜黎提 / 1003
其格提 / 470
其赫日格-乌热 / 519
其拉帕 / 815
其郎 / 151
其勒哦札欧如合 / 43
其玛甲吉 / 217
其美与堆孜 / 259
其其格图-泵嘎音-浩日 / 670
其其格音通拉嘎 / 938
其台 / 31
其乌如 / 968
其语烈措 / 299
其云提 / 944
奇巴 / 961
奇贝夏 / 961
奇比卡 / 151
奇给特 / 470
奇诺 / 791
蕲艾 / 10
蕲蛇 / 952, 970
蕲州艾 / 10
麒麟竭 / 793
乞失伯儿乞失 / 70

荠菜 / 322
荠菜花 / 322
掐规 / 952
掐破孜孜 / 717
恰多达衷 / 455
恰儿伊拉尼 / 951，969
恰羔素巴 / 793
恰果苏巴 / 793
恰黑乐德各音-乌热 / 440
恰黑日各-乌热 / 519
恰麻古儿 / 725
恰妞砍扎 / 447
恰牙尼 / 967
千层皮 / 872
千斤坠 / 524
千金子 / 526
千金子霜 / 525，526
千里光 / 526，528，796
千里光膏 / 528，643
千里找根 / 429
千年健 / 529
千只眼 / 531
前胡 / 523，524，708
荨麻 / 528
荨麻草 / 528
荨麻子 / 528
黔白及 / 36
芡实 / 530，531
茜草 / 521，523，861，862
茜草根 / 521
羌活 / 531，532
羌淘合 / 1001
强巴 / 925
蔷薇花 / 463，532，533
敲塞米鹿 / 253
乔贝萨温 / 1015
切才尔 / 78
切里胡则 / 43
且哈尔买合孜 / 257
且麦克排台尔 / 995

窃莫 / 360
侵瓦音-哈日玛格 / 229
钦达门-毛道 / 482
钦门 / 214
钦门乌泽 / 214
芹菜根 / 533
芹菜子 / 534，535
芹叶铁线莲 / 746
秦艽 / 535
秦艽根 / 535
秦艽花 / 34，537，538
秦皮 / 538，539
青菜欧如合 / 534
青风藤 / 539，540
青杠果 / 764
青果 / 742
青蒿 / 409，540，542
青稞 / 542，543
青壳 / 401
青兰 / 215
青龙衣 / 258
青曼皂吾 / 269
青皮 / 544，545
青翘 / 401
青山安息香 / 13
青蛇藤 / 262
青藤 / 540
青香矛 / 757，759
青香茅 / 758，759
青葙子 / 545，546
青叶胆 / 546，547，548，769
青鱼胆 / 548
青鱼胆草 / 272，414，547，548
清风藤 / 540
清门孜吾 / 857
清泻山扁豆 / 384
苘麻子 / 543
庆木夏 / 937，949
穷尔代嘎布 / 233
穷绞 / 1010

秋葵子 / 308
秋梨 / 664
秋咪咪 / 130
秋水仙 / 548，549
求比芹齐尼 / 21，503
球药隔重楼 / 102
球药隔重楼 / 104
曲达巴 / 37
曲达毛 / 192，323
曲吉冈 / 1011
曲玛孜 / 138
曲曲克布牙 / 209
曲曲克布亚 / 209
曲森代毛 / 976
曲什扎 / 138，802
曲杂 / 138，802
曲扎 / 138，802
驱虫斑鸠菊 / 549
蛆叉习乃 / 327
蛐蟮 / 932
全蝎 / 967
全叶马先蒿 / 553
全叶青兰 / 215
全缘马先蒿 / 553，554，754
拳参 / 87，552，553
确 / 715
确比其尼 / 21
确豆蛙官 / 408
确木来 / 944

R

然巴 / 42
然布 / 552
然惹 / 234
染饭花 / 465
让让 / 712
饶格冲 / 341
绕诺七格 / 732
热迟间 / 979
热豆玛保 / 1019

民族药中文名称索引

热功曼巴 / 12
热贡 / 155
热贡巴 / 155
热古乌 / 326
热衮巴 / 11
热汗古力 / 428,458
热加巴 / 393
热久巴 / 955,958
热玛 / 440
热美布如 / 440
热莫诺起 / 812
热木夏 / 306
热尼 / 306,307,308
热皮 / 930
热普梅朵 / 341
热惹 / 235
热热 / 234
热莎比热 / 108
热万 / 136
热万德 / 136
热谢依海尔补则 / 675
热秀 / 58,89
热依汗 / 428,458
热依汗欧如合 / 428
热哲 / 470
热者 / 470
热孜亚那如米 / 318
热孜亚乃朱思斯尼 / 19
人参 / 278,556
人参果 / 368
人工牛黄 / 965,967
人工麝香 / 970
人苦玛玛 / 124,125
仁布钦杰布 / 1012
仁钦尼巴 / 1015
忍冬藤 / 554,555
日阿毛沙格 / 306
日阿尼 / 306
日泵宁 / 976
日比 / 521

日车补 / 526
日崔 / 656,902
日达 / 483
日恶补此 / 88,292
日嘎 / 326
日拱甲 / 712
日官孜玛 / 11
日衮孜玛 / 11
日哈嘎-奥日都扎 / 840
日虎列 / 882
日居 / 496
日库列 / 882
日列斯 / 526
日摩 / 938
日彭 / 976
日琼 / 342
日旺 / 976
日旺娘 / 976
日则补 / 526
戎吉赛尔保 / 375
绒嘎给 / 218
绒毛龙芽草 / 749
绒那忍人 / 626
绒桌倒 / 434
荣萨拉 / 355
肉苁蓉 / 557
肉豆蔻 / 560,561
肉豆蔻衣 / 562,562
肉根黄芪胶 / 562
肉桂 / 244,563,564,579
肉桂叶 / 578,579
肉桂子 / 564,565
肉果 / 560
肉果草 / 565,566
肉果花 / 562
如巴玛 / 68
如贝斋布 / 308
如达 / 483
如打 / 483
如那斯 / 521

如罕布 / 356
如麻尼印度 / 694
如米别地洋 / 318
如南 / 517
如咱尼 / 306
茹本略 / 706
茹比更 / 322
茹丑 / 772
茹丢 / 847
茹嘎给 / 236
茹刚 / 580,582,583,585
茹戛粗 / 166
茹街粗 / 789
茹解 / 782
茹敬鲁 / 349
茹思能 / 521
茹只八 / 92
乳白黄耆 / 218
乳花 / 625
乳香 / 206,566,567
软蒺藜 / 327
软藤 / 450
软紫草 / 904
锐阿都偏 / 621
锐阿闷 / 523
锐阿太务 / 387
锐八够 / 882
锐巴 / 749
锐巴麦棍 / 423
锐巴盆 / 784
锐巴容所 / 780
锐巴欲 / 822
锐败呆 / 24
锐保地 / 166
锐被摆 / 695
锐本棍 / 832
锐比勾 / 132
锐比交 / 499
锐不多 / 543
锐叉谋 / 229

锐叉务 / 73
锐达棍 / 273
锐达务 / 397
锐打沟 / 728
锐打脉 / 92
锐呆 / 389
锐歹巴经路 / 218
锐的党 / 399
锐的党棍 / 281
锐灯草 / 163
锐灯笼 / 747
锐敌西 / 246, 247
锐定谋 / 272, 547
锐都 / 847
锐嘎多嘎沙 / 240
锐改外 / 164
锐格乌 / 432
锐龚罗 / 889
锐勾扫 / 228
锐怪买 / 98
锐怪英 / 868
锐广补 / 902
锐过街 / 414
锐过买 / 410
锐鸡都 / 839
锐鸡片 / 193
锐计档棍 / 281
锐加女个 / 237
锐加扫棍 / 751
锐江摆 / 432
锐界义 / 102
锐卡瓦 / 901
锐拉老 / 21, 891
锐柳绕 / 525
锐路罗 / 156
锐绿豆棍 / 368
锐绿罗 / 49, 58
锐伦清 / 789, 915
锐罗切 / 571
锐马兰单 / 489

锐马欲 / 706
锐猫棍 / 634
锐咪等 / 330, 443
锐缪嫩 / 169
锐奶改 / 322
锐奈尿 / 20
锐女容 / 754
锐跑大 / 740
锐盆棍 / 832
锐偏连 / 76
锐朴克 / 173
锐朴克了 / 173
锐沙老 / 278
锐赊蒙 / 541
锐赊庙 / 816
锐鼠勾 / 52
锐松怪 / 262
锐务芒 / 516
锐虾请 / 710
锐先勾 / 121
锐先脉 / 434
锐小钱 / 348
锐油沙 / 328
锐扎龙 / 499
锐摘 / 470
锐主 / 847
若佟 / 704
若措 / 862
若合达 / 861
若和 / 626
弱夺 / 704

S

撒阿因 / 1
撒刺唐 / 967
撒额 / 1
撒法而者里子 / 722
撒法郎 / 857
撒黑木尼牙 / 653
撒忽答里 / 419

撒吉木你牙 / 653
撒那亦麦乞 / 198
撒纳 / 198
撒纳亦马其 / 198
洒布 / 528
洒都赛而保 / 430
洒嗓抱溜 / 789
萨刺玛 / 326
萨达尔 / 588
萨堆那布 / 359
萨嘎尔 / 217, 218, 313
萨哈勒-乌布森-温都斯 / 754
萨哈勒-乌布森-温都素 / 754
萨库里比提合 / 675
萨拉巴来 / 519
萨拉米-莫德格 / 717
萨木萨克 / 146
萨那 / 198
萨那合 / 313
萨那衣买克 / 198
萨齐阿亚 / 240
萨恰木 / 240
萨日木斯格 / 146
萨日娜 / 30
萨赛 / 312, 313
萨赛尔 / 312
萨赛尔达赛 / 312
萨娃堆孜 / 682
萨脏 / 932
萨增 / 84
萨扎 / 240
萨摘 / 519
萨摘琼哇 / 519
萨债 / 519
萨哲 / 519
萨-竹冈 / 1011
塞察 / 1000
塞多 / 68, 1002
塞儿多 / 1002
塞尔固 / 656, 657

民族药中文名称索引

塞尔吉且玛 / 247, 1002
塞尔且 / 1002
塞嘎 / 217, 218, 324
塞嘎尔 / 217, 218, 324
塞嘎砍扎 / 217
塞贵门巴 / 656
塞果 / 68
塞吉美多 / 74
塞季美朵 / 74
塞拉美朵 / 74
塞力克鱼给乌拉盖 / 715
塞麻 / 326
塞玛 / 217, 218
塞玛尔 / 314
塞玛莫保 / 324
塞美塞古 / 74
塞那 / 324
塞哦 / 324
塞哇 / 532
塞完 / 324
塞亚 / 478
塞占切玛 / 246
赛保 / 799
赛北紫堇 / 568, 805
赛比热 / 419
赛比日 / 419
赛比日苏库吐日 / 419
赛察 / 1000
赛代非 / 986
赛代皮 / 986
赛蒂 / 870
赛尔保车冈 / 309
赛尔保曲同 / 309
赛尔赤 / 375
赛尔等 / 724
赛尔海斯 / 468
赛尔皮斯堂 / 513
赛尔斯比力 / 502
赛尔维 / 267
赛非地吐胡米木如格 / 948

赛嘎尔 / 217, 218
赛吉 / 386
赛吉协玛 / 1002
赛克木尼亚 / 653
赛拉纳赫布 / 265
赛拉纳赫布-朝格 / 265
赛拉乃 / 151
赛来比米斯日 / 887
赛玛 / 326
赛满代尔加克 / 943
赛门 / 974
赛蜜格艾热比 / 1
赛蜜格安主当 / 3
赛蜜格拜布里 / 1
赛蜜胡斯赛奴白尔 / 658
赛热堂 / 967
赛日木斯各 / 146
赛瓦 / 481
赛维美多 / 532
赛维则 / 288
赛维孜欧如合 / 289
赛窝达尔亚干 / 312
赛亚 / 478
赛亚朴 / 478
赛志 / 631
赛朱 / 631
三百棒 / 201
三包跳 / 59
三叉苦 / 569
三叉苦木 / 569
三额 / 1
三额阿剌必 / 1
三分三 / 570
三角风 / 571
三颗针 / 572, 767
三棱 / 573, 574
三匹风 / 608
三七 / 575, 576
三七叶 / 576
三七总皂苷 / 577

三条筋 / 578, 579
三桠苦 / 569
三月泡 / 579
三转 / 1010
伞梗虎耳草 / 775
散代力赛非德 / 668
散兜茛 / 143
散格阿汗热巴 / 995
散格艾斯皮 / 960
散格达乃衣木如合 / 947
散格高 / 965
散格斯布也 / 368
桑白皮 / 580
桑当 / 723, 724
桑当加保 / 195
桑滴 / 776
桑地格 / 870
桑蒂 / 546, 547, 776, 837, 868, 870
桑格丝哇 / 130, 568
桑寄生 / 408, 409, 581, 582
桑椹 / 582, 583
桑椹子 / 582
桑瓦门吉 / 203
桑叶 / 583
桑贼嘎日布 / 895
桑贼瓦 / 895
桑枝 / 585
桑仔嘎保 / 895
桑孜嘎波 / 895
桑子嘎布 / 895
骚羊古 / 780
扫布德 / 985
扫布德音-黑苏嘎 / 986
扫布日干-其其格 / 727
扫布日根-其其格 / 727
扫格嘎瓦 / 322
扫龙-吉木斯 / 400
扫玛然萨 / 543
扫玛然砸, / 543

民族药中文名称索引

扫门-毛都 / 660
扫那拉 / 63
扫仁金 / 995
扫日毛斯特-钦达干-苏勒 / 514
扫兀邻张 / 548
色 / 926
色毕露木尔 / 510
色毕莫德格 / 461
色布茹 / 627
色尔玛 / 389
色归 / 68
色吉美多 / 74
色勒莫-宝日朝格 / 161
色麻 / 326
色玛 / 326
色玛拉高 / 326
色玛旁钦 / 405
色米孜欧提欧如合 / 436
色其 / 247
色其门巴 / 246, 247
色日吉莫德格 / 476
色日吉莫德格-策瓦 / 475
色日克艾里勒破斯提 / 259
色日克麻依 / 974
色日克其且克欧如合 / 633
色日克月改 / 714
色日克月改欧如合 / 715
色萨 / 1000
色桑旧玛 / 209
色水 / 461
色瓦 / 68
色薇美多 / 532
色亚布 / 636, 663
瑟 / 1003, 1006
瑟娘 / 1006
森得拉 / 995
森德拉 / 1017
森等玛保 / 723
森地 / 728
森蒂 / 728

森都拉 / 1017
森都热 / 1017
森斗 / 728
森麻玛布 / 642
森普 / 967
森珠 / 631
僧刺尔 / 873
僧登 / 723
沙巴来 / 452
沙布勒 / 419
沙布塔拉 / 620, 636
沙参 / 589, 590
沙德乃吉 / 1017
沙的那 / 1017
沙地乃 / 1018
沙尔比斯坦 / 513
沙尔沙维力 / 502
沙干 / 246
沙海 / 757
沙海藤 / 67
沙合高赞乃尔密 / 958
沙合高赞赛合德 / 956
沙黑迷罕咱里 / 815
沙棘 / 586
沙棘膏 / 586
沙卡尔枯尔 / 942
沙卡库力 / 507
沙卡里巴地洋 / 19
沙卡依困努曼 / 45
沙拉哈斯 / 468
沙拉吉特 / 12
沙玛木理 / 152, 765
沙美 / 209
沙勐拉 / 240
沙勐香 / 240
沙莫 / 209
沙纳 / 198
沙泡如达 / 483
沙皮拉奥特衣力替孜普斯 / 50
沙皮托力麦核子 / 671

沙日-萨日德玛 / 312
沙日-色依拉 / 91
沙日-特木日-奥日阳古 / 113, 746
沙日-叶梦 / 113, 746
沙日-伊拉干-花日 / 150
沙斯排热密 / 458
沙速不儿奄 / 458
沙速福林 / 458
沙速福林子 / 428
沙糖木 / 590
沙英 / 209
沙苑子 / 327
沙则 / 774
沙扎盖-萨布日 / 197
纱如 / 955
砂仁 / 588
莎卡仁字 / 996
莎卡字 / 996
莎木面 / 111
傻豆老你 / 770
筛稿如 / 408
筛扣特拉比 / 833
晒白土力艾朱孜 / 656
晒比 / 992
山 / 212, 615
山白芷 / 55, 813
山百部 / 26
山百合 / 30
山查子 / 819
山茶花 / 591
山沉香 / 26, 27, 98
山慈菇 / 592, 593, 594
山刺玫 / 126
山大黄 / 138
山当归 / 780
山豆根 / 62, 63, 594, 595
山豆根(木蓝豆根) / 595
山矾叶 / 595
山合欢皮 / 253

1068

山花椒 / 295
山藿香 / 241
山苦荬 / 375, 377
山莨菪 / 570
山唛 / 717
山唛梅朵 / 717
山麦冬 / 446
山木通 / 111, 113, 482, 483
山柰 / 214, 597, 598
山塔蔗 / 637
山乌龟 / 166, 167
山消 / 226
山玄参 / 789
山药 / 598
山药片 / 599
山银花 / 355
山玉兰花 / 780
山楂 / 599, 601, 819, 820
山枝茶 / 601
山栀茶 / 601
山栀子 / 885
山茱萸 / 602
山紫菀 / 920
珊瑚 / 968
珊瑚姜 / 596
鳝鱼 / 969
梢绕音-竹冈 / 1011
烧节 / 365
烧雄黄 / 1013, 1014
芍药 / 45, 101, 477
苕叶细辛 / 604, 605, 745
少布给日-主力根-其木格 / 34
少朝施卡 / 569
少棍 / 499
少花龙葵 / 414
少花延胡索 / 604
少尼子 / 266
少歪摆败来 / 521
邵 / 875
邵道嘎日-奥日亚木格 / 113, 746

绍布格日-塔日努 / 358
绍杰买拜日 / 171
绍蔑申格 / 257
奢额傲 / 784
奢扣诗 / 608
奢其景 / 189
奢兴诗 / 616
奢载 / 201
赊贤卓 / 351
赊兴诗 / 616
赊者诗 / 7
蛇床子 / 605
蛇倒退 / 218
蛇菰 / 422
蛇莓 / 608
蛇肉 / 952, 969, 970
蛇蜕 / 928
舍拉-嘎布日 / 39
舍利次 / 608
舍雅希 / 663
社文罗社吃 / 49
射干 / 117, 607
射卡库里 / 507
射里海米 / 447
射节热土德都比 / 599
射如里吉巴里 / 695
摄该怒 / 922
麝香 / 970
麝香壳 / 972
申都拉 / 1017
申尼鲁 / 703
申拍 / 166
伸筋草 / 611, 612
神香草 / 613, 614
肾茶 / 610
升哥而福 / 1019
升麻 / 279
生菜子 / 39, 40
生扯拢 / 394, 395
生葱 / 614

生等 / 723, 724
生等膏 / 724
生等勘扎 / 195
生等砍扎 / 724
生地 / 171
生地黄 / 171, 173, 641
生附子 / 208, 209
生姜 / 214, 615, 616
生首乌 / 256
生天南星 / 154
圣灵草 / 888
施丈 / 882
湿生扁蕾 / 69
蓍草 / 616, 618, 831
十八症 / 264
十大功劳 / 227
石半夏 / 60
石菖蒲 / 618, 620, 648
石吊兰 / 621
石防风 / 200
石膏 / 994, 1011
石斛 / 622
石花 / 624, 625, 701
石灰华 / 1011
石椒 / 626
石椒草 / 626
石决明 / 972
石浪石 / 923
石莲花 / 624
石莲子 / 378, 379
石榴 / 627, 629, 631, 633
石榴根皮 / 629
石榴花 / 629, 631, 633
石榴皮 / 629, 630, 631, 633
石榴叶 / 629
石榴子 / 629, 631
石南藤 / 245
石牌广藿香 / 241
石松 / 611
石苔花 / 625

1069

民族药中文名称索引

石韦 / 634, 635
石盐 / 997
石英 / 1006
莳萝 / 634
莳萝子 / 633
史得 / 703
史卓 / 351
矢翁波驰 / 164
使君子 / 626
事羧 / 480
柿蒂 / 620, 636, 637
柿加绿 / 695
柿尖冬呼 / 680
柿叶 / 621, 635, 637
柿子 / 621, 636
手参 / 510, 637
手掌参 / 509, 637
守尼孜 / 266
首乌 / 256
首乌藤 / 639
叔陆 / 812
淑木萨 / 286
淑润-奥日道扎 / 840
舒古日根 / 199
舒胡日图-地格达 / 464, 775
舒筋草 / 611
舒勒黑-淖嘎 / 39
舒鲁黑-淖高音-乌热 / 39
舒如 / 968
熟地黄 / 173, 640, 641
熟古日-额布素 / 170
暑木夏 / 286
鼠妇 / 973
鼠妇虫 / 973
蜀季花 / 145, 642
蜀葵花 / 145, 183, 642, 643
蜀羊泉 / 52
薯莨 / 641, 811
术不新 / 1011
束花报春 / 642

树格刺儿 / 123
树骨碎补 / 236
树蚂蝗 / 234
树密沙欧如合 / 286
树蜜 / 939
衰拉孜 / 185
双花龙胆 / 34, 414
双花千里光 / 528, 643
水柏枝 / 644
水半夏 / 60
水菖蒲 / 620, 646, 648
水朝阳花 / 785
水城木防己 / 486, 487
水代哇 / 604
水灯心 / 164
水冬瓜 / 648
水冬瓜根皮 / 648
水粉 / 911
水嘎 / 345
水根 / 138
水海郎扭日 / 308
水金凤 / 649
水龙骨 / 507
水蔓菁 / 448
水母雪莲 / 793
水母雪莲花 / 793
水牛角 / 973
水牛角浓缩粉 / 973
水三七 / 650, 576
水蜈蚣 / 651
水线草 / 36
水杨梅 / 389, 390, 652, 653
水杨梅根 / 652
水银 / 1008, 1009
水栀子 / 885
睡莲花 / 649, 650
丝哇 / 130
丝籽欧提 / 434, 436
司卡摩尼亚脂 / 653, 654
司卡莫尼亚脂 / 653

司拉嘎保 / 756
司拉那保 / 265
司宁 / 1003
思达尔日 / 185
思钩 / 36
思康 / 671
思茅蛇菰 / 422
思怡 / 1003
思追其 / 140
斯 / 1003
斯巴力 / 70
斯比 / 513
斯补 / 348
斯赤列 / 795
斯达吉 / 124, 125
斯达日嘎 / 774
斯尔苏入克 / 1019
斯干巴拉 / 882
斯拉嘎保 / 756, 897
斯拉那保 / 265
斯拉约 / 882
斯力玛-宝日楚克 / 161
斯玛甫 / 1008
斯玛-旁钦 / 405
斯米 / 257
斯米司米 / 875
斯米孜欧提 / 434
斯尼 / 1003, 1006
斯配文卡 / 820
斯配文卡里 / 820
斯匹 / 124, 125
斯惹纳保 / 265
斯热嘎布 / 756
斯仁布-玛日勒布 / 910
斯日古德 / 715
斯日古莫德格 / 74
斯日古莫德格-冲瓦 / 74
斯日吉-莫都格 / 475
斯日吉哲玛 / 246
斯亚旦 / 265

1070

民族药中文名称索引

斯亚旦乌如克 / 265
死林辛多 / 151
四方马兰 / 61
四季红 / 704
四块瓦 / 654, 655
四硼酸二钠 / 1010
松布勒洁拜里 / 505
松布力 / 215
松布力鲁米 / 505
松布力奇尼 / 215
松布力印地 / 215
松布力云南 / 882
松滴 / 775
松蒂 / 282, 775, 776, 837, 870
松刁 / 926
松根 / 614
松根油 / 216
松吉蒂 / 775
松吉斗 / 775
松节 / 655
松居蒂 / 775, 776
松漏争 / 132
松萝 / 656, 658
松木生 / 724
松那薄 / 105
松生 / 724
松生等 / 724
松石 / 1012
松树脂 / 659
松塔 / 44
松香 / 658, 659
松子仁 / 44
耸貌 / 926
耸香嘎 / 130
宋-敖日浩岱 / 159
宋麻瓦 / 478
宋香嘎 / 130
送学博 / 926
叟买 / 185
苏 / 240

苏巴 / 500
苏败酱 / 39
苏达勒杜-归格其 / 209
苏敦柴 / 176
苏尔尕尔 / 404
苏嘎 / 88
苏嘎哇 / 322
苏格拉 / 343
苏格莫勒 / 185
苏格莫勒-木克布 / 833
苏格苏日-查赫日玛 / 622
苏合香 / 659
苏互巴来 / 519
苏吉古勒胡-乌日 / 718
苏克嘎巴 / 322
苏库没尼亚 / 653
苏来甫 / 887
苏里塔努热亚很 / 458
苏罗 / 224
苏罗嘎布 / 223
苏罗尼哇 / 160
苏罗苏扎 / 224
苏买嘎布 / 185
苏买那布 / 833
苏麦 / 185
苏麦曼巴 / 833
苏门答腊安息香 / 13
苏门毛道 / 660
苏咪赛尔保 / 806
苏米赛尔保 / 806
苏莫 / 365
苏木 / 243, 660, 661
苏木布里 / 505
苏木地格 / 775
苏木朱-地格达 / 775
苏乃非如米 / 318
苏尼提 / 212
苏帕日 / 70
苏仁江 / 548
苏日嘎日 / 183

苏如赞檀 / 89
苏色 / 940
苏斯-乌布斯 / 375
苏素-乌布斯 / 375
苏伊地 / 754
苏衣拉甫米斯儿 / 887
苏依地 / 754
苏则 / 778, 779
苏扎 / 778
苏珠勒胡-乌热 / 718
酥宙赛保 / 806
酥油 / 974, 975
俗萨下俗 / 212
素帕日 / 70
速补儿奄 / 458
速补儿奄子 / 428
速嘎 / 88
速回 / 209
酸不溜根 / 90
酸浆 / 661
酸梨干 / 663
酸马奶 / 975
酸模 / 706
酸石榴 / 631, 633
酸藤果 / 664
酸藤果子 / 665
酸枣仁 / 665
酸子奶 / 975
虽沙 / 227
荽哈 / 9
孙布力节比里 / 215
苏-敖日浩代 / 159
笋卜黎 / 215
梭洞学 / 704
嗦布茛 / 923
索巴 / 152
索德 / 521
索嘎巴 / 322
索嘎哇 / 322
索尕哇 / 322

1071

民族药中文名称索引

索格斯日-切和日麻 / 622
索骨丹根 / 809,810
索龙江 / 548
索路曲孜 / 114,497
索罗 / 128,223,224
索罗嘎宝 / 223
索罗嘎保 / 128,223
索罗嘎布 / 128,223
索罗玛保 / 128,223,273,275
索罗玛布 / 128,223,273,275
索罗木宝 / 128
索罗木保 / 128,223
索洛嘎保 / 223
索洛玛保 / 273
索洛玛布 / 273
索洛莫保 / 128
索麻然萨 / 543
索马里乳香 / 566,567
索玛拉杂 / 308
索玛拉扎 / 451,452
索玛那保 / 308
索玛惹扎 / 308
索玛热杂 / 308
索木 / 146
索纳日阿 / 589,590
索斯勒-嘎尔 / 679
索瓦-阿格力克 / 709
索依赫 / 9
索依赫-乌布斯 / 9
琐琐葡萄 / 517,518,519

T

他黑颜-套老盖-莲花 / 530
他尼莫白里 / 36
塔巴什 / 687
塔巴西尔 / 687
塔俄库斯 / 706
塔俄苏木布力 / 505
塔尔哈麦克乌拉盖 / 304
塔嘎多杰 / 368

塔贵 / 682,684
塔拉布斯 / 493
塔拉嘎道尔吉 / 368,551
塔勒 / 405
塔里斯排台尔 / 267
塔路娃 / 717,721
塔奴 / 140,141,358,393,394
塔奴砍扎 / 140
塔然姆 / 92
塔任木 / 92,93
塔日莫 / 93
塔日奴 / 141,358,393
塔日努 / 141,358
塔日琼 / 356
塔斯音-巴斯 / 952
塔提里克巴达木 / 14,15
塔土热 / 451
塔西伊根儿 / 618
塔兴 / 582,585
塔芝 / 730
塔珠 / 951,970
踏贵 / 682
踏危扎哇 / 682
踏永 / 684
胎盘粉 / 990
台巴西尔 / 687
台尔海买克欧如合 / 304
台尔浑 / 835
台尔台孜 / 333
台哩红 / 835
台湾白芷 / 55
太白贝母 / 109
太子参 / 667,668
泰国安息香 / 12
谈查 / 68
谈卡尔 / 1010
谈那卡尔 / 1010
谈饶合 / 67,68
檀红生 / 724
檀香 / 668,670,919

汤冲嘎宝 / 441
汤冲嘎保 / 441
唐冲嘎保 / 441
唐冲莨菪泽 / 686
唐冲莨菪孜 / 686
唐冲那保 / 570
唐冲纳波 / 570
唐春嘎保 / 441,442
唐古特红景天 / 273
唐古特虎耳草 / 775
唐古特黄芪 / 312
唐古特莨菪 / 570
唐古特乌头 / 86,670,689
唐普日木-达杜拉 / 451
唐普如木-那赫布 / 570
唐兴 / 658
糖茶藨 / 68
淌刀 / 740
涛罕 / 138
桃儿七 / 777
桃木-阿拉坦-其其格 / 475
桃仁 / 671,673
桃枝 / 673
陶古茹-额布斯 / 749
陶来因-朱日赫 / 976
陶来音-吉如和 / 976
陶来音-芒给日 / 876
陶来音-汤乃 / 719
陶来音-唐奈 / 719
陶来音-伊达日 / 375
陶来音-珠日和 / 976
陶赖音-唐奈 / 197,719
陶木-阿拉坦-其其格音-乌热 / 76,475
陶丕浪 / 709
陶日格-诺格图如-乌布斯 / 871
陶日贡-雅索利格-桔日吉 / 877,879
陶润-楚莫 / 671
陶森-陶日莫 / 392

民族药中文名称索引

陶森-陶日木 / 392
套利图-乌布斯 / 738
套森-套日麻 / 392
特玛 / 658
特莫恩-呼呼 / 882
特莫-呼呼 / 882
特木尔-浩木哈 / 519
特木尔-章古 / 405
特木仁-哈嘎 / 1013
特木日-敖日秧古 / 113, 701, 745
特讷各-乌布斯 / 686
特日乐吉 / 183
藤茶 / 675
藤黄连 / 138
藤苦参 / 378
藤梨根 / 465
藤香 / 339
提而阿而马尼 / 995
提尼叶 / 724
蹄叶橐吾 / 920
体外培育牛黄 / 965
天钉 / 864
天冬 / 680
天胡荽 / 349, 676
天花粉 / 678
天麻 / 679, 680
天门冬 / 680, 681
天名精 / 823
天南星 / 28, 154, 682
天青地白草 / 460
天然冰片 / 71, 72, 73
天然右旋龙脑 / 71
天山堇菜 / 684
天山雪莲 / 795
天鼠屎 / 982
天仙藤 / 139, 327, 685, 686
天仙子 / 686, 687
天珠 / 1003
天竹黄 / 687

天竺黄 / 687, 688, 1012
田基黄 / 169
田螺 / 975
田螺壳 / 975
田七无 / 890, 900
甜巴旦杏 / 14, 15
甜茶 / 673, 674
甜茶藤 / 675
甜地丁 / 372, 909
甜瓜蒂 / 675, 676
甜瓜子 / 676
甜石莲 / 379
甜杏仁 / 381
挑嘎摆 / 80
条芩 / 314, 739
铁棒槌 / 671
铁棒锤 / 86, 688, 690, 797, 798
铁棒锤根 / 688
铁棒锤苗 / 689
铁棒锤幼苗 / 689, 690
铁包金 / 690
铁扁担 / 116, 117
铁粉 / 1013
铁杆山药 / 599
铁箍散 / 451
铁角蕨 / 691, 696
铁脚威灵 / 856
铁筷子 / 692, 693, 694
铁力木 / 694
铁力木花 / 694
铁灵仙 / 722
铁落 / 1013
铁落花 / 1013
铁木尔克皮可 / 1013
铁木尔-章古 / 405
铁丝威灵仙 / 722
铁线草 / 694, 695
铁线蕨 / 692, 695, 696
铁线透骨草 / 701, 702, 746
铁屑 / 1013

铁心甘草 / 212
帖嘎多吉 / 368
厅艾尔美尼 / 995
厅买合土米 / 993
停赤怕玛 / 306
葶苈子 / 697, 698
通关散 / 700
通关藤 / 253, 699, 700, 815
通关藤根 / 253
通光藤 / 700
通经草 / 625, 700
通萨 / 1010
同嘎 / 384
佟萨 / 1010
铜脚威灵 / 856
童叠 / 232
童子益母草 / 824, 826
潼蒺藜 / 327
痛摸堵失 / 455
头花蓼 / 704, 705
头西干扎地克 / 557
头晕草 / 389
透骨草 / 701, 702, 703, 704, 746
透骨香 / 703
透明松香 / 659
秃叶黄柏 / 303
突鲁必的 / 252
突起 / 167
图布德-巴茹拉 / 457
图布德-陶布其 / 829
图布德-章古 / 451
图勒格其-额布苏 / 616
图勒格其-乌布斯 / 616
图木日-章古 / 405
土半夏 / 61
土贝母 / 109, 705, 872
土达日 / 697
土大黄 / 138, 706, 708
土当归 / 159, 708

1073

民族药中文名称索引

土杜仲 / 189
土耳其药西瓜 / 816
土发 / 513
土茯苓 / 21, 23, 709, 710
土甘草 / 212
土乎米开来夫西 / 534
土胡米古丽海日 / 182
土黄芪 / 314
土藿香 / 240, 241
土荆芥 / 359, 710
土荆皮 / 711
土麻黄 / 439
土蜜 / 939
土膜钮 / 880
土木香 / 860, 861
土牛膝 / 499, 712, 713
土日克 / 646
土提欧鲁 / 582
土提西仁 / 582
土娃 / 42
土香薷 / 500
土小狗 / 954
土玄参 / 163, 789
土一枝蒿 / 616
土元胡 / 808
土知母 / 116
吐尔布特 / 253, 699
吐合米卡胡 / 39
吐胡米阿克 / 948
吐胡米阿那尔 / 631
吐胡米安吉热 / 528
吐胡米巴兰古 / 916
吐胡米巴日唐 / 93
吐胡米比旦吉尔 / 67
吐胡米番瓦尔 / 368
吐胡米改再尔 / 289
吐胡米甘地那 / 360
吐胡米海尔普则 / 676
吐胡米黑亚尔 / 304
吐胡米卡欧 / 39

吐胡米卡斯尼 / 364
吐胡米开热非谢 / 534
吐胡米开西尼孜 / 808
吐胡米皮牙孜 / 811
吐胡米且困德 / 368
吐胡米赛番达尼 / 333, 697
吐胡米沙克里 / 947
吐胡米西比提 / 633
吐胡米西密里提 / 286
吐胡米谢力海米 / 725
吐胡米依斯番德 / 429
吐胡米依斯皮提 / 487
吐鲁格其乌布生 / 830, 915
兔丙眼 / 101
兔儿草 / 277, 284
兔儿风 / 453
兔耳草 / 275, 276, 284, 453
兔耳风 / 453
兔心 / 976
菟丝草 / 714, 716
菟丝子 / 715
菟丝子藤 / 714
推邦音-乌热 / 448
推马尔 / 215
退帮音-乌热 / 448
吞在郎思 / 437
托尔布德 / 252, 253
托伙塔西里克 / 947
托列 / 976
托也腾 / 143
拖法 / 161
拖火 / 98
拖磨香 / 894
妥江萨 / 47
妥浆撒 / 226

W

哇 / 946
哇嘎 / 322
哇苦那保 / 515

哇库尔那保 / 515
哇库那保 / 515
哇来嘎 / 486
哇浪加哇 / 289, 747
哇力嘎 / 486, 685, 686
哇洛 / 946
哇如拉 / 456
哇歪约 / 523
哇夏嘎 / 568, 803, 805
哇志 / 737
哇坠该 / 439
娃白 / 676
娃勒波 / 822
洼瓣花 / 427
蛙 / 946
蛙抱捅 / 128
蛙抱有 / 349
蛙本反 / 516
蛙丢 / 847
蛙斗 / 273
蛙蹲曹 / 163
蛙方虎 / 740
蛙肝溜 / 87
蛙龚龙 / 291
蛙共 / 882
蛙构内 / 343
蛙关呆 / 414
蛙关拎 / 52
蛙官堆贵 / 680
蛙官炯 / 330, 443
蛙海 / 706
蛙加补烟 / 618
蛙加粗 / 432
蛙九尝 / 346
蛙九坳 / 346
蛙就半 / 751
蛙菊欧 / 650
蛙拉街 / 889
蛙拉览 / 499
蛙郎 / 256

蛙拎烟 / 389
蛙掠 / 387
蛙掠半 / 166
蛙芒多 / 796
蛙莽塞 / 262
蛙蒙董 / 464
蛙米闹 / 218
蛙米你 / 121
蛙米凝 / 121
蛙密乃 / 526
蛙乃盖 / 92
蛙尼大 / 784
蛙努歹 / 21, 709
蛙千衣 / 521
蛙敲捞 / 833
蛙赛猛 / 676
蛙务 / 410
蛙洗变 / 616
蛙修该 / 772
蛙许巷 / 816
蛙应光 / 822
瓦布友 / 460
瓦枯尔 / 515
瓦老 / 946
瓦鲁嘎日 / 183
歪哪 / 7
歪叶蓝 / 264
歪叶蓝根 / 263
外尔德 / 461, 532
外尔地艾合买尔 / 461, 532
外合密射提 / 854
外热克努克热 / 1015
外热克斯衣米 / 1015
外热困尼力 / 144
弯嘎努胸右 / 272, 547
弯更胸溜 / 377
弯功乃小 / 281
弯购乃 / 102
弯国歹 / 73
弯加补略 / 646

弯加耍 / 902
弯九柳社 / 98
弯考喽 / 85, 117
弯里吉 / 394
弯拎贵 / 754
弯奶马 / 781
弯努给右 / 156
弯欧 / 839
弯耸董 / 394
弯务骂 / 516
弯夜勇 / 611
湾洪 / 529
豌豆-宝日其根-其其格 / 717
豌豆花 / 717
豌豆-音-其其格 / 717
晚害闹 / 194
晚荒 / 597
晚勒 / 194
皖贝母 / 109
万 / 212
万初牛 / 846
万烘 / 597
万换 / 597
万结龙 / 845
万年荞 / 349
万骚昌兹诗 / 906
万寿竹 / 49, 889
万丈深 / 717, 718
万卓色 / 508
王不留行 / 718, 719
忘保拉巴 / 509, 637, 639
旺保拉巴 / 509, 510
旺贝坡参 / 960
旺查合 / 960
旺拉 / 637
旺拉嘎 / 637
旺那合 / 688
望贺龙 / 194
威灵仙 / 721, 722, 856
威其母卡布 / 427

威突 / 427
围其门 / 427
韦莫不迭 / 882
维鲁浪酿 / 31
维莫兵拉 / 87
维塞肉白 / 130
维中则诺 / 465
伟庙杰布 / 455
尾能能薄若 / 135
委陵菜 / 197, 198, 238, 719, 720
委陵菜根 / 237, 238, 720
萎蕤 / 507
味连 / 309, 311
畏林达尔岑 / 563
畏芝 / 872
胃堆吉曼巴 / 589
温保德吉 / 191
温保尔达亚干 / 191
温布 / 644
温都森-朝毛日勒格 / 381
温都森-朝木日利格 / 381
温莪术 / 195
温吉勒干-吉木斯 / 355
温那比 / 151
温恰玉租木 / 519
榅桲 / 723
榅桲果 / 723
榅桲子 / 722
文波 / 308
文冠木 / 723, 724
文哈海 / 897
文吉拉甘 / 355
文罗白 / 128
文啥海 / 897
文尚嗨 / 897
文尚海 / 897
文同海 / 897
问荆 / 427
翁巴发 / 927

民族药中文名称索引

翁布 / 644
翁布酒白色其 / 246
翁倒罕 / 941
莴苣子 / 39
窝本努那 / 601
窝比菲 / 784
窝比哈 / 740
窝比乃 / 740
窝比赊 / 281
窝比赊溜 / 330, 399, 443
窝比赊幼 / 330
窝比省 / 281
窝簸偷 / 226
窝布坝那 / 772
窝布罢幼 / 772
窝布套学 / 796
窝冲岗 / 34
窝达尚 / 116
窝达赊巴 / 607
窝丢 / 847
窝俄俄 / 176
窝额 / 489
窝嘎单里 / 24
窝嘎得里 / 24
窝嘎勒 / 505
窝嘎里 / 471
窝嘎乃 / 471
窝岗牙 / 882
窝杠底 / 339
窝革里 / 866
窝给干枪 / 173
窝巩料 / 291
窝贡留 / 291
窝国里 / 866
窝哈 / 335
窝哈收 / 237
窝鼾 / 541, 835
窝鼾嘎玛 / 204
窝鼾松 / 816
窝汉嘎相 / 912

窝汉松 / 816
窝汗嘎相 / 912
窝灰卡那 / 907
窝灰秋 / 706
窝久欧 / 650
窝壳欧 / 73
窝魁乃 / 782
窝里俄 / 348
窝良巴 / 76
窝良根 / 76
窝疗 / 387
窝咪仰 / 434
窝拿 / 322
窝那 / 322
窝乃八降 / 92
窝乃略巴 / 832
窝喃涌 / 823
窝尼瑙包帕 / 752
窝你料 / 634
窝你掠 / 348
窝匿巴亮 / 92
窝欧吾 / 516
窝朴翁 / 256
窝强牛 / 782
窝蛸诗 / 732
窝梭说收 / 21
窝乌那 / 526
窝夏加确 / 228
窝相席 / 493
窝相学 / 493
窝香学嗟 / 389, 390
窝项嘎 / 327
窝消诗 / 732
窝仰西 / 521
窝英 / 822
窝有加溜 / 228
窝与那 / 526
蜗牛 / 976
我背诺 / 175
我被地诺 / 826

我大 / 441
我米爬 / 250
我票 / 938
沃德印地 / 660
沃森 - 乌和仁 - 额布日 / 973
沃优 / 1012
沃优占 / 1012
渥那根 - 希依日 / 743
乌巴拉贝达 / 805
乌本粉 / 526
乌布宋 - 嘎日布其格图布 / 277, 556
乌楚很 - 哈日 - 阿茹日 / 741
乌达巴拉 / 362
乌达巴拉 - 其其格 / 362
乌达巴拉 - 温布 / 430
乌旦 / 938
乌杜 / 847
乌嘎背起 / 87
乌根中 / 330
乌骨鸡 / 949, 950
乌骨藤 / 699
乌合日 / 92
乌和仁 - 苏素 / 963
乌和日 - 乌日根讷 / 93
乌赫陲 / 341
乌赫陲马日布 / 341
乌赫仁 - 给旺 / 965
乌赫日温 - 西勒比 / 497
乌赫日音 - 叔鲁苏 - 乌布斯 / 392
乌鸡 / 949
乌结了 / 782
乌金七 / 604
乌纠 / 165
乌旧 / 36
乌拉拉吉 / 42
乌拉乐吉甘 / 491, 730
乌拉勒 - 吉嘎纳 / 730
乌兰 / 221
乌兰 - 阿嘎如 / 337

1076

乌兰-宝都格图 / 155
乌兰-宝根图来 / 423
乌兰-泵瓦 / 117
乌兰-布日其格 / 101
乌兰-嘎 / 221
乌兰-吉必-朝鲁 / 1017
乌兰-吉必-绰鲁 / 1017
乌兰-曼钦 / 117
乌兰-苏格木勒 / 588
乌兰-索莫 / 679
乌兰-唐普如木 / 570
乌兰-陶鲁麻 / 341
乌兰-陶鲁玛 / 341
乌兰-温都苏 / 155
乌兰-温都素 / 155
乌兰-乌塔素-乌布斯 / 173
乌兰-赞丹 / 918
乌勒地格 / 463
乌勒吉图-乌布斯 / 42
乌勒梢格 / 1015
乌龙 / 426
乌鲁祖玛 / 414, 416
乌毛根 / 42
乌梅 / 726
乌莫黑-达布斯 / 1020
乌莫黑-吉格斯 / 646, 880
乌莫黑哲格索 / 618
乌木黑-达布日海 / 3
乌木曲真 / 203
乌那日-希赫日 / 743
乌讷根-噢西格 / 946
乌奴龙胆 / 727
乌奴日图-呼吉 / 215
乌奴日图-淖干-乌热 / 808
乌努日根纳 / 240
乌努日图-毕日阳古 / 760
乌诺齐 / 221
乌培棘 / 20
乌皮龙 / 425
乌曲 / 341, 460

乌曲玛保 / 341, 461
乌热各纳 / 92
乌日格斯图-阿日查 / 123
乌日格斯图-霞日-毛都 / 572, 766, 767
乌日格苏图-阿日查 / 123
乌日根-奥日图哲 / 325
乌日其日格-爱日嘎纳 / 706
乌日图-东嘎 / 384
乌骚雷奴 / 346
乌梢蛇 / 978
乌斯玛 / 144
乌斯乃 / 656
乌斯提乎杜思 / 801
乌斯图-毕德巴拉 / 592
乌斯土胡都斯 / 801
乌苏 / 808
乌苏利格-道老闹 / 599
乌苏图-阿茹拉 / 457
乌苏-乌胡-协日 / 309
乌素图-温都苏 / 228
乌速突忽都西 / 801
乌索 / 386
乌索欧 / 414
乌头 / 117, 689
乌西乃 / 656
乌消海努 / 654
乌血藤 / 846
乌仰翁 / 328
乌药 / 733
乌药仔 / 733
乌也扣 / 526
乌英嘎图-毛敦-乌日 / 730
乌珠木 / 517
乌子七 / 332
呜金黑 / 167
巫山淫羊藿 / 840
无核葡萄 / 518
无核葡萄干 / 518
无花果叶 / 724, 725

无茎芥 / 223
吴茱萸 / 735
吾巴拉 / 430, 431
吾白 / 431
吾白恩布 / 430
吾白玛布 / 430
吾都西嘎可乌拉盖 / 80
吾多 / 1001
吾嘎勒金-图来 / 511
吾机 / 128
吾吉买 / 582
吾玛 / 140
吾玛咱 / 140
吾莫迭补 / 92
吾莫黑-达布日海 / 3
吾沙力古 / 582
吾斯买 / 144
吾苏 / 808
芜菁还阳参 / 718
芜菁子 / 448, 725
梧桐根 / 730
梧桐子 / 730
五倍子 / 977, 978
五花龙骨 / 1005
五加皮 / 127, 756, 757
五灵脂 / 983, 985
五灵脂膏 / 983
五匹风 / 728
五气朝阳草 / 389
五味子 / 491, 492, 730
五香血藤 / 732, 733
午香草 / 732
兀失难 / 656
武滴阿摆 / 521
兀提 / 96
误志 / 368

X

西班牙药西瓜 / 816
西北黄芩 / 315

民族药中文名称索引

西贝母 / 108
西比思唐 / 513
西必提 / 633
西壁西唐 / 513
西伯-额布斯 / 493
西伯日-阿日查 / 124
西伯图茹 / 493
西藏蒂达 / 837,870
西藏棱子芹 / 289,746,747
西昌丹皮 / 476,477
西称掐规素巴 / 793
西当嘎 / 664
西当那保 / 535
西斗尕保 / 618
西防风 / 200
西风 / 200
西藁本 / 221
西谷米 / 111
西红花 / 857
西黄芪胶 / 736,737
西黄蓍胶 / 736
西介拉巴 / 510
西坎 / 595
西侃洛玛 / 595
西拉-森等 / 723
西勒-希日和格图-温都素 / 529
西路黑-诺高干-乌日 / 39
西麻菌-乌日 / 543
西毛刹 / 286
西门 / 1013
西莫都拉 / 77
西莫体格-米格曼桑杰 / 394
西莫图-温都苏 / 751
西莫图-西莫力 / 256
西莫图-益日盖 / 602
西莫兴 / 136
西那虽 / 256
西南黄芩 / 316,739
西盘丹 / 333,697
西青 / 860

西青果 / 262,741,742
西然奥玛 / 515
西日-巴布 / 314
西日-巴斯布茹 / 680
西日布素-温都苏 / 114
西日-毛都 / 572
西日-其其格 / 784
西日-推泵温-乌日 / 448
西日-温都苏 / 309
西润-温吉勒嘎 / 229
西沙搜 / 66
西舍施勃 / 896
西舍斯勃扒儿 / 896
西舍折勃扒儿 / 896
西松 / 493
西提乎都斯 / 801
西瓦合 / 835
西王母菜 / 459
西五味子 / 732
西芎 / 120
西依热-地格达 / 297
希伯-乌布斯 / 493
希给拉-地格达 / 464
希和日-宝雅 / 209
希和日-乌布斯 / 209
希拉-乌日阳古 / 715
希拉杂采 / 983
希日-敖日浩岱 / 159
希日-奥日-阳古 / 715
希日-毕日莫格 / 902
希日布森-绰鲁 / 1015
希日格其 / 345
希日古勒金-杜日斯图 / 64
希日-毛都 / 301
希依日-地格达 / 297
息桑 / 493
菥蓂 / 738
菥蓂子 / 738
稀几 / 843
稀几觅 / 740

皙日利格-札木日 / 355
锡金岩黄芪 / 314
锡兰豆蔻 / 768
锡乐嘎布日 / 71
豨莶 / 740
豨莶草 / 740
习告 / 1011
席当嘎保 / 537
洗肝草 / 247
洗蒙览 / 266
洗碗叶 / 742,823
喜马拉雅大戟 / 141
喜马拉雅紫茉莉 / 737,912
喜马鬣蜥 / 940
喜山鬣蜥 / 979
细那基 / 855,856
细香葱 / 614
细辛 / 505,605,743
细辛草 / 165
细羊奶果 / 699
细叶沙参 / 590
细叶水团花 / 390
细叶铁线莲 / 113,701,702,722,745,746
呷布斯 / 348
呷琅吧 / 537
呷丝 / 146
侠少当 / 885
狭叶巴戟 / 17
狭叶垂盆草 / 121
狭叶红景天 / 273
霞日-嘎 / 335
霞日-海其-乌布斯 / 607
霞日-毛都 / 301
霞日-森等 / 723
霞日-温都斯 / 309
下驾梦 / 204
下架梦 / 365
下拉 / 955

下站烟 / 634
吓加塔哑根 / 323
吓日 / 368
夏白察拉 / 958
夏贝保拉 / 958
夏贝拉干 / 955
夏贝坡参 / 955
夏嘎古力米斯儿 / 850
夏嘎古力斯日 / 507
夏加溜 / 190
夏枯草 / 747,749
夏龙朵 / 161
夏芒厘 / 764
夏末斋嘟 / 130
夏泡泽 / 30,31
夏普吐力米盖孜 / 671
夏日瓦 / 737
夏山特拉 / 730
夏塔热 / 173,212,883
夏塔热印度 / 174
夏特然吉印地 / 31
夏哇 / 955,958
夏娃 / 955,958
夏维拉干 / 955
夏斋 / 452
夏张米 / 568
厦纹帕 / 520
仙鹤草 / 749
仙茅 / 750
仙人头 / 426
仙人掌 / 752
先勒 / 227
纤穗柳树皮 / 412
鲜刺梨果 / 124
鲜地黄 / 173
鲜金钱白花蛇 / 952
鲜辣蓼 / 387,388
鲜柳枝 / 411
鲜青蒿 / 540
鲜桑枝 / 585

鲜桃枝 / 673
鲜乌梢蛇 / 979
鲜银环蛇 / 952
鲜余甘子 / 845
鲜榆枝 / 849
暹罗安息香 / 13
藓生马先蒿 / 554,753,754
限倍儿 / 384
相安 / 209
相巴 / 925
相采 / 697
相叉 / 925
相豆炸 / 234
相更 / 3
相林木布 / 866
相球 / 797
香巴戟 / 17,450
香白芷 / 55
香菜子 / 809
香察 / 563
香豆子 / 286
香榧草 / 422
香附 / 754
香附子 / 754
香港马兜铃 / 239
香藁本 / 221
香更 / 3
香旱芹 / 756,772,897
香旱芹子 / 756,772
香加皮 / 756,757
香堇 / 684
香茅 / 757,758,759
香茅草 / 757
香茅油 / 759
香没药树子 / 759
香没药树子油 / 759
香墨 / 359
香帕晚 / 335
香青兰 / 215,760,762
香青兰子 / 761

香薷 / 500
香桃木果 / 762
香通 / 763
香橼 / 880
香樟 / 27,762,763
香樟根 / 763
香樟木 / 762
湘砂仁 / 589
湘细辛 / 605
向安儿 / 209
向搅校 / 130
象才那保 / 697
象策 / 697,698
象额尔 / 209
橡实 / 764
橡子 / 764
肖芒 / 706
肖木萨 / 286
肖木杂 / 286
肖玉竹 / 851,889
削修 / 228
消燕荣 / 703
硝石 / 1000
小白蒿 / 152,154,765
小白及 / 36
小白薇 / 49
小百部 / 682
小报春 / 642
小兵打 / 169
小檗根 / 572
小檗果 / 766
小檗浸膏 / 766
小檗皮 / 303,572,573,766,
　　767
小檗实 / 573,766,767
小草 / 372
小草乌 / 86
小丹参 / 178,179
小豆蔻 / 83,186,768
小儿腹痛草 / 547,768

小防风 / 200
小黑药 / 856
小红参 / 769
小红藤 / 149
小花清风藤 / 770
小茴香 / 319, 771
小茴香根皮 / 319
小蓟 / 772, 773
小金钱草 / 349, 676, 677
小陆肌 / 773
小绿芨 / 773, 774
小米辣 / 386, 387, 774
小茜草 / 521
小秦艽花 / 537
小伞虎耳草 / 282, 464, 775, 776, 837
小散 / 894
小沙棘 / 588
小伸筋 / 612
小石韦 / 634
小蜀季花 / 146
小天冬 / 680, 681
小血藤 / 521
小叶莲 / 776, 777
小叶鼠李 / 723, 724
小玉竹 / 851
小枣 / 151, 152
些顾章 / 752
些咩和 / 291, 294
楔楂 / 722
协日 - 巴特尔 / 314
协日 - 嘎 / 335
协日 - 海其 - 额布苏 / 622
协日 - 洪连 / 309
协日 - 浑钦 / 314
协日拉哈刚 / 309
协日 - 毛敦 - 道日素 / 301
协日 - 能给 - 查干 / 316
协日 - 其其格 / 347
协日 - 萨日得马 / 312

协日 - 僧登 / 723
协日 - 苏郎嘎 - 吉木斯 / 400
协日 - 唐普如木 / 686
斜维斯 / 330
缬草 / 505, 507
写利崩 / 17
泻根 / 700, 815
谢尔 / 447
谢合德 / 938
谢木里安再力 / 815
谢提然吉 / 31
谢提然吉印地 / 31
心擦 / 563
辛 / 212, 615
辛朵杰布 / 241
辛讲 / 212
辛木头勒 / 826
辛夷 / 779, 780
锌宋 / 992
新疆赤芍 / 99
新疆虫草 / 934
新疆党参 / 160
新疆鬣蜥 / 979
新疆木香 / 860, 861
新疆茜草 / 521, 523
新疆酸李 / 503, 504, 778
新疆甜瓜子 / 676
新疆圆柏果 / 852
新疆圆柏实 / 852
新疆紫草 / 902
新蒙花 / 466
新塔花 / 778
信俄尔 / 209
信筒子 / 664
兴阿尔 / 209
兴阿日 / 209
兴阿杂热 / 295
兴安 - 阿日查 / 124
兴安柴胡 / 92
兴察 / 563

兴滴 / 980
兴额 / 209
兴额尔 / 209
兴防 / 914
兴更 / 3
兴棍 / 3
兴棍玛 / 3
兴梯米门桑杰 / 394
兴托里那保 / 104, 105
兴珠尔 / 636
兴竹岗 / 687
星日福 / 1019
醒贺 / 3
醒期诗 / 855
醒争生 / 135
杏 / 212, 615
杏叶防风 / 780
杏叶沙参 / 590
幸头勒 / 104
雄胡 / 1016
雄黄 / 1013
雄鸡 / 950
熊胆 / 980
秀巴 / 89, 851, 852
秀巴次坚 / 851
秀巴刺尔见 / 852
秀巴刺兼 / 851
秀才 / 123
秀才尔 / 123
秀才砍扎 / 123
秀达那保 / 646
秀斗嘎保 / 618
锈钉根 / 135
徐巴 / 851
徐巴才尖 / 123, 124, 851
徐长卿 / 781
徐坎洛玛 / 595
徐木萨 / 286
徐孜 / 1010
许达那保 / 646

民族药中文名称索引

许德 / 534
许毛萨 / 286
许如 / 968
旭乐黑-淖高音-乌热 / 39
旭日 / 968
旭润-奥日都扎 / 324, 840
续断 / 782, 784
萱草 / 784
萱草根 / 784
玄参 / 788
玄果搜花 / 793
悬钩木 / 787, 788, 875
悬钩子茎 / 787, 788
悬钩子木 / 787, 788, 875, 873
旋覆花 / 785
雪胆 / 789, 791
雪峰乌骨鸡 / 949
雪峰乌鸡 / 950
雪莲花 / 793, 795
雪灵芝 / 865
雪上一枝蒿 / 797
雪兔子 / 795
血当归 / 98
血节藤等 / 149
血竭 / 791
血满草 / 795, 796
血人参 / 796, 797
血藤 / 149
熏倒牛 / 123, 799
薰鲁香 / 800
薰陆香 / 567, 800
薰衣草 / 801
薰衣草油 / 802
驯鹿角 / 957

Y

呀罕嗯 / 234
呀汉映 / 432
呀环苟 / 489
呀节 / 325

鸦春子 / 332
鸦椿子 / 948
鸦片 / 842
鸭嘴花 / 803, 804
鸭嘴花浸膏 / 804
鸭嘴花叶 / 805
牙本该 / 325
牙苯该 / 325
牙补介 / 325
牙布旺 / 169
牙齿子 / 875
牙登哥 / 885
牙刁玉 / 167
牙干-图如古 / 375
牙赶壮 / 102
牙海巴 / 820, 822, 900
牙夯燕 / 432
牙蒿旺 / 34
牙合介 / 36
牙怀芒 / 782
牙怀哦 / 497
牙坏狼 / 387
牙快伍克 / 712
牙拉门 / 368
牙拉勐 / 368
牙啷扪 / 368
牙郎艳 / 105
牙浪 / 419
牙浪弄 / 813
牙勒介 / 795
牙勒曼库拉克 / 173
牙淋喔 / 34
牙领杜 / 521
牙灵俄 / 34
牙埋董 / 453
牙闷公 / 740
牙咩闷 / 541
牙南嫩 / 325
牙喃嫩 / 325
牙努秒 / 610

牙三十双哈 / 167
牙三西双哈 / 167
牙三习哈 / 167
牙桑西双哈 / 167
牙说痒 / 263
牙兀古石 / 999
牙西汗 / 193
牙西码 / 434
牙西温 / 78
牙习维 / 167
牙项峨 / 234
牙项燕 / 432
牙扎滚补 / 933
牙竹号 / 607
芽当 / 204
芽赶庄 / 102
芽哈摆 / 339
芽害巴 / 820, 899
芽喝琅 / 421
芽呼话 / 697
芽旧压 / 854
芽康盖 / 204
芽拉勐囡 / 368
芽零余 / 521
芽冷三 / 6
芽零哦 / 34
芽令乌 / 34
芽论苗 / 610
芽闷公 / 740
芽闷来 / 894
芽敏 / 9
芽南光 / 24
芽糯妙 / 610
芽撇 / 694
芽三英囡 / 579
芽沙板 / 796
芽帅痒 / 263
芽希温 / 78
芽席马 / 434
芽秀母 / 754

芽英热 / 92,93
芽竹毫 / 607
疋西他 / 6
雅巴格查拉 / 1006
雅高德宁 / 982
雅海巴 / 899
雅毫快 / 368
雅胡提 / 999
雅吉玛 / 352,353
雅叫帕中补 / 914
雅郎 / 419
雅连 / 309,311
雅毛唐 / 642
雅毛唐巴 / 642
雅努兀苗 / 610
雅其闻 / 78
雅维恰拉 / 1006
雅西温 / 80
雅杂更布 / 933
亚巴恰惹 / 1006
亚不忘 / 169
亚大黄 / 138,802
亚得介 / 325
亚规 / 962,963
亚晃 / 453
亚吉玛 / 352
亚居 / 352
亚库提 / 999
亚库提如麻尼 / 999
亚库提苏如合 / 999
亚利普孜 / 73
亚玛瑙 / 1003
亚曼-章古 / 326
亚毛唐 / 642
亚美尼亚红土 / 1014
亚美尼亚红土 / 995,1015
亚如巴 / 275
亚如合玛 / 282
亚娃白的安 / 859
亚瓦沙吾孜乌拉盖 / 289

亚息医 / 167
亚稀汉 / 193
亚习汗 / 193
咽喉草 / 342
胭脂花根 / 911
延边当归 / 159
延胡索 / 806,808
延奶 / 262
延寿果 / 367
芫根 / 448
芫菁 / 448
芫荽 / 808,809
芫荽草 / 809
芫荽果 / 808
芫荽子 / 808,809
岩白菜 / 275,805,806
岩参 / 808
岩豇豆 / 621
岩精 / 983,985
岩精膏 / 983
岩蜜 / 939,940
岩陀 / 642,809,810
盐附子 / 209
盐生肉苁蓉 / 557
阎王刺 / 854
奄八而 / 953
眼睛石 / 1003
燕捻西 / 434
秧草根 / 164
秧麻更 / 999
羊鞭 / 981,982
羊痴炳 / 253
羊耳菊 / 812
羊耳菊根 / 813
羊睾丸 / 981,982
羊角天麻 / 680
羊角透骨草 / 341,702
羊那克米盖孜 / 257
羊脑石 / 1008
羊泡木 / 977

羊肾 / 981
羊蹄 / 706,708
羊外肾 / 981
阳起石 / 1015
杨出 / 6
杨柳枝 / 411
洋菝葜根 / 502
洋葱子 / 811
洋葱子 / 811
洋甘菊 / 150,813,814
洋甘菊子 / 814
洋哈克麦核子 / 257
洋茴香 / 318,634,772
洋李 / 503,778
洋乳香 / 567,568,801
洋哇 / 335
洋芋有 / 679
仰埃敖 / 891
仰背列 / 781
仰得着 / 169
仰东先绥 / 676
仰格陇给 / 156
仰松巴 / 754
仰松迷 / 163
氧化硅 / 1003
腰勒音-巴斯 / 952
腰女卑 / 846
腰女碑 / 846
摇边竹 / 49,58
摇嫫 / 835,836
药百合 / 30
药喇叭根 / 253,700,815
药蜜 / 939
药天冬 / 682
药西瓜 / 815
也尔玛 / 295
也日玛 / 295
也梯赤薄 / 882
野拔子 / 888
野地黄 / 173

民族药中文名称索引

野葛 / 226
野胡萝卜子 / 289
野花椒 / 295
野鸡冠花 / 546
野鸡冠花子 / 546
野鸡果 / 589
野金针菜根 / 784
野菊 / 816
野菊花 / 363,816
野兰锦 / 439
野玫瑰根 / 126
野南荞 / 349
野牛心 / 982
野牛心血 / 983
野牛血 / 983
野蔷薇 / 817
野蔷薇根 / 817
野荞子 / 349
野山楂 / 599,819,820
野生地 / 173
野生紫苏 / 916
野兔心 / 976
野鸦椿 / 332
野烟叶 / 822,823
野夜蒿皮 / 253
野义 / 377
野油菜 / 250
野正山 / 316
野猪粪 / 944
叶儿马 / 295
叶儿玛 / 295
叶尔玛 / 295
叶格兴嘎保 / 643,644
叶格兴那保 / 644
叶玛 / 295
叶芒嘎保 / 111
叶濛 / 483
叶蒙 / 113,746
叶蒙那赫布 / 113,746
叶蒙然布 / 113,746

叶梦 / 746
叶孟 / 746
叶孟嘎日布 / 113,701,745
叶丕 / 841,843
叶日萨贡布 / 933
叶日兴 / 789
叶是作 / 331
叶下花 / 820
叶下珠 / 820,822,900
叶兴巴 / 789
页蒿 / 860
夜低赊 / 471
夜交藤 / 639
夜明砂 / 982
一把抓 / 365
一点红 / 823
一姑妹班 / 320
一马丝豆的 / 751
一支箭 / 833
一枝蒿 /616,618,830,831
一枝黄花 / 832
一孜乎 / 830
一孜乎艾曼 / 830
一孜乎艾曼尼 / 830
一孜秋艾密尼 / 830
伊贝 / 109
伊贝母 / 109,872
伊和昭拉 / 418
伊拉干-花日 / 150
伊拉玛 / 582
伊麻干-希日乐吉 / 835
伊乃比 / 518
伊帕儿 / 965,970
伊日布斯音苏勒 / 634
伊日给 / 722,746
伊日贵-其其格 / 45
伊斯古楞-毛都 / 636
伊孜黑儿麦根儿 / 757,759
衣岩 / 460
衣格尔 / 646

衣棍来开思兰曲克 / 979
衣乃克皮提欧如合 / 67
衣修 / 1011
依波 / 637
依次拿呢滋 / 31
依海莫涩 / 325
依海莫湿 / 325
依抗齐 / 111
依拉波里 / 473
依里 / 419
依力特提 / 3
依提欧祖蜜 / 416
依提洋克欧如合 / 451
依替羊衣给乌拉盖 / 451
依孜合尔 / 757,759
依孜合尔买克 / 757
彝大追风 / 152
矣奢基 / 649
苡米 / 829
苡仁 / 830
蚁蜜 / 939
义彩斗斛 / 891
亦即黑而根 / 757
亦拿卜 / 518
亦思秃黑都思 / 801
异叶茴芹 / 780
异叶青兰 / 215,828
益勒玛 / 582
益蒙嘎保 / 111,113
益蒙嘎保 / 746
益母草 / 105,824
益母花 / 826
益斯古隆-西莫 / 661
益乌挤 / 166
益智 / 833
益智仁 / 833
意昂 / 860
意昂桑布 / 860
意大利牛舌草 / 494
薏苡根 / 830

1083

薏苡仁 / 829,830
翼首草 / 826
茵陈 / 835,836
茵陈蒿 / 835,836
茵达拉 / 880
淫羊藿 / 839
淫羊藿根 / 840
银箔 / 1015
银硝 / 1016
银杏 / 29
银杏叶 / 837
银朱 / 1009,1016,1017,1020
引种栀子 / 883
印地亚合其 / 96
印豆蔻 / 768
印度蒂达 / 837,870
印度多榔菊根 / 836
印度薄菜 / 250
印度木香 / 485
印度獐牙菜 / 70,464,776,836,837,870
印尼白蔻 / 185
印尼豆蔻 / 186
印香附 / 755
英依力蜜 / 3
罂粟壳 / 841,842
罂粟子 / 842
硬毛棘豆 / 324,840,841
硬紫草 / 904
拥嘎 / 345
庸冷 / 385
永嘎 / 345
永哇 / 335
永瓦 / 335
勇嘎尔 / 345
蛹虫草 / 934
优 / 1012
优古兴-那赫布 / 795
优米哈克苏提 / 809

优米哈克苏提欧如合 / 808
优米卡克苏提乌热克 / 808
优宁 / 1012
尤格兴那博 / 795
由格兴那保 / 795
油菜蜂花粉 / 937
油苦兴 / 643,796
油苦兴嘎保 / 643
油苦兴那保 / 644
油朴 / 280
油莎香附 / 755
友米让布哈蒙固孜 / 958
有瓜石斛 / 624
有核葡萄干 / 518
右旋龙脑 / 71,72
余甘子 / 843,845
余甘子粉 / 845
余甘子树皮 / 845
鱼胆草 / 548
鱼额拉 / 411
鱼木兰布嘎蒙故孜 / 958
鱼脑石 / 1008
鱼鳅串 / 439
鱼屋利 / 111
鱼腥草 / 847
鱼子兰 / 885
榆枝 / 849
瑜 / 1012
羽叶点地梅 / 11
雨古星砍扎 / 528,643
禹白附 / 27
禹粮石 / 1017
禹粮土 / 1017
禹余粮 / 999,1017
禹州漏芦 / 417
玉彩倒蟹 / 891
玉带草 / 328
玉地哇 / 976
玉冬塞尔高 / 568

玉格象嘎保 / 643
玉勾相 / 796
玉勾相嘎保 / 796
玉勾相那保 / 795,796
玉古新嘎尔波 / 643
玉果 / 560
玉果花 / 562
玉露苦木 / 510
玉美人 / 843
玉葡萄根 / 846
玉髓 / 1003
玉簪花 / 848
玉周曲哇 / 468
玉周丝哇 / 130
玉珠 / 969
玉珠赛哇 / 123
玉珠丝哇 / 130
玉竹 / 507,850,851,889,890
郁金 / 337,845,846
郁疏 / 31,34
预知子 / 483
鸢龙 / 883
元奔 / 449
元参 / 788,789
元胡 / 806
园参 / 557
原豆蔻 / 185
圆柏 / 851
圆柏枝 / 851
圆咱刺弯 / 239
远志 / 853
远志小草 / 853
约巨 / 250
月桂樱子 / 854
月桂子 / 854
月石 / 1010
越南安息香 / 13
云白芍 / 44
云嘎 / 345

云黄连 / 309, 311
云连 / 309, 311
云南当药 / 547
云南锦鸡儿 / 243
云南樟 / 98, 762
云南紫草 / 863, 904
云山楂 / 599, 819
云实皮 / 854
云威灵 / 855
云阳山楂 / 599
云紫草 / 863, 904
芸香草 / 759
运那 / 345
晕病药 / 361

Z

匝赤 / 375, 808
匝赤巴莫卡 / 808
匝迪 / 560
匝然巴 / 42
匝日登 / 44, 99
匝日堵 / 44
杂阿哇 / 428
杂阿仲 / 865, 866
杂扯 / 254, 255
杂赤 / 254, 255, 375, 376, 808
杂赤巴莫卡 / 254, 255
杂赤曼巴 / 375, 808
杂赤门巴 / 375
杂赤哇毛卡 / 255
杂赤哇冒卡 / 254
杂德 / 560
杂地 / 560
杂给 / 111
杂花龙胆 / 414
杂解 / 295
杂满亮 / 626
杂瓦卡惹 / 1006
砸日黑 / 375

栽培胡黄连 / 282, 284
再白都里白合日 / 943
再比 / 940
再比毕 / 518
再地瓦尔其尼 / 208
再尔德确比 / 335
再尔乃比 / 267
再尔尼合 / 1013
再尔尼合再尔地 / 1013
再法尔 / 857
再合热土力萨努斯赛外尔 / 495
再合热依高 / 963
再合如力库日土米 / 269
再米切 / 992
再热日合 / 925
再维污 / 475
再衣比 / 282
再依白克 / 1008
咱刺顽的 / 239
咱帝热问 / 215
咱都尖 / 368
咱儿纳不 / 267
咱而尼黑 / 1013
咱尔纳不 / 267
咱卢黎 / 599
赞丹-嘎日布 / 668
赞丹-玛日布 / 918
赞旦 / 918
赞旦嘎保 / 668
赞旦玛保 / 918
赞旦玛布 / 337, 339, 918
赞旦慢巴 / 918
赞旦木保 / 337, 339, 918
赞旦生 / 724
赞旦生等 / 723
赞吉比力 / 212
赞吉维力 / 212
赞木玉将落尖 / 92
赞檀嘎尔保 / 668

赞者必厘 / 212
脏吧 / 995
脏瓦卡日勒 / 940
藏巴 / 940, 979
藏巴卡热 / 979
藏边大黄 / 138
藏糙苏 / 510
藏菖蒲 / 620, 646, 648
藏丹参 / 156
藏当归 / 158, 159, 708
藏党参 / 160, 856, 857
藏蛤蚧 / 940, 979
藏红花 / 272, 857, 859
藏红盐 / 1021
藏茴香 / 772, 859, 860, 897
藏金盏 / 843
藏锦鸡儿 / 242, 661
藏荆芥 / 359
藏楝 / 111
藏萝卜 / 426
藏麻黄 / 437
藏木通 / 111, 113, 483, 746
藏木香 / 860, 861
藏木香膏 / 860
藏女贞 / 502
藏茜草 / 523, 861, 862
藏青果 / 262, 741
藏青稞 / 543
藏玄参 / 789
藏茵陈 / 868
藏紫草 / 862, 863, 904
藏紫菀 / 165, 920, 921
藏紫菀花 / 920
枣槟榔 / 71
枣皮 / 602
蚤状车前子 / 93
蚤级 / 865
造德 / 521
灶马虫 / 935

皂角刺 / 864
则白娃 / 676
则拉 / 439
则玛 / 295
则帕儿 / 857
则其外 / 335
则沙 / 66
则娃白 / 676
泽合 / 998
泽吉掐多尔 / 12
泽兰妮 / 349
泽漆 / 455
泽泻 / 866, 867
泽宙改赛 / 784
增巴 / 689, 690
增毛热惹 / 700
喳 / 998
渣娄整噜闹 / 728
渣玛 / 243
渣窝 / 349, 350
渣驯 / 983, 985
渣驯膏 / 983, 985
渣驯砍扎 / 983
扎阿亮 / 915
扎阿哇 / 427
扎贝 / 634
扎毕扎摆 / 247
扎补 / 933
扎布吉拉哈-苏荣-达日雅干 / 145
扎才玛 / 229
扎赤确 / 808
扎帝嘎 / 859
扎而拿卜 / 267
扎嘎坚 / 111
扎格地格-拉告 / 297
扎给坠 / 12
扎果嘎 / 1015
扎甲哈吾 / 624
扎勒配 / 803
扎冷 / 803

扎冷蒿 / 805
扎冷好 / 803
扎洛嘎 / 83
扎木日-其其格 / 126, 461
扎那格 / 359
扎脑正留囊 / 608
扎让杂切其克 / 269
扎日纳甫 / 267
扎桑 / 568, 805
扎桑思娃 / 342
扎星 / 983
札阿日 / 970
札尔拿卜 / 267
札嘎 / 212
札高德-苏格巴 / 793
札吉格 / 989
札拉嘎格其-温都苏 / 782
札勒布-热拉勒 / 468
札莫尔-其其格 / 461
札木萨 / 997
札其勒沙 / 961
札日古德伯 / 194
札日图-宝日-其其格 / 286
札日-乌布斯 / 286
札萨 / 1007
札塔拉 / 952
札-唐普如木 / 686
札瓦 / 308, 850
札占巴 / 182
榨桑 / 872
斋毒 / 157
斋介唐曲 / 12
摘次玛 / 229
摘嘎 / 738
摘叶 / 143
寨嘎 / 738
寨卡 / 738
旃檀嘎保 / 668
旃檀玛保 / 339
粘乃-浩日 / 192

粘皮勒 / 854
占巴 / 182
占登 / 668
占交木 / 764
章嘎 / 938
章阁尔 / 939
章日哈 / 925
章瓦 / 925
章孜 / 938, 939
獐牙菜 / 464, 547, 776, 837, 868, 870, 871
樟木 / 762
樟木根 / 763
樟脑 / 867
樟树根 / 763
蟑螂 / 935
丈仔 / 938
账蒙纳 / 266
昭邦利格-章日图-地格达 / 297
昭嘎扎得召尔 / 299
昭格拉玛 / 1019
昭吉日-额布斯 / 59
找巴里努过 / 30
找孜俄保 / 123
沼生扁蕾 / 69
沼崽良 / 602
照山白 / 183, 184
遮 / 398
折 / 143
折都鲁都 / 12
折嘎 / 738
折嘎哇 / 738
折玛 / 440
哲格森-莲花 / 27
哲莫 / 862
哲日根 / 437
哲日勒格-阿木-其其格 / 843
哲日力格-扎木日 / 126
哲日利格-萨日鲁格 / 982

哲日顺 / 301
哲日瓦 / 301
哲斯 / 700
哲斯-地格达 / 870
哲纹 / 147
者姜 / 66,480
者老翁德 / 885
赭石 / 1017,1019
褶叶萱草根 / 784
柘树根 / 872
浙白术 / 56
浙贝 / 872
浙贝母 / 109,871,872
浙贝片 / 872
浙桐皮 / 249
浙玄参 / 789
针铁矿 / 1018,1019
珍珠 / 985
珍珠层 / 987
珍珠层粉 / 987
珍珠粉（水溶性） / 986
珍珠杆 / 788,873,875
珍珠露水草 / 422
珍珠母 / 986,987
珍珠透骨草 / 702
桢木 / 502
真巴沟豆 / 29,837
真巴苦 / 171
真不西 / 817
真挡坝 / 257
真冈涉罗 / 67
真给该 / 151
真贵嗟 / 316
真花休 / 236,678
真加拉 / 654
真金草 / 7
真溜朗收 / 88,292
真溜窝 / 579
真陆 / 883

真密 / 620,635,636
真少 / 295
真体牙拿 / 412
整包带生 / 355
整挡坝 / 257
整斗爬 / 977
整革王珊 / 316
整路 / 883
整面 / 620,636
整相 / 295
正包带生 / 355
正斗爬 / 977
正发秋 / 478
正番小 / 236
正哥爬细 / 977
正革王珊 / 316
正关胜了 / 67
正加欧确 / 680
正家修 / 80
正面 / 620,635
正梭 / 295
正洼麦冬 / 445
正万宁 / 151
正维污 / 475
正相 / 295
正象有 / 201
正雅修 / 478
支喘来 / 233
支玛木保 / 1017
支雅木才 / 1017
支支新 / 643
芝麻 / 875
芝麻油 / 444
枝勾背 / 726
知达沙增窝 / 83
知尕儿巧 / 158
知合加哈窝 / 700
知加哈保 / 700
知玛尔 / 505

知母 / 111,876
知相 / 111
知羊故 / 214
知杨故 / 214
栀子 / 883
蜘蛛香 / 882,883
直打洒曾 / 84,189,190,277
直打萨曾 / 84,189,190
直打萨增 / 190
止才玛 / 229
止泻木子 / 402,880,881,882
只加哈吾 / 624
枳道痴 / 977
枳恶 / 66,67,480,481
枳嘎戛 / 478
枳稿倒 / 87
枳戛走街 / 227
枳街老 / 846
枳壳 / 877,879
枳萎 / 257
枳录枳基 / 728
枳乃 / 620,636
枳腮 / 295
枳实 / 879,880
枳梭 / 763
枳咱毛 / 464
志次玛 / 689
志达萨增 / 83,84,189,190
志加哈吾 / 624
志毛合 / 862
志那 / 531
志那合 / 531
志杨故 / 214
制川乌 / 118
制首乌 / 256
制天南星 / 154
质桑 / 269
智甘达 / 326
智归 / 440

民族药中文名称索引

智玛 / 440,441
智猛维 / 591
智纳 / 531
蛭石 / 1002
中亥 / 762
中亚白及 / 37,887,888
中折旺 / 762
肿节风 / 885
种术 / 56
仲 / 963
仲查 / 983
仲查合 / 983
仲娘 / 982
仲象 / 655,658
周贝 / 634
周热 / 1004
周瑞 / 1004
皱叶鹿衔草 / 423
皱叶香薷 / 888
朱比森 / 1011
朱来那尔 / 629
朱勒根-呼吉 / 505
朱勒根-胡吉 / 505
朱力根-温都斯 / 535
朱玛 / 367
朱木萨 / 136
朱那 / 531
朱日很-其其格 / 853
朱如拉 / 883
朱砂 / 1017,1019
朱砂根 / 7,891,894
朱砂茎叶 / 894
朱砂连 / 894,895
朱砂莲 / 894
朱匣琼瓦 / 714,715
朱夏 / 969
朱由孜 / 560
珠给音-巴勒 / 938
珠兰 / 655

珠勒根-胡吉 / 883
珠鲁古日-额布苏 / 488
珠那 / 531
珠纳介效 / 312
珠日勒达玛勒-额布苏 / 225
珠如很-查巴嘎 / 241
珠如很-芍沙 / 241
珠如日 / 883
珠西 / 998
珠子参 / 891,900,901
珠子草 / 822,899
猪毛蒿 / 835
猪怕凸 / 607
猪心粉 / 987
猪血 / 988
猪血粉 / 988
猪殃殃 / 895
猪秧秧 / 895
猪鬃草 / 695
竹不西尼 / 1011
竹根七 / 889
竹黄 / 687,688
竹节参 / 890,891,900,901
竹节防风 / 200
竹节七 / 890,900
竹节香附 / 755
竹下巴 / 714,715,716
竹叶柴胡 / 92,896,897
竹叶防风 / 200
竹叶花椒 / 295
竹叶椒根 / 296,404
竹叶兰 / 897
竹杂领 / 383
竹扎令 / 383
属令张 / 548
抓供薄 / 218
抓奇 / 955,958
抓桑丝哇 / 130
抓枳别 / 621

抓爪 / 264
追风伞 / 901
追加拉 / 346
准地比代斯台尔 / 941
准格尔提 / 938,1003
卓夺色 / 391
卓尔玛 / 367,368
卓老洒曾 / 367
卓老沙曾 / 367
卓愣-乌热 / 147
卓鲁萨增 / 367
卓玛 / 367
卓萨玉毛 / 240
桌林-牧其日图-宝雅 / 594
仔归 / 747
孜查 / 862
孜达日嘎 / 386
孜俄波 / 389
孜非代 / 946
孜拉克 / 572
孜拉万代 / 239
孜玛刚吉巴 / 11
孜玛给达 / 970
孜玛局玛 / 83
孜噢气 / 3
孜普嘎 / 1001
孜然 / 756
孜然如米 / 859
孜热 / 756
孜热克乌拉盖 / 767
孜热万 / 239
孜热万德 / 239
孜热万地木德热吉 / 239
孜热万地台维里 / 239
孜热亚 / 836
孜日代西提 / 549
孜日克 / 573,766
孜训 / 538
孜扎嘎 / 386,774

孜孜洒曾 / 83, 84, 190
孜孜萨曾 / 84
孜孜萨增 / 83
资德日嘎 / 386
资糯区 / 592
资姻 / 178, 904
资主片 / 654
子枇是 / 348
子扎嘎 / 386, 774
子子萨曾 / 190
紫背金牛 / 700
紫背天葵草 / 528
紫参 / 770
紫草 / 862, 863, 902, 904
紫草皮 / 862, 863, 904
紫草茸 / 911, 989, 990
紫长石 / 1019
紫丹参 / 178, 156, 904, 906
紫地榆 / 177, 906, 907
紫朵苗子 / 176
紫河车 / 990
紫花地丁 / 372, 907, 909
紫花前胡 / 523, 524
紫金龙 / 909, 910
紫金牛 / 6, 7, 894
紫荆皮 / 733
紫矿子 / 990

紫铆 / 910, 911, 990
紫铆子 / 910, 990
紫茉莉根 / 738, 911
紫硇砂 / 1008, 1020, 1021
紫萁贯众 / 238, 470, 912, 914
紫色姜 / 914
紫杉 / 267
紫苏 / 915
紫苏 / 916, 917
紫苏根 / 917
紫苏梗 / 916, 917
紫苏叶 / 915, 916, 917
紫檀 / 918
紫檀香 / 339, 670, 918, 919
紫菀 / 919, 920, 921
紫菀花 / 165, 920, 921
紫珠叶 / 922, 923
字乌 / 847
眦懊 / 493
宗 / 861
宗格娘 / 982
宗郭合 / 614
棕儿茶 / 197
走 / 18
走堵菖 / 812
走马胎 / 763, 764
祖发 / 613

祖发奇尼 / 613
祖伐 / 613
祖法刺子 / 633
祖法思 / 613
祖法依胡西克 / 613
祖法依亚比斯 / 613
祖兰巴特 / 845
祖帕奇尼 / 613
祖然巴德 / 845
祖热吐谢节热提斯赛里合 / 564
钻地风 / 923, 924
嘴乃 / 386
醉仙桃 / 451, 452
左纪齐 / 906
左木奴奴 / 178, 904
左旋龙脑 / 8, 71, 72
佐 / 861
佐刺 / 242
佐毛相 / 242
佐摸兴 / 243, 660, 661
佐木热 / 242
佐木香 / 242
佐木兴 / 242, 243, 660, 661
作毛兴 / 242
坐罗 / 346
座瓦-阿瓦 / 700

基源拉丁名与英文名称索引

A

Abelmoschus manihot(L.)Medic. 黄蜀葵 / 308，643

Abelmoschus moschatus(L.)Medicus 麝香黄葵(黄葵) / 308，309

Abies sibirica Ledeb. 西伯利亚冷杉(新疆冷杉) / 268

Abutilon avicennae Gaertn. 苘麻 / 544

Abutilon theophrasti Medicus 苘麻 / 543

Acacia catechu(L. f.)Willd 儿茶 / 195，196，197

Acacia senegal(L.)Willd 阿拉伯胶树 / 1

Acanthopanax brachypus Harms 短柄五加 / 127

Acanthopanax gracilistylus W. W. Smith 五加 / 127，757

Acanthopanax henryi(Oliv.)Harms 糙叶五加 / 757

Acanthopanax leucorrhizus(Oliv.)Harms 藤五加 / 127

Acanthopanax senticosus(Rupr. et Maxim.)Harms 刺五加 / 127

Achates 玛瑙 / 1003

Achatum 玛瑙 / 1003

Achillea alpina L. 蓍草(高山蓍) / 616，618，831

Achillea asiatica Serg. 亚洲蓍 / 618

Achillea millefolium L. 蓍 / 618

Achillea wilsoniana Heimerl ex Hand.-Mazz. 云南蓍 / 616

Achyranthes aspera L. 土牛膝 / 499，712，713，714

Achyranthes aspera L. var. indica L. 钝头牛膝(钝叶土牛膝) / 714

Achyranthes aspera L. var. rubro-fusca(Wight)Hook. f. 红褐粗毛牛膝(褐叶土牛膝) / 714

Achyranthes bidentata Bl. 牛膝 / 497，713

Achyranthes bidentata Blume var. japonica Miq. 少毛牛膝 / 714

Achyranthes japonica Nakai 尖叶牛膝 / 714

Achyranthes longifclia(Makino)Makino 柳叶牛膝 / 499，714

Acomastylis elata(Royle)F. Bolle 羽叶花 / 11

Aconitum austroyunnanense W. T. Wang 滇南草乌 / 177，178

Aconitum brachypodum Diels. 短柄乌头 / 797，798

Aconitum brachypodum Diels. var. laxiflorum Fletcher et Lauener 展毛短柄乌头 / 798

Aconitum carmichaelii Debx. 乌头(卡式乌头) / 85，117，118，178，208，209

Aconitum carmichaelii Debx. var. truppelianum(Ulbr.)W. T. Wang et Hsiao 展毛乌头 / 118，178

Aconitum chinense 华乌头 / 118，178

Aconitum coreanum(Lévl.)Rap. 黄花乌头 / 28

Aconitum flavum Hand.-Mazz. 伏毛铁棒锤 / 86，688，689，690，797，798

Aconitum hemsleyanum Pritz. 瓜叶乌头 / 85，178

Aconitum kongboense Lauener 工布乌头 / 688，689，690，798

Aconitum kusnezoffii Reichb. 北乌头 / 85，86，118，178

Aconitum nagarum Stapf var. lasiandrum W.T.Wang 宣威乌头 / 797

基源拉丁名与英文名称索引

Aconitum naviculare(Brühl.)Stapf 船盔乌头 / 86, 670, 689

Aconitum pendulum Busch 铁棒锤 / 86, 688, 689, 690, 797, 798

Aconitum polyschistum Hand.-Mazz. 多裂乌头 / 798

Aconitum richardsonianum Lauener var. *pseudosessiliflorum* (Lauener)W. T. Wang 伏毛直序乌头 / 689

Aconitum sinomontanum Nakai 高乌头 / 433, 434

Aconitum subrosulatum Hand.-Mazz. 宣威乌头 / 797

Aconitum tanguticum(Maxim.)Stapf 唐古特乌头（甘青乌头）/ 86, 670, 671, 689

Aconitum tatsienense Finet et Gagnep. 康定乌头 / 689

Aconitum vilmorinianum Kom. var. *altifidum* W. T. Wang 深裂黄草乌 / 909

Aconitum vilmorinianum Komarov 黄草乌 / 177, 178

Acorus calamus L. 菖蒲（藏菖蒲、水菖蒲）/ 620, 646, 648

Acorus gramineus Soland. 石菖蒲（金钱蒲）/ 618, 620, 648

Acorus rumphianus S. Y. Hu 长苞菖蒲 / 620, 648

Acorus tatarinowii Schott 石菖蒲 / 618, 620, 648

Acronychia pedunculata(L.)Miq. 山油柑 / 591

Acroptilon repens(L.)DC. 顶羽菊 / 375

Actinidia chinensis Planch. 猕猴桃 / 464, 465

Actinidia eriantha Benth. 毛花猕猴桃 / 464

Actinidia latifolia(Gardn. & Champ.)Merr. 阔叶猕猴桃 / 464

Adenophora bulleyana Diels 布莱沙参 / 589, 590

Adenophora coelestis Diels 天蓝沙参 / 590

Adenophora gmelinii(Spreng.)Fisch. 狭叶沙参 / 590

Adenophora hunanensis Nannf. 杏叶沙参 / 590

Adenophora jasionifolia Franch 甘孜沙参 / 590

Adenophora khasiana(Hook. f. et Thoms.)Coll. et Hemsl. 云南沙参 / 590

Adenophora liliifolioides Pax et Hoffm. 川藏沙参 / 590, 857

Adenophora paniculata Nannf. 紫沙参 / 590

Adenophora pereskiifolia(Fisch. ex Roem. et Schult.)G. Don 长白沙参 / 590

Adenophora polyantha Nakai 石沙参 / 590

Adenophora potaninii Korsh. 泡沙参 / 590

Adenophora stricta Miq. 沙参 / 589, 590

Adenophora tetraphylla(Thunb.)Fisch. 轮叶沙参 / 589, 590

Adhatoda vasica Nees 鸭嘴花 / 515, 568, 569, 803, 804, 805

Adhatada ventricosa(Wall.)Nees 黑叶接骨草（黑叶小驳骨）/ 805

Adiantum capillus-junonis Rupr. 团扇铁线蕨 / 695

Adiantum capillus-veneris L. 铁线蕨 / 695, 696

Adiantum davidii Franch. 白背铁线蕨 / 697

Adiantum flabellulatum L. 铁线蕨（扇叶铁线蕨）/ 695, 697

Adiantum pedatum L. 掌叶铁线蕨 / 697

Adiantum philippense L. 菲律宾铁线蕨（半月形铁线蕨）/ 692

Adina pilulifera(Lam.)Franch. ex Drake 水团花 / 390

Adina rubella Hance 水杨梅（细叶水团花）/ 390, 652, 653

Aegypius monachus Linnaeus 秃鹫 / 952

Ag 纯银 / 1015

Agama himalayana(Steidachner) 喜山鬣蜥（喜马拉雅鬣蜥）/ 940, 979

Agama stoliczkana Blanford. 新疆鬣蜥 / 979

Agastache rugosa(Fisch. et Mey.)O. Ktze. 藿香 / 240, 241

Agate 氧化硅类矿物 / 1003, 1006

Agkistrodon acutus(Güenther) 五步蛇 / 952, 970

Agkistrodon halys(Pallas) 蝮蛇 / 970

Agkistrodon strauchii Bedriaga 高原蝮 / 969, 970

Agrimonia pilosa Ldb. var. *nepalensis*(D. Don)Nakai 黄龙尾 / 749

Agrimonia pilosa Ledeb. 龙芽草 / 749

Agrimonia pilosa Ledeb. var. *japonica*(Miq.)Nakai 龙芽草 / 750

Ailanthus vilmoriniana Dode 刺臭椿 / 13

Ainsliaea fragrans Champ. 杏香兔儿风 / 883

Ainsliaea pertyoides Franch. var. *albotomentosa* Beauverd 白背兔儿风 / 820
Ajania renuifolia(Jacq.)Tzvel. 细叶亚菊 / 154
Ajuga decumbens Thunb. 金疮小草（筋骨草）/ 749
Ajuga lupulina Maxim. 白苞筋骨草 / 728
Akebia quinata(Houtt.)Decne. 木通 / 483
Akebia quinata(Thunb.)Decne. 木通 / 482,483
Akebia trifoliata(Thunb.)Koidz. 三叶木通 / 482
Akebia trifoliata(Thunb.)Koidz. subsp. *australis*(Diels)T. Shimizu 白木通 / 113,482,483
Alangium chinense(Lour.)Harms 八角枫 / 17
Alangium platanifolium(Sieb. et Zucc.)Harms 瓜木 / 17
Alangium yunnanense C. Y. Wu ex Fang 云南八角枫 / 17
Albizia julibrissin Durazz. 合欢 / 253
Albizia kalkora(Roxb.)Prain 山合欢（山槐）/ 253,254
Albizia mollis(Wall.)Boiv. 毛叶合欢 / 253
Alces alcea Linne 驼鹿 / 956
Aleuritopteris argentea(Gmel.)Fee 银粉背蕨 / 625,700,701
Aleuritopteris farinosa(Forsk.)Fée 粉背蕨 / 701
Aleuritopteris pseudofarinosa Ching et S. K. Wu 粉背蕨 / 701
Aleuritopteris subargentea Ching et S. K. Wu 假银粉背蕨 / 701
Aleuritopteris subvillosa(Hook.)Ching 绒毛粉背蕨 / 701
Alisma orientale(Samuel.)Juzep. 东方泽泻 / 866
Alisma plantago-aquatica Linn. 泽泻 / 867
Alisma plantago-aquatica Linn. var. *parviflorum* Torr. 小花泽泻 / 867
Allium ascalonicum L. 细香葱（火葱）/ 614,615
Allium cepa L. 洋葱（普通洋葱）/ 811
Allium cepa L. var. *agrogatum* Don 分蘖洋葱 / 811
Allium cepa L. var. *viviparam* Merg. 顶球洋葱 / 811
Allium chrysanthum Regel 黄花葱（野葱、黄花韭）/ 615
Allium fistulosum L. 葱 / 614,615

Allium fistulosum L. var. *caespitosum* Makino 分葱 / 614,615
Allium macrostemon Bge. 薤白（小根蒜）/ 147
Allium polyrhizum Turcz. ex Regel 碱韭 / 361
Allium sativum L. 大蒜（蒜）/ 146,147
Allium schoenoprasum L. 香葱（火葱、北葱）/ 614,615
Allium sikkimense Baker 高山韭 / 361
Allium strictum Schrader 辉韭 / 361
Allium tuberosum Rottl. ex Spreng. 韭菜（韭）/ 360
Allolobophora caliginosa(Savigny)Trpezoides(Ant. Dugés)缟蚯蚓 / 932
Allolobophora caliginosa Trapezoides 缟蚯蚓 / 932
Aloe arborescens Mill. var. *natalensis* Berg. 大芦荟 / 421
Aloe barbadensis Miller 库拉索芦荟 / 419
Aloe ferox Miller 好望角芦荟 / 419
Aloe perryi Baker 索哥德拉芦荟 / 419
Aloe vera L. 芦荟 / 419
Aloe vera L. var. *chinensis*(Haw.)Berg. 斑纹芦荟（芦荟）/ 419,421
Alpinia galanga(L.)Swartz 大高良姜（红豆蔻）/ 222
Alpinia galanga(L.)Willd. 大高良姜（红豆蔻）/ 83,222
Alpinia japonica(Thunb.)Miq. 山姜 / 589
Alpinia officinarum Hance 高良姜 / 221,222,598
Alpinia oxyphylla Miq. 益智 / 834
Althaea rosea(L.)Cavan. 蜀葵 / 145,182,183,642,643
Alumen 明矾石 / 992
Amber 黄琥珀 / 999
Amomum cardamomum L. 白豆蔻 / 186
Amomum compactum Soland ex Maton 爪哇白豆蔻 / 185,186,768
Amomum hongtsaoko C. F. Liang et D. Fang 红草果 / 83
Amomum kravanh Pierre ex Gagnep. 白豆蔻 / 185,186,768
Amomum longiligulare T. L. Wu 海南砂（海南砂仁）/ 588
Amomum subulatum Roxb. 香豆蔻 / 83

基源拉丁名与英文名称索引

Amomum tsao-ko Crevost et Lemaire 草果 / 82,768

Amomum tsaoko Crevost et Lemarie 草果 / 83

Amomum villosum Lour. 阳春砂 / 588

Amomum villosum Lour. var. *xanthioides* T. L. Wu et Senjen 绿壳砂 / 588,589

Ampelopsis delavayana (Franch.) Planch. 三裂蛇葡萄 / 846

Ampelopsis grossedentata (Hand.-Mazz.) W. T. Wang 显齿蛇葡萄 / 675

Ampelopsis japonica (Thunb.) Makino 白蔹 / 41

Amyda sinensis Wiegmann 中华鳖 / 927,928

Amygdalus communis L. 甜巴旦 / 14,15

Amygdalus communis L. var. *amara* Ludwig 苦巴旦 / 15

Amygdalus communis L. var. *amara* Ludwig ex DC. 苦味扁桃 / 15

Amygdalus communis L. var. *dulcis* Borkh. 巴旦杏（甜味扁桃）/ 14,15

Amygdalus davidiana (Carrière) de Vos ex Henry 山桃 / 671,672,673

Amygdalus ferganensis (Kost. et Rjab.) Kom. et Kost. 新疆桃 / 673

Amygdalus ferganensis (Kost. et Rjab.) Yü et Lu 新疆桃 / 673

Amygdalus mira (Koehne) Yü et Lu 光核桃 / 673

Amygdalus persica L. 桃 / 671,672,673

Anacyclus pyrethrum (L.) DC. 罗马除虫菊 / 2,3

Anaphalis bulleyana (J. F. Jeffr.) Chang 粘毛香青 / 732

Anchusa italica Retz. 意大利牛舌草 / 494,495,496

Andrographis paniculata (Burm. f.) Nees 穿心莲 / 118,434

Anemarrhena asphodeloides Bge. 知母 / 876

Anemone obtusiloba D. Don 钝裂银莲花 / 88

Anemone raddeana Regel 多被银莲花 / 755

Anemone rivularis Buch.-Ham. ex DC. 草玉梅 / 88,292,293

Anemone tomentosa (Maxim.) Pei 大火草 / 47

Anethum graveolens L. 莳萝 / 633

Angelica anomala Ave-Lall. 狭叶当归 / 55

Angelica anomala Lall. 川白芷（狭叶当归）/ 54,55

Angelica biserrata (Shan er Yuan) Yuan et Shan 重齿毛当归 / 532

Angelica chinghaiensis Shan 青海当归 / 159,708

Angelica dahurica (Fisch. ex Hoffm.) Benth. et Hook. f. var. *formosana* (Boiss.) Shan et Yuan 杭白芷 / 54

Angelica dahurica (Fisch. ex Hoffm.) Benth. et Hook. f. ex Franch. et Sav. 白芷 / 54,55

Angelica dahurica (Fisch. ex Hoffm.) Benth. et Hook. f. ex Franch. et Sav. cv. *Hangbaizhi* 杭白芷 / 55

Angelica dahurica Benth. et Hook. f. var. *pai-chi* Kimura, Hata et Yen 白芷 / 55

Angelica dahurica var. *formosana* 台湾独活 / 55

Angelica decursiva (Miq.) Franch. et Sav. 紫花前胡 / 524,708

Angelica nitida Wolff 青海当归 / 159,708

Angelica paeoniifolia Shan et Yuan 牡丹叶当归 / 747

Angelica scabridium 糙独活（滇白芷）/ 55

Angelica sinensis (Oliv.) Diels 当归 / 157,708

Anisodus acutangulus C. Y. Wu et C. Chen 三分三 / 570

Anisodus luridus Lin. et Otto var. *fischerianus* (Pascher) C. Y. Wu et C. Chen 丽江山莨菪（丽山莨菪）/ 570,571

Anisodus luridus Lin. et Otto 铃铛子 / 570

Anisodus tanguticus (Maxim.) Pascher 唐古特莨菪（山莨菪）/ 570

Anodonta woodiana (Lea) 背角无齿蚌 / 986,987

Anthemis nobilis L. 罗马洋甘菊（白花春黄菊、果香菊）/ 814

Anthriscus nemorosa (M. Bieb.) Spreng. 刺果峨参 / 747

Anthriscus sylvestris (L.) Hoffm. Gen. 峨参 / 708

Antidesma venosum E. Mey. ex Tul. 小叶五月茶 / 390

Apis cerana Fabricius 中华蜜蜂 / 936,937,938

Apis mellifera Linnaeus 意大利蜂 / 936,937,938

Apium graveolens L. 旱芹（芹菜）/ 534,535

Aquilaria agallocha Roxb. 沉香（东印度沉香）/ 27,96,97,98

基源拉丁名与英文名称索引

Aquilaria malaccensis Lamk. 马来沉香 / 97, 98
Aquilaria ovate 卵叶沉香 / 98
Aquilaria pentandrum Bianco 台湾沉香 / 98
Aquilaria secundaria DC. 印度沉香 / 97
Aquilaria sinensis(Lour.)Gilg. 土沉香 / 27, 98
Aquilaria sinensis(Lour.)Spreng. 白木香(土沉香) / 27, 96, 97, 98
Aquilaria yunnanensis S. C. Huang 云南沉香 / 97
Aralia chinensis L. 楤木 / 128, 129
Aralia continentalis Kitagawa 东北土当归 / 708
Aralia cordata Thunb. 食用土当归 / 708
Aralia melanocarpa(Lévl.)Lauener 黑果土当归 / 708
Aralia tibetana Hoo 西藏土当归 / 159, 708
Arctium lappa L. 牛蒡 / 493
Ardisia crenata Sims 朱砂根 / 7, 891, 894
Ardisia crenata Sims var. *bicolor*(Walker)C. Y. Wu et C. Chen 红凉伞(紫背朱砂根) / 7, 891, 894
Ardisia crispa(Thunb.)A. DC. 百两金 / 891
Ardisia gigantifolia Stapf 走马胎 / 764
Ardisia japonica(Thunb.)Blume 紫金牛 / 6, 894
Areca catechu L. 槟榔 / 70, 71
Arenaria brevipetala Y. W. Tsui et L. H. Zhou 短瓣雪灵芝(雪灵芝) / 866
Arenaria festucoides Benth. ex Royle 狐茅状雪灵芝 / 866
Arenaria kansuensis Maxim. 甘肃蚤缀(甘肃雪灵芝) / 865, 866
Arenaria kansuensis Maxim. var. *ovatipetata* Tsui. 卵瓣蚤缀 / 865, 866
Arenaria lancangensis L. H. Zhou 澜沧蚤缀(澜沧雪灵芝) / 866
Arenaria polytrichoides Edgew. ex Edgew. et Hook. f. 团状雪灵芝(团状福禄草) / 866
Arenaria przewalskii Maxim. 高原蚤缀 / 866
Arenaria roborowskii Maxim. 甘青蚤缀(青藏雪灵芝) / 866
Arenaria serpyllifolia L. 小无心菜(无心菜) / 194
Argentum 自然银 / 1015
Arisaema amurense Maxim. 东北天南星(东北南星) / 154, 682

Arisaema asperatum N. E. Brown 刺柄南星 / 682
Arisaema calcareum H. Li 红根南星 / 683
Arisaema consanguineum Schott. 天南星 / 682, 683
Arisaema costatum(Wall.)Mart. 多脉南星 / 684
Arisaema erubescens(Wall.)Schott. 一把伞南星(天南星) / 154, 682, 683
Arisaema fargesii Buchet 螃蟹七 / 682
Arisaema flavum(Forsk.)Schott. 黄苞南星 / 684
Arisaema franchetianum Engl. 象头花 / 683
Arisaema heterophyllum Bl. 天南星(异叶天南星) / 154, 683
Arisaema heterophyllum Blume 异叶天南星 / 682
Arisaema wilsonii Engl. 川中南星 / 682
Aristolochia austroszechuanica C. B. Chien et C. Y. Cheng 川南马兜铃 / 201
Aristolochia chuii Wu 云南土木香 / 131, 132
Aristolochia cinnabarina C. Y. Cheng 广西朱砂莲 / 894
Aristolochia cinnabarina C. Y. Cheng et J. L. Wu 四川朱砂莲(背蛇生) / 895
Aristolochia contorta Bunge 北马兜铃 / 139, 685
Aristolochia debilis Sieb. et Zucc. 马兜铃 / 139, 685
Aristolochia fangchi Wu 防己(广防己) / 201
Aristolochia fangchi Y. C. Wu ex L. D. Chow et S. M. Hwang 广防己 / 134, 201, 239
Aristolochia griffithii Hook. f. et Duchartre 穆坪马兜铃 / 483
Aristolochia griffithii Hook. f. et Thoms. ex Duchartre 西藏马兜铃(藏木通) / 483, 486, 686
Aristolochia griffithii Thoms. ex Duchartre 马兜铃 / 486
Aristolochia heterophylla Hemsl. 异叶马兜铃 / 201
Aristolochia indica L. 印度马兜铃 / 240
Aristolochia kaempferi Willd. f. *heterophylla*(Hemsl.) S. M. Hwang 异叶马兜铃 / 201
Aristolochia kwangsiensis Chun et How ex C. F. Liang 广西马兜铃 / 201
Aristolochia longa L. 长根马兜铃 / 239
Aristolochia macrocarpa C. Y. Wu et S. K. Wu 大果马兜铃 / 486, 686
Aristolochia manshuriensis Kom. 东北马兜铃(木通

马兜铃）/ 483

Aristolochia moupinensis Franch. 木香马兜铃（宝兴马兜铃）/ 201，486，686

Aristolochia ovatifatia S. M. Huang 卵叶马兜铃 / 201

Aristolochia rotunga L. 圆根马兜铃 / 239

Aristolochia serpentaria L. 北美马兜铃 / 240

Aristolochia tuberosa C. F. Liang et S. M. Hwang var. albomaculata J. L. Wu Mss. 斑叶朱砂莲 / 894，895

Aristolochia tuberosa C. F. Liang et S. M. Hwang 广西朱砂莲（背蛇生）/ 894，895

Aristolochia westlandii Hemsl. 广防己（香港马兜铃）/ 201，239

Armadillidium vulgare Latreille 平甲虫 / 973

Armeniaca mandshurica (Maxim.) Skv. 东北杏 / 381

Armeniaca mume Sieb. 梅 / 727

Armeniaca sibirica (L.) Lam. 山杏（西伯利亚杏）/ 381，410

Armeniaca vulgaris Lam. 杏 / 381，410

Armeniaca vulgaris Lam. var. ansu (Maxim.) Yü et Lu 野杏 / 381

Arnebia euchroma (Royle) Johnst. 新疆紫草（软紫草）/ 863，902，904

Arnebia guttata Bunge 内蒙紫草 / 863，902，904

Artemisia absinthium L. 苦艾（中亚苦蒿）/ 370

Artemisia adamsii Bess. 阿氏蒿（东北丝裂蒿）/ 542

Artemisia annua L. 黄花蒿 / 409，541，542

Artemisia apiacea Hance 青蒿 / 542

Artemisia argyi Lévl. et Vant. 艾 / 9，10

Artemisia argyi Lévl. et Vant. cv. Qiai 艾（蕲艾、蕲州艾）/ 10

Artemisia capillaris Thunb. 茵陈蒿 / 835，836

Artemisia capillaris Thunb. f. villosa Korsh 柔毛茵陈蒿 / 836

Artemisia carvifolia Buch.-Ham. ex Roxb. 青蒿 / 542

Artemisia conaensis Ling et Y. R. Ling 错那蒿 / 836

Artemisia dubia Wall. ex Bess. 牛尾蒿 / 497

Artemisia edgeworthii Balakr. 劲直蒿（直径蒿）/ 836

Artemisia frigida Willd. 冷蒿 / 153，154，542，765

Artemisia indica Willd. 五月艾 / 11

Artemisia kanashiroi Kitam. 狭裂白蒿 / 497

Artemisia lavandulaefolia DC. 野艾（野艾蒿）/ 11，497

Artemisia mattfeldu Pamp. 粘毛蒿 / 497

Artemisia mongolica (Fisch. ex Bess.) Nakai 蒙古艾 / 11

Artemisia mongolica Fisch. ex Bess. 蒙古蒿 / 497

Artemisia roxburghiana Bess. 灰苞蒿 / 497

Artemisia rubripes Nakai 红足蒿 / 11

Artemisia rupestris L. 一支蒿（岩蒿）/ 618，830

Artemisia scoparia Waldst. et Kit var. heteromorpha Kitag. 宽叶猪毛蒿 / 836

Artemisia scoparia Waldst. et Kit. 滨蒿（猪毛蒿）/ 835，836

Artemisia sieversiana Ehrhart ex Willd. 大籽蒿 / 153，370，542，765

Artemisia sieversiana Willd. 大籽蒿 / 370，765

Artemisia stolonifera (Maxim.) Komar. 宽叶山蒿 / 11

Artemisia subdigitata Mattf. 牛尾蒿 / 496，497

Artemisia vestita Wall. ex Bess. 毛连蒿（结血蒿）/ 496，497

Artemisia waltonii J. R. Drumm. ex Pamp. 藏龙蒿 / 497

Arthromeris mairei (Brause) Ching 多羽节肢蕨 / 175

Artocarpus styracifolius Pierre 二色菠萝蜜（二色波罗蜜）/ 58

Arundina chinensis Bl. 竹叶兰 / 897，899

Arundina graminifolia (D. Don) Hochr. 竹叶兰 / 897，899

Asarum caudigerellum C. Y. Cheng et C. S. Yang 短尾细辛 / 605，745

Asarum caudigerum Hance 尾花细辛 / 604，745

Asarum caulescens Maxim. 双叶细辛 / 604，745

Asarum europaeum L. 欧细辛 / 504，505，744

Asarum heterotropoides Fr. Schmidt var. mandshuricum (Maxim.) Kitag. 北细辛（辽细辛）/ 505，743，744

Asarum himalaicum Hook. f. et Thomson ex Klotzsch.

单叶细辛 / 745
Asarum sagittarioides C. F. Liang 山慈菇 / 594
Asarum sieboldii Miq. 华细辛（细辛）/ 505, 743
Asarum sieboldii Miq. f. *seoulense* (Nakai) C. Y. Cheng et C. S. Yang 汉城细辛 / 505, 743, 744
Asarum splendens (Maekawa) C. Y. Cheng et C. S. Yang 青城细辛 / 605, 745
Asarum wulingense C. F. Liang 五岭细辛 / 605, 745
Asparagus cochinchinensis (Lour.) Merr. 天冬 / 680, 681, 682
Asparagus filicinus D. Don 羊齿天冬（羊齿天门冬）/ 681, 682
Asparagus longiflorus Franch. 长花天门冬 / 682
Asparagus lycopodineus Wall. ex Baker 短梗天门冬 / 26
Asparagus meioclados Lévl. 密齿天门冬 / 680
Asparagus myriacanthus Wang et S. C. Chen 多刺天门冬 / 682
Asparagus officinalis L. 石刁柏 / 682
Asparagus pseudofilicinus Wang et Tang 小天冬 / 681, 682
Asparagus racemosus Willd. 长刺天冬 / 682
Asparagus subscandens Wang et S. C. Chen 滇南天门冬 / 682
Aspidocarya uvifera Hook. f. et Thoms. 球果藤 / 520
Asplenium indicum Sledge 胎生铁角蕨 / 166
Asplenium nesii Christ. 西北铁角蕨 / 691
Asplenium normale D. Don 倒挂铁角蕨 / 691
Asplenium planicaule Wall. 胎生铁角蕨 / 166
Asplenium ruta-muraria L. 卵叶铁角蕨 / 691
Asplenium trichomanes L. 铁角蕨 / 691, 696
Asplenium varians Wall. ex Hook. et Grev. 变异铁角蕨 / 165
Aster ageratoides Turcz. 三脉紫菀 / 269
Aster ageratoides Turcz. var. *heterophyllus* Maxim. 异叶三脉紫菀（异叶紫菀）/ 268, 269
Aster ageratoides Turcz. var. *lasiocladus* (Hayata) Hand.-Mazz. 毛枝三脉紫菀（毛枝紫菀）/ 268, 269
Aster ageratoides Turcz. var. *laticorymbus* (Vant.) Hand.-Mazz. 宽伞三脉紫菀 / 269
Aster ageratoides Turcz. var. *laticorymbus* Hand.-Mazz. 宽序紫菀 / 268
Aster asteroides O. Ktze. 块根紫菀 / 920
Aster diplostephioides (DC.) C. B. Clarke 重冠紫菀 / 920
Aster farreri W. W. Sm. et J. F. Jeffr. 线叶紫菀（狭苞紫菀）/ 921
Aster flaccidus Bunge 柔软紫菀 / 920
Aster gossypiphorus Ling 绵毛紫菀 / 921
Aster poliothamnus Diels 灰枝紫菀 / 921
Aster prainii (Drumm.) Y. L. Chen 厚棉紫菀 / 921
Aster souliei Franch. 缘毛紫菀 / 920, 921
Aster tataricus L. f. 紫菀 / 919, 921
Astilbe chinensis (Maxim.) Franch. et Sav. 落新妇 / 278, 279
Astilbe grandis Stapf ex Wils. 大落新妇 / 278
Astragalus chrysopterus Bunge 金翼黄芪（金翼黄耆）/ 312
Astragalus complanatus Bunge 背扁黄耆 / 327
Astragalus complanatus R. Br. 扁茎黄芪（背扁黄耆）/ 327
Astragalus ernestii Comb. 梭果黄耆 / 312
Astragalus floridus Benth. 多花黄芪 / 312
Astragalus floridus Benth. ex Bunge 多花黄芪（多花黄耆）/ 313
Astragalus galactites Pall. 乳白花黄芪（乳白黄耆）/ 218
Astragalus gummifer Labill. 西黄蓍胶树 / 736
Astragalus mahoschanicus Hand.-Mazz. 马河山黄芪 / 312
Astragalus membranaceus (Fisch.) Bge. 膜荚黄芪 / 312, 313
Astragalus membranaceus (Fisch.) Bge. var. *mongholicus* (Bge.) Hsiao 蒙古黄芪 / 312, 313
Astragalus saucocolla Dunn 肉根黄芪（甜胶黄芪）/ 562
Astragalus sungpanensis Pet.-Stib. 松潘黄芪 / 313
Astragalus tanguticus Bat. 青海黄耆（甘青黄耆）/ 312
Astragalus tongolensis Ulbr. 东俄洛黄芪（东俄洛

黄耆）/ 312

Astragalus yunnanensis Franch. 云南黄耆 / 218

Athyrium sinense Rupr. 中华蹄盖蕨 / 229, 470

Athyrium subsinensis Ching 蹄盖蕨 / 229

Atractylodes chinensis（DC.）Koidz. 北苍术 / 56, 81, 82

Atractylodes japonica Koidz. ex Kitam. 关苍术 / 56, 82

Atractylodes koreana（Nakai）Kitam. 朝鲜苍术 / 82

Atractylodes lancea（Thunb.）DC. （苍术）茅苍术 / 56, 81, 82

Atractylodes macrocephala Koidz. 白术 / 55, 56

Atriplex centralasiatica Iljin 中亚滨藜 / 327

Atriplex sibirica L. 西伯利亚滨藜 / 327

Aucklandia lappa Decne. 木香 / 483, 485

B

Balanophora cryptocaudex S. Y. Chang et Tam 隐轴蛇菰 / 423

Balanophora harlandii Hook. f. 蛇菰（红冬蛇菰）/ 422, 423

Balanophora henryi Hemsl. 宜昌蛇菰 / 423

Balanophora indica（Arn.）Griff. 印度蛇菰 / 422

Balanophora involucrata Hook. f. 筒鞘蛇菰 / 422

Balanophora japonica Makino 日本蛇菰 / 422

Balanophora mutinoides Hayata 红烛蛇菰 / 422

Balsamodendron ehrenbergianum Berg. 爱伦堡没药树 / 473

Bambusa textilis McClure 青皮竹 / 687, 1012

Baphicacanthus cusia（Nees）Bremek. 马蓝（板蓝）/ 59, 145, 489

Beauveria bassiana（Bals.）Vuillant 白僵菌 / 950

Belamcanda chinensis（L.）DC. 射干 / 37, 117, 607, 608

Belamcanda chinensis（L.）Redouté 射干 / 608

Bellamya quadrata（Benson） 方形环棱螺 / 976

Berberis aggregata Schneid. 堆花小檗 / 572

Berberis amurensis Rupr. 小檗（黄芦木）/ 303, 572, 573, 766, 767

Berberis asiatica Roxb. 亚洲小檗 / 766

Berberis atrocarpa Schneid. 黑果小檗 / 766, 767

Berberis cavaleriei Lévl. 贵州小檗 / 572

Berberis circumserrata Schneid. 秦岭小檗 / 572

Berberis dasystachya Maxim. 直穗小檗 / 572, 573, 766, 767

Berberis deinacantha Schneid. 壮刺小檗 / 572

Berberis diaphana Maxim. 鲜黄小檗 / 572

Berberis dictyophylla Franch. 刺红珠 / 767

Berberis dielsiana Fedde 首阳小檗 / 572

Berberis heteropoda Schrenk. 黑果小檗（异果小檗）/ 573, 766, 767

Berberis iliensis Popov. 伊犁小檗 / 766

Berberis jamesiana Forrest et W. W. Smith 川滇小檗 / 766

Berberis julianae C. K. Schneider 豪猪刺 / 572

Berberis kansuensis Schneid. 甘肃小檗 / 572, 766, 767

Berberis nullinervis Ying 无脉小檗 / 767

Berberis nummularia Bge. 红果小檗 / 766, 767

Berberis poiretii Schneid. 细叶小檗 / 572, 767

Berberis soulieana Schneid. 拟豪猪刺（假豪猪刺）/ 572, 767

Berberis vernae Schneid. 匙叶小檗 / 572, 767

Berberis vulgaris L. 小檗（欧小檗）/ 766

Berberis wilsonae Hemsl. 小黄连刺（金花小檗）/ 572, 573, 767

Berberis wilsonae Hemsl. var. *guhtzunica*（Ahrendt）Ahrendt 古宗金花小檗 / 572

Berchemia floribunda（Wall.）Brongn. 多花勾儿茶 / 690

Berchemia kulingensis Schneid. 牯岭勾儿茶 / 690

Berchemia lineata（L.）DC. 老鼠耳（铁包金）/ 690, 691

Berchemia polyphylla Wall. ex Laws var. *leioclada* Hand.-Mazz. 多枝勾儿茶（光枝勾儿茶）/ 690, 691

Berchemia polyphylla Wall. ex Laws. 多叶勾儿茶 / 690

Berchemia yunnanensis Franch. 云南勾儿茶 / 691

Bergenia crassifolia（L.）Fritsch 厚叶岩白菜 / 805

Bergenia purpurascens（Hook. f. et Thoms.）Engl. 岩

白菜 / 275, 805, 806

Bergenia purpurascens(Hook. f. et Thoms.)Engl. var. *delavayi*(Franch.)Engl. et Irm. 云南岩白菜 / 805, 806

Bidens bipinnata L. 婆婆针 / 741

Bidens tripartita L. 狼杷草 / 741

Biebersteinia heterostemon Maxim. 熏倒牛 / 123, 799

Biota orientalis(L.)Endl. 侧柏 / 58, 89, 90

Biotite 黑云母 / 1002

Blatta orientalis(Linnaeus) 东方蠊 / 935, 936

Blechnum orientale L. 乌毛蕨 / 470

Bletilla ochracea Schltr. 黄花白及 / 36

Bletilla striata(Thunb. ex A. Murray)Rchb. f. 白及 / 37

Bletilla striata(Thunb.)Reichb. f. 白及 / 36

Blumea balsamifera(L.)DC. 艾纳香 / 7, 8, 9, 72

Blumea riparia(Bl.)DC. 假东风草 / 7, 8

Boenninghausenia sessilicarpa Lévl. 石椒草 / 626

Bolbostemma paniculatum(Maxim.)Franquet 土贝母(假贝母) / 109, 705, 706

Bombax ceiba L. 木棉 / 482

Bombax insigne Wall. 长果木棉 / 482

Bombax malabaricum DC. 木棉 / 482

Bombyx mori L. 家蚕蛾 / 928

Bombyx mori Linnaeus 家蚕 / 950

Borage officinales L. 琉璃苣 / 495, 496

Borax 天然硼砂 / 1010

Bos grunniens Linnaeus 牦牛(野牦牛) / 962, 965, 974, 975, 982, 983

Bos taurus domesticus Gmelin 黄牛 / 962, 963, 965, 974

Boschniakia himalaica Hook. f. et Thoms 丁座草 / 525

Boswellia bhaw-dajiana Birdw. 药胶香树(鲍达乳香树) / 566, 801

Boswellia carterri Birdw. 乳香树 / 566

Boswellia neglecta M. Moore 野乳香树 / 566

Bradybaena similaris(Fèrussac) 同型巴蜗牛 / 977

Brainea insignis(Hook.)J. Sm. 苏铁蕨 / 470

Brandisia hancei Hook. f. 来江藤 / 446

Brassica campestris L. 油菜 / 937

Brassica cernus Forbes et Hemsley 芥 / 346

Brassica integrifolia(West.)O. E. Schulz ex Urb. 苦菜(苦芥) / 370, 371

Brassica juncea(L.)Czern. et Coss. 芥菜 / 345, 346

Brassica nigra(L.)Koch. 黑芥 / 345, 346

Brassica rapa L. 芜菁(芜青) / 447, 448, 725

Broussonetia papyrifera(L.)L'Hér. ex Vent. 构树 / 231

Brucea javanica(L.)Merr. 鸦胆子 / 378

Bubalus bubalis L. 水牛 / 962, 963, 967, 973

Buddleja officinalis Maxim. 密蒙花 / 465

Budorcas taxicolor Hodgson. 扭角羚 / 953, 982, 983

Bufo bufo andrewsi(Schmidt) 华西蟾蜍 / 930

Bufo bufo asiaticus Steindacher 亚洲蟾蜍 / 930

Bufo bufo gargarizans Cantor 中华大蟾蜍 / 929, 930

Bufo melanostictus Schneider 黑眶蟾蜍 / 929, 930

Bulbophyllum calodictyon Schltr. 小绿石豆兰(石串莲) / 774

Bulbophyllum griffithii(Lindl.)Rchb. f. 短齿石豆兰 / 774

Bulbophyllum reptans 伏生石豆兰 / 774

Bulbophyllum reptans(Lindl.)Lindl. 小绿芨 / 773

Bungarus multicinctus Blyth 银环蛇 / 951, 952, 969, 970

Bungarus multicinctus multicinctus Blyth 银环蛇 / 951, 952, 969

Bupleurum chaishoui Shan et Sheh 柴首 / 92

Bupleurum chinense DC. 柴胡(北柴胡)/ 91, 92, 896, 897

Bupleurum condensatum Shan et Y. Li 簇生柴胡 / 896

Bupleurum longicaule Wall. ex DC. var. *giraldii* Wolff 秦岭柴胡 / 896

Bupleurum longiradiatum Turcz. 大叶柴胡 / 92

Bupleurum malconense Shan et Y. Li 马尔康柴胡 / 896, 897

Bupleurum marginatum Wall. ex DC. 竹叶柴胡 / 756, 896, 897

基源拉丁名与英文名称索引

Bupleurum marginatum Wall. ex DC. var. *stenophyllum* (Wolff.)Shan et Y. Li 窄叶竹叶柴胡 / 896

Bupleurum microcephalum Diels 马尾柴胡 / 896, 897

Bupleurum scorzonerifolium Willd. 狭叶柴胡（红柴胡）/ 91, 92, 896, 897

Bupleurum sibiricum Vest 兴安柴胡 / 92

Bupleurum smithii Wolff 黑柴胡 / 92

Bupleurum smithii Wolff var. *parvifolium* Shan et Y. Li 小叶黑柴胡（黄花鸭跖柴胡）/ 92

Bupleurum tenue Buch.-Ham. ex D. Don 小柴胡 / 896, 897

Bupleurum yinchowense Shan et Y. Li 银州柴胡 / 92

Butea monosperma(Lam.)Kuntze 紫铆 / 910, 911, 990

Butea superba 华丽紫铆 / 911

Buthus martensii Karsch 东亚钳蝎 / 967

C

Cacalia davidii(Franch.)Hand.-Mazz. 西南蟹甲草 / 680

Cacalia tangutica(Maxim.)Hand.-Mazz. 鸡多囊（猪肚子）/ 680

Caesalpinia crista L. 刺果苏木（华南云实）/ 147, 148

Caesalpinia decapetala(Roth)Alston 云实 / 855

Caesalpinia mimosoides Lam. 含羞云实 / 854

Caesalpinia minax Hance 喙荚云实 / 378

Caesalpinia sappan L. 苏木 / 243, 660, 661, 724

Caesalpinia sepiaria Roxb. 云实 / 854, 855

Calcsinter 石灰华 / 1011, 1012

Calendula officinalis L. 金盏菊（金盏花）/ 843

Callerya nitida var. *hirsutissima*(Z. Wei)X. Y. Zhu 丰城岩豆藤（丰城崖豆藤）/ 332

Callicarpa bodinieri Lévl. 紫珠 / 923

Callicarpa cathayana H. T. Chang 华紫珠 / 922

Callicarpa dichotoma(Lour.)K. Koch 白棠子树 / 922

Callicarpa formosana Rolfe 杜虹花 / 922

Callicarpa giraldii Hesse ex Rehd. 老鸦糊 / 922

Callicarpa macrophylla Vahl 大叶紫珠 / 922

Callicarpa nudiflora Hook. et Arn. 裸花紫珠 / 923

Callicarpa rubella Lindl. 红紫珠 / 922

Camellia japonica L. 山茶 / 591

Camellia pitardii Coh. Stuart var. *yunnanica* Sealy 窄叶西南红山茶 / 592

Camellia reticulata Lindl. 滇山茶 / 591

Camellia saluenensis Stapf ex Bean 怒江红山茶 / 591

Campylotropis hirtella(Franchet)Schindler 毛茳芭梢 / 135

Campylotropis trigonoclada(Franch.)A. K. Schindl. 三棱枝茳芭梢 / 132

Campylotropis trigonoclada(Franch.)Schindl. 三棱枝茳芭梢 / 132

Canarium album(Lour.)Raeusch. 橄榄 / 742

Canarium album Raeusch. 橄榄 / 742

Canavalia ensiformis(L.)DC. 洋刀豆 / 162

Canavalia gladiata(Jacq.)DC. 刀豆 / 161, 162

Canavalia virrosa(Roxb.)Wight et Arn. 野刀豆 / 162

Cannabis sativa L. 大麻 / 452

Capra hircus Linnaeus 山羊 / 974, 981

Capricornis sumatraensis Bechstein 鬣羚（苏门羚）/ 953

Capsella bursa-pastoris(L.)Medic. 荠菜（荠）/ 322, 323

Capsicum annuum L. 辣椒 / 386, 387, 775

Capsicum frutescens L. 小米辣 / 386, 387, 774, 775

Caragana brevifolia Kom. 短叶锦鸡儿 / 243

Caragana changduensis Liou f. 昌都锦鸡儿 / 242, 661

Caragana franchetiana Kom. 云南锦鸡儿 / 243, 661

Caragana jubata(Pall.)Poir. 鬼箭锦鸡儿 / 242, 243, 661

Caragana sinica(Buc'hoz)Rehd. 锦鸡儿 / 243

Caragana tibetica Kom. 川青锦鸡儿 / 242, 661

Carpesium abrotanoides L. 天名精 / 823

Carpesium cernuum L. 烟管头草 / 822

Carpesium divaricatum Sieb. et Zucc. 金挖耳 / 822

Carthamus tinctorius L. 红花 / 269

基源拉丁名与英文名称索引

Carum buriaticum Turcz. 田葛缕子 / 200, 860

Carum carvi L. 藏茴香（葛缕子、页蒿）/ 200, 772, 859, 860

Caryota mitis (Lour.) Becc. 短穗鱼尾葵 / 111

Cassia acutifolia Delile 尖叶番泻 / 198, 199

Cassia angustifolia Vahl. 狭叶番泻 / 198, 199

Cassia auriculata L. 耳叶番泻（耳叶决明）/ 199

Cassia fistula L. 腊肠树 / 385

Cassia obtusifolia L. 决明 / 368, 369

Cassia senné Linné 亚历山大亚番泻叶 / 198

Cassia tora L. 小决明 / 368, 369

Castor canadensis Linnaeus 加拿大河狸 / 942

Castor fiber Linnaeus 欧亚河狸 / 942

Castor fiber pohlei Serebrennikov 新疆河狸 / 942

Cathaica fasciola (Draparnaud) 华蜗牛 / 976

Cathaica phaeozona (Martens) 黑带华蜗牛 / 976

Cathaica schensiensis (Hilber) 陕西华蜗牛 / 976

Celastrus angulatus Maxim. 苦皮藤 / 380

Celosia argentea L. 青葙 / 545, 546

Celosia cristata L. 鸡冠花 / 545, 546

Centaurea behen L. 欧矢车菊 / 504

Centaurea cyanus L. 矢车菊 / 504

Centaurea ruthenica Lam. 欧亚矢车菊 / 504

Centella asiatica (L.) Urb. 积雪草 / 330, 331

Centella asiatica (L.) Urban 马蹄草 / 400

Centipeda minima (L.) A. Br. et Aschers. 鹅不食草（石胡荽）/ 193, 194

Cephalanoplos segetum (Bge.) Kitam. 刺儿菜 / 773

Cephalanoplos setosum (Willd.) Kitam. 裂叶刺儿菜 / 773

Cephalanthera longifolia (L.) Fritsch 长叶头蕊兰（头蕊兰）/ 639

Cephalanthus tetrandrus (Roxb.) Ridsd. et Bakh. f. 风箱树 / 390

Cephalonoplos segetum (Bunge) Kitam. 刺儿菜 / 773

Cephalorrhynchus macrorrhizus (Royle) Tsuil 头嘴菊 / 255, 808

Cephalotaxus sinensis (Rehd. et Wils.) Li 粗榧 / 724

Cervus albirostris Przewalski 白唇鹿 / 955, 956, 957, 958, 959

Cervus elaphus Linnaeus 马鹿 / 955, 956, 957, 958

Cervus macneilli Lydekker 白鹿 / 955, 956, 958, 959

Cervus nippon Temminck 梅花鹿 / 955, 956, 957, 958

Cervus unicolor Kerr 水鹿 / 955, 956

Chaenomeles canthayensis Schneid. 毛叶木瓜 / 480

Chaenomeles cathayensis (Hemsl.) Schneid 毛叶木瓜 / 479, 480

Chaenomeles sinensis (Thouin) Koehne 木瓜 / 479, 480

Chaenomeles speciosa (Sweet) Nakai 贴梗海棠（皱皮木瓜）/ 479, 480

Chaenomeles thibetica Yu 西藏木瓜 / 480

Chalcanthite 胆矾 / 996

Chalcedony 玉髓 / 1006

Cheiranthus younghusbandii Prain. 拉萨桂竹香 / 224

Chenopodium ambrosioides L. 土荆芥 / 359, 710

Chimonanthus nitens Oliv. 山腊梅 / 692, 694

Chimonanthus praecox (L.) Link 腊梅 / 692, 694

Chinemys reevesii (Gary) 乌龟 / 941

Chloranthus fortunei (A. Gray) Solms-Laub. 丝穗金粟兰 / 654, 655

Chloranthus henryi Hemsl. 宽叶金粟兰 / 654, 655

Chloranthus holostegius (Hand.-Mazz.) Pei et Shan 全缘金粟兰 / 654, 655

Chloranthus holostegius (Hand.-Mazz.) Pei et Shan var. trichoneurus K. F. Wu 毛脉金粟兰 / 654, 655

Chloranthus multistachys Pei 多穗金粟兰 / 654, 655

Chloranthus serratus (Thunb.) Roem et Schult 及己 / 654

Chloranthus spicatus (Thunb.) Makino 鱼子兰 / 655

Choerospondias axillaris (Roxb.) Burtt et Hill 南酸枣 / 241, 242

Chonemorpha valvata Chatt. 毛叶杜仲 / 189

Chrysanthemum indicum L. 野菊 / 363, 816, 817

Chrysanthemum morifolium Ramat. 菊（菊花）/ 362, 363

Chrysosplenium absconditicapsulum J. T. Pan 蔽果金腰 / 353

Chrysosplenium griffithii Hook. f. et Thoms. 肾叶金腰 / 352

Chrysosplenium nepalense D. Don 山溪金腰 / 352

Chrysosplenium nudicaule Bge. 裸茎金腰 / 352, 353

Cibotium barometz(L.)J. Sm. 金毛狗脊（金毛狗）/ 228, 229

Cicerbita azurea(Ledeb.)Beauverd 岩参 / 808

Cicerbita macrorhiza(Royle)Beauv. 岩参 / 255, 808

Cichorium glandulosum Boiss. et Huet 毛菊苣（腺毛菊苣）/ 363, 364, 365

Cichorium intybus L. 菊苣 / 363, 364, 365

Cimicifuga dahurica(Turcz.)Maxim. 兴安升麻 / 279

Cimicifuga foetida L. 升麻 / 279

Cimicifuga heracleifolia Kom. 大三叶升麻 / 279

Cinnabar 辰砂 / 1009, 1016, 1019

Cinnamomum camphora(L.)Presl 樟（本樟）/ 13, 14, 71, 72, 73, 762, 763, 867, 868

Cinnamomum cassia Presl 肉桂 / 244, 563, 564, 578, 579

Cinnamomum cassia Presl var. *macrophyllum* Chu 大叶清化桂 / 564

Cinnamomum glanduliferum(Wall.)Nees 云南樟 / 27, 98, 763

Cinnamomum glangduforum(Wall.)Nees 云南樟 / 762, 763

Cinnamomum jensenianum Hand.-Mazz. 野黄桂 / 579

Cinnamomum longepaniculatum(Gamble)N. Chao ex H. W. Li 油樟 / 763

Cinnamomum mairei Lévl. 银叶桂 / 564

Cinnamomum migao H. W. Li 米槁 / 134, 135

Cinnamomum parthenoxylum(Jack.)Nees 黄樟 / 763

Cinnamomum porrectum(Roxb.)Kosterm. 黄樟 / 764

Cinnamomum tamala(Bauch.-Ham.)Nees et Eberm 柴樟（柴桂）/ 564, 579

Cinnamomum wilsonii Gamble 川桂 / 564

Cinnamomum zeylanicum Bl. 斯里兰卡肉桂（锡兰肉桂）/ 564, 578, 579

Cipangopaludina cathayensis(Heude) 中华圆田螺 / 975

Cipangopaludina chinensis(Gray) 中国圆田螺 / 975

Cirsium segetum Bge. 小蓟 / 773

Cirsium setosum(Willd.)MB. 刺儿菜 / 772, 773

Cistanche deserticola Ma 肉苁蓉 / 560

Cistanche deserticola Y. C. Ma 肉苁蓉 / 557, 560

Cistanche salsa(C. A. Mey.)G. Beck 盐生肉苁蓉 / 557

Cistanche tubulosa(Schenk)Wight 管花肉苁蓉 / 557, 560

Citrullus colocynthis(L.)Schrad. 药西瓜 / 815, 816

Citrullus vulgaris Schrad. 西瓜 / 816

Citrus aurantium L. 酸橙 / 877, 879, 880

Citrus aurantium L. '*Daidai*' 代代花 / 878, 880

Citrullus aurantium '*Chuluan*' 朱栾 / 878, 880

Citrus aurantium '*Huangpi*' 黄皮酸橙 / 878, 880

Citrus aurantium '*Tangcheng*' 塘橙 / 878, 880

Citrus aurantium '*Zhuluan*' 朱栾 / 878

Citrus grandis xjunos 香圆 / 879

Citrus macroptera Kerr. 元江枳壳 / 879

Citrus macroptera Montrous. var. *kerrii* Swingle 马蜂橙 / 879

Citrus reticulata '*Dahongpao*' 大红袍 / 96

Citrus reticulata '*Tangerina*' 福橘 / 96

Citrus reticulata Blanco 橘（柑橘）/ 95, 544, 545

Citrus reticulata Blanco '*Chachiensis*' 茶枝柑 / 96

Citrus reticulata Blanco cv. *Dahongpao* 大红袍 / 545

Citrus reticulata Blanco cv. *Tangerina* 福橘 / 545

Citrus reticulata Blanco cv. *Unshiu* 温州蜜柑 / 545

Citrus reticulata cv. *Chachi* 茶枝柑 / 545

Citrus reticulata '*Unshiu*' 温州蜜柑 / 96

Citrus reticulate Blanco cv. *Kinokuni* 南峰蜜橘 / 545

Citrus reticulate Blanco cv. *Manau Gan* 玛瑙柑 / 545

Citrus sinensis(L.)Osbeck 甜橙 / 95, 544, 879

Citrullus trifoliata(L.)Raf. 枳橘 / 879

Citrus wilsonii Tanaka 香圆 / 545, 879, 880

Clematis aethusifolia Turcz. 细叶铁线莲（芹叶铁线莲）/ 113, 701, 702, 703, 722, 745, 746
Clematis apiifolia DC. var. *argentilucida* (H. Lévl. et Vaniot) W. T. Wang 钝齿铁线莲 / 111, 113
Clematis argentilucida (Lévl. et Vant.) W. T. Wang 粗齿铁线莲 / 113
Clematis armandii Franch. 小木通 / 111, 113, 483
Clematis brevicaudata DC. 短尾铁线莲 / 113, 746
Clematis chinensis Osbeck 威灵仙 / 721
Clematis finetiana Lévl. et Vaniot 山木通 / 721
Clematis ganpiniana (Lévl. et Vant.) Tamura 扬子铁线莲 / 111
Clematis hexapetala Pall. 棉团铁线莲 / 721, 722, 746
Clematis intricata Bunge. 黄花铁线莲 / 113, 701, 702, 703, 746
Clematis intricata Bunge. var. *purpurea* Y. Z. Zhao 紫萼铁线莲 / 113, 746
Clematis macropetala Ledeb. 大瓣铁线莲（长瓣铁线莲）/ 113, 746
Clematis mandshurica Rupr. 东北铁线莲 / 721, 722, 746
Clematis meyeniana Walp. 西南铁线莲（毛柱铁线莲）/ 111
Clematis montana Buch.-Ham. ex DC. 绣球藤 / 111, 113
Clematis obtusidentata (Rehd. et Wils.) Hj. Eichler 钝齿女萎（钝齿铁线莲）/ 113
Clematis sibirica (L.) Mill. 西伯利亚铁线莲 / 113, 746
Clematis terniflora DC. var. *mandshurica* (Rupr.) Ohwi 辣蓼铁线莲 / 722, 746
Clemmys bealei Boulenger 斑眼水龟 / 941
Clemmys mutica (Cantor) 黄喉水龟 / 941
Clerodendranthus spicatus (Thunb.) C. Y. Wu ex H. W. Li 肾茶 / 610
Clerodendrum cyrtophyllum Turcz. 大青 / 145
Clerodendrum japonicum (Thunb.) Sweet 赪桐 / 107
Clerodendrum philippinum Schau. var. *simplex* Moldenke 臭茉莉 / 108

Clerodendrum trichotomum Thunb. 海州常山 / 107
Cnidium monnieri (L.) Cuss. 蛇床 / 605, 606
Cocculus orbiculatus C. K. Schneid. 木防己 / 132, 133, 201, 239
Cocculus trilobus (Thunb.) DC. 木防己 / 133, 201, 239
Cocos nucifera L. 椰子 / 489
Codonopsis canescens Nannf. 灰毛党参 / 857
Codonopsis clematidea (Schrenk) Clarke 新疆党参 / 160
Codonopsis deltoidea Chipp. 三角叶党参 / 857
Codonopsis macrocalyx Diels 大萼党参 / 160
Codonopsis modesta Nannf. 素花党参 / 159
Codonopsis mollis Chipp 长花党参 / 160, 856, 857
Codonopsis nervosa (Chipp) Nannf. 脉花党参 / 160, 857
Codonopsis pilosula (Franch.) Nannf. 党参 / 159, 160, 857
Codonopsis pilosula (Franch.) Nannf. var. *modesta* (Nannf.) L. T. Shen 素花党参 / 159
Codonopsis subglobosa W. W. Sm. 球花党参 / 159, 160, 857
Codonopsis tangshen Oliv. 川党参 / 159
Codonopsis thalictrifolia Wall. var. *mollis* (Chipp.) L. T. Shen 长花党参 / 857
Codonopsis tubulosa (Franch.) Kom. 管花党参 / 159
Codonopsis tubulosa Kom. 管花党参 / 160
Coeloglossum viride (L.) Hartm. 凹舌兰 / 639
Coeloglossum viride (L.) Hartm. var. *bracteatum* (Muhl. ex Willd.) A. Gray 凹叶兰 / 639
Coelopleurum alpinum Kitagawa 高山芹 / 159, 708
Coelopleurum saxatile (Turcz.) Drude 高山芹 / 159, 708
Coix chinensis Tod. 薏米 / 830
Coix lacryma-jobi L. 薏苡 / 830
Coix lacryma-jobi L. var. *ma-yuen* (Roman.) Stapf 薏苡 / 829, 830
Colchicum autumnale L. 秋水仙 / 549
Coluria longifolia Maxim. 无尾果 / 11, 12
Commiphora molmol Engl. 哈地丁树 / 473, 474
Commiphora mukul (Hook. ex Stocks) Engl. 穆库果没药树（穆库没药）/ 264, 265

Commiphora myrrha (Nees) Engl. 没药（没药树）/ 265, 474

Commiphora myrrha Engl. 地丁树（没药树）/ 473, 474

Commiphora opobalsamum (L.) Eng. 香没药 / 759, 760

Convovulus scammonia L. 胶旋花 / 653

Coptis chinensis Franch. 黄连 / 309, 311

Coptis chinensis Franch. var. *brevisepala* W. T. Wang et Hsiao 短萼黄连 / 311

Coptis deltoidea C. Y. Cheng et Hsiao. 三角叶黄连 / 309, 311

Coptis japonica Makino 日本黄连 / 311

Coptis omeiensis (Chen) C. Y. Cheng 峨眉野连（峨眉黄连）/ 311

Coptis quinquesecta W. T. Wang 五裂黄连 / 311

Coptis teeta Wall. 云南黄连（云连）/ 309, 311

Coptis teetoides C. Y. Cheng 云黄连 / 311

Corallium japonicum Kishinouye 桃色珊瑚 / 968

Corallodiscus cordatulus (Craib.) Burtt. 珊瑚苣苔 / 625

Corallodiscus flabellatus (Craib) Burtt 石花 / 624

Corallodiscus flabellatus (Craib) Burtt var. *leiocalyx* W. T. Wang 光萼石花 / 625

Corallodiscus flabellatus (Craib) Burtt var. *sericeus* (Craib) K. Y. Pan 绢毛石花 / 625

Corallodiscus kingianus (Craib) Burtt 卷丝苣苔 / 624

Corallodiscus sericeus (Craib) Burtt 绢毛石花 / 625

Cordia dichotoma Forst. f. 破布木 / 513, 514

Cordyceps haw-resii Gray. 亚香棒虫草 / 934

Cordyceps liangshanensis Zang, Liu et Hu 凉山虫草 / 934

Cordyceps militaris (L. ex Fr.) Link 蛹虫草 / 934

Cordyceps sinensis (Berk.) Sacc. 冬虫夏草菌 / 933, 934, 935

Coriandrum sativum L. 芫荽 / 808, 809

Cornus officinalis Sieb. et Zucc. 山茱萸 / 602

Corydalis alpestris C. A. Mey 少花延胡索 / 604

Corydalis alpigena C. Y. Wu et H. Chuang 高山紫堇 / 130

Corydalis ambigua Cham. et Schlecht. var. *amurensis* Maxim. 东北延胡索 / 806, 807

Corydalis atuntsuensis W. W. Smith 阿墩紫堇 / 130

Corydalis boweri Hemsl. 金球黄堇 / 12

Corydalis bulbosa DC. 延胡索 / 807

Corydalis bungeana Turcz. 紫堇 / 371

Corydalis conspersa Maxim. 密花黄堇（斑花黄堇）/ 130

Corydalis curviflora Maxim. 曲花紫堇 / 130

Corydalis formosana Hayata 密花黄堇 / 130

Corydalis fumariifolia Maxim. 堇叶延胡索 / 808

Corydalis hamata Franch. 钩状黄堇（钩距黄堇）/ 130

Corydalis hemidicentra Hand.-Mazz. 三叶紫堇（半荷包紫堇）/ 604

Corydalis hendersonii Hemsl. 矮紫堇（尼泊尔黄堇）/ 11, 12

Corydalis hookeri Prain 拟锥花黄堇 / 130

Corydalis humosa Migo. 土元胡 / 808

Corydalis impatiens (Pall.) Fisch. 赛北紫堇 / 515, 568, 569, 805

Corydalis lhorongensis C. Y. Wu et H. Huang 洛隆紫堇 / 130

Corydalis linarioides Maxim. 条裂黄堇 / 130

Corydalis melanochlora Maxim. 暗绿紫堇 / 130

Corydalis mucronifera Maxim. 扁柄黄堇（尖突黄堇）/ 11, 12, 130

Corydalis nepalensis Kitamura 矮紫堇 / 11

Corydalis nigro-apiculata C. Y. Wu 黑顶黄堇（变色紫堇）/ 130

Corydalis pseudoschlechteriana Fedde 粗毛黄堇 / 130

Corydalis pubicaula C. Y. Wu et H. Chung 毛茎紫堇 / 130

Corydalis remota Fisch. ex Maxim. 齿瓣延胡索 / 807

Corydalis scaberula Maxim. 粗糙黄堇（粗糙紫堇）/ 129, 130

Corydalis scaberula Maxim. var. *glabra* Z. C. Zuo et L. H. Zhou 无毛粗糙黄堇 / 130

Corydalis tibeto-alpina C. Y. Wu et Z. Y. Shu 高山紫堇（西藏高山紫堇）/ 130

Corydalis trachycarpa Maxim. 糙果紫堇（糙果黄堇）/ 130

Corydalis trachycarpa Maxim. var. *leucostachya*(C. Y. Wu et H. Chuang)C. Y. Wu 白穗紫堇 / 130

Corydalis tsayulensis C. Y. Wu et H. Chuang 察隅紫堇 / 568

Corydalis turtschaninovii Bess. 齿瓣延胡索 / 806, 807, 808

Corydalis turtschaninovii Bess. f. *lineariloba*(Maxim.) C. Y. Wu et Z. Y. Su 线齿瓣延胡索 / 808

Corydalis turtschaninovii Bess. f. *papillosa*(Kitag.)C. Y. Wu et Z. Y. Su 瘤叶齿瓣延胡索 / 808

Corydalis turtschaninovii Bess. f. *pectinata*(Kom.)Y. H. Chou 栉裂延胡索 / 808

Corydalis turtschaninovii Bess. f. *rotundiloba*(Maxim.)C. Y. Wu et Z. Y. Su 圆齿瓣延胡索 / 808

Corydalis turtschaninovii Bess. f. *yanhusuo* Y. H. Chou et C. C. Hsü 延胡索 / 807

Corydalis variicolor C. Y. Wu 变色紫堇 / 130

Corydalis yanhusuo W. T. Wang ex Z. Y. Su et C. Y. Wu 延胡索 / 806, 807, 808

Corydalis zadoiensis L.H. Zhou 杂多紫堇 / 130

Corylus avellana L. 欧榛 / 508

Corylus heterophylla Fisch. ex Trautv. 榛 / 508

Costazia aculeata Canu et Bassler 脊突苔虫 / 998

Costazia costazii Audouin 瘤苔虫 / 998

Craibiodendron yunnanense W. W. Smith 云南金叶子 / 353

Crataegus chungtienensis W. W. Smith 中甸山楂 / 820

Crataegus cuneata Sieb. et Zucc. 野山楂 / 599, 601, 819

Crataegus dahurica 辽宁山楂(光叶山楂) / 820

Crataegus dahurica Pall. 光叶山楂 / 820

Crataegus hupehensis Sarg. 湖北山楂 / 599, 820

Crataegus kansuensis Wils. 甘肃山楂 / 601, 820

Crataegus maximowiczii Schneid. 毛山楂 / 601, 820

Crataegus pinnatifida Bge. 山楂 / 599, 601, 819

Crataegus pinnatifida var. *major* N. E. Brown 山里红 / 599

Crataegus sanguinea Pall. 辽宁山楂(光叶山楂) / 601, 820

Crataegus scabrifolia(Franch.)Rehd. 云南山楂 / 599, 819

Crataegus shensiensis Pojark. 平凉山楂(陕西山楂) / 601, 820

Crataegus wilsonii Sarg. 华中山楂 / 820

Cremanthodium nanum(Decne.)W. W. Smith 小垂头菊 / 123

Cremanthodium humile Maxim. 矮垂头菊 / 122, 123

Cremanthodium lineare Maxim. 条叶垂头菊 / 123

Cremanthodium pantagineum Maxim. 垂头菊 / 123

Cremastra appendiculata(D. Don)Makino 杜鹃兰 / 592, 593

Crepis lignea(Vant.)Babc. 万丈深(绿茎还阳参) / 717

Crepis napifera(Franch.)Babcock 芜菁还阳参 / 718

Crepis phoenis Dunn 竹叶万丈深 / 718

Crepis phoenix 竹叶万丈深 / 718

Crepis phoenix Dunn 绿茎还阳参(万丈深) / 717

Cricetulus migratorius Pallas 灰仓鼠 / 985

Cristaria plicata(Leach) 褶纹冠蚌 / 985, 986

Crocus sativus L. 番红花 / 857, 859

Croton tiglium L. 巴豆 / 68

Cryptocrytalline Quartz 石英 / 1006

Cryptotympana atrata Fabricius 黑蝉 / 930

Cryptotympana pustulata Fabricius 黑蚱 / 930

Cucumis melo L. 甜瓜 / 675, 676

Cucumis sativus L. 黄瓜 / 304

Cucurbita moschata(Duch. ex Lam.)Duch. ex Poiret 南瓜 / 490, 491

Cudrania cochinchinensis(Lour.)Kudo et Masam. 构棘 / 872, 873

Cudrania tricuspidata(Carr.)Bur. ex Lavallee 柘 / 872, 873

Cuminum cyminum L. 香旱芹(孜然、孜然芹) / 756

Cuora amboinensis(Günther) 东南亚闭壳龟 / 941

Cuora flavomarginata(Gray) 黄缘闭壳龟 / 941

Cuora hainanensis(Li) 海南闭壳龟 / 941

Curculigo capitulata(Lour.)O. Ktze. 大叶仙茅 / 752

Curculigo orchioides Gaertn. 仙茅 / 751

Curcuma aeruginosa Roxb. 莪术 / 195

Curcuma aromatic Salisb. 毛郁金（郁金）/ 194, 195, 335, 337, 846

Curcuma aromatica Salisb. cv. *Wenyujin* 温郁金 / 195, 846

Curcuma chuanyujin C. K. Hsieh et H. Zhang 川郁金 / 846

Curcuma kwangsiensis S. G. Lee et C. F. Liang 广西莪术 / 194, 337, 845

Curcuma longa L. 姜黄 / 335, 337, 845, 846

Curcuma phaeocaulis Val. 蓬莪术 / 194, 337, 845

Curcuma sichuanensis X. X. Chen 川郁金 / 846

Curcuma wenyujin Y. H. Chen et C. Ling 温郁金 / 194, 195, 337, 845, 846

Curcuma zedoaria（Christm.）Rosc. 莪术 / 195

Curcuma zedoaria Rosc. 莪术 / 194, 846

Cuscuta australis R. Br. 南方菟丝子 / 714, 715

Cuscuta chinensis Lam. 菟丝子 / 714, 715, 716

Cuscuta cupulata Engelm. 杯花菟丝子 / 715, 716

Cuscuta europaea Linn. 欧洲菟丝子 / 715, 716

Cuscuta japonica Choisy 大菟丝子（金灯藤）/ 715, 716

Cyanotis arachnoides C. B. Clarke 露水草（珠丝毛蓝耳草）/ 421, 422

Cyanotis vaga（Lour.）Roem. et Schult. 蓝耳草 / 422

Cyathula capitata（Wall.）Moq. 头花杯苋 / 115, 499

Cyathula officinalis Kuan 川牛膝 / 114, 115

Cyathula tomentosa（Roth）Moq. 毛杯苋 / 114, 115

Cyclea hypoglauca（Schauer）Diels 粉叶轮环藤 / 426

Cyclea racemosa Oliv. 轮环藤 / 425

Cyclemys mouhotii Gray 锯缘摄龟 / 941

Cydonia oblonga Mill. 榅桲 / 722

Cymbopogon caesius（Nees ex Hook. et Arn.）Stapf 青香茅 / 757, 758, 759

Cymbopogon citratus（DC.）Stapf 香茅（柠檬草）/ 757, 758, 759

Cymbopogon distans（Nees）W. W. Wats. 芸香草 / 759

Cymbopogon goeringii（Steud.）A. Camus 橘草 / 758, 759

Cynanchum amplexicaule（Sieb. et Zucc.）Hemsl. 黄花绿合掌消（合掌消）/ 49

Cynanchum amplexicaule（Sieb. et Zucc.）Hemsl. var. *castaneum* Makino 合掌消（紫花合掌消）/ 49

Cynanchum ascyrifolium（Franch. et Sav.）Matsum. 潮风草 / 49

Cynanchum atratum Bunge 白薇 / 47, 50

Cynanchum auriculatum Royle ex Wight 耳叶牛皮消（牛皮消）/ 226, 227

Cynanchum bungei Decne. 白首乌 / 227

Cynanchum forrestii Schltr. 群虎草（大理白前）/ 49, 881

Cynanchum glaucescens（Decne.）Hand.-Mazz. 芫花叶白前（白前）/ 49

Cynanchum inamoenum（Maxim.）Loes. 竹灵消 / 49

Cynanchum komarovii Al. Iljinski 老瓜头 / 881

Cynanchum paniculatum（Bge.）Kitag. 徐长卿 / 781, 782

Cynanchum stauntonii（Decne.）Schhr. ex Lévl. 柳叶白前 / 49

Cynanchum thesioides（Freyn）K. Schum. 地梢瓜 / 882

Cynanchum versicolor Bunge 蔓生白薇（变色白薇）/ 47, 49, 50, 881

Cynips gallae-tinctoriae Oliv. 没食子蜂 / 472

Cynodon dactylon（L.）Pers. 狗牙根 / 694

Cynoglossum amabile Stapf et Drumm. 倒提壶 / 162, 163

Cynoglossum furcatum Wallich 琉璃草 / 163, 789

Cynoglossum lanceolatum Forssk. 小花琉璃草 / 163

Cynoglossum officinale L. 倒提壶（红花琉璃草）/ 162, 163

Cynoglossum zeylanicum（Vahl）Thunb. 琉璃草 / 163, 451

Cyperus esculentus L. var. *sativus* Boeck. 油莎草 / 755

Cyperus longs L. 长根莎草 / 755

Cyperus perteniatus L. 节莎草 / 755

Cyperus rotundus L. 莎草（香附子）/ 754, 755

Cyrtomium fortunei J. Sm. 贯众 / 470

基源拉丁名与英文名称索引

D

Dactylicapnos scandens(D. Don)Hutchins 紫金龙 / 910

Daemonorops draco Bl. 麒麟竭 / 791, 793

Dalbergia hancei Benth. 藤黄檀 / 339

Dalbergia odorifera T. Chen 降香檀（降香）/ 337, 339, 918

Dalbergia sissoo Roxb 印度黄檀 / 339

Damnacanthus officinarum Huang 四川虎刺 / 17

Damonia subtrijuag(Boulenger) 爪哇弓穴龟 / 941

Daphne aurantiaca Diels 橙黄瑞香（橙花瑞香）/ 27, 98

Datura inermis Jacq. 无刺曼陀罗 / 452

Datura innoxia Mill. 毛曼陀罗 / 451

Datura metel L. 白曼陀罗（洋金花）/ 451, 452

Datura stramonium L. 曼陀罗 / 451, 452

Datura tatula L. 紫花曼陀罗 / 452

Daucus carota L. 野胡萝卜 / 288, 289, 290, 747

Daucus carota L. var. *sativa* Hoffm. 胡萝卜 / 288, 289, 290

Davallia formosana Hayata 大叶骨碎补 / 235

Davallia Mariesii Moore 海州骨碎补 / 235

Delphinium delavayi Franch. 滇川翠雀花 / 86

Delphinium yunnanense Franch. 云南翠雀 / 163

Dendranthema indicum(L.)Des Moul. 野菊 / 817

Dendranthema lavandulifolium(Fisch. ex Trautv.) Ling & Shih 细裂野菊（甘菊）/ 817

Dendranthema lavandulifolium(Fisch. ex Trautv.) Ling & Shih var. *seticuspe*(Maxim.)Shih 北野菊 / 817

Dendranthema morifolium(Ramat.)Tzvel. 菊花 / 363

Dendrobium aduncum Wall. ex Lindl. 钩状石斛 / 622

Dendrobium aphyllum(Roxb.)C. E. Fisch. 兜唇石斛 / 624

Dendrobium aurantiacum Rchb. f. var. *denneanum* (Kerr)Z. H. Tsi 迭鞘石斛（叠鞘石斛）/ 624

Dendrobium candidum Wall. ex Lindl. 铁皮石斛 / 622

Dendrobium chrysanthum Lindl. 黄草石斛（束花石斛）/ 622

Dendrobium chrysotoxum Lindl. 鼓槌石斛 / 622

Dendrobium devonianum Paxt. 齿瓣石斛（紫皮石斛）/ 623

Dendrobium fimbriatum Hook. 流苏石斛 / 622, 623

Dendrobium fimbriatum Hook. var. *oculatum* Hook. 马鞭石斛 / 623

Dendrobium hancockii Rolfe 细叶石斛 / 622, 624

Dendrobium hercoglossum Rchb. f. 重唇石斛 / 622

Dendrobium hookerianum Lindl. 金耳石斛 / 624

Dendrobium huoshanense C. T. Tang et S. J. Cheng 霍山石斛 / 624

Dendrobium loddigesii Rolfe 环草石斛（美花石斛）/ 622, 623, 624

Dendrobium lohohense Tang et Wang 罗河石斛 / 622

Dendrobium moniliforme(L.)Sw. 细茎石斛 / 624

Dendrobium nobile Lindl. 金钗石斛（石斛）/ 622, 623, 624

Dendrobium officinale Kimura et Migo 铁皮石斛（黑节草）/ 622, 623

Dendrobium primulinum Lindl. 报春石斛 / 624

Dendrobium thyrsiflorum Rchb. f. 球花石斛 / 622

Dendropanax dentigerus(Harms)Merr. 树参 / 58

Dendropanax proteus(Champ.)Benth. 变叶树参 / 58

Derris eriocarpa How 毛果鱼藤 / 212

Descurainia sophia(L.)Webb. ex Prantl. 播娘蒿 / 697, 698

Desmodium styracifolium(Osbeck)Merr. 广金钱草（广东金钱草）/ 349

Dianthus chinensis L. 石竹 / 551, 552

Dianthus superbus L. 瞿麦 / 551, 552

Dichondra micrantha Ulb. 马蹄金 / 444

Dichondra repens Forst. 马蹄金 / 443

Dictamnus albus L. 白花白鲜 / 51

Dictamnus angustifolius G. Don 狭叶白鲜 / 50, 51

Dictamnus dasycarpus Turcz. 白鲜 / 50, 51

Dimocarpus longan Lour. 龙眼 / 416
Dioscorea alata L. 参薯 / 598
Dioscorea batatas Decne. 山药 / 599
Dioscorea bulbifera L. 黄独 / 316
Dioscorea cirrhosa Lour. 薯莨 / 641,811
Dioscorea collettii Hook f. var. *hypoglauca*(Palibin) Péi et C. T. Ting 粉背薯蓣 / 23,468
Dioscorea fordii Prain et Burkill 山薯 / 598
Dioscorea futschauensis Uline ex R. Knuth 福州薯蓣 / 467,468
Dioscorea hypoglauca Palibin 粉萆薢(粉背薯蓣) / 23,467
Dioscorea japonica Thunb. 日本薯蓣 / 598
Dioscorea opposita Thunb. 薯蓣 / 598,599
Dioscorea persimilis Prain et Burk. 褐苞薯蓣 / 598
Dioscorea septemloba Thunb. 绵萆薢 / 467,468
Dioscorea sp. 粉萆薢 / 468
Dioscorea spongiosa J. Q. Xi, M. Mizuno et W. L. Zhao 绵萆薢 / 468
Dioscorea tokoro Makino 山萆薢 / 467
Diospyros dumetorum W. W. Smith 岩柿 / 637
Diospyros kaki Thunb. 柿 / 620,635,636,637
Dipsacus asper Wall. 川续断 / 784
Dipsacus asperoides C. Y. Cheng et T. M. Ai 川续断 / 782
Dipsacus atropurpureus C. Y. Cheng et Z. T. Yin 深紫续断 / 784
Dipsacus japonicus Miq. 续断(日本续断) / 40,784
Disporopsis aspera(Hua)Engl. ex Krause 散斑肖万寿竹(散斑竹根七) / 889
Disporopsis fuscopicta Hance 竹根七 / 889
Disporopsis pernyi(Hua)Diels 竹根假万寿竹(深裂竹根七) / 889,890
Disporum bodinieri(Lévl. et Vaniot.)Wang et Y. C. Tang 长蕊万寿竹 / 49
Disporum calcaratum D. Don 距花万寿竹 / 50
Disporum cantoniense(Lour.)Merr. 万寿竹 / 49,889
Disporum sessile(Thunb.)D. Don 宝铎草 / 49
Disporum sessile D. Don 宝铎草 / 50

Dobinea delavayi(Baill.)Engl. 羊角天麻 / 680
Dolichos falcate Klein. 镰果扁豆 / 143
Dolichos falcatus Wild. 镰果扁豆 / 143
Dolichos lablab L. 扁豆 / 23
Dolichos trilobus L. 镰扁豆 / 143
Dolomiaea berardioidea(Franch.)Shih 厚叶川木香(厚叶木香) / 114,485
Dolomiaea edulis(Franch.)Shih 菜木香 / 114,485
Dolomiaea souliei(Franch.)Shih 川木香 / 114
Dolomiaea souliei(Franch.)Shih var. *mirabilis*(Anth.) Shih 灰毛川木香 / 114
Doronicum hookarii L. 印度多榔菊 / 836
Dracaena cambodiana Pierre ex Gagnep. 柬埔寨龙血树(海南龙血树) / 791,793
Dracaena cochinchinensis(Lour.)S. C. Chen 剑叶龙血树 / 791,793
Dracocephalum coerulescens(Maxim.)Dum. 蓝花青兰 / 515
Dracocephalum heterophyllum Benth. 异叶青兰(白花枝子花) / 180,215,828,829,906
Dracocephalum integrifolium Bge. 全叶青兰(全缘叶青兰) / 215
Dracocephalum moldavica L. 香青兰 / 215,760,761,762
Dracocephalum tanguticum Maxim. 甘青青兰(甘青青蓝) / 179,214
Drosera peltata Smith var. *glabrata* Y. Z. Ruan 光萼茅膏菜 / 456
Drosera peltata Smith var. *lunata*(Buch.-Ham.) Clarke 茅膏菜(新月茅膏菜) / 455,456
Drosera peltata Smith var. *multisepala* Y. Z. Ruan 茅膏菜 / 455,456
Drynaria baronii(Christ)Diels 中华槲蕨 / 234,235
Drynaria bonii Christ 团叶槲蕨 / 235
Drynaria fortunei(Kunze ex Mett.)J. Sm. 槲蕨 / 234,235
Drynaria propinqua(Wall.)J. Sm. 近邻槲蕨 / 235
Drynaria quercifolia(L.)J. Sm. 栎叶槲蕨 / 235
Drynaria roosii Nakaike 槲蕨 / 234,235
Drynaria sinica Diels 秦岭槲蕨 / 235

基源拉丁名与英文名称索引

Dryobalanops aromatica Gaertner 龙脑香 / 71, 73
Dryopteris crassirhizoma Nakai 粗茎鳞毛蕨 / 468, 469
Dryopteris filix-mas(L.)Schott. 欧洲鳞毛蕨 / 468
Dryopteris laeta(Kom.)C. Chr. 美丽鳞毛蕨 / 229
Duchesnea indica(Andr.)Focke 蛇莓 / 608, 610
Dysosma delavayi(Franch.)Hu 川八角莲 / 20
Dysosma difformis(Hemsl. et Wils.)T. H. Wang ex Ying 小八角莲 / 21
Dysosma pleiantha(Hance)Wood. 六角莲 / 20
Dysosma veitchii(Hemsl. et Wils)Fu ex Ying 川八角莲 / 21
Dysosma versipellis(Hance)M. Cheng ex Ying 八角莲 / 20, 21

E

Ecdysanthera utilis Hay. et Kaw. 花皮胶藤 / 189
Echinops latifolius Tausch. 禹州漏芦 / 417
Eclipta prostrata L. 鳢肠 / 471, 472
Eclipta prostrata(L.)L. 鳢肠 / 472
Edgeworthia chrysantha Lindl. 结香 / 466
Edgeworthia gardneri(Wall.)Meisn. 滇结香 / 466
Eisenia foetida Savigny 赤子爱胜蚓 / 933
Elaphe dione(Pallas) 枕纹锦蛇（白条锦蛇）/ 969, 970
Elaphe moellendorffi(Boettge) 百花锦蛇 / 952, 969, 970
Elaphe taeniurus Cope 黑眉锦蛇 / 928
Elephantopus scaber Linnaeus 地胆草 / 167
Elettaria cardamomum(L.)Maton var. *major* Thwais 长形豆蔻 / 768
Elettaria cardamomum Maton 小豆蔻 / 83, 186, 768
Elsholtzia fruticosa(D. Don)Rehd. 鸡骨柴 / 241
Elsholtzia penduliflora W. W. Sm. 大黄药 / 139
Elsholtzia rugulosa Hemsl. 皱叶香薷（野拔子）/ 888, 889
Embelia laeta(L.)Mez. 酸藤子 / 665
Embelia longifolia(Benth.)Hemsl. 长叶酸藤子 / 665
Embelia oblongifolia Hemsl. 矩叶酸藤果（多脉酸藤子）/ 664, 665

Embelia ribes Burm. f. 白花酸藤果 / 664, 665
Embelia vestita Roxb. 密齿酸藤子 / 665
Emilia sonchifolia(L.)DC. 一点红 / 823
Epaltes australis Less. 拳头菊（球菊）/ 194
Ephedra equsetina Bunge. 木贼麻黄 / 437
Ephedra gerardiana Wall. 山岭麻黄 / 438
Ephedra intermedia Schrenk ex Mey. 中麻黄 / 437, 438, 439
Ephedra intermedia Schrenk ex Mey. var. *tibetica* Stapf 西藏中麻黄 / 438
Ephedra likiangensis Florin 丽江麻黄 / 438
Ephedra likinensis Florin 丽江麻黄 / 438
Ephedra minuta Florin 异株矮麻黄 / 438
Ephedra minuta Florin var. *dioeca* C. Y. Cheng 异株矮麻黄 / 438
Ephedra monosperma Gmel. ex Mey. 单子麻黄 / 438
Ephedra przewalskii Stapf 膜果麻黄 / 438
Ephedra saxatilis Royle ex Florin 藏麻黄 / 437
Ephedra sinica Stapf 草麻黄 / 437, 439
Ephemerantha lonchophylla(Hook. f.)P. F. Hunt et Summerh. 戟叶金石斛 / 624
Epicauta chinensis Laporte 中华豆芫菁 / 926
Epilobium palustre 沼生柳叶菜 / 881
Epimedium acuminatum Franch. 粗毛淫羊藿 / 839, 840
Epimedium brevicornu Maxim. 淫羊藿 / 839
Epimedium coactum H. R. Liang et W. M. Yan 毡毛淫羊藿 / 840
Epimedium koreanum Nakai 朝鲜淫羊藿 / 839
Epimedium leptorrhizum Stearn 黔岭淫羊藿 / 839
Epimedium myrianthun Stearn 天平山淫羊藿 / 840
Epimedium pubescens Maxim. 柔毛淫羊藿 / 839, 840
Epimedium sagittatum(Sieb. et Zucc.)Maxim. 箭叶淫羊藿 / 839, 840
Epimedium sagittatum(Sieb. et Zucc.)Maxim. var. *glabratum* Ying 光叶淫羊藿 / 839, 840
Epimedium wushanense T. S. Ying 巫山淫羊藿 / 840
Epimedium wushanense Ying 巫山淫羊藿 / 840
Epimeredi indica(L.)Rothm. 广防风 / 741
Eptesicus andersoni(Dobson) 华南大棕蝠 / 982

Equisetum arvense L. 问荆 / 427
Equisetum hiemale L. 木贼 / 438, 488
Equus asinus L. 驴 / 935
Equus asinus Linnaeus 驴 / 960
Equus caballus (L.) 马 / 960, 961, 975
Eragrostis nigra Nees ex Steud. 黑穗画眉草 / 422
Eremurus altaicus (Pall.) Stev. 阿尔泰独尾草 / 682
Eremurus inderiensis (M. Bieb.) Regel 粗柄独尾草 / 682
Erigeron breviscapus (Vant.) Hand.-Mazz. 短葶飞蓬 / 164, 165, 440, 921
Erigeron elongatus Ledeb. 长茎飞蓬 / 164, 165, 440
Erinaceus europaeus Linnaeus 刺猬 / 931
Eriobotrya japonica (Thunb.) Lindl. 枇杷 / 511, 512
Eriocheir sinensis H. Miline-Edwards. 中华绒毛螯蟹 / 967
Eriophyton wallichii Benth. 绵参 / 728
Erodium stephanianum Willd. 牻牛儿苗 / 394, 395, 396
Erythrina arborescens Roxb. 乔木刺桐（鹦哥花） / 248, 249
Erythrina variegata Linn. 刺桐 / 249
Erythrina variegata Linn. var. *orientalis* (Linn.) Merr. 刺桐 / 248, 249
Eucalyptus globulus Labill. 蓝桉 / 13
Eucommia ulmoides Oliv. 杜仲 / 188, 189
Eugenia caryophyllata Thunb. 丁香 / 180, 182
Eulota similaris Fèrussac 同型巴蜗牛 / 976, 977
Eumeces chinensis (Gray) 石龙蜥 / 940, 979
Euonymus maackii Rupr. 白杜 / 189
Euonymus yunnanensis Franch. 云南卫矛 / 189
Eupatorium chinense Linn. 华泽兰 / 279, 714
Eupatorium fortunei Turcz. 佩兰 / 459
Euphorbia altotibetica O. Pauls. 青藏大戟 / 141
Euphorbia ebracteolata Hayata 月腺大戟 / 393, 455
Euphorbia esula Linn. 乳浆大戟 / 455
Euphorbia fischeriana Steud. 狼毒大戟（狼毒） / 358, 393
Euphorbia helioscopia L. 泽漆 / 455
Euphorbia himalayensis Boiss. 喜马拉雅大戟 / 141
Euphorbia humifusa Willd. 地锦（地锦草） / 173
Euphorbia humifusa Willd. ex Schlecht. 地锦（地锦草） / 174
Euphorbia humifusa Willd. var. *pilosa* Thell. 毛地锦 / 173, 174
Euphorbia kansuensis Prokl. 甘肃大戟 / 455
Euphorbia lathyris L. 千金子（续随子） / 525
Euphorbia lunulata Bge. 猫眼草（乳浆大戟） / 454, 455
Euphorbia maculata L. 斑地锦 / 173, 174
Euphorbia micractina Boiss. 疣果大戟（甘青大戟） / 140, 141, 358, 394
Euphorbia pallasii Turcz 狼毒大戟 / 358
Euphorbia pekinensis Rupr. 京大戟（大戟） / 141, 356, 358, 394
Euphorbia resinifera Berger. 多脂大戟（白角麒麟） / 141, 142
Euphorbia savaryi Kiss. 锥腺大戟 / 358
Euphorbia sieboldiana Morr. et Decne 钩腺大戟 / 358, 393
Euphorbia supina Raf. 斑地锦 / 173, 174
Euphorbia wallichii Hook. f. 大果大戟 / 141
Euphoria longan (Lour.) Steud. 龙眼 / 416
Euryale ferox Salisb. ex Konig & Sims 芡 / 530
Euscaphis japonica (Thunb.) Dippel 野鸦椿 / 332
Evansite 核磷铝石 / 1002
Evernia mesomorpha Nyl. 扁枝地衣 / 657
Evodia balansae Dode 云南吴萸 / 736
Evodia lepta (Spreng.) Merr. 三叉苦（三桠苦） / 569
Evodia rutaecarpa (Juss.) Benth. 吴茱萸 / 735
Evodia rutaecarpa (Juss.) Benth. f. *meioncarpa* (Hand.-Mazz.) Huang 少果吴茱萸 / 736
Evodia rutaecarpa (Juss.) Benth. var. *bodinieri* (Dode) Huang 疏毛吴茱萸（波氏吴萸） / 735, 736
Evodia rutaecarpa (Juss.) Benth. var. *officinalis* (Dode) Huang 石虎 / 735
Evodia trichotoma (Lour.) Pierre 牛纠吴萸 / 736
Evodia simplicifolia Ridl. 单叶吴萸 / 736
Excoecaria agallocha L. 海漆 / 98

基源拉丁名与英文名称索引

F

Fagopyrum cymosum(Trev.)Meisn. 金荞麦 / 350
Fagopyrum dibotrys(D. Don)Hara 金荞麦 / 349,350
Fagopyrum esculentum Moench 荞麦 / 350
Fagopyrum tataricum(L.)Gaertn. 苦荞麦 / 350
Fallopia aubertii(L. Henry)Holub 木藤蓼 / 384
Fallopia cynanchoides(Hemsl.)Harald. var. *glabriuscula*(A. J. Li)A. J. Li Transl. 光叶牛皮消(光叶牛皮消蓼) / 257
Fallopia multiflora(Thunb.)Harald. 何首乌 / 257,640
Fallopia multiflora(Thunb.)Harald. var. *ciliinerve*(Nakai)A. J. Li 毛脉蓼 / 642,811
Ferula asafetida L. 阿魏 / 3,5
Ferula caspica M. Bieb. 里海阿魏 / 3
Ferula conocaula Korov. 圆锥茎阿魏 / 5
Ferula ferulaeoides(Steud.)Korov. 多伞阿魏 / 5
Ferula fukanensis K. M. Shen 阜康阿魏 / 3,5
Ferula galbaniflora Boissier et Buhse. 格蓬阿魏 / 5
Ferula krylovii Korov. 托里阿魏 / 5
Ferula lehmannii Boiss. 大果阿魏 / 5
Ferula persica Willd. 波斯阿魏 / 3,5
Ferula sinkiangensis 新疆阿魏 / 3,5
Ferula teterrima Kar. et Kir. 臭阿魏 / 3,5
Fibraurea recisa Pierre. 黄藤(天仙藤) / 138,139,316,686
Fibraurea tinctoria Lour. 黄藤 / 139
Ficus carica Linn. 无花果 / 725
Ficus hederacea Roxb. 藤榕 / 171
Ficus pumila L. 薜荔 / 719
Ficus tikoua Bureau 地果(地瓜、地石榴) / 171
Firmiana major(W. W. Smith)Hand.-Mazz. 云南梧桐 / 730
Firmiana platanifolia(L. f.)Marsili 梧桐 / 730
Firmiana simplex(L.)W. F. Wight 梧桐 / 730
Flickingeria fimbriata(Bl.)Hawkes 流苏金石斛 / 624
Floraphis meitanensis Tsai et Tang 铁花倍蚜 / 978
Foeniculum vulgare Mill. 小茴香(茴香) / 319,606,756,771,772

Fomes officinalis(Vill. ex Fr.)Ames. 药用层孔菌 / 1
Formica fusca Linnacus. 拟黑多刺蚁(拟黑刺蚂蚁) / 945
Forsythia suspensa(Thunb.)Vahl 连翘 / 401,402,882
Fossilia Ossis Mastrodi 龙骨 / 1005
Fragaria moupinensis(Franch.)Card. 西南草莓 / 84
Fragaria nilgerrensis Schlecht. 草莓(黄毛草莓) / 84,190
Fragaria nubicola(Hook. f.)Lindl. ex Lacaita 西藏草莓 / 84
Fragaria orientalis Lozinsk. 东方草莓 / 84,190
Fraxinus americana L. 美国白梣 / 40
Fraxinus americana L. var. *juglandifolia* Rehd. 大叶白蜡树 / 40
Fraxinus bungeana DC. 小叶白蜡树 / 538
Fraxinus chinensis Roxb. 白蜡树 / 40,538
Fraxinus chinensis Roxb. var. *acuminate* Lingelsh. 尖叶白蜡树 / 539
Fraxinus mandschurica Rupr. 水曲柳 / 539
Fraxinus rhynchophylla Hance. 苦枥白蜡树(花曲柳) / 40,189,538,539
Fraxinus sikkimensis(Lingelsh.)Hand.-Mazz. 锡金梣 / 539
Fraxinus stylosa Lingelsh. 宿柱白蜡树(宿柱梣) / 538,539
Fraxinus suaveolens W. W. Smith 香白蜡树 / 539
Fraxinus szaboana Lingelsh. 尖叶白蜡树(尖叶梣) / 40,538,539
Fritillaria anhuiensis S. C. Chen et S. F. Yin 安徽贝母 / 109
Fritillaria cirrhosa D. Don 川贝母 / 108
Fritillaria cirrhosa D. Don var. *paohsinensis* S. C. Chen 冲松贝母 / 109
Fritillaria delavayi Franch. 梭砂贝母 / 108
Fritillaria hupehensis Hsiao et K. C. Hsiao 湖北贝母 / 109
Fritillaria monantha Migo 天目贝母(彭泽贝母) / 109,872
Fritillaria pallidiflora Schrenk 伊犁贝母 / 109

Fritillaria pallidiflora Schrenk var. *plena* X. Z. Duan et X. J. Zheng 重瓣伊贝母 / 109

Fritillaria przewalskii Maxim. 甘肃贝母 / 108

Fritillaria taipaiensis P. Y. Li 太白贝母 / 108,109

Fritillaria thunbergii Miq. 浙贝母 / 109,871,872

Fritillaria thunbergii var. *chekiangensis* Hsiao et K. C. Hsia 东贝母 / 109,871

Fritillaria unibracteata Hsiao et K. C. Hsia 暗紫贝母 / 108

Fritillaria unibracteata Hsiao et K. C. Hsiao var. *wabuensis* (S. Y. Tang et S. C. Yue)Z. D. Liu, S. Wang et S. C. Chen 瓦布贝母 / 108

Fritillaria ussuriensis Maxim. 平贝母 / 109

Fritillaria verticillata Willd. var. *thunbergii*(Miq.) Bak. 浙贝母 / 872

Fritillaria walujewii Regel 新疆贝母 / 109

Fumaria officinalis L. 药用紫堇（欧烟堇）/ 174

G

Galcsinter 石灰华 / 1011,1012

Galium aparine L. 原拉拉藤（猪殃殃）/ 895,896

Galium aparine L. var. *echinospermum*(Wallr.) Cuf. 拉拉藤 / 895

Galium aparine L. var. *tenerum*(Gren. et Godr.) Rchb. 猪殃殃 / 895

Galium asperuloides Edgew. var. *hoffmeisteri*(Hook. f.)Hand.-Mazz. 六叶葎 / 895

Galium boreale Linn. 北方拉拉藤 / 756

Galium verum L. 蓬子菜 / 862

Gallus gallus domesticus Brisson 家鸡 / 937,947,948,949,950

Ganoderma japonicum(Fr.)Lloyd 紫芝 / 407

Ganoderma lucidum(Leyss. ex Fr.)Karst. 赤芝 / 407

Ganoderma sinense Zhao, Xu et Zhang 紫芝 / 407

Gardenia jasminoides Ellis 栀子 / 883,885

Gardenia jasminoides Ellis var. *grandiflora* Nakai 大栀子 / 885

Gardenia jasminoides Ellis var. *longicarpa* Z. M. Xie et Okada 长果栀子 / 883,885

Gastrodia elata Bl. 天麻 / 679

Gaultheria leucocarpa Bl. var. *crenulata*(Kurz)T. Z. Hsu 滇白珠 / 703,704

Gaultheria leucocarpa Bl. var. *yunnanensis*(Franch.) T. Z. Hsu et R. C. Fang 滇白珠 / 451

Gaultheria yunnanensis(Franch.)Rehd. 滇白珠 / 703,704

Gekko gecko(L.) 大壁虎（蛤蚧）/ 940,979

Gekko gecko Linnaeus 蛤蚧 / 940

Gendarussa ventricosa(Wall.)Nees 黑叶接骨草（黑叶小驳骨）/ 805

Gentiana algida Pall. 高山龙胆 / 33,414

Gentiana algida Pall. var. *przewalskii* Maxim. 黄花龙胆 / 33,414

Gentiana crassicaulis Duthie ex Burk. 粗茎秦艽 / 535,537

Gentiana crassicaulis Duthie. 粗茎秦艽 / 535,537

Gentiana dahurica Fisch. 达乌里秦艽（小秦艽）/ 535,536,537

Gentiana gannaensis Y. Wang et Z. C. Lou 甘南秦艽 / 535

Gentiana hexaphylla Maxim. 六叶龙胆 / 538

Gentiana hexaphylla Maxim. ex Kusnez. 六叶龙胆 / 537,538

Gentiana lhassica Burk. 全萼秦艽（全萼龙胆）/ 414,537,538,604

Gentiana loureirii(G. Don)Griseb. 华南龙胆 / 870,871

Gentiana lutea L. 欧龙胆 / 413

Gentiana macrophylla Pall. 大叶龙胆（秦艽）/ 535,538

Gentiana macrophylla Pall. var. *fetissowii*(Regel et Winkl.)Ma et K. C. Hsia 大秦艽（大花秦艽）/ 535,537

Gentiana manshurica Kitag. 条叶龙胆 / 34,413

Gentiana nubigena Edgew. 云雾龙胆 / 34,414

Gentiana officinalis H. Smith 黄管秦艽 / 538

Gentiana purdomii Marq. 龙胆（高山龙胆，岷县龙胆）/ 33,414

Gentiana rhodantha Franch. 红花龙胆 / 414,547

Gentiana rhodantha Franch. ex Hemsl. 红花龙胆 / 272,414

Gentiana rigescens Franch. 滇龙胆（滇龙胆草）/ 413
Gentiana rigescens Franch. ex Hemsl. 滇龙胆（滇龙胆草）/ 413
Gentiana scabra Bunge 龙胆 / 34, 413
Gentiana sino-ornata Balf. f. var. *gloriosa* Marq. 瘦华丽龙胆 / 34
Gentiana stipitata Edgew. 短柄龙胆 / 34
Gentiana straminea Maxim. 麻花秦艽 / 535, 537
Gentiana striata Maxim. 条纹龙胆 / 34
Gentiana szechenyii Kanitz. 大花龙胆 / 33, 34, 414
Gentiana tibetica King 西藏秦艽 / 535, 536
Gentiana tibetica King ex Hook. f. 西藏秦艽 / 536, 538
Gentiana triflora Pall. 三花龙胆 / 34, 413
Gentiana urnula H. Smith 乌奴龙胆 / 727, 728
Gentiana veitchiorum Hemsl. 蓝玉簪龙胆 / 34, 414
Gentiana waltonii Burk. 长梗秦艽 / 537, 538
Gentiana wardii W. W. Smith 矮龙胆 / 728
Gentiana yokusai Burkill 灰绿龙胆 / 909
Gentiana yunnanensis Franch. 云南龙胆 / 34
Gentianopsis barbata (Fröel.) Ma 扁蕾 / 69, 70, 464
Gentianopsis paludosa (Mum) Ma 湿生扁蕾 / 69, 70
Geoehyda flavovarginata (Gray) 黄缘地龟 / 941
Gepchelone elongate (Blyth) 缅甸陆龟 / 941
Geranium carolinianum L. 野老鹳草 / 394, 395
Geranium dahuricum DC. 粗根老鹳草 / 396
Geranium delavayi Franch. 赤地榆（五叶老鹳草）/ 907
Geranium erianthum DC. 东北老鹳草 / 396
Geranium eriostemon Fisch. 毛蕊老鹳草 / 396
Geranium franchetii R. Knuth 灰岩紫地榆 / 907
Geranium hispidissimum (Franch.) R. Knuth 刚毛紫地榆 / 907
Geranium limprichtii Lingelsh. et Borza 齿托紫地榆 / 907
Geranium maximowiczii Regel et Maack 兴安老鹳草 / 396
Geranium nepalense (Sweet) var. *thunbergii* (Sieb. et Zucc.) Kudo 中日老鹳草 / 394
Geranium nepalense Sweet 尼泊尔老鹳草 / 394, 395
Geranium pratense L. 草地老鹳草 / 394, 396
Geranium pylzowianum Maxim. 甘青老鹳草 / 396
Geranium scandens (Hook. f. et Thoms.) Hutch. 紫地榆 / 177, 906, 907
Geranium sibiricum L. 鼠掌老鹳草 / 396
Geranium strictipes R. Knuth 紫地榆 / 177, 906, 907
Geranium wilfordii Maxim. 老鹳草 / 394, 395
Geranium wlassowianum Fisch. ex Link. 灰背老鹳草 / 396
Gerbera piloselloides (Forsk.) G. Jeffrey 毛大丁草 / 453, 454
Geum aleppicum Jacq. 路边青 / 389, 390, 653
Geum elatum Wall. ex Hook. f. 狭叶路边青 / 390
Geum japonicum Thunb. 日本路边青 / 390
Geum japonicum Thunb. var. *chinense* Bolle 毛路边青 / 389, 390
Geum japonicum Thunb. var. *chinense* F. Bolle 柔毛路边青 / 390
Geum macrosepalum Ludlow 大萼路边青 / 390
Ginkgo biloba L. 银杏 / 29, 837
Glechoma longituba (Nakai) Kupr 活血丹 / 331, 399, 400
Gleditsia sinensis Lam. 皂荚 / 864
Glehnia littoralis Fr. Schmidt ex Miq. 珊瑚菜 / 63, 64, 160
Glycyrrhiza aspera Pall. 粗毛甘草 / 212
Glycyrrhiza glabra L. 光果甘草（洋甘草）/ 209
Glycyrrhiza glabra Linné var. *glandulifera* Regel et Herder 甘草 / 212
Glycyrrhiza glandulifera Ledeb. 甘草 / 212
Glycyrrhiza inflata Bat. 胀果甘草 / 209
Glycyrrhiza uralensis Fisch. 甘草 / 209, 212
Goethite 针铁矿 / 1018
Gonostegia hirta (Bl.) Miq. 糯米团 / 500, 501
Gossampinus malabarica (DC.) Merr. 木棉 / 250, 481, 482
Gossypium arboreum L. 树棉 / 470

Gossypium barbadense L. 海岛棉 / 471
Gossypium herbaceum L. 草棉 / 470
Gossypium hirsutum L. 陆地棉 / 470
Gryllotalpa africana Palisot et Beauvois 非洲蝼蛄 / 954
Gryllotalpa unispina Saussure 华北蝼蛄 / 954
Gueldenstaedtia verna(Georgi)A. Bor. 米口袋（少花米口袋）/ 372
Gueldenstaedtia verna(Georgi)Boriss. 米口袋（少花米口袋）/ 372
Gymnadenia conopsea(L.)R. Br. 手参 / 510, 637, 639
Gymnadenia orchidis Lindl. 西南手参 / 510, 637
Gynostemma longipes C. Y. Wu ex C. Y. Wu et S. K. Chen 长梗绞股蓝 / 339
Gynostemma pentaphyllum(Thunb.)Makino 绞股蓝 / 339
Gynura segetum(Lour.)Merr. 菊叶三七 / 708
Gypaetus barbatus L. 胡兀鹫 / 952
Gypsum 石膏 / 1011
Gypsum Rubrum 红石膏 / 993

H

Habenaria diphylla Dalz. 二叶鹭兰（二叶玉凤花）/ 510, 639
Habenaria szechuanica Schltr. 四川玉凤花 / 639
Haematite 赤铁矿 / 1018
Halenia corniculata(L.)Cornaz. 花锚 / 298, 464
Halenia elliptica D. Don 椭圆叶花锚 / 297, 298
Halenia sibirica Borkn. 花锚 / 297, 298
Haliotis asinina Linnaeus 耳鲍 / 972
Haliotis discus hannai Ino 皱纹盘鲍 / 972
Haliotis diversicolor Reeve 杂色鲍 / 972
Haliotis gigantea discus Reeve 盘大鲍 / 972
Haliotis laevigata(Donovan) 白鲍 / 972
Haliotis ovina Gmelin 羊鲍 / 972
Haliotis ruber(Leach) 澳洲鲍 / 972
Halite 石盐 / 997, 998
Halite Violaceous 紫硇砂 / 1020
Halloysite 多水高岭土（多水高岭石）/ 993, 995, 1014, 1015

Halloysitum rubrum 多水高岭石 / 995
Hedera nepalensis K. Koch var. *sinensis*(Tobl.) Rehd. 常春藤 / 571
Hedychium spicatum Ham. ex Smith 长穗姜花（草果药）/ 598
Hedyotis corymbosa(L.)Lam. 伞房花耳草 / 36
Hedyotis diffusa Willd. 白花蛇舌草 / 34
Hedyotis tenelliflora Bl. 纤花耳草 / 36
Hedyotis uncinella Hook. et Arn. 对坐叶（长节耳草）/ 190, 191
Hedysarum chinensis(Fedtsch.)Hand.-Mazz. 岩黄耆 / 314
Hedysarum polybotrys Hand.-Mazz. 多序岩黄芪（多序岩黄耆）/ 314
Hedysarum sikkimense Benth. ex Baker 锡金岩黄芪 / 314
Helleborus niger L. 黑儿波（嚏根草）/ 693
Helleborus thibetanus Franch. 铁筷子 / 693
Hemerocallis citrina Baroni 黄花菜 / 784
Hemerocallis forrestii Diels 西南萱草 / 785
Hemerocallis fulva L. 萱草 / 784
Hemerocallis minor Mill. 小萱草 / 784, 785
Hemerocallis plicata Stapf 褶叶萱草 / 784, 785
Hemiechinus auritus Gmelin 大耳猬 / 931
Hemiechinus dauricus Sundevall 达乌尔猬 / 931
Hemsleya amabilis Diels 雪胆（曲莲）/ 791
Hemsleya brevipetiolata Hand. 短柄雪胆 / 789, 791
Hemsleya chinensis Cogn. ex Forbes et Hemsl. 雪胆（中华雪胆）/ 789, 791
Hemsleya delavayi(Gagnep.)C. Jeffrey, ex C. Y. Wu et C. L. Chen 短柄雪胆 / 791
Hemsleya dolichocarpa W. J. Chang 长果雪胆 / 789, 791
Hemsleya esquirolii Lévl. 蛇莲 / 789, 791
Hemsleya gigantha W. J. Chang 巨花雪胆 / 789
Hemsleya graciliflora(Harms)Cogn. 小花雪胆（马铜铃）/ 791
Hemsleya macrosperma C. Y. Wu 罗锅底 / 789, 791
Hemsleya macrosperma C. Y. Wu ex C. Y. Wu et C. L. Chen) 罗锅底 / 791

Hemsleya omeiensis L. T. Shen et W. J. Chang 峨眉雪胆 / 789
Heracleum millefolium Diels 裂叶独活 / 158,708
Herminium alaschanicum Maxim. 裂瓣角盘兰 / 639
Herpetospermum caudigerum Wall. 波棱瓜 / 76
Herpetospermum pedunculosum(Ser.)C. B. Clarke 波棱瓜 / 76
Herpetospermun pedunculosum(Sex.)Baill. 波棱瓜 / 75
Heterosmilax japonica Kunth 肖菝葜 / 710
Heterosmilax yunnanensis Gagnepain 云南肖菝葜（短柱肖菝葜）/ 710
HgS 硫化汞 / 1016
Hibiscus mutabilis L. 木芙蓉 / 477
Hippocampus coronatus Temminck et Schlegel 冠海马 / 943
Hippocampus histrix Kaup 刺海马 / 942
Hippocampus japonicus Kaup 小海马（海蛆、日本海马）/ 942,943
Hippocampus kelloggi Jordan et Snyder 线纹海马 / 942
Hippocampus kuda Bleeker 大海马 / 942
Hippocampus trimaculatus Leach 三斑海马 / 942
Hippochaete ramosissima(Desf.)Boerner 节节草 / 427
Hippophae gyantsensis(Rousi)Lian 江孜沙棘 / 586
Hippophae rhamnoides L. 沙棘 / 586
Hippophae rhamnoides L. subsp. *sinensis* Rousi 中国沙棘 / 588
Hippophae rhamnoides L. var. *wolongensis* Lian, K. Sun et X. L. Chen 卧龙沙棘 / 586
Hippophae thibetana Schlecht. 西藏沙棘 / 586,588
Hirsntella sinensis Lin, Gao, Yuer Zeng 中华被毛孢 / 935
Holarrhena antidysenterica Wall. ex A. DC. 止泻木 / 402,880,881,882
Homalomena occulta(Lour.)Schott 千年健 / 529
Homo sapiens L. 人 / 990
Homonoia riparia Lour. 水柳 / 390
Hordeum vulgare L. 大麦 / 447
Hordeum vulgare L. var. *trifurcatum*(Schlecht.) Alef. 藏青稞 / 543
Hordeum vulgare Linn. var. *nudum* Hook. f. 裸麦 / 542
Hosta plantaginea(Lam.)Ascherson 玉簪 / 848,849
Houttuynia cordata Thunb. 蕺菜 / 847
Hydnocarpus anthelminthica Pierr. ex Gagnep. 泰国大风子 / 134
Hydnocarpus hainanensis(Merr.)Sleum. 海南大风子 / 134
Hydrangea chinensis Maxim. 中国绣球 / 674
Hydrangea strigosa Rehd. 腊莲绣球 / 674
Hydrangea umbellata Rehder 伞形绣球 / 674
Hydrocotyle sibthorpioides Lam. 天胡荽 / 349,676,677
Hydrocotyle sibthorpioides Lam. var. *batrachium*(Hance) Hand.-Mazz. 破铜钱 / 349,676
Hydrozincite 水锌矿 / 1005
Hygrophila megalantha Merr. 大花水蓑衣 / 687
Hygrophila salicifolia(Vahl)Nees 水蓑衣 / 687
Hyoscyamus niger L. 莨菪 / 686
Hypecoum erectum L. 角茴香 / 342,343
Hypecoum leptocarpum Hook. f. et Thoms. 节裂角茴香（细果角茴香）/ 342,343
Hypericum japonicum Thunb. ex Murray 地耳草 / 169
Hypericum patulum Thunb. ex Murray 金丝梅 / 350
Hyperoodon ampullatus 北瓶鼻鲸 / 954
Hyriopsis cumingii(Lea) 三角帆蚌 / 985,986
Hyssopus cuspidatus Boriss. 硬尖神香草 / 613,614

I

Ilex asprella(Hook. et Arn.)Champ. ex Benth. 岗梅（秤星树）/ 219,220
Ilex chinensis Sims 冬青 / 184
Ilex cornuta Lindl. 枸骨 / 373
Ilex kaushue S. Y. Hu 扣树 / 373
Ilex kudingcha C. J. Tseng 苦丁茶 / 373
Ilex latifolia Thunb. 大叶冬青 / 373
Illicium difengpi K. I. B. et K. I. M. 地枫（地枫皮）/ 924
Illicium jiadifengpi B. N. Chang 假地枫皮 / 20
Illicium majus Hook. f. et Thoms. 大八角 / 20

Illicium verum Hook. f. 八角茴香（八角）／ 19，20

Impatiens balsamina L. 凤仙花／ 703

Impatiens uliginosa Franch. 滇水金凤／ 649

Imperata cylindrica(L.)Beauv. 白茅／ 42，43

Imperata cylindrica(L.)Beauv. var. *major*(Nees)C. E. Hubb. 白茅（丝茅）／ 42

Imperata koenigii(Retz.)Beauv. 丝茅／ 43

Incarvillea arguta(Royle)Royle 两头毛（毛子草）／ 341，342，460，461

Incarvillea compacta Maxim. 密花角蒿（全缘角蒿、密生波罗花）／ 341，461

Incarvillea lutea Bur. et Franch. 黄波罗花／ 461

Incarvillea mairei(Lévl.)Grierson 鸡肉参／ 341，461

Incarvillea mairei(Lévl.)Grierson var. *grandiflora*(Wehrhahn)Grierson 大花鸡肉参／ 341，461

Incarvillea sinensis Lam. 角蒿／ 341，461，702

Incarvillea younghusbandii Sprague 藏波罗花／ 341，461

Indigofera carlesii Craib 苏木蓝／ 63，595

Indigofera decora Lindl. var. *ichangensis*(Craib)Y. Y. Fang et C. Z. Zheng 宜昌木蓝／ 63

Indigofera ichangensis Craib 宜昌木蓝／ 63，595

Indigofera stachyodes Lindl. 茸毛木蓝／ 796

Inula britanica L. 欧亚旋覆花／ 785

Inula cappa(Buch.-Ham.)DC. 羊耳菊／ 55，812，813

Inula helenium L. 土木香／ 860，861

Inula helianthus-aquatica C. Y. Wu 水朝阳旋覆花（滇旋覆花）／ 785，787

Inula helianthus-aquatica C. Y. Wu ex Ling 水朝阳旋覆花（滇旋覆花）／ 786，787

Inula hupehensis(Ling)Ling 湖北朝阳花（湖北旋覆花）／ 785

Inula japonica Thunb. 旋覆花／ 785，787

Inula lineariifolia Turcz. 线叶旋覆花（条叶旋覆花）／ 785，787

Inula nervosa Wall. 显脉旋覆花／ 856

Inula nervosa Wall. ex DC. 显脉旋覆花／ 855

Inula racemosa Hook. f. 总状青木香（总状土木香）／ 860，861

Iphigenia indica Kunth et Benth. 丽江山慈菇（山慈菇）／ 593

Ipomoea purga Hayne. 泻净番薯／ 253，700，815

Ipomoea turpethum Linn. 印度药喇叭（喇叭）／ 253，700，815

Iris decora Wall. 尼泊尔鸢尾／ 441

Iris ensata Thunb. 玉蝉花／ 440

Iris goniocarpa Baker 锐果鸢尾／ 441

Iris japonica Thunb. 蝴蝶花／ 116，117

Iris lactea Pall. 白花马蔺／ 440

Iris lactea Pall. var. *chinensis*(Fisch.)Koidz. 马蔺／ 440，441

Iris potaninii Maxim. 卷鞘鸢尾／ 441

Iris qinghainica Y. T. Zhao 青海鸢尾／ 441

Iris tectorum Maxim. 鸢尾／ 116，117

Isatis indigotica Fort. 菘蓝／ 59，144，490

Isatis tinctoria L. 欧洲菘蓝／ 59，144，490

Ixeridium chinense(Thunb.)Tzvel. 中华小苦荬／ 255，376

Ixeridium gracile(DC.)Shih 细叶小苦荬／ 255，376

Ixeridium graminifolium(Ledeb.)Tzvel. 丝叶小苦荬／ 377

Ixeridium sonchifolium(Maxim.)Shih 抱茎小苦荬／ 377

Ixeris chinensis(Thunb. ex Thunb.)Nakai ssp. *versicolor*(Fisch. ex Link)Kitam. 变色山苦荬／ 39

Ixeris chinensis(Thunb.)Nakai 山苦荬／ 39，255，375，376，377

Ixeris chinensis(Thunb.)Nakai var. *graminifolia*(Ledeb.)H. C. Fu 丝叶山苦荬／ 377

Ixeris denticulate(Houtt.)Kitamura 苦荬菜／ 39

Ixeris gracilis DC. 细叶苦荬／ 255，375，376

Ixeris sonchifolia(Bunge)Hance 抱茎苦荬菜／ 39，377

J

Jateorhiza columba Miers 非洲防己／ 201

Jatropha curcas L. 膏桐（麻风树）／ 224，225

Juglans regia L. 胡桃／ 257，258

Juncus decipiens(Buch.)Nakai 灯心草／ 164

Juncus effusus Linn. 灯心草／ 163，164

Juncus effusus Linn. var. *decipiens* Buch. f. *utilis*

Makino 石龙刍 / 164

Juncus effusus Linn. var. *decipiens* Buchen. 灯心草 / 164

Juncus prismatocarpus R. Br. subsp. *prismatocarpus* 笄石菖 / 164

Juncus prismatocarpus R. Br. var. *leschenaultia* (Gay) Buch. 笄石菖 / 164

Juncus setchuensis Buchen. 野灯心草 / 164

Juncus setchuensis Buchen. var. *effusoides* Buchen. 假灯心草（拟灯心草）/ 164

Juniperus formosana Hayata 刺柏 / 123, 852

Juniperus rigida Sieb. et Zucc. 杜松 / 123, 852

Juniperus sibirica Burgsd. 西伯利亚刺柏 / 124

Justicia procumbens L. 爵床 / 367

Justicia ventricosa Wall. ex Sims. 黑叶接骨草（黑叶小驳骨）/ 805

K

Kaburagia ensignallis Tsai et Tang 枣铁倍蚜 / 978

Kaburagia ovogallis Tsai et Tang 蛋铁倍蚜 / 978

Kadsura heteroclita (Roxb.) Craib 南五味子（异形南五味子）/ 133, 149, 246, 332, 658

Kadsura interior A. C. Smith 凤庆南五味子 / 332

Kadsura longipedunculata Finet et Gagnep. 南五味子 / 485, 492, 732, 733

Kaempferia galanga L. 山柰 / 214, 597

Kalimeris indica (L.) Sch.-Bip. 马兰 / 439, 440

Kalopanax septemlobus (Thunb.) Koida. var. *margnificus* (Zabel) Hand.-Mazz. 毛叶刺楸 / 249

Kalopanax septemlobus (Thunb.) Koidz. 刺楸 / 249

Kaolinite 高岭土 / 993

Knoxia valerianoides Thorel ex Pitard 红芽大戟（红大戟）/ 358

Kochia scoparia (L.) Schrad. 地肤 / 170

Kochia scoparia (L.) Schrad. f. *trichophylla* (Hort.) Schinz et Thell. 扫帚菜子 / 171

Kochia scoparia (L.) Schrad. var. *sieversiana* (Pall.) Ulbr. ex Aschers et Graebn. 碱地肤 / 171

Kogia breviceps 侏儒抹香鲸 / 954

Kyllinga brevifolia Rottb. 水蜈蚣（短叶水蜈蚣）/ 422, 651, 652

L

Lablab purpureus (Linn.) Sweet Linn. 扁豆 / 24

Laccifer lacca Kerr. 紫胶虫（紫胶蚧）/ 911, 989, 990

Lactuca indica L. 山莴苣（翅果菊）/ 39

Lactuca morii Hayata 台湾山莴苣 / 39

Lactuca sativa L. 莴苣 / 39, 40

Lactuca sativa L. var. *ramosa* Hort. 莴苣（生菜）/ 39, 40

Lactuca tatarica (L.) C. A. Mey. 紫花山莴苣 / 39

Lagenaria siceraria (Molina) Standl. 葫芦 / 287

Lagenaria siceraria (Molina) Standl. var. *depressa* (Ser.) Hara 瓠瓜 / 288

Laggera pterodonta (DC.) Benth. 翼齿六棱菊 / 105

Lagopsis supina (Stephan ex Willd.) Ikonn.-Gal. ex Knorring 夏至草 / 826

Lagotis alutacea W. W. Smith 革叶兔耳草 / 275

Lagotis angustibracteata Tsoong et Yang 狭苞兔耳草 / 276

Lagotis brachystachya Maxim. 短穗兔耳草 / 84, 189, 190, 277

Lagotis brevituba Maxim. 短筒兔耳草 / 275, 284

Lagotis glauca Gaertn. 洪连（兔耳草）/ 275, 276, 284

Lagotis integra W. W. Smith 全缘兔耳草 / 275, 284

Lagotis kunnawurensis (Royle) Rupr. 古那兔耳草 / 284

Lagotis macrosiphon Tsoong et Yang 大筒兔耳草 / 276

Lagotis ramalana Batalin 圆穗兔耳草 / 276

Lagotis spectabilis Kurz 美丽兔耳草 / 284

Lancea hirsuta Bonati 粗毛肉果草 / 566

Lancea tibetica Hook. f. et Hsuan 肉果草 / 566

Lancea tibetica Hook. f. et Thoms. 肉果草 / 565, 566

Lapis Micac Aureus 云母片岩 / 1002

Laportea bulbifera (Sieb. et Zucc.) Wedd. 珠芽艾麻 / 273

Laurus nobilis L. 月桂 / 854

Lavandula angustifolia Mill 狭叶薰衣草（薰衣草）/ 801，802

Lavandula officinalis Chaix 薰衣草 / 802

Lavandula spica L. 穗花薰衣草 / 802

Ledebouriella divaricata(Turcz.)Hiroe 防风 / 200

Leonurus artemisia(Laur.)S. Y. Hu 益母草 / 105，824，826

Leonurus heterophyllus Sweet 益母草 / 104，105，826

Leonurus heterophyllus Sweet f. *leucathus* C. Y. Wu et H. W. Li 白花益母草 / 824

Leonurus japonicus Houtt. 益母草（大花益母草）/ 104，105，824，826，

Leonurus macranthus Maxim. 大花益母草 / 105，826

Leonurus sibiricus L. 细叶益母草 / 104，105，824

Lepidium apetalum Willd. 独行菜 / 334，697，698

Lepidium latifolium L. 阔叶独行菜（宽叶独行菜）/ 334

Lepidium perfoliatum L. 抱茎独行菜 / 334

Lepidium sativum L. 家独行菜 / 333，697，698

Lepidolite 锂云母 / 1002

Lepisorus clathratus(Clark)Ching 网眼瓦韦 / 635

Lepisorus scolopendrium(Ham. ex. D. Don)Menhra et Bir 棕鳞瓦韦 / 635

Lepisorus soulieanus(Christ)Ching et S. K. Wu 川西瓦韦 / 635

Leptolepidium subvillosum(Hook.)Hsing et S. K. Wu 绒毛薄鳞蕨 / 701

Lepus mandshuricus Radde 东北兔 / 976

Lepus oiostolus Hodgson 高原兔 / 976

Lepus sinensis Gray 华南兔 / 976

Lepus tolai Pallas 蒙古兔 / 976

Lespedeza buergeri Miq. 绿叶胡枝子 / 797

Lethariella flecsuosa(Nyl.)Wei et Jiang 金丝 / 657

Leycesteria formosa Wall. 梅叶竹 / 152

Leycesteria formosa Wall. var. *stenosepala* Rehd. 狭萼鬼吹箫（狭落鬼吹箫）/ 152

Libanotis sibirica(L.)C. A. Mey. 亚洲岩风 / 200

Ligularia fischeri(Ledeb.)Turcz. 肾叶橐吾（蹄叶橐吾）/ 920

Ligularia hodgsonii Hook. 鹿蹄橐吾 / 920

Ligularia intermedia Nakai 狭苞橐吾 / 920

Ligularia latihastata(W. W. Smith)Hand.-Mazz. 宽戟橐吾 / 920

Ligularia przewalskii(Maxim.)Diels 掌叶橐吾 / 920

Ligularia wilsoniana(Hemsl.)Greenm. 川鄂橐吾 / 920

Ligusticum acutilobum Sieb. et Zucc. 日本当归 / 159

Ligusticum brachylobum Franch. 短裂藁本（短片藁本）/ 200

Ligusticum chuanxiong Hort. 川芎 / 120

Ligusticum jeholense Nakai et Kitag. 辽藁本 / 220，221

Ligusticum sinense Oliv. 藁本 / 220，221

Ligusticum thomsonii C. B. Clarke 长茎藁本 / 747

Ligusticum wallichii Franch. 川芎 / 121

Ligustrum henryi Hemsl. 兴山腊树（丽叶女贞）/ 372，373

Ligustrum japonicum Thunb. 日本毛女贞 / 373

Ligustrum japonicum var. *pubescens* Koidz. 日本毛女贞 / 372，373

Ligustrum lucidum Ait. 女贞 / 501，502

Ligustrum pricei Hayata 总梗女贞 / 373

Ligustrum purpurascens Yang 变紫女贞 / 373

Ligustrum robustum(Roxb.)Blume 粗壮女贞 / 372，373，502

Ligustrum sinense Lour. var. *myrianthum*(Diels) Höfk. 光萼小蜡树 / 372

Lilium brownii F. E. Brown ex Miellez var. *viridulum* Baker 百合 / 30

Lilium brownii F. E. Brown var. *colchesteri* Wils 百合 / 30

Lilium concolor Salisb. 渥丹 / 30

Lilium concolor Salisb. var. *pulchellum*(Fisch.) Regel 有斑百合 / 31

Lilium dauricum Ker.-Gawl. 毛百合 / 30

Lilium davidii Duch. 山百合（川百合）/ 30，31

Lilium davidii Duchartre var. *unicolor* Cotton. 兰州百合 / 30，31

Lilium distichum Nakai 轮叶百合 / 30，31

基源拉丁名与英文名称索引

Lilium henryi Baker 湖北百合 / 30
Lilium lancifolium Thunb. 卷丹 / 31
Lilium longiflorum Thunb. 麝香百合 / 30
Lilium pumilum DC. 山丹 / 30, 31
Lilium rosthornii Diels 南川百合 / 30
Lilium sulphureum Baker 淡黄花百合 / 30
Lilium tenuifolium Fisch. 细叶百合 / 31
Limoni terra 禹粮土 / 1017
Limonite 褐铁矿 / 999
Limonium aureum(L.)Hill 金色补血草(黄花补血草) / 150
Limonium bicolor(Bag.)Kuntze 二色补血草 / 150
Limonium gmelinii(Willd.)Kuntze 大叶补血草 / 149, 150
Limonium vulgare Mill. 欧洲补血草 / 150
Lindera aggregata(Sims)Kosterm. 乌药 / 733
Lindera caudata(Nees)Hook. f. 香面叶 / 579
Lindera strychnifolia F. Vill. 乌药 / 735
Liquidambar formosana Hance 枫香树 / 202, 567
Liquidambar orientalis Mill. 苏合香树 / 659, 660
Liriope graminifolia(L.)Baker 禾叶山麦冬 / 446
Liriope muscari(Decne.)Bailey 短葶山麦冬 / 446
Liriope platyphylla Wang et Tang 阔叶山麦冬 / 446
Liriope spicata(Thunb.)Lour. 山麦冬 / 446
Liriope spicata(Thunb.)Lour. var. *prolifera* Y. T. Ma 湖北麦冬 / 446
Lithocarpus polystachya(Wall.)Rena 多穗石柯 / 675
Lithospermum erythrorhizon Sieb. et Zucc. 紫草 / 863, 903, 904
Litsea cubeba(Lour.)Pers. 山鸡椒 / 66, 67, 481
Litsea euosma W. W. Smith 清香木姜子 / 67, 480
Litsea mollis Hemsl. 毛叶木姜子 / 67, 480
Litsea pungens Hemsl. 木姜子 / 67, 480
Lloydia serotina(L.)Rchb. 洼瓣花 / 427
Lloydia tibetica Baker ex Oliv. 西藏萝蒂(西藏洼瓣花) / 427
Lomatogonium rotatum(L.)Fries ex Nym. 辐状肋柱花(肋柱花) / 396, 397, 464
Lonicera acuminata Wall. 淡红忍冬 / 555
Lonicera confusa(Sweet)DC. 山银花(华南忍冬) / 355, 555

Lonicera confusa DC. 华南忍冬 / 355, 555
Lonicera dasystyla Rehd. 毛花柱忍冬 / 355, 555
Lonicera fulvotomentosa Hsu et S. C. Cheng 黄褐毛忍冬 / 355
Lonicera hypoglauca Miq. 红腺忍冬(菰腺忍冬) / 355, 555
Lonicera japonica Thunb. 忍冬 / 354, 355, 554, 555
Lonicera macrantha(D. Don)Spreng. 大花忍冬 / 555
Lonicera macranthoides Hand.-Mazz. 灰毡毛忍冬 / 355, 555
Lonicera similis Hemsl. 细毡毛忍冬 / 555
Lophatherum gracile Brongn. 淡竹叶 / 156
Lophatherum sinense Rendle 中华淡竹叶 / 157
Loranthus parasiticus(L.)Merr. 桑寄生 / 409, 582
Luculia pinceana Hook. 滇丁香 / 182
Lunathyrium acrostichaides(Sw.)Ching 峨眉蕨(狗脊) / 470
Lycium barbarum L. 宁夏枸杞 / 229
Lycium chinense Mill. 枸杞 / 229, 230
Lycium chinense Mill. var. *potaninii*(Pojark.)A. M. Lu 北方枸杞 / 231
Lycium dasystemum Pojark. 毛蕊枸杞(新疆枸杞) / 230
Lunathyrium giraldii(Christ)Ching 峨眉蕨(狗脊) / 470
Lycium potaninii Pojark 西北枸杞 / 231
Lycium ruthenicum Murr. 黑果枸杞 / 230
Lycopodiastrum casuarinoides(Spring)Holub ex Dixit 藤石松 / 612
Lycopodium casuarinoides(Spring)Holub 藤石松 / 611, 612
Lycopodium cernnum L. 垂穗石松 / 611, 612
Lycopodium clavatum L. 东北石松 / 611
Lycopodium japonicum Thunb. ex Murray 石松 / 611, 612
Lycopodium obscurum L. f. *strictum*(Milde)Nakai ex Hara 笔直石松 / 611, 612
Lycopodium obscurum L. Sp. Pl. *strictum* Nakai ex Hara 笔直石松 / 612
Lycoris radiata(L. Herit)Herb. 石蒜 / 147
Lygodium conforme C. Chr. 海南海金沙 / 248

基源拉丁名与英文名称索引

Lygodium flexuosum (L.) Sw. 曲轴海金沙 / 247, 248

Lygodium japonicum (Thunb.) Sw. 海金沙 / 246, 247, 248, 1002

Lygodium microphyllum (Cav.) R. Br. 小叶海金沙 / 247

Lygodium microstachyum Desv. 狭叶海金沙 / 247

Lysimachia barystachys Bunge 虎尾草 / 290

Lysimachia capillipes Hemsl. 细梗香草 / 451

Lysimachia christinae Hance 过路黄 / 348, 678

Lysimachia clethroides Duby 矮桃 / 290

Lysimachia congestiflora Hemsl. 聚花过路黄（临时救）/ 349

Lysimachia paridiformis Franch. 落地梅 / 655, 901, 902

Lysimachia paridiformis Franch. var. *stenophylla* Franch. 狭叶落地梅 / 901

Lysionotus pauciflorus Maxim. 吊石苣苔 / 621

Lysionotus serratus D. Don 齿叶吊石苣苔 / 622

M

Machilus velutina Champ. ex Benth. 香胶木（绒毛润楠）/ 694

Macleaya cordata (Willd.) R. Br. 博落回 / 76, 77

Maclura cochinchinensis (Lour.) Corner 构棘（穿破石）/ 872, 873

Maclura tricuspidata (Carr.) Bur. 穿破石 / 873

Magnetite 磁铁矿 / 995

Magnolia biloba (Rehd. et Wils.) Cheng 凹叶厚朴 / 280

Magnolia biondii Pamp. f. *flavescens* Z. Y. Gao 黄望春玉兰 / 780

Magnolia biondii Pamp. f. *purpurascens* Law et Gao 紫望春玉兰 / 780

Magnolia biondii Pampan. 望春花 / 779, 780

Magnolia campbellii Hook. f. et Thoms. 滇藏木兰 / 780

Magnolia delavayi Franch. 山玉兰 / 780

Magnolia denudata Desr. 玉兰 / 779

Magnolia denudata Desr. var. *dilutipurpurascens* Z. W. Xie et Z. Z. Zhao 淡紫玉兰 / 780

Magnolia elliptilimba Law et Gao 椭圆叶玉兰 / 780

Magnolia liliflora Desr. 木兰 / 779, 780

Magnolia officinalis Rehd. et Wils. 厚朴 / 280

Magnolia officinalis Rehd. et Wils. subsp. *biloba* (Rehd. et Wils.) Law 凹叶厚朴 / 280, 281

Magnolia pilocarpa Z. Z. Zhao et Z. W. Xie 罗田玉兰 / 780

Magnolia rostrata W. W. Smith 滇缅厚朴 / 281

Magnolia sargentiana Rehd. et Wils. 凹叶木兰 / 779

Magnolia sprengeri Pampan. 武当玉兰（武当木兰）/ 779

Magnolia wilsonii (Finet et Gagn) Rehd. et Wils. 西康木兰（西康玉兰）/ 281, 780

Magnolia zenii Cheng 宝华玉兰 / 780

Mahonia bealei (Fort.) Carr. 阔叶十大功劳 / 227, 228

Mahonia bodinieri Gagnep. 小果十大功劳 / 227

Mahonia duclouxiana Gagnep. 长柱十大功劳 / 227

Mahonia eurybracteata Fedde 宽苞十大功劳 / 227

Mahonia eurybracteata Fedde subsp. *ganpinensis* (Lévl.) Ying et Boufford 安坪十大功劳 / 228

Mahonia fortunei (Lindl.) Fedde 细叶十大功劳 / 227, 228

Mahonia ganpinensis (Lévl) Fedde 安坪十大功劳 / 227

Mahonia japonica (Thunb.) DC. 华南十大功劳（台湾十大功劳）/ 227, 228

Malus asiatica Nakai 花红 / 663

Malus doumeri (Bois) Chev. 台湾林檎 / 601, 820

Malus leiocalyca S. Z. Huang 光萼林檎 / 601, 820

Malus pumila Mill. 苹果 / 513, 663

Malus rockii Rehd. 丽江荆子 / 663

Malus transitoria (Batal.) Schneid. 花叶海棠 / 663

Malva crispa Linn. 冬葵 / 146

Malva rotundifolia Linn. 圆叶锦葵 / 182

Malva sinensis Cavan. 锦葵 / 146, 182

Malva sylvestris L. 锦葵 / 146, 182, 183

Malva verticillata L. 冬葵 / 146, 182, 183

Malva verticillata Linn. 野葵 / 314

Malva verticillata Linn. var. *chinensis* (Mill.) S. Y. Hu 中华野葵 / 182

基源拉丁名与英文名称索引

Mandragora caulescens C. B. Clarke 茄参（矮莨菪）/ 442

Mandragora chinghaiensis Kuang et A. M. Lu 青海茄参 / 442

Mangifera indica L. 芒果 / 452, 453

Manglietia insignis（Wall.）Blume 红花木莲（红色木莲）/ 281

Manglietia moto Dandy 毛桃木莲 / 281

Manglietia patungensis Hu 巴东木莲 / 281

Margaritiana dahurica（Middendorff） 珠母珍珠蚌 / 987

Marsdenia tenacissima（Roxb.）Wight et Arn. 通关藤（通光散）/ 253, 699, 700, 815

Matricaria chamomilla L. 洋甘菊 / 150, 813, 814

Matricaria recutita L. 母菊（洋甘菊）/ 150, 813, 814

Matteuccia struthiopteris（L.）Todaro 荚果蕨 / 469

Mauremys mutica（Cantor） 黄喉拟水龟 / 941

Meconopsis horridula Hook. f. et Thoms. 多刺绿绒蒿 / 191, 192

Meconopsis horridula Hook. f. et Thoms. var. *racemosa*（Maxim.）Prain 总状绿绒蒿 / 191, 192

Meconopsis integrifolia（Maxim.）French. 全缘叶绿绒蒿 / 430, 431

Meconopsis lancifolia（Franch.）Franch. 长叶绿绒蒿 / 430

Meconopsis napoaulensis DC. 尼泊尔绿绒蒿 / 431

Meconopsis paniculata（D. Don.）Prain 圆锥绿绒蒿（锥花绿绒蒿）/ 431

Meconopsis punicea Maxim. 红花绿绒蒿 / 430, 431

Meconopsis quintuplinervia Regel 五脉绿绒蒿 / 430, 431

Meconopsis racemosa Maxim. 总状绿绒蒿 / 192

Meconopsis torquata Prain 毛瓣绿绒蒿 / 431

Medicago ruthenica（L.）Trautv. 花苜蓿 / 299

Medicago sativa L. 紫花苜蓿 / 487

Meitanaphis elongallis Tsai et Tang 小铁枣倍蚜 / 978

Melaphis chinensis（Bell）Baker 五倍子蚜 / 977

Melaphis paitan Tsai et Tang 倍蛋蚜 / 977

Melia azedarach L. 苦楝子（楝）/ 110, 111

Melia toosendan Sieb. et Zucc. 川楝 / 110, 111

Menispermum dauricum DC. 蝙蝠葛 / 62, 63, 595

Mentha arvensis L. 薄荷 / 74

Mentha asiatica Boriss 亚洲薄荷（假薄荷）/ 74

Mentha haplocalyx Briq. 薄荷 / 73, 74

Mentha longifolia（L.）Huds. 欧洲薄荷 / 74

Mentha spicata L. 留兰香（绿薄荷）/ 74

Mercury 自然汞 / 1008

Mesobuthus martensii Karsch 东亚钳蝎 / 967

Mesua ferrea L. 铁力木 / 694

Metroxylum sago Rotth. 西谷椰子 / 111

Michelia hedyosperma Law 香子含笑 / 437

Michelia mahan C. Y. Wu 麻罕 / 437

Millettia bonatiana Pamp. 滇桂崖豆藤 / 132

Millettia dielsiana Harms ex Diels. 香花崖豆藤 / 331, 332

Millettia pachycarpa Benth. 厚果鸡血藤 / 453

Millettia reticulata Benth. 昆明鸡血藤（网络崖豆藤）/ 332

Mirabilis himalaica（Edgew.）Heim. 山紫茉莉（喜马拉雅紫茉莉）/ 737, 912

Mirabilis himalaica（Edgew.）Heim. var. *chinensis* Heim. 变种中华紫茉莉（中华山紫茉莉）/ 737

Mirabilis jalapa L. 紫茉莉 / 737, 738, 762, 911

Mirabitite 芒硝 / 1006

Momordica cochinchinensis（Lour.）Spreng. 木鳖子 / 76, 475

Monopterus albus（Zuiew） 黄鳝 / 969

Morinda angustifolia Roxb. 狭叶巴戟 / 17

Morinda officinalis How 巴戟天 / 15, 17

Morinda shuanghuaensis C. Y. Chen et M. S. Huang 双华巴戟（假巴戟）/ 17

Morinda umbellata L. 羊角藤 / 17

Morinda umbellata L. ssp. *obovata* Y. Z. Ruan 羊角藤 / 17

Morus alba L. 桑 / 580, 582, 583, 585, 586

Morus alba L. var. *multicaulis* Loud. 鲁桑 / 585

Morus australis Poir. 鸡桑 / 580, 583, 585

Morus cathayana Hemsl. 华桑 / 580, 585

Morus macroura Miq. 光叶桑 / 585

Morus mongolica（Bureau）C. K. Schneider 蒙桑 / 580, 581, 585

Morus mongolica Schneid. 蒙桑 / 581, 583, 585

Morus mongolica Schneid. var. *diabolica* Koidz. 裂叶蒙桑(山桑) / 583, 585

Morus nigra L. 黑桑 / 583

Morus serrata Roxb. 西藏桑 / 585

Moschus berezovskii Flerov 林麝 / 970

Moschus moschiferus Linnaeus 原麝 / 970

Moschus sifanicus Przewalski 马麝 / 970

Mosla chinensis 'jiangxiangru' 江香薷 / 500

Mosla chinensis Maxim. 石香薷 / 500

Mucuna birdwoodiana Tutch. 白花油麻藤 / 332

Mucuna macrocarpa Wall. 大果油麻藤(血藤) / 149, 332

Murina leucogaster Milne-Edwards 大管鼻蝠 / 982

Murraya tetramera Huang 千只眼 / 531

Musa basjoo Sieb. et Zucc. 芭蕉 / 18

Muscovite 白云母 / 1002

Mylabris cichorii Linnaeus 黄黑小斑蝥(眼斑芫菁) / 925, 926

Mylabris phalerata Pallas 南方大斑蝥(大斑芫菁) / 925, 926

Myricaria alopecuroides Schrenk 河柏 / 644, 646

Myricaria bracteata Royle 宽苞水柏枝 / 646

Myricaria elegans Royle 秀丽水柏枝 / 646

Myricaria germanica(L.)Desv. 水柏枝 / 644, 646

Myricaria paniculata P. Y. Zhang et Y. J. Zhang 三春水柏枝 / 646

Myricaria prostrata Hook. f. et Thoms. ex Benth. 匍匐水柏枝 / 644, 646

Myristica fragrans Houtt. 肉豆蔻 / 560, 561, 562

Myrsine semiserrata Wall. 齿叶铁仔(针齿铁仔) / 665

Myrtus communis Linn. 香桃木 / 762

N

Nardostachys chinensis Batal. 甘松 / 215, 216

Nardostachys jatamansi(D. Don)DC. 匙叶甘松 / 215, 216

Nelumbo nucifera Gaertn. 莲 / 258, 379, 402, 403

Neofelis nebulosa Griffith 云豹 / 926

Nepeta angustifolia C. Y. Wu 藏荆芥 / 359, 515

Nepeta bracteata Benth. 大苞荆芥 / 614

Nepeta cataria L. 荆芥 / 826

Nepeta coerulescens Maxim. 蓝花荆芥(蓝花青兰) / 515, 826

Nigella damascena L. 黑种草 / 267

Nigella glandulifera Freyn 瘤果黑种草 / 40, 266, 267

Nigella glandulifera Freyn et Sint. 腺毛黑种草 / 267

Nigella sativa L. 黑香种草 / 266, 267

Nitrokalite 硝石 / 1000

Notopterygium forbesii de Boiss. 宽叶羌活 / 531, 532

Notopterygium franchetii H. de Boiss. 宽叶羌活 / 532

Notopterygium incisum Ting ex H. T. Chang 羌活 / 531, 532

Nurudea rosea Matsumura 红仿棓蚜 / 978

Nurudea sinica Tsai er Tang 圆角仿棓蚜 / 978

Nymphaea candida C. Presl 雪白睡莲 / 650

Nymphaea candida Presl 雪白睡莲 / 649

O

Ochotona erythrotis Buchner 红耳鼠兔 / 983, 985

Ocimum basilicum L. 罗勒 / 428, 458, 459

Ocimum basilicum L. var. *pilosum*(Willd.)Benth. 毛罗勒(罗勒疏毛变种) / 428, 458, 459

Ocimum gratissimum L. 丁香罗勒 / 428, 459

Ocimum gratissimum L. var. *suave*(Willd.)Hook. f. 丁香罗勒(毛叶丁香罗勒) / 428

Odontotermes formosanus(Shiraki) 黑翅土白蚁 / 945

Onosma confertum W. W. Smith 密花滇紫草 / 863

Onosma exsertum Hemsl. 露蕊滇紫草 / 863

Onosma hookeri C. B. Clarke 细花滇紫草 / 862, 863, 904

Onosma hookeri Clarke var. *longiflorum* Duthie ex Stapf 长花滇紫草(西藏紫草) / 862, 863, 904

Onosma paniculatum Bur. et Franch. 滇紫草 / 863, 904

Onychium japonicum(Thunb.)Kunze 野雉尾金粉蕨 / 166

Opal 蛋白石 / 1006

Operculina turpethum(L.)S. Manso 盒果藤 / 252, 253, 700, 815

基源拉丁名与英文名称索引

Opheodrys major(Güenther) 翠青蛇 / 969,970
Ophioglossum pedunculosum Desv. 尖头瓶尔小草 / 833
Ophioglossum petiolatum Hook. 柄叶瓶尔小草(钝头瓶尔小草) / 833
Ophioglossum reticulatum L. 心叶瓶尔小草 / 833
Ophioglossum thermale Kom. 狭叶瓶尔小草 / 833
Ophioglossum vulgatum L. 瓶尔小草 / 833
Ophiopogon bodinieri Lévl. 沿阶草 / 446
Ophiopogon intermedius D. Don 间型沿阶草 / 446
Ophiopogon japonicus(L. f.)Ker-Gawl. 麦冬 / 445
Opuntia dillenii(Ker-Gawl.)Haw. 仙人掌 / 753
Opuntia stricta(Haw.)Haw. var. *dillenii*(Ker-Gawl.) Benson 仙人掌 / 752
Orchis chlorantha Gust. 绿花舌唇兰 / 37,887,888
Orchis chusua D. Don 广布红门兰 / 37,888
Orchis incarnate L. 红门兰 / 639
Orchis latifolia L. 宽叶红门兰 / 639
Orchis maculata L. 斑叶红门兰 / 37,887,888
Orchis mascula L. 雄红门兰 / 37,887
Orchis morio L. 盔红门兰(绿萼红门兰) / 37,887
Origanum majorana L. 猫儿草 / 500
Origanum vulgare L. 牛至 / 499,500
Oryza sativa L. 稻 / 143
Oryza sativa L. var. *glutinosa* Matsum. 糯稻 / 143,144
Osmunda japonica Thunb. 紫萁 / 470,912
Osmunda vachellii Hook. 华南紫萁 / 470,912
Ovis aries Linnaeus 绵羊 / 974,981
Oxalis corniculata Linnaeus 酢浆草 / 130
Oxybaphus himalaicus(Edgew.)Heim. 喜马拉雅紫茉莉(中华山紫茉莉) / 737,738
Oxybaphus himalaicus Edgew. 山紫茉莉 / 737,912
Oxybaphus himalaicus Edgew. var. *chinensis*(Heim.)D. Q. Lu〕 变种中华紫茉莉(中华山紫茉莉) / 737
Oxytropis chiliophylla Royle 轮叶棘豆(臭棘豆) / 193,323,324
Oxytropis coerulea(Pall.)DC. 蓝花棘豆 / 324
Oxytropis falcata Bge. 镰形棘豆 / 323
Oxytropis falcata Bunge 镰形棘豆(镰荚棘豆) / 193

Oxytropis glabra(Lam.)DC. 小花棘豆 / 325
Oxytropis hailarensis Kitag. 海拉尔棘豆 / 193,325
Oxytropis hirta Bge. 硬毛棘豆 / 324,840
Oxytropis kansuensis Bunge. 甘肃棘豆 / 217,218,324
Oxytropis latibracteata Jurtz. 宽苞棘豆 / 325
Oxytropis leptophylla(Pall.)DC. 薄叶棘豆(山泡泡) / 325
Oxytropis melanocalyx Bunge 黑萼棘豆 / 324
Oxytropis myriophylla(Pall.)DC. 多叶棘豆(小叶棘豆) / 192,193,324,840
Oxytropis ochrocephala Bunge 黄花棘豆 / 217,218,324
Oxytropis psammocharis Hance 砂珍棘豆 / 193,325
Oxytropis tragacanthoides Fisch. 胶黄耆状棘豆 / 324
Oxytropis yunnanensis Franch. 云南棘豆 / 324

P

Paederia scandens(Lour.)Merr. 鸡矢藤 / 327,686
Paederia scandens(Lour.)Merr. var. *tomentosa*(Bl.) Hand.-Mazz. 毛鸡矢藤 / 327
Paeonia albiflora Pall. 芍药 / 44
Paeonia anomala L. 阿尔泰赤芍(窄叶赤芍) / 99,101
Paeonia anomala L. var. *intermedia*(C. A. Mey)O. et B. Fedtsch. 块根芍药 / 101
Paeonia delavayi Franch. 紫牡丹(野牡丹) / 44,45,99,100,101,476,477
Paeonia delavayi Franch. var. *lutea*(Franch.)Finet et Gagnep. 黄牡丹 / 45,101,477
Paeonia delavayi var. *angustilloba* Rehd. et Wils. 狭叶牡丹 / 45,477
Paeonia hybrida Pall. 杂芍药(块根芍药) / 99,101
Paeonia lactiflora Pall. 芍药 / 44,45,99,101,477
Paeonia lutea Franch. 黄牡丹 / 44,45,99,100,476,477
Paeonia mairei Lévl. 美丽芍药 / 99,101
Paeonia obovata Maxim. 草芍药 / 99,101
Paeonia obovata Maxim. var. *willmottiae*(Stapf) Stern 毛叶草芍药 / 99,101

基源拉丁名与英文名称索引

Paeonia potanini Komarov 窄叶牡丹 / 44, 45, 476, 477

Paeonia rockii(S. G. Haw et Lauener)T. Hong et J. J. Li 紫斑牡丹 / 476, 477

Paeonia suffruticosa Andr. var. *papaveracea*(Andr.) Kerner 紫斑牡丹 / 477

Paeonia suffruticosa Andt. 牡丹 / 45, 101, 476, 477

Paeonia szechuanica Fang 四川牡丹 / 476, 477

Paeonia veitchii Lynch 川赤芍 / 45, 99, 101, 477

Paeonia veitchii Lynch var. *uniflora* K. Y. Pan 单花赤芍 / 99

Paeonia veitchii Lynch var. *woodwardii*(Stapf ex Cox) Stern 毛赤芍 / 99

Palhinhaea cernua(L.)Vasc. et Franco 灯笼草(垂穗石松) / 612

Panax ginseng C. A. Mey. 人参 / 277, 556, 668

Panax japonicus C. A. Mey. 竹节参(大叶三七) / 890, 891

Panax japonicus C. A. Mey. var. *major*(Burk.)C. Y. Wu et K. M. Feng 珠子参 / 891, 900

Panax japonicus C. A. Mey. var. *bipinnatifidus*(Seem.) C. Y. Wu et K. M. Feng 羽叶三七 / 891, 900

Panax notoginseng(Burkill)F. H. Chen 三七 / 575, 576, 577, 578

Panax pseudoginseng Wall. var. *bipinnatifidus*(Seem.) Li 羽叶三七 / 891, 901

Panax pseudoginseng Wall. var. *japonicus*(C. A. Mey.)Hoo et Tseng 大叶三七 / 891, 901

Panax pseudoginseng Wall. var. *notoginseng*(Burkill) Hoo et Tseng 三七 / 576, 577, 578

Panthera pardus L. 豹 / 926

Panthera unica Schreber 雪豹 / 926

Papaver nudicaule L. 裸茎山罂粟(野罂粟) / 843

Papaver nudicaule L. subsp. *amurense* N. A. Busch 黑水罂粟 / 843

Papaver nudicaule L. var. *aquilegioides* Fedde f. *amurense*(Busch)H. Chuang 黑水罂粟 / 843

Papaver nudicaule L. var. *chinense*(Regel)Fedde 裂叶野罂粟 / 843

Papaver rhoeas L. 虞美人(丽春花) / 843

Papaver somniferum L. 罂粟 / 841, 842, 843

Parabarium chunianum Tsiang 红杜仲藤 / 189

Parabarium huaitingii Chun et Tsiang 毛杜仲藤 / 189

Parabarium micranthum(A. DC.)Pierre ex Spire 白杜仲藤(杜仲藤) / 189

Parameria laevigata(Juss.)Moldenke 长节珠 / 189

Paris chinensis Franch. 七叶一枝花 / 104

Paris fargesii Franch. 球药隔重楼 / 103

Paris fargesii var. *petiolata*(Baker ex C. H. Wright) Wang et Tang 长柄重楼(具柄重楼) / 104

Paris polyphylla Sm. var. *appendiculata* Hara 短梗重楼 / 104

Paris polyphylla Smith var. *chinensis*(Franch.) Hara 七叶一枝花(华重楼) / 102, 104

Paris polyphylla Smith var. *latifolia* Wang et Chang 宽叶重楼 / 103, 104

Paris polyphylla Smith var. *stenophylla* Franch. 狭叶重楼 / 102

Paris polyphylla Smith var. *stenophylla* Franch. f. *latifolia*(Wang et Chang)H. Li 宽叶重楼 / 103

Paris polyphylla Smith var. *yunnanensis*(Franch.) Hand.-Mazz. 云南重楼(宽瓣重楼) / 102, 104

Paris polyphylla var. *chinensis*(Franch.)Hara 华重楼 / 104

Paris thibetica Franch. 黑籽重楼 / 103

Paris yunnanensis Franch. 云南重楼 / 104

Parmelia saxatilis(L.)Ach. 藻纹梅花衣 / 625

Parnassia delavayi Franch. 突隔梅花草 / 464

Parnassia oreophila Hance 细叉梅花草 / 463

Parnassia palustris L. 梅花草 / 464

Parnassia palustris Linn. 梅花草 / 463

Parthenocissus semicordata(Wall. ex Roxb.)Planch. 三叶地锦(大血藤) / 149

Parthenocissus tricuspidata(Sieb. et Zucc.)Planch. 爬山虎(地锦) / 133

Passer domesticus 家麻雀 / 962

Passer montanus(Linnaeus)*tibetanus* S. Baker 青藏亚种(麻雀青藏亚种) / 961

Passer montanus Linnaeus 树麻雀 / 961, 962

Passer montanus saturatus Stejneger 麻雀 / 962

Patrinia scabiosaefolia Fisch. 黄花败酱 / 377

基源拉丁名与英文名称索引

Patrinia scabiosaefolia Fisch. ex Trev. 败酱 / 38, 39

Patrinia villosa(Thunb.)Juss. 白花败酱(攀倒甑) / 38, 377

Pedicularis chenocephala Diels 鹅首马先蒿 / 553, 554

Pedicularis decorissima Diels. 极丽马先蒿 / 554, 753, 754

Pedicularis integrifolia Hook. f. 全缘马先蒿(全叶马先蒿) / 553, 554

Pedicularis integrifolia Hook. f. subsp. *integerrima* (Pennel et Li)Tsoong 全叶马先蒿全缘亚种 / 554

Pedicularis integrifolia Hook. f. subsp. *integrifolia* 全叶马先蒿全叶亚种 / 554

Pedicularis kansuensis Maxim. 甘肃马先蒿 / 554

Pedicularis lachnoglossa Hook. f. 绒舌马先蒿 / 553, 554

Pedicularis longiflora Rudolph 长花马先蒿 / 554

Pedicularis longiflora Rudolph var. *tubiformis*(Klortz) Tsoong 斑唇马先蒿(长花马先蒿管状变种) / 554

Pedicularis megalochila Li 大唇马先蒿 / 554

Pedicularis muscicola Maxim. 藓生马先蒿 / 554, 753

Pedicularis oederi Vahl 欧氏马先蒿(奥氏马先蒿) / 554, 753

Pedicularis oliveriana Prain 茸背马先蒿(欧氏马先蒿、奥氏马先蒿) / 754

Pedicularis oliveriana Prain. 欧氏马先蒿(奥氏马先蒿) / 554, 753

Pedicularis rhinanthoides Schrenk 拟鼻花马先蒿 / 554, 754

Pedicularis rhinanthoides Schrenk subsp. *labellata* (Jacq.)Tsoong 大唇马先蒿(拟鼻花马先蒿大唇亚种) / 553, 554

Pegaeophyton scapiflorum(Hook. f. et Thoms.)Marq. et Shaw 无茎荠(单花荠) / 223

Peganum harmala L. 骆驼蓬 / 429

Pegasus laternarius Cuvier 海蛾 / 962

Perilla frutescens(L.)Britt. 紫苏 / 915, 916, 917

Perilla frutescens(L.)Britt. var. *acuta*(Thunb.)Kudo 野生紫苏 / 915, 916

Perilla frutescens(L.)Britt. var. *purpurascens*(Hayata) H. W. Li 野生紫苏 / 916

Perilla frutescens(Linn.)Britt. var. *crispa*(Thunb.) Hand.-Mazz. 皱紫苏(回回苏) / 915, 916, 917

Perilla ocymoides Linn. var. *purpurascens* Hayata 野生紫苏 / 916

Periplaneta americana Linnaeus 美洲大蠊 / 935, 936

Periplaneta australasiae(Fabricius) 澳洲蠊 / 935

Periploca calophylla(Wight)Falc. 青蛇藤 / 262

Periploca forrestii Schltr. 黑龙骨 / 262, 263

Periploca sepium Bge. 杠柳 / 756

Peristrophe japonica(Thunb.)Bremek. 九头狮子草 / 361

Petasites japonicus(Sieb. et Zucc.)Maxim. 蜂斗菜 / 382

Petasites tricholobus Franch. 毛裂蜂斗菜 / 382

Peucedanum decursivum Maxim. 紫花前胡 / 523, 524

Peucedanum dielsianum Fedde ex Wolff 竹节前胡 / 200

Peucedanum praeruptorum Dunn 白花前胡(前胡) / 523, 524

Phaeonychium parryoides(Kurz ex Hook. f. et T. Anders.)O. E. Schulz 藏芥 / 128

Phaseolus angularis Wight 赤豆 / 102

Phaseolus calcaratus Roxb. 赤小豆 / 102

Phellodendron amurense Rupr. 黄檗 / 301, 303

Phellodendron chinense Schneid. 黄皮树 / 301, 303, 767

Phellodendron chinense Schneid. var. *glabriusculum* Schneid. 秃叶黄皮树 / 303

Phellodendron chinense Schneid. var. *yunnanense* Huang 云南黄皮树 / 303

Pheretima asiatica Michaelsen 参环毛蚓 / 932

Pheretima aspergillum(E. Perrier) 参环毛蚓 / 932

Pheretima guillelmi(Michaelsen) 威廉环毛蚓 / 932

Pheretima hupeiensis(Michaelsen) 湖北环毛蚓 / 933

Pheretima pectinifera Michaelsen 栉盲环毛蚓 / 932

Pheretima vulgaris Chen 通俗环毛蚓 / 932

Phlogopite 金云母 / 1002

Phlomis kawaguchii Murata 块根糙苏 / 511

Phlomis mongolica Turcz. 串铃草 / 511
Phlomis tuberosa Linn. 块根糙苏 / 511
Phlomis umbrosa Turcz. 糙苏 / 511, 741
Phlomis umbrosa Turcz. var. *australis* Hemsl. 南方糙苏 / 741
Phlomis younghusbandii Mukerjee 螃蟹甲 / 510, 511
Phragmites australis(Cav.)Trin. ex Steud. 芦苇 / 419
Phragmites communis Trin. 芦苇 / 418
Phragmites karka(Retz.)Trin. ex Steud. 卡开芦 / 418
Phryma leptostachya L. ssp. *asiatica*(Hara)Kitamura 透骨草 / 703
Phrynocephalus grumgrizimailoi Bedriaga 东疆沙蜥 / 979
Phrynocephalus vlanglii Strauch 青海沙蜥 / 979
Phyllanthus emblica L. 余甘子 / 843, 845
Phyllanthus niruri L. 珠子草 / 822, 899
Phyllanthus urinaria L. 叶下珠 / 820, 900
Phyllostachys nigra(Lodd. ex Lindl.)Munro var. *henonis*(Mitford)Stapf ex Rendle 淡竹(毛金竹) / 157
Phymatodes lucida(Roxb.)Ching 光亮密网蕨 / 235
Physalis alkekengi L. 酸浆 / 661
Physalis alkekengi L. var. *franchetii*(Mast.)Makino 酸浆(挂金灯) / 661, 662
Physalis angulata L. 苦蘵 / 661
Physalis minima L. 小酸浆 / 662
Physalis peruviana L. 灯笼果 / 663
Physeter catodon Linnaeus 抹香鲸 / 953, 954
Pickeringite 镁明矾 / 992
Picrasma quassioides(D. Don)Benn. 苦木 / 379, 380
Picrorhiza kurrooa Benth. 印度胡黄连 / 282
Picrorhiza kurrooa Royle 印度胡黄连 / 311
Picrorhiza scrophulariiflora Pennell 胡黄连(西藏胡黄连) / 276, 277, 282, 284
Pilea notata C. H. Wright 冷水花 / 397
Pilea sinofasciata C. J. Chen 粗齿冷水花 / 397
Piloselloides hirsute(Forsk.)C. Jeffery 毛花大丁草 / 47, 453, 454

Pimpinella anisum L. 洋茴香(茴芹、突蕨茴芹) / 318, 319, 772
Pimpinella candolleana Wight et Arn. 杏叶防风(杏叶茴芹) / 780, 781
Pimpinella diversifolia DC. 异叶茴芹 / 780
Pinctada margaritifera Linnaeus 珠母贝(珍珠贝) / 986, 987
Pinellia cordata N. E. Brown 滴水珠 / 60
Pinellia pedatisecta Schott 掌叶半夏 / 684
Pinellia ternata(Thunb.)Breit. 半夏 / 59
Pinus armandii Franch. 华山松 / 44, 658
Pinus bungeana Zucc. ex Endl. 白皮松 / 44
Pinus gerardiana Wall. 喜山白皮松 / 43, 44
Pinus kesiya Royle ex Gord. var. *langbianensis*(A. Chev.)Gaussen 思茅松 / 656
Pinus koraiensis Sieb. et Zucc. 红松 / 44, 659
Pinus massoniana Lamb. 马尾松 / 44, 655, 658
Pinus tabuliformis Carr. 油松 / 44, 655, 656, 658, 659
Pinus yunnanensis Franch. 云南松 / 44, 655, 658
Piper boehmeriaefolium(Miq.)C. DC. var. *tonkinense* C. DC. 光轴苎叶蒟 / 263, 264
Piper cubeba L. 荜澄茄 / 67
Piper flaviflorum C. DC. 黄花胡椒 / 246
Piper futokadsura Sieb. et Zucc. 风藤 / 245, 658
Piper hancei Maxim. 山蒟 / 264
Piper kadsura(Choisy)Ohwi 风藤 / 244, 245, 246, 658
Piper longum L. 荜茇(荜拔) / 64, 66
Piper nigrum L. 胡椒 / 284
Piper petiolatum Hook. f. 具柄胡椒(短柄胡椒) / 66
Piper poepuloides 小荜茇 / 66
Piper puberulum(Benth.)Maxim. 毛蒟 / 245
Piper pubicatulum C. DC 岩参 / 808
Piper retrofractum Vahl 大荜茇(假荜茇) / 64, 66
Piper wallichii(Miq.)Hand.-Mazz. 石南藤 / 245
Pipistrellus abramus Temminck 普通扶翼 / 982
Pistacia khinjuk Stocks 凯扭黄连木 / 568, 801
Pistacia lentiscus L. 胶黄连木(粘胶乳香树) / 568, 800, 801
Pistacia terebinthus L. 松脂黄连木 / 568, 801

Pistacia vera L. 阿月浑子 / 6

Pisum sativum L. 豌豆 / 31，717

Pittosporum brevicalyx(Oliv.)Gagnep. 短萼海桐 / 602

Pittosporum glabratum Lindl. 光叶海桐 / 601，602

Pittosporum glabratum Lindl. var. *neriifolium* Rehd. et Wils. 狭叶海桐 / 601

Pittosporum illicioides Makino 莽草海桐（海金子）/ 601，602

Plantago arenaria Waldst. et Kit. 对叶车前 / 94

Plantago asiatica L. 车前 / 92，93，95

Plantago depressa Willd. 平车前 / 92，93

Plantago erosa Wall. 疏花车前 / 93

Plantago formosana Tateishi et Masam. 台湾车前 / 93

Plantago jehohlensis Koidz. 毛车前 / 95

Plantago lanceolata L. 长叶车前 / 95

Plantago macro-nipponica Yamamoto 台湾大车前 / 95

Plantago major L. 大车前 / 92，93，95

Plantago major L. var. *sinuata*(Lam.)Decne. 深波大车前 / 95

Plantago media L. 北车前 / 95

Plantago ovata Försk. 卵形车前 / 95

Plantago psyllium L. 蚤状车前（腺毛车前）/ 93，94，95

Plantago stepposa Kupr. 草车前 / 93，95

Platanthera chlorantha Cust. ex Rchb. 二叶舌唇兰 / 37，888

Platycladus orientalis(L.)Franco cv. 'Sieboldii' 千头柏 / 90

Platycladus orientalis(L.)Franco 侧柏 / 56，58，89，90，124，852

Platycodon grandiflorus(Jacq.)A. DC. 桔梗 / 343

Plecotus auritus L. 大耳蝠 / 982

Plectranthus eriocalyx Dunn 毛萼香茶菜 / 291

Pleione bulbocodioides(Franch.)Rolfe 独蒜兰 / 592

Pleione yunnanensis Rolfe 云南独蒜兰 / 592，593

Pleurospermum amabile Craib ex W. W. Smith 美丽棱子芹 / 747

Pleurospermum franchetianum Hemsl. 松潘棱子芹 / 756

Pleurospermum hookeri C. B. Clarke var. *thomsonii* C. B. Clarke 西藏棱子芹 / 289，746，747

Pleurospermum tibetanicum(Turcz.)Schisch. 西藏棱子芹 / 747

Pleurospermum tibetanicum Wolf 西藏棱子芹 / 747

Plumbago indica L. 紫花丹 / 33

Plumbago zeylanica L. 白花丹 / 31，33

Podophyllum emodi Wall. 西藏鬼臼（桃儿七）/ 777

Podophyllum emodi Wall. var. *chinensis* Sprag. 鬼臼 / 777

Podophyllum emodi Wall. var. *chinensis* Sprague 桃儿七 / 777

Podophyllum hexarulrum Royle 桃儿七 / 777

Pogonatherum crinitum(Thunb.)Kunth. 金丝草 / 715

Pogostemon cablin(Blanco)Benth. 广藿香 / 240，241

Polygala arillata Buch.-Ham. ex D. Don 黄花远志（荷包山桂花）/ 325

Polygala arvensis Willd. 小花远志 / 701

Polygala chinensis Linn. 华南远志 / 167

Polygala sibirica L. 卵叶远志（西伯利亚远志）/ 853，854

Polygala telephioides Willd. 小花远志 / 701

Polygala tenuifolia Willd. 远志 / 853

Polygonatum cathcartii Baker 棒丝黄精 / 308

Polygonatum cirrhifolium(Wall.)Royle 卷叶黄精 / 306，307，308，851

Polygonatum cyrtonema Hua 多花黄精 / 306，307

Polygonatum delavayi Hua 小玉竹 / 851

Polygonatum fuscum Hua 褐花黄精 / 307

Polygonatum hookeri Baker 独花黄精 / 308

Polygonatum involucratum Maxim. 二苞玉竹（二苞黄精）/ 851

polygonatum kingianum Coll. et Hemsl. 滇黄精 / 306

Polygonatum macropodium Turcz. 长梗玉竹 / 851

Polygonatum multiflorum L. 多花黄精 / 307

Polygonatum multiflorum L. var. *longifolium* Merr. 长叶黄精 / 307

Polygonatum odoratum(Mill.)Druce 玉竹 / 308，508，850，851，890

Polygonatum officinale All. 欧玉竹 / 507, 508, 850, 851

Polygonatum prattii Baker 康定玉竹 / 851

Polygonatum sibiricum Delar. ex Redoute 黄精 / 307, 308

Polygonatum sibiricum Red. 黄精 / 306, 307, 308

Polygonatum verticillatum（L.）All. 轮叶黄精 / 306, 308, 851

Polygonum aubertii Henry 木藤蓼 / 384

Polygonum aviculare L. 萹蓄 / 190

Polygonum bistorta L. 拳参 / 87, 552

Polygonum capitatum Buch.-Ham. ex D. Don 头花蓼 / 704

Polygonum cillinerve（Nakai）Ohwi 毛脉蓼 / 318, 811

Polygonum cuspidatum Sieb. et Zucc. 虎杖 / 291, 292, 294

Polygonum divaricatum L. 叉分蓼 / 90, 101

Polygonum flaccidum Meisn. 旱辣蓼 / 387, 388

Polygonum hydropiper L. 水辣蓼（水蓼）/ 387, 388, 409

Polygonum hydropiper L. var. *flaccidum*（Meisn.）Stew. 软叶水蓼 / 387, 388

Polygonum lapathifolium L. var. *salicifolium* Sibth. 绵毛酸模叶蓼 / 387

Polygonum macrophyllum D. Don 头花蓼 / 755

Polygonum manshuriense V. Petr. ex Komar. 耳叶蓼 / 553

Polygonum multiflorum Thunb. 何首乌 / 256, 257, 639

Polygonum multiflorum Thunb. var. *cillinerve* Steward. 毛脉蓼 / 895

Polygonum nitens（Fisch. et Mey.）V. Petr ex Kom. 亮果蓼 / 552

Polygonum paleaceum Wall. ex Hook. f. 草血竭 / 87, 553, 793

Polygonum perfoliatum L. 杠板归 / 218

Polygonum persicaria L. 桃叶蓼（春蓼）/ 387, 388

Polygonum polystachyum Wall. ex Meisn. 多穗蓼 / 84, 190

Polygonum pubescens Blume 伏毛蓼 / 387, 388

Polygonum runcinatum Buch.-Ham. ex D. Don 赤胫散 / 99

Polygonum sibiricum Laxm. 西伯利亚蓼 / 138

Polygonum tinctorium Ait. 蓼蓝 / 144

Polygonum tortuosum D. Don 叉枝蓼 / 90

Polygonum viviparum L. 珠芽蓼 / 553

Polypodiodes wattii（Bedd.）Ching 光茎水龙骨 / 507

Polypodium vulgare L. 欧亚水龙骨 / 507

Polyrhachis dives Smith 双齿多刺蚁 / 945

Polyrhachis rufal Last. 红蚂蚁 / 945

Polyrhachis vicina Roger 鼎突多刺蚁 / 945

Polystichum acanthophyllum（Franch.）Christ 刺叶耳蕨 / 166

Polystichum squarrosum（D. Don）Fée 密鳞刺叶耳蕨 / 166

Pomatosace filicula Maxim. 羽叶点地梅 / 11, 12

Poncirus trifoliata（L.）Raf. 枳（枳橘）/ 879, 880

Populus adenopoda Maxim. 响叶杨 / 51

Populus alba L. 银白杨 / 52

Populus davidiana Dode 山杨 / 51, 52

Populus rotundifolia Griff. var. *duclouxiana*（Dode）Gomb. 清溪杨 / 52

Porcellio scaber Latreille 鼠妇 / 973

Poria cocos（Schw.）Wolf 茯苓 / 206

Portulaca oleracea L. 马齿苋 / 434, 436

Potamogeton distinctus A. Benn. 眼子菜 / 871

Potamon（*Potamon*）*denticulata* 溪蟹 / 967

Potamon（*Potamon*）*yunnanensis* Kemp. 云南溪蟹 / 967

Potentilla anserina L. 蕨麻 / 367

Potentilla chinensis Ser. 委陵菜 / 197, 198, 237, 238, 470, 719, 720

Potentilla discolor Bge. 翻白草 / 197, 720

Potentilla fragarioides L. 莓叶委陵菜 / 720

Potentilla fulgens Wall. ex Hook. 西南委陵菜（翻白草、翻白叶）/ 237, 238, 470, 720

Potentilla kleiniana Wight et Arn. 蛇含（蛇含委陵菜）/ 729, 730

Potentilla saundersiana Royle 钉柱委陵菜 / 11

Primula fasciculata Balf. f. et Ward 束花报春（束花粉报春）/ 642

Primula forbesii Franch. 小报春 / 642

Primula nutans Georgi 天山报春 / 642

Primula sibirica Jacq. 天山报春 / 642

Prunella asiatica Nakai 夏枯草（山菠菜）/ 748，749

Prunella hispida Benth. 刚毛夏枯草（硬毛夏枯草）/ 748，749

Prunella vulgaris Linn 夏枯草 / 748，749

Prunus armeniaea L. 杏 / 380，381，410

Prunus armeniaca L. var. *ansu* Maxim. 山杏 / 380，381，410

Prunus cerasifera Ehrhar 樱桃李 / 503，778

Prunus davidiana（Carr.）Franch. 山桃 / 671，672，673

Prunus domestica L. 欧李（洋李、欧洲李）/ 503，778

Prunus mandshurica（Maxim.）Koehne 东北杏 / 380，381，410

Prunus mira Koehne 山桃（光核桃）/ 671，672

Prunus mume（Sieb.）Sieb. et Zucc. 梅 / 726，727

Prunus persica（L.）Batsch 桃 / 671，672，673

Prunus sibirica L. 西伯利亚杏（山杏）/ 380，381，410

Prunus sogdiana L. 中亚李 / 503，778

Prunus spines L. 黑刺李 / 504

Prunus spinosa L. 黑刺李 / 778

Przewalskia tangutica Maxim. 马尿泡 / 441，442

Psammosilene tunicoides W. C. Wu et C. Y. Wu 金铁锁 / 351，352

Pseudodrynaria coronans（Wall.）Ching 崖姜 / 235

Pseudolarix amabilis（Nelson）Rehd. 金钱松（土荆皮）/ 711，712

Pseudosciaena crocea（Richardson） 大黄鱼 / 1008

Pseudosciaena polyactis Bleeker 小黄鱼 / 1008

Pseudostellaria heterophylla（Miq.）Pax 孩儿参 / 668

Pseudostellaria heterophylla（Miq.）Pax ex Pax et Hoffm. 孩儿参 / 667，668

Pseudolarix kaempferi（Lindl.）Gord. 土荆皮 / 712

Pseudostellaria rhaphanorrhiza（Hemsl.）Pax 太子参（孩儿参）/ 668

Psoralea corylifolia L. 补骨脂 / 77

Pteria martensii（Dunker） 马氏珍珠贝 / 985，986

Pteris cretica L. 凤尾草（凤尾蕨，欧洲凤尾蕨）/ 204，205

Pteris excelsa Gaud. 溪边凤尾蕨 / 204

Pteris multifida Poir. 井栏边草 / 204

Pteris vittata L. 蜈蚣草 / 204

Pterocarpus indicus Willd. 青龙木（紫檀、紫檀香）/ 339，918，919

Pterocarpus santalinus L. f. 紫檀 / 918

Pterocephalus bretschneideri（Batal.）Pretz. 裂叶翼首草（裂叶翼首花）/ 826，828

Pterocephalus hookeri（C. B. Clarke）Höeck 匙叶翼首草 / 826，828

Pterospermum heterophyllum Hance 翻白叶树 / 58

Pteroxygonum giraldii Damm. et Diels 翼蓼 / 811

Pueraria lobata（Willd.）Ohwi 野葛（葛）/ 225，226

Pueraria lobata（Willd.）Ohwi var. *montana*（Lour.）Vaniot der Maesen 葛麻姆 / 226

Pueraria lobata（Willd.）Ohwi var. *thomsonii*（Benth.）Vaniot der Maesen 粉葛 / 226

Pueraria montana（L.）Merr. 台湾葛 / 225，226

Pueraria pseudohirsuta Tang et Wang 葛 / 226

Pueraria thomsonii Benth. 甘葛藤 / 225，226

Pulsatilla ambigua Turcz. 蒙古白头翁（新疆白头翁）/ 47

Pulsatilla ambigua Turcz. ex Pritz. 蒙古白头翁（新疆白头翁）/ 47

Pulsatilla campanella Fisch. 阿尔泰白头翁（钟萼白头翁）/ 47

Pulsatilla cernua（Thunb.）Bercht. et Opiz. 朝鲜白头翁 / 47

Pulsatilla chinensis（Bunge）Regel 白头翁 / 45，47，454

Pulsatilla dahurica（Fisch.）Spreng. 兴安白头翁 / 47

Pulsatilla patens Mill. 掌叶白头翁（肾叶白头翁）/ 47

Pulsatilla sukaczevii Juz. 黄花白头翁 / 47

Pulsatilla turczaninovii Kryl. et Serg. 细裂白头翁（细叶白头翁）/ 47

Pumex 浮石 / 998

Punica granatum L. 石榴 / 627，629，630，631，633

Pyrethrum tatsienense（Bur. et Franch.）Ling ex Shih 打箭菊（川西小黄菊）/ 142，143

Pyrola atropurpurea Franch. 紫背鹿蹄草 / 425

基源拉丁名与英文名称索引

Pyrola calliantha H. Andres　鹿蹄草 / 423
Pyrola decorata H. Andr.　普通鹿蹄草 / 423, 425
Pyrola elegantula H. Andres　长叶鹿蹄草 / 423
Pyrola elliptica Nutt.　椭圆叶鹿蹄草 / 425
Pyrola incarnata Fisch. ex DC.　红花鹿蹄草 / 425
Pyrola japonica Klenze ex Alef.　日本鹿蹄草 / 425
Pyrola minor Linn.　短柱鹿蹄草 / 425
Pyrola renifolia Maxim.　肾叶鹿蹄草 / 425
Pyrola rotundifolia L. subsp. *chinensis* H. Andres　鹿蹄草 / 425
Pyrola rotundifolia Linn.　圆叶鹿蹄草 / 423
Pyrola rugosa Andres　皱叶鹿蹄草 / 423
Pyrola szechuanica H. Andr.　四川鹿蹄草 / 425
Pyrrosia calvata (Baker) Ching　光石韦 / 634
Pyrrosia davidii (Baker) Ching　北京石韦（华北石韦）/ 634
Pyrrosia drakeana (Franch.) Ching　毡毛石韦 / 634
Pyrrosia lingua (Thunb.) Farwell　石韦 / 634
Pyrrosia petiolosa (Christ) Ching　有柄石韦 / 634
Pyrrosia shearery (Bak.) Ching　庐山石韦 / 634
Pyrus bretschneideri Rehd.　白梨 / 663, 664
Pyrus pyrifolia (Burm. f.) Nakai　沙梨 / 664
Pyrus sinkiangensis Yu　新疆梨 / 664
Pyrus ussuriensis Maxim.　花盖梨（秋子梨）/ 663, 664

Q

Quercus aquifolioides Rehd. et Wils.　川滇高山栎 / 764
Quercus infectoria Oliv.　没食子树 / 472
Quercus mongolica Fisch. ex Ledeb.　蒙古栎 / 764
Quercus mongolica Fisch. ex Turcx.　蒙古栎 / 764
Quercus mongolica Fisch. ex Turcz. var. *liaotungensis* (Koidz.) Nakai　辽宁栎 / 764
Quercus robur L.　夏橡（夏栎）/ 764
Quercus semicarpifolia Smith　高山栎 / 764
Quercus wutaishanica Mayr　辽东栎 / 764
Quicksilver Hydrargyrum　自然汞 / 1008
Quisqualis indica L.　使君子 / 626

R

Rabdosia eriocalyx (Dunn) Hara　毛萼香茶菜 / 291

Rana nigromaculata Hallowell　黑斑蛙 / 946
Rana ridibunda Pollas.　湖蛙 / 946
Rana temporaria chinensis David　中国林蛙 / 946
Rangifer tarandus Linnaeus　驯鹿 / 957
Raphanus sativus L.　萝卜 / 426
Realgar　雄黄 / 1013
Rehmannia glutinosa Libosch.　地黄 / 171, 173, 640
Rehmannia glutinosa (Gaetn.) Libosch. ex Fisch. et Mey.　地黄 / 173, 640
Reineckia carnea (Andr.) Kunth　吉祥草 / 328, 329
Resin commiphorae Muakulis (Guggulum)　穆库果没药树 / 265
Reynoutria japonica Houtt.　虎杖 / 294
Rhamnella gilgitica Mansf. et Melch.　西藏猫乳 / 724
Rhamnus parvifolia Bunge　小叶鼠李 / 724
Rhaponticum uniflorum (L.) DC.　祁州漏芦 / 417, 418
Rheum alexandrae Batal.　水黄（苞叶大黄）/ 138
Rheum australe D. Don　藏边大黄 / 803
Rheum emodii Wall.　藏边大黄（印边大黄）/ 138, 802, 803
Rheum franzenbachii Munt.　华北大黄 / 138, 708
Rheum hotaoense C. Y. Cheng et C. T. Kao　波叶大黄（河套大黄）/ 138
Rheum kialense Franch.　疏枝大黄 / 802
Rheum moorcroftianum Royle　长穗大黄（卵果大黄）/ 138
Rheum nobile Hook. f. et Thoms.　塔黄 / 138
Rheum officinale Baill.　药用大黄 / 136, 138
Rheum palmatum L.　掌叶大黄 / 136, 138
Rheum pumilum Maxim.　小大黄 / 138, 802
Rheum reticulatum A. Los.　网脉大黄 / 138
Rheum spiciforme Royle　穗序大黄 / 138, 802
Rheum tanguticum Maxim. ex Regel　唐古特大黄 / 136, 138
Rheum wittrockii Lundstr.　天山大黄 / 138
Rhinolophus ferrumequinum schreber　菊头蝠 / 982
Rhodiola algida (Ledeb.) Fisch. et Mey. var. *tangutica* (Maxim.) S. H. Fu　唐古特红景天 / 223, 273, 275
Rhodiola crenulata (HK. f. et Thoms.) H. Ohba　大花红景天 / 224, 273, 275

Rhodiola dumulosa (Franch.) S. H. Fu 小丛红景天 / 273

Rhodiola fastigiata (HK. f. et Thoms.) S. H. Fu 长鞭红景天 / 275

Rhodiola juparensis (Frod.) S. H. Fu 圆丛红景天 / 275

Rhodiola kirilowii (Regel) Maxim. 大株红景天（狭叶红景天）/ 273, 275, 806

Rhodiola quadrifida (Pall.) Fisch. et. Mey. 四裂红景天 / 273

Rhodiola sachalinensis A. Bor. 库页红景天 / 275

Rhodiola sacra (Prain ex Hamet) S. H. Fu 圣地红景天 / 273

Rhodiola wallichiana (Hk.) S. H. Fu 粗茎红景天 / 806

Rhodobryum giganteum (Hook.) Par. 暖地大叶藓 / 319

Rhodobryum roseum Limp. 大叶藓 / 319

Rhododendron aganniphum Balf. f. et K. Ward 软雪杜鹃（裂毛雪山杜鹃）/ 187

Rhododendron agglutinatum Balf. f. et Forrest. 凝花杜鹃 / 186, 187

Rhododendron anthopogonoides Maxim. 烈香杜鹃 / 187, 404

Rhododendron arboreum Smith var. *roseum* Lindl. 粉红树形杜鹃 / 187

Rhododendron cephalanthum Franch. 毛喉杜鹃 / 404

Rhododendron dabanshanense Fang et Wang 大阪山杜鹃 / 186, 187

Rhododendron dauricum L. 兴安杜鹃 / 183, 184, 185

Rhododendron micranthum Turcz. 照山白 / 183, 184, 185

Rhododendron molle G. Don 羊踯躅 / 353, 492, 493

Rhododendron molle (Blume) G. Don 羊踯躅 / 353, 493

Rhododendron molle G. Don 闹羊花 / 187

Rhododendron pingianum Fang 海绵杜鹃 / 187

Rhododendron primuliflorum Bur. et Franch. 报春杜鹃（樱草杜鹃）/ 404, 405

Rhododendron principis Bur. et Franch. var. *vellereum* (Hutch. ex Tagg) T. L. Ming 白毛杜鹃 / 187

Rhododendron przewalskii Maxim. 陇蜀杜鹃 / 186, 405

Rhododendron simsii Planch. 杜鹃 / 186, 187

Rhododendron vellereum Hutch. ex Tagg 白毛杜鹃 / 187

Rhus chinensis Mill. 盐肤木 / 977

Rhus potaninii Maxim. 青麸杨 / 977

Rhus punjabensis Stew. var. *sinica* (Diels) Rehd. et Wils. 红麸杨 / 977

Ribes himalense Royle ex Decne 糖茶藨 / 68

Ricinus communis L. 蓖麻 / 67

Rodgersia aesculifolia Batal. 鬼灯檠（七叶鬼灯檠）/ 318, 642, 810

Rodgersia pinnata Franchet 羽叶鬼灯檠 / 810

Rodgersia podophylla Gray 鬼灯檠 / 810

Rodgersia sambucifolia Hemsl. 西南鬼灯檠 / 810

Rorippa dubia (Pers.) Hara 无瓣蔊菜 / 250

Rorippa indica (L.) Hiern. 蔊菜 / 250

Rosa bella Rehd. et Wils. 美蔷薇 / 356

Rosa cymosa Tratt. 小果蔷薇 / 817

Rosa davidii Crep. 西北蔷薇 / 356

Rosa davurica Pall. 山刺玫 / 126

Rosa graciliflora Rehd. et Wils. 细梗蔷薇 / 533

Rosa hugonis Hemsl. 黄蔷薇 / 533

Rosa laevigata Michx. 金樱子 / 355, 356, 817

Rosa longicuspis Bertal. 长尖叶蔷薇 / 356

Rosa macrophylla Lindl. 大叶蔷薇 / 356

Rosa multiflora Thunb. 多花蔷薇（野蔷薇）/ 532, 533, 817

Rosa multiflora Thunb. var. *cathayensis* Rehd. et Wils. 粉团蔷薇 / 817

Rosa odorata (Andr.) Sweet var. *gigantea* (Crép.) Rhed. et Wils. 固公果（大花香水月季）/ 233, 234

Rosa omeiensis Rolfe 峨眉蔷薇 / 532

Rosa roxburghii Tratt. 缫丝花 / 124, 125, 126

Rosa roxburghii Tratt. f. *normalis* Rehd. et Wils. 单瓣缫丝花 / 124, 125, 126

Rosa rugosa Thunb. 玫瑰 / 126, 461, 463, 533

Rosa rugosa Thunb. f. *plena*(Regel)Byhouwer 重瓣玫瑰 / 463

Rosa sericea Lindl. 绢毛蔷薇 / 532

Rosa sweginzowii Koehne 扁刺蔷薇 / 68

Rostellularia procumbens(L.)Nees 爵床 / 366, 367

Rubia alata Roxb. 金剑草 / 521, 523

Rubia argyi(Lévl. et Vaniot)Hara 东南茜草 / 523

Rubia chinensis Regel et Maack 中国茜草（中华茜草）/ 521, 862

Rubia cordifolia L. 茜草 / 149, 521, 523, 861, 862

Rubia cordifolia L. var. *longifolia* Hand.-Mazz. 长叶茜草 / 523

Rubia cordifolia L. var. *stenophylla* Franch. 四轮草 / 523

Rubia lanceolata Hayata 披针叶茜草 / 523

Rubia manjith Roxb. ex Fleming 梵茜草 / 862

Rubia membranacea(Franch.)Diels 膜叶茜草（金线草）/ 523

Rubia oncotricha Hand.-Mazz. 钩毛茜草 / 521, 862

Rubia ovatifolia Z. Y. Zhang 卵叶茜草 / 149, 521

Rubia podantha Diels 红花茜草（柄花茜草）/ 523, 862

Rubia schumanniana Pritzel 大叶茜草 / 521

Rubia sylvatica Nakai 林茜草（林生茜草）/ 523

Rubia tibetica Hook. f. 西藏茜草 / 521, 523, 861, 862

Rubia tinctorum L. 新疆茜草（欧茜草、染色茜草）/ 521, 523

Rubia wallichiana Decne. 光茎茜草（多花茜草）/ 521, 523, 861, 862

Rubia yunnanensis Diels 紫参 / 769

Rubus arcticus L. 北悬钩子 / 788

Rubus biflorus Buch.-Ham. ex Smith 粉枝莓 / 787, 788, 875

Rubus chingii Hu 掌叶覆盆子 / 875

Rubus corchorifolius L. f. 山莓 / 579

Rubus ellipticus Smith var. *obcordatus*(Franch.)Focke 栽秧泡 / 923, 924

Rubus idaeus L. 绒毛悬钩子（覆盆子、复盆子）/ 788, 874, 875

Rubus irenaeus Focke 灰毛泡 / 175

Rubus kokoricus Hao. 青海悬钩子 / 787

Rubus obcordatus Franch. 黄锁莓 / 924

Rubus parvifolius L. 茅莓 / 459

Rubus phoenicolasius Maxim. 多腺悬钩子 / 787, 788

Rubus sachalinensis Lévl. 库叶悬钩子 / 787, 788, 874, 875

Rubus saxatilis L. 石生悬钩子 / 787

Rubus sp. 悬钩子 / 788

Rubus suavissimus S. Lee 甜叶悬钩子 / 673, 675

Ruby 红宝石 / 999

Rumex acetosa L. 酸模 / 706

Rumex crispus L. 皱叶酸模 / 706, 707, 708

Rumex dentatus Linn. 齿果酸模 / 706

Rumex hastatus D. Don 戟叶酸模 / 439

Rumex japonicus Houtt. 羊蹄 / 706, 708

Rumex nepalensis Spreng. 尼泊尔酸模 / 706

Rumex obtusifolius L. 钝叶酸模 / 708

Rumex patientia L. 巴天酸模 / 706

Rusa unicolor Kerr 水鹿 / 955, 956

S

Sabia japonica Maxim. 青风藤 / 540

Sabia parviflora Wall. ex Roxb. 小花清风藤 / 770

Sabina chinensis(L.)Ant. 圆柏 / 124, 851

Sabina davurica(Pall.)Ant. 兴安圆柏 / 124

Sabina przewalskii Kom. 祁连圆柏 / 851

Sabina recurva(Buch.-Ham.)Antoine 垂枝柏 / 124

Sabina recurva(Hamilt.)Antoine 曲枝圆柏 / 851

Sabina saltuaria(Rehd. et Wils.)Cheng et W. T. Wang 方枝柏 / 90, 852

Sabina squamata(Buch.-Hamilt.)Antoine 高山柏 / 90, 123, 851

Sabina tibetica Kom. 大果圆柏 / 90, 852

Sabina vulgaris Ant. 新疆圆柏（叉子圆柏）/ 852

Sabina vulgaris Ant. var. *jarkendensis*(Kom.)C. Y. Yang 昆仑多子柏 / 124, 852

Sabina wallichiana(Hook. f. et Thoms.)Kom. 滇藏方枝柏 / 852

Sal Ammoniae 硇砂 / 1007，1021
Salix alba L. 白柳 / 412
Salix araeostachya Schneid. 纤穗柳 / 412
Salix babylonica L. 垂柳 / 411，412
Salix caprea L. 黄花柳 / 305
Salix cheilophila schneid. 筐柳（乌柳）/ 412
Salix daphnoides Vill. 集穗柳 / 412
Salix matsudana Koidz. 旱柳 / 412
Salsola collina Pall. 猪毛菜 / 788
Salsola ruthenica Iljin 刺沙蓬 / 788
Salvia bowleyana Dunn 南丹参 / 156，180
Salvia castanea Diels f. *tomentosa* Stib. 绒毛鼠尾草（栗色鼠尾草绒毛变型）/ 156
Salvia chinensis Benth. 华鼠尾草 / 770
Salvia flava Forrest ex Diels 黄花鼠尾草 / 180
Salvia miltiorrhiza Bunge 丹参 / 155，156，180，770
Salvia miltiorrhiza Bunge f. *alba* C. Y. Wu et H. W. Li 白花丹参 / 156
Salvia przewalskii Maxim. 甘西鼠尾草（褐毛甘西鼠尾草）/ 156，178，180，829，904，906
Salvia przewalskii Maxim. var. *mandarinorum*（Diels.）Stib. 褐毛甘西鼠尾草 / 156，178，904
Salvia roborowskii Maxim. 黄花鼠尾草（粘毛鼠尾草）/ 829，906
Salvia yunnanensis C. H. Wright 云南鼠尾草 / 156，178，179，180，770，904，906
Sambucus adnata Wall. 血满草（血莽草）/ 644，795，796
Sambucus chinensis Lindl. 接骨草 / 796
Sambucus siebodiana（Miq.）Blume ex Graebner var. *miquelii*（Nakai）Hara 毛接骨木 / 796
Sambucus williamsii Hance 接骨木 / 795，796
Sambucus willianmsii Hance var. *miquelii*（Nakai）Y. C. Tang 毛接骨木 / 796
Sanguisorba officinalis L. 地榆 / 176，177，907
Sanguisorba officinalis L. var. *glandulosa*（Kom.）Worosch. 腺地榆 / 177
Sanguisorba officinalis L. var. *longifolia*（Bertol.）Yü et Li 长叶地榆 / 176
Sanguisorba tenuifolia Fisch. ex Link. 细叶地榆 / 177
Sanguisorba teriuifolia Fisch. ex Link. var. *alba* Trautv. et Mey. 小白花地榆 / 177
Santalum album L. 檀香 / 668，670
Saposhnikovia divaricata（Trucz.）Schischk. 防风 / 199，200
Sarcandra glabra（Thunb.）Nakai 草珊瑚 / 885，887
Sargentodoxa cuneata（Oliv.）Rehd. et Wils. 大血藤 / 148，149
Saussurea arenaria Maxim. 沙生风毛菊 / 255
Saussurea bodinieri Lévl. 羽裂风毛菊 / 204
Saussurea brunneopilosa Hand.-Mazz. 褐毛风毛菊 / 254，255
Saussurea chetchozensis Franch. 大坪风毛菊 / 795
Saussurea costus（Falc.）Lipech. 云木香 / 485
Saussurea eopygmaea Hand.-Mazz. 矮丛风毛菊 / 255
Saussurea epilobioides Maxim. 柳兰叶风毛菊（柳叶菜风毛菊）/ 644
Saussurea eriocephala Franch. 白雪兔（毛头雪莲花、棉头风毛菊）/ 793，795
Saussurea gnaphalodes（Royle）Sch.-Bip. 鼠曲雪莲花（鼠麴雪兔子）/ 795
Saussurea gossypiphora D. Don 雪兔子 / 795
Saussurea graminea Dunn. 禾叶风毛菊 / 254，255
Saussurea hieracioides Hook f. 长毛风毛菊 / 203，204
Saussurea hypsipeta Diels 黑毛雪兔子 / 795
Saussurea involucrata（Kar. et Kir.）Sch.-Bip. 雪莲花 / 795
Saussurea katochaete Maxim. 大通风毛菊（重齿风毛菊）/ 204
Saussurea kingii Fisch. 拉萨风毛菊 / 204
Saussurea laniceps Hand.-Mazz. 绵头雪莲花 / 793
Saussurea lanuginose Vant. 绵毛雪莲花 / 795
Saussurea leucoma Diels 白毛雪兔子（羽裂雪兔子、红雪兔）/ 793，795
Saussurea likiangensis Franch. 丽江风毛菊 / 204
Saussurea medusa Maxim. 水母雪莲花（水母雪兔子）/ 793，795

基源拉丁名与英文名称索引

Saussurea minuta C. Winkl 披针叶风毛菊（小风毛菊）/ 255

Saussurea obvallata(DC)Edgew. 苞叶雪莲 / 795

Saussurea pulchra Lipsch. 美丽风毛菊 / 204

Saussurea quercifolia W. W. Smith 槲叶雪莲花（槲叶雪兔子）/ 795

Saussurea sungpanensis Hand.-Mazz. 松潘风毛菊 / 204

Saussurea superba Anthony 美丽风毛菊 / 203

Saussurea tangutica Maxim. 唐古特雪莲 / 828

Saussurea tridactyla Sch.-Bip. ex Hook. f. 三指雪兔子 / 795

Saussurea tridactyla Schultz.-Bip. 小红兔 / 793, 795

Saxifraga atrata Engl. 黑虎耳草 / 866

Saxifraga candelabrum Franch. 灯架虎耳草 / 775, 776

Saxifraga confertifolia Engl. et Irmsch. 聚叶虎耳草 / 464, 776

Saxifraga hirculus L. 山羊臭虎耳草 / 776

Saxifraga melanocentra Franch. 黑蕊虎耳草 / 456, 464

Saxifraga montana H. Smith 山地虎耳草 / 776

Saxifraga pasumensis Marquand et Airy-Shaw 伞梗虎耳草 / 775, 776

Saxifraga przewalskii Engl. 青藏虎耳草 / 776

Saxifraga signata Engl. et Irmsch. 西南虎耳草 / 282, 776

Saxifraga signatella Marquand 藏中虎耳草 / 776

Saxifraga stolonifera Curt. 虎耳草 / 282

Saxifraga stolonifera Meerb. 虎耳草 / 281

Saxifraga tangutica Engl. 唐古特虎耳草 / 775, 776

Saxifraga umbellulata Hook. f. et Thoms. 小伞虎耳草 / 775, 776

Saxifraga umbellulata Hook. f. et Thoms. var. *pectinata*(Marquand et Airy-Shaw)J. T. Pan 篦齿虎耳草 / 464, 776

Saxifraga unguiculata Engl. 爪瓣虎耳草 / 776

Scabiosa comosa Fisch. ex Roem. et Schult. 窄叶蓝盆花 / 392

Scabiosa tschiliensis Grunning 华北蓝盆花 / 392

Schefflera arboricola Hayata 鹅掌藤（鹅掌柴）/ 250, 252, 520

Schefflera delavayi(Franch.)Harms ex Diels. 穗序鹅掌柴 / 250, 521

Schefflera elliptica(Blume)Harms 密脉鹅掌柴 / 250, 520, 521

Schefflera kwangsiensis Merr. ex Li 广西鹅掌柴 / 250, 252

Schefflera leucantha R. Viguier 白花鹅掌柴 / 250, 252

Schefflera rubriflora Tseng et Hoo 红花鹅掌柴 / 252

Schefflera venulosa Wight et Arn. 密脉鹅掌柴 / 250, 520, 521

Schefflera yunnanensis H. L. Li 云南鹅掌柴 / 252

Schisandra chinensis(Turcz.)Baill. 五味子 / 149, 492, 730, 732

Schisandra glaucescens Diels 灰五味子 / 492, 732

Schisandra henryi Clarke 翼梗五味子 / 730, 732

Schisandra henryi Clarke var. *yunnanensis* A. C. Smith 云南五味子 / 732

Schisandra incarnata Stapf 兴山五味子 / 492, 732

Schisandra propinqua(Wall.)Baill. 合蕊五味子 / 450

Schisandra propinqua(Wall.)Baill. var. *intermedia* A. C. Smith 满山香 / 450

Schisandra propinqua(Wall.)Baill. var. *sinensis* Oliv. 铁箍散 / 17, 450

Schisandra pubescens Hemsl. et Wils. 柔毛五味子（毛叶五味子）/ 730, 731

Schisandra rubriflora(Franch). Rehd. et Wils. 红花五味子 / 731

Schisandra rubriflora Rehd. et Wils. 红花五味子 / 730

Schisandra sphaerandra Stapf 球蕊五味子 / 732

Schisandra sphaerandra Stapf f. *pallida* A. C. Smith 白花球蕊五味子 / 732

Schisandra sphenanthera Rehd. et Wils. 华中五味子 / 491, 492, 730, 732

Schisandra tomentella A. C. Smith 柔毛五味子 / 731

Schizocapsa plantaginea Hance 裂果薯 / 650

Schizomussaenda dehiscens(Craib)H. L. Li 裂果金花 / 212

1133

基源拉丁名与英文名称索引

Schizonepeta multifida (L.) Briq. 裂叶荆芥 / 359

Schizonepeta tenuifolia (Benth.) Briq. 荆芥 (裂叶荆芥) / 358, 711

Schizophragma integrifolium Oliv. 钻地风 / 924

Schizostachyum chinense Rendle 华思劳竹 (薄竹) / 687, 688, 1012

Scirpus yagara Ohwi 荆三棱 / 574, 575

Scoparia dulcis L. 野甘草 / 789

Scopolia carniolicoides C. Y. Wu et C. Chen 七厘散 (赛茛菪) / 570, 571

Scopolia carniolicoides C. Y. Wu et C. Chen var. *dentata* C. Y. Wu et C. Chen ex C. Chen 小赛茛菪 / 570

Scopolia carniolicoides C. Y. Wu et C. Chen, ex C. Chen et C. L. Chen var. *dentata* C. Y. Wu et C. Chen 齿叶赛茛菪 (小赛茛菪) / 571

Scorzonera austriaca Willd. 鸦葱 / 37

Scrophularia buergeriana Miq. 北玄参 / 789

Scrophularia dentata Royle ex Benth. 齿叶玄参 / 789

Scrophularia incisa Weinm. 砾玄参 / 789

Scrophularia ningpoensis Hemsl. 玄参 / 788, 789

Scrophularia spicata Franch. 穗花玄参 / 789

Scrophularia urticifolia Wall. ex Benth. 荨麻叶玄参 / 789

Scurrula parasitica L. 红花寄生 / 408, 409

Scutellaria amoena C. H. Wright 西南黄芩 (滇黄芩) / 314, 316, 739, 740

Scutellaria baicalensis Georgi 黄芩 / 314, 315, 316

Scutellaria barbata D. Don 半枝莲 / 61, 62, 122

Scutellaria hypericifolia Lévl. 连翘叶黄芩 / 314

Scutellaria ikonnikovii Tus. 薄叶黄芩 / 316

Scutellaria indica L. 韩信草 / 62

Scutellaria likiangensis Diels 丽江黄芩 / 315

Scutellaria orthocalyx Hand.-Mazz. 直萼黄芩 / 61

Scutellaria rehderiana Diels 甘肃黄芩 / 315

Scutellaria scordifolia Fisch. ex Schrenk. 并头黄芩 / 62, 316

Scutellaria tena W. W. Smith var. *patentipilosa* (Hand.-Mazz.) C. Y. Wu 展毛韧黄芩 / 314

Scutellaria viscidula Bge. 粘毛黄芩 / 314, 316

Sect. Cruciata Gaudin 秦艽组 / 538

Sect. Frigida Kusnez. 高山龙胆组 / 538

Sedum angustifolium Z. B. Hu et X. L. Huang 垂盆草 (狭叶垂盆草) / 121, 122

Sedum bulbiferum Makino 珠芽景天 / 62

Sedum lineare Thunb. 佛甲草 / 62

Sedum sarmentosum Bunge 垂盆草 / 62, 121, 122

Selaginella moellendorffii Hieron. 江南卷柏 / 366

Selaginella pulvinata (Hook. et Grev.) Maxim. 垫状卷柏 / 365, 366

Selaginella tamariscina (Beauv.) Spr. var. *pulvinata* Alston 垫状卷柏 / 366

Selaginella tamariscina (Beauv.) Spring 卷柏 / 365

Selenarctos thibetanus Cuvier 黑熊 / 980

Semiliquidambar cathayensis Chang 半枫荷 / 58

Senecio argunensis Turcz. 羽叶千里光 / 528

Senecio dianthus Franch. 双花千里光 / 528, 643, 644, 796

Senecio diversifolius Wall. ex DC. 异叶千里光 (莱菔叶千里光) / 644

Senecio kirilowii Turcz. ex DC. 狗舌草 / 143

Senecio laetus Edgew. 菊状千里光 / 526

Senecio nudicaulis Buch.-Ham. ex D. Don 裸茎千里光 / 528

Senecio rufus Hand.-Mazz. 红舌千里光 / 143

Senecio scandens Buch.-Ham. ex D. Don 千里光 / 526

Senecio solidagineus Hand.-Mazz. 川西千里光 / 528, 643, 644

Senna obtusifolia (L.) H. S. Irwin & Barneby 钝叶决明 / 369

sepia esculenta Hoyle 金乌贼 / 943

Sepiella maindroni de Rochebrnne 无针乌贼 / 943

Serissa foetida Comm. 白马骨 (六月雪) / 411

Serissa japonica (Thunb.) Thunb. 六月雪 / 410, 411

Serissa serissoides (DC.) Druce 白马骨 / 410

Sesamum indicum L. 芝麻 (脂麻) / 444, 445, 875, 876

Seseli mairei Wolff 竹叶防风 (竹叶西风芹) / 200

Seseli squarrulosum Shan et Sheh 粗糙邪蒿 (粗糙西风芹) / 200

Seseli yunnanense Franch. 松叶防风（松叶西风芹）/ 200
Shiraia bambusicola P. Henn. 竹黄菌 / 688
Sida szechuensis Matsuda 拔毒散 / 719
Siegesbeckia glabrescens Makino 毛梗豨莶 / 740
Siegesbeckia orientalis L. 豨莶 / 740
Siegesbeckia pubescens Makino 腺梗豨莶 / 740
Silene baccifera L. 狗筋蔓 / 499
Silene gracilenta H. Chuang 纤细蝇子草 / 552
Silene tenuis Willd. 纤细蝇子草 / 552
Siler divaricatum (Turcz.) Benth. et Hook. f. 防风 / 200
Sinacalia davidii (Franch.) Koyama 双花华蟹甲 / 680
Sinacalia tangutica (Maxim.) B. Nord. 华蟹甲 / 680
Sinapis alba L. 白芥 / 345, 346
Sinocalamus giganteus (Wall.) Keng f. 大麻竹 / 687
Sinodielsia yunnanensis Wolff 滇芹 / 221
Sinolimprichtia alpina Wolff 舟瓣芹 / 747
Sinomenium acutum (Thunb.) Rehd. et Wils. 青藤（风龙）/ 539, 540
Sinomenium acutum (Thunb.) Rehd. et Wils. var. *cinereum* Rehd. et Wils. 毛青藤 / 539, 540
Sinopodophyllum emodi (Wall. ex Royle) Ying 桃儿七 / 777, 849
Sinopodophyllum hexandrum (Royle) Ying 桃儿七 / 776, 777, 849
Siphonostegia chinensis Benth. 阴行草 / 836
Smilax aristolochiaefolia Miller. 菝葜（马兜铃叶菝葜）/ 23, 502, 503
Smilax china L. 菝葜 / 22, 23, 503, 710
Smilax glabra Roxb. 光叶菝葜（土茯苓）/ 23, 709, 710
Smilax nigrescens Wang et. Tang ex P. Y. Li 黑叶菝葜 / 722
Smilax scobinicaulis C. H. Wright 短梗菝葜 / 722
Smilax sieboldii Miq. 华东菝葜 / 722
Smilax stans Maxim. 鞘柄菝葜 / 722
Smithsonite 菱锌矿 / 1005
Solanum americanum Mill. 少花龙葵 / 414, 416
Solanum cathayanum Wu et Huang 排风藤 / 52, 54
Solanum erianthum D. Don 假烟叶树 / 742, 823
Solanum lyratum Thunb. 苦茄（白英）/ 52, 416
Solanum nigrum L. 龙葵 / 414, 416
Solanum photeinocarpum Nakamura et S. Odash. 少花龙葵 / 416
Solanum septemlobum Bunge 青杞 / 52
Solanum verbascifolium L. 假烟叶树 / 743, 823
Solidago decurrens Lour. 一枝黄花 / 832
Solms-Laubachia eurycarpa (Maxim.) Botsch. 宽果丛菔 / 128, 223
Solms-Laubachia lanata Botsch. 绵毛丛菔 / 223
Sonchus brachyotus DC. 苣荬菜 / 39
Sonchus oleraceus L. 苦苣菜 / 39
Sophora alopecuroides L. 苦豆子 / 374
Sophora flavescens Ait. 苦参 / 377, 378
Sophora japonica L. 槐 / 299, 300
Sophora subprostrata Chun et T. Chen 柔枝槐 / 63, 594, 595
Sophora tonkinensis Gagnep. 越南槐 / 63, 594, 595
Sophora tonkinensis Gagnep. var. *polyphylla* S. Z. Huang et Z. C. Zhou 多叶越南槐 / 63, 594
Sparganium ramosum Huds. 三棱 / 574
Sparganium simplex Huds. 单枝黑三棱（小黑三棱）/ 573, 574
Sparganium stenophyllum Maxim. 狭叶黑三棱 / 575
Sparganium stoloniferum (Graebn.) Buch.-Ham. ex Juz. 三棱（黑三棱）/ 573, 574
Spatholobus suberectus Dunn 密花豆 / 149, 331, 332
Speranskia tuberculata (Bunge) Baill. 地构叶 / 702, 703
Sphallerocarpus gracillis (Bess) K.-Pol. 迷果芹 / 289, 746, 747
Spiranthes australis (R. Brown.) Lindl. 绶草 / 509
Spiranthes lancea (Thunb.) Backer 绶草 / 509, 510, 639
Spiranthes sinensis (Pers.) Ames 绶草 / 508, 509, 510, 639
Stachys sieboldii Miq. 甘露子 / 515
Stemona japonica (Bl.) Miq. 蔓生百部 / 24, 25
Stemona sessilifolia (Miq.) Miq. 直立百部 / 24

Stemona tuberosa Lour. 对叶百部（大百部）/ 24, 25

Stephania cepharantha Hayata 金线吊乌龟 / 166

Stephania delavayi Diels 一文钱 / 166, 167

Stephania dicentrinifera H. S. Lo et M. Yang 荷包地不容 / 166

Stephania dielsiana Y. C. Wu 血散薯 / 166

Stephania epigaea H. S. Lo 地不容（山乌龟）/ 166, 167

Stephania kuinanensis H. S. Lo et M. Yang 桂南地不容 / 166

Stephania kwangsiensis H. S. Lo 广西地不容 / 166

Stephania micrantha Lo et M. Yang 小花地不容 / 166

Stephania sinica Diels 汝兰 / 166

Stephania tetrandra S. Moore 粉防己 / 133, 200, 201

Stephania viridiflavens H. S. Lo et M. Yang 黄叶地不容 / 166, 167

Sticta pulmonacea Ach. 牛皮叶 / 625

Streptocaulon juventas（Lour.）Merr. 暗消藤 / 378

Strobilanthes cusia（Ness）O. Kuntze 马蓝 / 59, 145, 490

Strophanthus divaricatus（Lour.）Hook. et Arn. 羊角拗 / 881

Strychnos nux-vomica L. 马钱 / 442

Strychnos pierriana A. W. Hill 云南马钱（长籽马钱）/ 442, 443

Strychnos wallichiana Steud ex DC. 长籽马钱 / 443

Styrax benzoin Dryand. 苏门答腊安息香 / 12

Styrax benzoin Dryander 安息香（印度安息香）/ 13

Styrax hypoglaucus Merr. et Chun 越南安息香 / 13

Styrax hypoglaucus Perk. 粉背安息香 / 12

Styrax macrothyrsus Perk. 青山安息香树 / 13

Styrax subniveus Merr. et Chun 粉背安息香树 / 13

Styrax tonkinensis（Pierre）Craib ex Hartw. 白花树（越南安息香）/ 12, 13

Styrax tonkinensis（Pierre）Craib ex Hartw. 越南安息香 / 13

Succinite 琥珀 / 999

Sulfur 自然硫 / 1003

Sus scrofa domestica Brisson 猪 / 987, 988

Sus scrofa L. 野猪 / 944

Swertia angustifolia Buch.-Ham. ex D. Don var. *pulchella*（D. Don）Burk. 美丽獐牙菜 / 869

Swertia bimaculata（Sieb. et Zucc.）Hook. f. et Thoms. ex C. B. Clarke 獐牙菜 / 868, 870

Swertia chirayita（Roxb. ex Flemi）Karsten 印度獐牙菜 / 836, 837, 870

Swertia ciliata（D. Don ex G. Don）B. L. Burtt 普兰獐牙菜 / 870

Swertia cincta Burk. 西南獐牙菜 / 869

Swertia davidii Franch. 鱼腥草（川东獐牙菜）/ 548

Swertia erythrosticta Maxim. 红直獐牙菜 / 870

Swertia franchetiana H. Sm. 抱茎獐牙菜 / 868

Swertia hispidicalyx Burk. 毛萼獐牙菜 / 869

Swertia macrosperma Clarke 大籽獐牙菜 / 869

Swertia marginata Schrenk 膜边獐牙菜 / 604

Swertia mileensis T. N. Ho et W. L. Shi 青叶胆 / 546, 547, 548, 769

Swertia mussotii Franch. 川西獐牙菜 / 547, 868

Swertia patens Burk. 金沙獐牙菜（斜茎獐牙菜）/ 547, 768

Swertia pseudochinensis Hara 瘤毛獐牙菜 / 463, 870

Swertia purpurascens Wall. 普兰獐牙菜 / 868, 870

Swertia yunnanensis Burk. 云南獐牙菜 / 547

Symplocos paniculata（Thunb.）Miq. 白檀 / 595, 596

Synotis erythropappa（Bur. et Franch.）C. Jeffrey et Y. L. Chen 红缨合耳菊 / 644

Synotis solidaginea（Hand.-Mazz.）C. Jeffrey et Y. L. Chen 川西合耳菊 / 644

Syringa pinnatifolia Hemsl. 羽叶丁香 / 26

Syringa pinnatifolia Hemsl. var. *alashanensis* Ma et S. Q. Zhou 贺兰山丁香（羽叶丁香）/ 26, 27, 98

Syringa reticulata（Blume）H. Hara subsp. *amurensis*（Rupr.）P. S. Green et M. C. Chang 暴马丁香 / 670

Syringa reticulata（Blume）Hara var. *amurensis*（Rupr.）Pringle 暴马丁香 / 670

Syringa vulgaris L. f. *alba*（Weston）Voss 白花洋丁香 / 27

Syringa vulgaris L. var. *alba* Weston 白花洋丁香（白花欧丁香）/ 27, 98

Syzygium aromaticum（L.）Merr. & L. M. Perry 丁子香 / 181

Syzygium cumini(L.)Skeels 海南蒲桃（乌墨）/ 519, 520
Syzygium hainanense Chang et Miau 海南蒲桃 / 520
Syzygium xizangense Chang et Miau 西藏蒲桃 / 520

T

Tacca chantrieri Andre 箭根薯 / 335
Taraxacum bicorne Dahlst. 双角蒲公英 / 517
Taraxacum borealisinense Kitam. 碱地蒲公英（华蒲公英）/ 516, 517
Taraxacum brassicaefolium Kitag. 芥叶蒲公英 / 517
Taraxacum brevirostre Hand.-Mazz. 喙蒲公英 / 517
Taraxacum calanthodium Dahlst. 丽花蒲公英（大头蒲公英）/ 517
Taraxacum ceratophorum DC. 角状蒲公英 / 517
Taraxacum erythropodium Kitag. 红梗蒲公英 / 517
Taraxacum heterolepis Nakai et Koidz. 异苞蒲公英 / 516
Taraxacum lugubre Dahlst. 川甘蒲公英 / 516, 517
Taraxacum mongolicum Hand.-Mazz. 蒲公英 / 516
Taraxacum sikkimense Hand.-Mazz. 锡金蒲公英 / 517
Taraxacum sinicum Kitag. 碱地蒲公英 / 517
Taraxacum tibetanum Hand.-Mazz. 西藏蒲公英（藏蒲公英）/ 517
Taraxacum variegatum Kitag. 斑叶蒲公英 / 517
Taxillus chinensis(DC)Danser 广寄生（桑寄生）/ 409, 581, 582
Taxillus delavayi(Van Tiegh.)Danser 柳寄生（西南寄生、柳叶钝果寄生）/ 408, 409, 581, 582
Taxillus nigrans(Hance)Danser 毛叶寄生 / 409, 581
Taxillus sutchuenensis(Lecomte)Danser 四川桑寄生（桑寄生）/ 408, 409, 581, 582
Taxillus sutchuenensis(Lecomte)Danser var. *ducIouxii* (Lecomte)H. S. Kiu 灰毛寄生（灰毛桑寄生）/ 581, 582
Taxillus vestitus(Wall.)Danser 短梗钝果寄生 / 582
Taxus baccata L. 欧洲红豆杉 / 268
Taxus brevifolia Nutt. 短叶红豆杉 / 268
Taxus chinensis(Pilger)Rehd. var. *mairei*(Lemée et Lévl.)Cheng et L. K. Fu 南方红豆杉 / 268
Taxus cuspidata S. et Z. 日本红豆杉（东北红豆杉）/ 268
Taxus cuspidata Sieb. et Zucc. 紫杉 / 267
Taxus madia 曼地亚红豆杉 / 268
Taxus mairei(Lemee et Lévl.)S. Y. Hu ex Liu 南方红豆杉 / 267, 268
Taxus wallichiana Zucc. 喜马拉雅红豆杉（西藏红豆杉）/ 267, 268
Tephroseris kirilowii(Turcz. ex DC.)Holub 狗舌草 / 143
Tephroseris rufa(Hand.-Mazz.)B. Nord. 橙舌狗舌草 / 143
Terminalia bellirica(Gaertn.)Roxb. 毗黎勒 / 457, 458
Terminalia chebula Retz. 诃子 / 259, 262, 741, 742
Terminalia chebula Retz. var. *gangetica* Roxb. 恒河诃子 / 262
Terminalia chebula Retz. var. *parviflora* Thwaites 小花柯子 / 259, 262
Terminalia chebula Retz. var. *tomentella*(Kurz)C. B. Clarke 绒毛诃子（微毛诃子）/ 262
Terminalia chebula Retz. var. *tomentella* Kurz 绒毛诃子 / 259
Testudo elongate Blyth 缅甸陆龟 / 941
Testudo horsfieldi Gray 四爪陆龟 / 941
Tetrastigma obtectum(Wall. ex Laws.)Planch. 爬藤 / 149
Thalictrum foliolosum DC. 多叶唐松草 / 311
Thalictrum przewalskii Maxim. 长柄唐松草 / 267
Thalictrum simplex L. var. *brevipes* Hara 短梗箭头唐松草 / 267
Thamnolia subliformis(Ehrh.)W. Culb. 雪地茶 / 657
Thladiantha davidii Franch. 川赤瓟 / 98
Thladiantha dubia Bunge 赤包 / 98
Thladiantha harmsii Lévl. 南赤瓟 / 76
Thladiantha nudiflora Hemsl. ex Forbes et Hemsl. 南赤瓟 / 76, 98
Thladiantha setispina A. M. Lu et Z. Y. Zhang 王瓜（刚毛赤瓟）/ 76

基源拉丁名与英文名称索引

Thlaspi arvense L. 菥蓂 / 39,738

Thlaspi thlaspidioides(Pall.)Kitag. 山遏蓝菜(山菥蓂) / 738

Thuja orientalis Linn. 侧柏 / 89,90

Thymus quinquecostatus Celak. 五脉地椒(地椒) / 73

Tinospora capillipes Gagnep. 金果榄(金牛胆) / 346,347,594

Tinospora cordifolia(Willd.)Miers 心叶宽筋藤 / 383,384

Tinospora crispa(L.)Hook. f. et Thoms. 波叶青牛胆 / 429

Tinospora sagittata(Oliv.)Cagnep. 金果榄(青牛胆) / 346,347,594

Tinospora sinensis(Lour.)Merr. 宽筋藤(中华青牛胆) / 383,384

Toddalia asiatica(Linnaeus)Lamarck 飞龙掌血 / 201

Tongoloa dunnii(de Boiss.)Wolff 宜昌东俄芹 / 756

Toricellia angulata Oliv. var. *intermedia*(Harms.) Hu 有齿鞘柄木 / 648

Torreya fargesii Franch. 巴山榧树 / 203

Torreya grandis Fort. et Lindl. 榧 / 203

Torreya nucifera(L.)Sieb. et Zucc. 日本榧树 / 203

Torreya yunnanensis Cheng et L. K. Fu 云南榧子 / 203

Trachelospermum axillare Hook. f. 紫花络石 / 189

Trachelospermum jasminoides(Lindl.)Lem. 络石 / 881

Trachyspermum ammi(L.)Sprague 糙果芹(阿米糙果芹) / 5,6

Trachyspermum scaberulum(Franch.)Wolff ex Hand.-Mazz. 糙果芹 / 6

Trapa bicornis Osbeck 乌菱 / 406

Trapa bispinosa Roxb. 菱 / 406

Trapa japonica Flerow 丘角菱 / 406

Trapa litwinowii V. Vassil 冠菱 / 406

Trapa manshurica Flerow 东北菱 / 406

Trapa maximowiczii Korsh. 细果野菱 / 406

Tribulus cistoides L. 大花蒺藜 / 326

Tribulus terrester L. 蒺藜 / 326,327

Trichosanthes crenulata C. Y. Cheng 川贵栝楼 / 237

Trichosanthes damiaoshanensis C. Y. Cheng et C. H. Yueh 南方栝楼 / 678

Trichosanthes japonica Regel 日本栝楼 / 679

Trichosanthes kirilowii Maxim. 栝楼 / 236,237,678

Trichosanthes lepiniana(Naud.)Cogn. 三尖栝楼(马干铃栝楼) / 76

Trichosanthes multiloba Miq. 多裂栝楼 / 236,237,678,679

Trichosanthes ovata Cogn. 卵叶栝楼 / 679

Trichosanthes rosthornii Harms 双边栝楼(中华栝楼) / 236,237,678,679

Trichosanthes rosthornii Harms var. *scabrella*(Yueh et D. F. Gao)S. K. Chen 糙籽栝楼 / 237

Trichosanthes uniflora Hao 双边栝楼 / 679

Trichosanthes wallichiana(Ser.)Wight 薄叶栝楼 / 237,679

Trigonella foenum-graecum L. 葫芦巴(胡卢巴) / 286,287

Trigonella ruthenica L. 花苜蓿 / 299

Trionyx sinensis Wiegmann 鳖 / 927

Trionyx steindachneri Siebenrock 山瑞鳖 / 927

Tripterygium hypoglaucum(Lévl.)Hutch 昆明山海棠 / 320

Tripterygium wilfordii Hook. f. 雷公藤 / 322

Trogopterus xanthipes Milne-Edwards 复齿鼯鼠 / 983

Trollius asiaticus L. 宽瓣金莲花 / 347

Trollius chinensis Bge. 金莲花 / 347

Trollius farreri Stapf 矮金莲花 / 348

Trollius ledebouri Reichb. 短瓣金莲花 / 347

Trollius macropetalus Fr. Schmidt 长瓣金莲花 / 347

Trollius pumilus D. Don 小金莲花 / 348

Trona 天然碱 / 1001

Tulipa edulis(Miq.)Bak. 老鸦瓣 / 594

Tulipa iliensis Regel 伊犁光慈姑 / 594

Turquoise 绿松石 / 1012,1013

Tussilago farfara L. 款冬 / 381

Tylophora ovata(Lindl.)Hook. ex Steud. 卵叶娃儿藤(娃儿藤) / 49

基源拉丁名与英文名称索引

Tylophora yunnanensis Schltr. 云南娃儿藤 / 49
Typhonium divaricatum (L.)Decne. 犁头尖 / 61
Typhonium flagelliforme (Lodd.)Blume 鞭檐犁头尖 / 61
Typhonium giganteum Engl. 独角莲 / 27，28

U

Ulmus pumila L. 榆树 / 849，850
Uncaria gambier Roxb. 儿茶钩藤（干巴儿茶树）/ 197
Uncaria hirsuta Havil. 毛钩藤 / 232
Uncaria macrophylla Wall. 大叶钩藤 / 232
Uncaria rhynchophylla (Miq.)Miq. ex Havil. 钩藤 / 232，233
Uncaria scandens (Smith.)Hutch. 攀茎钩藤 / 233
Uncaria sessilifructus Roxb. 白钩藤（无柄果钩藤）/ 232
Uncaria sinensis (Oliv.)Havil. 华钩藤 / 232
Ursus arctos L. 棕熊 / 980
Ursus pruinosus Blyth 马熊 / 981
Urtica angustifolia Fisch. 狭叶荨麻 / 528，529
Urtica cannabina L. 麻叶荨麻 / 528，529
Urtica laetevirens Maxim. 阔叶荨麻 / 528
Urtica tibetica W. T. Wang 西藏荨麻 / 528
Usnea diffracta Vain. 松萝（节松萝）/ 246，656
Usnea florida (L.)Wigg. 花松萝 / 657
Usnea longissima Ach. 长松萝 / 656，657

V

Vaccaria pyramidata Medic. 王不留行 / 719
Vaccaria segetalis (Neck.)Garcke 麦蓝菜 / 718，719
Valeriana amurensis Smir. ex Kom. 黑水缬草 / 507，883
Valeriana hardwickii Wall. 阔叶缬草（长序缬草）/ 883
Valeriana jatamansii Jones 心叶缬草（蜘蛛香）/ 216，882
Valeriana officinalis L. 欧缬草（缬草）/ 505，507
Valeriana officinalis L. var. *latifolia* Miq. 宽叶缬草 / 216，505，507
Valeriana pseudofficinalis C. Y. Cheng et H. B. Chen 缬草 / 507

Veratrum dahuricum (Turcz.)Loes. f. 兴安藜芦 / 399
Veratrum grandiflorum (Maxim.)Loes. f. 毛叶藜芦 / 398
Veratrum japonicum (Baker)Loes. f. 黑紫藜芦 / 398
Veratrum maackii Regel 毛穗藜芦 / 399
Veratrum mengtzeanum Loes. f. 蒙自藜芦 / 398
Veratrum nigrum L. 藜芦 / 398，399
Veratrum nigrum L. var. *ussuriense* Nakai 藜芦 / 399
Veratrum schindleri Loes. f. 牯岭藜芦 / 398
Veratrum stenophyllum Diels 狭叶藜芦 / 398
Verbena officinalis L. 马鞭草 / 432，433
Vermiculite 蛭石（蛭石片岩）/ 247，1002
Vernonia anthelmintica (L.)Willd. 驱虫斑鸠菊 / 549，550
Vernonia anthelmintica Willd. 驱虫斑鸠菊 / 549，550
Vernonia esculenta Hemsl. 斑鸠菊 / 550
Veronica ciliata Fisch. 长果婆婆纳 / 514，515，568，804
Veronica eriogyne H. Winkl. 毛果婆婆纳 / 514，515，804，805
Veronica rockii Li 光果婆婆纳 / 515
Vespertilio superans Thomas 蝙蝠 / 982
Viburnum fordiae Hance 南方荚蒾 / 184
Vicatia thibetica de Boiss. 西藏凹乳芹 / 747
Vicia amoena Fisch. ex DC. 山野豌豆 / 702，703
Vicia amoena Fisch. ex DC. var. *angusta* Freyn. 狭山野豌豆 / 703
Vicia amoena Fisch. ex DC. var. *oblongifolia* Regel Tent. 狭山野豌豆 / 703
Vicia amoena Fisch. var. *sericea* Kitag. 毛山野豌豆（绢毛山野豌豆）/ 703
Vicia cracca L. 广布野豌豆 / 702，703
Vicia pseudorobus Fisch. et C. A. Mey. 大叶野豌豆（假香野豌豆）/ 702，703
Vigna angularis (Willd.)Ohwi et Ohashi 赤豆 / 102，409
Vigna angularis Ohwi et Ohashi 赤豆 / 101
Vigna umbellata (Thunb.)Ohwi et Ohashi 赤小豆 / 409
Vigna umbellata Ohwi et Ohashi 赤小豆 / 101
Viola betonicifolia W. W. Sm. ssp. *nepalensis* W.

1139

Beck. 箭叶堇菜 / 907, 908
Viola betonicifolia W. W. Smith 戟叶堇菜 / 907, 909
Viola biflora L. 双花堇菜 / 909
Viola concordifolia C. J. Wang 心叶堇菜 / 908
Viola confuse Champ 短毛堇菜 / 907
Viola cordifolia W. Beck. 心叶堇菜 / 907
Viola inconspicua Bl. 长萼堇菜 / 907
Viola kunawarensis Royle Illustr. 西藏堇菜 / 685, 909
Viola mandshurica W. Beck. 东北堇菜 / 909
Viola philippica Cav. Icons et Descr. 紫花地丁 / 464, 870, 908
Viola prionantha Bunge 早开堇菜 / 907
Viola rockiana W. Beck. 圆叶小堇菜 / 909
Viola schneideri W. Beck. 浅圆齿堇菜 / 907
Viola tianshanica Maxim. 天山堇菜 / 684, 685, 909
Viola yedoensis Makino 紫花地丁 / 907, 908
Viscum articulatum Burm. f. 枫香寄生（扁枝槲寄生）/ 409, 582
Viscum coloratum（Kom.）Nakai 槲寄生 / 409, 582
Vitex trifolia L. 蔓荆 / 449, 450
Vitex trifolia L. var. *simplicifolia* Cham. 单叶蔓荆 / 449, 450
Vitex trifolia L. var. *subtrisecta*（O. Kuntze）Moldenke 异叶蔓荆 / 450
Vitis betulifolia Diels et Gilg 桦叶葡萄 / 518
Vitis vinifera L. 葡萄 / 517, 518
Viviparus chui Yen 东北田螺 / 976
Vladimiria denticulata Ling 越西木香（越隽木香）/ 114, 485
Vladimiria edulis（Franch.）Ling 菜木香 / 114, 485
Vladimiria forrestii（Diels）Ling 膜缘木香（膜缘川木香）/ 114, 485
Vladimiria muliensis（Hand.-Mazz.）Ling 木里木香（灰毛川木香）/ 114, 485
Vladimiria souliei（Franch.）Ling 川木香 / 113
Vladimiria souliei（Franch.）Ling var. *cinerea* Ling 灰毛川木香 / 113, 114
Vulpes ferrilata Hodgson 藏狐 / 946
Vulpes vulpes（L.）赤狐 / 946

W

Wahlenbergia marginata（Thunb.）A. DC. 蓝花参（兰花参）/ 391, 392
Woodwardia japonica（L. f.）Smith 狗脊蕨（狗脊）/ 470
Woodwardia unigemmata（Makino）Nakai 单芽狗脊蕨（顶芽狗脊）/ 470
Wrightia laevis Hook. f. 蓝树 / 490

X

Xanthium mongolicum Kitagawa 蒙古苍耳 / 80
Xanthium sibiricum Patrin ex Widder 苍耳 / 78, 80, 81, 409
Xanthium strumarium L. 苍耳 / 81
Xanthoceras sorbifolium Bunge 文冠木 / 723, 724

Z

Zanthoxylum ailanthoides Sieb. et Zucc. 樗叶花椒（椿叶花椒）/ 249
Zanthoxylum armatum Candolle 竹叶花椒 / 295, 296
Zanthoxylum armatum DC. 竹叶花椒 / 295, 296, 404
Zanthoxylum armatum DC. f. *ferrugineum*（Rehd. et Wils.）Huang 毛竹叶花椒 / 296
Zanthoxylum avicennae（Lam.）DC. 簕挡 / 296
Zanthoxylum bungeanum Maxim. 花椒 / 295, 296
Zanthoxylum molle Rehd. 朵椒（朵花椒）/ 249
Zanthoxylum nitidum（Roxb.）DC. 两面针 / 403, 404
Zanthoxylum nitidum（Roxb.）DC. var. *fastuosum* How ex Huang 毛两面针 / 404
Zanthoxylum nitidum（Roxb.）DC. var. *tomentosum* Huang 毛两面针 / 404
Zanthoxylum piasezkii Maxim. 川陕花椒 / 296
Zanthoxylum planispinum Sieb. et Zucc. 竹叶花椒 / 404
Zanthoxylum schinifolium Sieb. et Zucc. 青椒（青花椒）/ 295
Zanthoxylum simulans Hance 野花椒 / 295

Zaocys dhumnades (Cantor) 乌梢蛇 / 978, 979
Zingiber corallinum Hance 珊瑚姜 / 596, 914
Zingiber officinale Rosc. 姜 / 212, 214, 598, 615, 616
Zingiber purpureum Rosc. 紫色姜 / 914
Ziziphora bungeana Juz. 新塔花 / 778
Ziziphora clinopodioides Lam. 唇香草 / 779
Ziziphus jujuba Mill. 枣 / 151, 152
Ziziphus jujuba Mill. var. *inermis* (Bunge) Rehd. 无刺枣 / 152
Ziziphus jujuba Mill. var. *spinosa* (Bunge) Hu ex H. F. Chow 酸枣 / 665
Ziziphus sativa Gaertn. 枣 / 152
Ziziphus sativa Gaertn. var. *spinosa* (Bunge) Schneid. 酸枣 / 667
Ziziphus spinosa (Bunge) H. 酸枣 / 667